世界骨科权威经典著作

第 14 版

# CAMPBELL'S OPERATIVE ORTHOPAEDICS

# 坎贝尔骨科手术学

原著者 Frederick M. Azar
James H. Beaty

主　译 唐佩福　王　岩　卢世璧

副主译 孙天胜　王　征　李　利

## 第 2 卷　感染 · 肿瘤 · 儿童骨科

分卷主译　毕文志　张志成　黄　鹏　许　猛　卢　强　李浩宇

北京大学医学出版社

KANBEI'ER GUKE SHOUSHUXUE (DI 14 BAN) —— DI 2 JUAN: GANRAN · ZHONGLIU · ERTONG GUKE

**图书在版编目（CIP）数据**

坎贝尔骨科手术学: 第14版. 第2卷, 感染·肿瘤·儿童骨科 / (美) 弗雷德里克·M.阿扎 (Frederick M. Azar), (美) 詹姆斯·H.贝蒂 (James H. Beaty) 原著; 唐佩福, 王岩, 卢世璧主译. — 北京: 北京大学医学出版社, 2023.1

书名原文: Campbell's Operative Orthopaedics, 14th edition

ISBN 978-7-5659-2562-7

Ⅰ. ①坎… Ⅱ. ①弗… ②詹… ③唐… ④王… ⑤卢… Ⅲ. ①骨科学—外科手术 Ⅳ. ①R68

中国版本图书馆 CIP 数据核字 (2021) 第 274131 号

**坎贝尔骨科手术学（第 14 版）—— 第 2 卷：感染·肿瘤·儿童骨科**

**主　　译**：唐佩福　王　岩　卢世璧
**分卷主译**：毕文志　张志成　黄　鹏　许　猛　卢　强　李浩宇
**出版发行**：北京大学医学出版社
**地　　址**：（100191）北京市海淀区学院路 38 号　北京大学医学部院内
**电　　话**：发行部 010-82802230；图书邮购 010-82802495
**网　　址**：http：//www.pumpress.com.cn
**E-mail**：booksale@bjmu.edu.cn
**印　　刷**：北京金康利印刷有限公司
**经　　销**：新华书店
**责任编辑**：陈　奋　陶佳琦　**责任校对**：靳新强　**责任印制**：李　啸
**开　　本**：889 mm × 1194 mm　1/16　**印张**：49.5　**字数**：1564 千字
**版　　次**：2023 年 1 月第 1 版　2023 年 1 月第 1 次印刷
**书　　号**：ISBN 978-7-5659-2562-7
**定　　价**：528.00 元

北京市版权局著作权合同登记号：图字 01-2021-7001

Elsevier (Singapore) Pte Ltd.
3 Killiney Road, #08-01 Winsland House I, Singapore 239519
Tel: (65) 6349-0200; Fax: (65) 6733-1817

Campbell's Operative Orthopaedics, 14th edition

ISBN-13: 978-0-323-67217-7

This translation of Campbell's Operative Orthopaedics, 14th edition by Frederick M. Azar and James H. Beaty was undertaken by Peking University Medical Press and is published by arrangement with Elsevier (Singapore) Pte Ltd.
Campbell's Operative Orthopaedics, 14th edition by Frederick M. Azar and James H. Beaty 由北京大学医学出版社进行翻译，并根据北京大学医学出版社与爱思唯尔（新加坡）私人有限公司的协议约定出版。

《坎贝尔骨科手术学》(第 14 版)——第 2 卷：感染·肿瘤·儿童骨科(唐佩福，王岩，卢世璧主译；毕文志，张志成，黄鹏，许猛，卢强，李浩宇分卷主译)
ISBN 978-7-5659-2562-7

# 内容提要

《坎贝尔骨科手术学》历经80余年的光辉和积累沉淀，一直以其系统经典的理论知识、翔实规范的手术技术、客观公允的学术评价，以及严谨求实的写作风格而闻名于世，享有“骨科圣经”和骨科手术规范化操作“金标准”的美誉。第14版再次实现了沉淀经典与积极创新的完美结合。

第14版共19部分90章，作者在大量更新理论、技术及相关经验，最大限度地收录最新骨科手术技术的同时，仍保留了被视为“金标准”的经典手术技术，并秉承了严谨求实的写作风格。在介绍各项手术技术时，不仅详细阐述了手术适应证、手术时机，细致入微地描述了各种手术的技术细节、经验诀窍、围术期处理、并发症防治及相关注意事项等内容，而且还简要介绍了同类手术技术的发展过程，客观公允地评价了相关手术技术的优缺点，分析了临床应用结果，并提供了大量参考文献佐证，以引导和辅助读者更好地认知及学习经典手术技术和新的手术技术。特别是当一种疾病具有不同手术方法时，作者在进行科学比较的同时，推荐了个体化选择方案，这对临床实践工作具有极高的指导价值。

与上版相比，第14版修订幅度在35%以上，涉及微创、关节镜的部分几乎全部重写，有些章节的内容虽然文字修改量不大，但很多理念已截然不同，手术技术方面也有很多改良和创新。因此，本书无论是对骨科专业研究生，中、低年资的骨科医师，还是已具有较高水平的骨科专家，都会有所裨益。

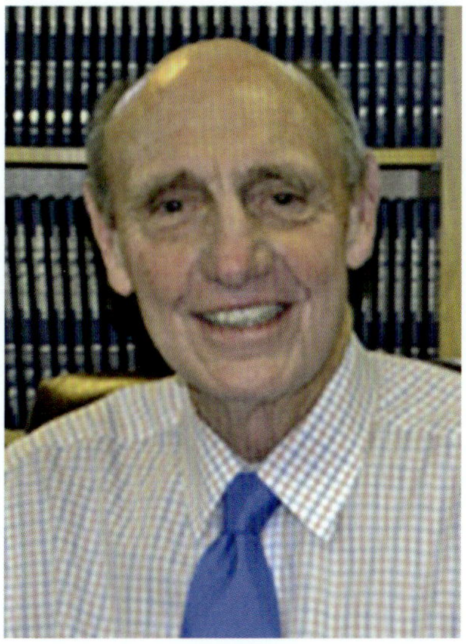

S. Terry Canale, MD

我们怀着谦逊的欣赏和钦佩之心，将这一版《坎贝尔骨科手术学》献给 S. Terry Canale。他曾担任 5 个版本的主编或共同主编。他对这项任务感到非常自豪，并不知疲倦地工作，持续改进这部“骨科圣经”。正如他的一位同事所说：“Terry 可能是世界上唯一一个读过《坎贝尔骨科手术学》多个版本的人。”他认为《坎贝尔骨科手术学》是全球骨科教育的一个机遇，并确保每个版本都能给各位读者提供有价值的和最新的专业信息。他对这项工作的承诺和热情将继续影响与激励着我们后续版本的出版。

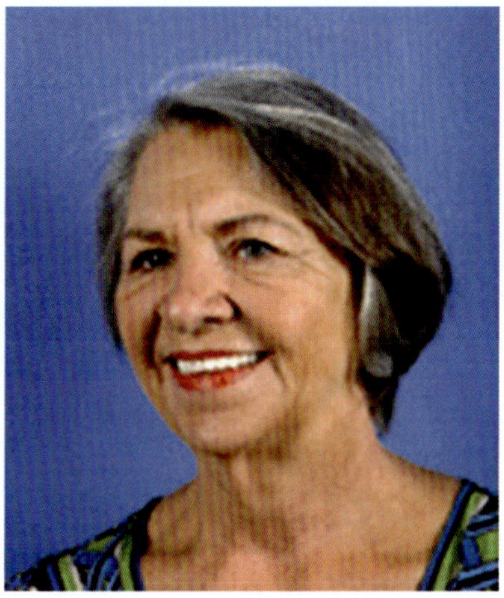

Kay C. Daugherty

我们怀着同样的感激和敬意将这一版《坎贝尔骨科手术学》献给 Kay C. Daugherty，她是《坎贝尔骨科手术学》近 9 个版本的执行主编。在过去的 40 年里，她忠实地、不知疲倦地编撰、修订和监督本书出版的各个方面，从初稿准备到终稿校对。她具备一种非凡的天赋，能把抽象和杂乱无章的内容转化成通俗易懂的文本，确保每一次修订都能保持可读性的金标准。Daugherty 夫人曾对我们一位已故著者说过一句最经典的话：“如果你能加个标点，我就服你。”每一个版本都证明了她在写作和教育方面做出的卓越贡献。非常感谢她多年来为坎贝尔基金会的服务和对这部即将出版的著作的支持。

（张志成　张　阳　**译**　孙天胜　唐佩福　**校**）

# 原著前言

Willis Campbell 博士在 1939 年出版第 1 版《坎贝尔骨科手术学》时，他无法想象 80 多年后这本著作会演变成一部 4 卷本的巨著，并赢得“骨科圣经”的美誉，成为全球骨科医师和教育机构的柱石。从第 1 版的 400 多页扩展到第 14 版的 4000 多页，并未改变 Willis Campbell 博士的初衷：“以简单而全面的方式向学生、全科医师和外科医师提供骨科手术学内容。”第 1 版出版以来，每一个版本的著作者和编辑都在努力实现这一目标。如果没有我们所有贡献者的辛勤付出，这是不可能实现的。他们总是在努力提供最新信息的同时，保留视为“金标准”的手术技术和技巧。本版我们仍将秉承和发扬这一风格，希望对不同年资的医师都能有所裨益。

同样，第 14 版也是众多“幕后”工作者通力合作和辛勤付出的结晶。我们要感谢坎贝尔基金会的工作人员 Kay C. Daugherty、Linda Jones 和 Tonya Priggel，他们付出了大量精力，做了很多繁杂的工作，如编辑杂乱的初稿、搜索晦涩的参考文献，这个过程充满了困难和艰辛。尤其是 Kay 和 Linda，他们编撰了多个版本的《坎贝尔骨科手术学》（Kay 参与了 9 个版本，Linda 参与了 6 个版本）。他们可能比我们大多数人还要了解骨科，更知道如何让这部书更容易阅读和理解。同时，我们还要感谢在整个出版过程中提供指导和支持的 Elsevier 出版人员：高级项目经理 John Casey、资深内容开发专家 Jennifer Ehlers，以及高级内容策划师 Belinda Kuhn。

此外，还要特别感谢我们的妻子 Julie Azar、Terry Beaty 及家人，在完成该著作的过程中，她们给予了我们无限的耐心和支持。

由于全球范围新冠肺炎疫情的影响，第 14 版的编写和出版工作充满了艰辛，但我们的著作者和其他工作人员依然不知疲倦地工作，并最终以创造创新的方式将其呈现出来。我们希望这些努力可以为所有骨科医师提供一部内容丰富且有价值的著作，以帮助他们继续完善和改进手术方法，最终使患者受益。

Frederick M. Azar, MD<br>James H. Beaty, MD

（张志成　张　阳　**译**　孙天胜　唐佩福　**校**）

# 原著者名单

**Frederick M. Azar, MD**
Professor
Director, Sports Medicine Fellowship
University of Tennessee–Campbell Clinic
Department of Orthopaedic Surgery and Biomedical Engineering
Chief-of-Staff, Campbell Clinic
Memphis, Tennessee

**James H. Beaty, MD**
Harold B. Boyd Professor and Chair
University of Tennessee–Campbell Clinic
Department of Orthopaedic Surgery and Biomedical Engineering
Memphis, Tennessee

**Michael J. Beebe, MD**
Instructor
University of Tennessee–Campbell Clinic
Department of Orthopaedic Surgery and Biomedical Engineering
Memphis, Tennessee

**Clayton C. Bettin, MD**
Assistant Professor
Director, Foot and Ankle Fellowship
Associate Residency Program Director
University of Tennessee–Campbell Clinic
Department of Orthopaedic Surgery and Biomedical Engineering
Memphis, Tennessee

**Tyler J. Brolin, MD**
Assistant Professor
University of Tennessee–Campbell Clinic
Department of Orthopaedic Surgery and Biomedical Engineering
Memphis, Tennessee

**James H. Calandruccio, MD**
Associate Professor
Director, Hand Fellowship
University of Tennessee–Campbell Clinic
Department of Orthopaedic Surgery and Biomedical Engineering
Memphis, Tennessee

**David L. Cannon, MD**
Associate Professor
University of Tennessee–Campbell Clinic
Department of Orthopaedic Surgery and Biomedical Engineering
Memphis, Tennessee

**Kevin B. Cleveland, MD**
Instructor
University of Tennessee–Campbell Clinic
Department of Orthopaedic Surgery and Biomedical Engineering
Memphis, Tennessee

**Andrew H. Crenshaw JR., MD**
Professor Emeritus
University of Tennessee–Campbell Clinic
Department of Orthopaedic Surgery and Biomedical Engineering
Memphis, Tennessee

**John R. Crockarell, MD**
Professor
University of Tennessee–Campbell Clinic
Department of Orthopaedic Surgery and Biomedical Engineering
Memphis, Tennessee

**Gregory D. Dabov, MD**
Assistant Professor
University of Tennessee–Campbell Clinic
Department of Orthopaedic Surgery and Biomedical Engineering
Memphis, Tennessee

**Marcus C. Ford, MD**
Instructor
University of Tennessee–Campbell Clinic
Department of Orthopaedic Surgery and Biomedical Engineering
Memphis, Tennessee

**Raymond J. Gardocki, MD**
Assistant Professor
University of Tennessee–Campbell Clinic
Department of Orthopaedic Surgery and Biomedical Engineering
Memphis, Tennessee

**Benjamin J. Grear, MD**
Instructor
University of Tennessee–Campbell Clinic
Department of Orthopaedic Surgery and Biomedical Engineering
Memphis, Tennessee

**James L. Guyton, MD**
Associate Professor
University of Tennessee–Campbell Clinic
Department of Orthopaedic Surgery and Biomedical Engineering
Memphis, Tennessee

**James W. Harkess, MD**
Associate Professor
University of Tennessee–Campbell Clinic
Department of Orthopaedic Surgery and Biomedical Engineering
Memphis, Tennessee

**Robert K. Heck JR., MD**
Associate Professor
University of Tennessee–Campbell Clinic
Department of Orthopaedic Surgery and Biomedical Engineering
Memphis, Tennessee

**Mark T. Jobe, MD**
Associate Professor
University of Tennessee–Campbell Clinic
Department of Orthopaedic Surgery and Biomedical Engineering
Memphis, Tennessee

**Derek M. Kelly, MD**
Professor
Director, Pediatric Orthopaedic Fellowship
Director, Resident Education
University of Tennessee–Campbell Clinic
Department of Orthopaedic Surgery and Biomedical Engineering
Memphis, Tennessee

**Santos F. Martinez, MD**
Assistant Professor
University of Tennessee–Campbell Clinic
Department of Orthopaedic Surgery and Biomedical Engineering
Memphis, Tennessee

**Anthony A. Mascioli, MD**
Assistant Professor
University of Tennessee–Campbell Clinic
Department of Orthopaedic Surgery and Biomedical Engineering
Memphis, Tennessee

**Benjamin M. Mauck, MD**
Assistant Professor
Director, Hand Fellowship
University of Tennessee–Campbell Clinic
Department of Orthopaedic Surgery and Biomedical Engineering
Memphis, Tennessee

**Marc J. Mihalko, MD**
Assistant Professor
University of Tennessee–Campbell Clinic
Department of Orthopaedic Surgery and Biomedical Engineering
Memphis, Tennessee

**William M. Mihalko, MD PhD**
Professor, H.R. Hyde Chair of Excellence in Rehabilitation Engineering
Director, Biomedical Engineering
University of Tennessee–Campbell Clinic
Department of Orthopaedic Surgery and Biomedical Engineering
Memphis, Tennessee

**Robert H. Miller III, MD**
Associate Professor
University of Tennessee–Campbell Clinic
Department of Orthopaedic Surgery and Biomedical Engineering
Memphis, Tennessee

**G. Andrew Murphy, MD**
Associate Professor
University of Tennessee–Campbell Clinic
Department of Orthopaedic Surgery and Biomedical Engineering
Memphis, Tennessee

**Ashley L. Park, MD**
Clinical Assistant Professor
University of Tennessee–Campbell Clinic
Department of Orthopaedic Surgery and Biomedical Engineering
Memphis, Tennessee

**Edward A. Perez, MD**
Associate Professor
University of Tennessee–Campbell Clinic
Department of Orthopaedic Surgery and Biomedical Engineering
Memphis, Tennessee

**Barry B. Phillips, MD**
Professor
University of Tennessee–Campbell Clinic
Department of Orthopaedic Surgery and Biomedical Engineering
Memphis, Tennessee

**David R. Richardson, MD**
Associate Professor
University of Tennessee–Campbell Clinic
Department of Orthopaedic Surgery and Biomedical Engineering
Memphis, Tennessee

**Matthew I. Rudloff, MD**
Assistant Professor
Co-Director, Trauma Fellowship
University of Tennessee–Campbell Clinic
Department of Orthopaedic Surgery and Biomedical Engineering
Memphis, Tennessee

**Jeffrey R. Sawyer, MD**
Professor
Co-Director, Pediatric Orthopaedic Fellowship
University of Tennessee–Campbell Clinic
Department of Orthopaedic Surgery and Biomedical Engineering
Memphis, Tennessee

**Benjamin W. Sheffer, MD**
Assistant Professor
University of Tennessee–Campbell Clinic
Department of Orthopaedic Surgery and Biomedical Engineering
Memphis, Tennessee

**David D. Spence, MD**
Assistant Professor
University of Tennessee–Campbell Clinic
Department of Orthopaedic Surgery and Biomedical Engineering
Memphis, Tennessee

**Norfleet B. Thompson, MD**
Instructor
University of Tennessee–Campbell Clinic
Department of Orthopaedic Surgery and Biomedical Engineering
Memphis, Tennessee

**Thomas W. Throckmorton, MD**
Professor
Co-Director, Sports Medicine Fellowship
University of Tennessee–Campbell Clinic
Department of Orthopaedic Surgery and Biomedical Engineering
Memphis, Tennessee

**Patrick C. Toy, MD**
Associate Professor
University of Tennessee–Campbell Clinic
Department of Orthopaedic Surgery and Biomedical Engineering
Memphis, Tennessee

**William C. Warner JR., MD**
Professor
University of Tennessee–Campbell Clinic
Department of Orthopaedic Surgery and Biomedical Engineering
Memphis, Tennessee

**John C. Weinlein, MD**
Assistant Professor
Director, Trauma Fellowship
University of Tennessee–Campbell Clinic
Department of Orthopaedic Surgery and Biomedical Engineering
Memphis, Tennessee

**William J. Weller, MD**
Instructor
University of Tennessee–Campbell Clinic
Department of Orthopaedic Surgery and Biomedical Engineering
Memphis, Tennessee

**A. Paige Whittle, MD**
Associate Professor
University of Tennessee–Campbell Clinic
Department of Orthopaedic Surgery and Biomedical Engineering
Memphis, Tennessee

**Keith D. Williams, MD**
Associate Professor
University of Tennessee–Campbell Clinic
Department of Orthopaedic Surgery and Biomedical Engineering
Memphis, Tennessee

**Dexter H. Witte III, MD**
Clinical Assistant Professor in Radiology
University of Tennessee–Campbell Clinic
Department of Orthopaedic Surgery and Biomedical Engineering
Memphis, Tennessee

# 译校者名单

**主　译**　唐佩福　王岩　卢世璧
**副主译**　孙天胜　王征　李利
**主　审**　邱贵兴　戴尅戎　张英泽　田伟　姜保国　王坤正
**顾　问**　侯树勋　张伯勋　时述山　梁雨田　肖嵩华　刘保卫　商卫林　张伟佳

## 第 1 卷　总则 · 关节外科 · 截肢（第 1~19 章）

**主　译**　柴伟　陈继营　周勇刚　郝立波　张国强　罗殿中
**主　审**　裴福兴　张洪　翁习生　周一新　肖建如　张堃　赵德伟　曲铁兵　徐卫东
**副主译**　田华　陈晓东　汤欣　李开南　戴闽　李想　倪明　林源　孙水
**译校者**（以姓氏笔画为序）

丁文彬　于宝占　马睿　马云青　王钺　王筠　王磊　王毅　王本杰
王先泉　王志为　王鹏飞　孔祥朋　厉轲　石小军　卢强　田华　田建松
付君　白晓东　朴尚　曲铁兵　吕刚　朱晨　刘侃　刘浩　刘长剑
刘玉杰　刘旭强　刘保一　刘桂奇　关长勇　汤欣　安晓　许炜　孙水
孙菁阳　纪方　杜银桥　李扬　李剑　李恒　李勇　李超　李锋
李想　李睿　李子剑　李开南　李春宝　李海峰　李静东　杨明磊　肖建如
吴博　吴家昌　何银辉　佟大可　余方圆　谷旺　宋岳　宋哲　宋卫东
宋守礼　张卓　张洪　张堃　张国强　张明超　张振东　张浩冲　张登君
张德强　陈旭旭　陈炳豪　陈晓东　陈继营　林源　卓奇　尚希福　罗松
罗殿中　金志刚　周一新　周勇刚　赵庆　赵越超　赵德伟　郝立波　胡飞
胡文山　南少奎　钟南哲　姜福民　姚琦　姚建华　耿磊　柴伟　倪明
徐驰　徐卫东　翁习生　高志森　郭凌飞　陶笙　黄伟　黄轩　黄迅悟
康汇　彭海文　董纪元　韩涛　智信　裴福兴　廖军义　冀全博　戴闽

## 第 2 卷　感染 · 肿瘤 · 儿童骨科（第 20~36 章）

**主　译**　毕文志　张志成　黄鹏　许猛　卢强　李浩宇
**主　审**　佘斌　郭卫　牛晓辉　李建民　许瑞江　颉强　杨建平　慕明章　洪毅
**副主译**　姚浩群　禹宝庆　崔旭　韩纲　卓奇　梁永辉　李文超　陈顺有　唐伟
**译校者**（以姓氏笔画为序）

于龙　万中元　马小远　王飞　王侃　王威　王洋　王振栋　王晓威

王恩波　王清防　牛晓辉　邓书贞　卢　强　付　喆　毕文志　曲华毅　朱　兵
任汉儒　向少杰　刘　川　刘　宁　关　凯　许　猛　许瑞江　孙　川　孙天胜
杜　培　李　卡　李　佳　李　敏　李　靖　李大森　李文超　李明烨　李建民
李浩宇　杨建平　杨勇昆　杨海涛　吴　军　吴永涛　余　斌　辛志军　汪　兵
张　阳　张立志　张志成　张思萌　张涌泉　陆清达　陈　辉　陈世铮　陈兆强
陈顺有　邵显昊　苗　巍　苗武胜　林　然　林庆荣　林宜硕　卓　奇　征华勇
屈继宁　孟　浩　赵广民　胡文建　禹宝庆　洪　毅　姚建华　姚浩群　敖荣广
聂少波　贾金鹏　徐　鹏　徐子涵　郭　卫　郭　征　郭永智　唐　伟　唐　顺
黄　炎　黄　鹏　黄俊琪　黄耀添　崔　旭　章志军　阎　峻　梁永辉　颉　强
彭　城　韩　纲　曾祥超　慕明章　蔡　刚　潘源城　戴　闽

## 第 3 卷　脊柱外科（第 37~44 章）

**主　译**　王　征　张雪松　王华东　郑国权　李　放　毛克亚
**主　审**　仉建国　阮狄克　彭宝淦　李危石　罗卓荆　邱　勇　海　涌　吕国华　张西峰
**副主译**　朱泽章　王　冰　赵　宇　赵永飞　李振宙　崔　赓　刘耀升　朱守荣　唐家广
**译校者**（以姓氏笔画为序）

王　冰　王　征　王天昊　王华东　王兆瀚　毛克亚　仉建国　史本龙　邝　磊
吕国华　朱守荣　朱泽章　乔　军　刘　臻　刘耀升　闫　煌　阮狄克　孙　旭
李　利　李　松　李　放　李亚伟　李危石　杨军林　吴　兵　吴子祥　邱　勇
邱贵兴　沙士甫　宋　凯　宋科冉　张　硕　张子方　张扬璞　张西峰　张宇鹏
张国莹　张承旻　张雪松　张耀申　陆　宁　陈　龙　陈孝玉　罗　飞　罗卓荆
季欣然　郑国权　赵　宇　赵　翔　赵永飞　胡学昱　侯树勋　秦晓东　徐磊磊
唐家广　海　涌　黄　鹏　黄景辉　崔　赓　隋文渊　韩超凡　彭宝淦　雷　伟
鲍虹达　谭权昌　潘爱星

## 第 4 卷　运动医学·关节镜（第 45~52 章）

**主　译**　刘玉杰　李众利　魏　民　李春宝　张　强　章亚东
**主　审**　敖英芳　李国平　陈百成　陈世益　雷光华　邢更彦　蔡　谞　赵　庆　王志刚
**副主译**　焦　晨　袁　锋　黄迅悟　姚建华　齐　玮　李海鹏　孙笑非　王　琪　傅仰木
**译校者**（以姓氏笔画为序）

马　宁　马　敏　王　龙　王　琪　王江涛　王志刚　王志学　尹　峰　卢亮宇
白晓伟　冯会成　邢更彦　朱娟丽　刘玉杰　刘雨丰　齐　玮　孙笑非　严　辉
李　威　李　哲　李　冀　李众利　李宇晟　李国平　李春宝　李海鹏　杨宾宾
肖文峰　汪喜顺　张　佳　张　浩　张　强　张　鹏　张加廷　张伯勋　张宝祥
张柏青　张晓阳　陈　磊　陈世益　陈百成　尚西亮　赵　庆　赵之栋　姚建华
敖英芳　袁　伟　袁　锋　顾东强　徐　雁　高曙光　郭秦炜　唐翔宇　黄　悦
黄迅悟　龚　喜　常　晗　鹿　鸣　章亚东　梁宝富　董晨辉　程　徽　傅仰木
焦　晨　雷光华　蔡　谞　蔡俊丰　裴博阳　廖伟雄　肇　刚　熊依林　潘张翼
魏　民　魏　钰

## 第 5 卷　创伤骨科（第 53~63 章）

**主　译**　张立海　陈　华　张　巍　张里程　吴克俭　陶　笙

**主　审**　曾炳芳　杨贵勇　王满宜　刘　璠　吴新宝　顾立强　张　堃　彭　江　刘　智

**副主译**　公茂琪　李文锋　郭义柱　张　群　赵燕鹏　王晓宁　李志锐　郝　明　秦本刚

**译校者**（以姓氏笔画为序）

马　腾　马　睿　王　琨　王　翔　王　颢　王中鹤　王军松　王国旗　王祖强
王晓宁　王晓伟　王鹏飞　王满宜　公茂琪　方锦涛　尹鹏滨　石　斌　付振书
丛雨轩　吕厚辰　朱　颖　朱正国　朱仕文　朱泽兴　乔　林　任晓萌　全辰良
邬晓勇　刘　智　刘　璠　刘建恒　刘贵奇　刘雅克　刘豫洲　刘镛阳　齐红哲
汤俊君　杜海龙　李　明　李　佳　李　亮　李　猛　李文锋　李宇能　李志江
李志锐　李建涛　杨建涛　肖鸿鹄　吴　卓　吴　岩　吴克俭　吴新宝　吴韬光
何纯青　辛洪奎　张　伟　张　卓　张　建　张　栋　张　浩　张　堃　张　群
张　巍　张立海　张加廷　张亚峰　张仲文　张如意　张攻孜　张里程　张宜远
张建政　张柏青　张树明　陆海波　陈　文　陈　刚　陈　华　陈　辰　罗　杨
征华勇　孟钰童　赵　喆　赵晶鑫　赵燕鹏　郝　明　姜　钰　娄盛涵　洪　磊
姚　琦　秦本刚　聂少波　顾凡彬　顾立强　顾航宇　徐宇航　徐高翔　郭　浩
郭　徽　郭义柱　郭永智　唐佩福　陶　笙　黄　鑫　崔　翔　崔耀飞　康晓琪
梁永辉　梁向党　彭　江　彭　烨　曾初阳　曾炳芳　黎　庆

## 第 6 卷：手外科（第 64~80 章）

**主　译**　张建政　顾立强　陈　华　陈　宏　张树明　李绍光

**主　审**　张长青　徐文东　陈山林　毕郑刚　徐永清　高伟阳　项　舟　陈振兵　芮永军

**副主译**　王天兵　魏均强　王　欣　宫　旭　陈　超　杨建涛　李福春　赵建文　乔　林

**译校者**（以姓氏笔画为序）

万中元　万圣祥　王　飞　王　欣　王　珑　王　洋　王　浩　王天兵　王旭明
王克利　王科杰　王彦生　王晓伟　王晓宇　史卫东　丛晓斌　毕郑刚　朱方正
朱正国　朱加亮　乔　林　庄永青　刘　畅　刘　智　刘春生　齐红哲　芮永军
李　卫　李连华　李绍光　李俊杰　李福春　杨　林　杨　羿　杨建涛　吴滨奇
何红英　何雯婷　宋占林　张　阳　张长青　张志成　张建政　张树明　陈　华
陈　宏　陈　超　陈山林　陈振兵　陈晓斌　林宜頔　尚　剑　竺　枫　征华勇
金志成　周　密　周宗伟　项　舟　赵建文　宫　旭　宫可同　祝　斌　秦本刚
耿　硕　顾凡彬　顾立强　徐　雷　徐文东　徐永清　徐建强　高　杰　高伟阳
涂哲慧　常祖豪　崔树森　鹿　鹏　蒋军健　韩　力　韩文兴　蔡晓明　管恩雨
滕晓峰　潘佳栋　魏均强

## 第 7 卷　足踝外科（第 81~90 章）

**主　译**　梁向党　张建中　林　峰　何　勍　张　建　张　卓

**主　审**　唐康来　马　昕　俞光荣　梁晓军　武　勇　徐向阳　张奉琪　张　晖　郭全义

**副主译**　张明珠　徐海林　宋卫东　宋秀锋　苗旭东　谢　鸣　胡　勇　王　智　唐金树

**译校者**（以姓氏笔画为序）

于　鹤　马　昕　王　智　朱　渊　刘　丰　齐　玮　李　美　李　毅　李亚星
李秀存　李宏志　李笑寒　李鹏飞　杨　杰　吴仕舟　何　勍　宋卫东　宋秀锋
张　宁　张　伟　张　卓　张　建　张　树　张　晖　张　强　张弓浩　张奉琪
张明珠　张建中　陈　文　陈炳豪　武　勇　林　峰　苗旭东　赵　庆　赵友光
赵宏谋　赵晶晶　胡　勇　俞光荣　姜保国　徐文鹏　徐向阳　徐海林　郭全义
唐金树　唐康来　黄若昆　曹　乐　鹿　军　梁向党　梁晓军　程　鹏　程瑞林
温晓东　谢　鸣　谢　磊　雷　波　魏　民

## 特邀专家

（以姓氏笔画为序）

马信龙　王　飞　王　友　王　钢　王　跃　王以朋　孔　荣　申　勇　田　文
田晓滨　史占军　史建刚　付中国　丛　锐　冯世庆　戎利民　吕　智　朱　悦
刘　勇　刘　斌　刘忠军　刘晓光　闫景龙　许建中　孙永强　严世贵　李　明
李　锋　李中实　李淳德　杨惠林　吴　兵　沈建雄　沈慧勇　宋洁富　宋跃明
初同伟　张　寿　张先龙　张伟滨　张殿英　陈　仲　陈仲强　陈伯华　陈雄生
邵增务　范卫民　范顺武　林建华　罗从风　金群华　周　方　周东生　郑秋坚
官　众　赵　杰　赵　群　赵劲民　赵金忠　郝定均　胡永成　胡懿郃　侯志勇
姜建元　袁　文　夏　春　夏　虹　夏亚一　钱齐荣　殷国勇　高延征　高忠礼
曹　力　崔国庆　商卫林　梁　裕　蒋电明　蒋协远　舒　钧　鲁　谊　楼　跃
蔡郑东　廖　琦

## 出版协调工作组

**组　长**　孙天胜

**秘书长**　陈　华

**成　员**（以姓氏笔画为序）

王秀丽　刘宇博　齐　玮　许　猛　许文静　李　静　张　阳　张　昊　张　静
张　巍　陈　文　郑国权　鹿　鹏

# 院士寄语

《坎贝尔骨科手术学》作者在大量阅读并引用权威文献的基础上，以其丰富的手术经验和严谨的写作风格，在系统阐述诊治理论、翔实描述手术细节的同时，毫无保留地向同行传授了个人手术经验及诀窍。在经历多次再版和质量不断提升中，该部巨著已成为骨科业界“圣经”，手术规范化操作“金标准”。第14版再次实现了沉淀经典与积极创新的完美融合。

作为中国骨科从弱到强并迈向世界的见证者，我依稀记得20余年前首次阅读这部经典巨著中文版时的激动心情。在没有国际学术交流机会、专业期刊和图书匮乏、互联网尚不发达的年代，阅读经典图书是我们了解、学习世界骨科先进知识和技术的唯一通道。20世纪末，中国人民解放军总医院骨科卢世璧院士集结全科力量历经数载，开拓性地将这部巨著第9版翻译成中文出版（2001年），为中国骨科打开了一扇通往国际视野的窗口。

在卢世璧院士精神的感召下，中国人民解放军总医院骨科团队及全国骨科精英进行了持续不断的跟踪与精心翻译，现已到第14版，其以“信”为本，忠实但不拘泥，每一新版译著都受到了国内广大骨科同仁的推崇和好评，被视为“骨科医师必备参考书”。该部巨著的中文版出版，为中国骨科事业的发展及年轻骨科医师的培养做出了极大贡献。

——中国医学科学院北京协和医院　邱贵兴

《坎贝尔骨科手术学》之所以成为经典，是作者在渊博的理论知识和丰富的临床经验基础上，荟萃海量文献，正确地把握手术适应证、手术时机，详尽入微地描述手术技术各种细节及围术期处理、并发症防治，并对相关手术技术做出客观公允评价的结果。因此，无论是骨科专业研究生，中、低年资的骨科医师，还是已具有较高水平的骨科专家，都能够从中汲取到丰富的营养。

一场突如其来的新冠肺炎疫情打乱了我们的生活，也极大地限制了国内外学术交流。在中国人民解放军总医院骨科团队及全国百余位专家的努力下，将第14版《坎贝尔骨科手术学》中文版献给国内骨科广大同仁，为当前学术交流的艰难时期注入了一股清流，为国内骨科同仁及时学习、了解国际骨科最新进展和掌握最新手术技术做出了新的贡献。

——上海交通大学医学院附属第九人民医院　戴尅戎

《坎贝尔骨科手术学》自 1939 年由 Willis C. Campbell（1880—1941）完稿并出版发行以来已历经 80 余年辉煌，现已是第 14 版。从起初 5~10 年一版到近些年 4~5 年一版，它不但记录了世界骨科学科发展历程和进步节奏，而且更加体现了骨科人继承发扬与不断创新突破的科学精神。

中国人民解放军总医院骨科团队从卢世璧院士领衔首次翻译出版第 9 版中文版以来，在王继芳、王岩、唐佩福等后继者持之不懈的努力下一直追踪翻译出版到第 14 版。他们不仅为中国骨科医师提供了丰富的精神食粮，而且这种团结协作、奋发拼搏的精神也获得了广大骨科同仁的赞誉和尊重。

——河北医科大学附属第三医院　张英泽

随着新材料、新技术、新理念成果的不断涌现，以及内镜、机器人、计算机影像辅助系统等新器械、新设备在临床的应用和普及，骨科基础研究和临床技术的进步可谓日新月异。《坎贝尔骨科手术学》的每次再版，都是在大量权威文献学习基础上进行更新的，其对手术技术、手术方案优缺点的客观评价，翔实、规范的手术操作和各种手术诀窍的无私分享，以及大量丰富、生动的插图和手术示范，为读者更好地学习、理解和认知骨科手术技术及其内涵提供了难得的参考范本。

中国人民解放军总医院骨科举全科之力，并在全国骨科同仁的支持和团结协作下，从卢世璧院士组织翻译出版第 9 版中文版以来，不断跟进与提升翻译质量。如今第 14 版中文版即将面世，作为《坎贝尔骨科手术学》的忠实读者，我谨此向唐佩福教授领衔的中国人民解放军总医院骨科团队及全国支持和参与这部巨著翻译、审校工作的专家们表示热烈的祝贺和崇高的敬意！

——北京积水潭医院　田　伟

《坎贝尔骨科手术学》以其广博凝练的经典内容、标准规范的手术技术、客观公允的评述分析，以及与时俱进的再版更新，一次次地赢得世界骨科同仁的赞誉和推崇。第 14 版再次实现了新的突破。

第 14 版全书分为 19 部分共 90 章，在保持原有目录体系和严谨求实写作风格的基础上，内容进行了大幅更新，尤其是微创技术、内镜手术及新技术、新材料、新器械等应用方面已深入到骨科各个领域。为了便于国内骨科医师及早获取国际最新知识和技术，中国人民解放军总医院骨科医学部专家与全国百余位专家一起，在第 13 版良好的翻译基础上，以惊人的速度将第 14 版中文版呈献给大家。相信，第 14 版《坎贝尔骨科手术学》中文版的出版将会再次获得成功！

——北京大学人民医院　姜保国

# 译者前言

翻阅第14版《坎贝尔骨科手术学》，您会深切地感受到微创理念已贯穿全书，无论是广泛应用内镜技术的运动医学、脊柱外科领域，重视微创手术的创伤骨科、关节外科领域，还是在较为陌生的足部畸形矫正手术中，专家学者们都已经在深入思考，寻找尽可能减少手术创伤的方法。由于各种新器械、新设备、新技术不断被发明和在临床中应用，手术效果越来越理想，特别是高清内镜系统和术中影像学检查系统的应用与手术技术的日趋成熟，曾经所谓的手术禁忌在不断被突破，相关临床应用在不断拓展。随着国内外骨科学的快速发展，我们对骨科伤病的认知、探知伤病的手段及治疗伤病的方法都在不断变化。希望第14版《坎贝尔骨科手术学》中文版的出版，在帮助国内低年资骨科医师扎实学习理论知识和手术技术的同时，对中、高年资骨科医师也能够起到开阔视野、激发创新的作用。

与第13版相比，本版目录体系虽看似变化小，但全书的修改幅度在35%以上，涉及微创和内镜方面的相关部分几乎全部重写，占15%之多，尤其是脊柱内镜、运动医学及关节镜部分。有些章节看似文字修改量不大，但理念已截然不同，手术技术也有很多改良，最新的学术观点和技术创新已融入其中，如您深入阅读，一定能发现和体会到其中的更新和奥妙。与以往版本一脉相承的是，本版在介绍各项手术技术时，不仅详细阐述了手术适应证、手术时机，细致入微地描述了各种手术细节、经验诀窍、围术期处理、并发症防治及相关注意事项等内容，而且简要介绍了同类手术的发展过程，客观公允地评价了相关手术技术的优缺点，分析了临床应用结果，并提供了大量参考文献佐证，以引导和辅助读者更好地认知和学习经典手术技术及新的手术技术。特别是当一种疾病具有不同手术方法时，作者在进行科学比较的同时，推荐了个体化选择方案，这对临床实践工作具有极高的指导价值。

《坎贝尔骨科手术学》历经80余年的光辉和积累沉淀，享有“骨科圣经”和骨科手术规范化操作“金标准”的美誉。第14版再次实现了沉淀经典与积极创新的完美结合。由于新冠肺炎疫情影响，以及为了更高质量、更高标准完成此次翻译出版工作，本次翻译、审校专家团队做了重大调整，基本以中国人民解放军总医院骨科医学部专家为主体，邀请了部分其他单位的权威专家、知名学者参与翻译、审校，并得到了骨科学界大家邱贵兴院士、张英泽院士、田伟院士、姜保国院士及王坤正教授等专家的支持、指导，极大地提升了本版的翻译出版质量。在具体翻译工作中，我们制订了相关流程，严格落实责任人制度，并由相关领域权威专家审校把关，各个环节力争精益求精，尤其是文句表意方面更是在力求准确表达的同时要符合中文表述习惯。另外，我们还规范、统一了专业名词术语，对于我国骨科界尚不熟知或不统一的名词术语，我们在中文译文后注释了英文。需要说明的是，虽然本版修订幅度大，新增译者、审校者较多，但本版仍保留了第13版参与翻译和审校专家的署名，以示我们对他们做出的贡献的尊重和敬意，也恳请各位专家能一如既往地给予支持和关注，并及时指出本书译稿中的欠缺和谬误之处，以便我们通过相关网络平台予以勘正。

《坎贝尔骨科手术学》在中国人民解放军总医院骨科几代人的努力付出及业界同仁的大力支持和参与下，已出版了第 9~13 版中文版，现为第 14 版中文版。本书的每次修订带来的变化总能让我们感到无比惊讶！当前，全球肆虐的新冠肺炎疫情严重限制了国内、外的学术交流，希望第 14 版中文版的出版能对国内骨科同仁更好地了解国际骨科新进展有所裨益。

中国人民解放军总医院骨科医学部

（执笔：唐佩福　孙天胜）

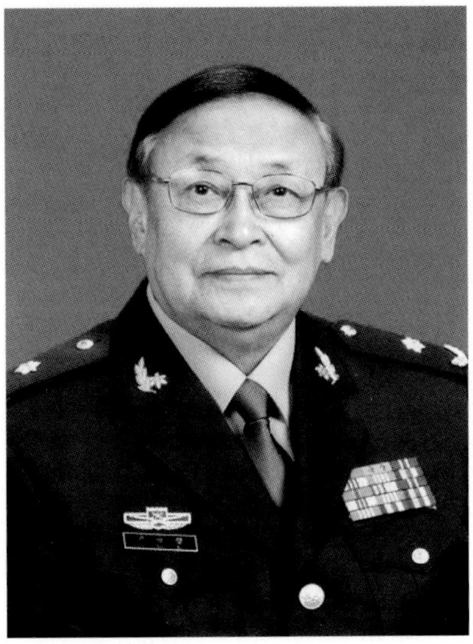

卢世璧（1930.7.8—2020.3.28），主任医师，教授，博士生导师，我国著名骨科专家、保健医学专家、医学教育家，军队专业技术一级、文职特级。1996 年当选中国工程院院士。1948 年考入清华大学生物系医学预科；1951 年转入中国协和医学院；1953 年入伍；1956 年以优异成绩从中国协和医学院毕业，并留北京协和医院担任住院医师；1958 年调入北京西郊三〇一医院，参与创建全军总医院。曾任中国人民解放军总医院骨科主任、全军骨科研究所所长，以及中国残疾人康复协会理事长、中国医药生物技术协会骨组织库分会主任委员、中国医院协会医疗技术应用专业委员会主任委员、中国人民解放军医学科学技术委员会骨科专业委员会主任委员、国际生物材料科学与工程联合会会士等学术职务。主要从事骨科基础研究与临床工作，在战伤救治、周围神经损伤修复、脊柱矫形、肿瘤免疫等方面取得多项重要成果，是我国国产人工关节研制的奠基人。承担多项国家“863”计划项目及地方、军队重大课题，获国家科技进步一等奖 3 项、二等奖 2 项，国家技术发明二等奖 1 项，军队科技进步一等奖 5 项，以及何梁何利基金科学与技术进步奖、光华科技基金二等奖、中国人民解放军首届专业技术重大贡献奖等。2008 年，被中国人民解放军总后勤部授予“一代名师”荣誉称号，被中共中央组织部评为“全国抗震救灾优秀共产党员”“全国抗震救灾模范”；2009 年，被中央军委授予“模范医学专家”荣誉称号；2011 年，荣获军队干部保健工作终身荣誉奖章；2018 年，荣获中华医学会骨科学分会终身成就奖。卢世璧同志坚持不懈地将实践转化为理论，学术研究著作等身，主编《骨科手术学》《实用骨科学》、主译《坎贝尔骨科手术学》《骨科标准手术技术丛书》等 20 余部学术著作。

2001 年，在卢世璧院士及中国人民解放军总医院骨科团队 3 年多的努力下，首次翻译出版了世界骨科权威著作第 9 版《坎贝尔骨科手术学》中文版。《坎贝尔骨科手术学》自 1939 年由 Willis C. Campbell（1880—1941）完稿并出版发行以来，一直以其系统经典的理论知识、翔实规范的手术技术、客观公允的学术评价，以及严谨求实的写作风格而闻名于世并不断再版更新，现已成为骨科业界“圣经”，手术规范化操作“金标准”。第 9 版《坎贝尔骨科手术学》分 16 部分 84 章（原著 4 卷本装订），分别介绍了总则、关节融合术、关节成形术、截肢术、感染、肿瘤、非创伤性骨关节疾患、先天性畸形、运动医学、关节镜技术、足部病变、骨折与关节脱位、脊柱病变、显微外科、手外科及神经系统疾患等，共400余万字。在互联网尚不发达及没有翻译软件的年代，卢世璧院士及其团队在承担繁重的临床工作之余，高质量翻译出版这部鸿篇巨作所付出的艰辛我们可想而知。正如北京积水潭医院王澍寰的书评所说："将这样一部内容广泛的长篇巨著译成中文，无疑是一项难度极大的工程。难能可贵的是译者始终坚持信、达、雅的原则，准确领会和传达作者的原意，对于原文中的疏漏或值得商榷的内容，并不盲目苟同，而是认真查询出处，进行相应改正和注释。正是由于译者的这种认真负责的精神，使本书翻译达到了较高的水准。"2006年，在卢世璧院士及王继芳、王岩、陈继营、唐佩福、周勇刚、梁向党、郝立波等专家和中国人民解放军总医院骨科团队的共同努力下，又翻译出版了第10版中文版。

此后，中国人民解放军总医院骨科团队持续跟进。在卢世璧院士指导及王岩、唐佩福、陈继营、张永刚、周勇刚、毕文志、王征、李众利、梁向党等专家和全国百余位专家的参与下翻译出版了第11、12版中文版；在唐佩福、王岩、卢世璧及全国百余位专家的参与下又翻译出版了第13版中文版。如今，中国人民解放军总医院骨科团队又再次与全国百余位专家翻译了第14版。"前人栽树，后人乘凉"，没有卢世璧院士艰辛的、开拓性的、高质量的第9版翻译工作，我们不可能顺利并持续翻译本书。在第14版《坎贝尔骨科手术学》出版之际，我们无法忘却将本书引入中国并为之做出巨大贡献的卢世璧院士，特此呈上新作予以缅怀。

中国人民解放军总医院骨科医学部<br>（执笔：唐佩福　彭　江）

# 总目录

## 第 1 卷　总则·关节外科·截肢



## 第 2 卷　感染·肿瘤·儿童骨科



## 第 3 卷　脊柱外科

## 第 4 卷 运动医学 · 关节镜



## 第 5 卷 创伤骨科



## 第 6 卷 手外科



## 第 7 卷 足踝外科

# 第2卷目录

## 第 34 章　麻痹性疾病　1240



## 第 35 章　神经肌肉疾病　1323



# 第十一部分　儿童骨折与脱位　1351

## 第 36 章　儿童骨折与脱位　1353

# 第七部分

# 感　染

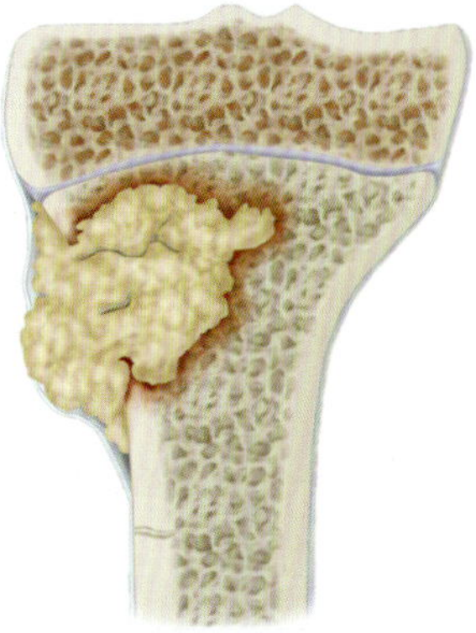

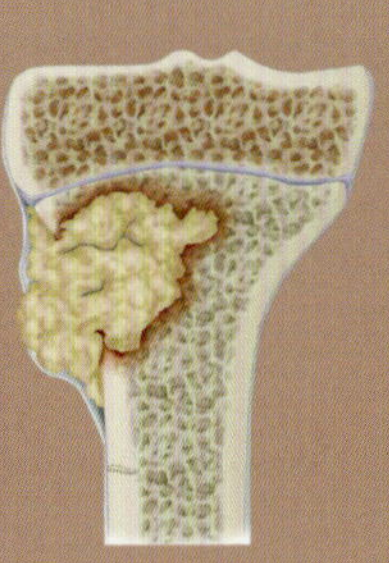

# 第 20 章

# 感染诊治的一般原则

著者：Kevin B. Cleveland
译者：张志成　张立志（第 13 版：禹宝庆　敖荣广　任汉儒　戴　闽）
审校：张志成（第 13 版：李建民　阎　峻）

## 第一节　病因学

对骨科医师来说，骨与关节感染仍然是个严峻的挑战。虽然使用抗生素治疗大多数细菌感染均能获得很高的成功率，但由于骨骼的生理和解剖特殊性，骨关节感染的治疗未能获得同样的疗效。在美国每年大约有 8000 万例外科手术，随着人口老龄化的推进，这一数字可能进一步增加。据联邦疾病控制和预防中心（CDC）统计，全美外科手术部位总感染（SSI）率为 2.8%。每年约有 30 万例手术部位发生感染，受此影响的患者需要增加 6.5 天以上的平均住院日以及 2~5 倍的手术费用。虽然菌血症很常见（估计仅在刷牙之后就有 25% 的人发生菌血症），但感染的发生必须有其他原因，仅仅在骨骼上有细菌存在，无论是血行传播还是直接接种，都不足以造成骨髓炎。疾病、营养不良和免疫系统功能低下也可诱发骨与关节感染。同身体其他部位一样，骨与关节对感染也会产生炎症和免疫反应。因此，只有当病原微生物的数量多到足以突破宿主的自然防御屏障（炎症和免疫反应）并在局部形成感染灶后，才能发生骨髓炎。在感染发展和形成过程中，骨骼的局部因素也起着一定的作用。例如，儿童骨骼干骺端缺乏吞噬细胞，可能是这个部位容易发生急性血源性骨髓炎的一个原因。

骨脓肿的特点是它局限于一个坚固的结构中，很难向周围组织扩展。当感染发展时，脓液只能通过哈佛系统和佛克曼管（Volkmann canals）扩散，将骨膜从骨表面掀起。骨膜下和髓腔内均充满脓液，两者共同作用可导致骨皮质坏死。即使应用抗生素治疗，坏死的骨皮质（或称死骨）上的细菌仍能继续存活。由于这一区域缺血，抗生素和炎症细胞均无法到达，导致药物治疗骨髓炎失败。

由于骨感染具有这些特征，最好的治疗措施就是预防。骨科医师必须从患者自身因素和医源性因素两方面评估每位患者感染的危险性。患者自身因素包括营养状况、免疫状态、酗酒、吸烟、身体其他部位感染、充血性心力衰竭、抑郁症和其他并存疾病（表 20-1）。医源性因素包括抗生素的预防性使用、皮肤和伤口的护理、手术环境、手术技术及对潜在感染危险的治疗，如开放性骨折的治疗。住院时间也与 SSI 的风险增加直接相关。简而言之，预防感染要比治疗感染容易得多。

### 一、患者自身因素

研究发现，高达 80% 的患者至少有 1 个可改变的风险因素，如果得到纠正，可能会降低 SSI 的发生风险。例如，酗酒可使 SSI 风险增加 1 倍，吸烟可使风险增加 2 倍以上。这些风险因素应该在术前 1 个月得到纠正。术前 3~6 个月应该停止关节腔内注射，任何牙齿相关疾病都应予以治疗。

#### （一）营养状况

患者的营养状况和免疫反应很重要。当患者体重指数大于 40，其 SSI 风险增加 8 倍。除了外表，肥胖患者往往会出现营养不良。事实上，超过一半的患者都是营养不良的。假如患者营养不良或免疫功能不全，不能对感染产生反应，任何治疗效果都

**表 20-1**

**术后人工关节或关节假体周围感染相关危险因素总结**

| 不可控因素 | 可调控因素 | 与 SSI/PJI 相关的有限证据因素 |
|---|---|---|
| 年龄（≥ 75 岁）——中度 | BM——强 | 年龄——（作为连续暴露）——有限 |
| 男性——强 | 吸烟——强 | 拉美裔——有限 |
| 黑人族裔——强 | 高酒精摄入（酒精滥用）——强 | 美国土著和爱斯基摩族裔——有限 |
| TKA 和 THA——强 | 低收入——强 | 亚裔——有限 |
| | 营养不良（低血清白蛋白）——强 | 药物滥用史——有限 |
| | 糖尿病病史——强 | 农村地区还是非农村地区——有限 |
| | 心血管病病史——中度 | 体重过轻——有限 |
| | 充血性心力衰竭病史——强 | 高血压病史——有限 |
| | 心律失常病史——强 | 骨关节炎病史——有限 |
| | 外周血管病病史——强 | 创伤后关节炎病史——有限 |
| | 慢性肺疾病病史——强 | 低或高风险牙科手术——有限 |
| | 慢性阻塞性肺疾病 | 尿路感染病史——有限 |
| | 肾病史——强 | 痴呆病史——有限 |
| | 肝病 / 肝硬化病史——强 | 高胆固醇血症病史——有限 |
| | 类风湿性关节炎病史——强 | 消化性溃疡史——有限 |
| | 癌症 / 恶性肿瘤病史——强 | 心脏瓣膜病史——有限 |
| | 骨坏死病史——强 | 转移瘤病史——有限 |
| | 抑郁症病史——强 | 凝血病史——有限 |
| | 精神疾病病史——强 | 静脉血栓栓塞病史——有限 |
| | HIV/AIDS 病史——强 | 肺循环障碍病史——有限 |
| | 神经疾病（偏瘫、截瘫）——中度 | 甲状腺功能减退——有限 |
| | 皮质类固醇药物史——强 | 肝炎（B 或 C）——有限 |
| | 关节内皮质类固醇注射史——中度 | 电解质紊乱——有限 |
| | 既往关节手术病史——强 | 自体血回输——有限 |
| | 人工关节翻修术——强 | |
| | 既往关节感染病史——中度 | |
| | 虚弱——中度 | |
| | 术前贫血严重——强 | |
| | 美国麻醉医师协会等级＞ 2 级——强 | |
| | 查尔森共病指数（高）——强 | |
| | 术前高血糖和高糖化血红蛋白——中度 | |
| | 异体输血——强 | |
| | 华法林或低分子肝素预防——中度 | |

BMI，体重指数；THA，全髋关节置换术；TKA，全膝关节置换术。引自：Zainul-Abidin S, Amanatullah DF, Anderson MB, et al: General assembly, prevention, host related general: proceedings of international consensus on orthope dic infections, J Arthroplasty 34(2S):S13-S35, 2019.

会受到影响。营养不良对机体的体液和细胞免疫有负面影响，可损害中性粒细胞的趋化性，降低细菌清除率，抑制中性粒细胞的杀菌功能，抑制炎症细胞向病灶游走，抑制血浆补体成分。创伤性或感染性患者的基础代谢率由正常的 30% 上升到 55%。体温每升高 1℉［华氏度（℉）=32+1.8× 摄氏度（℃）］，机体代谢率可增加 13%。

在手术前可依据下列指标判断机体的营养状况：①人体测量（身高、体重、肱三头肌皮肤皱褶厚度和上臂周径）；②测定血浆蛋白或细胞类型（淋巴细胞）；③皮试特定抗原的抗体反应。

他们建议，如果患者在择期手术前短期内体重减轻约 4.5 kg、血清白蛋白水平低于 3.5 g/dl 或淋巴细胞计数少于 $1.5\times10^9$/L 就应接受营养支持治疗。以上指标从常规全血细胞计数和 BMP-24 获取。以血浆白蛋白和转铁蛋白作为指标，筛选需要营养支持患者的公式为：[（1.2× 血浆白蛋白）+（0.013× 转铁蛋白）] −6.43，如果所得指数为 0 或负值，表示患者营养不良，患脓毒症的风险很高。在营养支持治疗中，若胃肠道功能完好可使用肠内营养，若功能不全，必须应用静脉高营养治疗。维生素 D 缺乏也与 SSI 增加有关。患者术前应获得适量的维生素 D，以纠正维生素 D 缺乏。

### （二）血糖

血糖控制是患者可改变的危险因素，能降低 SSI 的发生。最佳的糖化血红蛋白（HbA1c）水平尚未确定。一些人主张 7%，而其他人认为 8% 是风险的分界指标。血清果糖胺已用于检测高血糖，尤其是手术前 2~3 周。已证明，当果糖胺水平超过 292 mmol/L，比 HbA1c（7%）更能反映存在深部感染的迹象。多数人认为高血糖症，即使是在非糖尿病患者中，也是发生 SSI 的危险因素。当血糖水平超过 200 mg/dl 时，在择期手术前需要进行治疗。

### （三）类风湿性关节炎

类风湿性关节炎患者发生关节假体周围感染（PJI）的概率是骨性关节炎患者的 1.6 倍。多数人认为这与使用抗风湿药物有关。为了降低该人群中 SSI 的发生率，建议根据药物的半衰期停用这些药物，并在术后 2 周恢复使用。

### （四）免疫状态

机体为了对抗感染，必须产生炎症反应（白细胞计数）和免疫应答（抗体）反应，先阻断感染的传播，然后消灭致病微生物。机体的主要细胞防御机制包括：①中性粒细胞反应；②体液免疫；③细胞免疫；④网状内皮细胞。这些因素中任何一种出现数量不足或功能不全，均可使机体容易被特定的条件致病菌感染。免疫系统缺陷可以是获得性的或先天性的。机体免疫功能不全时，并不是对所有的条件致病菌都易感。机体免疫力的特定缺陷导致其对某种特定病原微生物的易感性。当中性粒细胞或体液和细胞介导的免疫功能异常时，在婴幼儿和老年人中容易受荚膜细菌感染，在海洛因成瘾者可以导致假单胞菌属感染率升高，而在镰状红细胞性贫血患者中则易受沙门菌属和假单胞菌属感染。

糖尿病、酒精中毒、血液系统恶性疾病和接受细胞毒性药物治疗都是造成中性粒细胞异常的常见原因。当中性粒细胞计数低于 $5.5 \times 10^7$/L 时，金黄色葡萄球菌、革兰氏阴性杆菌、曲霉和念珠菌是主要的致病菌。

免疫球蛋白和补体是两种血浆蛋白，在体液免疫中起关键作用。患者若有低丙种球蛋白血症或接受过脾切除术，荚膜细菌（如肺炎链球菌、流感嗜血杆菌和奈瑟菌）感染的危险性增加。当补体途径中的成分有缺陷时，常见金黄色葡萄球菌和革兰氏阴性杆菌感染。有学者报道化脓性关节炎可由不常见的病原微生物引起，如肺炎支原体和尿道支原体。对于低丙种球蛋白血症患者，如有化脓性关节炎而培养为阴性时，要怀疑为上述病原体感染。

细胞免疫依赖于 T 细胞和巨噬细胞的相互作用。原发性细胞免疫缺陷极少见，但继发性的很常见。皮质激素治疗、营养不良、淋巴瘤、系统性红斑狼疮、老年患者免疫功能不全及自身免疫缺陷综合征等都能导致继发性细胞免疫缺陷综合征，使机体易受真菌和结核分枝杆菌、疱疹病毒和耶氏肺孢子虫的感染。

在宿主反应中，接种疫苗也起一定的作用。接种乙肝疫苗可显著降低乙型肝炎病毒（HBV）感染的危险；而为儿童接种乙型嗜血流感疫苗，可使儿童避免由嗜血流感病毒引起的肌肉骨骼感染。

## 二、医源性因素

### （一）皮肤准备

一旦当皮肤屏障被破坏，伤口将受到污染，而正确的皮肤准备能够减少皮肤上细菌引起的污染。在手术过程中，皮肤屏障同样能够减少皮肤的感染。尽管不能彻底消毒皮肤，但在手术前可使细菌数量显著减少。皮肤和毛发可用乙醇、六氯苯或氯己定消毒，但毛囊和皮脂腺几乎不可能被完全消毒，而这些地方正常时就有细菌存留和繁殖。消毒液不能穿透体脂保护层，因此皮肤消毒对毛囊和皮脂腺的作用是有限的。而能够穿透体脂保护层的消毒液可被机体吸收，因此存在潜在的不良反应。例如，六氯苯有较好的穿透性，但同时也有神经毒性。很少有 I 级循证研究讨论术前皮肤消毒是否能够真的降低 SSI 发生，因此应选择正确的清理方法。多数人认为应在术前晚间用肥皂水和流水洗澡。有些人主张增加洗必泰（氯己定）擦拭。根据 Cochrane Library 的系统性回顾研究得出结论，在 70% 酒精中加入 4% 洗必泰最为适宜，能降低 SSI 发生。多数人认为不管使用何种消毒制剂，无论是氯己定还是碘伏（聚维酮碘），都需要应用某种形式的乙醇制剂。我们同意 CDC 关于皮肤准备的指导方针，只是做一些小小的修改：

1. 准备范围大小能够足够包含可能需要暴露的区域。

2. 方向应该从切口中心向边缘。

3. 手术区域准备之前、之后应使用专门器械（即海绵夹）。

4. 酒精消毒应该留有时间待干燥，因为存在火灾的风险。

每次接触患者之前、之后洗手是预防细菌感染的最重要手段。研究表明，刷手 2 min 和传统的 5 min 实际效果相当，但刷手的最佳持续时间仍无定论。Parienti 等发现，在每天第一台手术时先用非消毒液洗手 1 min、然后再用酒精溶液刷手所达到的预防术区感染的效果，与传统用消毒肥皂进行刷手的效果相当。表 20-2 总结了常用抗菌剂的有效性。

在手术前夜刮除术区的毛发可造成局部损伤，为细菌繁殖提供一个有利的环境。因此，除非是在手术室完成这一操作，否则不要这样做。

使用合适的外科手术防护服也可防止细菌在患者和医师之间传播。Edlich 等采用套口较为狭窄紧缩的手套可以大大提高手术衣和手套界面的安全性。美国 FDA 可接受的全新未使用的灭菌手套有 2.5% 的失效率。据统计，手术中手套破裂的发生率达 48%。手套破裂通常发生在手术进行了 40 min 左右，并且 83% 的医师并不知道其手套已破裂。手套破裂的部位大多数发生在非利手的示指。戴双层手套可以降低 87% 的暴露。此外，当带有血迹的针头穿破手套时，带双层手套可以通过外层手套的过滤擦除机制，将针头上沾染的血量减少 95%。Tanner 和 Parkinson 的一项荟萃分析显示，戴双层手套可减少皮肤的污染，并且采用带生物胶的指示手套可以使手套在破损后及时发现。应该佩戴深色手套作为指示手套。但是，当两双手套均受累时，指示手套并不能让术者及早发现手套破损，若指示手套完

**表 20-2**

**手卫生中使用抗菌剂的抗菌活性 * 和特性总结**

| 抗菌剂 | 革兰氏阳性菌 | 革兰氏阴性菌 | 有包膜病毒* | 无包膜病毒 | 分枝杆菌 | 真菌 | 孢子 |
|---|---|---|---|---|---|---|---|
| 乙醇 | +++ | +++ | +++ | ++ | +++ | +++ | - |
| 氯二甲酚 | +++ | + | + | ± | + | + | - |
| 氯己定 | +++ | ++ | ++ | + | + | + | - |
| 六氯酚 | +++ | + | ? | ? | + | + | - |
| 聚维酮碘† | +++ | +++ | ++ | ++ | ++ | ++ | ±‡ |
| 三氯生‖ | +++ | ++ | ? | ? | ± | ±¶ | - |
| 季铵化合物§ | ++ | + | + | ? | ± | ± | - |

| 抗菌剂 | 常用浓度（%） | 起效速度 | 残余活性 | 用途 |
|---|---|---|---|---|
| 乙醇 | 60%~70% | 快 | 无 | 刷手 |
| 氯二甲酚 | 0.5%~4% | 慢 | 有争议 | 洗手 |
| 氯己定 | 0.5%~4% | 中等 | 有 | 刷手 / 洗手 |
| 六氯酚 | 3% | 慢 | 有 | 洗手，但不推荐 |
| 聚维酮碘† | 0.5%~10% | 中等 | 有争议 | 洗手 |
| 三氯生‖ | 0.1%~2% | 中等 | 有 | 洗手；很少使用 |
| 季铵化合物§ | | 慢 | 无 | 刷手，洗手；很少使用，需加乙醇 |

优：+++，良：++，一般：++，可变：±，差：-；

* 活性与浓度相关；

† 抑菌剂；

‡ 聚维酮碘作为抗菌剂的浓度不能杀孢子；

§ 高浓度可用于抑制细菌，抑制真菌，杀灭微生物；

‖ 通常为抑菌剂；

¶ 对假丝酵母菌有活性，但对丝状真菌活性较低。

引自：Pittet D, Allegranzi B, Boyce J, et al: The World Health Organization guidelines on hand hygiene in health care and their consensus recommendations. Infec Control Hosp Epidemiol 30:611-622, 2009.

整，而外层手套破裂，则 90% 能够被及时发现。在乳胶手套外层加盖一层布料手套可明显降低内层乳胶手套的破损概率；在两层乳胶之间加一层衬垫也可减少内层手套的破损。使用金属丝织手套似乎并不能减少手套破损的概率。当被几何立体结构如骨针或空心针撕扯时，双层手套也不能减少破损的发生。外科手套至少应该每 2 h 更换 1 次。目前没有Ⅰ级证据确切证明使用外科口罩、帽子、鞋套、一次性手术衣或者在院外穿手术衣能降低 SSI 的发生。然而，经验表明，它是有效的。需要大量的患者为未来的Ⅰ级证据研究提供足够的动力。

### （二）手术室环境

手术室空气中的细菌是伤口感染的另一个来源，通常为革兰氏阳性菌，几乎全部来源于手术室人员。手术室的每个人每分钟可向周围播散 5000~55 000 个微粒。普通的手术室中，每立方英尺（1 立方英尺 =0.028 立方米）空气中可含有 10~15 个细菌和多达 250 000 个微粒。研究证实手术室门的开合次数和手术人员的数量会增加空气中微粒的数量，因此，应该保持最低限度。应该避免使用蓬松的帽子，它与一次性头盖帽相比会更容易允许较大的微生物脱落。过去的研究表明，使用空气层流系统后，手术室空气中的细菌至少可减少 80%，如果加用个体隔离系统，细菌数将会更少。虽然有报道称应用水平层流系统后，全膝关节成形术的感染率反而增高，但他们认为是由于手术人员没有使用个体隔离系统，导致他们身上的细菌脱落沉降造成的，总体来讲，使用层流系统可以使刀口污染率减少 80%。然而，最近的研究表明，使用层流系统并不会减少 SSI 的发生。紫外线照射能减少空气传播细菌的数量，从而减少伤口的感染率，但是，应用紫外线照射病室并不被医院感染管理咨询委员会（HICPAC）或疾病控制中心所推荐，因为紫外线照射会增加术者的风险，可以作为闲置手术室的一种终末清洁方法。

没有Ⅰ级证据表明强制加热空气增加了 SSI，然而 Augustine 的多中心数据研究显示，当停止强制加热空气时，SSI 的发生率下降了 78%，正常体温能够减少 SSI 的发生。

有证据表明，在第 1 个切口切开后更换手术刀、每隔 1 h 更换吸引头；避免把脏水池置于手术台后、手术时间保持在 2.5 h 以内，可以减少感染的发生。值得注意的是，低压（球泡）灌洗已被证明与高压（脉冲）灌洗效果一致。在灌洗液中添加抗生素没有额外的好处，因此不推荐使用。虽然在过去的 50 年中，我们所使用的外科手术衣几乎没有变化，有关刷手、口罩、手术帽、含碘伏（聚维酮碘）的手术贴膜及很多标准的无菌技术的作用也缺少相应的临床证据，但我们还是认为应当遵循表 20-3 中列出的方法，以将 SSI 的发生风险最小化。

### （三）预防性使用抗生素

许多研究表明，预防性使用抗生素可有效降低骨科手术后的感染率。在感染的 24 h 内，感染的发生与细菌的数量有关。感染最初的 2 h，机体启动防御机制，减少细菌的总数。而随后的 4 h，残存的细菌数量相当恒定，繁殖的细菌数与机体防御系统杀灭的细菌数基本相当。因此，感染前 6 h 被称为开始治疗的“黄金期”，随后细菌数量以指数方式倍增。抗生素可使细菌的生长速度按几何级数方式降低，并延迟细菌的繁殖。所以，预防性使用抗生素可延长治疗的黄金期。

预防性使用抗生素必须是安全的、杀菌的，并能够有效杀灭造成骨科手术感染的最常见的病原微生物。由于患者皮肤上的细菌是骨科手术感染的主要来源，因此，预防性使用抗生素必须能够直接杀灭皮肤最常见的病原微生物，尽管表皮葡萄球菌感染越来越多，但皮肤上最常见的病原菌仍是金黄色葡萄球菌。表皮葡萄球菌感染增多应引起重视，因为这种细菌具有耐药性，而且药敏试验结果经常是错误的。预防性抗生素的抗菌谱还必须覆盖大肠埃希菌属和变形杆菌属。在美国，第一代头孢菌素（头孢唑林根据体重调整，体重超过 70 kg 的患者使用至少 2 g，体重超过 120 kg 的患者使用至少 3 g）由于具有毒性小、价格低廉及能够杀灭骨科手术中大多数病原菌等优点而被广泛应用。头孢菌素比半合成青霉素能更有效地对抗表皮葡萄球菌。对于青霉素过敏患者可使用盐酸克林霉素。同时应避免常规预防性使用万古霉素。如果患者存在感染的易感风险因素，则可在术前根据体重加入万古霉素（15 mg/kg，每克药物要缓慢静滴 1 h 以上，避免出现红人综合征）。

预防性抗生素应当在手术开始前立即使用（最好在切皮前 30~60 min）。应给予最大剂量（根据体重调整剂量），并在术中每 4 h 或失血超过 1000~1500 ml 时重复给药 1 次。使用抗生素超过 24 h 不但没有多少作用，反而可能使不良反应发生率增

表 20-3

减少手术部位感染的方法

| 风险因素 | 概要 |
|---|---|
| **患者方面因素** | |
| 糖尿病 | 积极的血糖控制；糖化血红蛋白大于 7% 时，建议推迟非急诊的外科手术。不可停用 DMARDs 和甲氨蝶呤 |
| 类风湿性关节炎 | 通常不需要围术期类固醇（应激剂量类固醇）；综合考虑术前 3~5 个半衰期停用抗 TNF 治疗；伤口愈合且无感染时再重新使用抗 TNF 治疗，平衡风险与收益 |
| 肥胖（BMI ≥ 30 kg/m$^2$） | 在不造成术前体重骤减的前提下通过营养师帮助在距离手术还有相当长时间内进行减肥；适当调整围术期抗生素剂量；若极度肥胖，可考虑术前做减肥手术 |
| 吸烟 | 术前 4~6 周时戒烟 |
| 携带者筛查 | 依据当地政策进行 MRSA 和 MSSA 筛查，在莫匹罗星软膏使用 5 d 和洗必泰必妥碘使用 5 d 后入院 |
| 口腔卫生 | 在择期手术前完成口腔治疗 |
| **术前因素** | |
| 患者需做的准备 | 手术当天洗澡，如果需要备皮请在手术当天用电动剃须刀，避免油性皮肤保湿剂 |
| 抗生素 | 手术切皮前 1 h 和术后 24 h 以后（抗生素类型取决于当地规定）使用抗生素；在止血带充气前至少 5 min 使用抗生素；如果需要使用水泥，要将其浸泡在抗生素中 |
| 非甾体抗炎药 | 半衰期短的抗炎药（包括布洛芬）至少要在术前 48 h 停止使用，半衰期长的（萘普生）要提前 3~7 d 停止使用 |
| **围术期因素** | |
| 手术室 | 手术室门开到最小 |
| 个人 | 用抗菌剂洗手，用一次性刷子清理指甲；接台手术前用含酒精的刷子或抗菌剂洗手；使用双层手套并且至少每 2 h 更换 1 次手套；手部悬垂时要更换手套 |
| 皮肤防护 | 先用酒精预洗，然后用 2% 氯己定 - 乙醇洗涤溶液清洗 |
| 麻醉 | 维持正常体温<br>维持正常血容量<br>围术期及术后 6 h 较高浓度的氧气吸入可能是有益的 |
| 巾单 | 使用碘浸泡过的纱布比较好（患者无过敏现象） |
| 输血 | 优化术前血红蛋白；尽量避免在手术时输血，在可预期情况下，术前至少提前 48 h 备血；抗纤维蛋白溶解药可以通过减少输血需求，间接降低 SSI |
| **术后因素** | |
| 牙科手术 | 没有足够的证据建议有关节更换手术史的患者，在进行常规牙科手术时，使用预防性抗生素 |

改编自：Johnson R, Jameson SS, Sanders RD, et al: Reducing surgical site infection in arthroplasty of the lower limb. A multi-disciplinary approach, Bone Joint Res 2(3):58-65, 2013.

BMI，体重指数；DMARDs，缓解病情的抗风湿类药物；MRSA，耐甲氧西林金黄色葡萄球菌；MSSA，甲氧西林敏感金黄色葡萄球菌；TNF，肿瘤坏死因子。

加，如血栓性静脉炎、过敏反应、双重感染或药物热。即使引流管或导尿管尚未拔除，预防性使用抗生素时间也不宜超过 24 h。目前 CDC 建议皮肤切口闭合后无须再使用抗生素。Namias 等发现 ICU 内的患者使用抗生素超过 4 d，可增加患菌血症和静脉内感染的可能性。有证据表明，使用 24 h 抗生素的药效与使用 48~72 h 的抗生素效果相当。目前不建议接受结肠镜检查、上消化道内镜检查及牙科手术患者预防使用抗生素（即使是全髋关节置换患者）。有关当前预防措施，请访问 www.orthoguidelines.org/auc。如果要使用抗生素，建议的抗生素和剂量见表 20-4。

**表 20-4**

**适宜的预防性抗生素和剂量**

| 用药方式 | 药品 | 方案 - 牙科手术前 30~60 min 单次给药 | |
|---|---|---|---|
| | | 成人 | 儿童 |
| 口服 | 阿莫西林 | 2 g | 50 mg/kg |
| 无法口服时 | 氨苄西林<br>或头孢曲松 | 2 g IM 或 IV*<br>1 g IM 或 IV | 50 mg/kg IM 或 IV<br>50 mg/kg IM 或 IV |
| 对口服青霉素或氨苄西林过敏时 | 头孢氨苄†,‡<br>或阿奇霉素或克拉霉素 | 2 g<br>500 mg | 50 m/kg<br>15 mg/kg |
| 对青霉素或氨苄西林过敏，不能口服时 | 头孢曲松‡<br>阿奇霉素、克拉霉素 | 1 g IM 或 IV<br>等效剂量 500 mg IV | 50 mg/kg IM 或 IV<br>等效剂量 |

* 接受抗凝剂治疗的人应避免肌内注射；

† 或同等成人或儿童剂量的其他第一代或第二代口服头孢菌素；

‡ 头孢菌素不应用于有过敏史、血管性水肿或因青霉素或氨苄西林引起荨麻疹的患者。

引自：American Academy of Orthopaedic Surgeons Board of Directors and the American Dental Association Council on Scientific Affaris: Appropriate use criteria for the management of patients with orthopaedic implants undergoing dental procedures, 2016.

在骨科手术中，尚未发现抗生素冲洗有肯定的灭菌作用。但是，一些研究显示，在普通外科手术中，抗生素冲洗能够减少伤口的菌落计数和感染率。当局部使用抗生素，必须是：①广谱的；②能够在正常组织内存留并且不会刺激局部组织；③全身吸收性和毒性均较低；④过敏反应少；⑤发生细菌耐药的可能性小；⑥能很容易地溶于生理性溶液中，从而可供局部使用。我们采用 CDC 和世界卫生组织（WHO）的建议，在伤口闭合前使用稀释（无菌水而非自来水）的聚维酮碘溶液浸泡伤口以降低 SSI。我们遵照 Brown 等的建议将 17.5 ml 的 10% 聚维酮碘溶液稀释到 500~1000 ml 无菌生理盐水中，然后再用生理盐水冲洗伤口 3 min。这导致 SSI 从 0.97% 降至 0.15%。尽管这个数字看起来很小，但随着手术总量增加（到 2030 年，TKA 增加 673%，THA 增加 174%），将显著减少个体患者感染数量。对碘过敏的患者或者行保留软骨手术（如膝关节单髁置换术）时应避免使用这种溶液。另外，当使用脂质体丁哌卡因时，由于聚维碘酮溶液对脂质体有毒，应在使用丁哌卡因之前使用。我们不常规在冲洗溶液中添加抗生素。伤口局部喷洒使用万古霉素粉剂仍然存在争议。过氧化氢也不推荐用于伤口冲洗，因为其相关的细胞毒性，会损害伤口愈合以及出现氧气栓塞现象。

关于冲洗和清创在开放性骨折治疗中的重要性已有很详尽的论述。在骨科“清洁”伤口过程中，也应遵循清除失活组织、消灭无效腔、血肿清除及软组织覆盖的原则。

耐甲氧西林金黄色葡萄球菌　金黄色葡萄球菌进化成多重耐药的耐甲氧西林金黄色葡萄球菌（MRSA）已经成为全球重大健康问题。目前约有 57% 的金黄色葡萄球菌出现甲氧西林耐药，而对万古霉素耐药的现象也有报道。这可能成为今后抗感染时最令人担忧的问题。起初，MRSA 仅仅在医院和长期护理院出现，而现在 MRSA 在年轻健康的社区人群中也越来越流行（表 20-5；高危人群），这可能造成致命的后果。据估算，美国有 4% 的人口是 MRSA 携带者。它的毒性特别强，致死率达 20%。

**表 20-5**

**社区获得性耐甲氧西林金黄色葡萄球菌的高危人群及危险因素**

| 高危人群 | 危险因素 |
|---|---|
| 接触体育的运动员 | 前一年抗生素使用情况 |
| 日托儿童 | 拥挤的生活条件 |
| 无家可归的人 | 皮肤完整性受损 |
| 静脉注射吸毒者 | 污染的表面 |
| 男同性恋者 | 频繁的肌肤接触 |
| 新兵 | 共用物品 |
| 阿拉斯加原住民，美洲原住民和太平洋岛民 | 清洁度不佳 |
| 囚犯 | |

引自：Marcotte AL, Trzeciak MA: Community-acquired methicillin-resistant Staphylococcus aureus: an emerging pathogen in orthopaedics, J Am Acad Orthop Surg 16: 98-106, 2008.

金黄色葡萄球菌在骨科住院患者中感染率是3%左右，但是，这些被感染的患者中，超过50%的患者出现甲氧西林耐药。MRSA引起的骨髓炎在临床较少见，但其治疗非常棘手，而关于骨膜下脓肿和坏死性筋膜炎的报道也逐渐增加。全髋关节置换术后MRSA感染的发生率为1%~4%，感染可在手术后12年发生。Kim等前瞻性研究了关于择期骨科手术前进行细菌筛查的可行性，他们发现，7019名患者中22.6%为金黄色葡萄球菌携带者、4.4%为MRSA携带者；MRSA携带者相较于单纯金黄色葡萄球菌携带者有更高的SSI发生率（0.97% vs 0.14%；$P = 0.0162$）；甲氧西林敏感金黄色葡萄球菌（MSSA）携带者，约占美国人口的30%，也有较高的SSI发生率，但统计学无显著差异。筛查启动后，机构的感染发生率从0.45%下降到0.19%（$P$=0.0093），但是此类筛查的成本效益还不确定。但随着MRSA的流行率逐渐增高，这些支出可能是合理的。

有约3%的MRSA感染的发病归咎于无症状的病菌携带者。Schwarzkopf等研究发现，相对于高风险的病例组，外科医师和住院医师有更高的MRSA定植率；低年资住院医师和医疗机构患者的MRSA定植率无差异，这很可能和他们必须花大量时间直接接触患者有关。这些研究人员推荐通过手部卫生预防MRSA。此外，他们推荐无MRSA定植的普通患者在进行全关节和脊柱手术前使用莫匹罗星，该结论需要进一步验证，而Skramm等证实，从手术人员中分离出的金黄色葡萄球菌与手术感染部位的菌株，其重合率达85%。没有确切的证据表明无MRSA定植的携带者降低了SSI的发生率。关于筛查或者术前治疗MRSA携带者目前还没有明确的建议。然而，有些人主张使用聚维酮碘软膏，以缓解人们对使用莫匹罗星出现耐药性的担忧。

由于社区获得性MRSA的流行，尽早明确感染病原体、获得药敏结果并开始抗生素治疗非常重要（表22-3）。聚合酶链反应（PCR）可以在24 h内检测出葡萄球菌，而传统的细菌培养需要3 d。定植MRSA或术前没有获得筛查结果的患者应考虑使用万古霉素或替考拉宁。对于侵袭性感染，推荐静脉使用万古霉素、达托霉素、庆大霉素、利福平和利奈唑胺。发生坏死性筋膜炎时，克林霉素、庆大霉素、利福平、磺胺甲噁唑-甲氧苄啶和万古霉素被认为是有效的。利福平不能单独作为单一抗生素使用。在药敏确定前，抗感染用药应覆盖社区获得性MRSA。对于深部骨膜下脓肿，强烈推荐进行灌洗和清创，以减少细菌负荷量，过量使用喹诺酮药物可能成为MRSA而非MSSA选择的驱动因素，应予以避免。建议还应进行感染咨询。

总之，尽管缺少直接的循证医学证据研究，但表20-3所列出的方法仍然是目前控制手术部位感染最佳的方式。

## 第二节 诊断

感染的诊断有时很容易，有时很困难。骨科关节受累的快慢及范围不同，症状和体征也不同。可有或无特征性表现，如发热、寒战、恶心、呕吐、不适、红肿和压痛。典型的三联征是发热、肿胀及压痛或疼痛。疼痛可能是最早的症状，而发热并不总出现。感染也可表现为缓慢进展，如逐渐出现背部疼痛或一侧肢体功能减退或丧失。但是，没有任何一项独立的指标能确定骨科感染是否存在。

### 一、实验室检查

在骨和关节感染的初步检查中，必须做全血细胞计数（包括细胞分类）、红细胞沉降率（ESR）和C反应蛋白（CRP）检查。白细胞计数（WBC）不是诊断感染的可靠指标，感染时白细胞计数经常是正常的。急性感染时，中性粒细胞增高。当存在感染时，ESR可升高，但ESR升高并不仅见于感染，骨折或其他疾病均能造成ESR升高。对于婴幼儿、镰状细胞病患者、服用皮质类固醇激素的患者以及症状出现时间不到48 h的患者，ESR检查也是不可靠的。ESR升高的峰值出现于感染后3~5 d，在治疗开始后3周内恢复正常。ESR很少单独用于诊断感染。CRP由肝细胞合成，是对感染的一种反应，也是监测疗效的一种很好的手段。CRP在感染后6 h内就开始升高，在感染后2 d达到高峰，在有效治疗开始后1周内恢复正常。然而，在慢性炎症、肿瘤和代谢性疾病患者中，CRP可能具有误导性。与ESR或CRP相比，D-二聚体能更好地评估患者的感染，特异性为93%，敏感性为89%。D-二聚体一般于术后2 d恢复正常，如果感染持续存在，通常于术后2周重新出现。白细胞介素-6（IL-6）也是一种有效的感染标志物。它诊断快速，一般术后3 d恢复正常水平。α-防御素是另外一种有效感染标志物。它不受抗生素治疗的影响，但价格昂贵，假阳性率高。白细胞酯酶也用作感染标志物，它价格便宜，测量速度快。其他的试验，如金黄色葡萄球菌表面抗原或抗体试验及尿液免疫荧光计数研究均有良好的应用前景，但目前临床上尚未证实这些试验的作用前景。抽取的关节液可送实验室检查，进行细胞计数和分类，以鉴别急性化脓性关节炎和其他关节炎。急性化脓性关节炎的关节液白细胞计数一般超过 80 000/$mm^3$，其中，中性粒细胞超过 75%（表 20-6）。同时，还应做革兰氏染色，约 1/3 的骨和关节穿刺液通过革兰氏染色能够辨别病原微生物的类型（革兰氏染色阳性或阴性）。然而，不建议术中革兰氏染色，因为 PJI 是不可靠的。不建议在高度怀疑感染的组织行术中冷冻检查，如每高倍镜视野发现的白细胞计数超过 10 个，可作为组织感染的指标；如低于 5 个，则基本可以排除感染。这些检测结果，具有较高的敏感性和特异性。血清生物标志物的未来很可能在于利用基因组和蛋白质组学鉴定与感染相关的蛋白质。

## 二、影像学检查

X 线检查很有用，但 X 线片在骨与关节急性感染的诊断作用中不如观察、判断疗效作用那么大。X 线片上可有软组织肿胀、关节间隙变窄或增宽以及骨质破坏等表现（图 20-1）。但是，骨质破坏的表现要到感染 10~21 d 后才明显，骨基质必须丢失 30%~50%，X 线片上才能显示出溶骨性破坏（图 20-2）。Wheat 发现，骨关节感染初期，只有不到 5% 的患者 X 线片出现异常；感染 1 周后，也只有不到 30% 的患者 X 线片表现异常；而当感染 3~4 周后，90% 的患者 X 线片会出现异常表现。因此，在检查骨与关节感染时，如果初期的 X 线片没有异常表现，必须利用软组织肿胀和正常脂肪线消失的其他影像学方法进行判断。

**表 20-6**
**关节液分析**

| 疾病 | 白细胞（/$mm^3$） | 中性粒细胞（%） |
|---|---|---|
| 正常 | <200 | <25 |
| 创伤 | <5000 | <25 |
| 中毒性滑膜炎 | 5000~15 000 | <25 |
| 急性风湿热 | 10 000~15 000 | 50 |
| 青少年类风湿性关节炎 | 15 000~80 000 | 75 |
| 化脓性关节炎 | >80 000 | >75 |

引自：Morrissy RT: Septic arthritis. In Gustilo RB, Genninger RP, Tsukayama DT, editors: Orthopaedic infection: diagnosis and treatment, Philadelphia, 1989, WB Saunders.

CT 对判断死骨或软骨下骨板破坏很有用。关节造影有助于对可疑的化脓性关节炎进行正确的穿刺活检。造影过程中，应先抽出一些关节液，然后再注入造影剂，因为碘化造影剂具有杀菌作用，与关节液混合后会导致培养结果假阴性。计算机断层

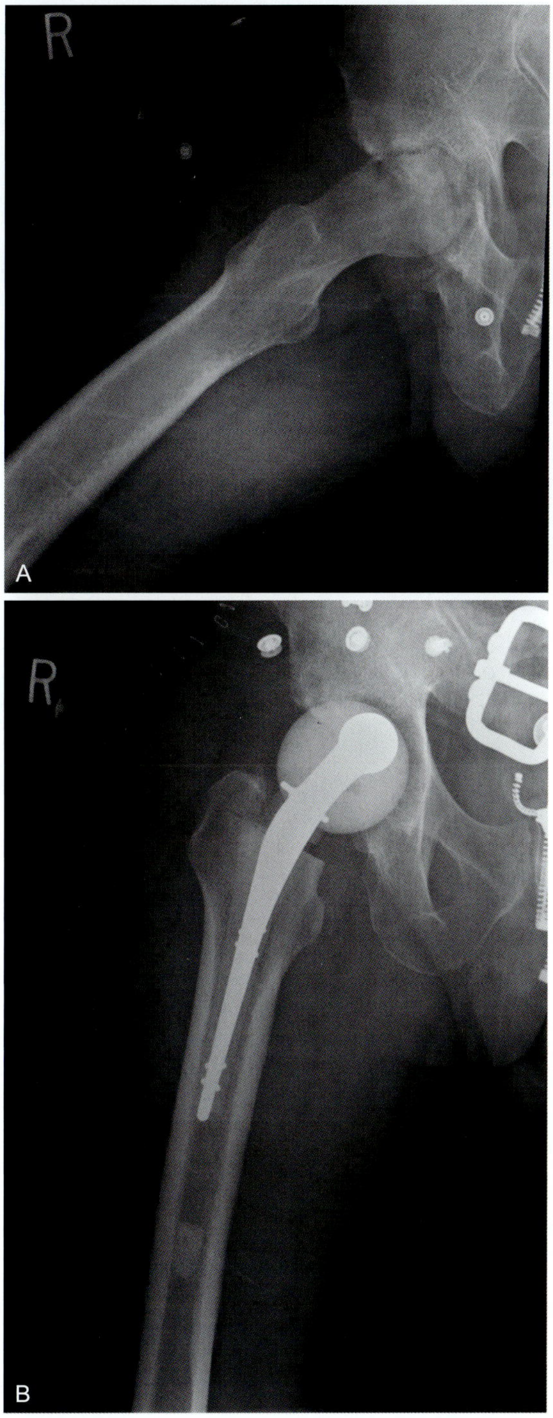


**图 20-1**　A. 急性骨和关节感染的影像学证据；B. 抗菌水泥间隔液体的治疗（Andrew Crenshaw 惠赠）

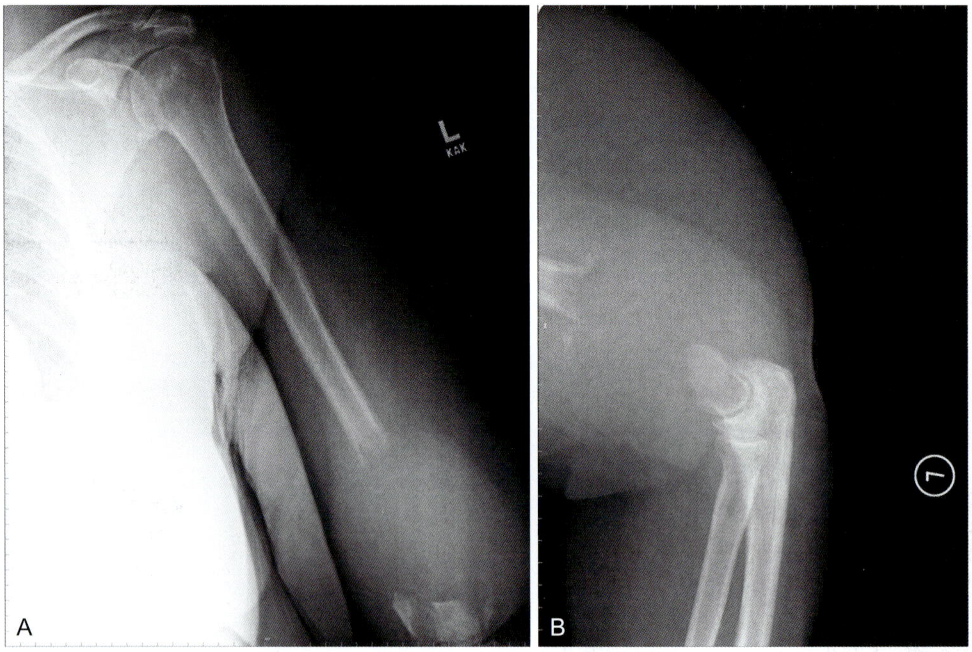


图 20-2 正位（A）和侧位（B）X 线片显示骨破坏

扫描（CT）有助于判断髓腔受累的范围，髓腔内的脂肪组织被脓液替代时，CT 上显示为高密度影。邻近的软组织脓肿也能很容易被观察到（图 20-3）。CT 诊断急性骨髓炎的依据有：骨内有气体、骨溶解、软组织包块、脓肿、异物。此外，注射造影剂后血管分布的增加也有助于诊断。在骨髓炎的愈合阶段，很容易发现髓腔因肉芽组织和新骨形成而变窄。CT 还可用于辨认慢性骨髓炎的死骨（图 20-4）。对于普通 X 线片显示不清的部位，如胸锁关节、骶髂关节和脊柱，CT 也有帮助。造影剂还有助于显示坏死组织内的脓肿，脓肿区没有造影剂浓集，而周围充血组织造影剂浓集。

超声也能用于定位脓腔，探测关节积液或引导医师在获取骨或关节抽吸物时采取正确的下针部位。

放射性核素扫描是诊断骨髓炎的有效辅助手段。X 线片和 CT 片显示的是解剖结构，而核素扫描反映的则是生理结构。骨扫描并不直接检查是否有感染，而是反映出骨对感染产生的炎症改变或反应。对于体内有金属置入物的患者，尽管目前有金属减影软件可以改善该类患者的影像成像质量，但由于禁忌证或金属伪影的干扰，CT 和 MRI 检查的价值依然有限，而此时放射性核素扫描就可以起到很大的作用。有 3 种常用的核素，分别是 $^{99m}$ 锝磷酸盐、$^{67}$ 镓枸橼酸盐和 $^{111}$ 铟标记的白细胞，其中最常用的是 $^{99m}$ 锝磷酸盐。在感染开始后 48 h 内，骨扫描就会出现改变。骨骼对这种化合物的吸收主要

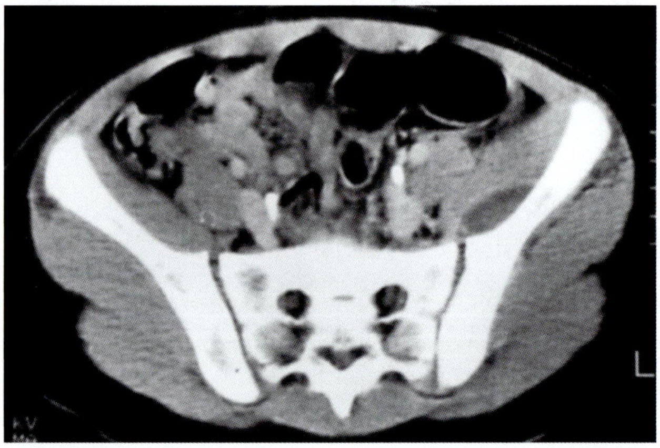

图 20-3 1 例儿童盆腔脓肿的 CT 扫描影像

与成骨细胞活性有关，另外局部血流也有一定的作用。静脉注入核素后，核素 $^{99m}$ 锝迅速分布到细胞外基质中。骨对核素的摄取非常迅速，静脉注射后 1 h 之内，50% 以上的核素被转运入骨内。残余的核素经肾排入尿液内。

标准的 $^{99m}$ 锝磷酸盐核素骨扫描技术应拍 3 个时相的扫描片。虽然拍 3 个时相的扫描片并不能明显增加检查的敏感性，却能将诊断特异性由 74% 提高至 94%。三相骨扫描包括：①血流相；②即时或平衡相；③延迟相。血流相扫描片与放射性核素血管造影片相似，可以显示血流情况。平衡相或血流相扫描片显示的是相对的血流量及核素在细胞外间隙的分布。延迟相通常在静脉注射核素后 2~4 h 获得，此时，除了被成骨细胞吸收以外，肾已将绝大

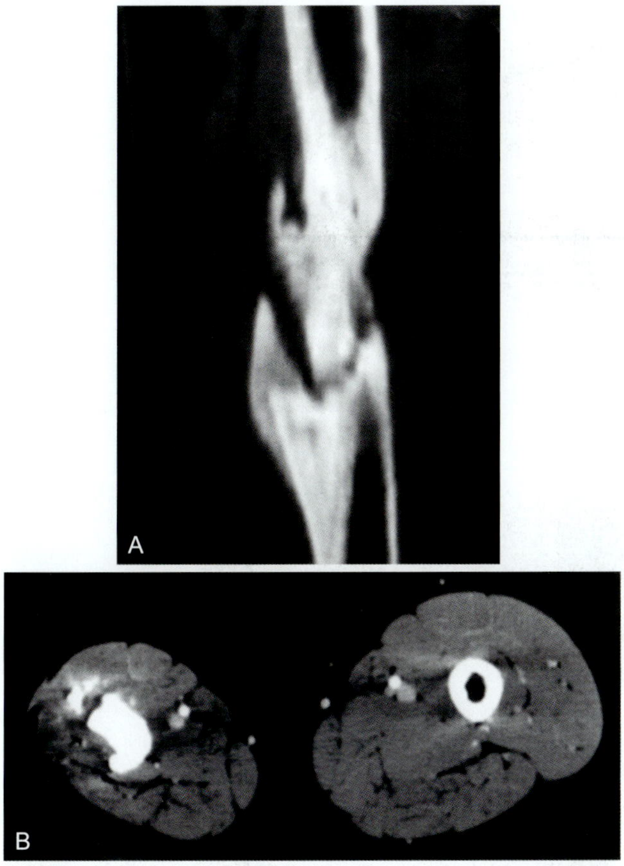


**图 20-4**　A、B. CT 扫描显示死骨（Todd Williams 惠赠）

多数核素排出。这一时相的影像反映了成骨细胞的活性，在许多疾病中都呈阳性，包括骨髓炎、肿瘤、退行性关节疾病、创伤及手术后改变。骨髓炎病灶在延迟相上常表现为核素吸收增多。如果病变骨质在骨扫描片上表现为“热区”，其血管系统必须是完好的。如果病变区域的血供因骨膜下脓肿、骨坏死（死骨）、关节融合、血管痉挛或软组织肿胀而减少，在骨扫描片上表现为“冷区”。

核素 $^{99m}$ 锝磷酸盐三相骨闪烁性扫描技术的主要缺点是骨髓炎造成的核素吸收增加很难与退行性关节病变、创伤或手术造成的改变相鉴别。在三相影像中，每一相相对活跃程度的差异有助于鉴别其他原因引起的核素吸收增加。蜂窝织炎可造成血流相和平衡相的吸收活性增高，但在延迟相中表现为核素吸收下降或正常。骨髓炎可造成三相的核素吸收都增高（图 20-5）。如果表现为延迟相核素吸收增高，但血流相或平衡相不增加，则提示为退行性关节疾病（表 20-7）。核素扫描检查对于婴幼儿（年龄 <6 周）并不可靠。该年龄组骨与关节感染的核素骨扫描检查阴性率为 60%。

$^{67}$ 镓枸橼酸盐是应用最早的示踪剂，已被用于

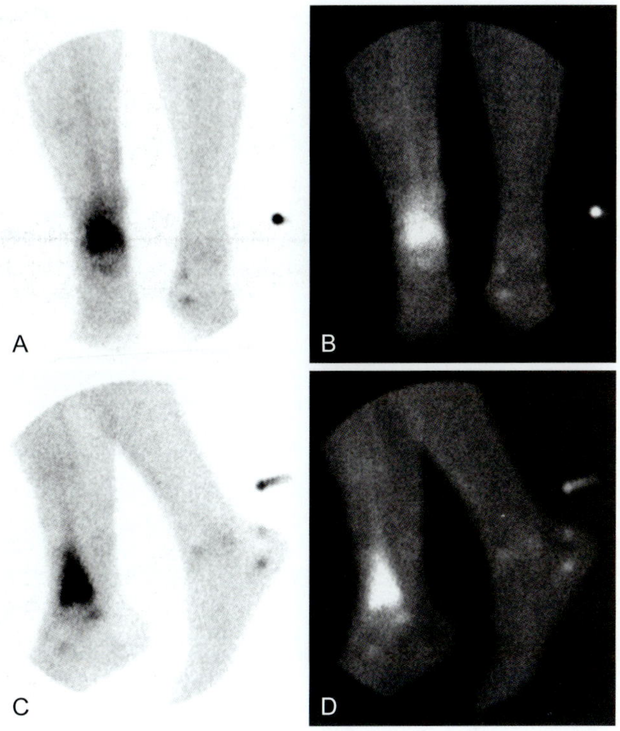


**图 20-5**　三相骨扫描显示骨髓炎（Michael Fleming 惠赠）

**表 20-7**
**三相骨扫描的核素吸收**

| | 血流相 | 平衡相 | 延迟相 |
|---|---|---|---|
| 骨髓炎 | ↑ | ↑ | ↑ |
| 蜂窝织炎 | ↑ | ↑ | ↔ |
| 骨关节炎 | ↔ | ↔ | ↑ |

定位炎性病变和恶性组织，但对镓沉积的机制尚有争议，似乎与内皮细胞渗透性的增加或者通过镓转铁蛋白的转运而扩散有关。单独使用 $^{67}$ 镓枸橼酸盐扫描的特异性很差（82%），$^{67}$ 镓枸橼酸盐如与 $^{99m}$ 锝扫描联合使用对诊断骨髓炎有很大帮助。在单纯反应性骨形成中（创伤后或手术后），$^{99m}$ 锝磷酸盐扫描的核素密度要高于 $^{67}$ 镓枸橼酸盐扫描，但在感染病灶中，$^{67}$ 镓枸橼酸盐扫描或者显示核素吸收高于 $^{99m}$ 锝磷酸盐扫描，或者显示为不同的活性空间结构。$^{67}$ 镓枸橼酸盐扫描影像的缺点在于注射核素后清除缓慢，因此，拍摄影像会相应地延迟，四肢骨骼要在注射核素后 24 h 拍摄，而躯干骨骼则要在 72 h 后拍摄。当病变位于边缘时，$^{67}$ 镓枸橼酸盐闪烁扫描术的特异性要比病变位于中央时差。$^{67}$ 镓枸橼酸盐和 $^{99m}$ 锝磷酸盐联合扫描时，诊断骨髓炎的敏感性和特异性分别为 70% 和 93%。

在鉴别骨髓炎和反应性骨形成时，建议使用 $^{111}$ 铟标记的白细胞。这种扫描与 $^{99m}$ 锝磷酸盐闪烁扫描相比，在骨髓炎的早期阶段呈阳性。白细胞扫描技术包括体外核素标记和注射自体白细胞两部分，细胞主要是多形核中性粒细胞（PMN），24~48 h 后成像。抽取患者静脉血 50 ml，体外分离出白细胞，用 $^{111}$ 铟标记。将标记的白细胞重新注入患者体内，24 h 后获得成像结果。当病灶的浓集高于周围正常骨质浓集时为阳性。据报道，$^{111}$ 铟闪烁扫描对诊断急性骨髓炎大有帮助，但其在慢性骨髓炎诊断方面的作用意见不统一，因为后者的病灶中主要是淋巴细胞，扫描为通常为阴性结果或"冷"影像。$^{111}$ 铟扫描对鉴别疼痛性关节假体松动是感染性松动还是无菌性松动也不准确。Teller 等对鉴别人工关节感染性松动和无菌性松动不建议常规使用 $^{99m}$ 锝磷酸盐扫描和 $^{111}$ 铟标记扫描，因为花费太高，而敏感性和特异性相对较低，分别为 78% 和 64%。Prandini 等的荟萃分析表明，$^{99m}$ 锝磷酸盐标记的白细胞相对于 $^{111}$ 铟标记的白细胞有更高的敏感性（89%）和特异性（90.1%）。一些研究者推荐将 $^{99m}$ 锝磷酸盐标记白细胞的监测时间延长至 24 h 以提高阳性率。$^{111}$ 铟标记的单克隆免疫球蛋白是 $^{111}$ 铟标记的白细胞的试验性替代物，试验显示它与 $^{111}$ 铟标记的白细胞同样有效，但不需要静脉抽血，而且避免了白细胞受到照射和恶性变的危险。Hakki 等对比了铟 $^{111}$ 铟标记的白细胞和 $^{99m}$ 锝磷酸盐的闪烁扫描，单克隆抗体片段（LeukoScan、Granuloscint、NeutoSpect）的敏感性、特异性和诊断准确性更高。另外，这些研究者提出对于白细胞计数低的患者（如 HIV 感染患者）和慢性骨髓炎患者，$^{99m}$ 锝磷酸盐闪烁扫描（LeukoScan）是一个强有力的诊断工具。但是，一项荟萃分析研究表明，在大多数患者中，这些指标不如体外标记白细胞法准确，进行反复检测存在增加过敏反应的风险。这些试剂在美国被限制使用，科学家仍在努力寻求更加完美的单克隆抗体。

对于慢性骨髓炎，尤其是中轴骨的慢性骨髓炎，采用 $^{99m}$ 锝环丙沙星（感染）扫描和氟脱氧葡萄糖标记的正电子发射计算机断层摄影技术（FDG-PET）可提高早期诊断率。FDG-PET 的阳性预测值达到 94%，是准确率（92%）最高的检测手段，尤其是对慢性感染者和经过抗生素治疗的慢性感染者，此外，同 $^{111}$ 铟骨扫描相比，FDG-PET 的优势表现在只需一次注射，减少辐射风险，并且能在数小时内完成。然而，这也是最昂贵且并非在所有医疗机构都能轻易进行的检测手段。

MRI 也被用于检查骨与关节感染。MRI 是一个复杂的影像诊断方法，在身体上外加一个强磁场，使身体内的质子沿该磁场排列，撤除磁场后，记录质子恢复自然状态时的活动。每种组织有自己的信号特点。MRI 有两个参数，第一个是回声时间（TE），是开始施加射频脉冲至恢复无线电天线之间的时间（类似于一个声纳坪）。第二个是重复时间（TR），是指连续施加的射频脉冲之间的时间（坪的频率）。如果 TR 和 TE 都很短，则为 $T_1$ 加权像，在这种影像上，脂肪是高的明亮信号。如果 TR 和 TE 都很长，则为 $T_2$ 加权像，在这种影像上，水是明亮信号。同时，也可获得脂肪抑制的信号，称作短 T 波反转恢复信号（STIR）。STIR 对骨髓炎的阴性预测率很高，几乎达到 100%，但是它不能从周围组织中鉴别出液性区（如脓肿）和局限性软组织炎水肿。报告的影像异常反映的是含水量增多而导致的髓腔组织水肿。髓腔脂肪如果被水肿组织和细胞性渗出物所替代，在 $T_1$ 加权像和 STIR 像上的信号要低于脂肪组织，在 $T_2$ 加权像和 STIR 像上的信号要高于脂肪组织。因此，骨髓炎典型的 MRI 表现为 $T_1$ 加权像上髓腔的正常信号降低，$T_2$ 加权像上髓腔信号正常或信号增高（图 20-6）。Boutin 等认为，MRI 是判断软骨骨骺感染的最有效工具。Mazur 等研究显示，相对于 $^{99m}$ 锝磷酸盐骨闪烁扫描，MRI 发现骨髓炎的敏感性（97%）和特异性

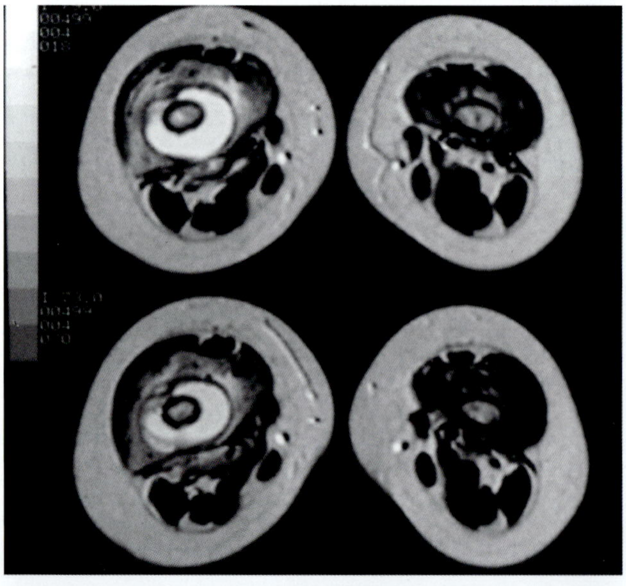

**图 20-6** 脓肿的 MRI 表现（图片的左侧）（Amber Turner 惠赠）

（92%）都要高得多。MRI 发现病变（如溶骨性破坏）要比 X 线片早得多，因为它能够显示髓腔中的病变情况。MRI 信号改变没有特异性，任何造成水肿或充血的疾病（如骨折、肿瘤和炎性反应）均能够产生与骨髓炎相似的信号改变。尽管 MRI 有助于详细了解髓腔受累和脊髓受压的情况，但对早期检查骨皮质病变的作用却很有限。

在做 MRI 检查时，用钆造影剂有助于鉴别脓肿（脓肿为高信号，而脓肿内水分的信号不增强）和共同存在的蜂窝织炎。另外，它可以增强窦道或死骨周围的肉芽组织，但不增强骨的窦道和死骨。钆造影剂对鉴别骨髓炎和骨髓水肿没有作用。此外，建议对 0~18 个月的患者使用钆造影剂来提高对社区获得性葡萄球菌骨骼肌感染的检测水平。

总之，窦道、脓肿和骨膜下液性区内的死骨在 MRI 都为阳性，提示有骨髓炎。MRI 可应用于下列患者：不能确诊、涉及骨盆或脊柱的感染及需要手术干预的患者。MRI 对探查急性血行播散型骨髓炎非常重要。

总结：

1. 对于可疑的骨骼肌感染患者，应行局部 X 线检查。

2.CT 对于发现骨质异常（如死骨）是一种有效手段。

3. 超声对于诊断关节积液有重要意义，帮助定位穿刺进针位置，以确诊脓毒性关节炎。

4. 三相骨扫描能准确发现非孤立骨髓炎。当有置入物或有陈旧性骨创伤或夏科特关节存在时，三相骨扫描只能作为筛查手段。白细胞计数标记骨扫描有助于发现复杂骨髓炎，结合胶体扫描能增加准确性，尤其是对于全关节感染和糖尿病足者，但对于神经性关节病患者的价值降低，而对于脊柱骨髓炎并无意义。$^{99m}$锝 -HMPAO 标记的白细胞计数检查有助于检测慢性复发性多病灶骨髓炎。

5. MRI 能显示周围软组织，对检查骨髓炎非常有用，$^{67}$镓增强 MRI 能提高脊柱脊髓炎检测的阳性率。

6. FDG-PET 有助于诊断脊柱感染和慢性脊髓炎，但并非所有医疗机构都能进行该项检查。一般不建议采用这种检查方式，因为感染可以通过其他较为便宜的方法检查出来。

7. 诊断骨髓炎最佳的检查是白细胞闪烁显像联合单光子发射计算机断层扫描（SPECT）。

## 三、细菌培养

虽然血液检查、影像学和临床体征均能提供感染的推断证据，但它们还不能做出确切的细菌学诊断，而没有细菌学诊断就无法制订治疗方案和选择抗生素。实验室有责任分离、确定病原菌，并确定抗生素的敏感性。骨科医师应与检验科保持良好的沟通，以便使培养工作更容易，获得的信息更全面。为此，骨科医师应将患者的危险因素、抗生素治疗情况（应在培养前 14 d 停止）、取材部位（最好有 3~5 个不同部位）、取材方法以及可能的病原菌告知检验科。

培养的时机和取材部位非常关键。大多数骨科感染部位较深，获得确切的培养标本有一定难度。尽管如此，也应尽可能在开始抗生素治疗前获得培养标本。不能依据浅表伤口和窦道样品的培养结果进行诊断，因为这样的结果不能可靠地反映深部的感染情况，并且其结果通常是混合感染。用窦道拭子培养得出的结果常常是错误的，除非主要菌种是凝固酶阳性的金黄色葡萄球菌，或者只培养出一种细菌。对于大多数细菌和真菌感染，最佳的培养标本是穿刺液（关节液或脓液）。伤口在清创后取出的深部标本或刮取的标本也可用于培养。在某些特定的细菌和真菌感染中，从伤口边缘获取组织标本更好。需氧和厌氧培养常用拭子培养，但用穿刺液和活检组织块则更好。根据 Levine 和 Evans 的经验，术中将穿刺液放在血培养瓶内培养，其敏感性高于培养拭子和活检组织块。然而，其他学者如 Wilson 和 Winn 认为利用血培养瓶或拭子也没有优势，只需将穿刺液在无菌条件送到实验室就可以了。组织标本必须置于充满 $CO_2$ 的小容器中，以减少与空气的接触。

在初始治疗阶段有一定帮助作用的快速诊断手段仅仅是定性实验。革兰氏染色能够确定感染是革兰氏阴性杆菌还是革兰氏阳性杆菌。通过革兰氏染色也能进行细菌形态学检查和一些炎症的测定。如果革兰氏染色结果为阴性，但是存在大量的急性炎性细胞，应高度怀疑感染，吖啶橙染色后用荧光显微镜观察有助于发现革兰氏阴性细菌。

当怀疑有真菌感染时，采用 10% 氢氧化钾湿性载玻片预处理或 calcofluor 荧光增白剂，有助于发现特征性的真菌形态。其他特殊的染色，如固酸染色、金胺 - 罗丹明荧光染色或荧光素标记的抗体染色都有助于快速诊断。特定细菌抗原的单克隆抗体研究对临床诊断已产生了巨大的影响，但不能检查关节液中的流感嗜血杆菌、脑膜炎奈瑟菌和肺炎链球菌抗原，这些试验只能用于快速确认已经分离出来的细菌，不能检测临床标本中的特定细菌。

目前，已经有数种用于分离和辨别细菌的培养基。初始的标本必须进行需氧、兼性厌氧和严格厌氧细菌培养。培养这些细菌的培养基有血液琼脂培养基、适合流感嗜血杆菌和脑膜炎奈瑟菌培养的巧克力琼脂培养基、适合营养要求较高细菌的富含营养的肉汤培养基。当怀疑为真菌或固酸染色阳性细菌感染时，要选用特殊的培养基，通常可在24~48 h确认细菌，但有一些细菌的分离需要数天或数周（即痤疮丙酸杆菌）。

当病原菌被分离并确认后，就要判断其对抗生素的敏感性。可通过下列3条主要的途径来判断抗生素的敏感性或抗菌活性：①分离细菌的体外药敏试验；②测定患者抵抗病菌的抑菌或杀菌血清浓度；③测定抗生素在患者血清中的实际浓度。

美国国家临床实验室标准委员会为标准化实验提供了建议，并提出了可代表每类抗生素来进行体外抗菌敏感性试验的仿制抗生素。体外抗生素敏感性试验要按下面的方法进行：①将拟测试的抗生素在肉汤培养基或固体培养基上进行系列稀释；②用一滤纸片将抗生素弥散入固体培养基；③通过滤纸片将抗生素洗脱入液体培养基。能够抑制从患者体内分离出细菌的最低抗生素浓度称为抗生素的最低抑菌浓度（MIC）。采用常规剂量和普通给药方式，如果患者血清抗生素浓度很容易就能达到MIC水平，说明病菌对这种抗生素敏感。在确定了MIC之后，可进行传代培养以确定最低杀菌浓度（MBC）。在这种抗生素浓度下，只有0.1%的接种细菌能存活下来。

在滤纸片弥散方法中，测定浸透抗生素的滤纸片周围细菌生长的抑制区，并与标准的细菌试验比较。根据细菌生长抑制区域的大小分为敏感、中度敏感或耐药3种结果。肉汤培养基抗生素滤纸片洗脱法也用于测试厌氧菌。将浸透抗生素的滤纸片置入厌氧菌培养液中，与细菌一并培养。细菌培养的结果可直接观察，结果分为无细菌生长（敏感）和有细菌生长（耐药）。

能够杀灭99.9%的标准接种细菌的患者血清最低稀释度称为抗生素的血清抗菌浓度（SBC）——测定抗生素抗菌效力的另一种方法。这一方法测定的是患者血清抵抗病原微生物的活性。这种方法需要在药物浓度达到峰值和谷值时分别采患者的血清。这种方法在治疗儿童化脓性关节炎和骨髓炎时广泛应用，用于试验最佳的抗生素口服剂量。测定时要将口服剂量调整到峰SBC为1∶8或1∶16，谷SBC为1∶2或更高。

另外，也可测定血清中实际的抗生素浓度。这种方法通常用于判断抗生素是否达到有效的浓度或指导抗生素的用量，以防止发生毒性并发症。

在骨科感染中可应用两种特殊的试验，即组织定量培养和体外抗生素的协同和拮抗敏感性试验。组织定量培养有助于监测有临床显著感染的烧伤患者。在骨科可应用于决定封闭伤口时机和指导抗生素治疗。在开放性伤口清创后，取1 ml组织标本制成匀浆，取0.01 ml未稀释的组织匀浆涂片进行革兰氏染色。要求在洁净的载玻片上进行涂抹，组织匀浆铺开的直径不要超过15 mm。干燥后进行革兰氏染色，在显微镜下将载玻片上的组织斑放大1000倍观察。如果在组织斑的任何视野中均能发现1个细菌，结果就为阳性，提示存在感染。剩下的组织匀浆可在营养性培养液中进行系列稀释和定量培养。如果每克组织含有10个病原菌，则伤口闭合后发生感染的可能性很大。对于微生物定量分析技术的准确率，用革兰氏染色为84%，而用细菌培养为89%。当接受抗生素治疗之后仍有顽固性持续感染时，就需要进行体外抗生素协同和拮抗试验。这一试验测定两种不同的抗生素在体外总的作用。

通常在细菌培养结果出来前抗生素治疗已经开始了，此时需要根据最有可能的致病菌来选择抗生素，患者的年龄和流行病学因素不同，可能的致病菌也不一样。在化脓性关节炎中最常见的为金黄色葡萄球菌，而淋球菌常见于<30岁的青年人，B型流感嗜血杆菌常见于<2岁的儿童。这3种细菌及各种链球菌是关节感染的主要病原菌。相反，关节置换术后感染主要由皮肤菌丛，如表皮葡萄球菌、其他凝集酶阴性的葡萄球菌和革兰氏阴性杆菌引起，后者为皮肤的暂时性菌种。痤疮表皮菌（即痤疮丙酸杆菌）是一种非芽孢产生性的厌氧革兰氏阳性杆菌，多发现于表皮、呼吸系统或消化系统，该细菌被认为是造成骨科严重感染的重要原因，尤其是在全肩关节置换术和脊柱手术中。痤疮表皮菌感染的临床症状不典型，无特异性的实验室检查，故诊断非常困难。生物学和放射学征象通常是非常离散的，这种芽孢杆菌需要长时间培养（>21 d）才能确诊。微生物学方法提高了诊断水平。超声提取的植入物有助于痤疮表皮菌感染的诊断，该细菌已显示出对广谱抗生素耐药，然而，它对克林霉素、喹诺酮类、利福平和 β-内酰胺类药物非常敏感。推荐静脉注射 2~4 周抗生素或口服高效抗生素，然后再继续口服抗生素 3 个月。若能在 4 周前发现并治疗感染，由于生物膜尚未形成，只需要抗生素治疗；但是，如果 4 周后发现感染，一个或两个阶段的再植与抗生素的覆盖是必要的。可通过充分冲洗、缩短手术时间、皮肤切开后更换手术刀、避免植入物与皮肤边缘接触以加强感染的预防。对于这些患者来说，有必要咨询传染病专家。

骨髓炎的致病菌也与年龄、流行病学因素以及骨髓炎是原发性的还是继发性的有关。金黄色葡萄球菌是骨髓炎最常见的致病菌，而在镰状细胞性贫血或新生儿骨髓炎患者中，沙门氏菌引起的感染有所增加。手术后骨髓炎主要的致病菌是皮肤菌群和医院内菌群，感染统计学调查对判断致病菌大有帮助。

感染的分子诊断试验仍处于研究阶段，价格昂贵且不易应用。然而，测定细菌 16S rRNA DNA 序列的聚合酶链反应技术可以施行。该技术可以明确有无细菌感染，但并不能明确特定病原菌。Moojen 等增加了一个反向线杂交过程以确定一些常见的骨科病原菌。这些分子诊断试验的临床有效性在几个方面是显著的。他们可以用分子诊断试验来确定骨骼肌肉感染的特异致病菌，即使抗生素治疗已经开始，它仍可以帮助确定引起低度感染的微生物（低浓度的微生物），并且能快速识别通常需要培养时间较长（如肺结核）的感染。

## 第三节　治疗

骨科感染可能需要同时进行抗生素治疗和手术治疗。有时单独应用抗生素治疗即可，但要遵循一些原则：①必须确定病原菌及其抗生素的敏感性；②要根据 MIC 和 SBC 结果正确选择抗生素；③特别是要选用杀菌性抗生素。抗生素给药时应使其保持足够的浓度以杀灭细菌。

手术应与抗生素联用。手术在 1 h 内就能完成，而抗生素治疗则需要数天或数周。手术治疗的目的在于加强机体的反应。清创可减少致病菌并去除坏死和缺血的骨质以及有害的病菌产物。细菌感染并不总是需要手术治疗，但当穿刺抽出脓液或在 X 线片上有骨髓炎改变，提示有脓肿、坏死组织和慢性炎症时，手术治疗非常关键。如果没有上述表现，可在取材培养标本之后进行试验性抗生素治疗。若患者在 36~48 h 对抗生素治疗没有反应，预示着可能抗生素选择不当或已有脓肿形成。如果抗生素选择不当，可根据 48 h 后的药敏结果选择正确的抗生素。如果已形成脓肿，则须手术治疗。

抗生素有数种给药途径。口服抗生素最常用；严重感染在口服给药无效时可能需要静脉给药；局部给药也有作用。早在 20 世纪 70 年代就开始局部使用含耐热抗生素（妥布霉素、万古霉素和庆大霉素）的骨水泥（PMMA）珠链。每个骨水泥珠周围 2~3 cm 的范围内抗生素浓度很高。如果是用妥布霉素和万古霉素，局部药物浓度在第 1 天最高，且药物释放能持续大约 1 周。这种局部药物释放系统可避免全身毒性；但是需要在 4 周内取出（一般是手术取出）。可降解胶原 - 庆大霉素海绵是另一种局部药物释放系统，可以不用在手术中取出，而且释放的抗生素浓度比 PMMA 珠链高，因此更有吸引力。但是，有学者指出，采用这种方法时抗生素在 4 d 内就完全释放了。乳酸聚合酶是制作局部抗生素缓释系统的另一个方法。这种缓释系统可以使喹啉（一种杀菌药，可杀灭慢性骨髓炎可能的致病菌）保持长达 60 d 的高浓度，高峰浓度在第 15 天。还有一种局部释放抗生素的方法是用自体髂骨与哌拉西林或万古霉素混合。抗生素必须慎重选择。例如，PMMA 的使用需要热稳定性的抗生素，而喹诺酮类对于软骨细胞和骨折愈合有毒害作用，中等剂量（400 mg/L）的妥布霉素能降低细胞复制。总的来说，相对于其他氨基糖苷类抗生素、利福平和喹诺酮类，万古霉素即使是局部高浓度，对成骨细胞的毒性作用也很小，因此，如果存在骨再生问题时，需要避免使用前述对骨再生有毒害作用的药物。

一般来说，MSSA 感染可以使用萘夫西林 / 苯唑西林或头孢唑林治疗。对于金氏杆菌感染（PCR 为最佳诊断技术），建议使用 β-内酰胺类抗生素治疗。对于 MRSA 感染，推荐使用克林霉素和万古霉素治疗。短期的静脉滴注后进行口服抗生素治疗并注意避免使用外周静脉置入的中心静脉导管（PICC），这一抗生素使用方法被证明与长期静脉使用抗生素疗效相同。感染咨询能帮助合理使用抗生素，尤其是对于不断变异的微生物谱系。尽管有许多治疗骨髓炎的手术技术（见第 21 章），但预防仍是最好的方法，而遵循治疗感染的基本原则是获得成功的有力保障。

## 第四节 人体免疫缺陷病毒和乙型肝炎、丙型肝炎

人类免疫缺陷病毒（HIV）感染者或获得性免疫缺陷综合征（AIDS）患者的治疗涉及医学的每一个领域。骨科医师在急诊室、门诊或手术室中都可能遇到HIV阳性患者。由于这种可能性的不断增加，骨科医师必须知道此病的病因、累及肌肉-骨骼系统的相关疾病、传播的危险性及疾病预防方面的知识。

在1981年，有几位患者被最早诊断患有AIDS，该组患者所患有的疾病只在之前病因明确的免疫功能不全的患者中才出现。在诊断AIDS之后，HIV被分离出来，并证实为这组疾病的病因。现已分离出两种HIV病毒：HIV-1在美国最常见，HIV-2据报道主要存在于欧洲人和非洲人中，在美国很少见。

AIDS是由HIV感染引起，这是一种人类RNA反转录病毒，这组RNA病毒能产生反转录酶，以RNA为模板合成DNA，并整合入宿主的染色体中。HIV反转录病毒与T淋巴细胞表面的CD4受体的营养有关。病毒可造成这些T淋巴细胞的功能失调和破坏，最终导致免疫缺陷状态。感染初期可刺激B淋巴细胞，导致抑制淋巴细胞和T杀伤细胞数目开始增加，随之，数年后循环中的CD4细胞少于$0.2\times10^9$/L时，会发生机会性致病菌感染，开始出现AIDS的临床表现。

机体免疫功能的这种渐进性破坏可导致机体易患各种感染、恶性肿瘤和神经精神异常。在美国，耶式肺孢子虫肺炎和诸如卡波西肉瘤等的恶性肿瘤是最常见的与AIDS相关的机会性疾病。

现已证实HIV感染可分为4个阶段，但不是所有感染HIV的患者都一定经历这4个阶段。这4个阶段是：① HIV感染的急性初期；② HIV感染的慢性无症状期；③ HIV感染的症状期；④ HIV感染的晚期，即出现与HIV有关的机会性疾病或称为AIDS。HIV感染急性初期的临床表现很像传染性单核细胞增多症，发生于病毒进入体内后的2~6周。临床表现包括咽炎、吞咽困难，淋巴结病、皮疹、发热、疲劳、肝脾大和白细胞数量减少。这一阶段是自限性的，大多数患者都不会就诊。在病毒感染后3个月，大多数患者的血清学试验为阳性。尽管有报道显示，病毒感染1年后才出现血清阳性化，但实际上几乎所有患者都是在6个月内出现血清的阳性转化。急性感染后，有5年甚至超过15年的时间里患者可无症状，随后进入慢性感染阶段。在第3阶段（即出现与AIDS有关的症候群）中，感染HIV的患者开始出现症状，但尚未出现美国疾病控制和预防中心（CDC）定义的AIDS相关的机会性感染或绝对CD4细胞计数也尚未低于$0.2\times10^9$/L。在最后阶段，由于细胞介导的免疫功能严重缺陷，出现了可能危及生命的机会性疾病。

流行病学资料显示，HIV可通过性交、肠道外和母-婴途径进行传播。现已从很多器官和组织中分离出HIV，其中包括骨组织。目前认为血液、精液、阴道分泌物、骨质、乳汁和唾液均可能传播HIV。采用现代供体筛选技术和HIV检查技术后，每输1U血液感染上HIV的可能性为1∶2 000 000。尽管一次输血感染上病毒的危险性很小，但每一次输血都有潜在的致命危险，这就应引起医师的注意，尽量减少异体输血。因输血而感染HIV的患者，其AIDS病情的发展比经其他途径感染要快。1985年和1988年在美国发现2位捐献者和4位进行肌肉骨骼系统移植后感染HIV的病例有关联。1988年以来，没有出现同种异体移植传播HIV的报道，但同种异体移植传播HIV的估计概率是1∶1 600 000（每2年发生1~2例），这与检测方法和患者体内存在能被检测到病毒抗体之间的时间窗有关。这也是非常罕见的。HIV和丙型肝炎核酸抗体的检测时间窗是7 d，而乙型肝炎是8 d。尽管更好的筛查技术（包括病史采集、血清和核酸检测）已被应用，但检出率依然很低。此外，化学消毒技术也能降低疾病通过同种异体移植传播的概率。目前，异体骨移植获得感染的风险仍低于医院围术期感染风险。术中异体骨培养的敏感性低，因此不推荐使用。但是，每位外科医师必须清楚自己使用的组织库的相关规范，并且确保是经美国组织库协会（AATB）认可的组织库（表20-8）。

### 一、诊断性试验

目前检查HIV感染的血清学方法需要患者产生病毒抗体，从患者感染病毒后到患者出现抗体之前一段时间内，无法进行血清学检查，这段时间称作“窗口期”。大多数患者（将近99%）在初次感染病毒后的6个月内产生抗体，但也有血清抗体延迟形

表 20-8
同种异体移植物获取和储存过程

| | |
|---|---|
| 供体筛选 | 排除自身免疫性疾病史<br>摄入或接触有毒物质<br>类风湿性关节炎<br>系统性红斑狼疮<br>结节性多动脉炎<br>结节病<br>有临床意义的骨病<br>HIV 抗体血液测试必须阴性<br>HIV-1 核酸检测<br>乙型肝炎表面抗原<br>乙型肝炎核心抗原的总抗体<br>丙型肝炎病毒抗体<br>丙型肝炎病毒核酸检测<br>人类 T 淋巴细胞病毒抗体<br>梅毒 |
| 组织获取 | 冷冻尸体死亡 24 h 内<br>未冷冻尸体死亡 15 h 内<br>无菌技术<br>加工前的组织培养 |
| 消毒：去除污染物 | 抗生素浸泡 |
| 二次灭菌：所有生命形式的破坏 | 乙基氧化物，其他化学消毒剂<br>γ 线和电子束辐射专有的协议（即 Allowash、Bioclense、Clearant） |
| 储存 | 新鲜同种异体移植物（24 d 内使用）<br>新鲜冷冻（3~7 年）<br>超低温保存（10 年）<br>冻干（室温 3~5 年） |

引自：Azar FM: Tissue processing: role of secondary sterilization techniques, Clin Sports Med 28:191-201, 2009.

成（1 年后）的报道。仅依赖 1 次阴性检查结果可能会得出错误的结论。

ELISA 方法目前已用于检测抗病毒抗体。由于这是一项血清学检查，用 ELISA 方法检测出 HIV 抗体只能提示感染过病毒。抗体在病毒感染后 1~3 个月内才能够升高到可检测出的水平。如果试验结果阳性，需要重复试验，若结果仍为阳性，就要进行确诊性试验，通常采用的是蛋白质印迹法（western blot）。根据 CDC 的观点，如果实验室具备条件，血清标本采自于病毒感染 3 个月或以上的患者，ELISA 检查的敏感性至少为 99%。ELISA 方法比较敏感，更容易造成假阳性而不是假阴性。对于感染 HIV 的患者，出现假阴性结果的原因是在检查期间机体尚未产生 HIV 抗体。

## 二、确诊性试验

western blot 试验是最常见的确诊性检查方法，很少造成错误结果，但有时也会发生。据估计，在 HIV 感染率很低的人群中，应用 ELISA 和 western blot 方法检测的假阳性率为 1∶350 000。除了以上方法，其他的确诊性检查方法有抗原检测、原位杂交、间接免疫荧光分析、放射免疫自显影分析（RIPA）和聚合酶链反应（PCR）。CD4 淋巴细胞计数不是诊断性检查，但可用于判断免疫抑制的程度。

## 三、HIV 感染患者的肌肉 - 骨骼系统综合征

HIV 感染患者最常见的肌肉 - 骨骼系统综合征是药物中毒、反应性关节炎、感染性关节炎、肌炎、肌腱炎和滑囊炎。HIV 感染患者在接受抗反转录病毒治疗（HARRT）后，所导致的骨量减少和骨质疏松症正在增多，对该类不良反应的治疗需要像治疗非 HIV 患者一样积极进行。在评价 HIV 感染患者肌肉 - 骨骼系统问题时必须牢记以下原则：①非 HIV 感染患者能发生的所有肌肉 - 骨骼系统综合征都能发生于 HIV 感染患者；② HIV 感染能改变肌肉 - 骨骼系统综合征的临床症状、严重程度和病程；③感染的早期诊断尤其重要，可以防止感染在免疫功能不全的状态下扩散（表 20-9）。

反应性关节炎通常发生于足和踝关节。跟腱炎和胫骨前、后肌腱炎常见。静脉输注毒品者和血友病患者感染 HIV 后常见化脓性关节炎。在没有感染 HIV 的化脓性关节炎和滑囊炎患者中常见革兰氏阳性细菌，如金黄色葡萄球菌和肺炎链球菌，它们也是 HIV 感染患者化脓性关节炎和滑囊炎最常见的致病菌。在 HIV 感染患者中，虽然也有原发性骨髓炎的报道，但这些患者的骨髓炎通常是由化脓性关节炎直接扩散而导致的。HIV 感染患者的免疫功能缺陷，故行全关节置换术发生感染的危险会增加。

肌肉疼痛或肌炎是 75% 的 HIV 感染患者的常见症状，包括特发性多发性肌炎、继发于齐多夫定（AZT）毒性作用的多发性肌炎以及化脓性肌炎。特发性多发性肌炎和 AZT 多发性肌炎有相似的体征和症状。患者主诉肌肉无力，肌酸磷酸激酶（CPK）水平升高，肌肉活检显示肌肉纤维坏死伴有炎性反应。化脓性肌炎常由金黄色葡萄球菌引

**表 20-9**

**HIV 感染患者的肌肉 - 骨骼综合征**

| 条件 | 评价 |
|---|---|
| 关节疼痛 | 原因包括全身性细菌感染，炎性反应和药物毒性 |
| 反应性关节炎（Reiter 综合征） | 在 HIV 疾病中可能更严重 |
| 银屑病性关节炎 | 最常见的致病菌是金黄色葡萄球菌或肺炎链球菌 |
| 骨髓炎 | 在艾滋病患者中是由于化脓性关节炎扩散引发的感染 |
| 肌炎 | |
| 化脓性肌炎 | 局部疼痛和压痛 |
| 特发性肌炎 | 局部疼痛和压痛 |
| 齐多夫定中毒性肌炎 | 齐多夫定停止后，通常可缓解 |

引自：Lane N: HIV disease and arthritis: diagnostic and therapeutic dilemmas. In Cohen PT, Sande MA, Volberding PA, editors: The AIDS knowledge base, Boston, 1994, Little, Brown.

起，可表现为肌肉内单发或多发的脓肿。患者有发热、局限性肌肉疼痛、肿胀和红斑等症状。穿刺抽吸和全身应用抗生素治疗有效，偶尔需要进行手术切开和引流。

## 四、危险性和预防

迄今为止，骨科医师感染 HIV 的危险有多大尚不确定。然而，骨科医师发生血清转化的情况也没有确切的报道。根据 CDC 统计，在医疗卫生保健人员（主要是护士和技术人员）中，仅有 58 例发生血清转阳确诊病例。此外，从 2000 年到 2013 年，没有新的医护人员 HIV 血清转化病历记录。多数血清转化主要来自针刺伤。据报道，在美国，每年有 38.5 万人被锐器刺伤。卫生保健人员继续应用普遍预防措施、继续保持低风险是很重要的。疾病传播的潜在危险仍然存在。在估计一名骨科医师因术中被刺伤而感染 HIV 的危险性时，必须计算 3 个方面的数据：①被刺伤的频率；② HIV 阳性患者占手术患者的比例；③每次被 HIV 阳性患者用过的针头所刺伤可能感染 HIV 的危险程度。

截至 2013 年年末，世界卫生组织（WHO）估计全球被 HIV 感染的人数约为 3500 万例，已有约 3900 万例死于 HIV 相关的疾病。这些数字预计会随着时间推移而增加，由于抗病毒药物的使用，HIV 患者寿命也会延长。另外，在 2013 年内，有 210 万例感染 HIV。在美国，每年约有 4 万人诊断为新发 HIV 患者。其中约 25% 的 HIV 患者在某种时刻需要外科或麻醉治疗。截至 2008 年年底，女性占全世界 HIV 感染成年人的 50%。据估计，美国人口中 0.4% 为 HIV 阳性，并且近 21% 的患者并不知道他们已感染 HIV。如果不做前瞻性研究，就很难准确估计每个医师所诊治的患者中 HIV 的流行率。然而据报道，这一数据具有地区和局部差异，可高达 10%，一些创伤中心的 HIV 感染发病率更高。根据 CDC 的统计，1986 年美国不是因 HIV 而住院的患者中，HIV 感染的流行率为 1%。另外，据 CDC 报道，在 1993 年只有 30% 的 HIV 感染患者在治疗时被发现已感染 HIV。

Lemaire 和 Masson 指出，在 6%~50% 的手术中，医务工作者至少会与患者的血液直接接触 1 次；在 1.3%~15.4% 的手术中，医务工作者会受 1 次锐性伤。手术经验增加，危险性会减少；手术时间延长，危险性会增加。Fitch 等发现职业性感染 HIV 的最危险因素是被含血的骨科钢针和空心针扎在肠外的器官上。没有发现被实心针扎伤或接触患者开放伤口血液而感染 HIV 的例子。其他可能感染 HIV 的部位包括黏膜和单独暴露的皮肤，这种情况极为罕见。患者体内病毒越多，被注入的血液越多，被扎得越深，感染 HIV 的危险性越大（框 20-1）。

根据美国骨科医师协会（AAOS）的数据，骨科执业医师每年平均被扎伤的比例为 2.8%，平均被扎伤 10 次。1998 年，CDC 估计 HIV 阳性患者的比率为 1.0%~5.6%，因地区和医疗类型不同而有所差别。医师每次被针扎伤可能感染 HIV 的危险程度约为 0.3%。CDC 已经将这个数字降低至 0.23%，意味着，如果医疗卫生保健人员选择拒绝受伤后治疗，那么每 1000 次污染的针刺伤会有 2.3 次导致

**框 20-1**

**针刺传染导致人类免疫缺陷病毒感染的危险因素**

- 大口径（≤ 18 号）空心针
- 刺伤深度
- 装置上明显的血迹
- 针刺动脉或静脉
- 急救
- 终末期患者

引自：Grabowski G, Pilato A, Clark C, et al: HIV in orthopaedic surgery, J Am Acad Orthop Surg 25: 569-576, 2017.

血清转化。根据上述数据推算，骨科医师每年感染 HIV 的危险率为 0.025%~0.5%，累积危险率（执业超过 40 年）为 0.6%。已感染 HIV 的骨科医师传染给未感染 HIV 患者的危险性尚无报道。

目前缺乏有效的预防手段，也无预防疫苗，防止被 HIV 感染的主要方法就是防止病毒的传播。那些经常会被扎伤、割伤及皮肤有裂伤而又接触已污染的体液和组织的医护人员，存在感染 HIV 的危险。由于有人曾通过伤口被感染 HIV，因此必须强调遵守控制感染程序的重要性，尤其是在手术室中。

在骨科手术过程中，经常会接触患者的血液或含有大量或微量血液的其他体液（3.7%）。不但要避免被骨碎片和骨的锐利边缘划伤，也要防止被针刺伤或被割伤。在 6 项相关研究显示，一次皮肤黏膜暴露所带来的血清转阳的感染风险大约是 0.09%。美国骨科医师协会建议在手术中应遵守几项基本原则（框 20-2）。这些预防措施包括穿手术衣以避免直接接触血液；采用非接触技术进行手术和缝合；不要直接传递锐利的器械（建立一个免触区）；正确脱手术外罩以及手术人员术后进行清洗。在《防止血源性病原体传播》（2012 年）中还有 AAOS 进一步的具体建议。

用药物预防职业性感染 HIV 的作用尚有争议。避免职业性血清传播 HIV 最有效的方法是时刻注意预防。建议戴保护性眼镜，因为血液溅到眼中的概率为 3%~5%。使用标准镜片可能提供足够的眼睛防护，因为只有不到 5% 的感染会发生在眼睛受保护

**框 20-2**

**实施操作与检查过程中的安全建议**

**手卫生**

- 在与病患接触前后立即用普通或抗菌皂清洗；如果没有明显污垢，应当用含酒精成分的免洗洗手液进行清洗
- 手套不能代替洗手
- 在任何有可能接触血或者体液的过程中都要佩戴手套，在接触针或者尖锐仪器时需要戴手套（当针管第一次碰触手套时，50% 的血量会被阻挡）。建议戴双层手套
- 在换衣或者取出螺钉过程中应当佩戴手套、防护眼罩（不仅仅是处方眼镜）、口罩、隔离衣以及鞋套

**手术服**

- 应当穿戴合适的鞋，如靴子或者手术鞋套，从而避免皮肤暴露于手术区域以外
- 整个手术过程中都需要穿手术服
- 手术过程中要戴双层手套，至少每隔 2 小时更换一次外层手套
- 接触锋利器械或者可能接触骨头碎片时要戴加厚手套
- 手术过程中要戴头罩和面罩，如果面罩被溅污或潮湿，应更换
- 护目镜优于眼镜，但面罩提供最大程度的保护

**尖锐器械应对方法**

- 手术区域需要时刻有人看管尖锐器械
- 不可徒手传递尖锐器械，要用托盘，在传递过程中要口头指示
- 在放回尖锐器械时要口头指示

**医师监督**

- 带实习生的医师在任务分配时要考虑到个人经验
- 手术之前，医师要告诉医疗团队存在高风险的步骤
- 医师要不时地提醒团队谨慎

**缝合**

- 应尽量使用无接触缝合技术
- 缝合线不应与医师手中的缝针绑在一起
- 技术上允许时，建议使用钝一点的缝针
- 两位医师不可同时缝合一处伤口

**特别注意**

- 所有缝合针的两端应当用塑料盖或其他合适的装置封存
- 穿过软组织或骨头的针头应当截断
- 电动工具在使用前后应当进行检查，确保维护适当
- 使用电动工具时，穿戴合适的手术服避免接触血或者含血的气溶胶，以及防止骨头碎片接触到眼睛

**术后**

- 注意不要对手术区域以外造成污染
- 使用敷料之前更换外层手套
- 受污染的吊帘应被丢弃到生物危害类容器中
- 处理未受到严重污染的手术仪器时，要用干净的无菌手套，完毕后将手套丢弃并洗手
- 污染的衣物在移除时要避免与血液接触
- 手术过程中被污染的材料要用生物危害类袋子或者容器盛装并丢弃
- 仪器以及其他可重复使用设备应消毒杀菌

引自：American Academy of Orthopaedic Surgeons Information Statement on Preventing the Transmission of Bloodborne Pathogens, www.aaos.org. 2015 年 1 月获取 .

的边缘部位。戴双层手套可以使接触血液的危险概率从 29% 降至 13%；但是，每 2 小时应更换手套 1 次，处置创伤患者时应每小时更换手套 1 次。指示手套可以用于提醒术者术中手套破损。如果有骨折片或使用锯，则应戴 Kevlar 手套。HIV 阳性患者应在手术前接受 HAART 治疗。未经治疗的患者禁止进行择期手术。美国疾病控制与预防中心建议对 HIV 感染高危人群进行暴露前预防，每日服用富马酸替诺福韦二吡呋酯（TDF）/ 恩曲他滨（FTC）。

如果医务人员被血液所污染，应对血源进行快速的 HIV 测试。如果 HIV 测试结果为阴性，不需要使用药物预防；如果为阳性，则需要使用药物预防。快速 HIV 测试的假阳性率低，因此，所有的阳性结果应遵循酶免疫法和 western blot 法检测的标准，但这个实验也不能确定感染 <3 个月的 HIV 阳性患者。被感染 HIV 的血液所污染的医务人员，应使用预防性药物。暴露后 72 h 后使用的预防性药物是齐多夫定（Zidovudine）和拉米夫定（Lamivudine），它们是反转录酶的链中止剂，可以使经血液途径传染的概率降低 81%。如果再加上一种蛋白酶抑制药印地那韦（IDV），则能进一步降低病毒的反转录活性。这些药物应该尽快开始服用，但不得迟于暴露后 72 h，一般建议至少服用 4 周。WHO 关于 HIV 暴露后预防（PEP）建议见框 20-3 和框 20-4。

最新的 PEP 药物方案可在 CDC 网站找到，网址为 www.ncbi.nlm.nih.gov/pubmed/2391791。有问题也可咨询全国临床医师暴露后预防热线（PEPline）

**框 20-3**

**评估暴露后有效预防实用指导**

- 暴露后应尽早提供和启动 HIV PEP，切断潜在 HIV 传染最好在 72 h 内*
- 资格评估应以所有时间来源的 HIV 状态为基础，包括流行背景和当地流行病学模式†
- 暴露后可能需要 HIV PEP 的情况包括：
  - 体液：血液、有血迹的唾液、母乳、生殖器分泌物、脑脊液、羊膜液、腹膜液、滑膜液、心包液或胸膜液
  - 黏膜：性接触；溅到眼睛、鼻或口腔
  - 肠外暴露
- 暴露后无须 HIV PEP 的情况包括：
  - 当暴露的人已经是 HIV 阳性时
  - 当来源确诊为 HIV 阴性时
  - 暴露在不会造成严重影响的体液中，如眼泪、无血迹的唾液、尿液和汗液

在不需要 PEP 的情况下，建议接触者限制未来暴露风险。尽管不需要进行 HIV 检测，但是如果接触者需要，也可以进行检测

*虽然理想状态下，PEP 是在 72h 实施的，但是有些患者在此时间内无法获得相应服务。供应商应该考虑在 72 h 后提供其他基本的干预和转送项目；

†在一些高 HIV 环境中，或感染源已知的高 HIV 感染风险环境中，在无须风险评估下，所有暴露者应考虑 PEP；

HIV，人类免疫缺陷病毒；PEP，暴露后预防。

引自：Ford N, Mayer K: World Health Organization Guidelines on Postexposure Prophylaxis for HIV: Recommendations for a public health approach, Clin Infect Dis 60(Suppl 3). S161, 2015.

**框 20-4**

**成人、青少年和儿童暴露后预防的推荐方案**

抗反转录病毒药物数量：

- 两种药物 PEP 方案是有效的；三种药物更好（有条件推荐，证据质量低）
- 成人和青少年首选的抗反转录病毒疗法：
- TDF+3TC（或 FTC）是成人和青少年 HIV PEP 首选的主要方案（强烈推荐，证据质量低至中等）
- LPV/r 或 ATV/r 可作为成人和青少年中 HIV PEP 的第三选择药物。如果选择的话，RAL，DRV/r 或 EFV 可作为备选方案（有条件推荐，证据质量低）

≤ 10 岁儿童首选抗反转录病毒治疗方案：

- ≤ 10 岁儿童首选 ZDV + 3TC。ABC+3TC 或 TDF+3TC 或 FTC）可作为替代方案（强烈推荐，证据质量低）
- LPV/r 被推荐为治疗≤ 10 岁儿童 HIV PEP 的第三选择药物。在 ATV/r、RAL、DRV、EFV 和 NVP 中可以确定适合年龄的替代方案（有条件推荐，证据质量很低）

处方频率：

- 初步评估后，一个满 28 天的抗反转录病毒处方应该用于 HIV PEP（强烈建议，证据质量很低）

依从性建议：

- 建议对所有启动 HIV PEP 的个人加强依从性管理（有条件的推荐，证据质量中等）

3TC，拉米夫定；ABC，阿巴卡韦；ATV，阿扎那韦；DRV，达芦那韦；EFV，依非韦伦；FTC，恩曲他滨；HIV，人类免疫缺陷病毒；LPV，洛匹那韦；NVP，奈韦拉平；PEP，暴露后预防；/r，用利托那韦增强；RAL，拉替拉韦；TDF，替诺福韦；ZDV，齐多夫定。

引自：Ford N, Mayer K: World Health Organization Guidelines on Postexposure Prophylaxis for HIV: Recommendations for a public health approach, Clin Infect Dis 60(Suppl 3): S161, 2015.

HIV-4911（888）。绝大多数情况下，被 HIV 血源污染都不会导致血清转阳感染。自 1999 年以来，并没有因职业暴露而感染 HIV 的医务工作者被确诊，截至 2013 年，美国仅报道了 58 例确诊和 147 例疑似因职业暴露而感染 HIV 的医务工作者。再次提醒，接触 HIV 患者仅有 0.23% 的血清转化概率。因此，在使用这些预防药物前一定要考虑药物的毒性。如果需要，建议咨询后使用。

血液中含有的另一种病原微生物是肝炎病毒。每年约有 1 万名医务人员因职业性污染而感染乙型肝炎病毒（HBV）。医务人员因职业暴露于乙型肝炎病毒感染患者而感染者可占该病传播比例的 30%。推荐医务人员接种乙型肝炎病毒（HBV）疫苗，自 1983 年以来，它使乙型肝炎病毒感染风险降低 98%。接种疫苗后，建议对医护人员进行抗 -HBs 检测，以确保机体出现适当的抗体反应（滴度＞10 mIU/ml），获得终身免疫力。如果没有，则需要重复接种一轮（三剂）。应在最终注射后 1~2 个月进行重新检测。对于少数的持续无抗体出现的医务工作者需要重点注意，应对乙肝表面抗原（HbsAg）进行检测。对于无免疫应答者，在暴露 7 d 内接受 PEP 指导下的乙肝免疫球蛋白（HBIg）治疗。抗 HBV 和 HBIg 治疗可以同时进行，但需要在不同的上臂注射。感染丙型肝炎病毒（HCV）的风险也在增加，它现在是美国最严重的慢性血源性感染。全世界每年约有 926 000 名卫生保健人员暴露于 HCV，导致 16 400 人新发感染；HCV 暴露后感染风险约为 2%。接触丙型肝炎病毒后没有 PEP 推荐，但有效的治疗可以降低出现慢性 HCV 感染的风险。表 20-10 总结了 CDC 针对 HBV 和 HCV 的建议。应时刻注意预防以减少血液传染这些病原微生物的危险性。其血清转化率见表 20-11。除乙肝疫苗接种外，建议所有卫生保健人员接种麻疹、腮腺炎、风疹、水痘、百日咳和流感疫苗，使机体产生免疫。

推荐的传染病暴露治疗方法见框 20-5 和框 20-6。

**表 20-11**

**暴露后的血清转化风险**

| | |
|---|---|
| 人类免疫缺陷病毒 | 0.3% |
| 丙型肝炎病毒 | 1.8% |
| 乙型肝炎病毒 | 30% |

**表 20-10**

**乙型、丙型肝炎病毒职业暴露后推荐治疗方案**

| 感染病毒 | 感染源患者病情 | 暴露者情况 | 治疗方案 |
|---|---|---|---|
| 乙型肝炎病毒 | 乙型肝炎表面抗原阳性 | 未接种疫苗 | 单剂量乙型肝炎免疫球蛋白，暴露后 24 h 内行肌内注射，剂量按照 0.06 ml/kg 配制；然后注射乙型肝炎疫苗 |
| | | 注射过疫苗，但没有充分的抗体反应* | 暴露后 24 h 内按照 0.06 ml/kg 肌内注射单剂量乙型肝炎免疫球蛋白；然后注射乙型肝炎疫苗加强剂 |
| | | 注射过疫苗，无抗体反应* | 暴露后 24 h 内按照 0.06 ml/kg 肌内注射单剂量乙型肝炎免疫球蛋白，然后注射乙型肝炎疫苗；暴露后 24 h 内按照 0.06 ml/kg 肌内注射双剂量乙型肝炎免疫球蛋白（应用于两次注射疫苗没有反应的个体） |
| | | 注射过疫苗且抗体反应正常+ | 无 |
| 丙型肝炎疫苗 | 携带可检测丙型肝炎病毒 RNA 的抗丙型肝炎病毒阳性 | 丙型肝炎血清反应阴性 | 无应对方案 |

* 血清乙型肝炎表面抗原抗体水平 <10 MU/ml；

\+ 血清乙型肝炎表面抗原抗体水平≥ 10 MU/ml。

引自：Bader MS, McKinsey DS: Postexposure prophylaxis for common infectious disease, Am Fam Physician 88: 25-32, 2013.

**框 20-5**

**减少经皮肤、黏液、黏膜或非接触性血液性皮肤暴露或潜在传染性体液感染的方法**

- 严格遵守标准预防措施，包括适当的手卫生和使用个人防护设备（如手套、罩衣、口罩和护目镜）
- 使用安全器械设备（针头、注射器、手术刀等）
- 手术过程中使用双层手套，减少手套刺破后感染的风险
- 条件允许下，尽可能使用钝的外科针头
- 工作中减少受伤风险，如：取消针帽回盖，用托盘传递锋利器械，直接适时地丢弃使用过的锐器
- 防穿刺装置使用
- 在仪器清洗、消毒过程中，应采取预防措施，防止操作过程中造成锐器伤害
- 在可预见情况下随时提供需要的开口器、复苏袋或其他通风装置
- 暴露的身体部位（手 / 腕和面部 / 颈部）有渗出性病变或脂溢性皮炎的医护人员不得直接向患者提供护理或工作设备（OSHA 法规）
- 加强正确使用安全设备的培训教育

引自：Weber DJ, Rutala WA: Occupational health update: Focus on preventing the acquisitions of infections with pre-exposure prophylaxis and postexposure prophylaxis, Infect Dis Clin N Am 30:729-757, 2016.

**框 20-6**

**传染病暴露的管理**

- 通过源病例获取患者的姓名、病历号、住址
- 确定源病例是否感染和是否具有传染性
- 确定是否可能传播（即在没有个人防护情况下暴露）
- 确定医疗卫生保健人员是否受影响（可能需要实验室检测）
- 确定是否能获得 PEP 并指出
- 假如医疗卫生保健人员有第一选择预防的禁忌证，可考虑替代性预防（假如可获得）
- 在知情同意情况下进行预防（医疗卫生保健人员可以选择不接受预防措施）
- 安排随访
- 将上述所有情况记录在病历中

PEP，暴露后预防。

引自：Weber DJ, Rutala WA: Occupational health update: Focus on preventing the acquisitions of infections with pre-exposure prophylaxis and postexposure prophylaxis, Infect Dis Clin N Am 30: 729-757, 2016.

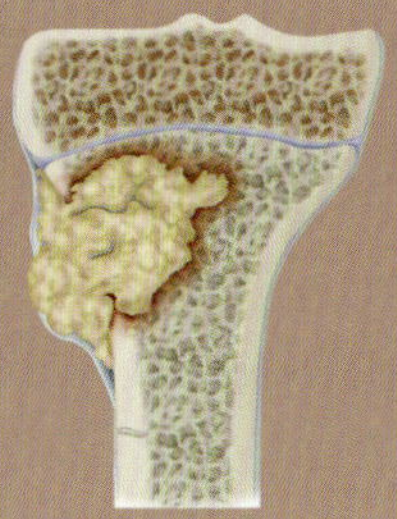

# 第21章 骨髓炎

著者：Gregory D. Dabov
译者：张　阳　李明烨（第 13 版：余　斌　林庆荣　戴　闽）
审校：郭永智（第 13 版：李建民　马小远）

骨髓炎一直都是骨科医师所面临的最大的难题和挑战之一。由于现代治疗技术的发展，如抗生素的应用和积极的手术治疗，如今病死率和致残率相对较低。骨髓炎治疗成功的关键是早期诊断、选择合适的手术和抗生素治疗。通常骨髓炎需要综合治疗，治疗小组应包括骨科医师、感染科医师，对有软组织缺损的复杂病例还应包括整形医师。此外，这些患者可能还需要营养支持和心理方面的治疗。骨髓炎是由感染性微生物引起的骨的炎症，感染可以仅局限于骨的某一部位，也可以累及骨的数个区域，如骨髓、骨皮质、骨膜甚至周围软组织。感染一般由单一病原微生物引起，但多种病菌感染也时有发生，尤其是在糖尿病足时。

## 第一节　分类

骨髓炎可以根据许多标准加以分类，如感染的病程、机制及宿主对感染的反应类型。Hotchen 等回顾了 13 种不同的骨髓炎分类系统，并确定了 7 个不同的变量。作者认为这 7 个变量中最重要的是骨骼受累、抗生素的耐药、软组织的覆盖和宿主状态。根据病程，骨髓炎可分为急性、亚急性或慢性 3 种类型，但是时间界限的划分有些主观。根据感染机制，骨髓炎可分为外源性和血源性两类。外源性骨髓炎是由开放性骨折、手术（医源性）或邻近组织感染蔓延引起的；而血源性骨髓炎则来自菌血症。另外，骨髓炎还可依据宿主对感染的反应分为化脓性或非化脓性两类。Cierny 和 Mader 根据宿主反应和解剖标准提出一套慢性骨髓炎的分类方法，这种分类方法将在慢性骨髓炎的章节做进一步的阐述。本章使用依据病程的分类法（急性、亚急性和慢性）和依据病理机制的分类法（外源性或血源性）。

## 第二节　急性血源性骨髓炎

急性血源性骨髓炎是最常见的骨感染类型，在儿童中常见。急性血源性骨髓炎在最近几十年内的发生率急剧减少。这种下降的趋势可能和生活水平及卫生保健水平提高有关。急性血源性骨髓炎各个年龄段均以男性多见，主要由菌血症引起，儿童期菌血症非常常见。引起菌血症的原因有很多。细菌在骨骼上种植常需要伴有其他因素，如局部创伤、慢性疾病、营养不良或免疫功能不全。但是许多患者常找不到确切的病因。

儿童骨髓炎常发生在生长迅速的长骨干骺端。细菌种植导致炎性反应，这种炎症反应可导致骨的局部缺血坏死，并形成脓肿。随着脓肿的增大，髓腔内压力也随之增高，导致骨缺血，使脓液经骨皮质渗入骨膜下间隙，形成骨膜下脓肿（图 21-1）。如果不及时治疗，最终可导致大量的死骨形成，转为慢性骨髓炎。急性血源性骨髓炎的儿童发病年龄呈双峰型，经常发生于 2 岁以下的儿童及 8~12 岁的儿童。50% 的儿童骨髓炎患者年龄 < 5 岁。由于儿童年龄不同，骨的血供情况和结构也不同，因此儿童罹患骨髓炎会出现下述特点。

年龄 < 2 岁的幼儿，有血管穿过长骨的骺板，使得感染可播散入骨骺端，婴儿如果因感染损坏了

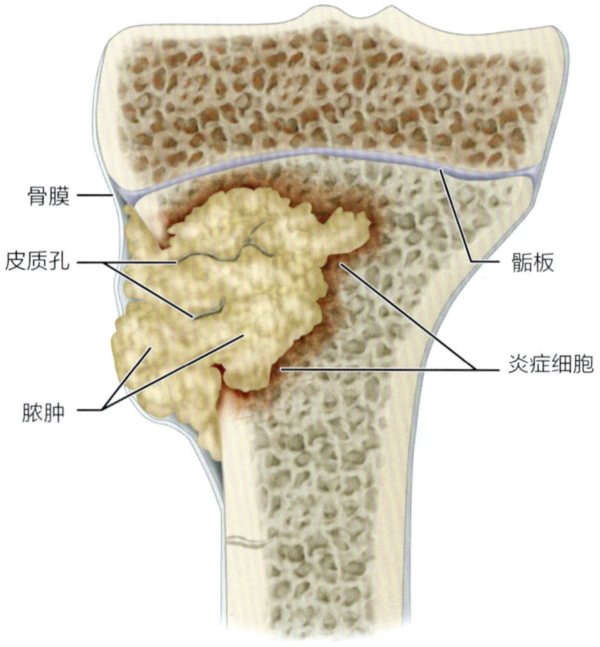


图 21-1 血行播散的病理生理机制。当压力增加时，渗出物或脓肿沿 Volkmann 管扩散到骨膜下并从骨膜下扩散到髓腔或骨骺

骨骺或干骺端，就很容易发生肢体短缩或成角畸形。除此以外，长骨骺板犹如天然的屏障，可防止干骺端脓肿直接扩展入骨骺。干骺端吞噬细胞的数量比骺板或骨干相对要少，这就使得这一区域更容易发生感染。脓肿会穿破干骺端菲薄的骨皮质，形成骨膜下脓肿。除了最严重的病例，骨干一般极少受累，亦不会有广泛的死骨形成。

2 岁以上的儿童长骨骺板能够有效阻止干骺端脓肿的播散。由于干骺端的骨皮质已发育得较厚，因此骨干受累的危险性会增加。如果感染扩散入骨干，将危及内骨膜对骨的血供。如果同时合并有骨膜下脓肿，外骨膜血供也将被破坏。此时如治疗不恰当，常会导致广泛的死骨形成和慢性骨髓炎的发生。

随着骨骺的闭合，急性血源性骨髓炎的发生明显减少。成年人血源性细菌骨种植常见于已有损害的宿主。虽然感染可发生于骨的任何部位，但一般都是椎体患病。这些患者的脓肿播散缓慢，并且极少形成大块死骨。如果局部骨皮质的破坏可导致病理性骨折（图 21-2）。

感染是否侵入邻近的关节同样受患者年龄的影响。年龄 <2 岁的幼儿，通常穿通血管经过长骨骺板供应干骺端和骨骺，感染可通过这些血管播散入骨骺，最终累及关节。年龄小的患者髋关节受累最常见。肱骨近端、桡骨颈和腓骨远端的骨骺同样都位于关节腔内，因此这些区域的感染均能造成化脓性关节炎。2 岁以下幼儿严重感染者可以发生骨骺分离（图 21-3）。而在年长的儿童中，这些穿通血管已不再存在，因此化脓性关节炎较为少见。在骨骺闭合后，感染可由干骺端直接侵入骨骺并累及关

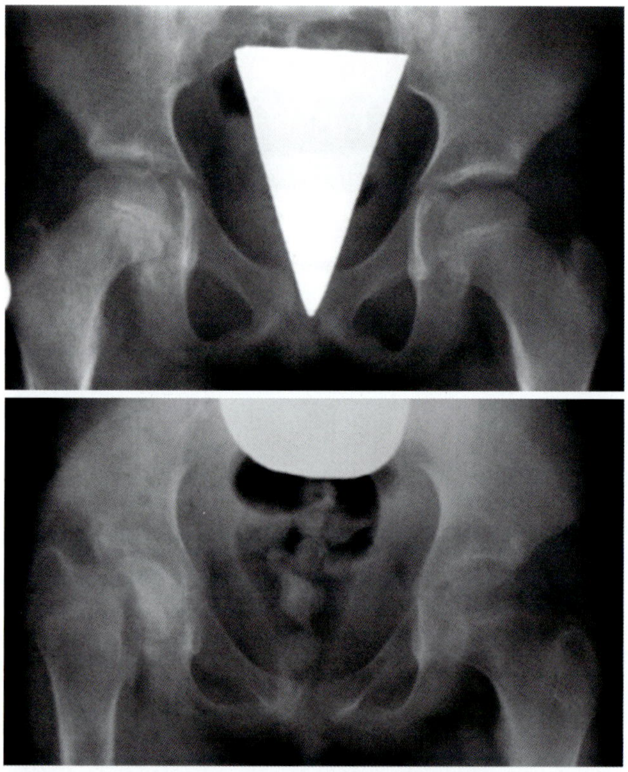

图 21-2 感染的骨皮质破坏后引起病理性骨折

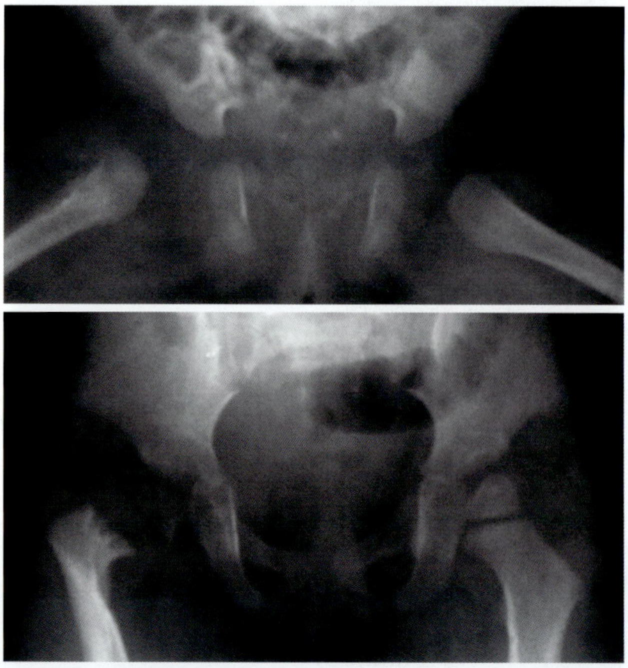

图 21-3 幼儿因感染而导致的骨骺分离

节。因此，这种由急性血源性骨髓炎造成的化脓性关节炎仅见于幼儿和成人。

金黄色葡萄球菌是绝大多数年长儿童和成人骨髓炎的致病菌。目前，革兰氏阴性细菌导致的成人椎体感染病例在逐渐增多。在静脉用毒品成瘾者中，假单胞菌属是骨髓炎最主要的致病菌。在长期接受静脉内治疗和胃肠外营养的慢性病患者中，真菌骨髓炎的发生越来越多。此外，沙门氏菌骨髓炎一直与镰状细胞或镰刀状血红蛋白病伴发。这类感染好发于骨干而不是干骺端（图 21-4）。

在幼儿急性血源性骨髓炎中，金黄色葡萄球菌仍然是常见的致病菌，但 B 型链球菌属和革兰氏阴性大肠埃希菌也很常见。在医院的新生儿重症监护病房内，早产儿发生的骨科感染通常都是由金黄色葡萄球菌或革兰氏阴性菌引起的，并且这些患儿中 40% 以上为多发性感染。2~4 周的健康婴儿发生的感染通常由 B 型链球菌属引起。6 个月 ~4 岁的儿童发生的感染则常由流感嗜血杆菌引起。现在，由于婴儿常规接受流感疫苗注射，这种感染的发生率已大大降低。最近，耐甲氧西林金黄色葡萄球菌（MRSA）、社区获得性 MRSA 和金氏杆菌感染的儿童数量急剧上升，这与并发症的增加有关。金氏杆菌是一种生长缓慢的革兰氏阴性需氧球菌，目前是导致骨髓炎的常见原因，尤其在年龄≤4 岁的儿童中多见。这种病原菌很难分离，通常需要分子生物学手段（如 PCR）进行鉴定，必要时需要同时做 MRI 和血清学检查。当感染发生时，白细胞计数、CRP、ESR 及中性粒细胞计数均会升高，而且心率和呼吸频率也会加快，体温也会升高。Dietrich 利用多元回归分析发现，如果体温、CRP 及中性粒细胞的计数升高则提示为 MRSA 骨髓炎，其准确性高达 87%。

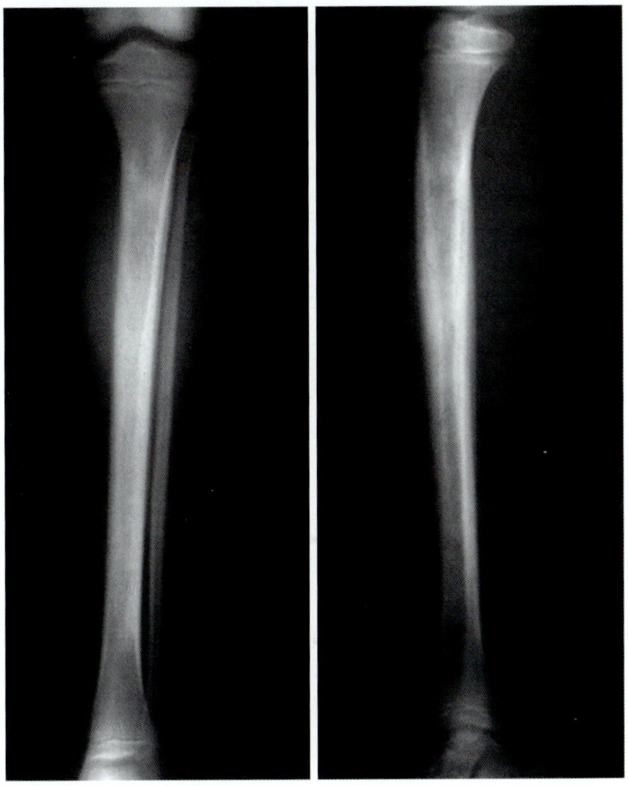

图 21-4 镰状细胞性贫血患者的胫骨骨髓炎

## 一、诊断

面对一个急性血源性骨髓炎患者，应仔细询问病史，并详细查体（框 21-1）。急性血源性骨髓炎的症状和体征差异很大。婴儿、老年人或免疫缺陷患者临床表现会很轻。早期可有或无发热及其他不适，高达 40% 的患儿早期未出现发热反应。但疼痛和长骨干骺端的局部压痛是常见的症状和体征。肿胀可以很明显，有的儿童会发生筋膜间室综合征。

白细胞（WBC）计数通常是正常的，而红细胞沉降率（ESR）和 C 反应蛋白（CRP）常升高。CRP 用于测定急性感染阶段的反应，因为 CRP 比 ESR 更早恢复正常，所以 CRP 对监测急性骨髓炎的治疗过程更有用。

X 线片一般表现为阴性，但也可显示软组织肿胀。虽然软组织肿胀可能会在感染后 1~3 d 出现，但是如果发生骨质局部破坏或骨膜反应，可能在感染后 10~12 d 才能被显示出来（图 21-5）。在 X 线片上，骨髓炎可能会被误诊为化脓性关节炎、尤因肉瘤、骨肉瘤、幼年型关节炎、镰状细胞危象、戈谢病和应力性骨折。MRI 可以显示骨髓和周围软组织早期的炎症反应变化，有助于发现骨内或骨膜下的脓肿。在 MRI 的 $T_1$ 加权像上，骨髓炎表现为低信号，而在 $T_2$ 加权像和 STIR 图像上，表现为高骨髓信号（见第 2 章）。虽然 MRI 诊断骨髓炎的

**框 21-1**

**急性血源性骨髓炎的检查内容**

- 病史和查体
- 实验室检查：白细胞计数，红细胞沉降率，C 反应蛋白
- X 线片
- $^{99m}$锝磷酸盐骨扫描 ± MRI
- 怀疑有脓肿时穿刺活检

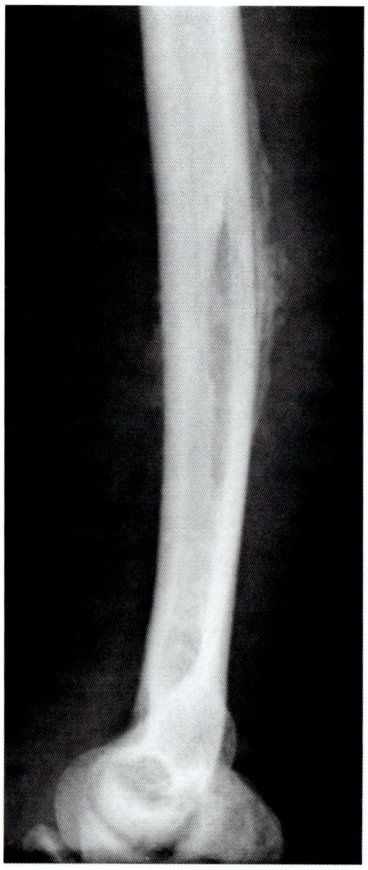

图 21-5 X 线片显示骨破坏

敏感性很高（98% 左右），但其特异性较低（75% 左右）。一项研究发现，近 60% 的非复杂性化脓性关节积液因为表现为异常骨髓信号而被诊断为骨髓炎。尽管 MRI 有助于早期诊断骨髓炎，在疾病进展过程中，不需要多次行 MRI 检查，但是当 CRP 居高不下及初次治疗失败时，可以考虑行 MRI 复查。

在 90%~95% 的患者中，$^{99m}$ 锝核素骨扫描能在发病后 24~48 h 确定诊断（图 21-6）。$^{99m}$ 锝骨扫描阴性可有效排除骨髓炎的诊断。$^{67}$ 镓扫描和 $^{111}$ 铟标记的白细胞扫描与 $^{99m}$ 锝核素骨扫描合用能帮助诊断。随着 MRI 使用的增多，骨扫描的使用已经减少。

超声检查有助于鉴别急性血源性骨髓炎和蜂窝织炎、软组织脓肿、急性化脓性关节炎及儿童恶性骨肿瘤，但是这项检查对检查操作者的依赖性很高，其中的准确性只有 60% 左右。Labbé 等发现入院当天时行超声检查骨髓炎阳性率为 64%，而在入院第 2 天行超声检查，则阳性率高达 84%。现阶段被研究的其他检查手段还包括放射性核素标记抗生素扫描、FDG-PET 及 SPECT。

约 50% 的患者血培养能培养出病原菌。骨穿刺活检常能获得准确的细菌学诊断，用 16 号或 18 号针头在肿胀和压痛最明显处穿刺，这种部位通常是长骨的干骺端。穿刺针穿入后首先抽吸骨膜下间隙，如果未抽出液体或脓性物质，将穿刺针穿过骨皮质，抽取骨髓组织。如果怀疑患者有髋部或脊

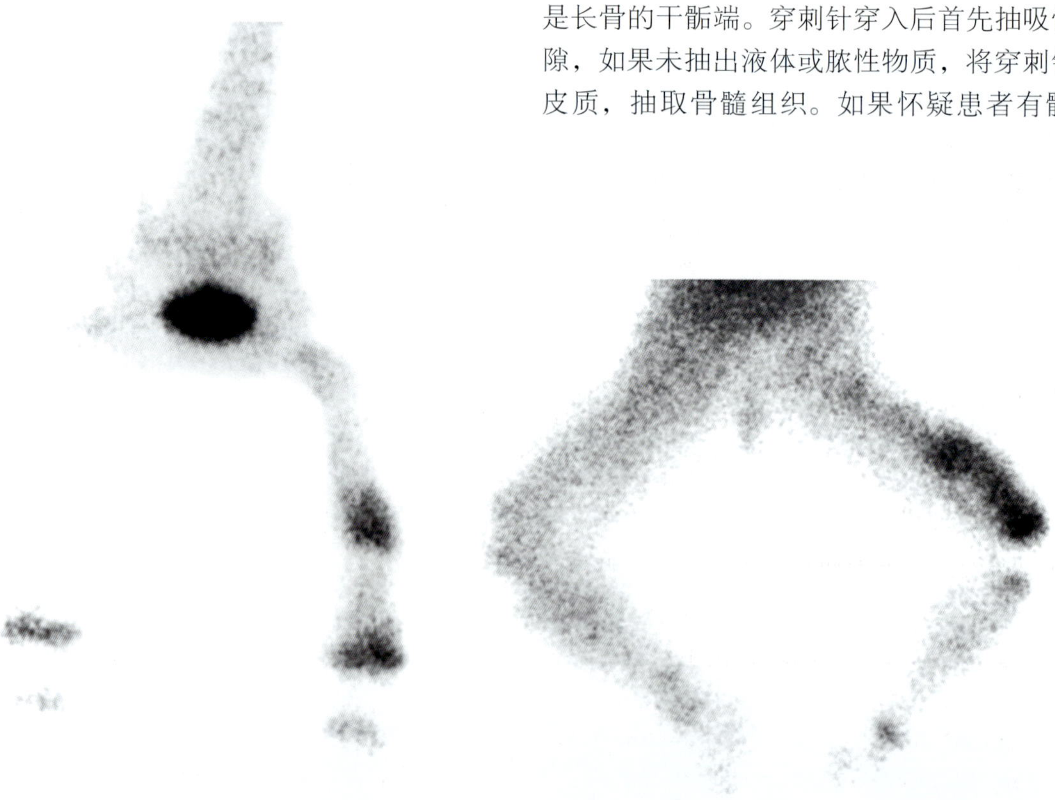

图 21-6 骨扫描显示骨髓炎区域核素吸收增加

柱骨髓炎，应在 CT 或超声下进行穿刺活检，并将穿刺标本送实验室进行革兰氏染色、培养和药敏试验。

## 二、治疗

如在急性血源性骨髓炎发病早期就给予正确的治疗，则能显著降低发病率。在 2019 年，Robinette 等提出了一种针对急性血源性骨髓炎儿童的医疗机构质量改进方案，该方案安全地降低了住院费用，但没有改变总住院时间。De Ronde 等提出了一种小儿急性骨髓炎的管理方法，该方法将临床路径、检测流程和抗生素治疗监测作为提高医疗质量的潜在方面。手术和抗生素治疗是互补的，有一些患者单独使用抗生素治疗就能治愈，但另一些患者若不采用手术治疗，应用抗生素的时间再长也只能失败。应用抗生素治疗时应选择杀菌活性最高、毒性最小、最便宜的抗生素。

现已清楚，脓肿形成后需要手术切开引流，单纯感染如果没有脓肿，可单用抗生素治疗。Nade 于 1983 年提出的骨髓炎治疗 5 项原则至今仍然适用：①在脓肿形成前，应用适当的抗生素是有效的；②抗生素不能消灭无血供的组织和脓液中的病菌，只有通过手术才能将其去除；③如果手术清创有效，应使用抗生素以防止脓肿再次形成，只有这种情况下一期缝合切口才是安全的；④手术时不能进一步损害已经缺血的骨质和软组织；⑤手术后必须继续使用抗生素治疗。

如果怀疑患者患有急性血源性骨髓炎，就必须按本章“诊断”部分的内容对其进行检查。首先应给患者一般性的支持治疗，包括静脉输液、适当给予镇痛药及将患肢置于舒适的体位上。一般需要拍系列 X 线片。如果 MRI 和超声未发现有需要手术切开引流的脓肿，则应开始经验性使用静脉抗生素疗法，同时要密切监测患者。开始抗生素治疗后，应每 2~3 d 检查 1 次 CRP。如果 24~48 h 患者对抗生素治疗没有反应，应必须寻找是否有隐匿性的脓肿，并且要考虑进行手术切开引流。急性血源性骨髓炎有两条主要的手术适应证：①有脓肿形成需要切开引流；②患者接受适当的静脉抗生素治疗后病情无改善。一项纳入 813 例金黄色葡萄球菌感染的急性骨髓炎患儿的 10 年回顾性研究结果表明，44% 需要手术治疗，复发率为 7%，使用抗生素治疗的时间平均为 44 d。

手术的目的在于引流所有脓腔及去除所有的失活或坏死组织。如发现婴幼儿患者有骨膜下脓肿，则应在骨皮质上钻几个与髓腔相通的小孔。如果发现髓腔内有脓液，则要在骨质上开窗，将脓液引流，然后放置引流条，将皮肤松弛地缝合，患肢制动。必须保护患肢数周，防止发生病理性骨折。术后应继续给予静脉抗生素治疗。关于抗生素治疗的时间尚有争议。目前的倾向是短期给予静脉输注抗生素，然后改为口服抗生素，并检测血清抗生素浓度。应根据患者的个体差异并参考感染科的会诊意见来决定抗生素的治疗方案。

## 急性骨髓炎的引流术

此处介绍胫骨急性骨髓炎切开引流的手术方法。其他长骨的手术方法和手术原则与之相似。各解剖区域的手术入路在第 1 章中已做介绍。

### 手术技术 21-1

- 手术时应尽量使用止血带。在止血带充气前将患肢抬高数分钟，在感染状态下不要用弹性绷带给患肢抽血。
- 在胫骨患处前内侧做 5.0~7.5 cm 的切口。
- 纵行切开骨膜，此时骨膜可能因骨膜下脓肿而从骨质上剥离，如果发生这种情况，压力很高的脓液将会溢出。
- 如果未发现脓肿，可轻轻地将切口两侧的骨膜分别剥离 1.5 cm，应尽可能地少剥离骨膜，剥离的骨膜越多，受累的骨质血供破坏得就越严重。
- 无论骨膜下脓肿存在与否，都须钻数个直径 4 mm 经皮质进入髓腔的小孔。如果有脓液流出，则在该处骨皮质上钻一系列小孔，将钻孔围成 1.3 cm × 2.5 cm 的骨窗，用骨凿轻轻去除这一小块骨皮质。
- 排出髓腔内所有脓液，并轻轻地去除所有的坏死组织。
- 用至少 3 L 的生理盐水冲洗，冲洗液中可加入抗生素。
- 留置引流管，松弛地关闭皮肤切口，如果皮肤张力过高，可不缝合创口皮肤。

**术后处理**　用长腿石膏后托将患肢制动，足位于中立位，踝关节屈曲 90°，膝关节屈曲 20°。当伤口愈合后，去除石膏托，开始用拐杖进行保护性负重。根据药敏试验的结果使用抗生素，一般静脉使用抗生素 6 周。骨科和感染科至少随访 1 年。

## 第三节 亚急性血源性骨髓炎

与急性骨髓炎相比，亚急性血源性骨髓炎起病较隐匿，症状不严重，诊断比较困难。亚急性骨髓炎较常见，据报道在原发性骨感染患者中，有1/3的患者为亚急性骨髓炎。目前尚未有明确的诊疗指南，所有的意见都是基于专家意见或系列病例报道得出的。

由于亚急性骨髓炎一般没有疼痛，所以诊断常被延误2周以上。患者全身症状和体征都较轻，体温正常或轻度升高。多数患者一般都只有轻、中度的疼痛。一般白细胞计数正常，只有50%的患者出现红细胞沉降率加快，血培养也常为阴性。即使进行正确的骨穿刺或骨活检，培养的阳性率也只有60%。X线片和骨扫描一般为阳性（图21-7）。

一般认为，亚急性骨髓炎的慢性病程是机体抵抗力增强、细菌毒力下降或在症状出现前已给予抗生素的结果。据推测，如果病原菌毒力较弱，宿主抵抗力较强，可使炎症长期存在于骨内而没有明显的症状或体征。在这种情况下，诊断主要依靠可疑的临床表现和X线影像表现来确定。

Gledhill提出一种亚急性骨髓炎的X线分类方法，并由Roberts等加以改良（表21-1，图21-8）。鉴别亚急性骨髓炎与原发性骨肿瘤很困难，目前尚未见MRI诊断亚急性骨髓炎的大样本系列报道，但是通过MRI进行鉴别诊断并指导制订手术计划对亚急性骨髓炎是有帮助的。亚急性骨髓炎的诊断常常必须依赖于切开活检和细菌培养。活检不是总能见到脓性物质，但经常能发现肉芽组织。在亚急性骨髓炎中，金黄色葡萄球菌和表皮葡萄球菌是主要的病原菌。

对于所有的侵袭性病变，都推荐行活检术和刮除术，然后再给予适当的抗生素治疗（对所有需要培养的组织进行活检，培养所有活检的组织）。对于骨骺或干骺端单发脓肿不必进行活检，因为这种病变是很典型的亚急性骨髓炎，应静脉输注抗生素48 h，然后口服抗生素6周。

原发性骨骺或骨突性亚急性骨髓炎是一种罕见的感染，通常只产生轻微的症状，不会引起全身反

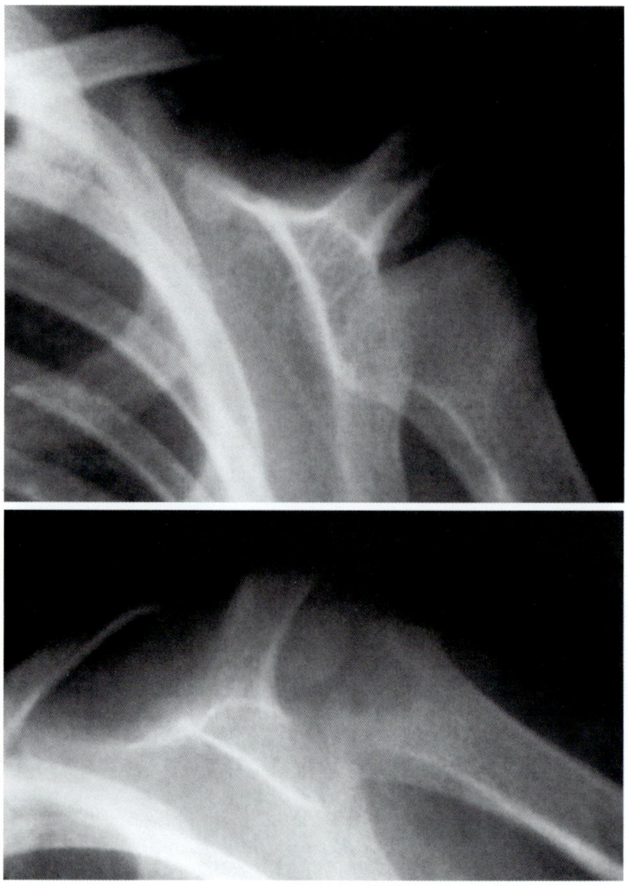

图21-7 肱骨近端的亚急性骨髓炎

**表21-1**

**亚急性骨髓炎**

| 类型 | Gledhill分类法 | Robert等的分类法 | 鉴别诊断 |
|---|---|---|---|
| Ⅰ型 | 孤立的局部透光区，周围有反应性新骨形成 | Ia型穿孔样透光区<br>Ib型穿孔样透光区并有硬化缘 | 朗格汉斯细胞组织细胞增生症<br>慢性局限性骨脓肿（Brodie脓肿） |
| Ⅱ型 | 干骺端透光区，有皮质侵蚀 | | 嗜酸性肉芽肿，骨肉瘤 |
| Ⅲ型 | 骨干皮质肥大，无洋葱皮样增生 | 局部皮质和骨膜反应 | 骨样骨瘤 |
| Ⅳ型 | 骨膜下新骨形成，呈洋葱皮样 | 洋葱皮样骨膜反应 | 尤因肉瘤 |
| Ⅴ型 | | 干骺端中央透光区 | 成软骨细胞瘤 |
| Ⅵ型 | | 椎体破坏 | 核、骨肉瘤 |

引自：Willis RB, Rozencwaig R: Pediatric osteomyelitis masquerading as skeletal neoplasia, Orthop Clin North Am 27:625, 1996.

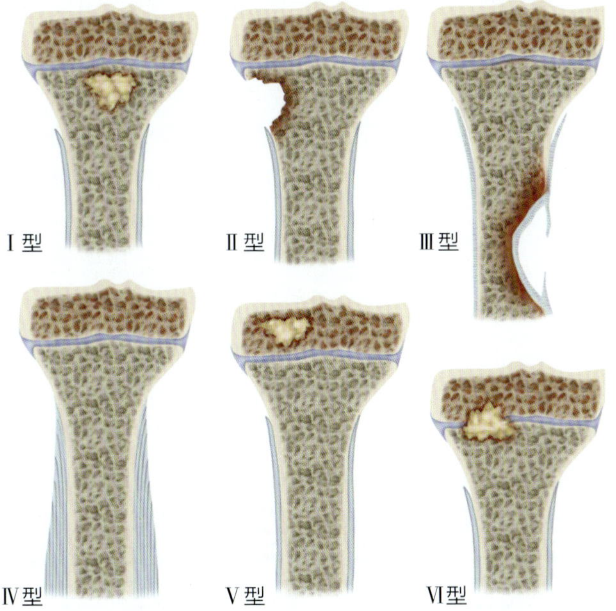


图 21-8 亚急性骨髓炎的分型。Ⅰ型：病变位于干骺端中心部；Ⅱ型：干骺端病灶为偏心性，伴有皮质侵蚀；Ⅲ型：骨干皮质病变；Ⅳ型：骨干病变，伴有骨膜成骨反应，但没有明确的骨性病变；Ⅴ型：原发性亚急性骨骺骨髓炎；Ⅵ型：亚急性骨髓炎，病变穿过骺板，同时累及骨骺和干骺端

应，一项纳入 14 名儿童的研究发现，多数患儿的 CRP 和白细胞计数正常，仅有 8 名患儿的 ESR＞20 mm/h。8 名金氏杆菌及 1 名 MRSA 的儿童中血液测试为阴性，需要聚合酶链反应作为鉴定。对于此类感染仅用抗生素治疗即可。

## Brodie 脓肿

Brodie 脓肿是亚急性骨髓炎的一种局部形式，经常发生于年轻人的下肢长骨。在骨骺闭合前，干骺端最常受累。在成人，干骺端、骨骺区均受累。患者的主诉为长期间歇性疼痛，伴有病变区域的局部压痛。在 X 线片上，Brodie 脓肿一般表现为溶骨性病变，周围有一圈硬化缘（图 21-9）。Brodie 脓肿的 X 线表现变化很大。MRI 检查有助于诊断 Brodie 脓肿，因为 X 线检查易将 Brodie 脓肿误诊为肿瘤。

一般认为，Brodie 脓肿是由毒力较弱的病原菌引起的。50% 的病例细菌培养发现有金黄色葡萄球菌，20% 的病例细菌培养为阴性。遇到这种情形时，必须进行切开活检和刮除以明确诊断。术后留置引流，松弛地关闭切口。

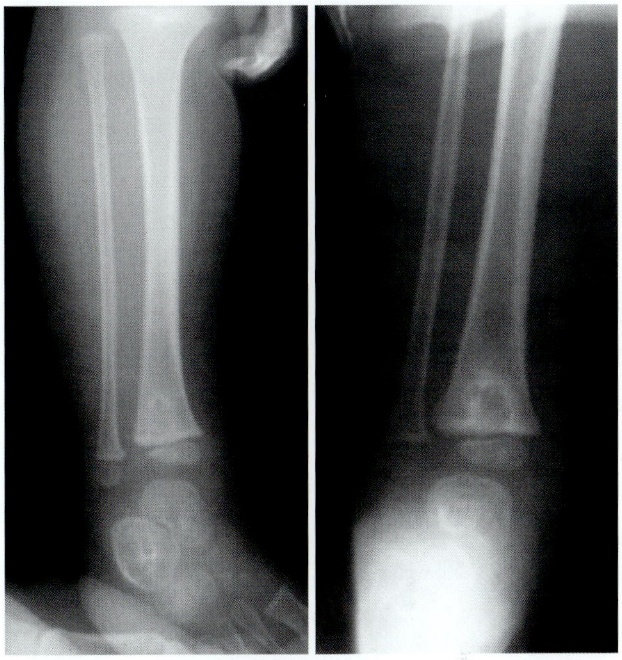

图 21-9 3 岁儿童右侧胫骨远侧骨骺端的 Brodie 脓肿

## 第四节 慢性骨髓炎

慢性骨髓炎很难彻底根治。患者全身症状虽已消失，但骨内仍有一处或多处有脓性物、感染性肉芽组织或死骨的病灶（图 21-10）。在许多年内，可间断出现感染的急性发作，休息和抗生素治疗常常有效。慢性骨髓炎仍然是世界各地儿童骨髓肌肉疾病的主要病因。慢性骨髓炎的标志是病变软组织内包裹着感染性死骨，骨的感染灶周围由硬化和相对缺血的骨质所包绕，外面覆盖着增厚的骨膜和瘢痕化的肌肉和皮下组织。由于病变周围包裹着这种缺血的瘢痕组织，全身应用抗生素很难奏效。

在慢性骨髓炎中，继发感染很常见，窦道的培养结果通常与骨活检结果不同。窦道培养及软组织和骨组织活检培养可能培养出多种病原菌。此外，慢性骨髓炎患者伴发 DVT 的风险较高，一项纳入 24 000 名患者的研究发现，慢性骨髓炎患者发生 DVT 的风险是正常人群的 2 倍，目前的治疗方法主要是每日口服阿司匹林。

慢性骨髓炎的根治一般需要彻底的外科手术清创和无效腔处理联合有效的抗生素治疗。手术并不总是最佳的选择，尤其是对于一些长期受累的患者，就像是一名尚可步行的，合并多发疾病、免疫缺陷的股骨骨髓炎患者，应充分考虑到疾病带给患者的长时间免疫系统削弱和多种内科问题。对于这种难以耐受广泛手术彻底消灭病灶的患者，应考虑

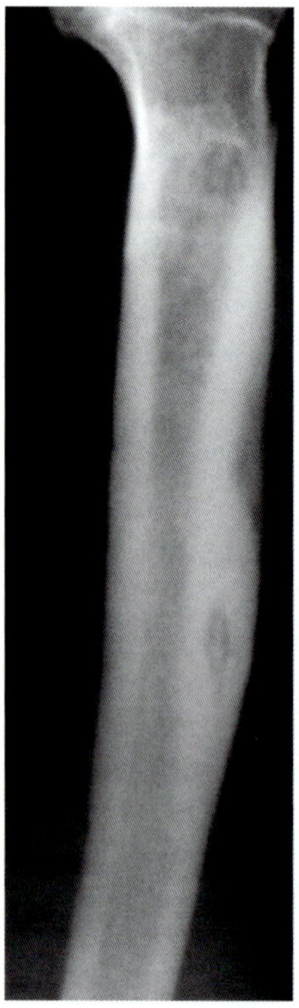

图 21-10 慢性胫骨骨髓炎的死骨

其他相对保守的治疗方案。局部手术清创联合抗生素治疗并辅助营养支持治疗可以减轻患者的痛苦和限制窦道的分泌。治疗方法的选择必须根据患者的具体情况进行个体化评估。

慢性骨髓炎有发生恶变的风险，但是发生率较低。临床中需要警惕窦道形成、疼痛加剧、伤口有恶臭的患者。必要时须行病理活检，目前常见的恶变是发生鳞状细胞癌，对于这类病变，主要采取局部切除、截肢并联合放化疗的方法。

## 一、分类

Cierny 和 Mader 根据生理和解剖标准建立了一套慢性骨髓炎的分类方法，用于划分感染的不同临床阶段。根据患者反应的生理性指标可将慢性骨髓炎分为 3 型。A 型：患者对感染和手术治疗有正常的反应；B 型：患者身体受到损害，伤口愈合能力下降；C 型：患者治疗后的情况可能比未治疗时更差。

依据解剖性指标可将慢性骨髓炎分为 4 型。Ⅰ型：髓腔内病变，其特征为骨内膜病变；Ⅱ型：浅表性骨髓炎，病变局限于骨质表面，继发于表面覆盖的缺损；Ⅲ型：局限性感染，病变为稳定和界限清晰的全厚骨皮质死骨和空腔，彻底清除病灶不会使病变出现不稳定改变；Ⅳ型：弥漫性骨髓炎，在治疗前或治疗后都出现机械性不稳定，并需要复杂重建（表 21-2，图 21-11）。

结合解剖和生理分类将慢性骨髓炎分为 12 个临床阶段。例如，A 型患者有Ⅱ型病变就将其定为骨髓炎Ⅱ A 阶段。这种分类方法对治疗方案的选择很有帮助：是采用简单方法还是复杂方法、根治性方法还是姑息性方法、截肢还是保肢手术等。

近来 Jones 等提出了儿童慢性血源性骨髓炎的分类方法，该分类法的依据是影像学表现：A 型：Brodie 脓肿；B 型：死骨包膜（分为 4 个亚型：B1 型，局部皮质死骨；B2 型，带有结构性包膜的死骨；B3 型，带有坏死包膜的死骨；B4 型，不带结构性包膜的死骨）。生长板损伤需要区别近端（P）和远端（D）。在发展中国家，慢性骨髓炎更为常见，

**表 21-2**

**慢性骨髓炎的 Cierny 和 Mader 分类方法**

| | | |
|---|---|---|
| **解剖类型** | | |
| Ⅰ型 | 髓腔内骨髓炎 | 骨内膜病变 |
| Ⅱ型 | 浅表性骨髓炎 | 继发于软组织缺损的骨皮质表面感染 |
| Ⅲ型 | 局限性骨髓炎 | 有骨皮质死骨，切除后不影响稳定性 |
| Ⅳ型 | 弥漫性骨髓炎 | 有Ⅰ型、Ⅱ型和Ⅲ型的特点，而且清创前后出现机械性不稳定 |
| **生理分类** | | |
| A 型患者 | 正常 | 免疫功能正常，局部血供良好 |
| B 型患者 | 功能受损 | 有局部（L）或全身（S）因素损害患者的免疫功能或愈合能力 |
| C 型患者 | 抑制 | 有轻度残疾、有其他疾病和（或）治疗后结果较差 |

改编引自：Cierny G III, Mader JT: Adult chronic osteomyelitis: an overview. In D'Ambrosia RD, Marier RL, editors: Orthopaedic infections, Thorofare, NJ, 1989, Slack.

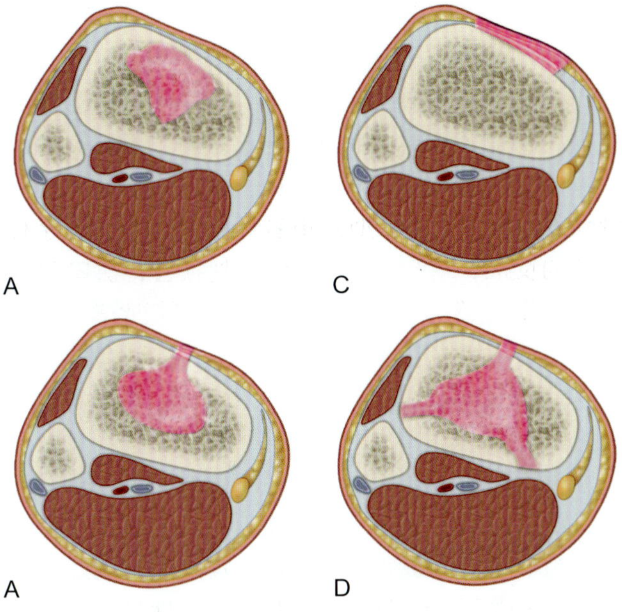


图 21-11 成人骨髓炎的解剖学分类。A. Ⅰ型，髓腔内骨髓炎，骨内膜病变；B. Ⅱ型，浅表性骨髓炎，局限于骨表面；C. Ⅲ型，局限性骨髓炎，骨皮质全层受累；D. Ⅳ型，弥漫型骨髓炎，整个骨环境受累［引自：Parsons B, Strauss E: Surgical management of chronic osteomyelitis, Am J Surg 188(Suppl): 57S, 2004.］

由于某些地区缺乏 CT 及 MRI，因而分类方法的依据是 X 线片，但 CT 和 MRI 能提供更多 X 线片不能获得的信息，如坏死范围和 X 线片上看不到的死骨的存在。

## 二、诊断

慢性骨髓炎应综合临床表现、实验室检查和影像学检查进行诊断。诊断的金标准是通过活检取死骨行组织学和微生物学检查。在我们的实践中，慢性骨髓炎最常见于创伤后。这些病例由于内植物的存在以及骨折不愈合的高发而变得更加复杂。有关战伤性股骨和胫骨开放性骨折的评估研究表明，肌肉严重损伤的患者发生骨髓炎的风险最高。Jorge 等研究了创伤后多菌性骨髓炎患者的预后和危险因素，确定创伤后多菌性骨髓炎患者的预后比单一菌性骨髓炎患者的预后更差。多菌性骨髓炎的危险因素包括高龄、农场受伤、Gustilo Ⅲ型损伤、需要输血和多次清创。Bremmer 等发现肥胖患者长骨骨折后骨髓炎发生率较高。

查体时应注意皮肤和软组织是否完整，确定压痛点的定位，检查骨的稳定性，判断肢体神经和血管情况。实验室检查一般没有特异性，不能确定感染的严重程度。绝大多数患者 ESR 和 CRP 升高，但白细胞计数升高的患者仅占 35%。

可以用多种影像学手段检查慢性骨髓炎患者，但没有一种方法能够明确地肯定或者排除慢性骨髓炎。影像学检查的目的是帮助确诊和术前准备。从 X 线片上可获得确诊慢性骨髓炎的有用信息，因此在病变一开始就应该做这项检查。如果有骨皮质破坏和骨膜反应则强烈提示有骨髓炎。如果有窦道形成，则应做窦道造影，对制订手术方案很有帮助（图 21-12）。

由于急性骨髓炎 X 线片会有阴性表现，因此，相比较于慢性骨髓炎核素骨扫描对诊断急性骨髓炎很有用。骨内血流增加的区域或成骨活性增加的区域在 $^{99m}$ 锝骨扫描上表现为吸收增加，但缺乏特异性。该检查尽管有假阴性结果的报道，但其依然具有较高的阴性预测价值。$^{67}$ 镓扫描在白细胞或细菌聚集区表现为吸收增加，它基本可以排除骨髓炎的存在，因此其可以作为有效的术后随访检查方法。$^{111}$ 铟标记白细胞扫描比 $^{99m}$ 锝扫描和 $^{67}$ 镓扫描更为敏感，在鉴别糖尿病足慢性骨髓炎和神经性关节病变方面非常有用。

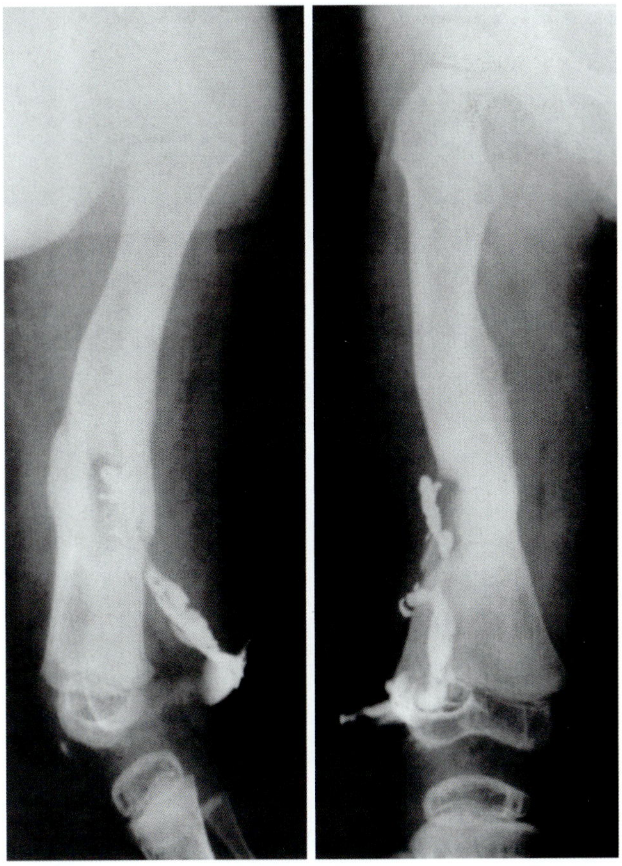

图 21-12 窦道造影后拍摄正侧位 X 线片，有助于确定慢性骨髓炎的感染部位

CT 可以清晰显示骨皮质，也可以很好地观察周围软组织，对检查死骨尤其有用。MRI 检查软组织比 CT 好，可以清晰地显示骨和软组织病变的水肿边缘区域，从而相对准确地评估病情的严重程度。

慢性骨髓炎在 MRI 片上可显示为界限清晰的高信号区（环形征）。窦道和蜂窝织炎在 $T_2$ 加权像上也显示为高信号区。MRI 的缺点包括：价格昂贵、金属内置入物周围区域不能检查、骨皮质显示不清。

如前所述，诊断骨髓炎的“金标准”是活检组织细菌培养和药敏试验。活检不但能确诊，还有助于选择敏感的抗生素。葡萄球菌是最典型的致病菌，尤其常见于外伤后的感染。厌氧菌和革兰氏阴性菌一般少见。骨与软组织活检的结果可能不同，软组织和骨标本均应送微生物学检查。

## 三、治疗

慢性骨髓炎的治疗需要多层面的手段，除了抗生素抑制、外科手术清创和重建外，还应考虑到患者的伴随疾病，并进行恰当处理，如控制糖尿病患者的血糖水平，戒烟和治疗肝肾功能不全。慢性骨髓炎如不手术一般难以治愈。抗生素很少能彻底治疗各种原因引起的感染。细菌可以附着在内置入物的表面和骨基质中，有些细菌可藏匿于细胞内，还有些细菌可形成黏液保护膜，避免吞噬细胞和抗生素的攻击。

慢性骨髓炎的手术治疗包括死骨切除术、感染和瘢痕化的骨质及软组织切除术。对于软组织和无效腔的处理，在彻底清创后，通常使用环型外固定器。手术的目的在于建立一个有活力的、血液循环良好的环境，以此来消灭感染。要达到这个目的常常需要彻底清创。应用类似于肿瘤广泛切除的方式彻底清创是成功治疗的基础，必要时需要进行扩大清创。

Fasco 等提出采用细菌免疫疗法治疗慢性骨髓炎，154 例患者使用该疗法进行治疗，对于无临床症状的骨髓炎患者的有效率达 62%，而对于有临床症状的患者则无效。

Aytac 等采用清创 + 灌洗 + 临时固定的方法治疗，治疗急性、亚急性及慢性骨髓炎至骨折愈合，成功率高达 89%，未见复发。

扩大清创步骤较多，还会造成很大的无效腔及需要复杂的骨和软组织重建的骨不稳定，以抗生素骨水泥（PMMA 或硫酸钙）链珠为代表的填充物被应用于填充无效腔。清创后可以将含有抗生素的 PMMA 或硫酸钙骨水泥进行填充，Bar-On 等报道 4 名患者在清创扩髓后，将含有庆大霉素的骨水泥链珠置入病灶，可以达到控制感染、减小损伤的目的。

清创不彻底可能是造成慢性骨髓炎复发率较高的原因之一。完全彻底的清创可以防止感染复发。彻底清创经常会遗留一个大的无效腔，需要进行处理，以防止感染复发和因大块骨缺失而造成的不稳定。需要适当的骨和软组织缺损重建，并且要明确感染的病原菌，给予适当的抗生素治疗。只有通过 X 线片、窦道造影、CT 和 MRI 检查仔细地辨认死骨和脓肿并且精心计划之后，才能着手进行重建手术。在重建过程中，要与从事感染控制工作的医师合作。实施重建手术时，需要精于组织覆盖手术医师的帮助。这类手术包括：皮肤移植、肌肉和肌皮瓣移植，有时还需要应用游离皮瓣移植技术（图 21-13）。尽管清创和肢体重建较为复杂，但是与截肢和长期抗生素治疗相比有着良好的临床效果。

创面负压治疗技术（Negative-pressure wound therapy，NPWT）可以有效清除细菌，促进创面肉芽组织的生长，减轻软组织水肿，降低需要移植皮瓣的风险。

对于术后用多长时间的抗生素至今仍有争议。传统方法是慢性骨髓炎清创后经静脉给予抗生素 6 周。但无证据证明长期使用抗生素的必要性。氟喹诺酮类抗生素口服和静脉给药在体内达到的血清浓度相同。在药敏试验结果的基础上，应尽可能选用口服抗生素。笔者的经验是在感染科医师的指导下，根据药敏试验结果，静脉使用抗生素（代表是万古霉素）6 周，定期临床观察，应用放射学和实验室检查。

### 慢性骨髓炎的死骨切除术和刮除术

慢性骨髓炎的死骨切除术和刮除术的手术时间较长，术中出血量较大，往往会超出经验较少的外科医师的预料。因此，术前必须做好充分的准备。术前 24 h 可由窦道注入亚甲蓝液，以便术中定位和切除（图 21-12）。

**手术技术 21-2**

- 显露骨感染区域，彻底切除窦道。
- 切开变硬的骨膜，分别向两侧剥离 1.3~2.5 cm。
- 在适当位置的骨皮质上钻几个小孔，连成窗形，用骨刀去除开窗的骨块。

- 然后清除所有的死骨、脓性物质和瘢痕坏死组织（图 21-14A、B）。如果硬化骨封闭了两端的髓腔，形成一个无效腔，则要在两端打通髓腔，使血管能够长入无效腔中。使用高速磨钻有助于掌握健康和缺血组织的分界。术中清除缺血坏死的区域直至点状出血，并送病变组织行病理及细菌学检测。
- 在清除了所有的可疑组织后，仔细切除边缘的骨突出，避免留下空腔和无效腔。使用含有抗生素的 PMMA 或硫酸钙珠链填充；将填充物取出后需要行局部的肌肉组织瓣或游离组织瓣移植。
- 如果存在骨不连或骨性不稳定，则必须采取稳定措施，可使用 Ilizarov 外支架固定。
- 如有可能，松弛地关闭皮肤切口，并留置引流管，但要确保皮肤张力不能太大。假如不能直接缝合切口，就让伤口保持松弛开放状态或放置抗生素珠链，准备进行伤口延期缝合或留待二期植皮。
- 在术前、术中和术后必须应用适当的抗生素。

**术后处理**　患肢用夹板固定至伤口愈合，此后仍需要予以保护，防止发生病理性骨折。抗生素通常要持续应用较长时间，而且应由感染科医师监测患者情况。

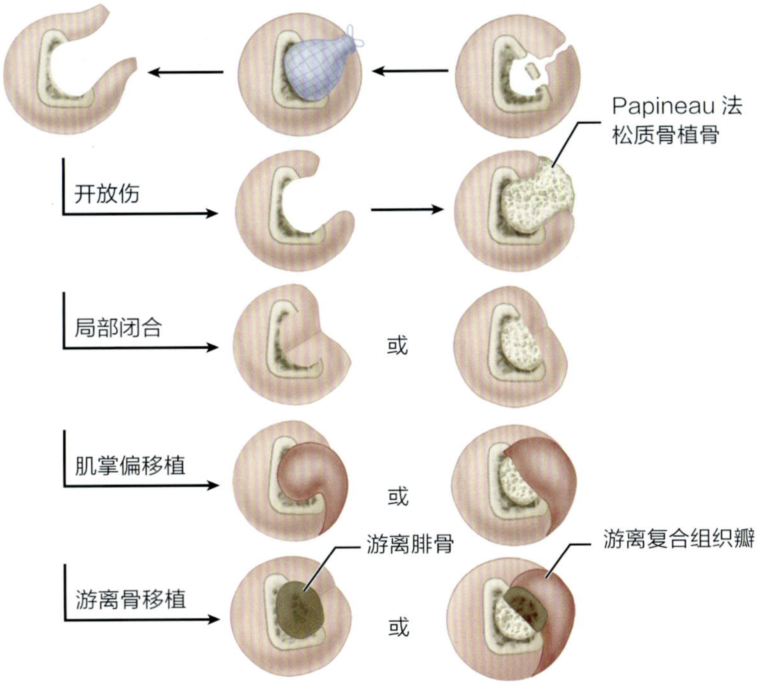


**图 21-13**　用活组织或松质骨移植填塞无效腔的 4 种基本方法

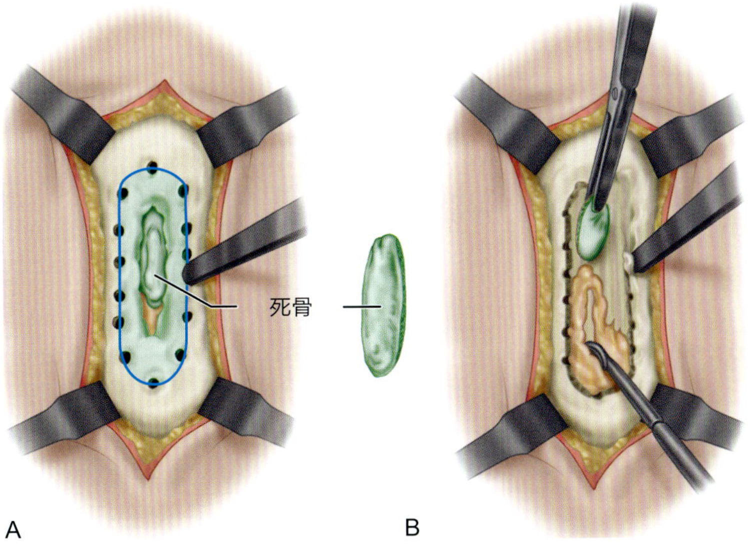


**图 21-14**　死骨切除和刮除。A. 显露感染骨，清除死骨；B. 清除所有感染组织（见手术技术 21-2）

### （一）缺损处理

必须充填骨和软组织的缺损，以避免感染持续存在和功能丧失的可能性。现已有许多技术用于处理这种缺损。尽管这些方法需要细致的操作，但实践证明只要正确使用，就能获得成功。目前常用的消灭无效腔的方法包括：①骨移植并一期或二期关闭切口；②在组织重建前应用抗生素骨水泥（PMMA）珠链作为暂时充填物；③皮肤移植和局部肌瓣移植伴或不伴骨移植；④显微吻合血管的肌肉移植，肌瓣、骨瓣和骨皮瓣的移植及骨移植；⑤骨重建技术（Ilizarov 技术）。

## 开放植骨术

Papineau 等介绍了一种开放植骨技术，用于治疗慢性骨髓炎。这一过程依赖于骨移植物床上能迅速血管化的健康肉芽组织的形成，并且能充分引流。当游离皮瓣或软组织移植的选择因为解剖位置而受限或患者因吸烟而不宜接受手术时，这种技术是有用的。Archdeacon 和 Messerschmitt 描述了一种改良的使用创面负压治疗技术（NPWT）的 Papineau 技术。NPWT 在急性创伤中被广泛使用，并有利于减轻水肿和促进软组织无效腔的闭合。负压闭合技术也能刺激肉芽组织的形成。

开放植骨术分为 3 个阶段：①清创和稳定；②自体松质移植；③皮肤切口关闭。根据药敏试验结果选定的抗生素应在最后一步外科手术后继续使用。

**手术技术 21-3**

（Papineau 等，Archdeacon 和 Messerschmitt）

**第一阶段：清创和稳定**

- 彻底清除所有死骨和骨坏死部分，直到健康、有活力的软组织和骨显露，彻底冲洗清创区域。
- 如果需要，通过外固定器和髓内钉稳定骨。
- 使用 VAC。
- 每 48~96 h 重复清创和冲洗，并更换 VAC，直到健康、有活力的组织床出现。

**第二阶段：植骨**

- 从髂嵴和胫骨近端取骨松质。
- 将移植骨移植在骨缺损处，填充于皮下水平。
- 用 Adaptic（Smith-Nephew）和 VAC 海绵包扎。
- 每 72~96 h 更换 VAC，直至伤口被健康的肉芽组织覆盖。
- 在术后第 3~5 d，第 1 次更换敷料，将所有粘在敷料上的移植物重新植入创面。然后，每天更换敷料直至移植骨稳定。
- 如有指征可用局部带蒂肌瓣移植以促进移植骨块的血供，使皮肤和皮下组织敞开。
- 对于直接位于皮下的骨骼如胫骨，当肉芽组织未能完全覆盖移植骨而创口皮肤趋向覆盖肉芽组织时，应切除创口边缘。

**第三阶段：闭合伤口**

- 使用皮肤移植或让伤口自行上皮化。

### （二）聚甲基丙烯酸甲酯抗生素珠链技术

在治疗慢性骨髓炎中，使用聚甲基丙烯酸甲酯（PMMA）抗生素珠链技术是比较常见的，并获得了大量临床研究的支持。这一治疗方法的原理是在局部持续释放超过最小抑菌浓度的抗生素。药代动力学研究显示，局部所能达到的抗生素浓度比全身应用抗生素所能达到的浓度高 200 倍。因此，这一方法具有局部抗生素浓度很高而血浆浓度和全身毒性较低的优点。术后伤口内的血肿和渗出液是抗生素扩散的载体，抗生素可从 PMMA 珠链内释放入其中。只有将伤口一期闭合才能获得局部抗生素的高浓度，如果伤口不能一期闭合，则可使用防水敷料包扎伤口（珠链囊技术）。在置入珠链前，必须将所有的感染和坏死组织彻底清创，并去除所有的异物。尽量不要使用负压吸引，因为负压吸引可使局部抗生素浓度下降。

氨基糖苷类抗生素是最常用的 PMMA 珠链复合抗生素。青霉素类、头孢类和克林霉素能很好地从 PMMA 珠链释放出来；万古霉素释放效果则较差。有些抗生素，如氟喹诺酮类、四环素和多黏菌素 B 在骨水泥固化热的作用下会发生崩解，一般不用于 PMMA 珠链。多孔高黏度骨水泥比孔相对少的骨水泥释放抗生素的效果更好。目前，已有包装好的庆大霉素骨水泥进行商业出售（每包 40 g，含 500 mg 抗生素），笔者一般在 40 g 包装中每包加用 2~4 g 的万古霉素，加或不加 1.2 g 的妥布霉素。Beenken 等通过兔的动物实验发现 PMMA 中加入木糖醇微粒，可以提高达托霉素的溶解率。

短期、长期或永久性置入 PMMA 珠链都是可行的。短期置入是指在 10 d 内将珠链取出，长期置入是指珠链可在体内留置达 80 d。取出 PMMA 珠链的理由是多方面的：采用珠链技术，局部抗生素杀菌浓度只能保持 2~4 周，一旦抗生素释放完毕，PMMA 珠链就变成了异物，能形成多糖蛋白复合物的细菌就会在上面繁殖。PMMA 还能破坏各种免疫吞噬细胞，从而抑制局部的免疫反应。

下面将介绍的抗生素球囊技术在预防开放性骨折感染方面获得了令人鼓舞的效果。这种方法也可用于治疗慢性骨髓炎，如果初次清创后软组织覆盖不全，可用此法。抗生素球囊必须经常更换，反复清创，直至可以进行软组织覆盖手术为止。

## 抗生素珠链

### 手术技术 21-4

（Henry，Ostermann 和 Seligson）

- 按照前面介绍的方法，彻底清除坏死组织。用脉冲的方式冲洗伤口，一般用含杆菌肽的生理盐水，共冲洗 9 L。
- 将高黏度骨水泥粉与抗生素粉剂混合，放入碗内，准备制作 PMMA 抗生素珠链每包 40 g 单体中加入 2~4 g 抗生素。然后加入骨水泥溶液，搅拌，直至骨水泥可以操作。
- 将骨水泥团成小球，将小球黏在 18 号或 20 号钢丝上，制成珠链。等骨水泥固化后，记录骨水泥球的个数，以便在取出时不会遗漏。
- 将抗生素骨水泥珠链放入缺损内，填充无效腔。用尼龙线间断缝合所有伤口。
- 将伤口边缘的皮肤擦干，用安息香涂抹伤口周缘的皮肤。
- 用多孔黏性聚乙烯切口膜覆盖伤口，再在上面盖一块大的黏性聚乙烯切口膜，以防止发生渗漏。

**术后处理**　患肢应适当制动。每隔 72 h 左右应更换抗生素球囊，重复清创、冲洗，直至可以进行伤口的软组织覆盖手术。

## 抗生素髓内钉

当长骨清创后不稳定时，外固定是一种有效的稳定方法。然而，最近有报道称，在这种情况下可以使用含有抗生素 PMMA 涂层的髓内棒。已有证据显示使用扩髓 - 灌洗 - 吸引器装置处理髓腔后置入含抗生素的 PMMA 棒结合敏感抗生素的全身使用可以安全有效地治疗骨髓炎。在一组使用含抗生素骨水泥固定的 52 例踝关节、胫骨、股骨和膝关节融合术患者的研究中，Thonse 和 Conway 报告称，85% 的患者感染得到控制，并且在几个小样本病例报告中使用这种技术也没有持续感染发生。Reilly 等报道，41 例胫骨骨折术后感染的患者中，有 31 例（76%）患者置入了抗生素钉，6 个月内感染治愈。他们的治疗方案包括去除用于骨折固定的标准髓内钉，清创和冲洗髓腔，插入抗生素钉，并静脉使用抗生素。感染清除后，取出抗生素钉并植入标准髓内钉。

笔者发现这种方法对于特定患者是一项有用的技术。Kim 等建议在制备抗生素骨水泥髓内钉时，可以往胸腔引流管中注入适量的矿物油润滑，然后注入骨水泥，插入引导棒，用冷水冷却胸腔引流管中的骨水泥后剥出成形的骨水泥髓内钉。Reilly 等建议该技术的要点包括每 40 g 水泥包使用超过 4 g 的抗生素，混合骨水泥的时间比平时短（20~30 s），并将其快速注入胸腔引流管内。对于不稳定的骨折，他们建议在远端使用带螺母的 Ilizarov 螺纹杆以获得更硬的结构并避免在髓内管残留水泥。

### 手术技术 21-5

- 在彻底清除所有坏死和无活力的软组织和骨后，用钻孔技术准备好髓腔，插入髓内钉，并将清髓物质送实验室培养。
- 用导管冲洗髓腔或冲洗钻孔器（图 21-15）。
- 使水泥杆成型，用 T-95 胸管将水泥杆切割成所需长度。用水泥混合所需的抗生素并加单体，总量为 60 ml。
- 将抗生素水泥混合物注射入胸管，为了防止水泥从管的另一端溢出，助手用其拇指压闭管端开口。
- 在水泥成型之前，将 Ender 钉插入胸管，助手的拇指仍压闭管端，将胸管出口近端的 Ender 钉作为手柄。
- 一旦聚合反应完成，切除塑料管并用常规髓内钉固定技术插入钉（见第 54 章）。
- 应用一个有膝盖弯曲的长腿支具固定。

**术后处理**　患者使用支具 6~8 周不负重，这段时间完成临床和实验室的评价（如红细胞沉降率、C 反应蛋白）。之后拔除水泥钉，替换为常规固定的髓内钉。髓内钉插入处钻孔并送实验室培养。

## （三）可降解的抗生素缓释系统

可降解的抗生素缓释系统对比 PMMA 的显著优点是不用二次手术取出置入物，并且具有更好的抗生素释放性能和生物相容性。最近有多项研究报告，使用硫酸钙作为抗生素载体获得了良好的治疗效果。当骨足够稳定且软组织覆盖良好时，这类抗生素缓释系统相当有用。一些产品含有骨引导和骨诱导成分，用来促进新骨形成。目前美国还没有批准任何一种可降解的抗生素缓释系统，但在欧洲已

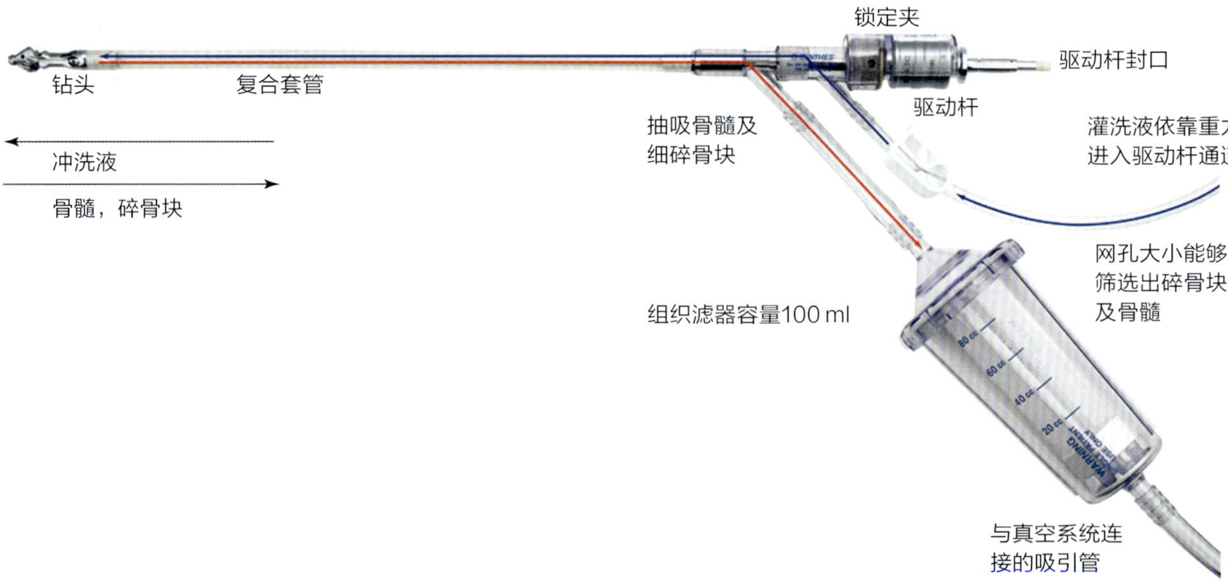


**图 21-15** 扩髓灌洗吸引器（RIA）装置。（Synthes, Paoli, PA. 惠赠）（见手术技术 21-5）

有包装好的市售产品。目前，已有多种人工制成的可吸收性生物材料（硫酸钙和磷酸钙）能够和抗生素混合。尽管没有成品被允许使用，但是外科医师可以在术中将抗生素（一般是万古霉素和妥布霉素）和这些硫酸钙、磷酸钙混合，制成可吸收珠链或填充物。这些珠链还可混合多种骨诱导成分，对骨缺损区域移植骨材料起到骨传导和诱导成骨的作用，而且这种材料一般在术后 8 周左右被吸收。Gauland 等对 354 例患者进行纳入研究发现，清创后病灶置入含抗生素的硫酸钙（$CaSO_4$），86% 的患者不需要额外静脉使用抗生素就能达到愈合。也有报道使用生物玻璃 S53P4 进行体内 / 外试验，发现其具有可负载抗生素、渗出少、不良反应小的优点。

抗生素释放系统的可降解物质可分为 3 大类：蛋白、骨移植材料及替代品、合成聚合物。蛋白类中有多种来源于生物组织的物质，包括胶原蛋白、明胶、凝血酶、自体血凝块、所有可用于携带抗生素的支架。对胶原蛋白的研究最为广泛，经抗生素浸润的胶原对治疗骨髓炎的疗效仍存在争议。在骨移植替代物中，硫酸钙因其低免疫反应、可吸收能力及结构特性一直被使用。有研究对生物可吸收的骨替代物（BBS，含抗生素的医用 $CaSO_4$）和含抗生素的 PMMA 骨水泥进行比较，发现两者均可达到清除感染的目的。但是 BBS 不需要二次手术取出。笔者发现有些患者使用含钙的载体后，会有白色或干酪样引流液流出，但却无疼痛、红肿、发热、局部蜂窝织炎、白细胞计数升高等典型炎症的表现。这种现象一直困扰着医师和患者。Ferguson 等使用含妥布霉素的 $CaSO_4$ 治疗 193 例不同部位（股骨和胫骨占多数）感染的骨髓炎患者，发现其有效，然而，填充物是可变的，不过，长期的伤口渗出物在患者体内具有自限性，并未出现感染复发。

Badie 和 Arafa 使用含有抗生素的硫酸钙微球和骨髓抽吸物一期治疗 30 名骨髓炎患者，其中 77% 的患者感染得到根除。他们建议将便宜、可再生且安全的骨髓抽吸物添加到硫酸钙中用作骨质替代物。McNally 等描述了使用可注射的、载有庆大霉素的硫酸钙 / 羟基磷灰石生物复合材料对 100 名患者的 105 个骨缺损进行的一期治疗，其中 80 名被归类为 Cierny-Mader B 类患者。切除窦道和植入物并进行清创，暴露出健康、出血的骨质，冲洗并干燥空腔，填充生物复合材料。如果存在不稳定，则使用外固定或内固定。100 名患者中有 96 名一期手术治愈，4 例复发；4 例翻修术后 1~2 年无感染。作者还报告，100 名患者中有 6 名出现“伤口引流物为白色”，但除更换敷料外，无须任何干预，无 1 例引流患者出现感染复发。

据调查，最新被用于治疗骨髓炎的可降解材料是合成多聚物。这些材料最大的优势在于它们可以在指定时间有效和准确地释放出指定数量的药物。聚乳酸羟基乙酸共聚物（PLGA）植入物已经使用了一段时间，目前正在就作为可生物降解的抗生素载体的使用进行调查。但这些材料已被报道能引起炎症和异物反应，这些反应被认为是由它们的酸性降解产物引起的。不产生酸性降解产物载体，如聚碳酸酯（PTMC）处在实验室研究的早期阶段。可生物降解的单甲基 PLGA 共聚物是未来的研究方向。

Kluin 等指出，理想的可生物降解的抗生素载体需要具备以下特点：良好的生物相容性，可控降解，能在较长一段时间内以治疗水平释放各种抗生素（包括抗耐药菌的万古霉素），在降解时不会产生酸性副产物。

### （四）闭合负压吸引引流术

据报道，改良的闭式抗生素进出冲洗抽吸系统，即 Lautenbach 方法具有 85% 的成功率（图 21-16）。这种技术的优点是，它允许基于手术活检培养结果的局部抗生素的应用发生变化，也有助于逐渐减少软组织无效腔的大小。其缺点主要包括输送导管的频繁闭塞，通过频繁使用链激酶以保持输送管道的通畅可解决这一问题。其他缺点包括延长住院时间及造成二次污染。笔者对这种治疗方法没有经验。Hung 等使用持续抗生素冲洗引流技术治疗 376 例胫骨骨髓炎患儿，术后优良率分别为 77% 和 21%，仅有 <1% 的患儿效果不佳。

最新的一种伤口闭合技术是负压伤口治疗（NPWT）或 VAC，它由一个产生真空的泵组成，可以在封闭伤口内产生负压环境；敷料用于包扎和封闭伤口；引流管用于从伤口区域清除液体；容器用于收集从伤口引流出的废物质。已发表的大多数关于 NPWT 的研究涉及 VAC 系统的使用（Kinetic Concepts，Inc，San Antonio，TX）（图 21-17A）；

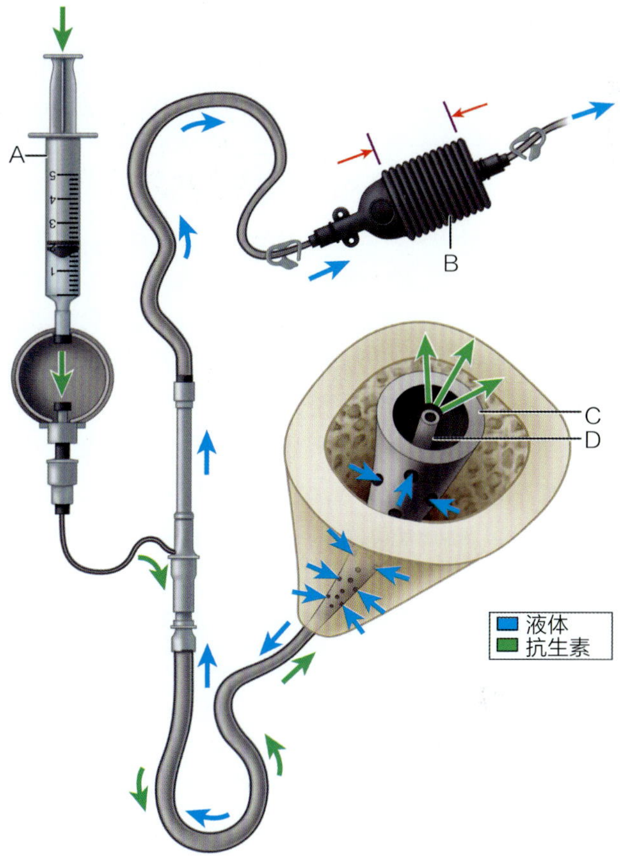


图 21-16 Lautenbach 引流系统。A. 注射器，每 4 小时注射 1 次；B. 抽吸包，通过外层管子抽吸骨内的液体；C、D. 抗生素从内层管子进入骨髓（引自：Caesar BC, Morgan-Jones RL, Warren RE, et al: Closed double-lumen suction irrigation in the management of chronic diaphyseal osteomyelitis: long-term follow-up. J Bone Joint Surg. 91B: 1243, 2009. 版权归属于英国骨骼与关节外科编辑学会）

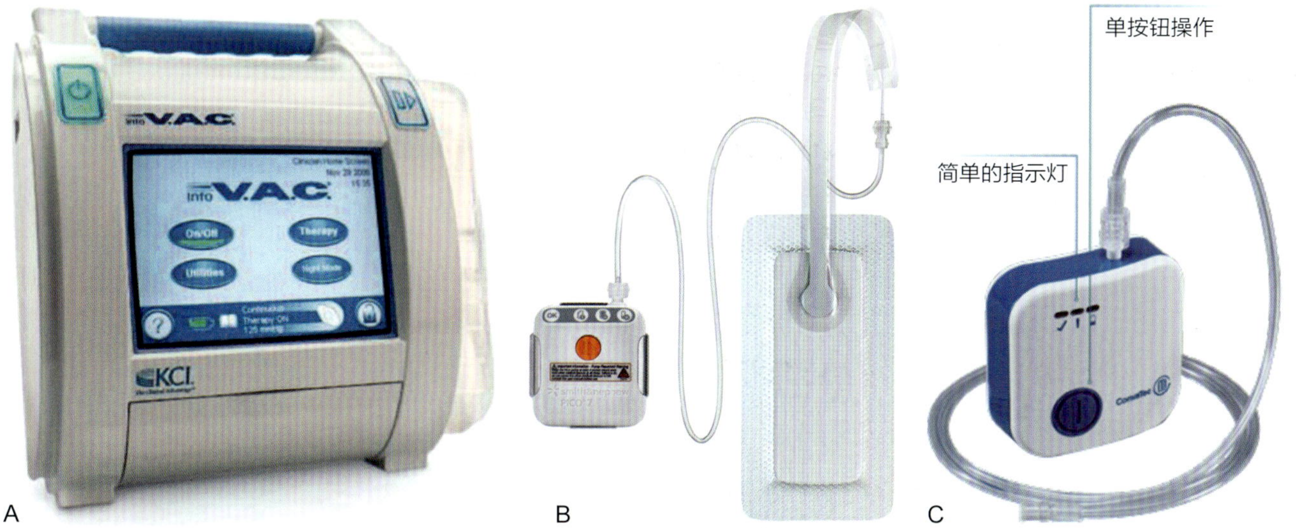


图 21-17 负压创面治疗设备。A. Kinetic Concepts VAC 系统；B. Smith & Nephew 一次性无罐负压创口处理装置 PICO；C. ConvaTec Group，Avelle，一次性无罐负压伤口治疗装置

然而其他许多厂家的NPWT也可使用。较新的设计包括无罐、一次性的设备，如PICO（Smith & Nephew，Memphis TN）和Avelle（ConvaTec，Oklahoma City，OK）（图21-17B，C）。

有学者已报道了NPWT治疗复杂伤口的效果，他们提示了NPWT减轻水肿、增加血流量、增加肉芽组织和增大伤口细菌清除可能性的益处。虽然这些研究都强调NPWT可预防复杂创面的骨髓炎，但却没有更多关于应用NPWT治疗骨髓炎的信息。Tan等在一项对68名骨髓炎患者的研究中，比较了NPWT（35名患者）和常规治疗（33名患者），发现应用NPWT的患者感染复发者显著减少，组织或肌皮瓣移植的需要减少，创面细菌清除增多。据报道，使用NPWT的最严重并发症是广泛性出血，这通常发生于患者在家中或护理之家使用这种装置时。NPWT不应替代外科手术清创，应在所有坏死、无活力组织被清除干净且开始使用合适抗生素治疗后方能应用。目前，还需要进行更多关于压力强度参数、治疗时间、治疗间隔、应用模式及产生最有效和性价比高的治疗的研究。

### （五）软组织移植

应用软组织移植充填广泛清创术后遗留无效腔的方法有多种，包括从局部带血管蒂肌瓣移植到显微外科吻合血管的游离组织瓣移植。带血管的肌肉组织移植能增加血供，从而改善局部的生物环境，这种血供对于机体的防御功能、抗生素的转运及骨和软组织的愈合有重要的作用。文献报道，应用这种技术的成功率为66%~100%。

在大多数情况下，通常用局部肌瓣治疗胫骨慢性骨髓炎。腓肠肌常被用于胫骨近1/3的缺损，比目鱼肌则被用于胫骨中1/3的缺损，而胫骨远侧1/3的缺损需要用显微血管吻合的游离肌瓣填塞。

许多研究者都报道应用显微血管吻合游离肌瓣移植取得了很高的成功率。用于显微血管吻合移植的组织可包括肌瓣移植外加植皮、肌皮瓣、骨组织或骨-皮肤组织瓣。组织移植之前，感染灶要彻底清创，这样才能使组织瓣有一个健康的受区，有助于确保手术的成功。

在应用显微血管吻合游离肌瓣移植时，如果还有骨段缺损，可在游离皮瓣移植6周后行自体骨松质植骨。胫骨骨段缺损可用游离腓骨移植来治疗。如果慢性骨髓炎造成胫骨和腓骨的骨段同时缺损，且应用游离腓骨移植疗效不佳，建议截肢或采用Ilizarov重建技术。

### （六）外固定

Ilizarov牵张成骨技术有助于治疗慢性骨髓炎和感染性长骨踝关节骨折不愈合。采用这一技术可以将感染的骨彻底切除。一般在感染区近端或远端的正常骨质上进行骨皮质截骨术，并将正常骨质移植至缺损处直至骨愈合。Drózdz等报告了使用Ilizarov技术治疗54名感染性骨不连患者，其中有96%的患者感染治愈，并且有86%的患者达到骨愈合。根除感染后可以植骨并用髓内钉代替外固定架稳定固定患肢。这一方法的缺点就是达到坚强固定的时间太长，并且并发症的发生率较高。此外有研究发现，外固定对患者的心理健康有负面影响，即使在外固定移除后仍然存在。尽管有这些问题，对于需要广泛切除骨质并通过重建获得稳定的患者，Ilizarov技术还是有用的。借助环固定髓内杆，牵张成骨技术已被用于长达13 cm的节段性骨缺损的治疗。

Qin等还报道了通过根治性清创、含抗生素的硫酸钙和单侧外固定术成功治疗了6~18.5 cm不等的骨缺损。35名无再感染患者中有34名成功骨愈合。外固定器的平均佩戴时间为17个月（范围为7~32个月），只有6名患者需要不到1年的外固定器佩戴。作者选择单侧外固定器而不是环形固定器，是因为前者更容易学习，并且可以用最少的设备快速完成；成本更低，装置更轻巧，更容易被患者接受。

### （七）辅助疗法

高压氧治疗被用于治疗慢性骨髓炎，其确切疗效尚待证实。高压氧治疗仅被用作传统治疗方法的辅助性手段。生长因子，如骨形态发生蛋白（BMPs）和富血小板血浆（PRP）因其加速或增强成骨的能力而被建议作为骨髓炎的辅助治疗。但是在感染彻底根除之前，不考虑使用该类产品。一些关于物理能量疗法［脉冲电磁场（PEMF）和超声］的研究认为，它们可以直接影响生物膜的形成及与抗生素发生协同作用增强其活性。

## 四、Garré硬化性骨髓炎

硬化性骨髓炎是慢性骨髓炎的一种，表现为骨质增厚和膨胀，但没有脓肿和死骨（图21-18）。本

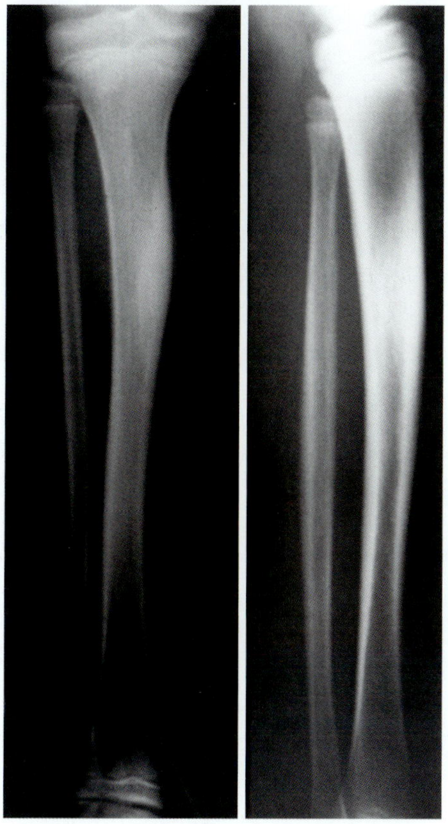

**图 21-18**　组织活检证实为胫骨硬化性骨髓炎

病常发生于儿童和青年人。病因未明，但一般认为与低等级细菌感染有关，可能是厌氧菌感染，但需要和骨样骨瘤、Paget 病等相鉴别。

患者常主诉有中等程度的间歇性疼痛，持续时间较长。病灶处可出现肿胀和压痛。X 线片显示骨质膨胀，并有弥漫性硬化。红细胞沉降率通常轻度升高。活检仅表现为慢性、低度、非特异性骨髓炎，细菌培养通常为阴性。本病发生后数年，可在远隔部位出现继发性病变。目前尚没有肯定有效的治疗方法，建议进行硬化骨的开窗和抗生素治疗。Schwartz 等采用带血管的游离腓骨移植技术成功治疗 1 例硬化型肱骨骨髓炎患者。

## 第五节　骨髓炎残余期

骨髓炎残余期的特点是感染的症状和体征包括窦道流脓完全消失。骨质硬化、骨质的血供和强度已正常。在骨髓炎的这一阶段，病变骨与正常骨的关系就如同瘢痕组织与正常结缔组织的关系一样。邻近的软组织均出现瘢痕化，如果曾有窦道存在，皮肤常与骨质粘连在一起。如果骨骼位于皮下，这种情况则更为常见。这种组织受伤常导致皮肤破溃，并能引起感染复发。有时难以分清骨髓炎是处于残余期还是处于慢性缓解期。骨髓炎残余期的治疗包括矫正下肢不等长、成角畸形及关节畸形。有时必须松解挛缩的瘢痕，并用肌皮瓣替代粘连的瘢痕组织。

## 第六节　慢性复发性多灶性骨髓炎

慢性复发性多灶性骨髓炎（chronic recurrent multifocal osteomyelitis，CRMO）的特点是起病隐匿，在骨质感染区有轻至中度的疼痛和炎症体征，很容易复发。症状时好时坏，迁延数月或数年。CRMO 的原因尚不清楚，但越来越多的证据表明是遗传因素。有学者认为，CRMO 和 Garré 综合征本质相同。由于该种疾病鉴别困难，其发病率可能会更高。

本病在儿童最常见，10 岁为发病高峰。CRMO 常累及长骨干骺端，尤其是胫骨、股骨和锁骨。扁平椎在这些患者中很常见。一项包括 102 名儿童和青少年 CRMO 的研究确定脊柱受累，包括脊柱畸形、脊柱侧弯和脊柱后凸畸形，占 26%。另一种伴发的疾病是掌 - 跖脓疱病，此病临床表现为足底和手掌部出现脓疱疹。实验室检查通常显示白细胞计数正常或轻度升高，红细胞沉降率和 C 反应蛋白水平升高，骨和血细菌培养阴性。在 X 线片上，骨损害通常是双侧对称性的，主要表现为溶骨性改变，同时也存在不同程度的硬化改变。全身 $^{99m}$锝骨扫描通常显示双侧对称性吸收增加。MRI 检查有助于排除化脓性病变，全身 MRI 检查有助于发现早期的水肿反应。穿刺活检的目的是要排除其他疾病。如果诊断有疑问，则需要进行确诊性活检。以下内容已被提议作为 CRMO 的诊断标准：2 个或 2 个以上类似骨髓炎的骨病变部位，影像学和骨扫描结果与骨髓炎一致，6 个月或以上的慢性和复发症状，正规治疗 1 个月以上无效，缺乏其他可识别的原因。

本病目前尚无有效的治疗手段，如果细菌培养的结果是阴性的，则不适合应用抗生素治疗。非甾体抗炎药有助于缓解疼痛。对于难治性 CRMO，特别是伴有脊柱受累的，应用双膦酸盐类药物（帕米膦酸二钠）和肿瘤坏死因子 - α 治疗成功的案例已被报道。干扰素治疗后的疾病缓解已被报道，但尚缺乏绝对证据。症状缓解数月后又复发是本病的特征，复发时间一般间隔 2 年。本病有自限性，长期预后良好。然而，一项研究发现，近 60% 诊断为 CRMO 的儿童在诊断后 6 个月至 15 年出现活动性疾病和疼痛。然而，该病的复发很常见：在一组 56 名德国患者的队列研究中，50% 的患者平均术后 2.4 年后复发，而北美的 70 名儿童患者研究中，平均术后 1.8 年后的复发率为 83%。

## 第七节 厌氧菌骨髓炎

厌氧菌已成为骨髓炎的一个重要原因。在 182 例接受手术治疗的骨髓炎患者中，有 40 例在手术中取材做细菌培养后发现了厌氧菌。要证实有这些细菌的存在，就必须在临床取材后立即进行培养，使用新鲜的培养基，并在无氧条件下培养，并且在将集落从无氧环境中移出后要立即进行传代培养。

软组织的厌氧菌感染通常发生于已损伤的缺血组织。这些被感染的组织经常散发出恶臭，沿皮下组织和筋膜还可形成广泛的潜行性组织坏死。厌氧菌感染经常发生于糖尿病坏疽患者。治疗的方法是手术引流和切除坏死组织，并根据细菌培养和药敏试验结果给予适当的抗生素治疗。

## 第八节 特殊部位骨髓炎的切开引流

### 一、跟骨

和其他跗骨骨髓炎一样，跟骨骨髓炎的骨皮质坏死也不是非常广泛。由于骨膜与骨质紧密相连，因此骨膜通常被脓液侵蚀穿孔，而不是被脓性分泌物掀起。因此，跟骨骨髓炎形成的包壳极小。研究发现，金黄色葡萄球菌是导致跟骨骨髓炎最常见的致病菌，而铜绿假单胞菌是伴有足部神经病变最常见的致病菌。美国麻醉协会评分 <2 分、年龄 <65 岁，不伴有神经病变或糖尿病的患者，由创伤导致的骨髓炎一般预后均良好，清创后，联合口服和静脉使用抗生素治疗能够改善临床效果。

#### 劈开足跟入路

用跟骨内侧和外侧切口切开引流局部脓肿效果满意；而经足跟跖面的 Gaenslen 切口适用于切除慢性骨髓炎的病变骨组织。术后瘢痕一般不痛，瘢痕深陷，切口两侧的组织向内翻卷形成厚垫（图 21-19 和图 21-20）。

**手术技术 21-6**

（Gaenslen）

- 患者俯卧，患踝垫高。
- 在足跟正中做一纵行切口，起于第 5 跖骨基底水平，向后延长 2.5~4.0 cm，劈开跟腱止点。
- 在小趾展肌和趾短屈肌之间切开跖腱膜。
- 于切口远侧端将足底外侧动脉和神经牵向内侧。
- 显露跖方肌，将其与跖长韧带一起纵行切开。
- 用一宽骨刀将跟骨由后向前劈开，牵开两半跟骨，显露骨质内部。用力牵开可显露距下关节。

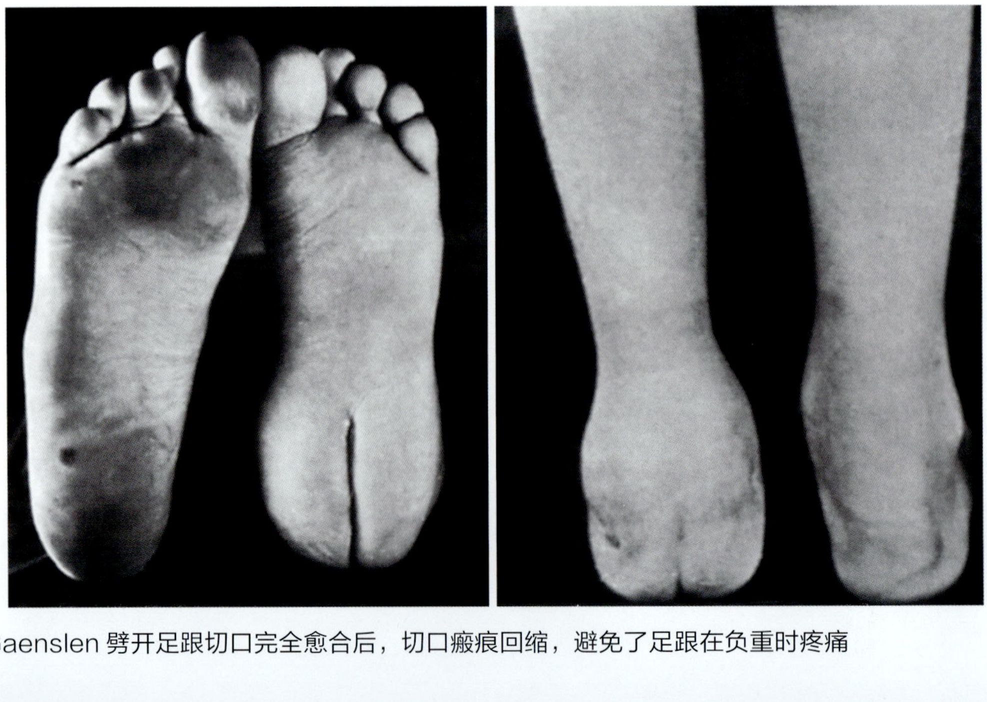

图 21-19 Gaenslen 劈开足跟切口完全愈合后，切口瘢痕回缩，避免了足跟在负重时疼痛

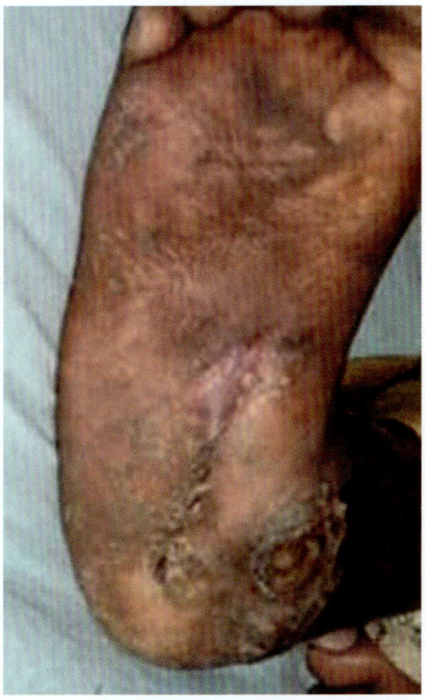

图 21-20 愈合的 Gaenslen 劈开足跟切口。手术瘢痕位置较深，周围组织在切口两侧形成厚垫（引自：Jose Jerome JT, Varghese M, Sankaran B, et al: Gaenslen's split-heel incision for calcaneal osteomyelitis: a cast report, Foot Ankle Online J 2: 3, 2009.）

- 去除所有死骨和明显的感染组织，但要尽可能不损伤骨皮质。
- 留置引流管，松弛地关闭切口。

**术后处理** 术后用短腿管型石膏固定，维持患足中立位，踝关节屈曲 90°。跟骨部位石膏开窗，以便更换敷料。

## 二、股骨远侧 1/3

股骨远侧 1/3 的慢性骨髓炎很难治疗。因为股骨此段后方的骨膜很容易被骨膜下脓肿掀起，使这部分骨质失去大部分血供，窦道常经久不愈。而随后形成大块瘢痕组织，又影响了骨血供的重建。并且，此处的瘢痕组织与大血管和神经靠得很近，很难进行手术。

**手术技术 21-7**

- 在大腿远侧 1/3 做一外侧纵行切口，从膝关节线近侧 5 cm 上开始，向近端延伸 10 cm。
- 切开髂胫束，向前牵开股外侧肌，显露股骨。
- 在切口的远侧要避免打开膝关节。应将手术区限制在股骨外侧和后外侧面，否则会切开髌上囊，使膝关节被污染。
- 在股骨后外侧面骨皮质上钻出骨窗的外形，用骨刀去除窗内的骨块。
- 在干骺端的近侧进入髓腔，骨窗的位置要保证脓液向后方引流。
- 仅清除坏死和感染组织。
- 留置橡皮片引流条，引流条要从另一独立的切口引出，并保证后外侧方向能直接引流，松弛地关闭切口。

**术后处理** 患肢以夹板固定，维持膝关节伸展位，直至伤口愈合，在活动时要保护患肢，防止发生病理性骨折。

## 三、骨盆

与长骨一样，骨盆骨髓炎通常由血行播散、外伤、手术（如髋关节内植物）或软组织感染（如溃疡）引起。Ramaesh 等发现伴有神经损伤的患者，其骨盆骨髓炎的发病率较高，而 MRI 是诊断该类疾病最敏感的方法，细菌培养和骨组织活检可以进一步确诊并排除恶性病变，如鳞状细胞癌，临床上可使用广谱抗生素进行治疗。

### （一）髂骨

急性期髂骨骨髓炎常侵犯整个髂骨，在内、外侧骨皮质表面都形成大的骨膜下脓肿。早期的症状类似急性阑尾炎或髋关节化脓性关节炎。在切开引流之前，要进行全身治疗（特别是静脉输注抗生素，必要时给予输血）。术中要备足血。在伴有肠道病变的骨盆骨髓炎中，常有厌氧菌感染。

髂骨的慢性骨髓炎经常为全骨受累，感染广泛扩散，以至于不可能去除所有的死骨并引流所有的脓肿。由于大部分髂骨翼可被切除而不造成显著的功能障碍，因此选用切除术比其他保守性处理更受欢迎（参见手术技术 21-12）。

## 引流术

**手术技术 21-8**

- 沿着髂嵴的中 1/3 做切口，根据需要可向两侧延长。
- 从髂骨翼内、外侧骨板的骨膜下剥离肌肉，此时脓液常在压力下向外流出。但在很多情况下，肌肉已经被骨膜下脓肿从骨质上剥离。
- 小心避免进入髋关节。
- 将每个脓肿都切开引流，将引流条由另外独立的切口引出，利用重力达到通畅引流。
- 松弛地关闭切口。

**术后处理** 由于髋关节屈肌受到激惹常引起髋关节屈曲挛缩，因此要应用 Buck 牵引。患者要经常转至患侧卧位，以促进引流。

### （二）坐骨和耻骨

在坐骨和耻骨的骨髓炎中，脓肿常发生于闭孔内、外肌的深面或坐骨直肠窝内。切口放置在距会阴较远的位置，以减少伤口污染的可能性，并允许更大范围地牵开股薄肌和内收肌。必要时可切开闭孔膜，探查骨质的深面。在长期卧床和截瘫的患者中常见坐骨结节骨髓炎，这些患者常发生压疮并继发感染、坏死和骨髓炎。有效的治疗必须清除所有的坏死组织和感染骨质，并经常需要进行软组织的移植以闭合组织缺损。对于耻骨联合处的骨髓炎，当非根治性治疗无效时，可切除耻骨联合。

## 四、脊柱

脊柱的骨髓炎在第 42 章讨论。

## 第九节 骨髓炎的切除术

在许多病例中，如果要治愈慢性骨髓炎，就必须彻底切除感染的骨段，即使这是一段重要的长骨。过去不主张广泛切除被慢性血源性骨髓炎感染的长骨，理由有 3 个：①骨膜可能无法再生出完整的骨干（图 21-21）；②残留骨的质量不适于骨的重建；③如果进行骨的重建，潜伏的感染可能复发。然而随着更新的骨和软组织移位技术的出现，尽管重建所需的时间可能较长，现已能进行骨质广泛切除和重建而不会造成明显的功能障碍。

所有被慢性骨髓炎累及的不重要骨骼，如跖骨、跗骨、部分跟骨、腓骨、髂骨、肋骨、锁骨和肩胛骨均可被切除，并且切除后仍能保留令人满意的功能。

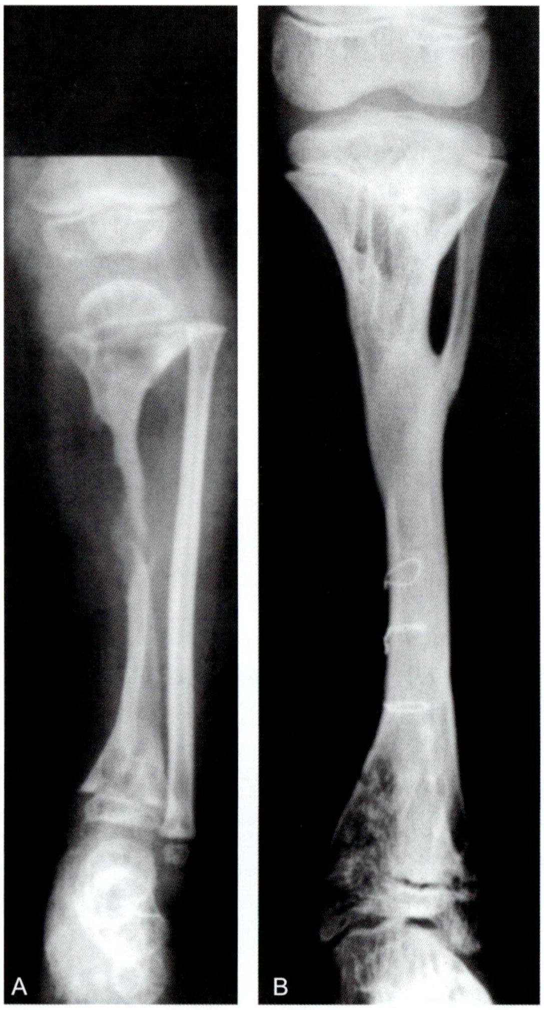


**图 21-21** A. 4 岁儿童，胫骨急性骨髓炎，在形成足够的包壳以维持骨骼完整性之前，手术去除大量死骨，形成巨大缺损；B. 腓骨移植桥接骨缺损

### 跖骨切除术

**手术技术 21-9**

- 第 1 跖骨应尽量保留。
- 从远排跗骨至相对足趾的近节趾骨中部做一背侧纵行切口。
- 向深部切开骨膜，但不要打开腱鞘。
- 沿骨干切开骨膜，将骨膜彻底剥离下来。
- 切除全部骨干，但在儿童患者应尽可能保留骨骺。
- 留置引流，松弛地关闭切口。

**术后处理** 用石膏后托固定，直至伤口愈合。然后开始保护性负重练习。

## 跗骨切除术

慢性骨髓炎通常可累及一块以上的跗骨。如果必须切除受累的跗骨，可经背外侧或背内侧的纵行切口切除。假如准备切除跟骨，建议使用 Gaenslen 入路（见手术技术 21-6）。

## 跟骨部分切除术

一项纳入 350 例跟骨骨髓炎患者的研究发现，如果双足均受累，且范围较大，则行胫骨截肢的概率较高。部分跟骨切除术在治疗足跟部溃疡和跟骨骨髓炎时，可以有效保留患肢。

**手术技术 21-10**　（图 21-22）

- 根据溃疡大小和形状选择切口。如果没有溃疡，可采用 Gaenslen 入路（见手术技术 21-6）。Fisher 和 Armstrong 等描述了一种“飓风切口”的技术，有助于手术中显露患肢的足跟部（图 21-23）。
- 向深部解剖至跟骨，注意保护健康的跟垫。
- 在准备切除跟骨的区域显露跟腱，游离切断跟腱，使其向近端回缩。
- 在距下和跟骰关节边缘后方 1 cm 处做一切口。
- 切除足够的骨质以便能游离和吻合附近的健康软组织。
- 留置负压引流管，关闭切口。如果无法一期关闭切口，可使伤口二期关闭。
- 术后用管型石膏固定，维持踝关节跖屈 30°，以减少伤口的张力。

**术后处理**　伤口愈合后，让患者戴上定制的坚固的踝足支具。

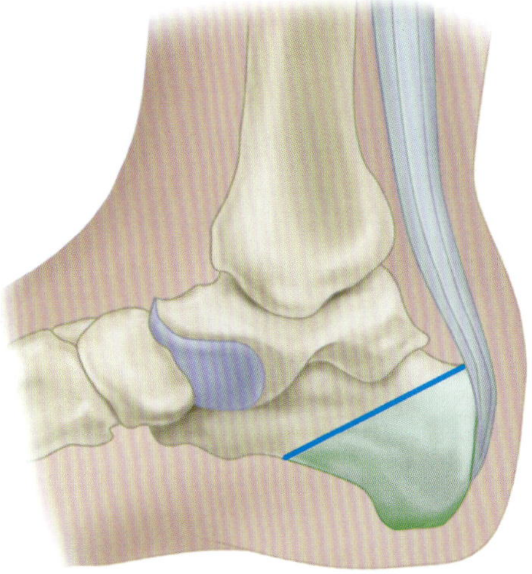

图 21-22　跟骨部分切除（见手术技术 21-10）

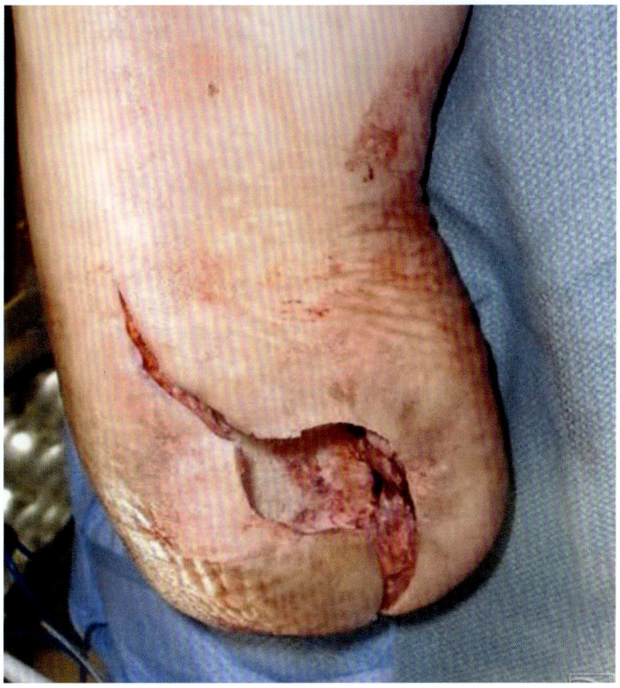

图 21-23　飓风切口（引自：Fisher TK, Armstrong DG: Partial calcanectomy in high-risk patients with diabetes: use and utility of a “hurricane” incisional approach, ePlasty 10: e17, 2010.）

## 腓骨切除术

如果需要，可将腓骨全部切除，但腓骨的远端 1/4 有助于稳定踝关节，要尽可能地予以保留。如果切除腓骨近端，则必须将膝关节的外侧副韧带和股二头肌肌腱牢固地固定在胫骨上。

**手术技术 21-11**

- 在腓骨的病变部位做一纵行切口。
- 经比目鱼肌和腓骨肌间隙显露腓骨。
- 在切口近端显露并保护腓总神经。
- 沿骨干切开骨膜，环形剥离将要被切除骨干的骨膜。
- 切除有病变的腓骨干，留置引流管，松弛地关闭切口。

**术后处理**　用长腿石膏后托固定，维持患足中立位，踝关节屈曲 90°，膝关节屈曲 20°，直至伤口愈合。然后开始保护性负重练习。

## 髂骨翼切除术

如果髂骨慢性骨髓炎有流脓且经久不愈，可切除大部分髂骨翼（图 21-24）。

### 手术技术 21-12

（Badgley）

- 从髂后上棘到髂前上棘沿髂嵴做一切口，平行缝匠肌向远侧延伸至大腿，长 7.5~10 cm（图 21-25A）。
- 在髂嵴远侧 1.3 cm 处切开筋膜，沿髂嵴切开骨膜。
- 骨膜下剥离臀肌和阔筋膜张肌至髋臼缘。
- 分开阔筋膜张肌和缝匠肌间隙，牵开阔筋膜张肌显露髂骨前部。
- 儿童患者的软骨性髂嵴很容易与附着于其上的腹肌一道被剥离下来。
- 骨膜下剥离腹肌、背阔肌、腰方肌和竖脊肌的止点。
- 沿髂骨的内板向远侧剥离肌肉，直至弓状线（图 21-25B）。
- 如果需要，可将髂骨全部切除，向远侧至髂前下棘，向后至骶髂关节。
- 伤口内留置引流条，引流条经单独的切口引出，利用重力使引流通畅。
- 松弛地关闭切口。

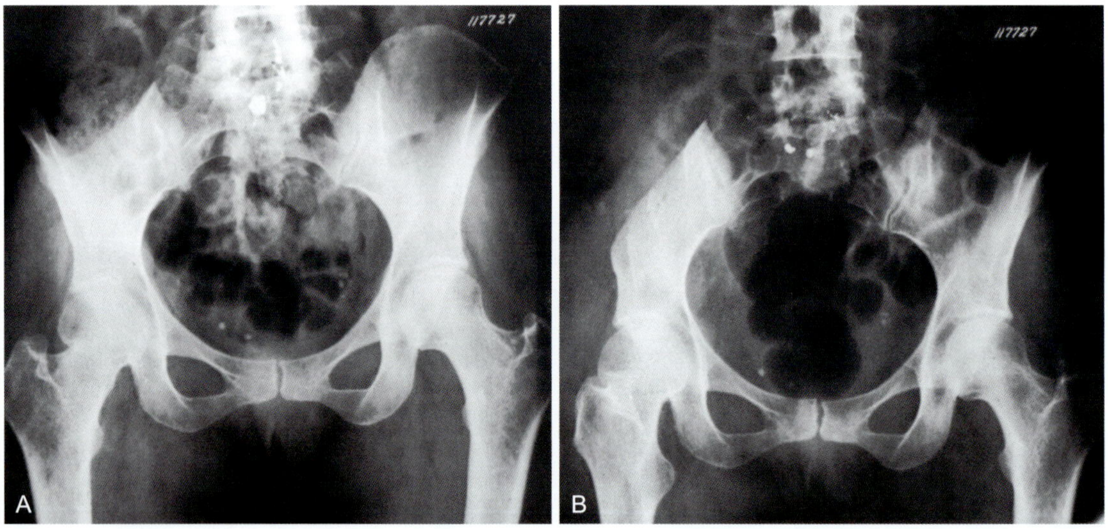


图 21-24 A. 自右侧髂嵴取骨用于腰椎融合，进行骨移植后，供区出现骨髓炎并伴有滑动性腹疝；B. 切除病变的髂嵴，修补腹疝后髂骨的 X 线片表现

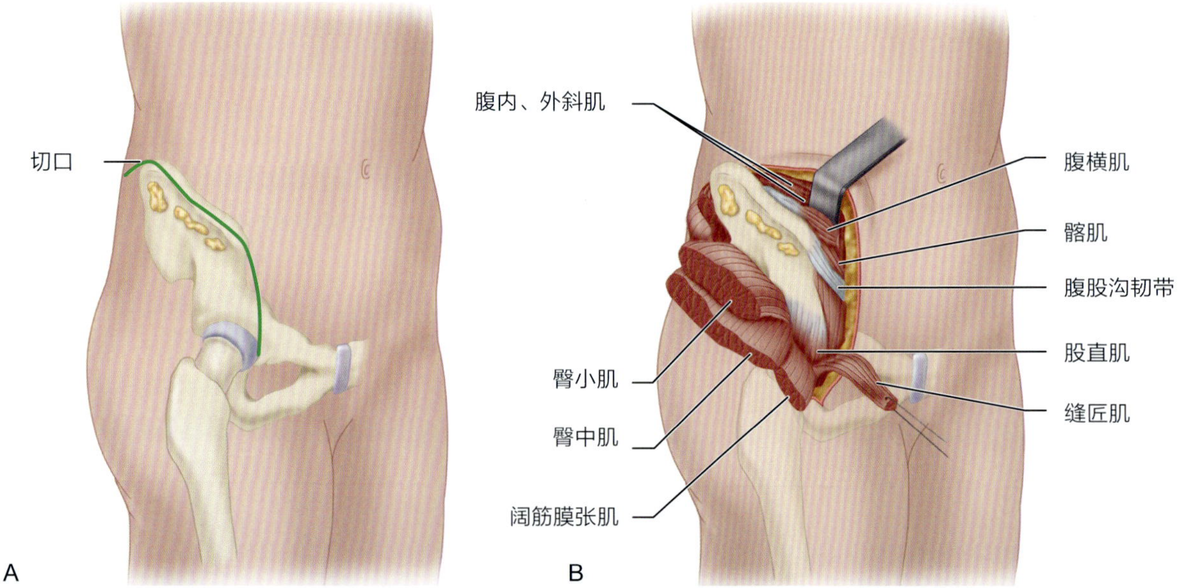


图 21-25 A 和 B. 切除髂骨翼后的骨膜暴露。可从髂骨上将腹股沟韧带反折，以便切除耻骨上支和骶髂关节之间的骨骼（见手术技术 21-12）

**术后处理** 患者伤口愈合，身体条件允许，就可开始保护性活动。

## 第十节 骨髓炎的截肢治疗

截肢术不常用于治疗骨髓炎。但是，对于某些患者，如果反复手术及长期抗生素治疗也不能消灭感染，截肢可能会更好。据报道，慢性骨髓炎恶变的比例为 0.2%~1.6%，绝大多数是发生于窦道的鳞状细胞癌，但也有网织细胞肉瘤、纤维肉瘤和其他恶性肿瘤的报道。对于这些患者，截肢术是最可靠的治疗手段。动脉功能不全、主要神经麻痹或关节的挛缩和僵硬造成肢体功能丧失也是截肢术的适应证。

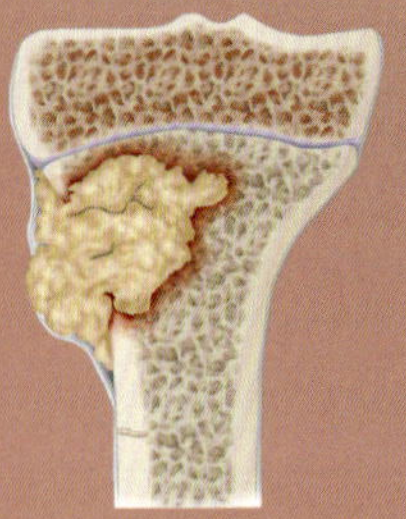

# 第 22 章

# 感染性关节炎

著者：Anthony A. Mascioli, Ashley L. Park
译者：黄　炎（第 13 版：余　斌　林庆荣　戴　闽）
审校：姚建华　征华勇（第 13 版：李建民　邵显昊）

急性化脓性关节炎是由细菌侵入关节引起的，可以通过血源播散、创伤或手术直接接种、邻近的骨髓炎或蜂窝织炎蔓延而发病。尽管对急性化脓性关节炎的病理生理和治疗已有深入的研究，但本病的发病率和病死率仍很高，尤其是老年人和幼儿患者。感染菌株的类型及患者的个人免疫系统功能将决定该患者是否会罹患化脓性关节炎，或仅是发生较轻微的感染。即便应用现代的治疗手段和抗生素，本病仍可导致严重的并发症。导致化脓性关节炎晚期并发症最常见的原因是诊断和治疗不及时。

Mathews 等写过一篇系统回顾，在文章中指出：促发关节感染的危险因素主要包括类风湿性关节炎、骨关节炎、人工关节、较低的社会经济地位、滥用静脉内药物、酗酒、糖尿病、既往关节内皮质类固醇注射及皮肤溃疡等。

## 第一节　临床表现

急性化脓性关节炎可发生于任何年龄，但儿童和老年人最多，尤其是在关节病变由创伤或其他病变导致异常的情况下，如血友病、骨性关节炎或类风湿性关节炎。任何原因和疾病，如肿瘤、糖尿病、酒精中毒、肝硬化和尿毒症等导致的免疫功能损伤都会增加患化脓性关节炎的危险，而且有上述易患因素时常会与感染特定的微生物有关（表 22-1）；因此，应详细询问病史，并进行全面的查体。

化脓性关节炎最常发生于成人。但是，最严重的感染后遗症常发生于儿童，特别是髋关节感染并且治疗被延误时。与年龄有关的解剖学改变均是造成儿童患者出现严重并发症的原因，如骨骺破坏、关节囊内压力增高及感染性渗出物造成的骨缺血性坏死。Alderson 等利用幼禽进行研究，证实确实存在穿过骺板的血管，使骨骺和骺板软骨直接相通，成为细菌从干骺端的骨髓炎病灶侵入骨骺并最终进入关节的通道。

下肢负重关节的化脓性关节炎最常见（61%~79%），其他所有关节都可发病，也可多关节同时发病。在治疗开始前，必须进行细致的全身检查，确定是单关节感染还是多关节感染。很多疾病可以导致单个关节的炎症（框 22-1），应尽早考虑关节感染，否则一旦漏诊或误诊，会很快发生不可逆的关节损害，甚至死亡。

新生儿急性化脓性关节炎的炎症反应不明显，发热、肿胀、红斑和疼痛等症状会很轻，也可能没有上述症状，因此，有时诊断会依据可能只包括以下表现：其他部位有感染（如脐带插管）、易激惹、生长速度减慢、肢体姿势不对称或者不愿意被抱着（被拥抱时有不悦感）。

临床检查可以区分一过性滑膜炎和化脓性关节炎，如果 CRP＞20 mg/L，且患儿无法负重行走时，74% 的情况考虑为化脓性关节炎；而无任何临床指标时，发生化脓性关节炎的概率 <1%（表 22-2）。

**表 22-1**

**临床常见关节感染的致病菌**

| 临床因素 | 致病菌 |
|---|---|
| **患者年龄** | |
| 新生儿 | 金黄色葡萄球菌 |
| <2 岁 | 流感嗜血杆菌、金黄色葡萄球菌 |
| >2 岁 | 金黄色葡萄球菌 |
| 青年（健康、性生活活跃） | 淋球菌 |
| 老年人 | 金黄色葡萄球菌（50%）、链球菌、革兰氏阴性杆菌 |
| **结构异常** | |
| 穿刺或注射 | 金黄色葡萄球菌 |
| 创伤 | 革兰氏阴性杆菌、厌氧菌、金黄色葡萄球菌 |
| **假体置入** | |
| 早期感染 | 表皮葡萄球菌 |
| 晚期感染 | 革兰氏阳性球菌、厌氧菌 |
| **内科疾病** | |
| 注射药物 | 不典型革兰氏阴性杆菌（如假单胞菌属） |
| 类风湿性关节炎 | 金黄色葡萄球菌 |
| 系统性红斑狼疮，镰状细胞贫血 | 沙门菌属 |
| 血友病 | 金黄色葡萄球菌（50%）、链球菌、革兰氏阴性杆菌 |
| 免疫功能低下 | 金黄色葡萄球菌、分枝杆菌属、真菌 |

改编自：Stimmler MM: Infectious arthritis：tailoring initial treatment to clinical findings, Postgrad Med 99:127-131, 1996.

## 第二节　关节液检查

通常认为化脓性关节炎的早期诊断和治疗是非常重要的，尤其是在受累关节被破坏前。微生物和（或）它们可能产生的细胞毒素能在几天内对软骨和软骨下骨造成不可逆的损伤。据估计，25%~50% 的化脓性关节炎患者最终会出现不可逆的关节功能丧失。因此，早期诊断是影响化脓性关节炎患者功能预后的最重要因素。

目前，鉴别病原微生物和确定其抗菌药物敏感性的标准是关节液的常规培养。获得的关节液应立即送革兰氏染色、培养、细胞计数和晶体分析。测量红细胞沉降率或 C 反应蛋白水平可能有助于治疗过程。C 反应蛋白超过 10.5 mg/dl 可以预测感染。白细胞计数大于 2000/mm$^3$ 表示炎症，而计数较低则表示机械性紊乱。然而，化脓性关节炎的典型特征包括关节液不清亮或混浊，核细胞计数大于 50 000/mm$^3$ 或中性粒细胞百分比高，尤其是免疫功能低下的患者，白细胞计数为 28 000/mm$^3$ 或以下也有感染的可能。除白细胞计数外，多核中性粒细胞（PMNs）的比例如果大于 90%，则表明感染。

脓性关节炎主要要与晶体性关节炎鉴别诊断，因为临床表现可能相似，关节液表现也可能相似。此外，当关节液检查显示为微晶时，伴随晶体性关节炎的感染可能会被忽略。与单独使用标准细胞学特征相比，结合标准关节液标志物和无微晶，可提高化脓性关节炎诊断的准确性。

**框 22-1**

**诊断单关节感染时应考虑的致病因素**

- 感染
- 结晶诱导性关节炎（痛风、二羟焦磷酸钙沉积病）
- 创伤
- 关节积血（血友病、镰状细胞贫血）
- 骨髓炎
- 关节周围症状（滑囊炎、肌腱炎）
- 腘窝囊肿破裂
- 深静脉血栓
- 色素沉着绒毛结节性滑膜炎
- 力线异常
- 异物

引自：Stimmler MM. Infectious arthritis: tailoring initial treatment to clinical findings, Postgrad Med 99: 127, 1996.

**表 22-2**

**两种变量模型的概率计算结果**

| C 反应蛋白 | 负重 | 概率 |
|---|---|---|
| 是 | 是 | 0.74 |
| 是 | 否 | 0.15 |
| 否 | 是 | 0.06 |
| 否 | 否 | 0.01 |

引自：Singhal R, Perry DC, Khan FN, et al: The use of CRP within a clinical prediction algorithm for the differentiation of septic arthritis and transient synovitis in children, J Bone Joint Surg Br 93: 1156-1161, 2011.

虽然关节液培养有助于诊断化脓性关节炎，但可能出现假阴性和假阳性。高达75%的化脓性关节炎患者关节液培养呈阴性。经验性使用抗生素可能会影响检查结果。如何快而准地诊断化脓性关节炎，相关研究正在进行中。分子生物学方法如聚合酶链反应（PCR）技术被用来通过基因检测鉴定细菌。自动多重PCR（MPCR）技术的优势在于快速鉴定病原菌及其对抗生素的敏感性（与标准组织培养技术长达几天相比，MPCR通常只需要5 h）。结果显示，关节假体周围感染的超声和滑关节液检查结果与原生关节化脓性关节炎的检查结果相似。

## 第三节 影像学检查

许多影像学技术可以有助于发现关节感染，并为诊断提供帮助，但都不能确诊。在感染的前几天，影像学检查一般正常；但是早期可发现局部软组织肿胀、脂肪垫移位、关节间隙由于积液而增宽。随着感染的继续加重，由于关节软骨的破坏，关节间隙逐渐变得狭窄。X线检查过去常用于观察治疗效果和判断疾病治疗的阶段，如广泛的关节破坏、骨髓炎、骨性关节炎、关节融合、骨质丢失等。

相比X线检查，超声检查主要用于观测关节积液（即便较少）的深度。由于血凝块形成的低回声区是化脓性关节炎的典型表现，超声检查可用于指导关节穿刺和排脓，并可监测关节内部结构、关节囊、骨表面和邻近软组织情况。超声检查的优点是无创、价格便宜、使用方便，但必须依赖于操作者的经验。超声引导下的经皮穿刺在获得活检和减压感染方面也被证明是有用的；在不能抽吸关节液或滑膜液缺乏的急性关节炎病例中，可通过确定病原体的活检来确诊，或在血管周围有中性粒细胞浸润时改善诊断。

CT、MRI和骨扫描也能获得化脓性关节炎的诊断依据，但这些检查并非必不可少。CT比X线片更加灵敏，有时可用于早期感染的诊断：它能显示软组织肿胀、关节渗出、脓肿形成，并能指导关节穿刺、监测疗效、帮助选择手术入路。MRI也可发现感染，并确定感染程度，有时MRI可协助诊断难以取材的关节感染。MRI比CT有更高的分辨率，且比骨扫描更能清楚地显示关节的细微解剖结构变化，在区分骨和软组织感染及显示关节渗出方面可以有很大的帮助。而且，患者免受辐射。MRI的缺点是价格昂贵、有金属置入物的患者不能使用、在显示硬化的骨皮质和结构方面不如CT。和其他影像技术一样，MRI是非特异性的，并且不能区分感染性和非感染性关节炎症。

放射性核素骨扫描能早期发现感染的区域。虽然$^{99m}$锝磷酸盐扫描能显示在成骨活跃和血供丰富组织中放射性核素吸收增加，但在化脓性关节炎的早期仍可能表现为正常。其他放射性药物包括$^{67}$镓枸橼酸盐、$^{111}$铟氯化物，二者在对感染病灶的特异性和敏感性方面都比$^{99m}$锝磷酸盐好，但它们仍然不能较好地显示骨和关节的细微区别，它们都很难区分感染究竟来自骨、关节还是软组织。$^{111}$铟标记的白细胞可积聚于急性感染的区域，在化脓性关节炎等患者中有接近60%的阳性率，但仍存在假阳性的骨性关节炎患者。

## 第四节 发病机制

关节的血源播散感染先出现全身性的菌血症，细菌随后经血管侵及滑膜-软骨结合区，然后经滑膜和滑液播散到关节内。为什么关节会被侵犯而其他更容易受侵犯的器官却不被累及？这一点尚不清楚；但是在金黄色葡萄球菌（导致血源性化脓性关节炎最常见的非淋菌性感染）上发现的胶原受体可能起一定的作用。并且，滑膜的毛细血管缺乏有限制作用的基底膜，因而血管内的细菌可以通过毛细血管上皮细胞之间的间隙进入滑膜组织的血管外间隙。另外，滑膜的成纤维细胞能抑制对细菌的吞噬作用。

滑膜被感染后，很快便充血，并被多形核白细胞浸润，随后几天内，充血和细胞浸润迅速加重。组织学上，开始由急性炎症转为慢性炎症，单核白细胞和淋巴细胞开始增加，到3周时，这两种细胞成为主要的炎症细胞。

关节软骨破坏是基底物质降解的结果，一般在感染后4~6 d发生。Perry认为，基底物质的破坏大约发生于细菌侵入关节2 d后，其过程由急性炎性反应相关酶的活化、细菌产酶及产毒素以及迟发免疫反应过程中T淋巴细胞的刺激所导致。滑膜中沉积的细菌抗原和细菌产生的特定毒素，如葡萄球菌肠毒素，刺激T淋巴细胞的增殖。由于T淋巴细胞增多和基底物质降解，胶原暴露于胶原酶，关节软骨的力学性能也发生改变，使其耐磨性下降，约4周关节软骨完全破坏。此时可发生关节脱位、半脱位和骨髓炎。

## 第五节　微生物学

年龄是决定感染何种细菌的一个重要因素。在所有年龄组人群中，金黄色葡萄球菌感染最为常见，其次为 A 群链球菌和肠杆菌。随着疫苗的发展，流感嗜血杆菌成为了婴儿及儿童患病的主要病原体，而据文献表明，金黄色葡萄球菌（包括 MRSA）仍为引起住院新生儿化脓性关节炎最常见的病原菌。静脉插管和静脉高营养也会传播这种细菌。

金氏杆菌是一种在固体培养基中难以培养出来的细菌，其所导致的化脓性关节炎要比以往更为常见，尤其是在 3~36 个月大的儿童中。金氏杆菌导致的感染症状较轻，甚至没有发热。这种细菌对大多数青霉素和头孢都敏感。

性生活较多的健康成人中，由淋球菌引起的化脓性关节炎约占 75%，而感染淋球菌的患者中，只有不到 3% 的患者会发生化脓性关节炎。这种感染与其他类型感染性关节炎的表现略有不同。感染经常表现为多关节性，并可伴有丘疹。关节组织培养常为阴性，但咽部和尿道培养可为阳性。聚合酶链反应（PCR）可以帮助确定组织、血液和体液是否被感染，也可帮助确定培养阴性的关节滑液中是否有淋球菌。淋球菌性关节炎在应用适当的抗生素治疗之后常能取得满意的效果，通常不需引流。

有报道，小儿感染社区获得性耐甲氧西林金黄色葡萄球菌的数量增加，这些疾病包括骨髓炎和化脓性关节炎。儿科急性化脓性关节炎和血源性骨髓炎的病原体 26% 可能是社区获得性耐甲氧西林金黄色葡萄球菌（methicillin resistant S.aureus，MRSA），这种社区获得性 MRSA 感染的患者经过适当的治疗后血培养仍有可能是阳性，需要采用多种外科治疗手段。

在年长的成人中，非淋菌性化脓性关节炎约 50% 是由金黄色葡萄球菌引起的，另外 50% 由链球菌和革兰氏阴性细菌引起的。由金黄色葡萄球菌引起的多关节化脓性关节炎患者如果还患有类风湿性关节炎、血友病或免疫抑制，病情会非常严重，据报道，病死率可高达 56%。对于类风湿性关节炎患者，如出现急性化脓性关节炎的特征性表现，如关节被动活动疼痛、肿胀和红斑，也可能很难解释。有系统性红斑狼疮的成人受沙门氏菌感染的可能性会增加，有静脉注射毒品史的人对革兰氏阴性菌易感，包括假单胞菌属。

## 第六节　治疗

急性化脓性关节炎治疗的原则主要包括：①关节充分引流及对感染组织的切除；②给予抗生素以减轻感染的全身败血症症状；③关节必须置于一个稳定的位置并制动。及时引流和准确地分析脓性关节液对于保存关节软骨和控制感染均至关重要。

如果怀疑关节有感染，应该在使用抗生素之前用大号的穿刺针行关节穿刺抽液。对儿童患者，不论是否找到致病菌，均应积极进行治疗。

经验性使用抗生素应根据患者的年龄和危险因素而定（表 22-3）。这种经验性治疗应持续至获得细菌培养和药敏试验得到可靠结果时为止，此时开始进行对应的治疗（表 22-4）。如果没有分离出病原菌，应继续经验性的治疗。总的来说，治疗持续的时间应由医师决定，主要依据病原菌类型、患者的情况以及治疗效果而定。由 B 型流感嗜血杆菌、淋球菌或链球菌所致的感染如果行正确的抗菌治疗，一般很快就见效，治疗时间可以相对较短（2 周以内）。由葡萄球菌和革兰氏阴性细菌引起的感染一般见效较慢，常需要治疗 4~6 周。如果是髋关节或肩关节感染，或者患者有免疫缺陷，或者治疗效果较差，则需要治疗更长时间。一般来说，若最终经治疗后，实验室检查出来的结果仍无好转，那么就可以考虑邀请感染科会诊。

糖皮质激素作为抗生素的辅助治疗，对化脓性关节炎有益，已有强有力的证据支持这一观点。与数据显示的在严重脓毒血症、严重肺炎、细菌性脑膜炎和急性肾盂肾炎中使用类固醇的改善结果一致。

笔者认为，如果诊断较早，而且感染关节比较表浅，如肘关节或踝关节，应进行关节穿刺抽吸，必要时反复进行穿刺。应给予合适的抗生素，关节应该用夹板固定于功能位，密切观察关节疼痛和肿胀的减轻、皮温的下降及关节活动度增加的情况。由毒力较低的病原菌引起的感染通常立即会对治疗产生反应。如果治疗效果不明显，并且经反复穿刺显示在 24~48 h 内关节液白细胞计数没有下降，则必须切开引流。如果脓性物质位于位置较深的关节，如肩关节或髋关节，应切开引流。在许多情况下，关节镜引流是手术引流的一个良好的替代方法。Stutz 等报道了 78 例关节镜冲洗和清创术，其中 91% 治愈，只有 4% 需要开放手术。治疗的效果取决于关节感染的阶段。许多其他研究表明，与膝

**表 22-3**
**经验性抗菌治疗**

| 病原体 | 经验性抗菌治疗 |
|---|---|
| 有 MRSA 风险*或 β 内酰胺类药物过敏的革兰氏阳性球菌 | 万古霉素 15 mg/kg IV q12h |
| 革兰氏阳性球菌集群，无 MRSA 风险 | 萘夫西林或苯唑西林 2 g IV q4h |
| 革兰氏阳性球菌，无 MRSA 风险 | 头孢唑林 2 g IV q8h |
| 革兰氏阳性链球菌（推测为链球菌属） | 青霉素 G 12~18 MU/d 或氨苄西林 2 g IV q4h |
| 革兰氏阴性球菌（推测为奈瑟球菌属） | 头孢曲松 1~2 g IV/IM q12~24h 或头孢噻肟 2 g IV q8h |
| 革兰氏阴性杆菌 | 头孢他啶 2 g IV q8h 或头孢吡肟 2 g IV q8h |
| 革兰氏染色阴性病菌，先前健康，无 MRSA 风险 | 头孢唑林 2 g IV q8h |
| 革兰氏染色阴性病菌，与健康情况相关或有其他 MRSA 风险 | 万古霉素 15 mg/kg IV q12h 加头孢他啶 2 g IV q8h，头孢吡肟 2 g IV q8h 或哌拉西林 / 三唑巴坦 4.5 g IV q6h |
| 被人、犬、猫咬伤 | 氨苄西林舒巴坦 1.5~3 g IV q4h |

*耐甲氧西林金黄色葡萄球菌危险因素：近期接受医院或者社区治疗，血液透析，糖尿病，静脉用药，近期抗生素治疗，近期监禁，近期皮肤或软组织感染患者或密切接触者。社区获得性MRSA经常发生在没有先前存在危险因素的情况下。IV，静脉注射；IM，肌内注射。

引自：Nuermberger E: Septic arthritis community acquired. In Bartlett JG, Auwaerter PG, Pham PA, editors: John Hopkins ABX guide to diagnosis and treatment of infectious diseases,ed 3, Burlington 2012, Jones and Bartlett.

**表 22-4**
**已明确病原体的抗菌治疗**

| 病原体 | 抗菌治疗 |
|---|---|
| 金黄色葡萄球菌（甲氧西林敏感） | 萘夫西林或苯唑西林 2 g IV q4h × 3 周<br>头孢唑林 2 g IV q8h × 3 周 |
| 金黄色葡萄球菌（耐甲氧西林或 I 型青霉素过敏） | 万古霉素 15 mg/kg IV q12h × 3 周 |
| 对青霉素敏感的肺炎链球菌（MIC<4 mg/L） | 青霉素 G 12~18 MU IV qd 分次给药或氨苄西林 2 g IV q4h × 2 周 |
| 肺炎链球菌（青霉素耐药） | 头孢曲松 1~2 g IV q12h 或头孢噻肟 2 g IV q8h 如果敏感，或万古霉素 15 mg/kg IV q12h × 2 周 |
| 革兰氏阴性杆菌 | 头孢曲松 1~2 g IV q12h 或头孢噻肟 2 g IV q8h × 3 周 |
| 革兰氏阴性杆菌（铜绿假单胞菌） | 头孢他啶 2 g IV q8h 或头孢吡肟 2 g IV q8h，加庆大霉素或妥布霉素 5 mg/kg IV q24h × 3 周 |
| 革兰氏阴性杆菌 | 环丙沙星 400 mg IV q8~12h 或 750 mg PO q12h 或左氧氟沙星 750 mg IV 或 750 mg PO qd × 3 周 |
| 多重病菌感染 | 氨苄西林 / 舒巴坦 1.5~3 g IV q4h × 3 周<br>克林霉素 600 mg IV q6~8 h × 3 周，加环丙沙星 400 mg IV 或 750 mg PO q12h 或左氧氟沙星 750 mg IV 或 750 mg PO qd × 3 周 |
| 革兰氏阳性病原和 I 型青霉素过敏 | 万古霉素 15 mg/kg IV q12h × 3 周 |
| 万古霉素耐药 | 利奈唑胺 600 mg IV 或 PO q12h ；小于 12 岁的患者 10 mg/kg q8h。 |

MIC，最小抑菌浓度；IV，静脉注射；PO，口服；qd，每日 1 次。

引自：Nuermberger E: Septic arthritis community acquired. In Bartlett JG, Auwaerter PG, Pham PA, editors: John Hopkins ABX guide to diagnosis and treatment of infectious diseases, ed 3, Burlington, 2012 Jones and Bartlett.

关节、髋关节、肩关节、腕关节、肘关节和踝关节的开放引流相比，关节镜冲洗和清创的患者感染率更低，重复清创次数更少，住院时间更短，功能效果更好。在一项对 161 例化脓性膝关节炎患者的研究中发现，开放引流组有 71% 的患者需要重复引流，而关节镜组需要重复引流的患者仅为 50%。Jiang 等从全国数据库中分析了 7145 例感染性肩关节炎患者发现，围术期关节镜治疗相比于开放引流导致患者败血症比例增加，尿路感染发生增加，但骨髓炎的发生率明显减少。这些研究者注意到关节镜组患者比开放引流组患者有更多的既往病史，这可能是导致该结果的一个因素。正如 Abdel 等在他们对 50 例先天性化脓性肩关节炎患者的研究中指出的，大多数患者为老年人，57% 的患者免疫功能低下，1/3 的人需要额外的干预。Kang 和 Lee 也认为，患者因素、年龄、并发症和病原体都与化脓性关节炎关节镜清创的结果有关。一项对化脓性髋关节炎的系统回顾显示，关节镜下的髋关节自然冲洗对选择的患者（那些没有畸形、没有细菌感染或免疫功能低下的患者）是安全有效的。预后良好的最重要因素仍然是早期诊断、早期治疗以及患者的选择。晚期关节镜检查结果显示患者预后更差。

感染消退后就可开始恢复关节正常功能的治疗，包括早期应用功能性夹板以防止患肢畸形，患肢肌肉进行等长收缩以增加肌力和进行主动的关节活动范围锻炼。感染性关节炎患者开始治疗后经常遗留不同程度的畸形，给予牵引、动力夹板、系列管型石膏和被动活动锻炼均有所帮助。在治疗后期，感染已完全消退，但受累的关节常遗留畸形或活动受限，治疗应针对畸形的矫正和关节功能的恢复。然而，在这一阶段要进行任何必要的治疗时，必须考虑到感染有复发的可能。

## 第七节 跗骨间关节感染

原发性跗骨间关节化脓性关节炎少见。跗骨间关节感染如未能控制，需要行广泛的手术引流。

### 跗骨间关节感染外科引流

**手术技术 22-1**

- 做一个内侧或外侧纵切口，长 5~7.5 cm。
- 向深部切至关节囊，将关节囊广泛切开。
- 采集适当的组织材料用于进行革兰氏染色和培养，用大量的生理盐水冲净脓液。
- 留置引流，松弛地关闭切口。

**术后处理** 术后应用石膏夹板后托，患足固定于中立位，踝关节屈曲 90°。石膏夹板托要戴到伤口愈合为止，然后逐渐开始负重。

## 第八节 踝关节感染

### 一、穿刺抽吸

踝关节周围肿胀常导致脓肿波动，以致定位困难。为避免损伤重要结构，进针点应位于外踝尖端近侧 2.5 cm、前方 1.3 cm 处，紧贴第三腓骨肌腱的外侧（图 22-1）。

### 二、引流

踝关节可通过下列入路中的任何一种进行引流：前外侧、前内侧、后外侧和后内侧（图 1-34，图 1-36 和图 1-38）。相较于其他手术入路，后外侧入路更加安全有效。

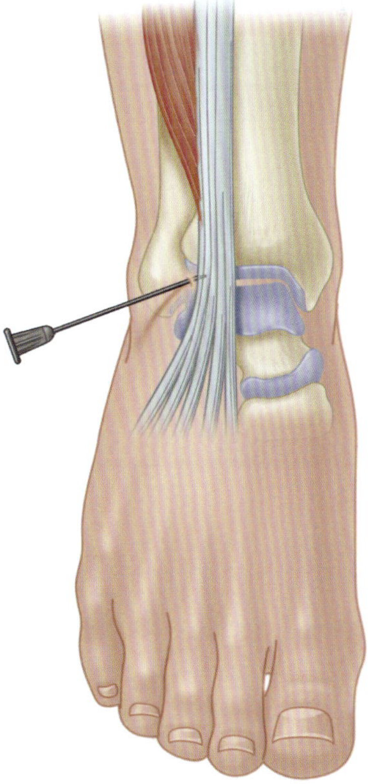

图 22-1 踝关节穿刺（前外侧观）

### 前外侧引流

**手术技术 22-2**

- 在外踝前方 1.3~2.5 cm 处，于前切表面做一长 5~7.5 cm 的切口。
- 经伸肌腱和第 3 腓骨肌腱鞘外侧的筋膜继续向深部解剖。
- 纵行切开关节囊。

### 后外侧引流

**手术技术 22-3**

- 将患足背屈，这样能消除关节前间隙并扩大后间隙，使脓液排出更彻底。
- 切口始于外踝尖端近侧 5 cm 处，正好位于跟腱的外侧，向远侧延长切口至跟骨，沿其上缘弧形切开 2.5 cm。
- 将腓肠神经和小隐静脉牵向外侧。将关节囊后部表面的厚层脂肪组织向远侧推压，抵于距下关节上，以保护该关节。
- 向外侧牵开腓骨肌腱，在有光泽的、索条状的胫腓后韧带的近侧切开关节。
- 注意要在直视下切开后侧关节囊。这一入路对距下关节的引流也很适用。

### 前内侧引流

**手术技术 22-4**

- 在踝关节的前部，平行于胫前肌肌腱的内侧缘，做一 7.5 cm 长的切口。
- 直接解剖达关节囊内。
- 不要损伤腱鞘。

### 后内侧引流

**手术技术 22-5**

- 在跟腱内侧与其平行，做一长 7.5~10 cm 的切口。
- 向内侧牵开足拇长屈肌肌腱和神经血管束。
- 继续向深部解剖至关节囊。切开关节囊。假如解剖一直限制于足拇长屈肌肌腱的外侧，那么就可避开位于内踝后方的神经、血管和肌腱。

**术后处理** 在应用上述任何一种入路切开关节囊后，必须留置引流，松弛缝合伤口。术后应用石膏后托维持患足于中立位，踝关节屈曲 90°。石膏托要固定至伤口愈合，然后开始逐渐负重和主动的关节活动范围锻炼。

## 三、踝关节镜

踝关节镜可以治疗早期化脓性关节炎，滑膜切除术结合灌洗引流可以取得与开放入路相同的治疗效果（有关踝关节镜的具体内容见第 50 章）。

# 第九节 膝关节感染

大关节的细菌性关节炎发病率为每年 2 例 /10 万人口。膝关节最常见。

## 一、穿刺抽吸

由于膝关节较表浅，因此能容易地进行穿刺抽吸。进针点位于外侧，与髌骨上极在同一水平。将针穿过外侧支持带进入关节（图 22-2）。

## 二、引流

对于急性化脓性感染，前内侧的关节切开术

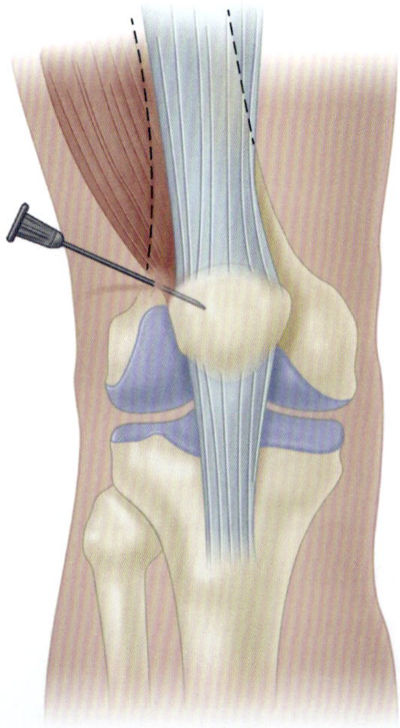

图 22-2 膝关节穿刺（前后位观）

或关节镜下引流及抗生素治疗通常已足够。对一些更难处理的患者，可以采用下列的手术入路。如果膝关节的后侧间室增大，并确诊有腘窝脓肿，最宜采用平行的前侧、后外侧和后内侧联合切口（Henderson）通常是最好的。只要有可能就应避免后侧引流，因为感染可沿筋膜面向大腿和小腿扩散。然而，当波动感提示在关节的后侧间隙已形成脓肿，而且不能经 Henderson 切口有效地引流时，则必须行后侧引流。要牢记关节的后侧间隙可由正中间隙分为内侧和外侧间隙。这些间隙的脓液可通过 Klein 或 Kelikian 入路有效地引流，引流方法将在下面介绍。膝关节感染不应当采用后正中切口，否则腘窝的血管、神经将暴露于脓液中并受到引流物的压迫，同时还可能产生经过关节的挛缩性瘢痕。

### 关节镜引流

目前，关节镜引流可能是更受欢迎的治疗膝关节急性化脓性关节炎的手段。最近的许多研究均报道应用这一技术取得了良好的疗效，这一方法综合了穿刺术和关节切开术的优点，又避免了它们的缺点。利用关节镜可清除关节内的脓性物质并对关节进行冲洗，镜下可见关节软骨并可清除关节内的小腔隙和粘连。如果需要，可行滑膜部分切除术。可通过关节镜入口将引流管插入关节进行引流，或者进行持续的负压吸引。与关节切开术相比，关节镜技术的优点还在于它可使膝关节的关节活动范围锻炼和康复锻炼提前。据报道，关节镜引流是一种更成功的方式，比切开引流需要更少的重复冲洗和清创。

## 膝关节镜下引流

**手术技术 22-6**

- 患膝常规消毒铺单，患者行全身麻醉或局部麻醉，在髌上囊插入一个大口径的进液套管（图 22-3A）。
- 经过标准的前外侧入口插入关节镜，用生理盐水或乳酸林格液冲洗关节，直至流出关节的冲洗液清亮。
- 然后观察关节，寻找所有可见的纤维碎片或小腔隙，并注意观察软骨的情况。
- 必要时通过其他入口清创或冲洗关节腔。
- 直视下清创和检查后，继续进行关节腔冲洗。
- 当拔出关节镜之后，可通过套管往关节腔内插入一个小引流管（图 22-3B），引流管放好后拔出套管（图 22-3C）。
- 用夹板固定膝关节于功能位。

A

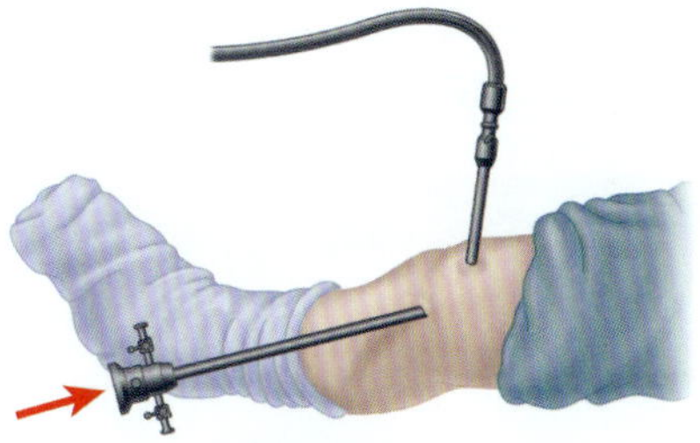

B

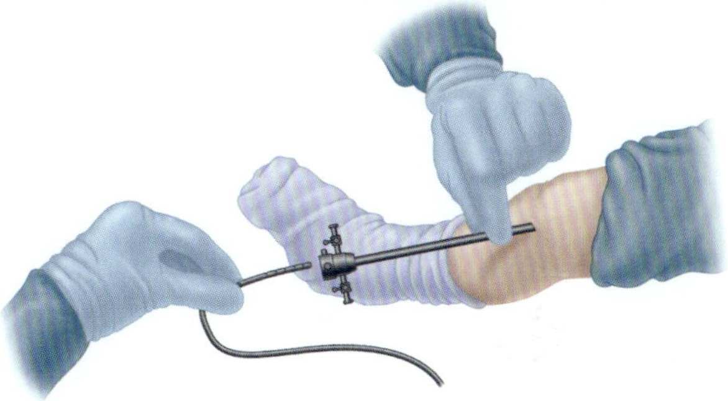

C

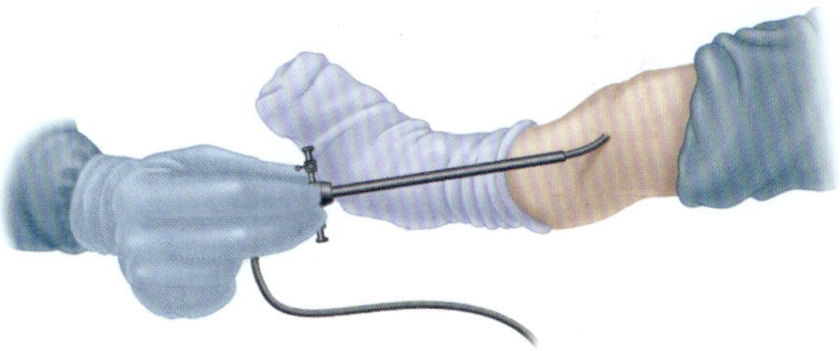

**图 22-3** 化脓性膝关节炎的关节镜冲洗。A. 髌上囊插入导管，用作出液管，并通过关节镜套管进行关节腔冲洗；B. 通过关节镜套管插入小型负压吸引管；C. 当引流管放置合适位置后，拔出关节镜套管（见手术技术 22-6）

**术后处理** 术后立即开始积极的功能锻炼，先进行直腿抬高和股四头肌收缩锻炼。患者感觉舒适后就可开始患膝主动的活动范围锻炼，通常是在前内侧关节切开术和关节镜引流术后 24 h 开始。如果留置引流，在术后 24~48 h 拔除。除去功能锻炼的时间外，要用功能性夹板制动 1 周。

## 前侧引流

**手术技术 22-7**

- 在髌骨两侧前方做一长 7.5~10 cm、相互平行的切口，切口的内侧和外侧必须尽可能离开髌韧带。
- 切开关节囊和滑膜组织，仔细清除脓性物质，分离所有的小腔隙和粘连。用大量生理盐水冲洗。
- 留置引流，保留滑膜组织敞开，松松地缝合关节囊和皮肤，用可吸收缝线缝合关节囊。
- 如果应用该入路进行引流，患者应在大部分时间内保持俯卧位，以利引流充分，或者必须早期进行膝关节活动范围的主动锻炼或持续被动活动。

## 后外侧并后内侧引流

### 手术技术 22-8

(Henderson)

- 保持膝关节屈曲，在膝关节的后外侧做一长 7.5 cm 的切口，恰好处于腓骨头和股二头肌肌腱的前方。该入路避开了腓总神经，该神经与股二头肌肌腱的后内侧缘平行，绕过腓骨颈。向深部切开髂胫束到达关节囊。
- 切开关节囊进入膝关节的后部间隙的外侧部分（图 1-62）。
- 在松弛的半膜肌、半腱肌、缝匠肌和股薄肌的肌腱前侧做一个与后外侧切口类似的后内侧切口（图 1-63）。
- 切开关节囊进入膝关节后部间隙的内侧。纵行的关节囊切口恰在胫侧副韧带的后方。

## 后内侧引流

通过 Klein 切口进入关节的后内侧部是利用了半膜肌腱与腓肠肌内侧头之间的滑囊常与膝关节相通的事实。因此，切开这些滑囊通常能直接进入关节腔。

### 手术技术 22-9

(Klein)

- 将膝关节轻度屈曲，做一长 10 cm 的纵行切口，切口中央位于膝关节间隙表面，正处于半膜肌腱的外侧。
- 切开浅筋膜，显露内侧腘绳肌腱。
- 辨认腓肠肌和半膜肌间的间隙，沿腓肠肌向近端寻至其在股骨内髁的止点。
- 沿此间隙中显露并切开关节囊。

## 后内侧并后外侧引流

### 手术技术 22-10

(Kelikian)

- 做一长 7.5~10 cm 的后侧纵行切口，切口中央跨越关节和半膜肌腱。
- 在此肌腱与腓肠肌内侧头的间隙中解剖。
- 切断半膜肌，将其近端缝于深筋膜上（图 22-4A）。
- 在关节囊上做一个宽敞的窗口，切除内侧半月板的后角。
- 如果后部关节间隙由中央间隔分开，那么仅通过后内侧切口进行彻底的引流是不可能的，如果仅需要对外侧间室进行引流时，在股二头肌表面做一个长 7.5~10 cm 的纵行切口。
- 切开此肌腱前方和外侧的深筋膜，从腓骨头上将此肌腱游离。同时，将腘肌腱从股骨外侧髁的附着部游离。
- 将两条肌腱的游离端均缝于深筋膜上（图 22-4B）。
- 在关节囊上开窗，楔形切除外侧半月板的边缘。
- Kelikian 建议不要留置引流，但必须进行骨牵引，以分开关节面。

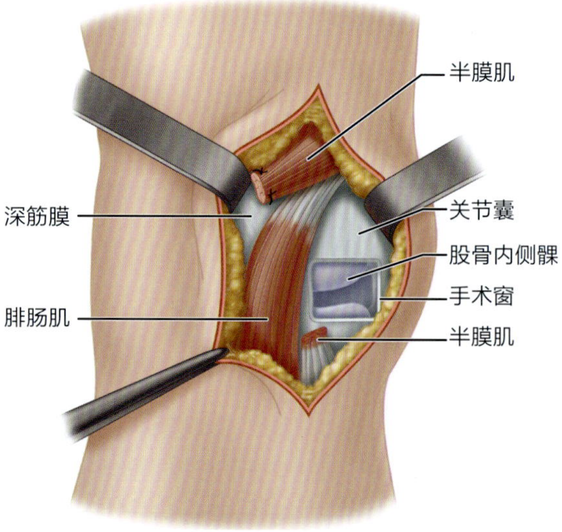


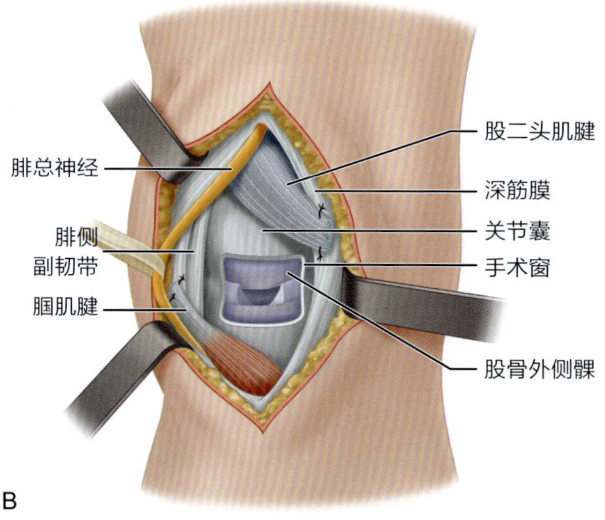


**图 22-4** A. Kelikian 入路引流膝关节后侧间隙的内侧半。半膜肌已切断，其近端已被缝于深筋膜上。关节囊开窗，并将内侧半月板的后角切除；B. Kelikian 入路引流膝关节后侧间隙的外侧半。切口位于股二头肌腱的内侧以保护腓总神经。在股二头肌腱的附着部将其切断，并将腘肌腱从其起点处游离，把游离的肌腱末端缝于深筋膜上。关节囊开窗，楔形切除外侧半月板的边缘（见手术技术 22-10）

## 第十节 髋关节感染

发生于儿童的髋关节急性化脓性感染要比成年人严重，而且在儿童患者中，更常发生严重的并发症。在许多患者中，感染首先开始于干骺端或骨骺，然后播散入关节。由于股骨头特殊的血液供应，髋关节的化脓性感染使股骨头发生缺血性坏死的危险性大大增加。骨骺分离作为儿童髋关节化脓性关节炎的一项并发症，也被进行了相关报道。如果髋关节感染发生于婴儿，并且未得到诊断，就可能造成病理性脱位，因此，婴儿或儿童的髋关节感染在切开引流后髋关节应维持于外展位，以减少发生病理性脱位的危险。双侧髋关节的化脓性关节炎要比其他关节常见，偶尔还可伴发脊柱感染。导致儿童重复手术的独立危险因素包括：C 反应蛋白 >10 mm/L、ESR > 240 mm/h，骨髓炎和耐用氧西林金黄色葡萄球菌感染。

### 一、穿刺抽吸

无论是外侧、前侧或内侧入路均可用于髋关节的穿刺抽吸。用 X 线透视可使进针更加准确。如果不能抽出液体，就要进行关节造影以确定穿刺针的位置。在许多情况下，尽管后来切开引流证实确有脓性物质存在，但是在穿刺时也可能抽不出脓性物质，在这种情况下，如果采用其他方法不能控制局部或全身症状，就要行髋关节探查。

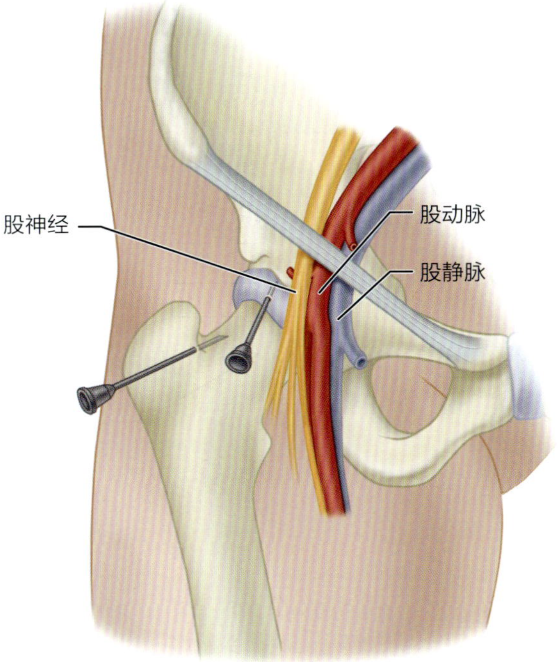


图 22-5 髋关节穿刺的两个入路（见手术技术 22-11 和手术技术 22-12）

#### 外侧穿刺抽吸

**手术技术 22-11**

- 进针点恰位于大转子的前下方，穿刺针与大腿表面呈 45° 进针（图 22-5）。
- 根据患者体形的大小，将穿刺针贴近骨质，向近端内侧进针 5~10 cm，进入关节。

#### 前方穿刺抽吸

**手术技术 22-12**

- 在腹股沟韧带处触及股动脉的搏动（图 22-5）。
- 穿刺针在此点的外侧 2.5 cm 及远端 2.5 cm 处，与皮肤表面呈 45° 刺入。
- 向近端内侧进针 5~7.5 cm，即进入关节腔。

#### 内侧穿刺抽吸

**手术技术 22-13**

- 将患腿屈曲外展，对于化脓性关节炎患者来说，这通常是一个更舒适的体位。
- 由长收肌肌腱的下方穿入穿刺针，利用 X 线透视辅助穿刺，进针平面在可摸到搏动的股动脉的下方，直至触及股骨头或股骨颈（图 22-6）。
- 开始抽吸关节液。

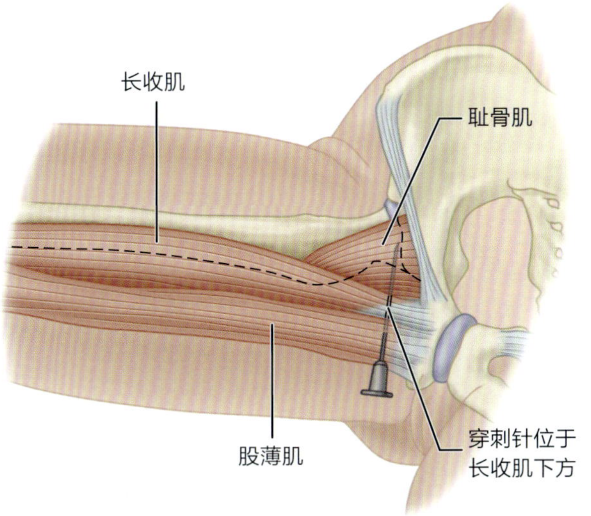


图 22-6 髋关节穿刺抽吸的内侧入路（见手术技术 22-13 和手术技术 22-17）

## 二、引流

髋关节的引流可通过后方、内侧、外侧或前方入路来完成。前方入路适用于较小的儿童，其理由如下：①可避免损伤股骨头主要的血液供应；②可减少术后发生关节脱位的可能；③对于较小的儿童，此手术入路特征性的标志更加清晰。对于成年患者，后侧入路更利于引流，并为大多数骨科医师所熟悉。

### 后侧引流

**手术技术 22-14**

（Ober）

- 沿股骨颈的方向做一斜切口，从大转子延伸至髂后上棘（图 1-92）。
- 顺肌纤维方向劈开臀大肌，结扎遇到的臀下血管分支。
- 在切口的内侧角辨认并保护坐骨神经。
- 于大转子的附着部切断髋关节的外旋肌群。此时保护股四头肌至关重要，因为其内含有为股骨头供血的脉管系统。
- 切开关节囊，切开时要靠近其骨盆的附着部以保护股骨头的血供。
- 彻底清除脓性物质，然后用大量生理盐水冲洗关节。
- 放置引流，保持关节囊开放，并松弛地关闭皮肤切口。

### 前侧引流

**手术技术 22-15**

- 自髂前上棘下方 1 cm 开始做一垂直切口。
- 在切口内侧显露缝匠肌，在外侧显露阔筋膜张肌和股外侧肌。钝性分离这些肌肉。
- 然后辨明股直肌的外侧缘，将其牵向内侧（图 22-7），显露出关节囊。
- 切开关节囊，清除脓性物质，用生理盐水冲洗关节。
- 留置引流，保留关节囊开放，松弛关闭皮肤切口。
- 如果需要更大范围的显露，将切口延长至髂嵴，并在骨膜下剥离阔筋膜张肌和臀肌的起点。
- 如有可能，应在近侧保护股外侧皮神经，在远侧保护旋股外侧动脉的分支。

### 外侧引流

**手术技术 22-16**

- 与大转子前缘平行做一长 7.5~12.5 cm 的纵行切口。
- 切开阔筋膜张肌，显露股外侧肌。
- 剥离股外侧肌前部，将外展肌群牵向近侧，以显露髋关节前部关节囊。
- 切开关节囊，清除脓液，用生理盐水冲洗关节。
- 留置引流，松弛地关闭切口。

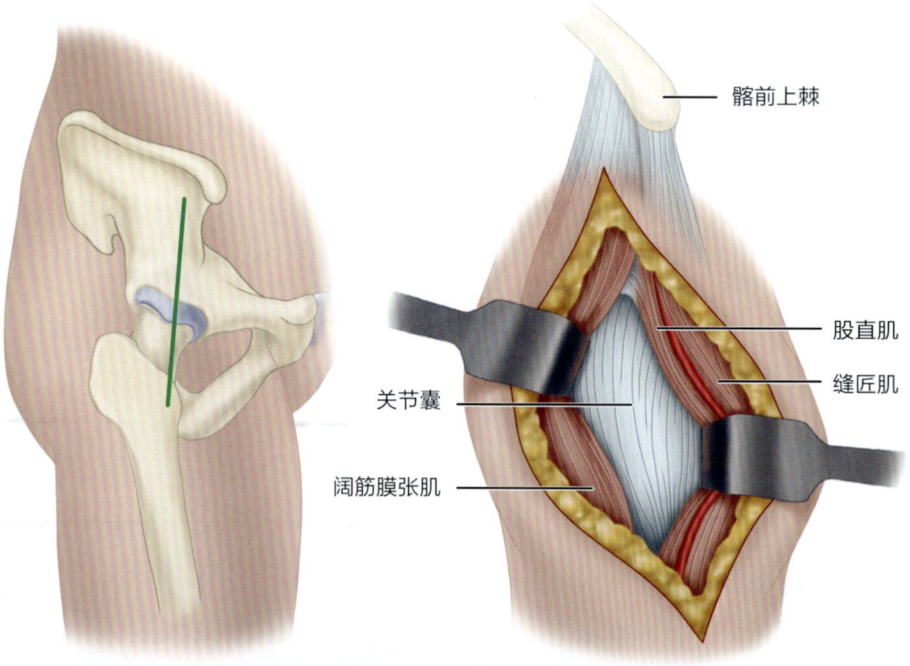


图 22-7 化脓性髋关节炎引流的前侧入路（见手术技术 22-15）

## 内侧引流

### 手术技术 22-17

（Ludloff）

- 在大腿近端的内侧做一长 7.5~10 cm 的纵行切口，显露股薄肌和长收肌的近端 1/4（图 22-6）。
- 向后钝性分离至长收肌和耻骨肌并进入脓腔，脓腔常在髂腰肌后方与髋关节相通。
- 清除脓液并用生理盐水冲洗伤口。
- 留置引流，松弛地关闭切口。

**术后处理** 通常婴儿术后最好用双侧髋人字形石膏将患肢固定于中度外展位。管型石膏上要适当开窗，便于伤口的观察和护理。大龄儿童和成年人应在 Buck 牵引下卧床，直至伤口愈合并能控制患肢（比如患者能抵抗重力将患肢抬离床面）。然后允许扶腋杖保护性负重，并开始主动的运动范围训练。

### 关节镜引流

应用关节镜引流来治疗髋关节急性化脓性关节炎也可见报道。据少量研究显示，应用此项技术可以取得满意的临床效果。

## 成人髋关节关节镜下清创和部分滑膜切除术

### 手术技术 22-18

（Schröder 等）

- 患者取仰卧位。
- 采用 Byrd 描述的 4 个入路（见第 51 章），在不牵引的情况下，对周围间室和中央间室进行清创和灌洗。应采用大容量灌洗（至少 30 L 生理盐水）。由于可能对软骨有毒性，不应使用抗生素。
- 为了避免液体泄漏和潜在的感染传播，通常不行关节囊切除术。
- 滑膜切除并冲洗后，将两个吸引管置入周围间室，将第一个引流管从环绕股骨颈内侧的前方入路置入，将第二个引流管从前外侧入路置入，以确保外侧和后侧有充分的引流。

**术后护理** 根据引流量拔除引流管。手术后第 1 天允许患者活动。需要拄拐部分负重 3 周。引流管拔除后进行连续被动活动。术后先静脉注射抗生素，然后口服抗生素，至术后 4 周。

## 三、髋关节急性化脓性关节炎的并发症

### （一）病理性脱位

病理性脱位主要发生于儿童，成人罕见。如果在未发生严重软组织挛缩之前发现关节脱位，那么很容易在引流时完成关节复位，并能获得令人满意的功能（图 22-8）。但是，如果股骨头已遭到感染的破坏，应在股骨远端进行骨牵引，直至股骨头回到髋臼水平。然后通过外展和轻柔旋转将股骨头复位。在未将股骨向远侧牵开前不应尝试手法复位，否则可能造成股骨头或股骨颈骨折。复位后应将髋关节以髋人字形管型石膏制动，直至髋关节稳定或者形成纤维或骨性关节强直。

### （二）骨髓炎

当感染局限于关节内时，迅速引流和适当的抗生素治疗可阻止股骨近端发生骨髓炎。但是，假如在小于 12 岁的儿童患者中，因骨髓炎产生股骨头死骨时，股骨头可能被完全吸收（图 22-9）或者在血供恢复以后由新骨替代。在大龄的儿童和成人中，股骨头始终是一块感染性死骨，需要切除。任

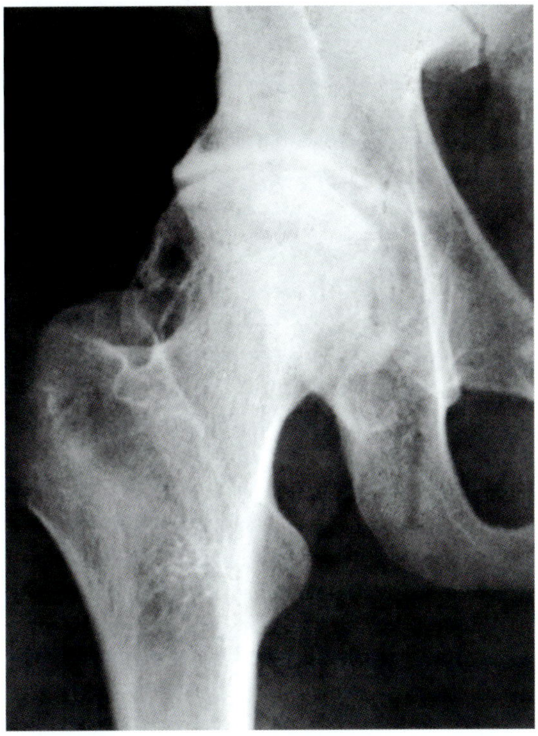

图 22-8 髋关节病理性脱位治疗后 21 年。关节间隙轻度狭窄，髋臼和股骨头轻度匹配不良，尽管很少有这样令人满意的治疗结果，但通常要比图 22-9 中显示的情况更满意

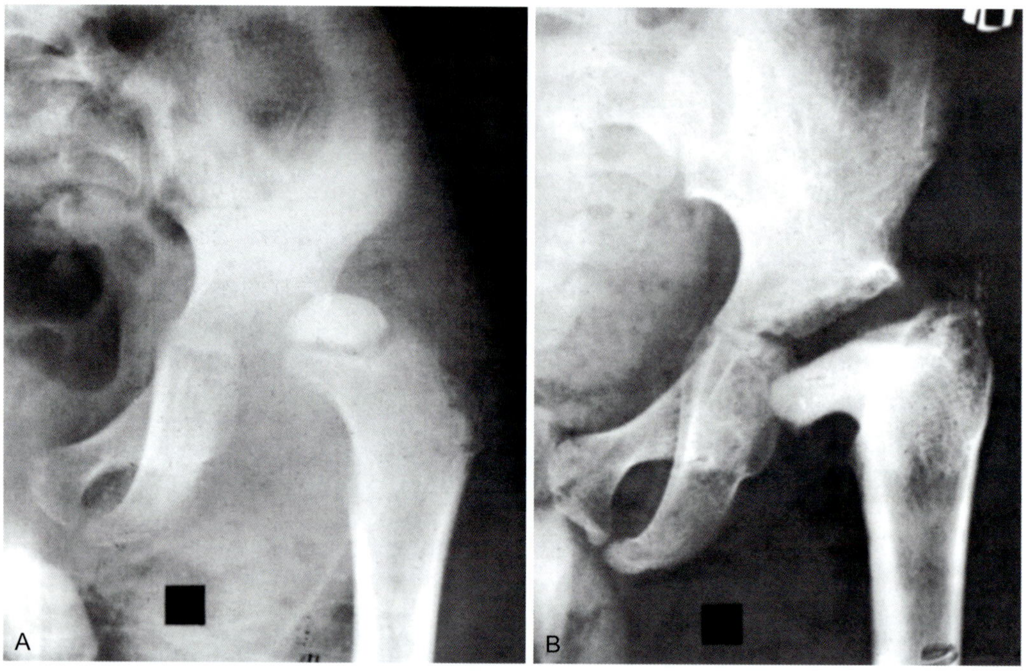


图 22-9 髋关节病理性脱位。A. 骨骺死骨形成早期，表现为密度明显增加；B. 16 个月后，骨骺及部分股骨颈吸收

何已介绍的髋关节引流入路均可应用，但前方入路对关节的显露较好。在儿童中，髂骨骨髓炎可与髋关节急性化脓性关节炎伴发，或者关节感染可继发于骨感染。这两种情况均需要同时行髋关节和髂骨的引流。在成人中，髂骨骨髓炎是较少见的并发症，但是股骨头血液循环的破坏可能造成股骨颈骨折和股骨头死骨形成。

### （三）盆腔脓肿

髋关节急性化脓性关节炎所继发的盆腔脓肿，常因髂淋巴结的化脓性感染引起，经髂腰肌鞘膜播散，并与关节相通。脓肿位于腹膜外，易于在重力作用下沿髂腰肌到达腹股沟韧带下方，最终流至大腿内侧。当脓肿较大时，脓液可沿髂腰肌流向近端，并到达后部髂嵴处。MRI 有助于定位和判断腰大肌真正的受累范围。这种脓肿可在 CT 引导下进行穿刺引流。

Freiberg 和 Perlman 建议按下列方法进行盆腔脓肿的引流。当脓肿流至大腿内侧时，可采用 Ludloff 切口（图 1-95）。于长收肌、短收肌之间钝性解剖，可在耻骨肌前方或后方发现脓肿。当脓肿在耻骨肌前方突向皮下时，应直接在脓肿表面切开，但注意避免损伤股血管和神经。不建议在腹股沟韧带上方进行引流，因为这样可导致粪瘘且不能彻底清除脓肿。如果脓肿位于后部髂嵴的近端，采用与髂嵴平行且正好位于脓腔近侧的切口。从髂嵴上切断腹肌，钝性分开脓腔。任何伴有盆腔脓肿的髋关节化脓性关节炎均通过后侧入路进行引流（图 1-94）。

### （四）持续性感染

髋关节周围的迁延性感染很难治疗，但很少发生。通常形成广泛的瘢痕并形成窦道。窦道经常堵塞，造成脓肿复发。除非采用积极的手术治疗，否则将发生慢性脓毒感染及其后遗症。Girdlestone 介绍了一种髋关节慢性化脓性感染的根治性手术。这种手术几乎可将髋关节周围的感染灶完全清除。除了清除所有的感染性骨组织外，还要切除一大块肌肉以确保引流通畅，这种手术可导致几乎无功能的假关节形成或关节强直，还可造成患肢的显著短缩。因此，这种手术是最后的选择。

## 髋关节切除术

**手术技术 22-19**

（Girdlestone）

- 在髂前上棘的后侧和远侧 2.5 cm 处开始做一横切口，向外侧延长使其中心位于大转子近端约 2.5 cm 处（图 22-10A）。
- 牵开皮缘，显露覆盖着臀中肌和部分臀大肌的筋膜。
- 与被牵开的切口皮缘平齐做两处深切口。在近端切开处，切开臀肌直至髋臼近侧的髂骨。在远侧切开处，显露大转子的外侧部分。

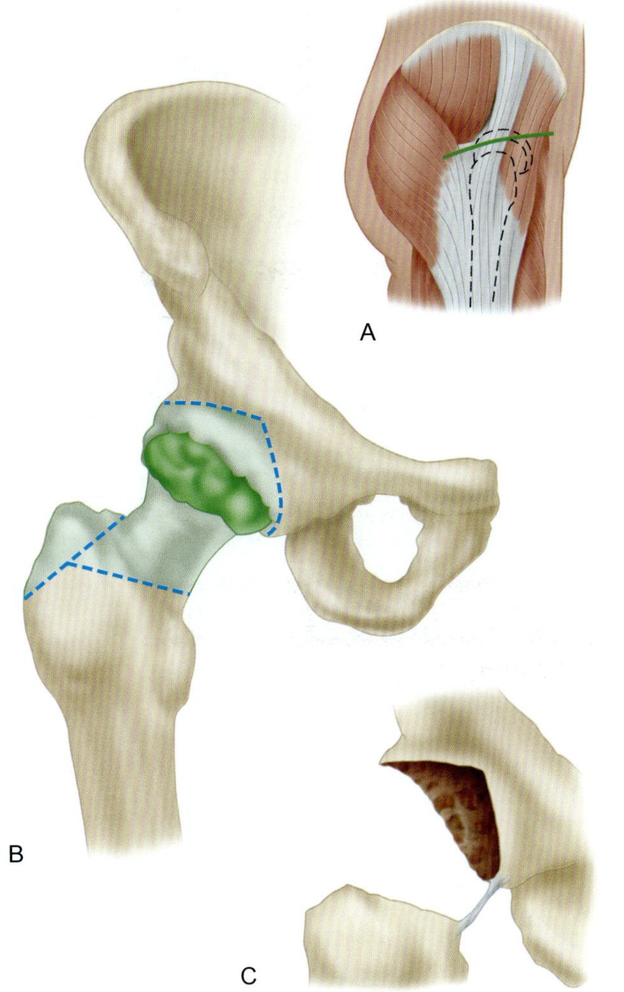


**图 22-10**　Girdlestone 髋关节切除术治疗慢性或迁延性深部感染。A. 切口线；B. 阴影部分表示切除的骨质；C. 手术完成后（见手术技术 22-19）

- 用一骨刀由外下向内上斜向股骨颈基底的上部，切除大转子及已被切开的大块臀肌并将它们移开。
- 切开关节囊，显露股骨头、股骨颈和髋臼缘（图 22-10B）。
- 如果股骨头没有坏死或髋关节已强直，则不要切除股骨头。否则切断股骨颈和髋臼缘，去除股骨头、股骨颈。
- 从髋臼和髂骨上刮除所有坏死和感染的骨组织。要确保所有骨盆内脓肿均已被充分引流，并只留下有血液供应的粗糙的松质骨（图 22-10C）。
- 将部分皮瓣推移至健康肌肉表面，用于关闭切口。
- 如果发现脓肿由小转子扩展到内收肌区域，则在大腿近端内侧另做一切口，切除足够的耻骨肌、长收肌和短收肌，以便通畅引流。
- 留置 2~3 根引流条，并用凡士林油纱疏松填满伤口腔隙。

**术后处理**　患侧髋关节以管型石膏制动，维持屈曲 20°~30°。根据 Girdlestone 的观点，防止股骨向近侧移位特别重要，否则手术（局部碟形手术）达不到目的，髋臼引流也会被堵塞。

Klein 等介绍了一种用于截瘫患者髋关节慢性化脓性感染的治疗技术。它包括 3 个独立的措施以控制感染：① Girdlestone 手术；②将股外侧肌转移填入切除股骨头、股骨颈和髋臼壁后遗留的腔隙中；③应用外固定以防止股骨干的无限制活动，这种活动可能损伤转移的肌肉。外固定器以一个后部的骨盆 - 股骨架跨过髋关节。

## 第十一节　骶髂关节感染

骶髂关节急性化脓性关节炎不常见，但也不罕见。患者有臀部疼痛，并经常有下腰部、大腿和腹部的疼痛。骨盆挤压试验、Patrick 试验和 Gaenslen 试验均能激发患侧骶髂关节的疼痛。X 线片通常没有阳性表现。$^{99m}$锝和 $^{67}$镓放射性核素骨扫描通常也只显示局部活性增强，而 CT 是最敏感的诊断技术。MRI 也可有所帮助。Miskew、Block 和 Witt 报道了一种关节穿刺抽吸技术，应用于 8 例患者中，有 7 例成功地获得了诊断标本。在骶髂关节的中线上，用一根 18 号腰椎穿刺针与横截面呈 45°，与矢状面呈 30° 穿入。穿刺针维持这个角度向外侧和远侧进入，在 X 线透视的引导下，穿至距骶髂关节最低缘 0.5 cm 处。大多数患者对合适的抗生素治疗反应良好。已形成脓肿的患者需要切开引流。邻近的骶骨或髂骨骨髓炎是常见的并发症。

## 第十二节　脊柱感染

脊柱感染在第 42 章中讨论。

## 第十三节　胸锁关节及肩锁关节感染

通常只有发生其他关节急性化脓性关节炎时，胸锁关节及肩锁关节才被累及，也可发生于二醋吗啡（海洛因）成瘾者，此时其病原菌主要是金黄色葡萄球菌，20 世纪 80 年代静脉注射吸毒者的假单胞菌属感染率显著下降。健康人群中单发的病例也曾有报道，但是，由于这些关节都位于皮下，因此，穿刺抽吸和手术引流均可完成。如果并发骨髓炎，有时必须切除部分锁骨。

## 第十四节 肩关节感染

化脓性肩关节炎很少发生于年轻人及各年龄段的健康人。儿童肩关节急性化脓性关节炎通常是肱骨近侧干骺端骨髓炎的一个并发症；在成人中，本病常并发于衰竭性疾病，治疗效果一般较差。无论何时，只要怀疑存在感染，就必须进行穿刺抽吸，如果有明显的脓肿，就应早期进行手术引流。CT或MRI能帮助明确是否有脓肿形成。

### 一、穿刺抽吸

可通过前侧、后侧或外侧入路进行肩关节穿刺。由于在肩关节前侧通常可触及脓肿波动区，并可更容易地辨明骨性标志（图22-11），因此，大多数情况下在此进行穿刺。穿刺点位于喙突与肩峰前外侧缘的中点处。穿刺针直接向后穿过关节囊，进入关节抽吸。

### 二、引流

肩关节可通过前侧或后侧切口进行引流，但前侧切口更常用。在一项对成人肩关节化脓性感染治疗的回顾性研究中，Leslie等发现关节切开术的疗效要优于反复穿刺抽吸。

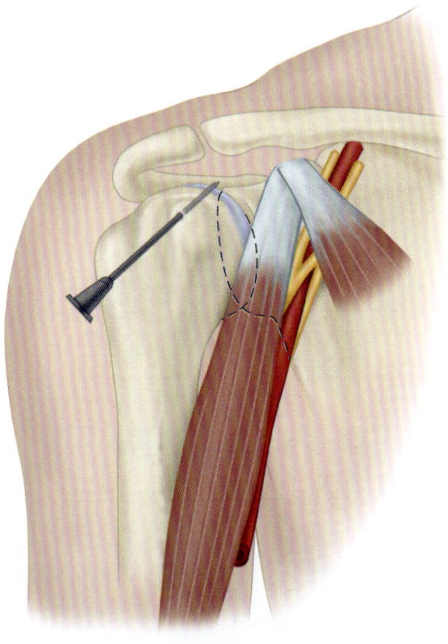

图 22-11 肩关节穿刺抽吸

#### 前侧引流

**手术技术 22-20**

- 从肩峰的前缘开始，做一个前方纵切口，切口延伸5~7.5 cm至跨越肱骨头的中心。
- 从肩峰顺肌纤维方向劈开三角肌5 cm，切断肩胛下肌腱，直视下打开关节囊。
- 同时切开肱二头肌长头肌腱腱鞘。清除脓液并用大量生理盐水冲洗关节。
- 对儿童患者，要在肱骨近侧干骺端钻孔进行脓肿减压，但注意勿损伤骨骺。
- 留置引流，松弛地关闭切口。

#### 后侧引流

**手术技术 22-21**

- 切口始于肩胛冈的基底部，沿三角肌纤维走行方向，向远侧和外侧延伸7.5 cm。
- 劈开三角肌纤维，显露肩关节的外旋肌群，在肱骨大结节内侧、冈下肌和小圆肌之间向内分离。
- 切开关节囊，清除脓性物质。
- 用大量生理盐水冲洗关节，留置引流，松弛地关闭切口。

**术后处理** 患侧肩关节以夹板固定于外展45°位，直至伤口愈合。然后开始主动及辅助性主动关节活动度训练。

#### 肩关节镜引流

采取关节镜引流治疗急性化脓性肩关节炎的报道日益增多。通过关节镜，冲洗可以在直视下进行，以确保彻底清除脓性组织。关节镜引流应当在化脓性关节炎的早期进行使用，尤其是在Gächter感染分期的Ⅰ、Ⅱ期起始前2周（表22-5）。关节镜下引流时，患者取侧卧位，患肢以皮牵引悬吊，进行直视下冲洗。三切口技术（前、后、上），可提供几乎完全的手术路径。下隐窝受累时，后下方辅助切口可以作为上方切口的补充。可以用生理盐水或者加入抗生素的生理盐水灌洗关节腔，去除脓腔和黏性物。在不破坏三角肌和肩袖的前提下，用滑膜刨刀作滑膜完全切除术。如果需要，可通过关节镜入口进行引流（见第52章采用标准前侧或后侧入口的关节镜技术）。采用关节镜引流比开放手术能允许更早期的主动活动。

**表 22-5**
**Gächter 感染分期**

| | |
|---|---|
| Ⅰ期 | 关节液变浑浊，滑膜发红，可有出血点及瘀斑，无放射学变化 |
| Ⅱ期 | 严重炎症，纤维型沉积，脓液形成，无放射学变化 |
| Ⅲ期 | 滑膜增厚，分隔（间隙）形成，无放射学变化 |
| Ⅳ期 | 脓液侵袭、腐蚀软骨，放射学可发现软骨下骨坏死，可出现骨侵蚀及囊肿 |

引自：Gächter A：Der Gelenkinfektion.Inform Arzt 6:35,1985.

# 第十五节　肘关节感染

## 一、穿刺抽吸

屈曲肘关节，在肘关节的后部，恰于尺骨鹰嘴的外侧插入穿刺针（图 22-12），将穿刺针穿过皮肤和关节囊，进入关节抽吸。

## 二、引流

肘关节最好采用内侧或外侧切口引流，或同时采用内、外侧切口引流。

### 内侧引流

**手术技术 22-22**

- 做一跨越肱骨内上髁的切口，向近侧延伸 5 cm，向远侧延伸 2.5 cm。
- 在肱三头肌后方和肱肌前方于两者之间的间隙内进入，避免损伤尺神经。
- 向外侧及远侧剥离骨膜，直至关节囊显露。
- 切开关节囊，清除脓肿。
- 用生理盐水冲洗关节，留置引流，松弛地关闭切口。

### 外侧引流

**手术技术 22-23**

- 做一跨越肱骨外上髁的切口，向近侧延伸 5 cm，向远侧延伸 2.5 cm。
- 从前方的桡侧腕长伸肌和后方的肱三头肌之间分离，显露关节囊。靠近骨面解剖，避免损伤桡神经。
- 切开关节囊清除脓液。然后用生理盐水冲洗关节。
- 留置引流条，松弛地关闭切口。
- 肘关节后部间隙也可通过这一切口引流，但需要沿肱骨向后方解剖，从肱骨外侧面上游离肱三头肌的附着部。

### 后侧引流

**手术技术 22-24**

- 在尺骨鹰嘴的两侧分别做平行的纵行切口，各向近侧延伸 7.5 cm（图 22-13）。
- 向深部经过肱三头肌腱膜的内、外侧进入关节的后部间隙。避免在尺神经经过肱骨内上髁后部处损伤该神经。

**术后处理**　患侧肘关节以石膏夹板固定于屈曲 90° 位，前臂维持旋转中立位，直至伤口愈合。然后开始主动的关节活动范围训练。

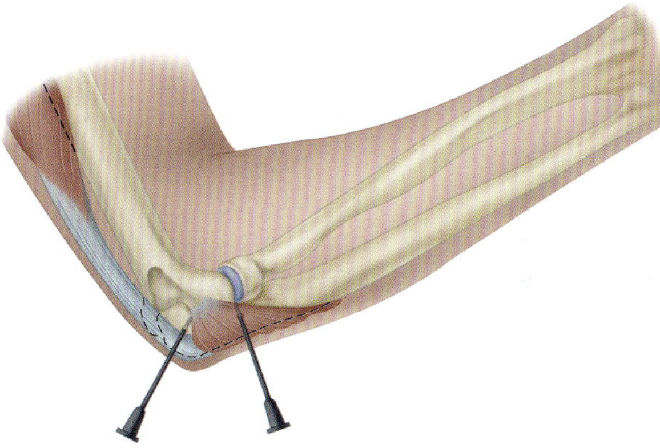

**图 22-12**　肘关节穿刺抽吸

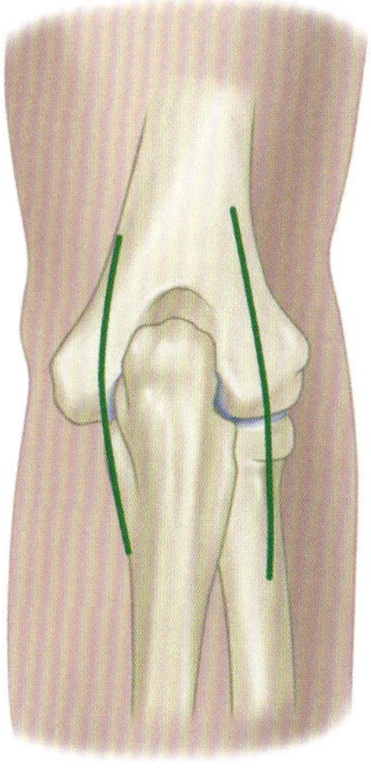

**图 22-13**　采用肱三头肌腱膜内、外侧切口进行肘关节后部引流（见手术技术 22-24）

### 三、肘关节镜

肘关节镜下行骨膜切除术和灌洗引流，可以安全有效地治疗有免疫活性的化脓性关节炎患者，且术后效果良好（见第52章，关节镜下肘关节检查和肘关节疾病的治疗）。

## 第十六节 腕关节感染

腕关节的化脓性关节炎比其他关节少见，一般发生于穿刺伤之后。常没有明显的症状，容易漏诊。应早期切开引流，以免发生关节强直、关节周围骨髓炎或化脓性屈肌腱鞘炎等并发症。

### 一、穿刺抽吸

腕关节的穿刺抽吸在腕背侧进行。腕背侧有许多穿刺点均可选用。最常用的穿刺点位于桡腕关节水平，第1、2伸肌间室之间，非常靠近拇长伸肌与桡侧腕长伸肌的交叉处。其他的穿刺点位于第3、4或第4、5伸肌间室之间（图22-14）。

### 二、引流

腕关节可通过内侧、外侧或后侧入路进行引流，要避免切开腱鞘。

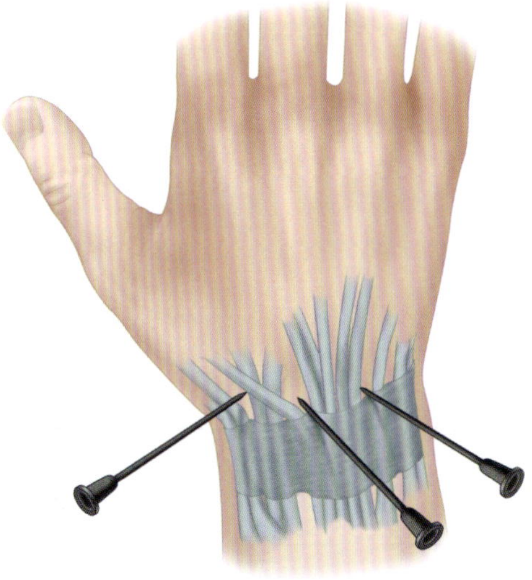

**图22-14** 腕关节的穿刺抽吸

#### 外侧引流

**手术技术 22-25**

- 在掌侧的拇长展肌和拇短伸肌腱与背侧的拇长伸肌腱之间做一长5 cm的切口。
- 向深部切开进入解剖学鼻烟窝，注意避免损伤桡动脉。
- 切开桡侧副韧带和滑膜组织，清除脓液。
- 冲洗关节，留置引流，松弛地关闭切口。

#### 内侧引流

**手术技术 22-26**

- 在尺侧腕屈肌、尺侧腕伸肌腱之间，做一长5 cm跨越尺骨头的切口。避免损伤尺神经的腕背侧分支。
- 显露尺侧副韧带和滑膜组织并切开至尺骨茎突。不要剥离三角纤维软骨。

#### 背侧引流

**手术技术 22-27**

- 在拇长伸肌和示指固有伸肌腱之间，或是尺侧腕伸肌和小指固有伸肌腱之间，做一长5 cm的背侧纵切口。
- 切开腕背支持带，进入关节（见第1章）。

**术后处理** 患侧腕关节用石膏夹板固定于功能位，直至伤口愈合，然后开始主动的关节活动范围训练。

### 三、腕关节镜

据报道，关节镜下冲洗是一种有效的治疗孤立性化脓性腕关节炎的方法，比开放手术更简单。然而，也有一些禁忌证，包括多部位感染、既往有手术史、骨髓炎、手腕较小、严重的关节破坏、感染扩散到桡腕关节和腕中关节以外（参见第69章腕关节检查的患者体位和关节镜入路）。不要提前使用抗生素，除非已经取得确实的培养物。一旦关节镜被置入，冲洗液依靠重力流入，通过关节刨削刀提供的吸力流出。对于化脓性关节炎，应使用重力流入而不是机械泵，以避免关节液外渗。炎性滑膜、脓壁和脓液用关节刨削刀清理。清理后，彻底冲洗关节。每个关节都应依次进行相同的检查和清创过程。术后腕关节固定于背伸 20° 位。

## 第十七节　化脓性关节炎遗留畸形的手术矫正

### 一、踝关节

当踝关节因软组织挛缩而固定于马蹄足位时，可通过 Quengel 管型石膏或连续楔形（切开）的管型石膏进行治疗，或通过手术进行矫形。例如，附加或不附加后部关节囊切开术跟腱延长术都可有效地恢复足部跖行位置。当马蹄内翻足是由骨性强直引起时，则适合采用经关节的楔形截骨术。

### 截骨矫形术

**手术技术 22-28**

- 经前外侧入路显露踝关节（图 1-32）。用骨刀从关节处截除一基底朝前的楔形骨块。
- 如果需要，可在延长跟腱前施行后部关切囊切开术以避免切除过多的骨质，造成过度短缩。
- 将患足背屈至中立位，检查截骨面在此位置是否准确对合。
- 应用与踝关节融合术中一样的外固定架固定。

**术后处理**　与踝关节加压融合术的术后处理一样（见第 11 章）。

### 二、膝关节

膝关节的软组织性屈曲挛缩可用 Quengel 或连续楔形切开的管型石膏进行矫形，也可能需要行第 45 章中介绍的软组织手术。对于骨性或坚硬的纤维性关节强直，或者严重的软组织挛缩，除用于矫正复杂畸形的环形外固定器或其他外固定加压器械（见第 58 章）之外，还可考虑应用下列手术技术。膝关节的屈曲畸形可通过股骨髁上截骨，造成相反方向的代偿性畸形而间接矫正。当膝关节屈曲畸形不严重，而关节又不适合进行手法矫正或软组织松解时，可考虑采用这一手术。在儿童中，截骨处应位于远离骨骺的近端。

### 股骨髁上横行截骨术

**手术技术 22-29**

- 做一长 2.5 cm 的外侧纵行切口，恰好位于股骨外侧髁的近端。切开阔筋膜及股外侧肌，显露股骨。
- 插入一把骨刀，横行截骨。
- 在股骨的后外侧将其截断 2/3。
- 用手法将残留的骨质折成青枝骨折以矫正畸形（图 22-15）。
- 如果屈曲挛缩 > 45°，在截骨前必须延长腘绳肌腱。

**术后处理**　在患肢恢复对线后，可用带骨盆带的长腿管型石膏固定。术后 2 周时，可更换石膏以便进行必要的远期畸形矫正。在术后 8~12 周，去除第二次的管型石膏，应用长腿支具固定膝关节于中立位，维持正确的位置。假如在手术前膝关节具有功能性的活动范围，可免去支具固定。应尽早开始主动活动和股四头肌锻炼，直至恢复膝关节术前的活动范围。

膝关节的屈曲强直可用 Thompson 介绍的“V”形截骨术进行矫正。

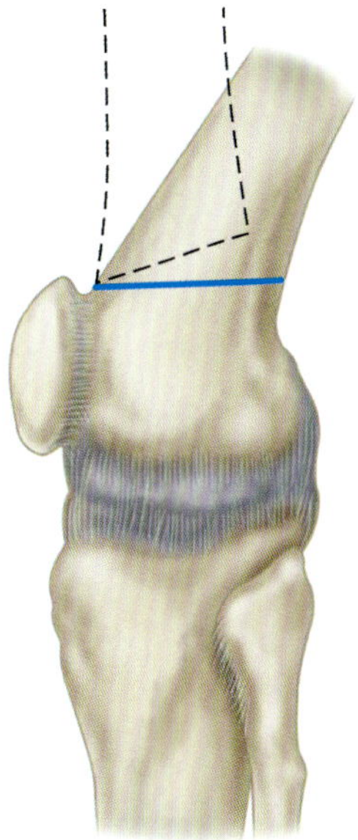

**图 22-15**　股骨髁上横行截骨术治疗膝关节屈曲强直。虚线显示矫形后的股骨位置，形成基底朝向后侧的楔形间隙。实际上，可以产生足够的嵌插，使缺损闭合（见手术技术 22-28）

## 股骨“V”形截骨术

### 手术技术 22-30

（Thompson）

- “V”形截断股骨前部骨皮质，斜行截断内侧和外侧骨皮质，并横行截断后侧骨皮质（图 22-16）。
- 在远侧断端截出一个凹面，将近侧尖端插入其中。
- 如果需要，可切除部分近侧骨段的骨质，以减轻神经血管的张力。

**术后处理** 同横行截骨术。当膝关节屈曲挛缩＞60° 时，若采用横行截骨，在矫形后，骨断端间对合接触的骨质非常有限。此时更适合采用楔形截骨术，特别是对于成年患者。

## 股骨髁上楔形截骨术

### 手术技术 22-31

- 做一长 7.5 cm 的外侧纵行切口，始于股骨外侧髁的近端。
- 切开阔筋膜和股外侧肌，将后者牵向前方。
- 从股骨的干骺端前后表面截去一块楔形骨块。楔形顶角的角度必须接近屈曲挛缩角的一半（图 22-17）。
- 在畸形矫正后，截骨间隙可被消除，但可能在股骨后侧形成小的间隙。
- 手术中，在获得满意的矫形后，应用加压融合器或其他外固定加压器械（见第 8 章）可将骨折更好地制动，并促进骨折断端的愈合。这种技术对于膝关节牢固强直的患者尤为适用。

**术后处理** 同膝关节加压融合术（见第 8 章）。

当膝关节残余的功能性屈曲活动度比屈曲挛缩角度大时，适宜行股骨截骨术。截骨位置应尽量靠近关节。通过这一手术可使膝关节完全伸直，但术后关节的屈曲活动范围可能减小。

## 股骨髁上有控制的旋转截骨术

### 手术技术 22-32

- 做一长 10 cm 的外侧切口。骨膜下显露股骨外侧和前侧的髁上区域。
- 用一摆锯截除一小块四边形骨块。横行切断近侧骨断端，并将远侧骨断端截出一个角度（图 22-18A），然后将股骨髁向前旋转。

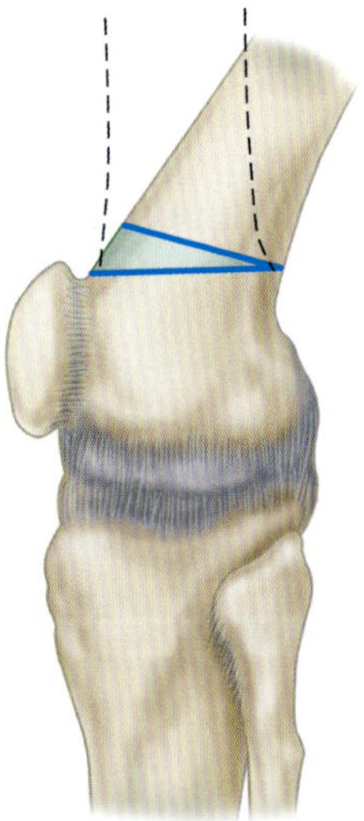

**图 22-17** 基底朝前的楔形截骨术。蓝色区域表示截除的骨质。虚线显示截骨术后股骨的位置，骨断端的粗糙面完全对合（见手术技术 22-31）

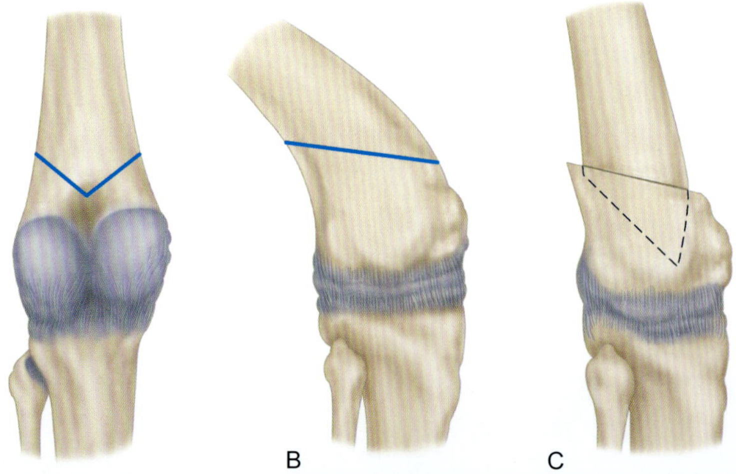


**图 22-16** Thompson 嵌插式“V”形截骨术（见手术技术 22-29）

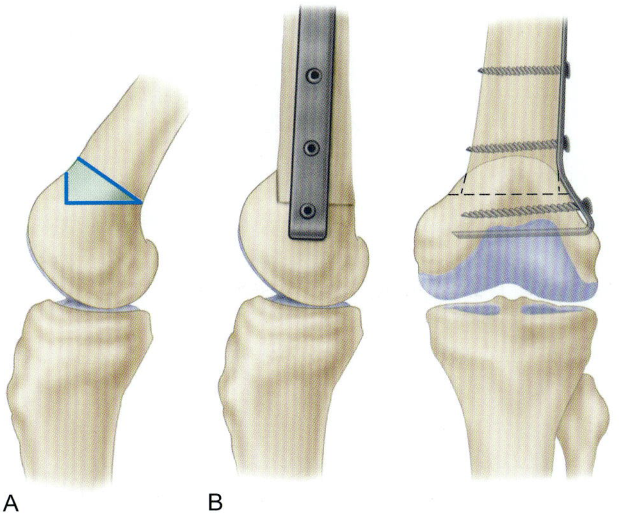


**图 22-18**　改良的 Osgood 股骨髁上有控制的旋转截骨术。A. 阴影部分表示截除的骨质；B. 截骨术后，用接骨板维持矫形位置（见手术技术 22-32）

- 将 Blount 接骨板折弯，折弯角稍大于 90°，将接骨板的横刃横行插入股骨远端部分，用螺钉将钢板固定于股骨干上。只要外形合适并能提供坚强的固定，其他类型的接骨板也可使用（图 22-18B、C）。

**术后处理**　如果内固定可靠，患肢可用膝关节伸直位夹板固定，直至伤口愈合。否则，就要应用长腿管型石膏维持膝关节于伸展位 4 周。

### 关节内截骨术

有时关节内的骨性强直造成膝关节的严重屈曲，以至于根本不能负重。如果患者因为年龄或职业的原因而不能采用关节成形术，则适宜行关节内截骨以矫正屈曲挛缩。对于儿童，手术时必须保护骨骺（图 22-19）。如膝关节强直于极度的屈曲位，通过手术彻底矫形是不可取的。假如去除大量的骨质来达到完全的矫形，将会造成过度短缩；如果去除的骨质不够，关节在强力下达到伸直位，很可能发生血管或神经并发症。因此，手术时只能部分地矫正严重的畸形，而膝关节后侧发生挛缩的结构只能通过保守治疗逐渐延伸。

## 关节内截骨术

**手术技术 22-33**

- 做一髌骨旁内侧切口。

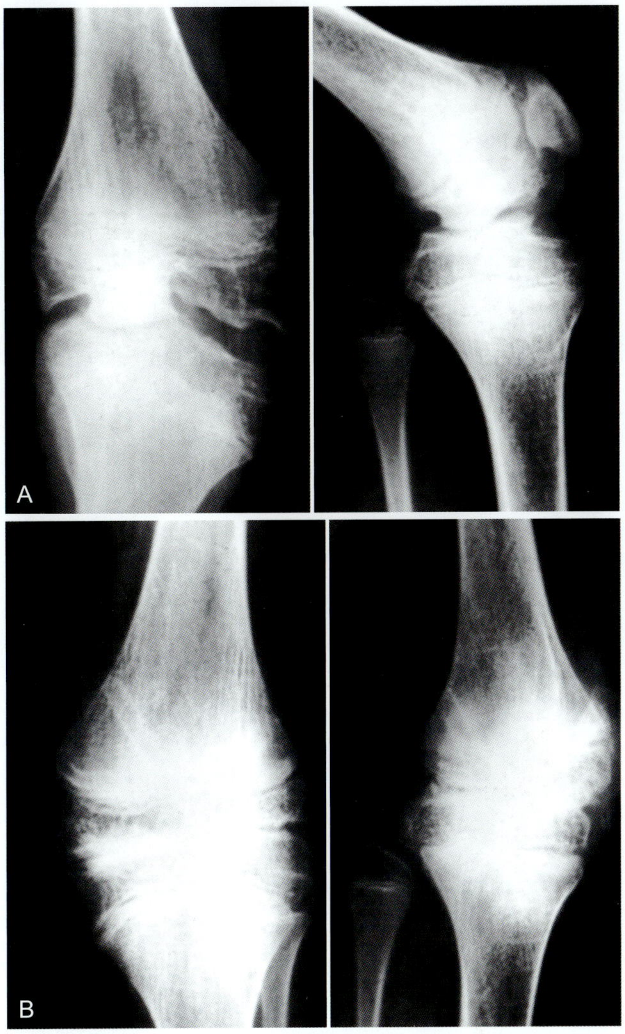


**图 22-19**　A. 膝关节化脓性关节炎后强直、畸形；B. 关节内截骨及关节融合术后，手术未损伤骨骺

- 将髌骨从股骨上游离，并从骨膜下剥离股骨前和胫骨前的软组织。
- 对于中度畸形，可做一个与股骨髁外形平行的截骨（图 22-20）。
- 如果畸形很严重，则在前部截除一个楔形骨块（图 22-21）。
- 对于严重屈曲挛缩的儿童患者，不损伤骨骺是不可能完全矫正畸形的，因此，可切除骨质进行部分矫形，2 周后再进行后侧关节囊切开术和腘绳肌延长术。
- 如果术中可将畸形完全矫正，则用加压融合器或其他类型的外固定加压器械将关节固定。

**术后处理**　如果畸形在手术后得以矫正，可将外固定架固定附加在长腿管型石膏上。如果畸形只能部分矫正，则用石膏夹板维持膝关节于最佳伸展位，应用连续楔形开口的管型石膏直至达到完全矫形。

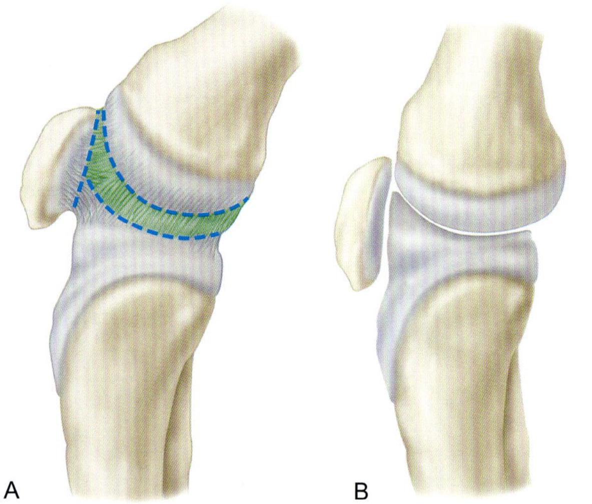

图 22-20 膝关节屈曲强直的关节内截骨矫形术。A. 虚线显示截骨位置，与关节面的大体形状一致；B. 矫形术后（见手术技术 22-33）

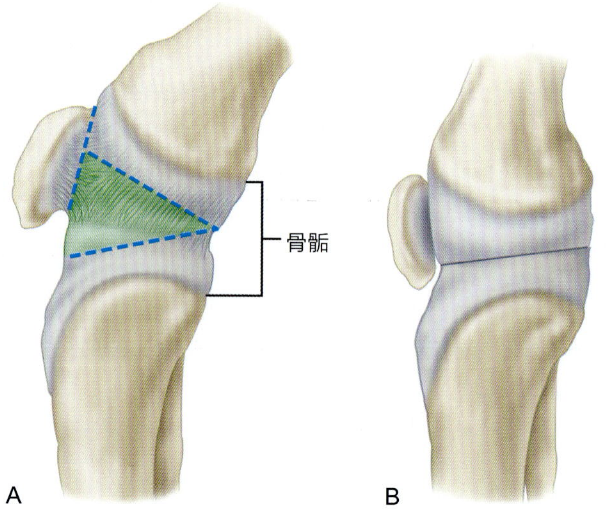


图 22-21 膝关节屈曲强直的关节内楔形截骨矫形术。A. 虚线显示截骨位置，楔形骨块被截除；B. 矫形术后（见手术技术 22-33）

## 三、髋关节

髋关节急性化脓性关节炎的治疗目标是获得正常的关节功能，并且不遗留畸形和功能障碍。但是，即使给予最好的治疗也很难达到这一目标。Choi 等发现与婴儿髋关节急性化脓性关节炎预后不良有关的因素有：①感染发生于出生后 22 周以内；②早产儿；③症状持续时间超过 4 d。而最重要的因素是诊断延误。

髋关节急性化脓性关节炎的功能障碍可由下列任何一种原因引起：①关节疼痛，可由关节面不匹配或病理性脱位引起；②关节僵硬，由部分或完全性关节强直引起，根据是否伴有显著的挛缩，可造成中度或重度功能障碍；③畸形，包括异常成角（如髋内翻）或患肢短缩。在儿童中，即使自发性骨性强直的位置较理想，屈曲和内收畸形仍较为常见；④关节不稳，可由股骨近端的骨质破坏或病理性脱位引起。

重建手术通常必须在感染消退后数月，有时甚至是数年之后再进行。其理由是：①可降低旧感染灶复发的危险性；②在儿童中，必须准确地判断股骨干近端和股骨头的情况，因为早期的 X 线片可能显示股骨近端遭到破坏，以及股骨头骨骺的分离和缺血坏死；而在后期的 X 线片中却显示满意的重建情况；③特别在儿童中，由于坏死骨重新获得血供且脓腔均被填满，随着时间的延长，骨质的强度和总的质量进一步提高，因此，可增加重建手术成功的可能性。一般认为，既不能在生长期间不治疗髋关节不稳，也不能让固定性畸形存在多年。但是，有些学者认为髋关节感染后的重建手术可能不能获得与非手术治疗相当的疗效。

### （一）关节成形术

对于有髋关节强直的年轻患者来说，间置性（interposition）或杯状关节成形术仍然有用。只有对于老年患者才考虑行全髋关节成形术。施行这些手术时必须与有经验的从事感染性疾病控制工作的医师配合，并在术前应用适当的抗生素治疗。

### （二）稳定髋关节的手术

在急性化脓性关节炎之后，可通过下列方法稳定髋关节：①关节融合术；②骨盆截骨术；③股骨近端截骨术；④联合应用大转子关节成形术（Colonna）和股骨近端截骨术；⑤ Harmon 或 L'Episcopo 重建术。虽然上述截骨术及成形术多数已经被淘汰，在这里笔者仍然给予完整介绍，因为这些手术在一些罕见的灾难性的情况下可能仍然有用。

关节融合术（见第 5 章）能为患者提供一个稳定和无痛的髋关节，但有中等程度的不便。对于成人或大龄儿童更有用。

骨盆截骨术如髋臼成形术或 Salter 手术或 Chiari 手术，对儿童患者可能有用。当股骨头和股骨颈被吸收后可为股骨近端提供支撑点，跛行可以减轻，也保留了关节活动度，但可能遗留有疼痛。这些手术对成人的帮助较小。

如果髋臼中残留的股骨颈足够大，施行 Schanz 手术或股骨近端截骨术可能有用。除非是当某一部分股骨与髋臼形成关节时，否则这种手术通常不被采用。此手术通常能够减轻跛行，并通过将远侧股骨段外展来增加患肢的功能性长度。

大转子关节成形术可以用于治疗化脓性关节炎遗留的髋关节不稳定，手术是分期进行的。先将大转子置入髋臼中，并将髋关节的外展肌群转移至股骨远侧；大约 1 个月后，行股骨近端截骨术，在一些患者中可联合应用髋臼成形术。此手术适用于 10 岁以下的儿童患者。

在 L'Episcopo 或 Harmon 重建术中，做成一个新股骨颈与髋臼形成关节（图 22-22）。这些手术对于股骨头和股骨颈已吸收的年幼儿童非常有用。

## 髋关节感染后重建

**手术技术 22-34**

（Harmon）

- 通过一个前方髂股切口显露髋臼和股骨近端（图 1-99）。
- 剥离股骨近端前部的骨膜，但不要破坏肌肉在大粗隆上的附着部。
- 维持患肢于旋转中立位，在股骨近端前后方向上钻 4~6 个小孔（图 22-22A）。以小孔为引导，纵行凿开股骨近端，将内侧骨块向内撬起，造成青枝骨折。
- 从对侧肢体取胫骨皮质骨块，将骨块置入骨劈开处，以维持内侧骨块向内的成角（图 22-22B）。
- 去除髋臼上的瘢痕组织，注意勿损伤其软骨面。
- 接着通过手法复位，将股骨近端的内侧骨块纳入关节（图 22-22C）。

**术后处理**　术后应用管型石膏固定，患侧固定范围从乳头线到患侧足趾，健侧下肢固定到膝关节上方，将患侧膝关节维持于旋转中立位及轻度外展位。制动 3 个月，然后开始扶腋杖逐渐负重。

### （三）矫正畸形的手术

在感染消退后应尽快矫正畸形。屈曲和内收挛缩通过转移髂嵴植骨来治疗（见第 34 章），在必要时可行内收肌腱切断术（见第 33 章）。髋关节的屈曲、内收强直可应用下面介绍的粗隆间截骨术进行治疗，将患侧髋关节固定于旋转中立位，屈曲 0°、外展 20°~30° 的位置（在儿童中）。由于在儿童发育成熟前畸形可复发，因此，必须说明有关事项，即今后可能需要进行第二次截骨术。对于成人，患肢的最佳位置是屈曲 25° 和外展中立位。

3 种粗隆间截骨术中的任何一种均能单独应用也可与其他手术如内收肌腱切断术联合应用。3 种截骨术分别为横向开放楔形截骨术、横向闭合楔形截骨术及 Brackett 球 - 臼截骨术（图 22-23）。这些都是应用了多年的基本手术，已有许多技术方面的改进（图 22-24）。手术很简单，还能延长患肢。但是骨组织接触较少，在成人中常出现延迟愈合，并且在截骨早期不稳定。

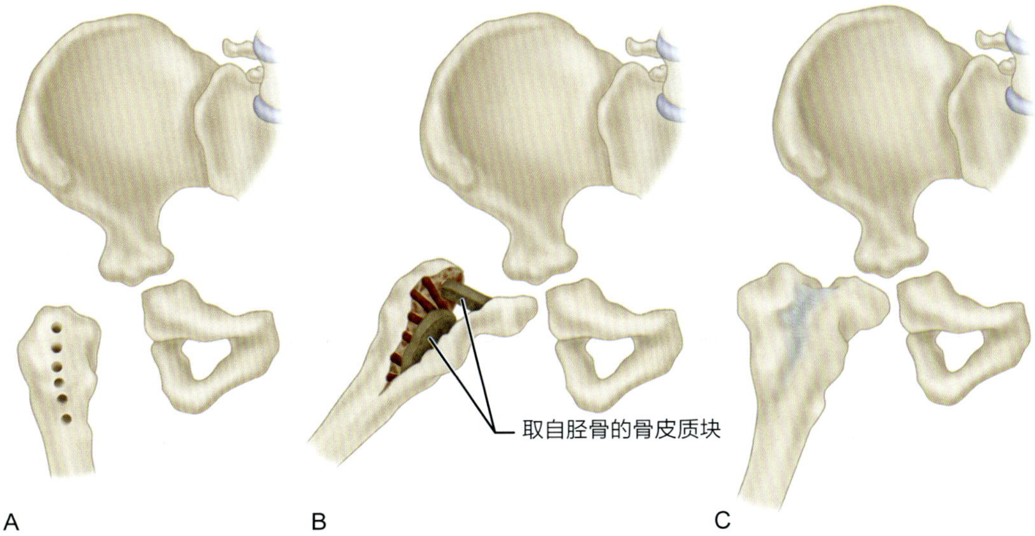


**图 22-22**　Harmon 重建术用于治疗因急性感染性关节炎而导致股骨头和颈缺失的儿童患者。在骨组织的生长和负重期内，又出现了新生的股骨颈和粗隆（见手术技术 22-34）

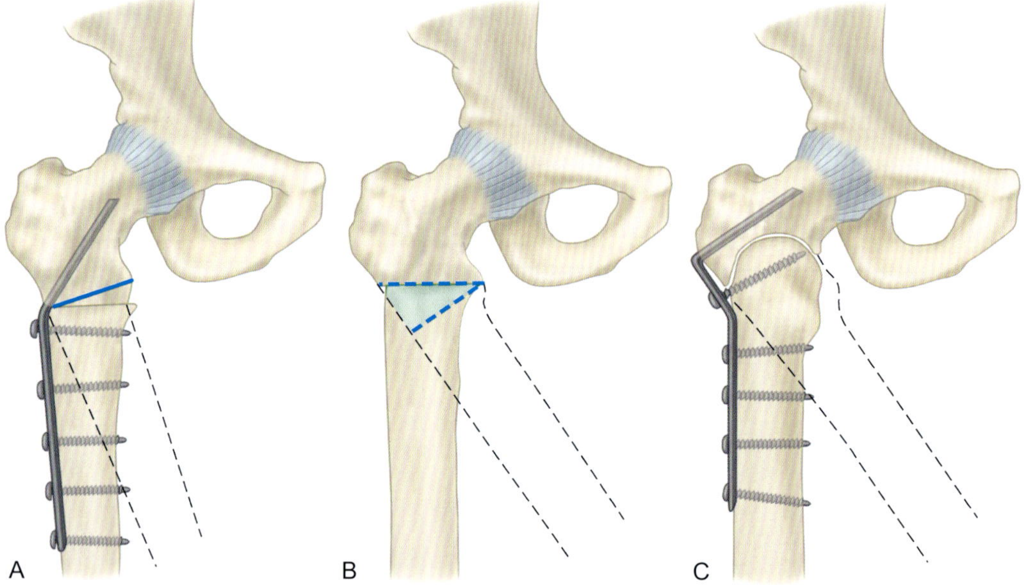


图 22-23 股骨粗隆截骨术。A. Gant 张开楔形截骨术，用接骨板固定；B. Whitman 闭合楔形截骨术；C. Brackett 球 - 臼截骨术，用 Blount 接骨板固定（见手术技术 22-34 至手术技术 22-37）

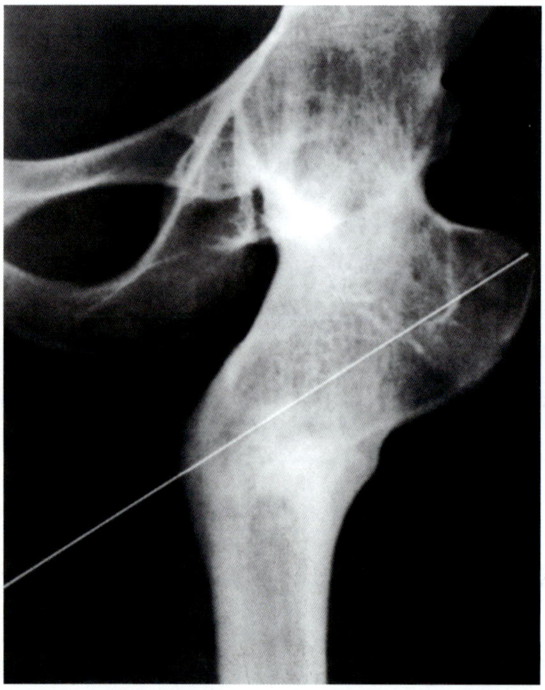

图 22-24 髋关节强直并内收畸形，采用截骨术后关节获得满意的负重。直线表示术前股骨内收畸形的轴线

## 髋关节横向开放楔形截骨术

### 手术技术 22-35

- 通过外侧纵行切口显露股骨近端的外侧部。
- 在小粗隆的稍近端水平垂直的股骨干内插入钻头，通过 X 线片调整钻头的位置。
- 在骨孔的水平用骨凿切断股骨。
- 将患肢置于矫正后的位置，插入坚硬的内固定器，如在粗隆间骨折中所使用的器械（图 22-34A，见第 55 章）。

**术后处理** 用一个半（1.5 个）髋人字形石膏固定 8~12 周。然后开始关节活动范围的锻炼和力量练习，并开始扶腋杖进行保护性负重。

横向闭合楔形截骨术能提供良好的骨质对合，并且是稳定的；但是该手术会使患肢短缩。

## 髋关节横向闭合楔形截骨术

### 手术技术 22-36

- 通过一个纵行切口显露股骨近端的外侧部。
- 用骨刀凿出一个底连向外侧、顶端位于小粗隆上缘的楔形骨块。
- 楔形的大小根据畸形的程度决定（术前按 X 线片描出纸样对于决定截骨的角度和楔形的位置大有帮助）（图 22-23B）。
- 去除楔形骨块，将远侧骨段外展。
- 随着骨质缺失处的闭合，患肢的畸形将被矫正。
- 插入坚硬的内固定装置，如在粗隆间骨折中所使用的器械（见第 55 章）。

**术后处理** 在手术反应消退后就可开始扶腋杖进行保护性负重，直至达到骨性愈合。

Brackett 截骨术能够获得稳定且又不造成患肢短缩；但是手术解剖范围较大，并且很难对严重的、两个平面的畸形进行准确、稳定的截骨。

## Brackett 髋关节截骨术

**手术技术 22-37**

（Brackett）

- 通过一个始于髂前上棘，向远侧延伸的 12.5 cm 长的直切口或 Watson-Jones 外侧切口（见第 1 章），显露粗隆间区的前面、股骨颈的基底部和股骨干的近端。
- 向外侧牵开阔筋膜张肌，向内侧牵开缝匠肌和股直肌。
- 用一把窄骨刀或摆锯，做一凸面朝向内上方的截骨（图 22-23C）。截骨开始于大转子的外侧，并延伸至小转子与股骨颈的连接处。
- 完成截骨后，将远侧骨段外展。当远侧骨断端在近侧骨断端的凹面内旋转时，畸形也随之矫正。
- 当内收畸形很轻微时，截骨的外侧缘与内侧缘在同一水平；但当畸形严重时，截骨的外侧缘应比内侧缘更靠向近端。
- 当存在严重的屈曲畸形时，前后截骨面的方向必须做出调整，以便为近侧骨段前缘提供一个细长的顶。
- 在骨段准确对线后，装上坚硬的内固定装置，如在粗隆间骨折中所使用的固定器械（见第 55 章）。

**术后处理**　在手术反应消退后就可开始扶腋杖进行保护性负重，直至骨性愈合。

### （四）均衡下肢长度的手术

只有当所有的患肢重建手术完成后（见第 29 章），才能进行纠正下肢不等长的手术。

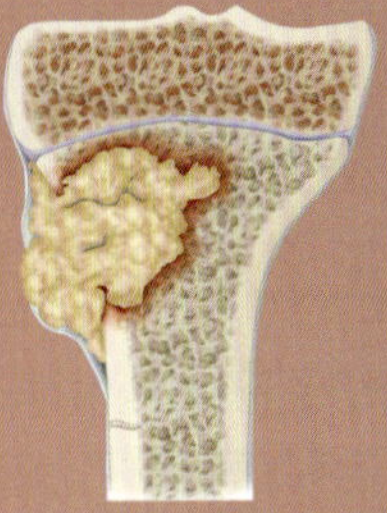

# 第 23 章

# 结核及其他少见的感染

著者：Andrew H. Crenshaw Jr.
译者：崔　旭　于　龙　刘　宁（第 13 版：余　斌　林庆荣　戴　闽）
审校：孙天胜　万中元（第 13 版：李建民　李　卡）

## 第一节　结核

结核病主要因吸入或吞入结核分枝杆菌或牛型结核菌而患病。接触后，感染可能会被机体清除，也可能导致初次感染或潜伏感染，可在以后被重新激活。之后会通过淋巴播散、血行播散或直接蔓延到其他组织和器官。单纯骨结核和粟粒性结核的临床表现不同。粟粒性结核病程进展较快，其全身症状包括发热、寒战、咳嗽，同时会伴有胸膜疼痛、体重减轻和乏力。患者可表现为急性症状或慢性症。粟粒性结核的死亡率为 20%~30%，其中“粟粒”是指胸片中可见散在肺野分布的 1~5 mm 类似于小米种子的微小病变。

目前估计，结核感染率高达全球总人口的 1/3。最近几年，尽管全球范围内的结核发病率呈下降趋势，但它仍然是最常见的死亡原因之一。根据 2013 年世界卫生组织统计，约有 110 万人死于结核感染，目前新增病例速度最快的是东南亚地区，而感染和病死率最高的是撒哈拉以南的非洲地区。

### 一、北美发病情况

据疾病控制和预防中心（CDC）数据显示，2017 年美国约有 9093 例新感染的结核病患者。自 1992 年以来，该病在美国的发病率降低了 67%。2013 年，美国有 544 人死于结核病，比 2012 年降低 8%。2017 年结核病发病例数及发病率是美国自 1953 年以来的最低水平，为每 10 万人中 2.8 例。自 2014 年以来，年度百分比率每年下降 2.0%。但是，如果要在 2100 年前消灭结核病，年度百分比率每年应下降 3.9%。

在美国，超过 80% 的结核病病例发生于潜伏期结核病感染的死灰复燃，而不是新发结核传播。一些较老的化疗药物，例如甲氨蝶呤（现在用于治疗各种自身免疫性疾病），可导致免疫系统功能下降，进而引起原本健康患者体内潜伏的结核菌复燃。

Minozzi 等回顾了 78 项对照试验，涉及 24 996 名类风湿性关节炎、银屑病关节炎和强直性脊柱炎患者，涉及使用抗肿瘤坏死因子制剂（阿达木单抗、戈利木单抗、英夫利昔单抗、赛妥珠单抗和依那西普）进行治疗。他们的荟萃分析显示，这些患者中发生一般感染（20%）、严重感染（40%）和结核病（250%）的情况明显增加。

Cantini 等在一篇系统回顾中发现，用于治疗类风湿性关节炎、银屑病关节炎和强直性脊柱炎的非抗肿瘤坏死因子药物的潜伏期结核病再激活率可以忽略不计，这就提出在治疗上述疾病前是否需进行结核病筛查的问题。

结核高危人群包括获得性免疫缺陷综合征（AIDS）或其他免疫缺陷患者、慢性肾衰竭患者、药物滥用者、无家可归者或被监禁者、来自发展中国家的移民。在美国，新发结核病例中约 2/3 为外来移民；移民入境后的前 5 年是发病的高峰期。人口密度也是一个危险因素，新发病例中 75% 的患者居住在人口超过 50 万的大城市。

2016 年，细菌培养确诊结核病的病例中，对多种药物均耐药的病例占 1.0%；其中 80.4% 为原发性肺结核病例，92% 为非美国出生患者。

## 二、肌肉骨骼发病情况

结核杆菌一般感染肺部，但实际上可感染全身任何器官。结核患者中，骨结核占 10%~20%。骨结核患者中 50% 同时有肺结核，30%~50% 的骨结核发生于脊柱，最好发的部位是下胸椎。原发性骨外结核通常很难确定。一般来说，四肢的骨关节结核好发于负重部位，最常见的是髋和膝，然后是足、肘和手，其他部位的骨和关节均可受累。可见合并窦道的软组织脓肿，如腱鞘炎。

脊柱是骨结核最常见的发病部位（30%~50%），尤其是在老年人群；但是在发展中国家，儿童和青少年发病也很常见。有些患者能发现肺或泌尿系有原发结核病灶，也有些患者找不到原发灶。淋巴和血行播散的结核一般发生在胸腰段，很少播散至颈椎和骶骨。脊柱结核的活动性病变破坏特定的椎体节段：通常是相邻的两个椎体和椎体之间的椎间盘。一些研究者推测，这种病变破坏特点的原因是：该部位动、静脉血供丰富，而结核杆菌需要高的氧分压。约 80% 的患者为椎间盘周围病变，侵及椎体前部，然后经韧带下间隙（前纵韧带）发展到相邻的椎体。少数患者病变发生在椎体中央，这种病变可类似肿瘤或者引起明显的脊柱畸形，有时很难诊断。患者可能会有髓内肉芽肿、蛛网膜炎、椎体节段性塌陷形成的前方楔形变、驼背（波特病）等。单纯的脊柱后部结核很少见。有时会形成椎旁脓肿并形成皮肤窦道，侵及同一平面的腹腔脏器。椎旁脓肿最远可到达腘窝。患者表现为疼痛、无力，到晚期会出现截瘫。波特病的手术治疗见第 42 章。

四肢关节结核主要累及下肢大的负重关节。病变侵犯关节软骨，最后形成的肉芽肿组织会使软骨剥脱。软骨下骨的骨小梁受侵犯会影响关节的负重功能，进而明显加快关节面的退变。病理检查会发现病变中心区有坏死组织和多核巨细胞。

其他较少受累的关节包括踝关节、足和上肢关节。患者可能有跛行，关节会出现皮温增高、肿胀及活动范围减小。关节结核会严重影响关节功能，即使经过积极正确的治疗，病变也会在某一孤立的部位复发。周围小关节的结核有时会与其他风湿性疾病相混淆（如痛风和类风湿性关节炎）。假体周围关节感染也可发生于无结核病史患者的髋、膝和腕关节成形术后，一般在感染 4 个月后才能确诊。

## 三、实验室检查

患者可能有色素正常性或细胞正常性贫血、全血细胞减少症或血小板减少症。白细胞计数一般正常，红细胞沉降率可升高或正常。患者可能有抗利尿激素异常综合征。结核菌素试验一般有诊断作用；但是假阴性率可高达 20%~30%。免疫功能低下患者的皮试结果一般都不可信。从组织或脓液中查到结核抗酸杆菌是确诊的标志。从受累椎间盘取骨组织做培养，阳性率可达 60%~80%。肺部有病变者的痰和胃内容物培养阳性率超过 50%。目前，大样本队列研究表明，基于 T 细胞的检测化验有助于筛选肺外结核，总体上与肺结核的检测结果相似，但是需要辅助骨组织活检和细菌培养检查，否则敏感性和特异性均较低。

Tang 等报道，T 细胞 γ- 干扰素释放试验与利福平耐药荧光试验联合使用时，其诊断的敏感性为 91.9%。

对于肺部有病变的患者，经支气管活检的阳性率可达 70%~86%。呼吸道分泌物的主要成分是白细胞或多形核白细胞，而且 pH 较低。分子分型可用于判断感染形式和对药物的敏感性。

## 四、影像学表现

患病关节的 X 线片有助于指导治疗。当一个关节受累时，滑膜常侵犯关节下骨。关节边缘的侵蚀性病变在 X 线片上一般总是表现为溶骨性病变，可类似于感染、非感染性关节病或恶性肿瘤。关节周围骨量减少时可类似于少年型关节炎。发展到关节融合虽很少见，但会出现。脊柱病变的典型表现前面已经介绍。椎体前缘病变比椎体中心病变常见得多，椎间隙相对变窄。晚期会导致受累节段塌陷，出现椎体前部楔形变和驼背，这是波特病的典型表现。

其他的影像学检查包括骨扫描或镓扫描，可检查出 88%~96% 的骨结核病变。这种扫描敏感性很高，但对结核没有特别的特异性。MRI 和 CT 扫描也可提供病变的具体情况，还能早期发现结核病灶，有助于显示软组织肿块。MRI 和 CT 可帮助软组织脓肿的定位，MRI 对结核不具有特异性，与骨髓炎、骨肿瘤、骨坏死及神经源性关节病较难区分，如果考虑为结核，则需要进一步行骨组织或周围软组织活检以确诊。椎旁脓肿内的钙化（用 CT

观察最佳）提示存在骨破坏，这是椎体结核的典型表现。CT 或超声引导下穿刺活检可获得适合的组织或液体进行其他分析。也有学者应用关节造影或其他的影像学检查，但应用较少。

## 五、非手术治疗

治疗骨结核的主要目的包括控制感染、限制畸形、保持关节活动能力和减轻不适。由多学科医师一起治疗，请感染疾病专家和疼痛控制专家参与是最理想的。治疗小组还应包括护士、理疗师、职业咨询师和矫形师。所幸的是，约 90% 的患者经药物治疗、适当休息并在指导下恢复活动后能够治愈。关节病变严重、疼痛或有进展的患者，用辅助性夹板（被动的、动力性、功能性的）或石膏固定会有作用。有时，关节破坏严重，病情持续进展，最后发展到关节融合（如肘关节），此时重要的是将肢体置于功能位（如肘关节屈曲 70°~90°），以便将来获得最大限度的功能。

在感染疾病专家精心指导下进行药物治疗会获得较好的效果。根据患者的年龄、病变播散情况和伴发情况（如艾滋病、慢性肾衰竭等）决定使用的药物和用药时间。有些药物会与免疫缺陷患者，尤其是 HIV 感染患者所用的药物相互作用，这种情况下必须调整药量和用药方案。需多种药物联合应用治疗结核，其中一级用药包括：异烟肼、利福平、乙胺丁醇、吡嗪酰胺。如果发生耐药，则需要用氟喹诺酮类药物和阿米卡星、卡那霉素或卷曲霉素注射治疗（表 23-1），治疗时间为 20~30 个月。一些结核病正在对这些药物产生耐药性。新药的研

**表 23-1**

**成人和儿童[†]的抗结核药物的剂量 ***

| 药品 | 准备工作 | 适用人群 | 每日 | 每星期一次 | 每星期两次 | 每星期一次 |
|---|---|---|---|---|---|---|
| 一线药物 | | | | | | |
| 异烟肼 | 片剂（50 mg，100 mg，300 mg）；酏剂（50 mg/5 ml）；静脉内或肌内注射的水溶液（100 mg/ml）。注意：吡哆醇（维生素 $B_6$），25~50 mg/d，与异烟肼一起给所有有神经病变风险的人（如孕妇、母乳喂养的婴儿；艾滋病毒感染者；糖尿病、酗酒、营养不良或慢性肾衰竭患者；或高龄患者）。对于周围神经病变的患者，专家建议将吡哆醇的剂量增加到 100 mg/d。 | 成人 | 5 mg/kg（通常为 300 mg） | 15 mg/kg（通常为 900 mg） | 15 mg/kg（通常为 900 mg） | 15 mg/kg（通常为 900 mg） |
| | | 儿童 | 10~15 mg/kg | – | 20~30 mg/kg | –[†] |
| 利福平 | 胶囊（150 mg，300 mg）。粉末可稀释为悬浮溶液口服。静脉注射用水溶液 | 成年人[‡] | 10 mg/kg（通常为 600 mg） | – | 10 mg/kg（通常为 600 mg） | 10 mg/kg（通常为 600 mg） |
| | | 儿童 | 10~20 mg/kg | – | 10~20 mg/kg | –[†] |
| 利福布汀 | 胶囊（150 mg） | 成人[§] | 5 mg/kg（通常为 300 mg） | – | 不建议使用 | 不建议使用 |
| | | 儿童 | 儿童的合适剂量尚不清楚，估计为 5 mg/kg | | | |

表 23-1（续）

成人和儿童[†]的抗结核药物的剂量 *

| 药品 | 准备工作 | 适用人群 | 每日 | 每星期一次 | 每星期两次 | 每星期一次 |
|---|---|---|---|---|---|---|
| 利福喷汀 | 片剂（150 mg 薄膜包衣） | 成人 | 10 mg/kg[‖] | – | – | – |
| | | 儿童 | 活动性肺结核：对于年龄大于 12 岁的儿童，剂量与成人相同，每周一次，利福喷汀没有被 FDA 批准用于治疗年龄小于 12 岁儿童的活动性肺结核 | | | |
| 吡嗪酰胺 | 片剂（500 mg 分量） | 成人 | 18.2~26.3 mg/kg，根据体重计算 | – | 根据体重，36.4~52.6 mg/kg | 根据体重，27.3~39.5 mg/kg |
| | | 儿童 | 35（30~40）mg/kg | – | 50 mg/kg | –[†] |
| 乙胺丁醇 | 片剂（100 mg，400 mg） | 成人 | 14.5~21.1 mg/kg，根据体重计算 | – | 根据体重，36.4~52.6 mg/kg | 根据体重，21.8~31.6 mg/kg |
| | | 儿童[¶] | 20（15~25）mg/kg | – | 50 mg/kg | –[†] |
| 二线药物 | | | | | | |
| 环孢素 | 胶囊（250 mg） | 成年人[**] | 总量为 10~15 mg/kg（通常为 250~500 mg），每天 1 次或 2 次 | 目前没有足够的数据支持间歇性给药 | | |
| | | 儿童 | 总量 15~20 mg/kg（每天分 1~2 次） | | | |
| 乙硫异烟胺 | 片剂（250 mg） | 成年人[††] | 总量为 15~20 mg/kg（通常为 250~500 mg，每天 1 次或 2 次） | 目前没有足够的数据支持间歇性给药 | | |
| | | 儿童 | 总量 15~20 mg/kg（每天分 1 次或 2 次） | | | |
| 链霉素 | 水溶液（1 g 小瓶），用于肌内注射或静脉给药 | 成人 | 每天 15 mg/kg。一些临床医生倾向于 25 mg/kg，每周 3 次。肾功能减退的患者可能需要 15 mg/kg 的剂量，每周给药 3 次，以便于药物清除 | | | |
| | | 儿童 | 15~20 mg/kg | – | 25~30 mg/kg[‡‡] | – |
| 阿米卡星 / 卡那霉素 | 水溶液（500 mg 和 1 g 小瓶）用于肌内注射或静脉给药 | 成人 | 每天 15 mg。有些临床医生喜欢 25 mg/kg，每周 3 次。肾功能减退的患者，包括老年患者，可能需要 15 mg/kg 的剂量，每周给药 3 次，以便于药物清除 | | | |
| | | 儿童 | 15~20 mg/kg | – | 25~30 mg/kg[‡‡] | – |
| 卷曲霉素 | 水溶液（1 g 小瓶），用于肌内注射或静脉给药 | 成人 | 每天 15 mg/kg。有些临床医生喜欢 25 mg/kg，每周 3 次。肾功能减退的患者，包括老年患者，可能需要 15 mg/kg 的剂量，每周给药 3 次，以便于药物清除 | | | |
| | | 儿童 | 15~20 mg/kg | – | 25~30 mg/kg[‡‡] | – |

**表 23-1（续）**

**成人和儿童[†]的抗结核药物的剂量 ***

| 药品 | 准备工作 | 适用人群 | 每日 | 每星期一次 | 每星期两次 | 每星期一次 |
|---|---|---|---|---|---|---|
| 对氨基水杨酸 | 颗粒剂（4 g 装）可以混合在软食中摄入（颗粒剂不应被咀嚼）。片剂（500 mg）在一些国家仍有供应，但在美国没有。在欧洲有一种用于静脉注射的溶液 | 成人 | 共 8~12 g（通常为 4000 mg），每日 2~3 次 | 目前没有足够的数据支持间歇性给药 | | |
| | | 儿童 | 总量 200~300 mg/kg（通常为 100 mg/kg，每日 2~3 次给药） | | | |
| 左氧氟沙星 | 片剂（250 mg，500 mg，750 mg）；静脉注射用水溶液（500 mg 小瓶） | 成人 | 每天 500~1000 mg | 目前没有足够的数据支持间歇性给药 | | |
| | | 儿童 | 最佳剂量尚不清楚，但临床数据表明是 15~20 mg/kg | | | |
| 莫西沙星 | 片剂（400 mg）；用于静脉注射的水溶液（400 mg/250 ml） | 成人 | 每天 400 mg | 没有足够的数据来支持间歇性给药 §§ | | |
| | | 儿童 | 最佳剂量尚不清楚。一些专家采用每天 10 mg/kg 的剂量，尽管在缺乏配方的情况下，这种滴度是具有挑战性的。专家们建议将用药后 2 h 血清浓度达到 3~5 ul/ml 作为合理的目标 | | | |

* 对于不存在肥胖的患者，根据实际体重给药是可以接受的。对于肥胖的患者（比理想体重高 20%），初始剂量最好以理想体重为基础。一些临床医生倾向于采用改良的理想体重：{ 理想体重 +[0.40 ×（实际体重 - 理想体重）] }，就像对初始氨基糖苷剂量一样。由于肥胖患者的结核病药物剂量尚未确定，可考虑对此类患者进行治疗性药物监测；

† 在本文件中，成人剂量是从 15 岁开始或年幼儿童体重超过 40 kg 开始计算。儿童和青少年每周 3 次治疗的最佳剂量还没有确定。一些专家对青少年使用与成人相同的剂量，对年幼儿童使用与每周 2 次治疗相同的剂量；

‡ 更高的利福平剂量，目前高达 35 mg/kg，正在临床试验中研究；

§ 当同时使用蛋白酶抑制剂或非核苷类反转录酶抑制剂时，可能需要调整利福布汀的剂量；

‖ TBTC 研究 22 在活动性疾病的继续治疗阶段使用利福喷汀（RPT）的剂量为 10 mg/kg。然而，RIFAQUIN 和 PREVENT TB 安全地使用了更高剂量的 RPT，每周给药 1 次。目前正在对活动性肺结核疾病的临床试验中研究每日 1200 mg RPT 的剂量；

¶ 作为一种避免乙胺丁醇（EMB）眼毒性的方法，一些临床医生在治疗的最初 2 个月使用 3 种药物方案（异烟肼、利福平和吡嗪酰胺），用于未感染 HIV 的儿童、既往无结核病治疗史、生活在耐药结核病低流行地区，并且没有与来自耐药结核病高流行地区的人接触。然而，由于耐药性结核病的流行和风险难以确定，美国儿科学会和大多数专家将 EMB 作为儿童结核病患者强化阶段治疗方案的一部分；

** 有使用环孢素经验的医生建议从 250 mg 开始，每天 1 次，然后根据耐受情况逐渐增加。血清浓度通常有助于确定特定患者的适当剂量。很少有患者能耐受 500 mg，每天 2 次；

†† 乙硫异烟胺可在睡前或在正餐时服用，以减少恶心感。有使用乙硫异烟胺经验的临床医生建议从 250 mg 开始，每天 1 次，并根据耐受情况逐渐增加。血清浓度对于确定特定患者的适当剂量可能是有用的。很少有患者能忍受 500 mg，每天 2 次；

‡‡ 根据成人 25 mg/kg 的间歇性剂量进行改良，考虑到大多数儿童体内总的水分含量较大，对注射药物的清除较快，剂量可由血清浓度来指导；

§§ 利福平治疗方案为期 6 个月。在最初的 2 个月里，采用每日 400 mg 莫西沙星替代异烟肼，在剩下的 4 个月里，每周给予 400 mg 莫西沙星和 1200 mg RPT。对 212 名患者进行了研究（每次服用 RPT 前都要吃 2 个煮鸡蛋和面包），结果显示，该方案被证明不逊于标准方案，即每日给药，为期 6 个月。

引自：Nahid P, Dorman SE, Alipanah N, et al: Official American Thoracic Society/Centers for Disease Control and Prevention/Infectious Diseases Society of America clinical practice guidelines: treatment of drug-susceptible tuberculosis, Clin Infect Dis 63（7）:147, 2016.

发也有进一步发展，如 Bedaquiline、Delamanid 和 PA-824 等靶向治疗肺结核的药物，而利奈唑胺和 Sutezolid 适用于广泛耐药的结核菌感染，但是以上药物的安全性和有效性还有待进一步检验，目前推荐的治疗时间是 12~18 个月，因为骨与纤维组织药物浓度低。有研究表明，加用利福平可以缩短疗程（6~9 个月），而且效果与不加用利福平的长疗程治疗效果相当。

由于结核的治疗方案经常调整，因此应向疾病控制中心咨询，并接受指导。虽然已有原发和继发多药耐药的报道，尤其是美国以外的国家，但绝大多数都是个案报道。总的来说，多重耐药患者只占一小部分（<1%）。

治疗不应仅限于患者本人，对结核菌素试验呈阳性的患者家属及密切接触者也应考虑进行药物治疗。这一点对于年龄不到 50~55 岁的人更重要。老年人可能无法耐受一些常用的预防药物。预防性药物治疗的时间为 3~12 个月，根据结核菌素皮试改变的情况而定。

患者有时需要应用镇痛药。一些严重的病例应该接受疼痛管理专家的治疗。虽然也有全身应用皮质类固醇激素可以减轻严重患者症状的报道，但它会掩盖关节感染，而关节内注射皮质类固醇激素会加快关节的破坏。

## 六、手术治疗

治疗骨和关节结核的手术包括：①关节切开术，包括活检术、滑膜切除术和关节侵蚀病灶的刮除植骨术；②关节外骨骼病灶的刮除植骨术；③关节切除术；④骨切除术；⑤软组织脓肿切开引流术或切除术；⑥关节融合术；⑦截肢术。关节镜下关节结核清创术已被证明是有效的。

大多数权威学者认为，应在结核手术之前开始有效的抗生素治疗。有报道称，如果手术之前没有进行充分的药物治疗，会导致结核的粟粒样播散。基于甲基丙烯酸甲酯和羟基磷灰石的长效多种抗生素的药物缓释支架正在研发中。

### （一）足

足部的骨结核（图 23-1）会使许多骨骼受侵犯，若诊断被延误，关节受累的可能性将大大增加。手术适应证包括关节旁病灶和关节破坏。呈囊性变的骨的手术效果比呈类风湿样表现的关节要好。足部结核通常是跟骨或距骨的孤立病变。如果多个骨骼受累，特别是成人，截肢术是首选治疗方法。病灶刮除术适用于足部孤立的病变，即使已有窦道形成。

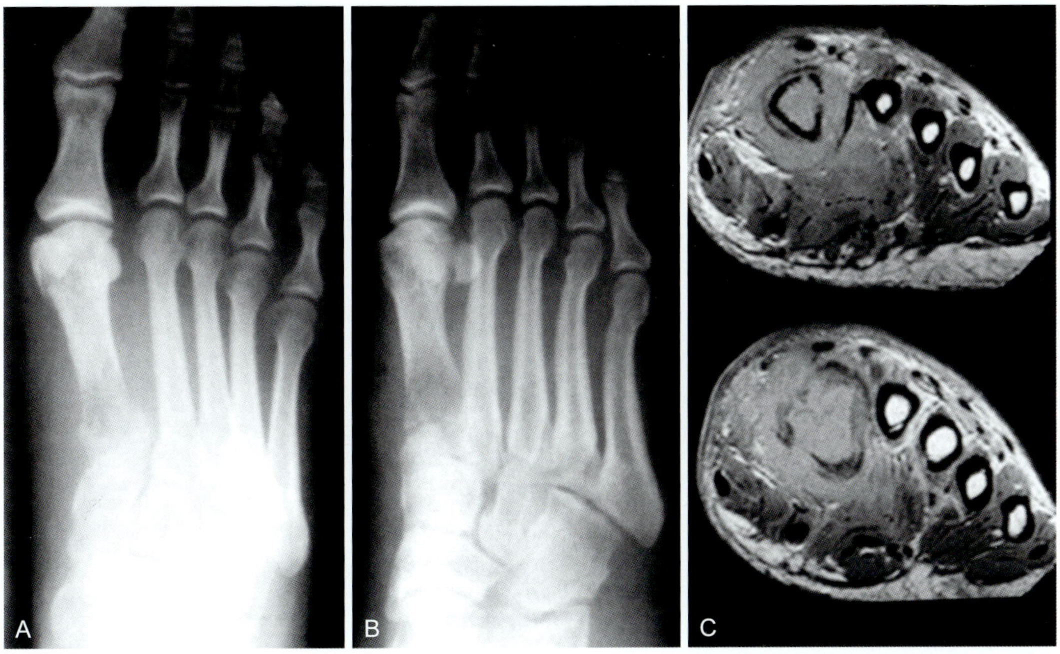


**图 23-1**　A 和 B. 第 1 跖骨基底结核前后位（A）和侧位（B）X 线片，内侧和外侧皮质均被侵蚀；C. MRI 显示第 1 跖骨基底被环形破坏，软组织广泛受累（引自：Lonner JH, Sheskier SC: Tuberculosis of the foot as the initial manifestation of acquired immune deficiency syndrome: a report of two case, Foot Ankle Int 16: 167, 1995.）

## 病灶刮除术

**手术技术 23-1**

- 直接在病灶区做切口，如果有窦道或脓肿则直接经窦道或脓肿切开。
- 去除所有的坏死组织和瘢痕组织，但不要去除未被病变累及的骨松质。
- 用自体骨松质充填清创后留下的空腔，关闭切口（图 23-2）。
- 如果存在继发性感染，则不植骨，留置引流条后，松弛地关闭切口。

**术后处理** 用短腿管型石膏制动，在适当位置开窗，以便伤口换药。制动 3~4 个月，在此期的后半段可开始负重。

如果结核病变累及距下关节或中跗关节，应行三关节融合术（见第 34 章）。如果距下关节和踝关节同时受累，可行这些关节的后路融合术（见第 11 章）。

**骨切除术** 当病变比较广泛，尤其合并有窦道或继发性感染时，应行骨切除术或截肢术。趾骨或跖骨受累最好用骨切除术治疗。切除跗骨之后，要从足的对侧切除适量的骨质，以维持正常的对线。

切除跖骨后，可截除相应的足趾，以使相邻的跖骨排列更好，并使患足外观和功能更佳。应尽可能避免切除第 1 跖骨。

## 跖骨切除术

**手术技术 23-2**

- 若合并继发性感染，在病灶区做纵行切口，切口起于远排跗骨，止于近节趾骨中部。
- 显露骨质，但不要损伤伸肌腱。
- 切除骨质，保留骨膜，留置引流条，松弛地关闭切口。

**术后处理** 使用短腿管型石膏固定，伤口愈合后，开始保护性负重活动。

受累的通常不只一块楔骨，因此须行跗骨前骨切除术。为了患足获得满意的对线，还必须切除部分骰骨。

## 楔骨切除术

**手术技术 23-3**

- 做一长 5 cm 的外侧纵行切口，显露骰骨和第 5 跖骨间的关节。
- 在内侧做一个同样的切口，显露第 1 楔骨和第 1 跖骨基底部。
- 骨膜下剥离显露第 2 和第 3 楔骨。
- 用骨刀切除骰骨的前半部分和 3 个楔骨。
- 切除舟骨前部的关节面和所有 5 个跖骨基底部关节面。
- 将去除了软骨面的跖骨与舟状骨和骰骨对合。
- 关闭切口。

**术后处理** 使用短腿管型石膏固定，伤口愈合后，开始保护性负重活动。

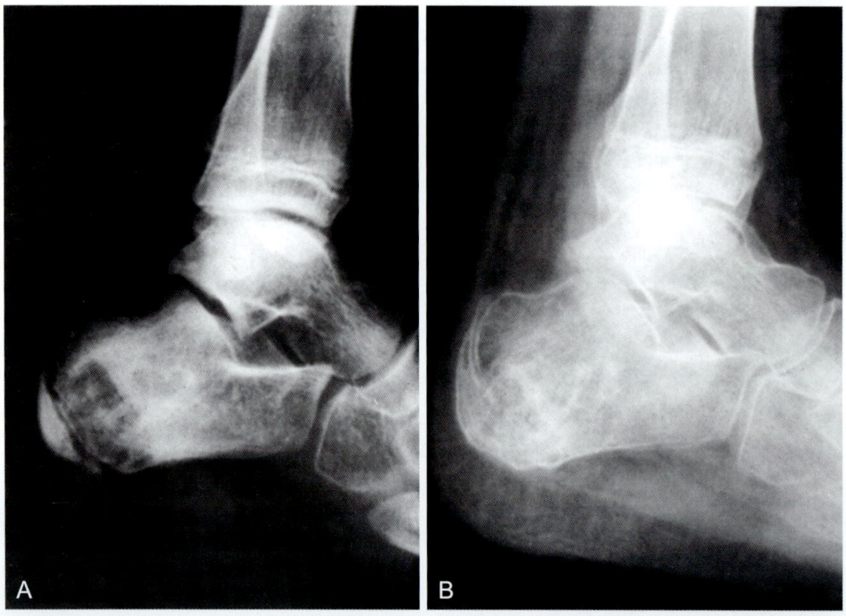


**图 23-2** 跟骨结核病灶刮除术前（A）和术后 6 个月（B）的 X 线片。术中行骨松质颗粒骨植骨，一期缝合切口，未放引流条，疗效为优（见手术技术 23-1）

## 舟状骨切除术

### 手术技术 23-4

- 经前外侧入路显露中跗关节。
- 另做一内侧切口显露舟状骨。
- 骨膜下锐性解剖，切除舟状骨。注意避免损伤位于足背的足背动脉和腓深神经分支。
- 暴露跟骰关节，去除跟骨远侧端的关节软骨和软骨下骨以及骰骨的近侧 1/3。
- 去除距骨头和楔骨近侧关节面的关节软骨。
- 将露出的骨质粗糙面对合，消灭骨面间的腔隙。骨骼的位置可用带螺纹的钢针交叉固定。
- 在切除舟状骨之后，必须行中跗骨间关节融合术，将患足固定于满意的位置。

**术后处理**　用短腿管型石膏固定。伤口愈合后开始保护性的负重活动。

## 骰骨切除术

### 手术技术 23-5

- 经前外侧入路显露骰骨，骨膜下锐性解剖，并切除之。
- 从楔骨、第 5 跖骨近侧面和跟骨远侧面上切除关节面和邻近的骨质。
- 切除舟状骨，并去除距骨头的关节面和浅层骨质。
- 将露出的骨质粗糙面对合，骨骼的位置用带螺纹的钢针交叉固定。

**术后处理**　同舟状骨切除术。

跟骨切除术后可造成相当程度的功能丧失，但仍优于截肢术。尽管有关跟骨部分切除的报道较少，但与全跟骨切除术相比，跟骨骨髓炎行部分切除术（图 23-3）可以减少残疾，具有更好的外观和功能。

## 跟骨切除术

### 手术技术 23-6

- 采用 Kocher 切口（见手术技术 1-18），切口始于外踝近侧 10 cm，沿跟腱的外侧缘达跟骨的上面，继续向下延伸至外踝，止于跟骰关节远侧 2.5 cm。

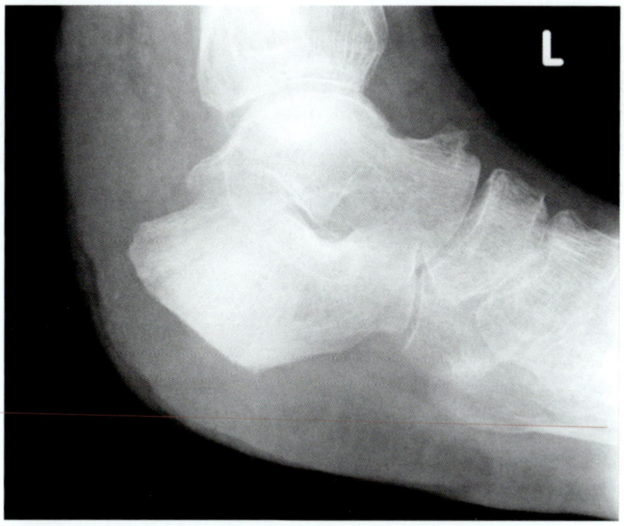


**图 23-3**　部分跟骨切除术（引自：Walsh TP, Yates BJ: Calcanectomy: avoiding major amputation in the presence of calcaneal osteomyelitis—a case series. Foot 23: 130, 2013.）

- 切断跟腓韧带，将腓骨肌腱移向上方和前方。
- 切开跟骰关节的关节囊，切断韧带在跟骨上的止点。
- 将骨膜剥离器或撑开器插入距下关节，切断距跟骨间韧带。
- 将距下关节脱位，骨膜下锐性解剖，游离内侧、前侧和后侧的软组织，切断跟腱止点。
- 取出跟骨。避免损伤跟骨内侧的胫神经和血管。
- 将跟腱缝于距骨的下表面和足部的短肌上。

**术后处理**　用长腿管型石膏制动，膝关节屈曲 30°，踝关节保持中度马蹄位。术后 3 周更换为短腿管型石膏，患足维持于轻度马蹄位。术后 8 周开始保护性负重，管型石膏制动持续 4 个月。以后需要使用垫高足跟的矫形鞋。

Hutson 等建议在行胫跟关节融合术前采用前内侧入路切除距骨，然后置入含抗生素的载体来治疗感染。

## 距骨切除术

### 手术技术 23-7

- 采用 Kocher 入路（见手术技术 1-18）或前外侧入路（见手术技术 1-19）显露距骨。
- 切开距舟关节背外侧和下方的关节囊。
- 切断踝关节腓侧副韧带的腓骨止点。

- 将踝关节脱位，使患足向内移。
- 夹住距骨颈部，轻轻地牵引。骨膜下锐性解剖，由前向后切断所有后、下方的软组织和韧带附着部，去除距骨。如距骨坏死，必须分块取出。
- 骨膜下分离，游离两踝和跟骨前部两侧的软组织。
- 将跟骨向后移位，使跟骨前部置于两踝之间，将跟骨关节面与胫骨的关节面对合。
- 关闭切口，使患足维持于马蹄位（图 23-4）。

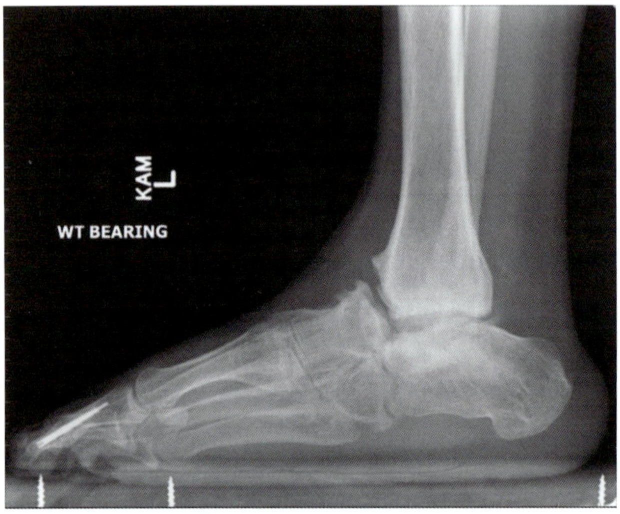

**图 23-4** 将感染的距骨切除后（见手术技术 23-7）

**术后处理** 用长腿管型石膏制动，膝关节屈曲 30°，踝关节位于中度马蹄位。在足、踝部背侧的管型石膏上开窗并用软敷料覆盖。术后 2~3 周更换为短腿管型石膏，患足维持于马蹄位。术后 8 周开始保护性负重。管型制动要持续 4 个月。随后可穿舒适的、足跟垫高的矫形鞋。

## （二）踝关节

如果踝关节的病变仅局限于滑膜，采用制动和药物治疗就足够了。如果病变累及关节，则可将脓肿引流，或将局部的病变骨质刮除。然而，踝关节结核最好采用关节融合术治疗（图 23-5）。详见第 11 章。

## （三）膝关节

确定病变范围对治疗膝关节结核来说是最重要的，有时患者的病情可能相对较轻，仅表现为关节周围软组织感染（表现为结核性滑囊炎）、化脓性腘窝囊性变或者是脓肿形成。膝关节 X 线片的表现有助于医师确定治疗方案。如果膝关节 X 线片表现相对正常，或者只有较轻的局限性骨髓炎改变，用多药联合治疗会有效。这些患者常能耐受早期进行关节活动度和活动能力练习。如果单用药物治疗无

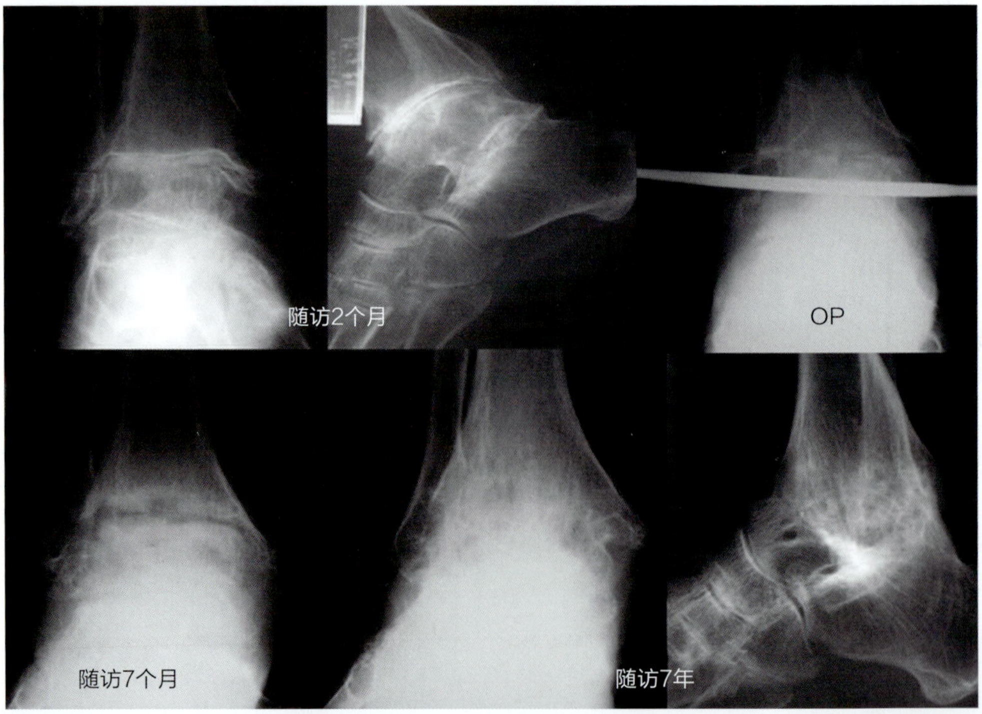

**图 23-5** 22 岁男性患者踝关节发生结核感染。关节融合术后随访 7 年（引自：Chen SH, Lee CH, Wong T, et al: Long-term retrospective analysis of surgical treatment for irretrievable tuberculosis of the ankle, Foot Ankle Int 34: 372, 2013.）

效，应行滑膜切除术（在关节镜检查的同时进行）、死骨切除术或同时施行两种手术，或者需要刮除骨性病灶。一旦关节严重退变，且 X 线片表现改变明显，则预后较差，应行更积极的开放手术，较严重病例的制动时间应稍长一些。如果关节面退变严重，可能必须行关节融合术（图 23-6）。也有报道称采用关节置换术和药物治疗的方法获得了有限的成功，但有一定的风险，包括病变静止一段时间再复发的可能。Zeng 等采用全膝关节置换术成功治疗 9 例结核性关节炎，对于炎症指标较高者，先行 3 个月抗结核药物治疗，然后行二期全膝关节置换术；对于检查指标正常者，则可以一期行全膝关节置换术，术后继续行 12 个月的抗结核药物治疗，平均随访 4 年未见复发。

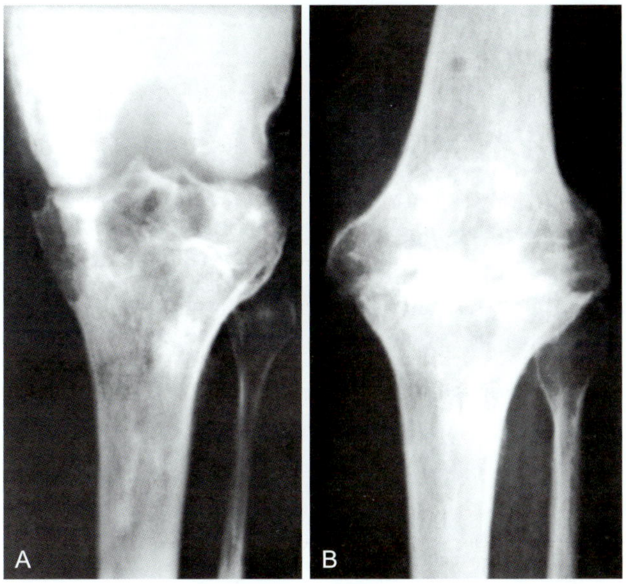


图 23-6 膝关节结核术前（A）和关节融合术后 3 个半月（B）的 X 线片

局限于髌骨的病变在 X 线片上表现为溶骨性改变，并伴有死骨，死骨呈片状改变。这种局限性病变应用多药联合治疗会有效。如果结核耐药，行髌骨切除术也可获得较好的功能。关节外的脓肿或病变（滑囊炎或囊肿）需要切除和引流。如果病变累及股骨远端或胫骨近端，需要刮除相邻的骨质。除非病变十分严重，一般均可早期开始主动活动。

Nag 等曾报道免疫功能正常的患者在自体移植重建前交叉韧带后出现结核感染。虽然这仍然是一个罕见的并发症，但在结核病高发部位应予以考虑。

## （四）髋关节

如果髋关节结核能够早期诊断，并且病变局限于滑膜组织，则通过休息和药物治疗就可获得满意的效果。这种情形常见于儿童。另外，许多髋关节结核患者（50%）的 X 线片表现正常，药物治疗常常有效。这些患者一般能耐受早期活动。

如果病变侵及关节软骨和骨，但病变范围不广泛，采用部分滑膜切除术和病灶刮除术通常能获得成功（图 23-7），但髋关节萎缩的患者（<10%）和髋关节脱位的患者预后稍差。如果关节软骨和周围骨质广泛受累，则应采用关节融合术。有不到 1.8% 的骨结核患者病变会累及大粗隆。也有患者会形成粗隆周围脓肿和腰大肌脓肿，需要行关节周围脓肿引流术、诊断性活检术或关节外死骨切除术。越来越多报道采用含链霉素的骨水泥珠链来治疗结核性滑囊炎和骨髓炎。

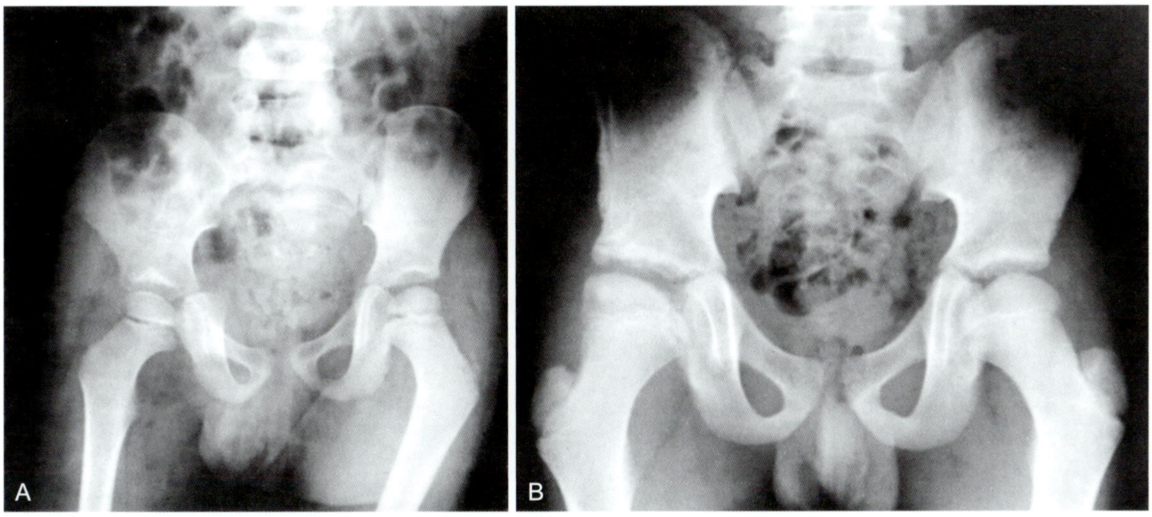


图 23-7 滑膜切除术、开窗病灶刮除抗菌治疗前（A）和 7 年后（B）的 X 线表现。疾病临床治愈，患者无跛行，只有轻度活动受限，可见股骨头及髋臼异常

## 部分滑膜切除术和病灶刮除术

**手术技术 23-8**

（Wilkinson）

- 通过前外侧入路显露髋关节（见手术技术 1-64）。
- 刮除股骨颈、股骨头或髋臼的病变。
- 切除增厚的关节囊，施行滑膜切除术，但不要为了清除所有的结核组织而将髋关节脱位。
- 分层缝合切口，不放置引流条。

**术后处理** 使用 Buck 牵引，直至髋关节刺激症状消失。然后开始主动的活动度练习。在数月内不允许进行无保护的负重行走，直至 X 线片显示受累的骨完全愈合为止。

如结核病灶位于髋臼上方的髂骨，且没有播散入关节，可采用局部病灶刮除术治疗，不需要行关节切开术。

## 髋臼上方病变

**手术技术 23-9**

- 采用前外侧入路（见手术技术 1-64）。在关节囊外解剖，如果必要，可在 X 线透视下寻找结核病灶。
- 病灶刮除后，如果没有继发感染，用自体骨松质充填留下的空腔。
- 分层关闭切口。

**术后处理** 同滑膜切除术和病灶刮除术（见手术技术 23-8）。

如果结核病灶局限于股骨颈，可进行手术切开引流，以防止结核播散入关节。

## 股骨颈病变

**手术技术 23-10**

- 采用外侧纵行切口，显露股骨粗隆下区。
- 在股骨颈外侧凿出一个骨皮质窗，X 线透视下确定病灶部位。
- 用刮匙刮除病灶，避免进入髋关节，如果需要，可用自体骨松质充填空腔。
- 分层关闭切口。

**术后处理** 同部分滑膜切除术和病灶刮除术（见手术技术 23-8）。

结核常累及粗隆滑囊及滑囊下的骨质，此时适合行滑囊切除术。

## 粗隆区病变

**手术技术 23-11**

（Ahern）

- 经外侧纵切口显露粗隆滑囊和大粗隆。
- 切除病变的滑囊，刮除大粗隆上的病变。
- 分层关闭切口。

**术后处理** 当患者身体状况允许时可开始保护性负重练习，6~12 周逐渐恢复关节的完全活动。

**1. 关节融合术** 进展期髋关节结核累及关节软骨和骨质时，最好采用关节融合术治疗。手术技术见第 5 章。

**2. 脓肿引流术** 结核脓肿通常需要引流。关节腔内有脓肿形成时，X 线片常显示关节囊扩大。如关节囊破裂，可在内收肌区域、髂前上棘下方 5.0~7.5 cm 的大腿前部、大粗隆表面或臀部出现脓肿。此时，可在脓肿上方直接切开引流，排空脓腔。一期闭合切口一般能很快愈合。

成人的结核病变广泛累及股骨头、股骨颈和髋臼，并且继发感染时，应行髋关节切除术（图 23-8）。

## 髋关节切除术

**手术技术 23-12**

- 采用外侧或后外侧入路显露髋关节（见手术技术 1-67 和手术技术 1-72）。
- 切除关节囊、股骨头、股骨颈和髋臼周围病变的骨质。
- 将大粗隆置于髋臼内，留置粗引流条，松弛地关闭切口。

**术后处理** 用双侧髋人字形石膏将患侧髋关节固定于外展 45° 位。制动约 3 个月。如果残留关节不稳，则可行近端股骨截骨术或关节融合术。

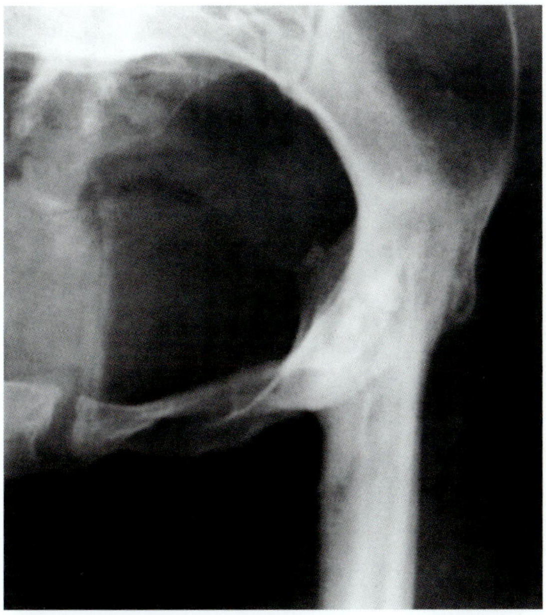

**图 23-8**　髋关节结核合并化脓性感染后，采用髋关节切除术治疗，关节获得骨性融合

## （五）骶髂关节

骶髂关节结核的症状包括臀部疼痛、患肢负重困难、神经根症状和下腰部疼痛。X 线片和骨扫描表现通常不正常。经皮髂骨穿刺活检可确诊。如骶髂关节结核能够早期诊断，采用药物治疗和休息通常能够治愈。当病变比较广泛时，可行部分滑膜切除术和病灶刮除术或关节融合术（见第 5 章）。

## （六）耻骨

耻骨结核可累及耻骨联合（图 23-9）。行药物治疗和病灶刮除术通常能够很快愈合。

## （七）锁骨

锁骨结核常一端受累。建议采用药物治疗，同时行病灶刮除术或受累端锁骨切除术。

## （八）肩关节

肩关节结核可累及肩关节周围所有的骨骼，包括肩胛骨、肱骨、关节盂和锁骨。关节周围软组织或滑囊也会受累。Khan 等观察关节镜修复肩袖损伤的结核病患者，尽管感染得到控制，但术后功能恢复较差。如果肩关节结核早期获得诊断，且病变局限于滑膜，最好采用药物和关节制动治疗。关节外的脓肿应引流。更广泛的病变需要采用部分滑膜切除术和病灶刮除术治疗。肩关节结核很少需要行关节融合术。

## （九）肘关节

虽然肘关节结核比上肢其他关节结核多见，但也只占骨结核的 5%。尺骨近端（鹰嘴）是典型的发病部位（图 23-10），可以导致进行性关节退变和严重的肘关节屈曲挛缩。这种患者最重要的是把肘关节置于功能位。肘关节结核采用关节制动和药物

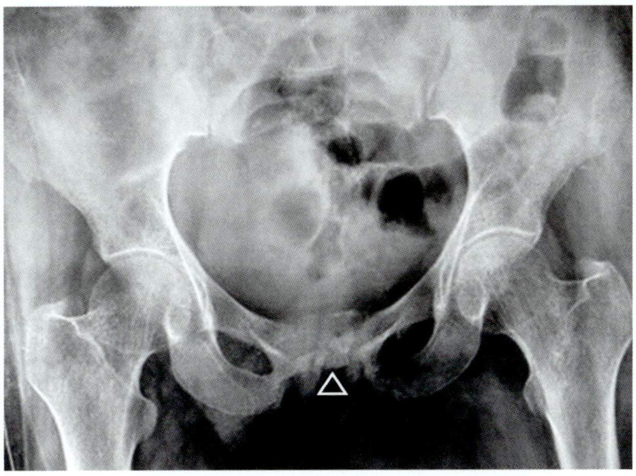

**图 23-9**　49 岁女性患者耻骨支发生结核感染，耻骨联合增宽（引自：Lai H, Jain K, Kannan S: Tuberculosis of the pubic symphysis: four unusual cases and literature review, Clin Orthop Relat Res 471: 3372, 2013.）

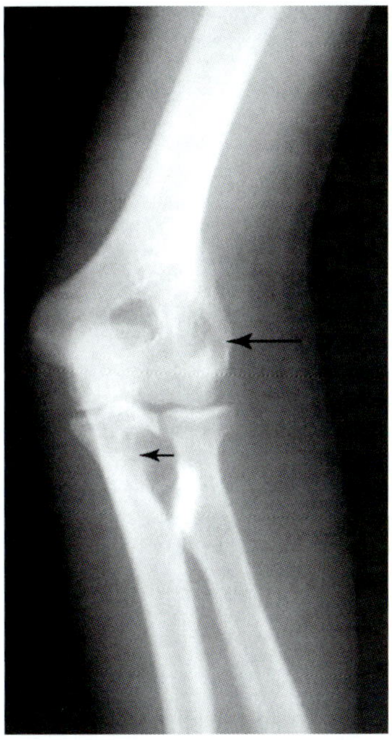

**图 23-10**　X 线片显示肱骨外髁发生溶解性病变（长箭头），尺骨干近端桡侧面发生溶解（短箭头）（引自：Prakash M, Gupta P, Dhillon MS, et al: Magnetic resonance imaging fi ndings in tubercular arthritis of the elbow, Clinical Imaging 40: 114, 2016.）

治疗疗效常很满意。有时需要行鹰嘴的脓肿穿刺抽吸或病灶切开引流，偶尔也需要行部分滑膜切除术和刮除术、关节融合术或肘关节切除术。

成年患者如病变广泛，非手术治疗失败，应行肘关节切除术，这样通常能比关节融合术保留更多的关节功能。

## 肘关节切除术

**手术技术 23-13**

- 做肘关节后外侧纵行切口，始于关节近侧 10 cm，止于远侧 5 cm。
- 平行于腱膜的外侧缘切开肱三头肌，直至肱骨。
- 打开肘关节后侧的关节囊，切开深部结构至桡骨头远侧约 2.5 cm 处。
- 骨膜下显露肱骨远端，在靠近肱骨髁处截骨，尽可能多地保留干骺端。
- 在桡骨头远侧切断尺骨和桡骨，不要切除过多，以免造成“连枷”肘。
- 切除所有滑膜和病变组织，关闭切口。

**术后处理** 用长臂管型石膏固定，肘关节屈曲 90°。术后 3~4 周去除管型石膏，改用悬吊绷带。随后开始力量练习和主动的活动度练习。通过肌肉锻炼和活动，常可使肘关节重新获得功能，但很不稳定。

**关节融合术** 肘关节结核有时需要行关节融合术。手术技术见第 13 章。

### （十）腕关节和手

骨结核患者的病变可累及腕关节，造成屈肌和伸肌的腱鞘炎，还可继发腕管综合征。如病变仅局限于滑膜，则采用滑膜切除术和药物治疗可以治愈。如果有中等程度的软骨和骨病变，则应采用滑膜切除术和病灶刮除术。如果病变广泛，则需要采用关节融合术和关节切除术，后者一般很少使用。

如果腕关节广泛破坏、无法行关节融合术时，则应行腕关节切除术治疗。

## 腕关节切除术

**手术技术 23-14**

- 做一长 7.5 cm 的腕背侧纵行正中切口。
- 在示指固有伸肌腱和拇长伸肌腱之间向深部分离，显露腕关节背侧关囊。
- 切开关节囊，显露桡骨远端和掌骨。
- 切除腕骨，去除尺骨、桡骨远端关节面，直至正常骨组织。
- 常规关闭切口。

**术后处理** 用长臂管型石膏固定，肘关节屈曲 90°，保持前臂旋转中立位和腕关节背屈 25° 位。尽早开始手指和肩关节的主动活动。术后 3 个月去除管型，换用支具，并间断去除支具，以便腕关节主动活动。如果可能，术后 6 个月去除支具。

## 七、长骨结核

长骨干骺端和骨干结核相当少见，诊断通常要依靠组织活检和培养（图 23-11），常伴有活动性肺结核。病变可以局限于一处，通常是靠近关节处或弥散分布于多处。病灶在 X 线片上可表现为一个孤立的不规则空腔，偶尔表现为骨干的梭形扩大。多骨可同时受累。

外科治疗与慢性化脓性骨髓炎相似，有效的治疗方案应包括药物治疗、脓肿引流术和死骨切除术。除非合并继发性感染，结核性骨髓炎的伤口都可一期闭合。

### 截肢

当结核病变广泛时，非根治性治疗不能治愈，尤其是成年患者的下肢结核病变广泛时，可进行截肢。若出现广泛的淀粉样病变则更应截肢。截肢部位必须在感染关节的近侧。在儿童，如果结核性骨髓炎导致了明显的下肢短缩，截肢术也是正确的选择。

# 第二节 其他少见的感染

## 一、非结核分枝杆菌感染

自 1985 年以来，由非结核分枝杆菌（NTM）引起的肌肉 - 骨骼感染明显增多，这一点与结核杆菌感染类似。发病率从每 10 万人 1.0 例到 1.8 例不等。据估计，在美国，非结核性肺部疾病的发病率至少是肺结核的 10 倍，为每年 15 万例。最近有研究指出，医疗旅游是非结核分枝杆菌感染的来源之

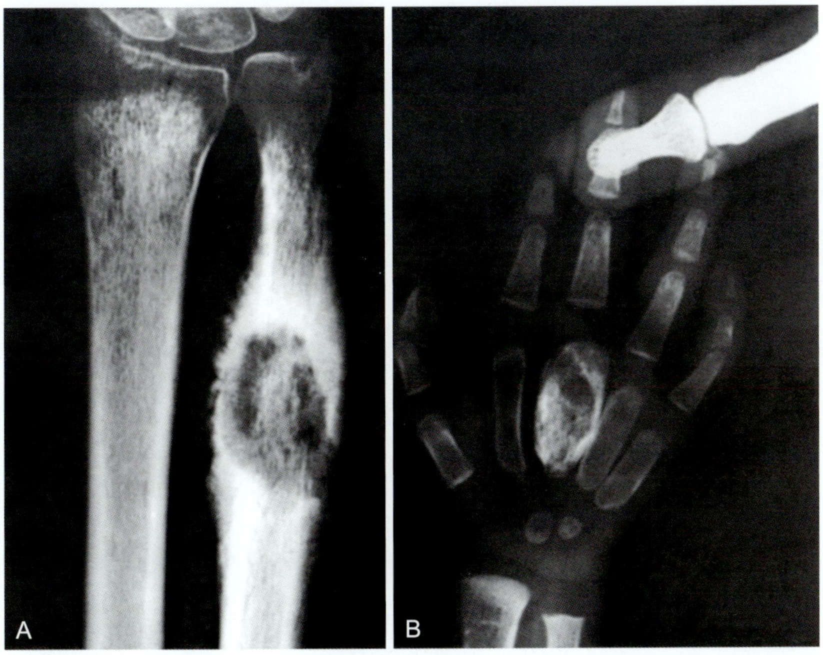


图 23-11 长骨结核。A. 尺骨不典型结核，经活检确诊；B. 典型的“骨气鼓”。本例患者的骨骼有多发的空腔。初诊为梅毒，Wassermann 试验阳性。抗梅毒治疗后病情没有改善。组织活检为典型结核。随后出现结核性中耳炎，在第 1 次就诊 2 年后患者死亡

一（即到另一个国家旅游以获得卫生保健服务，特别是整容手术）。多个病例报告提示至少有 15 种不同的分枝杆菌会导致骨关节和腱鞘感染。最常见的病原体是鸟分枝杆菌复合体、海洋分枝杆菌和堪萨斯分枝杆菌。Yeh 等对超过 29 000 名类风湿性关节炎与非类风湿性关节炎病例进行了研究，发现类风湿性关节炎患者罹患非结核分枝杆菌感染的风险是正常人的 4 倍。

非结核分枝杆菌肌肉骨骼感染的临床、影像学和病理学表现可能与结核分枝杆菌难以区分。包括结核杆菌在内的分枝杆菌感染最初一般都需要进行感染治疗。不同种类的非结核分枝杆菌药物敏感性不同，因此种属鉴定非常重要，是进行有效治疗的前提。非结核分枝杆菌的最佳培养条件各不相同，例如海洋分枝杆菌，它在 30~33℃的条件下生长情况最佳。鸟分枝杆菌复合体往往对其标准治疗药物利福喷汀和克拉霉素耐药，因此非标准治疗药物已被开发出来。结核骨骼肌肉感染的治疗原则和技术方法也同样适用于非结核分枝杆菌引起的骨骼肌肉感染。

## 二、布鲁氏菌病

布鲁氏菌病，或称波状热，是一种人畜共患疾病，常由革兰氏阴性布鲁氏杆菌感染引起，这种细菌通常在山羊中发现。几乎所有的感染都由直接或间接接触动物引起。主要的传播方式是食用未经过巴氏杀菌法处理的牛奶或奶制品。该病最常见于地中海盆地、阿拉伯半岛、印度次大陆、墨西哥、中美洲和南美洲。在美国，加利福尼亚州圣迭戈地区的感染率最高。感染暴露风险较高的职业人群包括农业从业人员、兽医、肉类处理工人和实验室工作人员。全世界每年的发患者数超过 50 万。

发热伴骨关节受累是布鲁氏菌病最常见的临床表现。初始症状通常在感染 2~4 周内出现。来自不同国家和地区的文献均表明，中轴骨骼是最常受累的骨关节部位，通常表现为骶髂炎、脊柱炎或椎间盘炎。20%~50% 的感染患者存在骨骼受累。土耳其的一项前瞻性研究显示，4 年间确诊的 251 名布鲁氏菌病患者中，有骶髂关节炎病例 71 例（28%），患者有腰痛，并且 4 字试验阳性（FABER），这些患者骨扫描的结果均支持骶髂炎的诊断。26 例伴有背痛的患者存在椎间盘炎。所有这些患者的骨扫描结果均为阳性，椎体和椎间盘部位核素摄取量增加，并且脊柱 MRI 也为阳性。腰椎病变的比例明显高于胸椎或颈椎，颈椎的发病率最低。MRI 表现为 $T_1$ 像椎体低信号，$T_2$ 像椎体高信号，增强核磁 $T_1$ 像显示受累椎体及椎间盘高信号。研究中有 8 例患者存在椎旁或硬膜外脓肿。胫骨、肱骨和跟骨等非中轴骨很少会受累。

布鲁氏菌病的诊断最好结合血清布鲁氏菌凝集素试验（滴度大于 1∶160）和血培养试验（阳性）。对于骨关节受累的患者，建议进行骨扫描。如果存在中轴骨骼相关症状，应进行脊柱 MRI 检查。结

核性椎间盘炎和布鲁氏菌病在 MRI 上表现相似，临床症状也有相似之处。区分两者很重要，关系到抗生素的正确选择。

对于骨关节受累的患者，建议使用利福平、多西环素和链霉素进行为期 6 个月的三联药物治疗，这一方案有助于防止布鲁氏菌病复发，骨关节感染患者复发率约为 11%。

## 三、伤寒热

伤寒由伤寒沙门氏菌引起。伤寒沙门氏菌是一种在发达国家很少见的革兰氏阴性厌氧杆菌。伤寒主要通过粪 - 口途径传播，患者因摄入受污染的食物或水发病。在美国每年报道的病例大约有 400 例。

伤寒的临床症状包括发热、腹痛伴腹泻、脱水、体重减轻、头痛、疲劳，偶尔还伴有意识改变。多个系统可受累及，导致心肺受累、肝脾肿大和胃肠道病变。大约 30% 的伤寒患者有关节痛和肌肉痛。有些患者表现为感染性骶髂关节炎和多部位骨髓炎。胸腰椎交界处受累并伴有椎间盘感染较为常见。孤立的上肢或下肢骨髓炎相对少见。同时可能伴有骨髓感染，导致骨髓抑制和骨髓坏死。软组织，如大转子滑囊，也可受累。

在样本（如血液、粪便或肠道样本以及骨髓）中分离出伤寒杆菌，可确诊本病；测定凝集抗体也可帮助诊断。氯霉素作为传统的一线抗生素曾被广泛使用，第三代头孢菌素也同样有效。其他备选药物包括氨苄西林和甲氧苄啶 / 磺胺甲噁唑。耐药病例可能对第三代头孢菌素更为敏感。Lynch 等在 2016 株菌株中，发现 272（13%）株对氨苄西林、氯霉素和甲氧苄啶 - 磺胺甲噁唑耐药。耐药伤寒沙门氏菌株感染病例往往有印度次大陆旅行史，对氟喹诺酮类药物敏感性降低的菌株在类似感染中越来越多见。

## 四、梅毒

根据美国疾病预防控制中心的数据，在 2000 年至 2001 年期间，美国报告的早期和晚期梅毒病例为每 10 万人 2.1 例，此后，这一比率几乎每年都在增加。2016 年，该比率上升至每 10 万人 8.7 例，较 2013 年增长 17.6%，为 1993 年以来的最高纪录。

梅毒是由梅毒螺旋体感染所致，梅毒螺旋体可通过胎盘、性接触或血液制品传播。不论患者年龄大小、梅毒处于哪一阶段，骨骼系统都可能受累。先天性梅毒表现为颞骨和上颚骨膜炎以及胫骨上半部分（“剑胫”）皮质增厚。由血管侵犯至骨骼的情况（如胸骨或椎体）已有报道。通过骨扫描检查，可发现手、足、前臂、锁骨或胫骨等相对无症状的部位也存在早期骨侵犯。脊柱受累也有报道，病变特点与脊柱结核或肿瘤相似。梅毒患者可能会发生慢性关节痛，由于神经病变或血管受累，可能导致“夏科关节”的发生（图 23-12）。

主要通过暗视野显微镜下鉴定体液样本内梅毒螺旋体进行诊断。其他检验方法包括：抗体检测，如性病实验室检验（VDRL）、快速血清反应素试验

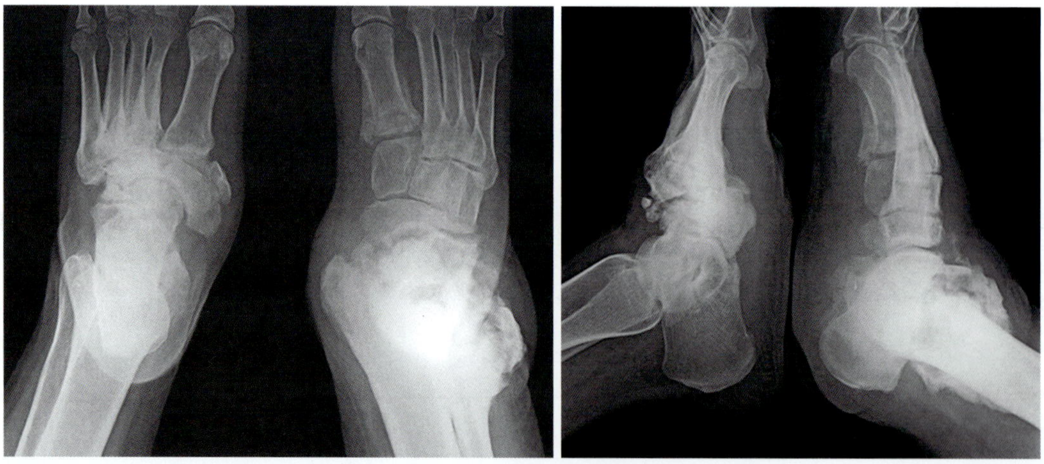

图 23-12 48 岁老年男性踝关节发生梅毒神经性病变。就诊前踝关节无痛性肿胀 3 年（引自：Samia M, Ezzahara AF, Kahdija B, et al: Bilateral neuro-arthropathy of the ankle as a sequel of undiagnosed tabes dorsalis, Joint Bone Spine 80: 664, 2013.）

（RPR）。其他特定检测，如梅毒螺旋体血球凝集试验（TPHA）和梅毒 IgG 抗体电免疫试验（EIA），也经常被用于临床病例的辅助诊断。未经治疗的梅毒表现其病程呈现出 3 个阶段。一期梅毒，这一阶段持续 10~90 d，可能出现口腔溃疡；暗视野镜检为阳性，筛查反应素试验（VDRL 和 RPR）可能为阳性。二期梅毒持续 6 周 ~6 个月，以多次出疹为特征；所有的常规筛查和生物特异性检测都呈阳性。三期梅毒，在一期梅毒 10~30 年后出现。未经治疗的梅毒可累及中枢神经系统，损害后束功能，导致触觉和位置感丧失，引发严重的下肢关节破坏（图 23-13）。一般筛查检验（VDRL 和 RPR）可能会呈阴性，但更具体的试验（MHA-TP 和 IgGEIA）即使在已经治疗过的病例中也会呈阳性。具体治疗措施因疾病的阶段而异，氨苄西林是主要的治疗药物。

## 五、厌氧菌感染

厌氧菌感染见第 21 章。

## 六、病毒性骨炎和关节炎

目前骨病毒感染性疾病仍然是一个多元化的疾病。已在滑膜关节中分离出水痘病毒、风疹病毒和牛痘病毒等病毒株。在天花治愈之前，天花性骨髓炎主要表现为关节肿胀和溶骨性破坏。在骨 Paget 病的患者骨骼内检出副黏病毒抗原，但直接的因果关系尚未被证明。

## 七、放线菌病

放线菌病是一种以外窦道为特征的慢性肉芽肿性疾病。最常见的致病菌是伊氏放线菌。放线菌不是真菌，而是一种革兰氏阳性厌氧丝状细菌。他们对生长环境非常挑剔，很难培养。通常通过鉴别硫颗粒或分枝菌丝来明确诊断。在影像引导下对感染区域进行穿刺有助于获得合适的样本。

放线菌性骨髓炎最常受累的部位为颈部、面部区域，特别是下颌骨。这种骨性病变通常是原发部位软组织病变的继发病变。脊柱受累可能导致硬化性改变；然而椎体高度通常无变化。脊柱受累的表现类似于结核，但通常椎间盘不受影响。脓肿可蔓延至皮肤，也可见到椎旁脓肿。肋骨病变多表现为通向皮肤的窦道。骨盆骨受累可能与宫内节育器的使用有关。

通过影像引导下穿刺感染组织，找到病原体可确诊本病。治疗药物通常采用青霉素，也可以选择四环素、红霉素和氯霉素。

## 八、莱姆病

莱姆病是美国最常见的蜱传播疾病。莱姆病由伯氏疏螺旋体细菌引起，硬蜱科是其主要载体。硬蜱科的宿主是白足鼠和白尾鹿，它们分布在新英格兰、大西洋中部各州和五大湖周围。因此大多数病例是在这些地区发现的，发病时间主要是在 4~11 月。每年向美国疾病控制与预防中心报告的确

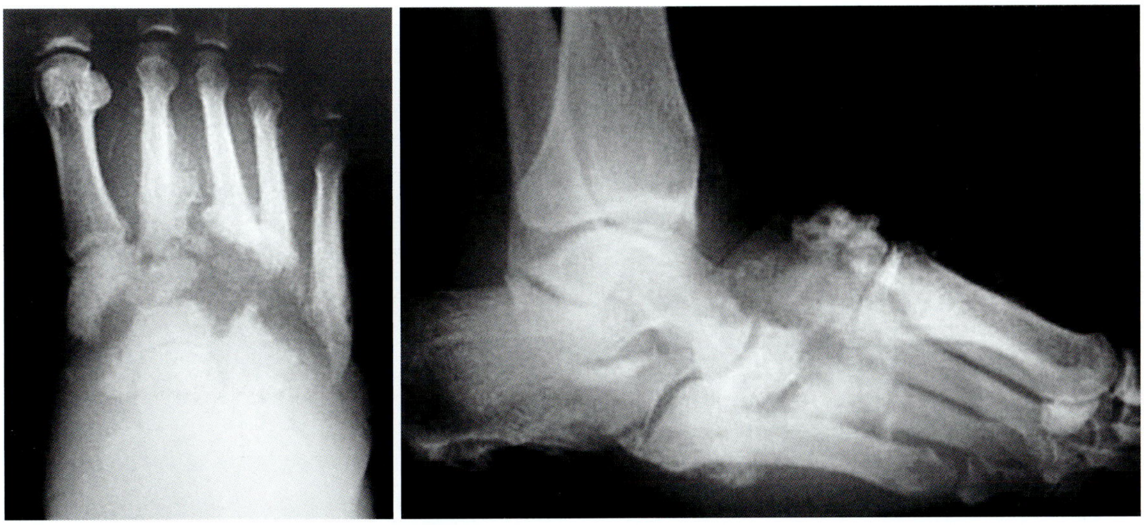

**图 23-13**　右足中段破坏继发于梅毒神经性关节病

诊病例超过 3 万例，有近 30 万例疑似病例。约 240 万份样本被提交用于莱姆病检测，相关费用近 5 亿美元。最常见的两个高发人群是 5~14 岁的儿童和 55~70 岁的成年人。远足、钓鱼、打猎、园艺等休闲活动以及户外工作，会导致感染风险增加。有趣的是，只有 50%~70% 的患者记得被蜱虫咬过。

大多数莱姆病患者在蜱虫叮咬后 1 个月内会出现典型的牛眼皮疹（游走性红斑）（图 23-14），但高达 20% 的患者没有类似皮疹。出现皮疹的同时通常会伴随病毒感染样症状：发烧、发冷、疲劳和头痛。关节痛，通常表现为涉及大关节和小关节的多关节痛，可能涉及颈部和背部，通常伴有病毒感染样症状和典型的牛眼疹。近 60% 的患者没有得到适当的初始治疗，最终进展为间歇性关节炎。没有多关节痛前驱性症状的患者，也可能发展为间歇性关节炎。虽然关节可能出现极度温暖和肿胀，通常伴有积液，但患者通常只注意到轻微疼痛。膝关节最常受累，其次是踝关节和腕关节。关节炎的发作通常会持续 2 周 ~1 个月。发作结束后，患者通常不会主诉任何关节不适。由于不同关节的关节炎症状发作时间不同，间歇性关节炎通常被描述为“迁移性关节炎”。

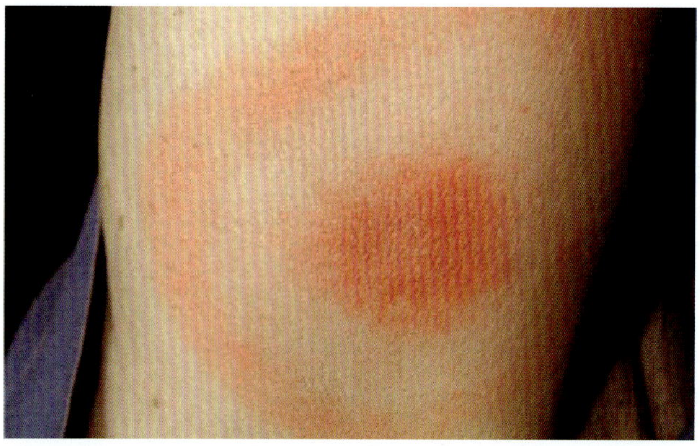

图 23-14 莱姆病患者皮肤显示牛眼样皮疹（引自：CDC, www.cdc.gov/lyme/signs_symptoms/rashes. html.）

如果间歇性关节炎没有得到有效治疗，约 10% 的患者会发展为慢性关节炎。携带 HLA-DR4 同种异体抗原的患者患慢性关节炎的风险相对较高。一般有 1~3 个关节受累，其中包括一侧或两侧膝关节。除此之外，髋关节是最有可能出现这种情况的关节。与急性莱姆关节炎患者不同，慢性关节炎患者通常有至少 1 年的持续关节肿胀和疼痛。

早期播散性莱姆病患者也可能出现神经系统和心血管系统方面的临床表现。15% 的患者出现神经问题，包括脑膜炎、贝尔麻痹和神经根病。8% 的患者出现心血管并发症，如动静脉阻塞。

美国疾病控制与预防中心推荐使用酶联免疫吸附试验（ELISA）及 western blot 免疫印迹检测作为辅助检查手段（图 23-15）。如果接触蜱 4 周后进行 western blot 免疫印迹试验，大多数病例可确诊。滑膜液检验结果通常不具有特异性，仅显示白细胞计数轻度升高（正常 <50 000 个 /mm$^3$）。利用聚合酶链反应（PCR）可在滑膜液中发现伯氏疏螺旋体的基因组 DNA。莱姆关节炎用抗生素治疗成功后，PCR 结果将由阳性转为阴性。目前，莱姆病的多种检测方法已获得美国食品药品监督管理局的许可。然而美国食品药品监督管理局指出，许多检测项目很容易导致误诊，他们建议伯氏疏螺旋体抗体的检测仅能用于莱姆病的临床诊断。Dessau 等报道了莱姆病检测方法存在过度使用的情况。根据目

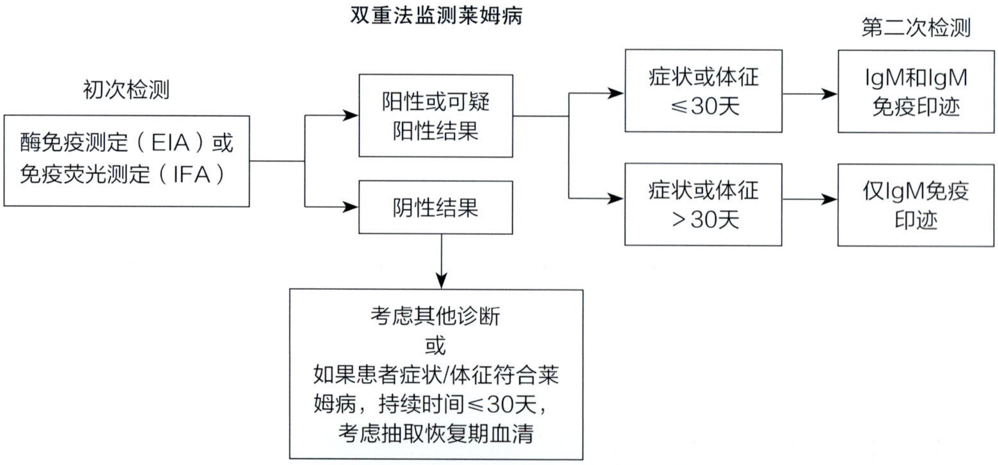


图 23-15 根据 CDC 推荐的双重法检测莱姆病（引自：CDC, www.cdc.gov/lyme/diagnosistesting/ labtest/twostep/index.html.）

前欧洲的情况，他们的建议如下：存在典型的移行性红斑即可进行临床确诊，不需要再进行实验室检测。神经系统莱姆病的诊断需要检测脑脊液内抗体。有病毒样症状的多关节痛需要检测伯氏疏螺旋体抗体。检测非特异性症状的患者具有较低的阳性预测价值。

莱姆病相关关节炎的一线抗生素治疗方案为口服多西环素 30~60 d。二线抗生素治疗药物为阿莫西林，疗程同样需要 30~60 d。两种方案对 90% 的患者都有效。如果 30~60 d 的口服抗生素治疗方案无效，则推荐采用 30 d 静脉注射头孢曲松的方案。然而约 5% 的莱姆病患者对抗生素治疗效果不佳。

## 九、真菌感染

真菌性骨髓炎通常进展缓慢，导致诊断和治疗延误。因为明确诊断依赖于特定的真菌染色和真菌培养，所以在确诊之前必须首先想到存在真菌性骨髓炎。真菌性骨髓炎的表现类似于转移性肿瘤，特别是当脊柱受累时。存在免疫缺陷的人更容易受到感染。对于这种罕见感染，应该与传染病医师合作共同制定相应的治疗计划。

## 十、球孢子菌病

球孢子菌病是一种地方病，好发于亚利桑那州、新墨西哥州、得克萨斯州西部和加利福尼亚州的圣华金谷，在墨西哥和南美洲的一些地区也有病例被发现。在长期居住于这些地区的居民中，球孢子菌病的感染率可达到 80%。据估计，每年有 15 万新病例出现，其中 97% 发生在亚利桑那州和加利福尼亚州。主要通过吸入空气中的拟球孢子虫而感染。这些感染大多数不会引起症状。肺部的感染具有局限性，播散性感染更多见于肾、肝、脾、心包和骨这些部位。球孢子菌病可引起过敏性关节炎，但一般具有自限性，病程为 2~4 周。

肺外感染或播散性感染较为罕见，在所有患者中的发生率不到 5%。HIV 免疫缺陷患者或正在服用肿瘤坏死因子 - α 抑制剂英夫利昔单抗的患者中，菲律宾裔或非裔美国人、孕妇有更高的肺外感染风险。

20%~50% 的肺外感染病例存在骨感染。中轴骨骼比肢体骨骼更容易受累，其中脊柱受累最常见。感染可扩散到邻近软组织，引起椎旁脓肿。颅骨和肋骨也可被感染。关节感染多见于下肢，尤其是膝关节。跖骨或掌骨也可受累。局灶性肌腱炎或腱鞘炎也可能发生。Ho 等报道了 20 例球孢子菌病患儿，均表现为骨和关节疼痛；其中 3 名患者有肺部症状，但没有皮肤症状。最常见的感染部位是足（28%），其次是膝关节、脊柱、前臂、小腿和其他部位。

慢性骨球孢子菌病可以通过影像学检查协助诊断。通常慢性感染表现为单个或多个穿凿样病变，局部骨质减少、边界不清。在小骨上可以看到虫噬样改变。一些研究指出，采用骨扫描鉴别骨球孢子菌病的敏感性为 100%。确诊有赖于骨培养的组织病检，球孢子菌感染表现为肉芽肿性炎症改变，常为小球体。

治疗方法首选药物治疗，但单一药物治疗往往是不够的。伊曲康唑在治疗骨性球虫真菌病方面已被证明优于氟康唑。其他较新的三唑类抗真菌药物已被用于临床，但对骨球孢子菌病的随机研究结果还没有报道。两性霉素 B 曾用于静脉注射治疗，但副作用较多，因此除非不得以，不应使用。以上抗真菌药物的最佳治疗疗程尚不明确。抗真菌药物耐药时，可能需要进行手术治疗，手术方法主要包括清创术，将累及的骨或滑膜切除。复发很常见。

## 十一、芽生菌病

皮炎芽孢杆菌是一种二态土壤真菌，其引发的北美芽生菌病例很罕见，通常在吸入皮炎芽孢杆菌孢子后发生。这种感染常见于免疫功能低下的患者。肺部和皮肤是常见的感染部位，其次是骨骼，10% 的患者主要表现为骨方面的症状。这种感染发生在北美洲，遍及阿巴拉契亚州以及俄亥俄州、密西西比州、密苏里州和圣劳伦斯河流域的多个地区。骨骼感染由肺部的血行传播或由皮肤感染直接扩散而引起。受累骨骼表现为一种非特异性的芽生菌病，类似于其他形式的骨髓炎。在一些无症状区域，深部骨骼可能已受累，并伴有明显的皮质侵蚀。受累的首要体征可能是皮肤窦道或脓肿。长骨的感染往往局限于骨骺，并延伸到相邻的关节。脊柱部位的病变类似于结核。关节或骨穿刺液显微镜下发现大量特征性的宽底芽殖酵母可明确诊断。真菌培养也可明确诊断，但可能需要 1~5 周的时间。可选择两性霉素 B 作为抗感染药物，酮康唑或伊曲康唑是有效的替代药物。

## 十二、组织胞浆菌病

在美国组织胞浆菌病由组织胞浆菌引起，通常在吸入感染性颗粒后发生，表现为一种轻微的肺部感染。这种疾病通常具有自限性，但在免疫功能低下的患者中可发展为进行性播散性感染。虽然肺部受累最多见，但骨组织和软组织受累也可见到，通常表现为自限性超敏性关节炎。Care 和 Lacey 报道了 1 例腕部复发组织胞浆菌病，该患者无免疫缺陷病史，肺部未受累（图 23-16）。由于这位患者从最初感染到临床复发的时间很长，作者认为组织胞浆菌可在骨髓潜伏长达 10 年。他们建议在局部清创并将严重受累组织切除后，延长抗生素的使用时间。

抗真菌药物，如酮康唑或伊曲康唑，在治疗累及骨骼或关节的轻度播散性组织胞浆菌病方面有效。对于耐药病例，特别是免疫功能低下的患者，推荐使用两性霉素 B。

## 十三、隐球菌病

隐球菌病是由新型隐球菌引起的一种罕见的真菌疾病，在免疫功能低下的患者中越来越多见。隐球菌通常在免疫能力正常的宿主中引发无症状的肺部疾病，而在免疫功能低下的患者中，表现为以广泛播散为特征的疾病，病变主要累及肺部。血行播散引发的转移灶最常见于中枢神经系统；然而有报道指出，10% 的患者存在孤立性骨感染。这种孤立性骨感染可能与原发性骨肿瘤相似，或表现为与其他真菌感染类似的骨骼病变。脊柱、长骨和扁骨也可受到累及。通过活检和抗原滴度检验可明确诊断。骨感染病灶的治疗包括病灶刮除术。在没有神经病变的情况下，酮康唑是有效的，在更严重的情况下，应使用两性霉素 B 进行治疗。

## 十四、孢子丝菌病

孢子丝菌病通常由申克孢子丝菌通过轻微的损伤或擦伤伤口局部接种而引起。这种真菌存在于许多环境中，但感染病例很罕见。孢子丝菌不仅会导致皮肤溃烂，局部形成化脓性肉芽肿病变，也可通过淋巴、血行途径扩散到其他组织结构。这种疾病可累及骨骼、关节及其周围软组织。受累关节的关节间隙可能变窄，最终发生软骨下骨坏死。血清学检测和真菌培养对明确诊断均有帮助。诊断的金标准是在培养过程中发现真菌菌体。孢子丝菌素孢霉素是肽 - 鼠李甘露聚糖抗原复合物，孢子丝菌素皮

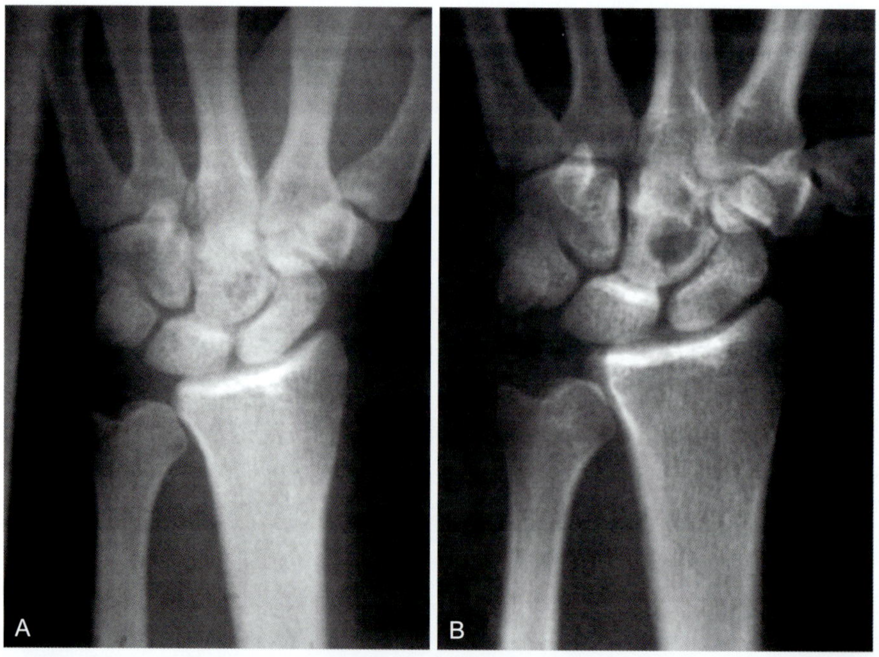


**图 23-16** 腕部组织胞浆菌病，患者没有免疫缺陷，也没有肺部病变。A. 首次发病时的腕部 X 线片，显示头状骨有囊性病变，周围硬化；B. 头状骨的囊性变复发并进展后的表现（引自：Care SB, Lacey SH: Recur-rent histoplasmosis of the wrist: a case report, J Hand Surg 23: 1112, 1998.）

肤试验依赖于孢子丝菌素的血清学检测。Bonifaz 等报道血培养检测，诊断的敏感性为 94.5%，特异性为 95.2%。培养过程可能需要 2 周的时间，才能确定是否为阳性。孢子丝菌素皮肤试验可快速出结果，可用于指导早期治疗。

可在手术干预（清创）同时联合两性霉素 B 药物治疗。其他用药包括酮康唑、伊曲康唑或氟康唑。口服碘化钾可用于治疗皮肤感染，偶尔也被用于治疗骨骼感染。

## 十五、棘球蚴病（包虫病）

棘球蚴病（包虫病），又称单房棘球蚴或人棘球蚴病，由细粒棘球蚴幼虫引起，包虫病高发地区位于美国的牛羊养殖地带（亚利桑那州、犹他州、新墨西哥州、怀俄明州），同时也见于南美洲、欧洲和澳大利亚。犬科动物（如家犬、狐狸和土狼）是细粒棘球蚴的最终宿主，而绵羊则是中间宿主。肝脏是最常受累的器官，其他器官和系统也会受到累及（如肾脏、肠道、中枢神经系统和骨骼）。不到 1% 的病例会出现骨骼受累，表现为小梁骨的囊性或溶解性改变，病变可蔓延到其他区域，如皮质下区域。在全身骨骼中，脊柱、骨盆和颅骨是最常受到累及的部位，长骨也可受到累及。病变进行性发展，呈现出类似于肿瘤的膨胀性囊性的外观样改变。在少数病例中会出现脊髓受累。抗原或抗体滴度检测有助于明确诊断，通过影像学检查（CT 和超声）可以明确囊肿的特征并指导后续治疗。

包虫病相关的骨骼感染，最佳的治疗方法是将受累的骨骼切除或进行肢体截除。Erol 等通过药物治疗（阿苯达唑）和病灶广泛切除手术成功治愈了 10 例患者，其中 8 例肌肉受累，2 例骨骼受累。然而 Steinmetz 等在其综述中指出，721 例患者中只有 16% 的患者能够将病变完全切除。其他的治疗方法，如病灶刮除和药物灌注（如高渗盐水、1% 福尔马林、0.5% 硝酸银）也有报道。对于怀疑包虫病的患者，严禁进行诊断性活检或抽吸。手术前应精心规划，手术中精细操作，以避免囊肿内容物外溢而出现感染扩散。如果发生囊肿破溃，可使用十六烷基三甲基溴化铵（西三胺）、2% 福尔马林或 1% 碘剂，以降低感染扩散的风险。药物治疗可以选用阿苯达唑或者甲苯咪唑，但具体方案不同。

第八部分

# 肿　瘤

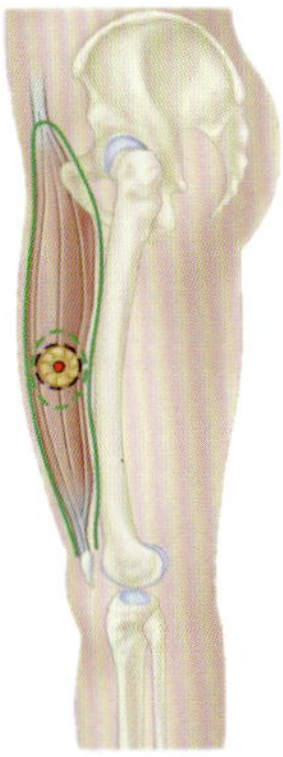

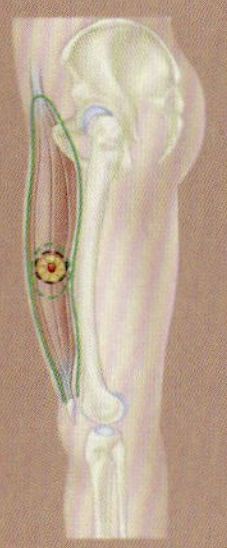

# 第 24 章

# 肿瘤的诊治原则

**著者：**Robert K. Heck Jr., Patrick C. Toy
**译者：**韩　纲　毕文志（第 13 版：韩　纲　毕文志）
**审校：**毕文志　（第 13 版：郭　卫　李大森　唐　顺　曲华毅）

骨骼肌肉肿瘤的治疗需要由骨科医师、放射科医师、病理科医师、放疗科医师及肿瘤内科医师共同协作完成。同时还经常需要其他外科专家，如血管外科医师、胸外科医师或整形外科医师。作为骨科医师必须十分精通肿瘤外科的原则，并且放射科医师和病理科医师的专长应是骨与软组织肿瘤。肿瘤内科医师进行辅助治疗，并且当患者出现肿瘤转移时，应成为主要的力量。

## 第一节　诊断评估

### 一、骨骼肌肉肿瘤的一般检查步骤

对骨骼肌肉肿瘤患者，充分地询问病史及详细的体格检查是确诊的首要步骤。患者可能在看其他疾病时因疼痛、肿块或 X 线片异常发现就诊于骨肿瘤科医师。骨肿瘤患者常主诉疼痛，疼痛开始时与活动有关，但恶性骨肿瘤患者经常主诉进行性的静息痛和夜间痛。良性骨肿瘤患者如肿瘤足够大，破坏骨质也可出现与活动有关的疼痛。其他良性病变也可在发病早期出现夜间痛，最典型的是骨样骨瘤。相反，软组织肿瘤患者很少主诉疼痛，更多主诉是发现肿块；但神经鞘瘤患者例外（首先主诉疼痛及神经症状）。

虽然一些肿瘤表现出性别倾向（如巨细胞瘤好发于女性），但诊断意义不大。同样种族对于诊断帮助也不大，但尤因肉瘤极少发生在非洲后裔。家族史偶尔有诊断意义，如多发性遗传性外生骨疣（常染色体显性遗传）和神经纤维瘤病（常染色体显性遗传）。年龄可能是病史提供的最重要的信息，因为大多数良性或恶性骨与软组织肿瘤常发生在特殊的年龄段。

#### （一）体格检查

体格检查应包括患者的一般情况检查及仔细的专科检查。肿物应记录其长度、位置、形状、平滑度、活动度、柔软度、局部温度及随体位变化情况。同时应记录周围的肌萎缩，这可能是神经源性或血供性障碍造成的。牛奶咖啡斑或皮肤血管瘤也可提供诊断线索。还应检查可能出现淋巴结转移的位置。尽管淋巴结转移很少出现在多数肉瘤，但经常出现在横纹肌肉瘤、上皮样肉瘤及滑膜肉瘤。

#### （二）放射学检查

所有可疑的骨与软组织肿瘤最初均应进行 X 线检查。与其他任何检查相比，常规 X 线检查对于诊断骨肿瘤可提供更有用的信息。通常结合患者的年龄及 X 线片足以做出特殊诊断。X 线片诊断首先要注意病变部位，因为许多骨肿瘤有特定的发病部位（框 24-1 至框 24-4）。骨骼发育成熟的患者在骨骺的病变有可能是巨细胞瘤，然而同样情况下对于骨骼未发育成熟的患者就要考虑软骨母细胞瘤。骨干部位病变的鉴别诊断包括尤因肉瘤、骨髓炎、骨样骨瘤、骨母细胞瘤、组织细胞增多症、淋巴瘤、纤维异样增殖症及成釉细胞瘤（特别在胫骨发病）。成年人的多数椎体病变是转移瘤、骨髓瘤或血管瘤。在骶骨，脊索瘤和巨细胞瘤是鉴别诊断的首选。年轻患者的椎体病变，最可能的诊断是组织细

**框 24-1**

**骨骺部位病变的鉴别诊断**

- 软骨母细胞瘤（年龄 10~25 岁）
- 巨细胞瘤（年龄 20~40 岁）
- 透明细胞软骨肉瘤（少见）

**框 24-2**

**骨干肿瘤的鉴别诊断**

- 尤因肉瘤（年龄 5~25 岁）
- 淋巴瘤（成人）
- 骨纤维异常增殖症（年龄 5~30 岁）
- 成釉细胞瘤（在胫骨发病时需考虑）
- 组织细胞增多症（年龄 5~30 岁）

**框 24-3**

**脊柱肿瘤的鉴别诊断**

年龄 >40 岁
- 转移瘤
- 多发性骨髓瘤
- 血管瘤
- 脊索瘤（骶骨）

年龄 <30 岁
- 椎体
  - 组织细胞增多症
  - 血管瘤
- 后柱
  - 骨样骨瘤
  - 骨母细胞瘤
  - 动脉瘤样骨囊肿

**框 24-4**

**多发性病变的鉴别诊断**

- 组织细胞增多症
- 内生软骨瘤
- 骨软骨瘤
- 骨纤维异常增殖症
- 多发性骨髓瘤
- 转移瘤
- 血管瘤
- 感染
- 甲状旁腺功能亢进症

胞增多症，如病变位于椎体后柱，鉴别诊断包括动脉瘤样骨囊肿、成骨细胞瘤、骨样骨瘤。即使不能做出明确诊断，通过仔细阅读 X 线片，对于病变的侵袭性及良恶性还是能够确定的。不活跃的病变通常边界清晰，有反应骨形成的边缘。侵袭性病变由于受累及的正常骨反应较肿瘤生长慢，通常与周围骨组织之间没有边界清楚的移行区。骨皮质膨胀性改变可见于侵袭性良性病变，但明显的骨皮质破坏通常提示恶性肿瘤。因肿瘤破坏骨皮质，骨膜反应性新生骨可出现 Codman 三角、洋葱皮样或日光放射现象。这通常是恶性的表现，但也可存在于感染或组织细胞增多症。通常骨肿瘤以特征性基质代替了正常的骨小梁，点状、环形钙化是软骨性骨肿瘤的特点，如内生软骨瘤或软骨肉瘤；受累骨基质的骨化伴骨破坏是典型的骨肉瘤放射学特点；纤维异常增殖症的胶原基质中不规则的骨小梁在 X 线片中呈典型的毛玻璃样。尽管 X 线片对于软组织肿瘤没有诊断价值，但依然应对全部患者进行检查，因为可获取一些有用的信息，如骨化性肌炎、血管瘤中的静脉结石、滑膜肉瘤中的钙化或脂肪瘤的脂肪密度影。

### （三）其他的影像学检查

CT 对诊断骨化、钙化及骨皮质的完整性最有帮助，是确定骨样骨瘤瘤巢位置的最好检查，可检查动脉瘤样骨囊肿周边反应骨的薄弱边缘，检查可疑软骨肿瘤的钙化、可疑软骨肉瘤的骨内皮质破坏。同时外科手术计划的实施有赖于矢状位和冠状位 CT 的重建。肺 CT 也是检查肺转移最有效的手段。有些情况是禁止做磁共振成像检查的，如带有心脏起搏器的患者，此时软组织肿瘤的增强 CT 有益于鉴别囊性和富血供病变。

$^{99m}$锝骨扫描用于检测病变的活动性，确定是否存在多发的病变或骨转移。在多发性骨髓瘤及一些肾细胞癌患者，骨扫描常常是假阴性。然而除此之外，多数其他恶性骨肿瘤锝骨扫描显示核素摄取增加。骨扫描正常是令人心安的，但异常并非恶性肿瘤，因为良性活动性骨病变也显示核素吸收增加。

正电子发射计算机断层扫描术（PET）可记录全身生物学活跃分子的正电子发射的放射性核素分布，它可无创性进行三维可视化检查，并且量化体内的生理及生化过程。尽管 PET 在研究骨与软组织肿瘤方面仍需探讨，但在肿瘤分期、计划活检、评估化疗效果并指导后期治疗方面还是有价值的。氟 18（$^{18}$F）- 氟脱氧葡萄糖标记的正电子发射计算机断层扫描术（FDG-PET）作为肉瘤检查、分期及处理方面的工具正起到越来越重要的作用。FDG 是葡萄糖的类似物，能按照糖酵解率的不同分布在不同的恶性肿瘤细胞内。当它与其他的影像学检查（如

CT 和 MRI）相结合时，可用于术后检查残存的活肿瘤细胞。早期的应用结果是鼓舞人心的，但已发表的研究数量有限。

MRI 已经代替 CT，用于检查确定骨与软组织肿瘤的大小、范围及解剖关系。它是最精确的技术，用于明确骨内外疾病的界限及神经、血管的解剖关系。MRI 可对具有独特表现的肿瘤做出特异性诊断，诸如脂肪瘤、血管瘤、血肿或色素沉着性绒毛结节性滑膜炎。然而对于多数肿瘤，MRI 的表现没有特异性。同样 MRI 并非有助于鉴别良恶性病变。在笔者所在的研究所通过专业的骨与软组织肿瘤的放射线科医师与非专业的放射线科医师比较发现，对于 MRI 的诊断存在本质性差异。仅 50% 的非专业放射科医师报告出最可能的诊断，并且这其中仅 60% 正确。一般而言，深达筋膜或最大直径 >5 cm 的软组织肿瘤均应高度考虑肉瘤的可能性。

超声在鉴别囊肿与实体瘤是有用的检查，但在其他方面却不能提供信息。以前用于确定肿瘤与血管关系的血管造影术，已被 MRI 代替。然而血管造影术仍然有用，用于排除非肿瘤性疾病，如假性动脉瘤或动静脉畸形及血供丰富病变的术前栓塞，如肾细胞癌和动脉瘤样骨囊肿。

### （四）实验室检查

通过血、尿化验很少能确诊，仅在特殊情况下有用。基础代谢可指导评估患者的全身健康状态。当患者的血清白蛋白低于 35 g/L 或总淋巴细胞计数低于 1500/ml 时，伤口愈合及感染的风险显著增加。全血细胞计数有助于排除感染及白血病。在感染、转移癌及“蓝染小细胞”肿瘤，如尤因肉瘤、淋巴瘤及组织细胞增多症时，红细胞沉降率通常升高。如考虑鉴别多发性骨髓瘤，应检查血清蛋白电泳。同样，如怀疑前列腺癌，应检查前列腺特异性抗原。转移癌、多发性骨髓瘤及甲状旁腺功能亢进症可出现高钙血症。代谢性骨病、转移性疾病、骨肉瘤、尤因肉瘤或淋巴瘤的碱性磷酸酶可升高。肾肿瘤血尿素氮及肌酐可升高，并且此时化验尿可显示血尿。甲状旁腺功能亢进症的棕色瘤有时可能看起来像巨细胞瘤，但化验结果显示血钙及甲状旁腺激素水平升高。最后需要与 Paget 病相鉴别，可通过血清碱性磷酸酶及尿吡啶交联（urinary pyridinium cross-links）进行评估。

骨与软组织肿瘤在活检前应彻底评估。病变的鉴别诊断、范围及手术切除的可行性均能决定活检的方式、活检切口的部位及获取组织的病理学处理。完整的思维建立有助于缩小鉴别诊断范围并带来更准确的病理诊断。组织的术后改变可干扰一些检查，诸如 MRI 或骨扫描。对可疑恶性的骨与软组织肿瘤应对受累肢体进行 X 线片检查，同时进行胸部 X 线片检查，以排除可能的转移。病变部位的 MRI 能显示骨与软组织病变的范围及与其他解剖结构的关系。检查其他骨骼受累情况，应行骨扫描检查；胸部 CT 用于除外转移。当然还有一些其他检查用于补充上述最基本的检查项目。

## 二、未知来源的转移瘤

如年龄 >40 岁的患者新发现疼痛性骨病变，尽管患者既往否认癌症病史，但最有可能的诊断应考虑多发性骨髓瘤及转移癌。前列腺癌及乳腺癌是两种最常见的骨转移原发瘤。然而，如患者原发瘤来源不清楚，最有可能来源于肺癌及肾细胞癌。Rougraff 等对于未知来源的可疑转移瘤进行了恰当评价。首先应注意任何既往的，甚至很久以前的恶性肿瘤病史。然后再进行体格检查，不仅包括病变肢体，而且还应包括甲状腺、肺、腹部、男性前列腺及女性乳腺。实验室检查应包括全血细胞计数、红细胞沉降率、电解质、肝酶类、碱性磷酸酶、血清蛋白电泳，如有可能进行前列腺特异性抗原检查。同时应做患肢骨和胸部 X 线检查，以及全身骨扫描以确定其他骨骼受累情况，还应检查胸部、腹部及骨盆 CT（图 24-1）。乳房 X 线片检查并不作为最初的常规检查，因为在未知原发瘤中乳腺癌是少见的转移瘤。使用这种简单的检查手段，学者们能确诊 85% 患者未知来源骨转移的原发瘤。他们指出在检查完成前为什么不做活检的 6 个原因：①病变可能是需要活检的骨原发肉瘤，活检技术需要考虑到将来的保肢手术问题；②可发现更安全易取的病变；③如考虑肾细胞癌可能性，外科医师可能考虑术前栓塞，以避免手术过多出血；④如实验室检查能确诊为多发性骨髓瘤，可避免不必要的活检；⑤如辅助以适当的影像学检查，病理诊断可能更加准确；⑥病理学家和外科医师如依据术前检查再分析术中冷冻切片，可更易确诊转移瘤。同样，术前设计好对即将发生的病理性骨折的手术方案是十分重要的。

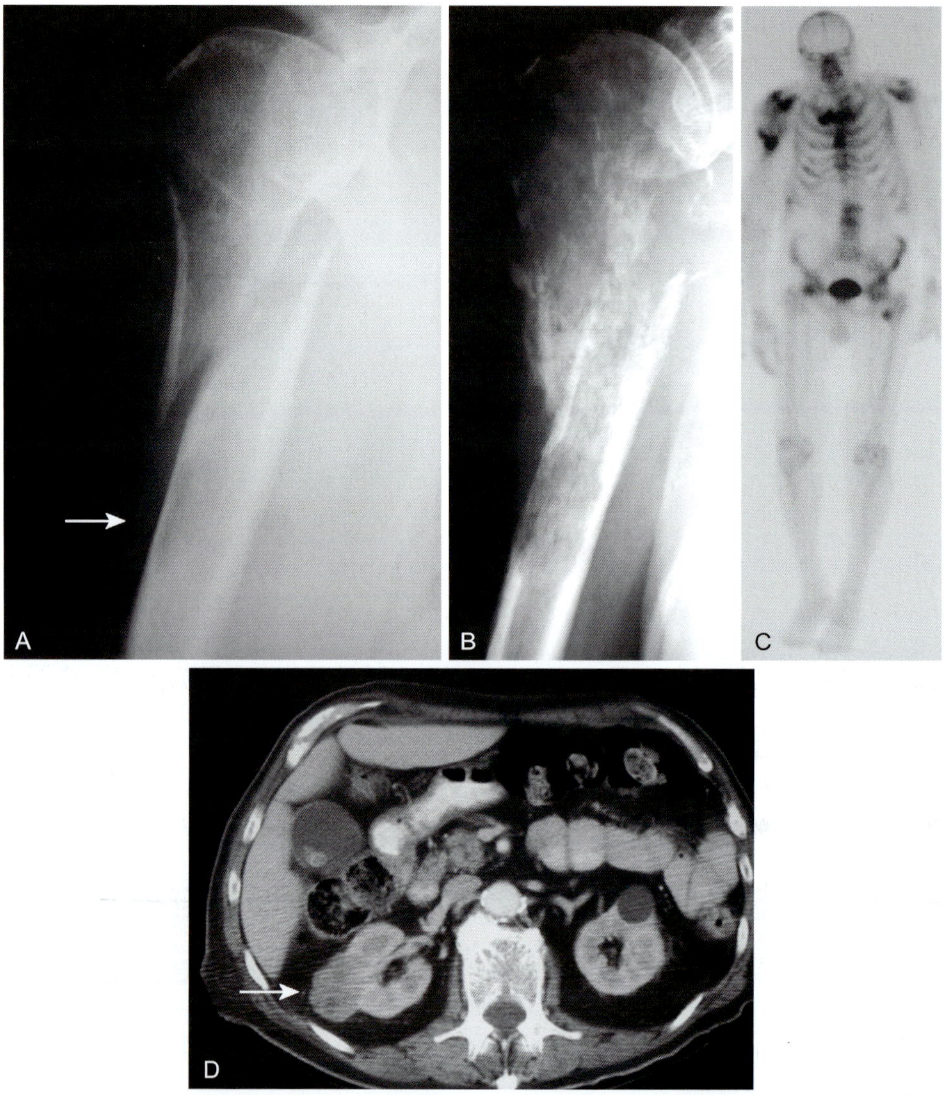


图 24-1 无恶性肿瘤病史 81 岁男性患者在极轻微的外伤后出现肱骨骨折。A. 病变（箭头所示）最初在另外的医院并未确诊，并且患者接受了非手术治疗；B. 外伤后 10 周 X 线片检查显示恶性变有所进展，患者就诊于骨科肿瘤中心，考虑最可能的诊断为多发性骨髓瘤或转移癌；C. 骨扫描显示多发病变；D. 腹部 CT 显示病变在右肾，证实为原发灶（箭头所示）

## 三、肿瘤分期

Enneking 和其他学者已明确表示，对良性及恶性骨与软组织肿瘤分期有助于治疗方案的制定、判断预后并可进行有临床意义的各种治疗方法的筛选。良性及恶性骨与软组织肿瘤的分期依据 Enneking 分期方法（表 24-1）。良性肿瘤的分期指定用阿拉伯数字表示，恶性肿瘤用罗马数字表示。

良性肿瘤分期如下：1 期，潜伏性；2 期，活跃性；3 期，侵袭性。1 期病变是囊内的，通常无症状的，并经常偶发的。X 线片特点为肿瘤边界清晰、有较厚的反应骨边缘，没有骨皮质破坏或膨胀。这些病变并不需要治疗，因为它们并不能减弱骨强度并通常可自愈。例如，因不相关外伤而进行的 X 线片检查偶然发现的小的无症状的非骨化性纤维瘤（图 24-2）。2 期病变也是囊内的，但生长活跃，并可产生症状或导致病理性骨折。X 线片显示病变边界清晰，但骨皮质可膨胀及变薄，一般反应骨的边缘较薄。治疗通常包括扩大刮除术（图 24-3）。3 期病变是囊外的，临床及 X 线片表现出明显的侵袭性。通常穿破反应骨或骨皮质（图 24-4）。MRI 可显示软组织肿块，1% ~ 5% 的患者可出现转移（如骨巨细胞瘤）。治疗包括扩大刮除术，边缘甚至广泛切除，局部复发较常见。有时重建手术较困难。另外，对于骨肿瘤的具体分期一些学者可能存在一定分歧。

骨与软组织肉瘤也可按 Enneking 的外科分期

**表 24-1**

**骨骼肌肉系统良、恶性肿瘤的 Enneking 分期系统**

| 良性 | |
|---|---|
| 1. 潜在性 | 生物学不活跃，边界清晰，常偶然发现（如非骨化性纤维瘤） |
| 2. 活动性 | 有临床症状，有限的骨破坏，可存在病理性骨折（如动脉瘤样骨囊肿） |
| 3. 侵袭性 | 侵袭性，有骨破坏或软组织浸润，可突破生理屏障（如骨巨细胞瘤） |

恶性

| 分期 | 分级 | 部位 | 转移 |
|---|---|---|---|
| Ⅰ A | 低度恶性 | 间室内 | 无 |
| Ⅰ B | 低度恶性 | 间室外 | 无 |
| Ⅱ A | 高度恶性 | 间室内 | 无 |
| Ⅱ B | 高度恶性 | 间室外 | 无 |
| Ⅲ | 任何分级 | 任何部位 | 局部或远处转移 |

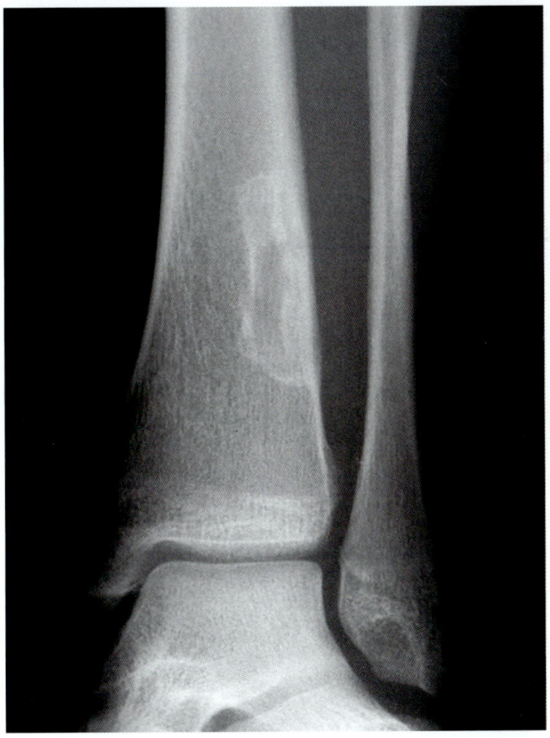

图 24-2　1 期良性病变：胫骨远端非骨化性纤维瘤

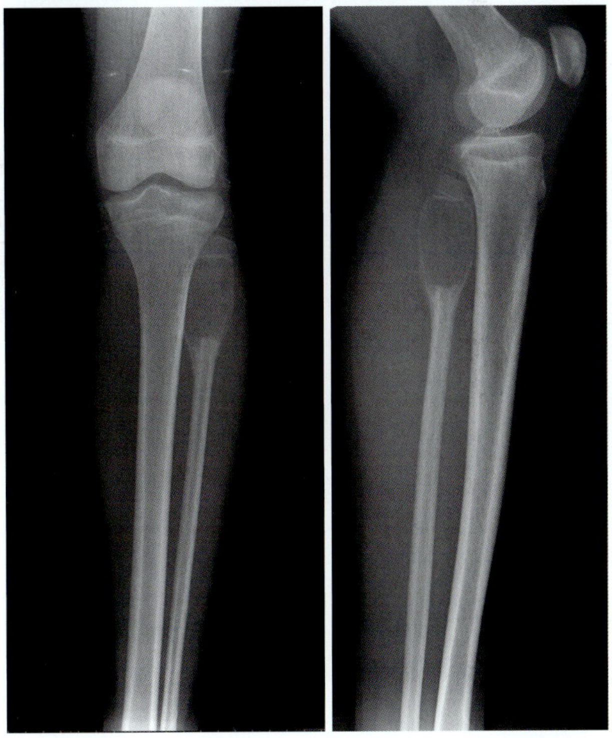

图 24-3　2 期良性病变：腓骨近端动脉瘤样骨囊肿

系统进行分级。设计该系统将最有意义的预后因素与进展性分期相结合，有助于指导外科及辅助治疗。此系统依据是肿瘤的组织学分级、局部范围及是否存在转移。病理分级恶性程度低的病变定为Ⅰ级，病变分化良好、没有有丝分裂，仅显示中等的细胞异型性，转移的风险低（<25%）。病理分级恶性程度高的病变定为Ⅱ级，病变低分化、有丝分裂率高、细胞与基质的比率较高。Ⅰ级与Ⅱ级病变按照局部生长的程度可进一步细分，ⅠA 期、ⅡA 期病变是指在界限清楚的解剖间室内（图 24-5）。解剖间室是肿瘤生长的天然解剖屏障，如骨皮质、关节软骨、筋膜或关节囊。ⅠB 和ⅡB 期病变超出所在的解剖间室（图 24-6）。Ⅲ期指无论原发肿瘤的大小或分级发生转移的任何病变。淋巴结转移或远处转移没有区别，因为两者同样预后不良。

另外，许多骨肿瘤科医师按照美国癌症联合委员会体系（AJCC）对骨与软组织恶性肿瘤进行分期，AJCC 对软组织肉瘤的分期体系（表 24-2）依

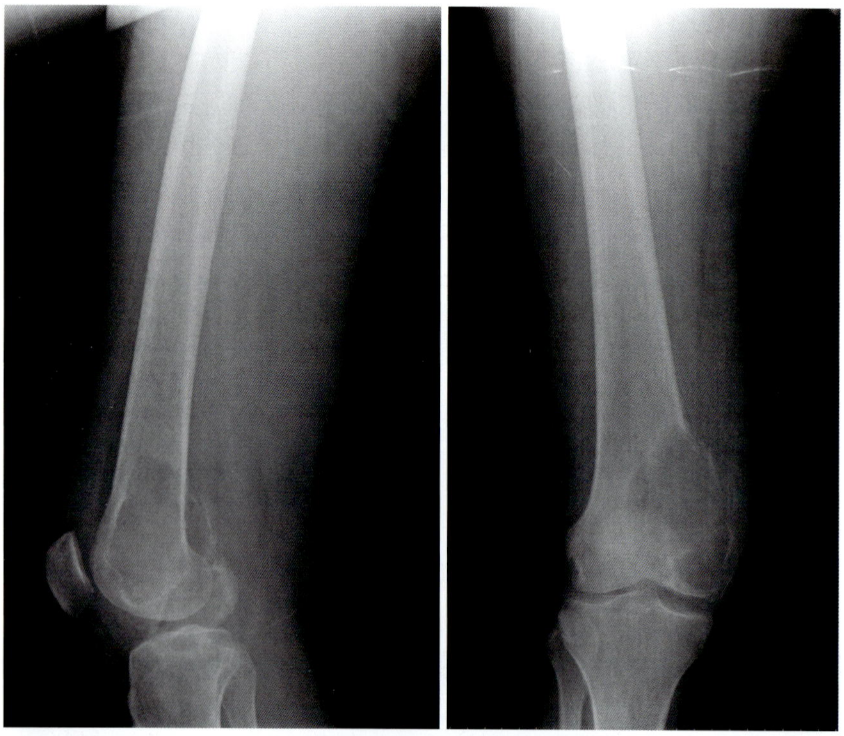

图 24-4 3 期良性病变：股骨远端骨巨细胞瘤

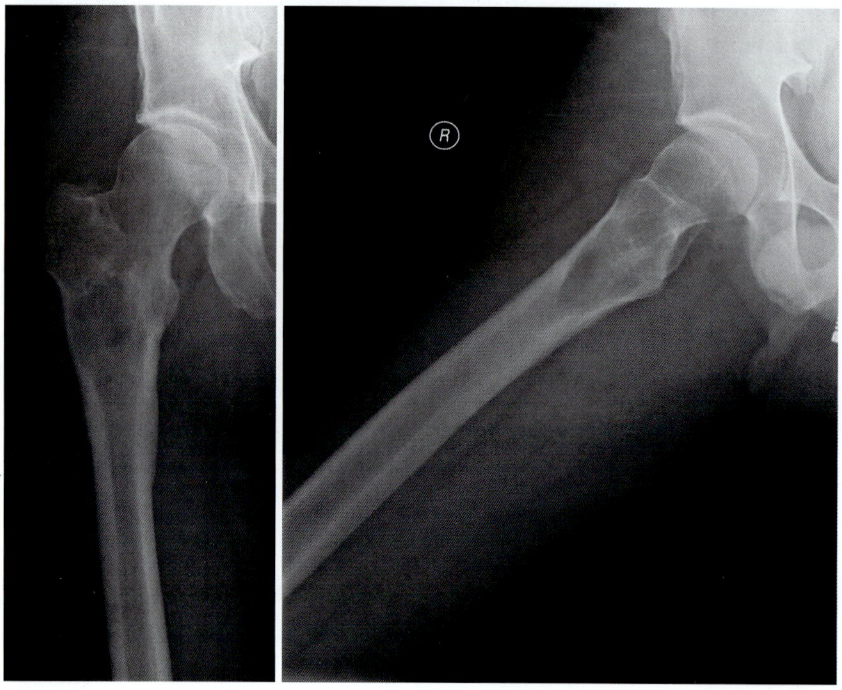


图 24-5 Ⅰ A 期恶性病变：股骨近端软骨肉瘤

据预后变量，包括肿瘤分级（高、低分化）、大小（肿瘤最大径≤5 cm 或 >5 cm）、深度（表浅或深达筋膜）及存在的转移。Ⅰ期肿瘤分化低，无论肿瘤的大小或深度；Ⅱ期肿瘤高分化，肿瘤可较小且在任何深度或较大而表浅；Ⅲ期肿瘤高分化，较大而深在；Ⅳ期肿瘤无论分化、大小或深度如何，是转移相关肿瘤（包括局部淋巴结转移）。

对于骨肉瘤的 AJCC 分期系统（表 24-3）主要依据肿瘤分级、大小及转移的存在及位置。Ⅰ期肿瘤级别低，Ⅱ期肿瘤级别高，均依据肿瘤大小细分为亚型。ⅠA 和ⅡA 期肿瘤最大长度≤8 cm；ⅠB 和ⅡB 期肿瘤最大长度 >8 cm。Ⅲ期肿瘤有“跳跃性转移”，即在同一骨内病变不连续。ⅣA 期指出现肺转移，而ⅣB 期指肺以外的转移。Ⅳ期细分为亚型的意义在于对骨肉瘤和尤因肉瘤的肺以外的转移预后较单纯肺转移更差。

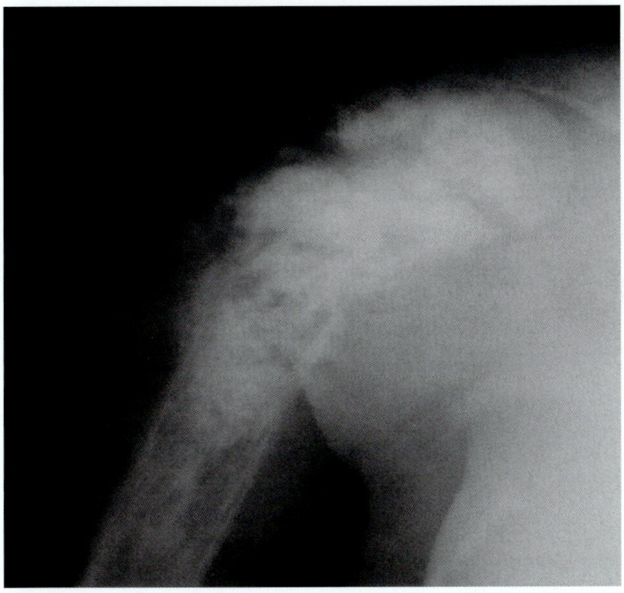

图 24-6 Ⅱ B 期恶性病变：肱骨近端骨肉瘤

表 24-2

美国癌症联合会对软组织肉瘤的分期系统

| 分期 | 分级 | 大小 | 深度 | 转移 |
|---|---|---|---|---|
| Ⅰ | 低度恶性 | 任何大小 | 任何深度 | 无 |
| Ⅱ | 高度恶性 | ≤ 5 cm | 任何深度 | 无 |
| | 高度恶性 | >5 cm | 浅表 | 无 |
| Ⅲ | 高度恶性 | >5 cm | 深面 | 无 |
| Ⅳ | 任何分级 | 任何大小 | 任何深度 | 局部或远处转移 |

表 24-3

美国癌症联合会对骨肉瘤的分期系统

| 分期 | 分级 | 大小 | 转移 |
|---|---|---|---|
| Ⅰ A | 低度恶性 | ≤ 8 cm | 无 |
| Ⅱ B | 低度恶性 | >8 cm | 无 |
| Ⅱ A | 高度恶性 | ≤ 8 cm | 无 |
| Ⅱ B | 高度恶性 | >8 cm | 无 |
| Ⅲ | 任何分级 | 任何大小 | 跳跃性转移 |
| Ⅳ A | 任何分级 | 任何大小 | 肺转移 |
| Ⅳ B | 任何分级 | 任何大小 | 肺以外转移 |

## 四、活检

1982 年，Mankin 等报道骨与软组织肉瘤活检造成 18.2% 的误诊，10.3% 的活检标本不具备代表性或由技术差造成，17.3% 伤口出现并发症。正是由于这些并发症，18.2% 的病例必须修改最佳治疗方案，包括 4.5% 病例不必要的截肢。当然，如活检由所在咨询医疗机构的外科医师完成，而不是由骨与软组织肿瘤学会的成员实施，那么并发症的发生率要高达 3~5 倍。现对有关活检的技术方面给出一系列建议：对于可疑的原发性骨与软组织恶性肿瘤患者，在活检前应就诊专科医疗机构，以便进行确定性治疗。10 年后此研究又进行了重复，但结果实质上并无变化。

活检应像确定的程序一样仔细地进行设计，同时只有在临床、实验室和放射线检查完成后才能进行。如前所述，在活检前完成评估有助于设计活检切口的位置；有助于提供更丰富的信息，得出更准确的病理诊断；避免影像研究上的伪影误导。如评估结果建议对于原发性恶性肿瘤需要鉴别诊断，那么在活检前患者应于骨与软组织肿瘤专家处就诊。

无论穿刺针活检或切开活检，均应考虑到活检通道都是被肿瘤细胞污染的。由于活检通道需要与肿瘤一起整块地切除，确定活检手术路径是十分重要的。活检手术的外科医师应熟悉保肢手术和标准及非标准的截肢皮瓣的手术切口。如需要使用止血带，充气前肢体应抬高，但不应加压驱血，以防肿瘤细胞挤压后流入体循环。细心操作尽可能减少组织污染。由于横切口十分困难或不可能和肿瘤标本切除，应避免使用（图 24-7）。深部切口应通过单一肌肉间室，而不要污染肌肉间平面。应避开主要的神经和血管。如有可能，骨病变的软组织浸润在活检时应同时取样，因为此处位于肿瘤边缘，包含最活跃的肿瘤，有助于诊断。如需要在骨内钻孔，应为圆形或卵圆形，以减少应力集中并预防而后的骨折，一旦发生骨折将妨碍保肢手术的进行（图 24-8）。骨孔应用骨水泥填塞，以减少血肿形成。由于过量的骨水泥可导致肿瘤在骨内扩散，仅需要最小量的骨水泥填塞骨孔。如使用了止血带，在闭合切口前应先放气并仔细止血，因为血肿会被肿瘤细胞污染。如放置引流，引流管出口应与切口一致，以便引流通道较易与肿瘤整块切除。切口应逐层闭合紧密，缝合针距不应过宽。

活检可用细针抽吸、空芯穿刺针活检或切开活检完成（表 24-4）。多数骨与软组织肿瘤通过较好的穿刺活检可确诊。细针抽吸在确诊肿瘤为恶性的准确率达 90%，然而确诊肿瘤类型是很低的；主要取材是细胞，而不是组织。这种技术最好应用在诊

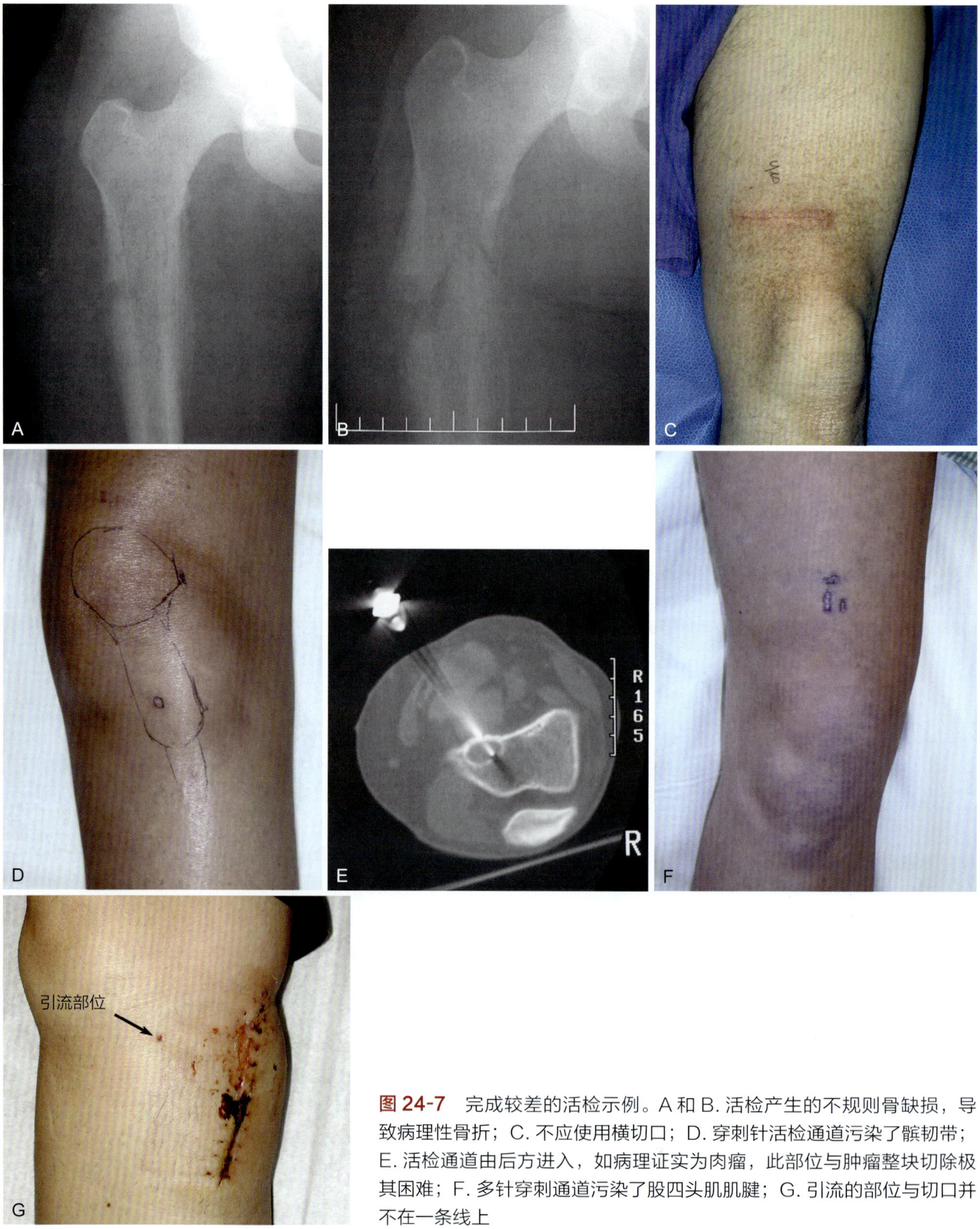


**图 24-7** 完成较差的活检示例。A 和 B. 活检产生的不规则骨缺损，导致病理性骨折；C. 不应使用横切口；D. 穿刺针活检通道污染了髌韧带；E. 活检通道由后方进入，如病理证实为肉瘤，此部位与肿瘤整块切除极其困难；F. 多针穿刺通道污染了股四头肌肌腱；G. 引流的部位与切口并不在一条线上

断基本明确的情况下，如转移或感染和检查淋巴结等情况。由于取材样本有限，需要有经验的病理科医师来确诊。空芯穿刺针穿刺活检较细针抽吸活检采用更粗的针，可取到组织并能保留组织结构。取到的有限组织可能不充分，但可准确地分级或指导随后治疗的进一步研究。很少的文献报道门诊空芯穿刺针穿刺活检全部确诊准确率在 84%~98%。最近一项研究对 252 例门诊空芯穿刺针活检骨与软组织恶性肿瘤的准确率达到 97%，穿刺活检对于特殊的组织病理诊断及分级准确率为 81%。

表 24-4

活检类型

| 活检类型 | 获取的组织 | 优点 | 缺点 |
|---|---|---|---|
| 细针抽吸 | 细胞 | 费用少；较少出现并发症<br>更适用肥胖患者或肿瘤毗邻神经、血管 | 标本量少<br>需要病理专家会诊 |
| 活检穿刺针 | 取材较小的组织 | 费用少<br>较细针抽吸获取更多组织标本 | 较细针抽吸活检并发症多* |
| 切开活检 | 获取肿物或病变充足的标本 | 充足的组织标本（金标准） | 并发症增多*<br>可能影响后期手术 |
| 切除活检 | 将病变完全切除 | 切除全部病变<br>适合较小的病变或骨 | 并发症增多* |

*并发症包括感染、出血或血肿、病理性骨折、肿瘤污染或扩散。

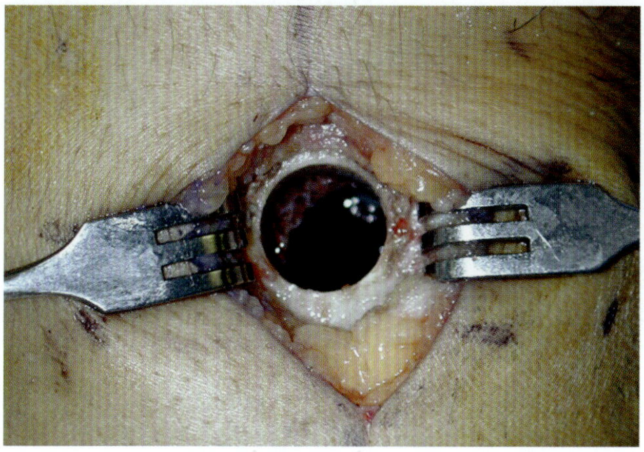

**图 24-8　如活检必须要钻骨洞，骨缺损应为圆形，以使应力集中最小化，否则能导致病理性骨折**

切开活检是骨与软组织肿瘤活检的“金标准”，但与穿刺针活检相比并发症较多（如出血、感染、组织污染）。然而很少会引起抽样误差，并可提供最多的组织用于其他诊断研究，如细胞遗传学和流式细胞学。如果预计术前化学治疗，可于冷冻活检确诊后在活检的相同部位放置中央静脉导管。活检后即可进行明确的治疗，但术中冷冻切片的确诊需要临床及放射线诊断证实后方可进行。对于诊断万一遇到偏差或可疑，在明确诊断前均应暂缓最终的治疗。如临床和放射线诊断怀疑巨细胞瘤，在术中冷冻切片证实后，即可立刻开始最终的刮除术。同样对于即将发生的骨折，如怀疑是转移癌造成的，一旦得到术中冷冻切片证实，即可立即进行预防性固定。相反，如术中冷冻病理报告显示任何不典型细胞，但不能确定是肉瘤，最终的手术治疗均应延迟进行，直到最后的病理诊断完成。

很少见的情况是用最初的切除术（如切除活检）代替活检术。<3 cm 的较小皮下肿块不可能是恶性的，可首次边缘切除。在罕见的情况下，病变转变为恶性，瘤床可再次广泛切除而没有不良的影响。除非 MRI 显示诊断为良性病变，如脂肪瘤、较大的软组织肿物或病变深达筋膜，否则均不应首次即行手术切除。一些骨的良性病变，如骨样骨瘤和骨软骨瘤，具有特征性影像学表现并且如有手术指征，可不用活检先行切除。切除的最终相对手术指征是可牺牲骨的疼痛性病变，如腓骨近端或尺骨远端。如此部位的病变局限在骨皮质内并出现症状，且不管良性或恶性组织诊断均应切除的，可不用活检直接切除（图 24-9）。

## 第二节　辅助治疗

骨骼肌肉系统的原发性恶性肿瘤患者的治疗目的是解除病患，转移癌患者的治疗目的是减少疼痛和保留功能。肿瘤的最佳治疗经常需要联合放射治疗、化学治疗及手术。

### 一、放射治疗

放射线通过诱导细胞内形成自由基，随后引起 DNA 损伤，而后导致细胞死亡。细胞对于放射线的敏感性依赖许多因素，包括：①细胞在细胞周期内的分期（有丝分裂活跃的细胞是最敏感的）；②组织氧合（局部缺氧提供保护作用，因为氧自由基不能在含氧量低的组织内形成）；③细胞修复 DNA 损伤的能力或对于这种损害无法修复导致细胞凋亡（程序性细胞死亡）。

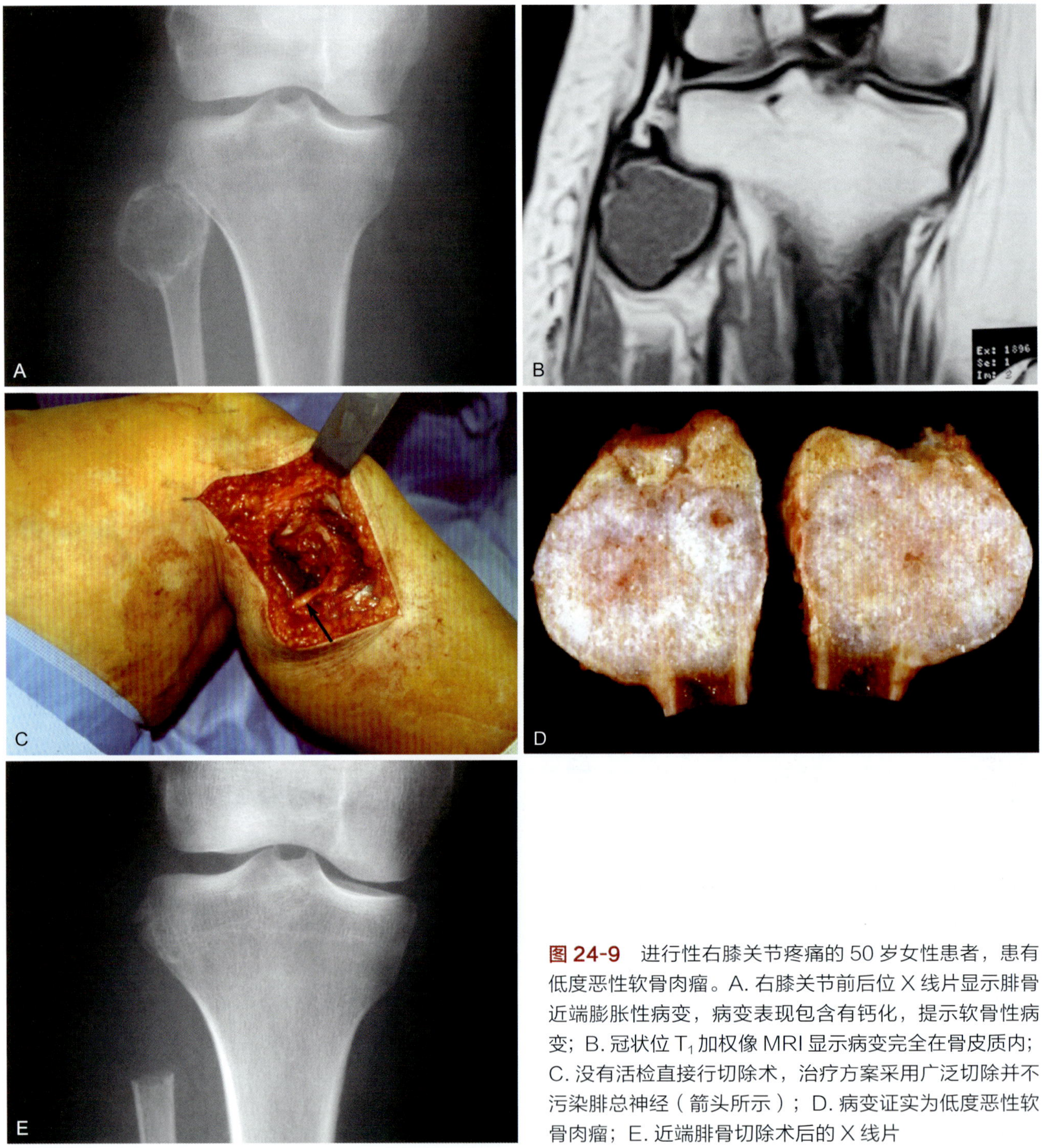


**图 24-9** 进行性右膝关节疼痛的 50 岁女性患者，患有低度恶性软骨肉瘤。A. 右膝关节前后位 X 线片显示腓骨近端膨胀性病变，病变表现包含有钙化，提示软骨性病变；B. 冠状位 $T_1$ 加权像 MRI 显示病变完全在骨皮质内；C. 没有活检直接行切除术，治疗方案采用广泛切除并不污染腓总神经（箭头所示）；D. 病变证实为低度恶性软骨肉瘤；E. 近端腓骨切除术后的 X 线片

放射治疗的剂量以戈瑞（Gy）为单位：1 Gy 等于每千克吸收 1 焦耳（J）的能量，1 拉德（rad）等于 1 厘戈瑞（cGy）。放射治疗的目的是对肿瘤细胞给予最大可能剂量的放射线，但对正常组织毒性最小。这是通过使用线性加速器释放高剂量放射线到靶组织，同时保持侧野缘清晰，以限制对非靶组织的照射。治疗的优势是通过剂量分级实现的。在单纯 200 cGy 治疗后，细胞周期中最敏感期的全部细胞均被杀死。在特定细胞间期给予不同的放疗剂量，让其他周期的细胞进入最敏感期。而且随着肿瘤细胞的不断死亡，以前肿瘤含氧量低的部位可能变得再次氧合，因而可能变得对放射治疗更敏感。放射治疗间期为正常细胞修复损伤提供了时间。多数放射治疗方案剂量为 150~200 cGy/d，直到达到靶剂量。治疗骨髓瘤的剂量范围是 30~40 Gy，软组织肉瘤为 60 Gy。

多数原发性骨恶性肿瘤是相对抗放射性的。但骨髓细胞肿瘤除外，包括多发性骨髓瘤、淋巴瘤及尤因肉瘤，均对放射治疗十分敏感。骨转移癌除肾细胞癌以外，通常也对放射治疗敏感。对于多数其他骨肿瘤，放射治疗作用有局限，因为手术可达到更好的局部控制。随着脊柱外科的进展，对于先前频繁依赖放射治疗而不能手术的脊柱肿瘤，已大为减少。放射治疗可减少恶性软组织肿瘤由于边缘切除而导致的局部复发率，否则只能选择残肢切除或截肢。放射治疗同样也用于术前软组织肉瘤的治疗，以期达到减少肿瘤体积，使手术更易切除的目的。

放射治疗具有显著的急性并发症及长期并发症，最常见的急性并发症是皮肤刺激。开始的红斑可能以后变为脱皮，尤其是对于同时应用细胞毒性药物的患者。其他常见的急性不良反应包括胃肠不适、尿频、疲劳、食欲缺乏及极度水肿。晚期不良反应包括慢性水肿、纤维化、骨坏死及病理性骨折。有文献报道，放射治疗后引起的组织恶变（如放射性肉瘤）在儿童及青少年肿瘤的幸存者中呈增加的趋势。这些继发性肉瘤发病的潜伏期平均约为 10 年，并且经常预后不良。放射治疗诱导的病理性骨折也变得更常见，并且可能是极难处理的。Lin 等报道，对于大腿的软组织肉瘤，如治疗包括放射治疗及剥离骨膜的广泛切除术，治疗后 5 年病理性骨折的发生率为 29%。女性患者这种危险增加到 47%，同时接受化学治疗的女性患者为 66%。儿童患者的放射治疗有诸多不良后遗症，如脊柱侧弯、脊柱后凸、胸壁畸形、髂骨发育不良及肢体不等长，这是由于放射治疗诱导的骨骺生长停止造成的。放射治疗很少用于良性肿瘤（可能除外无法手术控制的广泛的色素沉着性绒毛结节性滑膜炎或较大的脊柱巨细胞瘤）。

除常规的外照射治疗外，放射治疗也能短距离治疗。通过这种方法，切除手术时在肿瘤床置入空心导管（图 24-10），并由皮肤穿出。此技术允许高剂量放射药物输送到靶组织。辐射强度在放射治疗边缘迅速下降，保护了正常组织。

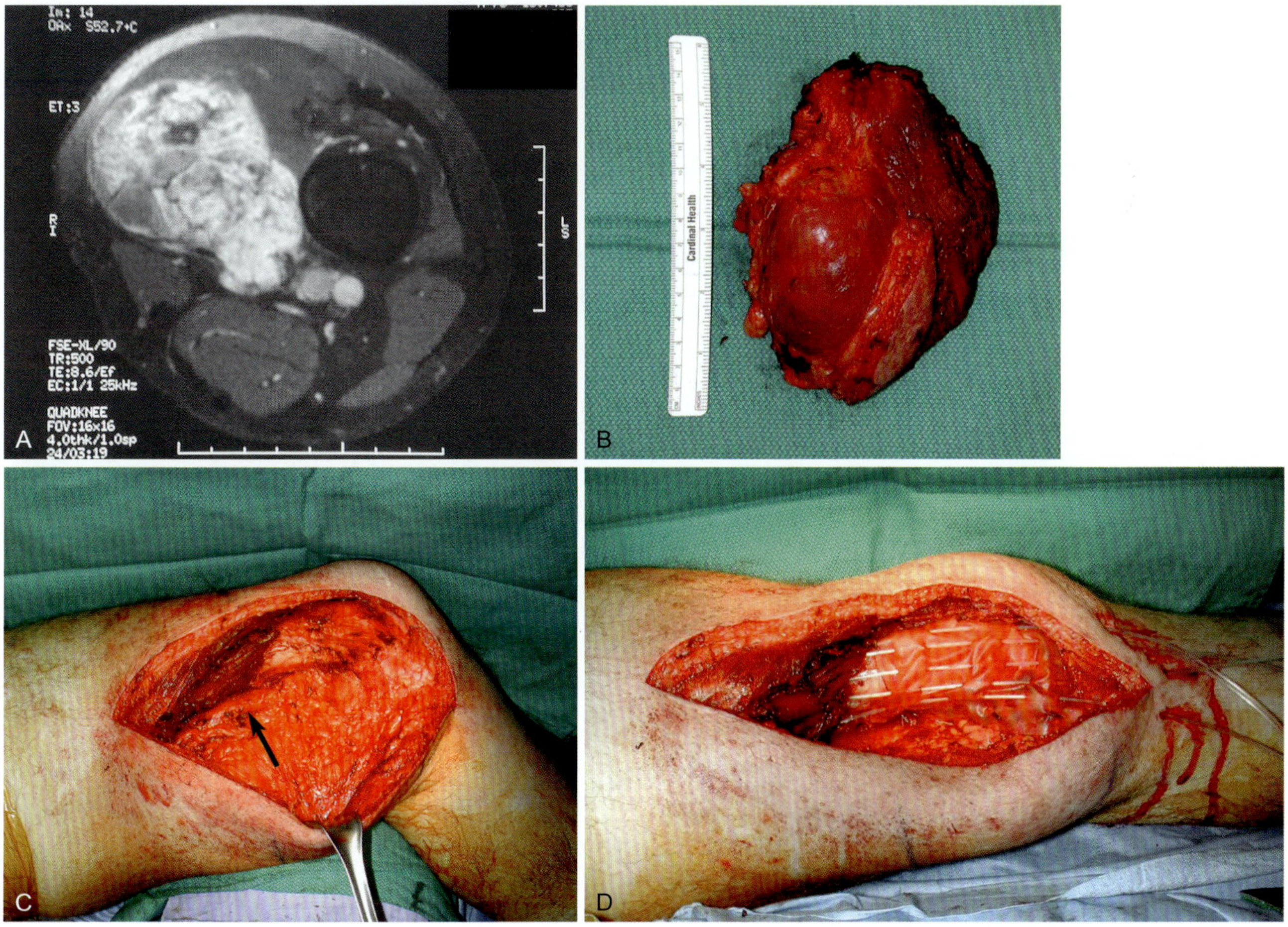


**图 24-10**　85 岁男性患者患有软组织肉瘤。A. MRI 显示肿瘤邻近股骨远端及股骨血管；B. 切除的标本；C. 肿瘤切除后的空腔，显露的远端股骨及股骨血管（箭头所示）；D. 表面包裹羟基乳酸聚合物 910 网编织而成的近距离放射治疗导管，有助于保持适当的间距。导管沿血管和骨骼走行放置（边缘是闭合的），通过单独的穿刺口引出。在导管表面闭合伤口

## 二、化学治疗

在骨肉瘤常规使用化学治疗之前，通常对确诊患者即刻施行广泛或根治性截肢术。这种方法通常治疗局部疾病很充分，但即使就诊时转移并不明显，80% 的患者最终也死于转移性疾病。据此得出就诊时 80% 表面上局限的骨肉瘤患者，实际上有不能检测到的转移或微小转移。随着现代化疗方案的应用，目前骨肉瘤的 5 年生存率约为 70%。尤因肉瘤的治疗效果与之相似。化疗在治疗其他高度恶性骨肿瘤方面（如恶性纤维组织细胞瘤）及儿童高度恶性软组织恶性肿瘤（如横纹肌肉瘤），也有明确的作用。成人软组织恶性肿瘤的化疗作用不太明确，多数研究表明化疗效果正在适度改进。总之，化疗对软骨病变及多数其他低度恶性肿瘤无效。

辅助化疗是指术后化疗，以治疗假定的微小转移。新辅助化疗指在原发性肿瘤外科切除之前进行。没有研究证明哪种化疗时间更具生存优势；然而多数学者引用诸多理论上的优点，阐述新辅助化疗优于辅助化疗。术前化疗时常引起原发瘤的退变，使保肢手术更易成功完成。Malawer 等在一项研究中指出，最初认定 12 例病变中的 9 例是不能手术切除的，但经化疗诱导肿瘤退变后，可进行保肢手术治疗。新辅助化疗后进行外科切除术，而后进行治疗效果的组织学评价。这是成功的长期疗效最有价值的预后指标之一（如肿瘤坏死率）。另外，对于化疗效果差的患者，组织学评估可导致化疗方案进一步调整。理论上术前化疗可减少手术时肿瘤细胞的扩散，并且新辅助化疗通常可立即开始，在尽可能的早期有效治疗微小转移并且避免因延误手术时间而可能引起的肿瘤进展。同时提供了充足的时间适当地设计手术，包括可能制造特制人工关节。也给予患者及其家属时间，去充分考虑选择保肢还是截肢手术。然而有显示新辅助化疗可能显著增加围术期并发症的危险，特别是引起伤口延迟愈合及感染。其他学者并未发现同一结果，目前多数骨肿瘤科医师喜好术前化疗，化疗药物结束后 3~4 周进行最终手术治疗。如切口愈合良好，化疗在术后 2 周重新开始。

虽然假定多数恶性肿瘤来源于单一细胞，但实际上肿瘤由异源群体细胞组成。这是肿瘤细胞快速更新及基因不稳定的结果，因此，在相同肿瘤内的不同细胞发展出不同的抗药机制。为拮抗肿瘤细胞抗药的多样性，多数化疗方案包括联合使用细胞毒性药物。表 24-5 列出了治疗骨与软组织肉瘤最常见的药物及最常见剂量限制内的不良反应。此领域正迅速变化，但确定的总原则已制定。当肿瘤被发现时体积较小，药物治疗最有效。多药联合较单药治疗更有效。药物剂量、给药顺序及时间似乎是达到最大效应最重要的因素。所有化疗药物对正常组织均是有毒性的，应由熟练掌握药物使用的医师在可控的输液装置内给药。

# 第三节 外科手术的原则

## 一、截肢或保肢

随着诊断性成像、化疗、放疗和切除及重建外科技术的发展，对于多数骨与软组织肉瘤患者现在采用保肢手术已是合理的选择。软组织肉瘤术前放疗及骨肉瘤的新辅助化疗特别有助于外科医师成功切除过去注定不能切除的肿瘤。在很少的情况下，神经、血管结构的包裹、移位的病理性骨折或继发于低质量活检的并发症会妨碍保肢的可能性。然而更常见的是，必须依据患者个人及家属的期望及愿望在保肢与截肢之间做出选择。Simon 描述了每当打算保肢而不是截肢时必须要考虑的 4 项内容如下：①生存是否会被这种选择影响？②短期及长期的发病率比较如何？③保留的肢体功能与假肢的功能比较如何？④有何心理社会方面的后果？

许多研究表明骨肉瘤患者治疗方法的选择对生存有影响。随着综合治疗（包括外科手术及化疗）的开展，多数文献报道骨肉瘤患者的长期生存率由约 20% 提高到约 70%。对于股骨远端骨肉瘤，在广泛切除及保肢术后局部复发率为 5%~10%，这相当于经大腿截肢后的局部复发率。尽管髋关节离断术的局部复发率极低，但尚无研究表明它具有生存优势。尽管局部复发与预后极端不良有关，但尚无研究证明假如在都达到了广泛外科手术边缘切除的前提下，哪种外科技术（如保肢、经大腿截肢、髋关节离断术）在生存上更具有优势。从这些资料可假定局部复发的患者尽管进行了广泛切除，可能对于代表侵袭性较强或对化疗耐受的这部分患者，无论何种外科术式，预后均会较差。对于全部患者的生存率而言，外科手术最重要的技术是达到广泛切除，而不是考虑是行截肢术还是行局部切除术。

表 24-5
骨与软组织肿瘤的常用化疗药物

| 药物 | 不良反应 |
| --- | --- |
| **烷化剂** | |
| 芥子类 | |
| 环磷酰胺 | 骨髓抑制（白细胞减少），出血性膀胱炎，脱发，恶心、呕吐 |
| 异环磷酰胺 | 出血性膀胱炎，骨髓抑制，恶心、呕吐，肾毒性，神经毒性 |
| 铂化合物 | |
| 顺铂 | 恶心、呕吐，肾毒性（累及性和不可逆性），耳毒性（累及性和不可逆性），周围神经病变（可逆） |
| 卡铂 | 骨髓抑制，恶心、呕吐，脱发，肝毒性，肾毒性 |
| 抗代谢药 | |
| 甲氨蝶呤 | 骨髓抑制，黏膜炎，肾毒性，肝毒性，肺炎，神经毒性 |
| 拓扑异构酶 | |
| **交互作用药物** | |
| **抗肿瘤抗生素** | |
| 多柔比星 | 骨髓抑制（中性粒细胞），恶心、呕吐，黏膜炎，脱发，严重软组织坏死（外渗），急、慢性心脏毒性 |
| 放线菌素 D | 骨髓抑制（血小板和中性粒细胞）<br>恶心、呕吐<br>腹泻<br>组织坏死（外渗）<br>骨髓抑制 |
| **表鬼臼毒素** | |
| 依托泊苷（VP-16） | 黏膜炎，恶心、呕吐 |
| **长春花生物碱类** | |
| 长春新碱 | 周围神经病变（不可逆），组织坏死（外渗），癫痫发作，脱发 |

恶性肿瘤的截肢术可能技术上要求较多，经常需要非标准的皮瓣闭合切口或骨移植以保留残肢更多的功能。并发症包括感染、伤口裂开、慢性痛肢、幻肢痛及需要再次手术的残端骨刺形成。然而保肢手术与截肢术相比有较高的围术期及长期并发症的发生率。保肢手术需要更加广泛的外科手术，具有较高的感染、伤口裂开、皮瓣坏死、失血及深静脉血栓形成的风险。保肢手术的长期并发症依据重建类型而改变，包括假体周围骨折、假体松动或脱位，移植物与宿主交界处不愈合，异体骨骨折、下肢不等长及晚期感染。保肢患者术后更有可能需要多种手术以治疗并发症。在最初的成功保肢手术后，1/3 的长期存活患者依据肿瘤的部位及重建类型，最终可能需要截肢。

关于患肢的功能，肿瘤的位置是最重要的问题。上肢病变保肢切除术中，尽管同时切除一个或两个重要神经，但通常较截肢及随后的假肢装配具有更好的功能。同样，近端股骨或骨盆病变的切除及局部重建术通常较髋关节离断术或半骨盆切除术具有更好的功能。然而，在踝及足周围的大的肉瘤经常需要截肢治疗及随后装配假肢，膝关节周围的肉瘤治疗必须个体化。

多数膝关节周围的骨肉瘤患者行广泛膝关节假体置换或经大腿截肢术。通常更少做的手术包括骨关节异体骨重建、异体骨关节融合术及旋转成形术。在对骨肉瘤患者的研究中，Otis、Lane 和 Kroll 的研究表明，与经大腿截肢术相比，行肿瘤切除、膝关节假体置换的患者具有较快的自控性步行速度，并且相对于氧耗量具有更有效的步态。许多经大腿截肢者需要 >50% 最大需氧量才能按自由步行速度行走。在 >50% 最大需氧量的情况下，缺氧机制要满足维持肌肉的代谢，因而极大减少了耐力。许多患者因多柔比星诱导的心肌病而导致心功能减弱，使问题更加复杂。

Harris 等比较了膝关节周围肿瘤的截肢术、关节融合术及关节成形术术后的长期功能。表明截肢患者在陡峭、粗糙或光滑的表面步行困难，但行走活跃且不用担心损伤患肢。关节融合术患者可进行最吃力的体力劳动及娱乐活动，但坐下有困难，尤其是在汽车后座、剧场或运动竞技场内。关节成形术患者通常更多过着静坐式生活，并且更加需要保护患肢，但日常生活活动没有困难。他们对患肢的处理是最自然的。

在四肢肉瘤切除术后长期存活的患者中，保肢的可能性与重建的类型及肿瘤的位置有关。成功的关节融合术长期来看较活动的关节重建更耐用。关于假体或异体骨假体复合型重建，肿瘤的位置是最重要的问题，通常近端重建较远端重建更耐久（与患者的总体生存预后相反，远端肉瘤较近端肉瘤预后好）。股骨近端重建通常较股骨远端重建更耐久，股骨远端重建通常较胫骨近端重建更耐久。

没有研究表明长期的肉瘤存活者在选择截肢与保肢手术时，对心理的影响或生活质量有显著差异。保肢还是截肢手术的选择包括的不仅仅是病变是否可行广泛切除的问题。患者往往最终依据长期的生活目的及生活方式的选择而做出最后的判定。

## 二、手术边界

当描述肿瘤外科的手术操作时，外科边界必须适当地明确。如果编者不描述手术边界，截肢术和切除术的术语就毫无意义。这在文献中评估外科手术及术后疗效时，意义尤其重要。在骨肿瘤学，外科边界用 4 种术语描述：囊内、边缘、广泛及根治。截肢术及保肢的切除术可与这 4 种边界的任何一种有关，每种手术外科边界必须明确地确定（图 24-11 和图 24-12）。

囊内边界是指外科切除平面在肿瘤内，此种手术类型经常被描述为“分块切除”，因为会遗留肉眼可见的残余肿瘤。此术式适合于有可能损伤重要解剖结构的有症状的良性肿瘤，也适合于转移瘤的姑息性手术。

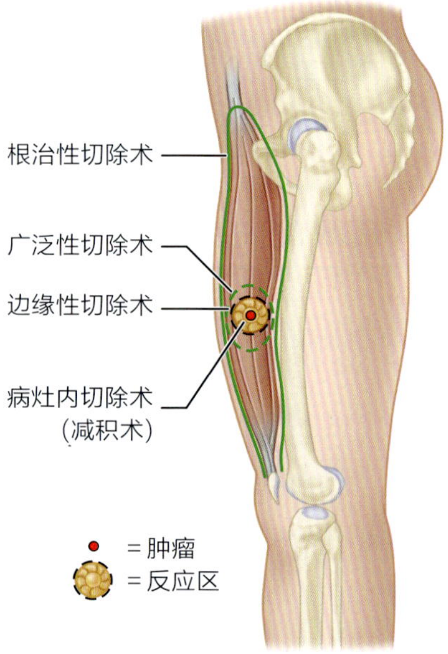


图 24-11 局部术式的 Enneking 分类。（引自：Enneking WF: Musculoskeletal tumor surgery, vol 1, New york, 1983, Chnrchill Livingstone.）

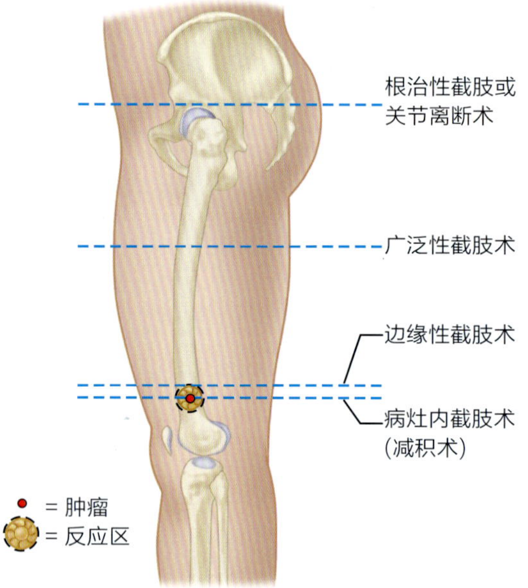


图 24-12 截肢的 Enneking 分类（引自：Enneking WF: Musculoskeletal tumor surgery, vol 1, New york, 1983, Churchill Livingstone.）

当骨与软组织肿瘤生长时，它们压迫周围的组织并逐渐被包裹起来，周围的反应组织被称为“假包膜”。当手术切除的最内侧平面通过了假包膜，边缘切除的范围就达到了。边缘切除的手术类型足以治疗多数良性病变及一些低度恶性肿瘤。然而在高度恶性肿瘤，假包膜经常包含肿瘤的微小病灶或“卫星”病灶。边缘切除通常残留微小病灶，如果残留的肿瘤细胞对辅助化疗或放疗不敏感，就可导致局部复发。尽管增加了局部复发的危险，与截肢术相比边缘切除可能更可取。随着术前放疗及新辅助化疗的进展，在有选择余地的情况下，边缘切除还是可以接受的选择。

当切除平面在正常组织内，就实现了广泛切除。虽然没有特殊的明确距离概念，但全部肿瘤需要在正常组织包裹下完整切除。手术边界的质量较数量（厚度）更重要，如筋膜的边界提供了较好的防止肿瘤扩散的屏障，要优于相同或更厚的皮下组织。如果切除平面在任何点接触到假包膜，手术边界就只能定义为边缘切除，而不是广泛切除。尽管有时不可能达到，但多数高度恶性肿瘤的手术目的就是广泛切除。

当包括肿瘤的全部间室均整块切除时，就达到了根治性手术的边缘。对于深部软组织肿瘤，切除范围包括切除任何受累肌肉的全部间室（或多个间室）。对于骨肿瘤，切除范围包括切除整个骨组织及任何受累肌肉的间室。根治性手术以前是多数高度恶性肿瘤的治疗选择，然而随着影像学研究的进展，根治性手术现在很少做，因为行广泛切除能达到同样的肿瘤学结果。

从肿瘤学观点看，因为切除术与截肢术可用这 4 种边界切除方法的任何一种进一步细分，所以共有 8 个不同的外科术式。截肢术通常能达到广泛切除（如远端股骨骨肉瘤的高位经大腿截肢术）或根治性切除（如股骨病变的髋关节离断术），但并不总是这种情况。半骨盆切除术治疗较大的骨盆内肿瘤可能仅达到边缘切除，应称为边缘性截肢。在罕见情况下，姑息性手术或不恰当的截肢平面遗留了肉眼可见的残余肿瘤，这种手术应称为囊内截肢术。同样，尽管骨肿瘤的根治性切除很少见，但骨与软组织肿瘤的保肢切除术可用任何一种边界切除术类型加以分类。

## 三、刮除术

许多良性骨肿瘤用刮除术治疗是足够的。与切除术相比，刮除术的局部复发率较高；然而刮除术通常功能较好。尽管这种术式技术上并不困难，外科医师应严格坚持许多原则以避免局部复发率过高，人们难以接受，特别是侵袭性较强的良性肿瘤。

刮除术首先在病变部位做一大的骨皮质窗，骨窗必须至少与病灶同样大。如骨窗较病灶小，外科医师不可避免地在附近皮质的下面遗漏残留的肿瘤组织。肿瘤瘤体用大刮匙刮除，接着用动力磨钻在骨腔的各方向研磨扩大到正常骨组织（骨肿瘤的刮除术必须使用动力磨钻）。最后充分冲洗骨腔及切口，以去除全部骨碎屑及肿瘤细胞。此为单纯刮除术的最低要求。

扩大刮除术包括使用辅助性治疗，诸如液氮、苯酚、聚甲基丙烯酸甲酯或热烧灼术（图 24-13）以扩大杀伤肿瘤细胞。多数学者报道使用辅助性治疗极大地降低了侵袭性肿瘤的复发率。骨巨细胞瘤扩大刮除术后的复发率现约为 10%。尽管在随机对照临床试验中没有得到证明，但与常规使用辅助性治疗之前既往报道的对照组 25%~50% 的复发率相比，似乎有很大进步。

虽然每种辅助治疗都有它的支持者，但没有研究证明谁是最好的，因为每种治疗都有优缺点。液氮冷冻外科治疗在扩大杀伤肿瘤方面是有效的。研究表明它优于苯酚及甲基丙烯酸酯治疗，在实验动物的骨腔隙及尸体骨模型周围形成一层 ≤14 mm 的坏死骨边缘。液氮通常用“直接灌注”技术，可能由此引起较大的并发症，包括病理性骨折及神经损伤。相反，苯酚有相对弱的骨穿透力（<1 mm），尽管它相对容易使用，但有报道当它不慎损伤到周围正常组织时，就会出现严重的并发症。辅助治疗也可使用热烧灼术，如使用氩光凝结器。研究表明氩光凝结治疗骨松质坏死的深度约为 4 mm。笔者对使用氩光凝结治疗有丰富的经验，并且没有发生由此导致的直接并发症。最后，尽管在文献中报道不一，聚甲基丙烯酸甲酯骨水泥可能通过它的聚合热或单体的直接毒性起辅助治疗作用。它容易使用并可作为填充剂与其他辅助性药物合用。

最后必须考虑的问题包括在刮除术后填充遗留的骨洞，可有如下选择自体骨移植、异体骨移植、脱钙骨基质、人工骨移植替代物和骨水泥。自体骨移植提供最快和最可靠的愈合率，因为具有骨源性、骨诱导性和骨传导性，但在取骨部位可导致额外的并发症，并且在骨量上不足以填充较大骨洞。取自体骨时必须使用另外单独的手术器械，以防供骨区污染。尽管异体骨仅仅具有骨传导性，异体骨松质具有可靠的骨掺合性，但它可较容易地大量获取，并无进一步的手术并发症。尽管理论上异体骨具有传播疾病的风险，但并无使用冷干异体骨松质传染肝炎及获得性免疫缺陷综合征艾滋病的报道。

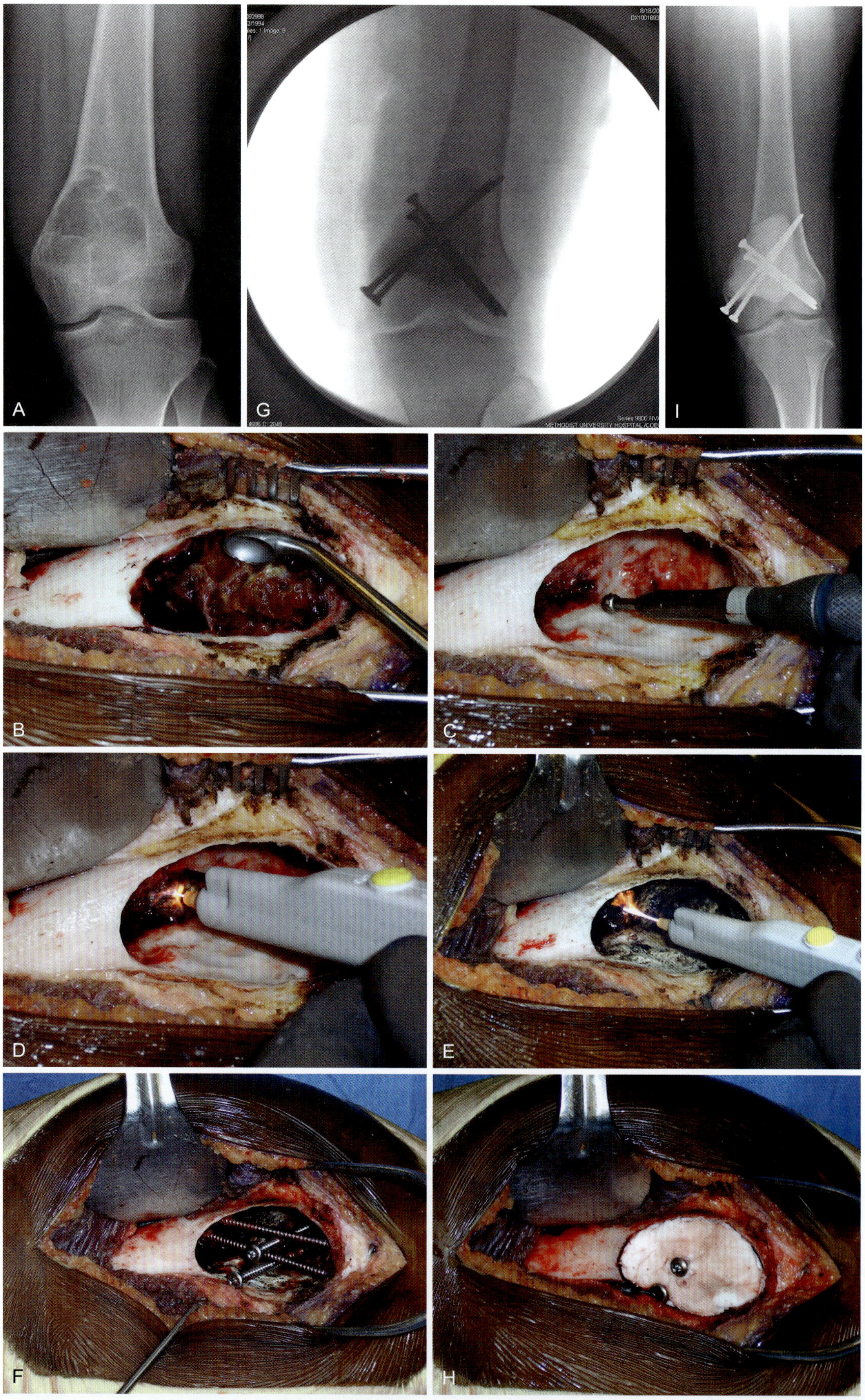


**图 24-13** 刮除术。A. 股骨远端骨巨细胞瘤；B. 病理确诊后，手术开窗的范围要大于肿瘤，以便充分显露；C. 先用大刮匙刮除大部分肿瘤，再用高速磨钻在肿瘤腔隙的各个方向扩大；D 和 E. 肿瘤腔隙用氩气刀电凝治疗；F. 放置螺钉增加重建的强度；G. X 线片透视确定螺钉的位置；H. 用骨水泥填充空腔；I. 术后 X 线片

我们具有良性骨肿瘤刮除术后使用脱钙骨基质的经验，这种材料具有骨传导性，但与异体骨松质相比，脱钙骨基质也具有骨诱导作用。人工骨移植替代物（如硫酸钙、磷酸钙）具有骨传导性，容易使用，并且容易获得。它们可单独使用或与自体骨、骨髓抽吸物或脱钙骨基质结合使用，早期有文献报道关于它们填充大块骨缺损的有效性。最后，骨水泥可用作填充剂，除它作为辅助性治疗使用外，还具有提供即刻稳定性的优点，便于早期恢复，病理性骨折的风险较低。骨水泥的其他优点就是可检测到局部复发，尽管肿瘤刮除术后的骨腔用骨移植物或骨移植替代物填充后难以辨认肿瘤复发，复发的肿瘤在邻近骨水泥处形成扩大的透光区很容易辨认。骨水泥的一项潜在缺点（尽管未经证明）是可导致继发于软骨下骨生物力学改变的早期关节退行性改变。在填塞骨水泥前，在软骨下骨添加一层移植骨有助于减少上述生物力学的改变。后来一些学者建议在后期常规取出骨水泥，用骨移植物替代。

笔者现在在刮除术后使用氩光电凝作为辅助治疗。对于最多的良性病变，骨缺损用硫酸钙或磷酸钙骨移植替代物。对于较多的侵袭性良性病变，如骨巨细胞瘤，我们通常使用骨水泥填充骨缺损。如果骨缺损需要额外的结构支撑，应考虑辅助内固定。我们并不是常规为了理论上降低退行性关节病的风险而在晚期取出骨水泥。

## 四、切除与重建

目前大多数骨与软组织恶性肿瘤治疗需要局部切除与重建。侵袭性良性肿瘤也可用这种方式治疗。恶性肿瘤切除的目的是尽可能达到广泛的外科手术边缘。如由于解剖结构的限制不可能做到，尽管治疗的选择需要依据患者及家属个人的决定，但结合辅助或新辅助治疗（如软组织肉瘤的放射治疗）行边缘切除可能比截肢术更好。对大多数良性肿瘤，边缘切除通常是足够的。特殊的切除技巧在本章稍后进一步讨论。

尽管异体骨关节融合术在一些情况下有作用，但大多数重建涉及保留活动关节，可用 3 个一般选项：骨关节异体重建、假体重建及异体骨假体复合重建（另外选择是旋转成形术，在本章稍后讨论）。一般而言，肿瘤重建较标准全关节成形术的并发症发病率高，因为手术操作更广泛、软组织缺损更大，以及存在联合放化疗的折中效果。另外，这些重建经常在活动极端旺盛的年轻患者身上进行。一些并发症如伤口坏死、感染，均可能发生在各种类型的重建术，其他并发症因重建方法而异。虽然每种方法都有学者支持采纳，但笔者最广泛地使用了假体重建技术，保留了对于特殊适应证的其他方法。

骨关节异体移植具有许多吸引人的优点，包括能够置换韧带、肌腱及关节内结构。许多学者报道使用这种重建方法成功的案例，然而其他学者报道手术并发症较高，包括在移植骨与宿主骨连接部位的骨不连、疲劳骨折、感染、关节塌陷、脱位、退行性关节病、韧带和肌腱附着处断裂。骨关节异体移植在未成年患者可作为一种暂时的措施，以保留邻近的骨骺，而此时可选择的手术方案还包括截肢术或切除全部骨骺。胫骨近端异体骨关节移植可用于未发育成熟的患者，以保留股骨远端骨骺直至骨骼发育成熟。当后期必要时，可改行关节假体重建。

异体骨复合型假体可对一些患者提供长期的手术解决方案，可避免退行性关节病及关节坍陷等并发症，但仍保留着直接与软组织结构相连的能力，如髌韧带或髋外展肌。然而这可导致疲劳骨折、感染及异体骨与宿主骨连接处的骨不连。尽管许多外科医师使用这种术式作为他们初次重建术的方法，但我们建议异体骨假体复合体的主要手术适应证是当宿主骨截骨长度过长时，保证假体髓针充分置入骨髓腔内。笔者仍然使用肿瘤假体和异体骨与保留的宿主骨固定重建技术（图 24-14）。

假体重建也可使一些患者具有长期的功能，同时也可导致一些并发症。它具有可预知的即刻稳定性的优点，保证术后早期快速全负重行走康复。大多数假体是组配的，可随未成年患者生长延长肢体长度。现代假体材料的改进极大地延长了其使用寿命，但如患者疾病治愈，将面临长期并发症的困扰。聚乙烯磨损对关节表面仍是一个限制因素，但多数假体内衬很容易替换。关节旋转铰链可发生疲劳断裂，但很容易更换。而假体髓针与体部相连的基底部疲劳断裂问题较严重，此时取出残留的假体髓针可能是极其困难的。

组配式骨与关节假体通过组配固定安装，通常是最安全的。假体髓针用骨水泥固定，假体外露区域具有多孔涂层，以达到促进晚期髓外骨皮质桥形成（图 24-15）。

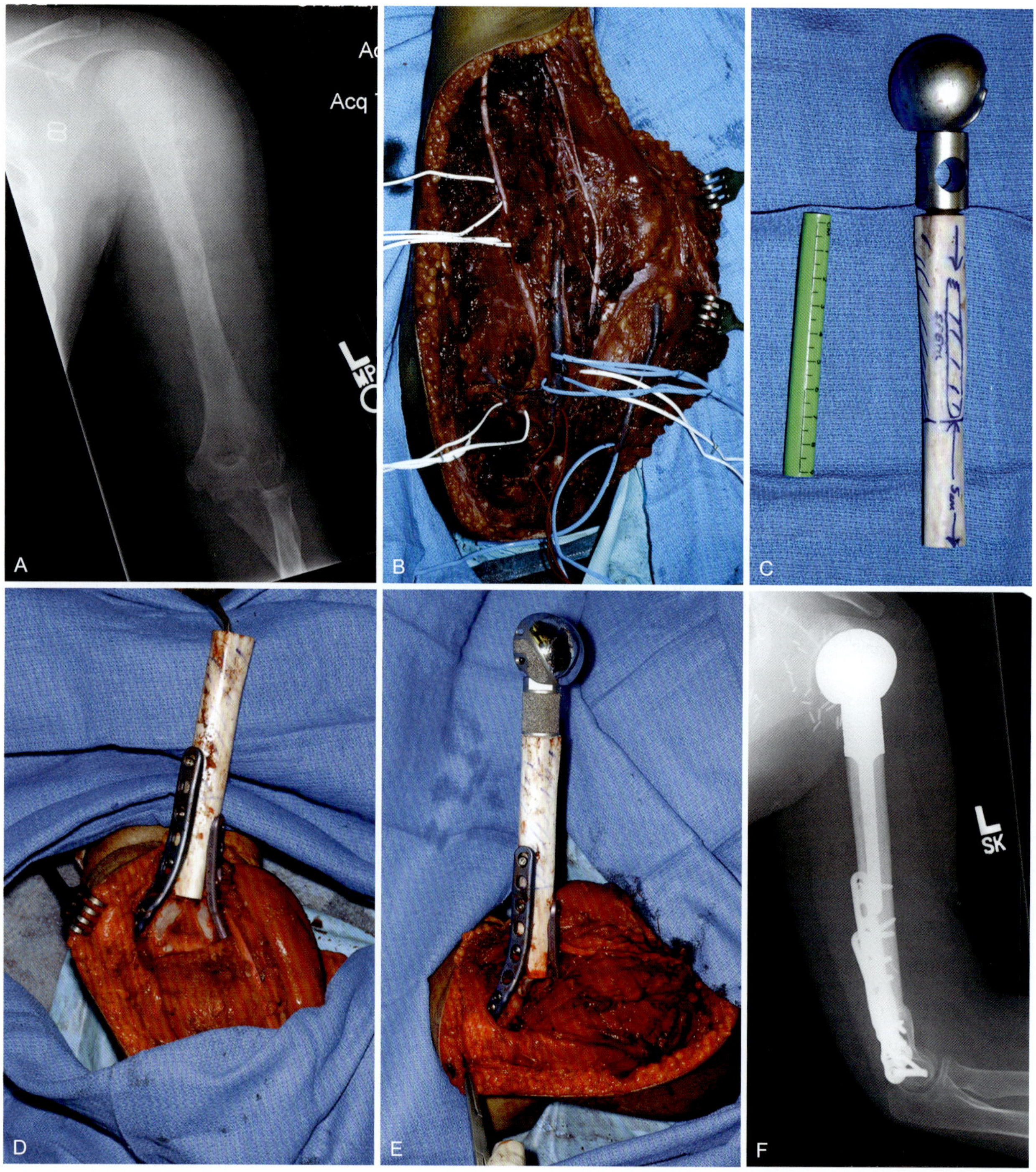


**图 24-14** 患肱骨骨肉瘤的 10 岁女孩。A. 左肱骨前后位 X 线片显示肿瘤蔓延至远端骨骺；B. 术中肿瘤扩大切除后的外像；C. 准备肱骨异体骨移植容纳肿瘤假体柄；D. 固定异体骨保留肱骨远端内、外侧板；E. 假体插入异体骨内用骨水泥固定；F. 术后 X 线片

用骨水泥固定可提供即刻稳定性，有助于早期康复。髓外骨皮质桥的目的是充当钱袋绳的作用，保护骨水泥 - 骨界面，以远离由关节表面产生的磨损微粒碎屑，并且提供额外的结构支撑，保护假体体部与髓针根部的连接。此部位因应力集中，易于发生疲劳断裂。尽管并没有明确这样做的益处，但许多学者主张假体外露部位的骨移植有助于骨皮质外骨桥形成。

## 五、儿童患者的注意事项

对于儿童患者，必须考虑到将来肢体长度不等。对于骨骼发育将近成熟的患者，在最初手术时重建的肢体就要延长 1 cm。也要在患者适当的年龄

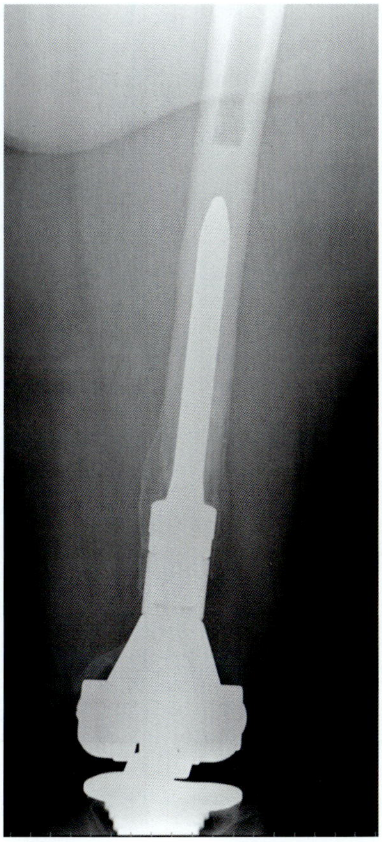

图 24-15　在髓外自体骨与假体的界面形成骨皮质桥

时行对侧肢体的骨骺融合，以维持肢体等长（或将使不等长最小化）。然而对于年轻患者，也应考虑其他选择。尽管以往认为非常年轻的骨肉瘤患者，行截肢和旋转成形术是唯一合理的治疗，但目前更支持使用可延长假体。

笔者对于使用 Repiphysis 可延长假体已获得大量经验（图 24-16）。此假体置入的手术技术与其他假体相似（图 24-17），同样术后病程、康复、功能及并发症也是相似的。然而此设计的独特之处在于它使用的能量储存在压缩弹簧内，以便将来随着儿童生长相应延长假体。当下肢不等长时，儿童可按计划进行延长（图 24-18）。手术时患者在轻度镇静下通过 X 线透视完成，假体锁定机制通过 X 线透视辨认，电磁感应线圈放置在患者腿部该标记水平的上方。电磁感应线圈需要 20 s 加热来激活假体内的电极，融化掉一小部分聚乙烯后，使受控弹簧延长。腿的长度通过 X 线片透视检查进行再次确认，此步骤如有必要重复 1~2 次。每次按计划延长期间，笔者能延长 0.5~1.5 cm。如需要手术侧的患肢延长，可按计划 4 周延长 1 次。延长后，患者通常不需要辅助支具能马上行走。尽管这种假体并不耐用，还经常出现力学问题，但并发症通常相对容易

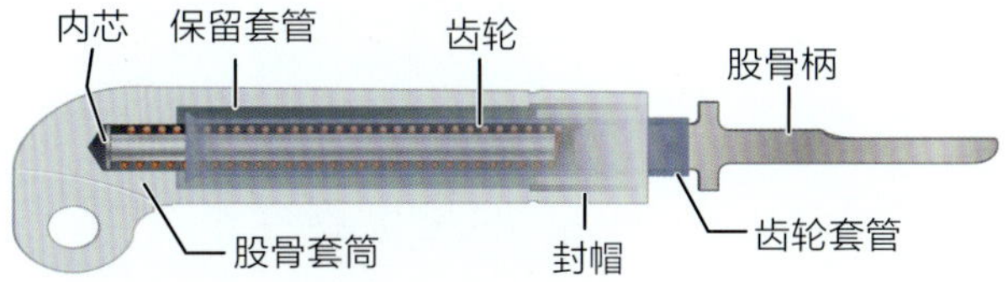


图 24-16　Repiphysis 非侵袭性可延长假体（由 Wright Medical Technology, Arlington, TN 惠赠）

解决，而且可保证骨骼未发育成熟的骨肉瘤患者在生长结束时保持肢体长度相等。

# 第四节　外科手术技术

## 一、上肢

与下肢相比，即使上肢最好的假肢也不能提供可与之相比的功能。在大多数情况下，现代影像学及外科技术为保肢手术提供了条件，肱骨近端切除经常需要切断腋神经，肱骨干切除经常需要切断桡神经。尽管切断了上肢三大神经，但保肢手术通常较假肢具有更好的功能。如正中神经或尺神经必须切断，而此时尚存有功能的可转位的肌肉，那么保肢手术仍然是值得的。截肢的适应证之一是广泛的神经血管包裹，相对适应证可能是有移位的病理性骨折。

### （一）肩胛带切除术

肩胛骨肿瘤经常蔓延进入到肩关节内，需要关节外连同肩胛骨整块切除肱骨头。同样，肱二头肌腱为肱骨近端肿瘤延伸到关节提供了通道，并且经常需要关节外肩胛骨部分切除术。为制订各种肩胛带切除的外科手术标准术语，提出有意义的结果对比，Malawer 等指出，以前的概念没有充分描述外科手术边界、肿瘤与解剖间室的关系、肩关节的状态、外科手术的大小或外展肌结构的状态，因此他们提出了一种分类方法。

此方法依据切除部位的结构而定，反映出切除术的类型及其与肩关节的关系，表明了外科手术大小的递增。另外，也表明了外展肌的结构状态。手术分为 6 种类型：Ⅰ型，肱骨近端关节内切除术；Ⅱ型，肩胛骨部分切除术；Ⅲ型，关节内肩胛骨全切术；Ⅳ型，关节外肩胛骨全切除术及肱骨头切除术；Ⅴ型，关节外肱骨头切除术；Ⅵ型，关节外肱骨及肩胛骨全切术。每种类型按照外展肌结构的状态分为各亚型：①完整切除；②部分或全部切除（图 24-19）。

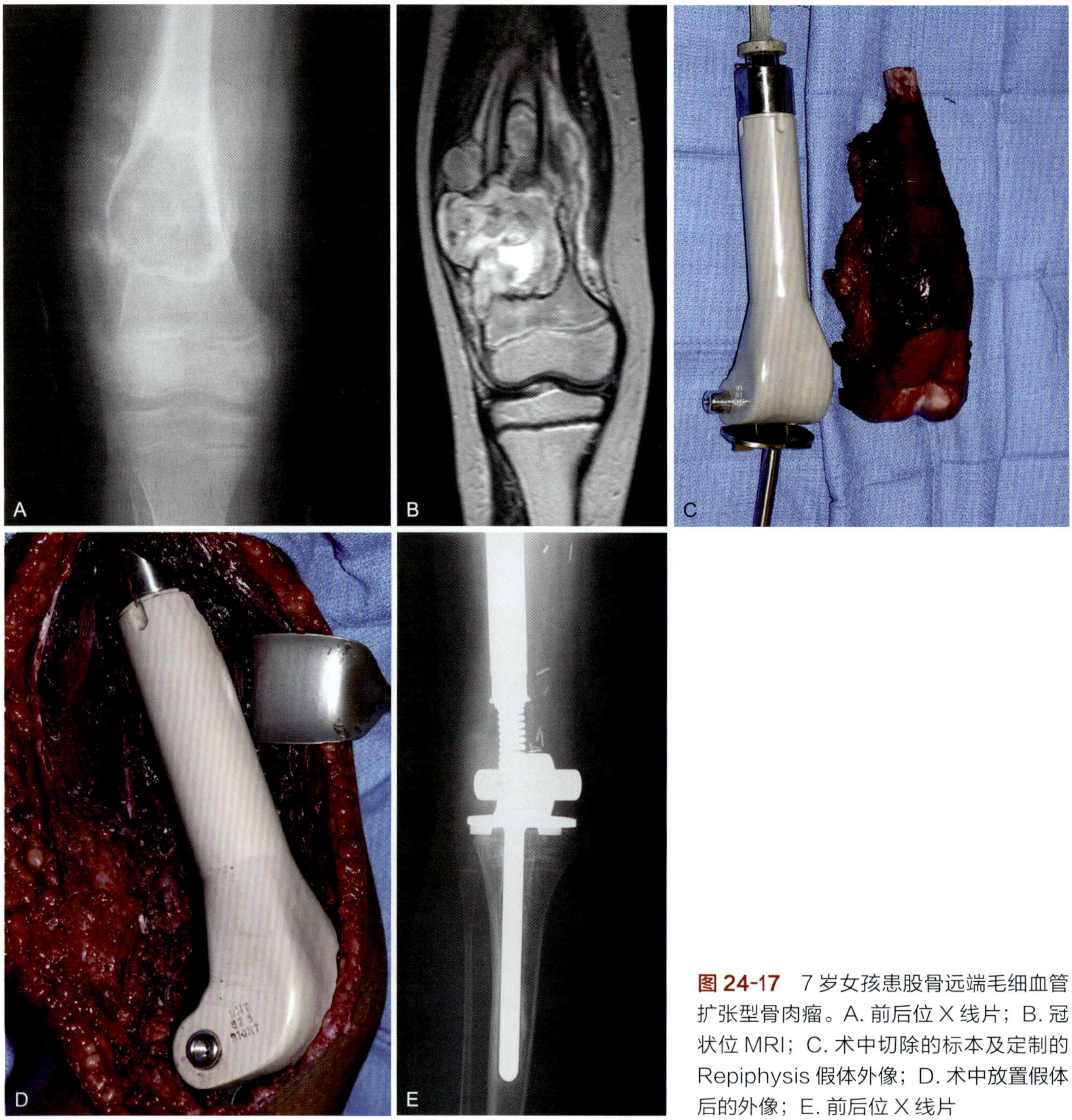


**图 24-17** 7 岁女孩患股骨远端毛细血管扩张型骨肉瘤。A. 前后位 X 线片；B. 冠状位 MRI；C. 术中切除的标本及定制的 Repiphysis 假体外像；D. 术中放置假体后的外像；E. 前后位 X 线片

## 肩胛带切除术

肩胛带切除术的 Tikhoff-Linberg 术式包括肩胛骨全切术、锁骨部分或全部切除术及肱骨近端切除术。此术式适用于治疗肩关节周围的恶性肿瘤，切除范围包括足够的正常组织边界和神经血管结构。

**手术技术 24-1**

（Marcove、Lewis 和 Huvos）

- 患者取松散的侧卧位，以显露肩关节的前后部分。消毒全部肢体，从颈部上到耳郭，及前、后中线，后到髂嵴。
- 从锁骨内侧头沿锁骨内 2/3 向外侧做切口，过喙突时向下方弯曲，并在沿上臂内侧下行（图 24-20A）。从切口的中央，沿肩胛骨内侧做后方纵行延长到肩胛骨下角。在锁骨下方及喙突内侧切断三角肌和胸大小肌（图 24-20B）。分离和牵拉胸小肌和联合腱在喙突的止点，可较容易显露神经血管束。在切断此结构时，用戴手套的手指或器械保护下方的深部结构。

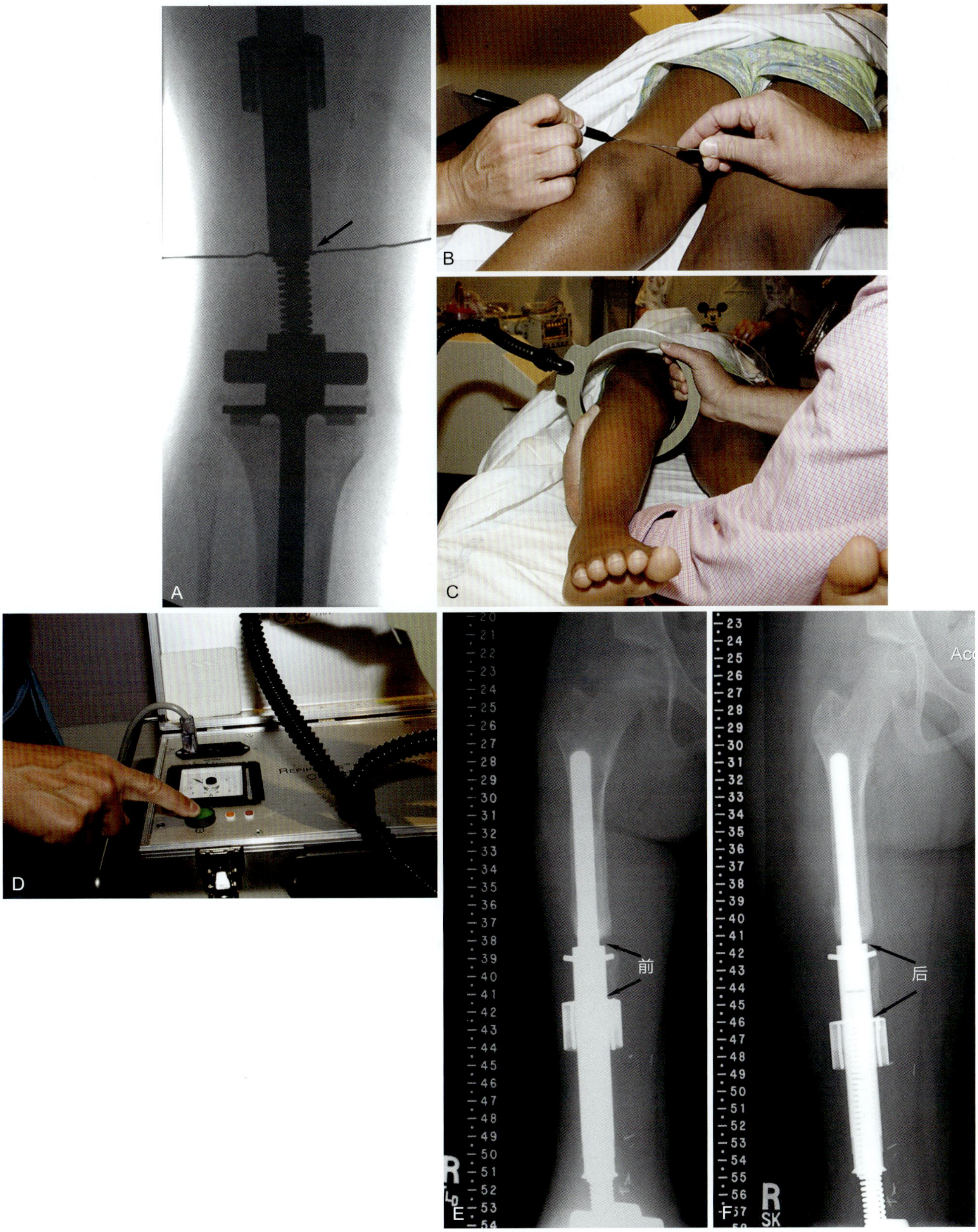


**图 24-18** Repiphysis 延长术。A. 定位锁定机构（箭头所示）；B. 在患者的腿部此部位标记；C. 在锁定机构水平环绕患者的腿部放置电磁感应圈；D. 激活假体装置；E 和 F. 延长前和延长后的 X 线片

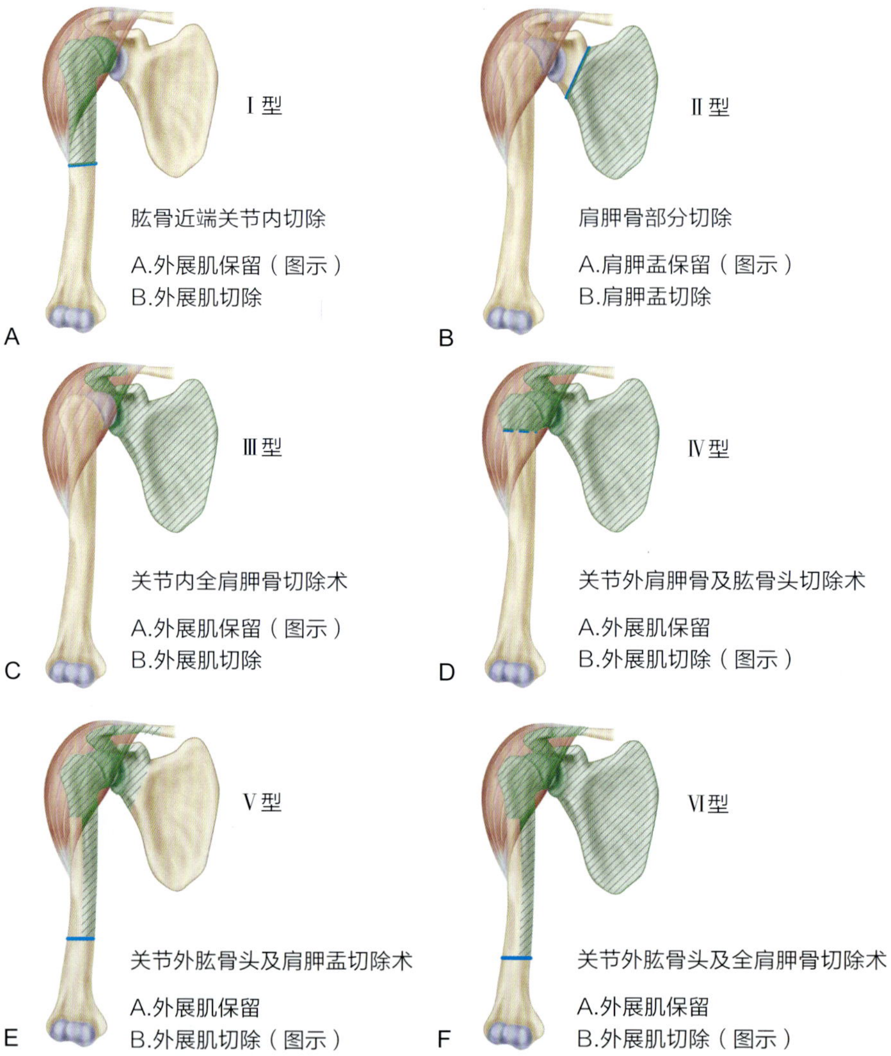


**图 24-19** 肩胛带切除的外科分级。A. Ⅰ型，肱骨近端关节内切除；B. Ⅱ型，肩胛骨部分切除；C. Ⅲ型，关节内肩胛骨全切除术；D. Ⅳ型，关节外肩胛骨及肱骨头切除术；E. Ⅴ型，关节外肱骨及关节盂切除术；F. Ⅵ型，关节外肱骨头及全肩胛骨切除术

- 结扎头静脉并显露腋窝血管及臂丛，确定神经、血管没有被肿瘤包裹。轻柔地向内侧牵拉神经血管束有助于找到旋肱前、后血管，然后结扎。向内侧牵拉腋血管加以保护。如有必要，可切断桡神经和肌皮神经。
- 将肱二头肌、肱三头肌、大圆肌和背阔肌与肿瘤分开（图 24-20C）。
- 在锁骨中部凿断。
- 沿上面描述的切口向后方延长，保持皮瓣尽可能的厚并显露肩胛骨的内、外侧缘。切断背阔肌、斜方肌、菱形肌及肩胛提肌后活动肩胛骨下角及脊柱缘（图 24-20D）。
- 小心保护肩胛骨病变广泛切除的软组织外科边界。如病变在肱骨近端，可在肩胛骨喙突水平截骨，切除肩胛骨体部。
- 在上臂提起外侧皮瓣，将三角肌与肿瘤标本一起切除。
- 通过切断肩胛舌骨肌和前锯肌，并切断、结扎肩胛上、肩胛下和颈横血管后，完成游离肩胛骨。
- 根据术前影像在肱骨截骨处切断肱二头肌和肱三头肌。在此水平截断肱骨，并切除手术标本。通过术中活检和冷冻切片确认手术边界已切除彻底。
- 将肱二头肌及肱三头肌缝合到斜方肌、胸大肌和背阔肌上。
- 向残存的肱骨内插入肱骨假体，将肱骨假体上端与第 2 肋或残留的锁骨相连。
- 闭合伤口，留置引流并用肩关节固定装置固定。

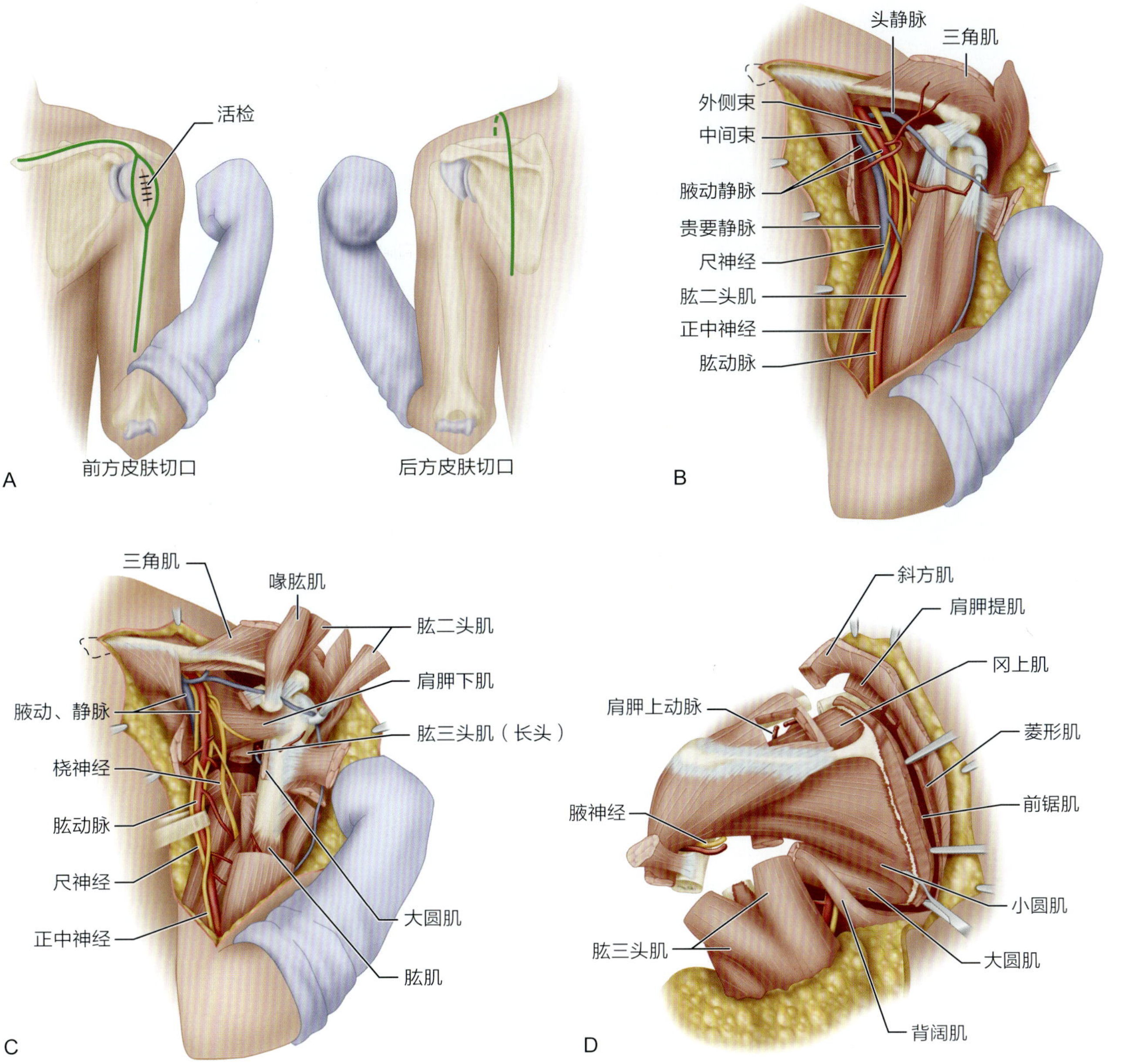


**图 24-20**　Marcove、Lewis 和 Huvos 上肢带骨切除术。A. 皮肤切口；B~D. 切除术的外科解剖（见正文）（引自：Marcove RC, Lewis MM, Huvos AG: En bloc upper huneral interscapulot-horacic resection: the Tikhoff-Linberg procedure，Clin Orthop Relat Res 124: 219,1977.）（见手术技术 24-1）

## （二）锁骨切除术

由于锁骨位于皮下，因而锁骨病变通常容易早期发现。锁骨两末端均可切除，甚至整个锁骨也可切除而并无功能缺失。切除锁骨内、外侧头的手术方法将在第 61 章中讨论。

## （三）肩胛骨切除术

肩胛骨从一小部分到全部均可因良、恶性肿瘤及感染而被切除。肩胛下肌提供良好的屏障，在晚期前保护肩胛骨肿瘤以防侵及胸壁。如肿瘤扩展到胸壁或累及腋窝神经血管束，手术将不能仅行肩胛骨切除术。在肩胛骨体部或脊柱缘切除后，肩关节仍然很稳定并且是有功能的，因为肩峰、肩关节盂和喙突没有受到干扰，并且肱骨几乎保持在正常位置（图 24-21 至图 24-23）。然而切除关节盂需要修复残存的软组织，为肱骨近端提供稳定因素。在这种情况下，很难预测肱骨近端的稳定性和功能。

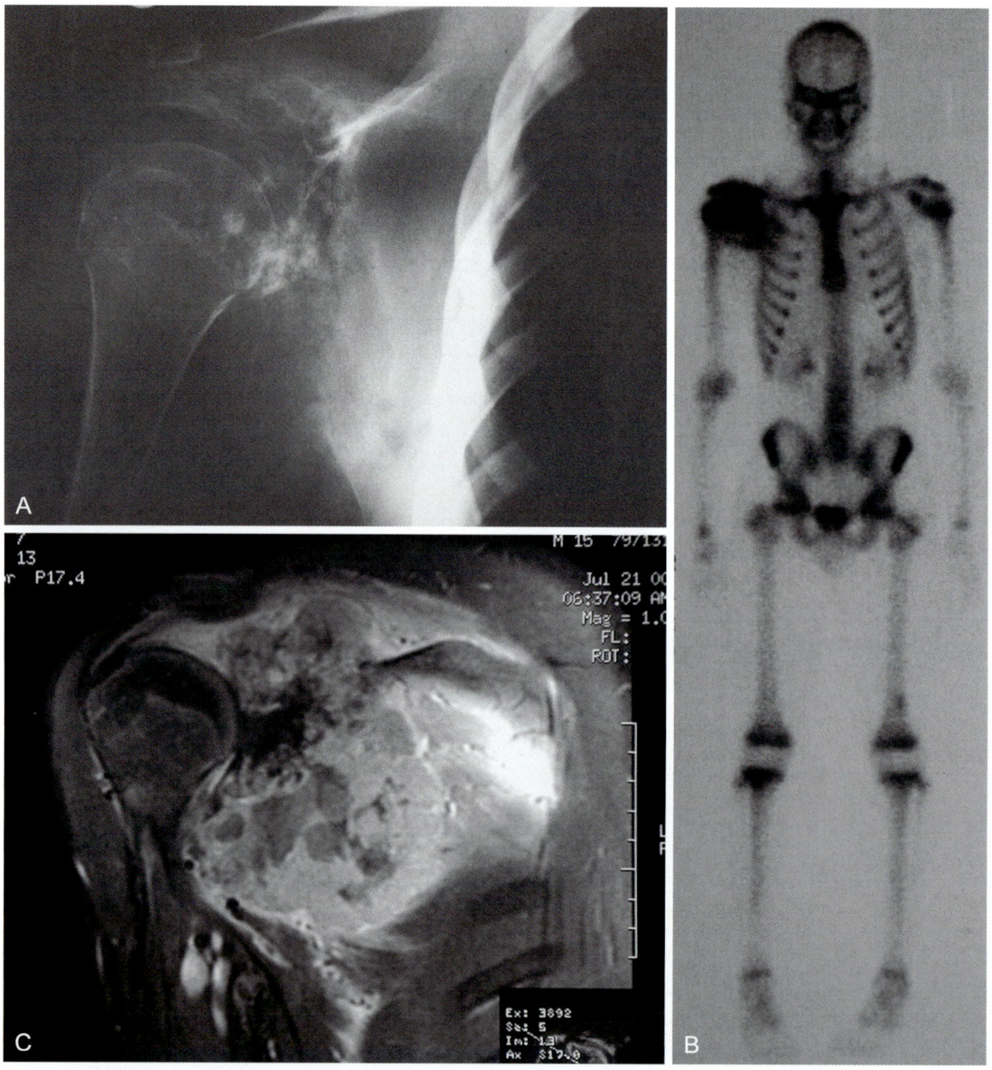


图 24-21 15 岁男性右肩胛骨骨肉瘤的肩胛骨切除术。A. 前后位 X 线片；B. 骨扫描；C. MRI

## 肩胛骨切术

### 手术技术 24-2

（Das Gupta）

- 患者取侧卧位，手臂悬垂，使手臂可自如活动，以便助手在术中需要时活动手臂（图 24-23A）。
- 环绕肿瘤做椭圆形皮肤切口，由上外侧自肩峰尖延伸到内下侧椎旁区（图 24-23A）。
- 在筋膜表面提起内侧及外侧皮瓣，切断斜方肌在肩胛冈的附着点，向内上方牵拉肌肉，显露冈上肌（图 24-23B）。
- 切断三角肌到肩峰的附着点，切断背阔肌到肩胛骨下角的附着点，并向下方牵拉肌肉。
- 用巾钳牵引肩胛骨下角，切断与肩胛骨脊柱缘附着的肌肉和在肩胛骨上角的肩胛提肌（图 24-23C）。
- 旋转肩胛骨并外展手臂，从手术野牵拉腋窝内容物（图 24-23D）。
- 切断大圆肌、小圆肌和肱三头肌长头，而后切断冈上肌及冈下肌腱及前锯肌的附着点。
- 显露肩关节，并用骨刀凿断靠近肩峰的肩胛冈（图 24-23E）。
- 切断肩胛下肌并围绕肩胛颈穿过 Gigli 锯，避开肩关节，切断肩胛颈以去除肿瘤标本。
- 止血并将斜方肌与三角肌缝合（图 24-23F），缝合大圆肌和小圆肌到胸壁上，插入吸引引流管并闭合切口。应用肩关节固定装置。

**术后处理** 在 48 h 后去除肩关节固定装置，应用简单的吊带。症状一旦允许，就开始进行肩关节的活动和辅助锻炼。

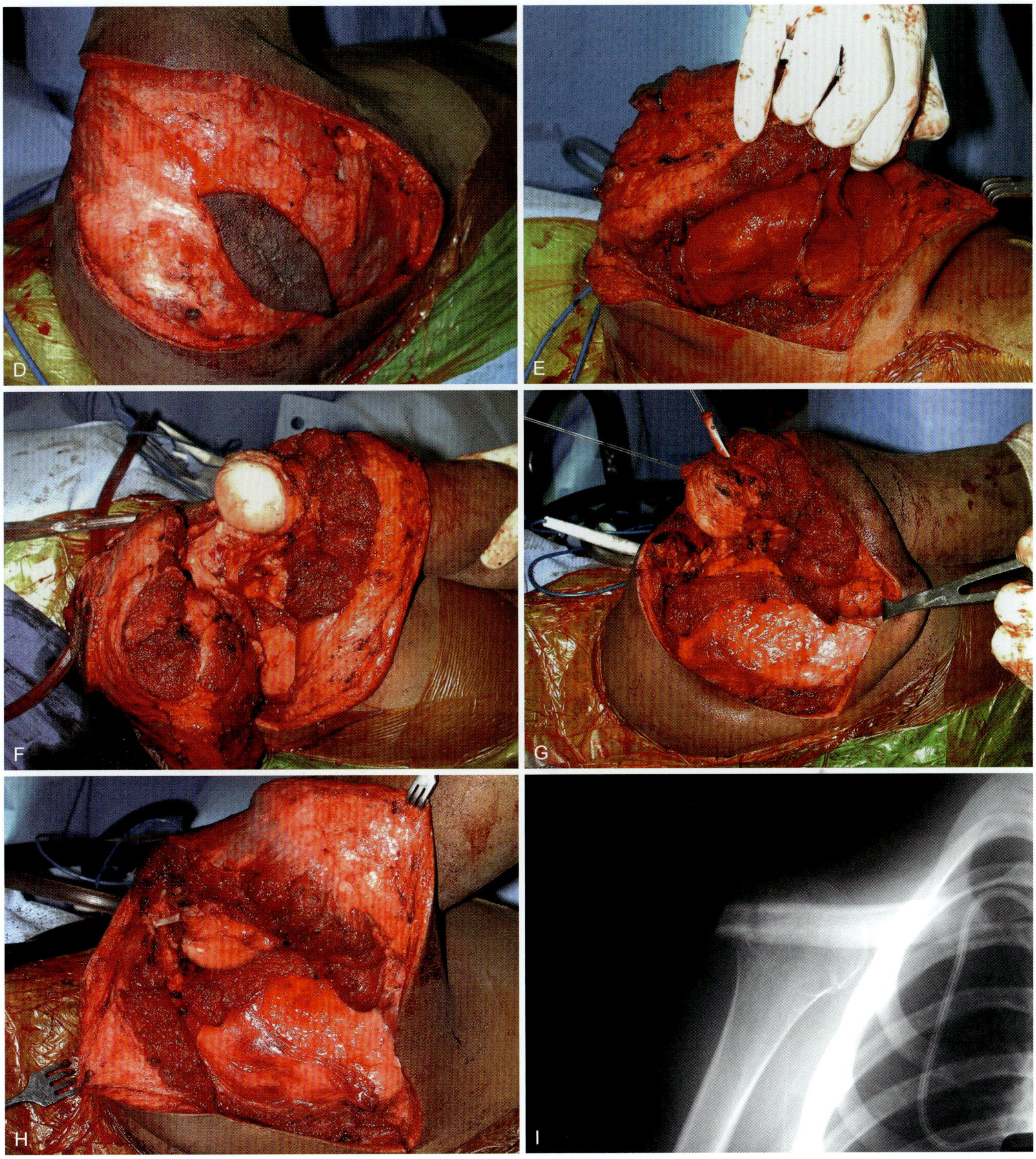


**图 24-21（续）**　15 岁男性右肩胛骨骨肉瘤的肩胛骨切除术。D. 翻起内侧和外侧皮瓣；E. 在肩胛骨处离断三角肌、斜方肌、菱形肌和肩胛提肌；F. 切除肩胛骨；G. 缝线穿过肱二头肌长头肌腱和联合肌腱；H. 通过锁骨钻孔缝合固定肌腱，三角肌缝合到斜方肌上；I. 术后 X 线片

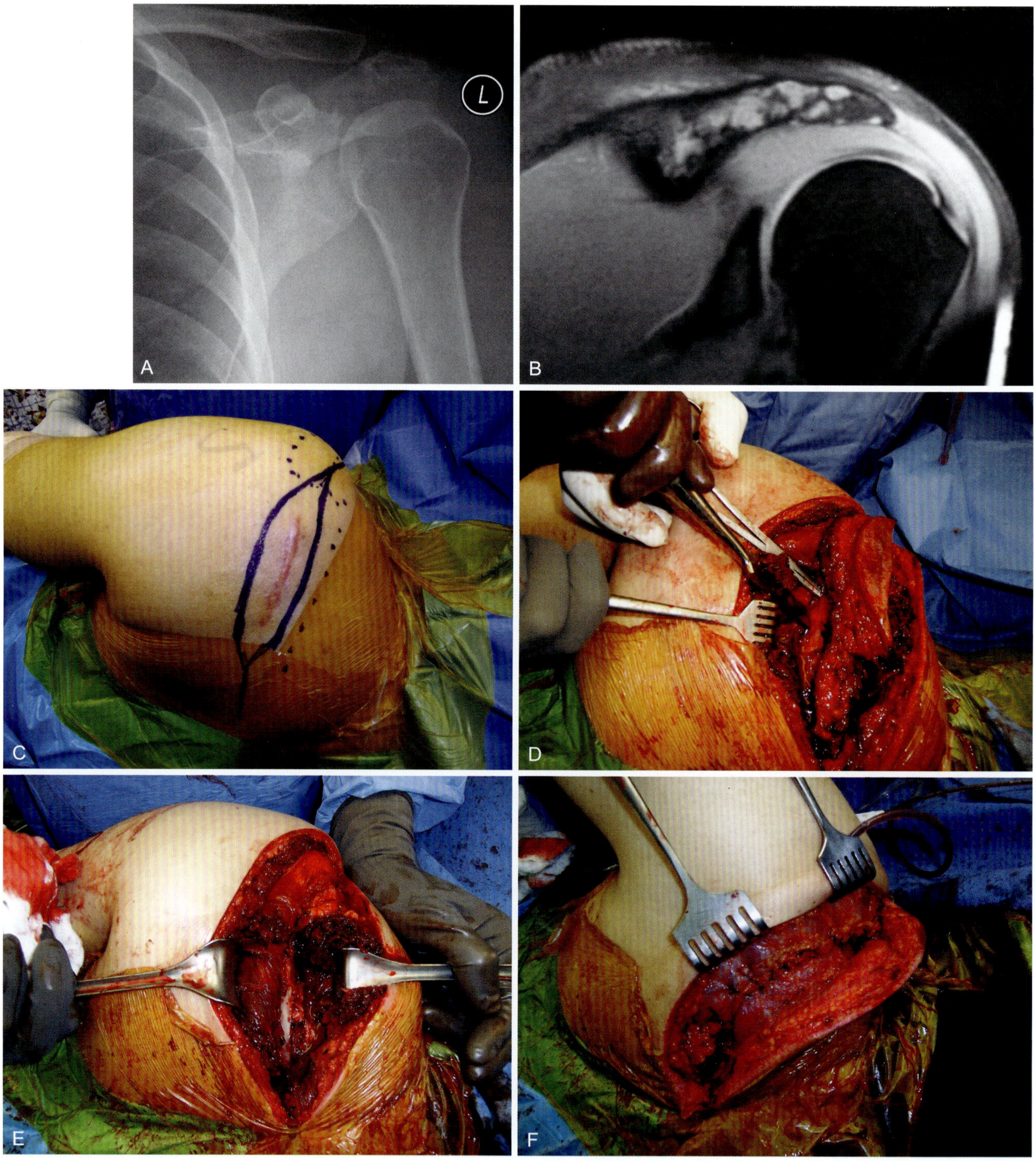


**图 24-22** 肩胛冈及肩峰的软骨肉瘤。A. 前后位 X 线片；B. MRI 显示肿瘤的范围；C. 活检通道周围的切口；D. 在肩胛冈基底部的截骨术；E. 肩胛冈及肩峰已切除；F. 三角肌修复到斜方肌上

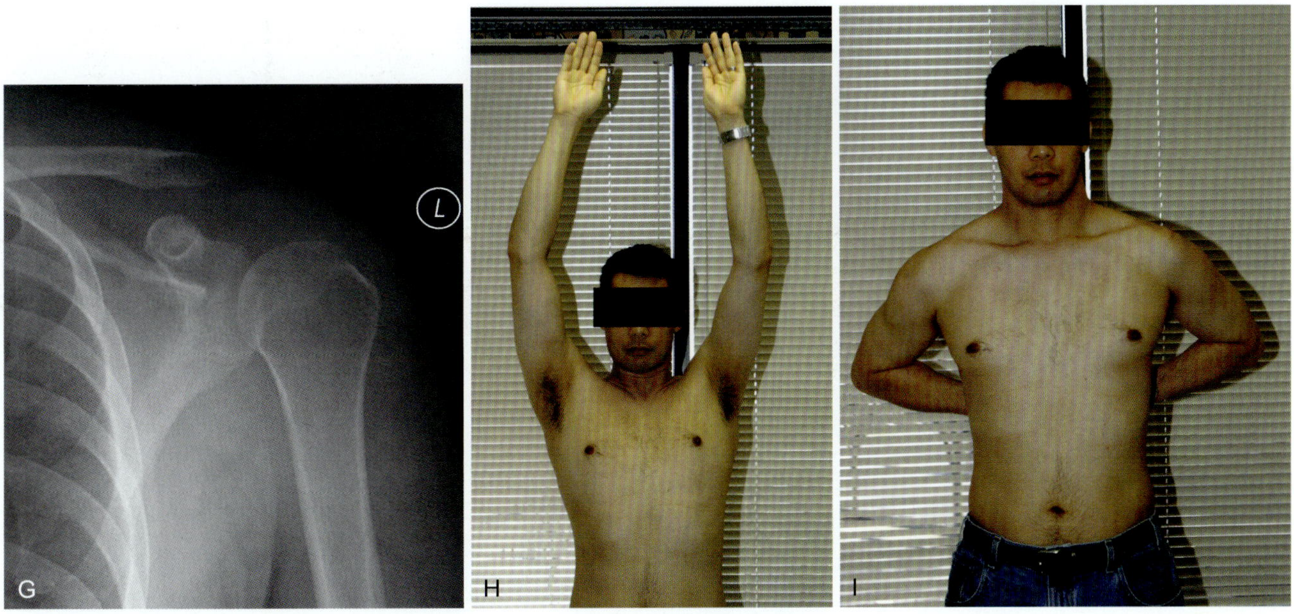


图 24-22（续）　G. 前后位 X 线片；H 和 I. 临床照片显示肩关节功能良好

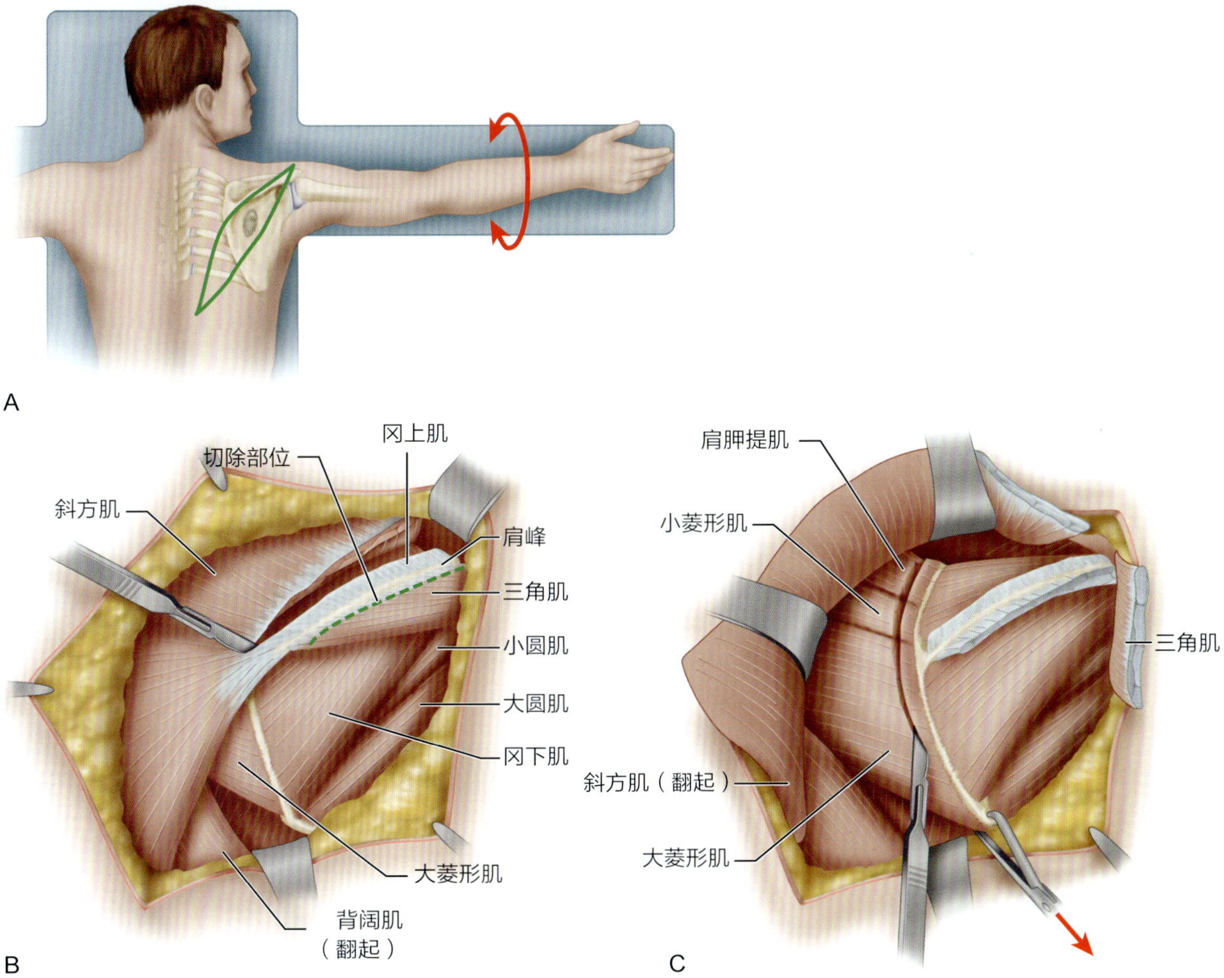


图 24-23　肿瘤的肩胛骨切除术。A. 患者的体位及手术切口，肿瘤位于肩胛骨的中央（黑斑处）。上臂应完全消毒，以便术中自如地活动，使切割肌肉的附着点更加容易；B. 在翻起皮瓣后，显露肩胛骨的肌肉。如图在肩胛冈处切断斜方肌。绿色虚线显示切开三角肌的部位；C. 斜方肌和三角肌已拉起，向远端牵拉背阔肌。箭头所示助手正牵拉肩胛骨尖。此手法易于切断附着在肩胛骨脊柱缘的肌肉

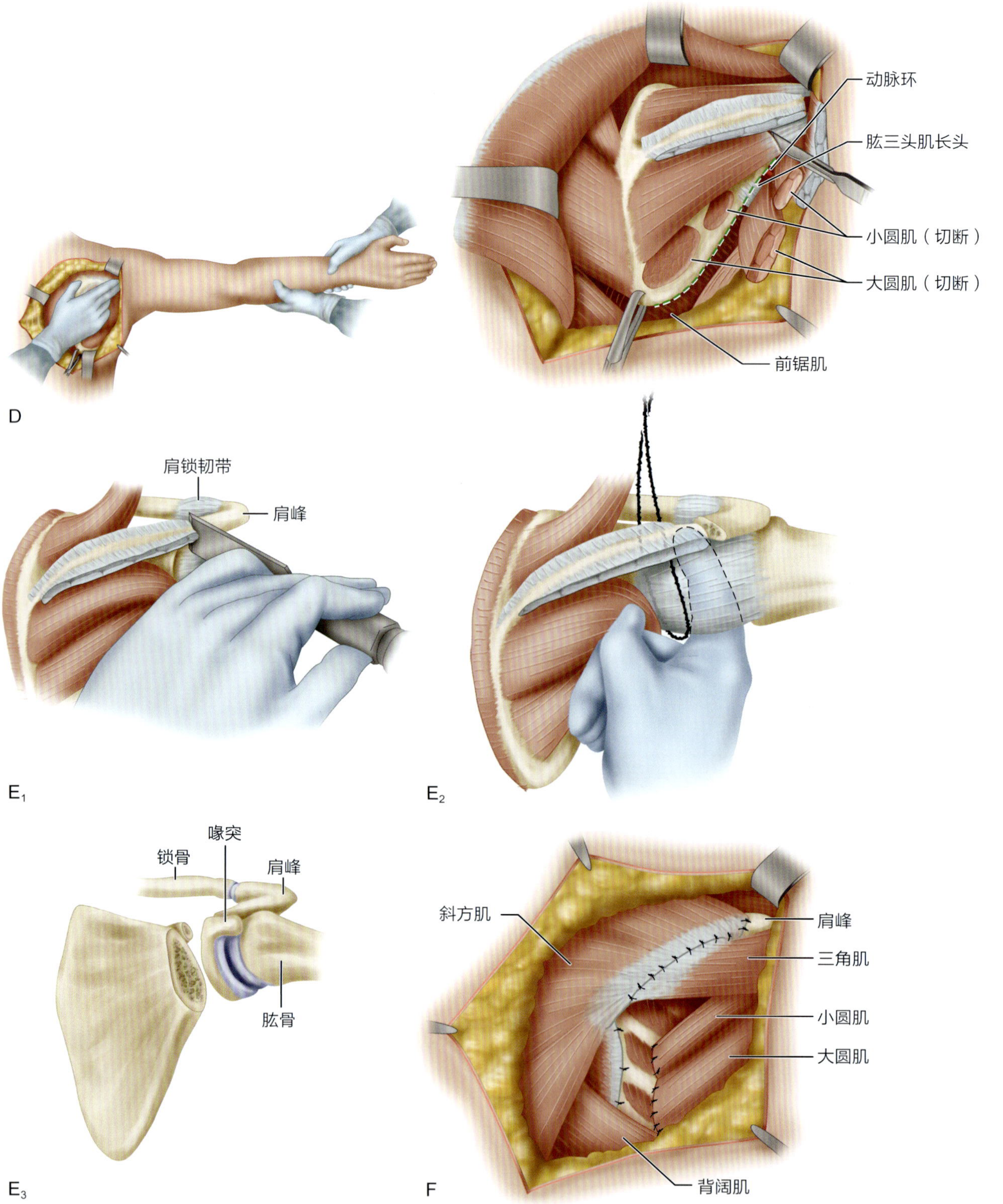


**图 24-23（续）** D. 插图，触诊腋窝内容物，需要从术野牵拉。主要图解显示向内下方牵拉肩胛骨尖及显示的切断的肌肉。绿虚线，显示切断冈上肌、冈下肌及前锯肌的方向线；$E_1$、$E_2$. 在肩峰基底用骨刀截断肩胛冈，在术者手指的引导下切断肩胛下肌后，Gigli 锯通过肩胛颈，切断肩胛颈（$E_2$）；$E_3$. 肩胛骨切断后，肩关节保持完整；F. 缝合肌肉闭合切口，三角肌和斜方肌彼此缝合，并缝到肩峰上。大圆肌、小圆肌缝到胸壁上（重绘引自：Das Gupta TK: Scapulectomy: indications and technique, Surgery 67: 601, 1970.）（见手术技术 24-2）

## 肱骨近端切除术

应通过三角肌前 1/3 进行肱骨近端病变的活检，注意不要污染三角肌胸大肌间隙。此间隙的污染将潜在地使肿瘤细胞向较远距离扩散，并使彻底的切除更加困难。通常此部位肉瘤的治疗是通过切除肱骨近端及相邻的软组织能达到满意的外科手术边界。笔者也使用这种技术治疗肱骨近端的侵袭性良性肿瘤及转移癌。切除后可选择的重建方法包括连枷肩、被动占位器、关节成形术（假体或异体骨）和关节融合术。根据文献报道异体骨关节融合术对于想追求较大运动量的年轻患者是最稳定的重建技术；然而我们对于这种术式没有经验，而更多采用人工关节置换术，尽管主动功能不尽如人意。

### 手术技术 24-3

- 患者仰卧于手术床上，肩胛骨下方垫一衬垫，抬高肩关节。
- 从肩锁关节沿三角肌胸大肌间沟及肱二头肌外侧缘做切口，到上臂的适当位置。在三角肌前 1/3 围绕活检通道做椭圆形切口。
- 术前必须考虑肿瘤骨外扩散，因为这部分必须扩大切除。
- 切断胸大肌在肱骨近端的止点，留下软组织边，神经血管结构可以很好地显露。
- 在神经血管结构与肱骨近端之间剥离，然后围绕肱骨近端周围，在肿瘤表面保留一层正常肌组织，分离出肿瘤。联合腱可以保留，并作为识别神经血管束的标志，神经血管束位于内侧。肌皮神经在联合腱结构内，小心不要损伤。
- 向内侧牵拉胸肌显露肩胛下肌，切断附着在肱骨结节和肱骨近端的肌肉，如有可能保留桡神经和腋神经。
- 环形切开关节囊，由结节间沟处拉起肱二头肌肌腱，然后按照术前影像（如 MRI）决定的截骨平面切断肱骨。
- 在截骨完成后，很容易切断与标本残留的软组织。用持骨钳夹住近端肱骨瘤段的远端，切断全部相连的软组织，取出肿瘤瘤段标本。

**连枷肩的重建**

- 留置引流后闭合切口，应用肩关节固定装置固定。2~5 d 后使用臂悬带，鼓励主动运动。

**用被动占位器重建**

- 如果能保留足够的软组织以提供足够的稳定性，被动占位器仍具有较好的外观，并且较连枷肩具有稍好的功能。可使用异体骨移植、自体腓骨移植或假体置入（图 24-24）。

**用关节成形术重建**

- 如肿瘤切除后仍能保留肩袖及三角肌，用关节成形术重建还是可行的。有学者主张骨关节异体移植，或使用异体骨复合型假体或肿瘤假体（图 24-25）。

## 肱骨干中段切除术

肱骨骨干肿瘤可用中段切除术，保留患者自己的肩部及肘部。用异体骨、自体骨（带血管或不带血管）重建，或中段假体置换（图 24-26）。

### 手术技术 24-4

（Lewis）

- 使用 Henry 延长切口入路显露肱骨（见第 1 章）。
- 切开胸大肌并向外侧牵拉肱二头肌长头，向内侧牵拉肱二头肌短头及喙肱肌。
- 辨认出神经血管束，向内侧游离。辨认出并保护肌皮神经、腋神经和桡神经。
- 由肱骨上切断背阔肌、大圆肌、喙肱肌及肱三头肌，在适当水平做肱骨近端截骨。由切口向前方抬起肱骨，切断残留的软组织，做远端截骨。由切口去除肿瘤标本。用骨移植或假体重建骨骼，留置负压吸引引流管并闭合切口。

**术后处理**　应用肩关节固定装置并穿戴数天，而后改为臂悬带，开始进行轻柔主动锻炼。

## 肱骨远段切除术

肘关节周围的骨肉瘤较少采用保肢手术。转移癌、多发性骨髓瘤或侵袭性良性肿瘤，如软骨母细胞瘤或巨细胞瘤患者可能用这种手术治疗最好（图 24-27）。重建方法包括连枷肘、骨关节异体骨移植、假体置入成形术及关节融合术。

### 手术技术 24-5

- 使用 Henry 延长切口入路，显露肱骨（见第 1 章）。
- 辨认并游离桡神经、正中神经及肱血管（也可选择在游离并保护好尺神经后，通过后方入路显露远段肱骨）。
- 在肱骨适当水平截骨。
- 使用持骨钳并由切口向前方牵拉肱骨。
- 通过锐性剥离，切断全部骨膜外相连组织，取出肿瘤标本。
- 重建肘部并留置负压吸引引流管后闭合切口。

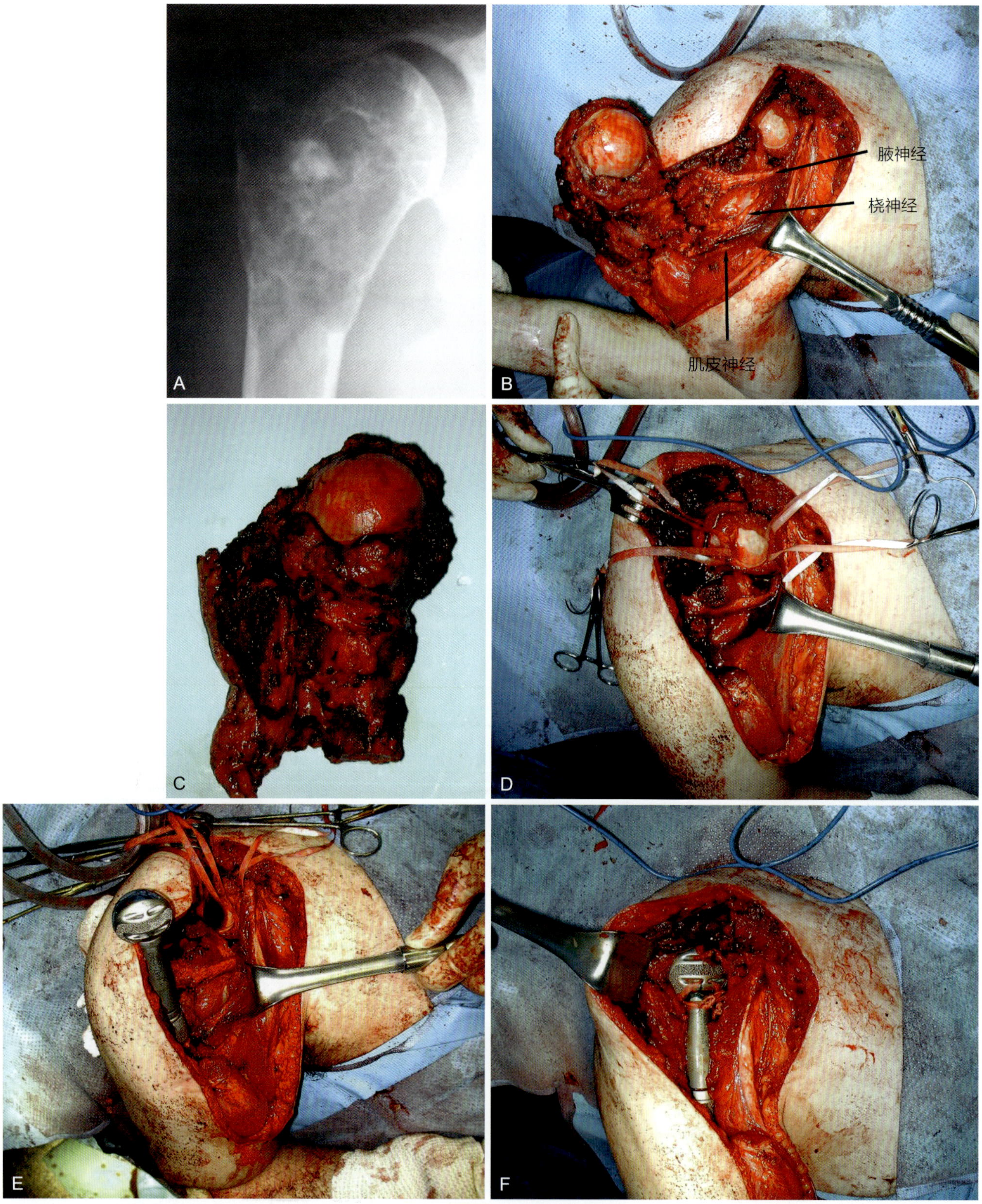


图 24-24 47 岁男性患右侧肱骨近端软骨肉瘤。A. 前后位 X 线片；B. 在肿瘤广泛切除术中的照片；C. 切除的肿瘤标本；D. 通过肩胛盂唇的 Mersilene 纱条；E. 用骨水泥将假体固定到肱骨远段；F. 用 Mersilene 纱条保护的肱骨头（见手术技术 24-3）

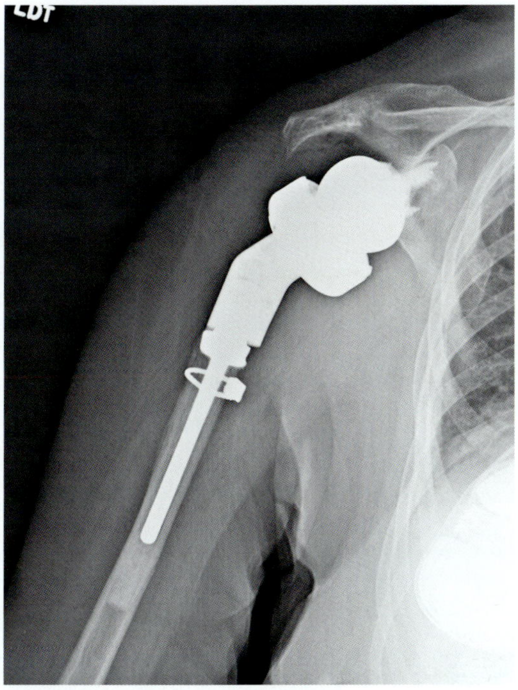


图 24-25　如果可保留三角肌功能，可行包含肿瘤假体的反全肩关节成形术

**术后处理**　应用大量 Jones 型敷料包扎，保持肘关节 90°，前臂旋转中立位，上肢用吊腕带悬垂。

## 近端桡骨切除术

大部分近端桡骨可切除后无须重建（图 24-28）。

### 手术技术 24-6

- 可使用背侧（Thompson）或前侧（Henry）入路（见第 1 章）。
- 辨认并保护桡血管及桡神经深支。
- 在适当水平切断桡骨，用持骨钳由切口提起桡骨，通过锐性剥离切断骨膜外的肌肉，取出肿瘤标本。
- 留置负压吸引引流管后闭合切口，保持肘关节屈曲 90°，前臂旋转中立位，使用石膏后托固定。约 2 周开始进行主动锻炼。

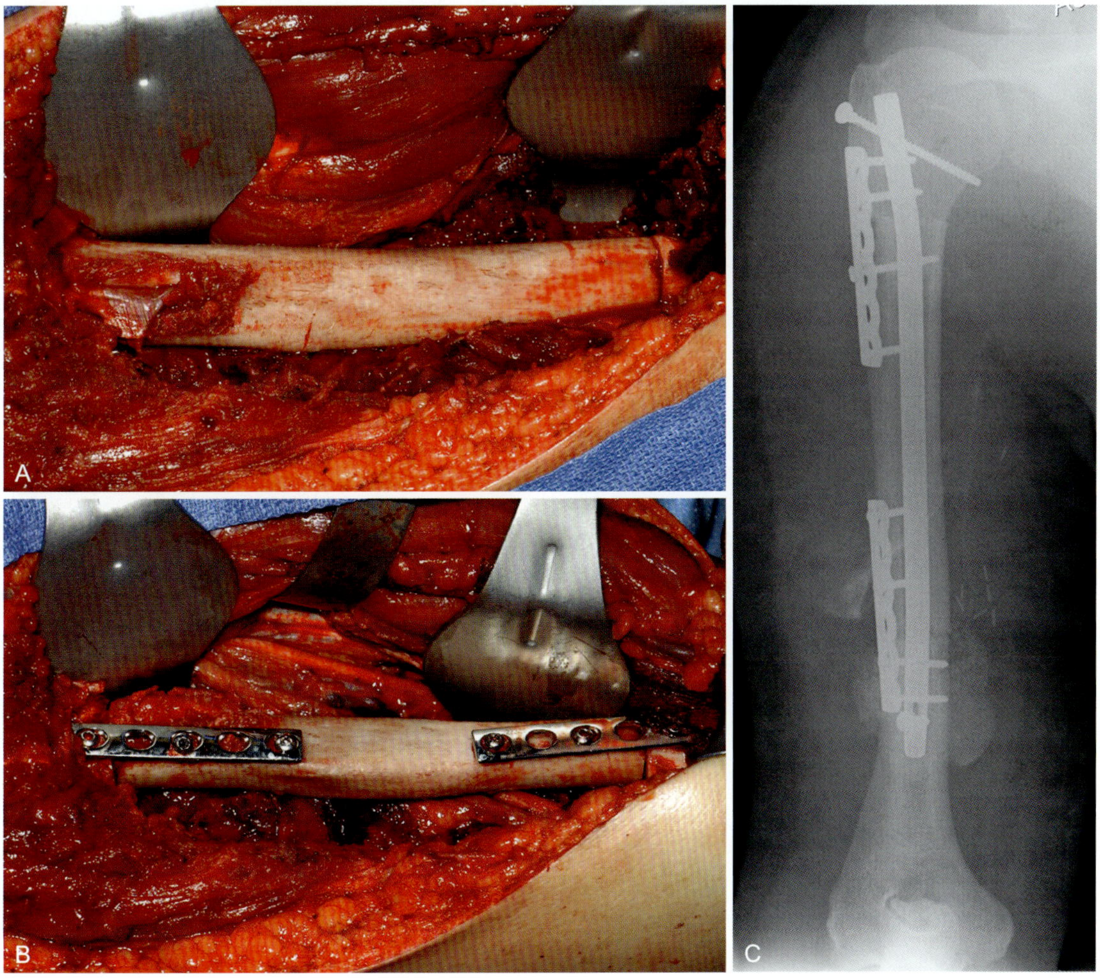


图 24-26　19 岁男性尤因肉瘤患者行肱骨中段异体骨移植术。A. 切取与骨缺损一致的异体骨，并用髓内钉固定；B. 用加压钢板固定近侧及远侧结合部；C. 术后 X 线片（见手术技术 24-4）

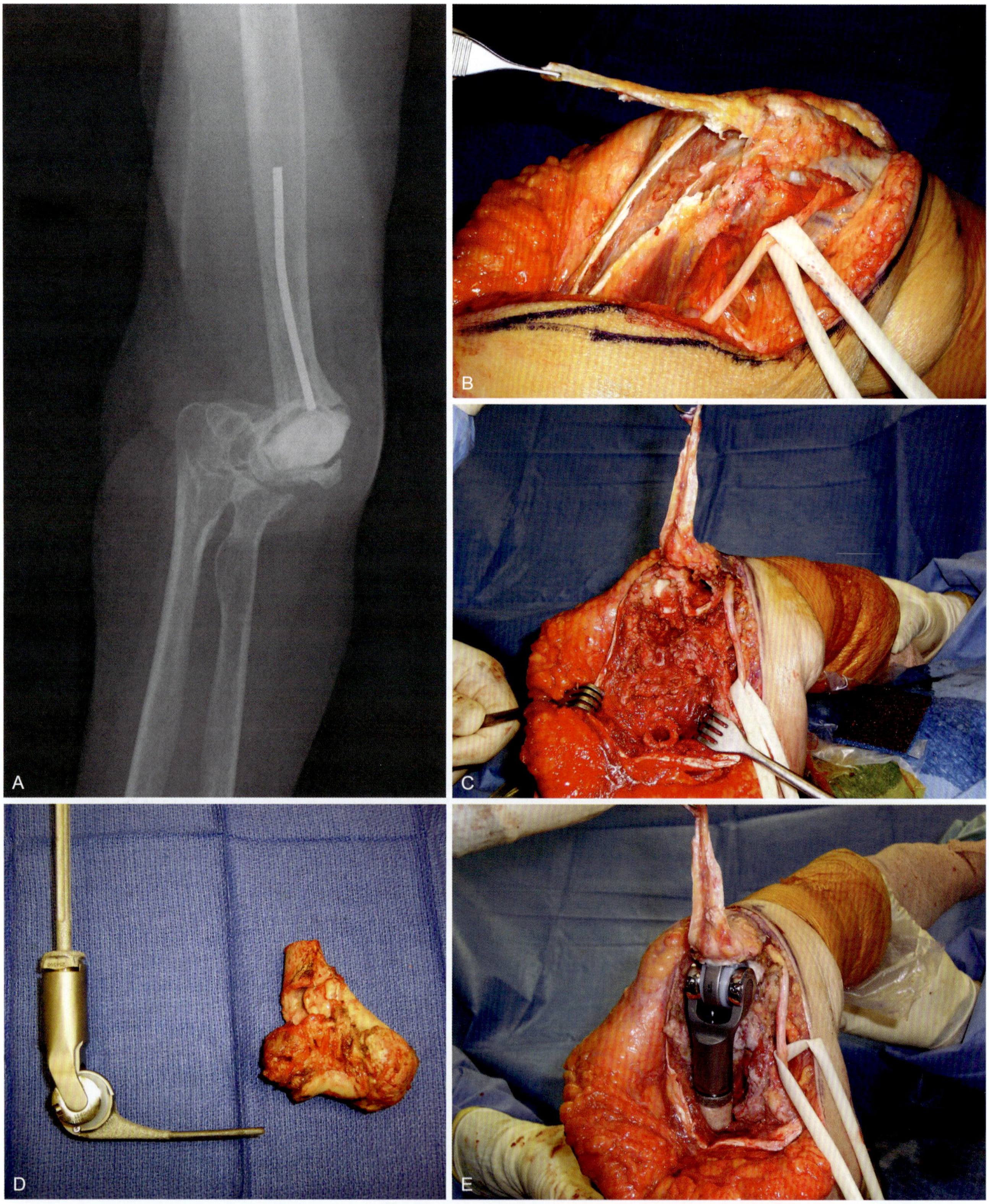


**图 24-27** 59 岁女性，源自肾细胞癌的孤立性转移，最初在外院行放射、刮除术及骨水泥填塞术治疗肱骨远端病理性骨折。A. 前后位 X 线片显示治疗失败；B. 肱三头肌腱的舌形瓣向远端翻起；C. 切除肱骨远段，准备好尺骨容纳假体；D. 切除的肱骨远段及假体；E. 用骨水泥将假体固定到肱骨及尺骨内

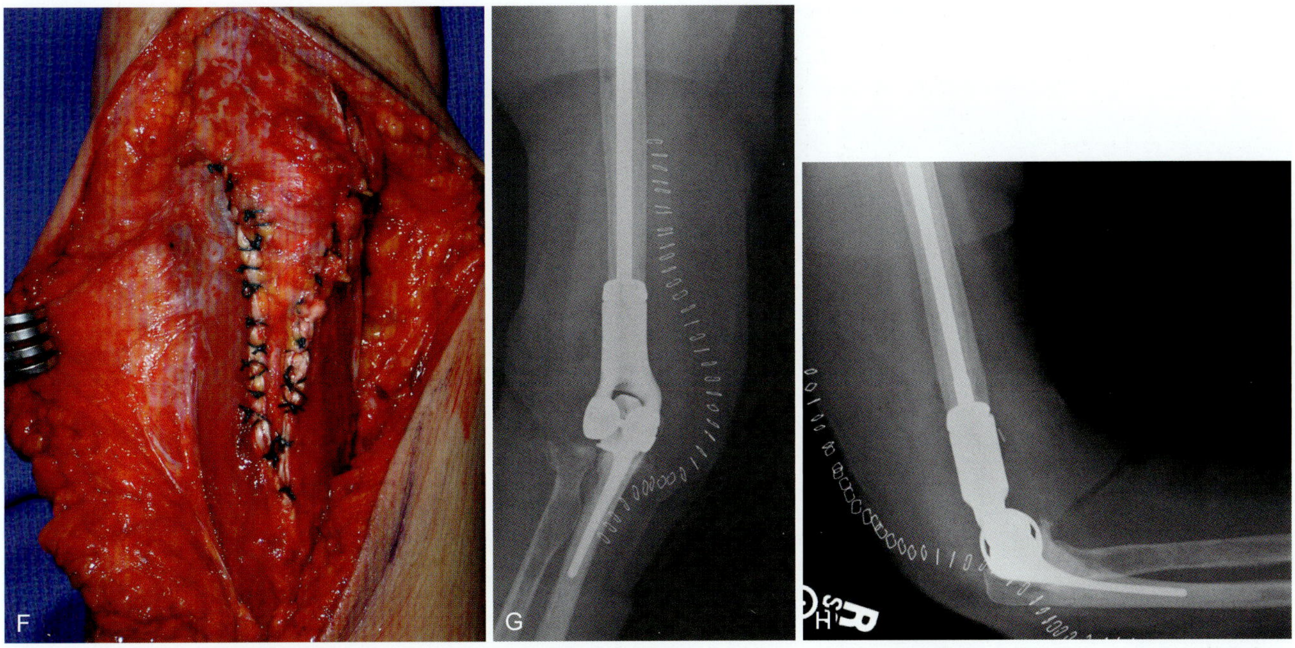


图 24-27（续）　F. 修复肱三头肌；G 和 H. 术后前后位及侧位 X 线片

图 24-28　56 岁男性因肾细胞癌的孤立性转移导致桡骨近段病理性骨折，行桡骨近段切除术。A 和 B. 术前前后位及侧位 X 线片；C. 术中的照片；D. 切除的肿瘤标本

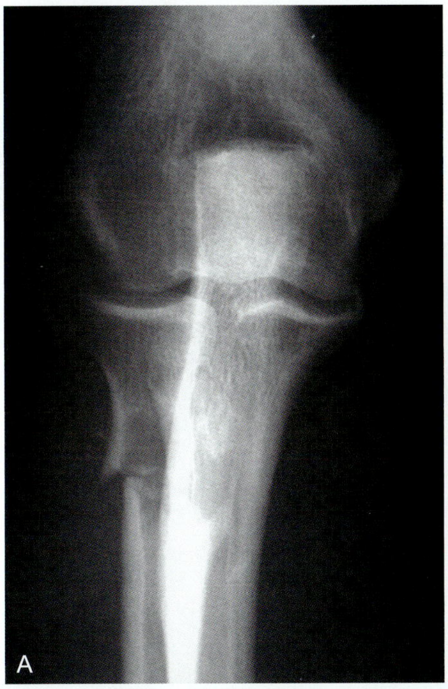


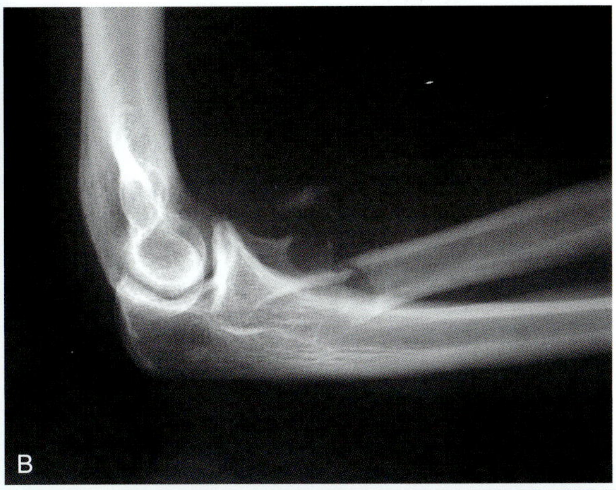


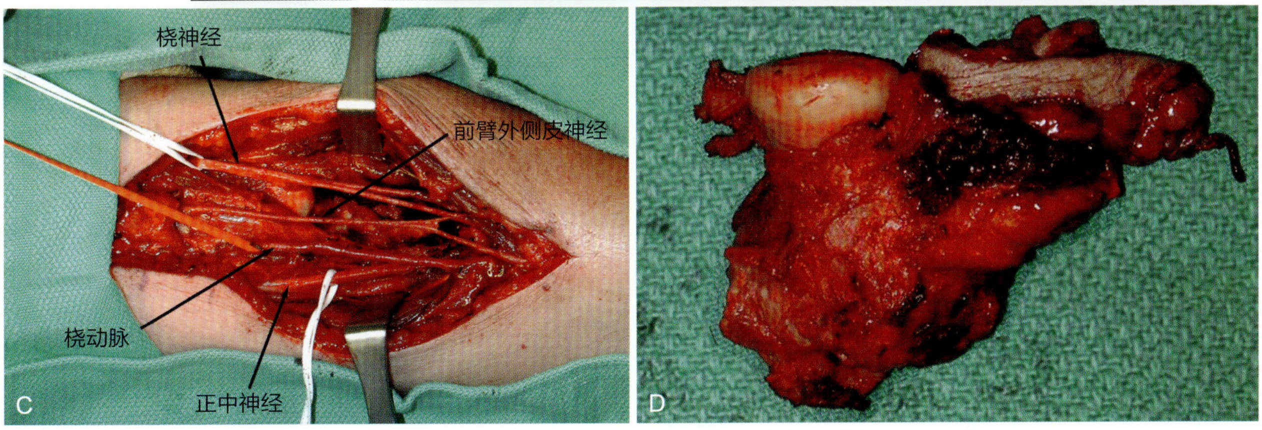

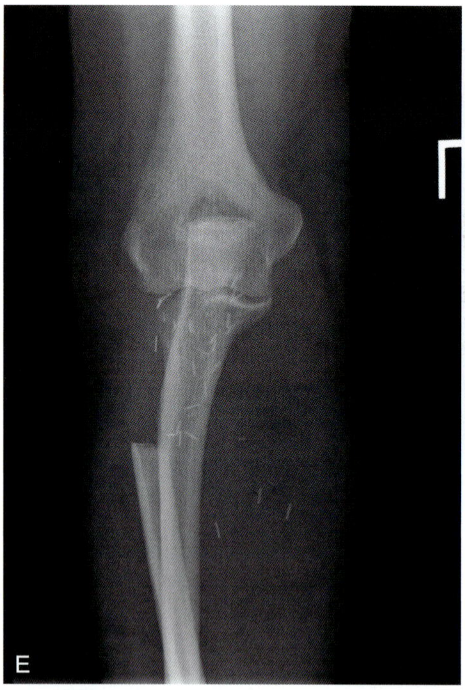


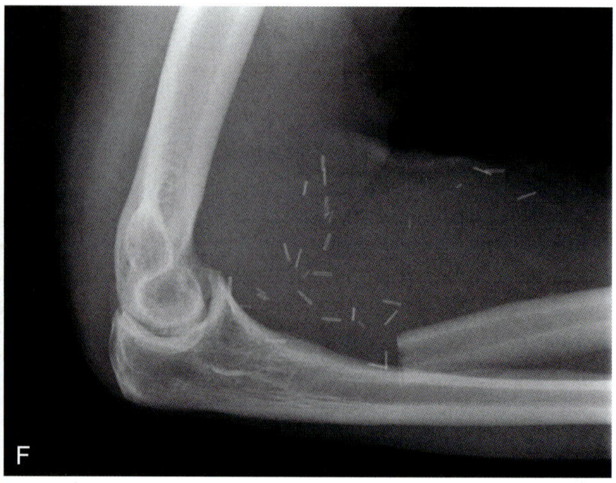


图 24-28（续） E 和 F. 术后前后位及侧位 X 线片

## 近端尺骨切除术

### 手术技术 24-7

- 做纵向后方入路，显露近端尺骨，切开肱三头肌结构，在尺骨适当水平截骨。
- 用持骨钳从切口提起尺骨，骨膜外锐性分开残留的软组织。
- 可选大小匹配的大段同种异体骨软骨重建（图 24-29），异体骨应附着三头肌腱和内外侧韧带，便于与自体结构很好地匹配修复重建。
- 留置负压吸引引流管后闭合切口，保持肘关节屈曲 90°，前臂旋转中立位，应用后夹板固定。4~6 周开始进行主动锻炼。

## 远端桡骨切除术

远端桡骨切除术对于治疗巨细胞瘤患者特别有用。可通过关节成形术或使用异体或自体骨进行关节融合术来完成重建。对于希望保留腕关节活动功能并能进行轻微活动的患者，笔者采用切除后近端自体腓骨移植重建关节成形术；对于希望放弃腕关节活动，换以更稳定的重建方法的患者，笔者采用关节融合术（图 24-30）。

### 手术技术 24-8

- 使用背侧入路显露桡骨（见第 1 章）。
- 切开伸肌支持带，在第 3 和第 4 伸肌间室间分离。拉开伸肌腱，充分显露桡骨远端。
- 按照术前影像在确定的截骨平面，在肿瘤近端用电锯锯断桡骨。
- 用持骨钳抓住远端桡骨的近端，由切口轻柔地向前拉出桡骨。锐性骨膜外剥离，取出瘤段骨。
- 更换手术衣及手套，应用单独的手术器械切取适当长度的同侧近端腓骨（与切除的桡骨长度相等）。
- 作为一种替代方法。使用尺寸匹配的桡骨远端同种异体移植物来替代切除的部分。
- 植入自体腓骨以便腓骨头替代桡骨远端，腓骨在头部前内侧的关节软骨与舟骨形成关节。
- 用钢板螺丝将移植的腓骨与桡骨进行固定，在移植腓骨的远端用 1~2 枚克氏针固定到腕骨上以求稳定。

**近端腓骨融合术**

- 用咬骨钳或刮匙去除腕骨近端（如舟骨和月骨）和异体桡骨远端关节面的软骨。如需要两关节面的吻合，可用电动磨钻修整。保证异体骨的近端与残留桡骨骨皮质达到最大范围的接触。
- 用 3.5 mm 的钢板在腕背侧保持腕部轻微背伸位固定，钢板从桡骨干向远侧延伸，覆盖位于第 3 掌骨中央。在异体骨与自体骨连接处可通过钢板加压固定（图 24-30）。

**术后处理** 用夹板固定上肢（由肘上到近端掌横纹），肘关节屈曲 90°，前臂旋转中立位，腕关节 20° 背伸。6 周后去除夹板及固定线，开始进行柔和的主动锻炼。

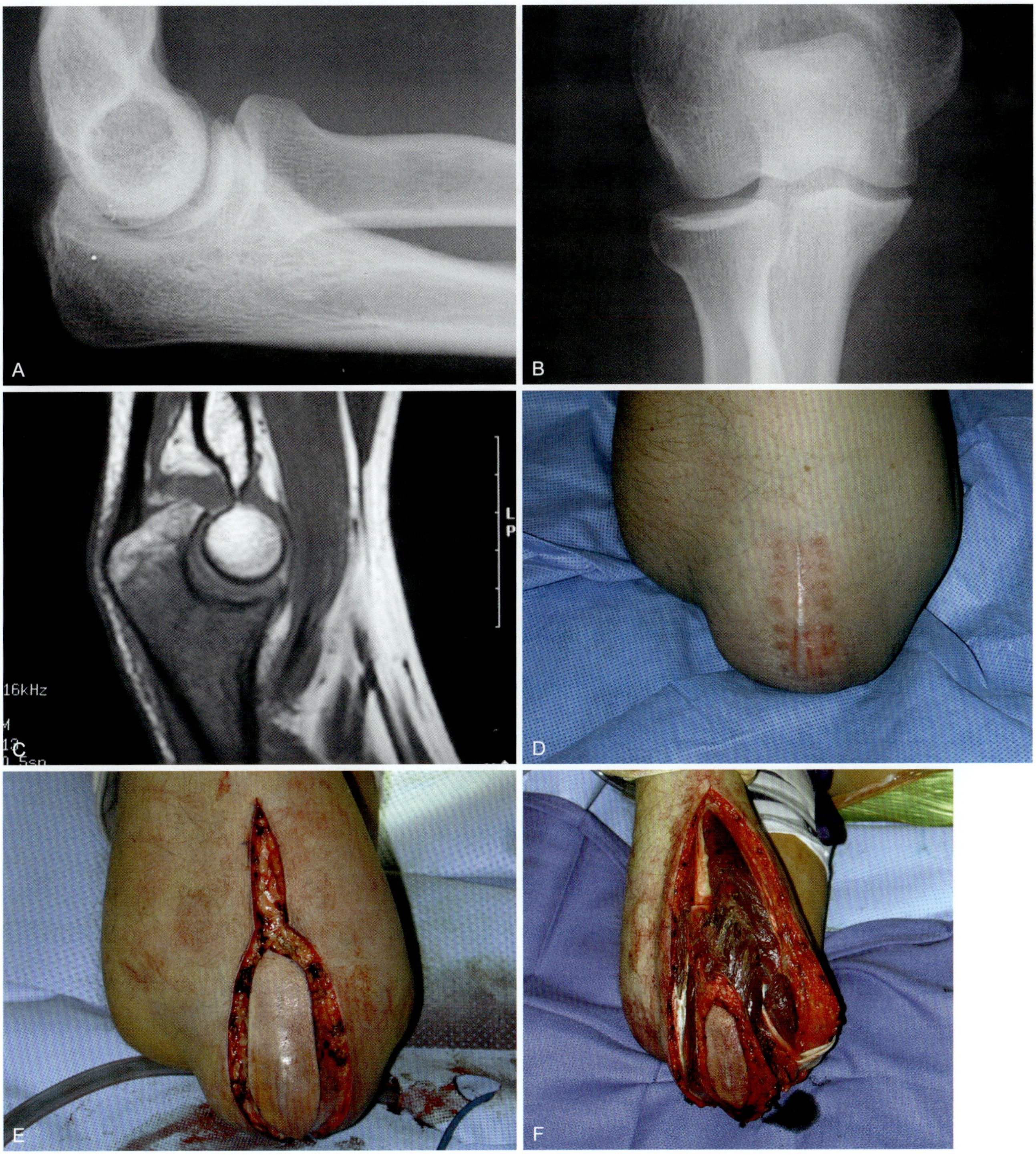


**图 24-29**　20 岁男性患鹰嘴骨肉瘤，患者主诉在股骨骨肉瘤切除术后 3 年出现右肘部疼痛。A 和 B. 右肘部的侧位及前后位 X 线片显示正常；C.MRI 清晰显示鹰嘴病变，切开活检报告骨肉瘤；D. 活检的瘢痕；E. 做切口，显示尺骨近端的皮下边界，保证活检通道完整切除；F. 确保尺骨远端广泛截骨，分离并保护尺神经

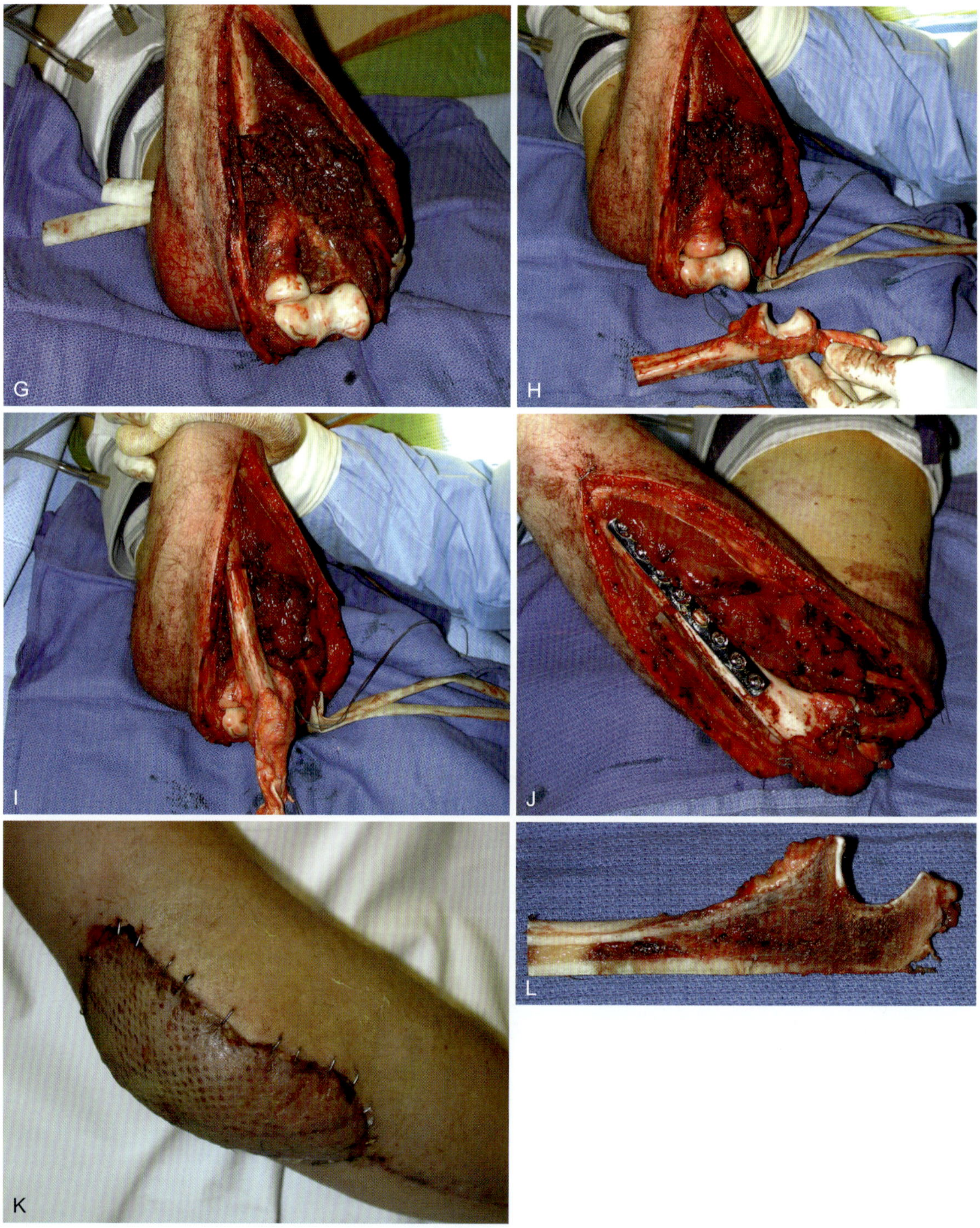


**图 24-29（续）** G. 从术野取出肿瘤标本；H 和 I. 截取带有肱三头肌肌腱的尺骨近段异体骨，并放置在骨缺损处；J. 将异体骨与尺骨远段用 3.5 mm 动力加压钢板进行固定，修复肱三头肌肌腱和肘关节囊；K. 用游离的股薄肌皮瓣和中厚皮片植皮覆盖伤口；L. 去除软组织后切除肿瘤标本的外观（见手术技术 24-7）

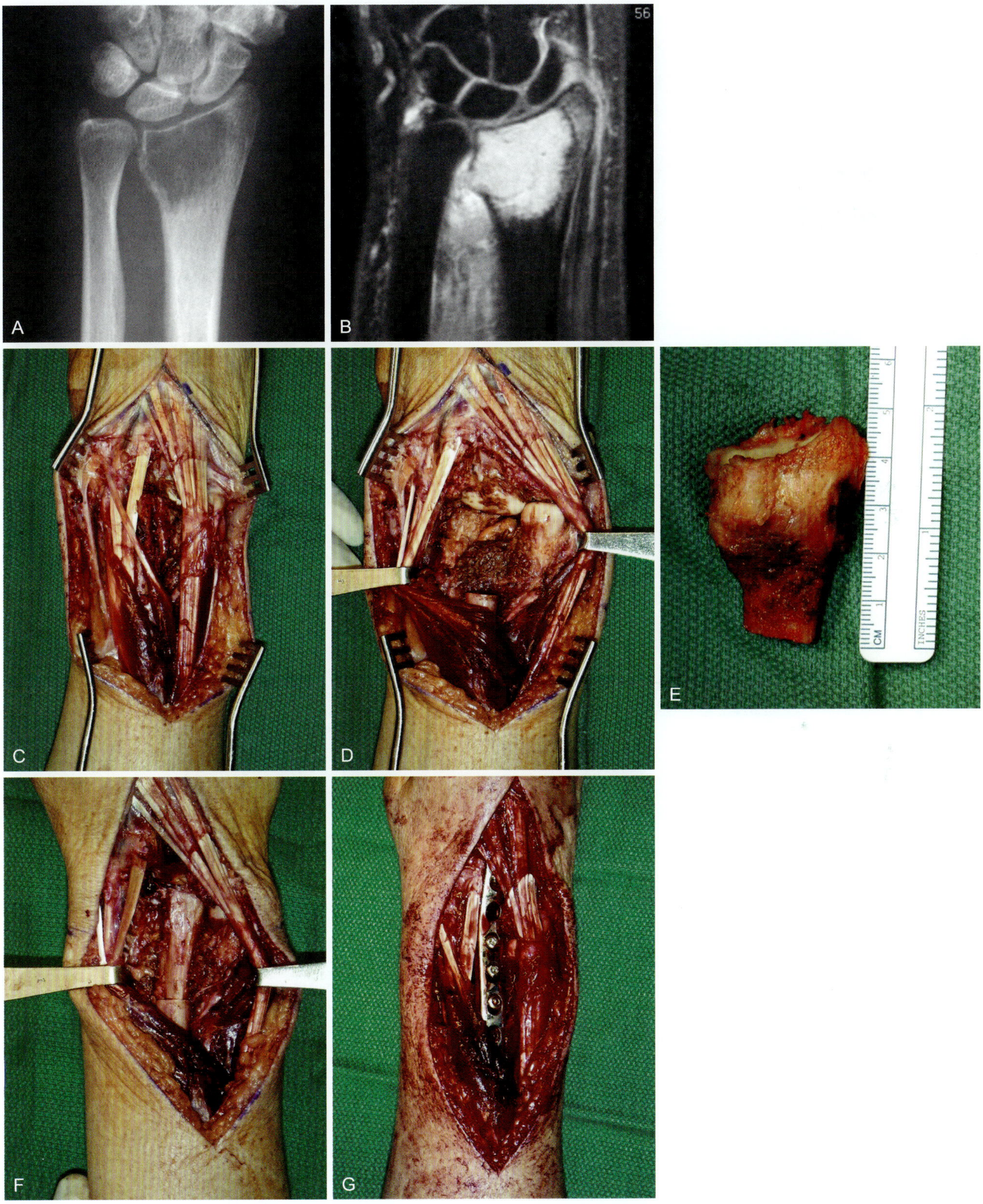


**图 24-30**　A.56 岁女性桡骨远端骨巨细胞瘤的前后位 X 线片；B.MRI 显示肿瘤的范围及软组织肿块；C. 背侧入路显示的桡骨远端；D. 肿瘤已切除；E. 切除的肿瘤标本；F. 移植自体近端腓骨与骨缺损相一致；G. 用塑形后的 3.5 mm 钢板从桡骨干到掌骨近侧 1/3 进行腕关节融合（见手术技术 24-8）

### （四）远段尺骨切除术

笔者应用远端尺骨切除术治疗骨细胞瘤，不做骨移植（图 24-31）。手术与 Darrach 术式相似（见第 58 章），但骨膜需要与肿瘤一并切除。

### （五）手部肿瘤切除术

手部肿瘤的切除术在第 78 章讨论。

## 二、骨盆

骨盆的局部切除术与截肢术一样，均可获得同样的外科手术边界。两者相比，截肢术具有并发症更少、恢复更快速、预后更可预测及局部复发率较低等优点。如髂内或髂外血管被包裹了，就具备了截肢的指征。局部切除术在技术上较截肢术更困难，但如能保留肢体，即使坐骨神经或股神经已被切断，功能通常会比截肢术后更好。术前的手术设计十分重要，影像学检查用于确定肿瘤的骨内及骨外浸润情况，以及与神经血管束及骨盆内脏器的各自关系。笔者已开始对有选择的病例进行计算机辅助的外科手术（图 24-32）。骨盆的切除术分为Ⅰ型髂骨区、Ⅱ型髋臼周围、Ⅲ型闭孔区及Ⅳ型骶骨区（图 24-33）。切除术多用分区加罗马数字联合来描述，例如，包括髋臼及髂骨翼的切除术描述为Ⅰ、Ⅱ型骨盆切除术，如股骨头与肿瘤标本同时切除，则添加字母 H 作为后缀。

所有骨盆切除均可通过全部或部分标准的切口完成（图 24-34）。此切口起自髂前上棘，平行腹股沟韧带内侧到耻骨结节。后方切口沿髂骨缘向后弯曲到髂后上棘。显露前方的股血管、后方的髋臼、股骨近端。坐骨可通过“T”形延长口显露，起自髂前上棘并向远端及后方的股骨大结节，即可显露闭孔和坐骨结节。

Ⅰ型切除术并不需要重建，由于髋臼和骶骨之间没有骨桥，若切除整个髂骨，可产生 1~2 cm 腿长度的偏差；但这通常并不是一个问题，因为可以通过穿着同侧增高鞋来解决。或者使用大块异体骨移植以桥接髋臼与骶骨之间的间隙，防止肢体长度偏差的发展（图 24-35）。Ⅱ型切除术可用髂股或坐

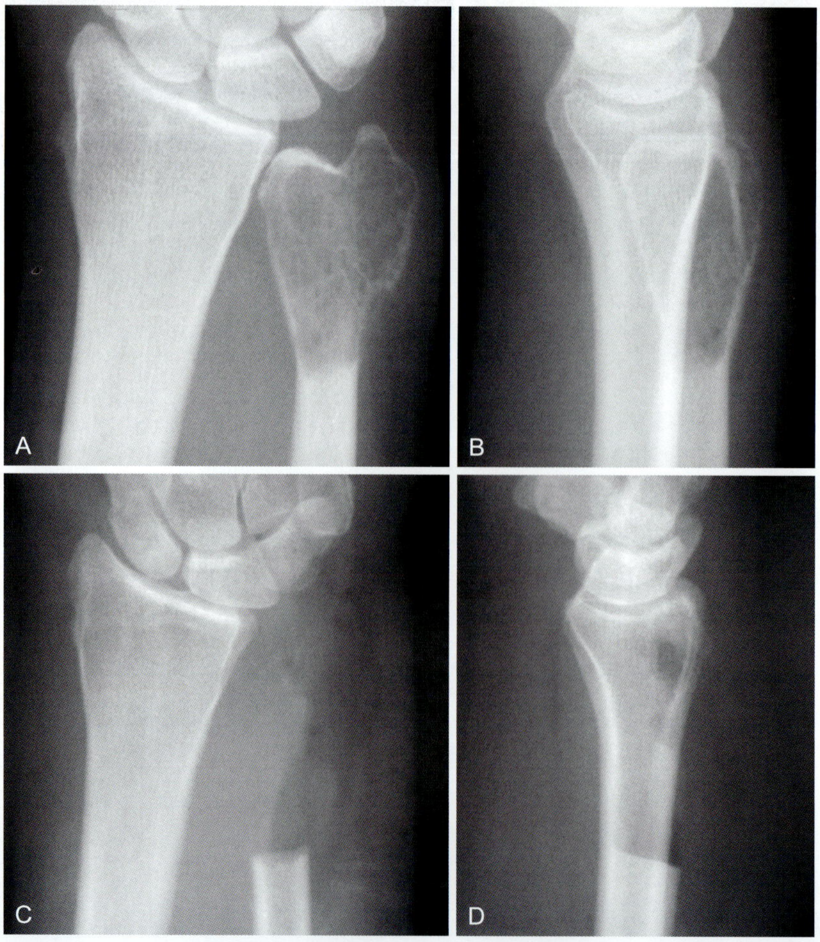


图 24-31 尺骨远段切除术。A 和 B. 尺骨远段骨巨细胞瘤的前后位及侧位 X 线片；C 和 D. 术后 X 线片

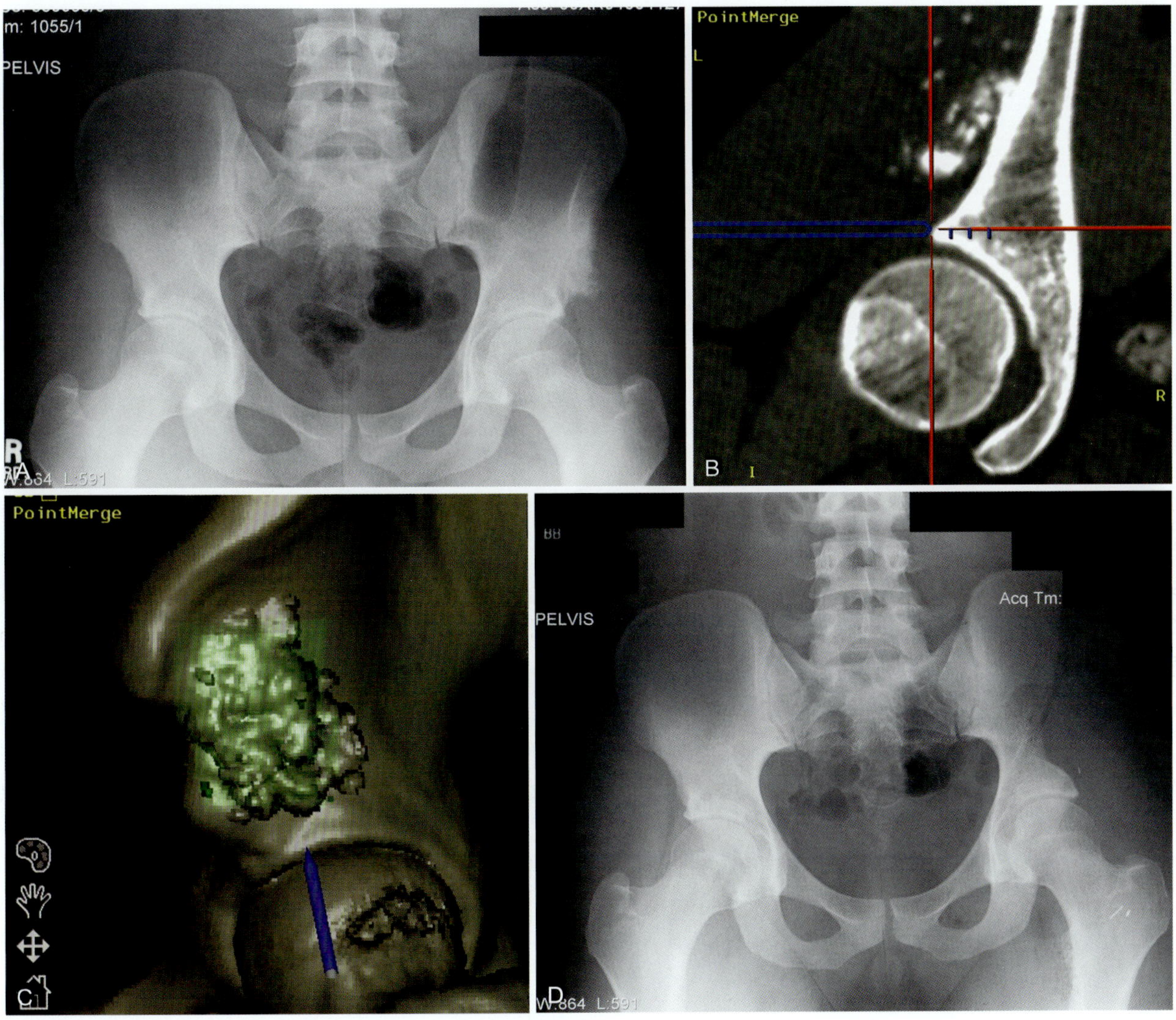


**图 24-32**　计算机辅助外科手术给 1 例 22 岁左髂骨骨肉瘤的男性患者治疗。A. 前后位 X 线片；B 和 C. 考虑到切除肿瘤同时保留髋关节，进行术中计算机辅助导引；D. 术后前后位 X 线片

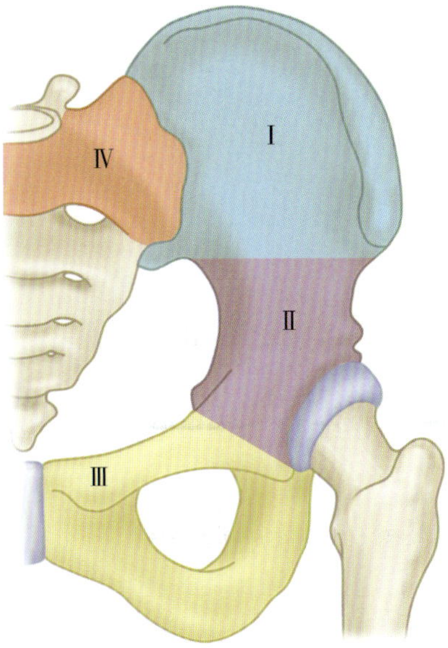


**图 24-33**　骨盆切除术的类型。Ⅰ型，髂骨区；Ⅱ型，髋臼周围；Ⅲ型，闭孔区；Ⅳ型，骶骨区

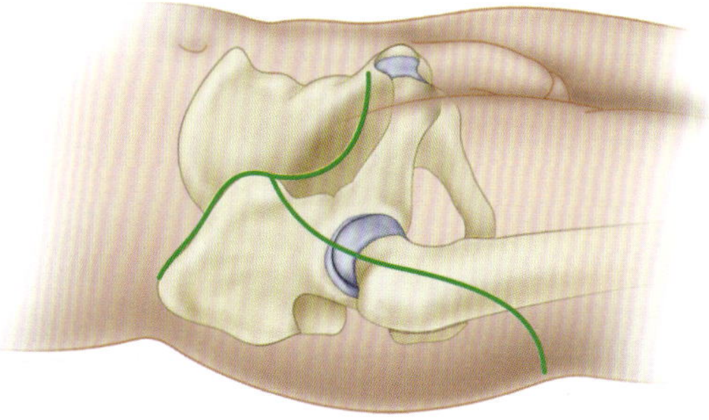

**图 24-34**　骨盆切除术的常用切口

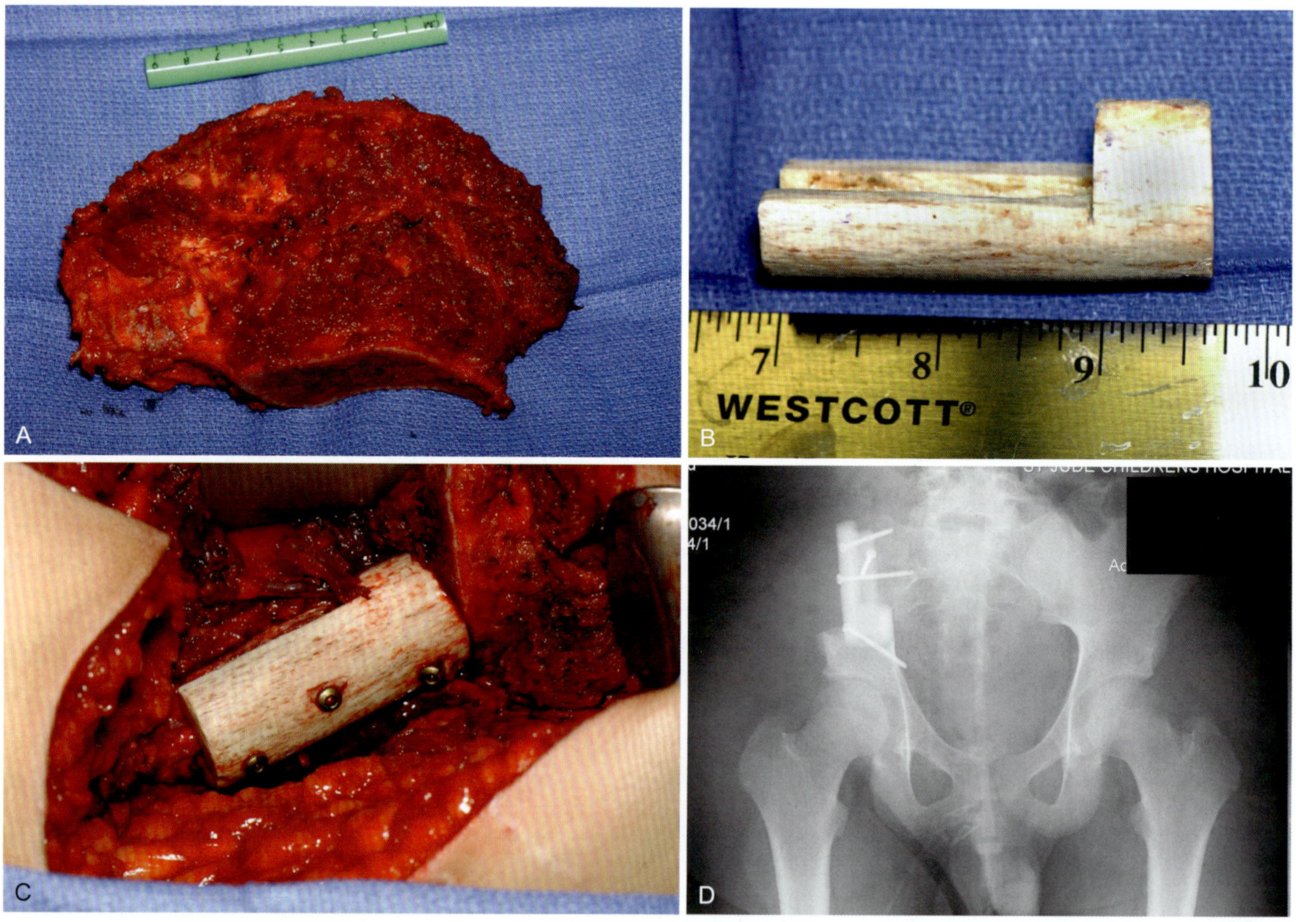


**图 24-35** 对 1 例 16 岁患尤因肉瘤的男孩异体股骨移植行 I 型骨盆切除术。A. 切除的髂骨；B. 移植异体股骨，与髋臼和骶骨之间骨缺损相符；C. 使用多枚螺钉使异体骨固定牢靠；D. 术后 X 线片

骨股骨关节融合术，或使用异体骨复合型假体，或使用马鞍形假体重建（图 24-36），也可选择Ⅱ型修复残存软组织简单重建，用这种手术方式的患者患肢虽明显短缩，但通过穿增高鞋行走良好（图 24-37）。Ⅲ型切除术不需要重建，因为耻骨并不负重，另外，骨盆靠后方完整的骶髂关节维持稳定。

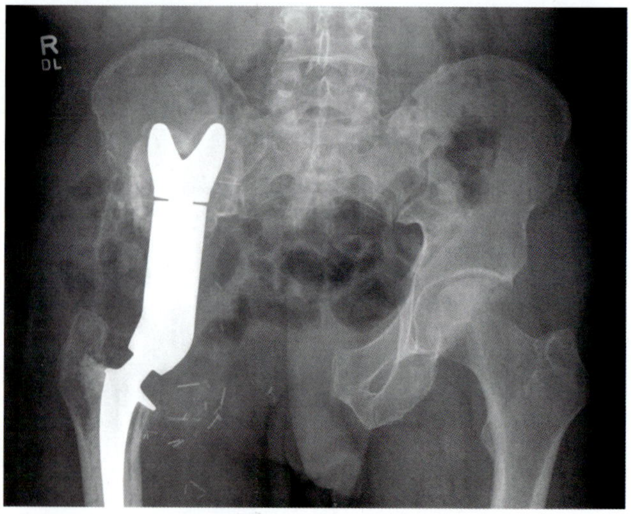


**图 24-36** Ⅱ型骨盆切除术用马鞍形假体重建

## 耻骨和坐骨切除术

耻骨、坐骨部分或全部切除术可用于肿瘤或感染（图 24-38 和图 24-39）。此手术入路是改良的 Milch 切口。

**手术技术 24-9**

（Radley、Liebig 和 Brown）

- 患者取截石位，臀部垫高。
- 触及坐骨结节、耻骨下缘及相连的耻骨支。切口起于腹股沟韧带中点以远 0.6 cm，向内侧走行并与之平行，切开皮肤及皮下组织（图 24-38A）。在阴茎或阴阜基底部的外侧，向远端弯曲切口，行于阴囊或大阴唇阴部的外侧，沿坐骨下支到坐骨结节。
- 由耻骨和坐骨骨膜下切断内收肌和闭孔外肌，显露部分耻骨体、耻骨下支的外缘、坐骨下支和坐骨结节。
- 为更彻底地显露耻骨和坐骨，牵拉或沿皮肤切口切开臀大肌的下缘。从坐骨结节的外侧切断腘绳肌和

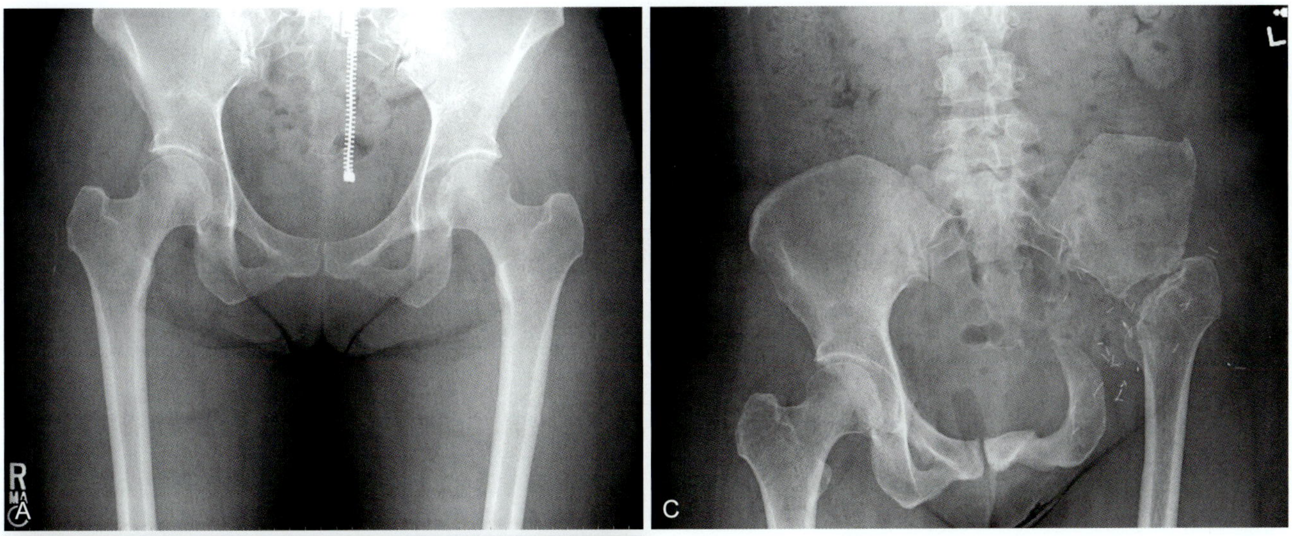


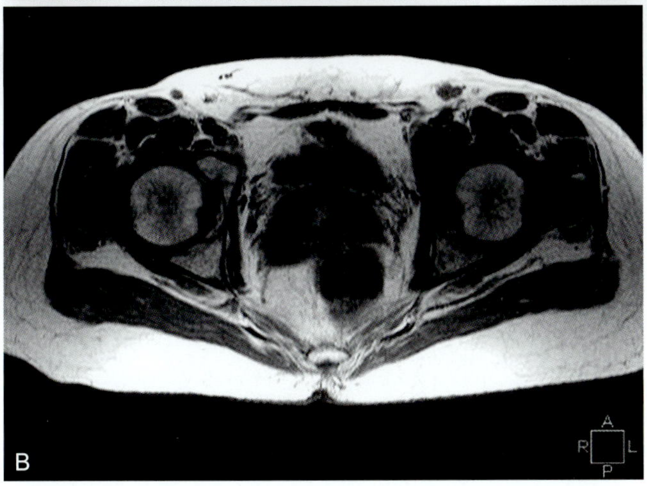


**图 24-37**　42 岁女性主诉左腹股沟疼痛。A. 前后位骨盆 X 线片未能明确显示明病变部位；B. 轴位 MRI 的 $T_1$ 加权像显示病变累及左髋臼，活检报告为普通型软骨肉瘤；C. 肿瘤切除、软组织重建术后 10 年，患者无疼痛症状，靠增高鞋行走良好，仅轻度跛行

股方肌；从坐骨结节内侧面骶结节韧带止点处切断该韧带。

- 保护阴部血管和神经，该神经血管束来源于骨盆，穿过坐骨大孔，经坐骨棘和骶结节韧带进入坐骨小孔，前行至闭孔内肌筋膜内的 Alcock 管内。为避免损伤 Alcock 管及其内容物，在骨膜下剥离坐骨海绵体肌和闭孔内肌。
- 从坐骨下部内侧缘和耻骨支骨膜下游离深部及浅表的横向会阴肌、阴茎海绵体脚、尿道膜部括约肌。
- 从耻骨联合下缘切断泌尿生殖膈，注意避免损伤尿道及阴茎深部的背侧静脉、背侧动脉和神经。
- 从耻骨切断腹直肌和锥状肌。
- 切断腹股沟韧带在耻骨的止点，在耻骨上缘的耻骨肌线的耻骨肌起点处切断该肌（图 24-38B）。
- 拉开耻骨肌，注意避免损伤位于肌肉外侧的股鞘及其内容物。
- 骨膜下剥离闭孔内外肌，如有可能保护所遇到的闭孔动、静脉和闭孔神经。
- 用骨刀或 Gigli 锯从上方、下方分隔骨（图 24-38C）。
- 如一期缝合切口则缝合深筋膜，否则不缝合深筋膜，让肌肉自行回缩。

## 髋臼切除术

保肢的髋臼切除术适用于通过广泛切除中部或前部半骨盆能达到满意治疗效果的病变。术前需要仔细分期，所有活检通道必须与肿瘤整块切除。

**手术技术 24-10**

- 患者侧卧位，用束缚带固定在手术台上，便于手术台可向两侧倾斜。将患肢及骨盆从足趾到胸部消毒、铺单。
- 切口起自髂嵴后部，向前通过髂前上棘至耻骨联合，再做一垂直的“T”形切口，通过大粗隆向下延长到大腿近侧。从腹股沟韧带中部切开，向上牵拉腹膜。
- 游离并向内侧牵开股动、静脉和股神经，股神经在髂腰肌鞘内，可能仍然完整。

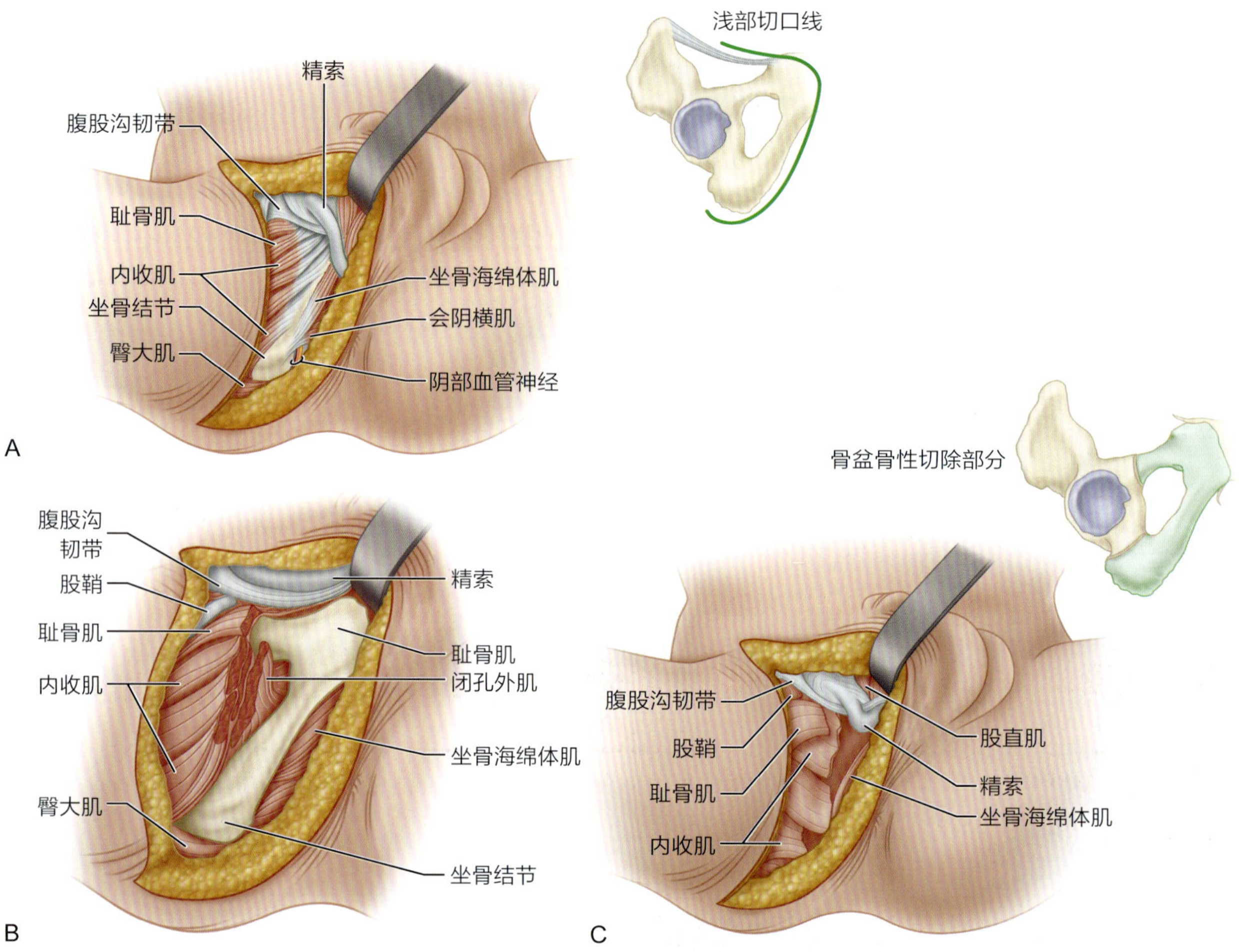


**图 24-38** Radley 等设计的耻骨上、下支和耻骨体及坐骨下支、坐骨结节切除术，插图为手术切口。A. 浅表入路；B. 深部显露，图示通过此入路可切除的骨盆骨的范围；C. 耻骨和坐骨切除后的外观（闭合方法见正文）（修改引自：Radley TJ, Liebig CA, Brown JR. Resection of the body of the pubic bone, the superior and inferior pubic rami, the inferior ischial ramus, and the ischial tuberosity: a surgical approach. J Bone Joint Surg 36A: 855, 1954.）（见手术技术 24-9）

- 切断髂肌和耻骨肌。
- 显露从耻骨联合至髂前上棘的髋骨，将其内、外侧骨面显露清楚，向后直至坐骨切迹。用肾蒂夹将 Gigli 锯穿过坐骨切迹。肾蒂夹必须与骨紧密接触，以避免损伤 Gigli 锯下方的坐骨神经或其他神经、血管。沿坐骨切迹至髂前上棘下方的连线用 Gigli 锯锯断。
- 截骨完成后，活动瘤段骨有助于确定需要切断的残留软组织附着点，切断骶结节韧带和骶棘韧带，离断周围肌腱。
- 在前方，切断耻骨或耻骨联合，将切除的骨块向不同方向旋转，以便切断相连的软组织。
- 将梨状肌从股骨大粗隆离断，将股骨颈在基底部截断，取出所切除的部分骨盆、股骨头和股骨颈。
- 用钢丝圈将股骨近端固定于髂骨残端。将腹股沟韧带缝合到髂腰肌肌腱上，防止发生疝气。
- 放置负压吸引引流管后闭合切口。

**术后处理** 戴髋关节外展架开始扶双拐进行保护性活动。

## 髋骨切除术（内半骨盆切除术）

许多外科医师已描述了骨盆切除的各种方法，包括 Karakousis 和 Vezeridis、Eilber 等、Steel、Enneking 和 Dunham、Braund 和 Pigott，以及其他学者。在此讨论 Karakousis 和 Vezeridis 的手术技巧（图 24-40 和图 24-41），此术式适用于术后愿意配合做必要的剧烈康复锻炼，并且骨盆切除术能保证获得满意切除范围的患者。

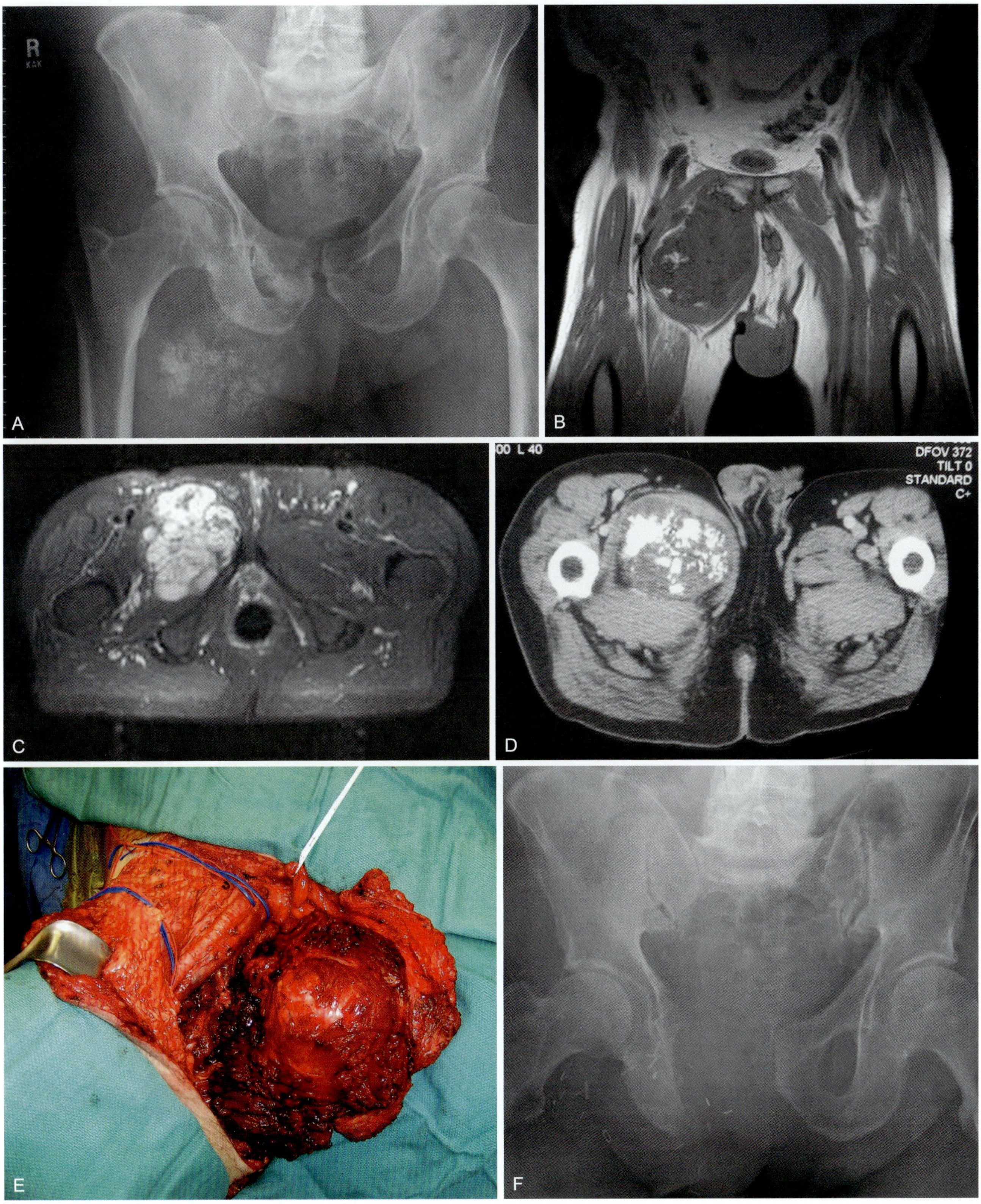


**图 24-39**　79 岁男性患软骨肉瘤，行耻骨上下支切除术。A. 前后位 X 线片；B~D. MRI（B、C）及 CT（D）显示病变范围；E. 广泛切除术图像，股骨血管和神经已与肿瘤分开；F. 术后 X 线片

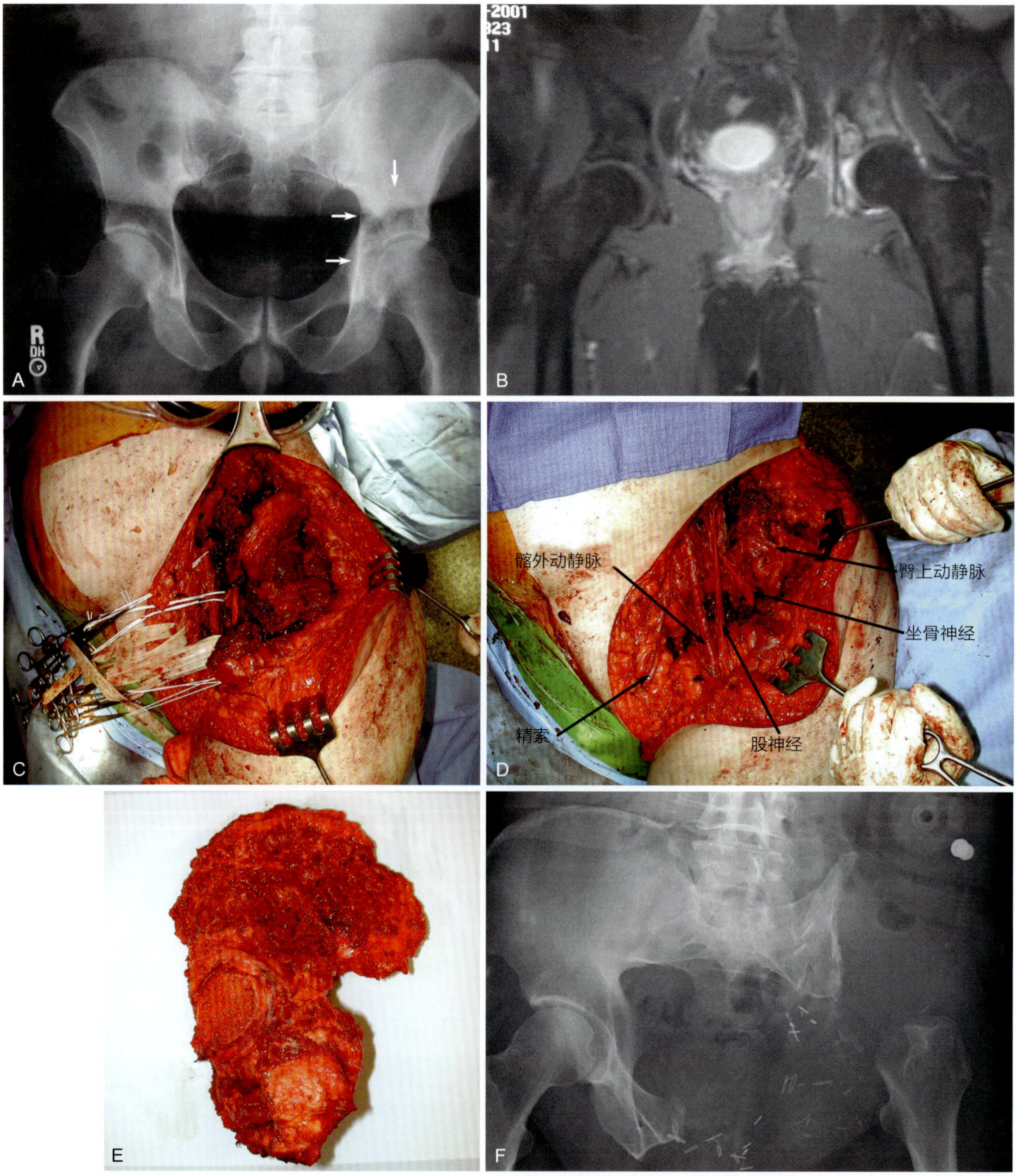


图 24-40 内半骨盆切除术。A. 前后位 X 线片，箭头指向溶骨性病变；B. MRI 显示 57 岁男性患骨肉瘤；C. 使用扩大手术入路，分离出髂外血管、股神经和精索；D. 半骨盆已切除，保护好全部主要的神经血管结构；E. 切除的手术标本；F. 术后前后位 X 线片（见手术技术 24-11）

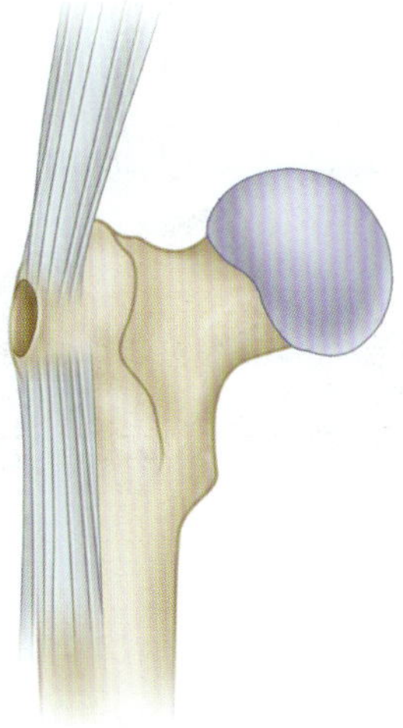

**图 24-41** 股骨近端活检部位

**手术技术 24-11**

（Karakousis 和 Vezeridis）

- 患者取侧卧位，以便前后旋转。将患侧骨盆垫高 45°。切口自髂后上棘沿髂嵴和腹股沟韧带至耻骨联合，通过股骨大粗隆后侧再做一垂直切口，向下到大腿上方。
- 从髂骨翼剥离腹部肌肉，将腹膜向内侧牵拉，显露髂外血管。
- 在髂前上棘附近切断腹股沟韧带，分离结扎腹壁下血管（图 24-40A）。
- 在耻骨结节处剥离腹股沟韧带，从耻骨嵴剥离腹直肌。清除耻骨联合处的软组织，用 Gigli 锯锯开耻骨联合（图 24-40B）。术中应在耻骨联合后方放置有韧性的拉钩，以保护好膀胱。
- 显露髂总血管和股神经。
- 如髂腰肌未被肿瘤侵及，应予以保留。并且，在腰肌及髂血管周围用纱条进行保护（图 24-40C）。
- 在骶髂关节水平切断髂肌，从耻骨上切断内收肌，切断闭孔神经和血管。
- 切断缝匠肌、阔筋膜张肌、股直肌的起点。从髂骨剥离臀中肌和臀小肌的起点，仅留少许组织袖。
- 切开髋关节囊，用电锯截断股骨颈。
- 在大粗隆下后侧切开臀大肌，显露坐骨神经。在大粗隆处切断外旋肌群，显露骶髂关节，用骨刀将之分开（图 24-40D）。如肿瘤已侵及此关节，则向内侧牵拉腰骶神经干，凿断骶骨（图 24-40E）。
- 切断肛提肌、骶棘韧带和骶结节韧带。
- 从坐骨结节处切断腘绳肌起点。
- 向外侧牵拉半骨盆，切断与坐骨支相连的大收肌，将肿瘤标本取出（图 24-40F）。
- 根据具体情况可对本术式进行修改，可保留未受肿瘤侵及的部分髋骨。
- 用附近切开的肌肉覆盖显露的股骨颈，逐层闭合切口。

**术后处理** 患者术后放置髋关节外展支具，进行非负重行走锻炼 6 周。然后去除支具，患者如能忍受可进行负重行走锻炼。数月后，通常在单根手杖辅助下能够行走。

## 骶髂关节切除术

采用后方和前方联合入路能切除骶髂关节，外科小组包括普通外科医师、神经外科医师及整形外科医师。

**手术技术 24-12**

- 患者取侧卧位，患侧在上，躯干至患肢膝下消毒、铺单。
- 做一“L”形切口，切口垂直沿腰椎棘突下行，其末端做横行切口，沿髂嵴至下腹部。
- 沿病变侧骨膜下剥离骶棘肌，然后在其骶髂起点处切断。
- 确认 $L_4$、$L_5$ 和 $S_1$ 神经根，将其分离至骶髂关节区域外侧。
- 在髂骨外板骨膜下剥离臀部肌肉，然后从髂骨内板上剥离前腹壁肌肉和髂肌。
- 腹膜后钝性剥离，将输尿管和大血管推向前方。
- 用 Gigli 锯和骨刀截断髂骨和骶骨，小心保护 $L_4$、$L_5$ 和 $S_1$ 神经根，取出肿瘤及与之相连的骶骨和髂骨。
- 插入负压吸引引流管，缝合骶棘肌、髂肌、腹壁肌肉及臀部肌肉。

**术后处理** 助行器保护下非负重行走 6 周，然后接下来的数周逐渐增加可忍受的负重。

## 骶骨切除术

骶骨肿瘤，如巨细胞瘤或脊索瘤，最好采用前、后方（骶腹）联合切口显露切除。手术小组由普通外科医师、神经外科医师和整形外科医师组成，手术将更加容易、安全。术前建议进行肠道准备。

Stener 和 Gunterberg 描述了近全骶骨切除术。手术需要前后联合切口显露。如需要切除直肠，手术先从前方开始，再进行后方，最后在前方结束；如能保留直肠，手术应从前方开始，在后方结束。前方显露时，患者应取截石位；后方显露时，患者则应取俯卧位。

**手术技术 24-13**

（Stener 和 Gunterberg）

- 先缝合肛门（保留直肠时为暂时缝合）。经下腹部行一半环形切口，在耻骨上 1 cm 处切断两侧的腹直肌，沿腹直肌鞘的外侧缘切断两侧腹壁的其余肌肉。推开腹膜，显露髂总血管。继续向两侧腹膜下游离，直到两侧在直肠下会合，显露骶骨岬。
- 如需要切除直肠，则从中线切开腹膜，分离并结扎直肠上血管。
- 在直肠和乙状结肠交界处切断肠管，用套叠法缝合两断端。
- 切断并结扎直肠中血管，切开下腹膜反折部。
- 从上方尽可能向远端游离直肠，绕肛门做一倒“U”形切口，从肛管和直肠下方向前游离，在两侧尽可能向近端游离。
- 切断并结扎髂内动、静脉及骶外和骶正中血管，如在 $S_1$ 神经根水平上方切除，髂腰血管也要分离并结扎。
- 从骶骨近端向远侧剥离骨膜至截骨水平。
- 确认交感干，在 $S_1$ 神经根前方切断。在外侧确认腰骶干，以便截骨时予以保护。如要保留 $S_1$ 神经根，应在其位于 $S_1$ 前孔的出口处将其显露。
- 在适当的水平截断骶骨前方的皮质，在两侧骶髂关节外侧进行截骨。
- 闭合前侧切口（如需切除直肠，则暂时关闭），将患者改为俯卧位。
- 做一垂直的椭圆形切口，包括全部活检部位、肿瘤可能穿出的骶孔上皮肤和皮下组织。如直肠已经切除，切口应与原先的肛周倒“U”形切口相连。在预计切除的皮肤上，于其近侧做一正中切口，以能充分显露 $L_5$ 椎体后部。
- 向两侧牵拉皮瓣，远离骶骨切断臀大肌。
- 梨状肌于其肌肉肌腱交界处切断，结扎并切断臀上、臀下血管。
- 保护臀上神经。
- 在坐骨结节处切断骶结节韧带，通过截断坐骨棘，切断骶棘韧带及尾骨肌。
- 如保留直肠，松解肛管和尾骨之间的束带。如切除直肠，则切断双侧肛提肌。
- 在腰骶水平横向切断骶棘肌。
- 如保留 $S_1$ 神经根，在 $L_5$~$S_1$ 水平行椎板部分切除术；如 $S_1$ 神经根不能保留，行 $L_5$ 椎板完全切除术，并切断腰骶部的黄韧带。
- 在适当水平结扎并切断硬膜囊。
- 如保留 $S_1$ 神经根，在 $S_1$ 和 $S_2$ 之间做骶骨截骨，$S_1$ 神经根管下半部分要与肿瘤标本一起切除。触摸骶骨前方前侧入路留下的骶骨皮质的截骨线，以引导后方截骨。也可将一探针从后方插入 $S_1$ 椎孔内引导截骨。
- 残余的骶神经在其会聚成坐骨神经处切断，取出肿瘤。
- 如需要切断 $S_1$ 神经根，在 $S_1$ 神经根管上方行 $S_1$ 截骨。于 $L_5$ 横突水平在髂嵴做一深切口，有利于从后方触摸骶骨翼前上表面和骶髂关节。
- 与此平面后下 1 cm 处做平行于该平面的截骨术，触摸先前骶、髂骨前方皮质的截骨线可指导截骨。
- 切断骶神经，取出肿瘤标本。
- 留置引流管后闭合后方切口。
- 如直肠已切除，将患者改为仰卧位，打开前方切口。关闭盆腔内的腹膜，做乙状结肠造口术。可用乙状结肠的肠系膜修补小骨盆内的腹膜缺损。
- 闭合腹部切口。

## 骶骨切除术

**手术技术 24-14**

（Localio、Francis 和 Rossano）

- 通过左旁正中切口显露腹腔。
- 在左侧腰沟（lumbar gutter）处切开腹膜，拉开结肠，找到左输尿管，显露陷凹腹膜，在 $L_5$~$S_1$ 连接处水平向前推开直肠、乙状结肠。
- 在肛提肌平面的远端显露肿瘤上界，确定肿瘤侧方范围。
- 结扎骶正中血管和骶外侧静脉，将结肠放回原位，关闭腹部切口。
- 将患者改为俯卧位，在 $S_4$ 椎体水平于臀部做一横切口。下方皮瓣分离至尾骨以下，上方皮瓣至 $L_5$ 水平。
- 切断直肠尾骨韧带，向前翻转直肠，进入先前已打开的骶前间隙。
- 确定肿瘤下界，然后进行骶骨切除，切断侧方的骶骨韧带。于先前通过腹部显露所确定的截骨平面上用骨刀截断骶髂关节。横断骶骨，从术野中取出。不必试图保留横断水平以下的骶神经。
- 留置负压吸引引流管后，闭合后方切口。

Localio 等后来指出，患者可采用侧卧位，由两组手术人员同时做前后路骶骨显露，这样可能是可行的，具有减少术中出血、患者不必更换体位的优点。

## 通过后路的肿瘤切除术

**手术技术 24-15**

（Maccarty 等）

- 患者取俯卧位，用肾托（kidney elevator）垫高臀部（Kraske 体位）。
- 在骶骨和尾骨上做后正中纵行切口。
- 切除尾骨，将直肠与骶骨前方的肿瘤包块仔细游离开。
- 切断臀大肌、梨状肌、尾骨肌、骶结节和骶棘韧带。
- 切断两侧的骶 $S_4$、$S_5$ 神经根，找到并保护阴部神经。从前后方劈开第 3 骶孔，这样可切除远侧的 3 节骶骨而不损伤阴部神经或此神经两个分支中的任何一支（$S_2$ 和 $S_3$ 神经）。
- 在 $S_2$ 和 $S_3$ 之间切断骶骨弓和骶骨体，切断终丝，取出骶骨远侧部分和肿瘤。
- 当肿瘤及切除的范围达到近节骶骨、腰椎管或进入骶髂关节和髂骨时，可遗留神经功能障碍。
- 直肠壁如有穿孔需要修补。如患者的硬膜囊较正常向远端延伸更长，手术可能会造成尾侧硬膜囊损伤，也应进行修复。
- 残留较大的无效腔需要引流；尽可能缝合好臀部肌肉，闭合皮下组织及皮肤。

## 椎骨切除术

脊柱肿瘤的外科治疗将在第 42 章讨论。

# 三、下肢

## 股骨近端切除术

许多股骨近端肿瘤的切除术都能获得足够的外科切除边界，重建术通常较髋关节离断术具有更好的功能。截肢的适应证包括复发的肿瘤、有移位的病理性骨折或活检导致的一些并发症。股骨近端活检术应钻一弧形孔来取材，位置在外展肌附着点和股外侧肌起点之间的外侧（图 24-42），这样减少了组织的污染，并降低了病理性骨折的风险。尽管有些学者主张用骨关节异体移植、异体骨复合型假体或异体骨关节融合术重建，但笔者常规使用假体重建术。假体重建可提供术后即刻稳定性，且康复较快。如有可能，笔者使用双极杯假体以提高稳定性（图 24-42）。如维持外展肌和股外侧肌筋膜的连续性，外展肌力学的一些功能能够被保留。如手术边界允许做转子截骨，截骨的骨瓣与这筋膜相连，向近端或远端可与假体附着在一起。如不可做此截骨，连续的筋膜袖可与假体缝合在一起，这么做很容易使外展肌重新附着并获得功能（图 24-43）。

**手术技术 24-16**

（Lewis 和 Chekofsky）

- 患者取侧卧位。
- 做髋关节后外侧切口。
- 在臀大肌近端 20% 和远端 80% 的交界处分开，距股骨粗线上的止点 2 cm 处切断其在股骨部分的止点。同时，距股骨 2 cm 处将外旋肌群和大收肌近侧部分切断。
- 找到并保护坐骨神经。
- 将臀中肌和臀小肌在邻近大转子的附着点处切断，将股直肌的反折头切断。如可能，保留外展肌与股外侧肌筋膜的连续性。
- 切开髋关节囊。
- 在预定股骨的截骨平面截骨，切开股外侧肌，用电锯锯断股骨。用 Bennett 牵开器保护周围的软组织。将髋关节脱位，切断髂腰肌肌腱，取出肿瘤标本。
- 用组配式股骨近段假体重建髋关节，将臀中肌和臀小肌肌腱的残端缝于假体转子区的孔洞上，重建外展结构。如手术不慎切断外展肌附着点，要将其与髂胫束缝合。这需要从髂骨进行近端肌肉松解，或者对肌肉做多个松解切口进行延长。外展肌群应置于股骨中轴线上。
- 插入负压吸引引流管。

**术后处理** 用外展支具保护重建的外展肌结构 6 周，允许即刻扶双拐下床活动，以后视情况用对侧手扶手杖行走。

## 全股骨切除术

Lewis 描述了一种切除全部股骨和使用髋、膝关节置换成形术重建的手术方法。

**手术技术 24-17**

（Lewis）

- 做大腿外侧切口，始于大粗隆近端 10 cm，沿股骨外侧面向下，逐渐向前弯曲，恰止于胫骨结节远端（图 24-44）。

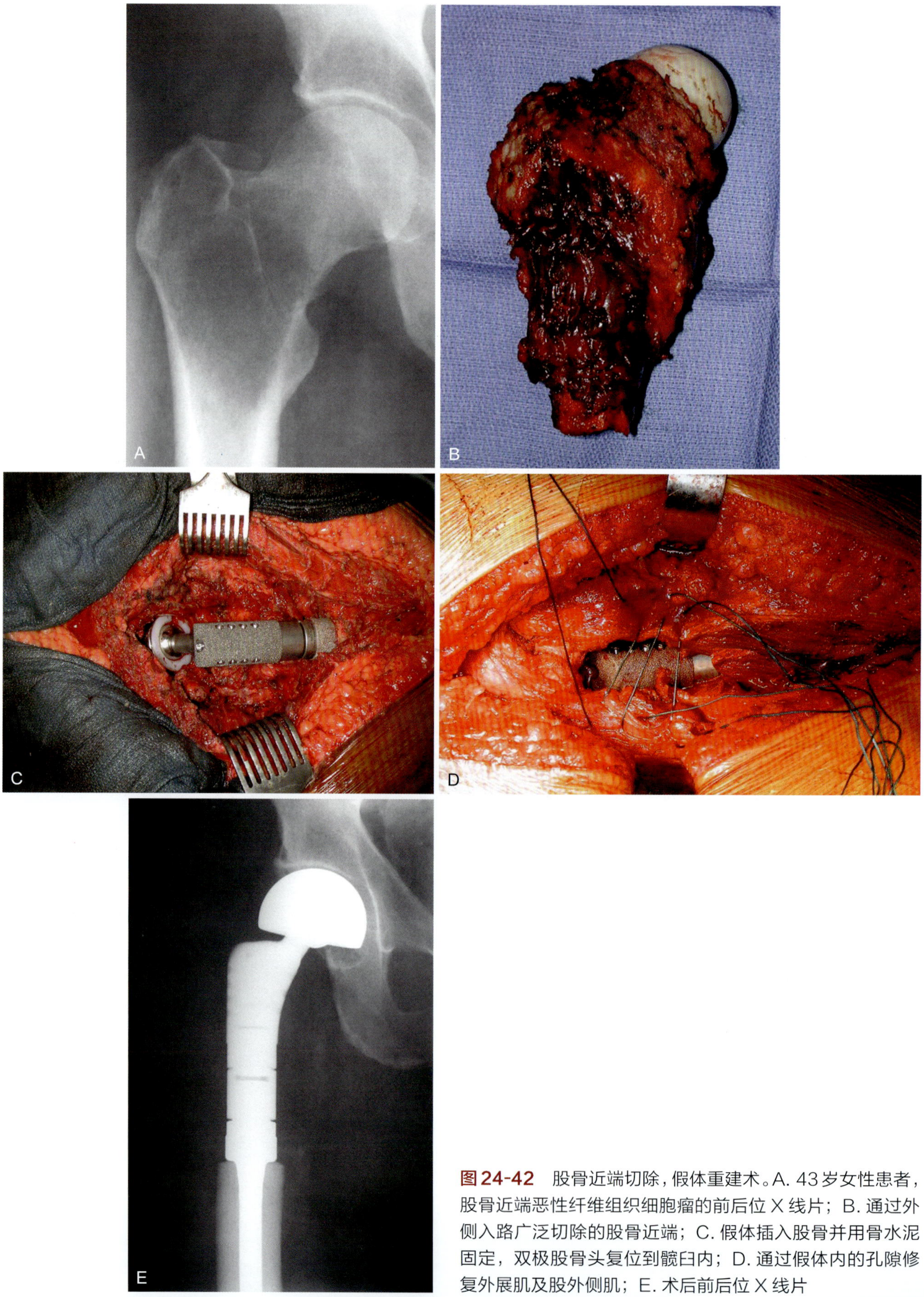


**图24-42** 股骨近端切除，假体重建术。A. 43岁女性患者，股骨近端恶性纤维组织细胞瘤的前后位X线片；B. 通过外侧入路广泛切除的股骨近端；C. 假体插入股骨并用骨水泥固定，双极股骨头复位到髋臼内；D. 通过假体内的孔隙修复外展肌及股外侧肌；E. 术后前后位X线片

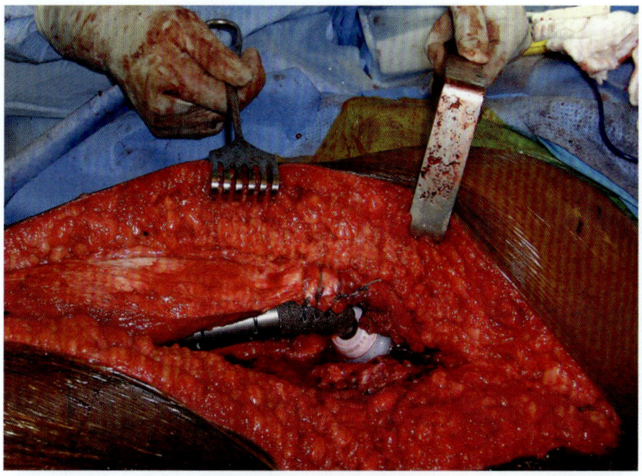

**图 24-43**　保持在外展肌群和股外侧肌之间筋膜的连续性，使得外展肌群较容易附着，可获得较好的功能

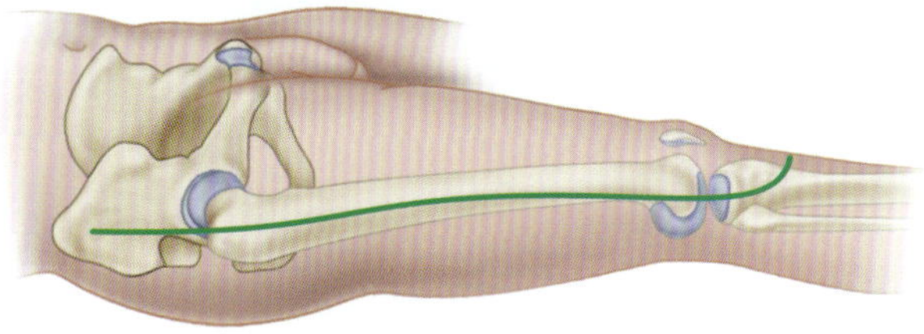

**图 24-44**　全股骨的外侧切口（见手术技术 24-17）

- 沿皮肤切口切开筋膜，屈曲膝关节，于股二头肌肌腱附近找到腓总神经。
- 从腓骨近端切断股二头肌。切断腓肠肌外侧头，找到腘动、静脉。切断其膝部分支，使腘血管远离股骨。沿血管束分离至内收肌管，并将内收肌管切开。解剖腓总神经至坐骨神经连接处。
- 切断臀大肌的股骨附着处，由股骨切断外旋肌群，找到坐骨神经的近端。
- 在大粗隆附近切断臀中肌和臀小肌，保持外展肌与股外侧肌筋膜的连续性。
- 结扎旋股内侧动、静脉的分支，从股骨切断内收肌。
- 于髌旁外侧切开关节囊进入膝关节腔。切断膝关节肌和连接于股骨侧的股中间肌，适当切开股四头肌的其他部分。
- 将髌骨向内侧脱位，切开髂胫束、外侧副韧带及外侧关节囊。
- 切断交叉韧带、腘肌、跖肌、内侧关节囊、内侧副韧带及腓肠肌内侧头。
- 提起远端股骨，由股骨远端到近端切断残留的肌肉附着处。
- 结扎穿支血管。
- 切断髂腰肌，切开髋关节囊，取出肿瘤标本。
- 置入特制全股骨假体，留置负压吸引引流管后闭合切口。根据软组织切除情况，可能需要腓肠肌瓣或带血管的游离肌皮瓣转位。
- 在近端缝合髂胫束到股外侧肌和臀部肌肉。

**术后处理**　髋关节外展支具保护 6 周，即刻开始进行保护性下床活动。只要切口情况看似稳定，就可开始膝关节活动度锻炼。

### （一）股骨远端切除术

股骨远端是骨原发恶性肿瘤的最常见部位，此部位的肿瘤很少累及关节或神经血管结构。股骨远端病变的活检标本可通过前内侧或前外侧入路获取。应直接经股内侧肌或股外侧肌切开，小心不要翻起皮瓣，不要污染关节间隙，不要污染腘窝。活检手术要用止血带，闭合切口前要严格止血，以减少血肿形成的可能。如有可能，应活检取材病变的软组织成分。如必须在骨内钻孔，应为圆形以使应力集中最小化，减少病理性骨折的风险。

重建方法包括关节融合术、骨关节异体移植术、异体骨假体重建术和人工假体重建术。尽管关节融合术对于想要从事重体力劳动的年轻患者是明智的选择，但笔者最常采用人工假体重建术（图 24-45）。如肿瘤累及膝关节，可考虑直接行经股骨截肢术或行关节外切除术。在儿童中术后出现下肢不等长是个棘手的问题，针对于此，笔者最常使用可延长假体。

## 股骨远端关节内切除术、人工关节重建术

**手术技术 24-18**

- 通过内侧或外侧切口切除远端股骨，主要依据活检的部位而定。做纵行切口。至活检瘢痕处，椭圆形切除，活检通道要与肿瘤标本整块切除。
- 如要做关节切除术，应提前检查膝关节以确认未受肿瘤污染（如关节意外受肿瘤侵及，应逐层闭合切口，延迟进行确定性治疗，直至与患者和家属讨论达成共识）。
- 翻起大的内侧及外侧皮瓣，皮瓣应尽可能厚，以保护供应的皮肤血供，向深部解剖到股直肌、股四头肌肌腱和髌骨。股中间肌作为股骨远端的一部分应与股骨远端一并完整切除。屈曲膝关节，以放松后方组织。
- 解剖腘血管，小心结扎肿瘤的供应血管分支。
- 游离并保护胫神经和腓总神经。
- 切开膝关节囊和韧带，以便更好地显露股骨远端周围的解剖结构。

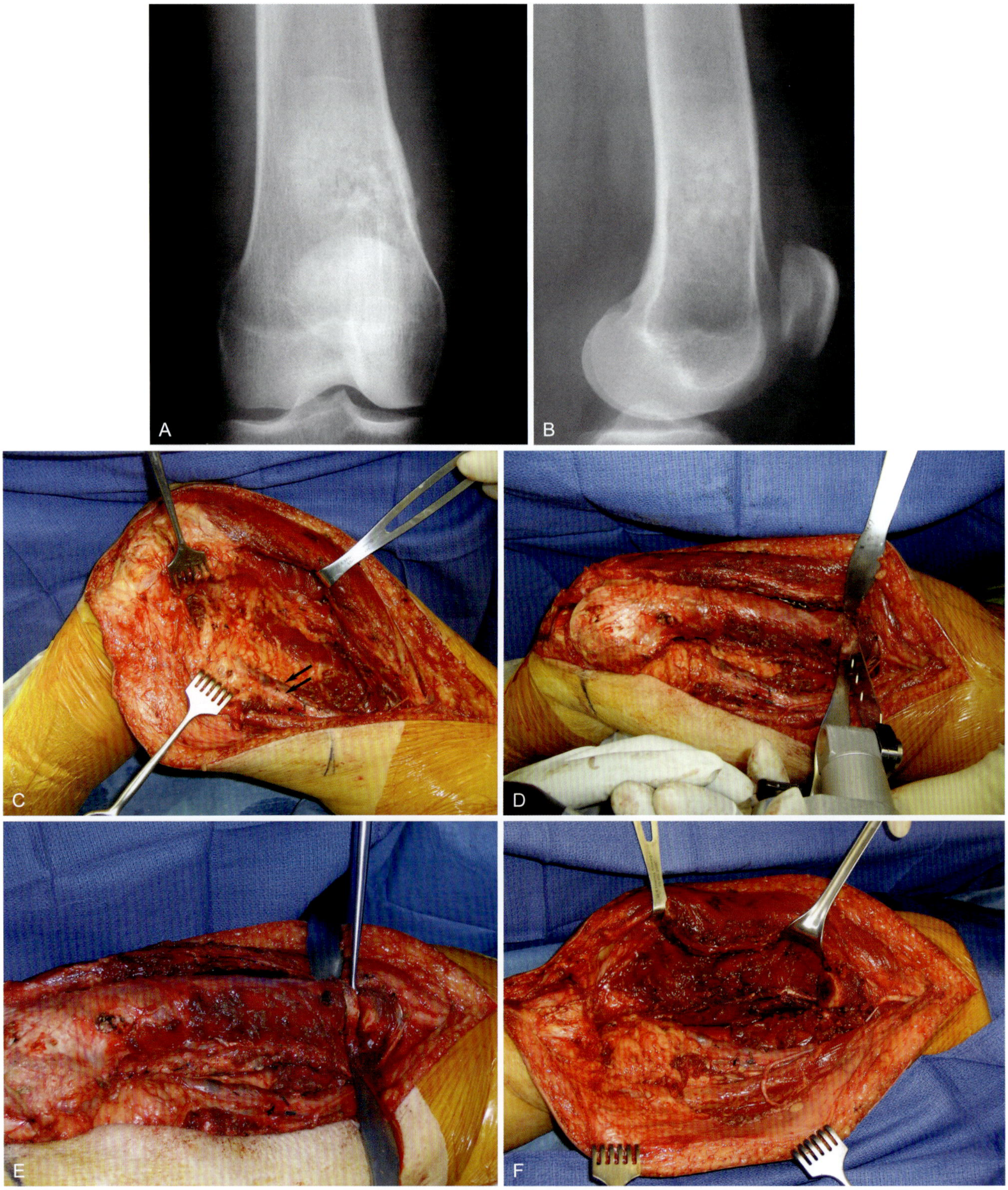


图24-45 36岁女性骨肉瘤患者，行股骨远端切除假体重建术。A和B.前后位及侧位X线片显示股骨远端骨肉瘤；C.股血管（箭头所示）和肿瘤之间的平面；D.用摆锯进行截骨；E.用刮匙获取截骨断端的标本，送检冷冻切片，以检查骨髓边界；F.股骨远端已切除

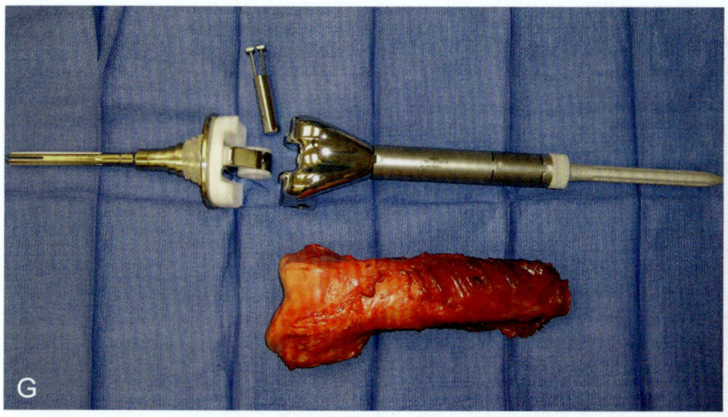


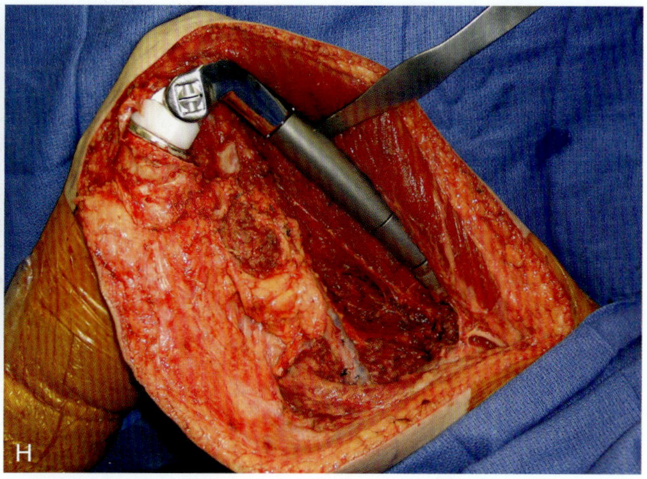


**图 24-45（续）**　G. 切除的肿瘤标本及假体；H. 假体用骨水泥固定到股骨和胫骨

- 在肿瘤表面留一层正常肌肉组织袖，将残留的肌肉在各自股骨的起点及止点处切断。
- 在股骨截骨前，在截骨部位的近端及股骨干的前方做标记，将会对重建术的股骨旋转力线有帮助。根据术前 MRI 检查确定髓腔最近的扩散范围，向近端做扩大切除截骨术。
- 从手术野取出肿瘤。

**旋转铰链人工假体重建术**

- 如股骨干的前部未做标记，在截骨前应用肿瘤瘤段做标记，有助于确定旋转方向（股骨粗线不应作为参考点，由于其旋转方向有变化）。
- 在由手术野取出切除的肿瘤标本前，测量其长度。在成人，此长度应与假体等长。对于骨骼发育未成熟的患者，假体应较切除的肿瘤标本长 1 cm，有助于补偿将来骨骼的生长长度。
- 使用力线导向器，使胫骨近端的截骨面垂直于胫骨干，使用提供的仪器准备胫骨近端截骨。
- 股骨扩髓，以尽可能地容纳最大直径的假体。假体柄最少长 12 cm（如残留的近端股骨小于此长度，应考虑使用在股骨头内有固定物的假体或使用异体骨复合型假体）。
- 放置试模并全活动度活动膝关节，在适当的力线方向上用骨水泥固定股骨和胫骨假体，但要特别避免任一假体的内旋，否则会引起髌骨运行轨迹失常。留置引流后闭合切口，闭合切口可能有必要使用局部或游离皮瓣。
- 用大量敷料包扎切口，并应用膝关节固定器。

**术后处理**　术后第 1 天即可在双拐及膝关节固定器的保护下下床活动，并进行关节活动度及力量的锻炼。引流量最小后才能拔除引流管。引流管拔除前应持续应用抗生素。待膝关节有足够力量后，下床活动时方可去除膝关节固定器。

## 胫骨近端切除术

胫骨近端是原发恶性骨肿瘤的第二常见部位，就诊时此部位的肿瘤小于更近端部位的肿瘤，因此这些患者的总体生存率较后者高。传统上，骨骼未发育成熟患者的胫骨近端肿瘤多采用膝关节离断术，保留股骨远端骺板，以避免因对侧骨骼过度生长而出现并发症。骨骼发育成熟的患者采用较长的经大腿截肢术。截肢后总体功能良好，加之伸膝装置重建的潜在困难，对胫骨近端切除重建术的热情已减弱。但随着腓肠肌瓣在软组织覆盖及伸膝装置重建中的常规应用，外科医师正报道保肢术后满意的疗效。对于愿意在重建术后接受强制性活动限制的患者，具有主动伸直功能的可活动膝关节现在已是可实现的目标。但对于那些希望从事体育运动或重体力劳动的患者，最好还是考虑行关节融合术或截肢术。

胫骨近端肿瘤通常能获得广泛性切除，因为腘肌和小腿后方深部间室的肌肉通常保护着胫后动脉和胫神经。胫骨近端活检应沿胫骨内侧皮下的骨面进行，不要污染关节间隙、髌韧带或腘窝。保肢术的禁忌证包括腘血管受累、移位的病理性骨折、复发的肿瘤及活检产生的并发症（包括感染、血肿、切口选择不当或关节污染）。相对禁忌证是较年轻患者，术后出现下肢长度不等长可能是主要的问题；然而随着现代可延长假体的应用，笔者已成功地进行了包括年幼患者在内的保肢手术。

**手术技术 24-19**　（图 24-46）

（Malawer）

- 采用前内侧切口，近端起自股骨远侧 1/3，向远端延长到胫骨远端 1/3。离活检切口 2 cm 处切除活检部位。

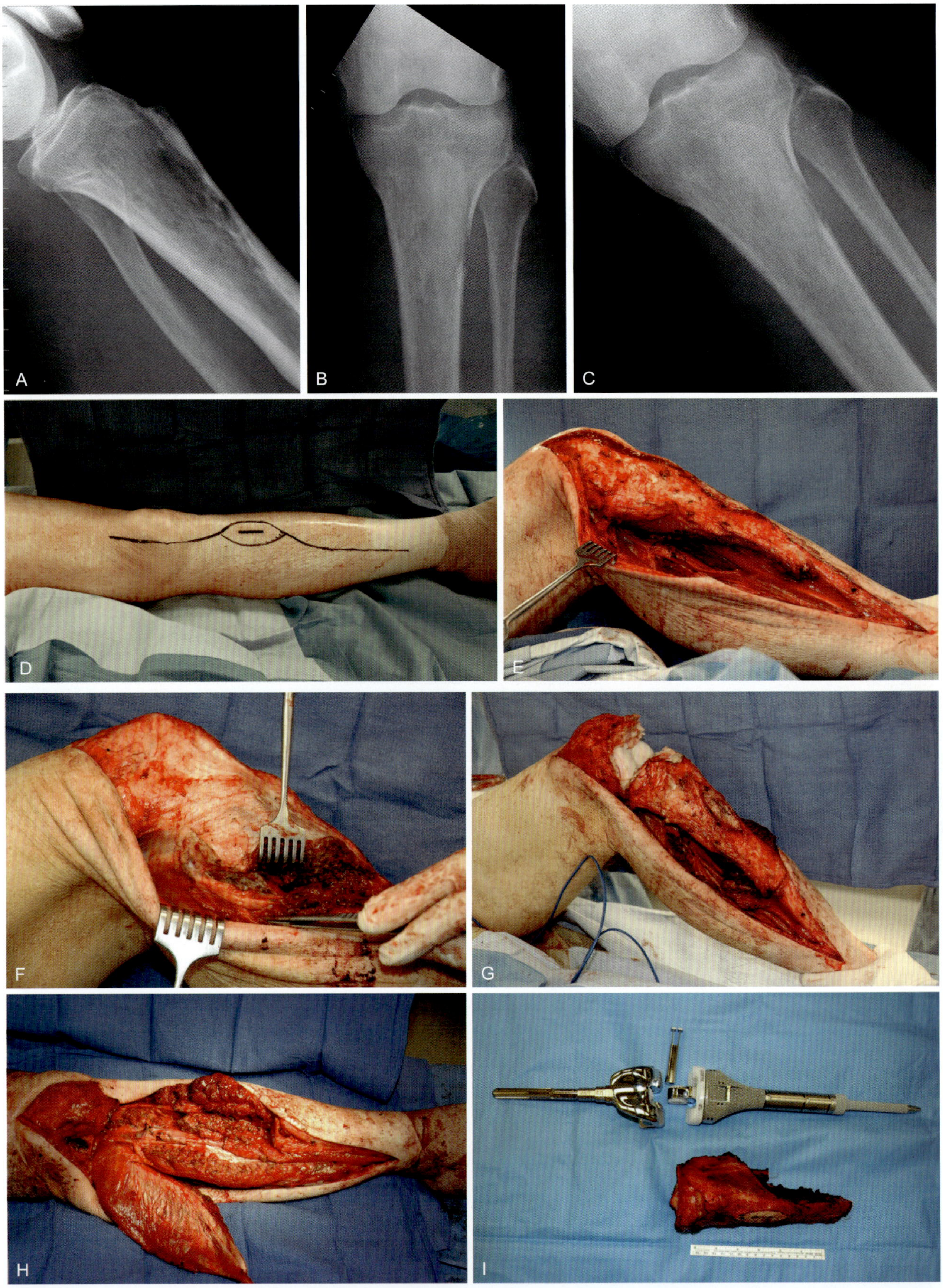


**图 24-46** A~C. 58 岁男性患胫骨近端恶性纤维组织细胞瘤 X 线片；D. 切口包括切除活检通道；E. 掀开内侧皮瓣，显露后方的血管结构；F. 从外侧观，解剖腓总神经并与肿瘤分开；G. 因关节并未受累，行关节内切除术；H. 切除胫骨近端并行腓肠肌内侧头转位，以覆盖假体及重建伸膝装置；I. 胫骨近端人工假体置换

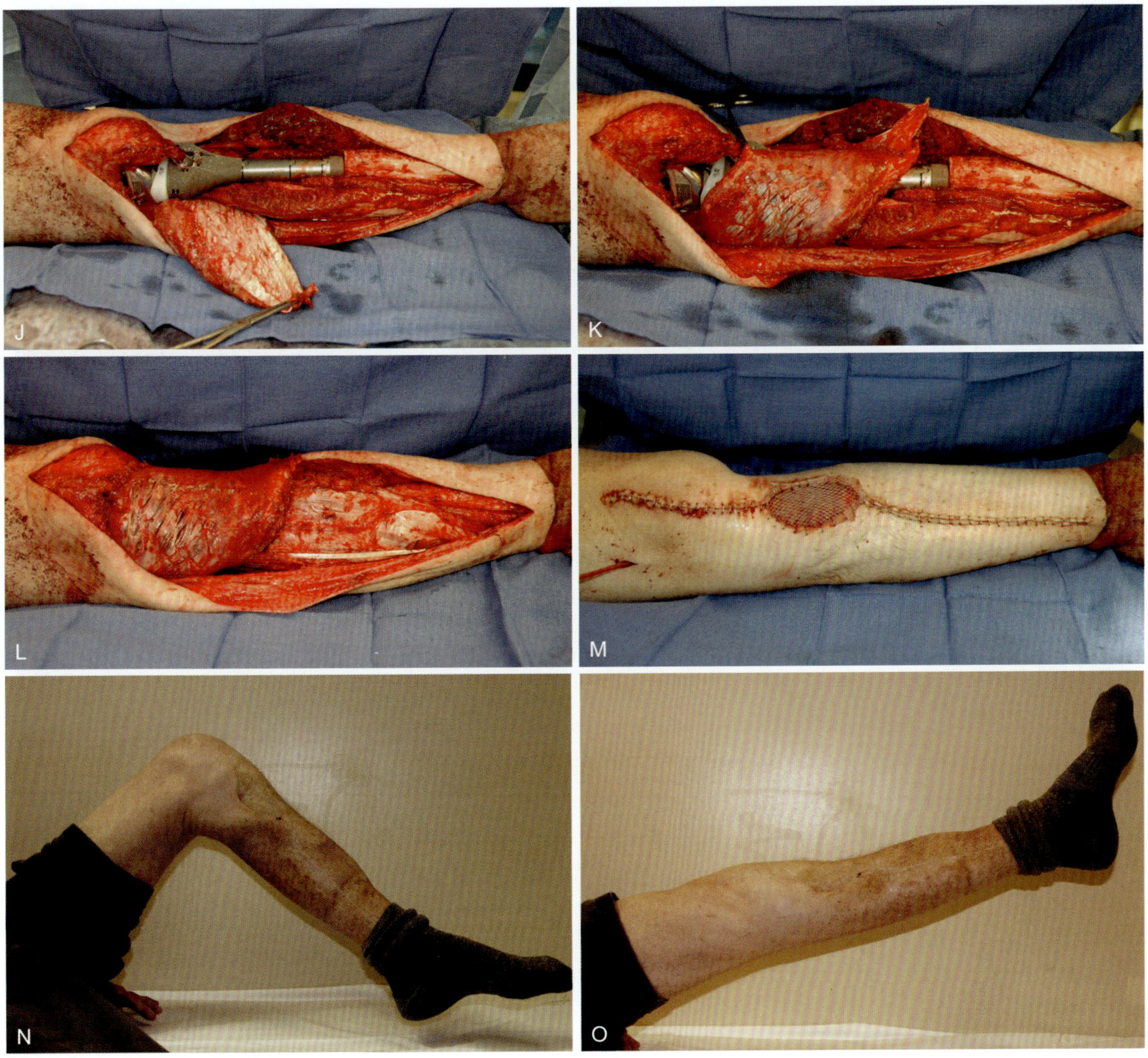


**图 24-46（续）**　J. 髌韧带缝合到假体上；K. 腓肠肌内侧头向前旋转，与外侧筋膜缝合；L. 软组织覆盖良好后假体置换手术完成；M. 需要植皮闭合切口；N 和 O. 术后 1 年随诊，患者膝关节活动度良好，无伸膝延迟

- 在筋膜下分离内、外侧皮瓣，于内侧腘绳肌止点近侧切断，剥离腓肠肌内侧头，劈开比目鱼肌，显露腘窝血管。
- 保护内侧腓肠动脉，它是腓肠肌内侧头的主要供应血管。向后牵开腘血管，在腘肌下缘找到并分开胫前血管。如肿瘤体积较大，可能需要分离并结扎腓血管。
- 如膝关节没有肿瘤，则在髌韧带止点近端 1~2 cm 处分开。如有可能，保持髌韧带和小腿近端前外筋膜间筋膜的连续性。
- 切断膝下血管后游离腘血管，然后在离膝关节囊胫骨止点 1~2 cm 处环形切开。
- 切断股骨的交叉韧带，在肿瘤标本上保留一部分胫前肌、腘肌和部分比目鱼肌。
- 找到并保护腓总神经，在股二头肌止点将其切断，留下正常的软组织袖。如肿瘤的骨外部分扩散，截断腓骨，在胫腓关节处保留一层肌肉袖。如腓骨近端未受累，保留外侧副韧带及与腓骨头的附着部，以提供重建关节的稳定性。
- 在胫骨病变以远处按照术前影像截骨，分开肌间隔，取出肿瘤标本。
- 如需要关节外切除，除在膝关节囊上方进行股骨截骨外，手术方法与上述基本相同，冠状位劈开髌骨，从皮下脂肪垫处切断髌韧带。
- 用异体骨关节移植、关节融合术或假体置入术重建肢体。重建伸膝装置并将残留的髌韧带附着到异体骨或假体上，腓肠肌内侧头向前方转位并缝合到残留的前方肌肉及伸膝装置的软组织上。由于腓肠肌瓣体积较大，并且由于切除完活检通道后软组织覆盖少，经常需要皮肤移植。

**术后处理** 放置引流直至引流量最小，拔除引流管。拔除引流管且切口干燥后方可停用抗生素。术后第 1 天，即可进行保护性下床活动。常规保持膝关节在完全伸直位 6 周，以保证重建的膝关节伸膝装置良好愈合。然后进行膝关节活动度的锻炼。

### （二）股骨远端或胫骨近端切除异体骨移植关节融合术

应用大段异体骨移植行关节融合术以替代切除部分，通常行髓内钉固定，同时在异体骨与自体骨接触处的近端及远端辅助钢板内固定。此技术可保证肢体稳定，但文献报道并发症发病率较高。

## 腓骨近端切除术

Malawer 介绍了一种腓骨近端肿瘤局部广泛切除的方法。

**手术技术 24-20**

（Malawer）

- 患者半仰卧位，从足趾到髋关节上方的整个下肢消毒、铺单，以便发现不适合行局部切除手术而需要改行膝上截肢术时，无须再铺单。在股骨中部以上用消毒橡皮止血带。
- 切口起自大腿后方、腘窝皱褶中线近端 8 cm，然后向前、向远侧逐渐弯曲，横跨腓骨到预计腓骨截骨处远侧 5 cm。根据活检的部位，可适当改变切口的走行，以便切除。
- 将基底在中线外侧的大皮瓣向后方牵开，内侧较小的皮瓣分离至胫骨嵴。
- 在股二头肌肌腱处显露并分离腓总神经。当需要切除前侧和外侧间室内的肌肉时，腓总神经向远侧分支可以切断。
- 在腓骨附近，分离腓肠肌外侧头及比目鱼肌，找到腘血管和其 3 个分支。必要时，也可将腓肠肌外侧头于股骨的近端起点处切断。
- 距腘肌下缘下方 2~3 cm 处找到并分离出胫前血管。牵开腘动脉，使其离开肿块的后方。
- 近端于肌肉起点、远端于肌肉肌腱结合处将前、外侧间室内的肌肉切除，然后分离骨间膜。
- 将外侧副韧带、股二头肌肌腱与其腓骨上的止点近侧 2.5 cm 处切断。
- 通过胫骨侧切除近端胫腓关节。在后方需要切断腘肌。
- 修复膝关节囊后侧可能出现的缺损，将外侧副韧带和股二头肌肌腱固定于胫骨外侧髁。
- 分离腓肠肌外侧头，后方至中线、远侧至其与比目鱼肌相结合的部位，将腓肠肌外侧头向前旋转，以便用其覆盖腘血管、胫后血管及裸露的胫骨骨面。应保护供应腓肠肌外侧头的外侧腓肠血管。
- 术后用负压引流 3~5 d。

**术后处理** 术后第 1 天如患者能忍耐即可开始进行负重行走锻炼。应用带有铰链的膝关节支具 6 周。如果腓总神经已切除，需要应用踝足矫形器。

## 胫骨骨干切除术

如果胫骨肿瘤切除后可保留膝和踝关节，可行大段异体骨或带血管的自体腓骨移植重建（图 24-47）。

## 腓骨远端 1/3 切除术

腓骨远端 1/3 切除后不需重建，踝关节一般不会出现明显的不稳和外翻畸形（图 24-48 和图 24-49）。

**手术技术 24-21**

- 患者仰卧位，大腿绑止血带。患侧臀部下垫一沙袋，这样可使手术时内旋患肢，帮助显露。
- 抬高患肢重力驱血后，根据需要切除骨的范围做外侧直切口。活检部位及通道需要包括在切除范围内，并在手术过程中一并切除。
- 掀开切口前后方皮瓣，显露与肿瘤相关的骨与软组织。
- 在切口的近端分辨出腓浅神经的感觉支，向前方追踪，如果没有被肿瘤侵犯，则予以保护。
- 将腓骨长、短肌腱向后方牵开，沿外踝周围进行解剖，保留一正常的软组织袖。
- 腓骨近端截骨根据术前影像（如 MRI）判断进行，将切断的腓骨近端向切口外牵拉。
- 向远端解剖，切除胫骨远端和外踝之间相连的残余软组织，切断踝关节韧带。
- 将切除的病变移出切口，松开止血带。彻底止血后关闭切口，常规使用负压引流。
- 应用后方短腿夹板。

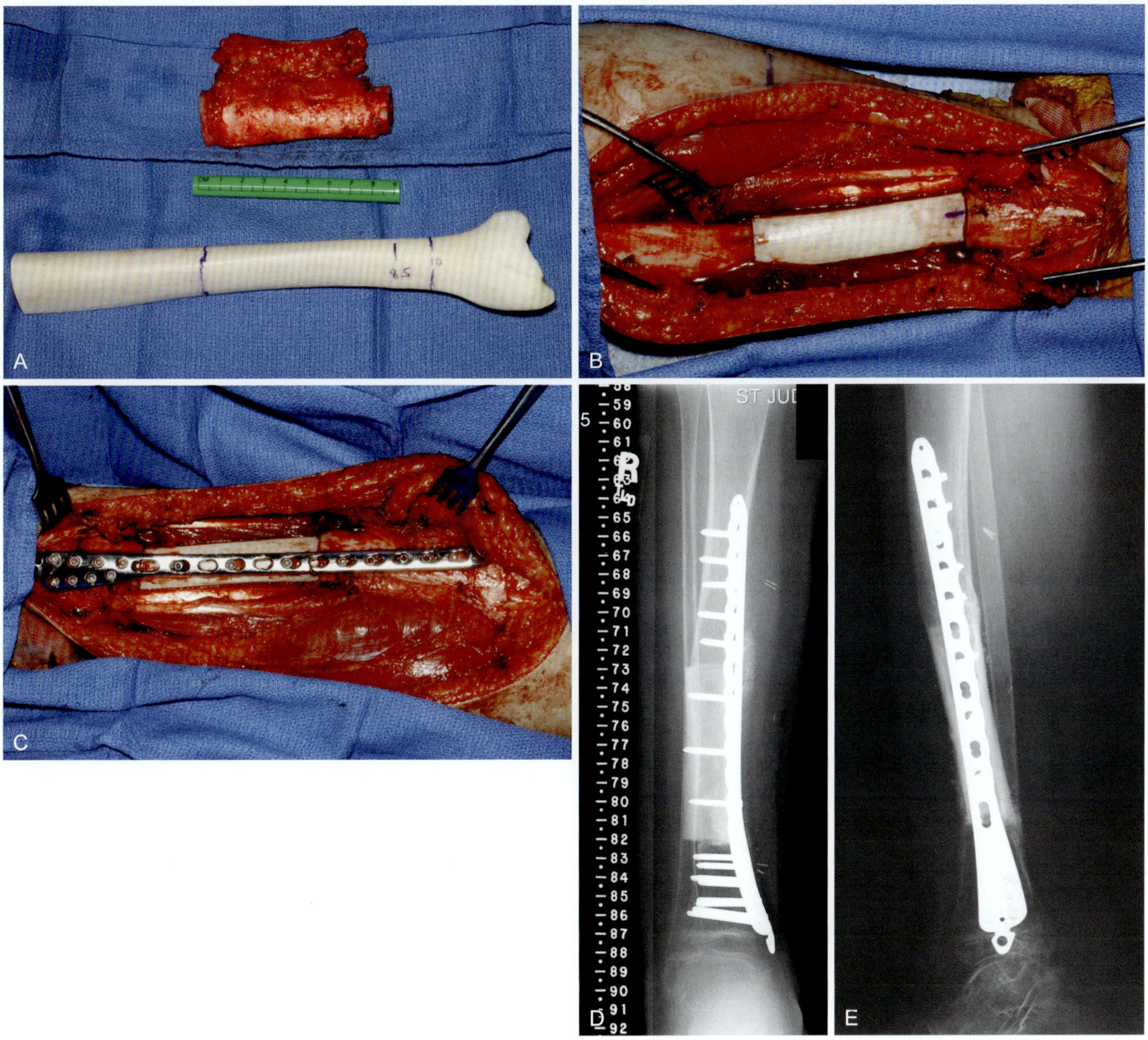


图 24-47 11 岁男孩患尤因肉瘤，行异体胫骨干中间骨移植术。A. 选取与切除的肿瘤标本相匹配的异体骨；B 和 C. 异体骨置于骨缺损内，并用胫骨远端锁定钢板固定；D 和 E. 术后前后位及侧位 X 线片

### （三）踝关节切除融合术

根据笔者的经验，腓骨远段的肿瘤很少能够通过踝关节广泛切除融合术达到较好的治疗效果。由于膝下截肢安装假肢后可获得较为满意的功能效果，并且踝关节切除融合术有并发症及手术恢复时间较长等问题，因此应权衡两种手术的利弊。Lewis 建议采用前侧纵行切口。Enneking 则选择内外侧平行切口。胫骨远端切除后，可应用自体或异体骨移植关节融合术重建。

### （四）距骨切除术

根据笔者的经验，距骨切除术极少应用。距骨广泛切除可采用延长的踝关节切口和后足前外侧切口完成（见第 1 章）。如果距骨的头、颈未受累，则 Blair 融合术可获得较好的重建（见第 11 章）。如需要整个切除距骨，则应行跟骨胫骨融合术。

## 四、旋转成形术

1975 年，Kristen、Knahr 和 Salzer 首先报道采用 Borggreve 旋转成形术治疗股骨远端骨肉瘤作为截肢手术的一种替代方法。之后这种手术逐渐得到改进，使股骨各部位肿瘤及胫骨近端肿瘤均可采用旋转成形术治疗。

Winkelmann 将旋转成形术分为以下 5 型：

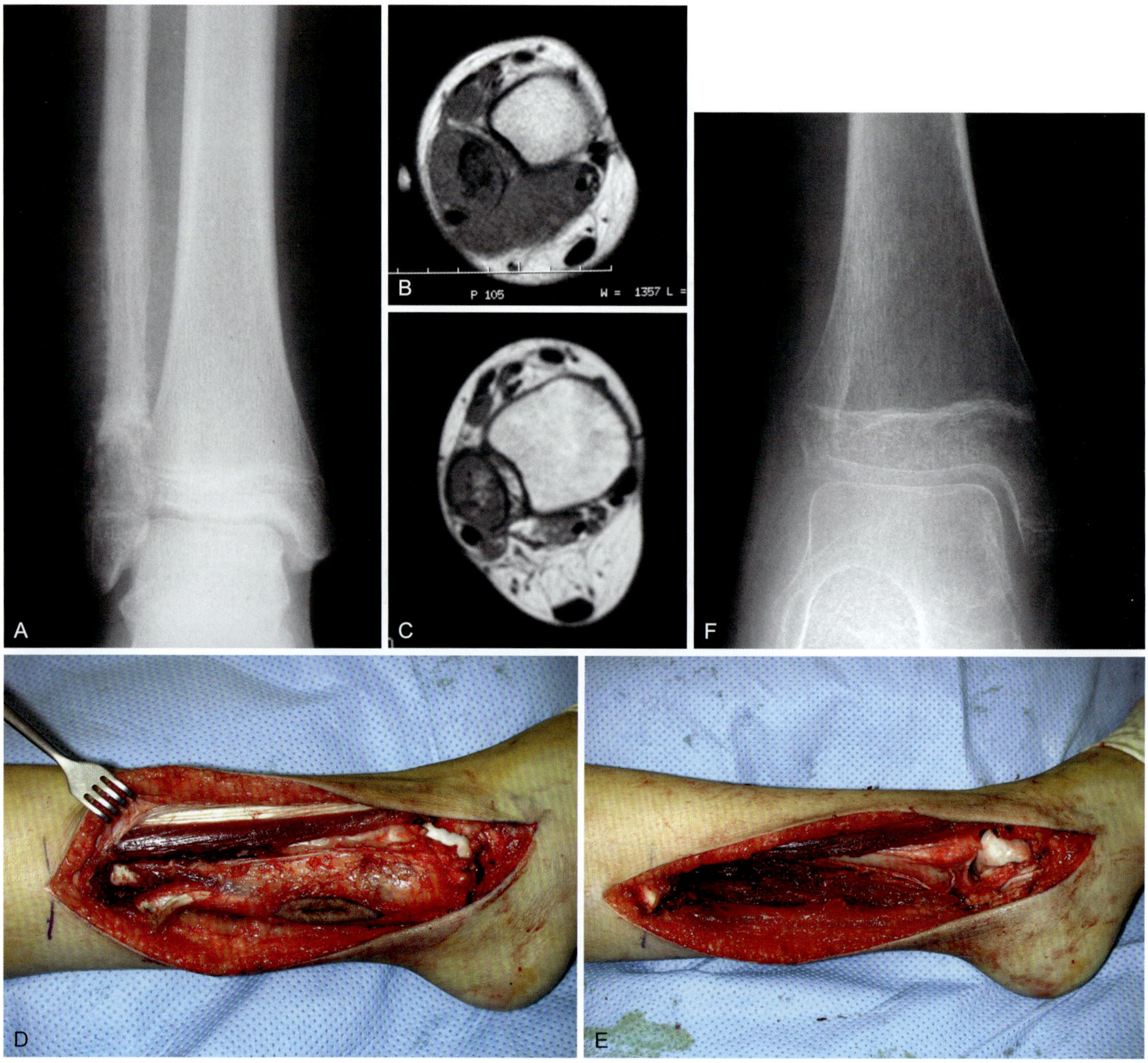


图 24-48 13 岁女孩患尤因肉瘤，行腓骨远端切除术。A. 前后位 X 线片显示腓骨远端肿瘤；B. 最初的 MRI；C. 新辅助化疗后的 MRI 显示肿瘤体积减小；D. 广泛切除腓骨远端；E. 已切除腓骨远端；F. 术后 6 个月前后位 X 线片；患者没有疼痛，可用踝固定器行走

AⅠ型：适用于股骨远段肿瘤。切除股骨远端、膝关节和胫骨近端，小腿旋转 180°，胫骨与股骨残端对接（图 24-50）。

AⅡ型：适用于胫骨近端肿瘤。切除股骨最远端、膝关节和胫骨近端，小腿残端旋转 180°，胫骨远端和股骨远端对接（图 24-51）。

BⅠ型：适用于股骨近端肿瘤，但肿瘤尚未累及髋关节和臀部肌肉。切除股骨上段和髋关节，将下肢旋转 180°。将股骨远端和骨盆相对接，利用膝关节替代髋关节，踝关节替代膝关节（图 24-52）。

BⅡ型：适用于股骨近端肿瘤，且肿瘤已累及髋关节和周围软组织。将股骨上段、髋关节和下半骨盆切除，下肢旋转 180° 后，将股骨断端与髂骨残端相对接，利用膝关节作为铰链，髋关节、踝关节替代膝关节（图 24-53）。

BⅢ型：肿瘤位于股骨中段。切除整个股骨。利用人工假体将胫骨与骨盆相连（图 24-54）。

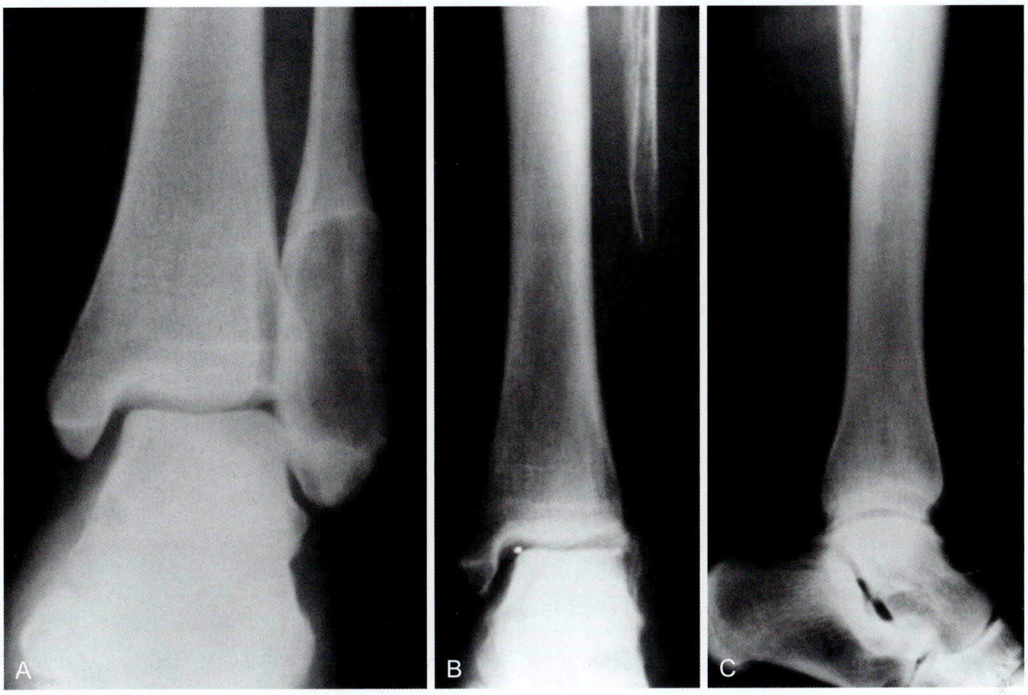


**图 24-49**　腓骨远端骨肉瘤患者行腓骨远端切除术后的长期随访结果（40 年）。无复发、畸形、关节不稳及转移发生。A. 前后位 X 线片；B 和 C. 39 年后的前后位及侧位 X 线片

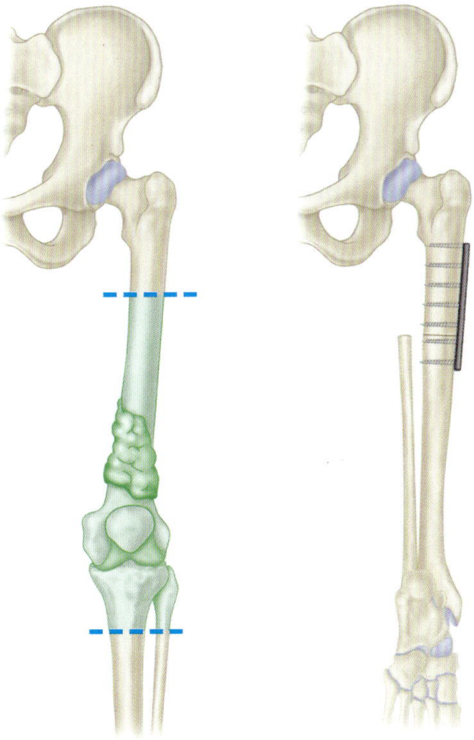

**图 24-50**　股骨远端肿瘤的 A Ⅰ型旋转成形术（重绘引自：Winkelmann WW: Rotationplasty in the local treatment of osteosarcoma, Semin Orthop 3: 40, 1988.）

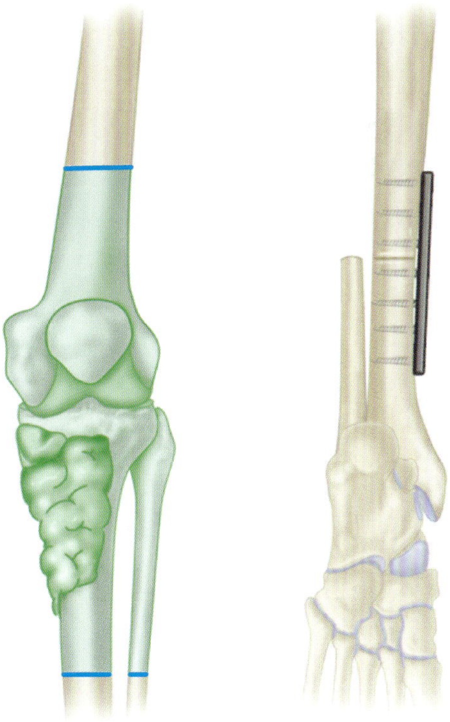

**图 24-51**　胫骨近端肿瘤的 A Ⅱ型旋转成形术（重绘引自：Winkelmann WW: Rotationplasty in the local treatment of osteosarcoma, Semin Orthop 3: 40, 1988.）

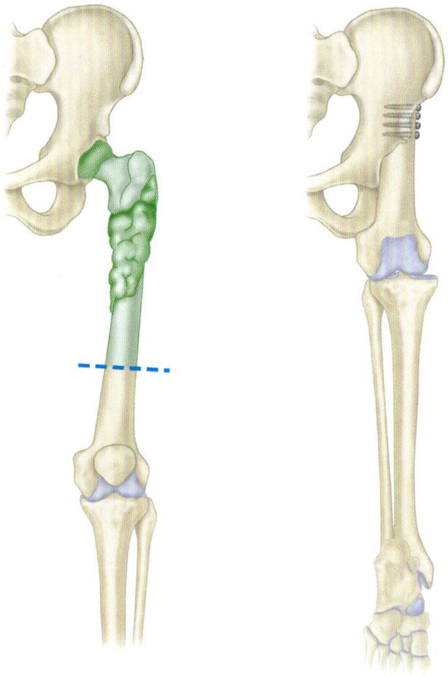

图 24-52 股骨近端肿瘤的 B Ⅰ型旋转成形术（重绘引自：Winkelmann WW: Rotationplasty in the local treatment of osteosarcoma, Semin Orthop 3: 40, 1988.）

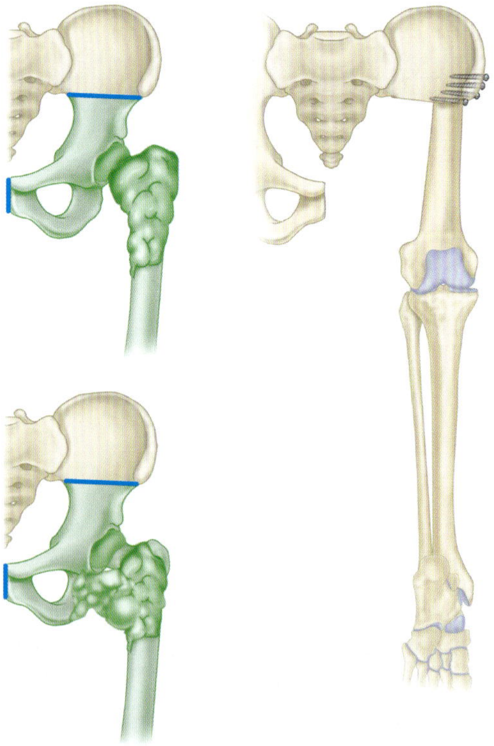

图 24-53 已侵及髋关节及邻近软组织的胶骨近端肿瘤 B Ⅱ型旋转成形术（重绘引自：Winkelmann WW: Rotationplasty in the local treatment of osteosarcoma, Semin Orthop 3: 40, 1988.）

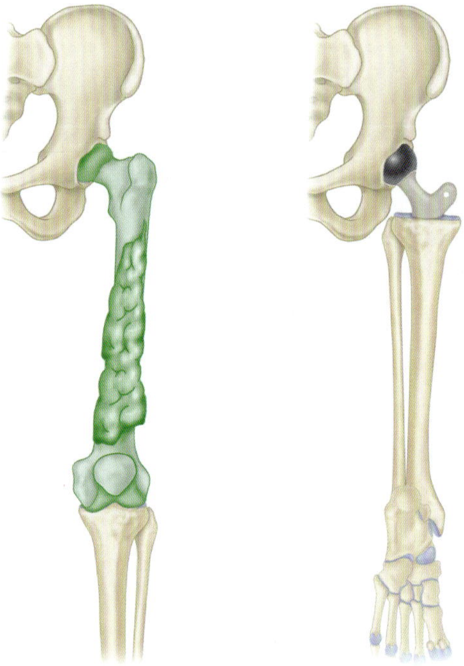

图 24-54 股骨恶性肿瘤 B Ⅲ型旋转成形术（引自：Winkelmann WW: Rotationplasty in the local treatment of osteosarcoma, Semin Orthop 3: 40, 1988.）

## 股骨远端病变旋转成形术

### 手术技术 24-22

（Kotz 和 Salzer）

- 做大菱形切口，其长轴位于肢体前侧，切口侧方两点相交于下肢后侧（图 24-55A）。活检通道应包括在菱形皮肤区域内，并与肿瘤组织整块切除。菱形切口的长轴应比预计骨切除的长度长 5~10 cm。
- 沿切口切开筋膜组织。
- 找到并分离腓总神经、胫神经和坐骨神经。然后，在收肌管近端找到股动、静脉，将其向远端游离，结扎必要的分支。如果肿瘤已侵犯血管，应将该段切除，再进行重建。
- 显露股骨，在病变上缘近端 5 cm 或更多处横行截断。
- 显露紧靠膝关节囊止点远侧和胫前动脉近端的胫骨近端。在胫骨近端骺板的远侧截断胫骨。
- 从术野取出肿瘤，立即送病理组织学检查，保证达到合适的手术切除缘。

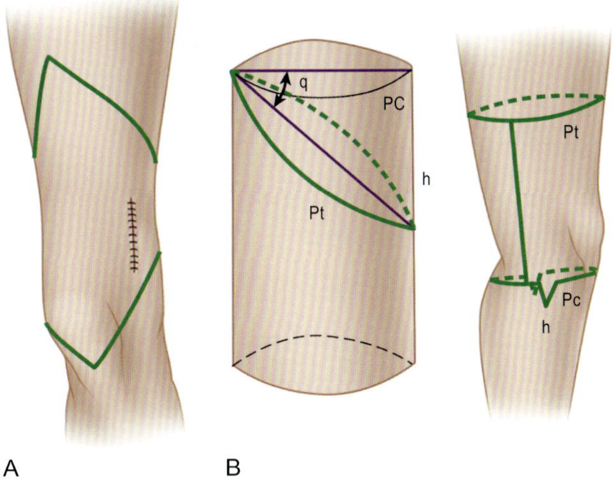


**图 24-55**　A. A Ⅰ型旋转成形术的菱形切口；B. 患者在大腿做环形切口，小腿做鱼嘴样切口（A 图重绘引自：Kotz R, Salzer M: Rotationplasty for childhood osteosarcoma of the distal part of the femur, J Bone Joint Surg 64A: 959,1982; B 图重绘引自：Gebhart MJ, McCormack RR Jr, Healey JH, et al: Modification of the skin incision for the Van Nes limb rotationplasty, Clin Orthop Relat Res 216: 179,1987.）（见手术技术 24-22）

- 下肢向外侧旋转 180°，将胫神经和腓总神经放置于股骨内侧。
- 用加压钢板固定股骨和胫骨。在骨断端固定前，应充分考虑患肢的保留长度和踝关节的位置。由于股骨的生长速度快于外旋的胫骨远端，故踝关节（现代替膝关节功能）不应低于对侧正常膝关节水平 4~6 cm。利用 Green-Anderson 表可以更为准确地计算出预留长度和正常生长能力。在成年人，踝关节和膝关节应保持在同一水平。
- 如果必须切除大腿血管，应在 2 h 内完成血管修复，但要在骨的内固定完成后进行。如血管得以保留，则应将血管环形置于肌肉组织之间，避免打结。
- 将大腿的肌肉缝合于小腿筋膜上。
- 在缝合皮肤时，应考虑到大腿和小腿周径之间的差异，可将切口近端多余的皮肤切除。Gebhart 等建议修改皮肤切口，在大腿上做环形切口，而小腿上做一鱼口状切口，以使大腿和小腿的切口周径一致，减轻皮肤长度的不对称（图 24-55B）。

**术后处理**　最初可进行非负重行走。术后 6 周安装临时性假肢，允许进行渐进性负重锻炼。

## 股骨近端未累及髋关节病变的旋转成形术

**手术技术 24-23**　（图 24-56A）

（Winkelmann）

- 近侧切口起自腹股沟内侧皮肤皱褶，向前侧延伸，在腹股沟韧带下两横指并与腹股沟韧带平行。弧形向上至髂前上棘远侧，再到大腿外侧。沿大腿外侧缘和臀横纹向内与切口起点相连（图 24-56B）。
- 从骨盆正位 X 线片上测量髂前上棘上缘到坐骨下缘的距离。在大腿内侧从关节线内侧向近侧测量，这表示远端皮肤切口的最大距离。远端皮肤切口为延长的椭圆形，其最远处在外侧关节线 6~8 cm 的大腿外侧。在股动、静脉走行上连接前侧切口，在坐骨神经走行上连接后侧切口。活检通道必须在切除的范围之内。
- 沿切口切开大腿筋膜，从起点切断缝匠肌。
- 在大隐静脉和股静脉接合处显露出股神经血管束。在腹股沟韧带的远侧切断股神经，在靠近股静脉结合处结扎大隐静脉。在内收肌管远侧游离血管束，必要时结扎所有的分支（图 24-56C）。如肿瘤已侵及血管，切除部分股动、静脉，再进行修复。
- 将阔筋膜张肌、股直肌和内收肌从起点切断。
- 切断闭孔神经，结扎闭孔动脉和闭孔静脉。
- 在起点附近切断闭孔外肌，并在腹股沟韧带深面切断髂腰肌。
- 在后侧，将臀大肌距离其股骨止点 3 cm 处切断，翻向近侧。
- 向远侧游离坐骨神经达到切除远侧。
- 尽可能保留臀中肌和臀小肌，然后靠近骨盆环形切开髋关节囊。
- 在远侧，制成股四头肌肌肉肌腱瓣，以便与臀大肌缝合。在远侧，切断腘绳肌肌腱，以便与髂腰肌缝合。
- 根据骨盆正位 X 线片，决定股骨远端保留的长度。在成人，股骨髁的下界应置于坐骨远侧边界稍上方（图 24-56D）。在儿童，股骨髁下界应放在坐骨远侧边界下 1~2 cm。保留合适的股骨干长度，并至少用 4 枚螺钉与髂骨外侧固定。
- 在切除病变和股骨近端后，近侧肢体只有神经血管束与远端相连，因此应小心支撑残留的远侧肢体。
- 骨膜下显露髂骨翼的外侧面。
- 肢体旋转 180°，使足背朝向后方。修整远侧股骨残端外侧骨皮质，使其与髂骨翼相贴附，保证小腿在冠状面处于中立位，且在膝关节完全伸直位时有 10° 外旋。

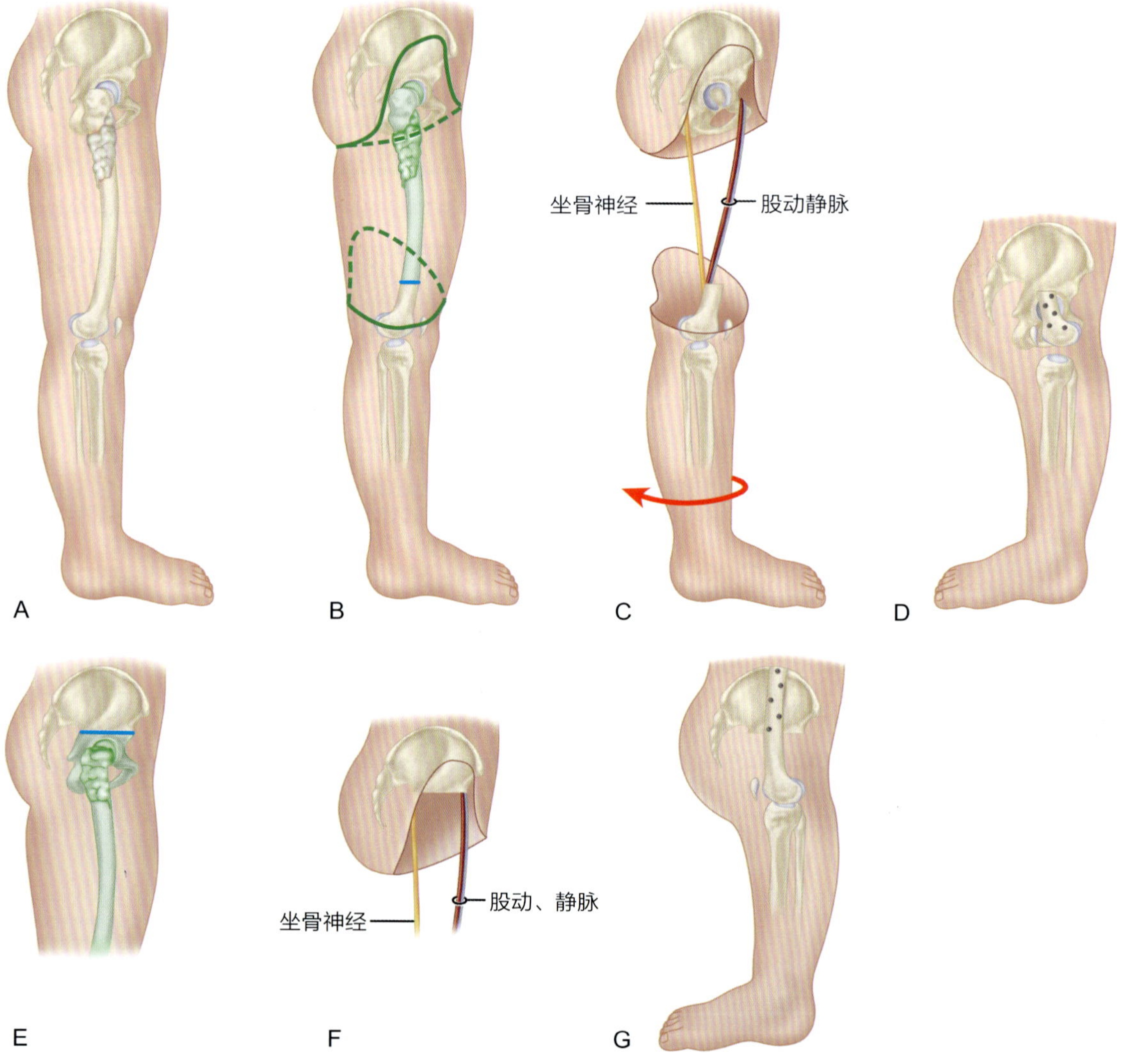


**图 24-56** A~D. B Ⅰ型旋转成形术的手术方法（见正文）；E~G. B Ⅱ型旋转成形术的手术方法（见正文）（引自：Winkelmann WW: Hip rotationplasty for malignant tumors of the proximal part of the femur, J Bone Joint Surg 68A: 362, 1986.）（见手术技术 24-23 和手术技术 24-24）

- 用至少 4 枚螺钉或骨栓将股骨干固定在髂骨翼上。
- 在膝关节屈曲 70° 位时缝合肌肉。在后侧，臀肌与股四头肌缝合。在前侧，腘绳肌肌腱与髂腰肌缝合。坐骨神经和股动、静脉环形置于皮下间隙，避免打结。切除大腿的多余皮肤。

## 股骨近端累及髋关节病变的旋转成形术

### 手术技术 24-24

（Winkelmann）

- 股骨近端切除的范围取决于肿瘤的大小和位置（图 24-56E）。必要时，切除髋部后侧的所有肌肉，并且从起点切断骶棘韧带和骶结节韧带，在骨盆内横行切断髂腰肌。
- 尽可能靠近侧截断髂骨，但至少保留 4 枚螺钉固定股骨的范围（图 24-56F、G）。
- 在前侧，必要时到耻骨联合做半骨盆切除。
- 如果切除臀肌，则股四头肌的远、中侧部分将作为髋关节（膝关节）伸肌，故须保护股神经和股血管。
- 根据髂腰肌切断的水平，决定保留膝关节屈肌肌腱的长度。

**术后处理** 单侧髋人字形石膏固定，石膏前侧半可拆卸，以便术后立即进行髋关节被动功能锻炼。同时术后也应立即进行踝关节主动功能锻炼，术后 3 周进行髋关节主动功能锻炼。

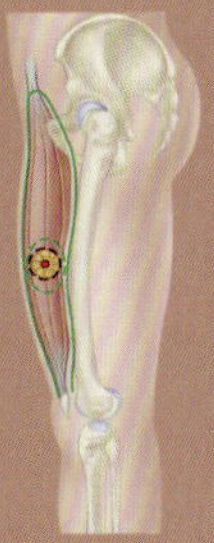

# 第 25 章

# 良性骨肿瘤和类肿瘤样的非肿瘤性病变

**著者：** Patrick C. Toy, Robert K. Heck Jr.

**译者：** 贾金鹏　毕文志　韩　纲（第 13 版：贾金鹏　毕文志　韩　纲）

**审校：** 韩　纲（第 13 版：郭　卫　李大森　唐　顺　曲华毅　戴　闽）

本章讨论的骨病变通常既没有局部侵袭性也不发生转移。绝大多数患者没有症状或只有轻微的症状。通常只有出现并发症时才有症状，如病理性骨折。多数为偶然发现（表 25-1）。

## 第一节　成骨性肿瘤

### 一、骨样骨瘤

骨样骨瘤系良性肿瘤，常见于青年男性。好发年龄为 10~30 岁，偶有老年人发病的报道。可发生于所有骨骼，下肢好发，50% 发生于股骨或胫骨。肿瘤可长在骨皮质或骨松质内，也有多发病变的报道。尚无恶性变的报道。典型的症状为疼痛，夜间加重，口服阿司匹林或其他非甾体抗炎药可缓解。病灶内环氧化酶和前列腺素表达水平升高，这种情况可以解释患者的疼痛症状及服用非甾体抗炎药物可以缓解疼痛。当肿瘤邻近关节时，可出现关节肿胀、僵硬及挛缩。当肿瘤位于椎体时，可出现脊柱侧凸。影像学检查通常具有诊断价值，很少需要进行活检来确定诊断。病变由一个小的（<1.5 cm）中心性瘤巢和周围的硬化骨组成。X 线片检查对于确定诊断通常是足够的。CT 是识别瘤巢和确定诊断的最好方法。$^{99m}$锝骨扫描可显示病变区域核素摄取增加。MRI 一般显示有周围广泛的水肿。

显微镜下，病变由纤维血管组织和不成熟的骨小梁组成，周围被典型的成骨细胞包绕。这种表现和成骨细胞瘤相似，只是成骨细胞瘤相对较大。病变通常被硬化缘包围，没有核的异型。可以见到破骨细胞，偶见巨细胞。没有侵袭特征。

骨样骨瘤有多种治疗方法可供选择，包括内科治疗、经皮射频消融术和切开手术治疗。如果患者的症状可以完全控制，并且患者愿意进行长期的内科治疗，则可以采用抗炎药物进行治疗。采用这种方法治疗的患者通常在 3~4 年内病变可以自愈。

病变位于骨盆或者四肢长骨的患者，多数可以采用经皮射频消融术进行治疗（图 25-1）。这种方法在 CT 引导下穿刺活检后，通过穿刺针套管的通道将射频头插入，使射频头增温至 90℃并保持 6 min。多位学者报道了采用这种治疗方法的良好效果。一般可在门诊进行治疗，患者通常可以立刻恢复完全活动。复发率低于 10%。但这种治疗方法慎用于脊柱，因为有伤及脊髓和神经根的危险。不适用于手足小骨的病变，因为可造成皮肤的热损伤。

手术治疗应切除整个瘤巢。可以采用刮除术或者整块切除。后者的复发率较低，但是术后病理性骨折的风险增加，因此极少用于长骨。通常用的是磨除法（图 25-2）。这种方法包括术中采用 X 线透视确定瘤巢并使用电动磨钻去除瘤巢边缘的硬化骨。

用刮匙取出瘤巢组织送病理检查，再次用电动磨钻处理瘤巢腔隙以确保整个瘤巢被切除。采用这种方法，仅有周围少量的反应骨被去除，最大程度减少了将来骨折的风险，复发率 <10%。

目前有一种无辐射的方法正在探索之中。磁共振介导下的超声共聚焦（MRgFus）消融术，能把超声聚焦于骨样骨瘤。当高强度超声聚焦于一点

表 25-1

良性骨肿瘤和类肿瘤样病变

| 肿瘤 | 年龄 | 流行病学 | 部位 | 临床表现 | 影像学表现 | 病理学表现 | 治疗方法 | 备注 |
|---|---|---|---|---|---|---|---|---|
| 成骨性肿瘤 | | | | | | | | |
| 骨样骨瘤 | 10~30 岁 | 男、女发病比为 3∶1 | 下肢长骨、脊柱后柱、骨干（干骺端） | 疼痛，夜间痛更明显；非甾体抗炎药可缓解疼痛 | 位于皮质内的透光性瘤巢 <1.5 cm，伴有边缘的明显硬化 | 疏松的纤维血管组织包绕骨小梁 | 非甾体类抗炎药治疗；磨钻磨除；射频消融术 | 病灶内环氧合酶与前列腺素水平高 |
| 骨岛 | 成人 | 男、女发病比为 1∶1 | 骨盆、股骨 | 通常无症状 | 骨松质区密度增高的小圆形病变，周缘有放射状的骨针 | 成熟增粗的骨小梁，边缘渐变正常骨小梁 | 观察 | 全身脆性骨硬化——多发性骨岛 |
| 软骨病变 | | | | 通常无症状 | | | | |
| 软骨瘤 | 成人 | 男、女发病比为 1∶1 | 手或肱骨近端、股骨远端、胫骨近端 | 通常无症状 | 点状钙化，呈分叶状；很少皮质破坏（手部除外） | 良性表现的透明软骨 | 观察，如有症状刮除 | 奥利尔病——多发内生软骨瘤（常有恶性变）<br>马富奇综合征——多发内生软骨瘤伴软组织血管瘤（常有恶性变） |
| 骨软骨瘤 | 10~30 岁 | 男性略多 | 长骨干骺端 | 肿块；可能有继发于软组织刺激、骨折或滑囊炎引起的疼痛 | 带蒂或无蒂的骨病变，与髓腔相通，上覆软骨帽 | 与内有软骨内成骨的骨骺相似 | 无症状的可以继续观察，有症状的切除；软骨帽应彻底切除 | 极少恶变为软骨肉瘤，多发性遗传性骨软骨瘤（MHE）为外显不完全的常染色体显性遗传，MHE——突变位点为 EXT1 或 EXT2 |
| 纤维性病变 | | | | | | | | |
| 非骨化性纤维瘤(NOF) | 0~20 岁 | 男、女发病率为 1∶1 | 长骨干骺端 | 无症状；除非发生病理性骨折，通常通过 X 线片偶然发现 | 位于长骨干骺端的区域性、偏心性病变，具有明显硬化边缘的分叶状病变 | 胶原基质内温和的席纹状分布的梭形细胞 | 观察；病变较大可以刮除；病理性骨折通常采用非手术治疗 | Jaffe-Campanacci 综合征——多发的非骨化性纤维瘤，具有咖啡牛奶斑 |
| 骨皮质硬纤维瘤 | 10~20 岁 | 男性 | 股骨远侧干骺端后内侧骨皮质 | 通常无症状 | 侵犯股骨远端后内侧皮质，基底硬化 | 伴有胶原间质的纤维组织，胶原基质内温和的席纹状分布的梭形细胞（与 NOF 相似） | 观察 | 可能与大收肌牵拉有关 |

**表 25-1（续）**

| 肿瘤 | 年龄 | 流行病学 | 部位 | 临床表现 | 影像学表现 | 病理学表现 | 治疗方法 | 备注 |
|---|---|---|---|---|---|---|---|---|
| **良性骨肿瘤和类肿瘤样病变** | | | | | | | | |
| 良性纤维组织细胞瘤 | 30~50 岁 | 男、女发病比为 1:1 | 骨盆、股骨 | 进行性疼痛 | 分叶状，中心性的放射性透光区，边缘硬化 | | 刮除 | |
| 纤维异样增殖症 | 0~30 岁 | 男、女发病比为 1:1 | 股骨、胫骨 | 疼痛、畸形、皮肤色素沉着、内分泌异常 | 具有清晰硬化边缘的磨砂玻璃样病变 | 具有纤维基质的不规则编织状骨针 | 如有骨折风险，可以预防性固定；矫正畸形；重症患者可以用双膦酸盐类药物治疗 | McCune-Albright 综合征——多发纤维结构不良，皮肤色素沉着，内分泌异常；Mazabraud 综合征——多发纤维结构不良，伴肌内黏液瘤 |
| 骨纤维结构不良 | 0~20 岁 | 男、女发病比为 1:1 | 胫骨（骨干） | 除发生病理性骨折，常无症状；前弓 | 位于胫骨皮质的多中心性溶骨性病变 | 不规则骨小梁伴有明显的成骨细胞，边缘疏松的纤维基质 | 观察；发生骨折通常采用非手术治疗；用手术矫正畸形 | |
| 骨促纤维增生性纤维瘤 | 10~30 岁 | 男、女发病比为 2:1 | 任何部位 | 疼痛、病理性骨折 | 侵袭皮质的溶骨性病变，常有间隔，可有软组织包块 | 含丰富胶原、细胞含量少的纤维组织 | 彻底刮除和广泛切除 | |
| **囊性病变** | | | | | | | | |
| 单房性骨囊肿 | 0~20 岁 | 男、女发病比为 2:1 | 肱骨近端、股骨近端 | 除发生病理性骨折，常无症状 | 中心性、单纯溶骨性病变，骨皮质均匀膨胀，骨皮质无破坏 | 囊内充满稻草色囊液，纤维组织囊壁薄 | 观察；抽液、药物注射（皮质类固醇激素、骨髓、骨移植材料），刮除 | |
| 动脉瘤样骨囊肿 | 0~20 岁 | 女性略多 | 肱骨近端、股骨远端、胫骨近端、脊柱（后部结构） | 疼痛 | 偏心膨胀溶骨性病变，薄骨皮质骨壳，MRI 可见液平面 | 出血性多孔间隙，分隔内有成纤维细胞、组织细胞、也可充满含铁血黄素的巨噬细胞及巨细胞 | 彻底刮除，骨盆病变可以考虑术前栓塞 | |

表 25-1（续）

| 良性骨肿瘤和类肿瘤样病变 | | | | | | | | |
|---|---|---|---|---|---|---|---|---|
| 肿瘤 | 年龄 | 流行病学 | 部位 | 临床表现 | 影像学表现 | 病理学表现 | 治疗方法 | 备注 |
| **脂肪性肿瘤** | | | | | | | | |
| 脂肪瘤 | 成人 | 男、女发病比为1∶1 | 任何部位 | 无症状 | 界限清楚的透光性病变，常有基质钙化，MRI显示为正常脂肪信号 | 脂肪组织，中心区域可有坏死 | 观察 | |
| **血管源性肿瘤** | | | | | | | | |
| 血管瘤 | 成人 | 男、女发病比为1∶2 | 椎体 | 无症状 | 垂直方向骨小梁增厚（X线呈“栅栏”状，CT呈“圆点花布”状表现），MRI在$T_1$和$T_2$加权像为高信号 | 血管增生 | 无 | |
| **其他非肿瘤性病变** | | | | | | | | |
| Paget病 | 40~80岁 | 男性略多 | 椎体、骨盆、股骨近端 | 疼痛 | 早期为溶骨性表现，随后皮质增厚，骨小梁增粗，骨扫描为热点，MRI为正常骨髓信号 | 编织骨，不规则的骨水泥线状表现，纤维组织基质 | 双膦酸盐类药物，非甾体抗炎药，降钙素 | 类病毒样包涵体提示病毒可能是诱因<br>盎格鲁撒克逊人种多发，其他人种少见<br>骨转换异常 |
| 棕色瘤 | 成人 | 男、女发病比为1∶1 | 任何部位 | 除非发生病理性骨折，骨病变通常无症状；高钙血症表现（恶心、乏力、头痛及全身骨痛） | 广泛骨质疏松；反应性成骨包绕的多发性溶骨性病变 | 巨细胞、破骨细胞活性增高，骨髓纤维化，高钙血症及低磷血症是诊断要点 | 内分泌科药物治疗，可能或者已经发生病理性骨折可以手术治疗 | 原发性甲状旁腺功能亢进通常由甲状旁腺腺瘤引起；继发性甲状旁腺功能亢进症常由慢性肾衰竭引起 |

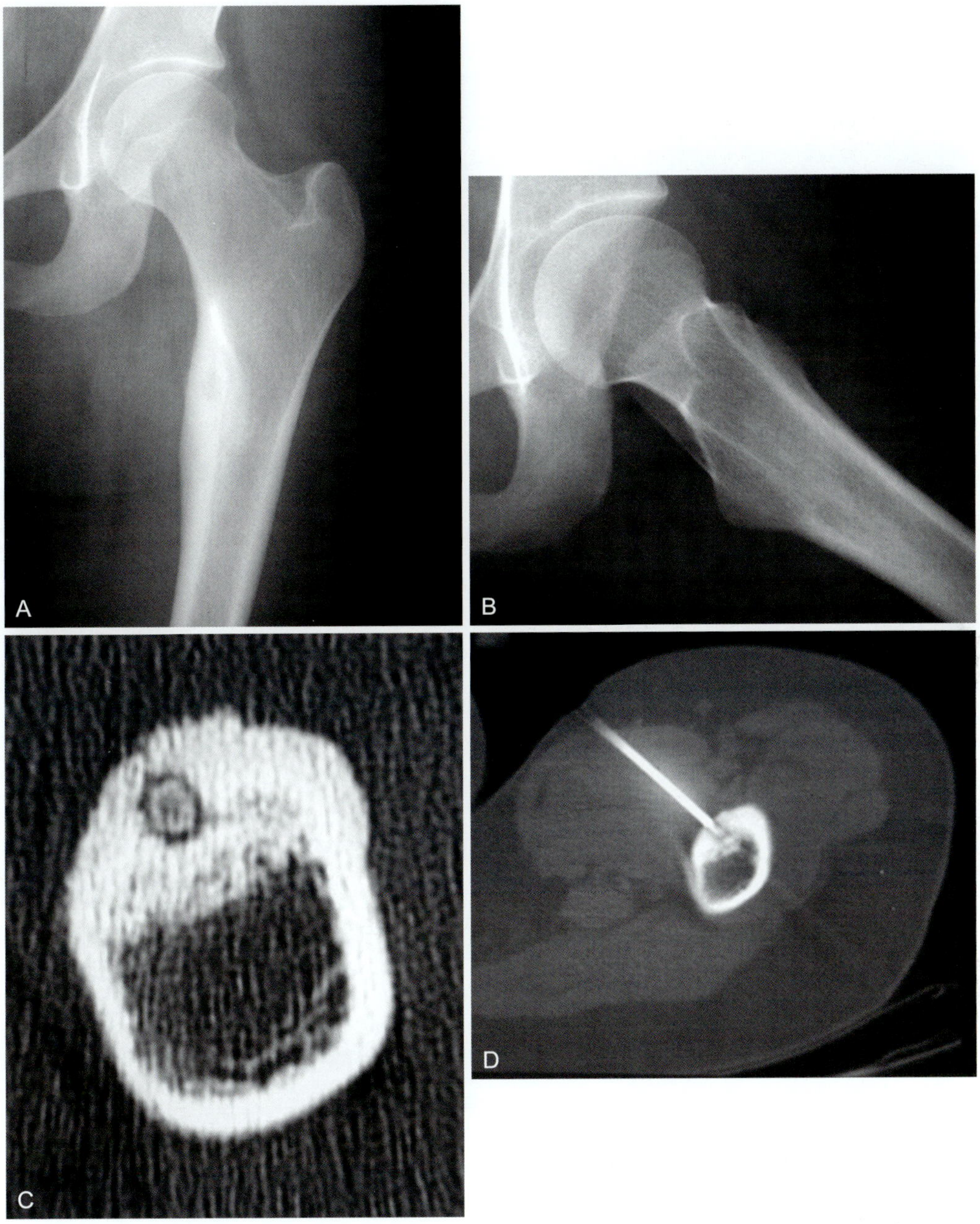


**图 25-1**　17 岁女性患者诉左大腿疼痛数月。正位片（A）及侧位片（B）显示左髋关节透光性病变，周围有反应骨形成的较厚的硬化缘；C. CT 清楚显示瘤巢并可确定诊断；D. 在 CT 引导下射频消融探头插入瘤巢

时，能产生相当高的热量。MRI 能定位病变并监测温度。初步研究显示此技术是安全有效的。还需要更大规模的研究证实现有结果。

## 二、骨岛

骨岛也称内生骨疣，是发生于骨松质的良性病变。通常没有症状，偶然发现。几乎所有骨骼均可受累，其中骨盆和股骨是最常见的部位。目前仍不清楚骨岛是一种发育异常还是新生物，但多数保持静止。其主要意义在于其他一些具有侵袭性的病变，有时需与骨岛患者进行鉴别诊断。全身脆性骨硬化是种少见疾病，表现为多发骨骼内小骨岛形成，可以为常染色体显性遗传，或表现为散发病例。

骨岛通常可以通过 X 线片诊断。典型表现为骨松质内有密度均匀增高的小圆形或椭圆形区域（图 25-3A）。骨岛边缘的放射状针样骨质与正常骨融合形成毛刷样边缘。没有骨性破坏和骨膜反应。骨扫描可有轻度摄入增加，但如果扫描结果为明显阳性，应考虑更具有侵袭性的病变。CT 扫描显示增厚的骨小梁与周围骨相融合。MRI 通常显示为边界

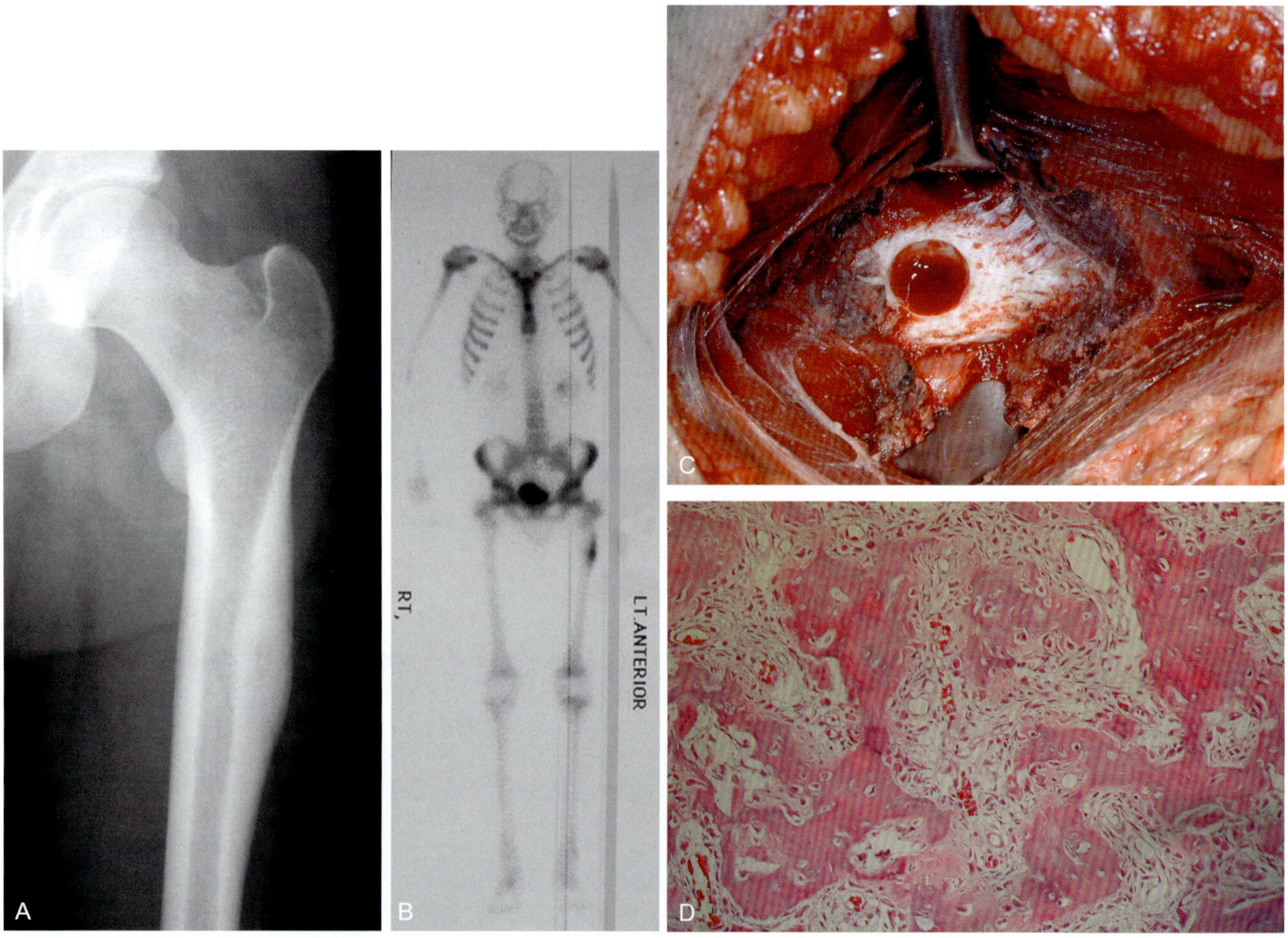


**图 25-2** A. 16 岁男性，股骨外侧皮质骨样骨瘤；B. $^{99m}$锝骨扫描可见病变区域摄取增高；C. 磨钻打磨后术中图像；D. 骨样骨瘤典型的组织学表现

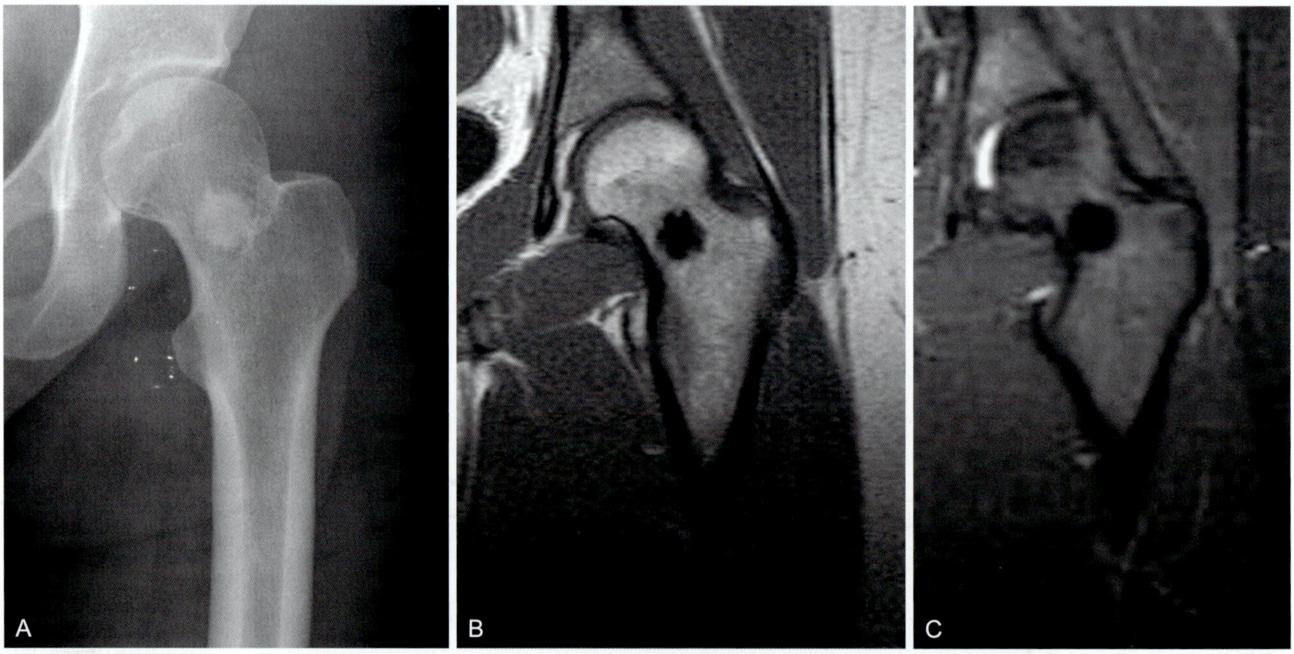


**图 25-3** A. 30 岁女性，骨岛位于股骨颈；B 和 C. MRI 显示病变在 $T_1$ 和 $T_2$ 加权像上为低信号

清晰的病变，与骨皮质呈等强信号，在 $T_1$ 和 $T_2$ 加权像为低信号（图 25-3B 和 C），周围无水肿。影像学特征无侵袭性。

显微镜下的表现与影像学特征相符合。骨岛由成熟增厚的骨小梁组成。在病变的边缘，病变的骨小梁和正常骨相融合。没有硬化的边缘。偶尔，编织骨占病变的一小部分。

多数骨岛患者可以摄系列 X 线片进行病情观察。只要病变没有症状且没有生长，就不需要进一步的干预。如果出现疼痛或者病变生长，则应进行活检以排除更具侵袭性的病变，如硬化型骨肉瘤、成骨性转移瘤或者硬化型骨髓瘤。

## 第二节　软骨病变

### 一、软骨瘤

软骨瘤是透明软骨的良性病变，较为常见，可在任何年龄段发病。虽然可累及所有骨骼，但手的指骨是最常见的部位。软骨瘤是手足短骨中最常见的肿瘤。软骨瘤通常没有症状，常在进行其他与肿瘤无关的 X 线检查时偶然发现，也可在发生病理性骨折后发现。通常发生于髓腔内的软骨瘤称为内生软骨瘤。发生于骨膜下的软骨瘤则称为骨膜软骨瘤或皮质旁软骨瘤，一般极少见。

多发性内生软骨瘤病，也称奥利尔病（Ollier 病），是一种可出现在长管状骨、短管状骨及扁平骨的软骨性肿瘤的少见疾病。通常由正常软骨内骨化障碍所致。肿瘤可发生于骨骺、干骺端和骨干，可有多处骨骼发病。肿瘤所致的畸形包括骨骺生长停止引起的短缩、干骺端增宽、长骨弓形弯曲等。手部短骨的多发病变可引起严重的残疾。若同时伴有肿瘤表面的软组织血管瘤，则称为马富奇综合征（Maffucci 综合征）。单个病变很像单发的内生软骨瘤，但有明显的恶变倾向。约有 25% 的 Ollier 病患者到 40 岁时才被诊断为肉瘤。

软骨瘤在 X 线片上为良性肿瘤表现，伴有病变内的钙化（图 25-4A 和 B）。钙化不规则，为斑点状，细孔状或爆米花状。在手足的短骨中，可以出现骨破坏和周围骨皮质的膨胀。在更近端的部位（如骨盆、肱骨近端和股骨近端），更深的骨内膜侧的皮质侵犯（2/3 皮质厚度）常提示软骨肉瘤。内生软骨瘤不会出现软组织包块，如果出现则提示软骨肉瘤。皮质旁软骨瘤通常较小（<3 cm），边界清楚，位于骨表面碟形缺损内（图 25-5）。下方骨皮质硬化，病变的边缘和骨皮质交界处有厚蛋壳状骨皮质支撑。X 线片通常足以诊断软骨瘤。如果诊断有疑问，CT 是鉴别内骨膜破坏是否为软骨肉瘤造成的最好方法（图 25-4C）。

软骨瘤镜下形态为成熟的透明软骨。肢体近端的软骨瘤较为柔和且细胞较少。肢体近端软骨瘤任何程度的细胞增多或者异型均应警惕软骨肉瘤。手部的内生软骨瘤、皮质旁软骨瘤和多发性内生软骨瘤的病灶，可以出现细胞增多及细胞轻度异型，但依然是良性病变。鉴别良、恶性软骨肿瘤是骨科病理最大的难题之一，需对所有取出的标本进行检查，即使如此，其诊断主要还是依靠临床和放射学特点，而不是病理组织学结果。

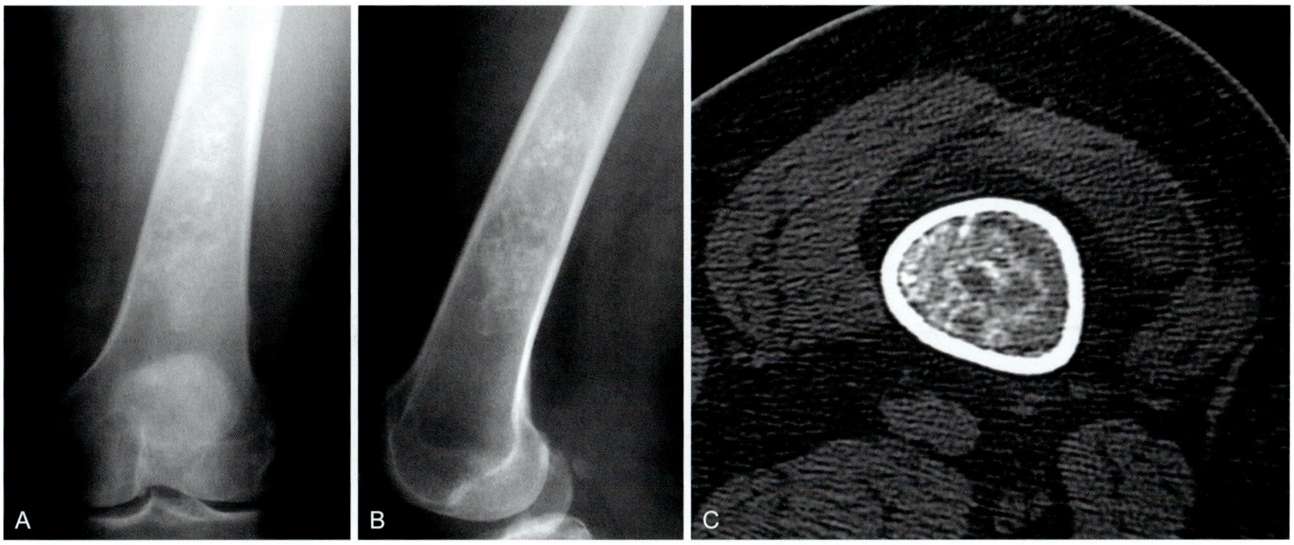


**图 25-4**　A 和 B. 55 岁女性，前后位和侧位 X 线片显示股骨远端钙化性病变，没有骨皮质的破坏，与内生软骨瘤相符；C. CT 是证实无骨皮质破坏的最好方法，诊断为内生软骨瘤

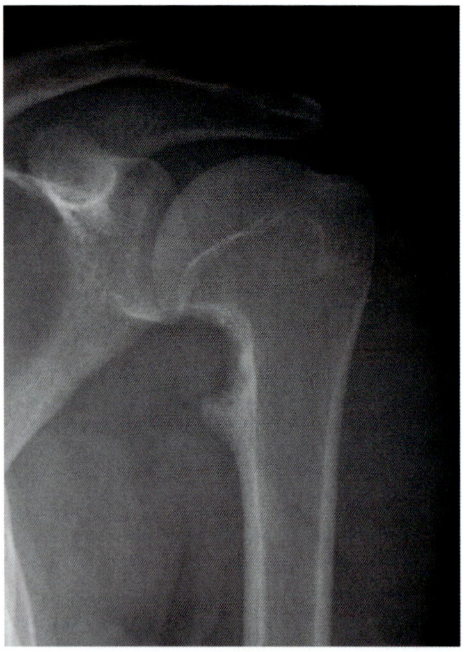

**图 25-5** 18 岁男性，前后位 X 线片显示左侧肱骨近端皮质旁软骨瘤

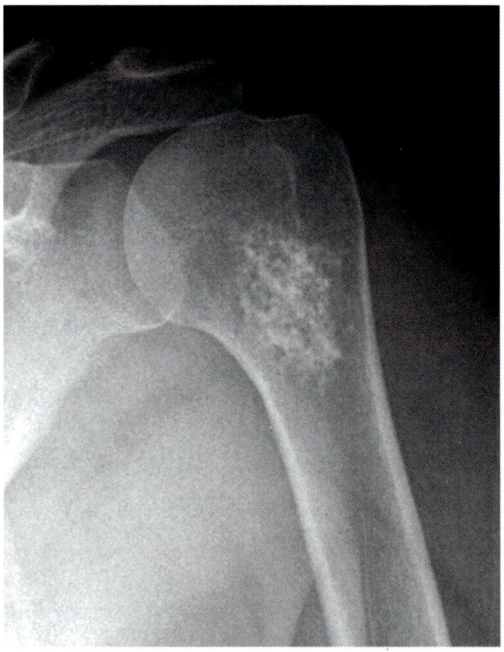

**图 25-6** 41 岁女性主诉进行性左肩上举过头活动时疼痛，左侧肩部前后位 X 线片显示肱骨近端内生软骨瘤。诊断其症状为肩袖损伤引起。患者经物理治疗后效果良好，病变在 X 线片保持稳定

单发性软骨瘤患者的治疗通常包括观察和进行系列的 X 线片检查。如果病变在 X 线片上保持稳定且没有症状，就不需要进行更多的干预。但如果病变生长或出现症状，扩大刮除通常可以治愈。在对有症状的病变手术之前，应尽量排除其他引起患者疼痛的可能（如患者伴有肱骨近端内生软骨瘤的肩袖撕裂）（图 25-6）。单发性软骨瘤复发率较低。多发性软骨瘤患者的治疗较为困难。虽然个别病变通常无须治疗，但有严重畸形时可行截骨术矫正。这些患者需进行不定期的随访以防恶变。

## 二、骨软骨瘤

骨软骨瘤是最常见的良性骨肿瘤。它可能是发育障碍而不是真正的肿瘤，可能起源于骨膜内的小软骨结节。病变由骨性肿块组成，多呈蒂状，由生长的软骨帽逐渐发生软骨内化骨形成。与真正的肿瘤不同，病变的生长与患者的发育同步，当骨骼发育成熟后病变的生长也就停止了。大部分病变是在骨骼迅速生长阶段发现的。约 90% 的患者为单发。骨软骨瘤可发生于任何由软骨化骨而形成的骨骼，好发于靠近骺板的长管状骨干骺端（图 25-7）。最常见的发病部位是股骨远端、胫骨近端和肱骨近端，极少发生于关节内。Trevor 病（半侧肢体骨骺发育不全）表现为关节内的骨骺骨软骨瘤，当多关节受累时，通常为单侧发病（半侧肢体）。

大多数骨软骨瘤不引起症状，仅是偶然发现。一些患者由于肿瘤刺激周围组织而引起症状，一般极少发生骨折。有骨软骨瘤压迫下肢的大血管引起假性动脉瘤的报道。同样，肿瘤压迫神经可引起神经症状。查体时可触及肿块。

遗传性多发性外生骨疣是一种有不同外显率的常染色体显性遗传疾病，该病有两种突变形式，*EXT1* 及 *EXT2* 基因突变。*EXT1* 位于染色体 8q24.11-q24.13，*EXT2* 位于染色体 11p11-12。本病在多个骨上的骨软骨瘤因骨骼发育异常引起。其最显著的特点是存在多个外生骨疣（图 25-8），同时可出现骨的发育异常，如骨管状结构异常，导致的干骺端宽钝，偶有桡骨呈弓形、尺骨短缩，造成手的尺偏畸形。本病发病率只有单发性骨软骨瘤的 5%~10%，男性多见。发现年龄与单发性骨软骨瘤相同，但仔细检查有家族史的儿童，可以早期发现。

骨软骨瘤放射学和大体所见可分为带蒂和广基（无蒂）两种类型，但也有介于此两种类型之间者。带蒂的骨软骨瘤更为常见。带蒂骨软骨瘤常从起点背向骺板方向生长。病变突出的部分由骨皮质和骨松质组成，两者均与起源骨相连续。病变的表面有

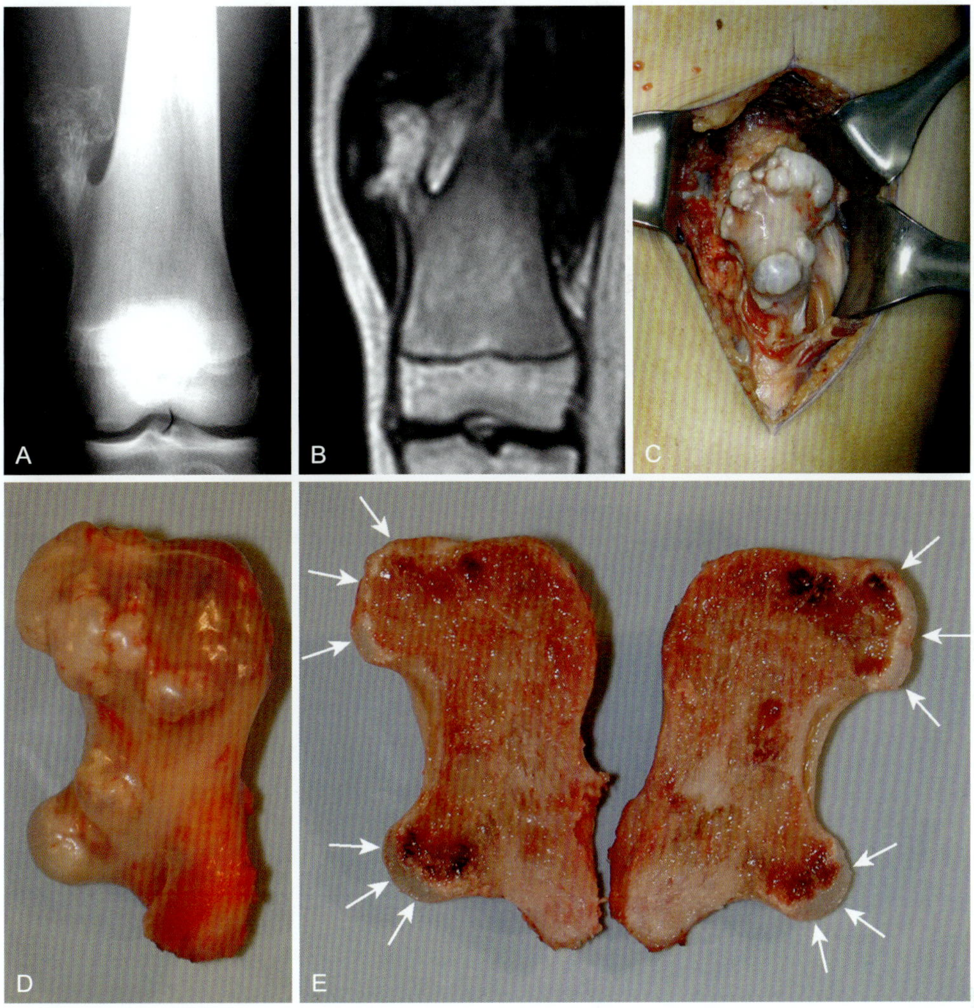


**图 25-7**　A 和 B.15 岁女孩股骨远端骨软骨瘤的 X 线片和 MRI 影像；C. 病变的术中照片；D. 标本照片；E. 标本的剖面照片，软骨帽仅 3~4 mm 厚（箭头）

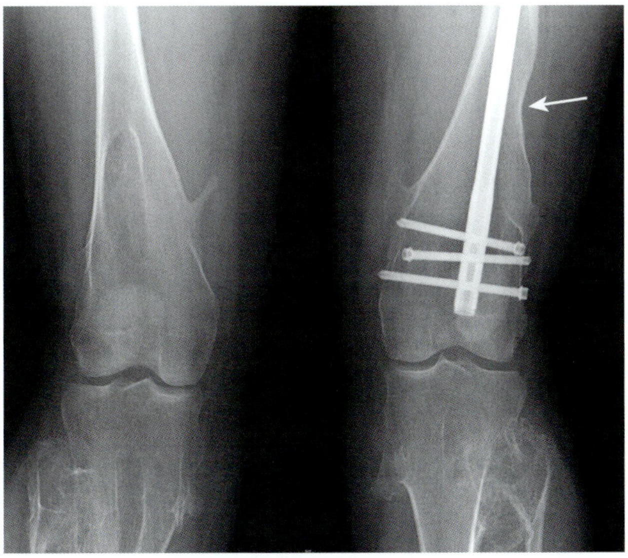

**图 25-8**　22 岁女性患者遗传性多发性外生骨疣的膝关节。箭头标记为切除一处病变术后股骨骨折的愈合情况。注意胫骨成角

不规则的软骨帽，在 X 线片上不显影。偶尔可见软骨帽钙化现象。成人典型的软骨帽仅几毫米厚，而儿童的软骨帽可厚达 2 cm。肿瘤表面常有滑囊，其中可出现骨软骨游离体。通常 X 线片即可诊断，有时需行 CT 或 MRI 检查确诊。

骨软骨瘤极少发生恶变。大宗病例调查估计，单发性骨软骨瘤患者的恶变率约 1%，遗传性多发性外生骨疣患者的恶变率约 5%。但是，这些数字仅来源于病理学数据，存在固有偏倚，因为大量有症状的患者在转诊中心就做了手术。真正的恶变率可能远低于这些数据，因为真正的骨软骨瘤的患病率仍然未知（多数患者没有症状而从未就诊）。当成年患者骨软骨瘤突然快速生长，应怀疑恶变的可能，它通常恶变的为低级别软骨肉瘤。恶变患者的软骨帽厚度通常超过 2 cm。恶变最好通过 CT 或 MRI 检查进行评估。

骨软骨瘤的手术（整块切除）指征包括：①

肿瘤较大而影响美观；②压迫周围组织引起症状；③影像学检查疑有恶变。在极少数情况下，无蒂的骨软骨瘤单靠 X 线片不能确诊时需进行活检。术后复发极为少见，可能由于没有完整切除软骨帽所致。遗传性多发性外生骨疣患者可能需要行截骨术矫形。

甲下外生骨疣是一种与骨软骨瘤相似的病变，一般发生在远端指（趾）骨，尤其是拇趾。常有明确的外伤史，当掀起趾甲引起疼痛时需手术切除。通过病史和病变的部位可与真正的骨软骨瘤相鉴别。

## 第三节 纤维性病变

### 一、非骨化性纤维瘤

非骨化性纤维瘤（也称干骺端纤维性缺损、纤维皮质缺损和纤维黄色瘤），是常见的发育异常，约有 35% 的儿童会发生。通常为偶然发现。一般该病在 2~20 岁患者的长骨干骺部发生。虽然可累及任何骨骼，但是有约 40% 位于股骨远端，40% 位于胫骨，10% 位于腓骨。X 线片上，非骨化性纤维瘤表现为边界清楚的分叶状病变，位于干骺端，偏心性生长（图 25-9）。呈多房性，或者肿瘤内有骨嵴，边缘呈扇贝样硬化，皮质侵蚀。没有病理性骨折时没有骨膜反应。

组织学上，病变内充满梭形细胞，呈旋涡状或席纹状分布。病变中细胞丰富，主要为成纤维细胞增殖，几乎总是存在巨细胞和泡沫细胞。

非骨化性纤维瘤一般没有症状，可在成年后自行消失。多数病理性骨折可非手术治疗。当病变出现症状、增大或反复出现病理性骨折时需行手术治疗。病变超过骨直径的 50% 以上时理论上骨折的风险会增加，因此一些学者建议此时应进行手术治疗，但是此数值并非普遍接受的手术指征。一般刮除后极少复发（图 25-10）。

### 二、骨皮质硬纤维瘤

骨皮质硬纤维瘤是发生于股骨远侧干骺端后内侧的不规则病变，好发于 10~15 岁的男孩。可能是大收肌牵拉作用引起的反应。在下肢外旋 20°~45° 的斜位 X 线片上病变显示最清楚。如有临床症状，常为软组织肿胀和疼痛。X 线片和 MRI 表现为伴有基底硬化的骨皮质缺损（图 25-11）。一般不需活检和治疗，仅需继续观察。

### 三、良性纤维组织细胞瘤

良性纤维组织细胞瘤是一种少见的病变，由 Dahlin 于 1978 年首次报道。该病最常见于软组织，较少发生于骨。虽然其组织学表现与非骨化性纤维

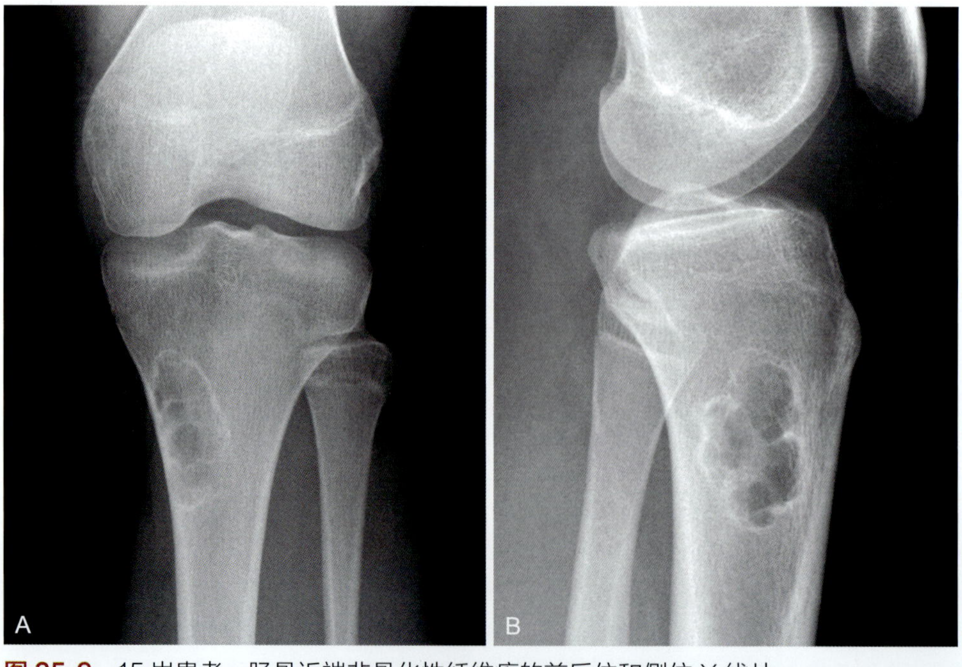


图 25-9 15 岁患者，胫骨近端非骨化性纤维瘤的前后位和侧位 X 线片

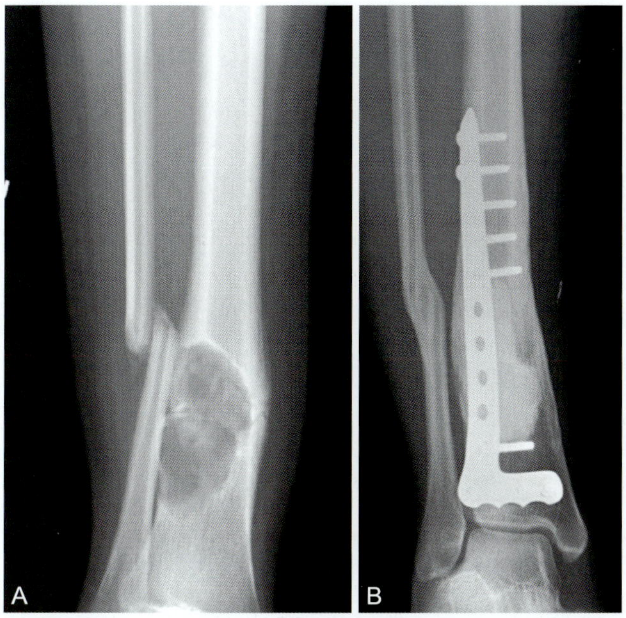

图 25-10　14 岁患者，轻微外伤后因胫骨远端非骨化性纤维瘤病理性骨折。A. 胫骨远端外翻畸形；B. 截骨、病变刮除，植骨（磷酸钙 / 硫酸钙骨移植替代物）后 2 年，患者无疼痛，功能正常

瘤相似，但它的生物学行为及 X 线片特征显示其更具侵袭性（图 25-12）。非骨化性纤维瘤常为干骺端偏心性病变，而良性纤维组织细胞瘤则与之不同，可发生在长骨的骨干和骨骺或骨盆。与非骨化性纤维瘤相鉴别的另一特征为好发年龄较大，多为 30~40 岁。X 线片表现为界限清晰的溶骨性病变，呈膨胀性生长，有少量的骨膜反应。骨扫描常为轻度浓集。与非骨化性纤维瘤不同，本病被认为是真正的肿瘤。由于有局部复发倾向，建议彻底刮除或广泛切除。

## 四、纤维异样增殖症

纤维异样增殖症是骨形成中的发育异常，可单发或多发。其特点是正常的骨和骨髓组织被纤维组织和小片的编织骨所替代。本病可发生于骨骺、干骺端或骨干。可伴有其他异常，如性早熟、异常皮肤色素沉着、肌内黏液瘤和甲状腺疾病等。McCune-Albright 综合征是指多发骨的纤维异样增

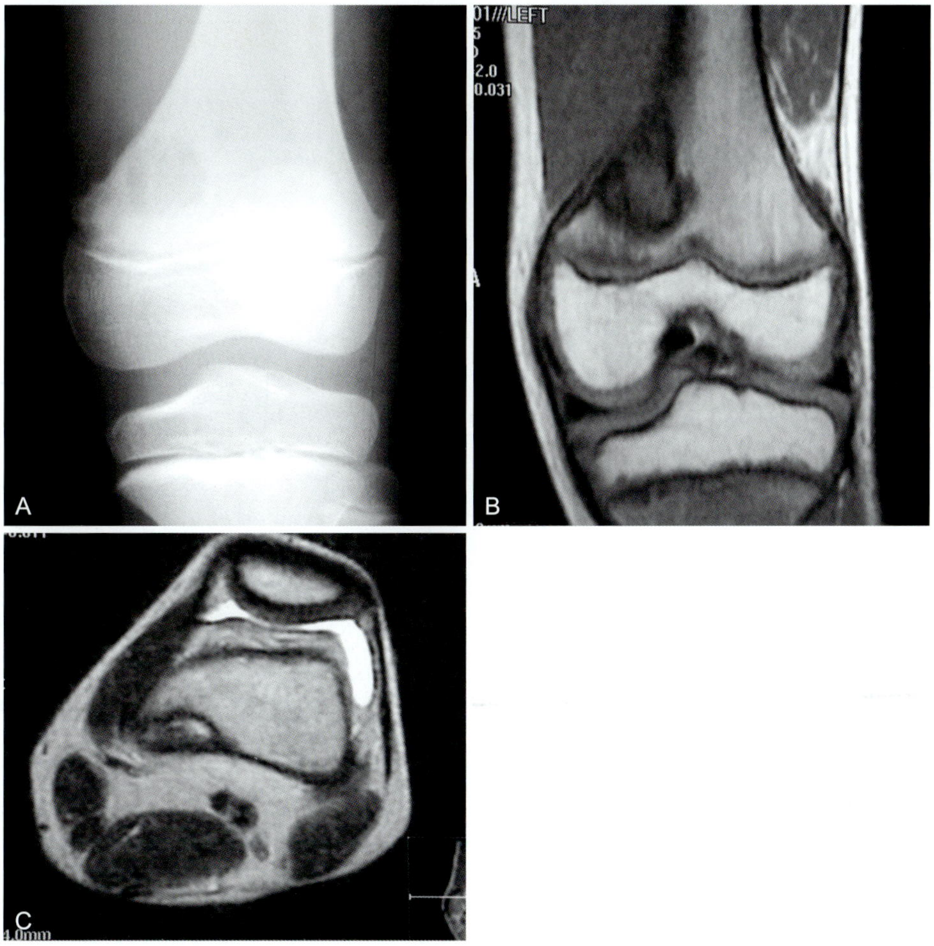

图 25-11　8 岁男孩，患左侧股骨皮质硬纤维瘤。A. 前后位 X 线片；B 和 C. 冠状位和轴位 MRI

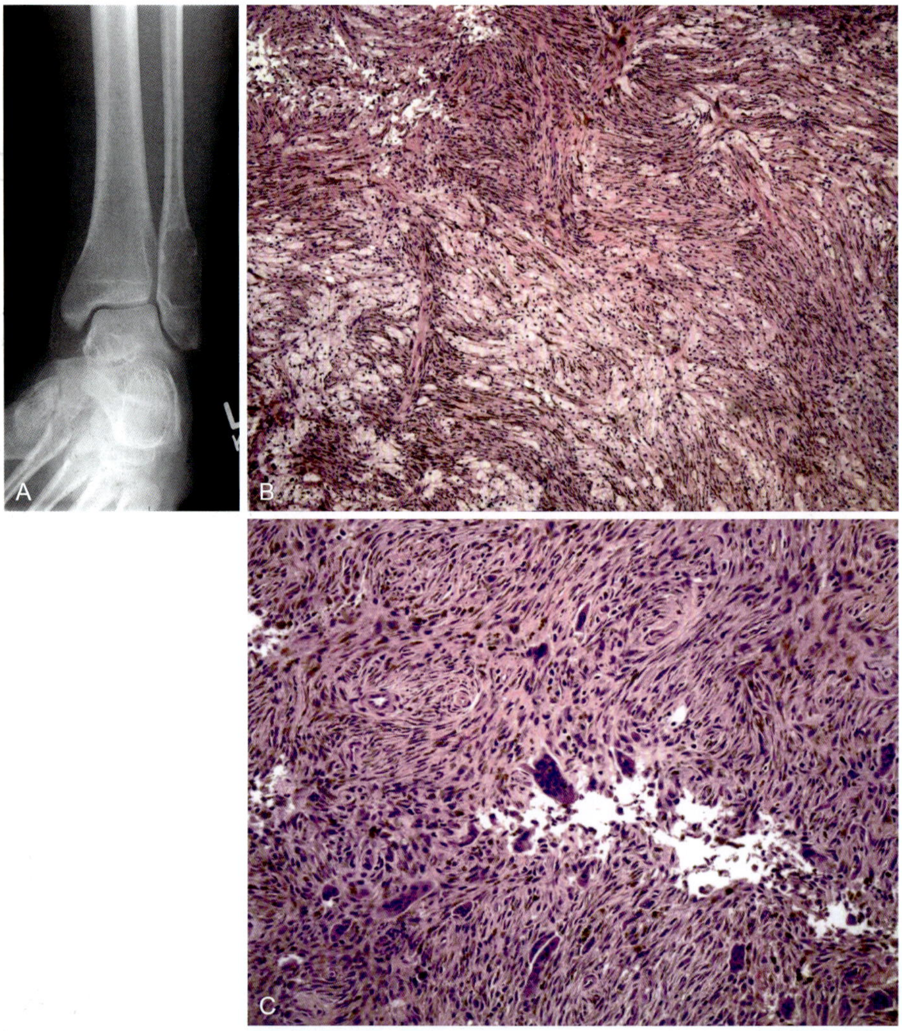


**图 25-12** A. X 线片显示外踝良性纤维组织细胞瘤；B 和 C. 低倍（B）和高倍（C）显微照片显示良性纤维组织细胞瘤的典型组织学形态

殖症、皮肤色素沉着和内分泌异常。Mazabraud 综合征为伴有肌内黏液瘤的多发骨纤维异样增殖症。不管是否进行过放射治疗，均有少量恶变的报道。

X 线片表现具有特征性，为沙砾样透光区，呈磨玻璃样，有界限分明的硬化边缘（图 25-13）。偶尔需进行活检以明确诊断。组织病理学表现为不规则的编织状骨针，伴有纤维间质。可以出现小片状的软骨化生和囊性变（图 25-14）。当有严重畸形、病理性骨折及明显疼痛时需手术治疗。如有可能，诊断明确的病理性骨折或即将发生的病理性骨折最好采用髓内固定的方法。畸形可通过截骨术加内固定的方法加以矫正。因为刮除植骨的复发率较高，应优先选择吸收较慢的骨皮质植骨而非松质骨和人工骨。研究显示，采用双膦酸盐类药物治疗对广泛病变的患者可能有效。

## 五、骨纤维结构不良

骨纤维结构不良（长骨的骨化性纤维瘤，也称为 Campanacci 病）少见，多发生于胫骨和腓骨。患者的初诊年龄绝大部分在 20 岁以内。最常发生在胫骨中 1/3，虽然本病好发于骨干，但也可侵及干骺端。表现为胫骨增粗，常向前外侧弓形弯曲。除发生病理性骨折外，一般无疼痛。X 线片显示为偏心性骨皮质内骨溶解，伴有骨皮质膨胀（图 25-15）。组织学检查显示病变中央为带状的疏松纤维组织，周边有一圈活跃成骨细胞形成的骨小梁带。本病必须与造釉细胞瘤及单发性的纤维异样增殖症相鉴别。目前尚难预测其自然病程。有少量病变在儿童期可自行消退。本病多在儿童期进展，到青春期后则不再进展。儿童病灶刮除或边缘切除后复发率较高。相反，骨骼发育成熟的患者术后复发率较

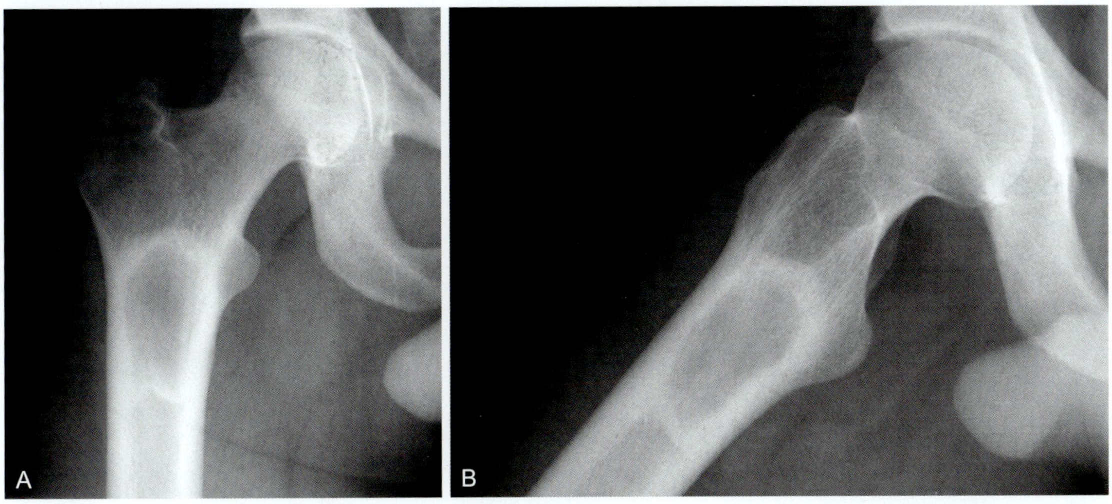


图 25-13　A 和 B. 22 岁男性，滑雪受伤后出现疼痛。右髋正位、侧位 X 线片显示右侧股骨近端纤维异样增殖症。受伤前无症状，非手术治疗后症状缓解，病变在 X 线片上表现稳定

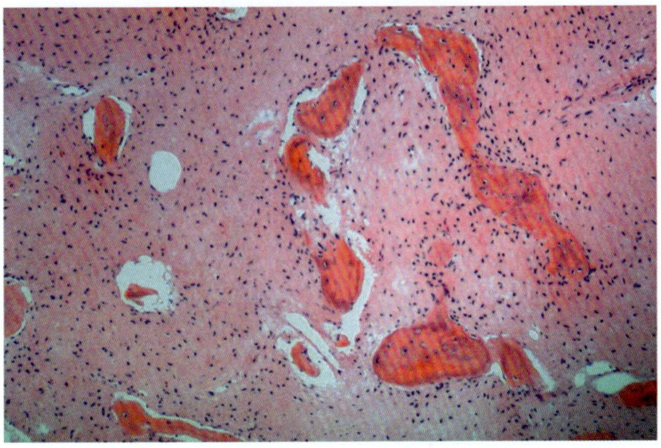

图 25-14　纤维异样增殖症的典型组织学形态

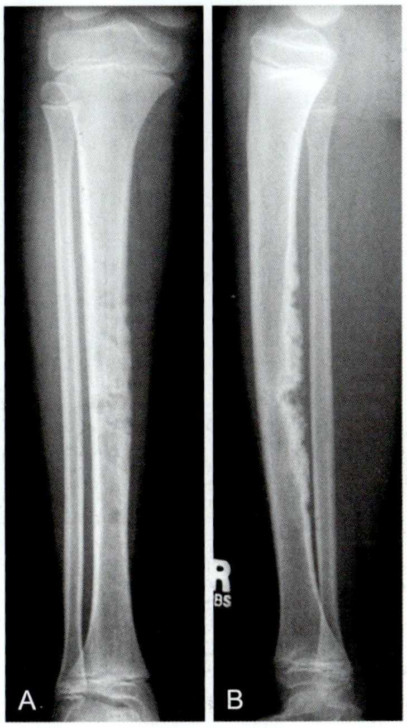


图 25-15　10 岁男孩，右侧胫骨骨纤维异样增殖症的前后位（A）和侧位（B）片

低。病理性骨折者可进行非手术治疗。手术治疗的目的在于预防和矫正畸形。

## 六、骨促纤维增生性纤维瘤

骨促纤维增生性纤维瘤较罕见，属局部侵袭性良性肿瘤。与更常见的软组织硬纤维瘤相似，可以认为其为软组织硬纤维瘤的骨内病变。据报道，可见于所有年龄段，但多见于 10~30 岁患者。最好发于长管状骨，而颅骨、下颌骨、骨盆和脊柱也有报道。疼痛是最主要的症状。

典型的 X 线片表现为边界清楚的溶骨性病变，伴有较窄的移行区，通常有较薄的反应骨边缘（图 25-16A 和 B）。可以出现骨皮质的破坏。病变有时出现骨间隔。在 MRI 上与其他纤维性肿瘤类似，在 $T_1$ 和 $T_2$ 加权像上为低信号（图 25-16C 和 D）。大体所见，病变组织致密且坚硬，类似于软组织硬纤维瘤。显微镜下也与软组织硬纤维瘤相似，有少量成纤维细胞，胶原丰富，核分裂极少（图 25-16E）。

本病虽不转移，但简单刮除后局部复发常见。多数学者推荐广泛切除。扩大刮除术可更好地保留功能，对患者来说是一个合理的选择。辅助治疗对治疗软组织硬纤维瘤有效（如放射治疗、抗炎药、他莫昔芬和细胞毒素剂），可能也在骨促纤维增生性纤维瘤治疗中起到一定作用。但是支持这种方法的文献资料较少。

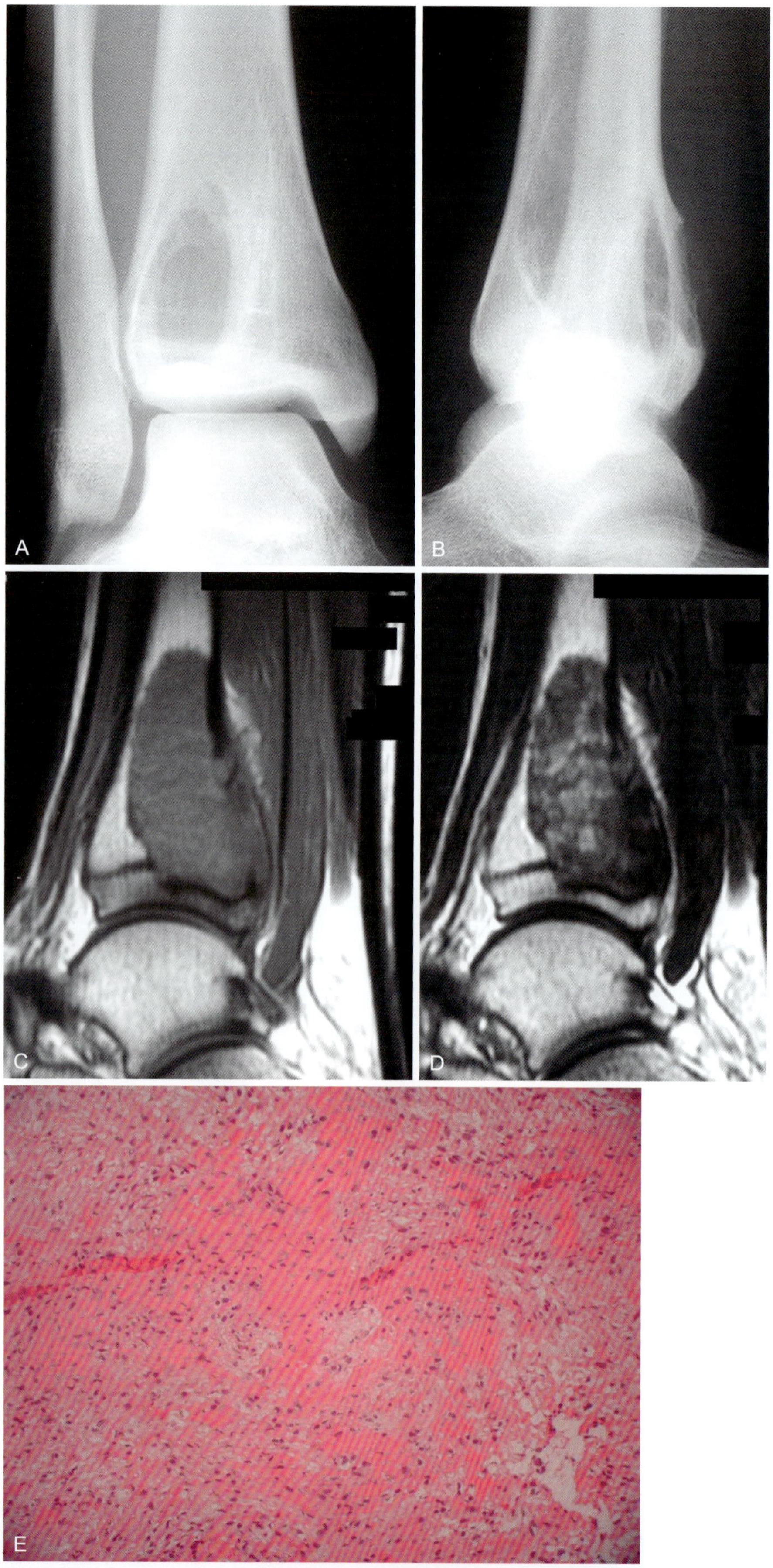

**图 25-16** A 和 B. 19 岁男孩，右侧胫骨远端骨的韧带样纤维瘤的前后位和侧位 X 线片；C 和 D. MRI 在 $T_1$ 和 $T_2$ 加权像上显示为低信号；E. 组织学形态

# 第四节　囊性病变

## 一、单房性骨囊肿

单房性骨囊肿是儿童常见的病变，更符合发育性或反应性病变，而并不是一种真正肿瘤。85% 发生于 20 岁以下，男、女之比为 2∶1。四肢所有骨骼均可发病，但绝大多数单房性骨囊肿发生在肱骨和股骨近端。成人发病以髂骨和跟骨常见。病变在骨骼生长发育期间活跃，在发育成熟后自行愈合。除非已发生病理性骨折，一般无症状。2/3 的患者在出现骨折后就诊，骨折可刺激囊肿愈合。发生于扁平骨时常无症状，偶然被发现，极少骨折。

X 线片显示病变呈中心性的单纯溶骨性病变，边界清楚，通常可诊断为单房性骨囊肿。病变可膨胀生长，但不穿透皮质。病变内的骨皮质壁上明显的骨嵴使其呈多房性。除非出现骨折，否则无骨膜反应发生。偶尔（20%）有较薄的骨皮质骨折碎片掉入病变底部，证实其为中空的囊性病变。此“碎片陷落征”为单房性骨囊肿特征性的表现。在发育期儿童单房性囊肿始发于干骺端，接近骨骺。随着时间推移，病变逐渐靠近骨干。单房性骨囊肿在位于骺板 1 cm 以内的囊肿为“活动性”囊肿，而更靠近骨干的为“静止性”囊肿。

该病发病机制仍不清楚，被广泛接受的理论为干骺端重塑时的局灶性缺陷阻断了组织间液的回流，导致压力增高，引起局灶性骨坏死并使组织间液聚积。

研究显示囊液中包括前列腺素、氧自由基、白细胞介素、细胞因子和金属蛋白酶，这些成分均可引起骨吸收。除非病理性骨折引起腔内出血，使单房性骨囊肿囊内充满清亮的黄色浆液。囊肿内壁有一层纤维膜，通常厚度 <1 mm。单房性骨囊肿的内膜由成纤维细胞而不是内皮细胞组成。这层内膜的深面是由纤维血管组织、不成熟骨的碎片、类似破骨细胞的巨细胞、间充质细胞和偶见的淋巴细胞组成的囊壁。

小的无症状的上肢病变可以通过定期摄 X 线片进行观察。较大的病变（有病理性骨折风险）、有症状的病变和下肢的病变通常采用刮除术（可采用或不采用骨移植和内固定）治疗，或者采用抽吸注射法（常用皮质类固醇激素、骨髓抽出物、脱钙骨基质或其他材料）治疗。因骨折可以引起囊腔愈合，所以上肢的病理性骨折可以采用非手术治疗。股骨近端的单房性骨囊肿应采用刮除、骨移植和内固定联合治疗。弹性髓内钉可提供初始稳定性，已被用于股骨和肱骨，可以不必使用管型固定并减少将来病理性骨折的危险。

因为刮除植骨术后的复发率约为 50%，在 20 世纪 70 年代中期，皮质类固醇激素注射作为一种新的治疗方法被引入。皮质类固醇激素注射被认为是一种新的有效的治疗方法，花费少且复发率低。手术在患者深度镇静或麻醉下进行，X 线透视引导下采用 18 号脊髓穿刺针由囊肿的一侧穿透病变的骨皮质。另外一根穿刺针置于对侧。单房性骨囊肿的诊断可由流出的稻草色的囊液证实。许多学者推荐使用不透 X 线的染料注入每个囊腔进行 X 线检查。通常根据患者的体型、病变的大小，使用 80~200 mg 的甲基泼尼松龙（Depo-Medrol）。这种方法可能是通过抗前列腺素作用或减小囊内压力起效。如果病变在 2 个月内 X 线检查未见愈合征象，应再重复注射一次。90% 的患者采用这种方法可治愈。

其他用于经皮治疗单房性骨囊肿的材料包括：自体骨髓和异体脱钙骨基质的混合物，多孔的羟基磷灰石、硫酸钙、磷酸钙等骨移植替代材料（图 25-17）。研究显示，无论哪种注射，治疗效果一样。可预测经皮治疗单房性骨囊肿效果欠佳的因素包括多发性病变、病变体积较大、X 线片上表现活跃的病变和患者年龄 <10 岁。3 次注射后病变仍不愈合应考虑进行刮除植骨术。

较大的、有疼痛症状且位于股骨近端等骨折风险较大部位的病变，应考虑进行刮除植骨内固定术。异体骨移植或任何一种商品化的植骨替代物均能愈合良好且没有取自体骨的并发症。

## 二、动脉瘤样骨囊肿

动脉瘤样骨囊肿是一种局灶破坏性、充满血液的反应性骨病损，不是一种真正的肿瘤。可发生在任何骨骼，但最常见的是肱骨近端、股骨远端、胫骨近端和脊柱。椎体病变占此种病变的 15%~20%，位于脊柱的后部结构常可延伸至椎体或邻近节段。绝大多数患者的年龄在 20 岁以下，女性略多。多数动脉瘤样骨囊肿患者有持续数周到数月的轻至中度疼痛。可出现快速生长，临床上类似恶性肿瘤。脊柱病变可引起神经功能障碍或神经根性疼痛。

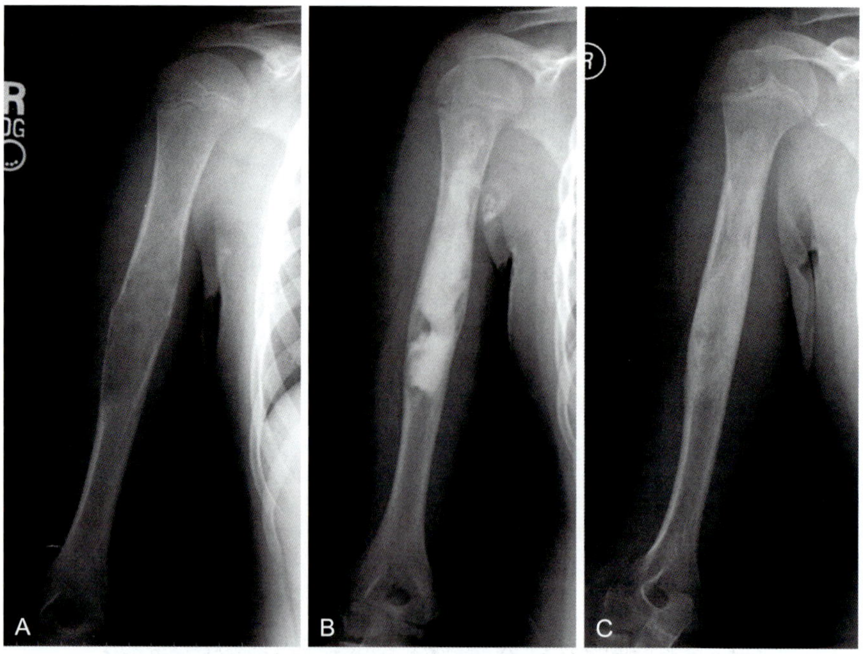


图 25-17 A. 8 岁女孩前后位 X 线片显示右侧肱骨单房性骨囊肿的病理性骨折；B. 穿刺抽吸并注入硫酸钙 / 磷酸钙骨移植替代材料植骨术后 X 线片；C. 术后 1 年 X 线片显示移植材料重塑，无复发征象

X 线片显示病变为膨胀性溶骨性改变，可掀起骨膜，但仍位于骨皮质的薄壳内。动脉瘤样骨囊肿可有界限清楚的边缘或与恶性肿瘤类似的浸润性表现。常位于干骺端。骨扫描显示为弥漫的或病变周围摄取增加而中心区摄取下降的表现。CT 扫描对于了解解剖复杂部位如脊柱和骨盆的囊肿十分有帮助。另外，囊肿周围较薄的骨性边缘也能被识别。MRI 可显示病变的多房性和液平面。当使用 MRI 鉴别单房性骨囊肿和动脉瘤样骨囊肿时，出现双重密度液平面和病变内的分隔常提示动脉瘤样骨囊肿。

动脉瘤样骨囊肿可以是原发性的，也可是其他肿瘤伴随出现的类似动脉瘤样骨表肿的表现，如骨巨细胞瘤、软骨母细胞瘤、成骨细胞瘤、纤维异样增殖症、非骨化性纤维瘤和软骨黏液样纤维瘤。虽然发病机制不确定，但动脉瘤样骨囊肿可能是由于局部循环紊乱导致静脉压力增高产生局部出血所致。大体标本上动脉瘤样骨囊肿为腔隙性病变，血液充满各个分隔区。病变被一薄层骨环绕，骨上有隆起的骨膜覆盖。镜下形态为被细胞基质分隔开的出血组织和多孔空间。各分隔的内膜由扁平的成纤维细胞和组织细胞组成（图 25-18）。也可出现充满含铁血黄素的巨噬细胞、慢性炎症细胞和多核巨细胞。动脉瘤样骨囊肿有一种实性的变异类型，也就是通常所说的巨细胞修复性肉芽肿。

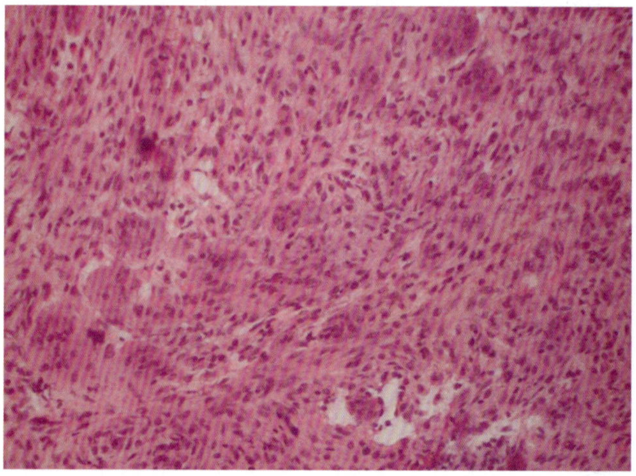

图 25-18 动脉瘤样骨囊肿的组织学形态

对于多数动脉瘤样骨囊肿，笔者采用扩大刮除术并骨移植替代物植骨治疗（图 25-19 和图 25-20）。因为病变处会大量出血，建议使用止血带。病变位于功能不重要的骨骼时可采用边界切除。脊柱和骨盆的病变可进行术前栓塞以减少手术出血（图 25-21）。动脉栓塞术也被用于难以刮除部位病变的最终治疗。有报道低剂量的放射治疗是治疗的有效方法，常可快速骨化。但是，由于放射治疗有引起肉瘤变的危险，因此不常规应用。研究表明地舒单抗在外科手术治疗不佳时可能对动脉瘤样骨囊肿的治疗起到作用，地舒单抗是针对 RANKL 的单克隆抗体，已被证明在骨巨细胞瘤的治疗方面是有意义的。

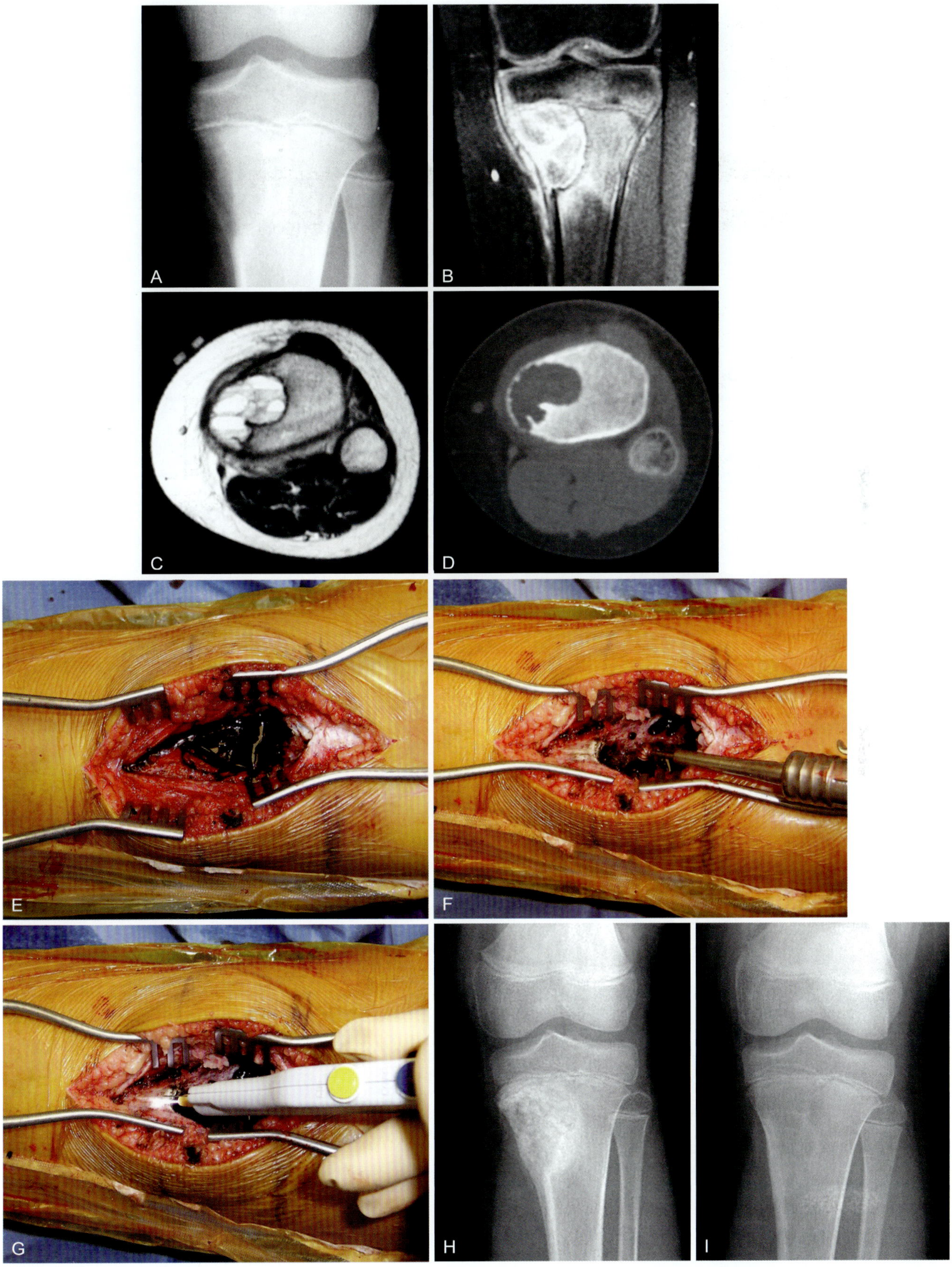


**图 25-19**　A. 10 岁男孩，左侧胫骨近干骺端动脉瘤样骨囊肿，可透 X 线；B 和 C. MRI 的冠状位和轴位影像显示伴有流动性液平面的多房性病变，与动脉瘤样骨囊肿相符；D. CT 显示病变周围残留的菲薄骨皮质。活检证实了诊断；E. 术中照片显示为充满血液的多房性腔隙；F. 用大刮匙刮除囊壁后，再用磨钻扩大瘤腔；G. 瘤腔采用氩气刀高温凝固处理后，采用冻干骨松质片和脱钙骨基质填充；H. 术后的前后位 X 线片；I.1 年后 X 线片显示完全重塑，无复发征象

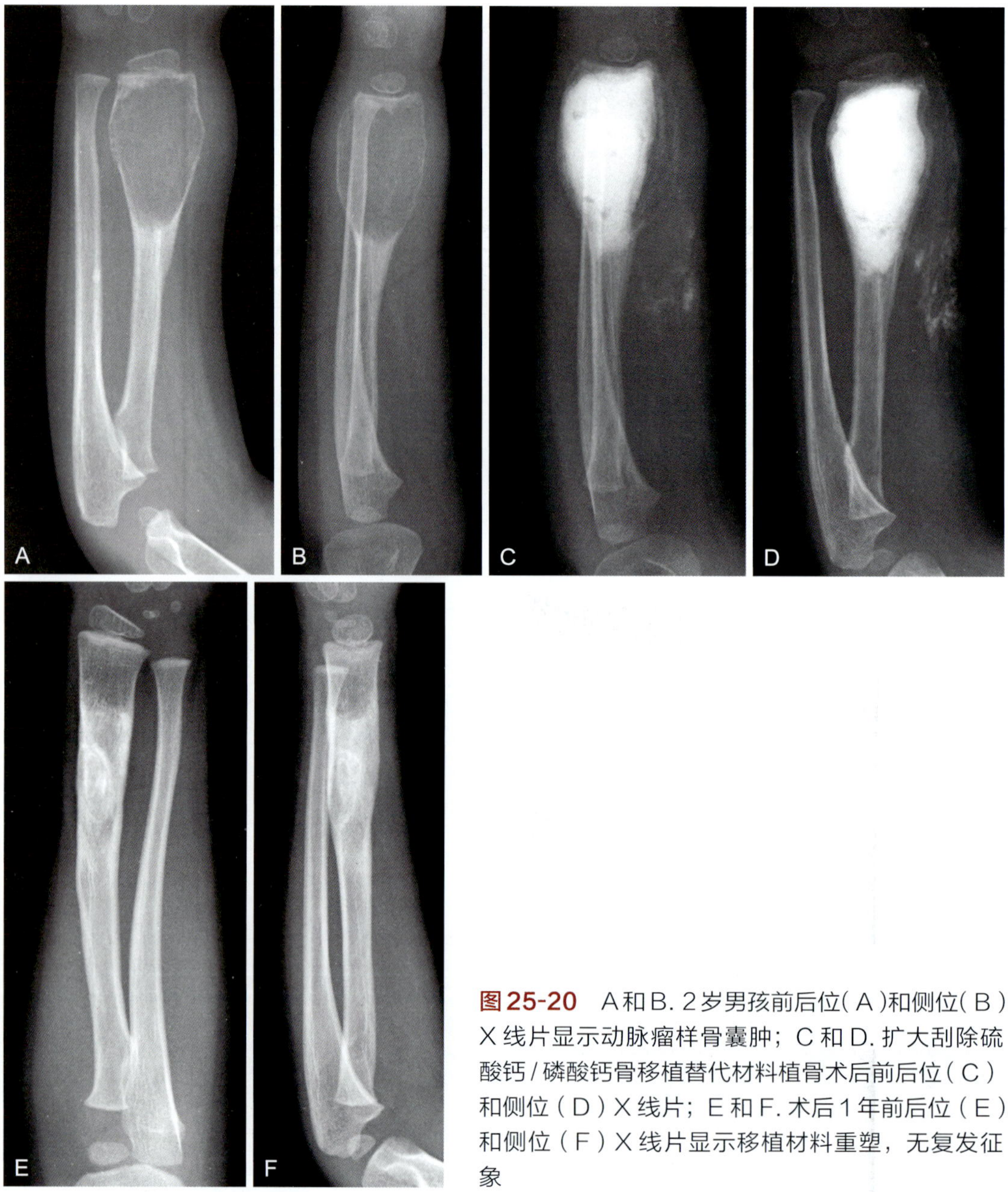


**图25-20** A和B. 2岁男孩前后位(A)和侧位(B)X线片显示动脉瘤样骨囊肿；C和D. 扩大刮除硫酸钙/磷酸钙骨移植替代材料植骨术后前后位(C)和侧位(D)X线片；E和F. 术后1年前后位(E)和侧位(F)X线片显示移植材料重塑，无复发征象

动脉瘤样骨囊肿刮除后的复发率为10%~20%，与年龄 <15 岁、中轴骨病变和囊腔内容物去除不彻底等因素与复发相关。复发性病变与原发性病变的治疗方法相同。

## 三、骨腱鞘囊肿

骨腱鞘囊肿通常发生于中年男性的长骨两端，特别是胫骨的远端，膝关节和肩关节也是好发部位。目前认为本病是局部软组织腱鞘囊肿向骨内延伸的结果，也有骨膜下腱鞘囊肿的报道。X线片和MRI检查显示病变为单房性或多房性的溶骨性病变，界限清晰，周围有一圈薄的硬化骨（图25-22）。有症状的病变治疗方法是将病变局部覆盖的软组织切除并刮除骨内病灶。复发不常见。

## 四、上皮样囊肿

偶尔可见囊肿充满角质样物质，囊壁衬有扁平的鳞状上皮。显微镜下与皮肤的表皮样囊肿相似。在骨组织，称为上皮样囊肿，多见于颅骨。X线片上表现为疏松的骨缺损，周围由硬化骨包绕。骨上皮样囊肿也可见于手的指骨（详见第78章），一般认为是外伤所致。

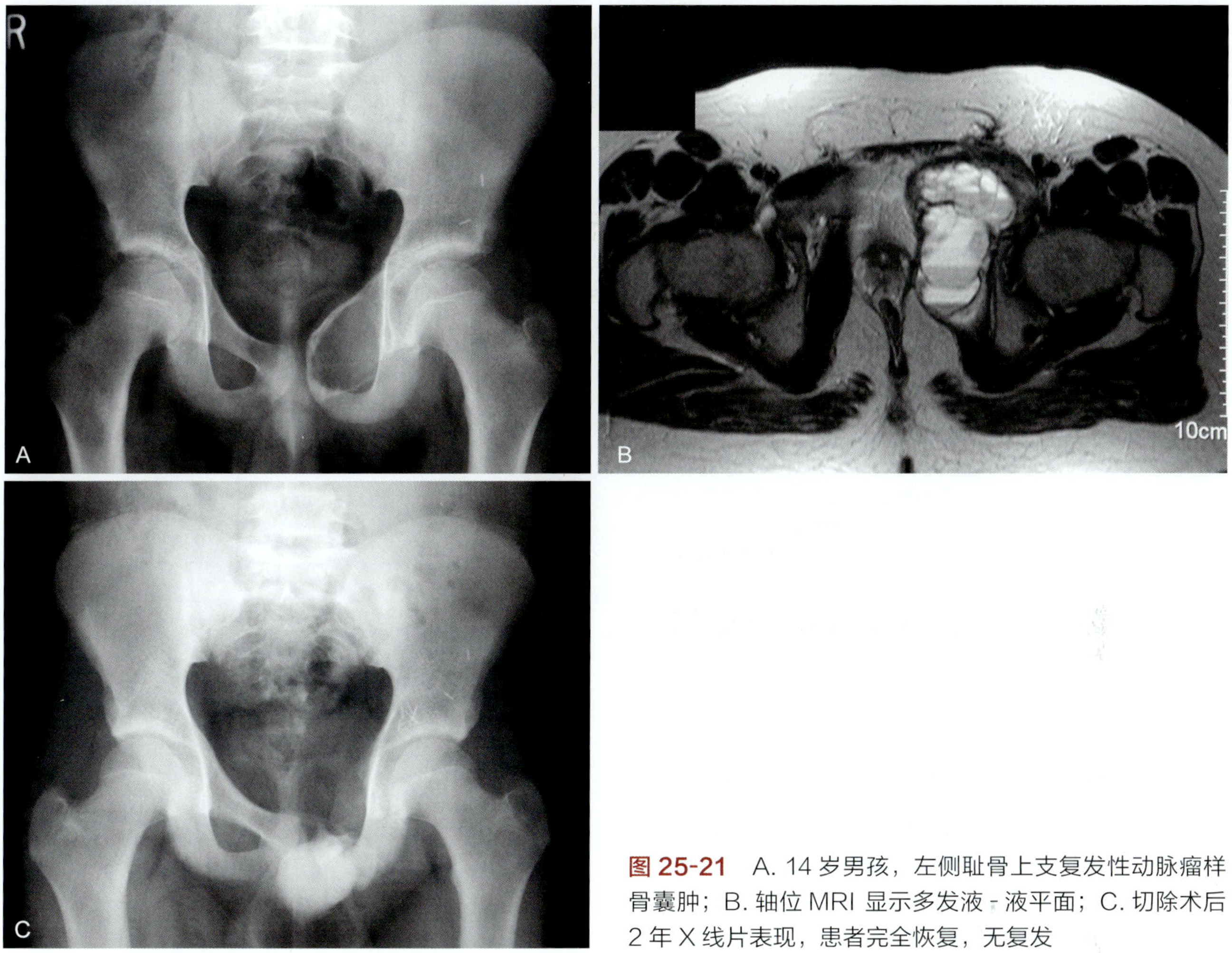


图 25-21　A. 14 岁男孩，左侧耻骨上支复发性动脉瘤样骨囊肿；B. 轴位 MRI 显示多发液 - 液平面；C. 切除术后 2 年 X 线片表现，患者完全恢复，无复发

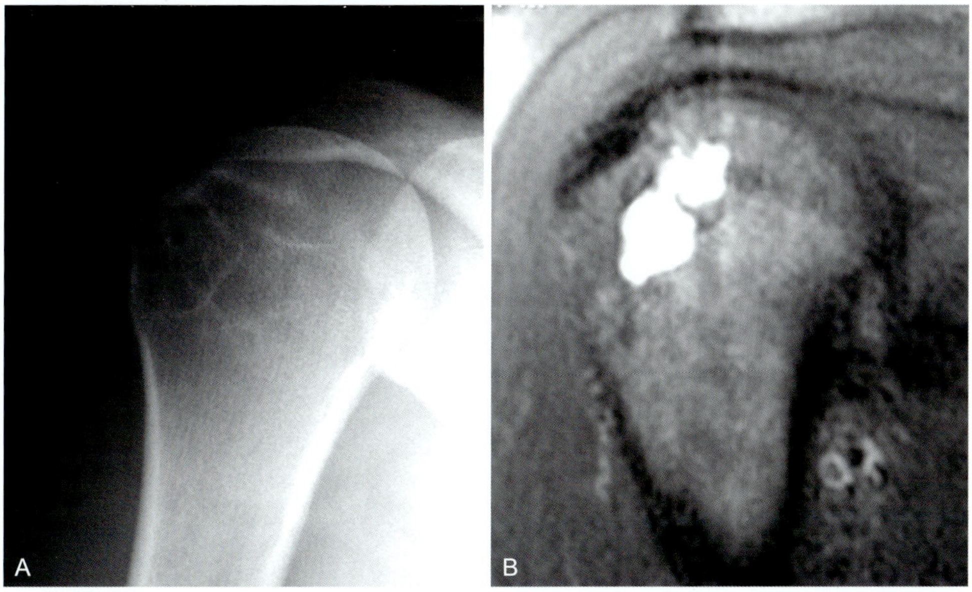


图 25-22　A 和 B. 31 岁女性，X 线片（A）和冠状面 MRI（B）显示右侧肱骨近端骨内腱鞘囊肿

## 第五节 脂肪性肿瘤

### 脂肪瘤

与软组织内的脂肪瘤相比，骨内脂肪瘤罕见。因患者多数无症状而不来医院就诊，其真实发病率不明。多数骨内脂肪瘤为偶然发现。X 线片表现多样，但通常为良性表现。常为界限清楚的透光区，周围可有较薄的反应骨（图 25-23A）。CT 和 MRI 检查显示为和脂肪信号特点相同的界限清楚的病变（图 25-23B 和 C）。病灶内可出现明显的中心性坏死或钙化。因为影像学检查通常可以诊断，所以很少需要进行活检。手术仅适用于很少见的有症状病变，通常可通过单纯刮除治愈。

## 第六节 血管源性肿瘤

### 血管瘤

血管瘤是一种常见的良性骨肿瘤。据估计，有 10% 的人椎体存在无症状的血管瘤，血管瘤在颅骨也较为常见，但四肢长管状骨较少发病。多为偶然发现，发生于脊柱的病变只有出现椎体压缩骨折，或者在少见的情况下向软组织内扩展产生神经根或脊髓受压才会出现症状。

脊柱血管瘤的 X 线片表现通常具有特征性，增厚的、垂直方向的骨小梁呈现出典型的“栅栏”状表现（图 25-24）。在 CT 的横截面上，增厚的骨小梁呈现“圆点花布”状表现。在 MRI 图像上，病变常常在 $T_1$ 和 $T_2$ 加权像上为高信号。很少需要进行活检。如果进行活检，组织学分析显示为外观正常的血管增生。

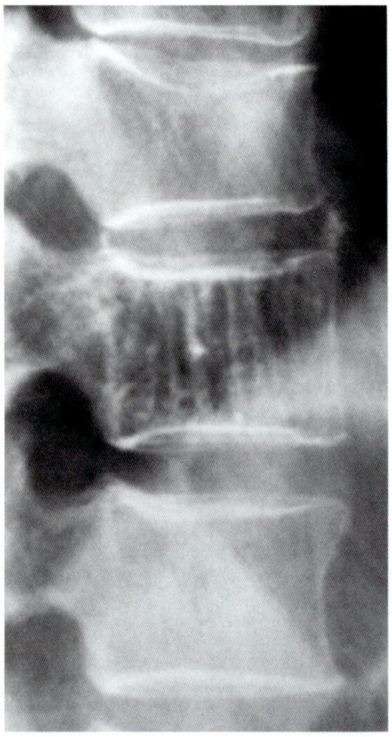

图 25-24　腰椎侧位 X 线片显示血管瘤典型的“栅栏”形态

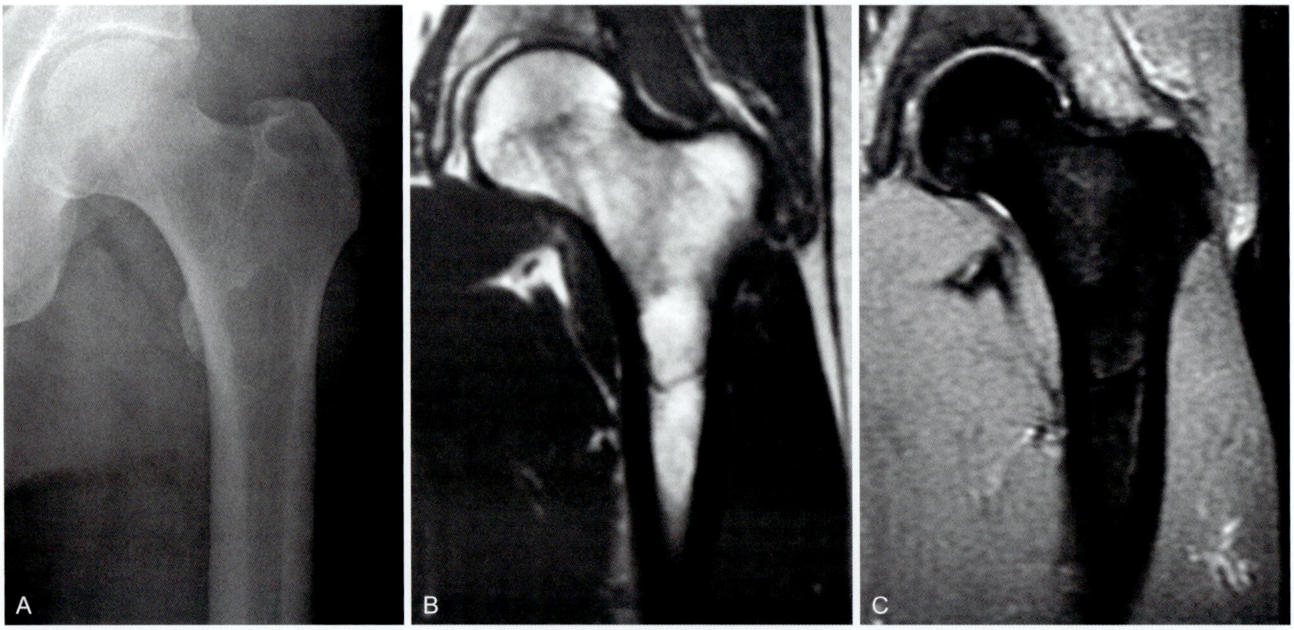

图 25-23　A. 51 岁男性，左侧股骨近端骨内脂肪瘤；B 和 C. MRI $T_1$（B）和 $T_2$（C）加权像上病变显示为与正常脂肪相同的信号

血管瘤常不需要治疗，对于有症状的病变有多种治疗方法可以选择。少数椎体塌陷并伴有神经症状的脊柱稳定的患者，需要进行神经根或脊髓的减压。多数长骨病变采用扩大刮除已经足够。术前栓塞有助于减少术中出血，如不进行栓塞则术中出血可能会很多。选择性动脉栓塞也可用于手术难以切除部位病变的最终治疗。低剂量的放射治疗也是不能进行手术的病变的一种治疗方法，但是有恶性变的风险。

## 第七节　其他非肿瘤性病变

### 一、Paget 病

佩吉特病（Paget 病）是起源未明确的一种功能紊乱症。因为病变骨的破骨细胞内存在病毒样包涵体，因此，有人认为其发病和病毒有关，但该理论并未得到证实。Paget 病能影响到 4% 的 55 岁以上的盎格鲁撒克逊人，但在其他人群中少见。该病为骨转换不受调节的一种功能紊乱。该病过度的破骨吸收过程同时伴随着成骨活动的增加。早期的溶骨期病变伴随过度的骨质增生导致骨皮质和骨小梁增粗。

X 线表现与疾病的分期有关。在溶骨期，骨吸收可呈草叶或火焰状，始于骨的两端向骨干延伸。随后 X 线显示骨质硬化、皮质增厚及骨小梁增粗（图 25-25A）。骨扫描常表现为明显浓聚（图 25-25B）。有时 X 线片与骨扫描阳性可怀疑为恶性肿瘤，此时进行 MRI 检查会有所帮助，因为这些 Paget 病患者的骨髓信号常保持正常（图 25-25C 和 D）。活

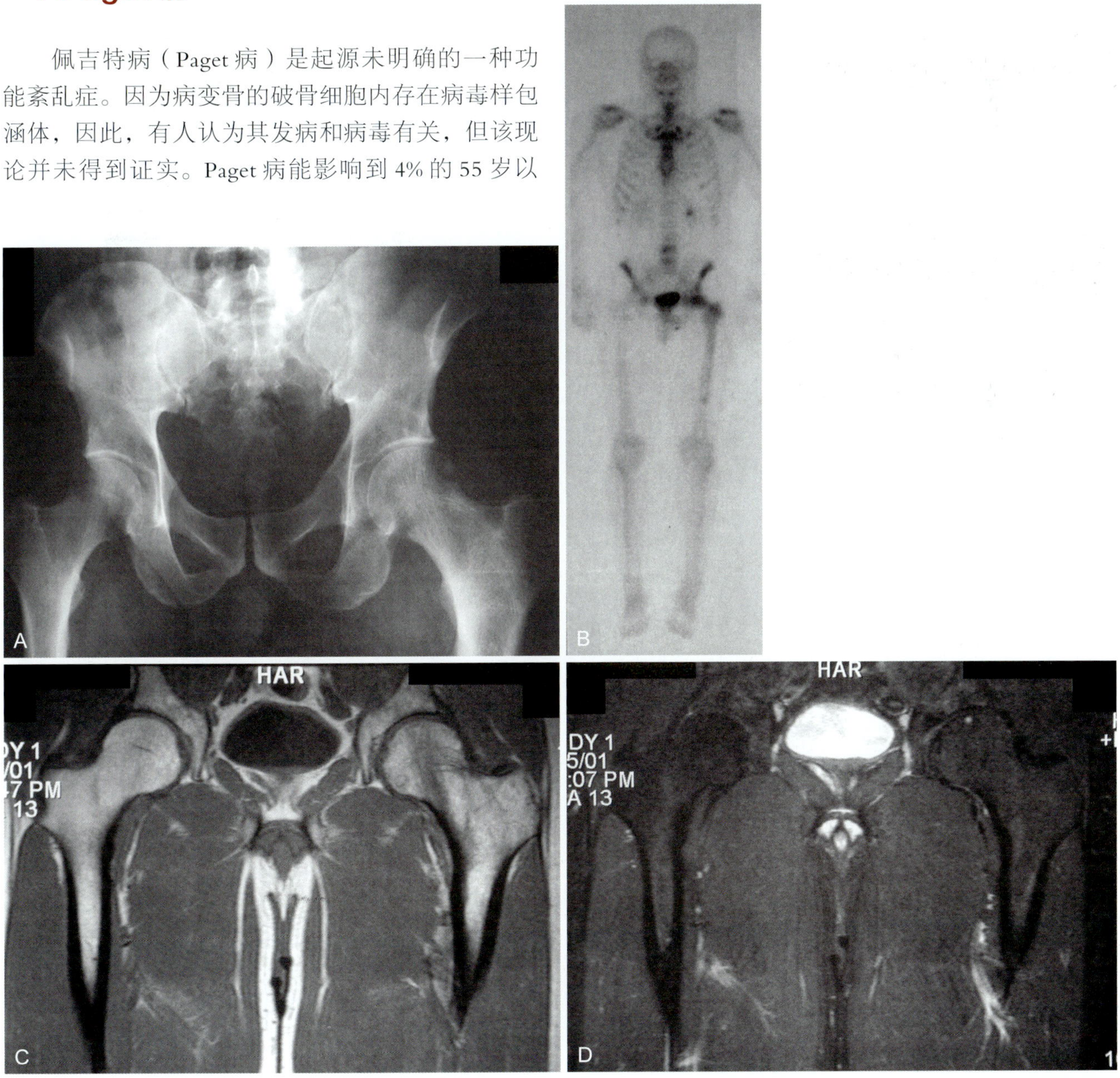


图 25-25　45 岁男性，左侧股骨近端 Paget 病。A. 前后位 X 线片显示增粗的骨小梁；B. 骨扫描显示左侧股骨近端摄入增加；C、D. MRI $T_1$ 和 $T_2$ 加权像显示正常的骨髓信号

检通常显示特征性增宽的由板层、不规则的骨水泥线和纤维结缔组织组成的“马赛克样表现”。

Paget 病的内科治疗包括非甾体抗炎药、降钙素或双膦酸盐类药物。血清碱性磷酸酶和尿吡啶交联物可用于监测该病的活动性。骨科治疗包括矫正畸形和治疗病理性骨折。在病变的活动期，病变骨的术中出血量可较多。约有 1% 的 Paget 病患者发展为继发性肉瘤，常为骨肉瘤。这种风险在多个骨均有病变的患者中可能更高。

## 二、甲状旁腺功能亢进性棕色瘤

原发性甲状旁腺功能亢进症常因甲状旁腺腺瘤引起。继发性甲状旁腺功能亢进症可发生于慢性肾衰竭的患者。当疾病发现较早时，骨骼的变化常局限于弥散的脱钙。仅有极少数呈明显的局灶性病变并产生棕色瘤，棕色瘤与巨细胞瘤相似，较难鉴别。甲状旁腺功能亢进症的诊断应根据血清钙、磷、碱性磷酸酶和甲状旁腺素的检测结果，而不是局部病变的组织学检查。一些显微镜下的特征可提示是甲状旁腺功能亢进症而不是巨细胞瘤。在甲状旁腺功能亢进症中：①巨细胞较小，呈结节状排列，特别是在出血区周围；②基质细胞更接近纺锤状；③基质细胞内的骨化生更加明显。病变周围的骨质也应进行检查。在甲状旁腺功能亢进症中，成骨细胞和破骨细胞的活性均明显增强，并有骨小梁周围的纤维化。甲状旁腺功能亢进症患者一般由内分泌科医师进行治疗。骨科主要治疗病理性骨折或即将发生的病理性骨折（图 25-26）。

## 三、骨梗死

骨梗死常见于戈谢病有激素使用史的患者、镰状细胞性贫血患者或减压病患者（图 25-27），也可发生于没有其他明显潜在疾病的患者。诊断常由 X 线片得出。骨梗死通常为界限清楚的干骺端病变，边界不规则。病变的边缘钙化，与软骨样病变整体的钙化不同。活检（一般不需要）显示坏死的骨髓成分矿化。骨梗死一般没有症状，也不需要进行治疗。如果患者出现疼痛，应考虑其他的疾病。少数情况下为恶性肿瘤，如恶性纤维组织细胞瘤可能发生于骨梗死的部位。

## 四、骨髓炎

骨髓炎的多个时期，特别是亚急性骨髓炎，均可出现类肿瘤表现。在鉴别炎症与尤因肉瘤、成骨性肉瘤、骨样骨瘤和嗜酸性肉芽肿时可能会误诊。偶尔有炎症反应引起的浆细胞增生而被怀疑为多发性骨髓瘤的情况发生。无论何时，对肌肉与骨骼的新生物进行活检，均应常规进行组织培养和组织学检查，这应作为普遍应用的规则。周围慢性骨髓炎的窦道有时会发生恶性改变，如鳞状细胞癌和纤维肉瘤均有报道。

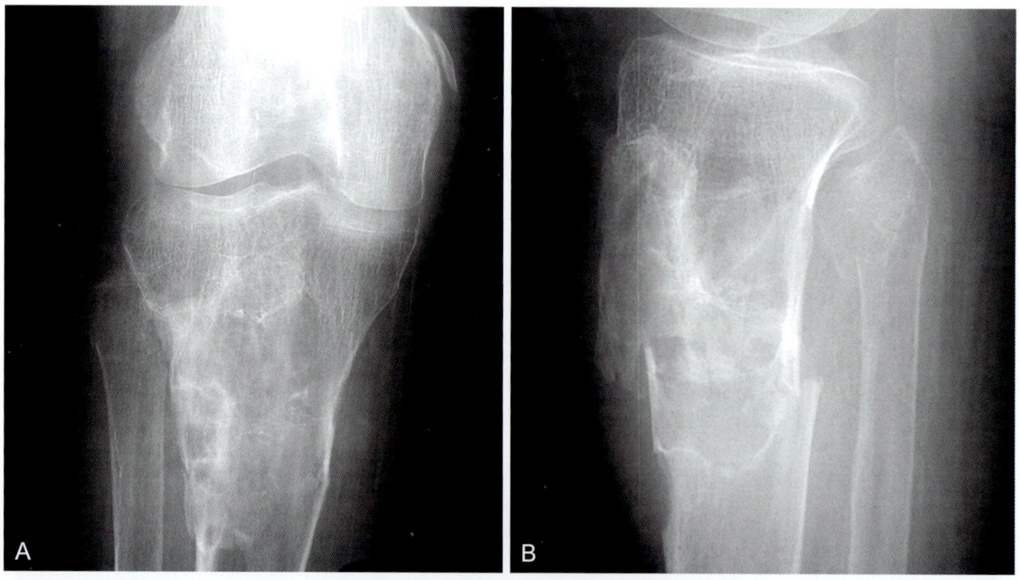


**图 25-26** A 和 B. 55 岁女性，右侧胫骨近端经甲状旁腺功能亢进性棕色瘤的病理性骨折

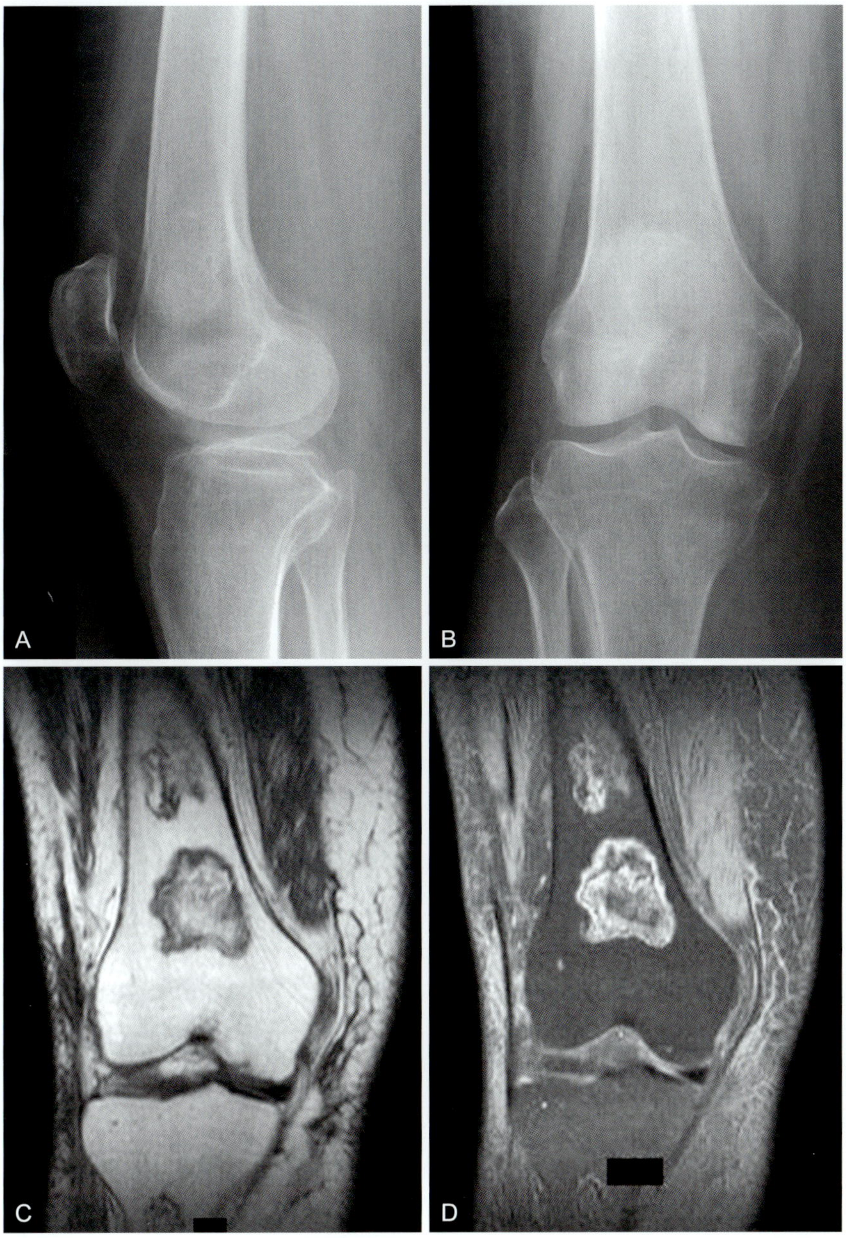


**图 25-27**　A 和 B. 50 岁女性，股骨远侧干骺端的不规则钙化，有皮质类固醇激素使用史；C 和 D. MRI $T_1$ 和 $T_2$ 加权像显示多发性骨梗死

## 五、应力性骨折

偶尔的疲劳性或应力性骨折，特别是位于胫骨近侧干骺端时，可与成骨性肉瘤相似。如果进行活检，镜下表现对于没有经验的病理学医师而言可能难以和肉瘤相鉴别。在骨折的骨痂中见到的大量成骨不全组织也与成骨性肿瘤相似。如果诊断不能确定，应请经验丰富的病理学专家会诊。

## 六、创伤后骨质溶解

对创伤后骨质溶解的记载见于老年女性耻骨和运动员锁骨远端的骨质减少，特别是举重运动员。这两种情况下的 X 线片表现均与恶性骨肿瘤相似。

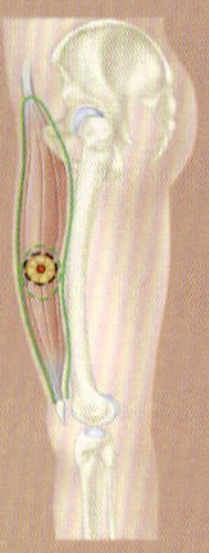

# 第 26 章

# 良性、侵袭性骨肿瘤

**著者：** Robert K. Heck, Jr. Patrick C. Toy
**译者：** 王　威　毕文志（第 13 版：王　威　毕文志）
**审校：** 毕文志（第 13 版：牛晓辉　杨勇昆）

本章所讨论的肿瘤，其侵袭性介于良性肿瘤与恶性肿瘤之间。大部分此类肿瘤行囊内切除如刮除术即可获得满意效果，但有时其局部侵袭性较强，须行边缘切除或扩大切除。尽管累及全身的情况较罕见，但仍应认真评估与处理。骨巨细胞瘤及软骨母细胞瘤可发生肺转移，但很少危及生命。朗格汉斯细胞组织细胞增生症可累及骨及骨以外其他多个器官，但很少致命。本章主要描述这些疾病的临床、影像学及病理学特征。供快速参考的总结性表格见表 26-1。

## 第一节　骨巨细胞瘤

根据梅奥诊所资料显示，骨巨细胞瘤发病率占全部骨肿瘤的 5%。主要发生于 20~40 岁，女性发病率略高。最常见发病部位是股骨远端，其次是胫骨近端。在桡骨远端（第 3 好发部位），其侵袭性更强。除骶骨外，脊柱很少累及。

骨巨细胞瘤常单发，但也有 1%~2% 的病例同时或逐渐表现出多中心病灶。关于多中心病灶是多个原发病变还是单个病变多发转移目前仍不清楚。虽然肿瘤是良性的，但仍有约 3% 的患者出现了肺转移。一些患者的肺转移灶可自行消失或存在数年而无症状，其他患者尽管在组织学上肿瘤表现为良性，但依然会出现肺转移进展，最终导致死亡。肺转移患者的病死率约为 15%。复发患者及影像学表现为侵袭性的原发患者（3 级）肺转移风险较高。

恶性骨巨细胞瘤的患者不足 5%，分原发与继发两类。原发恶性骨巨细胞瘤极少见，是指良性骨巨细胞瘤内出现肉瘤样表现。继发恶性骨巨细胞瘤是指治疗后（通常是放射治疗）在原病变部位出现肉瘤变。

绝大多数骨巨细胞瘤患者存在进行性疼痛，早期一般只在活动时出现，晚期则出现静息痛。除非出现病理性骨折，否则疼痛不严重。10%~30% 的患者在初次就诊时就有病理性骨折。

X 线片通常有诊断意义。病变在长骨骨骺区偏心生长，常可侵及软骨下骨。尽管骨骼发育不成熟者很少患此病，但这组人群中仍可在干骺端发现肿瘤。有学者认为，骨巨细胞瘤起源于干骺端，在骨骼闭合后才侵入骨骺区。肿瘤在 X 线片上表现为溶骨性改变，与正常骨之间没有明显的移行区。在侵袭性较小的肿瘤中，部分边缘可出现反应骨。肿瘤呈膨胀性生长，常穿破骨皮质，但很少向关节内扩张，软骨下骨一般保持完整。骨内肿瘤基质常不明显，但如有软组织内侵犯、软组织复发及肺转移，基质生成往往很明显。MRI 能判断骨和软组织内肿瘤的范围，病变在 $T_1$ 加权像上一般为低信号，在 $T_2$ 加权像上为高信号。约 20% 的患者有继发的动脉瘤样骨囊肿，这组患者 MRI 可显示典型的液 - 液平面。

骨巨细胞瘤在镜下表现为大量的单核基质细胞中有许多多核巨细胞（典型者每个细胞有 40~60 个核）。单核细胞的核与巨细胞的核相同，这是巨细胞瘤与其他包含大量巨细胞的肿瘤相鉴别的特点。肿瘤内还可见席纹状梭形细胞形成层、反应骨形成层和泡沫巨细胞层。还可能出现继发性的动脉瘤样骨囊肿。很多学者试图对这些肿瘤进行组织学分级，但没有一种分级方法对预后有指导意义。

**表 26-1**

**良性、侵袭性骨肿瘤特征总结**

| 肿瘤 | 年龄（岁） | 人口统计 | 部位 | 表现 | 影像学表现 | 组织学表现 | 治疗 | 备注 |
|---|---|---|---|---|---|---|---|---|
| 骨巨细胞瘤 | 20~40 | 女性略多 | 股骨远端、胫骨近端、桡骨远端 | 疼痛，病理性骨折（10%~30%） | 位于骨骺，偏心性生长，纯透亮（无基质），通常边缘无反应骨，紧靠软骨下骨，可以出现骨皮质的骨破坏侵袭软组织；骨骼未成熟患者病变位于干骺端 | 多核巨细胞周围布满单核细胞，单核细胞和多核巨细胞的细胞核相同 | 扩大切除，残余骨不足则切除，脊椎或骶骨部位的骨巨细胞瘤可考虑放射治疗，肺转移瘤切除术 | 良性肺转移的发生率为 3% |
| 软骨母细胞瘤 | 10~25 | 男：女为 2：1 | 股骨远端、胫骨近端、肱骨近端 | 疼痛，类似于慢性滑膜炎的表现 | 位于骨骺或粗隆部位，边界清楚，可跨越骨骺，常有骨硬化缘（30%~50% 可有基质钙化） | 片状软骨母细胞（多边形细胞，轮廓鲜明），铁丝网样钙化，多核巨细胞，20% 的患者继发动脉瘤样骨囊肿 | 扩大刮除，肺转移瘤切除术 | 良性肺转移的发生率为 1% |
| 软骨黏液样纤维瘤 | 10~30 | 男性略多 | 胫骨近端 | 疼痛，手和足部的肿瘤可不疼痛 | 界限清晰的泡状病变，边缘有薄层反应骨（类似于非骨化性纤维瘤） | 低增生的小叶状黏液软骨组织，小叶间有细胞组织纤维 | 扩大切除 | 注意与软骨肉瘤相鉴别 |
| 成骨细胞瘤 | 10~30 | 男：女为 3：1 | 脊椎后柱、任何骨骼 | 疼痛，痛性脊柱侧凸，神经症状 | 脊椎后柱的成骨性病变，脊椎外侧的多变 / 非特异性 X 线表现 | 纤维组织基质，骨质或编织骨，大量成骨细胞，组织学类似于骨样骨瘤 | 扩大刮除或切除，可能需要脊椎的固定 | 注意与低度恶性骨肉瘤相鉴别 |
| 朗格汉斯细胞组织细胞增生症 | <20 | 男：女为 2：1 | 椎体、扁骨、长骨骨干 | 骨的病变可有疼痛或无疼痛，类骨髓炎症状（疼痛、发热、局部症状） | 扁平椎，扁骨可有“孔内有孔”现象，长骨上侵袭性，穿透样表现伴有骨膜反应，放射学表现多变，从良性到侵袭性均可，可以是多灶性的，骨扫描有时呈假阴性 | 大的组织细胞，边界不整的核，胞质丰富，S-100 阳性，嗜酸性粒细胞群，电镜下可见 Birbeck 颗粒 | 无症状病变可观察（常可自愈），有症状病变可注射类固醇类药物，骨折风险的病变刮除、植骨，全身多处病变可化学治疗 | Hand-Schüller-Christian 三联征是指：颅骨病变、眼球突出和尿崩症，Letterer-Siwe 病表现为发热、淋巴结病变、肝脾大和全身多发骨病变 |

巨细胞瘤常有局部侵袭性。多数为2~3级的病变。以往的治疗为简单的刮除术，但复发率高达50%以上。目前，多数文献报道的复发率为5%~15%。复发率下降的原因可能有以下几点：MRI可更精确地确定病变范围，刮除术的技术也有所提高；建立一个至少与病变等大的骨皮质窗是非常重要的，这样可以防止残留邻近皮质死角的肿瘤细胞；此外，使用高速磨钻在各个方向将瘤腔扩大1~2 cm已成为目前的标准术式；术中进入关节时应小心避免穿透软骨下骨。液氮、苯酚、骨水泥、电灼和氩电刀等辅助措施理论上均可协助杀死残留的肿瘤细胞。此外，初步研究表明双膦酸盐（全身或局部给药）可能有助于防止复发。

术者有多种选择用于填补刮除术后的缺损，包括自体骨移植、同种异体骨移植、人造替代骨片和异丁烯酸甲酯骨水泥。如果应用自体骨移植，取骨时应更换手套及手术器械，以避免感染导致肿瘤细胞种植在取骨部位时发生交叉感染。骨移植物（或人工替代品）理论上有一定优势，能恢复关节面的正常生物力学，从而防止了远期发生退行性关节疾病并保存了骨质，后者有利于必要时进行后期的再次手术。但是，使用骨移植物也有两大缺陷：①关节必须保护较长时间以预防病理性骨折的发生；②较难或无法鉴别肿瘤复发和移植骨吸收。利用骨水泥作为填充物能克服以上不足。骨水泥可提供即刻的稳定性，有利于早期的康复训练；还可尽早发现肿瘤复发，因为骨水泥周边会出现膨胀性透光区；聚合作用产生的热还可杀灭残留的肿瘤细胞。

笔者应用刮除肿瘤后再用氩气烧灼的方法治疗过许多侵袭性骨巨细胞瘤的患者。氩气具有使用简便、高效且并发症少等优点。苯酚或液氮由于其潜在并发症如病理性骨折、伤口不愈合及神经损伤等不作为常规的辅助治疗手段。骨水泥由于具有使用简单、可早期获得结构支撑和容易监测水泥周边局部肿瘤复发等优点，常被用于填充空腔。交叉（图26-1）或发散螺钉（图26-2）可用于增加水泥的固定强度。笔者通过生物力学研究证实了这种方法可明显增加重建强度。

一些3级的、局部复发的或接受过其他干预措施的骨巨细胞瘤需要进行整块切除。膝关节周围肿瘤切除后需要异体骨半髁移植或旋转铰链关节假体重建（图26-3）。对于桡骨远端侵袭性病变，可选择肿瘤切除后利用近端自体腓骨移植（作为关节成形术或关节融合术）（图26-4）。在那些切除后对功能影响不大的骨病变部位（如尺骨远端、锁骨、腓骨近端），可只切除肿瘤而不重建。某些位于脊椎或骨盆部位的病变无法实施手术的，可选择放疗或栓塞（或两者同时进行）（图26-5）。但应注意选择放疗的患者易存在转变为肉瘤的风险。已发生肺转移的患者也应尽量切除肿瘤，化疗作用有限，而放疗仅有限地适用于存在症状但无法手术的肿瘤患者。

有证据表明应用双膦酸盐类药物治疗骨巨细胞瘤是有效的，因为此类药物可抑制破骨细胞活性并促进破骨细胞凋亡。有研究报道，给予无法手术的患者全身应用唑来膦酸可在一定程度上抑制肿瘤的局部生长及其远处转移。双膦酸盐类药物可作为外科手术的辅助治疗方法，也可用于无法手术的患者。但目前仍缺少高级别证据，需要进一步研究验证。

另一新的治疗药物是地舒单抗（denosumab）。地舒单抗是一类全人单克隆抗体，通过限制破骨细胞成熟［抑制核因子-kB（RANK）受体激活药的活化］来抑制正常的及肿瘤相关性骨溶解。该药已获得美国食品药品监督管理局（FDA）许可，用于成年患者及骨骼成熟的骨巨细胞瘤患者，特别是肿瘤难以手术切除或手术切除将导致严重并发症的患者。一些早期研究已经证实了该药的有效性，在影像学检查时发现肿瘤出现硬化带、皮质骨开始重建的同时，患者的临床症状如疼痛等将有所改善。目前长期随访的研究数据正在收集中。

诊断为巨细胞瘤的患者需要长期随访。局部复发和肺转移多发生于3年之内，但也有20年后复发的报道。诊断并对肿瘤分期时应摄X线胸片。笔者常规将同时行胸部CT扫描作为患者的基础检查。至少2年内，每隔3~4个月，患者应对肿瘤原发部位和胸部行X线片检查。随后的1年，每隔6个月拍摄1次X线胸片，此后每年拍摄1次X线胸片。如X线胸片出现异常，应进一步行CT检查。肿瘤的骨骼复发一般表现为X线片上的膨胀性透光区。软组织的复发可能在骨化或触及包块时才被察觉，应行MRI检查。

复发肿瘤的治疗与原发肿瘤相同。如果活检后确认肿瘤仍为良性，可再次行刮除或切除术。

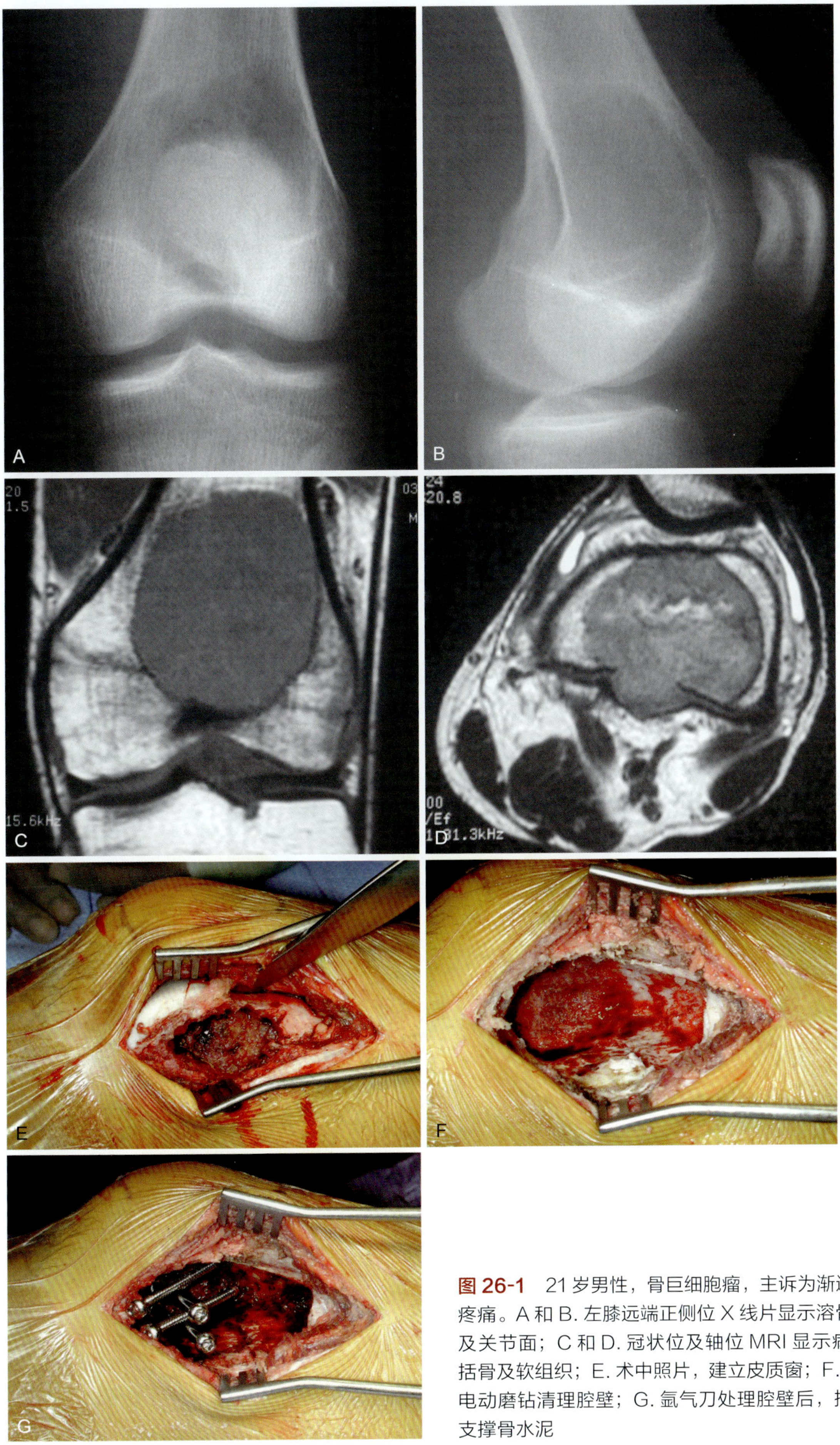


**图 26-1**　21 岁男性，骨巨细胞瘤，主诉为渐进性的左膝疼痛。A 和 B. 左膝远端正侧位 X 线片显示溶骨性病变累及关节面；C 和 D. 冠状位及轴位 MRI 显示病变范围包括骨及软组织；E. 术中照片，建立皮质窗；F. 刮除肿瘤，电动磨钻清理腔壁；G. 氩气刀处理腔壁后，拧入螺钉以支撑骨水泥

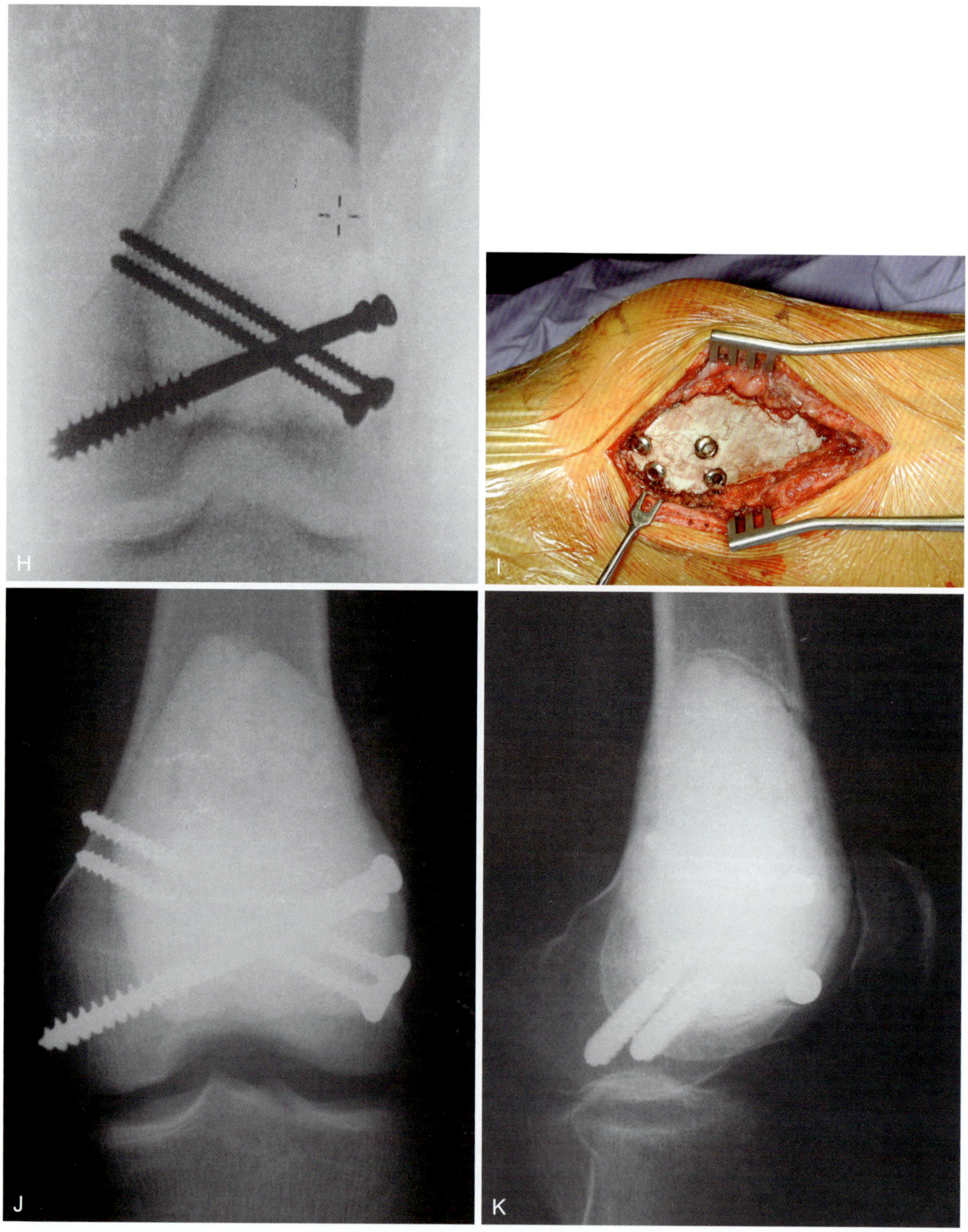


图 26-1（续） H. X 线透视下确认螺钉位置；I. 螺钉周围塞满骨水泥；J 和 K. 术后正位、侧位 X 线片，术后 15 年，患者无症状且成为一名建筑工人

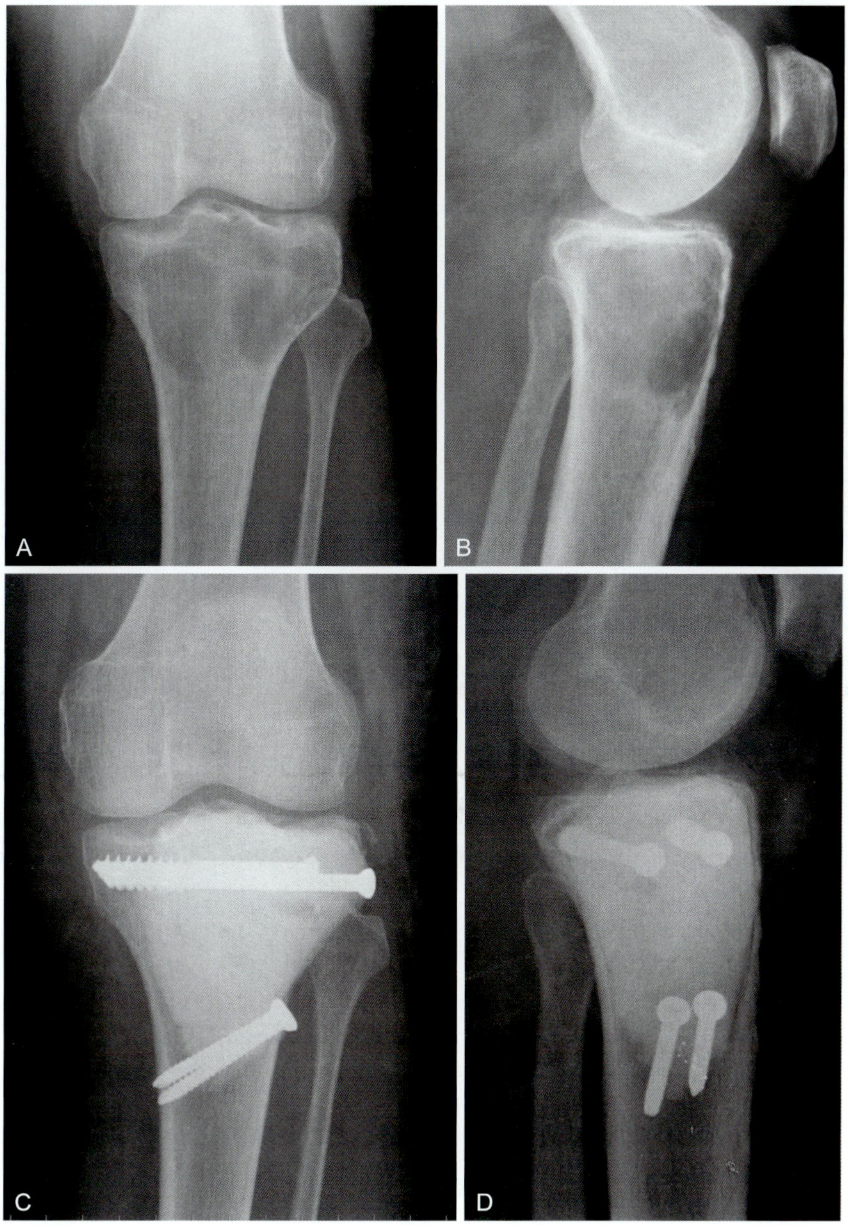


图 26-2　A 和 B. 41 岁女性，骨巨细胞瘤，胫骨近端前后位（A）和侧位（B）X 线片显示病变为无硬化边缘的透亮区，偏心性生长，紧靠皮质下骨；C 和 D. 刮除术后胫骨近端前后位（C）和侧位（D）X 线片显示置入的骨水泥及不同方向的螺钉位置

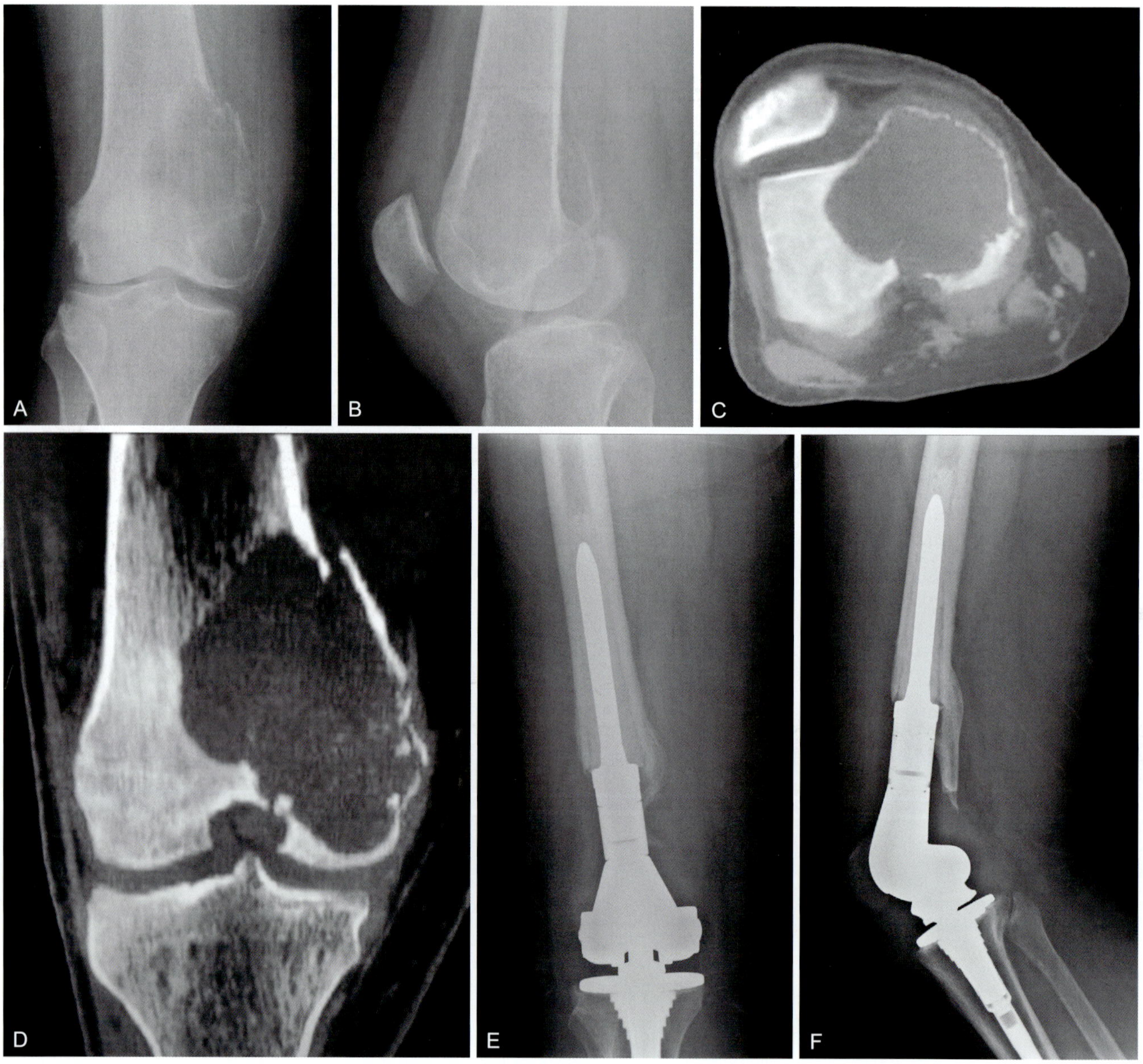


**图 26-3** A 和 B. 一名右股骨远端骨巨细胞瘤的 28 岁男性患者的正位和侧位 X 线片；C 和 D. 轴位和冠状位 CT 重建显示广泛的骨破坏和关节内的病理性骨折，患者最后接受了整块切除和假体重建； E 和 F. 术后复查的正位和侧位 X 线片，患者现在术后 8 年，功能良好

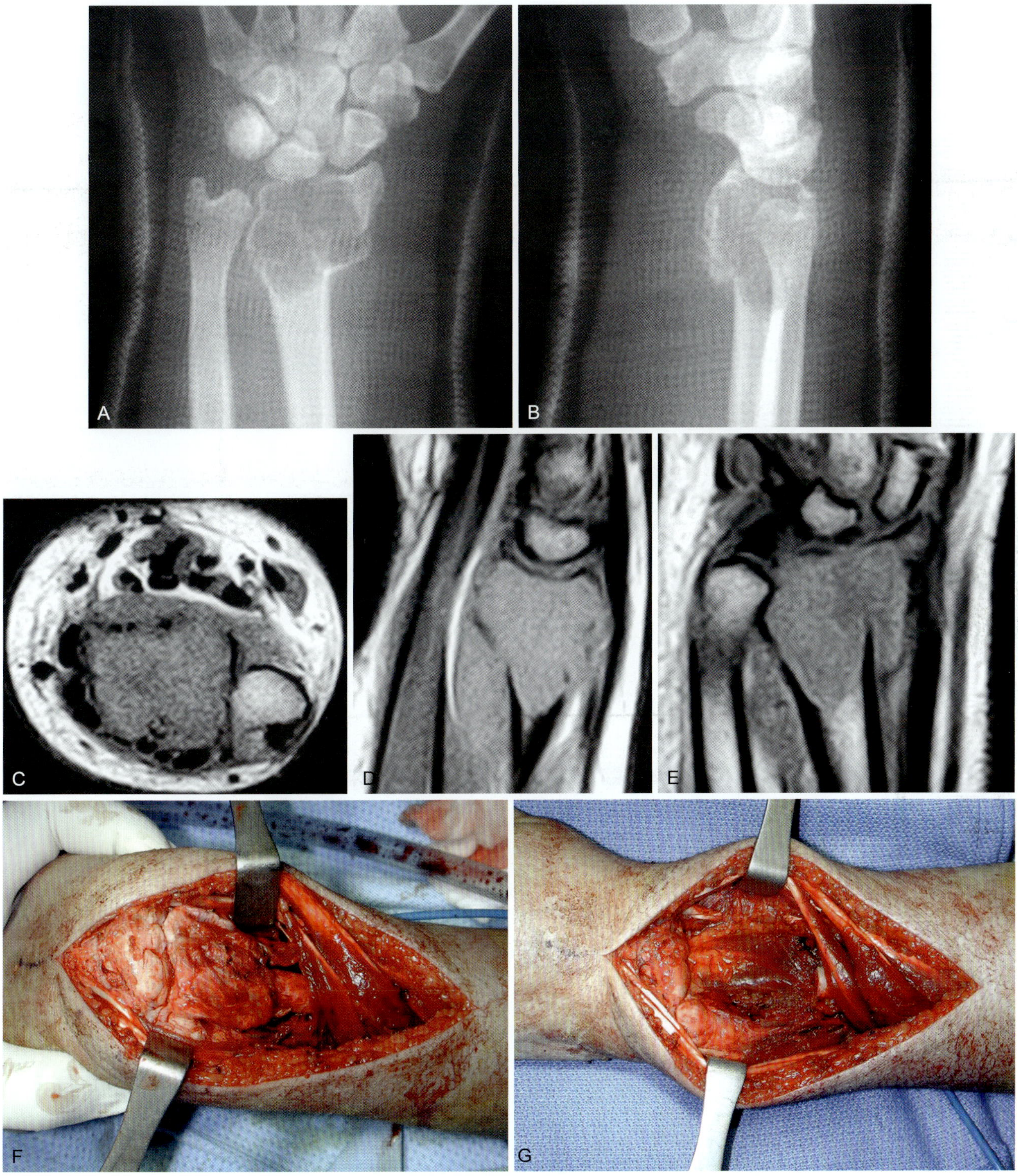


**图 26-4**　A 和 B. 40 岁女性，桡骨远端正、侧位 X 线片显示桡骨远端的骨巨细胞瘤，伴有病理性骨折；C~E. 轴位、矢状位、冠状位 MRI 图像；F. 术中的肿瘤照片；G. 将肿瘤整块切除

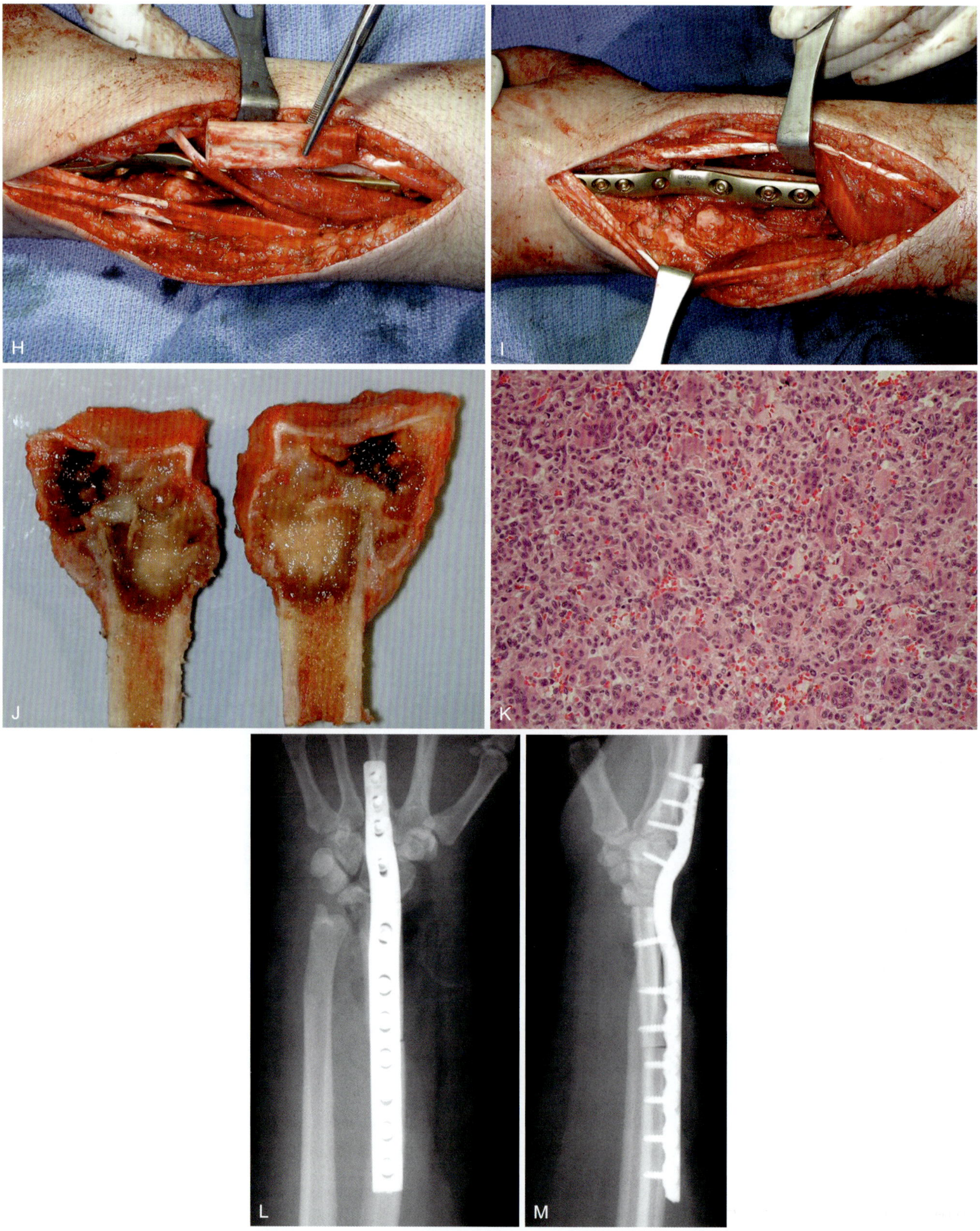

图 26-4（续） H. 对侧腓骨近端移植；I. 用腕融合钢板固定植骨块；J. 切除标本的照片；K. 骨巨细胞瘤的典型镜下表现，注意巨细胞瘤的核与单核细胞的核相同；L、M. 术后正位、侧位 X 线片

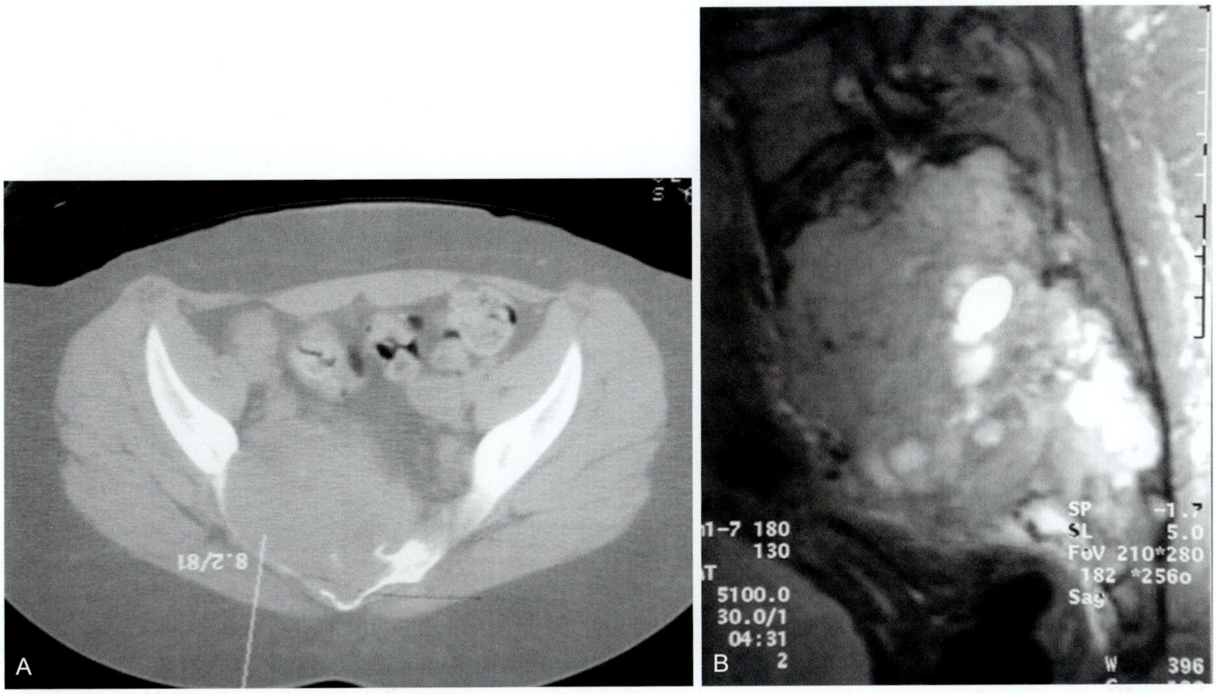


**图 26-5**　23 岁女性，骨巨细胞瘤，逐渐加重的下腰部疼痛史 1 年，向右下肢放射。A. CT 平扫；B. 矢状位 MRI $T_2$ 加权像显示骶骨巨大肿瘤，CT 引导下活检证实为骨巨细胞瘤，因该部位的肿瘤手术有致残致死率故未手术，行放射治疗

## 第二节　软骨母细胞瘤

软骨母细胞瘤较少见，好发年龄在 10~25 岁，男、女比例为 2∶1。梅奥诊所提供的资料显示，软骨母细胞瘤发病率为全部骨肿瘤的 1%。由于发病率低，文献中未见前瞻性研究报道，仅有少量回顾性研究报道。常见的发病部位为股骨远端、肱骨近端和胫骨近端。老年人好发于扁平骨。多发病变极少见。绝大多数患者主诉疼痛逐渐加重，类似于慢性滑膜炎或其他关节内病变。

软骨母细胞瘤 X 线片表现一般很典型，肿瘤多位于长骨骨骺，呈中心性生长，界限清楚，但也有位于骨突者，如大结节（图 26-6）或大转子（图 26-7）。周围一般有反应骨环绕（图 26-8），X 线片上 30%~50% 有钙化。CT 可以帮助发现 X 线片可能或不能被检测出的细微钙化病灶。MRI 能显示丰富的周边水肿带。一般很少侵犯软组织。在儿童，如果骨骺病变边界清晰，并跨过未闭合的生长板，即高度暗示为软骨母细胞瘤，但也可能为感染过程。在成人，应与其他病变相鉴别，包括骨巨细胞瘤和透明细胞型软骨肉瘤。与软骨母细胞瘤不同的是，骨巨细胞瘤通常没有硬化带，肿瘤内也没有钙化，可形成软组织包块。

显微镜下，软骨母细胞瘤由片状的软骨母细胞组成，背景为软骨基质。细胞呈多角形，胞质界限清晰，有钙化，并包裹在细胞周围，形成典型的“鸡丝”表现。有大量的多核巨细胞，约 20% 的患者可继发动脉瘤样骨囊肿。组织学分级没有预后价值。

软骨母细胞瘤 2 级多见，3 级很少。尽管软骨母细胞瘤其侵袭性通常比骨巨细胞瘤低，但手术治疗是必需的，因为其为缓慢进展性疾病。治疗包括扩大刮除、植骨术或放置骨水泥。该方法有很大机会保留关节并获得良好的功能。彻底刮除肿瘤比保护生长板更重要（图 26-9）。一些病例报道骨骺生长停止，但是无法确定是源于肿瘤本身还是由于手术干预所致。

术后每 6 个月应复查患处及 X 线胸片，至少持续 3 年，以后每年摄片复查 1 次。通常有 10%~20% 的患者会复发，其治疗同原发病变。约 1% 的患者会发生良性肺转移，可切除转移灶。恶性转移灶极为罕见。

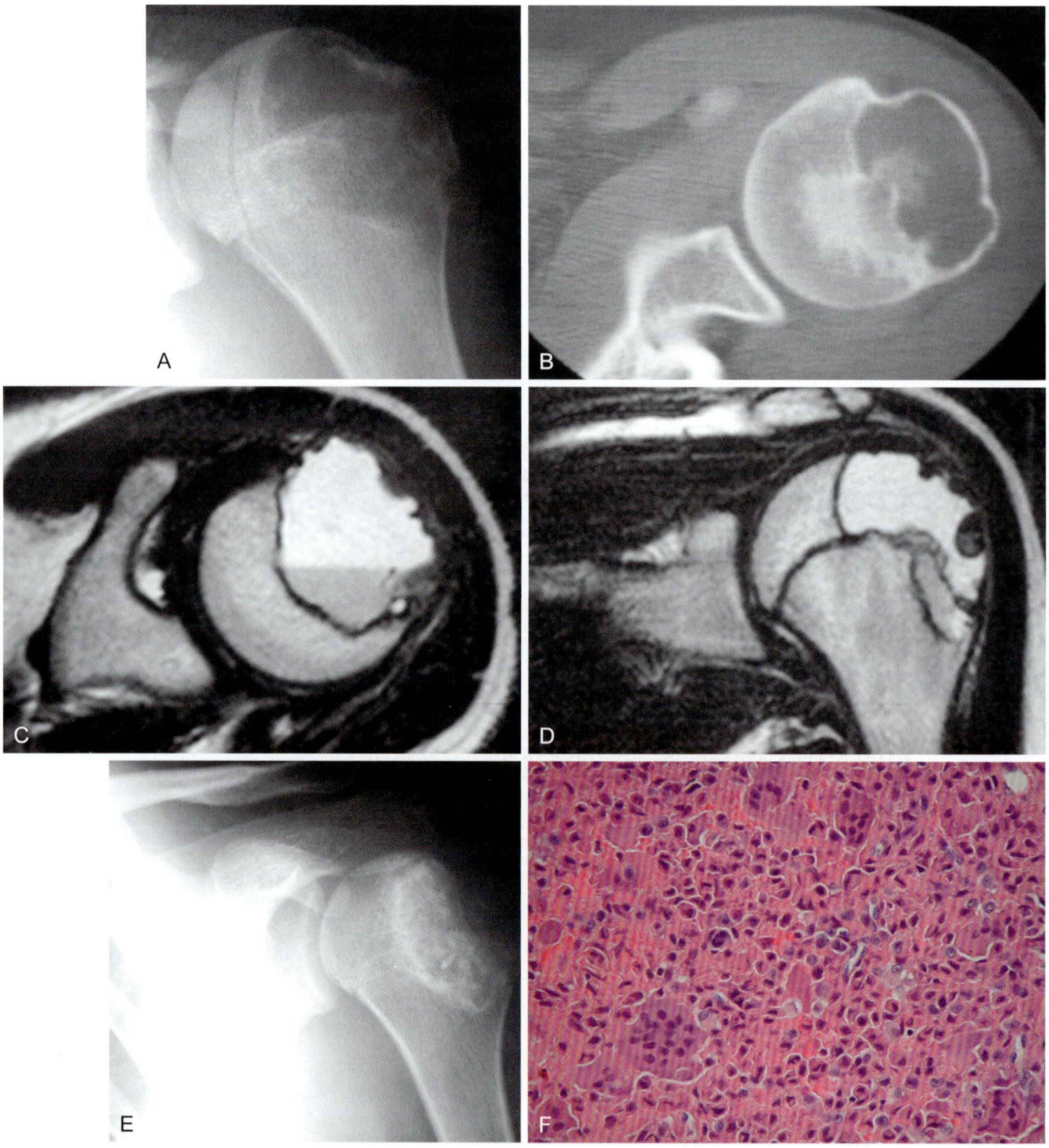


**图 26-6** 16 岁男孩，软骨母细胞瘤，主诉左肩疼痛 1 年。A. 左肩前后位 X 线片显示左侧肱骨近端溶骨性改变，穿过未闭合的骺板；B. CT 显示病变内有钙化；C 和 D. MRI 显示有液平面，活检病理诊断为软骨母细胞瘤继发动脉瘤样骨囊肿；E. 肿瘤刮除植骨后前后位 X 线片；F. 软骨母细胞瘤的典型镜下表现

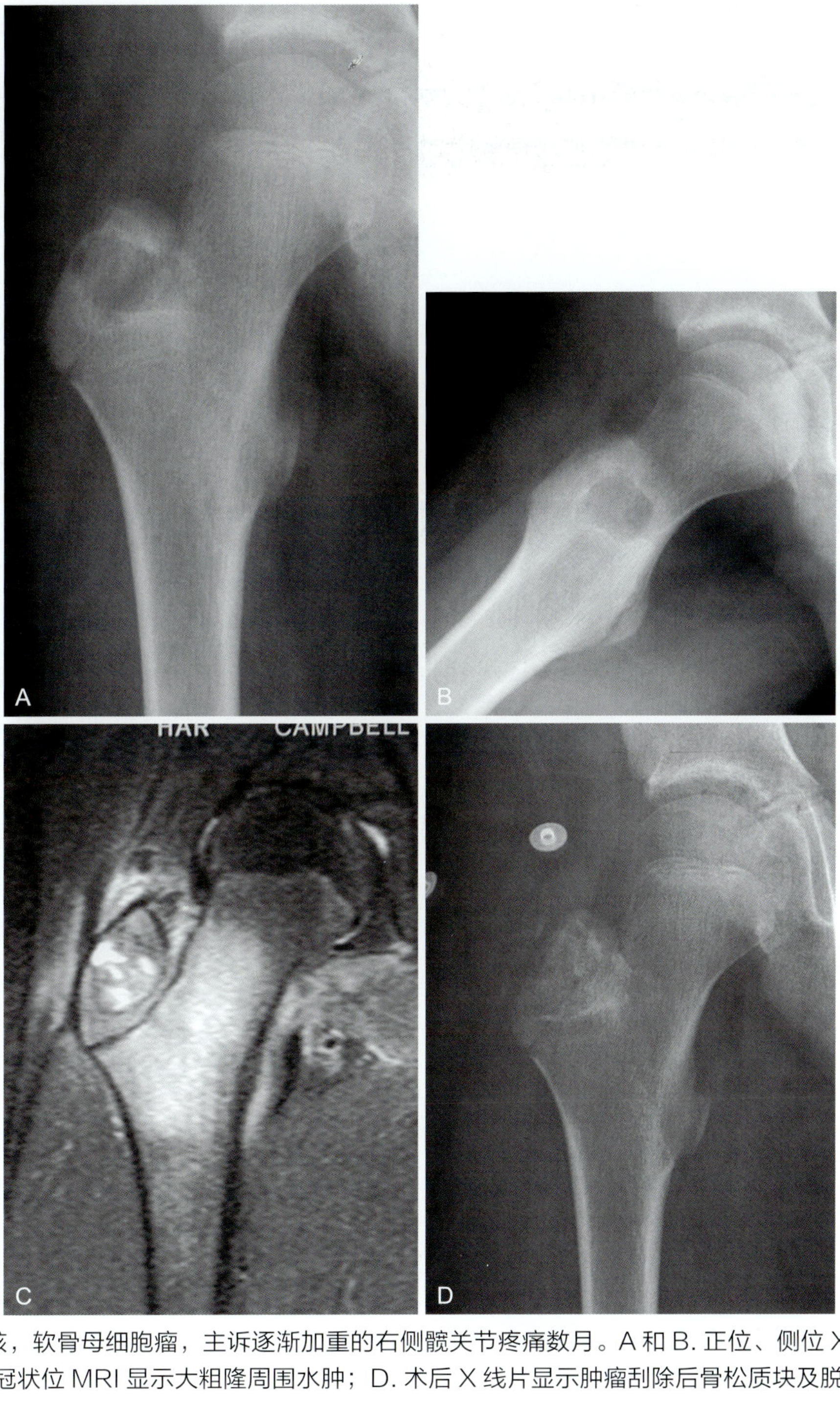


**图 26-7**　12 岁男孩，软骨母细胞瘤，主诉逐渐加重的右侧髋关节疼痛数月。A 和 B. 正位、侧位 X 线片显示右髋关节大粗隆透亮区；C. 冠状位 MRI 显示大粗隆周围水肿；D. 术后 X 线片显示肿瘤刮除后骨松质块及脱钙骨基质充填

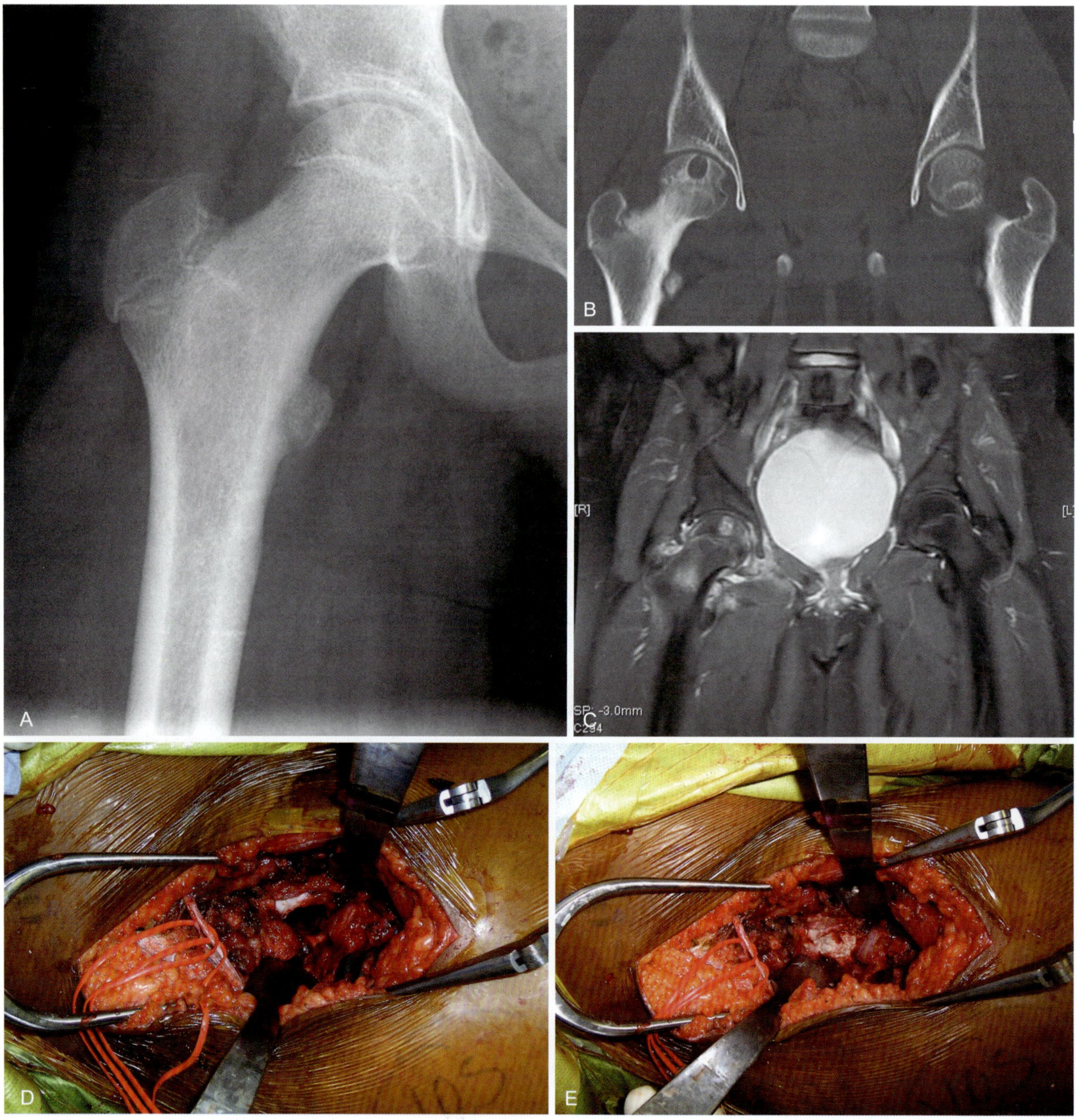


**图 26-8** A 和 B. 16 岁女孩，股骨头软骨母细胞瘤，前后位 X 线片及 CT 扫描显示病变在骨骺，周围有少量骨化性的反应骨边缘；C.MRI 图像显示病变周围有广泛的水肿和积液；D 和 E. 经前方入路扩大刮除后植入骨移植替代材料

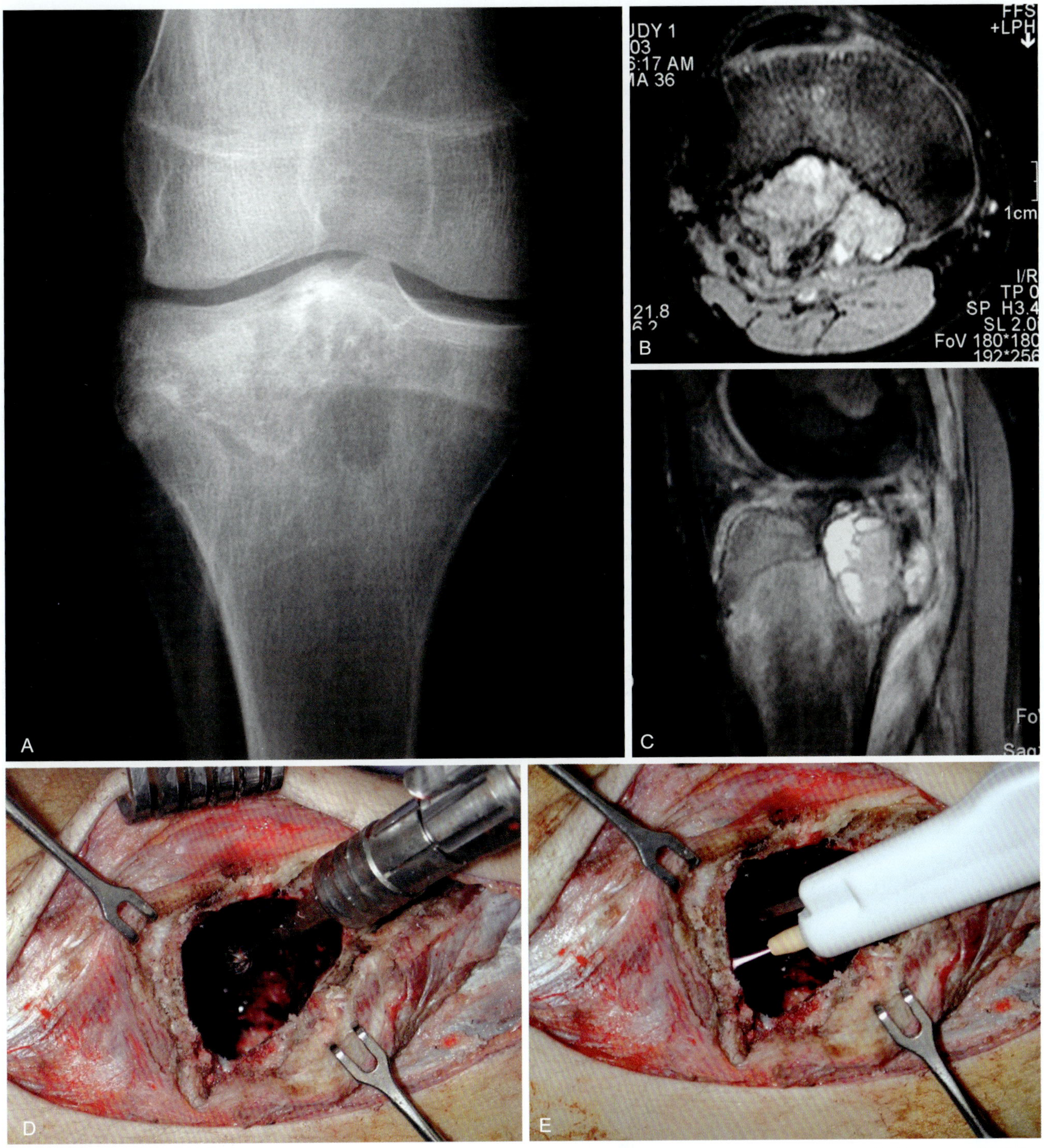


**图 26-9**　A.15 岁男孩，软骨母细胞瘤，胫骨近端 X 线片显示骨骺部的病变；B 和 C. 冠状位和矢状位 MRI 图像更清晰地显示病变范围，且发现周围有广泛水肿；D 和 E. 病变扩大刮除后，电动磨钻及氩气刀处理腔壁

## 第三节 软骨黏液样纤维瘤

软骨黏液样纤维瘤是一种罕见的软骨源性肿瘤。在梅奥诊所的资料中，其发病率不足全部骨肿瘤的0.5%。各年龄段均可发病，但高发于10~30岁。全身所有骨骼均可受累，最好发部位为胫骨近端（图26-10和图26-11）。典型的主诉是疼痛。如果病变位于手足，则患者常主诉无痛性包块或局部肿胀。

软骨黏液样纤维瘤X线片为良性肿瘤表现，位于长骨干骺端，界限清晰，周围有一圈硬化骨，可有类似于非骨化性纤维瘤的泡沫样表现。与其他软骨肿瘤不同，软骨黏液样纤维瘤在X线片上一般无病灶内钙化（只有极少数表面病变可出现大量钙化）。软骨黏液样纤维瘤除发生于胫骨近端干骺区者，一般不需做X线片检查的鉴别诊断。其他的鉴别诊断还包括软骨肉瘤、软骨母细胞瘤、骨纤维异常增殖症、非骨化性纤维瘤、骨巨细胞瘤、动脉瘤骨囊肿和单纯骨囊肿。

显微镜下软骨黏液样纤维瘤呈分叶状。小叶的中心为疏松的黏液样组织，周围为细胞丰富的纤维组织。背景为软骨样基质，但很少有界限清晰的透明软骨区，可观察到钙化，病变内可有非典型细胞区。如果X线片及其他组织学表现均符合软骨黏液样纤维瘤，应避免将其误诊为软骨肉瘤。

治疗可行切除，也可行扩大刮除并植骨（图26-12）。广泛切除较囊内刮除复发率低，但会造成更大功能损伤。局部复发率约为20%，复发可再次手术治疗。恶变少见。

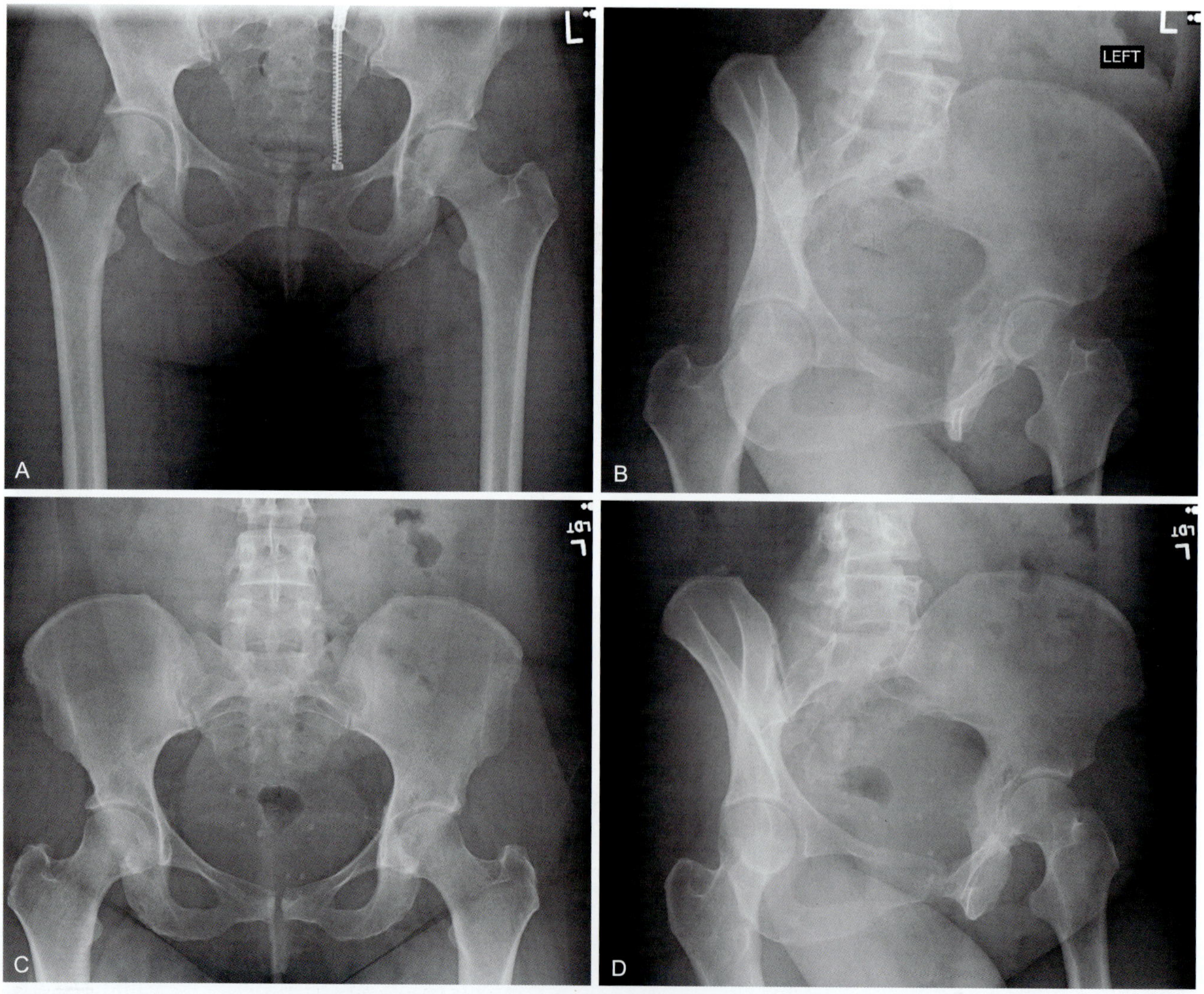


**图26-10** A和B. 一名累及左侧髋臼后柱的31岁女性软骨黏液样纤维瘤患者的骨盆正位和Judet入路X线片；C和D. 患者行扩大刮除、冻干同种异体松质骨及脱钙骨基质植入术后3年复查的正位和Judet入路X线片

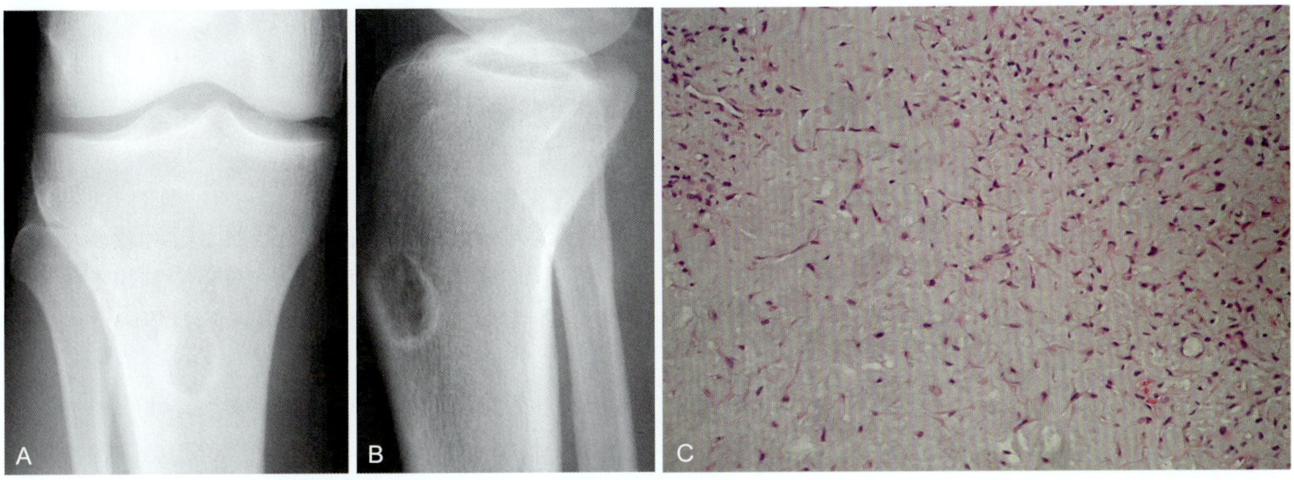

图 26-11　36 岁男性，软骨黏液样纤维瘤，主诉右膝疼痛 1 年。A 和 B. 正位、侧位 X 线片显示病变位于胫骨近端干骺端，此为软骨黏液样纤维瘤的最常见部位；C. 典型的软骨黏液样纤维瘤镜下表现

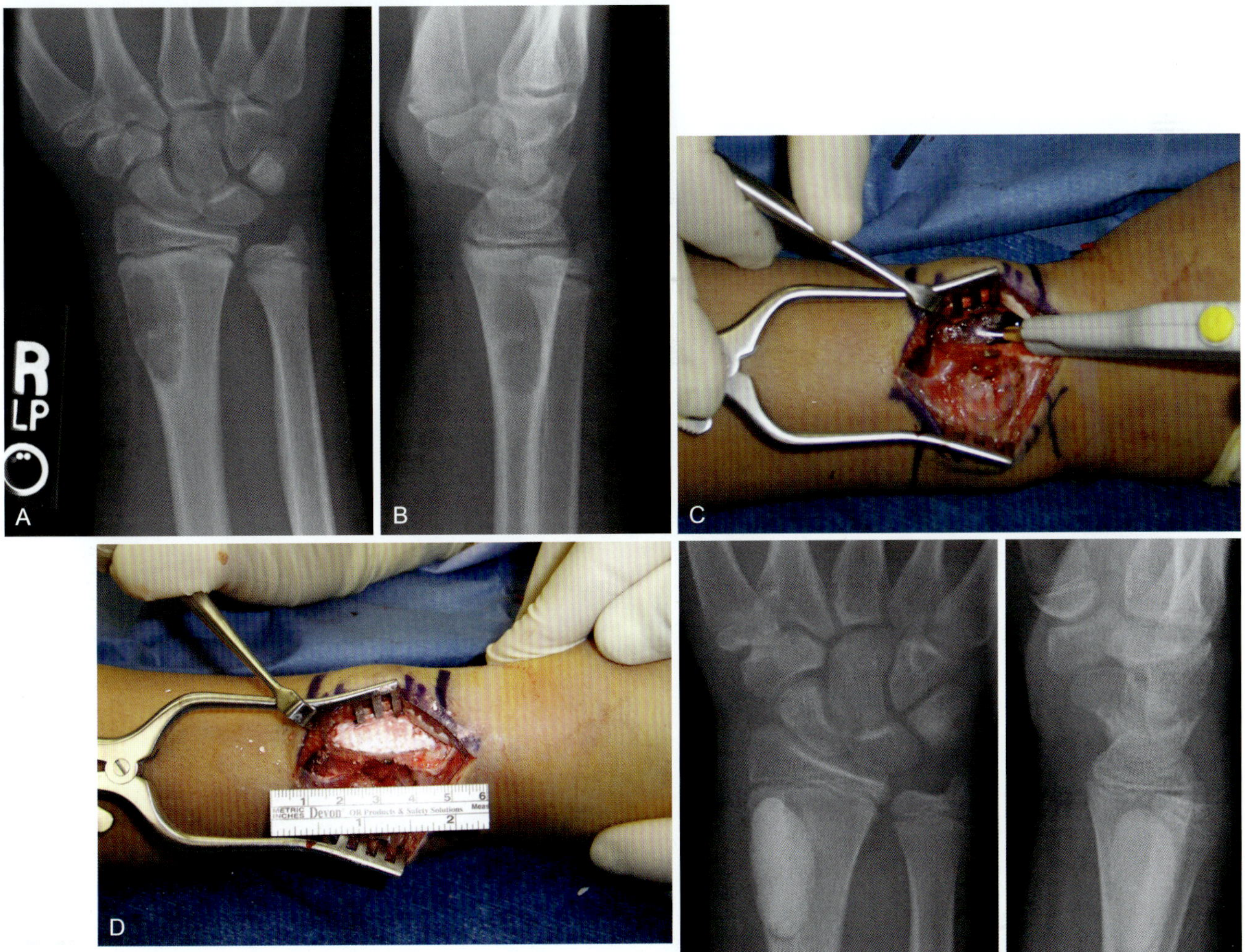

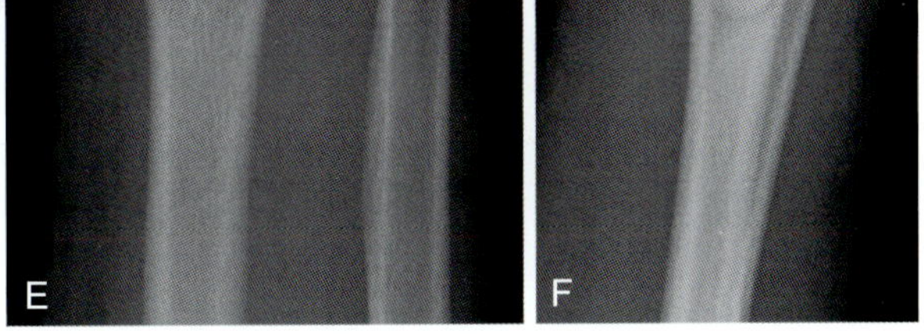

图 26-12　14 岁男孩，软骨黏液样纤维瘤，主诉外伤后出现轻微右侧腕关节疼痛。A 和 B. 右侧腕关节正位、侧位 X 线片显示桡骨远端干骺端的良性病变；C. 刮匙及磨钻刮除肿瘤后，氩气刀处理肿瘤腔壁；D. 腔隙内充填磷酸钙骨移植替代物；E 和 F. 术后正位、侧位 X 线片

## 第四节 成骨细胞瘤

成骨细胞瘤（骨母细胞瘤）是一种少见的成骨性肿瘤。在梅奥诊所提供的资料中，占全部骨肿瘤的不到 1%。绝大多数患者发病年龄在 10~30 岁。男性多见，男、女比例为 3∶1。全身所有骨骼均可发病，脊椎病变占总数的 40%~50%。疼痛是最主要的症状，可类似于骨样骨瘤（夜间痛明显，服用非甾体抗炎药可缓解）。脊椎肿瘤可引起疼痛性脊椎侧凸和神经功能障碍。腰椎肿瘤主要表现为神经根受压的症状和体征，而胸椎肿瘤主要表现为脊髓受压症状。肿瘤一般生长缓慢，在确诊前，症状可持续 1~2 年。

最常见的 X 线片表现是年轻患者的脊椎后部结构上出现成骨性肿瘤（图 26-13 和图 26-14）。鉴别诊断包括动脉瘤样骨囊肿和骨样骨瘤。在脊椎之外的其他部位出现此类 X 线片表现则很少提示该诊断。典型的 X 线片表现为中心钙化的瘤巢，周围有一圈透光区和反应性硬化骨，但这种表现并不常见（图 26-15）。鉴别骨母细胞瘤与更为常见的骨样骨瘤主要依靠瘤巢的大小。骨样骨瘤的瘤巢直径 <1.5 cm，X 线片表现常无特异性，病变可能表现为透光的（图 26-16）、硬化的或混合的，病变可位于骨干或干骺端，初发可长在皮质或髓内。一些患者 X 线片可出现恶性表现。除脊柱病变外，肿瘤很少侵犯软组织。而脊椎病变侵犯软组织则很常见。

显微镜下此类病变类似于骨样骨瘤。由纤维血管基质组成，可产生类骨质和原始编织骨。骨小梁表面排列有一层成骨细胞，其为鉴别骨母细胞瘤和骨肉瘤的重要依据。成骨细胞瘤的其他特点为界限清晰、组织结构疏松。恶性肿瘤的特点则为外周组织浸润，有不成骨的成骨细胞层形成。

治疗可行彻底刮除或切除，骨缺损应植骨。如肿瘤切除导致脊椎不稳定，则应行脊椎融合内固定。一些学者建议对脊椎病变辅助放射治疗，理由是肿瘤复发后再次手术较困难。其他学者发现，一些肿瘤虽未能彻底切除，但却保持静止。因此，大多数学者不建议行放射治疗，除非肿瘤无法切除而又出现症状者，则只能行放射治疗。

曾有肉瘤样变的报道，多见于放射治疗后病灶。也有一些恶变患者可能误诊为低度恶性骨肉

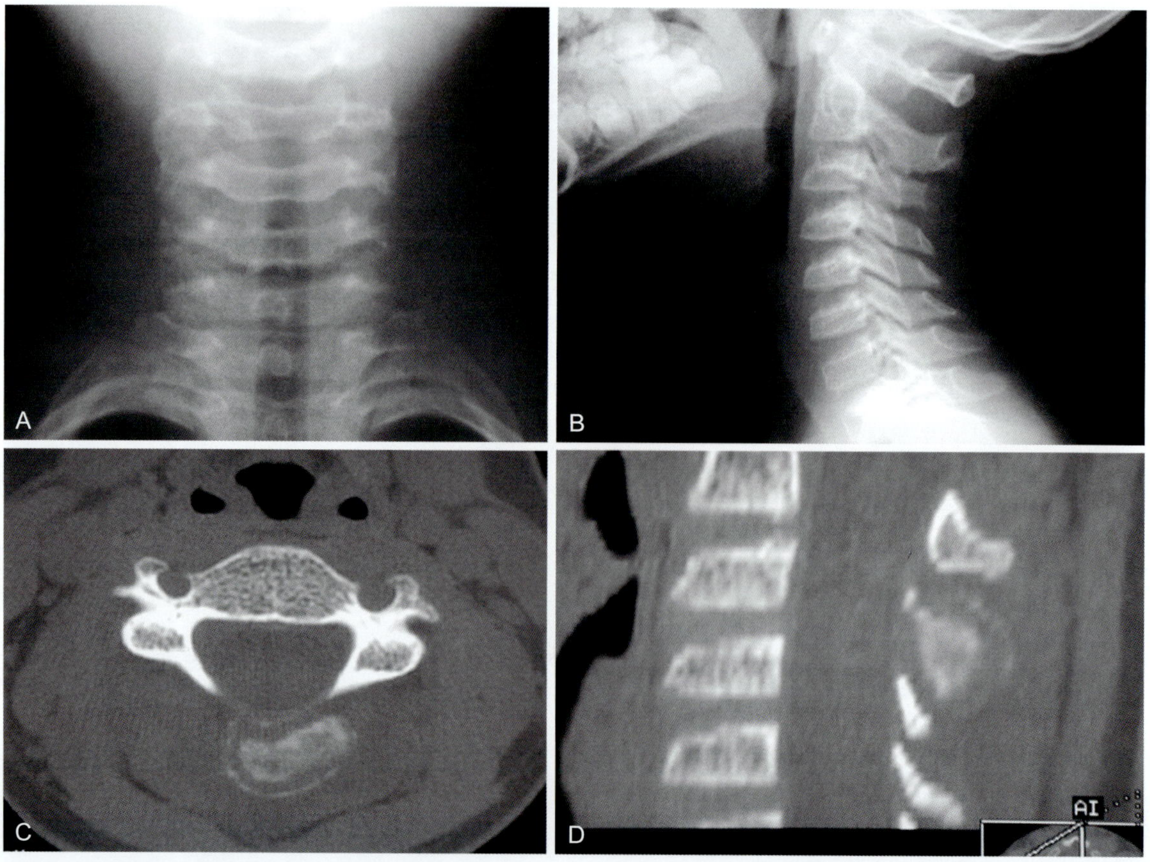


**图 26-13** 10 岁男孩，骨母细胞瘤，主诉颈部疼痛 1 个月。A 和 B. 颈椎正位、侧位 X 线片显示 $C_3$ 棘突病变；C 和 D. CT 扫描更清晰地显示病变，证实为骨母细胞瘤

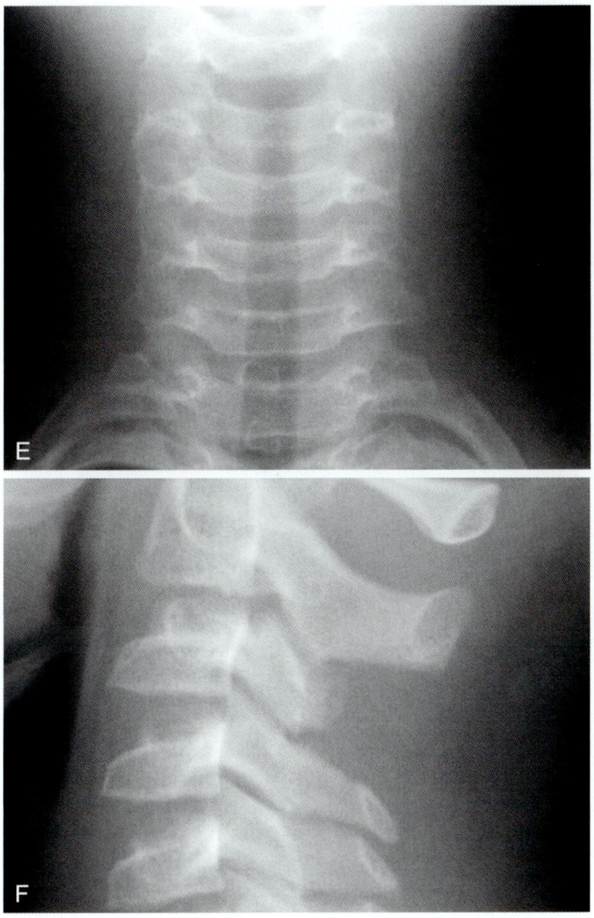


**图 26-13（续）**　E 和 F. 肿瘤切除后的正、侧位 X 线片

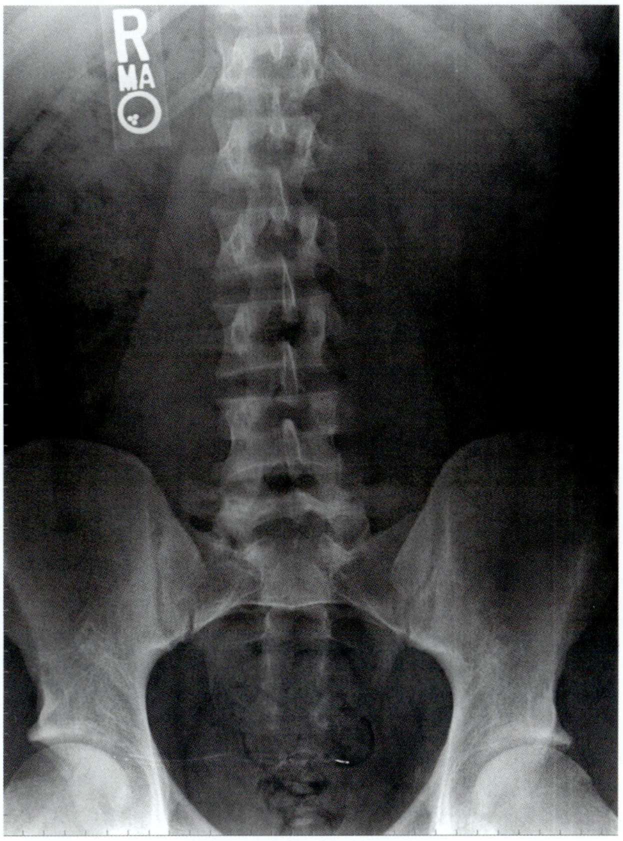


**图 26-14**　18 岁男孩腰椎正位 X 线片显示 $L_2$ 横突部位的骨母细胞瘤

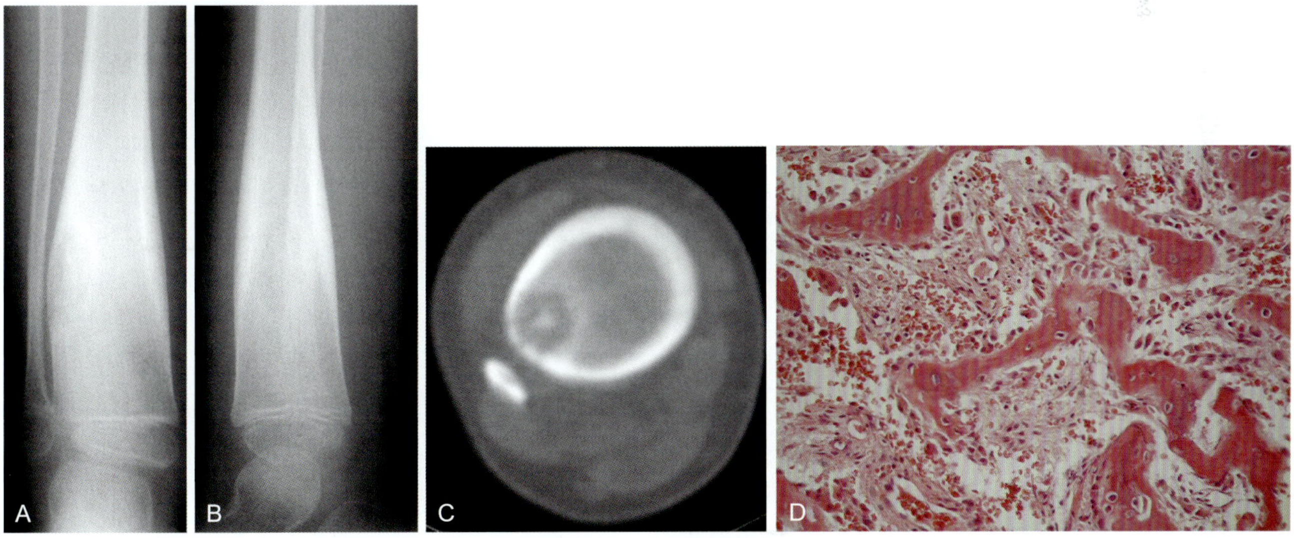


**图 26-15**　4 岁男孩，右腿疼痛 1 年，步行为止痛步态，右侧胫骨较左侧长 2 cm。A 和 B. 胫骨正位、侧位 X 线片显示胫骨远端干骺端病变，腓骨弓形弯曲，证明病史很长，病变为良性；C. CT 扫描清晰地显示病变，后证实为骨母细胞瘤；D. 骨母细胞瘤的典型镜下表现

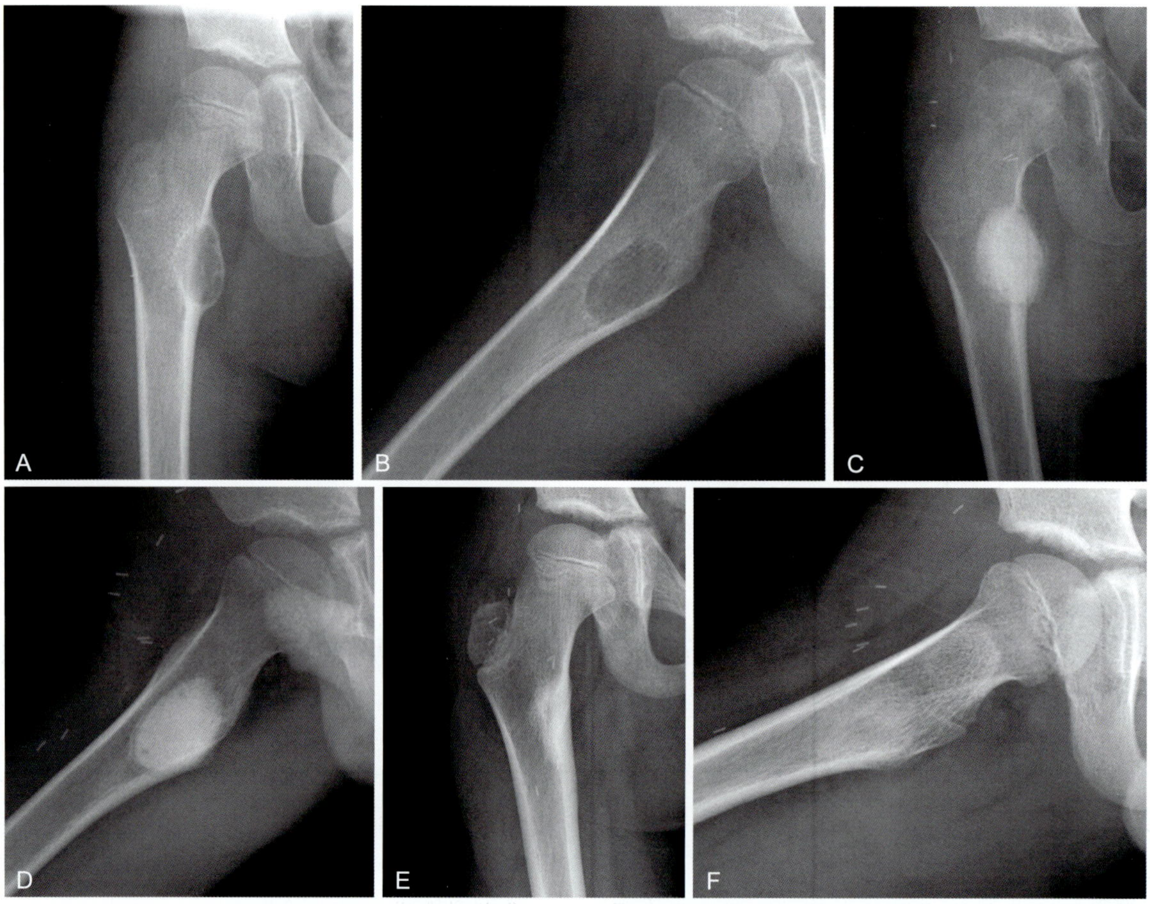


**图 26-16** 7 岁男孩，骨母细胞瘤。A 和 B. 股骨近端正位、侧位 X 线片显示病变位于小转子；C 和 D. 肿瘤刮除后腔隙内充填碳酸钙及磷酸钙合成的骨移植替代物，术后 X 线片；E 和 F. 术后 2 年 X 线片显示骨的结构已改建，并且无复发征象

瘤。不管怎样，一些早期诊断为成骨细胞瘤的患者晚期会出现侵袭性表现，偶尔会导致死亡。因此，应密切随访患者，定期做患处和胸部 X 线检查。

## 第五节 朗格汉斯细胞组织细胞增生症

朗格汉斯细胞组织细胞增生症（LCH）以前被称为组织细胞增多症，是一组病理特征相似的疾病，可累及全身任何器官，临床表现多样。该病是反应性疾病还是肿瘤仍存在争议。嗜酸性细胞肉芽肿是单发骨病变。Hand-Schüller-Christian 病是指临床上表现为颅骨病变、眼球突出和尿崩症三联征的一组病变。当前，一些学者用 Hand-Schüller-Christian 病代指所有多系统的朗格汉斯细胞组织细胞增生症。Letterer-Siwe 病是另一种变型，常在 3 岁前发病，表现为发热、淋巴结病变、肝脾大和全身多发骨病变。Letterer-Siwe 病患者常迅速死亡。上述名词所代表的是不同疾病，还是同一病理过程的不同表现，对此尚有争议。由于发病机制不明，目前尚无多部位受累的病例治疗方案，且复发率极高。根据累及器官部位的不同，可选择包括手术、放疗及化疗等多种治疗方式。死亡的危险因素包括多器官受累和 2 岁内发病。

骨科医师主要治疗骨的嗜酸性细胞肉芽肿。患者年龄一般在 5~20 岁，常表现为逐渐加重的疼痛。临床表现类似于骨髓炎，有静息痛（夜间痛）、发热和局部炎症表现。所有骨骼均可发病，但最常见的发病部位是椎体、扁平骨和长骨骨干。

朗格汉斯细胞组织细胞增多症可有多种不同的 X 线表现。椎体明显变扁或称为扁平椎是其最常见的表现。虽然朗格汉斯细胞组织细胞增生症是椎体变扁的常见原因（图 26-17），但其他疾病也可导致扁平椎，临床上应予以鉴别。这些疾病包括尤因肉瘤、淋巴瘤、白血病、戈谢病、动脉瘤样骨囊肿和感染。扁平椎的病变一般界限清晰，穿透骨骼，为单纯溶骨性病变。由于两层骨板的病变大小不同，会出现“孔内有孔”的表现。在长骨骨干，病变会

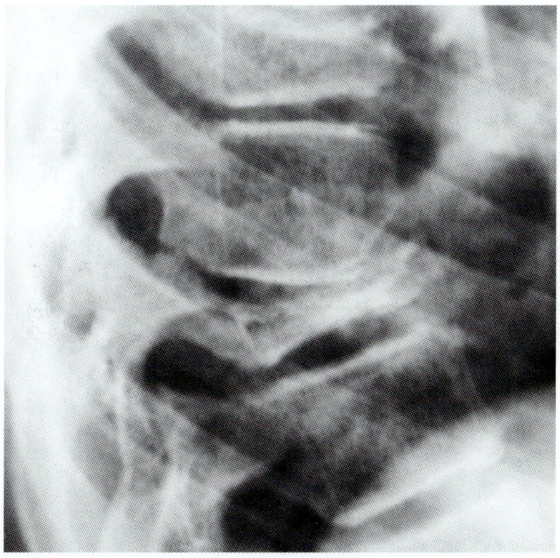

**图 26-17**　椎体内嗜酸性细胞肉芽肿。椎体压缩，X 线表现为扁平椎，病变累及其他多处骨骼

出现侵袭性浸润表现，伴有骨膜反应骨形成（图 26-18）。这些表现很像尤因肉瘤、感染或淋巴瘤。骨扫描有助于发现其他部位病变，但有 30% 的假阴性率，故对全身骨骼仔细检查更有效。

显微镜下如发现朗格汉斯细胞即可确诊。朗格汉斯细胞为巨大的组织细胞，胞核呈锯齿状，核膜脆，有大量的嗜酸性细胞质。细胞 S-100 蛋白染色阳性。病变内还包含有多核巨细胞和其他炎性细胞，如嗜酸性细胞簇。电镜下可观察到朗格汉斯细胞胞质内特征性的细胞器，称为 Birbeck 颗粒。

朗格汉斯细胞组织细胞增生症需进行活检以明确诊断。确诊后一般只需非手术治疗。单纯骨病变可经过数周至数年自愈，活检也可能促进愈合。推荐的治疗方法包括注射皮质类固醇激素、放射治疗和刮除病灶（可植骨或不植骨）。少数病例报道提示唑来膦酸可缓解疼痛，但长期效果有待确认。如果病变没有症状，不需治疗，因为观察发现肿瘤有自行消退现象。治疗的适应证包括疼痛、活动受限或可能出现病理性骨折或神经压迫（脊髓或视神经）。腔内注射皮质类固醇激素是一种相对安全有效的治疗方法。小剂量放疗只适用于脊椎受累或视神经受压的患者。如果切开活检确诊，可同时刮除病灶。必须注意的是，病灶内注射激素或植骨治疗前必须先排除感染。

扁平椎多采用非手术治疗，因为绝大多数可自行消退。在骨骼尚未成熟的患者，随着生长发育，椎体高度会有部分恢复。佩戴临时支撑器具可减轻症状。对有轻微的神经症状者，可行放射治疗。对于神经症状迅速加重，或者出现脊髓受压症状且放射治疗无效的患者，可行手术减压，同时应用内固定合并融合术。

骨病灶的总体预后较好，局部复发率低，并发病较少。但是，全身性疾病可能进展，需要行化疗。

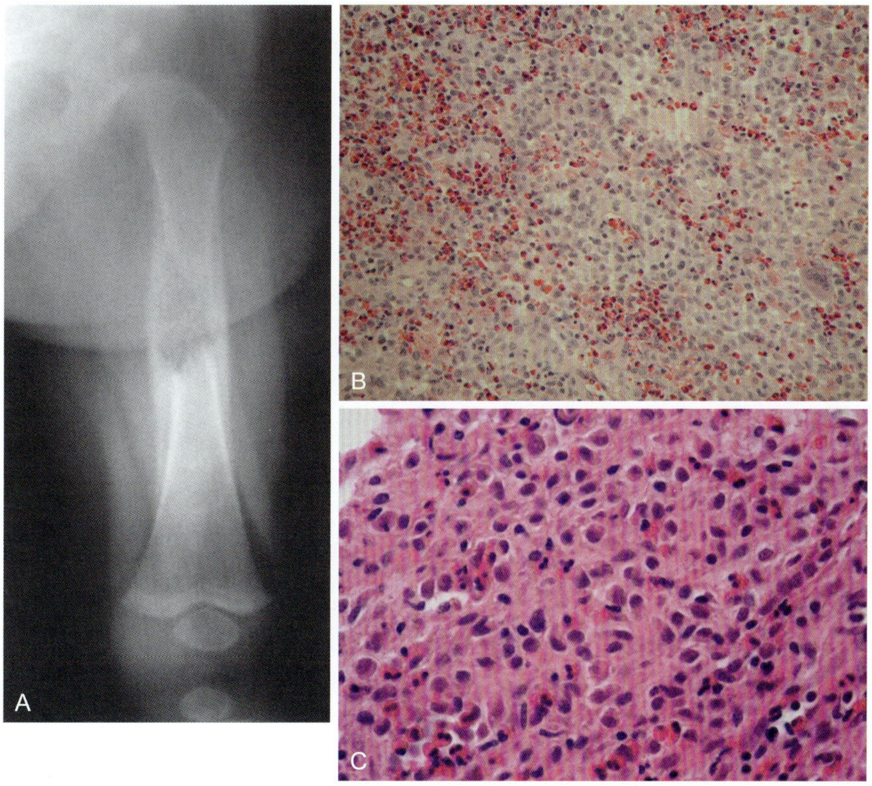

**图 26-18**　A. 股骨干单发的嗜酸性细胞肉芽肿引起严重的骨膜反应；B 和 C. 低倍（B）和高倍（C）镜下的图像显示朗格汉斯细胞、组织细胞和嗜酸性粒细胞

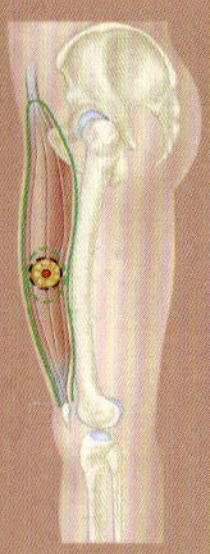

# 第 27 章

# 骨的恶性肿瘤

**著者：**Robert K. Heck Jr., Patrick C. Toy
**译者：**毕文志　黄俊琪　贾金鹏（第 13 版：毕文志　黄俊琪　贾金鹏）
**审校：**毕文志（第 13 版：牛晓辉　杨勇昆　韩　纲）

## 第一节　骨肉瘤

骨肉瘤的特点是恶性细胞产生类骨质，是最常见的非血液来源的恶性骨骼系统肿瘤。每年的发病率为（1~3）/100 万。可能于任何年龄发病，但原发性高度恶性骨肉瘤主要见于 10~20 岁的患者。骨旁骨肉瘤发病高峰在 20~40 岁，继发性骨肉瘤（如继发于 Paget 病或者曾接受放射治疗的患者）更常见于老年人。男性发病率稍高（骨旁骨肉瘤除外，女性更常见）。种族间没有明显差异，遗传因素作用也不大，尽管骨肉瘤更常见于遗传性视网膜细胞瘤、Rothmund-Thomson 综合征和 Li-Fraumeni 综合征患者。所有骨骼部位都可能受累，但大多数原发性骨肉瘤发生于生长快速的部位，包括股骨远端、胫骨近端和肱骨近端。

几乎所有高度恶性的骨肉瘤患者都主诉有进展性疼痛（低度恶性的表面型骨肉瘤可能主诉为无痛性肿块）。起初，疼痛可以通过非手术治疗措施和改变活动方式改善，这可能导致患者和医师产生错误的安全感觉。如果诊断被延误，疼痛最终会变得很严重。夜间痛可能是诊断的一个重要线索，不过，仅有约 25% 的患者经历过这种疼痛。在初次就诊时患者常被误诊为更常见的肌肉骨骼疾病。一份研究表明，从症状出现到正确诊断，平均被耽搁的时间大约是 15 周，这包括患者平均耽搁 6 周（从症状出现到初次见医师）和医师平均耽搁 9 周（从初诊到正确诊断）。医师耽搁的首要原因包括没有在初诊时摄 X 线片，而且更重要的是，当患者的症状持续存在或加重时没有重摄 X 线片。

尽管放射线的表现存在差异，但 X 线片仍是确诊最有价值的手段。最常见的表现是长骨干骺端的侵袭性病损。大约 10% 的病变最初发现于骨干，不足 1% 的病变最初发生于骨骺。尽管病变是以成骨或溶骨为主，但更常见的是成骨和溶骨共同存在。病损常常是完全渗透性的，边界不清。如果肿瘤已经突破骨皮质，那么在诊断时就可能发现软组织肿块。骨膜反应以“Codman 三角”的形式出现，或可能有日光放射状骨针的外观。MRI 是确定肿瘤骨质和软组织边界的最好办法，也可以确定肿瘤与周围组织的解剖关系。应该进行骨扫描来寻找骨转移，同时拍摄胸片或 CT 排查肺转移。肺是最常见的转移部位，应在活检前做这些检查。

骨肉瘤可分为原发性和继发性两类。原发性骨肉瘤又可分为普通型骨肉瘤、低度恶性髓内骨肉瘤、骨旁骨肉瘤、骨膜骨肉瘤、高度恶性表面骨肉瘤、毛细血管扩张型骨肉瘤和小细胞型骨肉瘤。

大多数骨肉瘤可归类为普通型骨肉瘤（图 27-1~ 图 27-3），并且有前面描述的放射线改变。这些高度恶性骨肉瘤产生于髓腔，可以穿破骨皮质，形成软组织肿块。从组织学上看，它们可能主要是成骨细胞、成纤维细胞或成软骨细胞。不过，看见有肿瘤细胞形成的骨基质是诊断必需的依据。梭形细胞高度分化，细胞成分过多、有丝分裂丰富，核多形性明显。

骨膜骨肉瘤（图 27-4）起源于骨表面，是中度恶性的。最常见的部位是股骨和胫骨的干骺端。发病年龄更大一些，年龄范围更广。骨膜骨肉瘤的组织学检查可见在软骨小叶中放射状的成骨基质的梭形细胞束。

低度恶性髓内骨肉瘤是一种少见的类型，特点是在 X 线片上有相对良性的表现。对有些患者来说，它可能在 X 线片上或组织学上被误诊为骨母细胞瘤或骨纤维结构不良。正如其名，它位于髓腔内，穿破皮质一般较晚。在显微镜下观察，它由产生轻度不规则骨小梁的不典型梭形细胞组成。

骨旁骨肉瘤（图 27-5）也是一种少见、低度恶性的肿瘤，起源于骨表面，侵犯髓腔较晚。特别倾向于出现在股骨远端的后外侧，呈分叶状的骨化肿块。CT 有助于鉴别这种骨肉瘤与骨化性肌炎或骨软骨瘤。骨化性肌炎的钙化在病变周围更成熟，而骨旁骨肉瘤的中心骨化更明显。骨旁骨肉瘤应该很容易与骨软骨瘤相鉴别，因为骨软骨瘤的 CT 扫描显示一个含骨髓的髓腔与受累骨的髓腔相连续。在显微镜下观察，与低度恶性的髓腔内骨肉瘤相似，骨旁骨肉瘤由产生轻度不规则骨小梁的不典型梭形细胞组成。

高度恶性的表面型骨肉瘤是最不常见的类型。正如名称所示，它是起源于骨皮质表面的侵袭性肿瘤。X 线片显示为边界不清的侵袭性病变。与普通型骨肉瘤相似，显微镜下的特点是梭形细胞富细胞性，有丝分裂活跃及明显的细胞核多形性。与骨旁骨肉瘤相反，诊断时骨髓受累常见。

毛细血管扩张型骨肉瘤是纯粹的溶骨性病变。在 X 线片上，有侵袭性表现，或有与动脉瘤样骨囊肿相似的吹气球样表现。从大体标本上看，类似于充血的囊腔，有少量实质性物质。在显微镜下看，低倍镜下表现常常与动脉瘤样骨囊肿相似，有充满血液的囊腔和少量的骨间隔；在高倍镜下看，间隔内的细胞完全是恶性的。

小细胞型骨肉瘤是另一种少见的类型，也是高度恶性的病变，由与尤因肉瘤或淋巴瘤相似的小蓝色细胞组成。如果细胞数量少，则类骨质很难与尤

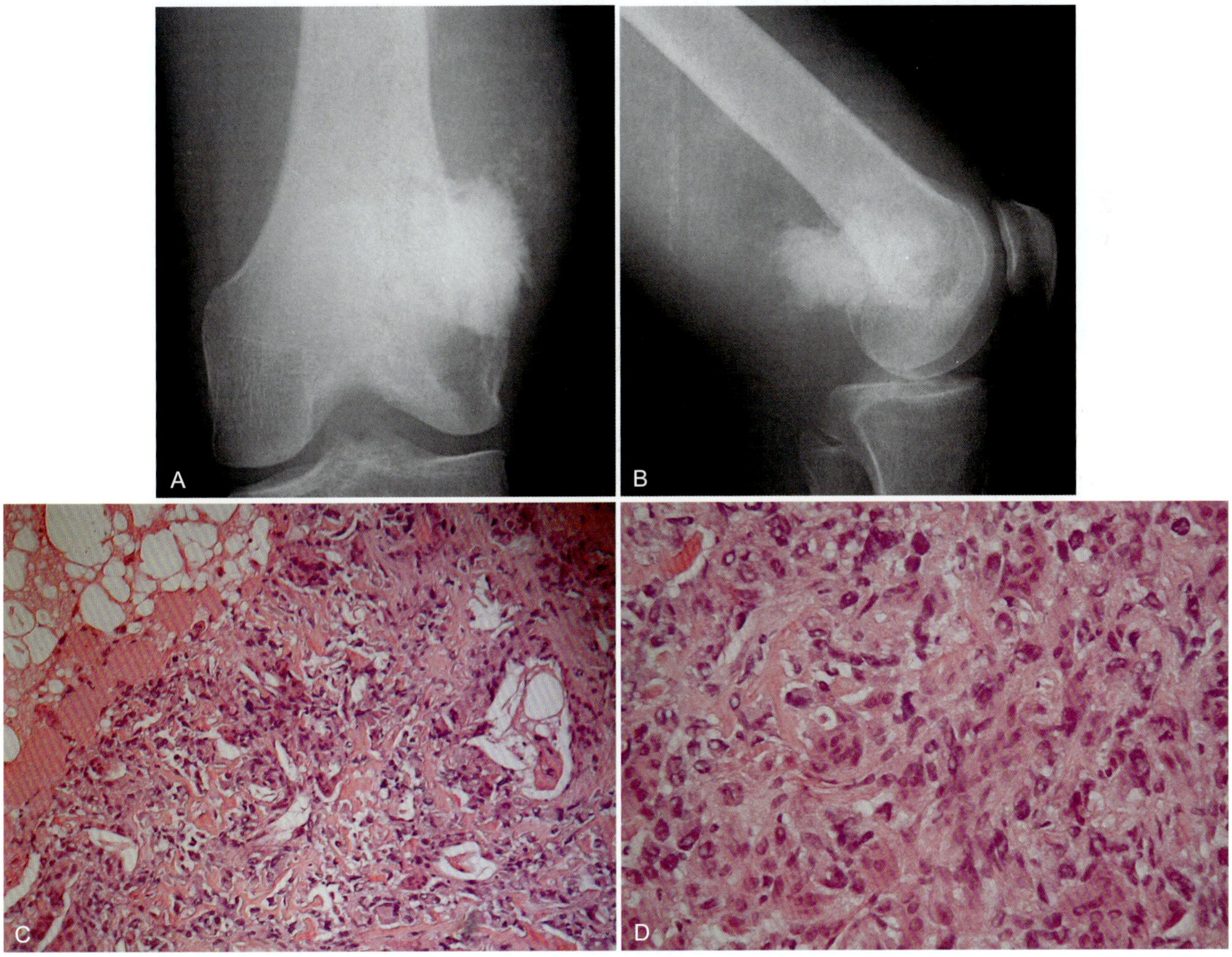


**图 27-1**　A 和 B. 31 岁男性左侧股骨远端骨肉瘤的前后位和侧位 X 线片；C 和 D. 低倍（C）和高倍（D）显微照片显示产生类骨质的恶性梭形细胞；在术前化疗后，患者行肿瘤广泛切除及假体重建术

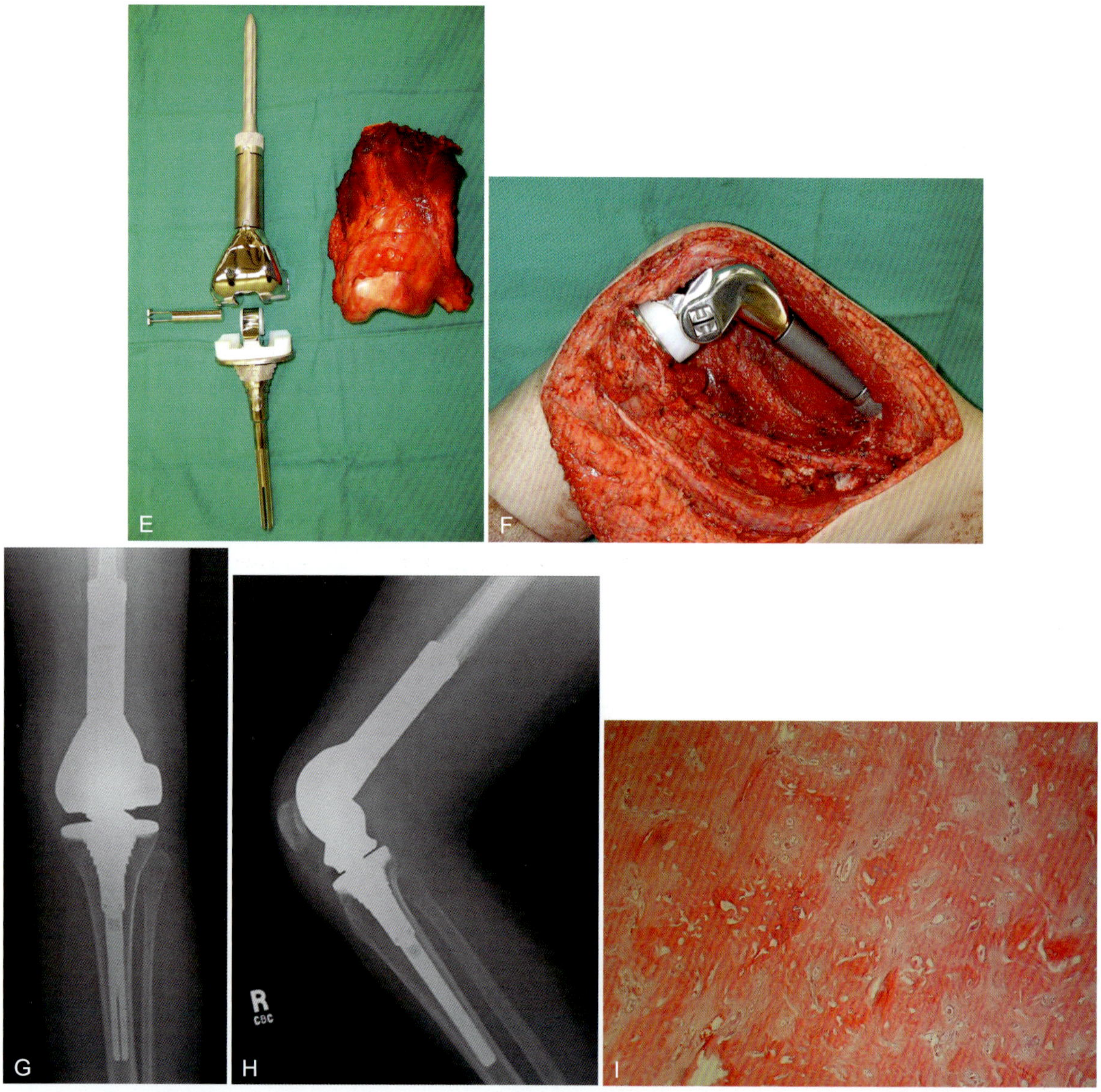


**图 27-1（续）** E. 切除的标本及置入物照片；F. 置入物在体内的照片；G 和 H. 术后的前后位及侧位 X 线片；I. 显微镜下照片显示肿瘤完全坏死

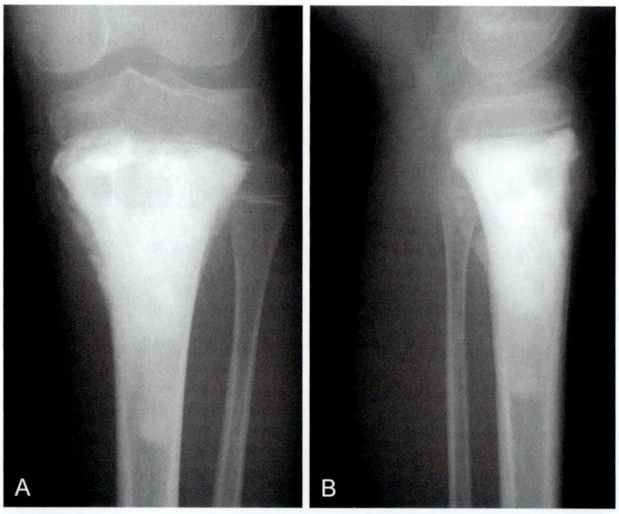


**图 27-2** A 和 B. 11 岁男孩胫骨近端软骨母细胞骨肉瘤的前后位及侧位 X 线片

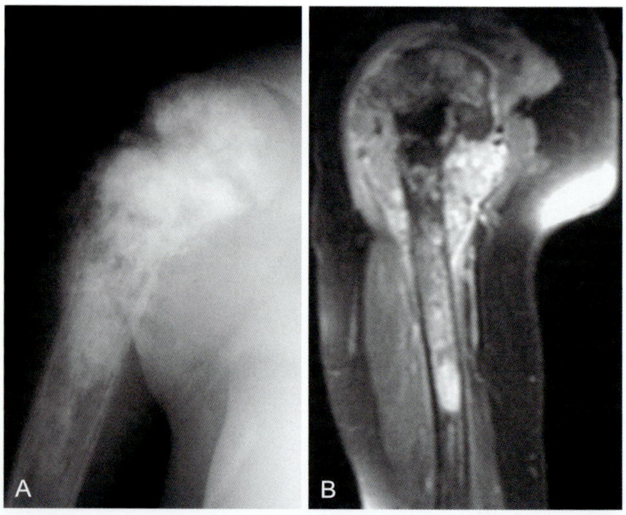


**图 27-3** A. 8 岁男孩肱骨近端成骨性骨肉瘤的前后位 X 线片；B. MRI 较好地显示了肿瘤在骨及软组织内的范围

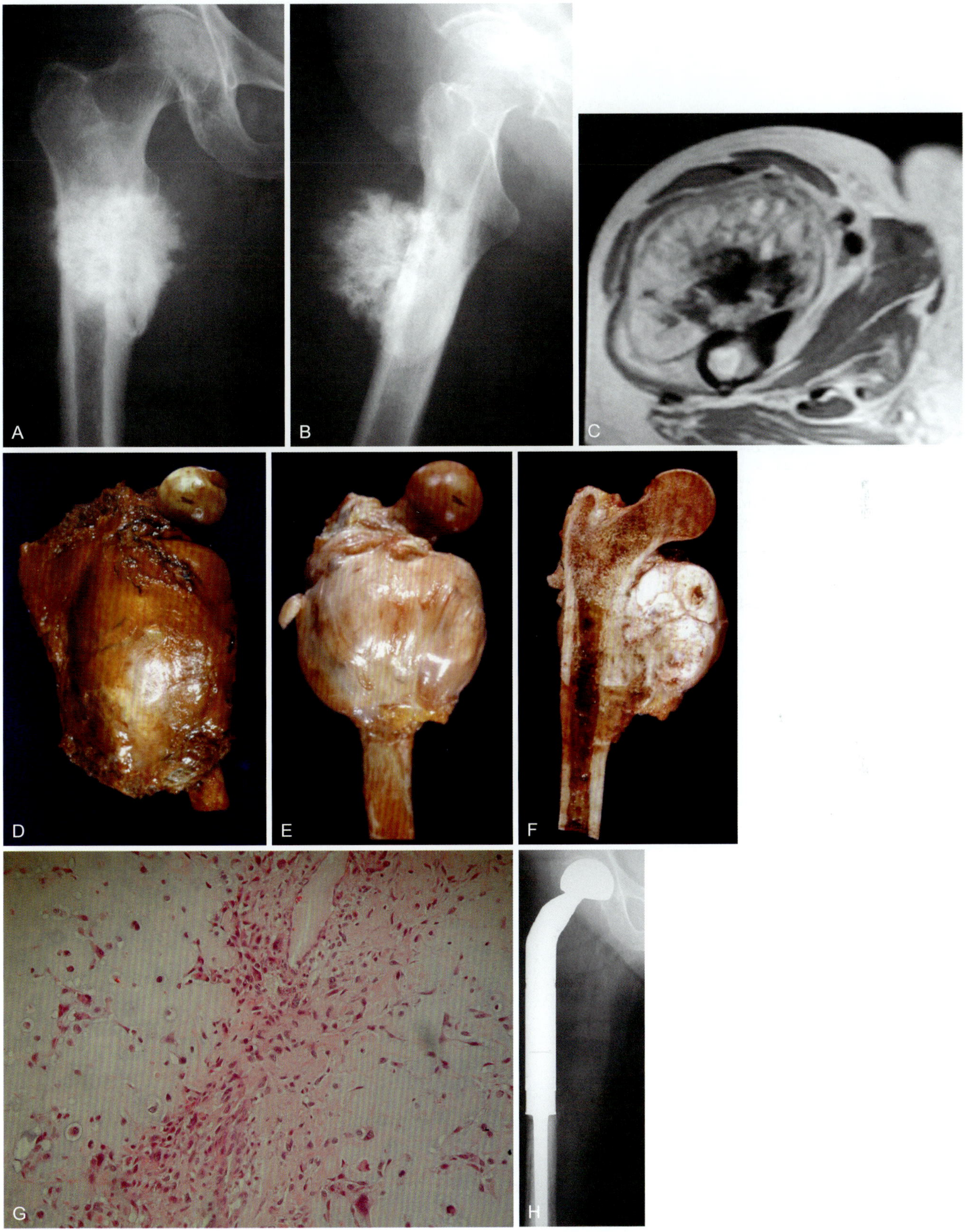


**图 27-4**　A 和 B. 67 岁女性股骨近端骨膜骨肉瘤的前后位及侧位 X 线片；C. MRI 显示病变来自骨表面，骨髓似乎并未受累；D. 广泛切除术后的肿瘤标本；E. 切除周围肌肉的肿瘤标本；F. 切开的肿瘤标本，病变来源于骨表面，骨髓腔并未受累；G. 骨膜型骨肉瘤的典型显微镜下表现，小叶状恶性软骨间隔已产生类骨质的恶性梭形细胞；H. 重建的股骨前后位 X 线片

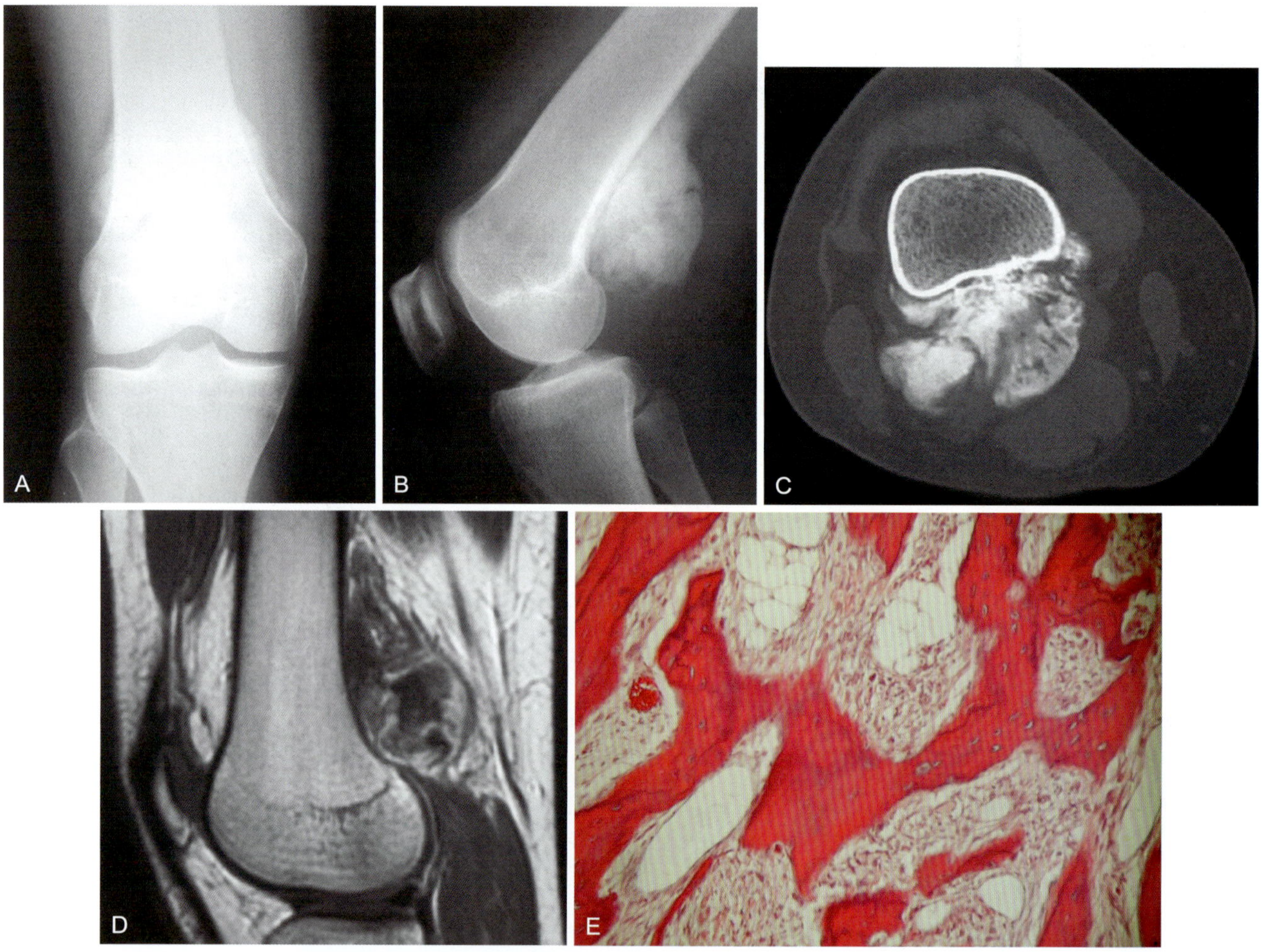


图 27-5 A 和 B. 来源于最常见部位的骨旁骨肉瘤的前后位及侧位 X 线片；C 和 D. CT 和 MRI 显示肿瘤来源于股骨远端的后方，骨髓腔并未受累；E. 骨旁骨肉瘤的典型显微镜下表现，轻度不规则的梭形细胞产生相对表现正常的骨小梁

因肉瘤中存在的纤维样物质相鉴别。有时需要利用细胞学或免疫组化研究来鉴别这些病变。

继发性骨肉瘤常继发于其他肿瘤。年轻人很少发生，但在 50 岁以上的骨肉瘤患者中几乎占 50%。继发性骨肉瘤最常见的病因包括 Paget 病和曾进行过放射治疗者。Paget 病的骨肉瘤发病率约 1%，有多发骨病变者的发病率可能更高（5%~10%）。佩吉特骨肉瘤最常发生在 50~80 岁，骨盆是最常见的部位。在放射治疗剂量 >2500 cGy 的患者中，放射诱发骨肉瘤的发生率约 1%，并且可能发生在不常见的部位，如颅骨、脊柱、锁骨、肋骨、肩胛骨和骨盆（图 27-6）。尽管骨肉瘤是最常见的放射诱发性肉瘤，但这种情况下纤维肉瘤和恶性纤维组织细胞瘤也相对常见。继发性骨肉瘤的发病时间在放射治疗后 10~15 年，但也可能发生在放射治疗后 3 年至几十年。已经报道的与继发性骨肉瘤有关的病变包括骨纤维结构不良、骨梗死、骨软骨瘤、慢性骨髓炎、肢骨纹状肥大及成骨不全。但是这些病变引发继发性骨肉瘤极为罕见，其因果关系尚未确定。

在多种药物化疗出现之前，骨肉瘤的预后并不乐观。尽管治疗包括广泛性或根治性截肢术，通常在 2 年内约有 80% 的患者死于远处转移。采用现代多种药物化疗方案加上正确的手术治疗后，大多数报道在初诊时无转移的高度恶性骨肉瘤长期生存率在 60%~75%，低度恶性者的生存率在 90%。

诊断时最重要的预后因素是转移的发生部位。大约 15% 的患者在诊断时已有可探查到的肺部转移。已有肺转移的患者往往预后不佳，长期生存率不到 20%（就诊时有一个或几个可切除掉的肺转移灶的患者长期生存率 >50%，而有很多、巨大或无法切除的肺转移灶的患者预后相当差）。非肺转移（如骨转移）患者预后更差，长期生存率低于 5%。“跳跃”转移（如同一骨的转移或超越关节的转移）和有远处转移的患者预后同样不佳。

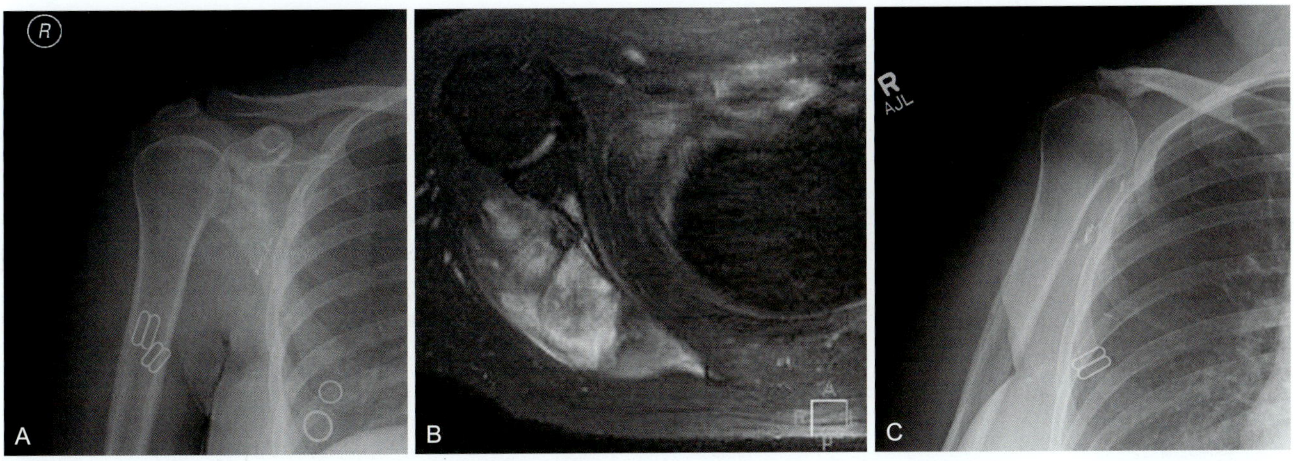


**图 27-6**　44 岁女性因右侧腋下转移性黑色素瘤行手术、化疗、放疗，术后 6 年出现右肩疼痛。A. 右肩前后位片示肩胛骨侧缘细微的骨质硬化改变；B. MRI $T_2$ 加权像显示病变呈侵袭性改变伴巨大软组织包块。活检结果为传统型骨肉瘤；C. 化疗、肩胛骨切除术后右肩 X 线片

第二个重要的预后因素是肿瘤的分级。因低度恶性肿瘤很少发生转移，故低度恶性肿瘤患者较高度恶性肿瘤患者有明显的预后优势。原发肿瘤的大小似乎也是一个重要的预后因素。尽管学者们区分肿瘤大小的标准有所不同，但大多数研究证实，肿瘤较大患者的预后明显比肿瘤较小患者的预后要差。肿瘤生长部位也很重要，近端肿瘤患者的预后比远端肿瘤患者的预后差。肿瘤的大小与部位有关，因为大多数近端肿瘤在诊断时比远端肿瘤大。佩吉特骨肉瘤通常预后较差，长期生存率低于 15%。放射治疗诱发性骨肉瘤被认为预后不佳。不过，这可能是由于其好发于很难切除彻底的少见部位。肢体放射治疗诱发性骨肉瘤可能与其他高度恶性骨肉瘤有相同的预后。年龄和性别对预后似乎没有明显影响。

如前所述，传统上高度恶性骨肉瘤的治疗都是即刻行广泛性或根治性截肢术。尽管采用了这种治疗方式，但 80% 的明显孤立性病变患者仍死于远处转移。基于这一点，可以推断大多数高度恶性骨肉瘤在就诊时已有没检测到的微小转移灶。辅助化学治疗或新辅助化学治疗的目的是治疗这些微小转移灶。目前，在大多数骨软组织肿瘤治疗中心，高度恶性骨肉瘤的治疗包括新辅助化学治疗、广泛或根治性手术（切除或截肢术）和辅助化学治疗。新辅助化学治疗后，如有可能，肺转移灶同样可以切除。肿瘤对新辅助化学治疗的组织学反应已经证明是预测长期生存的很好的方法。坏死率超过 90%，预后良好。低度恶性骨肉瘤可以不用化学治疗即行广泛切除或截肢术。

大约 50% 的高度恶性骨肉瘤患者在初次手术后都会发生某种类型的复发。大约 10% 的患者经广泛切除或广泛截肢术后出现局部复发。局部复发的患者预后非常不好，常常需要行根治性截肢术（如果以治愈为目的）和进一步的化疗。迟发性肺转移同样需要手术切除和化学治疗。不良预后因素包括初次治疗结束后很快复发、多个肺结节（8 个以上）、大的肺结节（>3 cm）、无法切除的肺结节。迟发的几个小的可切除肺结节患者经积极治疗后有 60% 的治愈机会。

## 第二节　软骨肉瘤

软骨肉瘤发病率是骨肉瘤的 50%。软骨肉瘤是骨骼系统第二大常见的非血液来源的原发恶性肿瘤。发病年龄范围广，原发性软骨肉瘤的高发年龄是 40~60 岁，继发性软骨肉瘤的高发年龄是 25~45 岁。软骨肉瘤可以发生于任何部位，不过，最常发生于身体近端，如骨盆、股骨近端和肱骨近端。尽管软骨肉瘤很少发生于手部，不过，却是手部最常见的原发恶性骨肿瘤。与大多数骨肿瘤相似，发病率在男性稍高。种族倾向性不明显。

从临床表现上看，大多数原发性软骨肉瘤患者都主诉有进展性疼痛，也可能有可触及的包块。软骨肉瘤常常生长缓慢，并且可能几年后患者才来就诊。疼痛而无病理性骨折在鉴别内生软骨瘤和低度恶性软骨肉瘤方面很重要。常常有患者由于其他原因行骨扫描或拍摄 X 线片时偶然发现无症状的软骨病变（X 线片异常是患者看骨肿瘤医师的唯一原

因）。尽管内生软骨瘤患者的无症状的X线片异常很普遍，但诊断为软骨肉瘤的情况非常少。软骨肉瘤可能出现在治疗过的内生软骨瘤的区域。在这种情况下，最初的病理标本应该重新复查。

继发性软骨肉瘤常出现在先前存在的良性软骨病变部位。它们最常出现在多发性内生软骨瘤和多发性遗传性外生骨疣部位。在Ollier病（多发性内生软骨瘤）中，40岁时恶变（最常见的软骨肉瘤）的发生率为25%，而Maffucci综合征（多发性内生软骨瘤加软组织血管瘤）的恶变率更高。尽管骨软骨瘤的数据很难分析，多发性外生骨疣患者继发性软骨肉瘤的终身发病率约为5%，孤立性骨软骨瘤患者约为1%（图27-7）。正如第25章讨论过的，骨软骨瘤的恶变率仍然未知。由于第三方转诊中心的转诊对病理学数据影响偏倚，已经发表的恶变率可能过高。一个孤立性良性内生软骨瘤是否有继发性软骨肉瘤的潜在倾向目前很难确定。如果这种情况发生了，发生率也没有高到需要预防性地切除无症状的内生软骨瘤的程度。已经报道的其他与继发性软骨肉瘤有关的病变包括滑膜软骨瘤病、软骨黏液纤维瘤、骨膜软骨瘤、软骨母细胞瘤、曾经做过放射治疗和骨纤维结构不良。

软骨肉瘤的X线片表现常常有诊断意义（图27-8）。与内生软骨瘤相似，它是起源于髓腔的病变，伴有不规则的基质钙化。钙化的类型有斑点状、爆米花状或逗点状。与内生软骨瘤相比，软骨肉瘤的表现更具侵袭性，有骨破坏、骨皮质浸润、骨膜反应，少数情况下有软组织肿块。CT有助于显示骨内侵蚀或病变呈破坏性的其他证据，从而可鉴别良性和恶性软骨病变。必须注意发病部位，因为手部（内生软骨瘤常见，软骨肉瘤很少见）的病变即使有侵袭性的表现，仍是良性肿瘤。如果骨盆或股骨近端病变有同样的皮质破坏表现，应诊断为软骨肉瘤。最后，通过CT或MRI检查，确定骨软骨瘤软骨帽的大小对判断是否有继发性软骨肉瘤非常重要。如果骨骼已经成熟的患者软骨帽超过2 cm，必须考虑有继发性软骨肉瘤的可能性。

在组织学上，典型软骨肉瘤由恶性细胞组成，有大量的软骨基质（如果存在恶性类骨质，即使少量，也应诊断为成软骨型骨肉瘤，与软骨肉瘤的预后和治疗都非常不同）。鉴别低度恶性软骨肉瘤和内生软骨瘤，如果只根据活检标本有时是很困难的。如有下列表现应倾向诊断为恶性肿瘤：细胞过多、丰满的圆形核、双核细胞多见、侵袭性生长、骨小梁内陷（图27-9）。活检时，对于交界性肿瘤应取尽可能多的组织。最重要的是结合临床表现和X线片表现进行诊断。多发性内生软骨瘤、骨膜软骨瘤、滑膜软骨瘤和手部内生软骨瘤，虽然都会表现为细胞过多，但仍是良性病变。如果骨盆巨大的孤立性病变的活检标本有同样的表现，X线片显示有骨皮质侵蚀，应诊断为软骨肉瘤。

软骨肉瘤较少见的组织学类型包括去分化软骨肉瘤、透明细胞软骨肉瘤和间叶性软骨肉瘤。这些软骨肉瘤亚型占软骨肉瘤总数的不到20%。在组织学上，去分化软骨肉瘤在典型的低度恶性软骨肉瘤旁包含高度恶性肉瘤成分（最常见的是骨肉瘤，其次是纤维肉瘤和恶性纤维组织细胞瘤）（图27-10）。去分化软骨肉瘤的X线片特点经常是在典型的软骨肉瘤旁有更具侵袭性的透光区。

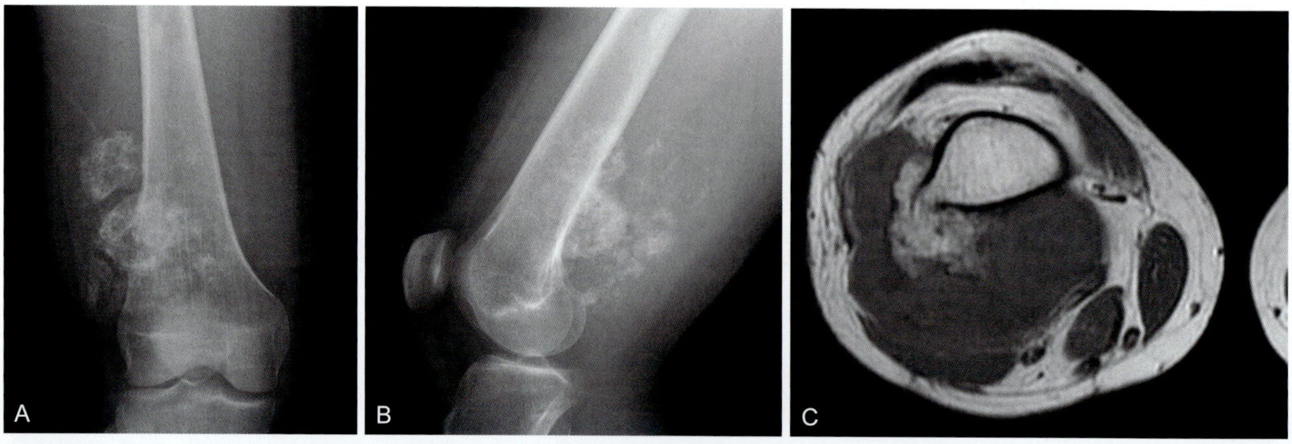


**图27-7** 25岁男性主诉右大腿疼痛性包块。A. 右股骨远端前后位X线片；B. 右股骨远端侧位X线片；C. MRI $T_1$加权像示病变来源于既往骨软骨瘤。活检结果证实为继发软骨肉瘤

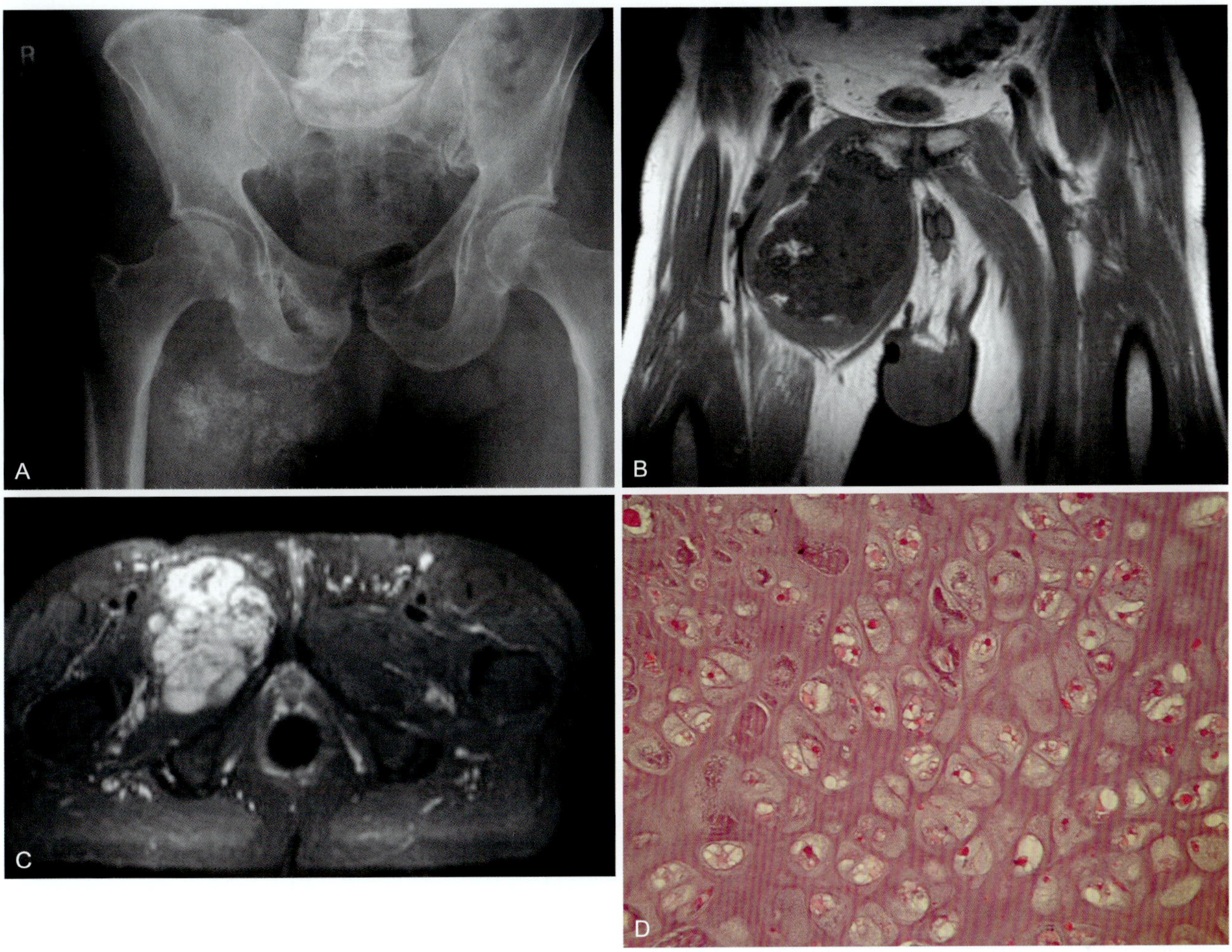


**图 27-8**　A. 78 岁男性，前后位 X 线片显示起源于耻骨的巨大肿瘤，伴有软组织包块，肿块有点状钙化，符合软骨肉瘤特征；B 和 C. 虽然 X 线片更有助于确定诊断，但 MRI 能更好地确定软组织包块的范围及肿瘤与毗邻结构的关系；D. 普通软骨肉瘤的典型镜下表现

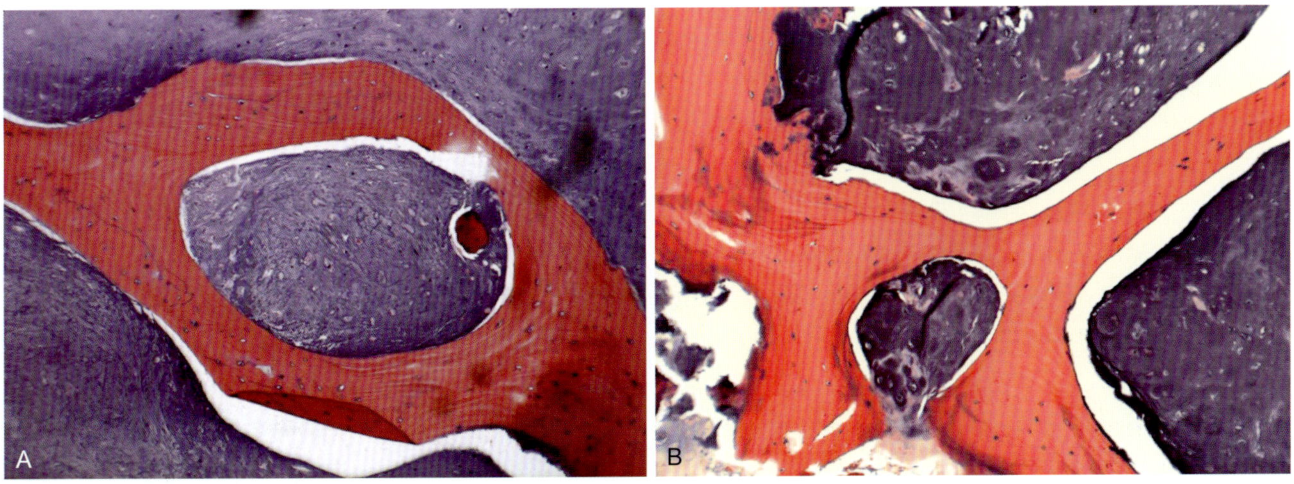


**图 27-9**　低倍镜（A）和高倍镜（B）软骨肉瘤的显微照片显示骨小梁内陷

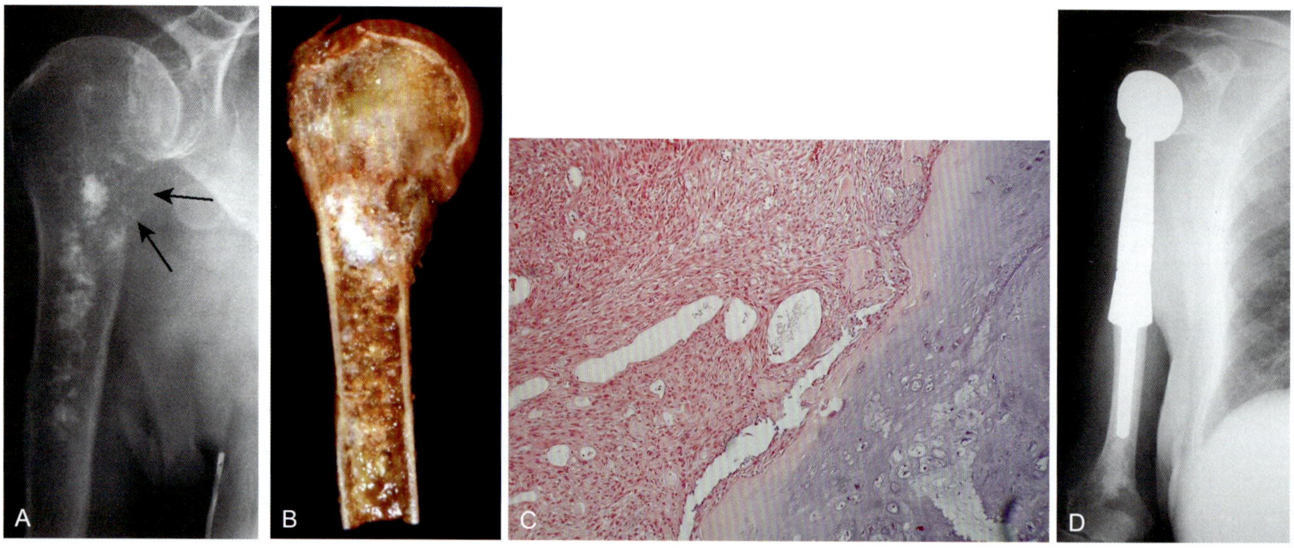


**图 27-10** A.92 岁女性，右侧肱骨近端去分化软骨肉瘤的前后位 X 线片显示邻近典型性软骨肉瘤的侵袭性表现部位（箭头所示）；B. 切除的肿瘤标本显示了这些特征；C. 去分化性软骨肉瘤的典型显微镜下表现，可见位于低度恶性软骨肉瘤旁的高度恶性的梭形细胞肉瘤；D. 假体重建术后的前后位 X 线片

透明细胞软骨肉瘤是一种低度恶性肿瘤。正如名字所表示的，在软骨基质背景下包含了丰富的透明细胞质和显著的细胞质边界。通常多核巨细胞较明显。透明细胞软骨肉瘤多见于骨骺（特别是股骨近端），可有良性的 X 线表现，可与软骨母细胞瘤或骨巨细胞瘤相混淆。

间叶性软骨肉瘤是一种高度恶性肿瘤，包含小而圆的蓝染细胞，并有良性表现的软骨岛。肿瘤的细胞部分常呈血管外皮细胞瘤样生长，有鹿角样的血管。间叶性软骨肉瘤的 X 线片表现类似典型的软骨肉瘤（图 27-11），常为非特异性侵袭性表现。

低度恶性软骨肉瘤的治疗是有争议的，许多学者报道采用扩大刮除并在术中辅助处理取得了良好的疗效。对于局限于髓腔内的低度恶性软骨肉瘤，扩大刮除已经足够。而伴有软组织包块的病变应采用与高度恶性软骨肉瘤同样的治疗方法。高度恶性软骨肉瘤的治疗方法是广泛或根治性切除及截肢术。因为软骨是相对无血供的，故肿瘤细胞容易存活与种植。术中肿瘤污染后局部复发率很高。在能够切除的部位，可不活检直接广泛切除以减少肿瘤污染的机会。广泛切除术后，局部复发率低于10%，并可行再次广泛切除或广泛截肢术。同样，如有可能肺转移应行手术切除治疗。化疗对于普通软骨肉瘤无效，但经常应用于去分化和间叶性软骨肉瘤的治疗。同样，放疗作用有限，仅作为无法进行外科手术的姑息性治疗。

软骨肉瘤患者的预后主要与病变的大小、恶性度及部位有关。如高度恶性肿瘤不能行广泛性或根治性边界彻底切除（通常由病变大小或部位决定），局部很可能复发。文献报道低度恶性软骨肉瘤患者的 10 年生存率 >90%，而高度恶性的典型软骨肉瘤患者的 10 年生存率仅为 20%~40%。去分化软骨肉瘤患者的 5 年生存率为 10%~25%，多数患者在最初 2 年内死亡。因为软骨肉瘤通常生长缓慢，局部复发和肺转移可在最初手术后数年或数十年才被发现。大部分复发患者的肿瘤组织学恶性程度高于原始肿瘤。术后必须进行手术部位及胸部常规 X 线片检查并长期随访，以便万一发现复发，及时治疗。

## 第三节 尤因肉瘤

尤因肉瘤是排名第三位的常见非血液系统骨原发恶性肿瘤，在 30 岁以下患者是第二常见（在骨肉瘤之后）、10 岁以下患者是最常见的恶性骨肿瘤。发病率每年不到 1/100 万。据报道，尤因肉瘤发病年龄范围广，从婴儿到老年人均可发病，但大多数发病年龄在 5~25 岁。最常见部位包括长骨干骺端（常常延伸侵犯骨干）和肩、骨盆环的扁骨（图 27-12 和图 27-13）。很少的情况下出现在脊椎或手足的小骨骼上。与大多数骨骼肉瘤相似，男性发病率略高。尤因肉瘤在非洲血统个体极少见。诱因尚不明确。

疼痛几乎是尤因肉瘤患者最常见的主诉。通常发病是隐匿性的，患者疼痛可能存在很长时间才

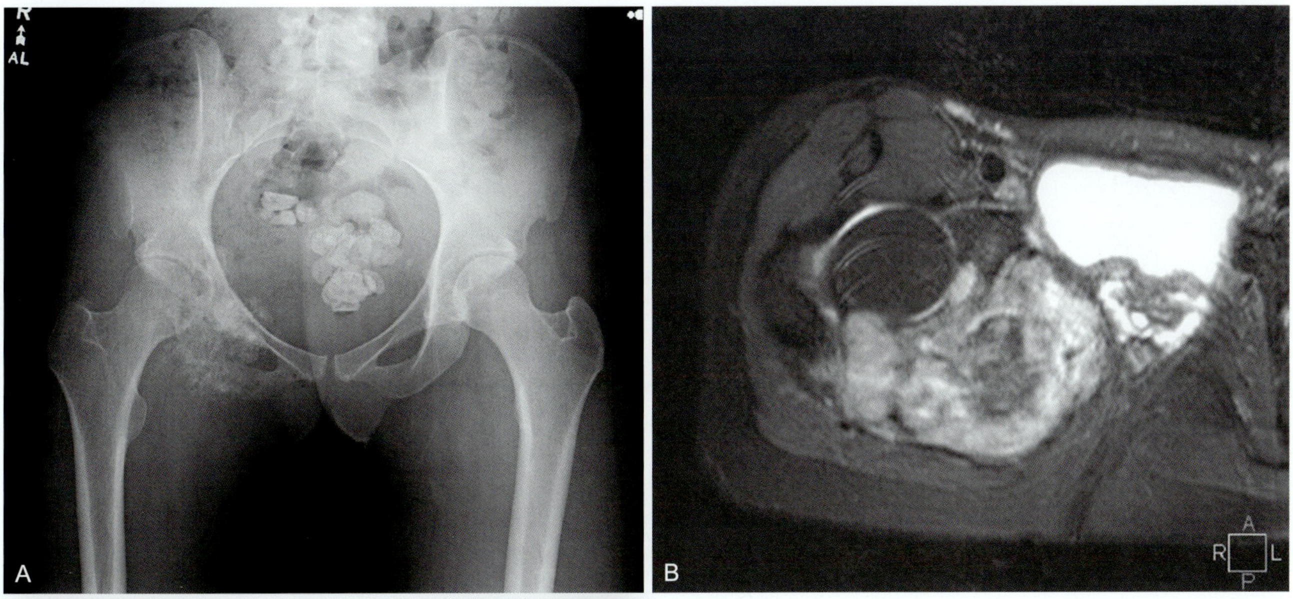


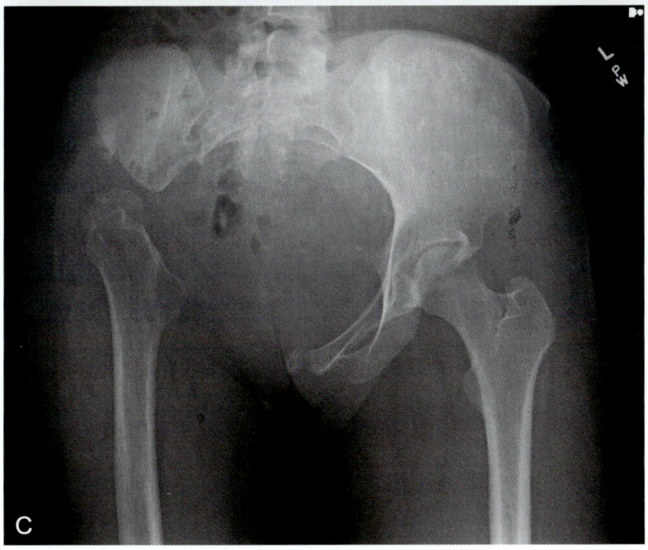


**图 27-11**　A. 22 岁女性患者间叶型软骨肉瘤，前后位 X 线片；B. MRI $T_2$ 加权像示病变累及骨与软组织范围；C. 化疗和手术切除术后前后位 X 线片

就医。最初疼痛可能是轻度和间歇性的，初步的非手术治疗有效。从症状出现到诊断平均延误时间是 34 周。在一份研究报道中显示，从症状出现到首次就诊患者延误的时间平均是 15 周，从最初就诊到正确诊断，医师平均延误是 19 周。这些数据表明，如果患者持续有症状，初诊和随诊再次检查时 X 线检查十分重要。

除疼痛外，患者还会有发热、局部皮肤发红和肿胀，可能被误诊为骨髓炎。实验室检查可显示白细胞计数增加，红细胞沉降率增快，C 反应蛋白增高。使诊断更加复杂化的是，尤因肉瘤的针吸活检结果可能很像脓液，组织可全部送检到微生物科，而不是病理科（常规做法应是多数活检标本送细菌培养和病理检查）。

尤因肉瘤典型的 X 线表现为长骨骨干的骨破坏及“洋葱皮样”骨膜反应。事实上，尤因肉瘤常常起源于长骨干骺端，且经常延伸相当一段距离到骨干。虽然尤因肉瘤未见有跳跃转移（与骨肉瘤的跳跃病灶相似）的报道，但骨的大范围受累（有时甚至整个骨骼被侵及）却很常见。在扁骨，尤因肉瘤表现为非特异性破坏性病变。任何部位的尤因肉瘤都应行整个病骨的 MRI 扫描，以确定肿瘤的全部范围，因为典型表现常超出 X 线片显示异常的范围。MRI 对确定软组织肿块的范围也很有用，尤因肉瘤软组织肿块通常也很大。所有患者应常规拍摄 X 线胸片及进行肺 CT 扫描，因为肺转移最常见。骨是第二常见的转移部位，因此还应常规行全身骨扫描。在一些中心，骨髓穿刺活检应作为对尤因肉瘤进行分期的常规检查，以排除弥漫性全身性疾病。同时也推荐 FDG-PET/CT 或全身 MRI 来达到筛查目的。

在组织学上，尤因肉瘤由蓝染的小细胞组成，

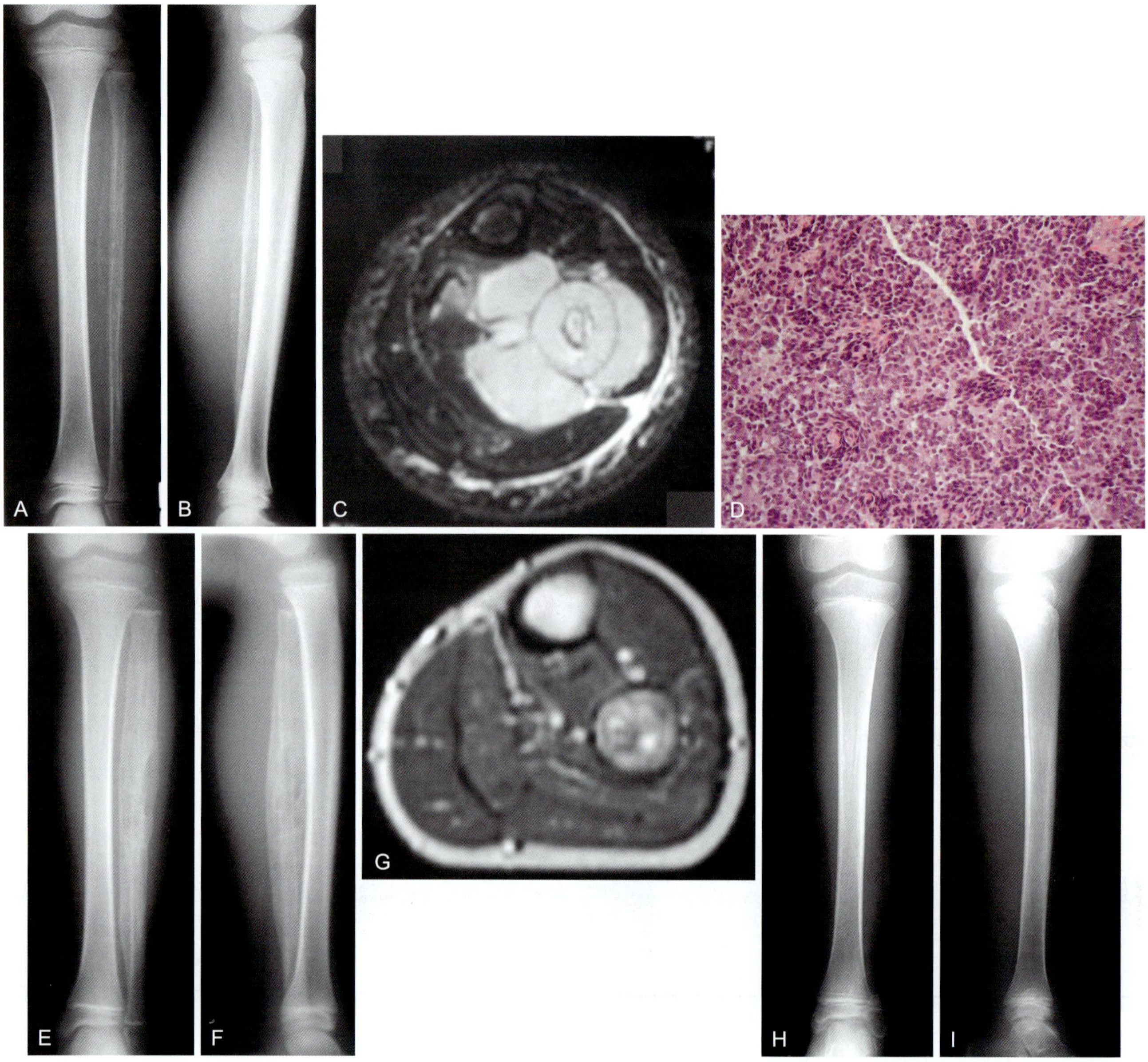


**图 27-12** A 和 B. 7 岁女孩左侧腓骨尤因肉瘤的前后位及侧位 X 线片，骨大部分受累区（甚至整个骨骼）是典型的尤因肉瘤；C. MRI 显示较大的软组织肿块；D. 尤因肉瘤的典型显微镜下表现；E 和 F. 新辅助化疗结束后的前后位及侧位 X 线片，注意肿瘤的骨化增强；G. 新辅助化疗后 MRI 复查显示软组织肿块明显变小；H 和 I. 左侧胫骨肿瘤广泛切除术后前后位及侧位 X 线片，保留了腓骨远端的骨骺板，对于生长发育期的儿童，广泛切除术避免了与放疗有关的并发症

细胞间基质很少。经常需要利用细胞遗传学或免疫组织化学与其他蓝染小细胞肿瘤相鉴别。t（11；22）（q24；q12）是最常见的易位诊断，并且在 >90% 的病例中存在。其他易位诊断，包括 t（21；22）（q22；q12）和 t（7；22）（p22；q12）。已报道 *MIC-2* 基因产物的免疫组织化学染色对尤因肉瘤有特异性。另外，尤因肉瘤通常 PAS 阳性（细胞间糖原）而网硬蛋白阴性。这可与淋巴瘤相鉴别。淋巴瘤 PAS 呈阴性、网硬蛋白呈阳性。淋巴瘤白细胞共同抗原及其他 T 细胞和 B 细胞抗原染色呈阳性。胚胎型横纹肌肉瘤的结合蛋白、肌红蛋白和肌肉特异性肌动蛋白染色呈阳性。血管外皮细胞瘤的Ⅷ因子染色呈阳性，小细胞转移癌和黑色素瘤的细胞角蛋白染色呈阳性。

预后差的主要因素是存在远处转移。即使经过积极的治疗，仅有 20%~30% 的转移患者能长期生存。原发肿瘤的大小也是影响预后的因素，尽管原发肿瘤的大小与预后特异性的数据还没有确定。已有报道显示肿瘤的发病部位也是影响预后的因素之一，但一般很难区别肿瘤发病部位和大小的作用，因为多数位于近端的肿瘤就诊时较位于远端的肿瘤大。组织学分级没有预后意义，因为所有的尤因肉

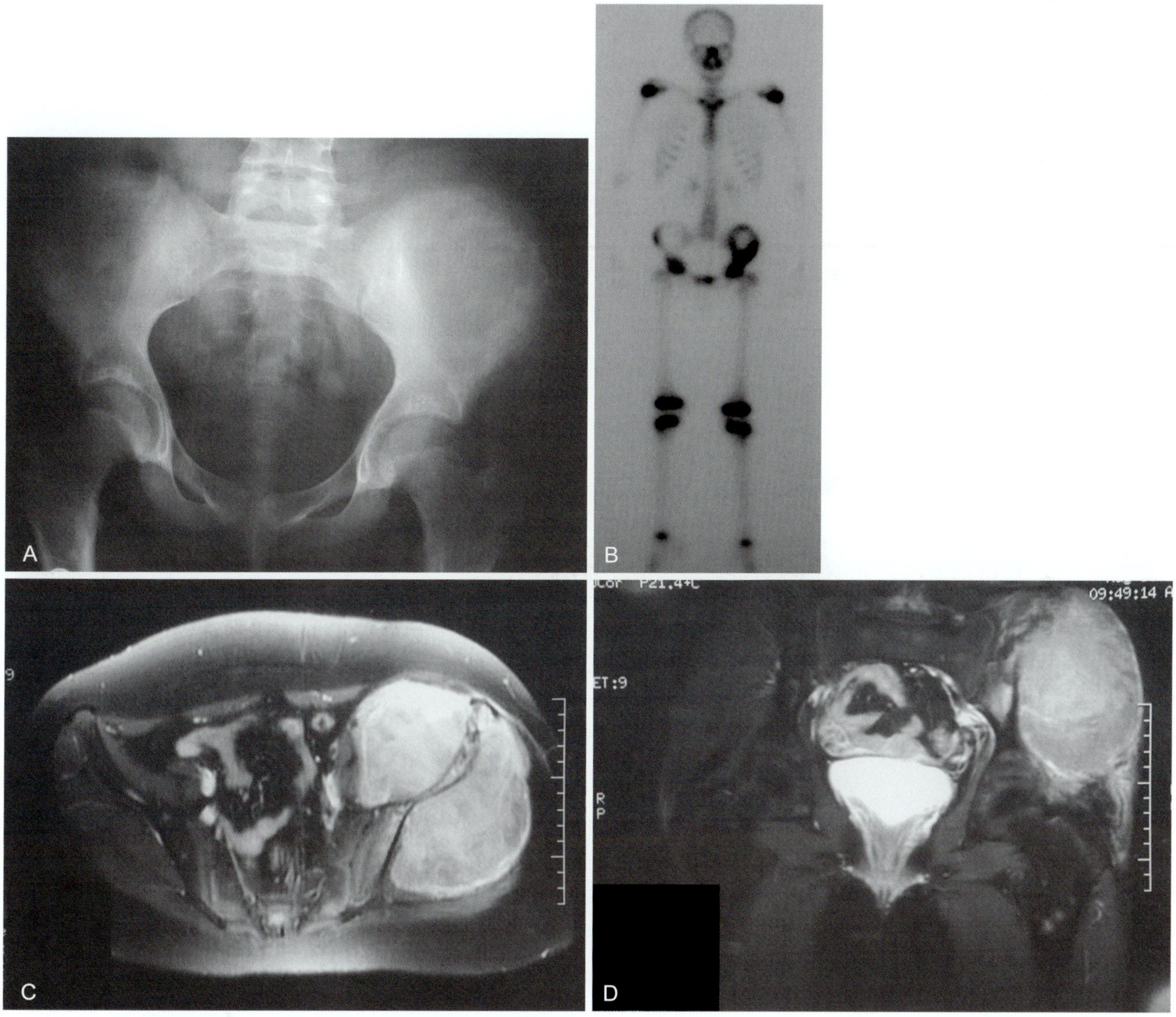


**图 27-13**　A. 13 岁女孩左侧半骨盆尤因肉瘤的前后位 X 线片；B. 骨扫描；C 和 D. 轴位及冠状位 MRI 显示肿瘤的全部范围。由于此部位的巨大肿瘤的发病率与外科治疗有关，因此患者辅以放（化）疗

瘤都是高度恶性肿瘤。据报道，发热、贫血及实验室检查结果升高（白细胞计数、红细胞沉降率、乳酸脱氢酶）表明疾病更加严重、预后更差。就诊时年龄较大（12~15 岁）及男性患者的预后较差。特殊染色体易位，t（11；22）vs t（21；22），似乎对临床并不产生影响。然而继发的基因改变，如异常的 TP53 表达，可能对预后非常重要。与骨肉瘤一样，对新辅助化学治疗的组织学反应对预后也很重要。术前化学治疗坏死率超过 90% 提示预后好。

尤因肉瘤的治疗必须包括新辅助化学治疗或辅助化学治疗，或两者兼备，以治疗远处转移。这种转移在最初阶段可能是明显的，也可能是不明显的。在使用多种药物化学治疗前，长期生存率 <10%。现今，多数治疗中心报道长期生存率为 60%~75%。

原发性肿瘤的局部治疗仍有争议。尤因肉瘤对放射治疗敏感，然而有些学者报道原发瘤的广泛切除术后局部复发率降低（<10%），总体生存率有所增加。这些报道很难解释，因为大的、中心部位的、无法切除的肿瘤通常用放射治疗，而较小的、较易切除的肿瘤（本身预后就很好）更有可能用外科手术治疗。不管是选择外科手术还是放射治疗治疗原发性肿瘤都必须依据患者的个体条件。在新辅助化疗后，应进行重新分期。复查 X 线片通常显示骨化增加，复查 MRI 通常显示软组织肿块明显变小。基于此点，如广泛切除肿瘤后患者能够接受由此造成的功能缺陷，应采用外科手术治疗原发瘤。

如很难进行广泛切除或难以接受手术造成的功能缺陷，放射治疗也是可接受的选择。在边缘切除或被污染的广泛切除术后，可使用放射治疗作为辅助治疗的手段。只有在与患者及家属长期研讨后，才能制订每例患者的最佳治疗方案。研讨应包括截肢术后，保肢手术后或放疗后预期的功能，以及每种治疗选择本身的短期和长期风险。

尽管用手术、放射治疗及化学治疗积极地治疗复发性肿瘤，但疾病复发仍与不良预后有关。有报道局部复发的患者 5 年生存率约 20%，而复发的患者合并远处转移的 5 年生存率约 10%。与骨肉瘤相似，复发的时间与预后有关。在最初治疗后第 1 年内复发的患者较无瘤生存间隔较长复发的患者预后差。

## 第四节 脊索瘤

脊索瘤是一种少见的恶性肿瘤，起源于脊索的残余组织。脊索瘤在脊椎原发性恶性肿瘤中占第二位（仅次于骨髓瘤），在骶骨是最常见的原发恶性肿瘤。50% 以上发生在骶尾骨，30% 以上发生在颅骨基底部，其余发生在脊柱其他部位。骶尾部脊索瘤发病高峰年龄为 40~70 岁，而蝶、枕骨脊索瘤的发病高峰年龄为 30~60 岁。多数病例显示男性有明显的高发倾向（男、女之比为 3 ∶ 1），特别是骶尾骨脊索瘤。

肿瘤的发病部位不同，症状和体征也不相同。由于多数脊索瘤生长缓慢，患者经常在确诊前就已出现症状 1 年以上。蝶枕骨部位的肿瘤患者可主诉头痛或出现与脑神经受压有关的症状。在脊椎可出现神经根或脊髓压迫症状。如果颈椎肿瘤形成椎体前侧的肿块，症状类似于咽后脓肿。骶尾骨脊索瘤患者常见的主诉是下腰痛。骶骨肿瘤也常引起大小便功能障碍和坐骨神经痛。直肠指诊常可触及肿块。

X 线片上脊索瘤表现为破坏性病变（图 27-14）。事实上本病总是来源于中线。骶尾部肿瘤由于肠气遮挡，在最初的 X 线片检查中常常漏诊。骶骨肿瘤通常在侧位 X 线片上更易发现。同样，骨扫描时膀胱内放射性核素浓聚，可掩盖骶骨的肿瘤。50% 以上的脊索瘤，在 X 线片可显示钙化影。CT 对检查钙化较好（可能有助于诊断）。MRI 能更好

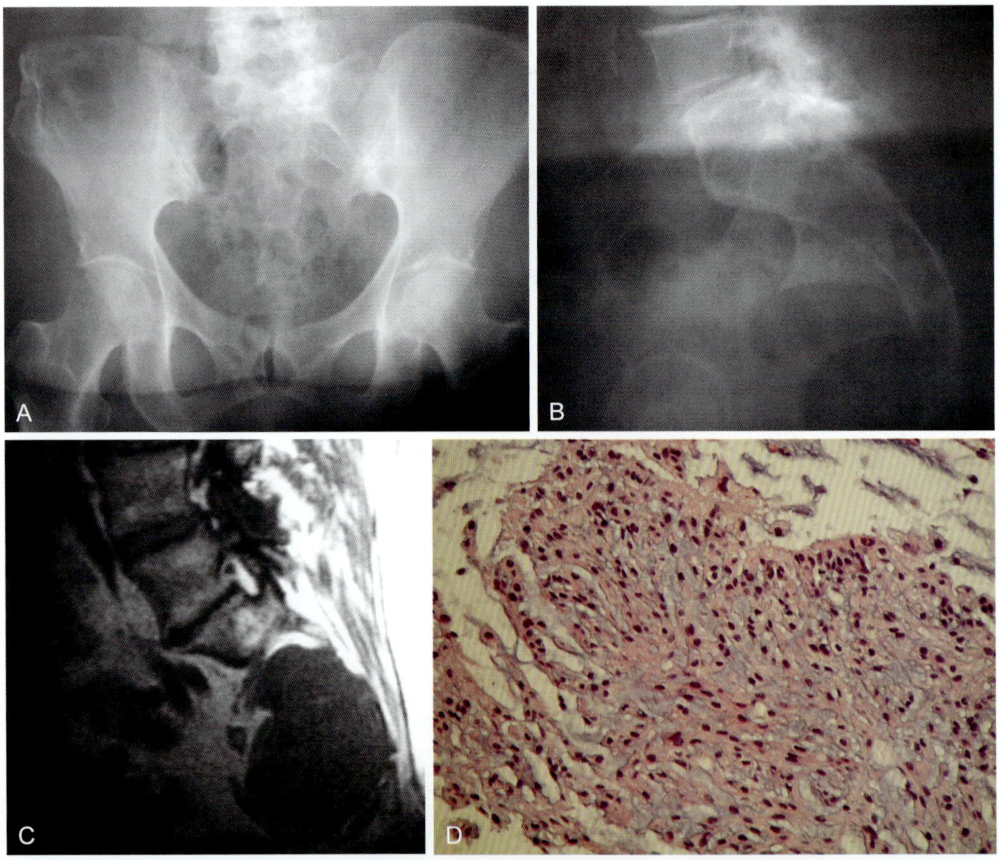


图 27-14 A 和 B. 骶尾部脊索瘤患者的骶骨前后位及侧位 X 线片。此肿瘤由于叠压的肠气影，早期容易漏诊；C. MRI 清晰地显示肿瘤；D. 脊索瘤的典型显微镜下表现，在黏蛋白背景下，含有丰富空泡的细胞质的细胞（空泡细胞）排列呈束状

地确定肿瘤的全部范围及与其他解剖结构的关系。在检查下腰痛的脊索瘤患者时，一个常见的失误就是只做了腰椎的 MRI 检查。由于多数脊索瘤来自 $S_3$ 以下的椎体，腰椎 MRI 检查通常会遗漏骶尾部的脊索瘤。

在显微镜下，脊索瘤细胞聚集成小叶状，以纤维束间隔。细胞通常含有丰富的带有空泡的细胞质，细胞通常排列呈长带状或束状，背景含有黏蛋白。尽管去分化脊索瘤是高度恶性的，但多数脊索瘤是低度恶性的。去分化脊索瘤含有高度恶性肉瘤区域，多数是恶性纤维组织细胞瘤，并且生物学行为更具侵袭性。

初次治疗应选择广泛切除术，即使手术会造成一定的神经功能障碍，因为肿瘤的持续增长无论如何也会产生神经障碍并可能转移。手术保留双侧 $S_3$ 神经根可以保留相对正常的肠道和膀胱功能，而手术超过此平面，可损失肠道和膀胱功能。双侧 $S_2$ 神经根切除会导致肠道和膀胱功能完全丧失。如不能行广泛切除术或术中发生肿瘤污染，放射治疗可能是有益的选择。放射治疗也有益于无法手术的患者，尽管很少能获得治愈。化学治疗目前尚无证据证明是有效的。同样，已有远处转移的患者应采用外科手术治疗。

脊索瘤患者 5 年总生存率为 60%~80%。由于晚期复发，随着随访时间的延长，生存率持续下降（10 年生存率为 25%~60%）。局部复发较常见，因为很难达到广泛切除。已报道的男性和就诊时年龄较小的患者预后较好。骶骨肿瘤发病部位越远，预后越好。最初就诊时，转移很少发生（5%），但晚期可达 30%~60%。除肺转移外，骨转移也较常见，皮肤、眼睑、脑、肝和其他内部器官转移较为罕见。

## 第五节　造釉细胞瘤

造釉细胞瘤是一种罕见的肿瘤，占全部原发性恶性骨肿瘤的不到 1%。造釉细胞瘤年龄分布较广，但多数患者确诊时年龄在 10~30 岁。多发于胫骨（约占 85%），也可以影响到同侧腓骨。有学者假定本病来源于异型上皮细胞巢，可解释本病最初来源于皮下的骨组织。

疼痛是最常见的症状，因为本病典型的特征为生长缓慢，疼痛在患者就医前可存在数年。因为肿瘤通常发生在皮下部位，故可触诊到包块。约 20% 的患者存在病理性骨折。

最常见的 X 线表现是在胫骨骨干出现多发的边界清晰的 X 线透光性病变（图 27-15）。X 线透光性病变以致密的硬化骨间隔。尽管 X 线表现与骨纤维结构不良相似，但造釉细胞瘤通常更具有侵袭性表现，大部分甚至整个胫骨均可受累。通常由于肿瘤的直接蔓延，腓骨也可受累。

在显微镜下，造釉细胞瘤在纤维性间质中包含上皮细胞岛。肿瘤的一些区域与骨纤维异常增生症或骨纤维结构不良相似（一些学者认为造釉细胞瘤是骨纤维结构不良的恶变）。核异型性较轻，有丝分裂象罕见。免疫组化染色细胞角蛋白和波形蛋白通常为阳性。本病通常是低度恶性肿瘤，组织学特征不能预测其生物学行为。

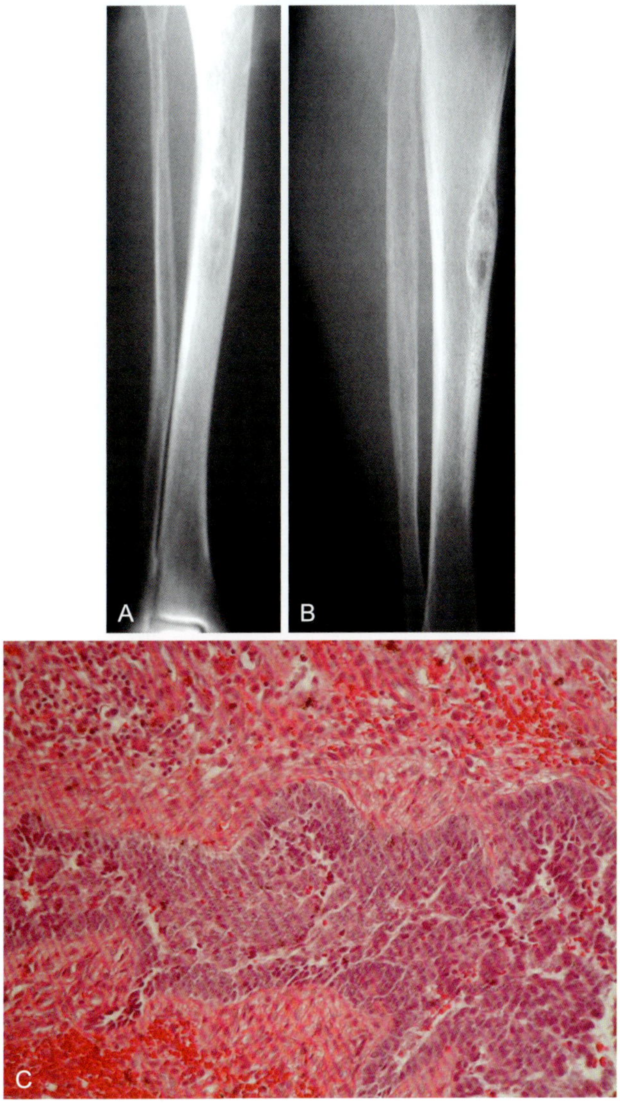


图 27-15　A 和 B. 79 岁男性胫骨造釉细胞瘤的前后位及侧位 X 线片；C. 造釉细胞瘤的典型显微镜下表现，在纤维性背景下，可见上皮样细胞岛

造釉细胞瘤的理想治疗方法是广泛切除或截肢术。肿瘤通常对放（化）疗不敏感。局部复发率约为 25%，复发患者应考虑截肢术。就诊时转移者很少见，但后期可有 30% 的患者出现转移。10 年总体存活率约为 85%。预后主要取决于外科边界的彻底性。与边缘切除或囊内切除的患者相比，广泛切除或根治性切除的患者局部复发率和转移率显著减少（<10%）。由于本病缓慢生长的特性，局部复发或转移可发生得非常晚，有报道在初次治疗后 19 年有发生。因此必须强调长期随访的重要性。

## 第六节 恶性血管肿瘤

此术语在文献中用于描述恶性血管肿瘤时容易让人混淆，所以已使用过多个可互换的术语，包括血管内皮瘤、血管内皮肉瘤、血管肉瘤及其他术语。尽管没有严格的定义，多数学者习惯使用“血管内皮瘤”描述低度恶性血管肿瘤，“血管肉瘤”描述高度恶性血管肿瘤。

这些罕见的肿瘤在 10 岁后，可发生于任何年龄和任何骨内。轻度多发于男性，但无显著种族倾向。Stewart-Treves 综合征是指发生在慢性淋巴水肿情况下的血管肉瘤（如在曾接受根治性乳房切除术的患者上肢发病）。也曾报道血管肉瘤在邻近骨骼内置物附近生长，尽管两者间的因果关系并不确定。

疼痛或病理性骨折（较少见）是就诊时的主要表现。症状持续时间依据肿瘤的恶性程度有所不同。肿瘤的 X 线表现与肿瘤的恶性程度有关。低度恶性肿瘤表现为界线清晰的溶骨性病变，周围可有或无反应骨形成（图 27-16）。高度恶性肿瘤有更侵袭性的表现，骨膜反应罕见。无论肿瘤恶性度高低，恶性血管肿瘤均有特殊的多发倾向。最常见的是，多发性肿瘤在同一骨内或同一肢体的多骨处发病。

在显微镜下，低度恶性肿瘤显示有成熟的吻合血管通道，周围排列着丰满的内皮细胞。分化良好的血管内皮瘤可能很难与良性的血管瘤相鉴别。高度恶性肿瘤可以是多形性的，并可表现为未分化肉瘤或癌。在一些极端的多形性肿瘤中，仅能通过免

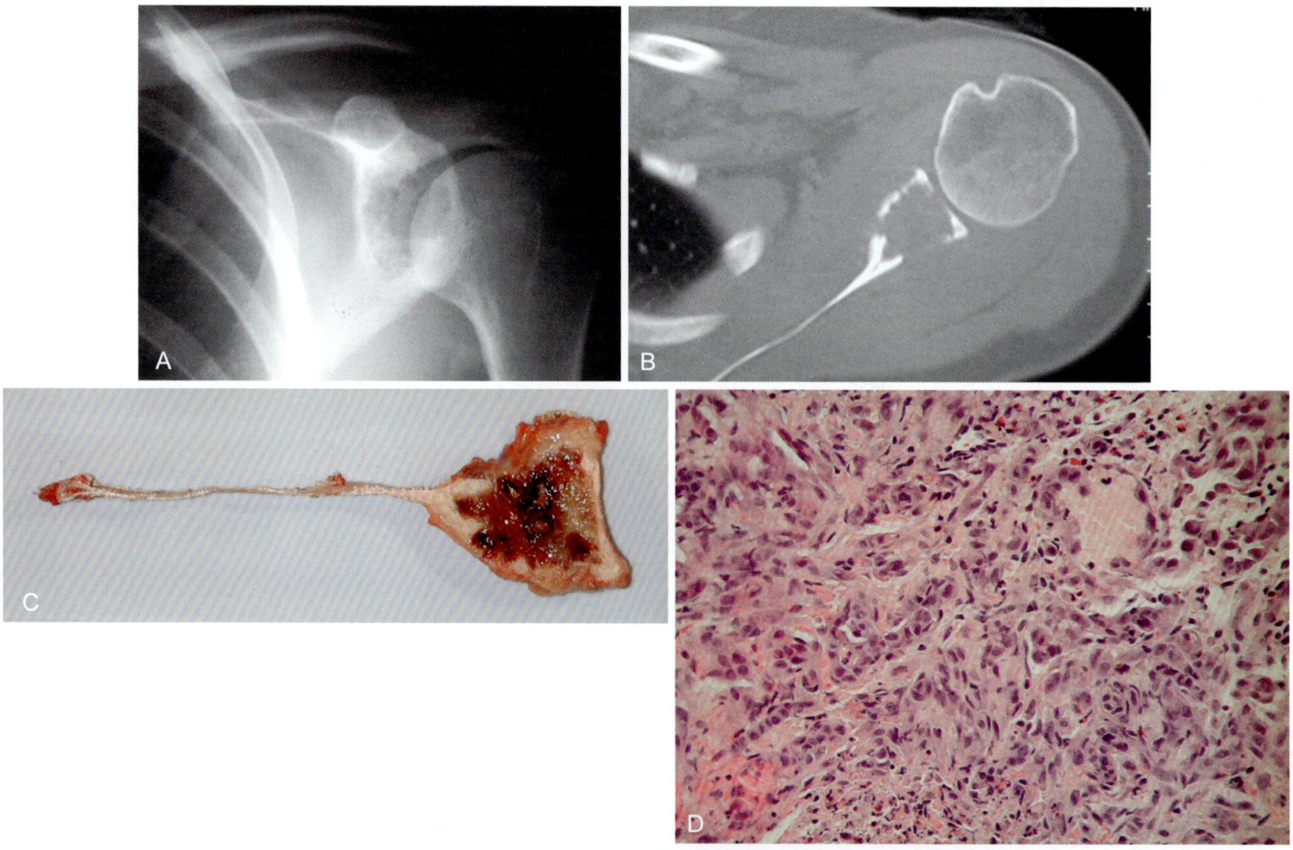


**图 27-16** A. 37 岁女性左侧肩部血管内皮瘤的前后位 X 线片显示左侧肩部关节盂的破坏性损害；B. CT 较好地显示了肿瘤的范围；C. 切除的肿瘤标本的外像；D. 血管内皮瘤的典型显微镜下表现，恶性内皮细胞产生吻合的血管通道，这些细胞对Ⅷ因子相关的抗原染色呈阳性

疫组化确诊。尽管转移癌和恶性血管肿瘤可表现为角蛋白染色阳性，但Ⅷ因子相关抗原、CD31 和 CD34 应仅在血管肿瘤染色时呈阳性。

治疗应依据患者的临床表现而个体化，孤立的肿瘤如有可能应行广泛切除术。放疗在无法进行手术或多发性病变时可成功地应用。恶性程度高的肿瘤，可行辅助化疗治疗。预后主要取决于肿瘤的恶性程度。低度恶性肿瘤患者长期生存率可能 >80%，而高度恶性肿瘤患者长期生存率 <20%。

## 第七节 恶性纤维组织细胞瘤和纤维肉瘤

虽然在文献中将恶性纤维组织细胞瘤和纤维肉瘤描述为两种疾病，但这种描述有时是任意的。这两种病的临床表现、预后及治疗是相似的，所以将这两者一起讨论。

除 10 岁以下年龄段外，恶性纤维组织细胞瘤在其他各任何年龄段散在均匀发病。男、女发病率相同。全身骨骼均可发病，但稍多见于股骨远端干骺端或胫骨近端干骺端。约 25% 的肿瘤继发于已有的骨骼异常。最常见的包括 Paget 病、放射治疗后、巨细胞瘤和骨梗死（图 27-17）。有时也由去分化型软骨肉瘤部分退变而来。

与其他骨的肉瘤病例相同，患者就诊时主诉疼痛。此时这类患者病理性骨折发生率较高（约为 20%）。X 线片显示肿瘤为侵袭性表现，典型的呈溶骨性改变，周围界限不清。可在典型的 Paget 病或骨梗死病变周围形成骨破坏区。除非有病理性骨折，否则没有骨膜反应。

在组织学上，恶性纤维组织细胞瘤的典型表现为高度恶性的梭形细胞肉瘤，细胞呈席纹状或车轮

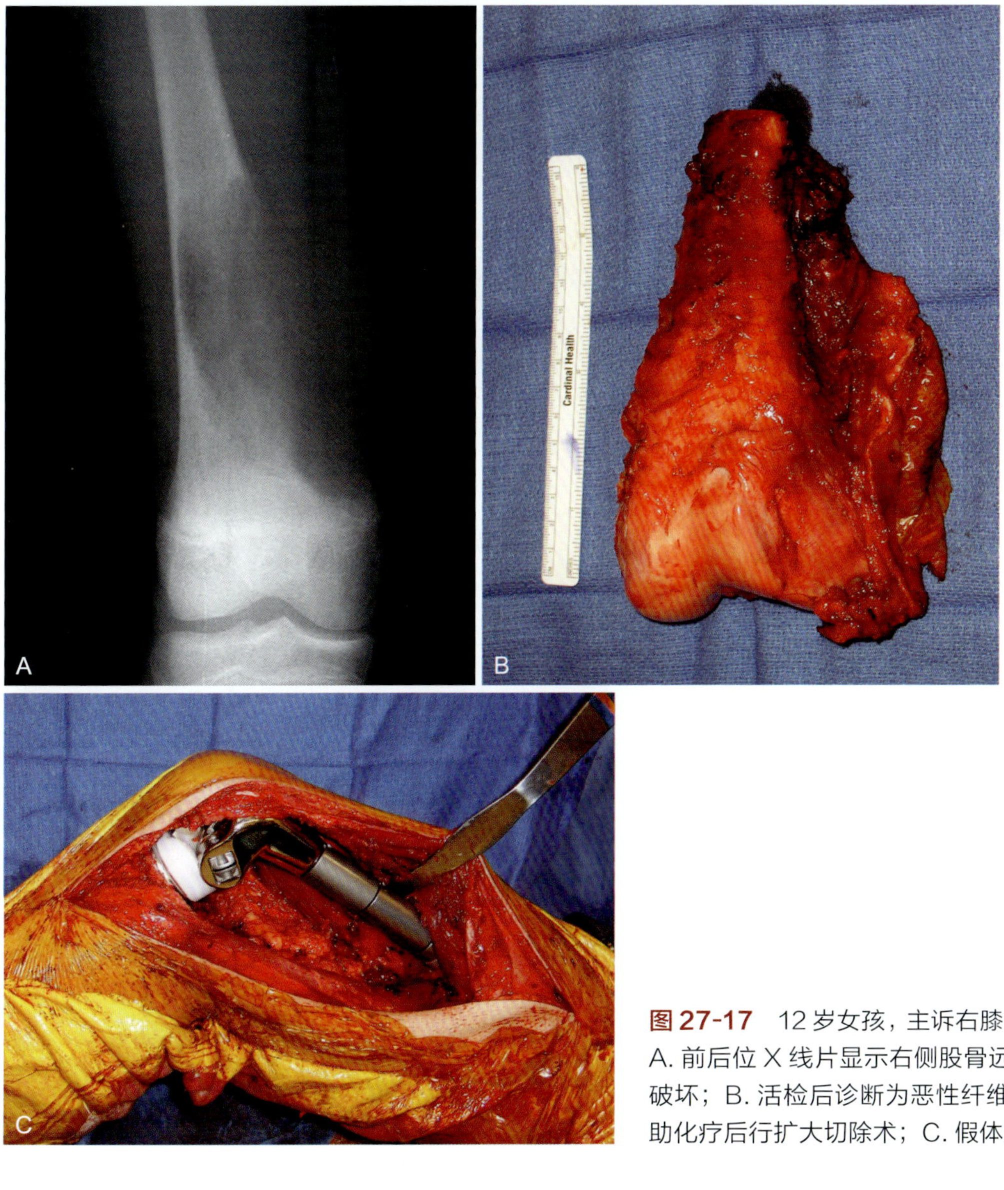


图 27-17 12 岁女孩，主诉右膝关节渐进性疼痛 3 个月。A. 前后位 X 线片显示右侧股骨远端巨大的单纯溶骨性骨破坏；B. 活检后诊断为恶性纤维组织细胞瘤，给予新辅助化疗后行扩大切除术；C. 假体重建

状排列，然而这种表现也可出现变化。肿瘤显示为良性和恶性的多核细胞，组织细胞样细胞（细胞质丰富、边界清晰，细胞核大且呈锯齿状），细胞质呈泡沫状的细胞，炎性细胞及数量不等的纤维化。纤维肉瘤的典型表现为“人”字形（鱼骨样）排列的梭形细胞。低度恶性纤维肉瘤可有大量的胶原形成，而高度恶性纤维肉瘤细胞成分丰富。恶性纤维组织细胞瘤和纤维肉瘤共同的特点是缺乏类骨质。因此，即使恶性细胞只产生很少的类骨质，也会改变对骨肉瘤的诊断。

在多数医院，治疗骨的恶性纤维组织细胞瘤和纤维肉瘤的方法与骨肉瘤相同。对绝大多数高度恶性肿瘤患者应行新辅助化学治疗，随后进行手术（广泛切除或广泛截肢术）治疗，再行辅助化学治疗。然而，与骨肉瘤相比，恶性纤维组织细胞瘤对放射治疗更敏感。有脊椎恶性纤维组织细胞瘤患者经单纯放射治疗后长期生存的报道。放射治疗对肿瘤切除范围不够或术中有肿瘤污染的患者有帮助。

预后与下列因素有关：有无转移、肿瘤大小和部位（决定术者能否广泛切除肿瘤）、肿瘤的恶性度及肿瘤对术前化学治疗的反应（由坏死率决定）。也有报道老年患者预后较差，但是这在一定程度上可能是由于老年患者不能耐受化学治疗造成的。原发性和继发性肿瘤在预后方面没有区别。就诊时无转移的四肢高度恶性肿瘤总的 5 年生存率约为 65%。

## 第八节 多发性骨髓瘤和浆细胞瘤

多发性骨髓瘤是最常见的原发骨恶性肿瘤。发病高峰在 40~70 岁，男性多发，男、女之比为 2：1。年龄 >40 岁的新发肿瘤患者，鉴别诊断应包括多发性骨髓瘤与转移癌。

多发性骨髓瘤患者和单发性浆细胞瘤患者最常见的主诉是疼痛。然而，与大多数骨肿瘤不同的是，多发性骨髓瘤在诊断时常常还有全身症状，包括衰弱无力、体重减轻、贫血、血小板减少、周围神经病变（尤其是在骨硬化型多发性骨髓瘤）、高钙血症或肾衰竭等。由于肿瘤的侵袭性，症状持续的时间一般较短。病理性骨折相对常见，最常见的发病部位是脊椎，其次是肋骨和骨盆。

多发性骨髓瘤的 X 线表现为多发的穿凿样溶骨性病变，界限清晰，周围没有反应性硬化（图 27-18）。由于缺乏反应骨，多数病变骨扫描为阴性（多发性骨髓瘤的一个少见类型表现为有大量反应性硬化骨）。有时骨髓瘤也表现为明显的骨膨胀，形成气球样改变。

检查血清免疫电泳时，如果有单克隆丙种球蛋白，通常能确诊。除血常规、血生化检查以外，分期检查还包括全身骨骼检查和骨髓活检。偶尔需行骨病变部位的活检来确诊。

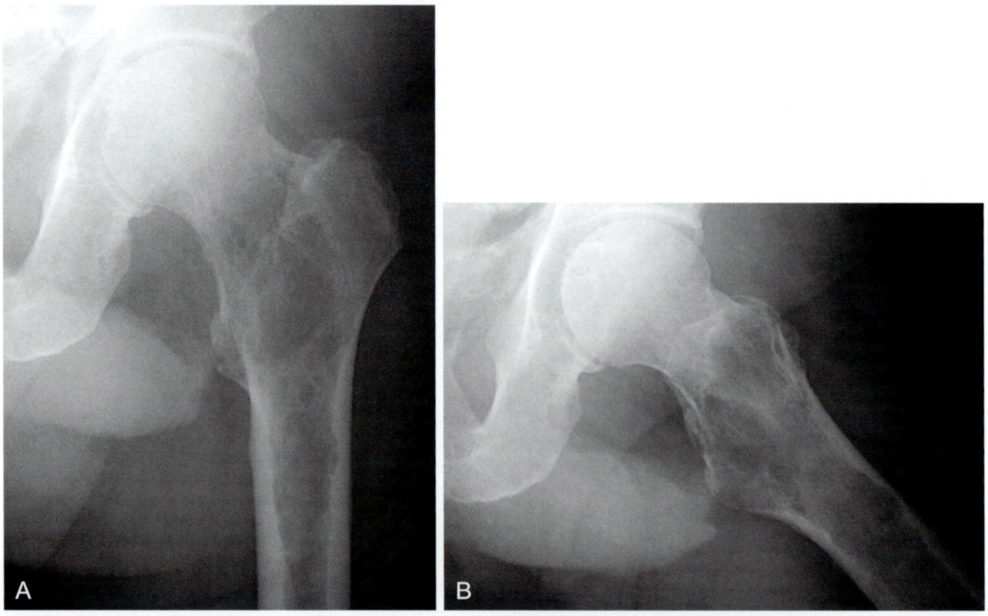


**图 27-18** A 和 B. 61 岁男性多发性骨髓瘤股骨近端前后位及侧位 X 线片显示多发囊性变

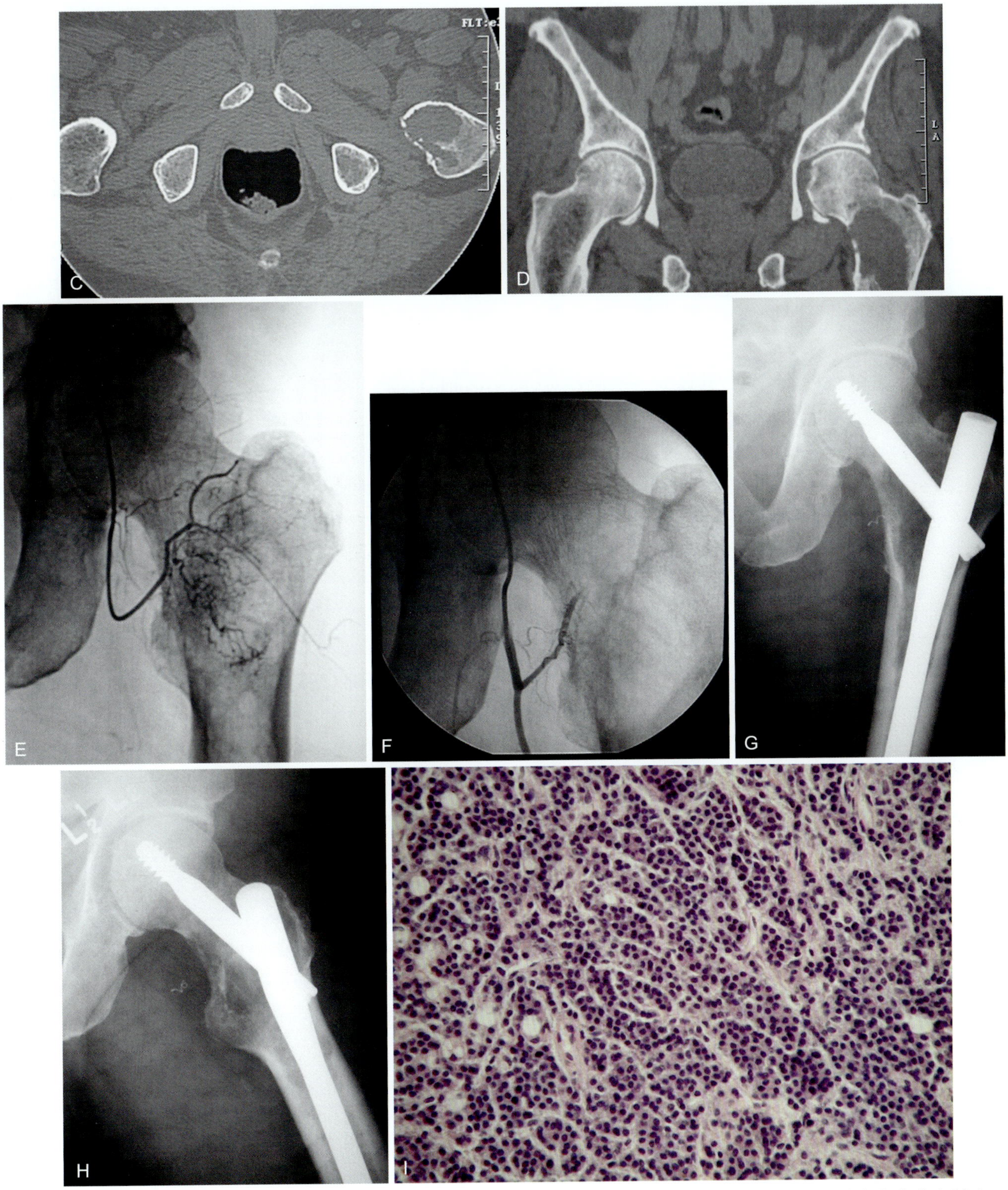


**图 27-18（续）**　C 和 D. CT 显示肿瘤的范围及需要预防性内固定的部位； E 和 F. 术前栓塞以减少术中失血过多，多发性骨髓瘤术中出血较多；G 和 H. 用预防性长伽玛钉内固定后的 X 线片；I. 多发性骨髓瘤的典型显微镜下表现，可见数层浆细胞

组织学检查中，多发性骨髓瘤表现为片状浆细胞。浆细胞小、圆形、蓝染，核呈钟面状，胞质丰富，核周透明或呈光圈状。骨内有大量淀粉样蛋白产物。除长期血液透析患者外，如骨内存在淀粉样蛋白，通常即可诊断为多发性骨髓瘤。单发性浆细胞瘤在病理学上需与浆细胞丰富的慢性骨髓炎相鉴别（图 27-19），此时免疫组化可能有帮助。浆细胞瘤显示单克隆 κ 或 λ 轻链，而慢性骨髓炎的浆细胞则是多克隆的。骨髓瘤细胞染色通常对自然杀伤抗原 CD56 呈阳性，而反应性浆细胞呈阴性。浆细胞瘤与淋巴瘤鉴别困难时，行免疫组化染色有助于诊断。淋巴瘤细胞通常 CD45（白细胞共同抗原）和 CD20（B 细胞标志物）染色为阳性，而骨髓瘤为阴性。

多发性骨髓瘤的治疗方法主要是化学治疗。有症状的骨骼病变通常对放疗反应迅速。双膦酸盐也被证明对预防骨骼相关事件有好处。骨科医师主要是治疗即将发生或已经发生的病理性骨折，包括脊椎、髋臼、股骨近端或肱骨近端。手术应主要考虑如何使患者尽早恢复全部的活动。手术包括肿瘤去除，置入骨水泥，同时使用内固定。如果这样治疗不能使患者很快完全负重，则应考虑行骨水泥固定的全关节置换术或半关节置换术。大多数患者术后 2~3 周或伤口愈合后可开始接受局部放射治疗。但术者应注意，与大多骨科患者相比，骨髓瘤患者围术期发生相关并发症风险较高，如感染、深静脉血栓、肾衰竭。

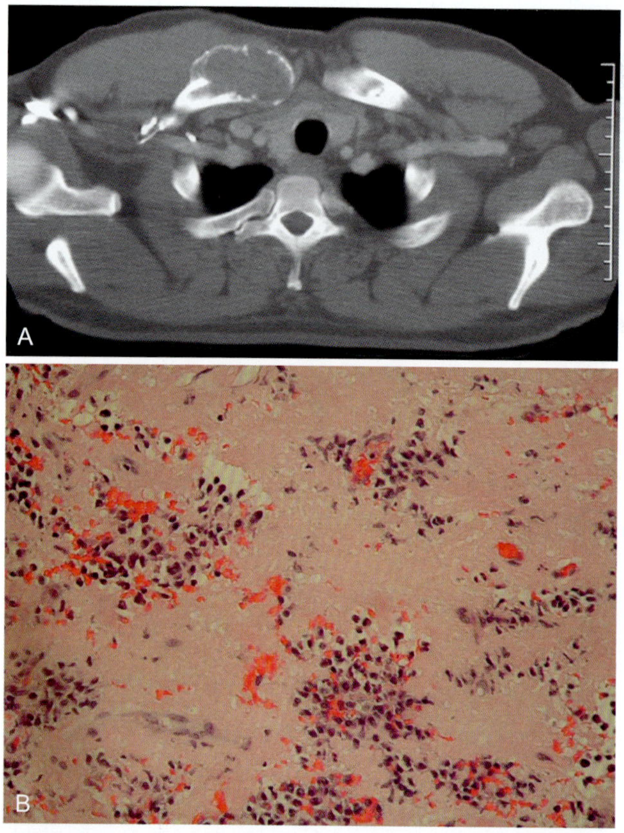


**图 27-19** A. 39 岁男性右侧锁骨内孤立性浆细胞瘤的 CT 扫描；B. 活检标本显示单克隆浆细胞，含有丰富的淀粉样蛋白。除患者长期肾透析外，在骨内的淀粉样蛋白产物通常有助于诊断骨髓瘤

单发性浆细胞瘤患者如果没有全身疾病（如骨髓活检阴性，且全身骨骼检查阴性），预后相对较好。虽然 50% 以上的单发性浆细胞瘤患者最终会发展成多发性骨髓瘤，但仍有一部分患者会无瘤存活相当长的一段时间，极少数患者也会一直无瘤存活。直到最近，多发性骨髓瘤的长期存活者仍然极少。然而目前，一些治疗中心报道采用积极治疗，有超过 60% 的患者可长期存活。

## 第九节 淋巴瘤

骨淋巴瘤分为原发性和继发性，可发生与任何年龄，但 50~70 岁年龄段更常见。男、女之比约为 1.5 : 1。股骨是最常见的发病部位，其次是骨盆、脊椎和肋骨。

绝大多数患者主诉局部疼痛或肿胀。脊椎受累者可能有神经根或脊髓压迫。症状轻重不一，有些患者会在出现症状后数年才就诊。与多发性骨髓瘤患者不同，淋巴瘤患者常常感觉自己很健康。

在 X 线片上，淋巴瘤一般表现为界限不清的骨破坏区（常为干骺端），常为浸润性表现。皮质可增厚，但骨膜反应很少见。常累及大部分或全部骨组织。病变的范围可能比患者症状反映出来的范围更大。虽然骨扫描或 MRI 显示骨髓腔广泛受累，但 X 线片可能是完全正常的（图 27-20）（如果患者有骨痛，骨扫描或 MRI 异常，X 线片正常，鉴别诊断应包括淋巴瘤）。软组织肿块也可很广泛。为确定分期，应包括下列检查：血常规、血生化、骨扫描、胸部 CT、腹部 CT、骨盆 CT 及骨髓活检。全身 PET/CT 对于分期和治疗反应评估也有帮助。

在显微镜下，骨淋巴瘤由大的和小的淋巴样细胞混合组成，有或无核分裂（图 27-21）。除一些表现为肉瘤样外，其他则很难与尤因肉瘤或未分化癌相鉴别。免疫组化对鉴别诊断有帮助（淋巴瘤的淋巴样标记染色阳性，网硬蛋白染色阳性，角蛋白染色阴性，PAS 阴性）。

淋巴瘤的分类不在本书的讨论范围内。总的来

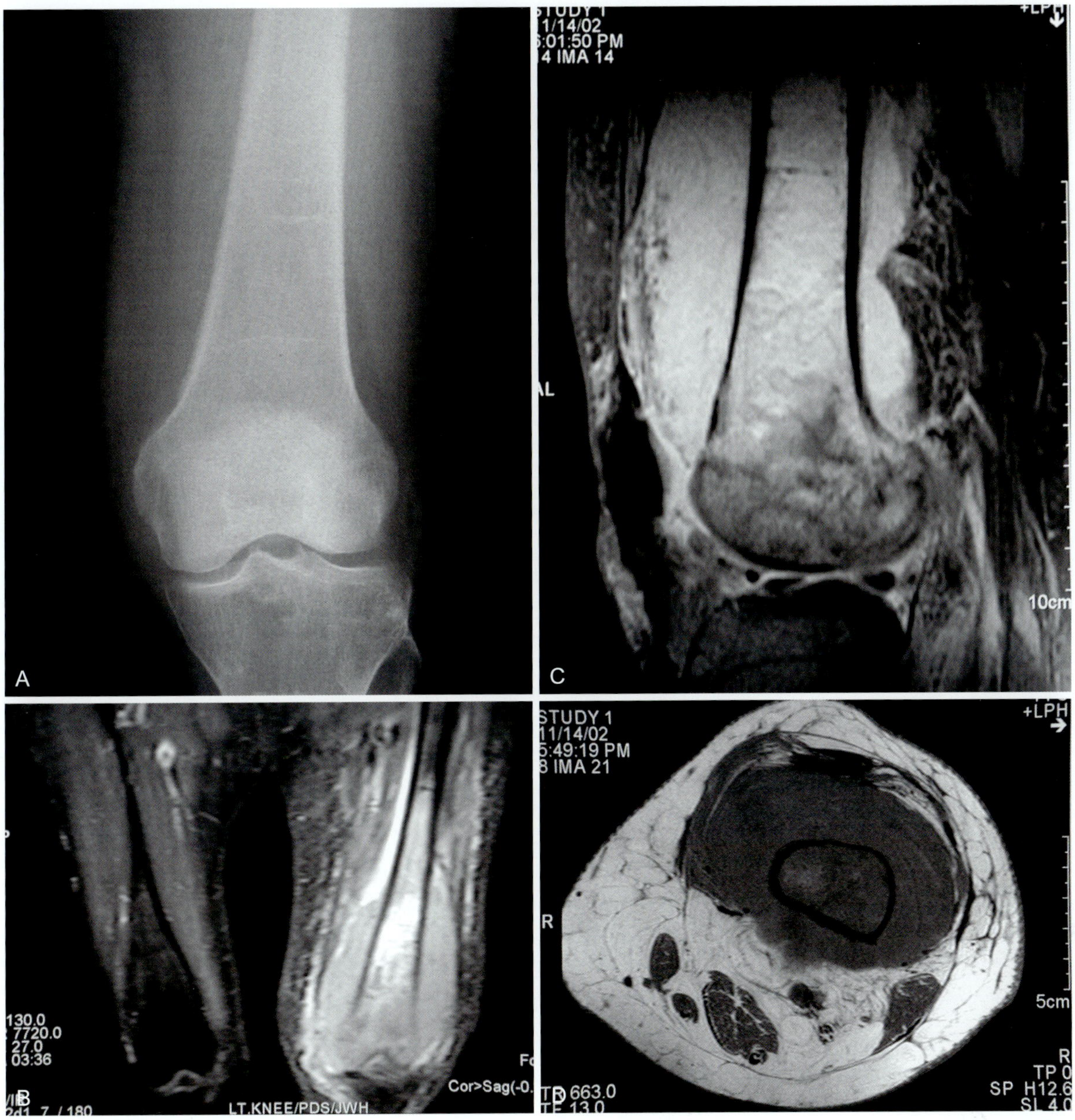


**图 27-20**　83 岁女性，主诉大腿轻度疼痛伴肿物，过去 1 年内肿物进行性增大。A. 膝关节前后位 X 线片显示病变不明显；B~D. MRI 显示骨的巨大渗透状病变伴有巨大的周围软组织包块，为典型的淋巴瘤表现。当 MRI 显示有较大的骨破坏，而常规 X 线片显示相对正常时，应常规考虑为淋巴瘤

说，骨的原发性淋巴瘤患者预后较好（5 年生存率约为 50%~80%），而全身性淋巴瘤患者预后较差。淋巴瘤的治疗以化学治疗为主（图 27-22）。放射治疗通常可控制局部病情。很少需手术治疗，只有在即将发生或已经发生病理性骨折时才需手术。

## 第十节　骨转移癌

骨转移癌是骨科医师治疗最多的恶性肿瘤。在美国，每年新增的肉瘤病例只有约 8000 例，而新增的癌症患者则多达 100 万。据统计，50%~80% 的癌症患者在死亡时已有骨转移。随着对原发病变治疗疗效的提高，骨转移癌患者也可以长期存活。重要的是，骨科医师不能再以宿命的观点看待这类患者。对于这类患者，适当的骨科治疗非常重要，可以减轻疼痛，保留功能，使患者生活能够自理，并能改善整体生活质量。

患者如有癌症病史，即使是在很早以前，出现新的骨病变最有可能是转移癌。如果患者年龄超过 40 岁，即使没有恶性肿瘤病史，如发现骨骼出现新的侵袭性病变，最有可能是转移癌或多发性骨髓瘤。对怀疑为转移癌而不知道来源的患者如何正确

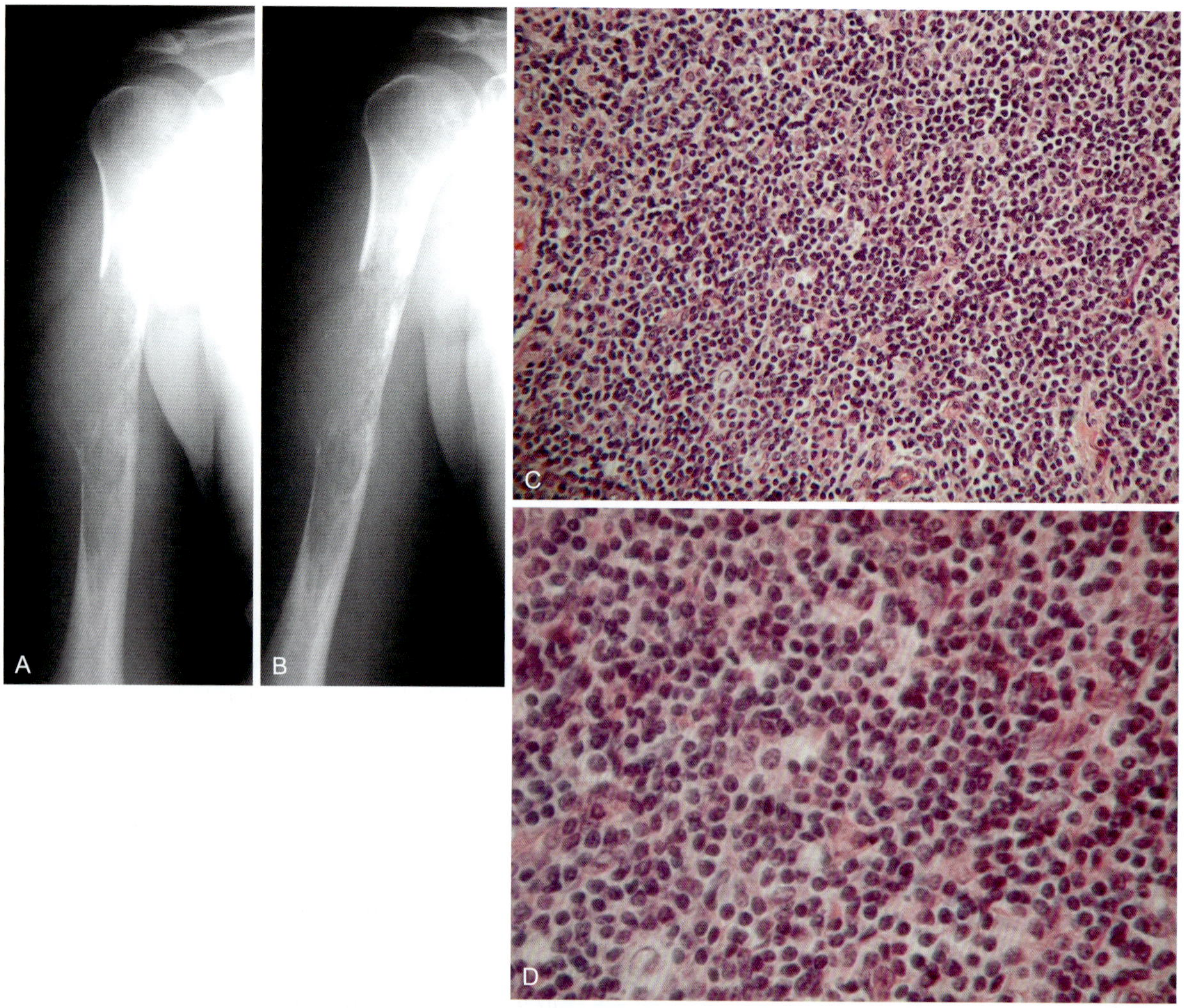


**图 27-21** A 和 B. 36 岁男性骨原发性淋巴瘤，右侧肱骨前后位及侧位 X 线片。尽管有广泛的骨破坏及较大的软组织肿块，但患者症状较轻；C 和 D. 淋巴瘤的低倍（C）及高倍（D）显微镜下表现。患者症状相对轻，但病变较大，淋巴瘤通常应作为鉴别诊断。对于有骨干破坏性表现者，淋巴瘤也应考虑作为鉴别诊断

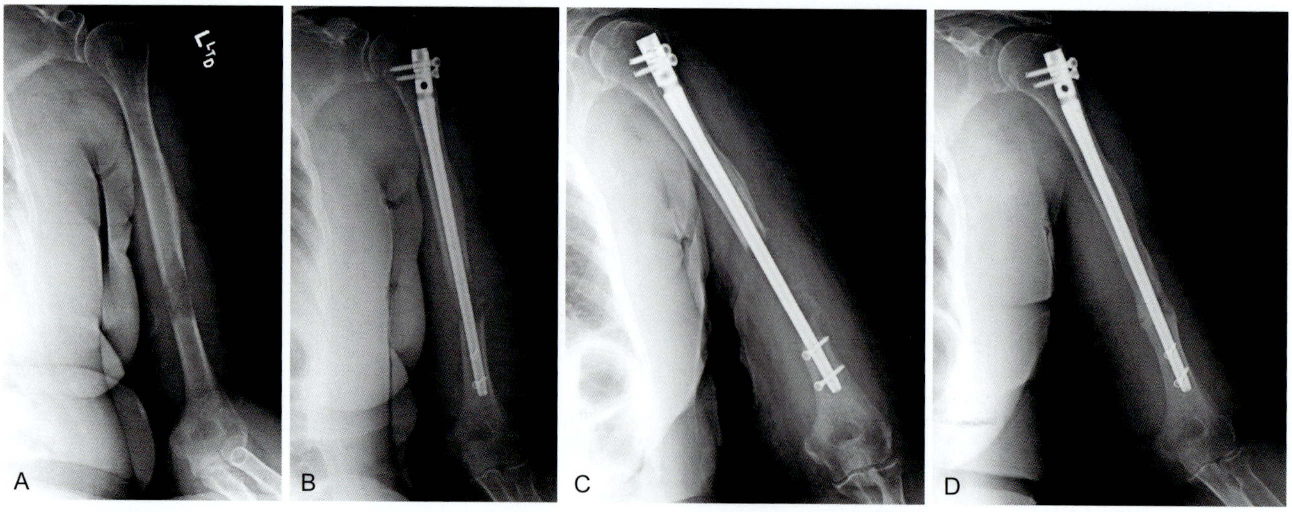


**图 27-22** 75 岁女性主诉左上臂疼痛。A. 左肱骨前后位 X 线片；检查提示病变为骨原发淋巴瘤；B. 髓内钉固定术后；C. 患者拒绝行其他治疗，术后 2 月影像示局部病变进展；D. 化疗、放疗后左肱骨成骨改变

检查，在第 24 章已详细讨论。

简单地说，检查应包括询问病史与体格检查，如乳腺或前列腺；基本的实验室检查包括血清蛋白电泳及前列腺特异性抗原；受累骨的全长 X 线检查；X 线胸片；骨扫描筛查全身骨骼；胸部、腹部和骨盆 CT。在活检之前如果没有完成上述检查，可能会在患者的诊疗上导致严重的错误。通过这些简单的流程，85% 以上的骨转移癌患者能确定原发灶。完成上述检查后，才可以做活检。即使患者有癌症病史，也必须活检最先发现的骨骼病变，以确定原发灶和转移灶之间的关系。转移癌的活检原则与骨原发肿瘤一样，因为在极少数情况下，怀疑为转移癌的病灶可能是骨的原发肉瘤（图 27-23）。以后再出现的骨转移病变可不必活检而直接进行治疗。

大多数骨转移癌来源于乳腺和前列腺，其他部位按发病率递减，依次为肺、肾、甲状腺和胃肠道。如果患者可疑为骨转移癌，但又不知道来源，多数原发灶是肺癌和肾癌。乳腺癌和前列腺癌在这类患者中并不常见。出现这种现象可能有以下几种原因：①乳腺癌和前列腺癌容易早期发现；②乳腺癌和前列腺癌一般只在晚期才转移到骨；③肺癌和肾癌的诊断常常被延误，以致原发病灶在很晚期才被发现，而骨转移却相对较早发现。

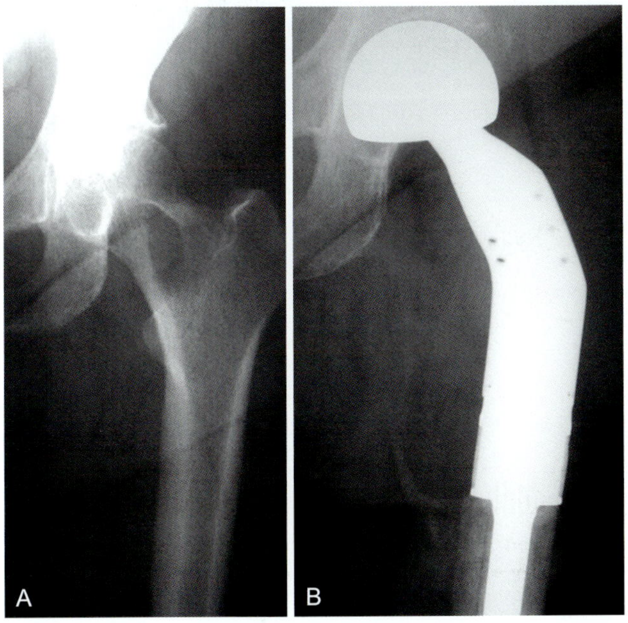


**图 27-23** A. 50 岁女性既往有乳腺癌病史，左侧髋部前后位 X 线片。患者曾无瘤生存 2 年，在股骨颈可见溶骨性变。尽管此病最可能的诊断是转移癌，但必须以适当的方式进行活检。患者最终诊断为恶性纤维组织细胞瘤；B. 广泛切除及假体重建后，左侧髋部前后位 X 线片。如假定患者为转移癌进行预防性内固定，将严重影响预后

转移癌的 X 线有各种各样的表现。通常呈侵袭性，提示病变是恶性的。病变可呈溶骨性、成骨性或混合性改变。典型的乳腺和前列腺转移癌是成骨性病变，而肾癌和甲状腺癌转移灶通常为纯粹溶骨性病变。肺癌会出现混合性表现。如果病变发生在肘或膝关节的远端，原发病变最可能是肺癌。另外，肺癌转移可有特征性的 X 线表现，骨皮质为虫蚀样改变。

转移癌的显微镜下表现通常与原发肿瘤相似。分化良好的患者通过活检很容易确诊。但有一些患者（如肉瘤样肾癌）可能需要免疫组化染色，检查上皮标志物后才能确诊。

骨转移癌应综合治疗。由肿瘤科医师用细胞毒性药物做全身化学治疗。对乳腺癌或前列腺癌患者行激素治疗会起作用。甲状腺癌患者的骨转移用放射性碘治疗可能有一定效果。双膦酸盐可防止骨骼发生新的转移，并通过抑制破骨细胞骨吸收，减慢骨转移病变的生长。许多有症状的骨转移癌对放射治疗敏感；而另一些癌症，特别是肾癌，对放射治疗很不敏感，可使用射频消融或冷冻消融治疗。对于即将发生或已经发生的病理性骨折需手术治疗。

对即将发生的病理性骨折行预防性固定的确切手术指征尚有争议。建议的参考指标包括：疼痛经放射治疗不能缓解，病变 >2.5 cm，病变破坏范围超过骨皮质的 50%，小粗隆的撕脱骨折。Mirels 提出一种评分系统，根据病灶的部位、大小、病变成骨或破骨以及疼痛的性质判断病理性骨折的危险（表 27-1）。根据这一评分系统，任何患者如果评分 ≥8 分，则应行预防性内固定。虽然上述方法都能为确定治疗方案提供参考，但都不是绝对指标。每例患者的治疗都应个体化决定，同时牢记两条基本原则：第一，对将要发生的病理性骨折进行预防性

**表 27-1**

**预测病理性骨折的评分系统**

| 类型 | 分数 | | |
| --- | --- | --- | --- |
| | 1 | 2 | 3 |
| 部位 | 上肢 | 下肢 | 转子周围 |
| 疼痛 | 轻度 | 中等 | 影响功能 |
| 大小 | <1/3 | 1/3~2/3 | >2/3 |
| 病变 | 成骨性 | 混合性 | 溶骨性 |

引自：Mirels H: Metastatic disease in long bones:a proposed scoring system for diagnosing impending pathologic fractures, Clin Orthop Relat Res 249: 256-264, 1989.

内固定，技术上比治疗已经发生的病理性骨折更容易；第二，预防性固定相对于骨折后再固定，降低了患者的发病率。

转移癌患者的预后正在逐步改善。虽然大部分因肺癌转移而发生病理性骨折的患者在 6 个月内死亡，但生存时间始终都无法预测。笔者已治疗了多个因肺癌骨转移导致病理性骨折的患者，患者良好生存了 4~5 年。乳腺癌、前列腺癌和肾癌患者在骨转移后通常都能存活很多年。肾癌即使有孤立的骨转移，广泛切除转移灶也能获得治愈（图 27-24）。

由于无法预测患者的生存时间，使得适当的手术设计更具有挑战性。所选的固定方法必须足够牢固，以允许术后即刻完全负重行走，由于患者可能只存活几个月，因此不应让其毫无意义地卧床恢复很长一段时间。相反，重建的结构应足够耐用，可以使用多年，因为有时患者的治疗结果会很好，能存活很长时间。一般而言，内固定之前应先将肿瘤去除。形成的骨缺损可用骨水泥填充以加强固定。对多数患者，应用髓内固定以保护整个骨（图 27-25~图 27-31）。如果上述方法不能稳定固定、不能让患者立即完全负重，应考虑行肿瘤切除、假体重建术。股骨颈病变应考虑行半髋或全髋关节置换术。由于骨骼常常需要放射治疗，假体应该用骨水泥固定，然而，最近的研究表明，现代压合式植入物，特别是金属小梁植入物在这种情况下似乎足以固定。术后 2~3 周，如果切口愈合良好，应安排做整个术野的放射治疗。考虑到这些患者一般情况、接受化疗、放疗程度，感染风险相对较高。术者应考虑适当延长术后抗生素使用周期，但这仍需进一步研究证实其有效性。

恶性骨肿瘤的特点总结见表 27-2。

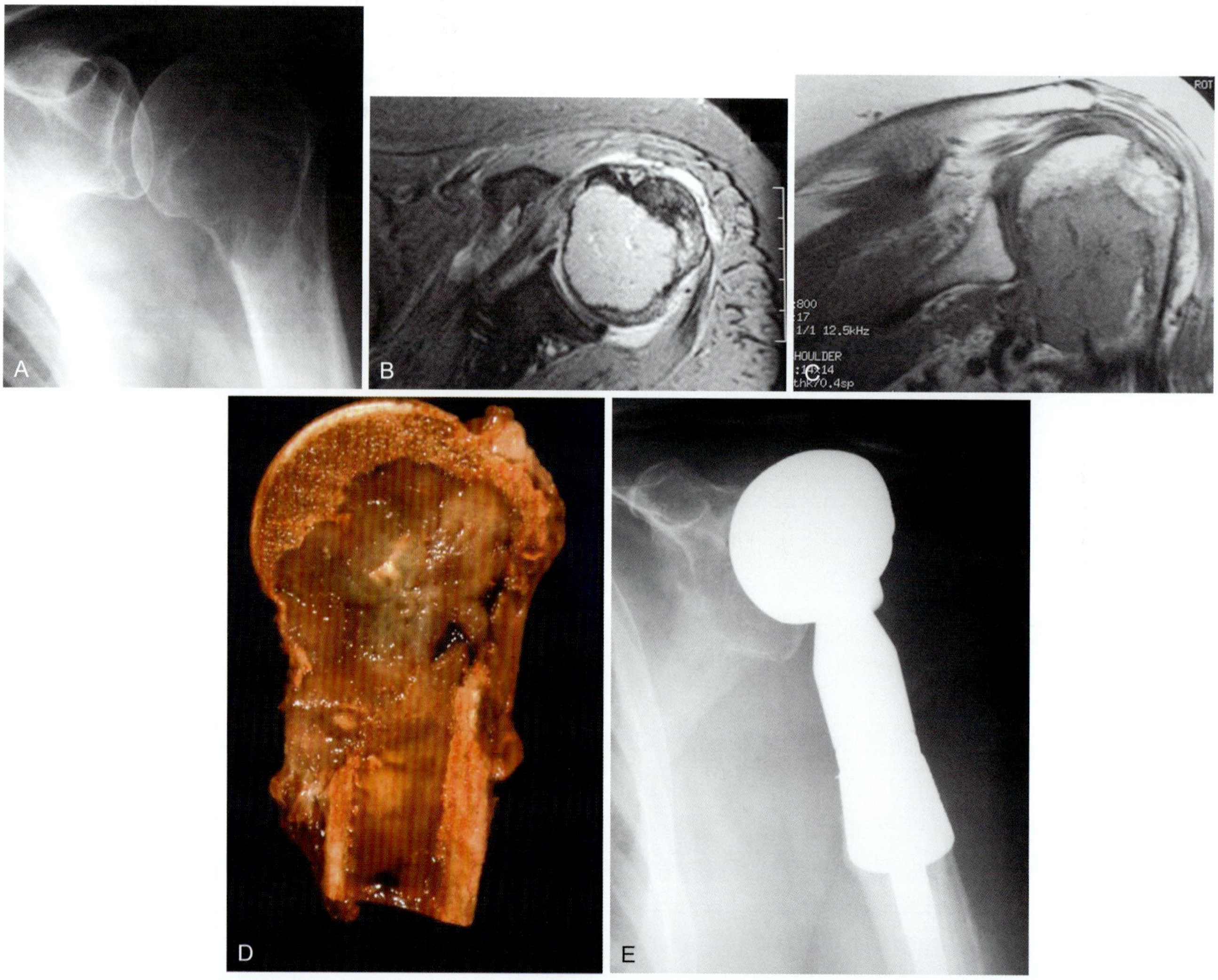


图 27-24 A. 77 岁女性，肾癌出现左侧肱骨近端转移，左侧肱骨前后位 X 线片；B 和 C. MRI 显示肿瘤的范围，这是转移的唯一部位，因而对患者进行广泛切除及假体重建术；D. 切除的肿瘤标本的外像；E. 假体重建后，左侧肩部正位 X 线片

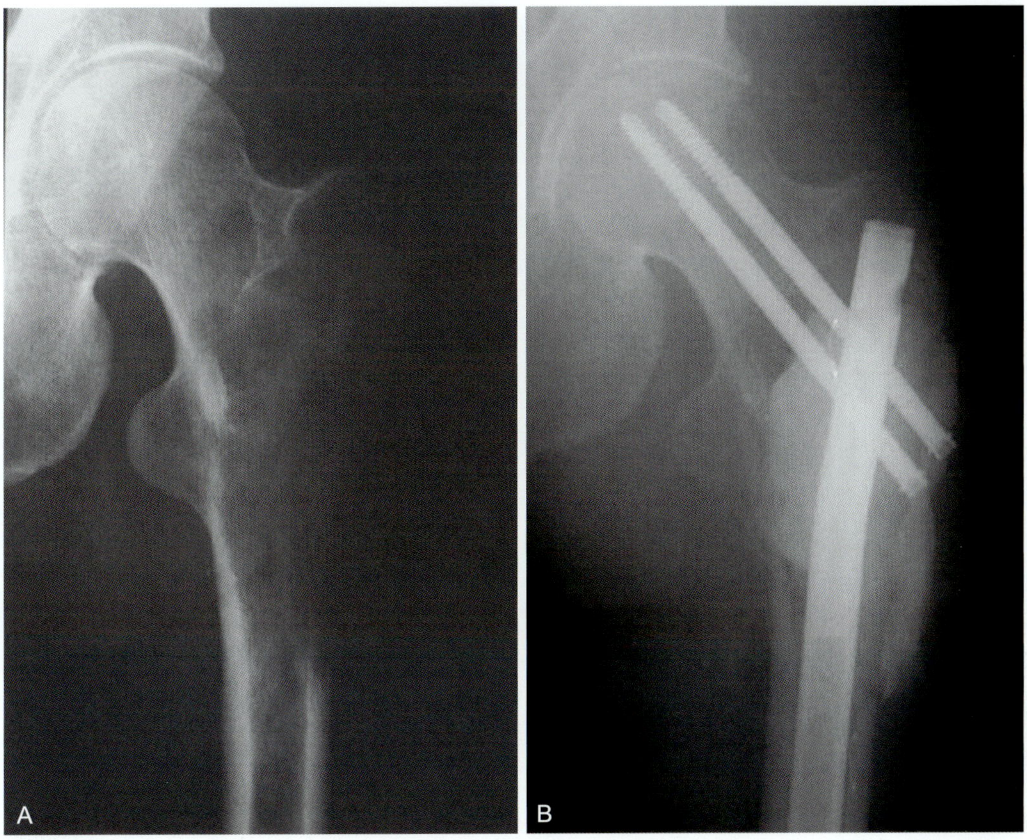


图 27-25　A. 41 岁男性转移性鳞状细胞癌的股骨前后位 X 线片，股骨即将发生病理性骨折。患者将进行预防性内固定，但在术前 1 天晚间当他在床上翻身时，出现股骨骨折；B. 用重建钉及骨水泥固定后的前后位 X 线片

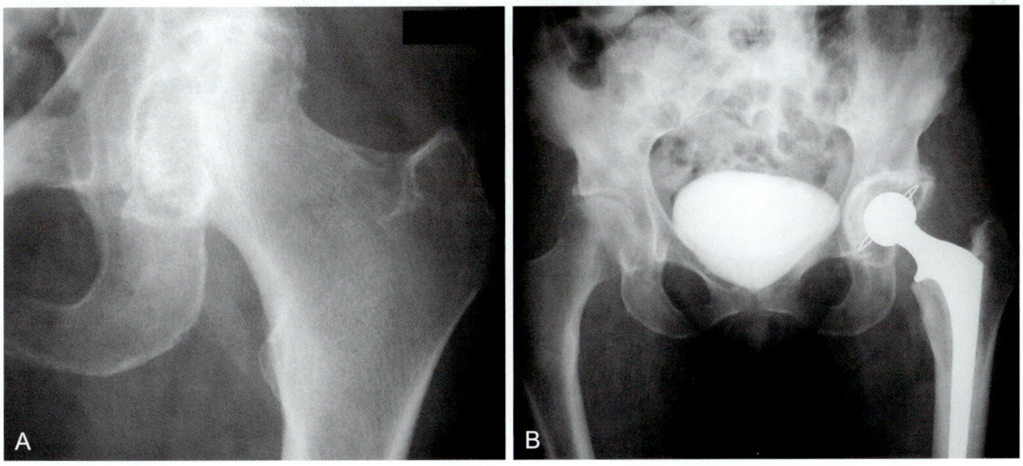


图 27-26　A. 转移性乳腺癌放射治疗后，左侧髋部前后位 X 线片。患者随后出现继发性股骨头坏死；B. 骨水泥全髋关节置换术后，骨盆的前后位 X 线片。由于骨骼已接受放射治疗，故股骨及髋臼假体应用骨水泥固定

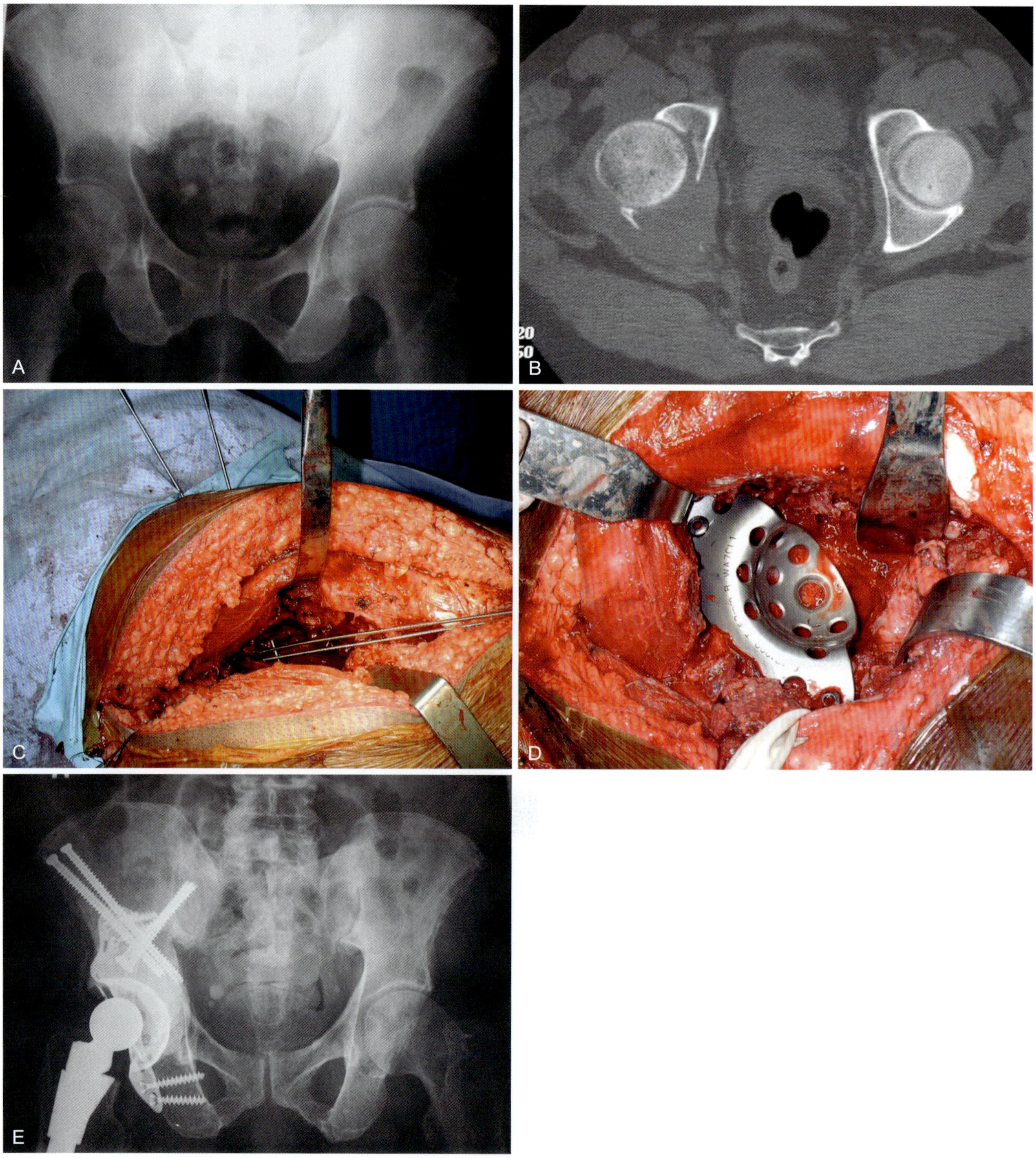


**图 27-27** A. 66 岁男性，肺癌出现右侧髋臼转移，前后位 X 线片；B. CT 较好地显示了髋臼后柱及后壁骨破坏。患者接受术前栓塞治疗，有助于减少术中出血；C. 肿瘤刮除后的术中照片，从骨缺损处至髂骨后方放置 2 枚引导针，从髂嵴前方到骨缺损处放置另外 2 枚引导针。通过引导针拧入空心螺钉，有助于支撑骨水泥；D. 放置髋臼笼，肿瘤缺损处用骨水泥填塞，同时髋臼杯用骨水泥固定到髋臼笼内；E. 术后 X 线片

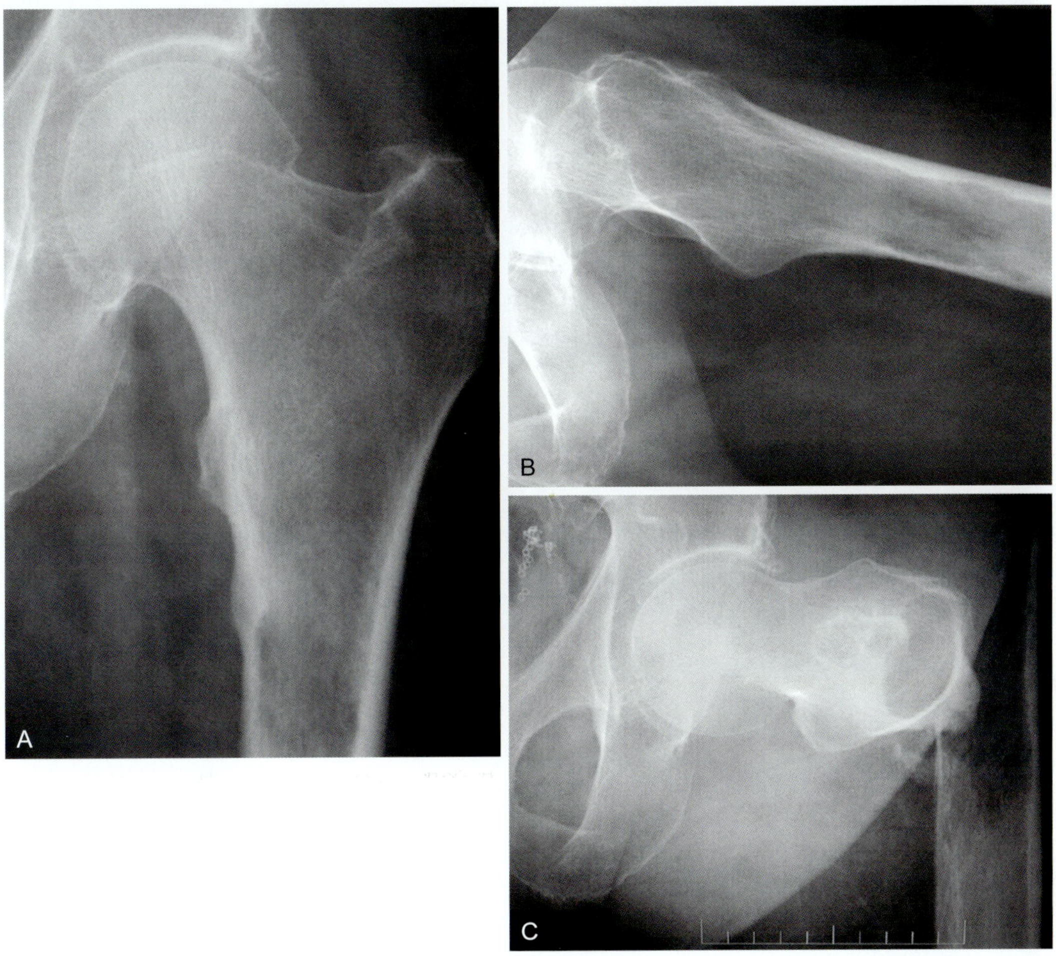

图 27-28　A 和 B. 82 岁男性，肾癌出现股骨近端骨转移，前后位及侧位 X 线片显示多发溶骨性变。患者对放射治疗不敏感，拟行预防性内固定，最终因患者情况不稳定，取消了手术；C. 同一患者病理性骨折数周后，左侧髋部前后位 X 线片。因手术现已很难进行，故患者病情加重

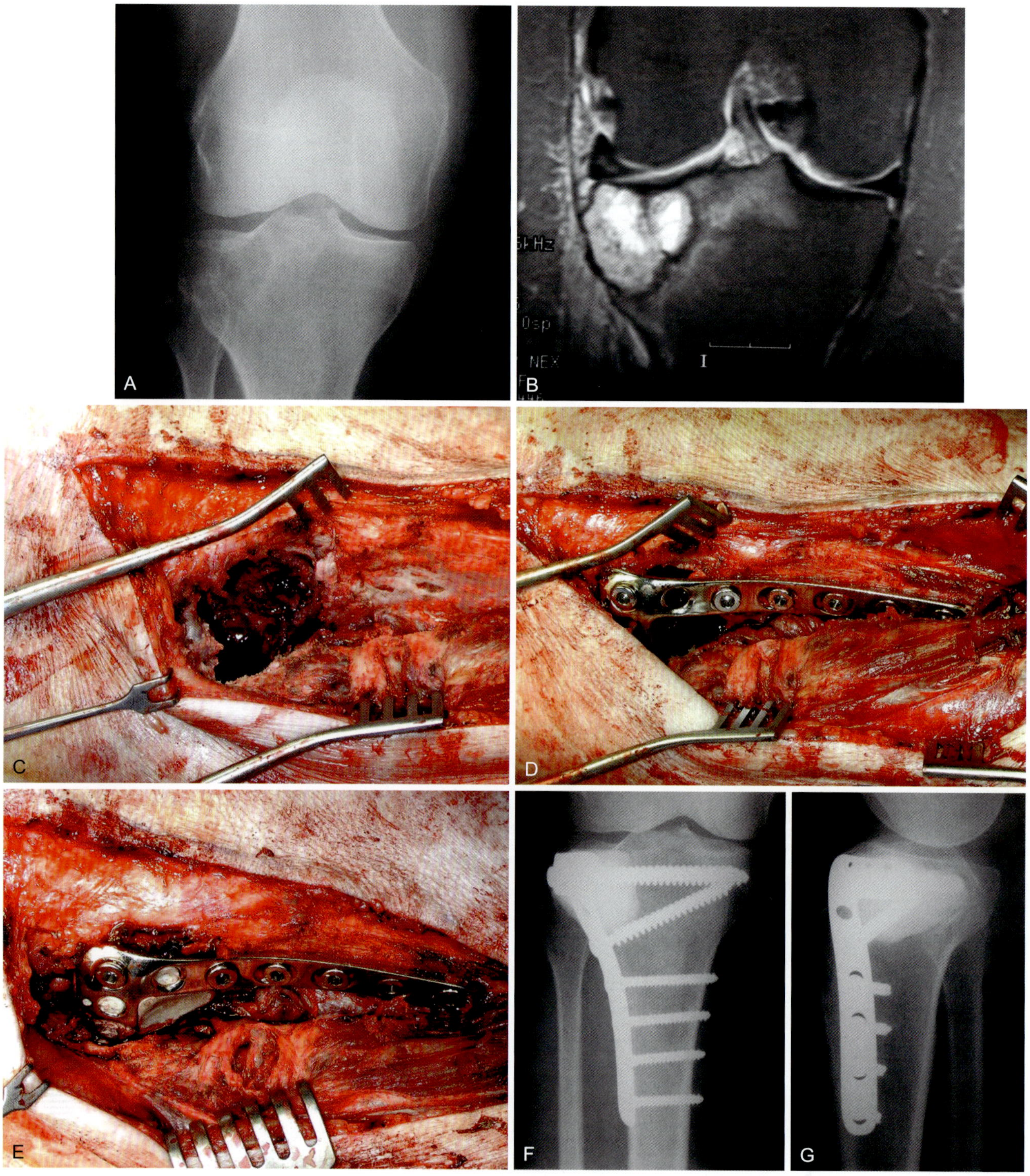


**图 27-29** A 和 B. 70 岁女性，肺癌出现右侧胫骨近端骨转移，前后位 X 线片（A）和冠状位 MRI（B），患者不能负重；C. 肿瘤刮除术的术中照片；D 和 E. 放置钢板后（D），骨缺损处用骨水泥填充，以利于术后即刻下床活动（E）；F 和 G. 术后前后位及侧位 X 线片

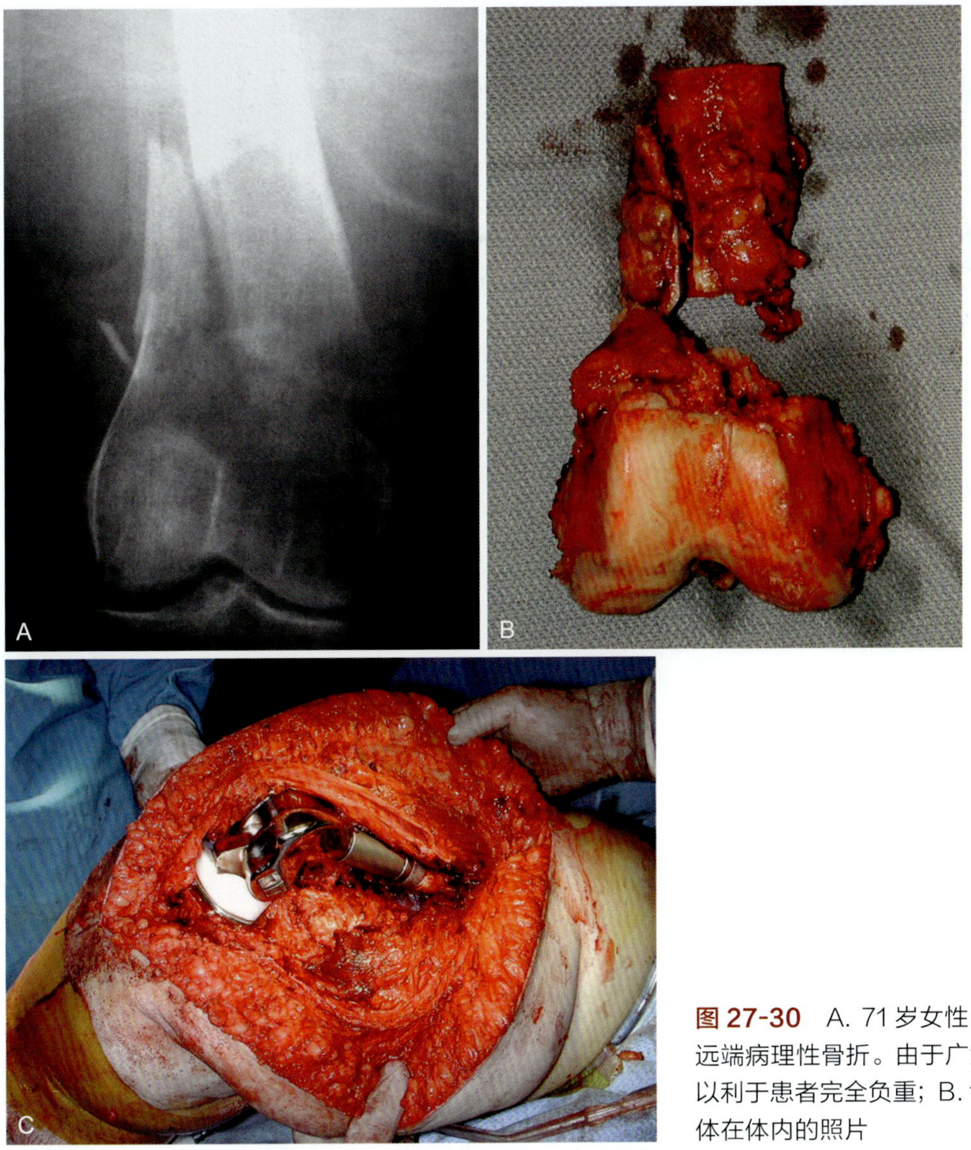


图 27-30　A. 71 岁女性，继发于肝胆管癌的右侧股骨远端病理性骨折。由于广泛的骨破坏，行假体重建术，以利于患者完全负重；B. 切除的骨肿瘤段的照片；C. 假体在体内的照片

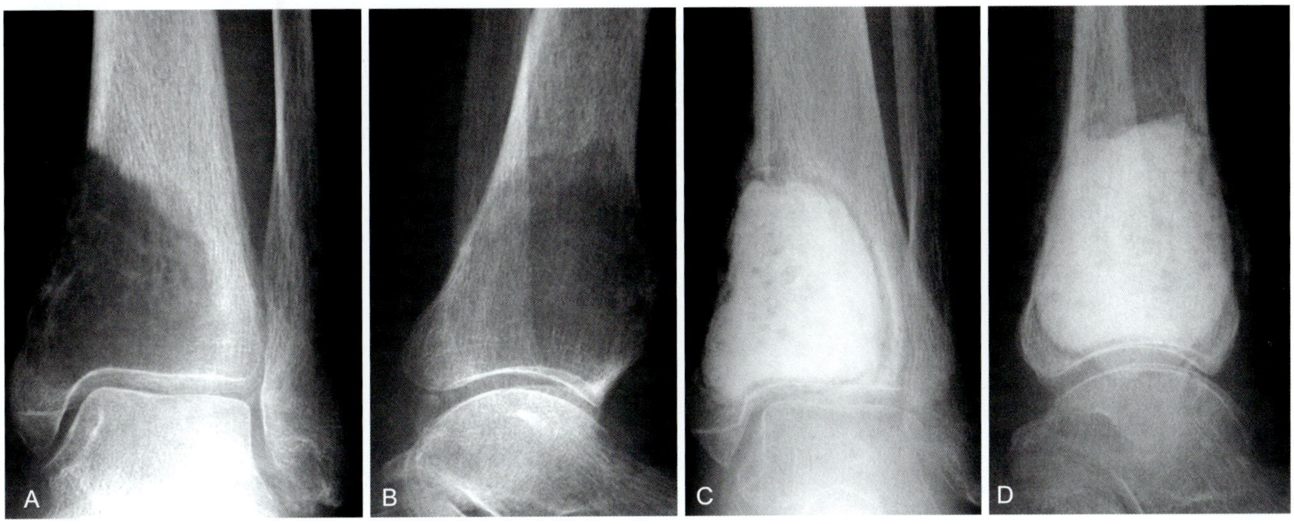


图 27-31　A 和 B. 78 岁女性，肾癌出现左踝部转移，左踝部前后位及侧位 X 线片；C 和 D. 在扩大刮除及骨水泥填充骨缺损后，前后位及侧位 X 线片。患者能即刻恢复完全负重，疼痛得到缓解

表 27-2

恶性骨肿瘤

| 肿瘤名称 | 年龄（岁） | 流行病学 | 部位 | 临床表现 | 影像学表现 | 病理学表现 | 治疗方法 | 备注 |
| --- | --- | --- | --- | --- | --- | --- | --- | --- |
| **骨肉瘤** | | | | | | | | |
| 普通骨肉瘤 | 10~20 | 男性略多 | 干骺端、股骨远端、胫骨近端、肱骨近端 | 进行性疼痛 | 溶骨和成骨并存，骨皮质破坏，骨膜反应[Codman三角日光放射状骨针（hair-on-end）]，软组织肿块 | 恶性梭形细胞成骨，显著的多形性细胞核，大量的有丝分裂象 | 化学治疗和广泛切除 | 少数与遗传性视网膜细胞瘤、Rothmund-Thomson综合征、Li-Fraumeni综合征相关 |
| 骨膜骨肉瘤 | 10~30 | 女性略多 | 股骨和胫骨骨干 | 疼痛性肿块 | 骨干破坏，骨表面凹陷性破坏，软组织内夹杂不规则成骨 | 丝条样类骨质散在于软骨小叶 | 广泛切除，化学治疗仍有争议 | |
| 骨旁骨肉瘤 | 20~40 | 女性略多 | 股骨远端后方 | 无痛肿块 | 股骨远端后侧表面的分叶状骨化肿块 | 轻度异形性的梭形细胞，轻度不典型的骨小梁 | 单纯广泛切除 | |
| 毛细血管扩张型骨肉瘤 | 10~30 | 男性略多 | 股骨远端、胫骨近端 | 进行性疼痛 | 纯粹的溶骨，可能有气球状或囊状表现（与动脉瘤性骨囊肿类似） | 充满血液的囊腔和薄壁间隔，间隔之间的恶性梭形细胞 | 化学治疗和广泛切除 | |
| 继发性骨肉瘤 | 50~80 | 佩吉特骨肉瘤男：女为2∶1；放射性骨肉瘤男：女为1∶2， | 中轴位置（在早前的放射位置或者Paget病部位） | 进行性疼痛 | 溶骨与成骨并存，骨皮质破坏 | 与高级别经典型骨肉瘤相似 | 化学治疗和广泛切除 | 预后不良。在进行性多骨性Paget病患者中骨肉瘤更常见；放射性骨肉瘤通常发生在放射治疗后10~15年 |
| **软骨肉瘤** | | | | | | | | |
| 经典型软骨肉瘤 | 40~70 | 男性略多 | 骨盆，股骨近端，肱骨近端 | 进行性疼痛 | 点状钙化，骨皮质侵蚀，软组织肿块 | 软骨基质，双核细胞，分级与细胞增生程度相关，骨小梁内陷 | 广泛切除（扩大刮除适用于低度恶性髓内肿瘤），放、化疗无效 | 重点是把症状、影像学表现、组织学表现联系起来 |
| 去分化软骨肉瘤 | 40~80 | 男性略多 | 骨盆，股骨近端、肱骨近端 | 进行性疼痛 | 侵袭性的溶骨性病变毗邻经典型的软骨肉瘤区域 | 在典型的低度恶性软骨肉瘤旁包含高度恶性肉瘤成分 | 化学治疗及广泛切除 | 预后很差 |

表 27-2（续）

| 恶性骨肿瘤 | | | | | | | | |
|---|---|---|---|---|---|---|---|---|
| 肿瘤名称 | 年龄（岁） | 流行病学 | 部位 | 临床表现 | 影像学表现 | 病理学表现 | 治疗方法 | 备注 |
| 透明细胞软骨肉瘤 | 多年龄段 | 男性多见 | 骨骺、股骨近端、肱骨近端 | 长时间的持续性疼痛 | 界限清楚的骨骺处透光区，边缘反应性成骨，影像学可为良性表现 | 圆形细胞伴随透明细胞质，显著细胞质边界，软骨基质 | 广泛切除 | 非常罕见 |
| 间叶性软骨肉瘤 | 10~50 | 男性略多 | 分布广泛 | 疼痛 | 非特异性破坏性损害，有经典型软骨肉瘤的特征 | 蓝色小圆细胞，软骨岛，“鹿角样”血管 | 化学治疗及广泛切除术 | 少见 |
| 尤因肉瘤 | 30 岁以下 | 男性多见 | 扁骨，长骨干骺端 | 疼痛肿胀或有全身不适症状 | 渗透性骨破坏，大的软组织包块，“葱皮样”骨膜反应 | 蓝色小圆细胞，*MIC-2* 阳性 | 化学治疗，手术和（或）放疗控制局部 | t（11,22） |
| 脊索瘤 | 40~70 | 男：女为 3：1 | 骶骨、颅底 | 疼痛、神经症状 | 中轴骨破坏，骶骨前软组织肿块 | 细胞排列成长丝条或束状，背景含蛋白，空泡细胞质（含空泡的细胞） | 广泛切除 | |
| 造釉细胞瘤 | 10~30 | 男：女为 1：1 | 胫骨骨干 | 长期疼痛 | 位于胫骨骨干前侧骨皮质的边界清楚的透光区 | 在纤维间质间的岛状上皮细胞 | 广泛切除 | 少见 |
| 恶性血管肿瘤 | >10 | 男性略多 | 所有部位的骨，趋向于靠近中轴的位置 | 疼痛 | 溶骨性病变，低度恶性的有部分边缘硬化带，高度恶性的表现为更强的侵袭性破坏；多发病灶常在同一骨及附近的骨内 | 低度恶性肿瘤表现为发育良好的血管通道，周围排列着丰满的内皮细胞，高度恶性可见多形性梭形细胞，CD31、CD34 和Ⅷ因子相关抗原因子阳性 | 尽可能广泛切除，多发病灶和无法手术的部位可采取放射治疗；高度恶性的采用化学治疗 | 少见，Stewart-Treves 综合征（血管肉瘤出现慢性淋巴水肿） |
| 恶性纤维组织细胞瘤（MFH）和纤维肉瘤 | >10 | 男：女为 1：1 | 股骨远端、胫骨近端 | 疼痛，20% 的患者伴有病理性骨折 | 纯溶骨性改变 | 多形性梭形细胞，恶性纤维组织细胞瘤呈席纹状排列，纤维肉瘤“人”字形排列 | 化学治疗及广泛切除 | 25% 的肿瘤继发于其他疾病，如 Paget 病、放射治疗、巨细胞瘤和骨梗死 |

表 27-2（续）

| 肿瘤名称 | 年龄（岁） | 流行病学 | 部位 | 临床表现 | 影像学表现 | 病理学表现 | 治疗方法 | 备注 |
|---|---|---|---|---|---|---|---|---|
| **恶性骨肿瘤** | | | | | | | | |
| 浆细胞瘤和多发骨髓瘤 | 50~70 | 男：女为 2：1 | 中轴位置、股骨近端、肱骨近端 | 疼痛、全身症状 | 多发的、边界清楚的穿凿样溶骨性病变 | 片状浆细胞 | 化学治疗，有症状的骨破坏行放射治疗，手术治疗即将发生或已发生的病理性骨折 | 诊断通常需要借助于血清或尿蛋白电泳，证实有单克隆丙种球蛋白病 |
| 淋巴瘤 | 50~70 | 男：女为1.5：1 | 股骨、骨盆、脊椎、肋骨 | 疼痛 | X 线表现多变：可以侵袭严重或者 X 线表现无异常，MRI 上肿瘤的范围可以远远大于在 X 线上的所见 | 大小不等的淋巴细胞混杂，网硬蛋白染色阳性，过碘酸 - 希夫染色阴性，淋巴标记染色阳性 | 化学治疗和放射治疗，手术适应于可能发生的或已发生的病理性骨折 | 在 X 线无明显表现但 MRI 有广泛骨破坏，伴有软组织肿块时应考虑到淋巴瘤诊断的可能 |
| 转移癌 | 40~80 | 男：女为 1：1 | 中轴位置、股骨近端、肱骨近端 | 疼痛，与原发病灶相关的症状 | 成骨性：乳腺癌、前列腺转移癌；溶骨性：肾癌、甲状腺癌；混合性；肺癌 | 组织学表现与原发部位肿瘤相似 | 原发肿瘤行全身治疗，有症状的骨破坏行放射治疗，手术治疗即将发生的或已发生的病理性骨折 | 乳腺和前列腺转移癌很常见，未发现原发肿瘤但已经出现骨转移灶的患者常见于肾和肺的转移癌 |

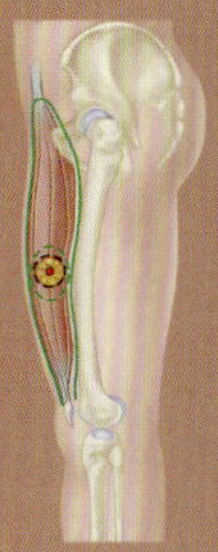

# 第28章

# 软组织肿瘤

**著者：** Patrick C. Toy, Robert K. Heck Jr.

**译者：** 许　猛　郭　征　李　靖（第13版：许　猛　张涌泉　毕文志　郭　征　李　靖

**审校：** 毕文志（第13版：牛晓辉　杨勇昆）

对骨骼-肌肉系统肿瘤患者的评估在第24章中已详细讨论过，但一些重点有必要再次叙述。因为大多数恶性软组织肿瘤患者疼痛轻微，多以肿块就诊，所以疼痛症状的出现与否无助于肿瘤良恶性的鉴别，此点与骨肿瘤不同。肿瘤一般向心性生长而非侵袭性生长，将正常结构推挤开。对肿块、发病部位及引流区的淋巴结进行仔细的体格检查非常有必要。常规X线检查可发现静脉石（血管瘤）、钙化（滑膜肉瘤）、脂肪密度的透光区（脂肪瘤）。对于某些肿瘤，诸如脂肪瘤、血管瘤和色素绒毛结节性滑膜炎，MRI可进行特异性诊断。所有软组织都应进行MRI检查，尤其是大于5 cm和（或）深至筋膜的肿块。但更多的情况是，肿瘤的MRI表现缺乏特异性。不过可用MRI来评估肿瘤的大小和了解病变周围的解剖学关系。总的来说，软组织肉瘤在MRI的$T_1$加权像上常表现为低信号，而在$T_2$加权像上为高信号。当患者不能进行MRI检查时，也可用CT来代替。但对软组织肿瘤而言，MRI检查优于CT检查。CT可以用于观察肿物中矿化的方式（钙化vs成骨）。对于某些特定病例，$^{99m}$锝骨扫描有助于评估局部和远隔部位的骨骼是否被侵蚀。$^{99m}$锝骨扫描或正电子发射断层扫描（PET）通常在评估软组织肿瘤方面没有显著的优势，但可能在某些病例中用来评估局部和远处的骨转移（图28-1）。恶性软组织肿瘤患者需行肺部CT扫描，以发现是否有肺部转移灶（图28-2）。对于黏液样脂肪肉瘤患者和发生淋巴扩散的滑膜肉瘤、上皮样肉瘤及横纹肌肉瘤患者，行腹部和骨盆CT扫描有助于检测腹膜后转移灶。软组织肿瘤的采样可行穿刺活检或切开活检。活检应在影像学检查完成后施行，并应根据第24章所述原则做谨慎的计划。对活检结果的正确解释需要结合临床及影像学表现。肿瘤分期可以应用Enneking系统（表24-1）或美国肿瘤联合会（AJCC）系统（表24-2）。大多数软组织肿瘤最初是通过芯核活检或细针穿刺来取样的。由此产生的小样本可能会对作出准确的诊断是一个挑战。病理学家检查结构特征、基质和血管特征，尝试建立具体的诊断。在计划手术切除和所需的边缘（即边缘或宽切除）时，区分良性肿瘤和恶性肿瘤至关重要。组织学分级在决定放射治疗和（或）化疗等辅助治疗方面也发挥着重要作用。

大多数良性软组织肿瘤的治疗可采用随诊观察或边缘性切除。当根据临床和影像学表现均考虑为良性病变时，可以对部分良性病变进行随诊观察。一些良性软组织肿瘤具有局部侵袭性（如硬纤维瘤），需要行广泛性切除或综合处理以进行局部控制。治疗低度恶性软组织肉瘤通常采用单纯广泛性切除，如果切缘靠近瘤体，则应手术切除结合放射治疗。治疗高度恶性软组织肉瘤通常采用手术切除与放射治疗相结合的方法。

对于软组织肉瘤的治疗尚有一些争议。虽然外科手术依然是此类肿瘤的首要选择，但是哪些患者能从以局部控制为目的的辅助放射治疗中获益，仍然是有争议的；进行术前还是术后放疗也有争议。术前放射治疗可能增加切口愈合并发症的风险，但在没有经过手术处理的组织中氧化作用更强，也可能更加有效。然而术后放射治疗可以在伤口愈合后实施，但为了保证照射的覆盖范围需要相应增加照射面积。近距离放射疗法（放射性粒源或放射源置于瘤内或接近肿瘤，给予肿瘤高辐射剂量的同时减少对周围健康组织的射线辐射）在某些医院被广泛使用，但在其他医院却很少使用。最后，对这些患者进行辅助化学治疗的价值也一直存在争议。在大多数肿瘤中心，虽然已将化学治疗作为巨大的、高度恶性软组织肉瘤的常规辅助治疗，但实际上患者能否从中获益仍然不清楚。

深入讨论这些有争议的观点已经超出了本章的范围。本章仅简要叙述一些常见软组织肿瘤的临床表现、影像学所见和治疗方法。

## 第一节 良性肿瘤和瘤样病变

具体内容见表 28-1。

### 一、脂肪瘤

脂肪瘤可能是最常见的结缔组织良性肿瘤。导致临床医生经常将恶性肿瘤误认为良性脂肪瘤。脂肪瘤可发生于任何年龄，男、女均可，男性较女性发病率稍高，但是有儿童中的发病率较低。因为没有症状而缺乏治疗，脂肪瘤的真正发病率很可能被低估。肿瘤通常发生于皮下，但可侵及深层组织。有时可侵犯滑膜（分叶状脂肪瘤），极少数情况下可侵及骨膜。临床上，肿瘤质软、边界清楚、可移动的肿块，无疼痛，生长缓慢。膝关节积液是分叶状脂肪瘤患者的特征性表现。在 X 线片上，较大的肿瘤可表现为软组织内稀疏的透光区。被称为“布法里尼征”。MRI 通常可以确诊，因为脂肪瘤在 $T_1$ 加权像上表现为均匀的高信号，并在脂肪抑制序列像上表现为低信号（图 28-3）。脂肪瘤可以确诊，因为 MRI 特征可以诊断并且避免在治疗前进行组织取样。存在异质信号较强、周围皮下组织没有等强度信号和坏死等特征建议考虑其他诊断。大体所见，脂肪瘤是一个包膜完整的脂肪结节，可含有纤维组织。镜下所见，肿瘤由成熟的脂肪细胞组成，细胞核扁，无核分裂象（图 28-4）。一些脂肪瘤内有较多的血管，称为血管脂肪瘤。血管脂肪瘤有时与疼痛有关。部分区域可见棕色脂肪性的空泡细胞。

偶见多发性脂肪瘤，在个别病例可为对称性。有一种多发性脂肪瘤称为 Dercum 病，其特点为疼痛性脂肪浸润，疼痛的原因尚不清楚。另一种脂肪瘤发生于肌肉内，向肌纤维之间浸润。这种貌似浸润性生长可能意味着恶性，但肿瘤却很容易得到控制。另外，还有一种少见的蛰伏脂肪瘤（hibernoma）或胚胎性脂肪细胞瘤（fetal fat cell lipoma），由大量的、具有细小空泡的泡沫细胞组成，呈分叶状，类似于一些动物的冬眠器官。其特

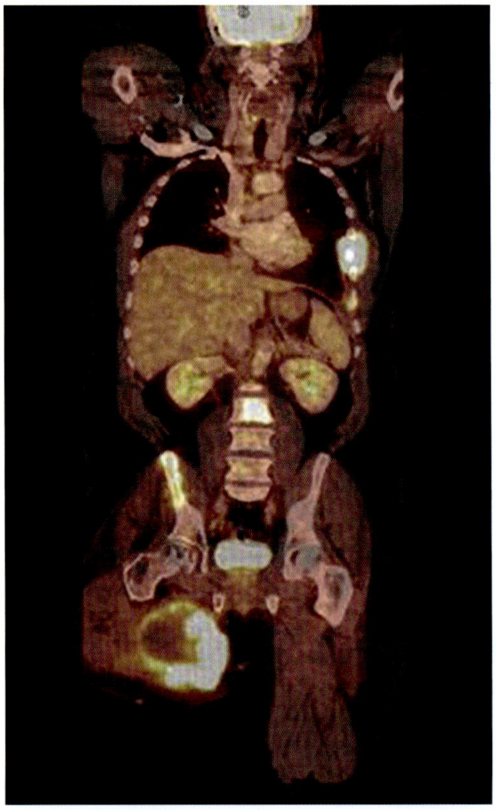

图 28-1 PET 扫描显示患者右大腿软组织肉瘤多发转移

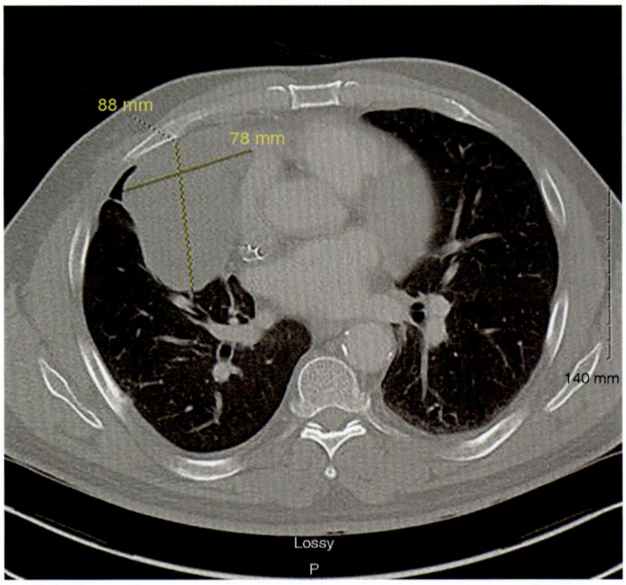


图 28-2 肺轴位 CT 显示软组织肿瘤的右肺转移

表 28-1

良性软组织肿瘤

| 肿瘤名称 | 年龄 | 人口学特征 | 部位 | 临床表现 | 影像学表现 | 组织学表现 | 治疗 | 备注 |
|---|---|---|---|---|---|---|---|---|
| **脂肪瘤** | | | | | | | | |
| 脂肪瘤 | 任何年龄段；成人多见，儿童罕见 | 男、女发病比为 1 ∶ 1 | 任何部位，多位于皮下 | 无痛性肿块，<br>分叶状脂肪瘤：膝关节腔积液 | MRI：与皮下脂肪组织信号一致 | 成熟的脂肪细胞 | 临床观察；边缘切除者很少复发 | 痛性肥胖病：多发疼痛性脂肪浸润<br>蛰伏脂肪瘤：胚胎性脂肪细胞瘤（棕色脂肪） |
| **神经鞘瘤** | | | | | | | | |
| 神经鞘瘤（施万细胞瘤） | 成人多见 | 男、女发病比为 40 ∶ 60 | 任何部位 | 多为痛性肿物，神经支配区域牵涉痛，可能有神经压迫症状，Tinel 征阳性 | MRI：沿神经生长的梭形肿物；<br>脂肪裂隙征：肿物周围狭窄的脂肪边界<br>靶征：中心部位 $T_2$ 加权像为相对低信号，外周 $T_2$ 加权像为高信号 | 双相性组织<br>Antoni A：梭形细胞<br>Antoni B：细胞量少的疏松的黏样组织<br>贝罗凯小体（Verocay bodies） | 无症状患者可以观察；保留神经，边缘切除 | 细胞核和胞质 S-100 染色阳性，恶性变罕见 |
| 神经纤维瘤 | 任何年龄 | 男、女发病比为 1 ∶ 1 | 颅神经或脊神经分支 | 根据受累神经不同，症状不一<br>皮肤：局部肿物<br>弥散性：渗透性肿物<br>局限性：单发肿物<br>从状神经纤维瘤：多束受累，“虫袋样”表现 | 类似于神经鞘瘤；<br>靶征：MRI $T_2$ 加权像外周高信号 | 细胞内容物较少，有散乱的胶原束<br>梭形细胞，细胞核呈波浪形<br>核分裂象罕见 | 局部切除：如难以从神经中分离，可牺牲神经功能 | 神经纤维瘤病：von Recklinghausen 病 (NF1)<br>常染色体显性遗传：染色体 17q *NF1* 基因突变<br>其他表现：咖啡牛奶斑，腋窝雀斑，虹膜色素缺陷瘤，眼部胶质瘤，嗜铬细胞瘤<br>骨的病变：胫骨假关节，脊柱侧凸，蝶骨翼发育不良<br>恶变为恶性神经鞘瘤罕见 |
| **滑膜病变** | | | | | | | | |
| 滑膜软骨瘤 | 成人 | 男性多见 | 髋和膝关节最常见，手、腕、肘和肩关节不常见 | 游离体可以导致机械症状；<br>活动范围受限；<br>关节积液 | X 线片：可见关节内小的钙化结节；<br>重度病变可出现关节骨质侵蚀，肿物延伸至周围软组织 | 透明软骨细胞中等结节 | 无症状者可以观察关节镜或滑膜切除术；关节镜滑膜切除易复发 | 鉴别诊断：骨化性肌炎、滑膜软骨肉瘤、滑膜肉瘤 |
| 腱鞘巨细胞瘤 | 成人 | | 手和腕 | 缓慢生长的无痛性肿物 | X 线片：可见邻近骨质破坏 | 与色素沉着性绒毛结节性滑膜炎类似（PVNS） | 观察；<br>边缘切除 | 手和腕部第二常见的良性软组织肿物 |

表 28-1（续）

| 肿瘤名称 | 年龄 | 人口学特征 | 部位 | 临床表现 | 影像学表现 | 组织学表现 | 治疗 | 备注 |
|---|---|---|---|---|---|---|---|---|
| **良性软组织肿瘤** | | | | | | | | |
| 色素沉着性绒毛结节性滑膜炎（PVNS） | 年轻成年人常见，可发生于儿童或老年人 | | 膝关节最常见，也可发生于其他关节 | 弥漫型：单关节肿胀和疼痛；<br>局限型：可出现机械症状；<br>关节穿刺可见血性液体 | 病变晚期，X 线片可见关节骨质侵蚀<br>MRI：$T_1$ 和 $T_2$ 加权像上可见关节内低信号肿物 | 淡染的纤维组织中可见组织细胞，巨细胞及含铁血黄素沉积 | 局限型：局部切除；<br>弥散型：关节镜或滑膜切除术，关节置换术，关节融合术或截肢术 | 局部复发患者可以行局部放射治疗 |
| **血管性病变** | | | | | | | | |
| 血管瘤（肌肉内） | 常见于儿童，可发生于任何年龄 | 男、女发病比为 1∶2 | 头颈部最常见，也可发生于任何部位 | 与温度和肿胀并发的疼痛，活动量多可引发疼痛，肢体悬垂可导致肿物增大 | X 线片上可见静脉石（血栓慢性钙化）<br>MRI：边界不清，$T_1$ 加权像上可见肌纤维被脂肪替代，$T_2$ 加权像上可看到继发于充血的高信号 | 多支薄壁血管扩张 | 无症状可以观察，出现症状可以局部加压治疗；病变较小可以局部切除，如不能切除可以行血管栓塞治疗或硬化剂注射 | 静脉畸形骨肥大综合征（Klippel-Trenaunay syndrome）：可有静脉 - 淋巴畸形、静脉曲张、皮神经病变、骨和软组织的过度增生<br>马富奇综合征（Maffucci syndrome）：内生软骨瘤合并血管瘤 |
| 血管球瘤 | 儿童和青少年 | 单发：女性 > 男性<br>多发：男性 > 女性 | 手和足部常见，任何有血管球体的地方均可发病 | 红 - 蓝色病变，导致的疼痛与其大小不符 | 末节指骨可能有边界清楚的溶骨性病变 | 血管外存在上皮样细胞 | 边缘切除可以治愈 | 血管球体作用是通过自律性调控动脉壁平滑肌以调节血流量和体温 |
| **纤维性病变** | | | | | | | | |
| 结节性筋膜炎 | 年轻成人 | 没有性别倾向 | 多见于四肢；上肢占 50%~75%；躯干后面和侧面 | 发现数周内生长迅速的肿物 | X 线片通常无异常；<br>MRI：不一定有特征性表现，有时肿物与筋膜相连侵入皮下组织或者深层肌肉 | 成纤维细胞均匀，不成熟，梭形，细胞无异型性 | 局部切除可以治愈 | |
| 硬纤维瘤（侵袭性纤维瘤病） | 年轻成人 | 女性多见 | 腹壁：妊娠和产后妇女；<br>腹腔内：骨盆和肠系膜；<br>腹腔外：肩周、胸壁、手臂和大腿 | 生长缓慢，侵袭邻近结构 | MRI：$T_1$ 加权像和 $T_2$ 加权像均为低信号 | 包膜不完整，大量胶原，散在梭形细胞，无异形性 | 尽可能扩大切除；<br>难以切除的部位采用放射治疗；<br>全身疗法：非甾体抗炎药、激素治疗、低剂量化疗 | Dupuytren 挛缩：掌腱膜表浅纤维瘤<br>Lederhose 病：跖筋膜表浅纤维瘤<br>阴茎纤维性海绵体炎：阴茎软组织内纤维斑块生长<br>Gardner 综合征：硬纤维瘤病、颅骨骨瘤、表皮囊肿、肠腺瘤 |

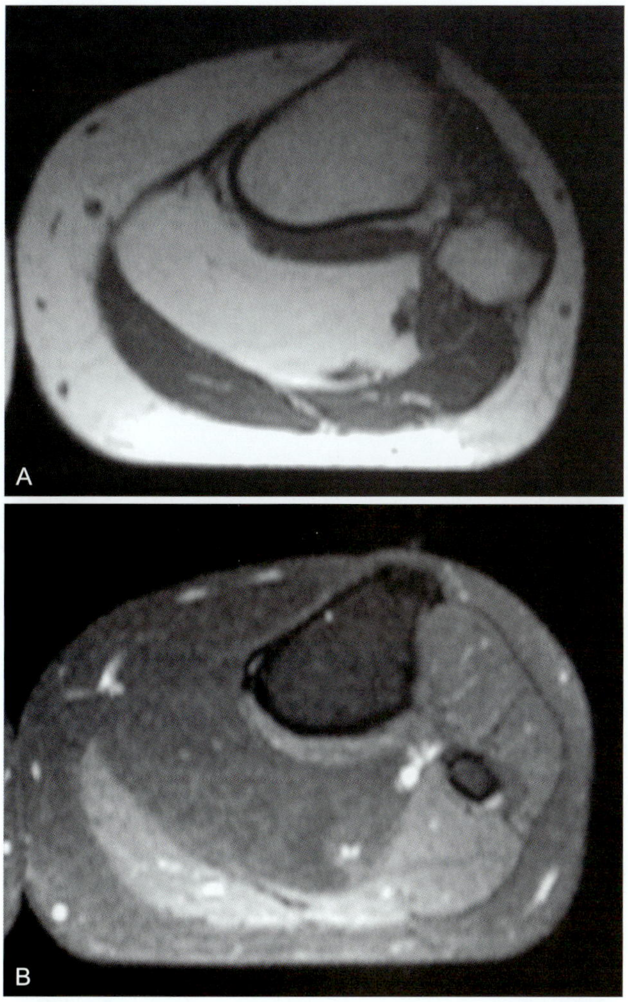

**图 28-3** A 和 B. $T_1$ 加权像（A）和脂肪抑制像（B）显示左腿深部间室内的肌内脂肪瘤，在所有序列上脂肪瘤与皮下脂肪的 MRI 信号完全相同

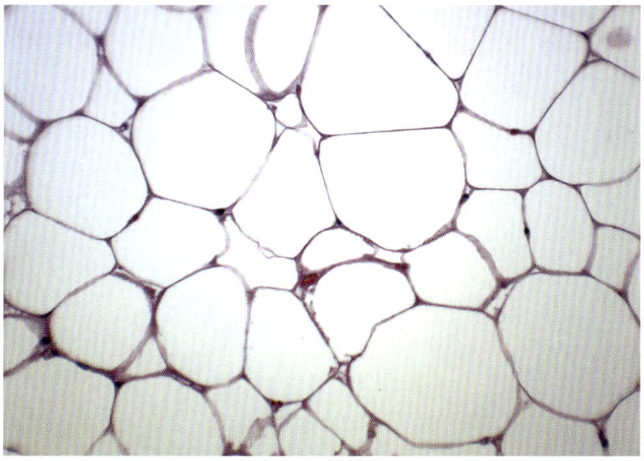

**图 28-4** 脂肪瘤。显微镜下显示无侵袭性成熟脂肪细胞

点为棕色，并可长得极大。血管肌肉脂肪瘤是脂肪瘤的一种，通常发生于肾，由平滑肌、血管和脂肪组成。此肿瘤偶尔可伴有脑部的结节性硬化。另外一种脂肪瘤称为髓样脂肪瘤，含有骨髓成分，发生于肾上腺髓质。常在尸检时偶然发现，其实并不少见，但肿瘤很少长大而引起临床症状。偶尔在骶前区域和纵隔也可发生类似的脂肪瘤。另一种类型是脂肪母细胞瘤病，由胚胎性脂肪组织组成，多发生于婴儿和幼儿，类似于某些类型的脂肪肉瘤，但呈明显的分叶状，没有不典型的细胞核。软骨样脂肪瘤含有类似软骨的组织，本病必须与脂肪肉瘤和黏液样软骨肉瘤相鉴别，因为从表面上看这几种病很相似。

由于几乎没有恶性转化的风险，脂肪瘤可以通过观察来治疗。边缘切除术适用于有临床症状或体积增大的患者，脂肪瘤可行边缘性切除，对不同患者的手术要采取个体化设计。术后复发率较低。由于较大的脂肪瘤行组织学检查易于出现抽样误差，因此，对一些较大的脂肪瘤应仔细进行组织学检查，以避免与某些分化较好的脂肪肉瘤相混淆。

## 二、神经鞘瘤

神经鞘瘤（施万细胞瘤）通常是一个单发性有包膜的病变，当直径长达 3~4 cm 时可发展为囊性。任何神经均可受累，常发生于较大的周围神经（图 28-5），骨盆内的骶丛和坐骨神经也可发病。患者有时主诉受累神经支配区域的放射痛，查体 Tinel 征阳性。除神经鞘瘤外，其他软组织肿块罕有此类临床表现。MRI 常显示沿外周神经主干路径上的梭形肿物。在冠状面或矢状面上，可以见到神经进入和穿出肿物。“脂肪裂隙征”是指 MRI 的 $T_1$ 加权像上神经鞘瘤可以出现一个狭窄的脂肪边界。有大约一半的神经鞘瘤中可以看到“靶征象”，描述肿块中央部分的 $T_2$ 信号相对稍短，而外围的 $T_2$ 信号稍长（图 28-6）。该 MRI 发现提示良性诊断。然而，该肿瘤的 MRI 特征仍然是非特异性的。在镜下所见，肿瘤含有 Antoni A 和 Antoni B 两种类型组织。Antoni A 组织是更为典型的肿瘤组织，由梭形细胞组成，有些可出现明显的栅栏状。Antoni B 是黏液样退变组织，其内有囊状间隙和厚壁血管。贝罗凯小体（Verocay bodies）是神经鞘瘤的特征性表现，呈现由纤丝样结构分离的两排栅栏样细胞核所组成（图 28-7）。细胞核与胞质的 S-100 蛋白染色并不是必需的，但可以用于辅助诊断。肿瘤通常只在神经纤维间蔓延，不引起解剖中断和功能障碍，因此在神经束膜纵行切开后，仔细钝性剥离可摘除肿瘤。术后很少出现神经功能障碍，即使发生往往也很

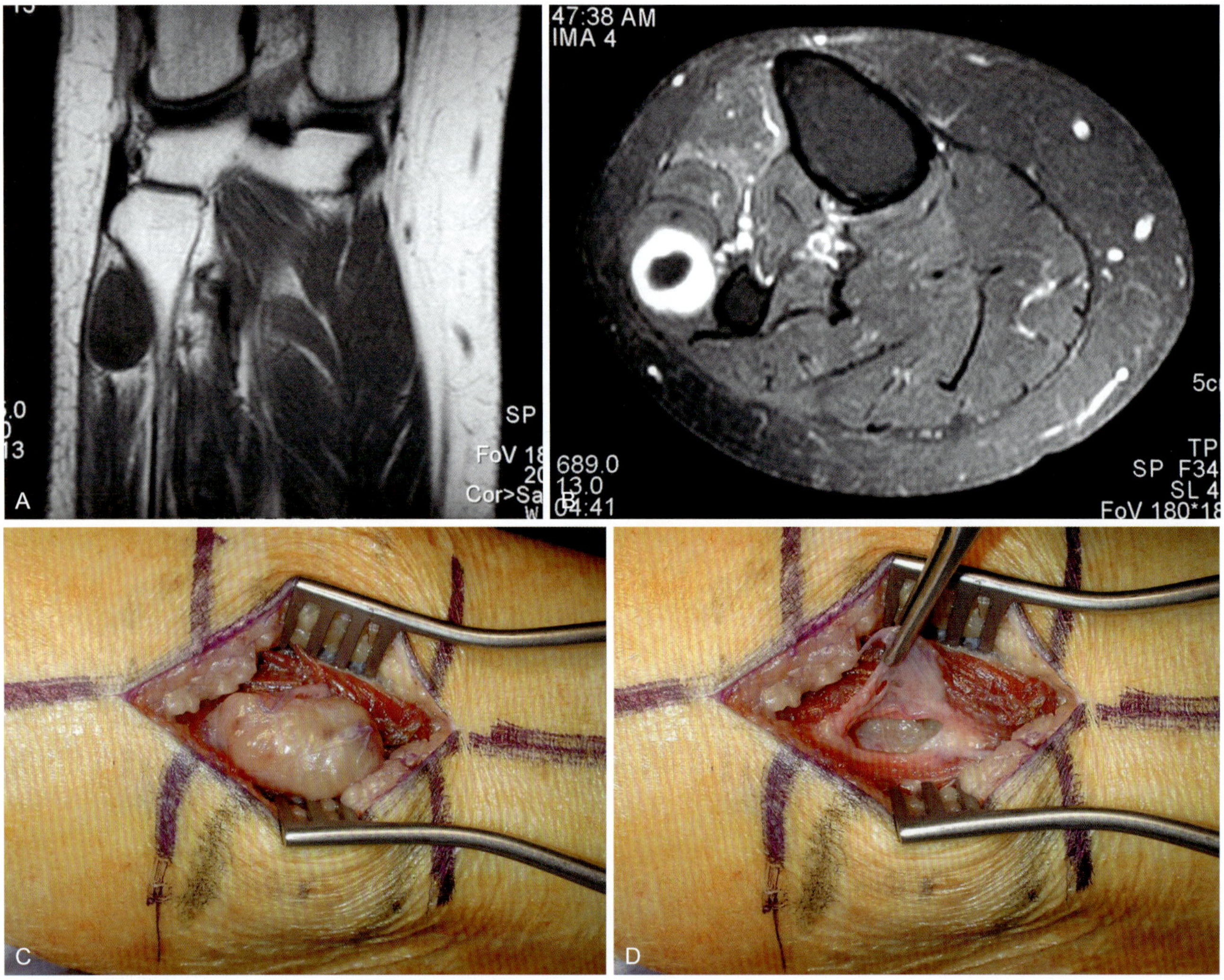


**图 28-5** A. 冠状位 $T_1$ 加权 MRI 图像显示沿腓神经的 3 cm 的梭形肿块；B. 对比增强脂肪抑制轴位图像显示病损中心低信号伴周围高信号，患者主诉当碰触肿块时有足背放射痛，所有检查所见均为良性神经鞘瘤的典型表现；C. 术中照片显示腓神经的神经鞘瘤；D. 切开神经外膜后，用钝性分离法易将肿瘤和神经纤维分开

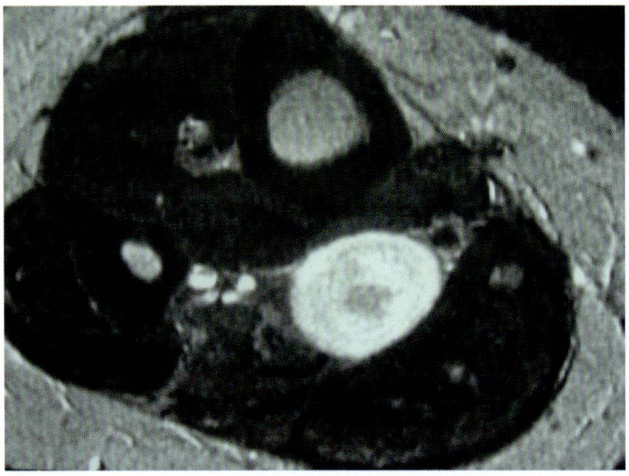

**图 28-6** 小腿神经鞘瘤的靶征象在 MRI 的表现

轻。肿瘤偶尔可出现复发，可行再切除，很少损伤神经纤维。因为肿瘤在没有浸润到邻近的纤维束的情况下生长，手术时应避免切断神经。据报道，一过性神经功能缺损发生率为 1.5%~80%，平均发生率为 32.4%。肿瘤 >3 cm、患者年龄超过 50 岁和症状病史较长时，神经损伤的风险会增加。据报道，恶变的概率极低。提示恶性肿瘤的特征包括范围增大、向周围侵袭、病灶周围软组织水肿、肿瘤内的囊性变化以及氟代脱氧葡萄糖（FDG）-PET 扫描摄取增加。

神经纤维瘤的特点是比神经鞘瘤产生更多的胶原，也可为单发性病变（图 28-8）。与神经鞘瘤相比，神经纤维瘤更多起源于难以识别的细小的

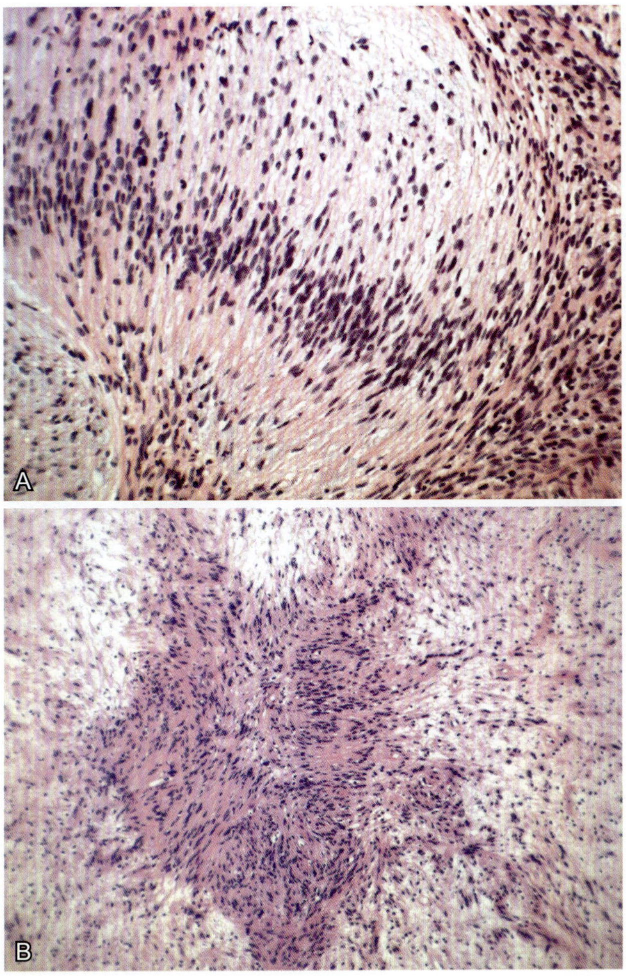


**图 28-7** 神经鞘瘤。A. 显微镜下（HE 染色，×20）显示栅栏样细胞核，Antoni A 组织由梭形细胞组成，细胞核呈栅栏状；B. Antoni B 组织呈黏液样、退变组织

神经分支。神经纤维瘤可以是 von Reckinghausen 病（神经纤维瘤病Ⅰ型，多发性神经纤维瘤）的一个表现，该病患者可出现很多神经纤维瘤，伴有皮肤的咖啡牛奶斑及其他多种病变（腋窝/腹股沟雀斑、视神经胶质瘤、虹膜错构瘤）。大多数神经鞘瘤患者缺乏 *NF1* 基因（位于染色体 17q11.2）。有时神经纤维瘤可累及整个周围神经，称为丛状神经纤维瘤，难以完整切除。表现为丛状神经纤维瘤而无神经纤维瘤病史，应评估是否为Ⅰ型神经纤维瘤病。神经纤维瘤病的其他表现有：包括皮肤在内的软组织增生、骨骼肥大、脊椎侧凸、骨囊肿及其他异常情况。神经纤维瘤显微镜下表现为细胞内容物较少，有诊断特异性的胶原束。细胞核呈波浪形，核分裂象罕见（图 28-9）。由于神经纤维瘤很难从受累神经中分离出来，组织学检查可见肿瘤细胞中有神经轴突。虽然神经纤维瘤恶性变并不常见，如果出现疼痛逐渐加剧，肿瘤体积增大，提示具有转变为恶性周围神经鞘瘤的可能。

## 三、滑膜病变

滑膜软骨瘤病是一种良性的、单发的滑膜增生性疾病，是在关节、滑囊和腱鞘的滑膜内发生软骨或骨软骨化生的结果。该病分成 3 期：①早期，滑膜软骨化生，但无游离体；②移行期，有活动性滑膜病变，并有游离体形成；③晚期，存在游离体，但无滑膜病变。常规 X 线检查可见多个游离体，晚期可见关节侵蚀。MRI 检查可确诊。滑膜软骨瘤病常见于膝关节（70%）和髋关节，但全身其他关节、滑囊和腱鞘均可发病。该病主要影响男性，最常发生于 20~50 岁，主要症状是疼痛和肿胀。由游离体出现到导致的机械症状可以历经数年，如出现机械症状常需手术干预。治疗包括滑膜切除术和游离体摘除术，通过关节镜手术或行开放性手术均可（图 28-10）。术后常复发，极个别的会恶变为软骨肉瘤。在组织学上，滑膜软骨瘤病由增生于滑膜中透明软骨成分的结节构成（图 28-11）。结节内可以观察到双核细胞，细胞常密集成簇。

腱鞘巨细胞瘤是一种较为常见的良性肿瘤，常发生于成人手指腱鞘（图 28-12）。主要表现为逐渐长大的无痛性肿块。偶尔在放射学检查时表现为邻近骨皮质侵蚀。组织学特点为泡沫细胞（组织细胞）、纤维样组织、巨细胞和含铁血黄素沉积，类似于色素沉着绒毛结节滑膜炎（图 28-13）。治疗是行边缘性切除，对较大的肿瘤，手术切除有一定困难。如果不能完全切除，常出现复发。

色素沉着绒毛结节性滑膜炎（PVNS）有局限性和弥漫性两种。局限病变又可称为局限性结节性滑膜炎，是一种孤立性病变，其组织学表现与腱鞘巨细胞瘤相同。弥漫性病变在组织学上与局限性病变相同，但侵犯整个滑膜。弥漫性病变最常见于膝关节，但髋、踝、肩、腕及其他关节也可发病（图 28-14）。患者常表现为单关节的疼痛和肿胀，可触及肿块，可有机械症状。这些非典型性症状可能导致其无法及时被诊断。关节穿刺为血性液体。常规 X 线检查通常无异常，也可显示外源性骨侵蚀，尤其是髋关节。MRI 检查常有诊断价值，关节内肿物在 $T_1$ 和 $T_2$ 加权像上均为低信号。MRI 还可显示病变范围。治疗的目的是缓解症状、最大限度降低肿瘤复发，并最终保留关节。

局部性结节性滑膜炎的推荐治疗是边缘切除，

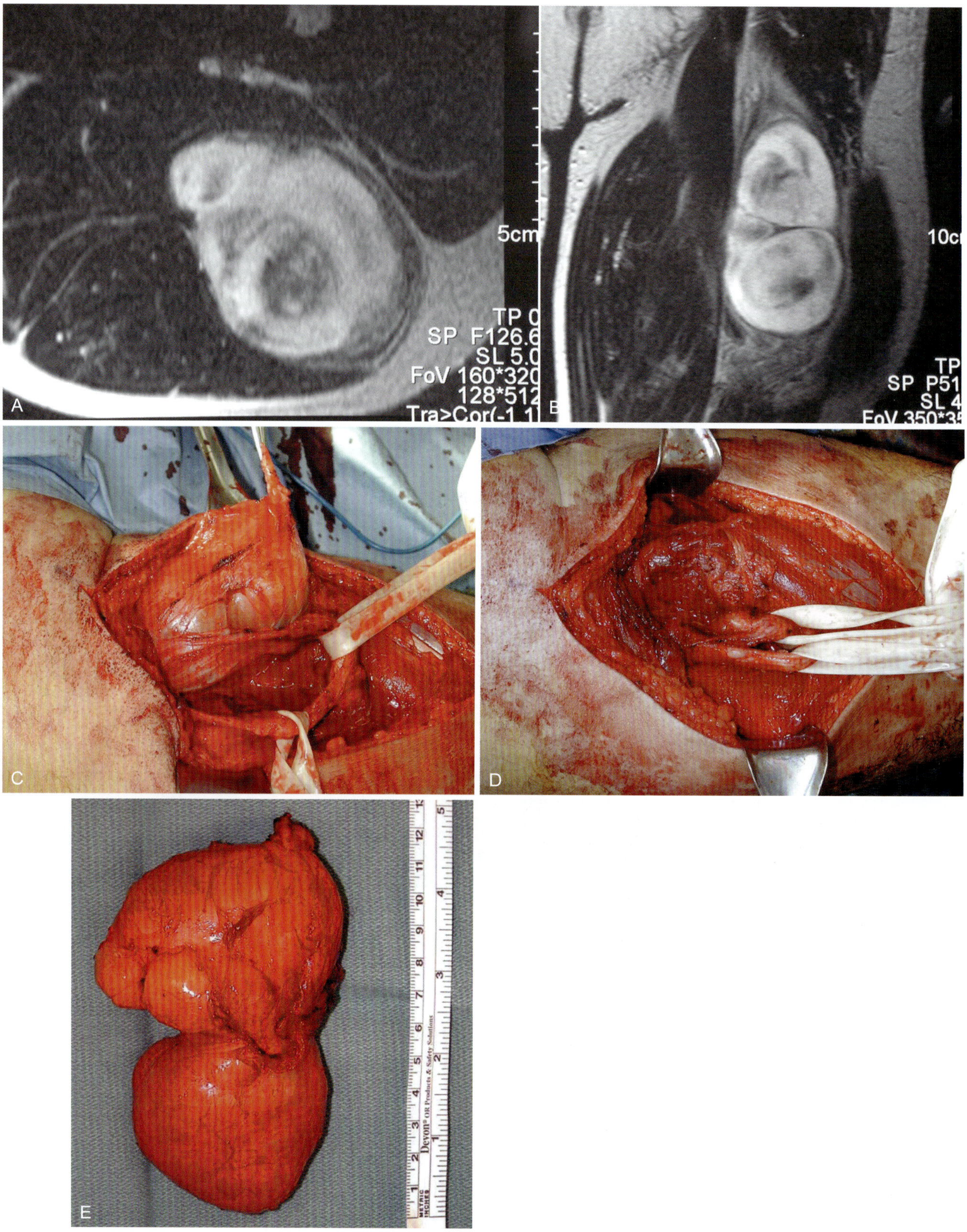


**图 28-8** 神经纤维瘤。A 和 B. 轴位（A）和冠状位（B）MRI 图像显示沿坐骨神经的巨大肿瘤，活检确诊为神经纤维瘤；C. 切开神经外膜后，将神经纤维从肿瘤中钝性分离出来；D. 在保存坐骨神经的胫神经和腓神经分支的情况下切除肿瘤；E. 肿瘤标本照片

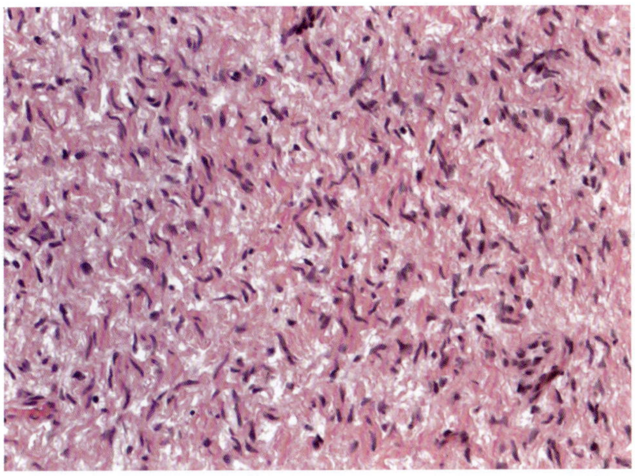

**图 28-9** 神经纤维瘤。显微镜下（HE 染色，×20）表现为细胞内排列紊乱的胶原束，细胞核呈波浪形，细胞和胶原间有黏液成分

而弥漫性的推荐治疗是全滑膜切除。局限性 PVNS 通常可以通过关节镜切除治疗，据报道，复发率为 0~8%。如果关节面有明显的破坏，应考虑进行关节置换术。对于弥漫性 PVNS，如果无法通过手术控制，可以结合局部放疗以达到理想的治疗效果。

## 四、血管病变

临床上血管瘤较为常见，许多类型在新生儿出生时就存在。目前的分类方法尚不满意。毛细血管扩张性病变、真正的肿瘤和动静脉畸形之间有时难以区别。

草莓状血管瘤或良性血管内皮细胞瘤，由紧

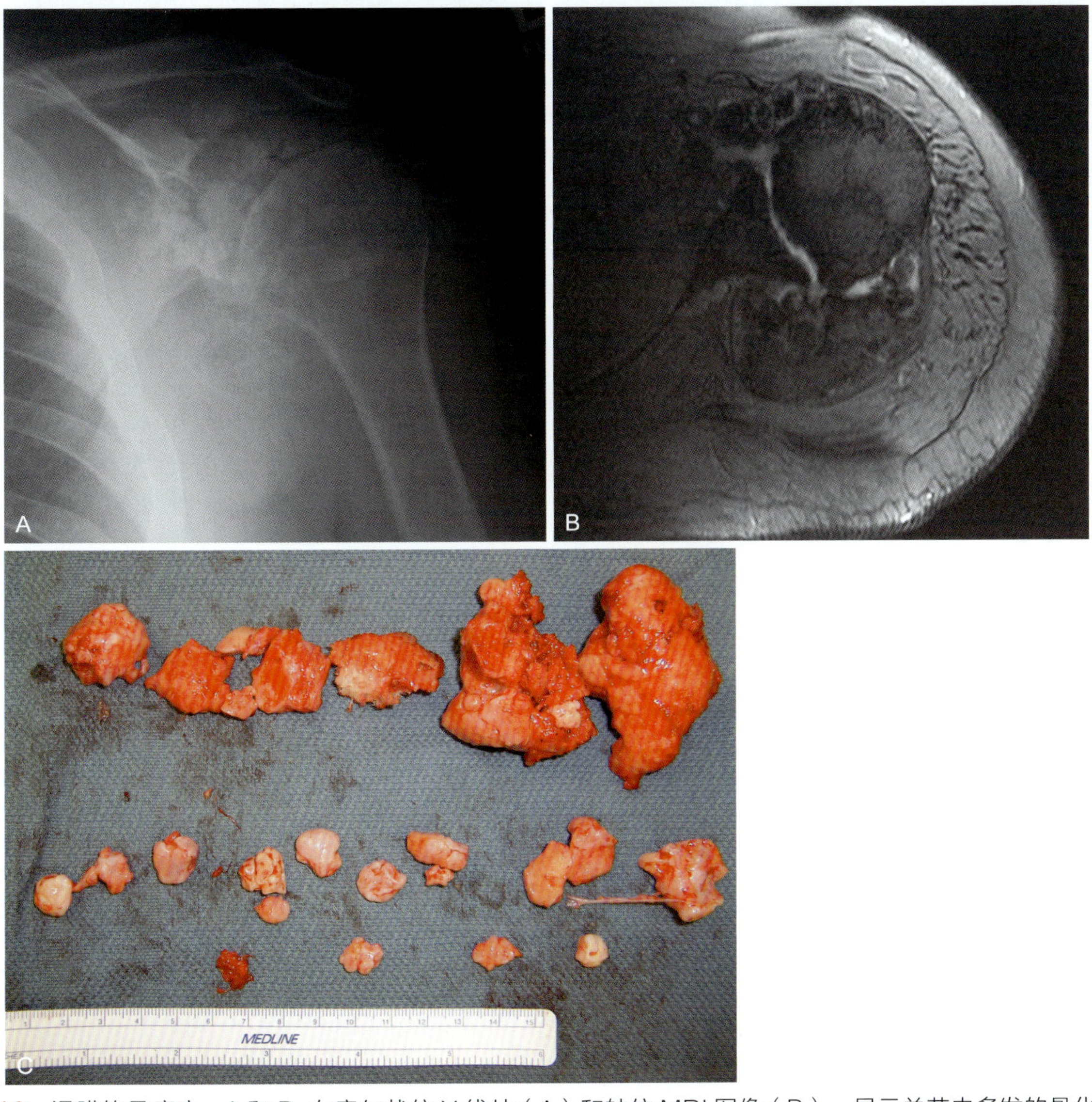


**图 28-10** 滑膜软骨瘤病。A 和 B. 左肩矢状位 X 线片（A）和轴位 MRI 图像（B），显示关节内多发的骨化游离体和继发的退行性变。患者经历了前、后联合滑膜切除术；C. 切除的游离体的照片

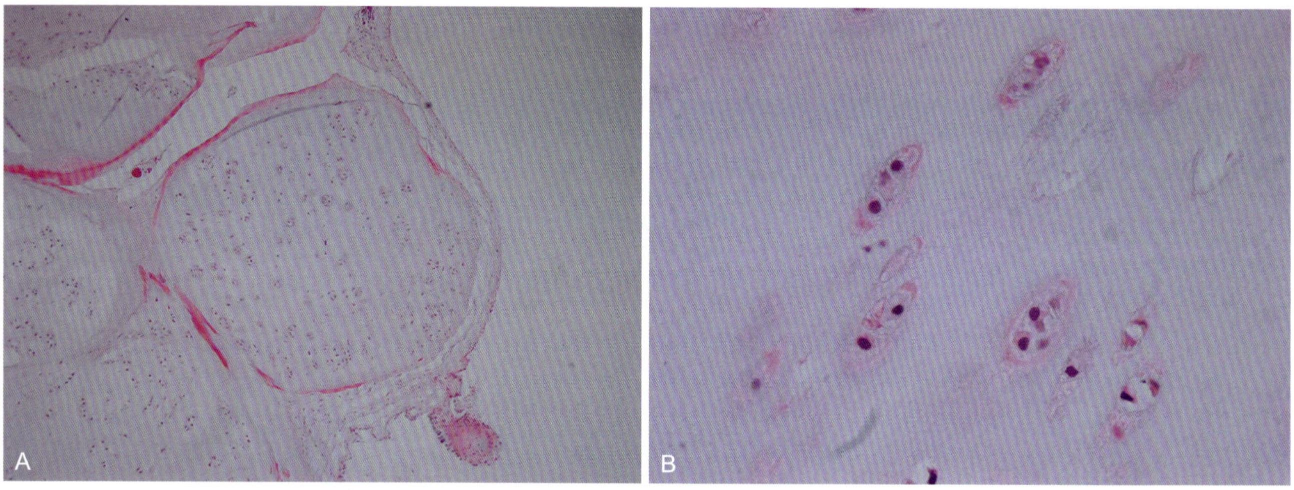

**图 28-11** 滑膜软骨瘤病。A. 显微镜下显示滑膜中透明软骨成分的结节；B. 双核细胞，细胞常密集成簇

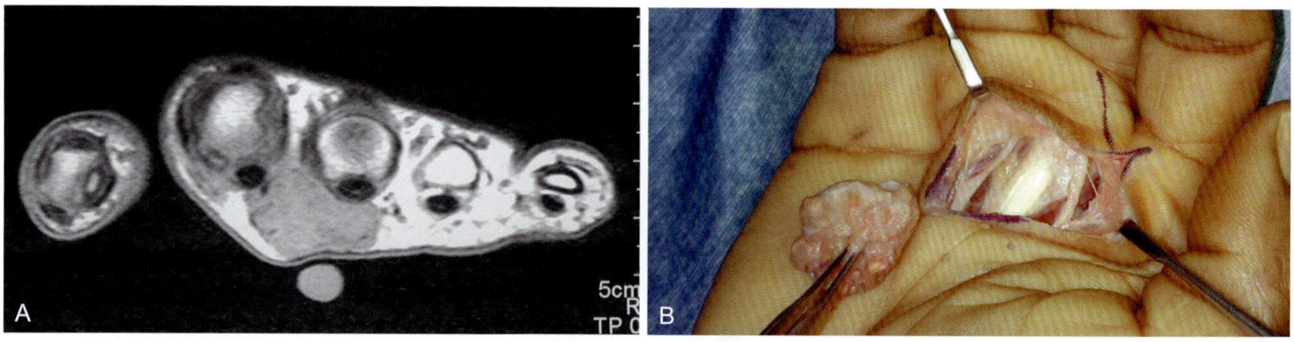

**图 28-12** 腱鞘巨细胞瘤。A. 轴位 $T_1$ 加权 MRI 图像显示右手手掌部中指屈肌肌腱上的肿块；B. 术中照片显示腱鞘巨细胞瘤

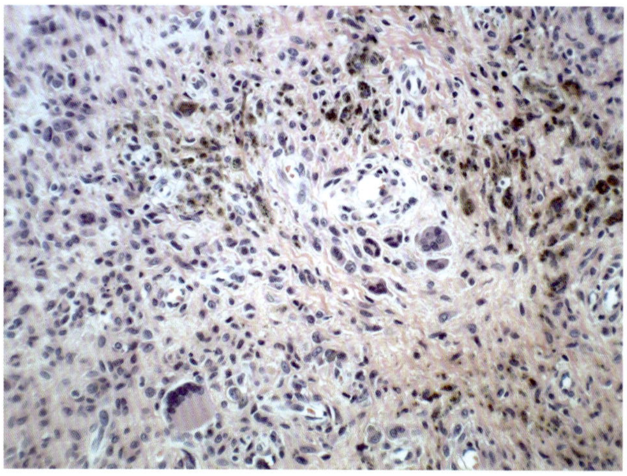

**图 28-13** 色素沉着绒毛结节性滑膜炎。显微镜下（HE 染色，×20）显示由胶原包绕的泡沫细胞，巨细胞和含铁血黄素沉积

密排列的内皮细胞组成，细胞质丰富，核分裂象多见。出生时或出生后不久即可被发现，为深红色，出生后的最初几个月可能生长迅速。然而，该类型血管瘤常停止生长，并大部分最终自行消失，仅极少数需要手术。葡萄酒型（port wine）血管瘤常发生在面部、颈部和上部躯干，也常在出生时就存在。肿瘤随着患者的年龄增长而同步生长，可长至很大。该类型血管瘤不能自行消失，切除也相当困难。镜下所见，肿瘤是由薄壁扩张的皮肤表浅血管组成。

毛细血管型血管瘤由新生的毛细血管网组成。海绵状血管瘤由显著扩张的血管或类似静脉的厚壁血管组成，常发生于肝。血管瘤也发生于肢体和躯干的骨骼肌及其他软组织的深部（图 28-15）。肌内血管瘤可引起疼痛。当肢体活动增加或处于悬垂位而导致血流量增加时，常伴随出现疼痛症状。在 X 线片上，常无特异性表现，有时在软组织中可能观察到静脉石或钙化。在 MRI 上，血管瘤的特征性表现为肿物内增多的脂肪组织。$T_2$ 加权像可以出现由于血管充血而继发的高信号。无症状者可以随诊观察，出现疼痛者采用综合治疗。使用弹力袜常可控制症状。小的或边界清楚者可采取手术切除，但常复发。一些肌内血管瘤呈浸润性，除非行根治性

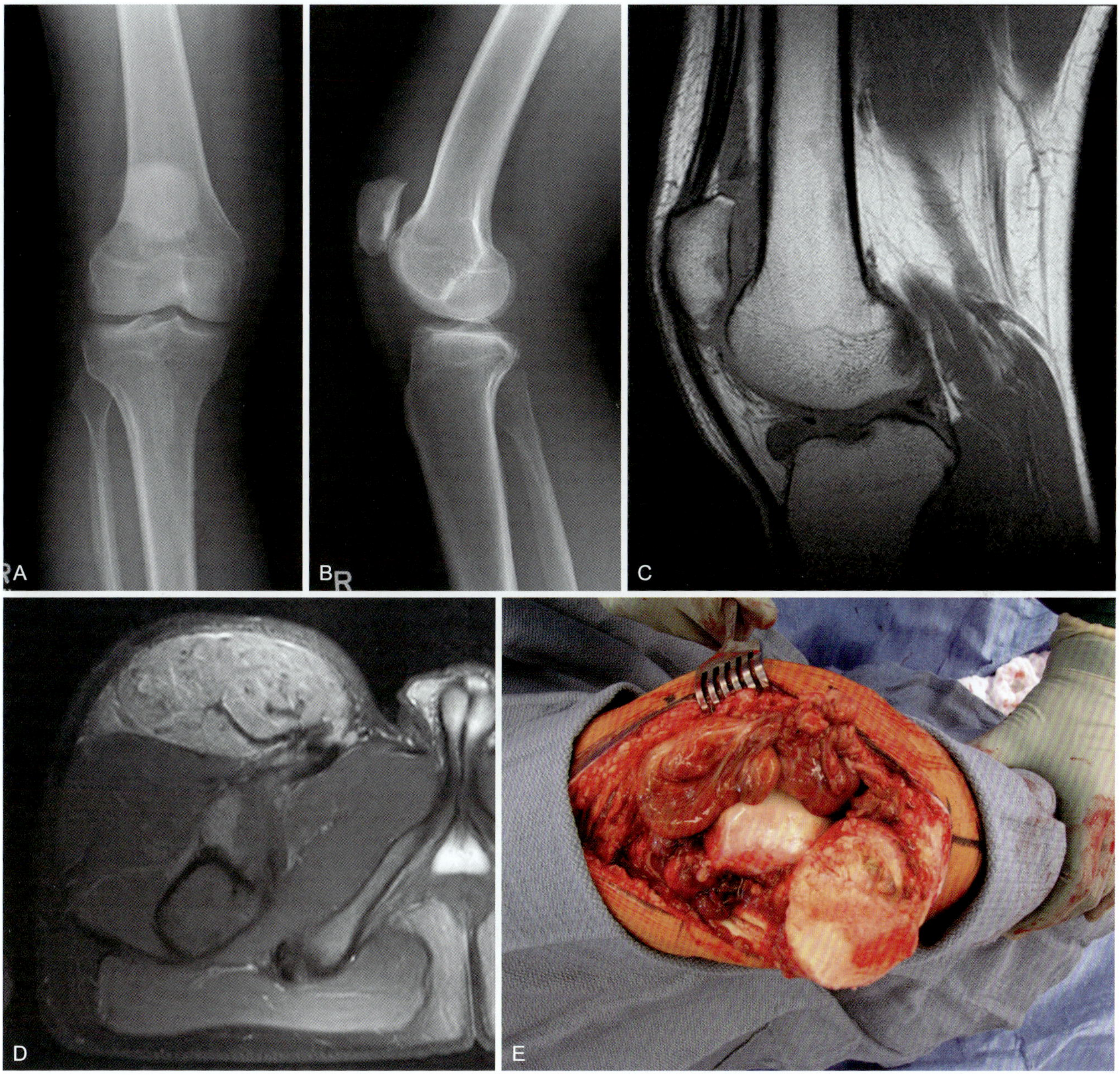


图 28-14　色素沉着绒毛结节性滑膜炎。A 和 B. X 线片上显示软组织没有特殊异常；C 和 D. $T_1$ 加权像矢状位（C）与 $T_2$ 加权像轴位 MRI 图像（D）显示弥漫性低信号；E. 膝关节色素沉着绒毛结节性滑膜炎的术中照片

手术，否则很难切除。对这些病例，治疗方法包括血管栓塞或注入硬化剂。对所有治疗均无效、症状顽固的肿瘤十分少见，对此种肿瘤可考虑行截肢术。

血管球瘤或球状血管瘤是一种少见的疼痛性肿瘤。常发生于手、足的皮肤和皮下组织，但也可发生于身体其他任何存在球形小体的部位。血管球体作用是通过自律性调控动脉壁平滑肌，以调节血流量和体温。手指甲下是一个典型的发病部位，多见于妇女，有剧烈的压痛点和感觉过敏存在。由于肿瘤少见，且瘤体小，常不能及时诊断。当病变可见时，通常表现为小范围的皮肤呈紫色变。2%~3% 的血管球瘤为多发，男性多见。显微镜下可见形态一致的内皮样细胞聚集成团，排列在大量的血管周围（图 28-16）。有时可见平滑肌，特殊染色可显示无髓鞘的神经纤维。行肿瘤边缘性切除术可治愈。

## 五、纤维性病变

纤维组织有几种病变。显微镜下由细胞丰富的组织组成，常有异形细胞和较多的核分裂象，但临床没有恶性行为。结节性筋膜炎（假性肉瘤样筋膜

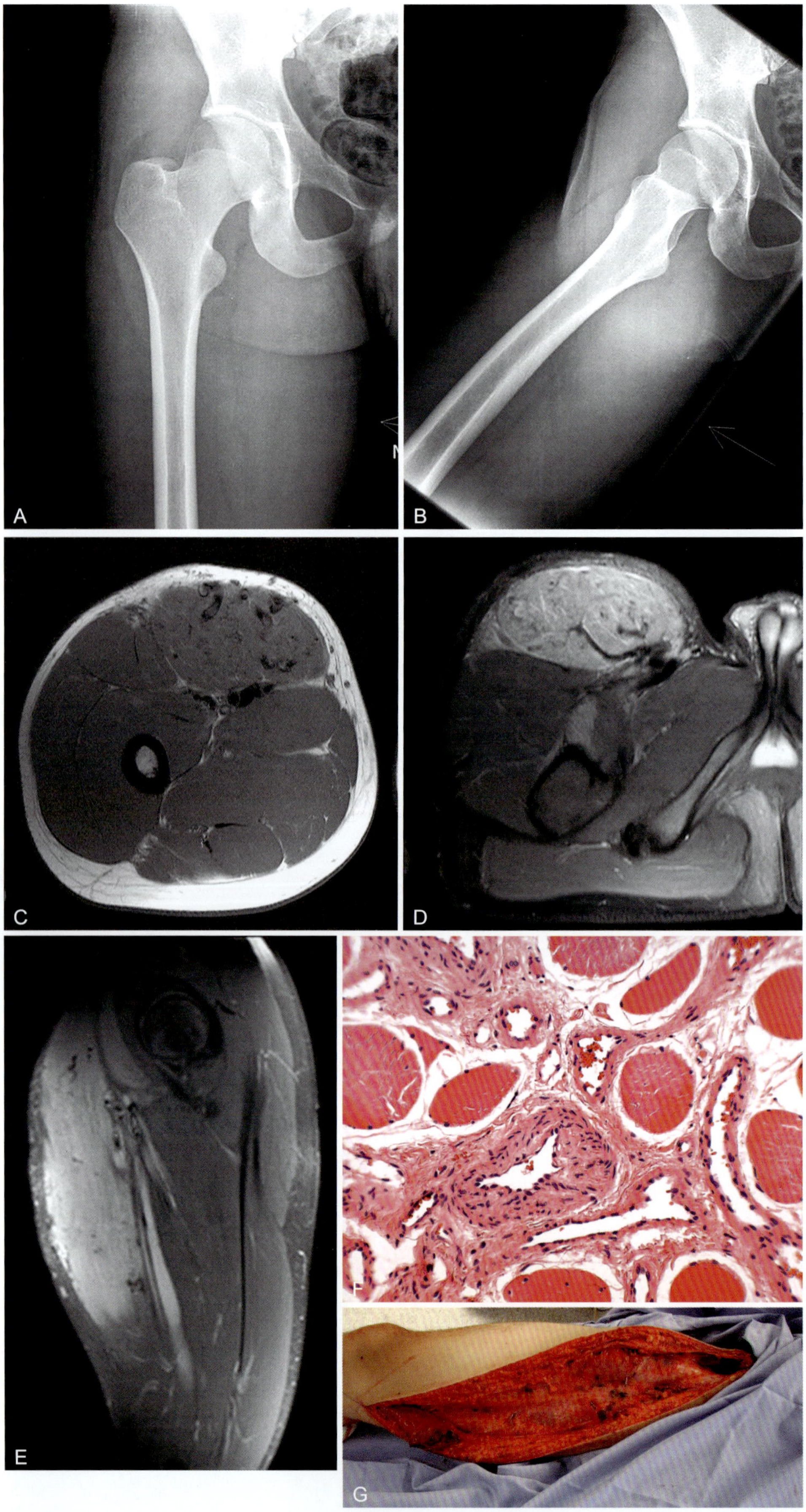


**图 28-15** A 和 B. 髋关节 X 线片显示肌肉内巨大的软组织包块；C~E. $T_1$ 和 $T_2$ 加权像轴状位和矢状位 MRI 图像显示缝匠肌内的血管瘤；F. 显微镜下（HE 染色）可见肌间血管腔；G. 肿瘤切除后的术中照片。沿缝匠肌走行切除

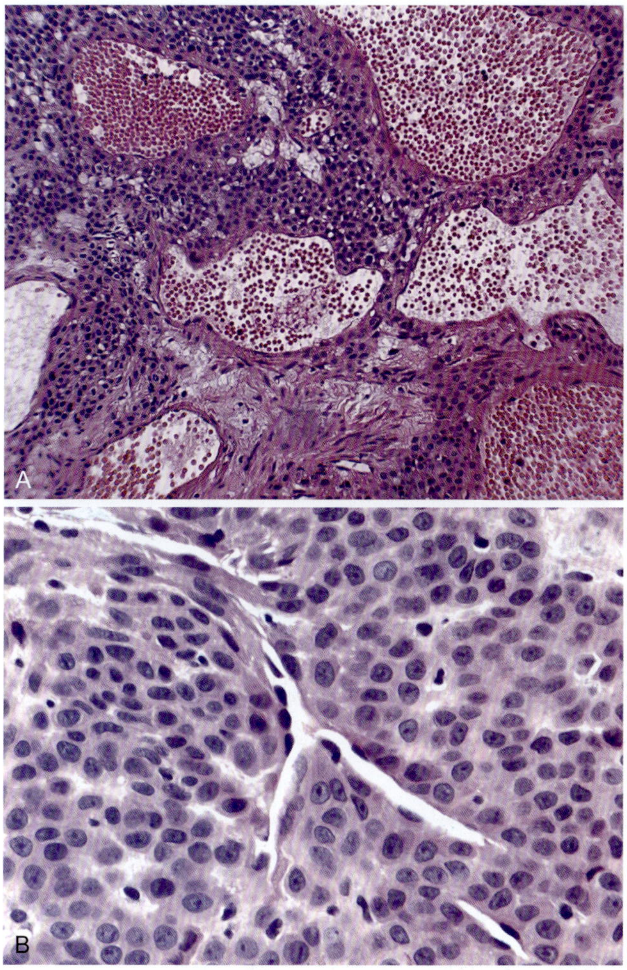


图 28-16　血管球瘤。A. 显微镜下（HE 染色）可见血管周围散在成团圆形或椭圆形内皮样细胞；B. 淡染的圆形或椭圆形内皮样细胞

炎、皮下假性肉瘤样纤维瘤病）是其中的一种，由增殖性成纤维细胞组成，黏液样基质，基质内常有丰富的血管（图 28-17）。典型的病变发生于年轻人，好发于前臂，但各年龄和部位均有发病的报道。病变常侵犯深筋膜，侵入皮下组织，少数侵及深部的肌肉。病变的周边区有丰富的毛细血管，常有炎性细胞，类似肉芽组织。多数病变较小，直径一般不超过 2~3 cm，但也偶有较大的病变。患者通常主诉肿块出现后，在几周内快速增大。治疗行肿瘤边缘性切除，复发少见。

硬纤维瘤（侵袭性纤维瘤病）是起源于结缔组织的局部侵袭性肿瘤，可以侵犯周围组织，有明显的复发倾向。虽然多数学者认为它是良性病变，但其可具有明显的局部侵袭性。多见于经产妇的前腹壁。发生于其他部位则称为腹外硬纤维瘤。肿瘤有丰富的胶原和狭长的梭形细胞（图 28-18）。细胞异型性与核分裂象少见，肿物包膜不明显，常侵袭

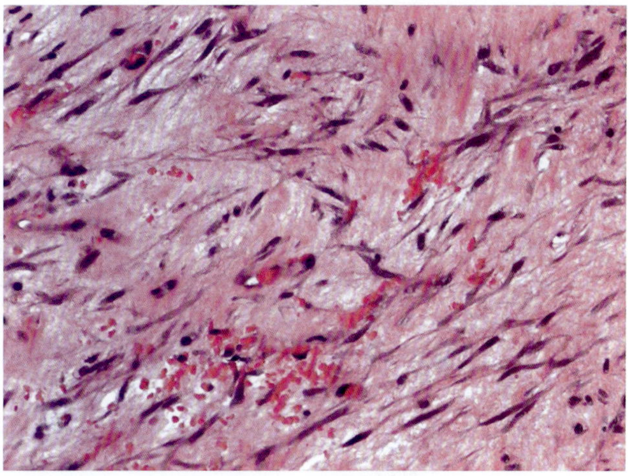

图 28-17　结节性筋膜炎。显微镜下（HE 染色）可见黏液样基质内淡染的不成熟成纤维细胞

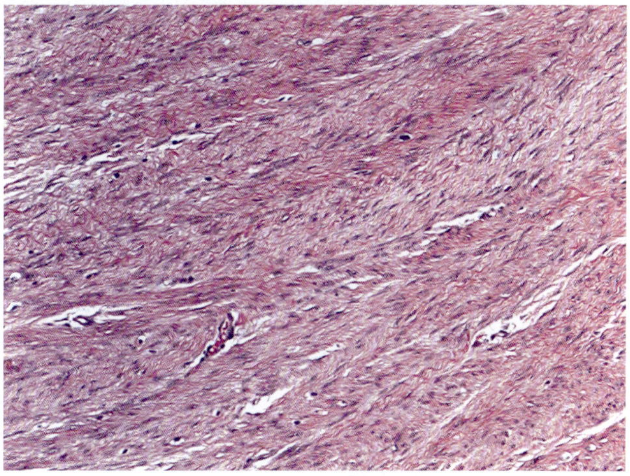

图 28-18　硬纤维瘤。显微镜下（HE 染色，×10）可见被大量纤维束分隔的淡染的梭形细胞

邻近组织。大体所见，肿瘤质密、坚韧有弹性、呈灰白色。腹外硬纤维瘤多发于肩部、上臂、大腿、颈部、骨盆、前臂和腘窝（图 28-19）。掌腱膜表浅纤维瘤（Dupuytren 挛缩）和跖筋膜表浅纤维瘤（Lederhose 病）多在整形外科就诊。未经治疗的肿瘤，其自然病程是不可预知的。一些患者的肿瘤呈缓慢、持续性生长，并侵入周围结构。有报道肿瘤可自行消退，也有报道肿瘤可发生转移，但极少见。目前，多数医院建议采取单纯广泛性切除或边缘性切除，术后辅助放射治疗。对于某些不宜进行手术的病例，可单独使用放射治疗。由于难以区分肿瘤瘤和瘢痕，术后复发时切除很困难，其他一些治疗方法，包括应用他莫昔芬、非甾体抗炎药和小剂量的细胞毒素制剂，也有成功的报道。

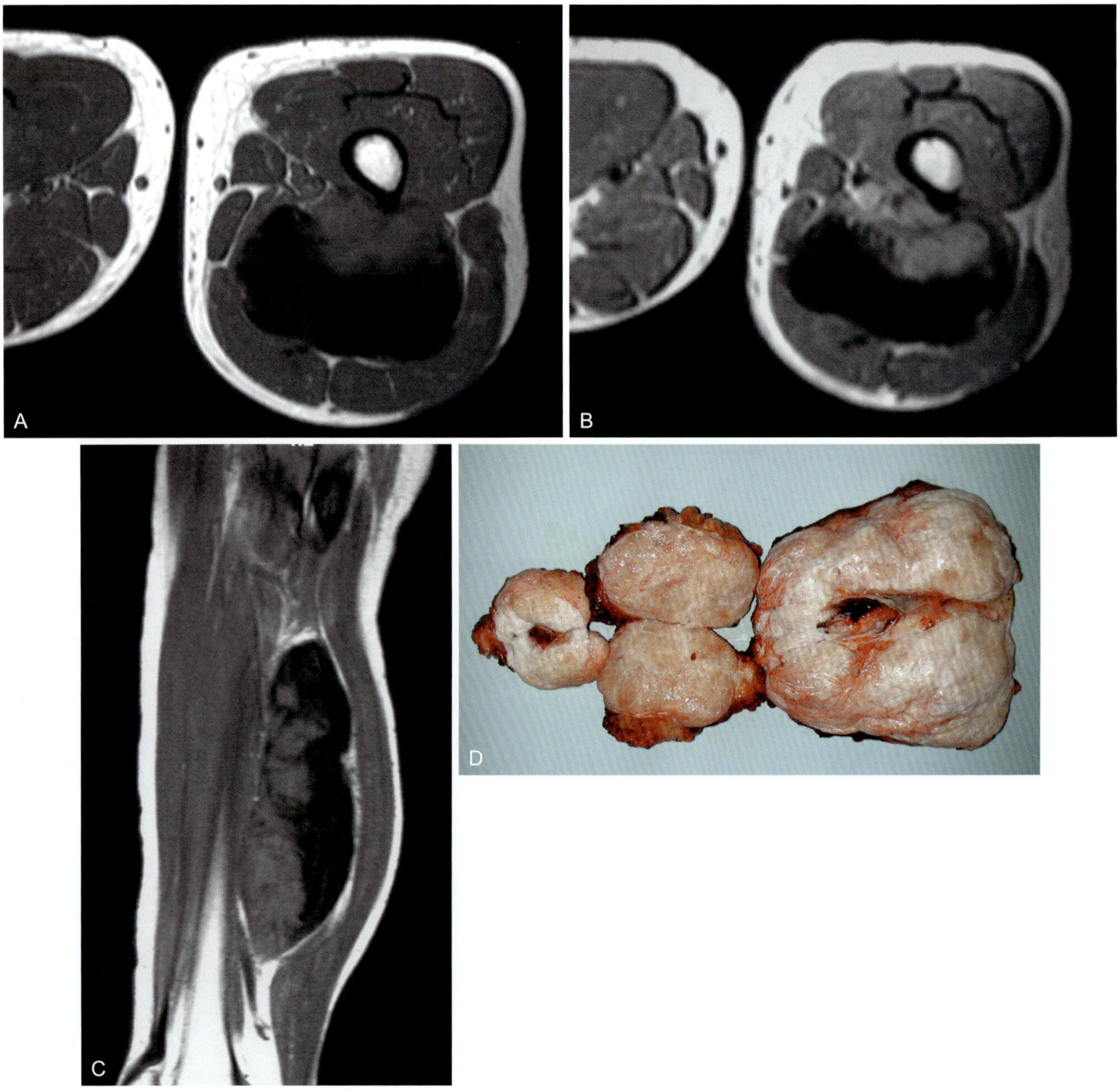


图 28-19 大腿后部的硬纤维瘤。A 和 B. 在 $T_1$ 加权像（A）与 $T_2$ 加权像（B）上均为低信号；C. 矢状位 MRI 图像显示沿坐骨神经的分叶肿块；D. 切除后标本照片显示致密的纤维组织

## 第二节 恶性肿瘤

恶性纤维组织细胞瘤 / 未分化多形性肉瘤具体内容见表 28-2。

### 一、恶性纤维组织细胞瘤

对恶性纤维组织细胞瘤（MFH）进行文字诠释十分困难。尽管以前认为恶性纤维组织细胞瘤是最常被诊断的软组织肉瘤类型，但目前许多学者质疑是否应该将其作为一个独立的病理条目。通常用恶性纤维组织细胞瘤描述无明确分化界限的一类异形性肿瘤，但现在许多学者认为它变成了一个无意义的诊断，因为通过仔细研究，常可将此类的许多肿瘤重新确定为更进一步的特异性诊断。最新的世界卫生组织（WHO）肉瘤分类中没有把 MFH 作为一个独立分类，MFH 现在代表一类未分化多形性肉瘤（UPS）。

习惯上，未分化多形性肉瘤用于描述组织学上呈席纹状（不规则旋涡状）生长模式的多形性软组织肉瘤（图 28-20）。多见于 50~70 岁成人，但各年

表 28-2

恶性肿瘤

| 肿瘤名称 | 年龄 | 人口统计 | 部位 | 临床表现 | 影像学表现 | 组织学 | 治疗 | 备注 |
|---|---|---|---|---|---|---|---|---|
| 恶性纤维组织细胞瘤，未分化的多形性肉瘤 | 老年人 | 没有性别倾向 | 任何部位；最常见的是大腿 | 大的、处于深部的无痛性包块 | 包块界限良好，$T_1$ 加权像低信号，$T_2$ 加权像高信号；中心可能存在坏死 | 多细胞梭形细胞肿瘤，多形性，有丝分裂象 | 广泛切除结合放射治疗；化学治疗存在争议 | 级别越高，转移可能性越大 |
| 非典型脂肪瘤性肿瘤（ALT）；分化良好型脂肪肉瘤（WDL） | 中年成人 | 没有性别倾向 | 任何部位；ALT——肢端（大腿最常见）或躯干表浅部位；WDL——腹膜后、纵隔或睾丸旁 | 缓慢生长的无痛性包块 | MRI：包块与周围皮下组织信号强度相同，并且与脂肪瘤难以区分 | 低度恶性的成熟脂肪细胞，中间存在染色深的间充质细胞 | 广泛切除；没有放射治疗和化学治疗指征 | 转移可能性小；FISH 标记（MDM2） |
| 黏液性脂肪肉瘤 | 成人 | 没有性别倾向 | 任何部位，最常见于下肢；也可见于腹膜后 | 大的、处于深部的无痛性包块 | MRI：无特异性，肿瘤信号不均匀 | 黏液样基质；网织状毛细血管；星形细胞；印戒样脂肪细胞 | 广泛切除结合放射治疗 | 分期应包括胸部、腹部、盆腔 CT，应该排除腹膜后累及的可能易位 (12;16)；FISH 标记（FUS） |
| 多形性脂肪肉瘤 | 成人 | 轻微的男性偏好 | 任何部位 | 大的、处于深部的生长性痛性包块，25% 发生在皮下组织 | MRI：无特异性，发现软组织肉瘤的特征，$T_1$ 加权像低信号，$T_2$ 加权像高信号 | 在梭形细胞的背景上可见多形性脂肪细胞 | 广泛切除结合放射治疗；对特殊患者可选择化学治疗 | 预后差，大小、腹膜后位置和高龄与预后差相关 |
| 滑膜肉瘤 | 青年人 | 男性倾向 | 关节旁；仅有 10% 在关节内 | 缓慢生长的包块，可能会疼痛 | 影像学检查可见软组织钙化；MRI：无特异性，发现软组织肉瘤的特征，$T_1$ 加权像低信号，$T_2$ 加权像高信号 | 双相性：上皮细胞巢被恶性梭形细胞包绕 | 广泛切除结合放射治疗；化学治疗是有益的 | 易位 (x;18)：SYT 和 SSX1 或 SSX2 融合的产物；可通过淋巴结扩散；足部最常见的软组织肉瘤；FISH 标记（SS18） |
| 纤维肉瘤 | 成人 | 没有性别倾向 | 任何部位，四肢深面 | 大的、处于深部的无痛性包块 | MRI：无特异性，发现恶性软组织肉瘤的特征，$T_1$ 加权像低信号，$T_2$ 加权像高信号 | “人”字形排列的梭形细胞 | 广泛切除结合放射治疗；化学治疗存在争议 | |
| 上皮样肉瘤 | 青少年和年轻的成年人 | 没有性别倾向 | 上肢远端 | 生长缓慢的包块，可能伴发溃疡 | MRI：无特异性，发现软组织肉瘤的特征，$T_1$ 加权像低信号，$T_2$ 加权像高信号 | 含较多嗜酸性细胞质的多角细胞 | 广泛切除或截肢结合放射治疗 | 可能通过淋巴结转移；手部最常见的软组织肉瘤 |

**表 28-2（续）**

| 肿瘤名称 | 年龄 | 人口统计 | 部位 | 临床表现 | 影像学表现 | 组织学 | 治疗 | 备注 |
|---|---|---|---|---|---|---|---|---|
| **恶性肿瘤** | | | | | | | | |
| 隆凸性皮肤纤维肉瘤 | 年轻的成年人 | 男性倾向 | 躯干和肢体近端 | 缓慢生长的表皮下包块（以年来计算） | MRI：无特异性，发现软组织肉瘤的特征，$T_1$ 加权像低信号，$T_2$ 加权像高信号 | 多细胞性分化良好的成纤维细胞，低度至中度恶性 | 广泛切除 | 局部复发率高 |
| 横纹肌肉瘤 | 儿童和青年人，高峰年龄 1~5 岁 | | 肺泡型常累及四肢或躯干的肌肉，更具侵袭性 | 快速生长的痛性肌肉内包块；可能误诊为外伤 | MRI：$T_1$ 加权像与骨骼肌肉等信号，$T_2$ 加权像高信号 | 细胞多形性；细胞核深染的小圆细胞；大量嗜酸性细胞质的大多角型细胞 | 切除，放射治疗，化学治疗 | 5 年生存率为 70%~90%，取决于肿瘤位置、类型和大小，切除后病变范围；肺泡型 FISH 标记（F0X01） |
| 恶性周围神经鞘瘤 | 10~50 岁 | 超过 50% 的患者合并 1 型多发性神经纤维瘤病 | 粗大的周围神经（坐骨神经、臂丛神经、骶丛神经） | 增长的可扪及的包块，疼痛形式多样，肌肉无力麻痹 | MRI：沿神经方向梭形纵行排列；脂肪内侵袭，异型性，疾病界限不清晰，周围组织水肿 | 致密的簇状细胞核黏液样区域交替（大理石花纹型）；不规则的梭形细胞 | 切除（广泛边界），放射治疗 | 20%~80% 生存率，取决于肿瘤的分级、切除范围、肿瘤大小；局部复发和远处转移 |
| 骨外骨肉瘤 | 30~60 岁 | 男性倾向 | 大腿和上肢 | 缓慢生长的痛性包块（平均 9 cm）；常伴有外伤病史 | X 线片：可见大的软组织包块伴有局部到大范围的矿化；MRI：$T_2$ 加权像高信号 | 多种类型的肿瘤骨，软骨，骨样基质 | 广泛切除或截肢，化学治疗，放射治疗 | 预后差（生存率 <40%）常发生转移（肺、淋巴结、骨） |
| 骨外尤因肉瘤 | 青少年和青壮年（超过 80% 的人 <20 岁） | | 躯干和四肢；长骨的骨干和干骺端；椎旁区域 | 快速生长的痛性包块 | CT：低密度，界限不清楚；MRI：$T_1$ 加权像与肌肉等信号，$T_2$ 加权像高信号 | 排列一致的均匀大小的小原始细胞伴圆形细胞核和极少细胞质 | 广泛切除，化学治疗 | 总体 5 年生存率为 60%~80%，高复发率，远处转移常见（肺，骨），FISH 标记（EWSRI） |
| 骨外软骨肉瘤 | 30~50 岁 | 男、女发病比为 2∶1 | 深部软组织、四肢或躯干 | 位于深面的、缓慢生长的包块，疼痛形式多样，大的肿瘤可能会导致皮肤溃疡 | X 线片：可见结节样、放射线可透性包块，假囊；MRI：无特异性，$T_1$ 加权像中到高信号 | 包块分叶状，内存在均匀大小的圆形或长条形细胞，伴有小细胞核和少量的嗜酸性细胞质 | 广泛切除，放射治疗 | 总体 5 年生存率为 80%，局部复发率和远处转移率高 |

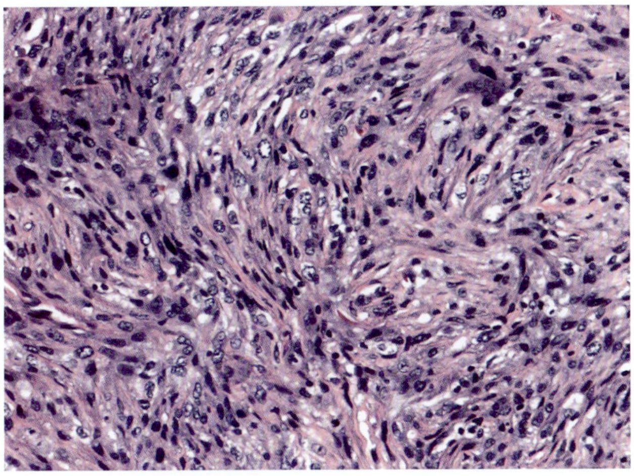

图 28-20　恶性纤维组织细胞瘤

龄均可发病。多数患者因大的（>5 cm）无痛性肿块初诊。大腿是最常见的发病部位。常规影像学检查可显示软组织密度，但通常是正常的。MRI 通常显示一个边界清楚的肿块，在 $T_1$ 加权像上呈低信号，而在 $T_2$ 加权像上呈高信号（图 28-21）。较大肿瘤的 MRI 图像常显示有中心性坏死。未分化多形性肉瘤可分成席纹状 - 多形性、巨细胞型和炎性细胞型 3 种亚型。然而，组织学分级能够更好地反映肿瘤的生物学行为。

治疗采用广泛性切除。对于瘤体较大或切缘距离瘤体较近的病例，可采用放射治疗作为辅助治疗。在术前或术后施行放射治疗均可。对于最初认

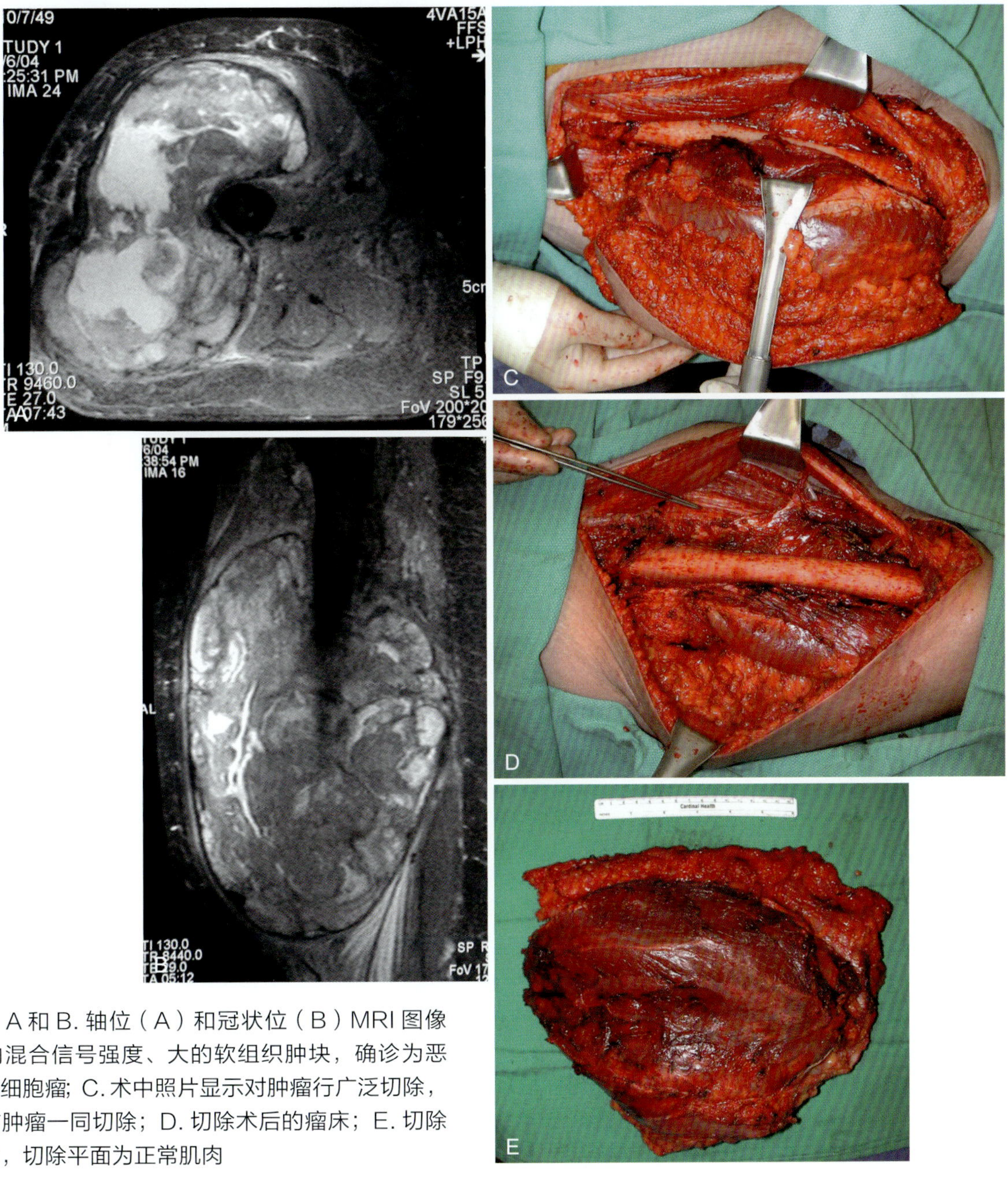


图 28-21　A 和 B. 轴位（A）和冠状位（B）MRI 图像显示大腿内混合信号强度、大的软组织肿块，确诊为恶性纤维组织细胞瘤；C. 术中照片显示对肿瘤行广泛切除，活检通道与肿瘤一同切除；D. 切除术后的瘤床；E. 切除后标本照片，切除平面为正常肌肉

为不能切除的肿瘤，应强烈考虑术前放射治疗。化学治疗的使用尚有较大争议。尽管大多数肿瘤中心都制定了对于大的、高度恶性的软组织肉瘤的化学治疗方案，但患者是否能从化学治疗中获益仍然不明确。应用综合治疗，可使局部复发率 <10%。转移灶常见于肺部，如有可能应手术切除。患者随访应进行连续的体检和肿瘤部位及胸部的影像学检查。5 年生存率接近 60%。预后较差的指标包括高度恶性、肿瘤体积大、位置深在和发生转移。

## 二、脂肪肉瘤

脂肪肉瘤是第二常见的软组织恶性肿瘤。与未分化多形性肉瘤相似，脂肪肉瘤多见于 50 岁以上的成人，患者主诉为四肢近端的、大的、无痛性、位置深在的肿块。常规 X 线片通常正常。分化良好型脂肪肉瘤（WDL）在 MRI 图像上显示为脂肪信号，MRI 缺乏特异性（图 28-22）。组织学分型包括非典型脂肪瘤性肿瘤（ALT）、分化良好型脂肪肉瘤、黏液性脂肪肉瘤（图 28-23）、圆细胞型脂肪肉瘤和多形性脂肪肉瘤（图 28-24）。

ALT 与 WDL 在组织学上完全一致，但解剖部位及临床预后各异。Evans 等对此两类肿瘤进一步区分为发生在肢体的肿瘤（ALT）和发生在腹膜后的肿瘤（WDL）。其区别意义在于肢体肿瘤相对腹膜后肿瘤更易于切除。世界卫生组织将肢体及躯干浅层的肿块称为 ALT，腹膜后、纵隔或睾丸旁的肿块称为 WDL。ALT 单纯手术切除即可。患者有局部复发风险，但转移罕见，长期生存率高。局部复发常见于术后 6~8 年。其他类型的治疗方法与未分化多形性肉瘤相似。转移灶常见于肺部，如有可能应手术切除。黏液样脂肪肉瘤有发生于腹膜后间隙的倾向。该型脂肪肉瘤患者应进行分期，并以胸、腹和骨盆 CT 检查进行随访。高度恶性肿瘤患者的 5 年生存率为 60%。预后较差的指标包括高度恶性，肿瘤体积大，位于肢体近端、位置深在和发生转移。

## 三、滑膜肉瘤

滑膜肉瘤（恶性滑膜瘤）可发生于任何年龄，是第三常见的肢体软组织肉瘤。与其他成人型软组织肉瘤相比，滑膜肉瘤有几个独特的临床特点。其他软组织肉瘤好发于老年人，而滑膜肉瘤更易发生于年轻人（中位年龄 35 岁）。并且滑膜肉瘤发生于肢体远端相对常见（80% 发生于肢体），包括手与足（足部最常见软组织肉瘤）。它们最初常表现为无痛病程。在就诊之前，患者可能有几年的肿块史。临床所见的滑膜肉瘤常常 <5 cm。这导致许多患者的就诊主诉为疼痛，而非增长的肿块。

“滑膜肉瘤”是一个误称。该名称的起源是由于肿瘤细胞的组织学表现与滑膜细胞相似，然而肿瘤并不起源于滑膜组织。关节内发病或与关节囊相连的肿瘤极为罕见（<10%）。关节内滑膜肉瘤常与局部绒毛结节状滑膜炎相混淆。有助于确诊滑膜肉瘤的特征包括：肿瘤 >3 cm、无渗出液以及男性。常规影像学检查常见肿瘤内有无定形钙化（图 28-25）。镜下所见，肿瘤常表现双相生长模式，恶性梭

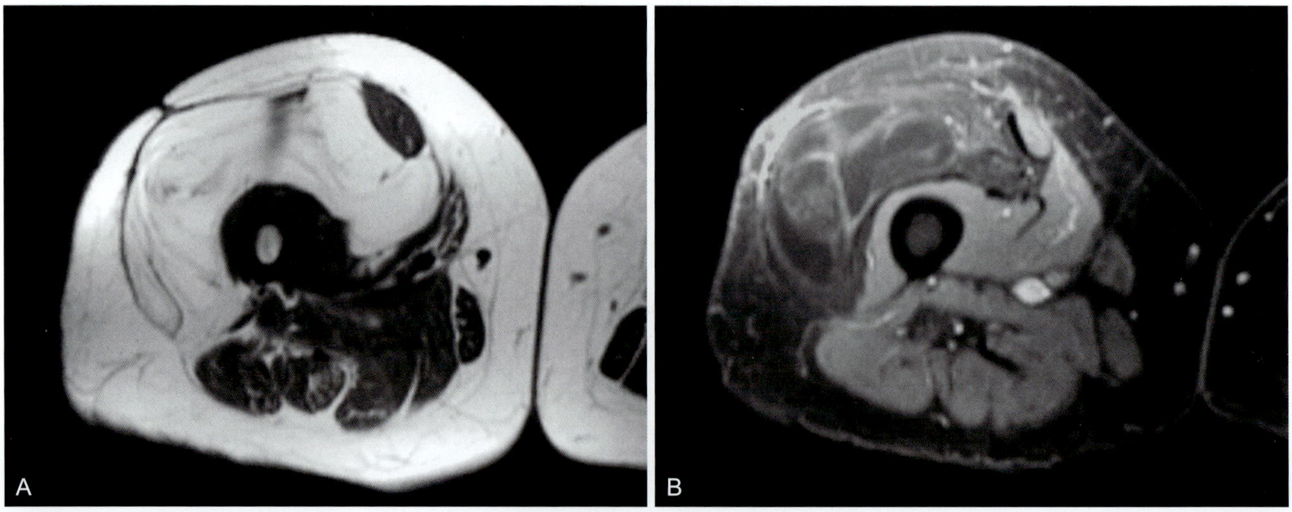


图 28-22 A 和 B. $T_1$ 加权像（A）和对比增强脂肪抑制轴位 MRI 图像（B）显示大腿内高分化脂肪瘤样脂肪肉瘤（非典型脂肪瘤），除了有多个增厚的隔膜外，病变与脂肪瘤相似

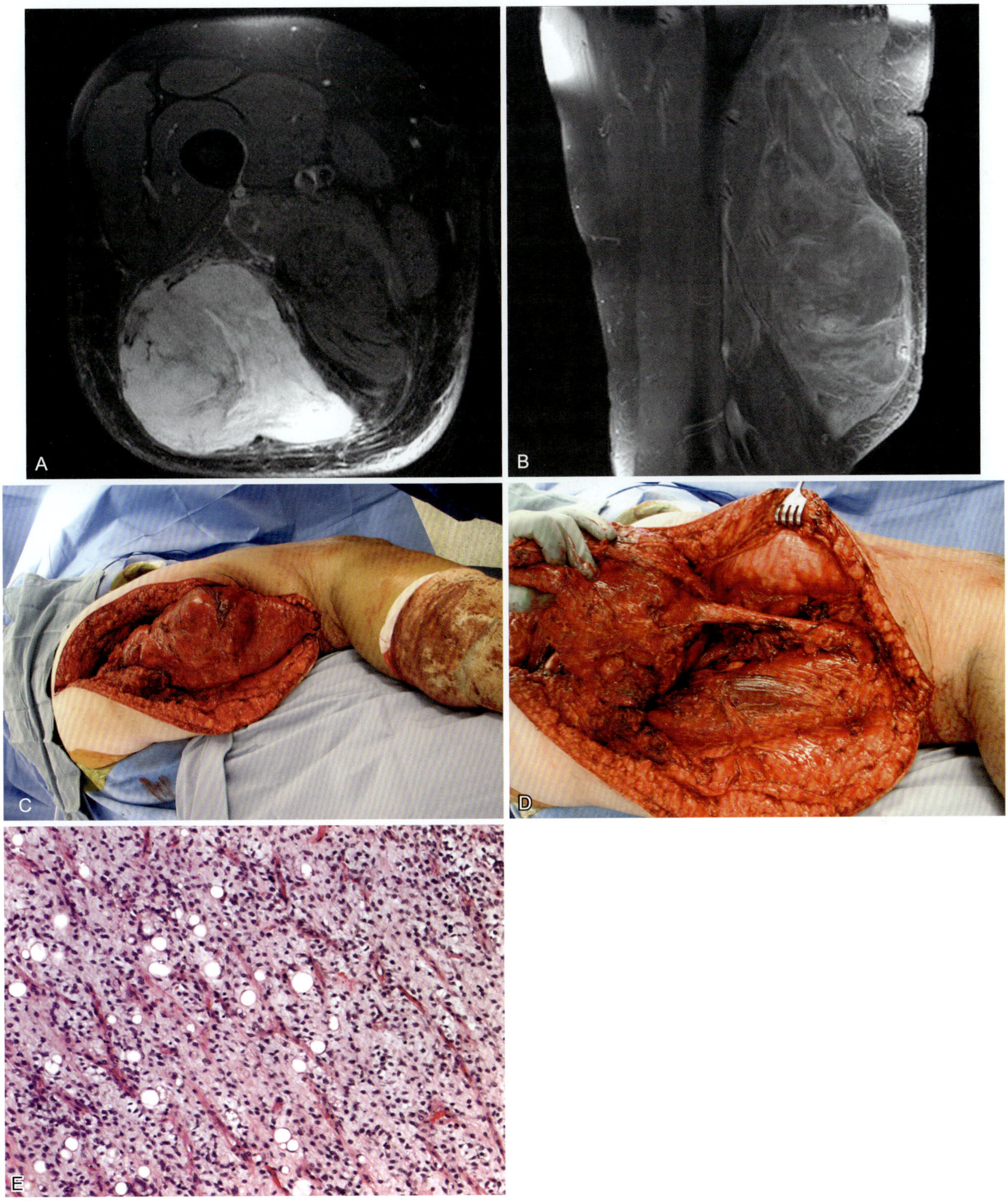


**图 28-23**　A 和 B. 轴位和冠状位 $T_2$ 加权像 MRI 图像显示大腿后侧黏液样脂肪肉瘤；C 和 D. 术中照片显示坐骨神经受累，需要切除；E. 显微镜下（HE 染色，×10）可见黏液基质内淡染的细胞，周围包绕毛细血管网

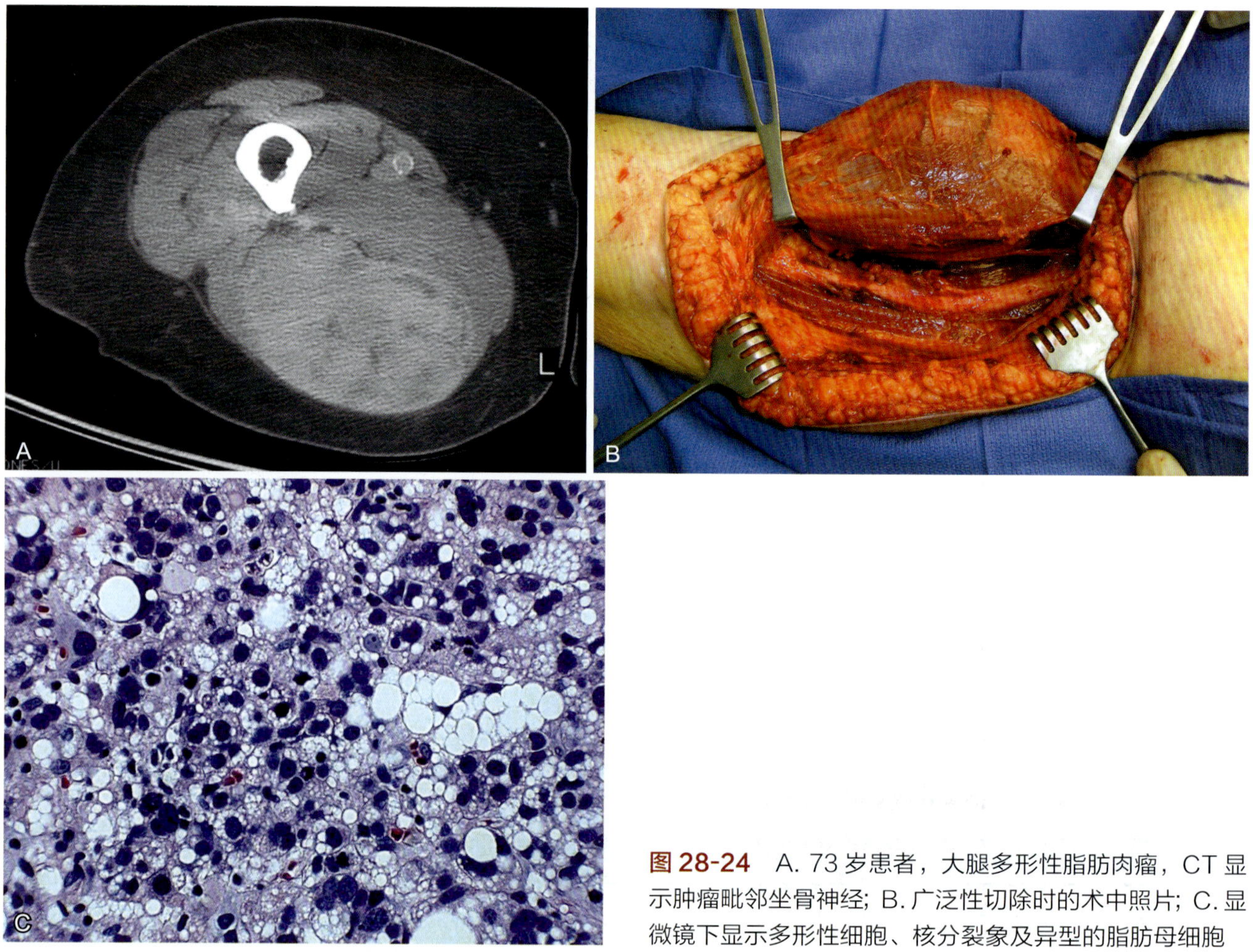


图 28-24 A. 73 岁患者，大腿多形性脂肪肉瘤，CT 显示肿瘤毗邻坐骨神经；B. 广泛性切除时的术中照片；C. 显微镜下显示多形性细胞、核分裂象及异型的脂肪母细胞

形细胞围绕着上皮样细胞巢（图 28-26）。90% 的滑膜肉瘤患者存在特征性 t（x：18）基因易位。这种易位常发生在 18 号染色体 *SYT* 基因和 X 染色体的 *SSX* 基因之间，形成 *SYT-SSX* 融合基因，目前被认为是导致滑膜肉瘤发生的基因失调。对滑膜肉瘤患者的评估、治疗与未分化多形性肉瘤中所述相似。化疗在此特殊类型的软组织肉瘤中已被证明有效，但不应因化疗延误治愈性切除。淋巴结转移相对常见（10%~12%），应在体检时仔细评估。滑膜肉瘤的预后同样与未分化多形性肉瘤相似，取决于肿瘤的大小、部位（四肢远好于中轴）及肿瘤类型。

## 四、纤维肉瘤

笔者所在中心极少诊断纤维肉瘤。纤维肉瘤的诊断标准较为主观，已经变成了一个待排诊断。纤维肉瘤的组织学特征是由呈“人”字形排列的梭形细胞组成（图 28-27）。典型者发生于 30~50 岁成人的下肢深部软组织中，是一个 5~10 cm 的缓慢生长的无痛性肿块。其影像学特点、治疗方法和预后均与未分化多形性肉瘤相似。

## 五、上皮样肉瘤

上皮样肉瘤是少见的恶性软组织肿瘤，具有几种特殊的临床特征。它是一种生长缓慢的恶性肿瘤，常发生于青少年和年轻的成年人，常侵犯上肢末端，包括手掌与手指。它是手部最常见的恶性肿瘤。通常较小（平均 3 cm），为表浅的软组织肿块，其表面皮肤可发生溃疡。由于肿瘤呈无痛性生长，在最初常被误诊为癌或良性皮肤病损。常常是非计划手术切除后，才能明确诊断。推荐的治疗方法是广泛性切除术或截肢术。淋巴结转移较常见。显微镜下，上皮样肉瘤由含有致密嗜酸性细胞质的细胞组成，有明显的上皮样外观。尽管肿瘤生长缓慢，但其侵袭性的本质已被很高的局部复发率所证实（一些研究显示复发率超过 50%）。5 年生存率约为 70%，

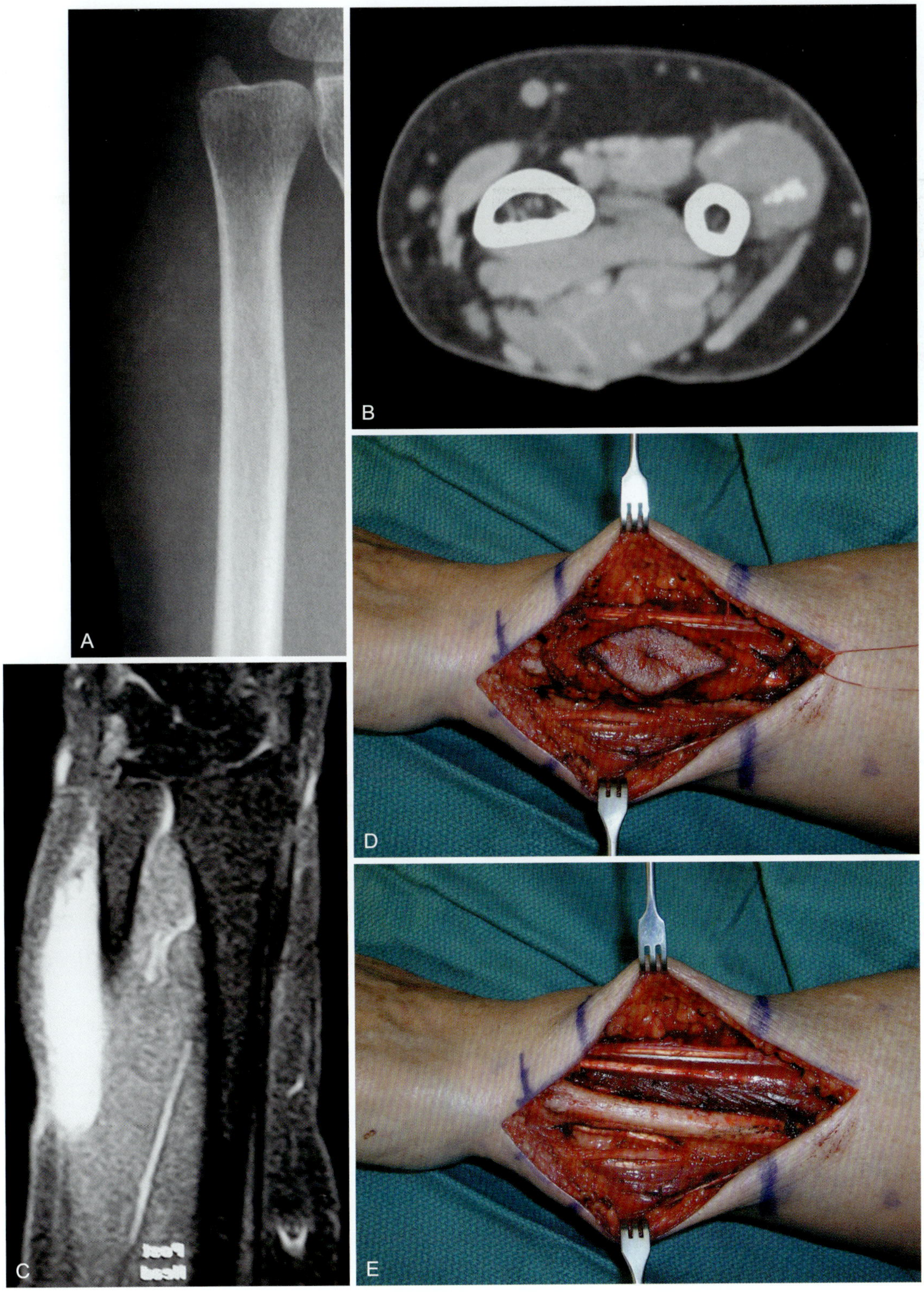


**图 28-25** A. 67 岁患者，腕部正位 X 线片显示软组织肿块（滑膜肉瘤）内不规则钙化；B. CT 更好地显示了肿块内的钙化；C. MRI 图像显示肿块的范围；D. 广泛性切除时的术中照片；E. 术中照片显示切除后的瘤床

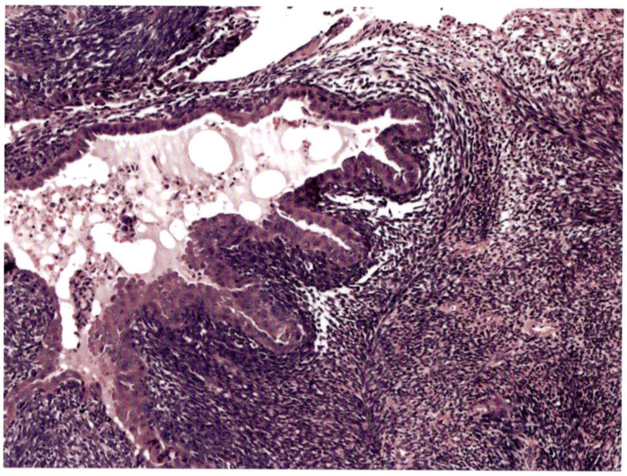

图 28-26 双相性滑膜肉瘤。显微镜下可见双相生长的恶性梭形细胞及柱状细胞形成间隔

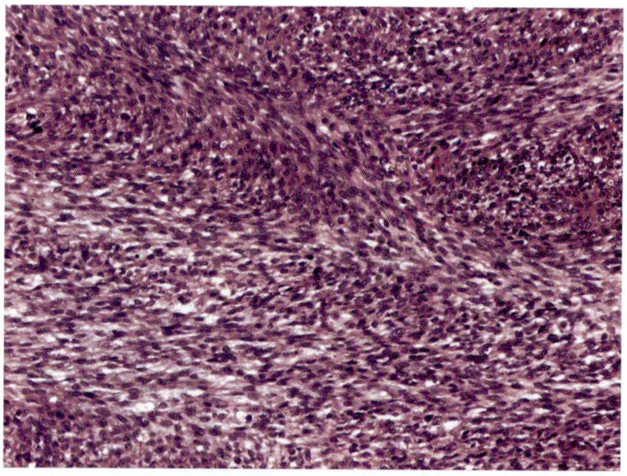

图 28-27 纤维肉瘤。显微镜下（HE 染色，×20）可见由呈“人”字形排列的梭形细胞

但由于晚期转移率高，10 年生存率下降至 50%。肿瘤超过 3 cm 或者肿瘤位于肢体近端的患者，预后较差。

## 六、隆凸性皮肤纤维肉瘤

隆凸性皮肤纤维肉瘤是一种罕见的中等恶性肉瘤。肿瘤在真皮下形成一个或数个结节，最终形成较大或巨大肿块。肿瘤最初常在皮肤表面形成固定的斑片样改变，周围可有红色或蓝色的斑点。其表面的皮肤可出现萎缩且容易损伤。肿瘤生长缓慢，但呈渗透样生长，切除后极易复发。躯干比四肢多发，常见于中青年人。组织学上肿瘤分化较好，但细胞丰富，类似成纤维细胞。细胞可呈特征性的席纹状（storiform）排列方式（图 28-28）。多形的细胞核少见，低到中度核分裂象。90% 以上的此类肿瘤存在 t（17；22）转位的特征。此转位形成血小板源性生长因子 β（PDGF-β）/ 胶原 1A1 型融合基因，导致胶原的生成。治疗以广泛切除为主（图 28-29）。易出现复发，常为肿瘤周围组织（如假包膜和隐匿的手指样伪足）切除不够所致。有少数病例，在几次复发后可变得分化不良而出现转移。

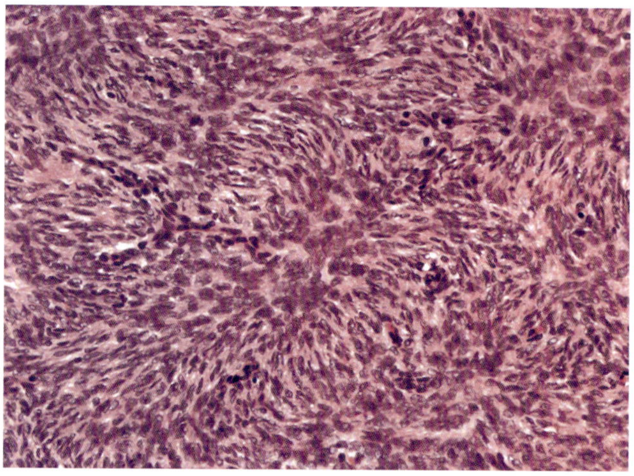

图 28-28 隆凸性皮肤纤维肉瘤。显微镜下（HE 染色，×20）可见席纹状排列的梭形细胞

## 七、横纹肌肉瘤

在不同年龄的人群中，横纹肌肉瘤的发病率和肿瘤类型有相当大的差异。组织学上可分为 3 种主要类型：胚胎型、腺泡型和多形型。也有一些肿瘤为混合型。胚胎型和腺泡型发生于儿童和青少年，是该年龄组较常见的恶性肿瘤。典型的多形型横纹肌肉瘤发生于成人，但少见。横纹肌肉瘤常发生在肌肉内，亦可继发侵犯皮肤，起源于小肌肉的肿瘤不易发现。

胚胎型横纹肌肉瘤通常发生于头部、颈部和泌尿生殖道。肿瘤质软，呈胶冻状，显微镜下由长梭形细胞组成，细胞核深染，有丰富的细胞质。细胞呈束状平行排列，有较多黏液样区。有巨细胞存在，但并不多。有一种胚胎型横纹肌肉瘤的亚型，称为葡萄簇状肉瘤，常发生于泌尿生殖道，肿瘤位于上皮细胞层下面，呈息肉样。

腺泡型横纹肌肉瘤通常发生在头部、颈部和四肢。典型的病变比胚胎型质硬，黏液样区较少。显微镜下以圆形细胞为主，缺少嗜酸性细胞质。偶尔可见很像典型横纹肌母细胞的细胞，并且可见多核巨细胞，但并不显眼。多核巨细胞可呈弥漫性生

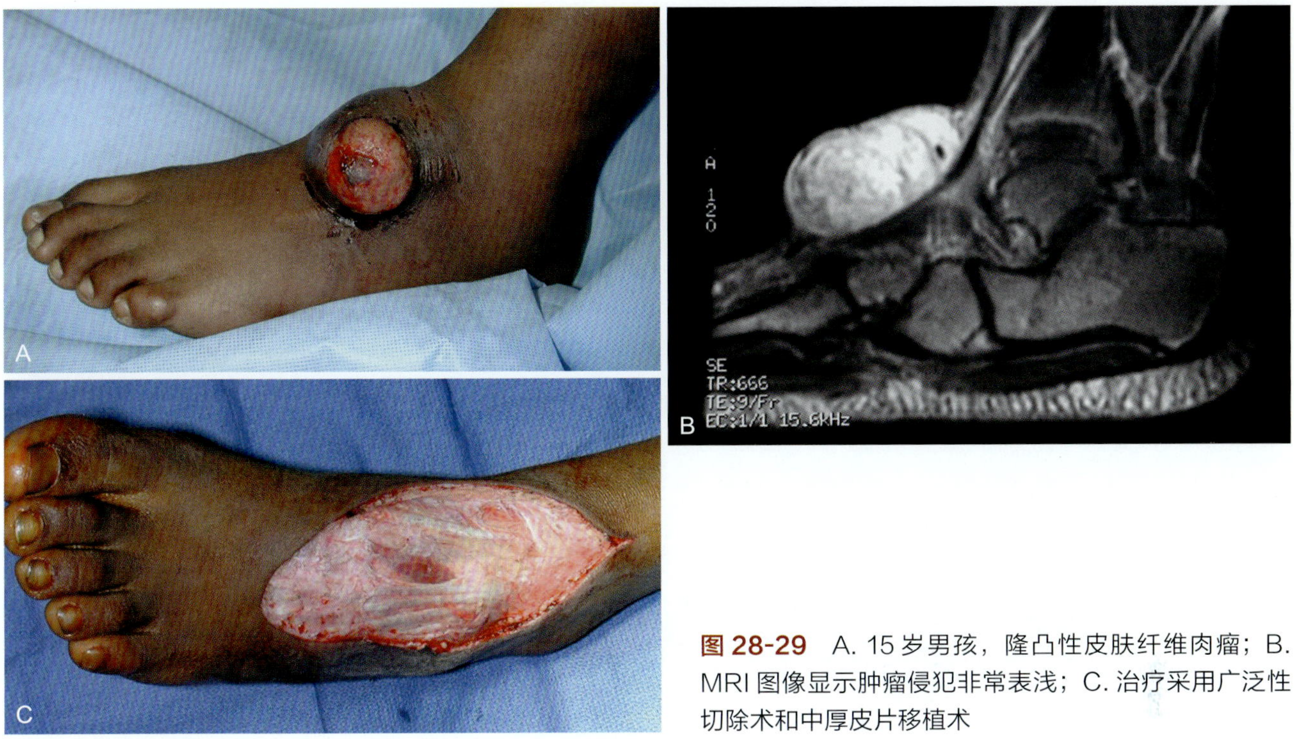

**图 28-29**　A. 15 岁男孩，隆凸性皮肤纤维肉瘤；B. MRI 图像显示肿瘤侵犯非常表浅；C. 治疗采用广泛性切除术和中厚皮片移植术

长，由于其倾向沿结缔组织间隔生长，可在肿瘤的某些区域形成腺泡状的形式。

多形型横纹肌肉瘤常发生于四肢，较上述两种类型少见。显微镜下可见梭形细胞平行排列，交错成束状，以多核巨细胞为主，常可见到典型带状和球拍形细胞，核分裂象较多（图 28-30）。

横纹肌肉瘤常表现为快速并具有侵袭性的临床过程。转移发生于肺、淋巴结和骨髓。采取综合治疗，包括手术、放射治疗和化学治疗。与成人的软组织肉瘤不同，已经观察到患者使用联合化学治疗后，其生存率有了显著提高。5 年整体生存率约为 65%。

## 八、恶性周围神经鞘瘤

恶性周围神经鞘瘤（恶性施万细胞瘤，神经纤维肉瘤）是一种与神经纤维瘤相对应的恶性病变，较少见（图 28-31）。约 25% 的患者有神经纤维瘤病。约 5% 的神经纤维瘤病患者，某处神经纤维瘤将发生恶变。疼痛可提示恶变可能。最初认为神经纤维瘤病患者较其他的恶性周围神经鞘瘤患者的预后更差，然而，相对于神经纤维瘤病这一诊断本身，肿瘤的大小和部位对患者预后的影响更加重要。常见的复发部位包括靠近肢体或骨盆神经根或神经束近端，包括坐骨神经、臂丛、骶丛。典型患者为 30~50 岁的成人，但有神经纤维瘤病的患者可在更年轻时发生恶变（平均年龄 28 岁）。初诊时，大部分患者表现为无痛性肿块。一些患者主诉受累神经支配区有疼痛，疼痛在 I 型神经纤维瘤病患者中更多见，也可见到感觉异常及神经功能缺失。在显微镜下诊断神经纤维瘤早期恶变常较为困难。肿瘤与纤维肉瘤有相似的组织学表现，但梭形细胞趋向为不规则外形（图 28-32）。治疗包括广泛性切除和放射治疗。对于肿瘤较大、高度恶性的年轻患者应考虑化学治疗。肿瘤可沿受累神经束膜浸润一段距离，因此，一些研究显示肿瘤局部复发率较高。此疾病预后常较差，5 年生存率接近 50%。

## 九、骨外骨肉瘤

骨外骨肉瘤十分少见，约占所有软组织肉瘤的 1%。与骨肉瘤相似，它是恶性梭形细胞肿物，有特征性的类骨质产物。然而，与骨肉瘤不同的是，骨外骨肉瘤通常发生于 40 岁以上的成人，最常见于下肢。临床过程多变。患者主诉增大的肿块，其发病时间长短不定，可有或无疼痛。任何部位均可发病，但大腿深部软组织是其最常见的发病部位。影像学分析通常显示肿块内有不成熟的骨化组织（图 28-33），组织学表现与骨肉瘤相似。由于其发病罕见，并无被广泛接受的治疗规范。采用综合治疗，

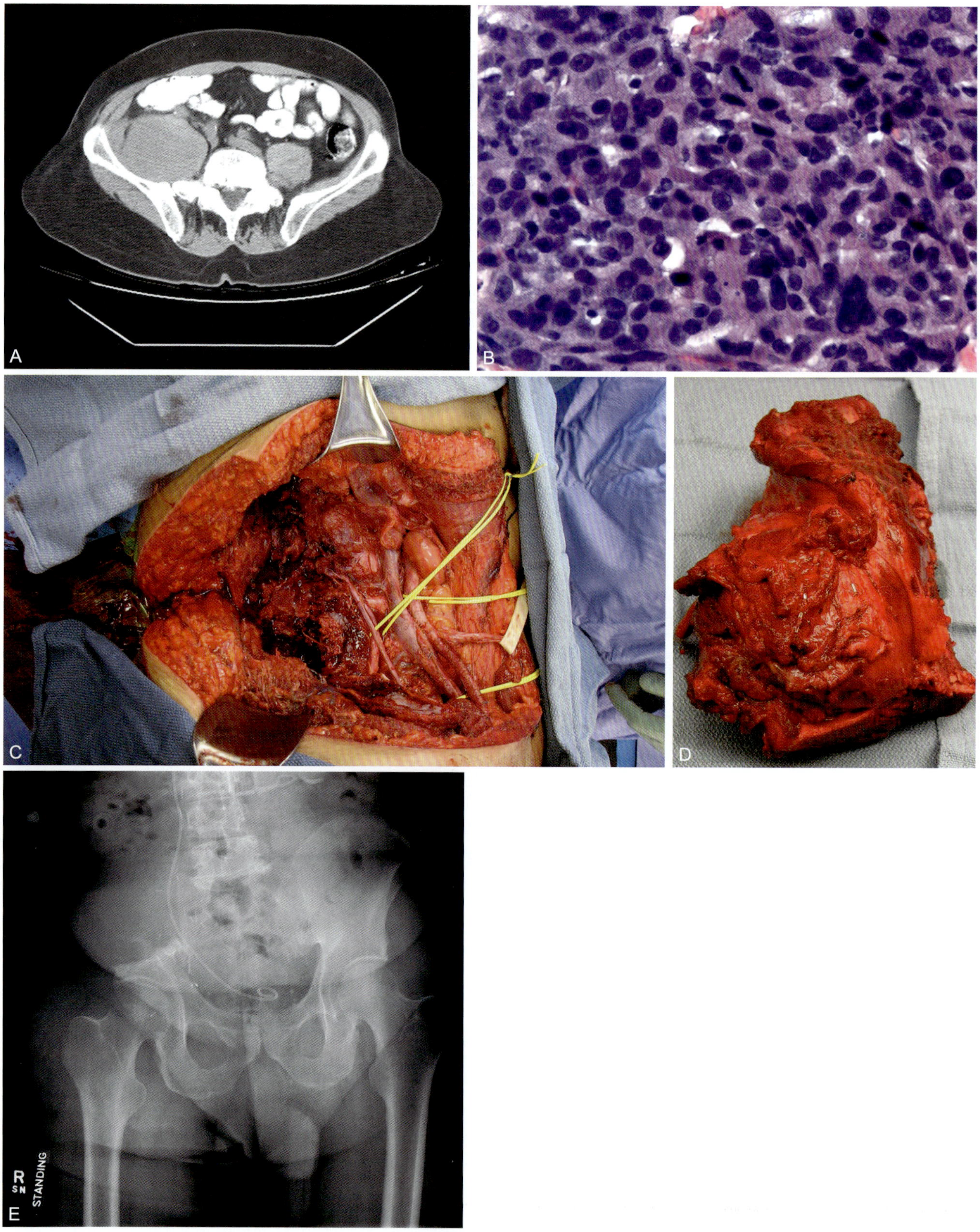


**图 28-30** 多形型横纹肌肉瘤。A. 轴位 CT 扫描显示肿瘤位于右侧髂骨内侧；B. 显微镜下（HE 染色，×40）可见细胞核深染，显著多形性，核分裂象多见；C. 术中照片显示肿瘤切除的瘤床；D. 切除标本的照片；E. 术后 X 线片

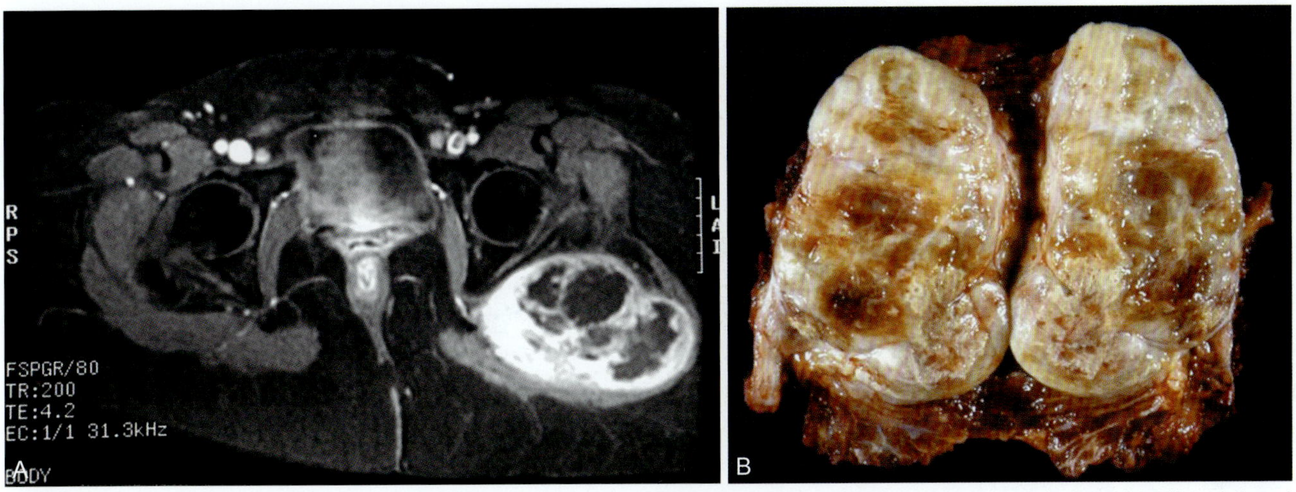


**图 28-31**　A. 轴位 MRI 图像显示 36 岁患者的坐骨神经恶性神经鞘瘤；B. 切除标本的照片，注意坐骨神经进入（左下）和穿出（右侧）肿瘤的位置

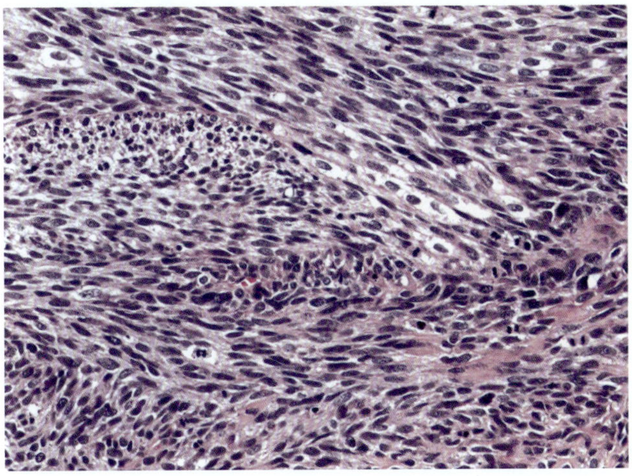

**图 28-32**　恶性周围神经鞘瘤。显微镜下（HE 染色，×40）可见旋涡状排列的梭形细胞，视野内多见核分裂象

包括广泛性切除、放射治疗和联合化学治疗。与骨肉瘤和其他软组织肉瘤相比，其预后通常较差，5 年生存率仅为 25%。

## 十、骨外尤因肉瘤

骨外尤因肉瘤与骨尤因肉瘤相似。肿瘤常发生于青少年和年轻的成年人，典型主诉是快速增大的软组织肿块。最常见的发病部位有椎旁肌肉组织和胸壁。影像学分析无特异性。病理检查所见与骨尤因肉瘤相似。肿瘤细胞是蓝色的小圆细胞。多数肿瘤表现 11；22 染色体易位，多数 *MIC-2* 基因产物染色阳性。治疗方法同样与骨尤因肉瘤的相似，包括手术、放射治疗和联合化学治疗（详见第 27 章）。

## 十一、骨外软骨肉瘤

骨外黏液样软骨肉瘤是介于低度到中度恶性的软组织肉瘤，常发生于 35 岁以上的成人。典型表现为位置深在、缓慢增大的肿块。尽管肿瘤常有分叶，但影像学分析无特异性。治疗为广泛性切除（图 28-34）。如果切缘距离瘤体较近，则应行放射治疗。晚期复发相对常见的这一事实证实了肿瘤缓慢生长的特点。5 年生存率接近 90%。然而，这一数值在 10 年时下降到接近 70%，15 年时为 60%。

骨外间叶性软骨肉瘤是一种罕见的高度恶性的肿瘤，常发生于 15~35 岁人群。最常见的发病部位为头部和颈部。治疗包括广泛性切除、放射治疗和化学治疗。通常预后较差。

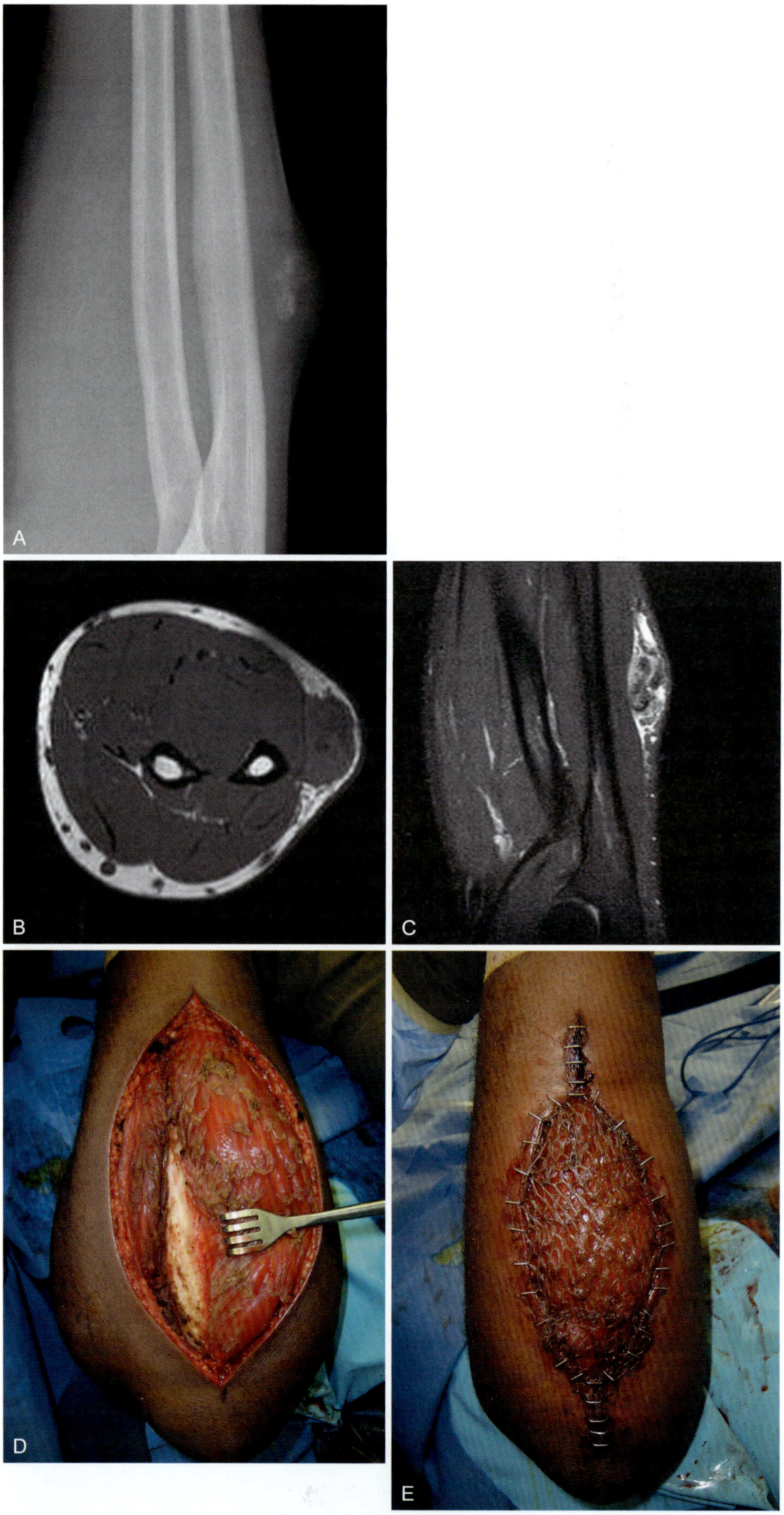

**图 28-33** A.33 岁患者，前臂 X 线片显示软组织肿块内有不成熟的骨化组织，确诊为骨外骨肉瘤；B 和 C. 轴位（B）和矢状位（C）MRI 图像显示病变的范围；D 和 E. 治疗采用广泛性切除（D）和中厚皮片移植术（E）

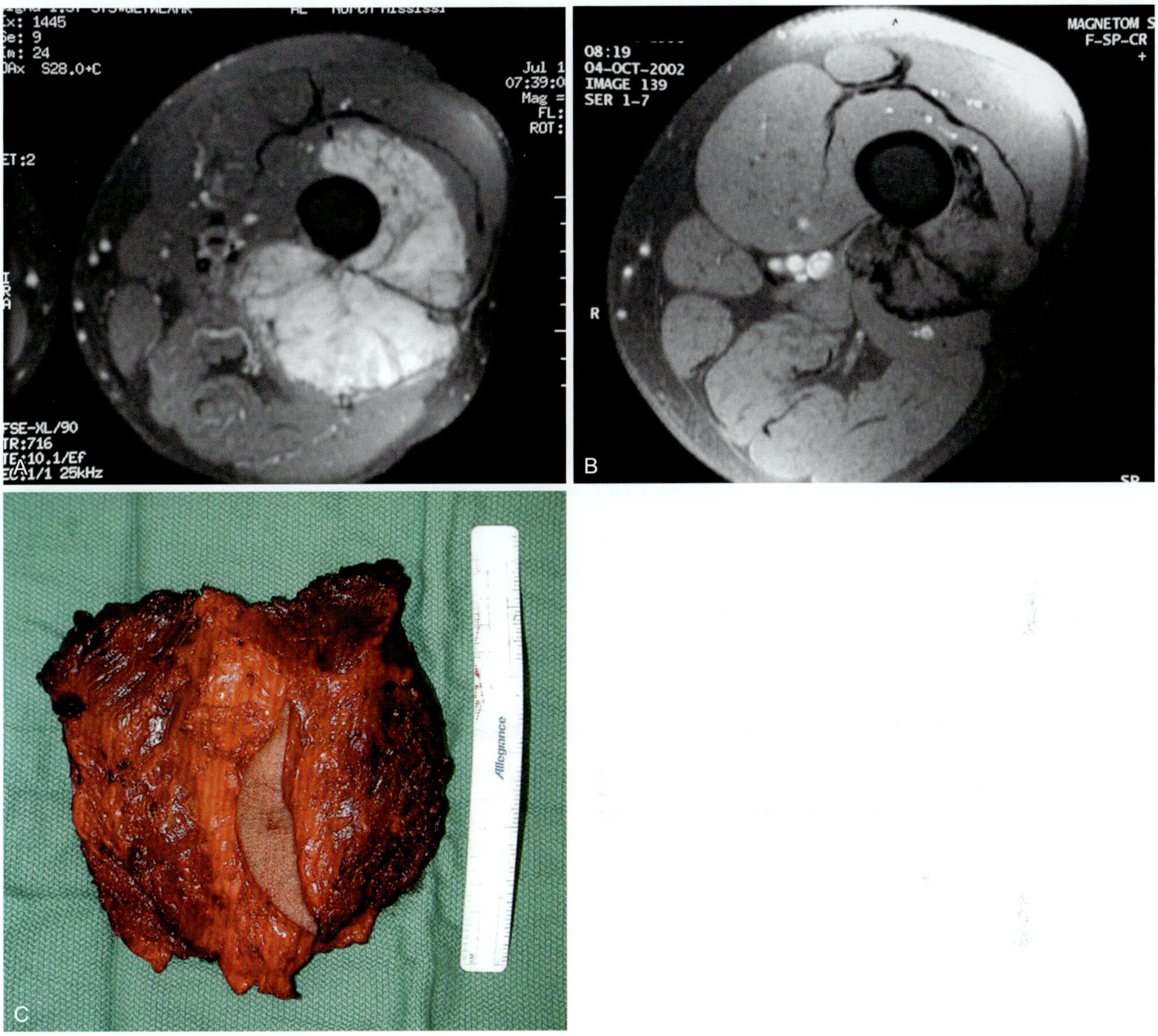


**图 28-34** A. 轴位 MRI 图像显示大的分叶软组织肿瘤，确诊为骨外黏液样软骨肉瘤；B. 术前放射治疗后的轴位 MRI 图像显示肿块显著缩小，使切除在技术上更为容易；C. 广泛性切除后的标本照片。活检通道与肿瘤同时切除，并且切除平面完全为正常组织

第九部分

# 先天性疾病和发育异常

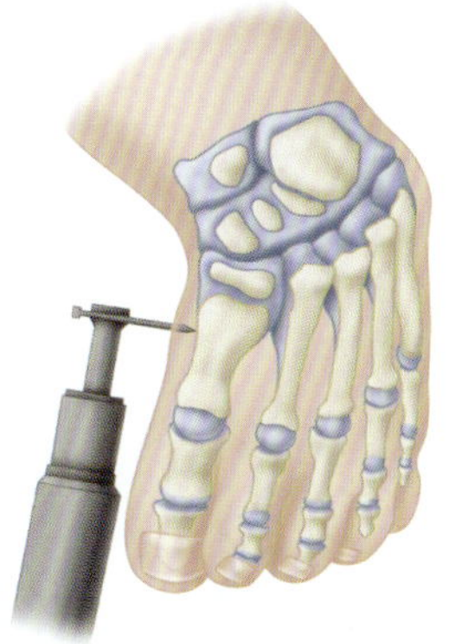

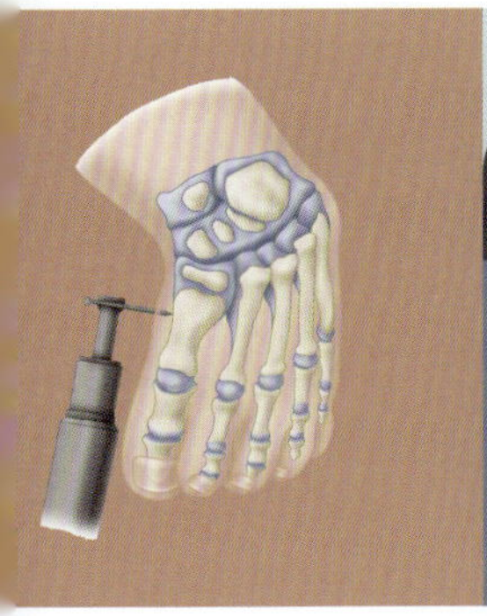

# 第 29 章

# 下肢先天性异常

**著者：** Derek. M. Kelly
**译者：** 徐子涵　征华勇　刘　川（第 13 版：卢　强　杨海涛　苗　巍　梁永辉）
**审校：** 关　凯　王　飞（第 13 版：杨建平　王恩波　邓书贞　陈兆强）

本章阐述先天性足及下肢畸形。先天性髋关节及骨盆畸形在第 30 章、先天性躯干及上肢畸形在第 31 章、先天性脊柱畸形在第 43 章及第 44 章、先天性手部畸形在第 80 章分别进行讨论。本章介绍的许多手术技术也适用于其他情况，并被其他章节参考与引用。

## 第一节　足趾畸形

足趾最常见的畸形是多趾——出现足趾数目增多。其他的畸形包括并趾（蹼趾）、巨趾（足趾增大）和先天性足趾挛缩或成角畸形。以上任何一种畸形都可能需要手术治疗。一旦考虑手术矫正这些足趾畸形时，必须考虑几个因素，包括外形是否美观、是否有疼痛以及穿鞋是否困难，但足部的整体长期功能是首要考虑的问题。只有这些问题都得到解决后，才能获得令人满意的临床效果。

### 一、多趾

多趾可发生于已明确的遗传性综合征，但最常见的是一种孤立特征，伴有常染色体显性遗传和多样表达。其总的发病率约为存活婴儿的 2‰。手术治疗方法是切除多余的足趾。术前应摄 X 线片，明确是否有多余的跖骨与多余的足趾构成关节，在切除多余足趾的同时，将多余的跖骨一并切除（图 29-1）。偶有多趾与并趾畸形同时存在，而需要更为复杂的矫形手术（图 29-2），例如切除边缘的多趾，并利用剩余的皮肤覆盖局部。

Venn-Watson 将多趾进行分类，并指出要注意轴前型及轴后型之间的区别（图 29-3）。对于轴前型多趾，通常切除最内侧拇趾。假如有必要，要仔细缝合剩余拇趾的关节囊以预防进行性的拇内翻，并用克氏针固定 4~6 周。Seok 等提出的新的分类方法认为，合并并趾、轴偏向、跖骨背伸均是手术后患者不满意的高危因素。无论多大年龄，通过多趾切除手术均可获得良好结果，但是，在 6~18 个月间进行手术是最为合适的。

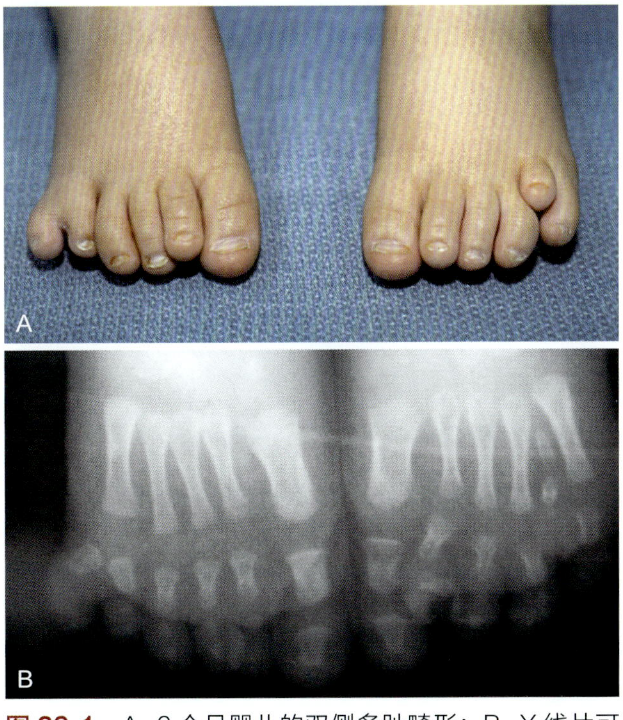


**图 29-1**　A. 6 个月婴儿的双侧多趾畸形；B. X 线片可见左足多余的跖骨

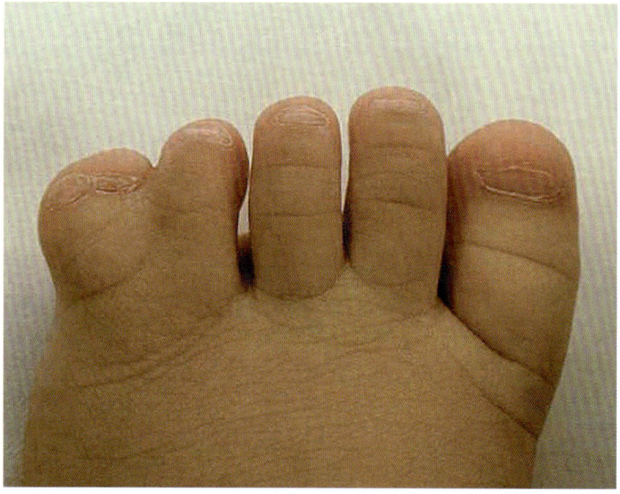

图 29-2 左足第五趾复杂型多趾并趾畸形伴骨性及软组织并趾（引自：Lee HS, Park SS, Yoon JO, et al: Classification of postaxial polydactyly of the foot, Foot Ankle Int 27: 356-362, 2006.）

## 多余足趾切除术（单纯轴后多趾）

### 手术技术 29-1

- 在准备切除的足趾基底做一个椭圆形或球拍形切口，切开皮肤及筋膜。预留充分皮肤以保证多趾切除后的无张力缝合（图 29-4）。
- 将趾肌腱尽量向远端牵拉并将其切断。横行切开跖趾关节囊，从跖骨上分离开，离断关节。
- 用骨刀或咬骨钳锐性切除跖骨头上的任何骨性突起。
- 如果 X 线片上显示有多余跖骨，则将足背外侧切口向近端继续延长，切除跖骨。完整的多余趾列切除可能需要腓骨短肌腱止点移位和软骨性骰骨外侧边缘的部分切除。

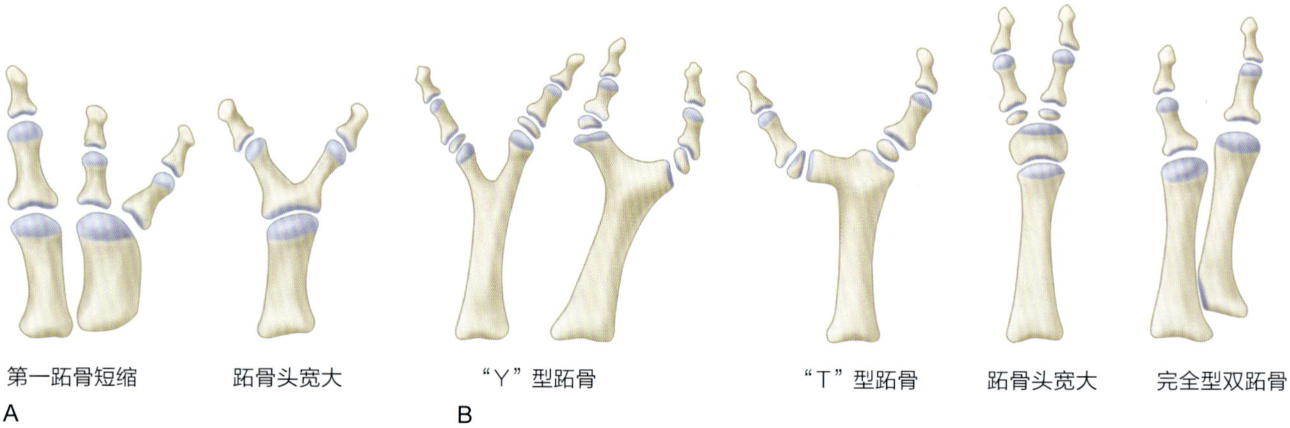


图 29-3 Venn-Watson 多趾分类法。A. 轴前型多趾；B. 轴后型多趾

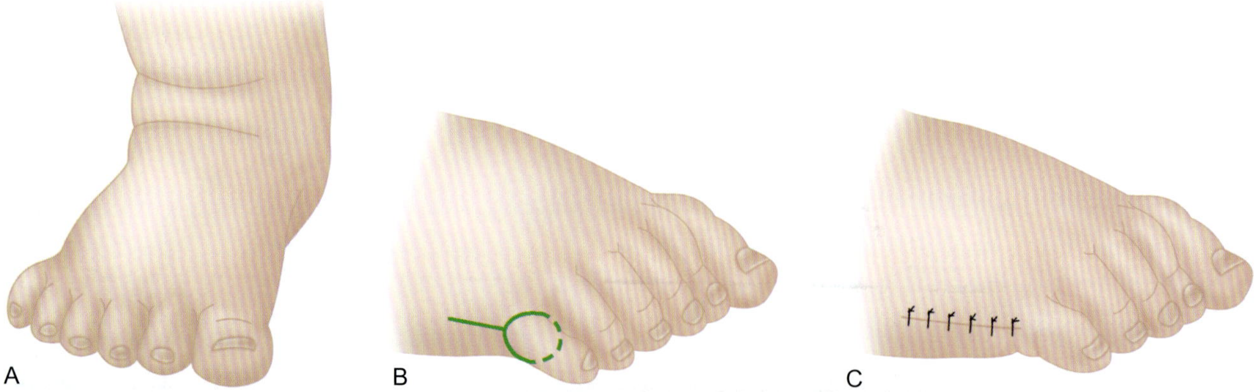


图 29-4 多趾畸形。A. 足正面；B. 切口行经过第五、第六趾趾蹼间，沿足外侧缘延续为球拍状切口；C. 手术切除多余足趾（见手术技术 29-1）

## 二、并趾

并趾很少影响足的功能，其手术技术与手指手术相同（见第 80 章）。足并趾通常和多趾有关。一般手术会选择切除最内侧或外侧的足趾。

## 三、巨趾

巨趾（指）是指 1 个或 1 个以上足趾或手指肥大，与相邻足趾或手指相比，体积明显增大。最常见的并存疾病为神经纤维瘤病、血管瘤病及先天性脂肪纤维瘤病。手术旨在解决功能性症状，主要是疼痛或者穿鞋困难。美容目的在于改变足及足趾的异常外形，并获得与对侧大小相似的足（图 29-5）。

有许多手术方法用于治疗巨趾，包括并趾缩小、软组织切除联合截骨或骨骺阻滞、截趾以及趾列切除术。软组织切除联合截骨或骨骺阻滞可以用于单趾巨趾的初期治疗。但是，这些技术的复发率几乎达到 100%。趾列切除术必要时联合多次的软组织切除被广泛推荐，但是，一旦与拇趾有关，手术效果就一般了，可能需要进行多次的软组织切除。当足或足趾增大不很严重时，建议巨趾长到成年人足趾体积大小时，再进行足趾骨骺阻滞术，必要时多次进行软组织切除。趾骨及软组织明显增大是进行趾列切除的指征。趾列切除术也是并趾缩小或软组织切除后严重复发病例的首选治疗方法。拇外翻可以发生于第二趾列切除术后，有时需要在青春期进行手术矫正。

### 巨趾短缩术

Tsuge 手术是对巨趾畸形的另一种选择，是针对罕见病例很少采用的手术，尽管如此，根据作者观点，这个手术的优点是短缩足趾且通过保留趾甲以获得良好的美容效果。

#### 手术技术 29-2

- 全麻，放置止血带，沿边缘轴向做鱼嘴样切口（图 29-6A）。
- 锐性剥离显露远节和中节趾骨的足底侧。
- 切开远端趾间关节。
- 识别和保护背侧皮瓣内的神经血管束。避免切断或压迫它。
- 从远端趾骨松解趾长屈肌和趾伸肌腱，并做标记（保留并保护在中节趾骨的附着点）。
- 使用小整形锯，沿着末节趾骨冠状面锯开，切除足底部分并保留趾甲和甲床下面的约 1/3 的部分（图 29-6B）。
- 横向切除末节趾骨，切除骨骺（图 29-6C）。
- 从背侧剥离中节趾骨，保护伸趾肌腱的附着。
- 在中节趾骨足底侧 1/3 到 2/3 水平上做一个类似的大小匹配的冠状切口。
- 穿过中节趾骨背侧面做横截骨，保留仍然附着在残余跖侧骨块的骨骺。
- 从背侧切除中节趾骨的远端（图 29-6D）。
- 如果达到足趾所需长度，则短缩中节趾骨的其余跖侧部分。
- 将末节指骨（其中包含指甲）末端骨质钉在中节趾骨背侧（图 29-6E），用小克氏针或缝线固定缝合转位骨块。

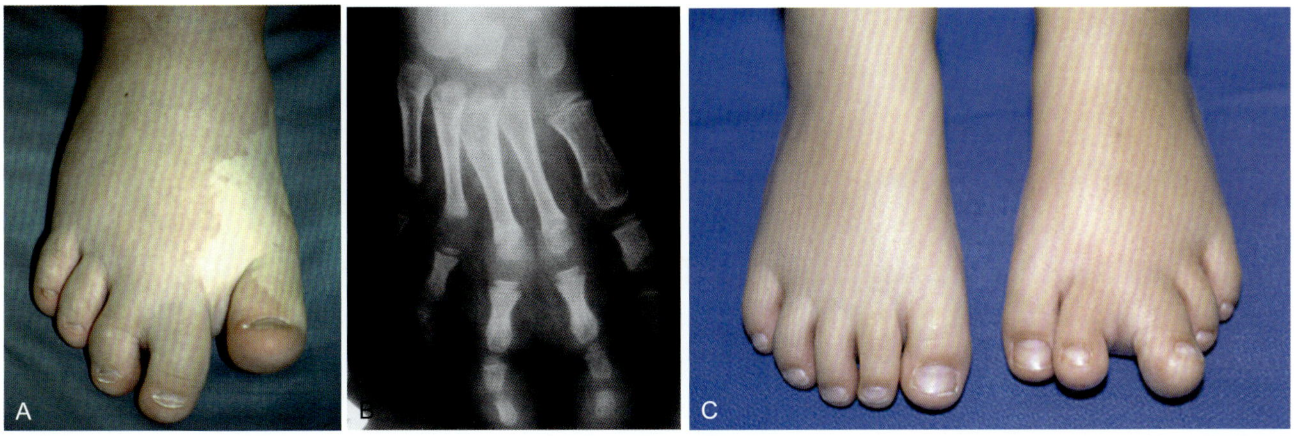


图 29-5 A. 2 岁儿童伴有 Klippel-Trenaunay-Weber 综合征的巨趾；B. 前后位 X 线片：可见第二、第三趾列间的软组织增生；C. 另一例巨趾儿童的临床表现

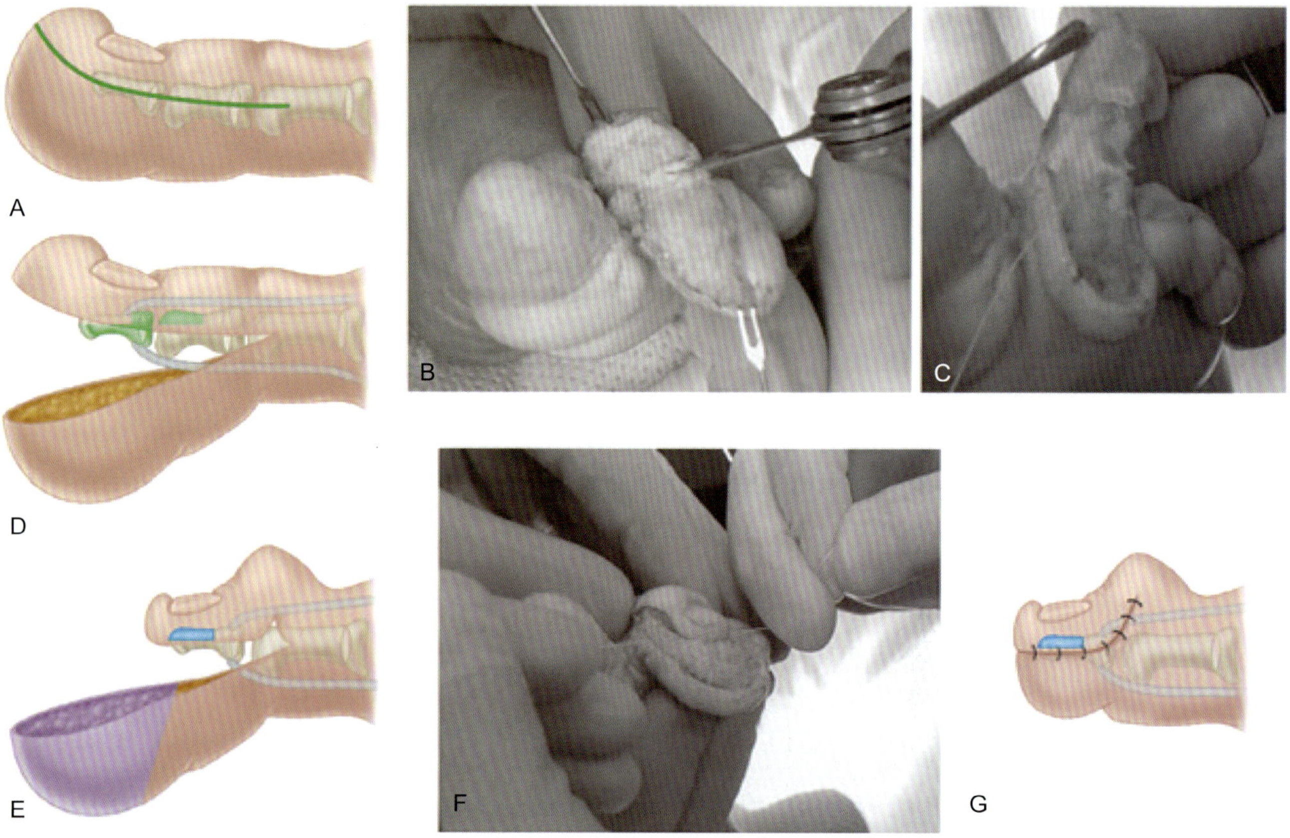


图 29-6 Tsuge 手术。A. 跖侧近端的鱼嘴样切口；B. 远节趾骨的冠状位截骨；C. 从剩余的背侧骨块中做横行截骨切除骨骺，跖侧部分已经被切除；D. 截骨移除中节趾骨的背侧部分；E. 远节趾骨的 1/3 与中节趾骨的 2/3 部分固定并做肌腱附着；F. 足趾短缩后，残余的纤维脂肪组织形成一个背侧隆起；G. 去除多余组织（引自：Morrell NT, Fitzpatrick J, Szalay EA: The use of the Tsuge procedure for pedal macrodactyly: relevance in pediatric orthopaedics, J Pediatr Orthop B 23: 260-265, 2014.）（见手术技术 29-2）

- 将趾长屈肌腱附着到剩余的中节趾骨（采用薇乔缝线）。用薇乔缝线将趾伸长肌腱缝合到中节趾骨。
- 松开止血带双极电凝止血。
- 骨的手术完毕后，切除多余的足底皮瓣组织和脂肪（图 29-6F），闭合伤口（图 29-6G）。
- 大量水冲洗伤口，用可吸收线缝合关闭切口。作为足趾短缩的结果，可见趾甲附近有个背侧的隆起。
- 使用无菌敷料包扎并用衬垫良好的短腿步行石膏固定。

**术后处理** 患者允许可耐受程度下负重。

## 趾列短缩

**手术技术 29-3**

- 沿着需要短缩的趾列背侧做皮肤切口，可沿跖骨及趾骨做一个长切口或多个小切口。
- 切除所有的纤维脂肪组织，注意保护趾神经血管束。
- 截断跖骨颈，切除合适长度节段以缩短跖骨，使之与其他跖骨相匹配。
- 在跖骨头平面固定骺板。如果必要，可对任何趾骨进行同样手术操作，使足趾缩短到正常长度。
- 用 1 根光滑克氏针从趾尖纵向插到跖骨基底部以使跖列成直线。
- 彻底止血后，间断缝合关闭切口，短腿石膏外固定。

**术后处理** 术后 6 周拔除克氏针，然后用短腿行走石膏继续固定至所有骨骼操作都已愈合。

## 趾列切除

**手术技术 29-4**

- 从趾尖到跖骨基底画出将要切除的趾列及皮瓣轮廓。
- 从跖趾关节表面开始做背侧及跖侧切口，在相邻趾间的趾蹼做连续切口，向近端的背侧及跖侧延长，直达要切除的跖骨的基底部（图 29-7）。

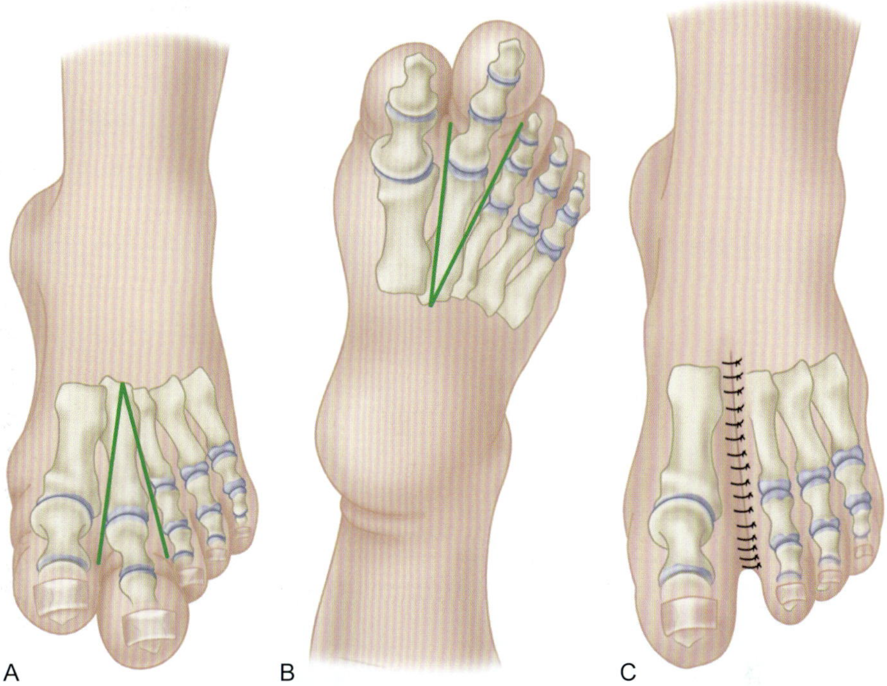


**图 29-7**　趾列切除治疗巨趾。A. 足背侧切口；B. 足跖侧切口；C. 切除后闭合的切口（见手术技术 29-4）

- 切除跖骨及相连的趾骨以及周围多余的肥大软组织。保护供给邻趾的血管神经束。
- 适当切除软组织后，用常规方法间断缝合闭合切口。

**术后处理**　采用短腿石膏固定以保护伤口，直到 4~6 周组织愈合后。

## 四、裂足（部分足趾缺如）

裂足（龙虾足）是向足部近端扩展的单裂隙畸形，有时裂隙达到足中段。一般来说，有 1 个或 1 个以上的足趾以及其跖骨部分缺如，跗骨也常有异常。尽管裂足畸形的程度及类型不同，但多见于第一及第五趾列（图 29-8）。如果一个跖骨部分或全部缺如，其相应的足趾也会缺如。Blauth 和 Borisch 按存在的跖骨数目将此畸形分为 6 型。Ⅰ型和Ⅱ型为裂足伴轻度的跖缺如，5 个跖骨均存在。Ⅰ型中跖骨全部正常，Ⅱ型中跖骨部分发育不全，Ⅲ ~ Ⅵ型主要表现为可辨认的跖骨数目依次减少，Ⅲ型为 4 个跖骨，Ⅳ型为 3 个跖骨，Ⅴ型为 2 个跖骨，Ⅵ型为 1 个跖骨。

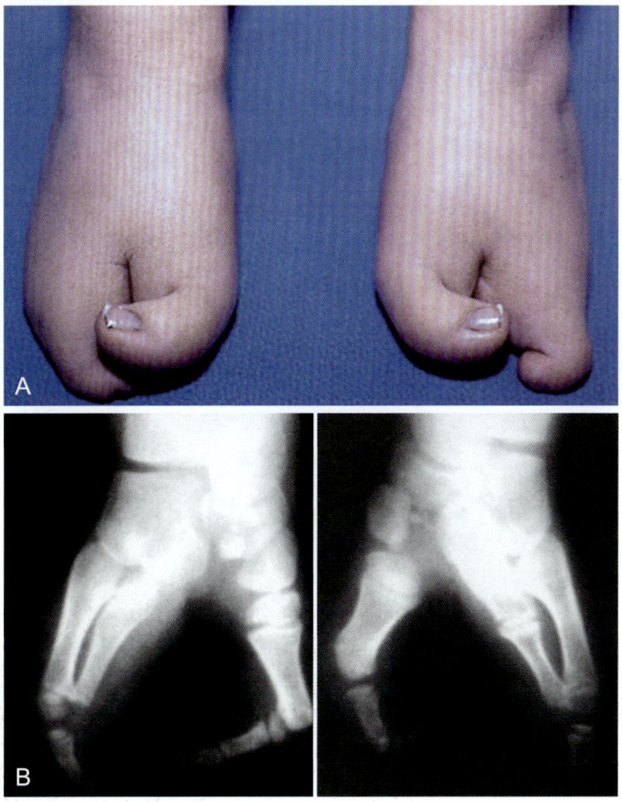


**图29-8**　A. 4岁男性儿童的双侧裂足；B.前后位X线片显示，拇趾及第五跖趾关节成角畸形

Abraham 等介绍一种简单的临床分类方法，他们根据此分类提出了治疗建议（图 29-9），Ⅰ型有 1 个中央型趾列裂口或缺如（通常为第 2 或第 3 趾列或两列均缺如），一直延伸到跖骨中段水平，而未使内侧或外侧的趾列张开（图 29-10）。对于这一型的裂足，他们建议如果有必要，可采用并合软组织及部分拇外翻矫正治疗。然而，此型畸形通常较少引起功能限制，主要是外观方面的问题。Ⅱ型裂足裂隙较深，从前足延伸到跗骨合并前足外展，对于这类畸形，他们建议应在 5 岁前进行软组织并合，如有必要则进行第一趾列截骨术。Ⅲ型是第一至第

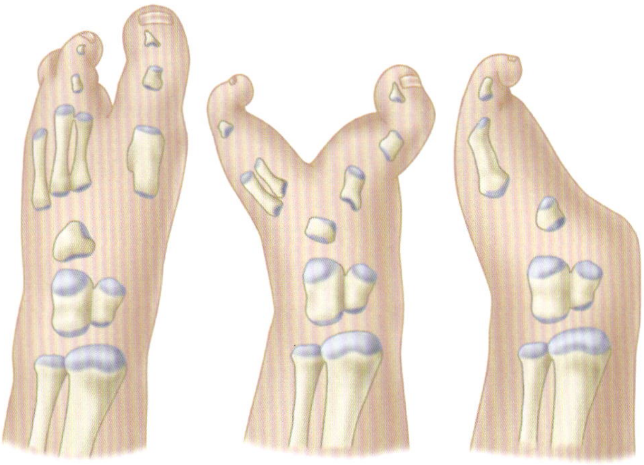


图 29-9 裂足畸形的临床分型（见正文）

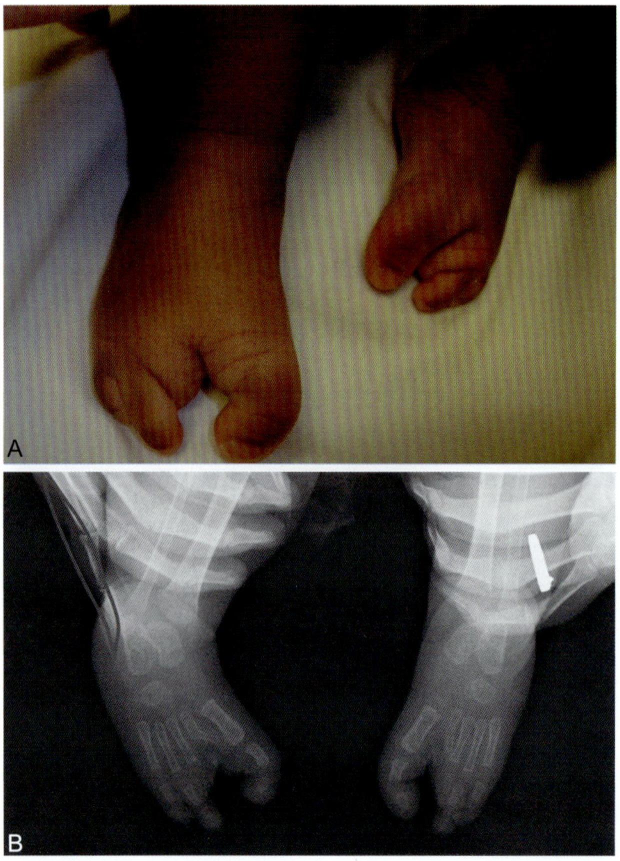

图29-10 Ⅰ型裂足并趾

三或第四趾列的完全缺如。对于这一类型的裂足，他们不建议手术。Abraham 等建议所有Ⅱ型足裂在 3 岁前足仍较柔软时进行并合足趾治疗，他们对超过 5 岁的所有Ⅱ型足裂患儿进行第一趾列切除术。

治疗裂足的任何一种手术都应当改善患足的功能及外观。当进行手术矫正时，从裂隙内相对应表面皮肤处掀起背侧和跖侧皮瓣，再缝合在一起闭合裂隙（图 29-11）。第一或第五趾列的任何骨或关节畸形在手术时都应矫正（图 29-12）。这可能需要对任何遗留的趾列进行关节囊切开或截骨。如果用克氏针固定，手术后 6 周拔除克氏针并拆除小腿管型石膏，然后可能需要用行走管型石膏或石膏足靴继续固定数周。

Wood、Peppers 和 Shook 描述了一种单纯采用矩形皮瓣的裂足闭合方法。他们认为，这一技术比采用多个三角形皮瓣要简单，其外形结果更为满意。考虑到麻醉风险小、畸形程度轻、软组织的顺应性好，他们建议在 6 个月龄时进行裂足矫正。

## 裂足闭合术

### 手术技术 29-5

（Wood、Peppers 和 Shook）

- 为了获得足裂的良好闭合必须至少有 2 个跖骨。
- 在外侧列或第五列，从足的跖侧面开始自背面掀起一矩形皮瓣（图 29-13A）。皮瓣不包括筋膜，但包括脂肪，且有一定的厚度。
- 对着这皮瓣在足的内侧列或第一列，从足背面开始向跖面掀起矩形皮瓣。重复 2 次或 3 次，直到整个裂隙皮肤被去除（图 29-13B）。
- 在最长足趾上，掀起一基底位于远端的皮瓣，以便缝合到邻趾上，获得一定宽度的趾蹼。
- 如果足趾弹开，应在每个跖骨基底进行闭合性楔形截骨，以便足趾处于中心位（图 29-13C），并用克氏针固定截骨（图 29-13D）。
- 为了进一步稳定趾间距离并减少手术皮瓣的张力，用局部韧带组织、关节囊或从裂隙获得的肌腱或用自体跖肌腱或阔筋膜重建跖间韧带。
- 采用常规方法闭合切口，并用石膏固定。

**术后处理** 术后 3 周允许穿着行走石膏负重。术后 6 周拆除石膏并拔除克氏针。

## 五、足趾挛缩或成角畸形

先天性第五趾挛缩、成角畸形或半脱位是一种相当常见的家族性畸形，但很少出现症状和引起功能障碍。手术指征通常仅限于改善足的功能或者使穿鞋更容易，这种畸形很少导致残疾。第五趾成角方向决定其手术方法。矫正成角畸形足趾的手术方法有单纯软组织矫形、软组织矫形加趾骨近端截骨及截趾术。

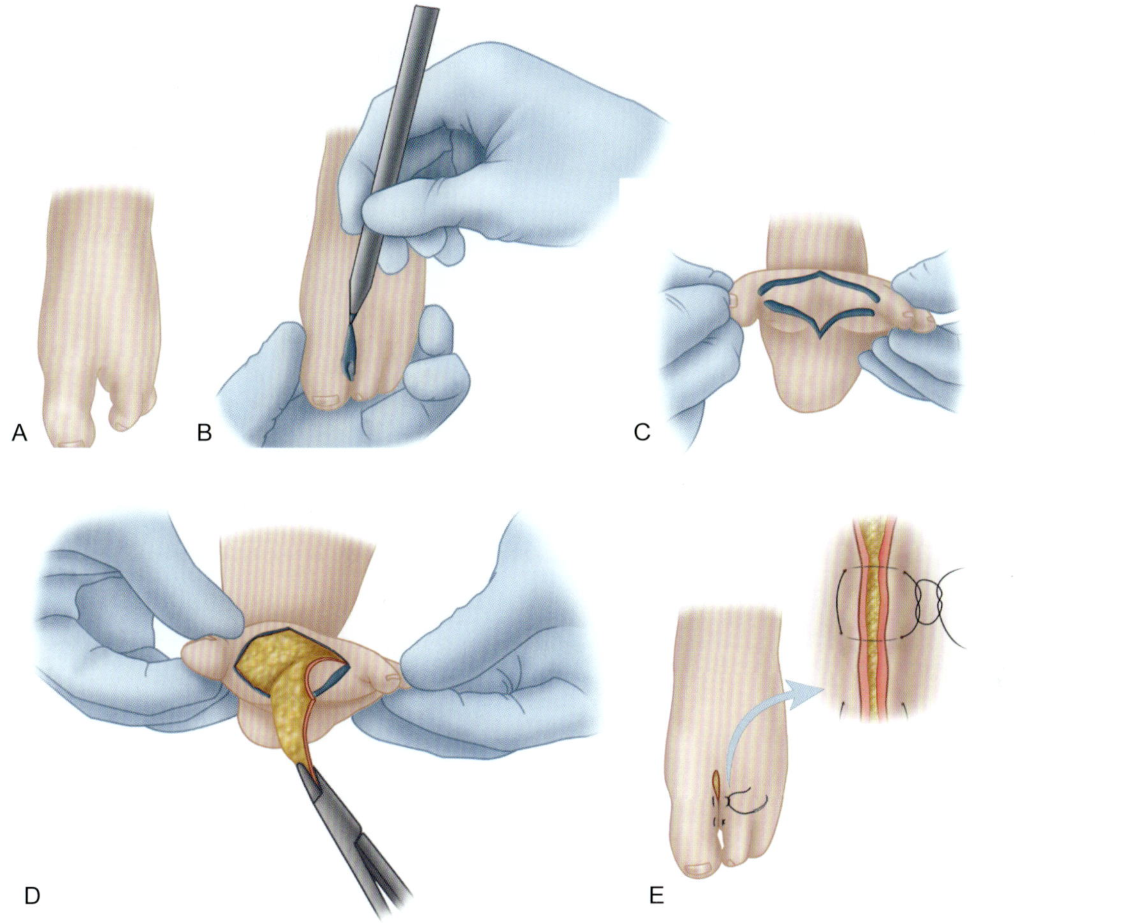


**图 29-11**　裂足并趾。A~C. 裂足通过手法闭合，在足背和足底切割的部位用消毒墨水笔标记；D. 墨水线内的皮肤及部分皮下组织被切除；E. 切除的皮肤边缘采用水平褥式缝合

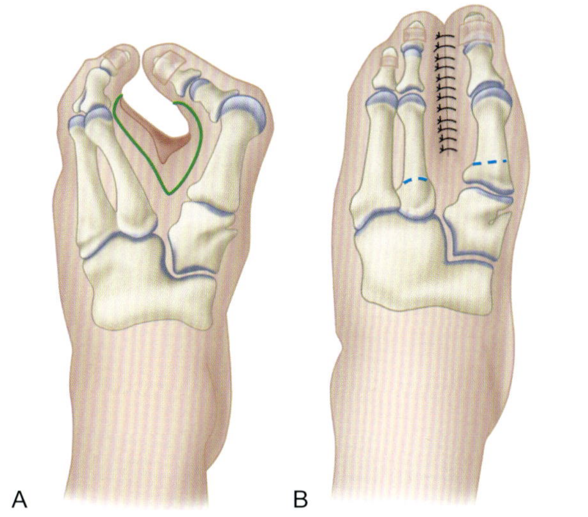


**图29-12**　裂足矫正。A.沿两个异常趾列之间的裂隙做皮肤切口；B.切除足裂的皮肤、对合趾列并行跖骨截骨术后形成人为并趾

Butler 关节成形术可用于矫正第五趾背骑。Butler 关节成形术的一个并发症是由神经血管束上的过度紧张引起的血管损伤可能。这种并发症可以通过以下方法预防：①避免任何对神经血管束的牵拉；②注意不要施加对脚趾的牵引；③避免使用环向胶布或刚性夹板。

## 成角畸形足趾矫正术

**手术技术 29-6**

- 通过“Z”形切口进入第五跖趾关节。将足趾置于矫正后的位置，沿皮肤挛缩带将“Z”形切口的中央肢拉向第四趾蹼，“Z”形切口的远端和近端等长（图 29-14）。使“Z”形切口呈 60°，当“Z”形切口两肢变换位置时，这个角度可以使“Z”形切口的纵轴得到最大限度延长。
- 在纵向和斜向上松解第五趾长伸肌腱。
- 松解背侧和内侧关节囊，并且将足趾置于矫正的位置。
- 把“Z”形切口的两肢摆好位置并用可吸收线间断缝合。

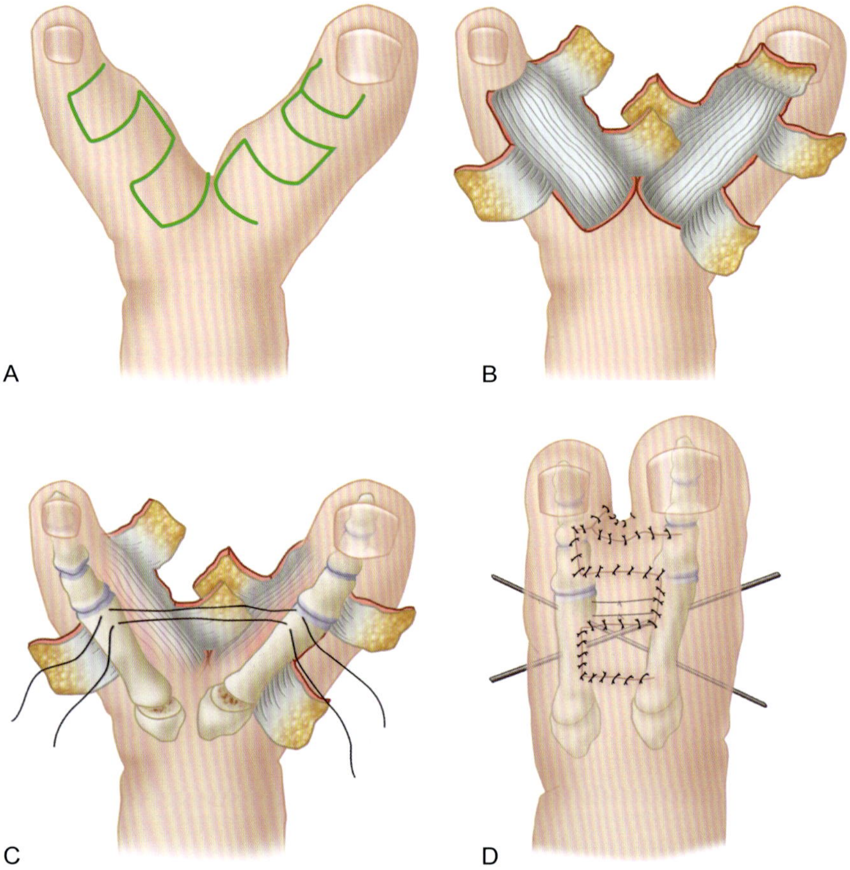


**图 29-13** 裂足闭合（见正文）。A. 在两个趾列上掀起矩形皮瓣；B. 掀起皮瓣直到去除整个足裂皮肤，在较长足趾的远端，掀起皮瓣缝到邻趾上，形成宽的指蹼；C. 如果足趾弹开，在每个跖骨基底进行闭合性楔形截骨，以便足趾处于中心位；D. 插入克氏针固定以维持截骨位置（见手术技术 29-5）

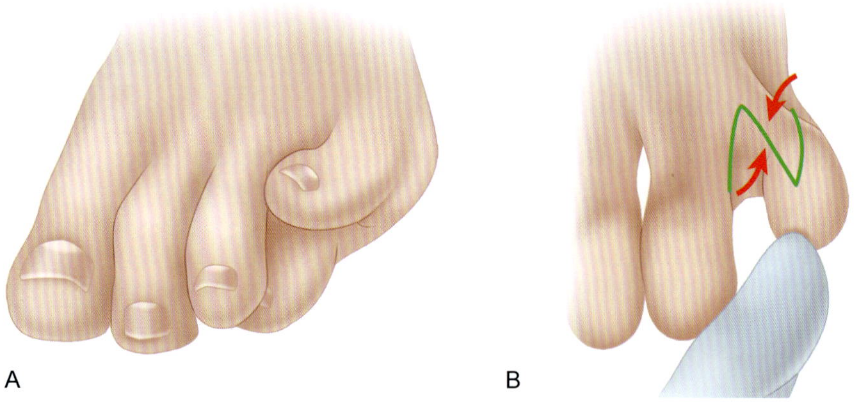


**图29-14** 先天性第五足趾背侧骑跨的矫正。A.术前外观；B. 60° 的“Z”形切口，箭头所指处，行皮瓣移位以利于“Z”形切口在长轴方向的延长（引自：Thordarson DB: Congenital crossover fifth toe correction with soft tissue release and cutaneous Z-plasty, Foot Ankle Int 22: 511-512, 2001.）（见手术技术29-6）

## 第五跖趾关节成形术

### 手术技术 29-7

（Butler）

- 患足皮肤消毒、铺单和应用止血带后，做一个双网球拍状皮肤切口，其背侧的柄沿趾伸长肌肌腱向近端延长，跖侧的柄向外侧倾斜，以获得一个环形的切口（图 29-15A）。对于轻度畸形，单纯背侧双网球拍切口即可实现畸形矫正。
- 钝性分离皮瓣，显露挛缩的伸趾肌腱，保护神经血管束（图 29-15B）。
- 横行切断第五趾伸肌腱，分离跖趾关节背侧关节囊（图 29-15C）。
- 此时将第五趾部分下旋和外旋到矫正位置。由于长期畸形，致使跖趾关节囊的跖侧粘连，阻碍了第五趾在旋转时近端趾骨相对于跖骨的充分复位。
- 如果必要，可钝性分离跖侧粘连的关节囊，并横行切开关节囊，使足趾毫无阻力地位于完全矫正的位置（图 29-15D~E）。可能需要增加第二个双网球拍切口。
- 间断缝合皮肤切口，覆盖薄层敷料（图 29-15F~G）。

**术后处理** 应用短腿管型石膏或穿着术后矫正鞋。第五足趾表面仅覆盖薄层敷料。允许在能够耐受的情况下进行保护性活动。

## 六、先天性趾内翻

先天性拇趾内翻是一种拇趾在跖趾关节处向内侧成角畸形，其内翻畸形的严重程度各异，轻度只有几度，重者可达 90°。拇趾内翻可出现于具有正常跖骨的第一跖趾关节，或者可以合并其他中足畸形出现，如括号样骨骺或轴前型多趾。

先天性趾内翻通常为单侧，但常伴有下列一种或多种畸形：①第一跖骨短且粗；②多余骨或趾；③外侧 4 个跖骨中有 1 个或多个内翻畸形；④从拇趾内侧延伸到第一跖骨基底部有一条较硬的纤维束带（图 29-16）。此种畸形的解释是胎儿宫内期就开始有两个拇趾，但内侧或副拇趾没有发育。后来，

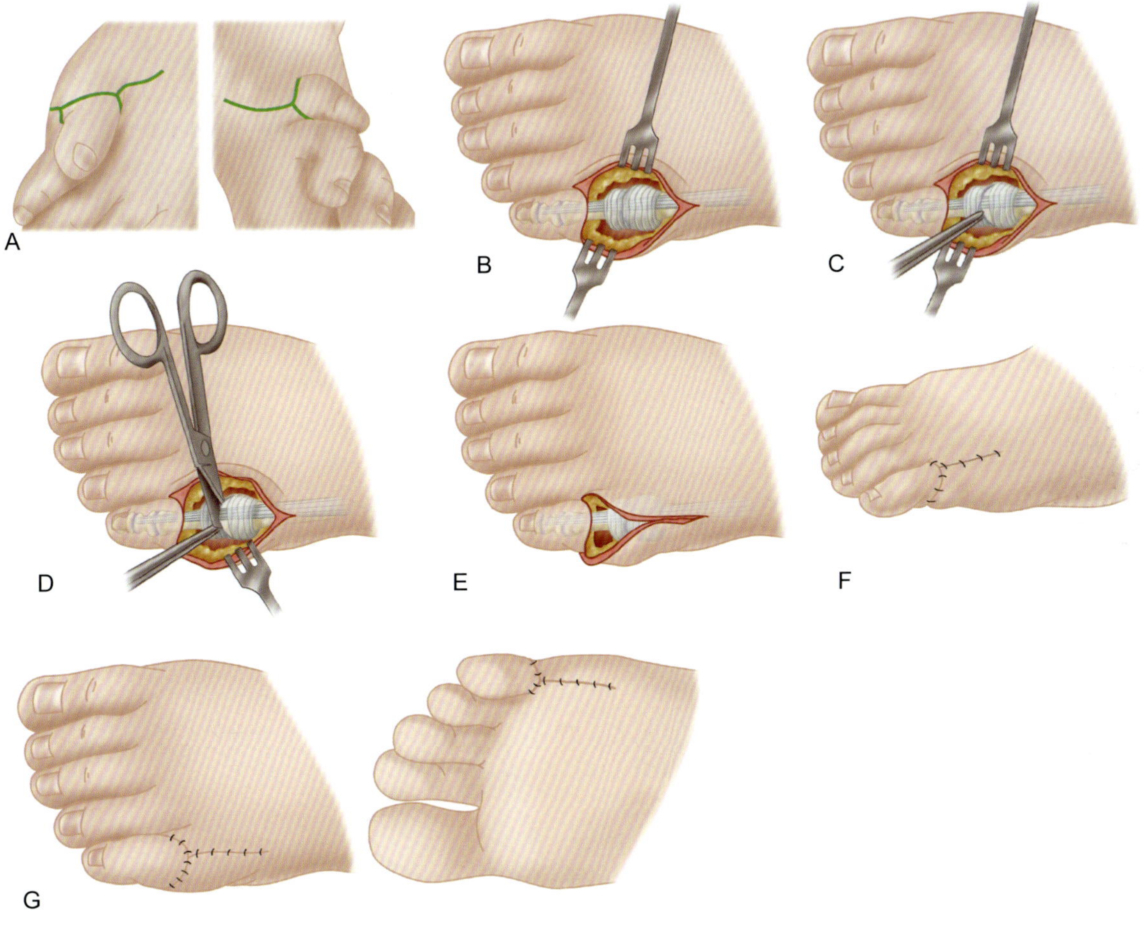


**图 29-15** Butler 关节成形术。A. 双网球拍状切口；B. 显露伸趾肌腱；C. 横断伸趾肌腱；D. 分离粘连的关节囊；E. 第五趾矫形后的位置；F、G. 闭合皮肤切口（见手术技术 29-7）

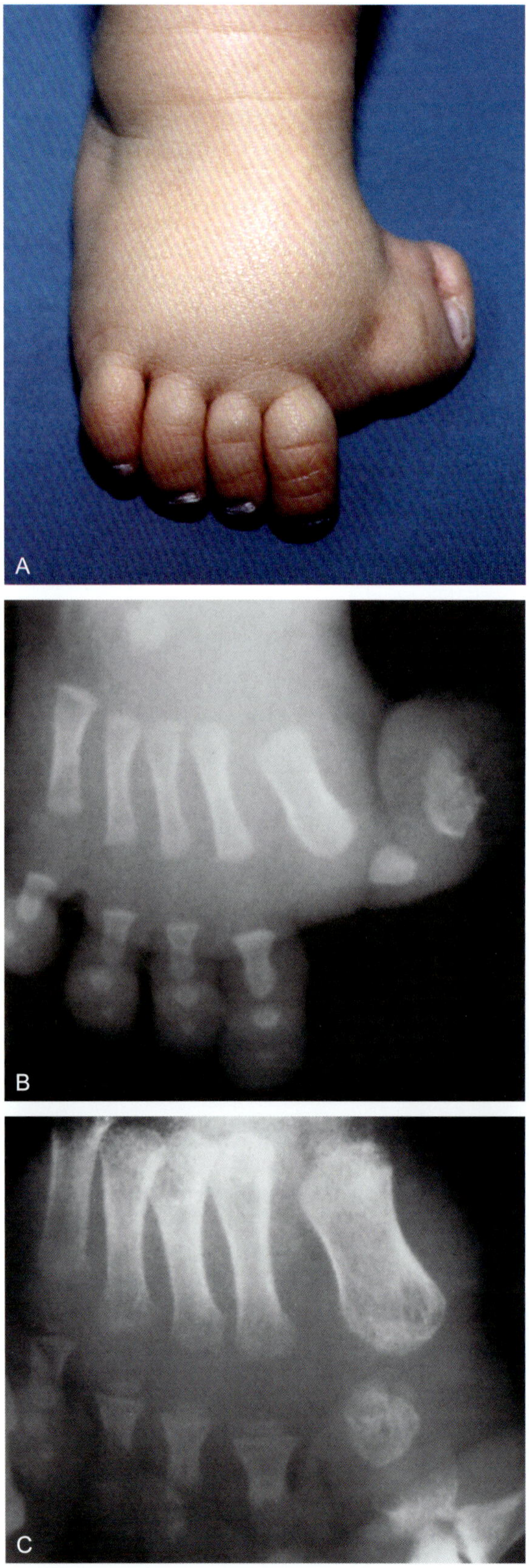


图29-16 A.右足先天性拇趾内翻；B.前后位X线片显示第一跖骨短以及多一个远端副趾；C.手术矫形后的X线片

这个尚未发育的内侧拇趾与纤维组织束共同起着一个紧张弓弦的作用，逐渐将发育完全的拇趾牵拉致内翻的位置。

先天性拇趾内翻的正确治疗取决于畸形的严重程度和软组织挛缩的程度。对于较轻的拇趾内翻，如果处于早期，跖骨骺支架可采用松解治疗；如果较晚进行松解治疗，可采用矫正性截骨治疗（图29-17）。不进行分离的截骨术有复发的风险，而骨移植增加了融合骨骺支架的风险。脂肪组织可作为间置材料，但Choo和Mubarak发现脂肪很难与骨干部紧密接触。他们的几个患者在骨骺干骺端连接部形成周围型骨桥而导致畸形复发。他们推荐使用骨水泥作为间置材料。

Farmer手术方法对于矫正轻度或中度畸形有效。Kelikian等手术方法，对治疗严重畸形伴有第一跖骨过短者疗效满意（图29-18）。上述每种方法都设计为制造第二趾和拇趾并趾来维持畸形的矫正。如果这种畸形并发于创伤性跖趾关节炎，可以考虑跖趾关节融合（参见第82章）。对于少数病例，如果畸形过于严重而不能矫正或关节融合，有截趾指征。

## 拇趾与第二趾并趾术治疗拇内翻

### 手术技术 29-8

（Farmer）

- 从第一、第二趾之间趾蹼的背侧掀起一宽的“Y”形皮肤及皮下组织瓣（图29-19），皮瓣基底位于第一、第二跖骨之间的背侧，皮瓣包括邻近趾蹼的两趾以远并相当于其1/3长度的皮肤。
- 从皮瓣基底内侧缘开始，向第一跖趾关节内侧并略向远端做弧形切开，再向切口的深面切开并横行切开第一跖趾关节囊内侧。
- 然后，将拇趾向外侧推移，与第二足趾相接触，再将两趾之间相对应的皮缘缝合在一起而形成并趾。
- 为保持拇趾的中立位，可用1根克氏针从拇趾末端纵行插入，进入第一跖骨。
- 通过拇趾背内侧的另一切口，切除拇趾上任何多余趾骨或拇趾肥大软组织。
- 将“Y”形皮肤及皮下组织瓣向内侧推移，覆盖第一跖趾关节背内侧的皮肤缺损，缝合。
- Farmer描述了一种替代的手术方法，是从足的跖侧

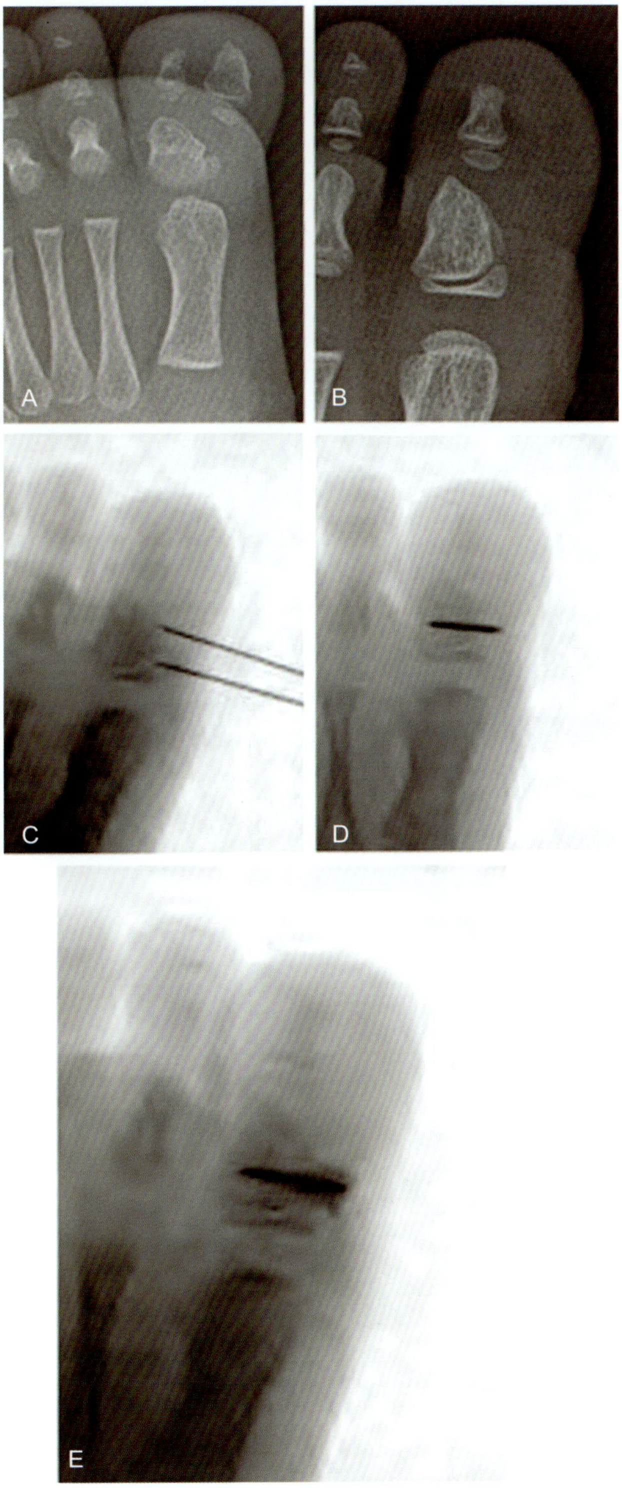


**图 29-17**　括号样骨骺。A. 轴前多趾足进行了重建手术；B. 数月以后近节趾骨括号样骨骺早期骨化而显现；C. 该患者行括号样骨骺切除，术中透视以两枚针头标示切除边缘；D. 克氏针横行置入近端趾骨；E. 骨水泥放置在克氏周围（引自：Choo AD,Mubarak SJ: Longitudinal epiphyseal bracket, J Child Orthop 7: 449-454,2013.）

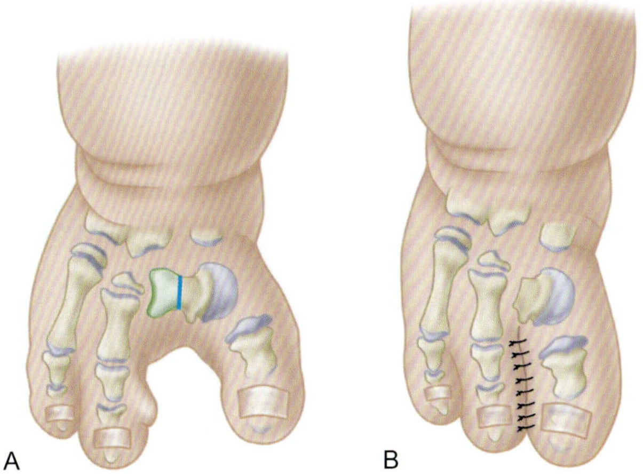


**图 29-18**　Kelikian 手术矫正先天性拇趾内翻。A. 术前足的外形；B. 人为并趾术后

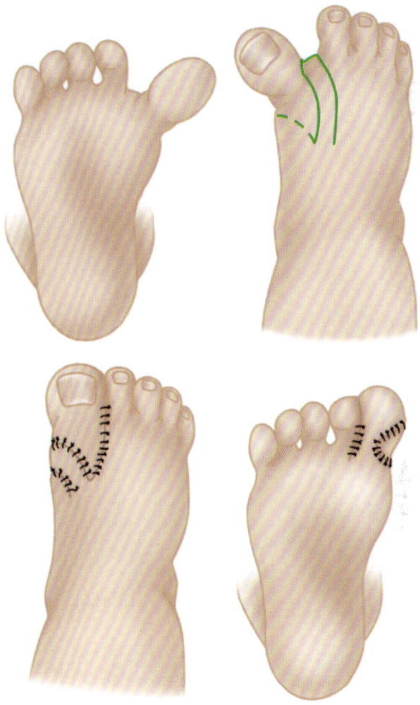

**图29-19**　Farmer手术治疗先天性拇内翻（见手术技术 29-8）

掀起“Y”形皮肤及皮下组织瓣（图 29-20），皮瓣向内侧推移，覆盖第一跖趾关节皮肤缺损，其他手术步骤与上述相同。若对皮瓣推移后仍不能覆盖的任何缺损，则可敞开待二期愈合，也可以采用全厚皮片移植修复皮肤缺损。

**术后处理**　患足用管型石膏固定，术后 6 周拆除石膏并拔除克氏针，允许充分活动。

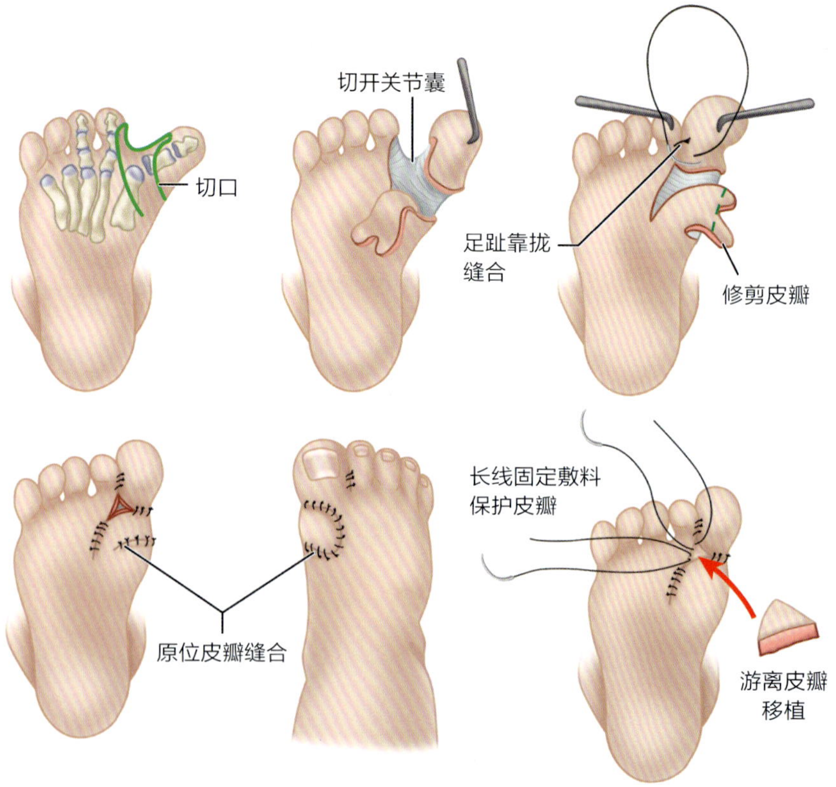


**图 29-20** Farmer 替代手术方法治疗先天性拇内翻（见正文）（见手术技术 29-8）

## 七、先天性跖骨内收

跖骨内收是一种常见的畸形，常常引起儿童足趾内倾。这种畸形可独立存在，也可以与先天性马蹄内翻足同时出现。在跖骨内收中，1%~5% 的患儿可以并发髋关节发育不良或髋臼发育不良。

临床上，跖骨内收分为轻、中、重 3 型（图 29-21）。轻型病例中，前足可外展至足的中线，并可超过中线；中型者前足有一定的柔韧性，允许前足外展到中线，但通常不能超过中线（图 29-22）；重型者前足僵硬，不能外展，于足内缘也可见横行皮肤皱褶，或拇趾与第二趾的趾蹼间隙增大。一般情况下，轻型跖内收不需要治疗而能自愈，中、重型跖内收最好早期治疗，通过一系列手法牵拉和石膏矫形固定 6~12 周，或至临床上恢复足的柔韧性为止（图 29-23）。

跖骨内收也可见于先天性马蹄内翻足手术治疗或非手术治疗后所遗留的一种畸形，这种遗留性的跖骨内收可能是僵硬性病变，表明前足相对于中、后足固定在内收的位置上，或跖骨内收是动力性病变，由于行走过程中胫前肌腱不平衡牵拉所致。对于年长儿童，在进行任何手术矫形之前，应明确前足是僵硬性还是柔软性。跖骨内收，尤其是较轻类型，常常只涉及外观方面的问题，然而，随着患儿年龄增长，穿鞋困难也可能成为一个问题。

### 治疗

对于年幼儿童，非手术治疗失败后才考虑手术治疗。错过一系列手法牵伸和石膏固定治疗的适宜年龄，手术成为合理的选择。手术指征包括疼痛、外形不美观或由于遗留性前足内收造成的穿鞋困难。许多涉及软组织和骨质的手术用于矫正跖骨内收。最可靠的截骨位置在跗骨或跖骨水平，下文将进一步描述。

## 跖骨基底穹隆截骨术

Berman 和 Gartland 提倡所有 5 个跖骨基底均做穹隆截骨，治疗 4 岁或 4 岁以上僵硬性前足内收畸形（图 29-24）。对于足发育成熟而跖骨内收未矫正或内侧的软组织全部挛缩者，他们建议采用基底位于外侧的跖骨基底部闭合性楔形截骨。如果足外侧没有短缩，矫形至正常力线可能引起足内侧缘皮肤张力过大或引起内踝后方的血管神经束张力过高。通常需要足的内、外侧缘平行插入 2 根斯氏针，以便维持足的矫正位置，直到截骨处愈合。如果没有采用内固定，可因足内侧缘组织结构的张力过大而引起畸形复发。

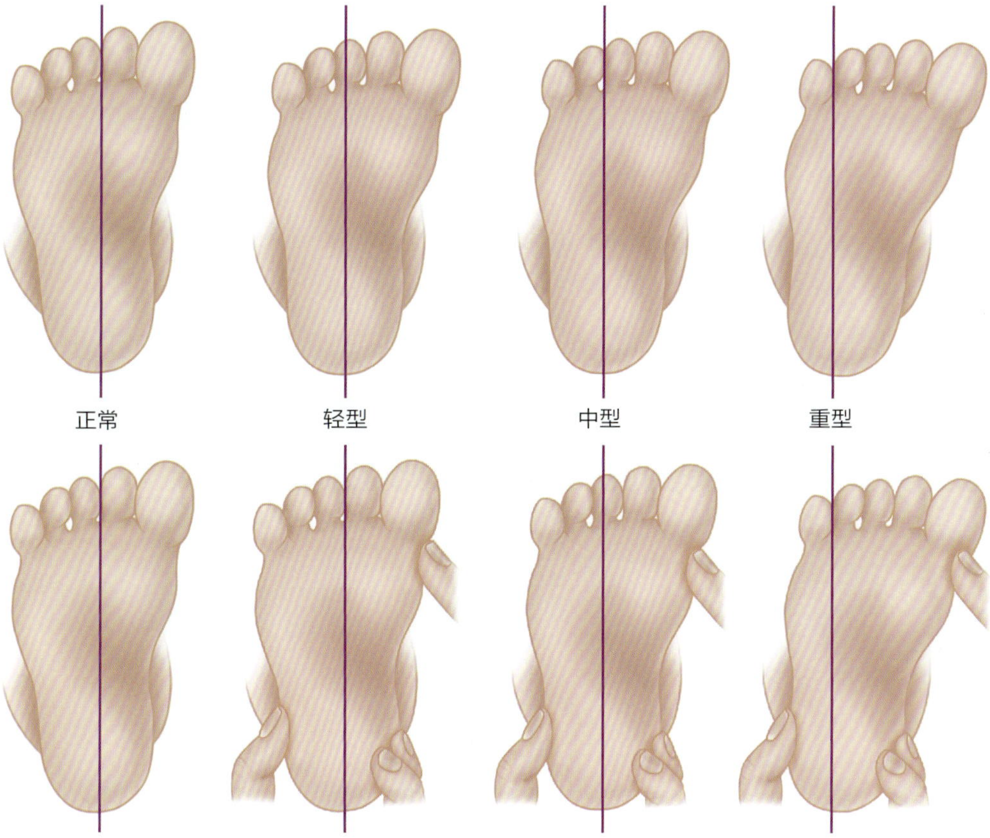


**图 29-21**　用足跟平分线界定足跟与前足的关系。从左到右依次为：正常足（平分线位于第二与第三趾之间）；轻型跖骨内收（平分线平分第三趾）；中型跖骨内收（平分线位于第三与第四趾之间）；重型跖骨内收（平分线位于第四与第五趾之间）

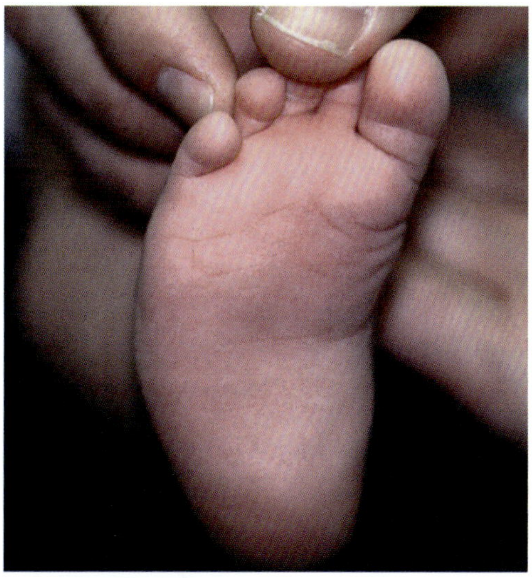

**图 29-22**　先天性跖骨内收。中度畸形

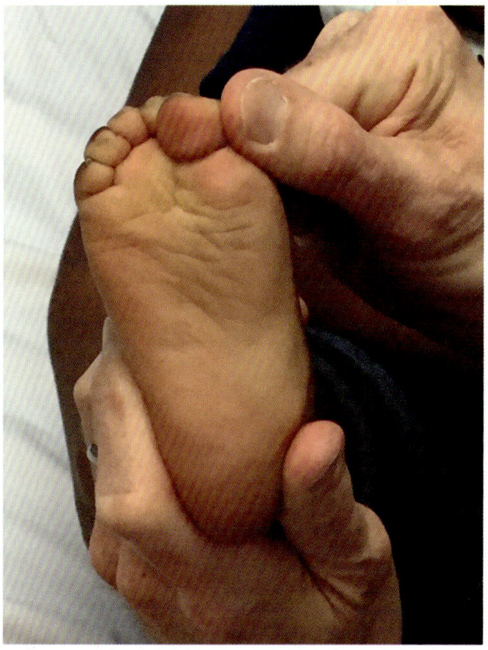

**图 29-23**　牵拉矫正跖骨内收畸形

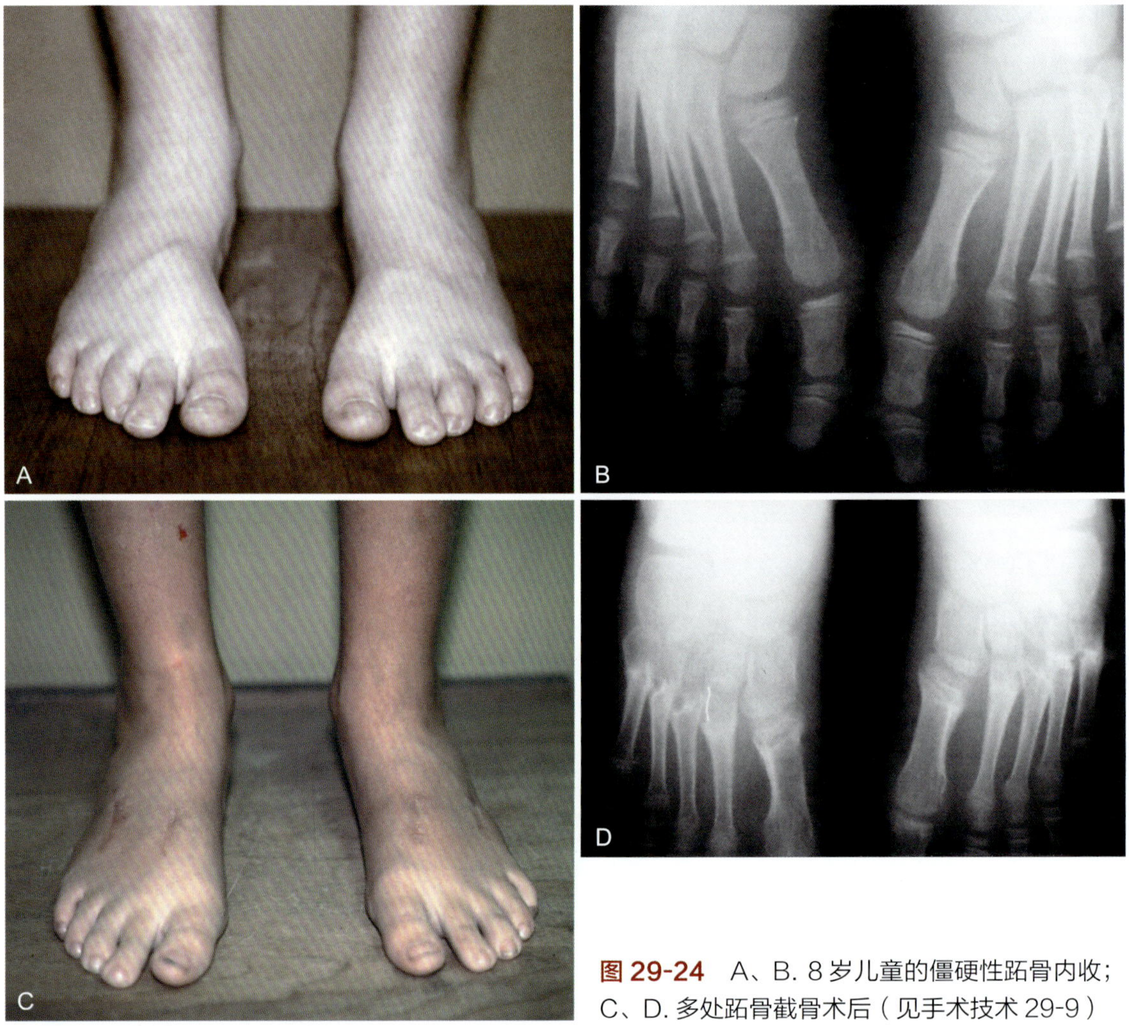


图 29-24 A、B. 8 岁儿童的僵硬性跖骨内收；C、D. 多处跖骨截骨术后（见手术技术 29-9）

## 手术技术 29-9

（Berman 和 Gartland）

- 采用足背两个纵行切口显露所有跖骨基底，一个切口位于第一、第二跖骨之间，另一个切口在第四跖骨表面，注意保护趾伸肌腱及表浅的神经，并尽可能保留浅静脉。
- 于骨膜下显露每个跖骨的近端干骺端，用低功率电钻对每一个跖骨做穹隆截骨；其圆顶位于近端（图 29-25），注意避免损伤第一跖骨基底的骺板。
- 当这些截骨方法不能实现充分的矫形时，可根据需要，在截骨部位切除基底位于外侧的较小的楔形骨块。
- 用细的、光滑的斯氏针从第一和第五跖骨骨干的远端向近端插入，并通过截骨处维持跖骨力线，贯穿固定，必要时在所有跖骨行此操作，防止截骨两端向背侧或跖侧成角以及重叠移位。
- 闭合切口前，摄 X 线片检查斯氏针的位置、截骨的部位以及前足的力线（图 29-26）。正位 X 线片上距骨与第一跖骨角应矫正到 0~10°。

**术后处理** 用短腿管型石膏将患足固定在矫正位置上。术后 6 周拆除石膏并拔除斯氏针，开始负重，通常用行走管型石膏固定 2~4 周。

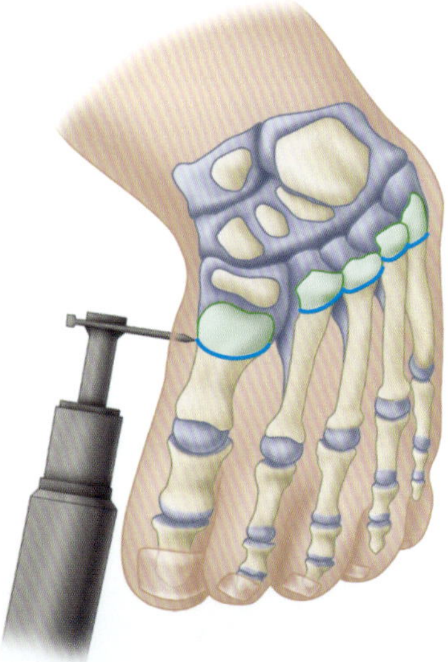

图 29-25 Berman 和 Gartland 跖骨截骨术，每一个跖骨基底的穹隆截骨均已完成（见手术技术 29-9）

对于上述手术技术的截骨部分，Knorr 等描述了采用 Cahuzac 技术对跖骨内收畸形儿童进行经皮截骨的方法。该方法使用海狸眼形刀片在第二跖骨和第三跖骨间的基底上做 2 个小切口。一个高速手术磨钻被用于第二至第四跖骨基底经皮截骨术。经皮楔骨跖骨囊切开术采用 19 号针。

## 楔骨及骰骨截骨术

McHale 和 Lenhart 介绍了内侧楔骨开放性楔形截骨和骰骨闭合性楔形截骨，矫正内侧柱严重短缩的中足畸形（“蚕豆” 足）。

### 手术技术 29-10

（Mchale 和 Lenhart）

- 患儿麻醉后采取仰卧位，在骰骨表面做一个短纵行切口（图 29-27A）。
- 切除一个基底位于背外侧、宽 7~10 mm 的楔形骨块（图 29-27B）。
- 通过内侧切口向远端部分延伸，显露内侧楔骨（图 29-27A）或在内侧楔骨的内表面做一个长 2 cm 的皮肤切口。
- 做楔骨截骨，但要保留胫前肌附着点位于远端截骨块。
- 用光滑牵开器将内侧楔骨的截骨间隙牵开，把所切取的骰骨楔形骨块嵌入楔骨截骨间隙内，楔形骨块的基底位于正内侧（图 29-27C）。
- 检查畸形的临床矫正情况，如果足的外侧仍显突出（中足旋后尚未矫正），可在骰骨去除一较大的楔形骨块。
- 用 2 根光滑的克氏针固定足部于矫正位。一根克氏针自跟骨插入，经过骰骨并从第五跖骨基底穿出，另一根克氏针从第一趾蹼插入，经过内侧楔骨、舟骨而进入距骨。
- 经 X 线片证实克氏针的位置以及骨性畸形矫正情况。
- 当把足置于矫正位置后，外侧 3 个足趾可能仍有被动未矫正屈曲畸形。如果存在这种情况，可实施单纯的趾屈肌肌腱切断。
- 闭合切口，使用厚棉垫的短腿管型石膏，使之允许一定程度的肿胀。

**术后处理**　术后 2 周检查伤口，然后应用更合身的非负重的管型石膏。术后 6 周拔除克氏针，再用负重管型石膏固定。管型石膏或石膏足靴一直固定至 X 线片上显示骨性愈合为止，通常 8~12 周。

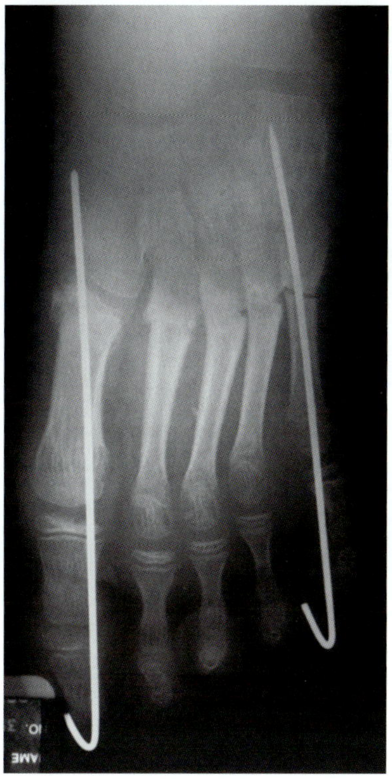

**图29-26**　完全截骨并插入斯氏针维持已矫正的位置（见手术技术29-9）

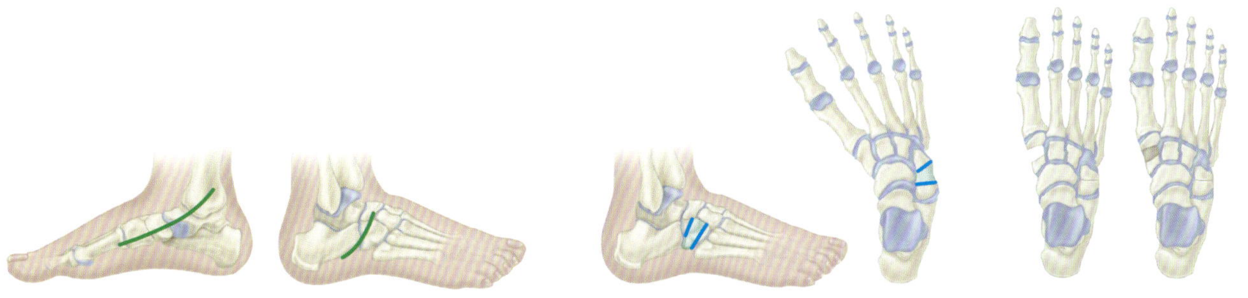


**图 29-27**　内侧楔骨和骰骨截骨治疗畸形后遗症。A. 外侧及内侧切口；B. 从骰骨切除基底位于背外侧的楔形骨块；C. 将楔形骨块嵌入内侧楔骨截骨间隙（见手术技术 29-10）

# 第二节 足畸形

## 一、先天性畸形足（马蹄内翻足）

先天性马蹄内翻足的发病率约占存活新生儿的1‰，尽管大部分为散发病例，但据报道，家族发病者具有染色体显性遗传伴不完全外显特征。双足畸形占50%。在双足畸形患者中，双足之间的严重程度和治疗反应高度相关。

关于马蹄内翻足的病因，已提出几种理论，但其根本原因仍是未知的。一种理论认为距骨内的原始胚芽缺陷引起距骨持续性跖屈和内翻，并继发多个关节及肌肉肌腱复合体的软组织改变；另一种理论认为是多个神经肌肉单位内的软组织原发性异常，引起继发性骨性改变。临床上罹患马蹄内翻足的儿童，除小腿肌肉明显萎缩外，还有胫前动脉发育不良。有学者已经证明马蹄内翻足的Ⅰ型和Ⅱ型肌纤维分布异常。虽然确切病因未知，但潜在的致畸因素包括父母吸烟、母亲肥胖、家族史、羊膜穿刺术和一些选择性血清素再摄取抑制剂。

多项研究表明，马蹄内翻足和发育性髋关节发育不良无相关性。但目前认为，马蹄内翻足患儿出生后需要进行髋关节常规临床筛查。

为了有效地治疗马蹄内翻足畸形，必须了解它的病理变化。马蹄内翻足的4种基本变化是高弓足、内收、内翻和跖屈畸形。畸形的严重程度各不一样，轻度体位性马蹄内翻足可以被动矫正至中立位，而更重的马蹄内翻足可以有极度的僵硬性后足跖屈和前足内收。典型畸形如图29-28所示。马蹄内翻足多伴有胫骨内旋，踝关节、跗骨间关节以及距下关节都有病理改变。在单侧病例中，畸形脚的长度和宽度可能只有正常脚的一半。

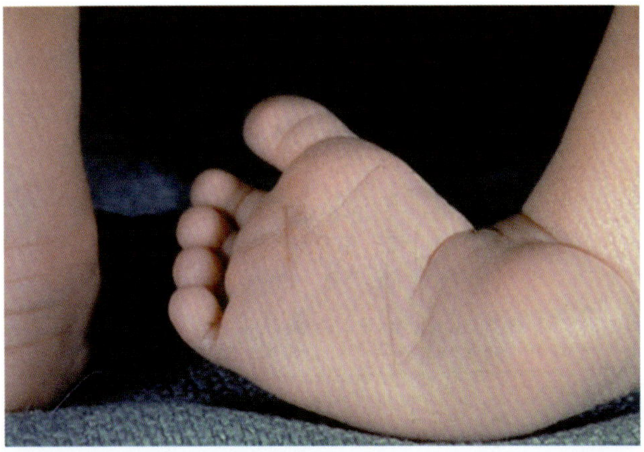

图29-28 新生儿先天性马蹄内翻足。后面观——跟骨内翻、跖屈及内旋，同时伴有跖侧横行皱褶的弓形足畸形

Turco把这种畸形归因于距骨周围的舟骨和跟骨向内侧移位，距骨受到其下方的跟骨及舟骨的压迫而产生跖屈，而距骨头和距骨颈则向内侧偏离。从三维角度来看，跟骨相对距骨的关系以矢状面、冠状面和水平面发生异常旋转为特征。跟骨以骨间韧带为支点发生水平方向旋转，并在距骨头和距骨颈的下方向踝关节的前方滑移，跟骨结节向后朝外踝滑移，因此，跟骨与腓骨的接近主要是由于距跟关节发生水平旋转的结果，而不仅仅是由跖屈所致。由于跟骨在冠状面和水平面通过距跟关节发生旋转，使足跟出现内翻。距舟关节因舟骨在距骨头周围发生移位而处于极度内翻的位置。骰骨相对于跟骨向内侧移位。

三维马蹄内翻足计算机模型显示，距骨颈相对于踝穴发生内旋，而距骨体在踝穴内发生外旋。模型还显示跟骨明显内旋，伴有跟骰关节面的倾斜，从而增加了中足的内旋。

软组织的挛缩或异常使畸形进一步加重，并阻碍骨性畸形的矫正以及关节力线的恢复。跟腓韧带、腓骨肌上支持带（跟腓支持带）、腓骨长短肌腱鞘以及距跟后韧带均为阻碍距跟关节力线恢复的因素。阻碍距舟关节力线恢复的因素依次为胫后肌、三角韧带（胫舟韧带）、跟舟韧带（弹簧韧带）、整个距舟关节囊、距舟背侧韧带、分歧韧带（“Y”形韧带）、伸肌下支持带，有时还有骰舟斜韧带。跟骰关节旋内造成分歧韧带（“Y”形韧带）、跖长韧带、跟骰跖侧韧带、舟骰韧带、伸肌下支持带（交叉韧带）、跟骰背侧韧带，偶有骰舟韧带的挛缩。

跖骨也常有变形，它们可能偏离跖跗关节，或者跖跗关节可能正常，但跖骨干本身发生内收变形。

如果马蹄内翻足未经治疗，骨骼将产生许多其他晚期适应性改变，改变取决于软组织挛缩的严重程度和行走的影响，在未经治疗的成年人中，某些关节可能自发融合或发生继发于挛缩的退行性改变。未经治疗的马蹄内翻足在外观、功能、心理上均不可接受，应尽量纠正畸形。

足的初次检查和治疗进度应取决于临床判断，有时需要依靠X线检查。

## （一）X 线评估

如果马蹄内翻足畸形不典型、合并全身遗传或神经性疾病、或初期非手术治疗显示无效，那么应该进行 X 线评估。对尚未行走的儿童，标准 X 线片包括双足（模拟负重）正位和应力背伸侧位片，较大儿童可以拍摄站立正侧位 X 线片。另外，超声检查已经被提议作为一种无辐射的成像方式，可以在熟悉该技术的领域进行应用。

在 X 线片上评价马蹄内翻足时，可以考虑几个重要的角，包括正位片上的距跟角，侧位片上的距跟角和距骨 - 第一跖骨角（图 29-29）。正常儿童正位片距跟角为 30°~55°（表 29-1），而马蹄内翻足畸形儿童，距跟角随着足跟内翻程度加重而进行性减少。在背伸侧位上，正常足的跟距角为 25°~50°，而马蹄内翻足，这一角度随着畸形程度

**表 29-1**

**平均随诊 6 年正常足角度发育**

| 角度 | 第一次随访平均值（°） | 最后一次随访平均值（°） |
|---|---|---|
| 前后位 | | |
| 距骨跟骨角 | 36.6 | 27.4 |
| 跟骨第二跖骨角 | 14.4 | 12.3 |
| 距骨第一跖骨角 | 16.9 | 8.1 |
| 侧位 | | |
| 距骨跟骨角 | 46 | 44.2 |
| 跟骨第一跖骨角 | 150 | 148 |
| 胫骨跟骨角 | 61.5 | 73.2 |
| 距骨第一跖骨角 | 16.3 | 12.1 |
| 跟距指数 | 83 | 71.6 |

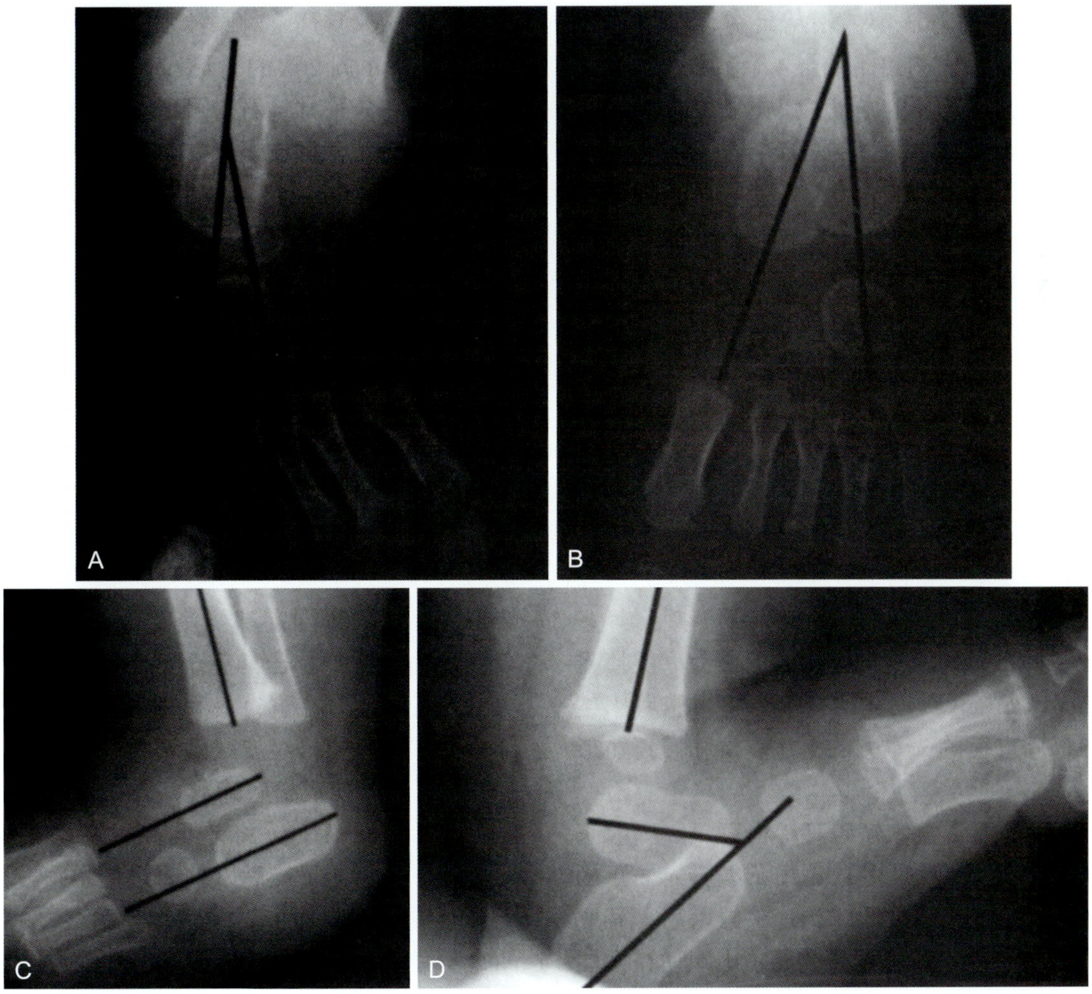


图 29-29　马蹄内翻足的 X 线评估。A. 右侧马蹄内翻足的正位 X 线片，距跟角减少，距骨 - 第一跖骨角为负值；B. 正常左足的正位 X 线片上的距跟角；C. 右侧马蹄内翻足背伸时侧位 X 线片，距跟角为 0°，胫跟角为负值；D. 正常左足背伸时侧位 X 线片的距跟角和胫跟角

加重而逐渐减少甚至可到 0°。正常足的胫跟角在应力侧位片上为 10°~40°，而马蹄内翻足胫跟角通常为负数，表明跟骨相对于胫骨有跖屈畸形。最后，X 线上的距骨 - 第一跖骨角用来衡量前足内收的情况，对治疗单纯性跖骨内收很有意义，在治疗马蹄内翻足时，对评价前足的位置也同样重要。在正常足的正位片上这一角度为 5°~15°，而马蹄内翻足畸形这一角度通常为负值，提示前足有内收畸形。

## （二）分类

Pirani 等和 Diméglio 等提出了两个比较常用的分类方案，其方案仅仅根据体格检查而不要求 X 线片测定或其他的特殊检查。Pirani 分类法有 6 个不同的体格检查项目，包括后足挛缩评分和中足挛缩评分，每一结果，得 0 分者为正常，得 0.5 分为中度畸形，得 1 分为严重异常。每一足确定一个总分，最高分为 6 分，分数越高表明畸形越严重。在 Diméglio 等的分类方法中，根据足在轻柔操作下的可复性，用手持式测角器测得 4 个参数，这 4 个参数是：①矢状面跖屈的角度；②冠状面内翻的角度；③跟足联合体水平面上的去旋转角度；④水平面前足相对于后足内收的角度（图 29-30）。还需要额外注意的是：后侧皮肤褶皱，内侧皮肤褶皱，僵硬的足弓以及较差的肌肉情况。在对这两个系统的比较中发现，两个系统在经过最初学习阶段后都具有良好的观察者间信度。常规临床应用这两个分类系统中的一个或者两个，将有助于判断预后及记录畸形的矫正与复发。

## （三）非手术治疗

马蹄内翻足的初期治疗为非手术治疗，推荐的治疗方法包括用矫正夹板、绷带和石膏矫形等多种。尽管多种石膏技术可被应用，但最为广泛接受的是 Ignacio Ponseti 所描述的技术，它由患者出生后几周内每周进行的一系列的手法复位和石膏矫形组成。

**1. Ponseti 石膏技术矫正马蹄内翻足** 一般来说，对 2 岁及以下儿童采用 Ponseti 石膏技术矫正马蹄内翻足畸形，甚至在非手术治疗失败以后，其成功率仍可达 90% 以上。多项研究显示出即使在发展中国家 Ponseti 方法也有巨大的成功及可重复性。通常需要行跟腱切断术，必要时胫前肌腱转移也可加入到常规的 Ponseti 石膏固定术中。据报道，经皮跟腱切断术后可出现因腓动脉损伤或小隐静脉损伤引起出血并发症，在切断跟腱前直接在跟腱上做一小切口，从内到外切断跟腱（图 29-31），以及应用圆形的海狸眼形刀片有助于避免血管损伤。

据报道，Ponseti 石膏固定术后畸形的复发率为 10%~30%，但是，许多复发的畸形再次应用石膏固定，附加或不附加跟腱切断术和胫前肌腱转移术，仍可获得治疗成功。许多学者都指出，避免畸形复发的最重要的因素是患者对术后支具佩戴方案的依从性。

Ponseti 方法理想情况下应被用于新生儿，但许多研究已经证明 Ponseti 方法仍可成功应用于年长患儿或经过初次治疗后畸形复发的患儿。对于有症状的畸形患儿，其复发率高于单纯畸形的患儿。尽管对于年长患儿和有症状的患儿成功率较低，但对于有挑战的病例，非手术治疗仍然应该作为首选治疗方案考虑。

坚持 Ponseti 治疗原则对于获得最佳治疗结果至关重要。只有几个对原技术的小改良可以获得相同的效果。1 周 2 次的矫形石膏可以加速矫形且无并发症。高分子材料石膏可以获得与传统石膏同样的效果。坚持佩戴支具至 4 岁比原技术要求的到 3 岁要更好些。

（1）Ponseti 管型石膏的应用：Ponseti 石膏固定术分两个阶段：治疗和维持。治疗越早越好，最佳年龄为出生后 2 周内，年龄稍大的儿童也适用。每周进行轻柔的手法矫形和石膏固定，尽管有些学者提倡更短周期、更频繁地更换石膏。系列手法矫形和石膏固定的矫正顺序应按如下步骤进行：首先，矫正前足弓形足畸形和内收；其次，矫正足跟内翻；最后，矫正后足跖屈。矫正应依此顺序进行，踝关节而不是中足背伸，可以避免足部出现摇椅底畸形。每次石膏固定都要使足位于矫正的位置上，以使足逐渐重塑。通常完全矫正足踝力线需要 5~6 次的石膏固定。在进行最后一次石膏固定术前，大部分婴儿都需要行经皮跟腱切断术来获得足够的跟腱长度以及预防摇椅底畸形。

第 1 次石膏固定将前足和后足摆平来矫正弓形足畸形，将前足旋后以使前足与足跟在同一平面上并且提升（背伸）第一跖骨（图 29-32A）。应分两个阶段进行石膏固定：开始为一个膝下的短腿石膏，当石膏定型后再将其延长至膝上。长腿石膏对维持距骨下强大的足外旋力量、允许足内侧结构充分伸展及预防石膏滑移非常重要。

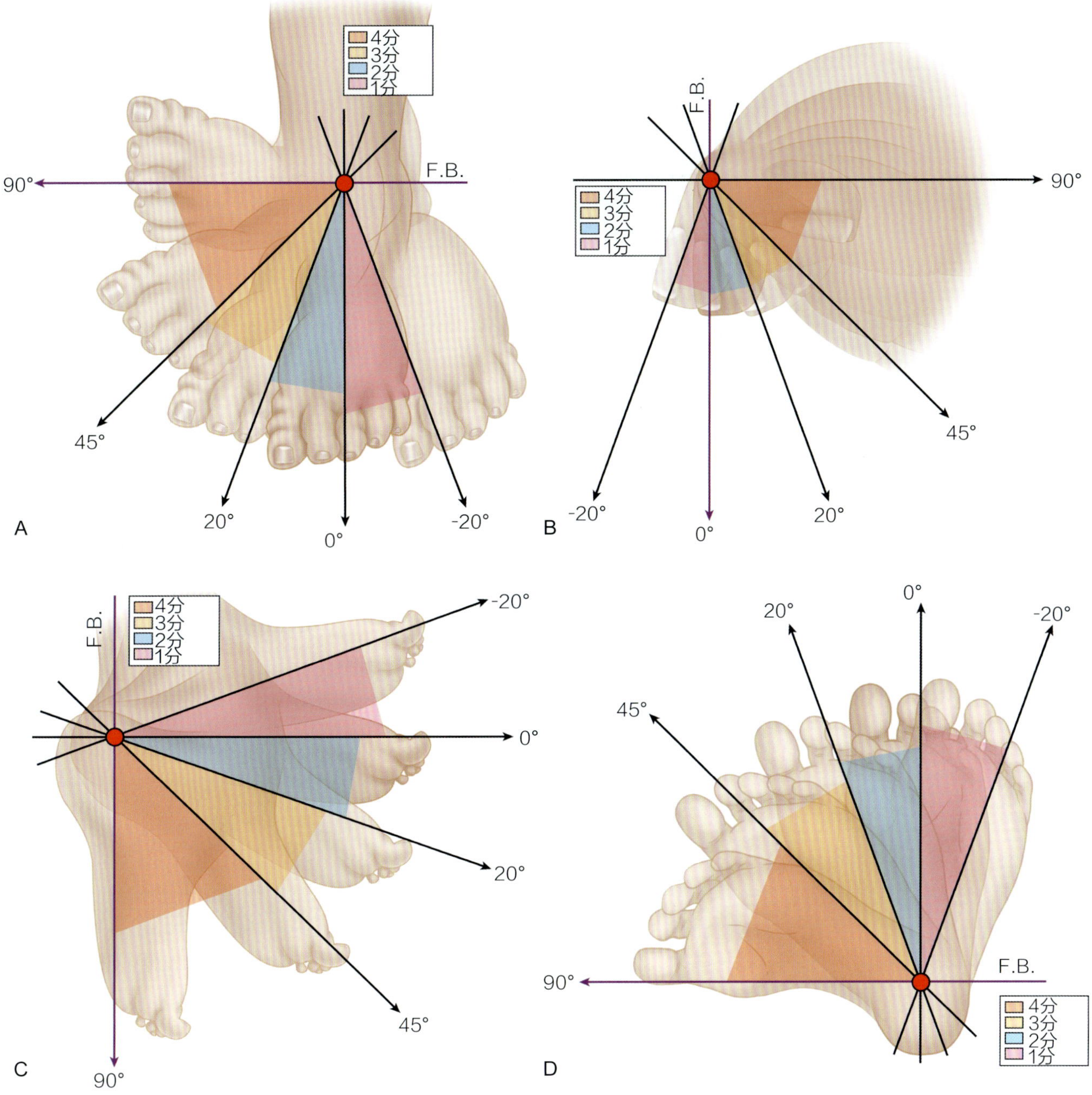


**图 29-30**　Diméglio 马蹄内翻足严重程度分级。A. 跖屈；B. 内翻；C. 反旋；D. 内收（引自：Diméglio A, Bensahel H, Souchet P, et al: Classification of clubfoot, J Pediatr Orthop B 4: 129-136,1995.）

经过 1 周的石膏固定后，拆除第 1 个石膏，经过约 1 min 的手法矫形后，应用第 2 个趾到腹股沟的管型石膏（图 29-32B）。这个阶段的矫正和石膏固定主要是围绕距骨头使足外展，并小心地维持前足的旋后位及避免前足的旋前。在手法矫形过程中，通过将一个拇趾放在距骨头上以感觉舟骨复位到距骨头上。在 Ponseti 石膏技术中一个关键点就是前足去旋转出现于距骨周围而不是跟骰关节处，不应该直接矫正跟骨。在此过程中维持前足旋后，在不引起摇椅底畸形的情况下矫正距舟关节半脱位就将使跟骨外展和外翻。此后可通过经皮跟腱切断术来达到余下跟骨畸形的最终矫正。

在接下来的 2~3 周，每周都要进行手法矫形和石膏固定，使中足围绕距骨头逐渐外展。患足绝对不能主动旋前；但是，这些次的石膏固定中旋后的程度可逐渐减小，直到前足相对于足长轴处于中立位（图 29-32C）。理想的情况是每一次去除石膏刚好在再次进行手法矫形和石膏固定前，许多种石膏材料都可以取得类似的成功。

患足的最后一次石膏固定同样是让足最大限度

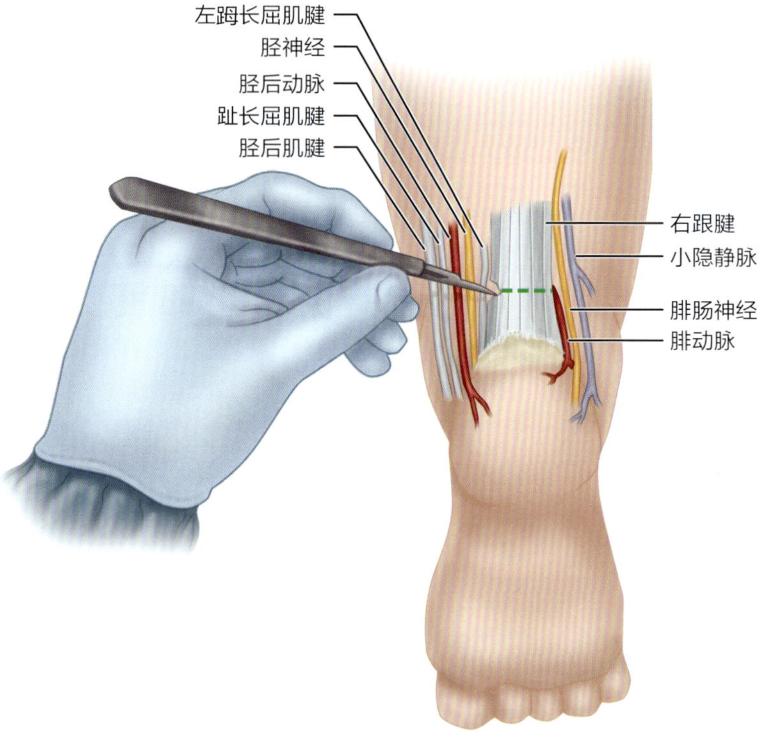


**图 29-31** 从内侧向外侧的经皮跟腱切断术。注意跟腱外侧缘附近的腓动脉、小隐静脉和腓肠神经

地外展及背伸 15°。在大多数儿童，为了避免出现摇椅底畸形须行经皮跟腱切断术。这一手术既可以在门诊用麻醉药麻醉局部皮肤后进行，也可在手术室应用镇静药或全身麻醉后进行。在门诊进行跟腱切断术的优点在于可以减少麻醉和长时间禁食的需要；但在手术室操作更容易控制可能出现的大量出血情况。患足要在约外展 70° 以及背伸 15° 的最终位置上石膏固定 3 周（图 29-32D）。通常需要 5~6 次的石膏固定以矫正马蹄内翻足畸形。

（2）维持阶段：拆除最后一次石膏后，患儿需要穿支具以维持患足的矫正位置（外展和背伸）。该支具（足外展矫形器）包括安装在横杆上的外旋 70°、背伸 15° 的鞋。两只鞋之间的距离要比婴儿的肩膀宽 1 英寸（约 2.5 cm）（图 29-33）。

医疗器械厂家已经设计出了多种不同类型的鞋和连杆。在某些情况下，需要通过实验来发现哪种鞋和杆组合能获得更大的顺应性。石膏固定术后，婴儿每天穿支具 23 h，持续 3 个月，然后改为只在睡觉时穿，持续 3~4 年。良好的支具佩戴依从性在维持矫正和预防复发中具有最重要的作用。支具佩戴早期应增加随访次好（频率），有益于更好适应支具，早期发现复发。

**2. 畸形复发的处理** 如果严格地遵从支具治疗方案的话，马蹄内翻足畸形很少复发。早期的复发（通常为轻度跖屈和足跟内翻）用多次手法矫形和石膏固定可获最佳治疗。如果患足存在弓形足畸形，第一次石膏固定时需要第一趾列有一定的背伸。接下来的石膏固定要围绕距骨头使足外展，矫正内翻，最终使踝关节能够背伸。如果背伸不充分可能需要行跟腱延长术。胫前肌腱转移术可能有助于维持矫正位置，特别是对于有持续内翻畸形的儿童。

## 胫前肌腱转移

**手术技术 29-11**

- 只有在踝关节背屈正常，或者已经进行了腓肠肌 - 比目鱼肌 - 跟腱复合体延长后，才需要进行胫前肌腱转移（见技术 33-13）。
- 在足背内侧，沿胫前肌腱表面取 1~2 cm 切口。
- 切开腱膜，从止点处切断肌腱，游离尽可能的长度。
- 胫前肌腱可以转移至外侧楔骨，双切口技术：肌腱在踝关节水平可能出现拉力改变。三切口技术：肌腱走行更直接，但增加了一处切口和更多的外科解剖。
- 对于三切口技术，在胫骨远端 1/3 处触摸到肌腱并增加一个 1 cm 切口。

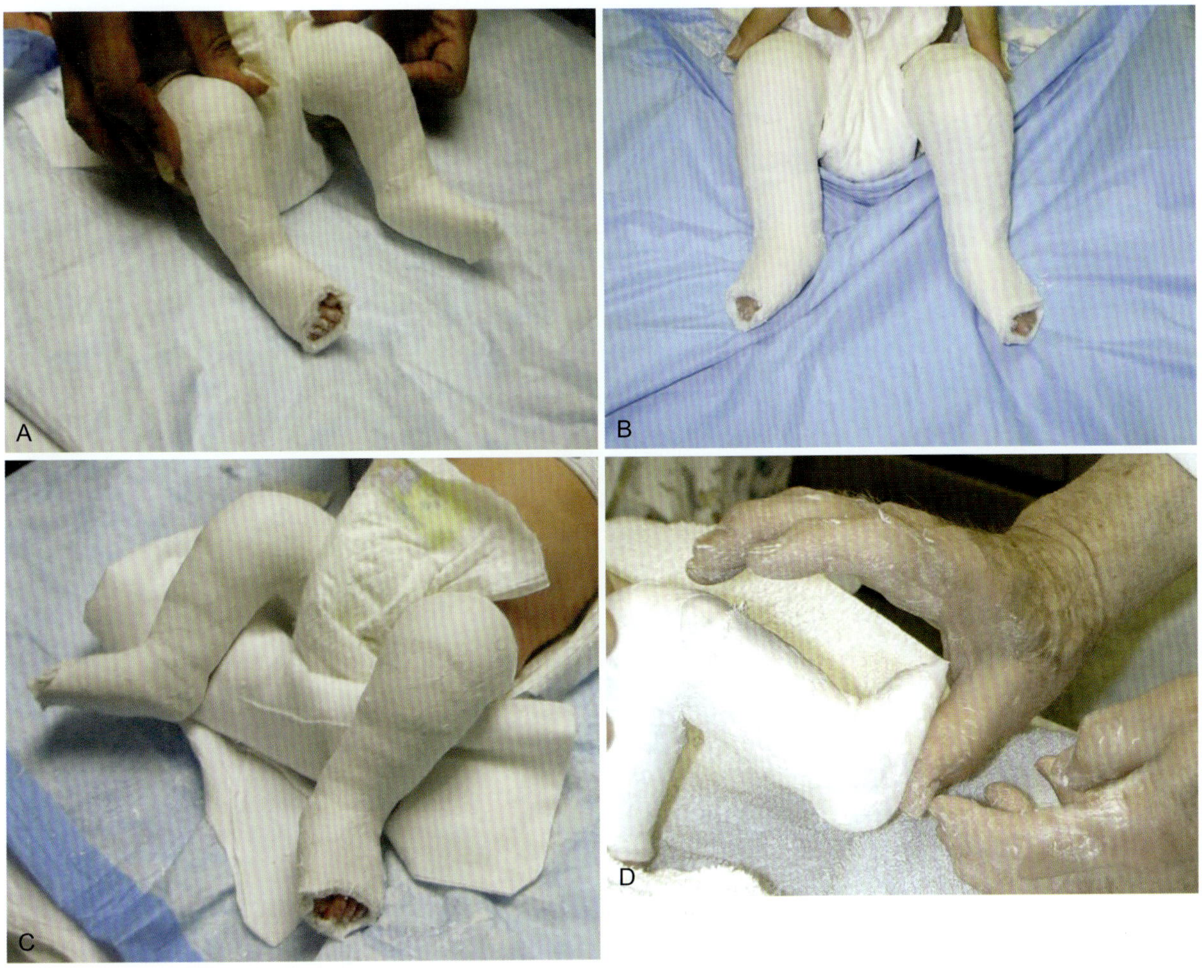


**图 29-32** Ponseti 管型石膏矫正马蹄内翻足（见正文）。A. 第 1 次管型石膏固定：注意前足的位置应与足跟相平，由于跟腱紧张，足外侧缘甚至可以更加向下倾斜；B. 第 2 次管型石膏固定时足外侧缘仍然向下倾斜，前足稍微向外移；C. 第 3 次管型石膏固定：跟腱的延长使足外缘位置更接近正常，前足更加外翻；D. 最后 1 次管型石膏固定：通过足尖前趾进一步延长跟腱（引自：Scher DM: The Ponseti method for clubfoot correction, Oper Tech Orthop 15: 345, 2005.）

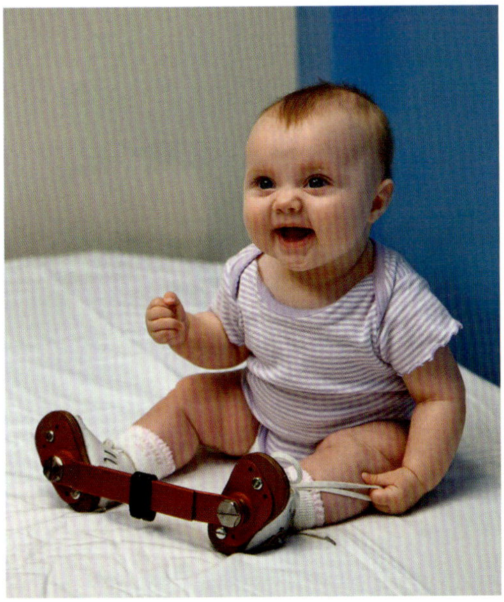

**图 29-33** 足外展矫形器包括可外旋 70° 和背屈 15° 的鞋子

- 切口直达腱鞘，并且锐性切开腱鞘。在肌腱下方插入止血钳，并将肌腱由近端切口牵出。远近端可能都需要充分松解以使肌腱能够顺利迁出。
- 先缝合远端切口，然后逐个缝合不再需要的切口。避免在所有切口缝合时，保持长时间的足背伸。
- 使用 1 号肌腱缝合线，采用 whip 缝合，Kra-kow 缝合或交叉缝合，固定肌腱，并保证有足够长度可转移。
- 确定外侧楔骨位置，并取 1~2 cm 长切口。辨别和保护所有腓神经的浅表分支。
- 将趾长伸肌腱和肌肉牵开，显露外侧楔骨。
- 切开外侧楔骨表面骨膜与关节囊，呈"地板门状"，并保持完整。
- 在踝关节支持带深部，使用蚊钳从远侧切口向上至近侧切口进行分离，进行 2~3 次分离，为转移肌腱腾出空间。
- 将肌腱经前述皮下通道，由近端牵向远端。

- 确定外侧楔骨位置，由背侧向跖侧打一骨洞，骨洞大小需与肌腱相符。
- 将2根直的克氏针由背侧向跖侧穿过骨洞，并将肌腱牵引至骨洞内。足底放置双孔纽扣，将针穿过双孔。
- 将踝关节背屈、外翻，确保肌腱在外侧楔骨骨洞内，将穿过纽扣的缝线打结固定。
- 将骨塞塞入骨洞内挤压固定肌腱。
- 将楔骨表面地板门状软组织缝合固定肌腱。
- 缝合切口，并且短腿石膏将足进一步固定在矫正位置。

**术后护理** 6周后拆除石膏，以及去除足底纽扣。

### （四）手术治疗

马蹄内翻足的手术适应证为经过系列手法和石膏非手术治疗后，畸形仍没有得到矫正者。通常，儿童非常僵硬的马蹄内翻足畸形其前足通过非手术治疗已得到矫正，但后足仍然固定在内翻和跖屈位上，或畸形已经复发。必须依据患儿的年龄和需要矫形的畸形程度选择治疗马蹄内翻足的手术。

对于严重畸形，通常需要包括后外侧韧带复合体的广泛松解术。由McKay所描述的手术方法，考虑到距下关节的三维畸形，允许矫正跟骨内旋畸形，并可松解足后外、后内侧的挛缩。对于多数马蹄内翻足的初期手术治疗，笔者更喜欢采用横环形切口（Cincinnati切口）改良的McKay手术方法。在很多病例中，由于经过初期保守治疗，足畸形已获得部分矫正，所以并不需要彻底显露距舟关节。横环形切口可以起到松解减少术后僵硬的作用，是首选方法。

## 横环形切口（Cincinnati切口）

进行广泛性松解的一种选择是使用横环形切口，也被称为Cincinnati切口。这一切口对距下关节提供了良好的显露，也适用于跟骨有严重内旋畸形的患者。此切口的一个潜在问题是，术后应用足背伸位石膏固定，将增加已缝合的皮肤切口张力。为了克服这个问题，术后即刻石膏固定时，可把足置于跖屈位，于术后2周切口愈合、更换第1次石膏时，再把足背伸到矫正位置。更换石膏时通常需要应用镇静药或在门诊全身麻醉下进行。

如果足部在完全矫正位皮肤闭合较为困难，则可用带筋膜皮瓣闭合切口。V-Y形皮瓣旋转使皮肤切口获得完全无张力缝合。

**手术技术 29-12**

（Crawford、Marxen和Osterfeld）

- 皮肤切口从足内侧舟楔联合关节开始（图29-34A）。
- 向后延长，并逐渐转向内踝远端的下方，再稍微上升，大概在胫距关节水平横行经过跟腱表面（图29-34B）。
- 继续延长切口，稍微弯曲经过外踝的表面，恰止于足跗骨窦稍内侧的远端（图29-34C）。
- 根据手术需要，还可将切口向内侧或外侧的远端延长。

## 广泛的后内侧和后外侧松解

**手术技术 29-13**

（改良McKay手术）

- 采用横环形切口（Cincinnati切口）切开皮肤，尽可能保留足背外侧静脉，并保护腓肠神经。
- 沿跟腱向上、向下分离皮下组织，冠状面上至少显露跟腱2.5 cm。如果已完成矢状面显露，跟腱与跟骨的外侧附着点应予保留以辅助后足内翻的矫正。

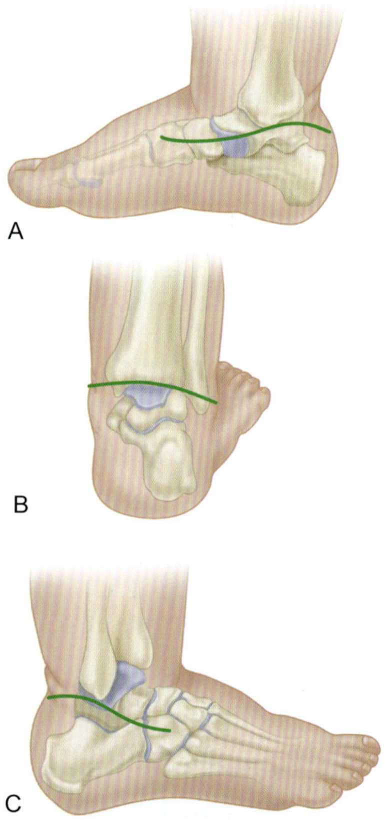


**图29-34** Crawford等描述的横环形切口（Cincinnati切口）。A.内侧观；B.后面观；C.外侧观（见手术技术29-12和手术技术29-21）

- 在与跟腱腱膜相融合处，将跟骨上的腓骨肌上支持带切开。
- 仔细解剖，分离跟腓韧带、距跟后韧带、增厚的腓骨肌上支持带以及腓骨肌腱鞘。
- 于近跟骨处切断跟腓韧带（此韧带短而粗，并且与骨突紧密相连）。
- 从与跟骰关节的附着点，到其加入后方拇长屈肌腱鞘之间，切开外侧距跟韧带和距跟外侧关节囊。对更为难治的马蹄内翻足畸形，趾短伸肌起点、交叉韧带（下伸肌支持带）、跟骰背侧韧带，有时包括骰舟斜韧带，均需要从跟骨上切断，才允许跟骨前部向外侧移位。
- 于足内侧，分离进入足弓的血管神经束（内侧和外侧跖神经及其伴随血管），注意保护跖外侧神经的内侧跟骨支。用一条小的 Penrose 引流条保护血管神经束。完成对进入足弓的内、外侧血管神经束的分离。
- 进入跖面内侧血管神经束间隔，沿间隔进入楔骨的远端足弓。
- 将拇展肌和胫后肌腱、拇长屈肌及趾长屈肌腱腱鞘牵开。
- 切断介于跖神经内、外侧束之间的狭窄筋膜束，可使拇外展肌向远方滑移。
- 恰于内踝后上方进入胫后肌腱鞘，切开该腱鞘并从胫骨上方切断三角韧带浅层，直到显露胫后肌腱。
- 接着从内踝向近端至切口允许的最大距离内，“Z”形切断并至少延长胫后肌腱 2.5 cm。从趾长屈肌和拇长屈肌交叉处开始，于载距突处锐性切开这两个腱鞘，再向近端切开腱鞘直到进入距跟关节。
- 继续向足舟骨及其周围分离，牵拉附着于舟骨的已“Z”形延长的胫后肌腱远端。
- 通过牵拉胫后肌腱远端打开距舟关节，并靠近足舟骨仔细地切开三角韧带（胫舟内侧韧带）、距舟关节囊、距舟背侧韧带及跟舟足底韧带（弹簧韧带）。
- 采取仔细的钝性分离、显露，于距舟关节与足背侧的伸肌腱及血管神经束之间的间隙插入拉钩，将后者牵开，切勿切断或干扰距骨背侧血供。
- 接着，切开距舟关节的内侧、跖侧、背侧及外侧关节囊。分歧韧带（“Y”形韧带）附着于距舟关节的外下方，切断该韧带的两端，才能矫正跟骨水平面的旋转畸形。
- 切开距跟关节的内侧、后内侧的关节囊、韧带及附着于载距突的三角韧带浅层，便完成了距跟关节的松解。此时切勿切断距跟韧带（骨间韧带）。
- 牵开跖外侧神经，用骨膜剥离器从跟骨的内下方分离足底跖方肌起点，并显露跟骰足底韧带、腓骨长肌腱表面的跖长韧带。
- 这时应将距骨推进踝关节，显露距骨体表面至少 1.5 cm 的透明软骨。如果距骨不能被推进踝关节，应切断距腓后韧带。如果距骨还不能进入踝关节，继续切断三角韧带深层的后侧部分。
- 至此，应对是否需要分离跟距骨间韧带，以矫正跟距关节平面的旋转畸形做出决定。根据足的位置确定距下复合体的活动程度和足趾畸形是否完全矫正，决定是否切断该韧带。但是，要尽可能保留该韧带。
- 当将足作为一个整体向后方推移时，将距骨头、颈的内侧与楔骨内侧对齐，再从内侧将跟骨向踝关节后方推移。然后检查内外踝之间的平面与足水平面相交的角度，如果这个角度为 85°~90°，则不必切断距跟骨间韧带。然而，对 1 岁以上的儿童，一般均有必要松解骨间韧带，因为骨间韧带往往增宽增厚，阻碍距跟关节旋转畸形的矫正。
- 当足获得满意的矫形后，从距骨后面向距骨头的中央插入 1 根小的克氏针。对于较大儿童，由于距骨头和距骨颈向内侧倾斜更为明显，克氏针插入的方向应略偏于距骨头的外侧，这样有助于距骨头前方的足舟骨和楔骨向外侧移位，从而消除了前足内收。
- 克氏针经过距舟关节、楔骨，从第一跖骨内侧或外侧的前足穿出皮肤。当助手穿克氏针时，术者保持前足不能内收。针尾靠近距骨体处剪断，再用钻头把克氏针继续往前足插入，直到克氏针的尾端埋入距骨体的后部。
- 此时检查足是否获得了合适位置，即足的矢状面与两踝平面相交为 85°~90°，足跟在胫骨纵轴上有轻度外翻。
- 如果距跟韧带已经松解，从跖侧穿 1 根克氏针经过跟骨，埋入距骨内，注意不要穿过踝关节。
- 将胫骨后肌腱和跟腱紧密缝合，使足部轻度背伸。几乎不需要延长指长屈肌，但拇长屈肌在矫正后的足部通常是紧绷的。拇长屈肌紧张可以被部分延长的关节周围肌腱、“Z”形延长的肌腱、亨利结指长屈肌腱固定术（首选技术）后切断的肌腱或在拇趾近端指骨水平切断的屈肌腱纠正。
- 将延长的胫骨后肌腱复位在腱鞘内，修复内踝下的腱鞘。将纤维脂肪组织附着在跟腱前面的跟骨上，覆盖踝关节外侧。将腓骨肌腱鞘与纤维脂肪瓣缝合，防止腓骨周围的腓骨肌腱和腓骨鞘半脱位。用间断缝合线缝合皮下组织和皮肤。
- 切口用不粘贴的敷料覆盖松散包裹。足部跖屈并屈曲约 90°（图 29-35）。

**术后处理**　应用长腿管型石膏，把足固定在跖屈位。2 周更换石膏时，将足固定在矫正的位置，在门诊更换石膏可用镇静药或全身麻醉下进行。6 周时再次更换管型石膏，并拔除克氏针（图 29-36），用踝关节 / 足部矫形器矫正。

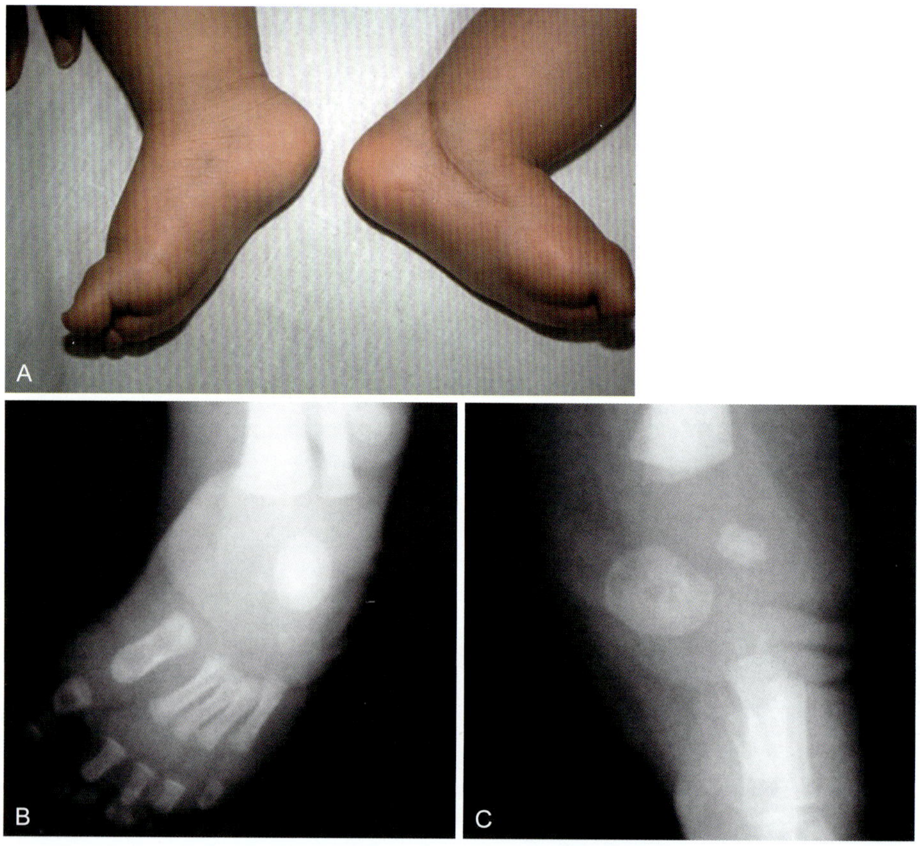


图 29-35 改良 McKay 手术，采用 Cincinnati 切口。A. 矫正后临床表现；B、C. 术前正位和侧位 X 线片（见手术技术 29-13）

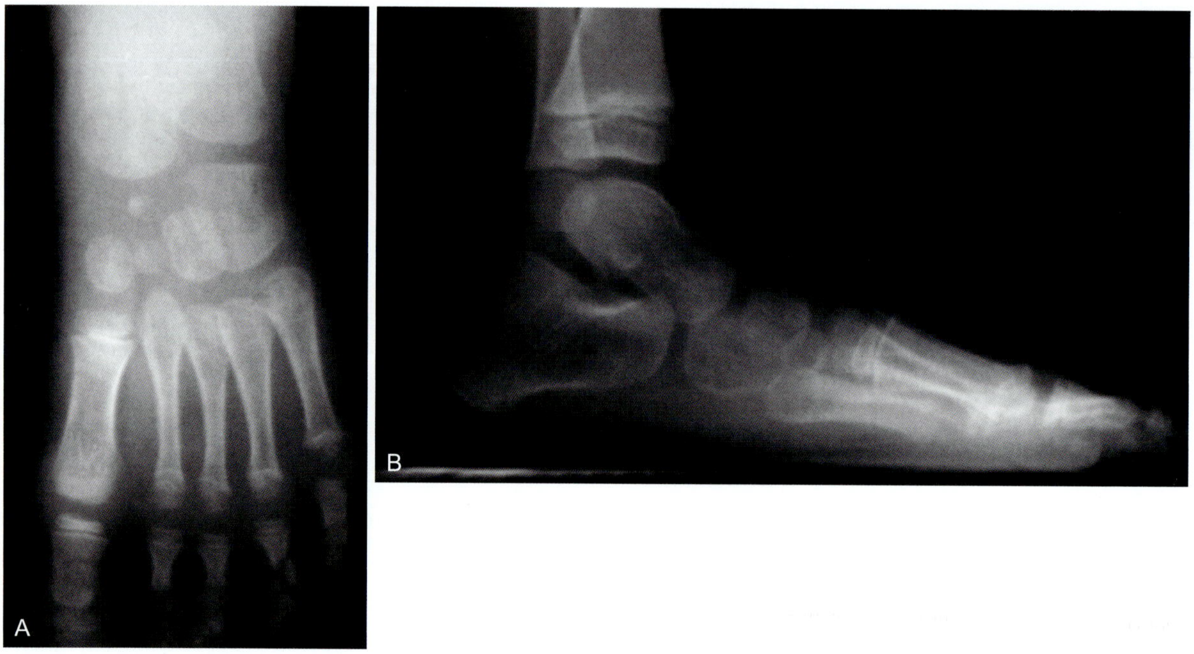


图29-36 A、B.6岁儿童在6个月龄时行改良McKay手术治疗，其左足的X线表现（见手术技术29-13）

在先天性马蹄内翻足的治疗过程中，为了实现彻底的畸形矫正，有两个特殊问题需要予以注意。第一个问题是 6~12 个月的儿童，前足内收及后足外翻得到了适当的矫正后，仍会遗留后足跖屈畸形。这种后足跖屈畸形可通过跟腱延长、踝关节后关节囊和距下关节的后关节囊切开得到适当的矫正，而不需要做一期后内侧广泛松解。必须仔细做体格检查及阅读 X 线片，以便确定无须广泛松解，仅须行矫正后足跖屈的手术。如果单纯做跟腱延长和后关节囊切开，必须充分地矫正足跟内翻及内旋畸形。

第二个问题是动力性跖骨内收畸形和前足旋后。先天性马蹄内翻足已获矫正的年长儿童，由于胫前肌过度牵拉，可产生跖骨内收畸形。对于这些患者，可选择胫前肌腱移位术治疗，将胫前肌腱劈开移位或整个肌腱移位到中间楔骨，但前足和后足必须有柔韧性，才能使肌腱移位获得成功（见手术技术 34-9）。

## 跟腱延长和后关节囊切开术（标准手术）

**手术技术 29-14**

- 在跟腱的内侧做一个纵行直切口，从跟腱最远端开始，向近端延长至踝关节上方约 3 cm，锐性解剖皮下组织。
- 显露跟腱后，在跟腱的内侧切开腱周组织，分离跟腱周围结构，显露 3~4 cm 长度。
- 如果有跖肌腱，则将其切断。
- 于跟腱的内侧寻找拇长屈肌腱、趾长屈肌腱、胫后肌腱以及血管神经束，用 Penrose 引流条将这些组织加以保护。
- 从远端切断跟腱的内侧半，再于近端切断外侧半，将跟腱“Z”形延长 2.5~4 cm（图 29-37）。
- 仔细清除距下关节水平的关节囊周围脂肪组织。
- 徐缓地将足跖屈和背伸，以确认踝关节。如果踝关节不容易辨认，则在中线做一个小的纵行切口，直到滑液从关节囊流出。
- 然后在踝关节最内侧面开始向外侧横行切开关节囊，止于胫后肌腱腱鞘及胫腓关节最外侧部分之间的关节连接，注意切勿切开胫后肌腱鞘及下方的内侧韧带（三角韧带）深层。
- 如果需要切开距下关节后侧的关节囊，应从拇长屈肌腱鞘的最近端开始，根据需要向内侧和外侧切开。

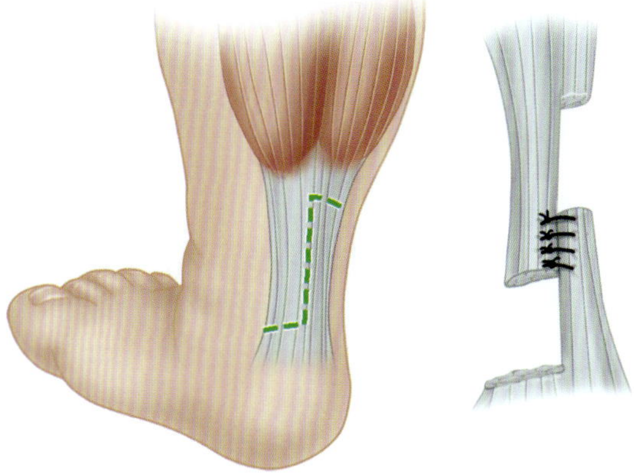

**图 29-37** 跟腱延长（见手术技术 29-14）

- 将足置于背伸 10° 的位置上，拉紧跟腱的两端判断跟腱的张力，于足跖屈位缝合跟腱，使之长度合适。
- 放松止血带，电凝止血，逐层缝合切口。
- 于膝关节屈曲、足背屈 5° 的位置上，用长腿石膏固定。

**术后处理** 术后 6 周拆除石膏，然后可采用踝足矫形支具固定 6~9 个月。

一些对手术治疗马蹄内翻足的远期评估获得了很好的结果，足部通常可以达到跖行、有功能和相对无痛；但长时间站立或活动后出现顽固性僵硬和轻度不适很常见。一些最新的文献对比了马蹄内翻足采用 ponseti 石膏固定和广泛软组织松解手术远期的临床和功能预后，发现 ponseti 石膏固定在关节活动度，减少疼痛，减少关节炎发生方面具有优势。所以，应尽量避免广泛的软组织松解手术。

### （五）难治性马蹄内翻足

治疗年长儿童遗留性或难治性的马蹄内翻足，是儿童骨科中最困难的问题之一，畸形可以多种形式出现，治疗上没有明确的原则。必须仔细地评价每例儿童，以便决定哪些治疗可最好地矫正影响功能的特殊畸形。全面检查应包括前足和后足的仔细评价，遗留性的前足畸形应确定是动力性（前足柔韧）还是僵硬性；确定跟骨内翻或外翻的程度以及踝关节背伸和跖屈的角度；应注意到以前的任何手术治疗所引起足周围的显著性瘢痕或运动丧失。摄立位的足正位和侧位 X 线片，以便进行解剖学上测量。如果畸形为单侧性，可将对侧足作为测量的对照；还应研究畸形持续存在的所有可能原因，包括潜在的神经性疾病、骨骼异常发育或肌力不平衡。据报道，大部分畸形是第一次手术矫形不足所致，矫形不充分是由于没有很好地松解跟骰关节、跖筋膜，以及在术中拍摄X线片上没有注意遗留前足内收畸形。然而，过度矫形引起后足外翻或足舟骨背侧半脱位并非少见。

矫形不充分在手术时可能不明显，但随着儿童生长，持续性畸形将更为明显（图29-38），原来矫形不充分的问题就会显露出来。对临床上和X线片上表现尚未完全矫正的马蹄内翻足，并非总需要手术治疗，必须考虑儿童的患足功能、畸形相关症状的严重程度，以及畸形不治疗是否会加重，再决定是否治疗。重复矫治和石膏固定应始终被视为治疗复发性马蹄内翻足的选择。许多严重的足部畸形可以通过一系列的重复矫治和石膏固定来改进或矫正。

即使重复石膏固定不能完全纠正残余或复发性畸形，但至少可以得到部分改善，从而减少为获得完全矫正而带来的手术必要。

难治性马蹄内翻足的基本矫形手术包括软组织松解和截骨术，根据儿童的年龄、畸形的严重程度及受累足的病理改变，选择合适的术式和联合手术。一般来说，儿童年龄越大，越可能需要行联合手术治疗，2~3岁儿童可选择改良McKay手术（见手术技术29-13），但如果以前的软组织松解，引起了距下关节僵硬、距骨缺血性坏死或严重皮肤挛缩，截骨术是较好的选择。5岁以上的儿童几乎都需要截骨术矫正难治畸形；而3~5岁的儿童是一个不确定年龄段，其治疗原则不明确，所以需要仔细地做出判断。难治性马蹄内翻足畸形的常见组成包括前足内收或旋后或两者同时存在、足的内侧柱短或外侧柱长、跟骨内旋和内翻以及跖屈畸形。

马蹄内翻足手术后出现的背侧囊肿可归因于肌无力（尤其是小腿三头肌），患者试图用脚趾屈肌推开以补偿三头肌的肌无力，或由于胫骨前肌和腓骨长肌受损之间的不平衡而出现囊肿。大多数作者建议将拇长屈肌转移到第一跖骨颈部，并通过第一跖骨的足底闭合楔形截骨术进行骨性矫正。

对前足遗留性内收或旋后畸形，或两者同时存在的矫形治疗，与单纯性跖骨内收的治疗相似。由于足动力性旋后及内收常由胫前肌腱过多活动和腓骨肌腱活动低下引起，所以对于柔韧性足，肌腱平衡手术是最理想的解决办法。

评价后足应确定是单纯的跟骨内翻畸形，还是足外侧柱长或内侧柱短所致。对从未接受手术治疗的2~3岁以下儿童，可采用广泛的距下松解，治疗遗留性足跟内翻；但3~10岁儿童的遗留性软组织和骨性畸形，常常需要联合手术治疗。

踝关节外翻必须与后足外翻加以区别，因为两者手术矫正的时间和方法不同。对于出现症状的踝关节外翻，推荐使用1枚4.5 mm的骨皮质螺钉行经皮内踝骨骺固定术治疗。

对于单纯的后足内翻伴轻度的前足外旋，可联合Dwyer截骨及跟骨外侧闭合性楔骨截骨治疗。跟骨开放性楔形截骨后因皮肤紧张，在跟骨表面切口部位会出现皮缘坏死。所以，尽管跟骨外侧闭合性楔形截骨术后，跟骨高度有所丧失，但只要有需要，现在多数学者都喜欢采取跟骨外侧闭合性楔形截骨和克氏针固定。手术的理想年龄为3~4岁，但没有年龄上限。

如果后足畸形包括跟骨内翻和遗留性跟骨内旋伴足的外侧柱过长，Lichtblau手术是一种比较合适的选择，即采取跟骨外侧闭合性楔形截骨或骰骨摘除术缩短足外侧柱。对于≥3岁的儿童，其跟骨和外侧柱比距骨相对要长，手术效果最好。潜在的手术并发症包括出现“Z”形足或“斜”足畸形。

据报道，跟骨-第二跖骨角测定的前足内收畸形，经骰-楔骨截骨术治疗后获得改善，不需要进一步的手术治疗。

对年幼儿童遗留轻度的跟骨跖屈畸形，跟腱延长和踝关节、距下关节的后关节囊切开可获得很好的矫形效果。对极少数年龄较大、有孤立的固定性跖屈畸形的儿童，则需要行Lambrinudi关节融合术。临床证明前胫骨远端半骺骨板固定术纠正马蹄足是无效的。

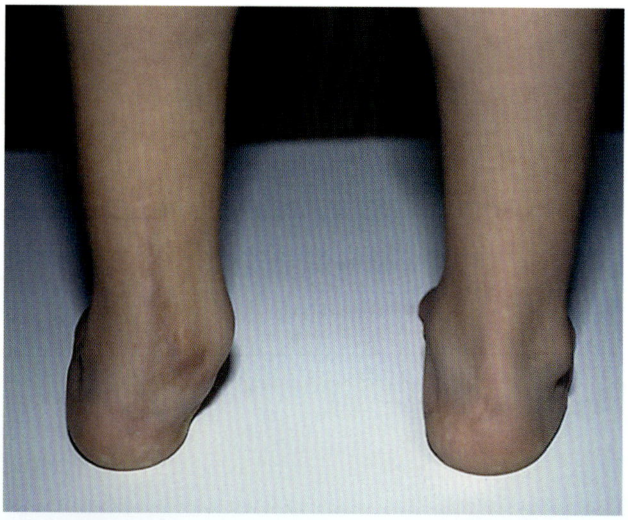

**图29-38** 6岁女童明显的左马蹄内翻足过度矫正

距舟关节融合术联合或不联合外侧柱短缩及跟骨楔形截骨也被描述用于治疗遗留中足畸形，并获得了症状改善。但如果大部分足部活动出现在该关节，那就应该慎重考虑是否行此治疗。

如果 10 岁以上儿童存在这 3 种畸形（图 29-39），也许适合行三关节融合术。难治性马蹄内翻足畸形偶有胫骨内旋，但极少需要行去旋转截骨治疗。在考虑行胫骨截骨之前，必须确定病理改变仅限于胫骨，而没有难治性足畸形。

有学者报道应用 Ilizarov 外固定器合并或不合并截骨矫形来治疗有严重软组织和骨性畸形的儿童。

Ilizarov 矫形治疗严重难治性马蹄内翻足的原则包括稳定胫骨骨性固定以及距骨、跟骨和前足克氏针固定。有学者提倡在逐步矫正前进行部分软组织松解，但这一方法严重增加了切口并发症的发生风险。在矫正后，仍需要行软组织松解合并或不合并关节融合术来维持矫正及预防复发。这一方法有维持足部长度及达到跖行位和三维畸形矫正的能力，但必须仔细考虑 Ilizarov 治疗所带来的心理影响，康复治疗可能会很具有挑战性。

## 第一跖骨截骨和肌腱移位治疗背侧拇囊炎

**手术技术 29-15**　（图 29-40）

（Smith 和 Kuo）

- 通过足内侧切口，显露第一跖骨并在其近端跖侧做闭合性楔形截骨。
- 将截骨远端跖屈，使跖骨与前足形成正常的力线，并插入 1 根克氏针固定。
- 接着将切口向远端延长，或在跖趾关节处做第 2 个切口，寻找、辨认拇长屈肌腱，并将其横行切断。
- 于第一跖骨颈远端，从背侧向跖侧方向钻孔。
- 把拇长屈肌腱近端从跖侧穿入骨孔，再拉回与近端做自身缝合。
- 关闭切口，应用短腿非负重石膏固定。

**术后处理**　非负重石膏持续固定 6 周。6 周后拆除克氏针，再用行走石膏固定 4 周。通常术后 3~4 个月可恢复活动。

## 跟骨截骨术治疗顽固性足跟内翻畸形

Dwyer 采用开放性内侧楔形跟骨截骨，以增加跟骨的长度和高度的方法治疗复发性马蹄内翻足，截骨间隙由截取的胫骨楔形骨块维持。对这一技术的改进是行基底位于跟骨外侧的闭合性楔形截骨术。

**手术技术 29-16**

（Dwyer，Modified）

- 经跟骨外侧切口显露跟骨。
- 剥离跟骨外侧骨膜，用宽骨刀在跟骨截除基底位于外侧、大小足够的楔形骨块，以矫正跟骨内翻，注意不要损伤腓骨肌腱。
- 移除楔形骨块，将足置于矫正位置，间断缝合切口。
- 如有必要，可用 1 根克氏针固定截骨处。
- 应用短腿管型石膏将足固定于矫正的位置。

**术后处理**　术后 6 周拔除克氏针，术后 8~12 周去除石膏固定。

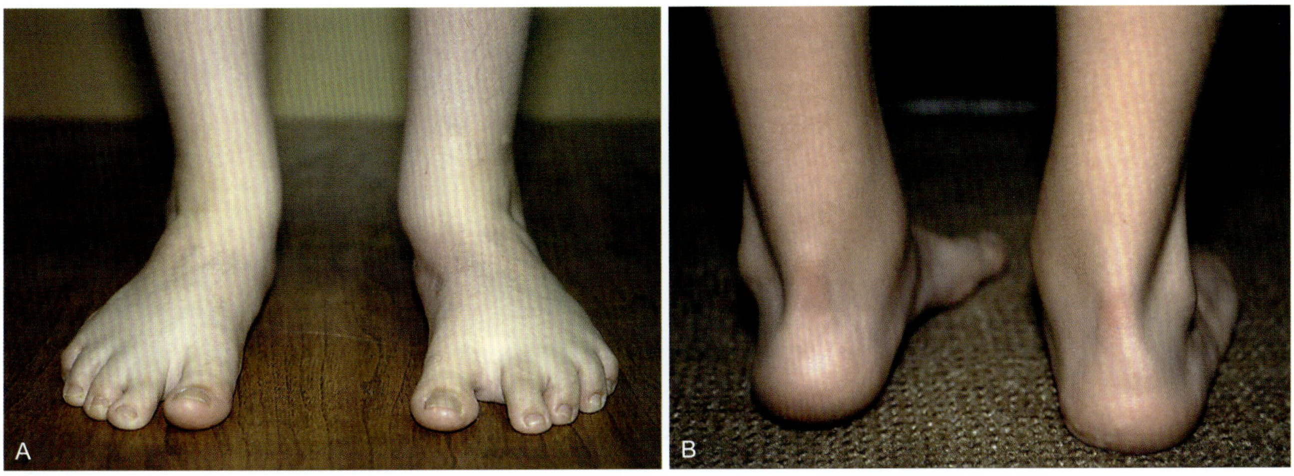

**图29-39**　A、B.12岁男童的左马蹄内翻足未经充分治疗，可见前足内收、跟骨内翻和胫骨内旋

## 足内侧松解和跟骨远端截骨术

由 Lichtblau 所描述的跟骨外侧闭合性楔形截骨术是跟骰关节融合术的一种替代性手术（图 29-41），这种手术可防止 Dillwyn-Evans 手术远期所出现的后足僵硬。

**手术技术 29-17**　（图 29-42）

（Lichtblau）

- 如果需要做内侧软组织松解，在足内侧缘做一个切口，从内踝下方 1 cm 开始，经过舟骨结节，向下斜行止于第一跖骨基底。辨认、游离拇外展肌的上缘，并将其翻向跖侧。

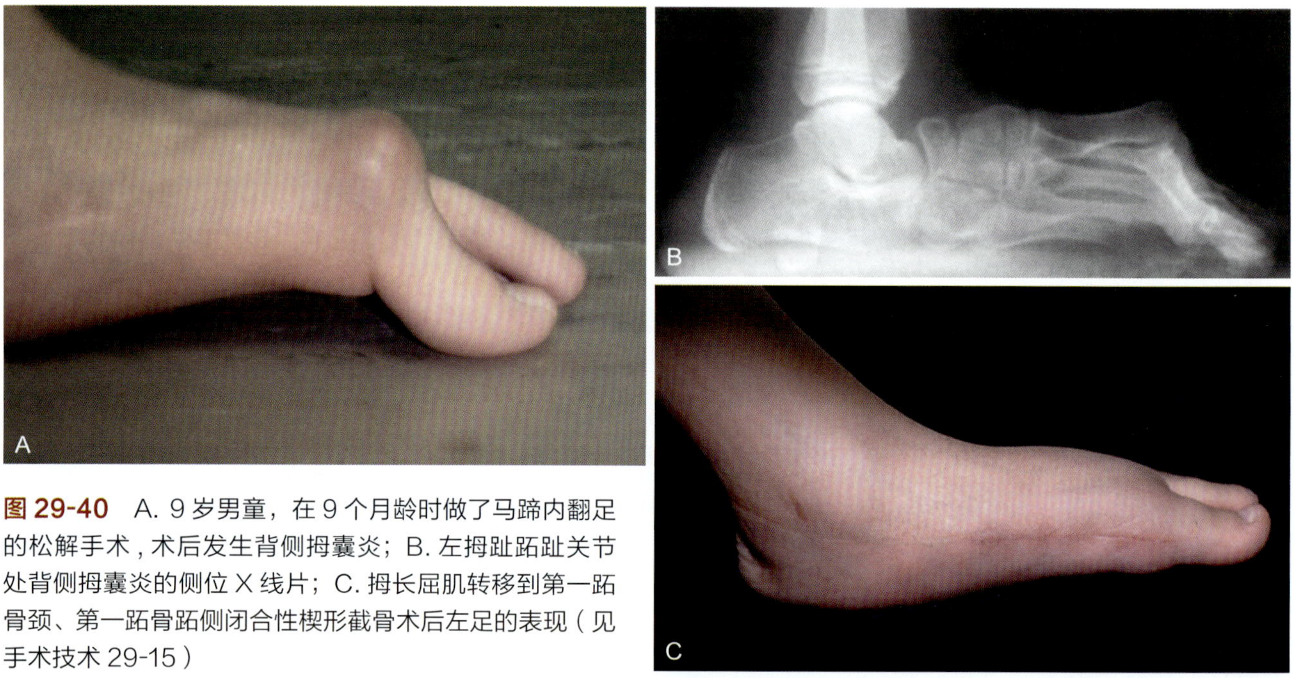


**图 29-40**　A. 9 岁男童，在 9 个月龄时做了马蹄内翻足的松解手术，术后发生背侧拇囊炎；B. 左拇趾跖趾关节处背侧拇囊炎的侧位 X 线片；C. 拇长屈肌转移到第一跖骨颈、第一跖骨跖侧闭合性楔形截骨术后左足的表现（见手术技术 29-15）

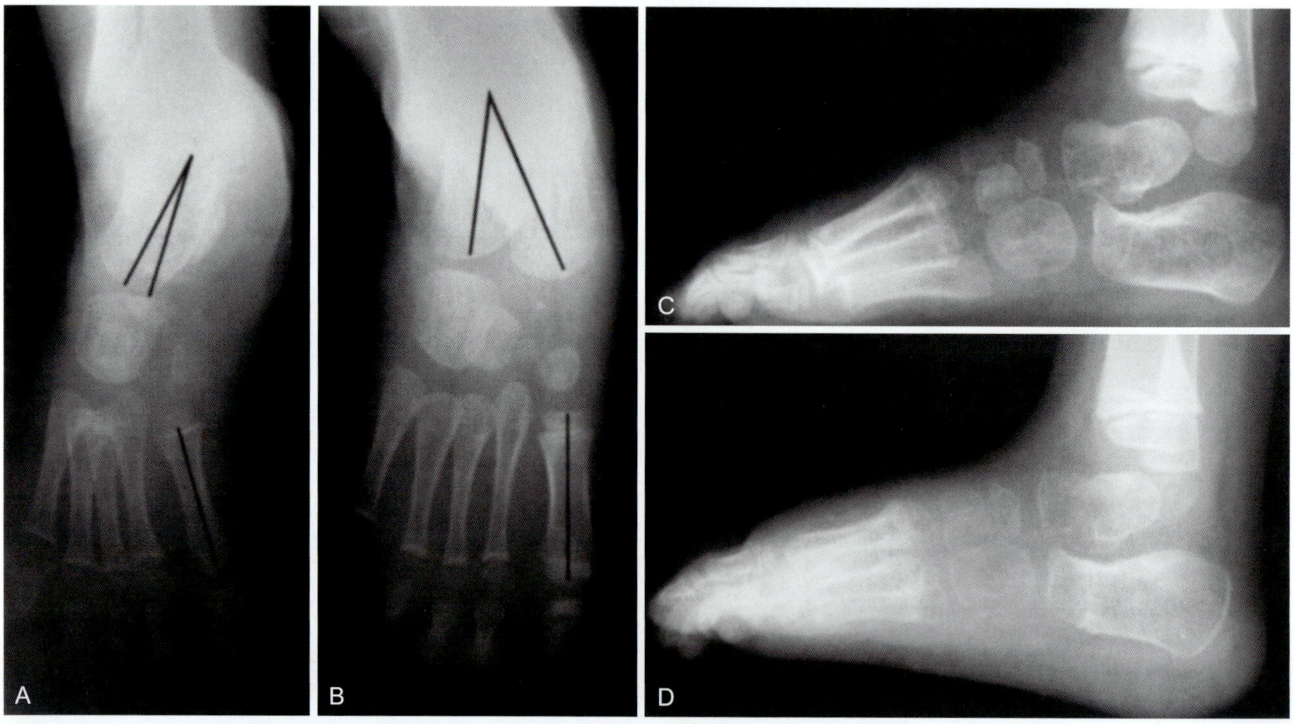


**图 29-41**　5 岁儿童的严重遗留性马蹄内翻足畸形。A、C. 术前正位和侧位 X 线片；B、D. Lichtblau 术后正位和侧位 X 线片（见手术技术 29-17）

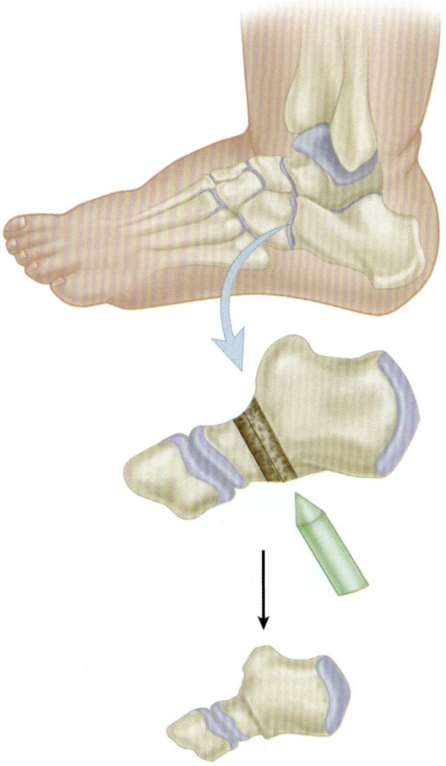

图29-42　Lichtblau手术（见正文）（见手术技术29-17）

- 于舟骨结节的胫后肌腱附着点分离胫后肌腱，将胫后肌腱从腱鞘中解剖出来，距胫后肌腱的附着点1 cm处做“Z”形延长，允许近端回缩，用其远端引导、辨认距舟关节。
- 切除距舟关节表面的腱鞘，充分切开距舟关节内侧、背侧和跖侧关节囊。
- 切开屈趾肌腱腱鞘，并“Z”形延长屈趾肌腱。
- 此时以跟骰关节为中心，于其表面另做一个长 4 cm 的外侧切口。
- 从跟骨上解剖趾短伸肌的起点，再将其翻向远端，以显露、切开跟骰关节囊。
- 确认跟骨远端后，于跟骨远端外侧缘切除约 1 cm、远端内侧截除 2 mm 的楔形截骨，注意保留跟骨关节面的完整。
- 将前足外展使骰骨与跟骨截骨处紧密接触，并计算内翻畸形的矫正程度。如果骰骨与跟骨不能紧密接触，可再切除一些跟骨。
- 用 1 根克氏针经跟骰关节固定截骨两端。
- 修复所有软组织并缝合皮下组织和皮肤，应用长腿石膏将足固定在矫正位置。
- 外侧基底闭合截骨也可以在骰骨而不是跟骨进行。这主要取决于畸形主要来源于中足还是后足。

**术后处理**　术后长腿石膏固定 3 周后更换为短腿石膏，继续固定 6 周。8~12 周拔除克氏针。

## 选择性保留关节截骨术治疗遗留弓形内翻足畸形

据 Mubarak 和 Van Valin 描述，足部选择性保留关节截骨术可用于多种原因引起的僵硬性弓形足和弓形内翻足畸形，包括遗传性运动感觉神经病变、创伤性脑损伤、脊髓脂肪瘤和遗留或复发性马蹄内翻足。这一技术应用多种手术方法对每种畸形进行逐步矫正，包括第一跖骨闭合性楔形截骨、中间楔骨开放性跖侧楔形截骨、骰骨闭合性楔形截骨、第二和第三跖骨截骨、跟骨滑动截骨、跖筋膜切除术和腓骨长肌至短肌转移术。该手术的指征是僵硬性弓形足畸形和弓形内翻足畸形，表现为疼痛、痛性跖骨头和胼胝的踝或足部不稳定综合征，以及踝和足部扭伤或骨折。

### 手术技术 29-18

（Mubarak 和 Van Valin）

- 为矫正僵硬性弓形足畸形，沿足内侧行第一跖骨和内侧楔骨上切口。
- 部分游离胫前肌腱显露楔骨。
- 在 X 线透视引导下，于内侧楔骨中部和第一跖骨骺板远端 1 cm 处插入骨间针或小克氏针，注意不要破坏骺板。
- 行第一跖骨背侧闭合性楔形截骨，切除较大的 20°~30° 楔形骨块（图 29-43A）。然后建立基于跖侧的内侧楔骨开放性楔形截骨切口，并插入该楔形骨块（图 29-43B）。用克氏针固定两截骨处。
- 为矫正前足内翻，在骰骨上行纵行外侧切口。X 线透视下确认跟骰关节和骰骨 - 第五跖骨关节并保护这些关节。切除基底部 5~10 cm 的三角形骨块建立基于外侧的骰骨闭合性楔形截骨（图 29-43C）。用克氏针固定截骨处。
- 如果完成以上截骨后第二和第三跖骨头仍有突出，需要行第二及第三跖骨背侧闭合性楔形截骨。在第二和第三跖骨基底处做单一切口，于背侧对每一跖骨基底行轻度外侧的闭合性楔形截骨，并用髓内克氏针固定。
- 对于僵硬性后足内翻，行跟骨 Dwyer 截骨术（见手术技术 29-16）。
- 然后评估跖筋膜。如果紧张，行跖筋膜切开术（见第 10 版手术技术 83-6）。
- 对于神经性疾病引起的畸形，考虑行腓骨长肌至短肌转移术。通过与骰骨截骨术相同的切口，恰于骰骨下松解腓骨长肌，使其再附于腓骨短肌。
- 闭合切口。应用双瓣短腿石膏固定。

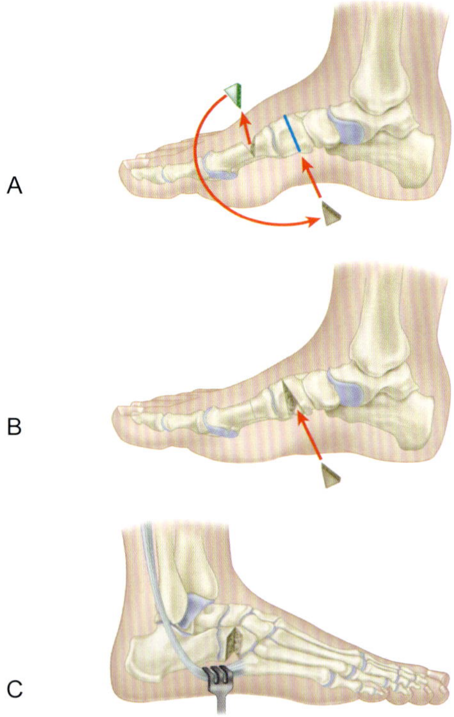


图29-43 选择性保留关节截骨术（Mubarak和Van Valin手术）A.第一跖骨背侧闭合性楔形截骨；B.基于跖侧的内侧楔骨开放性楔形截骨；C.基于外侧的骰骨闭合性楔形截骨（见手术技术29-18）

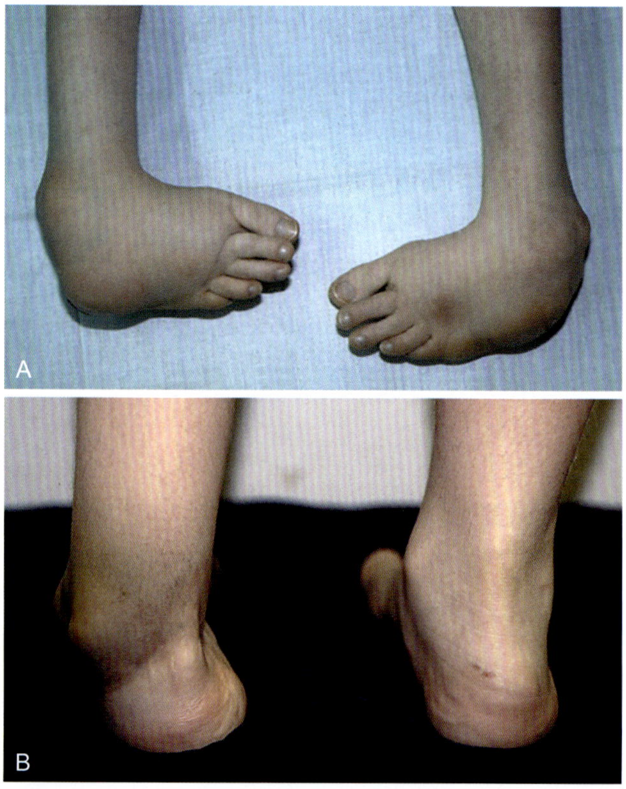


图29-44 A. 14岁女童未经治疗的马蹄内翻足；B. 8岁女童的复发性左马蹄内翻足

**术后处理** 于1周时闭合双瓣管型石膏，非负重石膏持续固定4周。然后在镇静药或麻醉下拔除克氏针并应用短腿管型石膏，第二次负重石膏固定4周。

**三关节融合和距骨切除术治疗尚未矫正的马蹄内翻足** 一般来说，三关节融合、距骨切除是治疗年长儿童和青少年未矫正的足畸形的补救性手术（图29-44，图29-45）。三关节融合经距下和跗骨间关节的外侧闭合性楔形截骨，可矫正严重的畸形足，尽管术后可发生关节僵硬，但功能都可获得改善。距骨切除只适于未经治疗的严重马蹄内翻足、以前曾治疗但任何手术都不能矫正的马蹄内翻足和神经肌肉性疾病所致的马蹄内翻足。

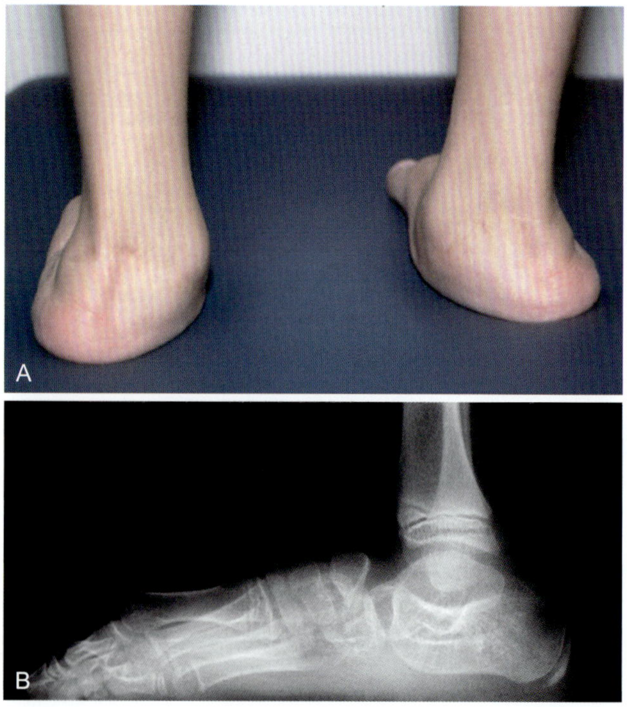


图29-45 A. 12岁男童的马蹄内翻足，因矫正过度发生后足外翻，舟骨脱位至距骨的背侧，并有背侧拇囊炎畸形；B.立位时的侧位X线片

## 三关节融合术

### 手术技术 29-19

- 沿足内侧平行于跟骨上缘做一个切口。
- 从跟骨跖侧游离跖筋膜和趾短屈肌附着点。
- 采取手法整复，尽可能矫正弓形足畸形。

- 通过前外侧斜切口，显露跗骨间关节和距下关节（图 29-46）。
- 切除一个基底位于外侧、包括跗骨间关节在内的楔形骨块，切除骨块应足够大，以便矫正前足的内翻和内收畸形。
- 通过同一切口，再切除一个基底位于外侧、包括距下关节的楔形骨块，切除足够大的骨块才能矫正跟骨的内翻畸形。如有必要，楔形骨块可包括舟骨、大部分骰骨、外侧楔骨以及距骨和跟骨的前部。在做第二次的楔形截骨时，应切除跟骨上部和距骨下部的大部分。
- 最后“Z”形延长跟腱，并切开踝关节后关节囊，再用手法整复踝关节。矫正足跖屈畸形。
- 将足固定在矫正的位置上，用克氏针分别插入跟骰和距舟关节，或用“U”形钉固定。

**术后处理** 应用从足趾到腹股沟的长腿石膏，将足固定在矫正的位置上，并保持膝关节屈曲 30°。术后 6 周拔除克氏针并拆除石膏，然后继续用短腿行走石膏固定 4 周。

## 距骨切除术

Trumble 等描述一种治疗脊髓脊膜膨出所致的马蹄内翻足畸形的距骨切除术，此术式可以通过改良来治疗严重、难治性或特发性马蹄内翻足畸形。对于严重畸形病例，距骨切除同时跟骨适当固定，可获得较满意的预后。

### 手术技术 29-20

（Trumble 等）

- 做一平行于跟骨上缘的切口或足前外侧切口显露距骨（图 29-47A）。如果需要做软组织松解，可在其周围软组织松解后，再将距骨切除（参见手术技术 29-12）。
- 沿趾长伸肌与第三腓骨肌间隙进行分离至舟骨关节外侧突起缘，将前足内翻和跖屈。
- 用一把巾钳夹住距骨颈，将距骨提到切口处，并切断距骨的所有韧带（图 29-47B）。确定距骨已完整切除，因为保留部分软骨可影响将足矫正至合适的位置。遗留下来的这些软骨也可生长，会引起晚期

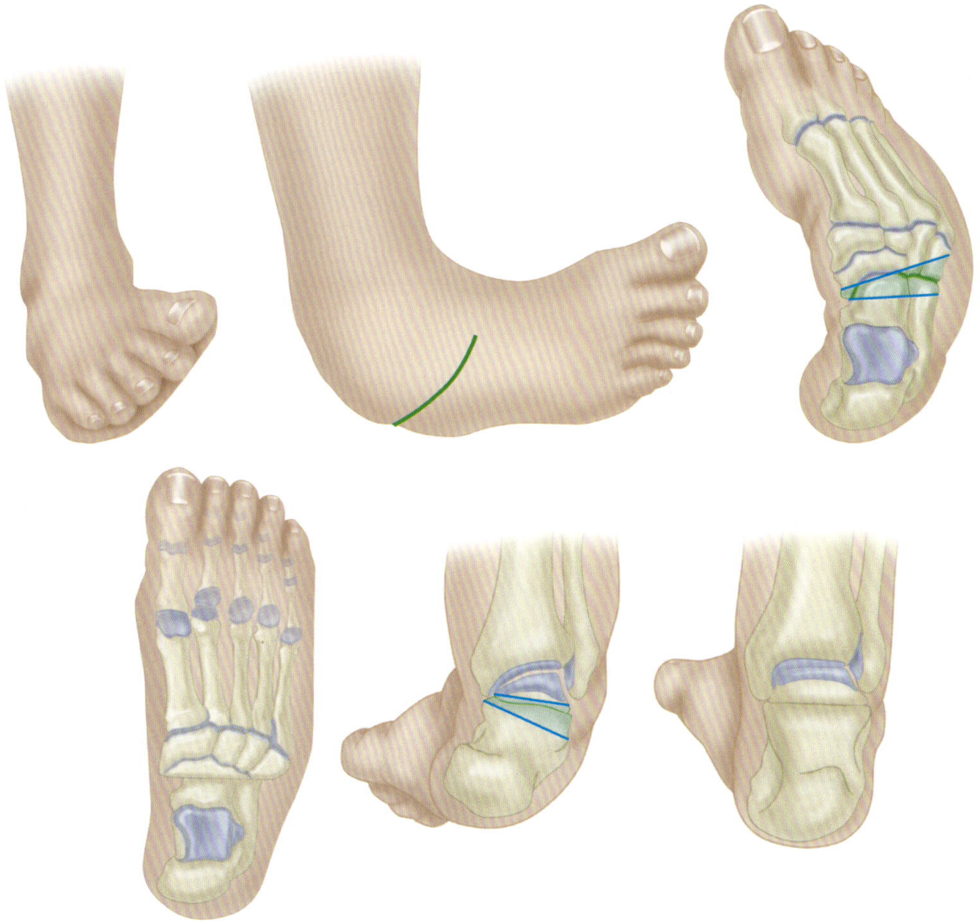

**图29-46** 关节融合术治疗顽固的或尚未治疗的马蹄内翻足。绿色实线之间的区域表示对中度固定畸形应切除跗骨间和距下关节的范围；对于严重畸形，楔形切骨范围可包括大部分距骨和跟骨，甚至部分楔骨（见手术技术29-19）

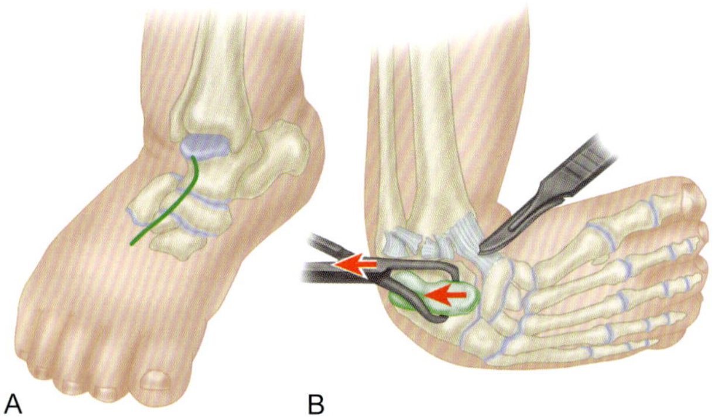


图 29-47 距骨切除术。A. 前外侧皮肤切口；B. 切除整个距骨（见手术技术 29-20）

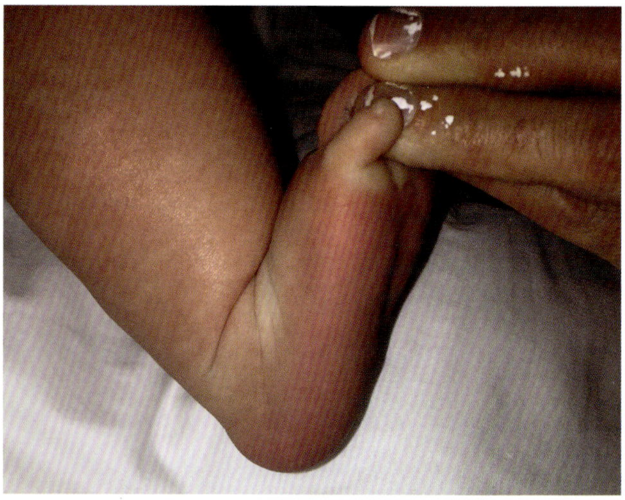

图29-48 跟骨外翻足

畸形和矫形效果的丢失。

- 将前足外旋，跟骨向后推进踝穴，直到舟骨与踝关节顶部的胫骨前缘相接触，被显露的踝关节顶部的胫骨关节面应与跟骨中间关节面相对应。如果需要使足充分后移，可切除跗舟骨。
- 切断三角韧带和外侧副韧带。
- 切断跟腱矫正足跖屈畸形，允许其近端回缩。
- 在未获得矫正的严重马蹄内翻足畸形，距骨滑车可能突到踝穴的前方，对已发生适应性狭窄的踝穴，可能需要松解胫腓前韧带和胫腓后韧带，以允许跟骨适当后移。
- 在适合跖行的位置，足的长轴应与双踝的轴线而不是膝关节的轴线呈直角相交，通常需要使足外旋20°~30°。
- 获得合适的位置后，经足跟钻入1~2根斯氏针至胫骨远端。
- 应用长腿石膏于膝关节屈曲60°的位置上固定。

**术后处理** 术后6周拔除斯氏针，并用膝下负重管型石膏继续固定12周。

## 二、跟骨外翻足

跟骨外翻足畸形主要由软组织挛缩所致，在40%新生儿中存在，但不严重。畸形的特点是后足外翻和背伸，但是并无任何后足和中足的真正脱位。病因为典型的子宫内“包裹”，所以更多见于头胎婴儿。查体可发现，足有严重的平足表现，后足外翻，有些情况下足背可与胫骨前表面发生接触。但是在大多数情况下，足的畸形可以在出生时或出生不久被动得到矫正。与严重的和僵硬性的先天性垂直距骨相比，跟骨外翻足没有后足马蹄内翻畸形（图29-48）。

新生儿阶段很少需要影像学检查，如果需要明确诊断，被动背屈和跖屈时侧位X片可鉴别跟骨外翻足与先天性垂直距骨。在跟骨外翻足，被动跖屈侧位X片可见第一跖骨与距骨长轴对齐，在被动背屈侧位X片，后足可呈马蹄内翻表现。

治疗包括观察和拉伸。在每天换尿布或洗澡时，足可以每天多次地进行跖屈和内收活动。这种情况通常在出生后3~6个月完全改善。很少需要石膏固定。如果需要固定，畸形可能是另一种更为严重的情况——先天性垂直距骨。

## 三、先天性垂直距骨

先天性垂直距骨、摇椅底足或先天性僵硬性扁平足，必须与婴儿和儿童常见的柔韧性扁平足相鉴别。先天性垂直距骨可伴有许多神经肌肉性疾病，如关节挛缩症和脊髓脊膜膨出等，但也可以是孤立发病的先天性畸形。

### （一）临床和X线表现

先天性垂直距骨由于距骨头的位置异常，于足的内侧、跖侧出现圆形突起，通常在出生时即能发现（图29-49）。距骨向跖侧及内侧扭曲十分明显，距骨几乎近似垂直。跟骨也处于跖屈位，但程度较轻。前足在跗骨间关节处于背伸位，舟骨位于距骨头背侧。足底凸出，并在外踝的前方和下方、足的背外侧有深的皱褶。

随着足的发育和开始负重，跗骨也发生了适应性改变，距骨的形状呈沙漏样，但跖屈明显，其纵轴几乎与胫骨的纵轴相同，只有上关节面的后 1/3 与胫骨关节面相关节。跟骨也保持跖屈位，并向后移位，跟骨跖侧面的前部变圆，于跟骨前部的下方、距骨头表面的足内缘形成胼胝体。当完全负重时，前足出现严重外展，足跟不能着地。适应性改变也见于软组织结构，所有足背侧的关节囊、韧带及肌腱均发生挛缩，而胫后肌肌腱和腓骨长短肌肌腱则移位至内、外踝的前方，起到背伸而不是跖屈的作用。

先天性垂直距骨与严重扁平足的鉴别有一定的困难，但是拍摄合适的 X 线片可将两者区别，常规 X 线片应包括正位及跖屈侧位，后者可确定先天性垂直距骨的诊断（图 29-50）。在平足或跟骨外翻足病例中，被动跖屈侧位 X 片可以证实距骨和第一跖

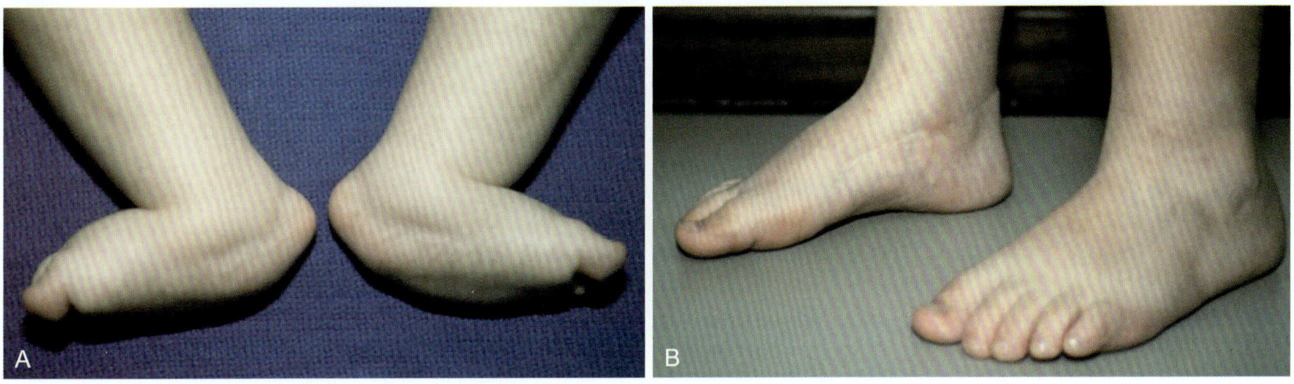

图 29-49 A. 14 个月龄儿童的双侧先天性垂直距骨；B. 6 岁时的双足外形，曾在 14 个月龄时采用横环形切口进行双侧手术矫形

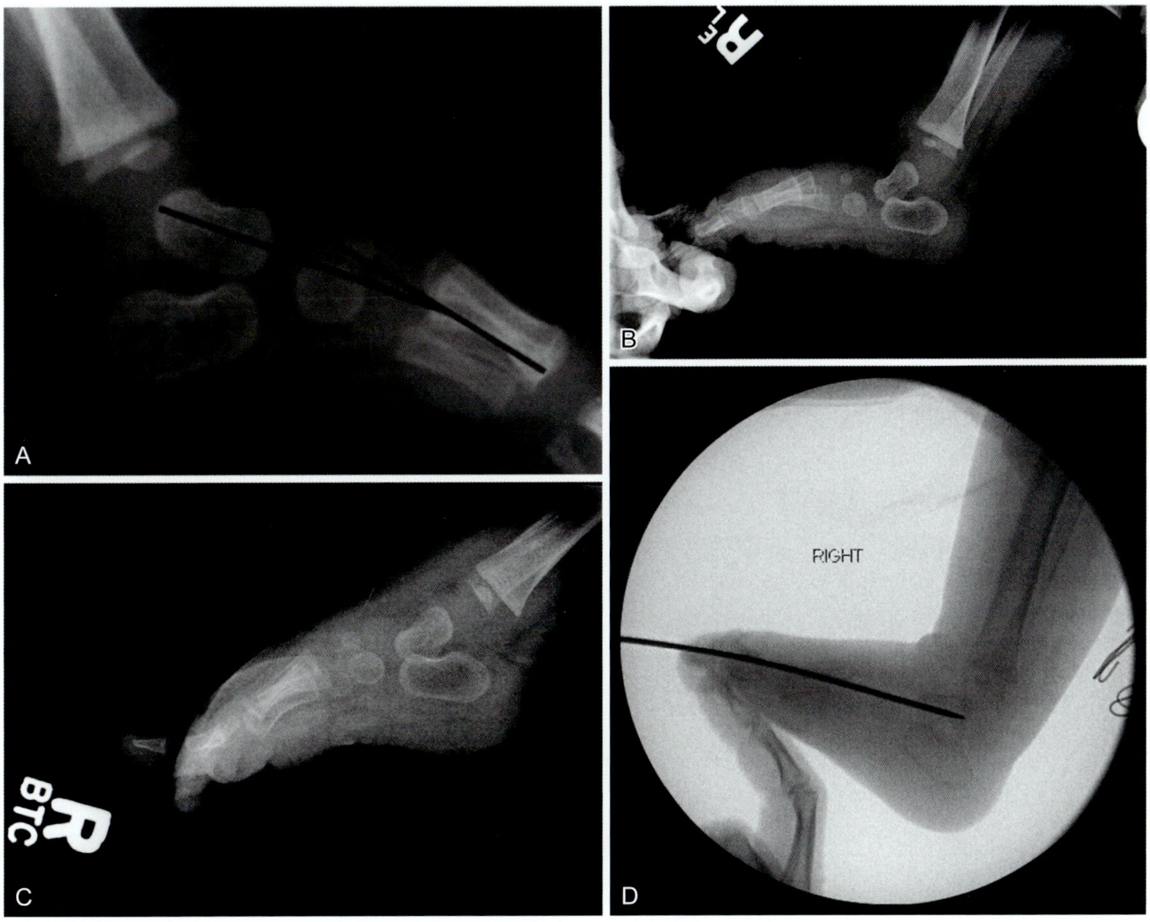


图 29-50 足跖屈侧位应力位 X 线片诊断先天性垂直距骨。A. 在正常足，第一跖骨轴线比距骨轴线更跖屈；B. 在垂直距骨时应力跖屈位的第一跖骨轴线不能与距骨轴线相平；C. 5 周系列石膏治疗后，第一跖骨在跖屈位与距骨轴线相平行；D. 经皮距舟关节穿针和经皮跟腱切断后

骨的关系，但是在先天性垂直距骨病例中，被动跖屈前足不能纠正距骨与第一跖骨的对位关系。

### （二）治疗

先天性垂直距骨的矫形治疗不仅困难，而且有复发倾向。Dobb 描述了于门诊应用系列石膏固定技术来达到足背外侧结构松解和距舟关节部分或完全性复位，继之，于手术室行经皮逆行针固定术或开放复位距舟关节逆行针固定术，一旦通过克氏针固定使距舟关节稳定后，就需要行经皮跟腱切开术来获得踝关节背伸，并避免顽固性摇椅底畸形的治疗方法。据报道，用这一技术治疗足部畸形，在临床表现、功能和畸形矫正方面获得了极好的效果，该技术已成为许多先天性垂直距骨患者可行的首要选择。

持续或复发的畸形可能需要更广泛的矫形手术干预，特别是对那些严重或僵硬畸形的儿童。

手术治疗指征取决于儿童的年龄和畸形的严重程度，通常 1~4 岁儿童，最好采用切开复位，重新恢复距舟和距下关节力线；3 岁或 3 岁以上的儿童，偶有因严重的畸形，在切开复位的同时需要将舟骨切除；4~8 岁儿童可以采用切开复位、软组织松解和关节外的距下关节融合；12 岁或 12 岁以上儿童最好采用三关节融合，实现畸形的永久性矫正。

Kodros 和 Dias 报道了一种一期手术，该手术利用螺纹克氏针作为操作杆使距骨复位到矫正的位置。矫正的位置由经距舟关节和距下关节的螺纹克氏针维持其稳定性（图 29-51）。

对于轻度或中度畸形的年幼儿童，建议采用 Kumar、Cowel 和 Ramsey 手术技术。

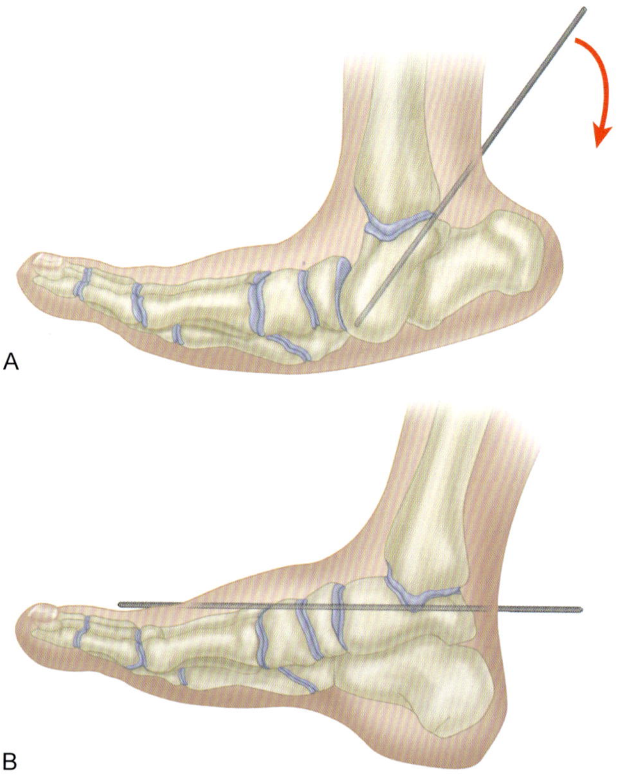


**图29-51** 一期手术矫正先天性垂直距骨。A.螺纹克氏针轴方向垂直从距骨后方进入，通过操作杆的作用将距骨复位；B.螺纹克氏针继续向前横过距舟关节

## 切开复位和恢复距舟关节、距下关节力线

**手术技术 29-21**

（Kumar、Cowell 和 Ramsey）

- 手术需要做 3 个切口，在足外侧做第 1 个切口，以跗骨窦上方为中心或用横环形切口（Cincinnati 切口）（图 29-34），笔者更愿选择后者。
- 显露趾短伸肌，并将其向远端翻转，以便显露距跟关节的前部。
- 确认跟骰关节，松解其周围所有的挛缩结构（包括跟骰韧带）。
- 在足内侧做第 2 个切口，切口以凸出的距骨头为中心，显露距骨头及舟骨的内侧部分。
- 也需要显露胫前肌腱。如果胫前肌腱挛缩，可将其“Z”形延长。或者把胫前肌腱从其内侧楔骨和第一趾列的附着点松解，移至修复的距舟关节囊跖侧，这是我们的首选技术。
- 松解距骨头和舟骨内侧及背侧所有挛缩组织，从舟骨和跟骨上切断与距骨连接的韧带，包括切断距舟背侧韧带、跟舟跖侧韧带及浅层三角韧带前部，使距骨头有一定的活动。如果有必要，可切断部分距跟骨间韧带，以使距骨容易被钝性器械整复合适位置。如果腓骨肌腱、拇长伸肌腱和趾长伸肌腱挛缩，也需要将其显露并做“Z”形延长。或者通过前方切口的腱肌结合处的滑动延长也可以达到松解肌腱挛缩的目的。
- 于跟腱内侧做第 3 个长 2 cm（5 英寸）的切口，“Z”形延长跟腱，根据需要还可将踝关节后关节囊和距下关节囊切开。
- 此时可将距骨和跟骨置于矫正位置上，并将前足相对于后足进行复位。
- 用 1 根克氏针从舟骨插入距骨颈内，以维持复位。拍摄正位及侧位 X 线片，证实垂直距骨已经复位（图 29-52）。克氏针可以由足背皮肤穿出并间断，数周后可通过小切口取出。
- 尽可能重建距舟韧带，缝合延长的肌腱，将胫前肌腱转移到距舟关节囊的跖面，逐层关闭切口。
- 用长腿石膏于膝屈曲位、足合适的位置上固定。

**术后处理**　术后 8 周拆除石膏并拔除克氏针，应用新的长腿管型石膏固定 1 个月，再用短腿管型石膏固定 1 个月。然后患足用踝 - 足矫形支具支持 3~6 个月。

## 切开复位和关节外距下关节融合

Coleman 等描述切开复位和关节外距下关节融合治疗严重或复发畸形的年长儿童。这种技术包括 Kumar 等手术和 6~8 周或以后的 Grice-Green 融合手术。Dennyson 和 Fulford 通过用螺钉固定距跟关节来改良这一手术技术。

**手术技术 29-22**

（Grice-Green）
- 在足的外侧、距下关节表面做短弧形切口。
- 切开皮肤和软组织，显露覆盖距下关节的交叉韧带，将韧带沿纤维方向劈开，切除跗骨窦内的脂肪组织和韧带。
- 从跟骨上分离趾短伸肌并向远端翻转，此时可以辨认跟骨和距骨之间的关系以及确认畸形所发生的机制。
- 将足置于跖屈的位置，并将足内翻，以使跟骨完全置于距骨下方。
- 对于严重的长时间的畸形，需要切开距下关节的后关节囊或从跟骨前上关节面下方的外侧去除一小骨片。
- 将一把骨刀或宽的骨膜剥离器插入跗骨窦，锁住距下关节，以评估植骨后的稳定性、植骨块的大小和

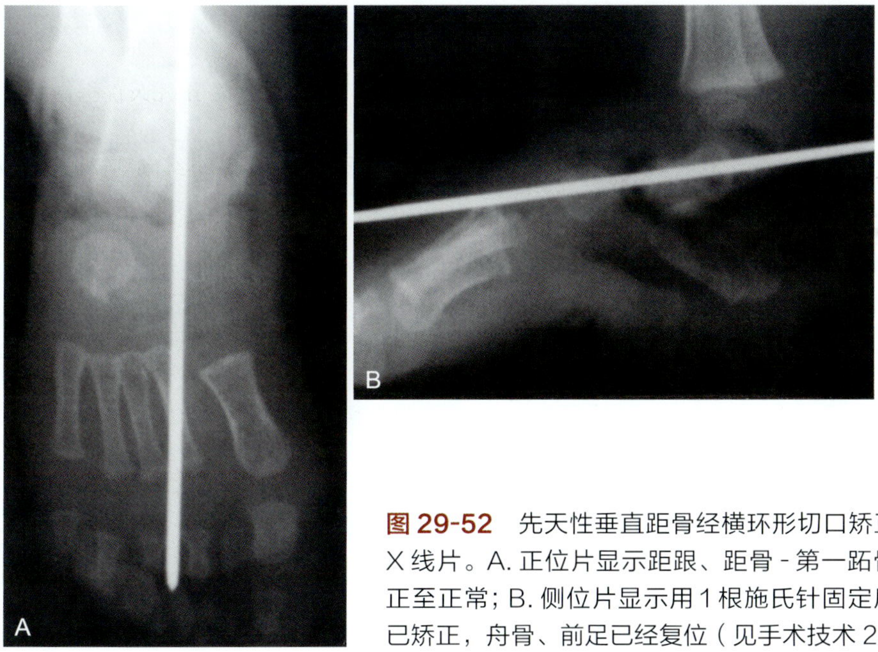


**图 29-52**　先天性垂直距骨经横环形切口矫正后术中 X 线片。A. 正位片显示距跟、距骨 - 第一跖骨角已矫正至正常；B. 侧位片显示用 1 根施氏针固定后，距骨已矫正，舟骨、前足已经复位（见手术技术 29-21）

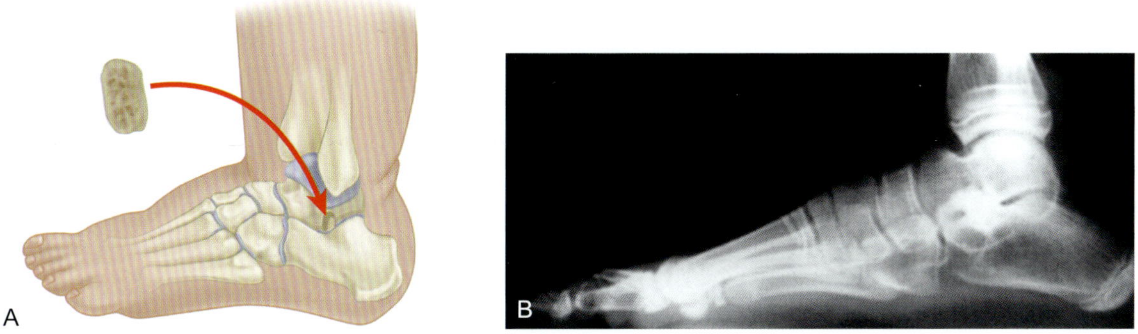


**图 29-53**　Grice-Green 距下融合术。A. 在距下关节外侧准备移植骨床，确定植骨的位置；B. 10 岁儿童的侧位 X 线片。3 岁时因先天性垂直距骨行切开复位、Grice-Green 距下融合术（见手术技术 29-22）

合适位置。

- 于距骨下方及跟骨的上方切除一层薄的骨皮质作为移植骨床（图 29-53）。
- 在胫骨近端干骺端的前内侧表面做一个直切口，切开骨膜后切取足够大、可分成两个移植骨块的骨块（通常长 3.5~4.5 cm 和宽 1.5 cm），作为切取胫骨的替代方法，也可切取腓骨远端一短骨块或髂嵴骨块。
- 用咬骨钳修剪两块骨块，以便两块骨块可以嵌入距下关节植骨部位的骨松质内，并防止骨块向外侧移位。
- 将足置于略过度矫正的位置上，把骨块嵌在跗骨窦内，再将足外翻使骨块锁在这一位置上。
- 如果采用腓骨或髂嵴骨块，可以用 1 根无螺纹克氏针固定移植骨块并保持其位置约 12 周，或将螺钉从距骨颈的前方拧入跟骨内，实现坚强的内固定（图 29-54）。
- 固定必须足够稳定，以允许通过跟腱延长来矫正跖屈畸形。
- 应用长腿石膏于膝关节屈曲位、踝关节最大的背伸位和足矫正位上固定。

**术后处理** 用长腿石膏固定 12 周，此期间不允许负重。然后拔除克氏针，用短腿行走石膏继续固定 4 周。

### （三）三关节融合术

未经矫形治疗的垂直距骨的年长儿童（>12 岁），当出现疼痛或穿鞋困难时，可采用三关节融合治疗。三关节融合需要做内侧和外侧切口，并需要适当的截骨，以便使足置于跖行的位置上。手术方法与矫正严重的跗骨联合畸形的技术相似（参见第 83 章）。

## 第三节 小腿畸形

### 一、先天性小腿成角畸形

先天性小腿成角畸形主要有两种：一种为向前的成角畸形，另一种为向后的成角畸形。出现这两种成角畸形的胫骨，通常不仅向前或向后成角，而且还伴有向内（正中线）或向外侧弯曲，胫骨向前弯曲通常伴有神经纤维瘤病。

胫骨向后成角畸形随着年龄增长可逐渐改善（图 29-55），可同时伴有着双侧肢体不等长，其范围从几毫米到几厘米不等。对有这种畸形的儿童，应每年检查 1 次，确定是否需要进行肢体均衡术。通常在适当的时间，选择骨骺阻滞或肢体延长治疗

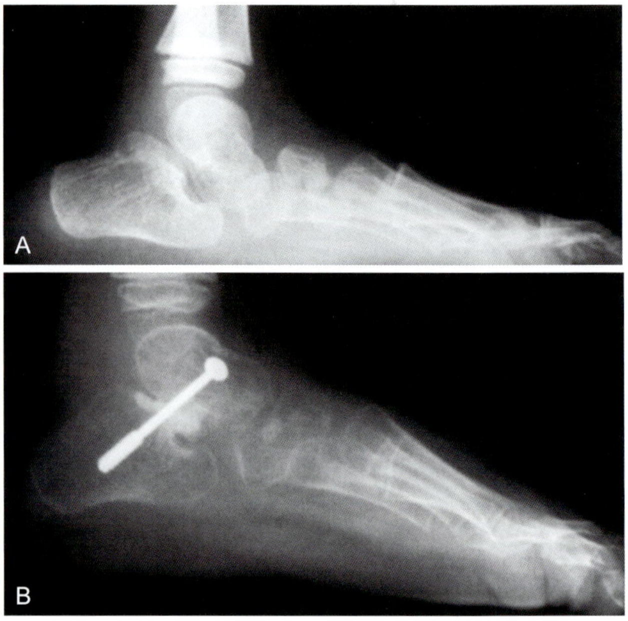


**图29-54** A.6岁儿童的先天性垂直距骨；B.正像Dennison和Fulford描述的，用通过距骨颈的螺钉将距骨固定于跟骨上，以矫正距骨畸形，同时行距下关节中间和后方植骨（见手术技术29-22）

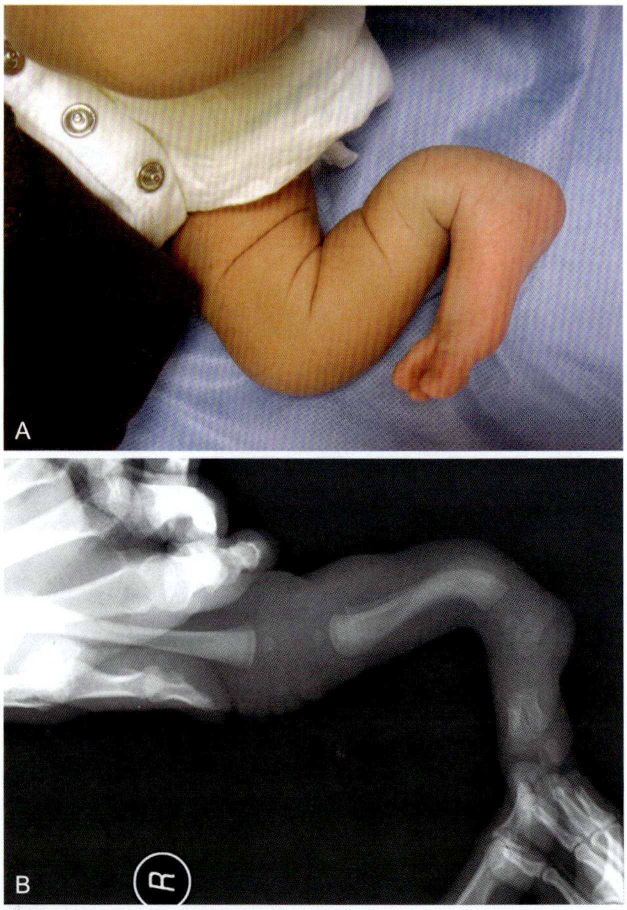


**图29-55** 先天性右胫骨向后内弯曲。A.临床表现；B.影像学表现

严重的短缩畸形。

胫骨向前成角畸形则更令人担忧，因为与先天性胫骨假关节有潜在的联系，这些胫骨偶尔保持着正常髓腔，而没有髓腔狭窄或者硬化等“高危险胫骨”的证据。如果存在任何髓腔狭窄的征象或胫骨有向前弯曲时，应行支具固定，直到骨骼成熟为止。

单侧胫骨向前弯曲伴双拇趾已经被定为一种明确的综合征。这种综合征应考虑到与胫骨前外侧弯曲的诊断不同，而不应被误诊为先天性假关节。合并畸形除了重复拇趾外，还有导致小腿不等长的胫骨短缩、足趾弯曲变形等异常成熟。

## 二、胫骨后内侧弯曲畸形

普遍认为此种类型畸形是由于胎儿在子宫内的位置导致的。它的特征是处于踝关节上位置的胫骨远端发生严重背伸，足背与胫骨前缘发生接触，很多患者伴有特征性的跟骨外翻畸形。影像学检查可以帮助快速鉴别跟骨外翻足和胫骨后内侧弯曲（图 29-55B）。早期治疗包括动态观察，以期待随

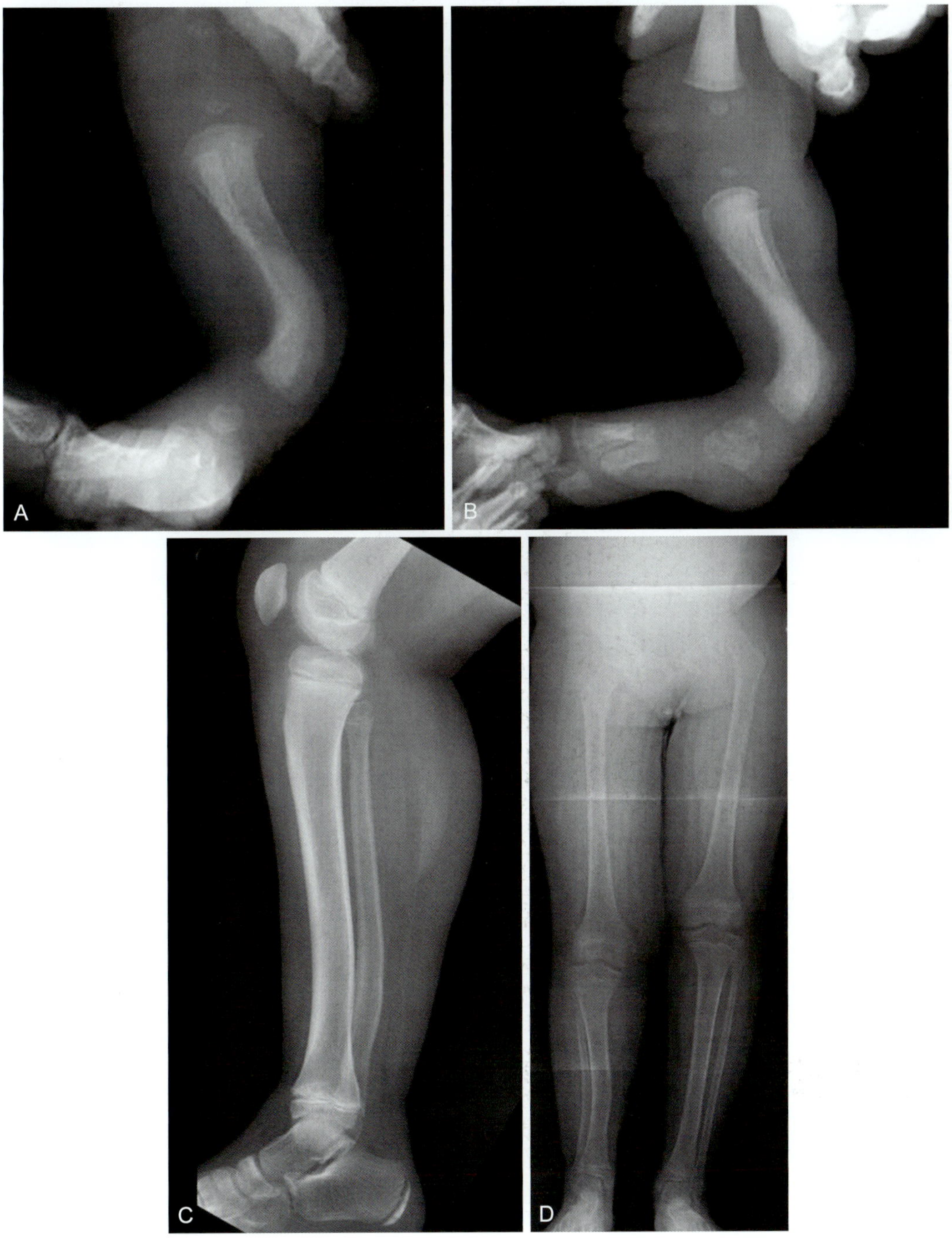


**图29-56**　后内侧弯曲改善

着时间和生长发育畸形可以有所改善（图 29-56）。这需要家庭有强大的信心去相信这一畸形可以逐渐得到改善。随着骨骺成骨，肢体不等长可能得到解决。很少需要肢体延长手术来实现肢体等长。

## 三、先天性胫腓骨假关节

先天性假关节是出生时已经存在或出生后开始出现一种特殊的骨不连接，其发生原因尚不清楚，但患有神经纤维瘤病或与其相关的一些特征者发生先天性假关节的概率明显增加，提示神经纤维瘤病即使不是先天性假关节的病因，也与其有着密切联系。先天性假关节最常累及胫骨远端，同侧腓骨远端的也常常累及。假关节处骨愈合能力较差的真正原因尚不明确，但普遍可以在假关节处看到错构增厚的纤维组织和血管生长受限（图 29-57）。

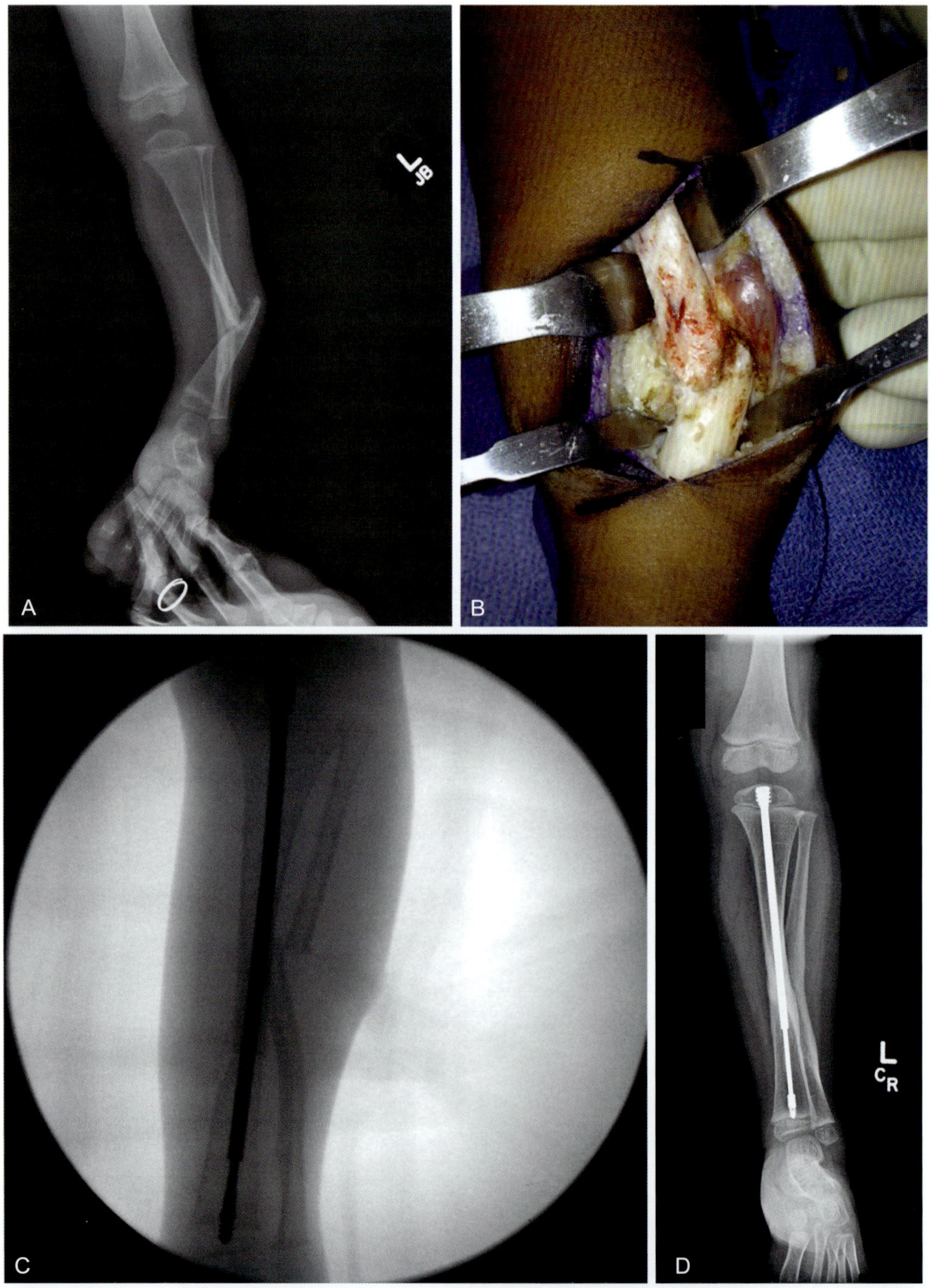


图 29-57　先天性假关节。A. 3 岁儿童 X 线表现为先天性胫骨骨不连；B. 错构增生的纤维组织术中照片；C. 术后影像学显示在手术清创、髂骨移植和骨形成蛋白生长后，用可延长髓内钉手术稳定胫骨；D. 10 个月后假关节愈合

## （一）腓骨

通常先天性腓骨假关节先于胫骨或与同侧胫骨假关节同时出现，依其严重程度，可将腓骨假关节分为几种：腓骨弯曲但没有假关节、腓骨假关节不伴踝关节畸形、腓骨假关节伴有踝关节畸形、腓骨假关节伴有潜在的胫骨假关节。有时先天性腓骨假关节，甚至可发生于胫骨假关节植骨成功后到骨骼发育成熟之间。此外，因为外踝向近端移位，将发生进行性的踝关节外翻畸形。

应用踝 - 足矫形支具维持踝关节稳定并持续到骨骼成熟为止。在骨骼成熟时，对任何明显的畸形，可于踝上基本正常部位行截骨治疗，并有希望实现截骨部位的愈合。然而，Langenskild 为儿童设计了一种手术，防止这种外翻畸形或阻止畸形发展，使胫腓骨远端干骺端骨性连接。因为在先天性假关节中，要实现骨移植部位愈合，腓骨与胫骨可能一样困难，因此，对于腓骨假关节，行不需要骨移植的防止踝关节畸形的手术是有用的（图 29-58）。

## 胫腓骨融合术

### 手术技术 29-23

（Langenskiöld）

- 在腓骨远端前侧表面做 1 个纵行切口。
- 于胫骨远端骺板的近端 1~2 cm 处分离腓骨，切除腓骨干远端圆锥形部分。

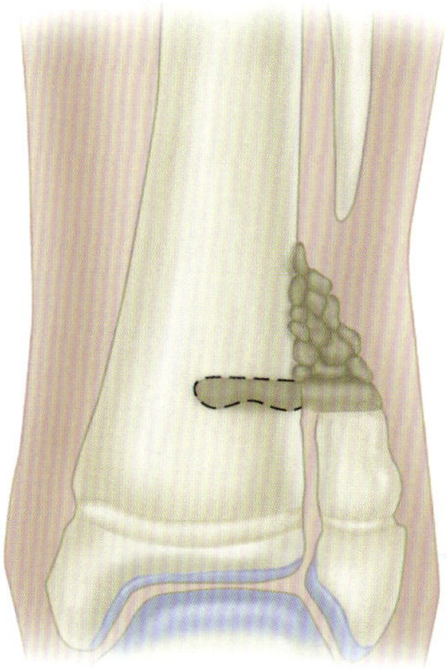

图 29-58　Langenskiöld 技术，在远端胫骨和腓骨骨骺处形成骨性连接以预防先天性腓骨假关节的踝外翻畸形（见正文）（见手术技术 29-22）

- 在腓骨切面水平和骨间膜附着处的胫骨外侧面，做一个与腓骨直径同样大小的骨孔，再于孔的近端切除胫骨骨膜和骨间膜，其范围超过几平方厘米。
- 从髂骨切取 1 块与胫骨骨孔同样宽度的骨块，其长度足以从腓骨的外侧面到胫骨干骺端骨松质。
- 将骨块垂直于肢体长轴方向置入，以便骨块靠着腓骨断面并嵌入胫骨骨皮质孔内。
- 再将髂骨骨松质以一定的角度堆在移植骨块上方和胫骨外侧面之间。
- 应用膝以下至足趾基底部的管型石膏固定。

**术后处理**　术后 2 个月允许戴石膏完全负重，4 个月去除石膏。

## （二）胫骨

先天性胫骨假关节较为罕见，其发病率约占存活新生儿的 1/250 000。几个大组病例报道，这种畸形 50%~90% 伴有神经纤维瘤病的特征，包括皮肤和骨性损害。

## （三）分类

有多种分类系统用来描述先天性胫骨假关节，这些分类系统倾向于描述疾病特定阶段病变的影像学表现，而极少能提供深入了解治疗和预后的正确类型。然而，一个描述性分类有利于治疗医师之间的交流，从历史角度看有其重要性。笔者推荐使用胫骨先天性假关节的 Boyd 分型。

Ⅰ型：在出生时即出现胫骨向前弯曲和胫骨缺损，也可以有其他先天性畸形。

Ⅱ型：在出生时有胫骨向前弯曲伴沙漏样狭窄，2 岁前常常发生自发骨折或轻微外伤后骨折，这就是所谓的高危胫骨，胫骨变细、变圆和硬化，髓腔消失。这种类型最常见，通常合并有神经纤维瘤病，而且预后最差。生长期间通常反复发生骨折，但随着年龄增长，骨折发生频率减少。一般来说，骨骼成熟后不再发生骨折（图 29-59）。

Ⅲ型：通常于胫骨中、下 1/3 交界处发生先天性骨囊肿，胫骨向前弯曲可先于骨折或于骨折后发生，治疗后再骨折比Ⅱ型少见，有报道仅通过 1 次手术治疗，疗效极好并可一直维持到成年期（图 29-60）。

Ⅳ型：发生在典型部位的硬化节段，胫骨没有变细，髓腔部分或完全消失。“不全”骨折或“应力”骨折发生于胫骨皮质，并逐渐扩展到硬化骨。

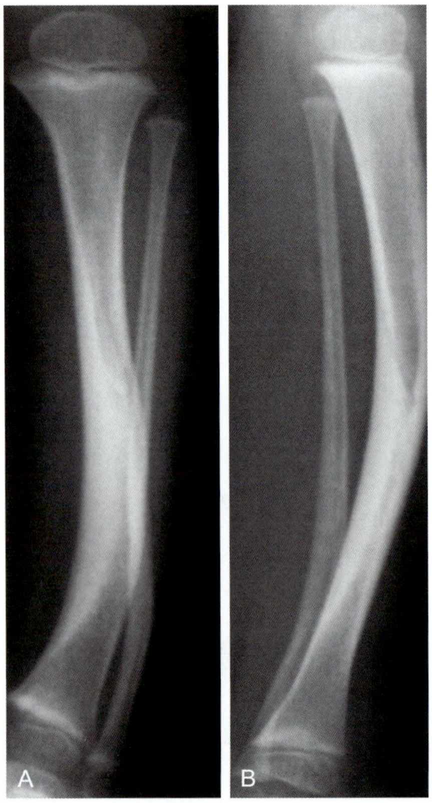


图 29-59　Ⅱ型先天性胫骨假关节。A. 左胫骨前后位观；B. 侧面观，可见弯曲、狭窄硬化的髓腔

如果发生完全骨折，将不能愈合，骨折线增宽，从而变成假关节。一般来说，这一类型预后良好，尤其是“不全”骨折发展到完全骨折之前得到治疗的情况（图 29-61）。

Ⅴ型：胫骨假关节伴有腓骨发育不良，可发生腓骨假关节或胫骨假关节，或两者同时发生。如果病变局限于腓骨，则预后良好。如果假关节累及胫骨，预后与Ⅱ型胫骨假关节相似。

Ⅵ型：假关节以骨内神经纤维瘤或神经鞘瘤的形式出现，此类型十分罕见，其预后取决于骨内病变的侵袭程度和治疗手法。

Johnston 等提出了新的简易的分类系统，可以指导治疗和预后。这一分类方案包括：①骨折是否存在；②首次出现骨折的年龄是在 4 岁之前还是在此之后。根据此分类方案，胫骨骨折需要手术治疗，而完整的胫骨可通过观察和支具保护。

对于那些需要手术的胫骨来说，治疗首先包括切除整个假关节，残留的骨缺损和软组织缺损，无论手术切除前的影像学分类如何，都必须进行治疗。

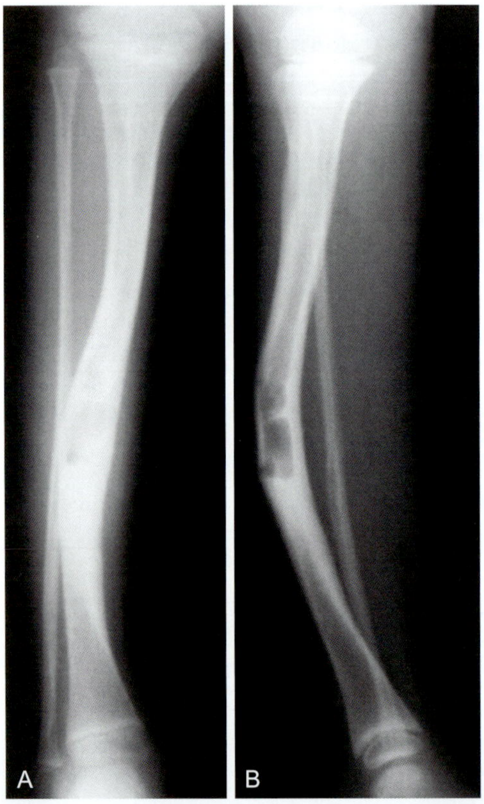


图 29-60　Ⅲ型先天性胫骨假关节。A. 右胫骨前后位观；B. 侧面观，可见胫骨中段 1/3 处囊肿形成，伴有囊肿远端向前弯曲和髓腔狭窄

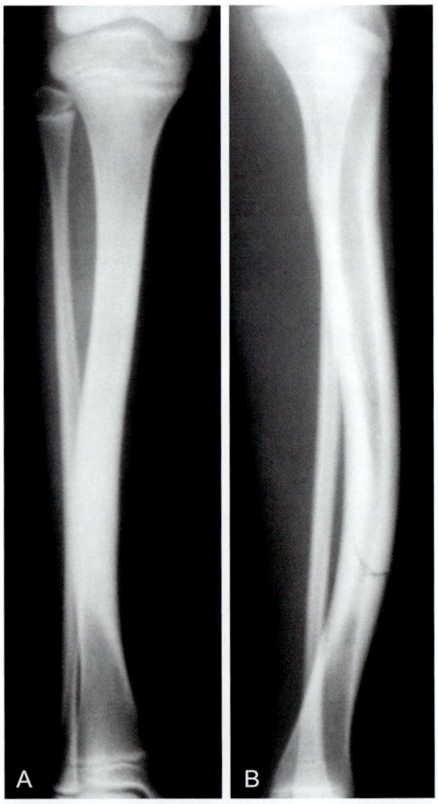


图 29-61　Ⅳ型先天性假关节。A. 右胫骨前后位观；B. 侧面观，注意胫骨远端 1/3 处前部皮质骨折

## （四）治疗

先天性胫骨假关节的治疗取决于患儿的年龄以及是否存在骨折。在行走之前，假关节很少需要治疗，但一旦儿童开始行走，腿部就应该用蚌壳样矫形支具加以固定和保护。如果没有出现骨折，儿童可在严密的随诊下应用支具治疗直到骨骼成熟，但当发展为真正的胫骨假关节，就不能期望单独使用石膏或支具固定获得愈合。

胫骨假关节的初期手术治疗包括重建力线和髓内固定以及完整切除全部的假关节及周围错构的软组织。除了这三个基本原则，同时行骨短缩、骨搬运，以及是否应用 BMP 仍存在争议。实现骨愈合比其他疾病更困难（成功率为 31%~56%），即使愈合也是暂时的，再骨折、肢体短缩和力线不良需进一步手术或截肢。

截肢在先天性胫骨假关节的初期治疗中即使考虑应用也非常少见，但经常需要截肢作为试验治疗的可能结果，应该及早讨论。支持截肢的因素包括预期短缩超过 2~3 英寸（5.0~7.6 cm）、多次手术治疗失败以及肢体僵硬和功能减退，截肢后安装适合的假体对其有好处。

**1. 髓内固定术**　尽管介绍了许多手术方法，但最常用的方法是由 Anderson 等所描述的髓内棒固定技术。假关节经常位于胫骨的远端，单独行髓内固定术是不充分和不稳定的，因此必须用棒穿过踝关节以提供额外的稳定性。对于特别靠近远端的假关节棒可随生长移动，利用手术改善踝的位置。一段时间后踝关节运动在一定限度内恢复或待骨愈合后。

对于那些胫骨近端出现的病变，可以避免穿过踝关节（图 29-57），在这种情况下，使用较大直径的棒或交锁装置有助于稳定。

**2. 带血供骨移植**　切除假关节合并带血管的游离腓骨或髂嵴骨块移植（图 29-62）也被描述取得了良好的效果。这一手术需要具有显微血管技术经验，若有两组手术团队将更有利，一组获取移植物，另一组处理假关节处准备接受移植。对于假关节间隙超过 3 cm 及多次手术失败者，可以选用带血管蒂的腓骨移植。

**3. Ilizarov 技术**　此外，有文献报道，用 Ilizarov 技术治疗胫骨假关节获得了满意的初期结果，但存在的问题包括胫骨近端骨搬运较困难、对接时难以维持力线和再生骨的质量差导致再骨折。多数已经确诊的胫骨假关节，首选的治疗应该是髓内棒技术和植骨术。Ilizarov 技术便于维护和保持胫骨长度。

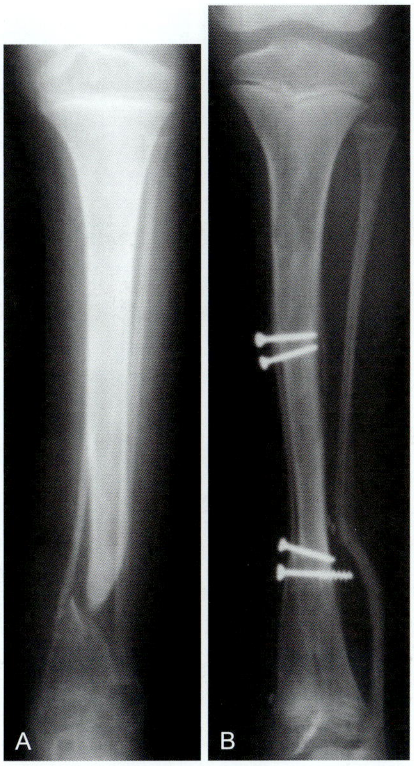


**图 29-62**　带血管蒂的腓骨移植治疗先天性胫骨假关节。A. 术前 X 线片可见经过多次失败的手术的胫骨假关节；B. 带血管蒂的腓骨移植术后 3 年

**4. 骨形成蛋白的应用（BMP）**　多个报道证实了应用重组人骨形态发生蛋白（rhBMP）治疗先天性胫骨假关节的成功案例。目前这种蛋白两种形式（rhBMP-2 和 rhBMP-7）均已经用于临床。在每个系列中，BMP 用于改善骨愈合，比如髓内固定。早期混合应用貌似效果更好，但需要长期随访和前瞻性比较研究，以更好地了解这些治疗的长期疗效和安全性。治疗先天性胫骨假关节是具有挑战性的，BMPs 应被视为一种可选择的辅助治疗方式。

## Williams 髓内棒内固定和骨移植术

**手术技术 29-24**　（图 29-63）

（Anderson 等）

- 患者仰卧于可做 X 线检查的手术台上，于大腿上止血带。
- 显露同侧髂嵴，在安全允许的情况下，尽可能多地获取骨松质和髂骨外板骨皮质。

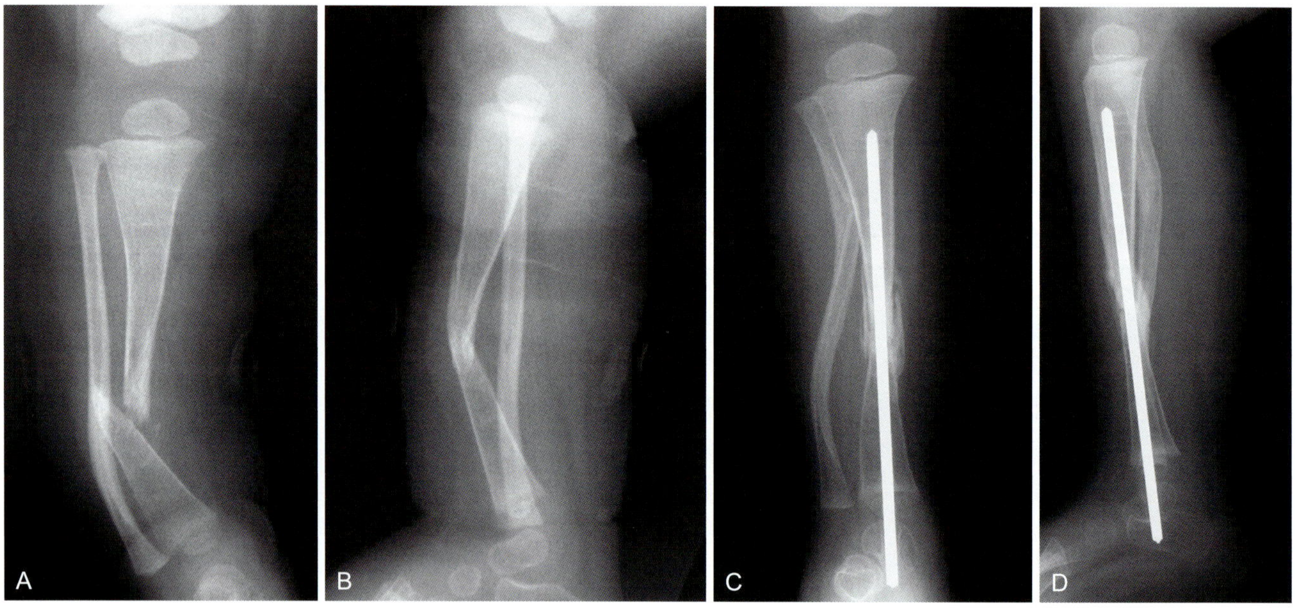


图 29-63 如 Anderson 等描述，利用 Peter Willams 髓内棒治疗先天性胫骨假关节。A. 患 II 型先天性胫骨假关节的 16 个月龄儿童前后位 X 线片；B. 侧位 X 线片；C. 术后前后位 X 线片；D. 术后侧位 X 线片（见手术技术 29-24）

- 以假关节为中心，于胫骨嵴外侧做前切口，切开该平面前筋膜间室的深筋膜。
- 骨膜下显露假关节近端及远端的正常的胫骨干。
- 切除假关节部位的骨组织及纤维组织，直至到胫骨两端露出正常的髓腔。通常，切除假关节可导致胫骨短缩 1~3 cm。
- 在腓骨正常患者中，胫骨愈合困难；因此考虑腓骨截骨以便与胫骨病端部分充分接触。
- 用钻头或小刮匙，或两者兼用把胫骨两端的髓腔扩大。
- Williams 器械由一根髓内棒和一根插入钉（也可称导引棒）组成，髓内棒表面光滑，呈圆柱状，直径大小不一，其近端被加工成锥形，平钝的远端内有约 15 mm 长的内螺纹，以使外径相同的插入钉与其暂时连接。插入钉的近端被机械加工成外螺纹，可拧入髓内棒远端的内螺纹，插入钉远端被加工成锥形。另外，还可以使用其他髓内固定器械，如 Fassier-Duval 弹性髓内系统。
- 为了确定所需钉的长度，应拍摄一张侧位 X 线片，以估计受累骨和软组织切除、成角畸形矫正后小腿的长度。
- 从截骨处将连接在一起的两根钉向胫骨远端打入。经过踝关节、距下关节和足跟垫穿出皮肤。当 2 枚钉打入踝关节时，矫正踝关节的外翻、足背伸畸形非常重要，因为这两种畸形是胫骨前外侧弯曲时负重的必然结果。借助透视有利于这个步骤进行。
- 当接近胫骨两断端时，把钉逆行打入胫骨近端干骺端，接近骺板但避免损伤骺板。将插入钉旋松一圈，摄侧位 X 线片观察棒连接处。
- 充分旋松插入棒并将其取出，髓内棒的远端留在跟骨中。
- 将从髂嵴切取的自体骨松质植入截骨周围，用不锈钢丝在其周围进行固定，或采用正如近期所应用的可吸收缝线缝合固定。
- 关闭切口前通常需要行预防性筋膜切开。
- 缝合皮下组织及皮肤，应用长腿石膏固定。

**术后处理** 根据临床和 X 线检查确定截骨部分愈合程度，确定固定时间及石膏类型。骨愈合良好，则除去石膏。术后几个月后，通常可以去除石膏并开始逐渐负重。应用膝 - 踝 - 足矫形支具或髌腱负重支具保护至骨骼成熟为止。

## （五）并发症

**1. 踝关节和后足僵硬** 踝关节僵硬持续存在直至随胫骨远端纵向生长致髓内棒退至踝关节近端。尽管存在持续性僵硬，但极少损害踝关节及足的功能。

**2. 再骨折** 尽管在临床上和 X 线片上均已牢固地愈合，但再骨折仍较常见。对再骨折的处理可采用石膏固定或将髓内棒取出，更换髓内棒并植骨。因为有再骨折的可能性，即使假关节已经愈合，也提倡到骨骼成熟后再取出棒。

**3. 踝外翻畸形** 必须将胫骨远端固定，以至在置入髓内棒时可同时矫正踝关节外翻畸形，术中用 X 线透视监视髓内棒的打入很有益处。为了使进行性踝外翻减至最低的程度，在生长期长期使用支具固定是必需的，有指征者可采取外科治疗（即 Langenskiöld 手术治疗）的指征。

腓骨完整比腓骨截骨（伴或不伴腓侧固定）者更容易发生外翻畸形。此外，无论腓骨是否愈合，存在腓骨发育不良（骨折或假关节）高度预示着会出现继发性外翻畸形。

**4. 胫骨短缩**　几乎所有这些儿童都存在胫骨短缩，在 Anderson 等报道的这组患儿中，短缩最长者为 4 cm。对有选择的病例，可于合适的时机采取对侧骺板阻滞以短缩对侧胫骨或延长同侧近端胫骨治疗。对严重短缩、病复范围较大的假关节或髓内钉固定、标准骨移植术后失败的患儿，采取 Ilizarov 技术可能会有益处。如果应用 Ilizarov 技术延长前外侧弯曲短缩的胫骨或者应用在假关节手术愈合后，延长部位应位于远离假关节的胫骨干骺端。

## 四、小腿缩窄

小腿先天性环形狭窄又称"Streeter"束带，较为罕见（图 29-64），发生率 1/10 000。下肢束带常与其他异常有关，如足趾缺失、足部畸形、上肢狭窄带、腭裂和心脏缺损等。

通常足部也有畸形，深筋膜可以受累，淋巴管及表浅血液循环往往部分受阻，狭窄的远端可出现持续性水肿。需要将缩窄环切除，更多的时候需要切除水肿组织，才可能治愈。缩窄平面发生胫腓骨骨折的情况已经有所报道，与先天性胫骨假关节相比，缩窄得到成功治疗后，骨折不需要手术将会迅速愈合。然而，有报道称在缩窄环水平出现永久性假关节。

传统上，缩窄束带的松解需要分二期或三期完成，以防止肢体远端血液循环障碍。近年来，数位学者报道了一期手术成功的病例。一期手术切除的优点在于便于术后处理，特别是婴儿的术后处理，可避免第 2 次或第 3 次手术和麻醉。

Hennigan 和 Kuo 在 73 例患儿中发现有 135 条缩窄，将其分为 4 个区（图 29-65）。大部分的狭窄带（50%）位于第 2 区，即在膝关节和踝关节之间。他们还根据其严重程度将缩窄带进行分类，1 度缩窄带侵及皮下组织；2 度缩窄带延伸到筋膜；3 度缩窄带延伸到筋膜并需要手术松解；4 度缩窄带为先天性截肢。

如果狭窄程度达到 3 期（图 29-66），截肢可能无法避免。先天性缩窄带合并马蹄内翻足的发病率是 12%~56%。

所有神经系统损害发生在第 2 区 3 度狭窄带的患儿中。这些患儿的马蹄内翻足需要多次及更大范围的手术，其效果比没有神经系统损害者差。这些

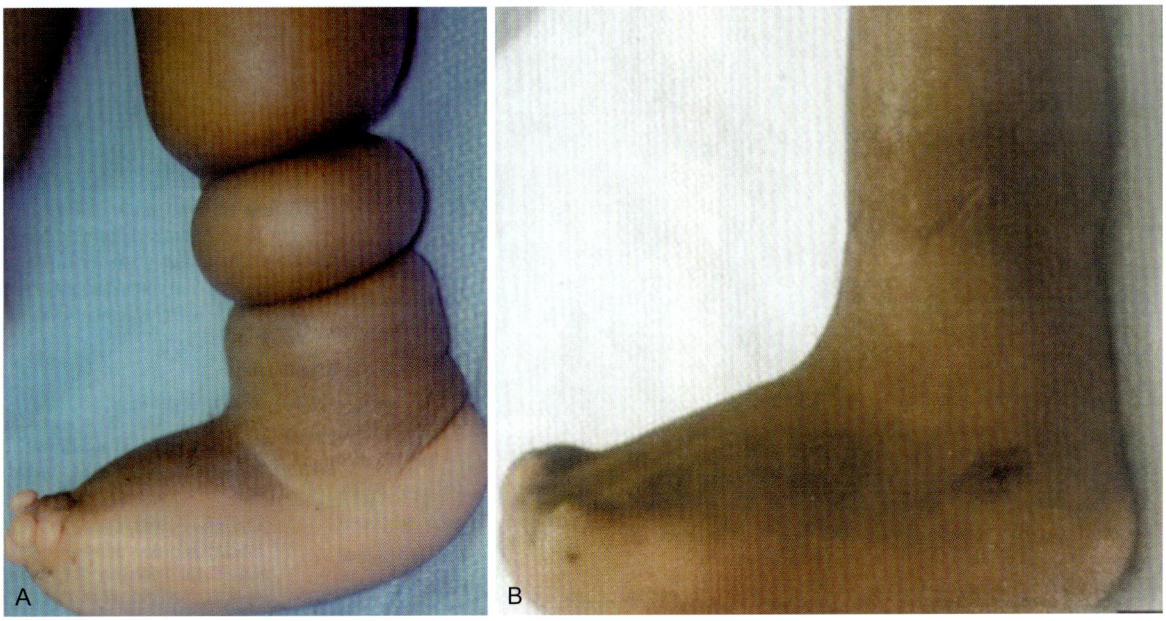


**图 29-64**　A. 先天性下肢束带和先天性垂直距骨；B. 切除束带后的外观（引自：Gabos PG: Modified technique for the surgical treatment of congenital constriction bands of the arms and legs of infants and children, Orthopedics 29: 401-404, 2006.）

学者建议早期行软组织彻底松解及缩窄部位肌腱转位，并注意到最终将需要进行骨性手术，为了防止畸形复发，还需要延长支具固定时间。

## 环状缩窄带一期或二期松解

### 手术技术 29-25

（Greene）

- 环形切除包括缩窄带边缘 1~2 mm 的正常皮肤及皮下组织，这样可以把复发风险降到最低。二期手术应只切开 180°。
- 切除所有缩窄的筋膜组织和致密的纤维变性的肌肉组织。
- 将所有缩窄束带切除后，小心分离受累皮肤及皮下组织，辨认、保护缩窄带远近端的血管神经组织。
- 如果皮下组织堆积过多，特别是发生在趾背部，必须将其切除。
- 应用多个“Z”字成形关闭皮肤切口，“Z”字成形时皮瓣应足够大，皮瓣尖端的角度约为 60°（图 29-67）。

**术后处理** 从手术部位的近端开始，用绷带向肢体末端加压包扎。年幼儿童可用管型石膏或石膏托固定 2~3 周，直至切口愈合。

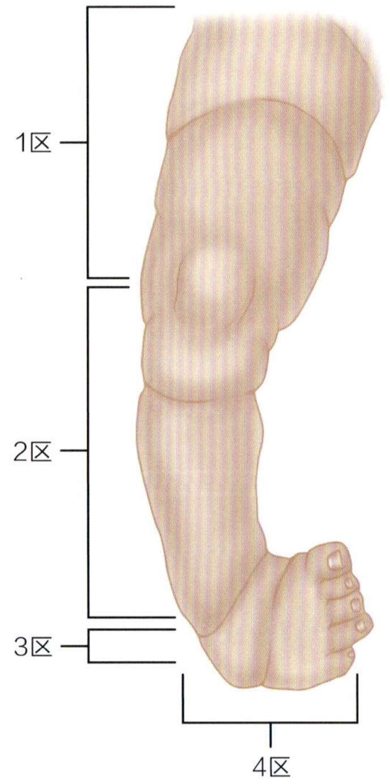


图29-65 Hennigan和Kuo描述的缩窄带区域（见正文）

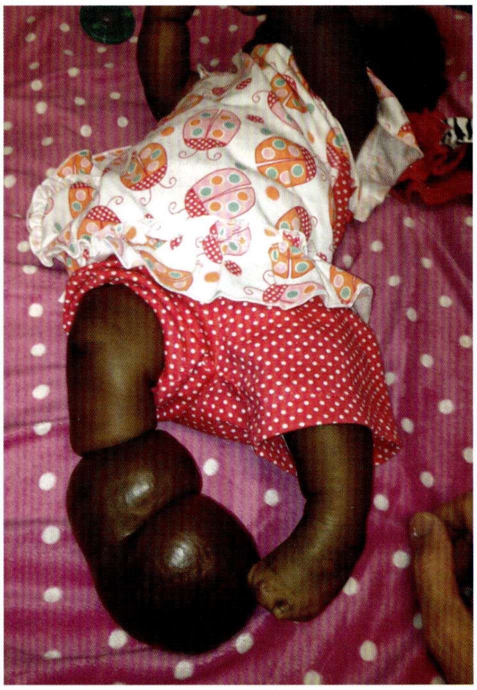

图29-66 如果缩窄到3期的程度，可能需要截肢

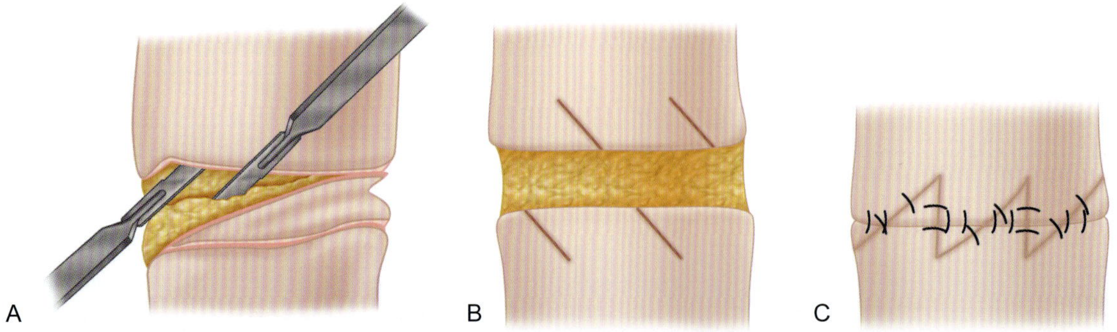


图 29-67 先天性缩窄和“Z”字成形术。A. 切除缩窄区，潜行剥离皮缘；B. 60° 角行“Z”字成形术；C. 以简单或交叉缝合方式缝合“Z”字形伤口（见手术技术 29-25）

## 五、先天性膝关节过伸和脱位

先天性膝关节过伸畸形是该畸形中最轻的一种，根据畸形的严重程度，将先天性膝关节过伸和脱位分为 3 型：1 型为先天性膝关节过伸；2 型为先天性膝关节过伸合并有胫骨相对于股骨向前半脱位；3 型为先天性膝关节过伸畸形伴有胫骨相对于股骨向前完全脱位（图 29-68）。先天性膝关节过伸畸形和脱位常伴有其他肢体的骨骼异常如髋关节发育不良（图 29-69）。

有学者推断先天性膝关节脱位的基本缺陷是交叉韧带的缺如或发育不全，但有学者认为，上述发现不过是膝关节脱位产生的继发性改变。

先天性膝关节过伸和脱位的病理变化通常因畸形的严重程度不同而有所不同，但是膝关节的前关节囊和股四头肌伸膝装置总是持续痉挛。当胫骨向前移位时，可发生关节内粘连、关节内其他异常以及髌骨发育不良或缺如。有学者注意到股外侧肌的纤维变性和萎缩，原因是股四头肌伸膝装置粘连而使髌上囊消失以及髌骨向外侧移位。当胫骨前脱位严重时，侧副韧常也从股骨附着处前移，有些患者腘绳肌出现前移，并在畸形位置上起着膝关节伸肌的作用。

先天性膝关节过伸和脱位的治疗，依据膝关节半脱位或脱位的程度及患儿的年龄而定。新生儿轻、中度膝关节过伸畸形或半脱位，非手术治疗如 Pavlik 挽具使膝关节保持一种姿势，并用系列石膏增加膝关节的屈曲最有可能获得成功。Roach 和 Richard 提出先天性膝关节脱位非手术治疗成功的两条标准，即 X 线片证实膝关节已复位和膝关节的屈曲活动达到或超过 90°。多数学者认为，非手术治疗可能要持续 3 个月。对非手术治疗无效的儿童，应用骨牵引治疗也是一种选择，但是使用这种方法矫正畸形很困难。对于年长儿童有中度或重度半脱位或全脱位，应进行手术治疗。儿童如有双侧先天性膝关节脱位并伴有髋关节脱位，建议首先对膝关节进行手术治疗。然而，Johnston 等描述了两种畸形的单阶段矫正与分期重建的结果相似。

Curtis 和 Fisher 描述了一种治疗先天性膝关节脱位的手术方法，并推荐用于 6~18 个月的患儿。手术操作包括前关节囊松解、股四头肌腱的延长及关节囊内粘连的松解。偶因畸形复发导致膝关节的关节面异常。理想的治疗结果是膝关节获得一定的活动度。少数病例中，对年长儿童常需要行股骨或胫骨截骨术。当需要时，股骨短缩可作为股四头肌成形术的辅助，具有良好的中远期作用。

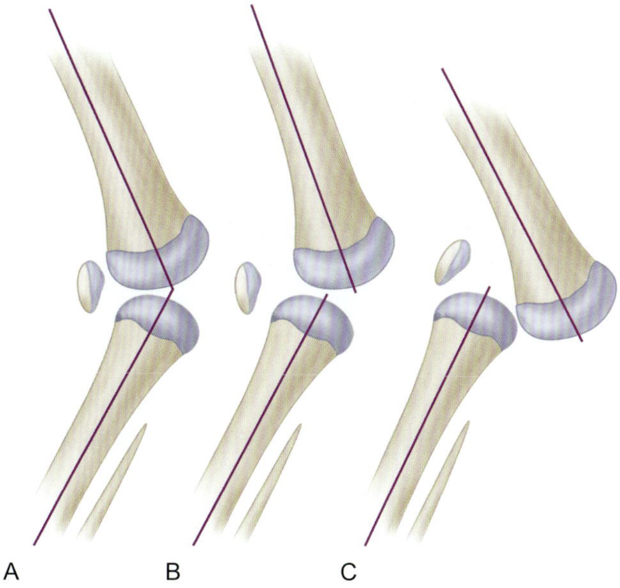


图 29-68　A. 先天性膝关节过伸；B. 膝关节半脱位；C. 膝关节脱位

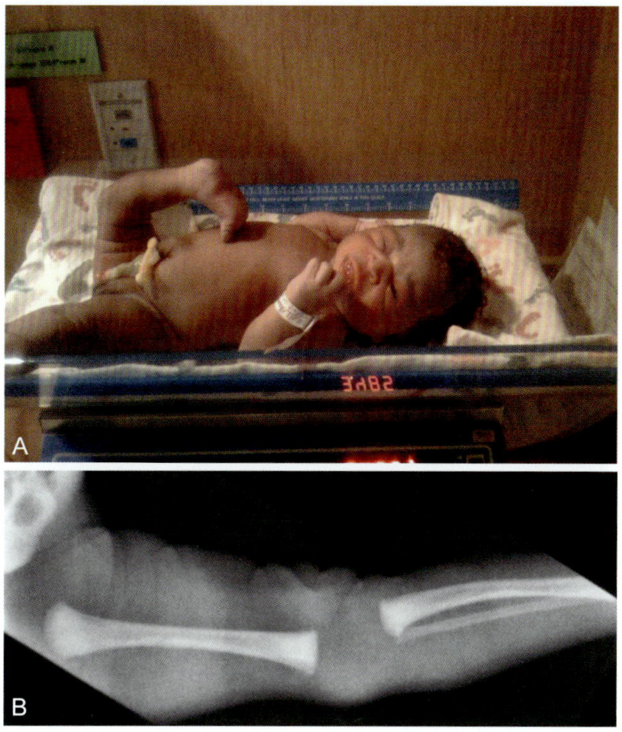


图 29-69　先天性膝关节脱位。A. 双侧膝关节脱位的新生儿；B. 畸形部分矫正后的侧位片显示胫骨前半脱位持续存在（由 Jay Cummings 提供）

Joseph 等对 Curtis 和 Fisher 手术提出一些修改意见，包括一个横向的切口，一种更广泛地显露股四头肌腱，并避免剥离侧副韧带的方法。这些改良的方法有效的纠正了前方伤口开裂、股四头肌腱延长不足、术后膝关节不稳侧副韧带横裂等问题。

Dobb 提出了一种治疗先天性膝关节脱位更加微创的方法，包括系列石膏固定和微小开放性股四头肌肌腱切断术，如有需要可附加前关节囊切开。这一方法成功对 16 膝中的 14 例进行了畸形矫正，其中 2 膝需要附加手术，仍需要远期随访来确定这一治疗方法的持续效果。

## 关节囊松解及股四头肌延长治疗先天性膝关节脱位

**手术技术 29-26**

（Curtis 和 Fisher）

- 从股骨远端 1/3 水平的前正中开始做皮肤切口，向外下方延长至胫骨结节。Joseph 切开显露，并发症更少。
- 显露大腿前群肌肉，在髌骨上方倒“V”形切断股四头肌肌腱（图 29-70）或做“Z”字成形，前者可在髌骨上方提供一个舌状组织瓣，便于在伸肌延长后与近端肌肉缝合。Joseph 改进这一步包括将股四头肌肌腱从股内外侧肌舌状分离。
- 横行切开前关节囊，并向两侧的后方延伸至胫侧和腓侧副韧带，膝关节屈曲时，将侧副韧带后移。

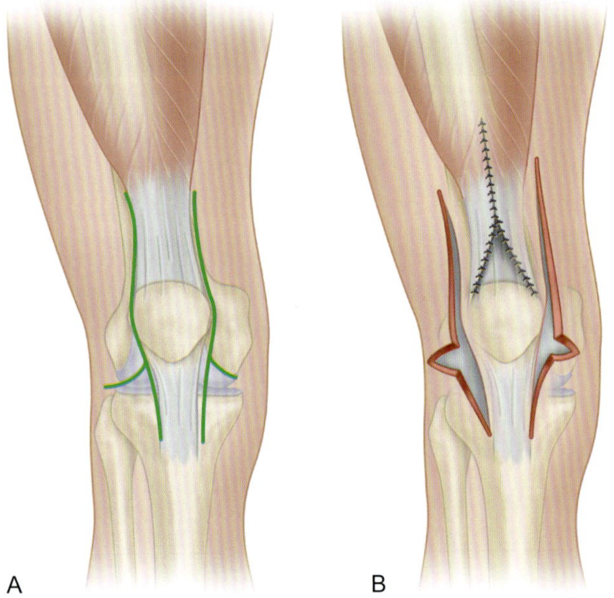

A B

**图 29-70** Curtis 和 Fisher 膝关节手术法。A. 做直线切口松解前部关节囊的内、外侧和股四头肌支持带的内、外侧；B. 软组织松解和股直肌延长术后的矫形效果（见手术技术 29-26）

- 若髌骨向外侧移位，松解髌韧带外侧部分和股外侧肌，以使髌骨能内移到股骨髁间的正常位置。
- 松解任何紧张的髂胫束，必要时延长腓侧副韧带。
- 游离所有外观正常的股四头肌，使其与股骨长轴相一致，从而使股四头肌能直接牵拉髌骨。
- 修复股内侧肌后，缝合延长的股四头肌肌腱至延长的股直肌上。
- 检查伸直位至屈膝 90° 时髌骨滑动的轨迹。
- 缝合切口后用屈膝 30° 长腿管型石膏固定。

**术后处理** 若前面皮肤张力过大，2 周后在麻醉下更换石膏，4~6 周后，拆除石膏，开始主、被动功能练习。对年长儿童，可于术后 3~6 周进行持续性被动活动，以恢复膝关节活动度。为防止膝关节过伸，可再用长腿支具固定 6~12 个月。

## 六、先天性髌骨脱位

先天性髌骨脱位往往有家族性发病和双侧受累的特点，偶伴有其他异常，特别是先天性多发关节挛缩症和唐氏综合征。先天性髌骨脱位多不能自行复位，常伴有股四头肌伸膝装置异常，股外侧肌可能缺如或严重挛缩，髌骨可以向外脱位并与髂胫束前方粘连。髌骨通常较小、形状异常，并在股四头肌伸膝装置内位置异常。可发生膝外翻及胫骨相对于股骨的外旋畸形。内侧关节囊受到牵拉，股骨外髁扁平或髌腱止点比正常靠外得多。

Eilert 注意到文献中已经描述了两个临床综合征：先天性髌骨脱位或固定性髌骨外侧脱位和习惯性髌骨脱位，他建议将后者更准确地命名为髌骨的“强制性脱位”。这两个综合征有不同的临床表现（表 29-2），其矫正治疗时机也不同。

在 3~4 岁前，由于髌骨骨化中心尚未出现，先天性髌骨脱位难以做出诊断，但是更严重的病例，由于合并膝关节屈曲挛缩，能够在出生后不久得到诊断。MRI 能显示髌骨软骨位于股骨的外侧，并能确诊可疑的先天性髌骨外脱位。几位学者曾描述应用超声来定位髌骨软骨。因为畸形严重程度与畸形允许继续观察的时间长短直接相关，因此，一旦确诊，应尽早手术治疗，以防止发生膝关节外翻、屈曲和外旋畸形（图 29-71）。

先天性或习惯性髌骨脱位的潜在病理改变是股四头肌伸膝装置的挛缩，而先天性髌骨脱位的挛缩更为严重。手术方法应根据手术中观察到的软组织

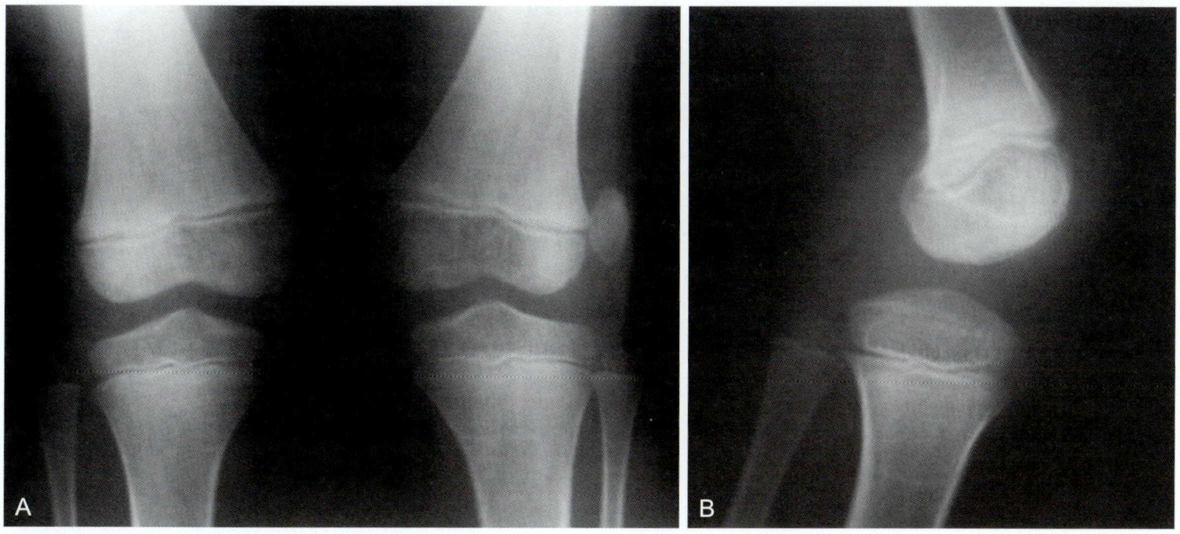


**图 29-71**　5 岁男童未经治疗的先天性左髌骨脱位。A. 前后位 X 线片示固定性外侧脱位；B. 侧位 X 线片上因髌骨与股骨髁重叠，髌骨不可见

**表 29-2**

**两种先天性髌骨脱位**

| 固定性髌骨脱位 | 习惯性髌骨脱位 |
|---|---|
| 髌骨向外侧脱位，固定于外侧 | 屈伸膝关节时髌骨脱位和自动复位 |
| 婴儿时经常较明显 | 多发于 5~10 岁儿童 |
| 经常伴有全身症状 | 往往独立发生 |
| 伴膝关节屈曲挛缩 | 膝关节活动范围正常 |
| 经常产生功能障碍 | 可能易于耐受，仅有轻度功能障碍 |
| 早期手术纠正 | 可以待患者出现症状再进行手术治疗 |

引自：Eilert RE: Congenital dislocation of the patella, Clin Orthop Relat Res 389: 22, 2001.

挛缩范围和程度决定，手术的主要目的是松解髌骨外侧挛缩结构（外侧关节囊、髂胫束、股四头肌外侧部分），便于髌骨复位。为保持髌骨复位后的稳定，需要紧缩缝合内侧松弛的关节囊。大部分患儿特别是幼儿，广泛的外侧松解和内侧关节囊折叠缝合足以获得髌骨与股骨的匹配关系。对年长儿童往往需要将股内侧肌前置，紧缩可恢复肌肉的张力及改善肌肉功能活动。除了这些步骤，在他们 1976 年的文章中，Stanisavijevic 等描述增加了 Roux-Goldthwait 髌腱手术。最近一项关于 Stanisavijevic 手术的研究显示其取得了较好的效果。

## 膝关节外侧松解和内侧重叠缝合术

**手术技术 29-27**

（Beaty；改良自 Gao 等和 Langenskiöld）

- 从股骨远端的中线至胫骨结节做皮肤切口，在髌骨表面深切皮肤显露膝关节内、外侧和股四头肌。
- 从股四头肌近端的起点至膝关节水平，松解股外侧肌，并可能需要松解肌间隔外侧的髂胫束。
- 由于髌骨上方中线切口在儿童较成年人更易于形成瘢痕，所以 Eilert 建议做膝关节的前外侧切口，使得瘢痕不在髌骨前方，避免受压引起疼痛。切口必须有足够长度，以便充分显露股四头肌，在婴儿先天性髌骨脱位，切口可以延伸到大腿的 1/2。
- 有时必须切断股直肌并“Z”形延长。
- 股内侧肌的斜行纤维则需要从起点即髌骨、内侧关节囊和髌内侧支持带的近端或远端切开。
- 将髌骨复位至股骨髁间窝。
- 将股内侧肌的斜行纤维向远端和外侧与髌腱和内侧支持带缝合，使髌骨在股骨髁间窝更加稳定。
- 一旦完成远端的初期缝合，小幅度轻柔活动膝关节，评价髌骨复位情况及其在股骨髁间窝内的运动轨迹。如果股内侧肌斜行纤维的张力过大，则拆除缝线，并将肌肉轻度向近侧移位；若张力过于松弛，将股内侧肌斜行纤维进一步向远端及外侧牵拉并缝合。
- 偶尔，髌骨十分不稳定，必须于肌肉肌腱移行处切断股薄肌和半腱肌，将其移位并固定到髌骨上，犹如缰绳一样以增加其稳定性。继之将股内侧肌斜行纤维与未缝合的髌骨支持带和股直肌缝合。

- 继续修复股内侧肌斜行部的远、近端。
- 再次进行膝关节一定范围的活动，确保髌骨已复位至股骨髁间窝，以及屈伸时运动轨迹正常。
- 放松止血带后电凝止血，将引流管放置在切口深部，缝合皮下组织及皮肤。
- 于屈膝 30° 位用长腿管型石膏固定。

**术后处理** 术后 6 周左右拆除石膏，并开始主动和被动的关节功能练习。

## 七、先天性长骨缺如

1961 年，Frantz 和 O'Rahilly 首次采用科学的方法，对先天性长骨缺如这一问题进行探讨，他们使用肢端型和肢间型的分类方法来描述长骨缺如畸形。这一分类方法已被广泛应用。肢端型缺如如同截肢，其远端无肢体结构存在（图 29-72A）；肢间型缺如是肢体中间部分的节段性缺失，但其远侧节段仍然存在（图 29-72B）。肢端型和肢间型缺如又被进一步分为横向和纵向缺如，例如，一只手在腕部完全缺如，称为肢端型纵向缺失；手部完整而无桡尺骨者，为肢间型横向缺如。合并足外侧两列缺失的腓侧半肢畸形为肢端型纵向缺如；腓侧半肢畸形而足部正常者为肢间型纵向缺如。

### （一）胫侧半肢畸形

自从 Otto 首次描述本病以来，对于胫侧半肢畸形有多种名称，如先天性胫骨纵向缺如、先天性胫骨发育不良、轴旁胫侧半肢畸形、胫骨发育不全和先天性胫骨缺损或缺如，这些实际上只是描述胫骨缺如的范围，从胫骨的完全缺如（最严重型）到胫骨中间部分缺如（最轻型），其发病率约为存活婴儿的 1/100 万，双侧病变占 30%。尽管有家族性常染色体显性或隐性遗传的病例报道，但本病通常为散发病例，多种特殊的综合征中把胫侧半肢畸形作为其组成部分，如拇趾三节趾骨 - 多趾综合征（Werner 综合征），胫侧半肢与足重复畸形、胫侧半肢、手或足分裂综合征，胫骨半肢 - 短肢 - 三角形短头综合征。准确的病因尚不清楚，但发现了多种基因缺陷。然而，似乎没有一个特定的基因突变或一个遗传模式可以用来解释所有的病例。

受累的小腿有短缩畸形，如果腓骨头向近端移位，将可触及；足表现为严重的马蹄内翻足畸形及后足僵硬（图 29-73），在年长儿童，也许可触及胫骨近端原基（即使在 X 线片上也不能显示）。通常膝关节有屈曲畸形，当膝屈曲畸形严重时，通常因股四头肌发育不全导致膝关节伸直功能受限。临床

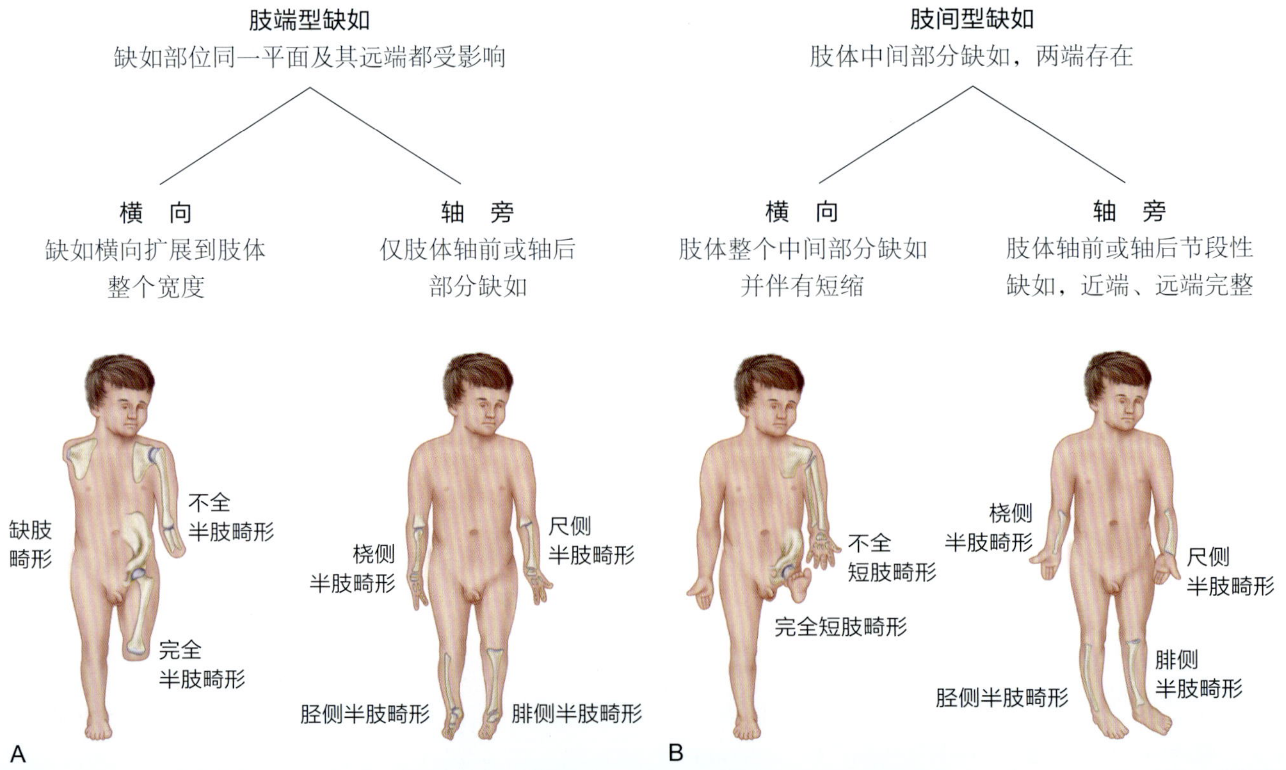


**图 29-72** Frantz-O'Rahilly 先天性肢体缺如分类法。A. 肢端型缺如；B. 肢间型缺如

上仔细评价股四头肌伸膝装置非常重要，因为这对膝关节重建可能有重要预测价值，胫侧半肢畸形可伴有股骨发育不全。

**1. 分类**　Jones、Barnes 和 Lloyd-Roberts 基于早期的 X 线表现，提出胫侧半肢畸形的分类方法（图 29-74），已被广泛使用。该分类方法对每一类型推荐了具体治疗方法。

1A 型畸形，X 线片显示胫骨完全缺如，股骨远端骨骺发育不良（与正常侧对比）。1B 型畸形，X 线片也显示胫骨缺如，但股骨远端骨骺形状及大小更接近正常。这种差异至关重要，因为 1B 型畸形有胫骨近端软骨原基，随着时间推移可发生骨化。关节造影、超声及磁共振均已证明 1B 型畸形中有软骨原基（图 29-75B，右），1B 型畸形的胫骨近端软骨基质将来可能发生骨化而变为 2 型畸形。

2 型畸形在出生时胫骨近端的大小有所不同，而腓骨的大小多为正常，但腓骨头向近端移位（图 29-75A，左）。

3 型畸形则较罕见，胫骨近端在 X 线片上不显影，但有时 X 线片上可显示胫骨远端骨骺及发育成熟的干骺端。然而，亦可能只显示胫骨远端软骨基质内因弥散钙化而形成的高密度区。股骨远端骨骼通常发育良好，但是腓骨的上端向近端移位。虽然股骨远端骨骺的大小多为正常，但膝关节往往不稳定。

4 型畸形罕见，胫骨短缩伴腓骨近端向近端移位，胫腓骨远端分离（图 29-76），这又称为先天性踝关节分离或先天性胫腓骨分离。Clinton 和 Birch 回顾了 37 年间治疗的 125 肢胫骨半肢畸形，认为

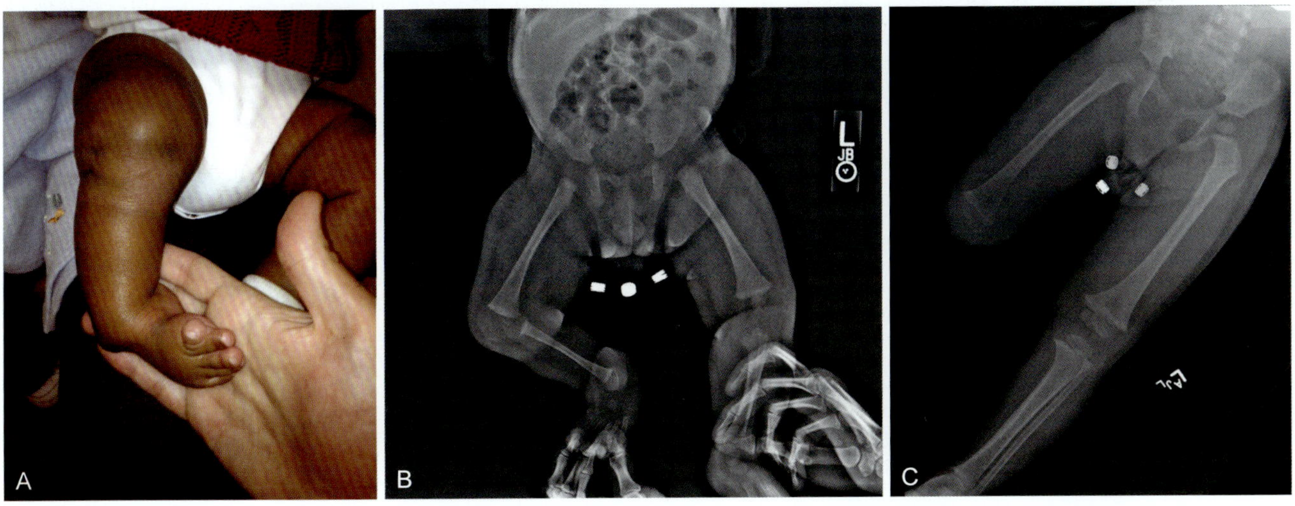


**图29-73**　A. Jones Ⅰ 型畸形伴僵硬足畸形和股四头肌功能缺失；B. 胫骨完全X线缺失；C. 膝关节离断后X线片

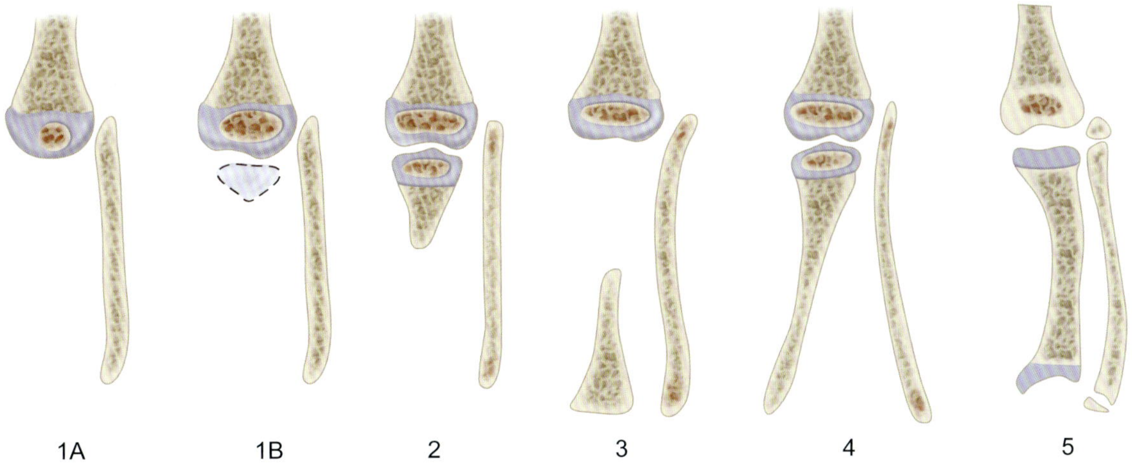


**图 29-74**　胫侧半肢畸形的分类。1A 型：近端腓骨脱位，X 线片上胫骨不可见，股骨远端骨骺小于健侧；1B 型：近端腓骨脱位，出生时超声或 MRI 下可见近端胫骨原基，但 X 线片上不可见；2 型：近端腓骨脱位，X 线片上可见近端胫骨，膝关节正常；3 型：近端腓骨脱位，X 线片可见远端胫骨，但近端胫骨不可见；4 型：此类罕见，腓骨向近端移位，远端胫腓关节脱位；5 型：胫骨相对于腓骨的整体缩短

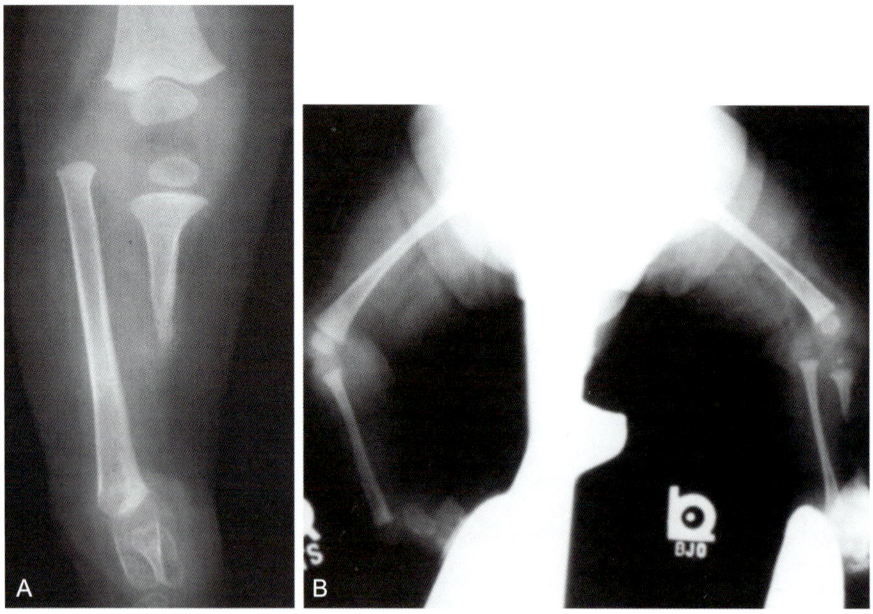


**图29-75** A.先天性胫骨缺如畸形分型1A； B.双侧胫骨半肢畸形（右侧分型1B，左侧分型2）

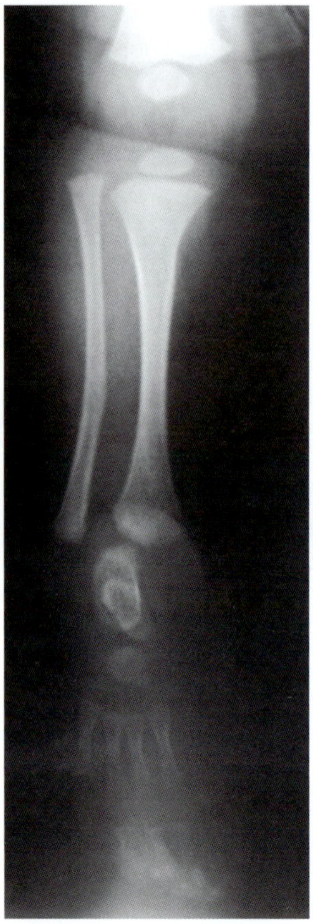

**图29-76** 新生儿先天性踝关节脱位，4型胫侧半肢畸形，注意其第一趾列缺如

没有真正的3型畸形。他们还提出了Jones 5型，累及完全胫骨短缩的严重程度常与腓骨畸形严重程度相关。

最新的一个分类考虑MRI、超声和术中发现近端和远端的软骨原基。这个分类包括7种类型，分“a”和“b”亚型，依据是软骨完整存在或部分缺失（图29-77）。这个分类包括胫骨完全短缩，这是以前在Jones系统的分类中所没有的。虽然目前没有广泛使用，但这个系统可能未来几年会成为更主流的分类方法。

胫侧半肢畸形的腓浅神经可终止在踝关节水平，正常止于足底的小腿肌肉易混合于一个共同的肌腱中，距骨和跟骨常常为先天性融合，并有胫前动脉缺如及足底动脉弓形成不完全。相似的血管异常也见于马蹄内翻足畸形和相关畸形，提示血管异常是血流减少的原因。当胫骨发育最差时，伴随畸形往往也最为严重，如4型畸形胫骨远端骨骺就可能缺如。

**2. 治疗** 如同所有先天性下肢缺陷性疾病的治疗一样，治疗的目标是获得一个与正常肢体等长并有功能的肢体。外科治疗的方法依X线分型和临床表现做出选择，对于严重的缺陷，截肢及安装康复性假肢是最实用的治疗方法。

Jones 1A型畸形。1A型畸形的治疗有两种选择，即膝关节离断或膝关节重建术（足部截除或不截除），最容易、往往也是最有效的选择是膝关节离断术，随后安装膝上型假肢，这是保留股四头肌装置、通过一次手术提供彻底治疗的方法（图29-73）。膝关节离断术比膝上截肢术更好，因为1A型膝上截肢可因骨残端过度生长引起皮肤方面的问题。因为股骨终端生长通常减少，膝关节离断术的最终结果可能是功能性膝上截肢的水平，用这种方式治疗的儿童几乎均是灵活稳定和功能良好假肢的使用者。如果试图矫正马蹄内翻足畸形及膝关节缺

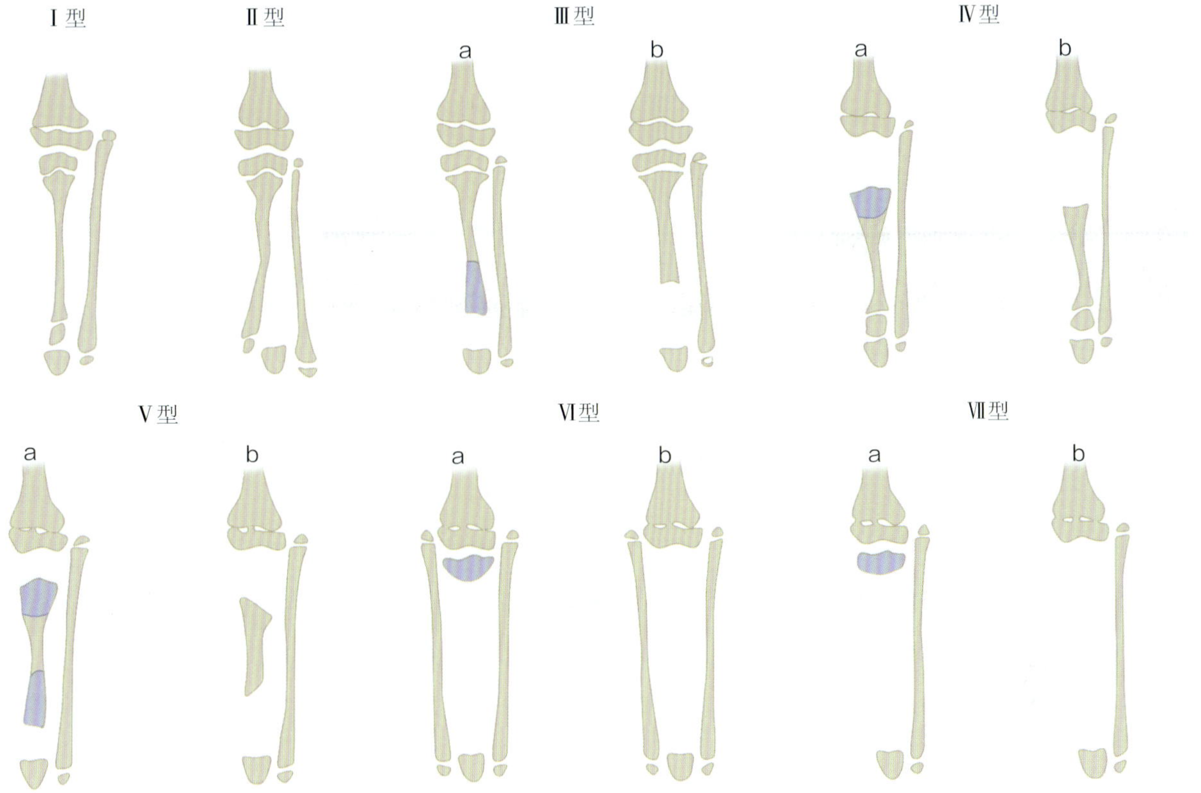


**图 29-77** Weber 的胫骨半肢畸形分型是以成熟程度进行分类。Ⅰ型，发育不全；Ⅱ型，分离；Ⅲ型，远端缺失；Ⅳ型，近端缺失；Ⅴ型，双极缺失；Ⅵ型，缺如合并双腓骨；Ⅶ型，缺如合并单腓骨［（a）型：存在软骨基质，（b）型：缺失软骨基质；棕色代表骨，蓝色代表软骨基质］（引自：Weber M: New classification and score for tibial hemimelia, J Child Orthop 2: 169-175, 2008.）

如，常需要反复手术并以失败告终。Brom 方法采用转移腓骨近端至股骨近端治疗ⅠA 型畸形，但没长期的结果。对于双侧畸形，因为不考虑肢体不等长问题，也许有理由保留其足，但是试图重建膝关节与足部相连接的截肢手术，其结果难以预料。

**Jones 1B 型和 2 型胫骨半肢畸形** 膝关节有一定功能的 1B 型和 2 型畸形，若股四头肌伸膝装置存在并有功能者，无须行关节离断术，胫腓骨近端融合联合 Syme 截肢术或远端重建术是一种可供选择的治疗方法（图 29-78）。

Putti 使用侧 - 侧方式行胫腓骨融合术（图 29-79C），但是现在多数学者更喜欢采取腓骨与胫骨残端的端 - 端融合的方式。虽然将手术推迟到胫骨近端软骨原基骨化后实施似乎更为可取，但即使胫骨残端纯粹由软骨构成，也能获得稳定。于二期手术时实施足截除术，以利于装配假肢及其功能恢复。在胫骨近端重建术期间，暂时保留足作为长腿石膏的固定点，则有助于重建手术的成功。胫腓骨融合可形成更加一致的、同轴的、可负重的机械轴线。如果腓骨没有转移到胫骨上，一种特殊的、弯

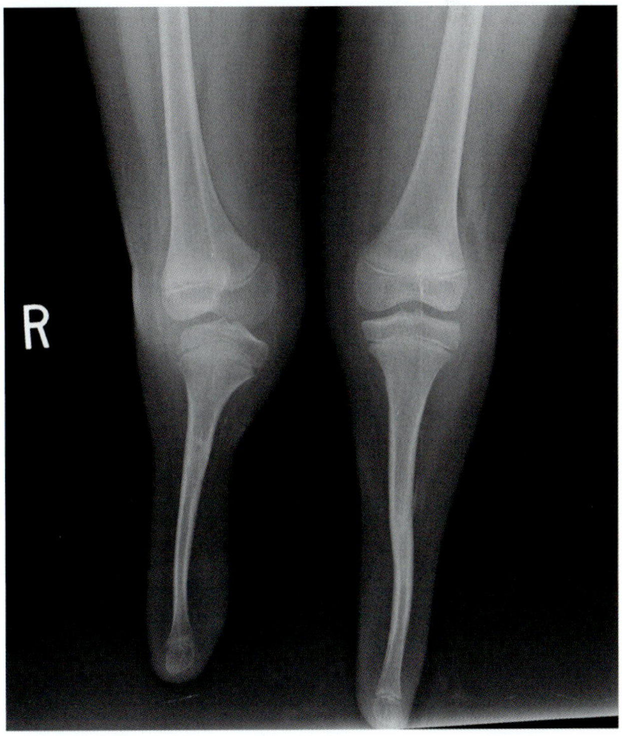


**图29-78** 胫腓骨近端融合术和Syme法截肢术后（见手术技术29-29）

曲的、过度生长的腓骨会产生继发的畸形。把腓骨融合在胫骨上面会刺激其向更类似于胫骨的方向发育。Syme 截肢术更喜欢通过骨部分截肢来预防过度生长导致的残端问题，从而最大程度保留残端的长度。另一种选择，如果胫骨段足够长，导致胫腓骨远端之间的骨性融合（图 29-79B），Ertl 功能性的截肢术可减少骨骼过度生长的风险（图 29-80）。

学者们尝试通过手术使小腿长度均衡、恢复跖行足和膝关节稳定性手术治疗 1B 型和 2 型胫侧半肢畸形。然而，传统的小腿延长术、软组织重建及石膏矫形治疗胫侧半肢畸形，多不能实现上述目标；但是，对一些类型的病例，Ilizarov 方法提供了一种可行的重建方式。做这些决定会十分困难，截肢对于很多想要正常肢体的家庭来说是一个不受欢迎的选择，因此，重建肢体的预期功能，需要的多次手术过程以及使用外固定架固定的较长时间，必须同早期截肢和假体治疗所能获得的功能进行仔细地权衡。其他一些有创意的手术已经用于治疗儿童的胫侧半肢畸形。

对于胫侧半肢畸形伴有同侧股骨缺损者，可选择腓骨与股骨远断的关节融合术，幼儿则进行软骨固定术，使腓骨与股骨及髁间窝形成直接力线关系。联合 Syme 截肢术治疗可明显延长股骨有效杠杆力臂。

虽然 Syme 和 Boyd 截肢术已被接受为更易于安装假肢及康复的治疗方法，但其他可供选择的方法也有报道。如果家长坚决反对足截除术，可接受的选择性治疗方法是足和踝关节复合重建术，该方法是将腓骨远端植入极度跖屈的距骨中（图 29-79A）以增加肢体长度。当与足的位置相适应时，可利用这增加的长度以获得假肢重建。

甚至对 2 型畸形，如果术前存在严重的膝关节屈曲挛缩畸形，有些学者推荐采取膝关节离断治疗。近端胫腓骨融合术并非绝对适应于所有的 2 型畸形，文献中有报道，单纯采取 Syme 截肢、装配假肢也获得了满意的功能康复。尽管如此，如果腓

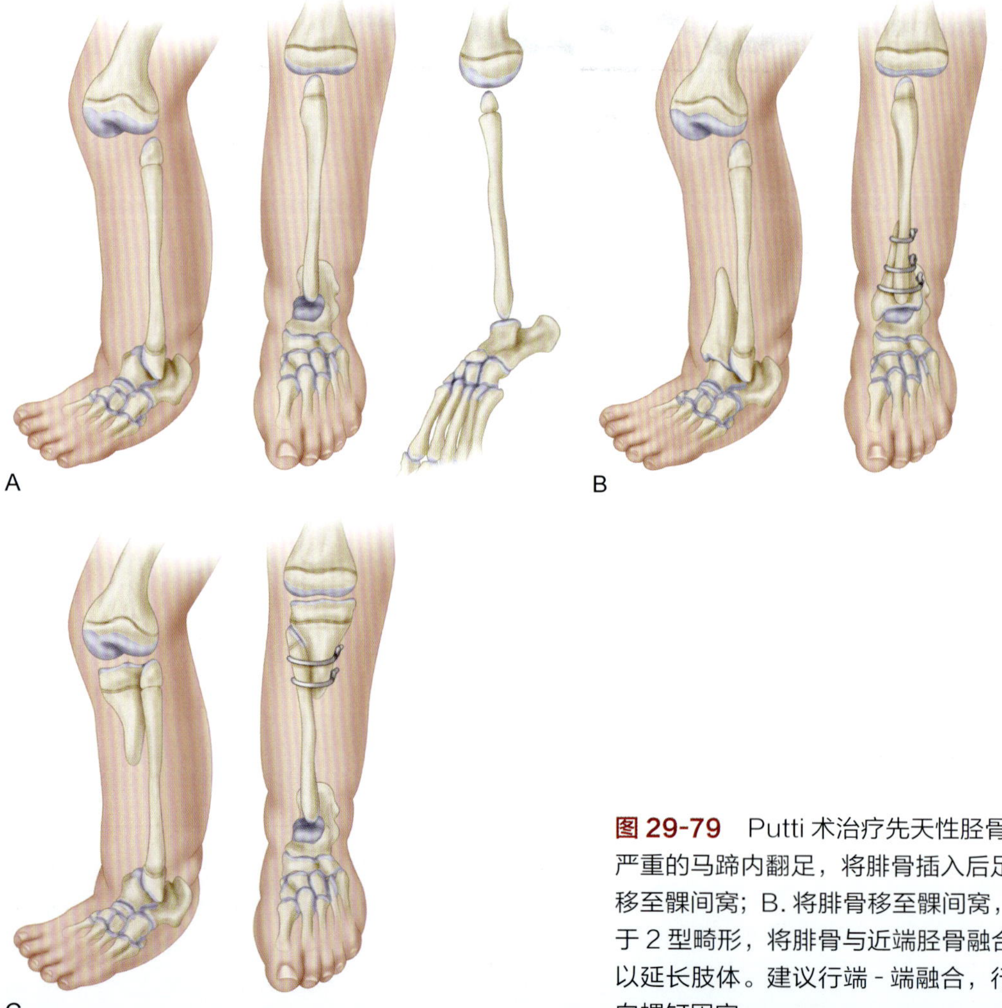


**图 29-79** Putti 术治疗先天性胫骨缺如的几个变式。A. 对于严重的马蹄内翻足，将腓骨插入后足以延长肢体，同时将腓骨移至髁间窝；B. 将腓骨移至髁间窝，使胫腓骨远端融合；C. 对于 2 型畸形，将腓骨与近端胫骨融合，将腓骨插入跖屈的后足以延长肢体。建议行端 - 端融合，行侧 - 侧融合时，可应用横向螺钉固定

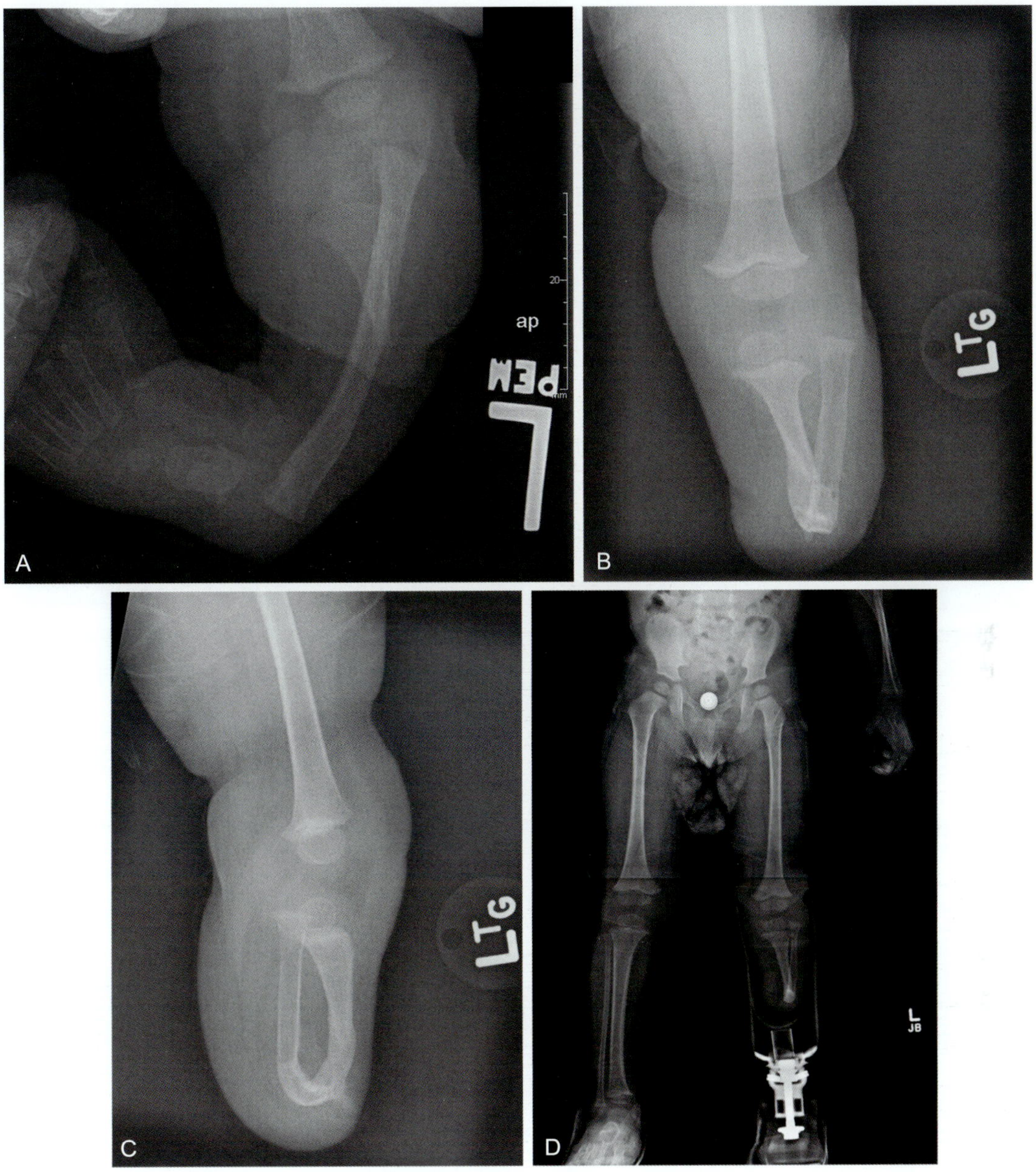


图29-80　A. Jones Ⅱ型发育不良，可见明显的胫骨短缩和僵硬的足畸形；B. 后面的Ertl 截肢术(前后位片)；C. 侧位片；D. 安装假肢后

骨移位到胫骨残端下方并与其连接，可能有希望可靠重塑，最终形成一个大的、类似胫骨的骨骼。

**Jones 3 型胫骨缺损**　由于 3 型畸形极为罕见，在有限的文献报道中，多采用足离断的方法治疗。部分患儿也可进行胫腓骨融合术。

**Jones 4 型胫骨缺损**　对 4 型畸形的治疗，必须因人而异。Syme 截肢术可获得良好的功能（图 29-81）。应用保留足和踝关节的传统的踝关节重建术也有描述。多数患者可联合胫腓骨融合与远端腓骨骨骺阻滞治疗。如果有马蹄内翻足畸形，则需要行软组织松解。

## 腓骨远端与距骨融合术

**手术技术 29-28**

- 患儿仰卧于手术台上。
- 经腓距关节远端的前外侧入路显露腓骨、距骨。
- 分离软组织，使距骨体的中央置于腓骨远端。
- 于距骨滑车的穹隆部做一个沟槽，于跖行足及中立位，将腓骨远端嵌入距骨的沟槽内。
- 根据需要，可将距腓关节用克氏针纵行或交叉固定。
- 切除腓骨远端骨骺外和距骨穹隆处的软骨，使两者骨性接触。
- 闭合切口后，用长腿石膏屈膝位固定。

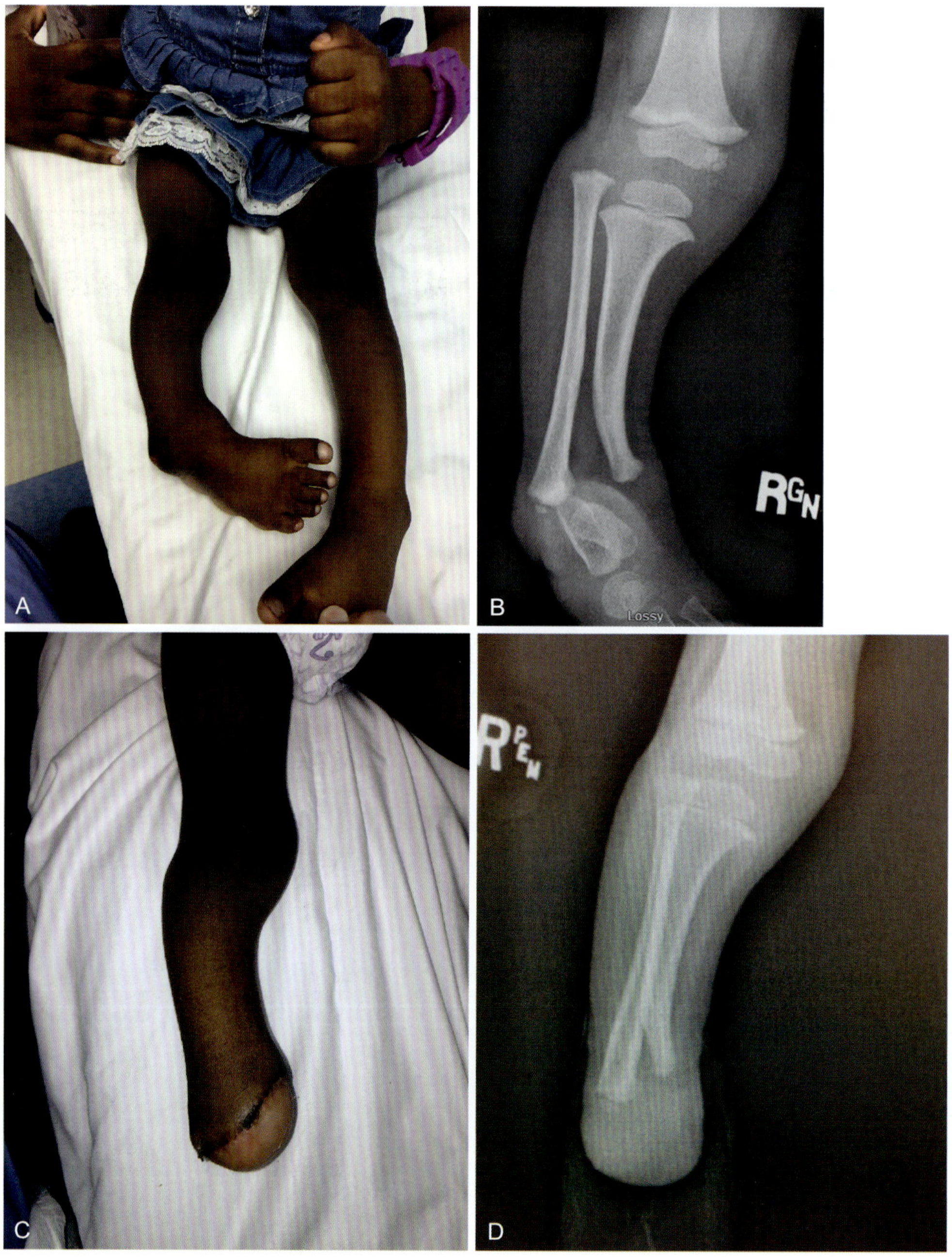


**图29-81** Jones Ⅳ型半肢畸形

**术后处理** 用石膏固定直至骨性融合，通常需要12~16 周。

## 胫腓骨近端融合术

**手术技术 29-29** （图 29-78）

- 做前外侧切口，切口起于腓骨近端并向前下方延长，止于胫骨中 1/3 段，确认、保护腓神经。
- 从胫骨近端的内侧充分分离前侧筋膜室的肌肉，显露胫骨近端软骨原基（1B 型畸形）或胫骨近端（2 型畸形）。
- 骨膜下分离显露腓骨，保留腓骨近端附着组织完整。
- 在与胫骨近端原基的远端相对应的部位截断腓骨。
- 用一根合适规格的斯氏针经腓骨髓腔向远端钻入并从足底面穿出。
- 将腓骨置于胫骨近端下方，再将髓内钢针逆向打入胫骨近侧的残端内。
- 必要时可使斯氏针穿入股骨远端内，以求稳定。
- 将斯氏针远端弯曲 90°，并剪除皮外多余部分，以便 6~8 周后拔除斯氏针。用长腿石膏固定下肢。其他固定技术包括螺钉、交叉克氏针和环扎术。以后，可择期进行足切除手术。部分患儿可通过联合软组织松解、Ilizarov 技术、距骨切除，或有时需要关节融合治疗来保留足部。胫骨近侧残端尖部应充分切除，以提供足够宽的平面来与腓骨骨性或软骨性融合。如有可能，应该将腓骨骨膜缝到胫骨近侧残端的骨膜上，以防止在腓骨近侧残端形成腓骨。

## （二）腓侧半肢畸形

腓侧半肢畸形亦被称为先天性腓骨缺如，轴旁腓侧半肢畸形及腓骨未发育或发育不全，是最常见的长骨缺损（其后依次为桡骨、股骨、胫骨、尺骨和肱骨发育不全）。是否因血管发育不良及相对供血不足而影响间质发育，从而引起腓侧半肢畸形中腓骨发育不良，仍然是一种推测，遗传或中毒因素的致病作用尚未阐明。腓侧半肢畸形包括几种发育异常，轻者只是腓骨有轻度短缩畸形，重者则是整个腓骨缺如并伴有足、胫骨及股骨的缺损。由于伴有腓骨轻度发育障碍的各种畸形很多，采用轴后发育不良来描述本畸形可能更为确切。

临床表现取决于具体类型和伴随畸形，通常腓侧半肢畸形伴有下肢不等长、马蹄外翻足、膝关节的屈曲挛缩、股骨短缩、膝及踝关节的不稳定，以及后足僵硬和足外侧趾列缺如（图 29-82）。虽然马蹄外翻足是最为常见的伴随畸形，但马蹄内翻足及跟骨外翻畸形也有报道。主要临床问题是小腿不等长、足及踝关节的不稳定。双侧病变时肢体不等长通常表现为不成比例的短缩，因为双侧受累程度往往相似。

**1. 分类**　Achterman 和 Kalamchi 提出了一种有实用价值的分类方法（图 29-83），将腓侧半肢畸形分为 1 型畸形（腓骨发育不全）与 2 型畸形（腓骨完全缺如），1 型畸形又分为 1A 型和 1B 型。1A 型，腓骨近端骨骺比胫骨近端骨骺靠下，腓骨远端骨骺则位于距骨滑车的近端。1B 型的腓骨缺损较为严重，其缺损长度为 30%~50%，对踝关节没有末端支撑（图 29-84）。股骨的异常也颇为常见，如髌骨及股骨外髁发育不良。临床上也可发现交叉韧带松弛。胫骨成角畸形最常见于 2 型畸形，而杵臼踝关节则多见于 1A 型畸形，更严重的足踝部问题见于 2 型畸形，但有一些 2 型畸形，尽管腓骨缺如，但踝关节仍有相对的稳定性，另一些患者的胫距关节完全丧失稳定性；跗骨融合及足外侧列的缺如也较常见。

Birch 等的另一种分类方法在决定治疗方式时把整体肢体不等长和足部功能考虑在内（表 29-3）。

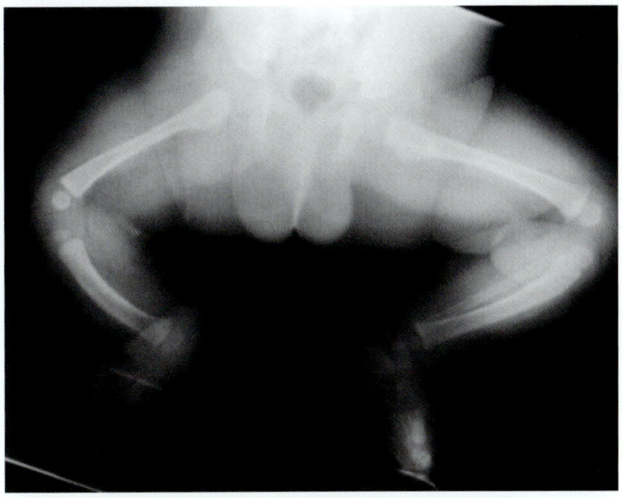

**图 29-82**　经典的腓侧半肢畸形婴儿的 X 线片，股骨和胫骨均有短缩，足外翻且外侧趾列缺失

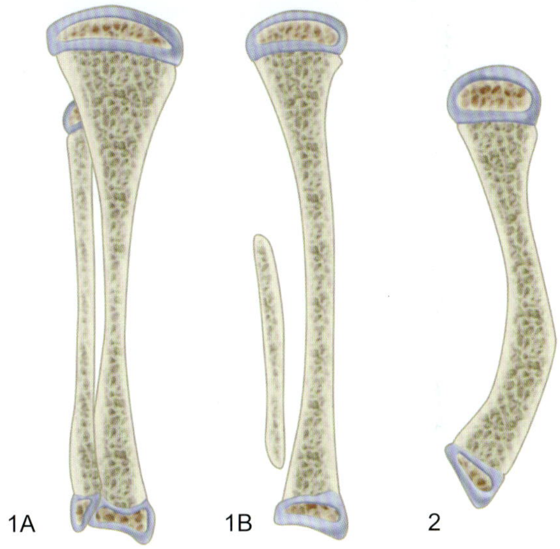


**图 29-83**　Achterman 和 Kalamchi 腓侧半肢畸形分类。1A 型：与正常相比，近端腓骨骨骺偏向远侧，远端腓骨骨骺偏向近侧；1B 型：更加严重的腓骨短缩，30%~50% 的腓骨缺失，踝关节失去远端支撑；2 型：腓骨完全缺如伴胫骨弯曲和短缩

足部如果可以被置于跖行位并有 3 列以上趾列则认为足部有功能，肢体不等长则根据全长 X 线片或扫描图来决定。85% 腓侧缺如患者的短缩百分比会保持不变，如果双侧肢体受累，较长的肢体被认为“正常”，短缩百分比相对该“正常”肢体进行测量。

**2. 治疗**　在初次对患儿评价时，医师应依据目前肢体短缩的百分比，努力预测肢体最终不等长情况。一般认为，因为婴儿期肢体不等长的百分比在整个儿童期间看起来相对恒定，因此，可以根据很早期的 X 线片对最终肢体不等长进行合理预测，足

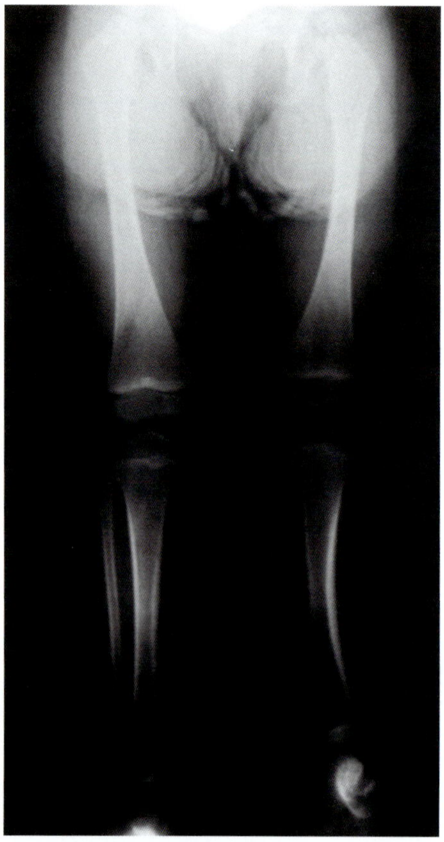

**图 29-84** Achterman 和 Kalamchi 分类为 1B 型的腓侧半肢畸形，腓骨极度萎缩，勉强可见；股骨轻度短缩，胫骨中度短缩

**表 29-3**

**腓骨缺如：功能分类及治疗指南（Birch）**

| 分类 | 治疗 |
|---|---|
| Ⅰ型：有功能足 | |
| ⅠA：0~5% 不等长 | 矫形支具，骨骺阻滞术 |
| ⅠB：6%~10% 不等长 | 骨骺阻滞术 ± 肢体延长术 |
| ⅠC：11%~30% 不等长 | 1 次或 2 次肢体延长术或截肢术 |
| ⅠD：>30% 不等长 | >2 次肢体延长术或截肢术 |
| Ⅱ型：无功能足 | |
| ⅡA：有功能上肢 | 早期截肢 |
| ⅡB：无功能上肢 | 考虑保肢手术 |

部功能仍然根据上述方法进行评估。对具有功能足和最小肢体不等长的患者（≤5%），治疗的目标是矫正小腿不等长和足部畸形。患儿在生长期间可垫高鞋底，于适当时机行正常侧小腿骨骺阻滞，以使骨骺生长停止后双小腿长度相等。假若正常侧骨骺阻滞或骨骼短缩术会造成令人难以接受的身高降低，那么医师将面临一个困难的选择，即延长短缩的小腿，抑或将足截除后安装假肢使肢体等长。

对有功能足患者，肢体不等长在 6%~10%，可以适时行骨骺阻滞术联合或不联合肢体延长术。Stevens 和 Arms 建议联合肢体延长和股骨远端或踝关节的半侧骨骺板阻滞或两处骺板同时阻滞术来矫正外翻力线。他们还建议，行对侧骺板阻滞术比多次肢体延长更为可取，并强调可能需要多次手术来治疗伴随畸形。对于具有 11% 或以上肢体不等长的有功能足患者，必须在行多次延长的保肢手术和截肢术之间做出艰难的决定。McCarthy 等发现，与行胫骨延长术的患者相比，接受截肢术的患者能进行更多的活动，更少有疼痛，对效果更加满意，并发症发生率更低，并可以行更少的手术治疗。但是，对患者家人来说常常难以做出行截肢手术的决定。

对于具有更为严重的足部畸形，那些趾列小于 3 列或僵硬性足外翻畸形的患者，早期截肢和假肢重建通常被认为是这些非功能足患者的最佳选择，然而，如果上肢也受到严重影响，修复畸形足对维持整体功能是有好处的。

Choi 等注意到患有腓侧半肢畸形的患儿，其胫骨远端骨骺通常为楔形，他们发现，楔形的严重程度可预测胫骨延长术后足畸形的严重程度。在胫骨远端骨骺轻度楔形（Ⅰ型）的患儿中，生长阻滞程度较轻，估计足畸形应该不严重；在胫骨远端骨骺中度楔形（Ⅱ型）的患儿中，不对称生长阻滞较重，预计足的畸形呈进行性加重；在胫骨远端骨骺重度楔形（Ⅲ型）的患儿中，生长阻滞严重，足畸形预计很严重。

当足部需要保留时，文献中曾介绍多种重建手术。对于马蹄外翻足畸形，需要进行足后侧和外侧软组织松解，跟腱、缺如腓骨的纤维软骨性原基也必须予以松解。年长儿童的踝关节外翻畸形可选择踝上穹顶样或内翻截骨术。内翻截骨虽产生肢体短缩，却可消除单纯闭合性截骨术后伴随的内侧突起（图 29-85）。通过 Wiltse 截骨术矫正横向移位畸形（图 29-86）。

当行足部截肢时，通常采用 Syme 截肢术。在实施该手术时，胫骨遗留的任何弯曲畸形也可通过截骨矫正，或者可将成角畸形矫正延迟到患儿较年长时进行。虽然 Boyd 截肢比 Syme 截肢术提供更长的肢体长度，但应慎用于年幼儿童，因为 Boyd 截肢术遗留的跟骨残余部分可向后移动（图 29-87）。

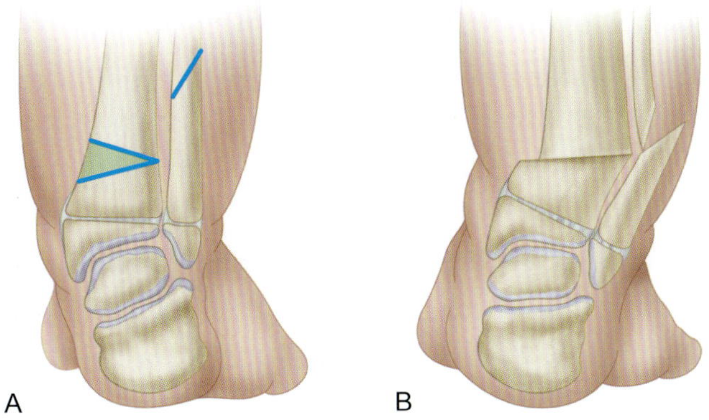


**图 29-85**　A、B. 闭合性楔形截骨术可导致横向移位畸形及内踝突出（B）

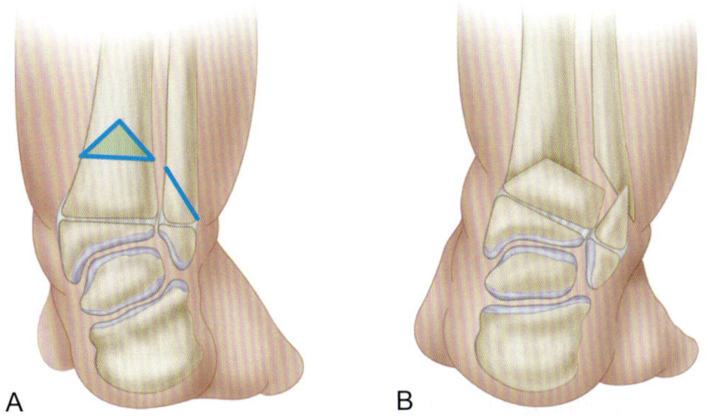


**图 29-86**　Wiltse 内翻截骨术治疗踝外翻畸形。本方法可矫正闭合性楔形截骨引起的横向移位。A. 由于踝关节畸形而引起横向移位，截骨术在干骺端更近端进行；B. 截骨远端外侧移位可使踝关节外形更自然（见手术技术 29-30）

采用截肢术治疗先天肢体缺损时，应考虑预防性切除跟腱。腓侧半肢畸形患者中交叉韧带缺失是常见的。然而，膝关节前叉韧带缺损的治疗仍存在着争议。一些学者已经发现，对腓侧半肢畸形合并膝关节前叉韧带缺损患者的治疗后，在长期随访中与年龄匹配的对照组有着良好的功能和健康状况。

另外，有人提出，前交叉韧带重建应用于那些腓侧半肢畸形合并前叉韧带缺损的运动员，已取得良好的效果和重建后的功能。

## 踝上内翻截骨术

**手术技术 29-30**

（Wiltse）

- 采取前方切口显露胫骨远端，外侧切口显露腓骨远端。
- 于胫骨远端做三角形截骨，去除的三角骨块可用做植骨材料（图 29-86A），注意三角基底应与水平面平行而不是与踝关节相平行。
- 斜行截断远端腓骨。
- 再使截骨远端向近端及外侧移位，避免内踝过度突出（图 29-86B）。
- 用斯氏针固定截骨两端，并用长腿石膏固定。

**术后处理**　截骨完全愈合后才允许负重。

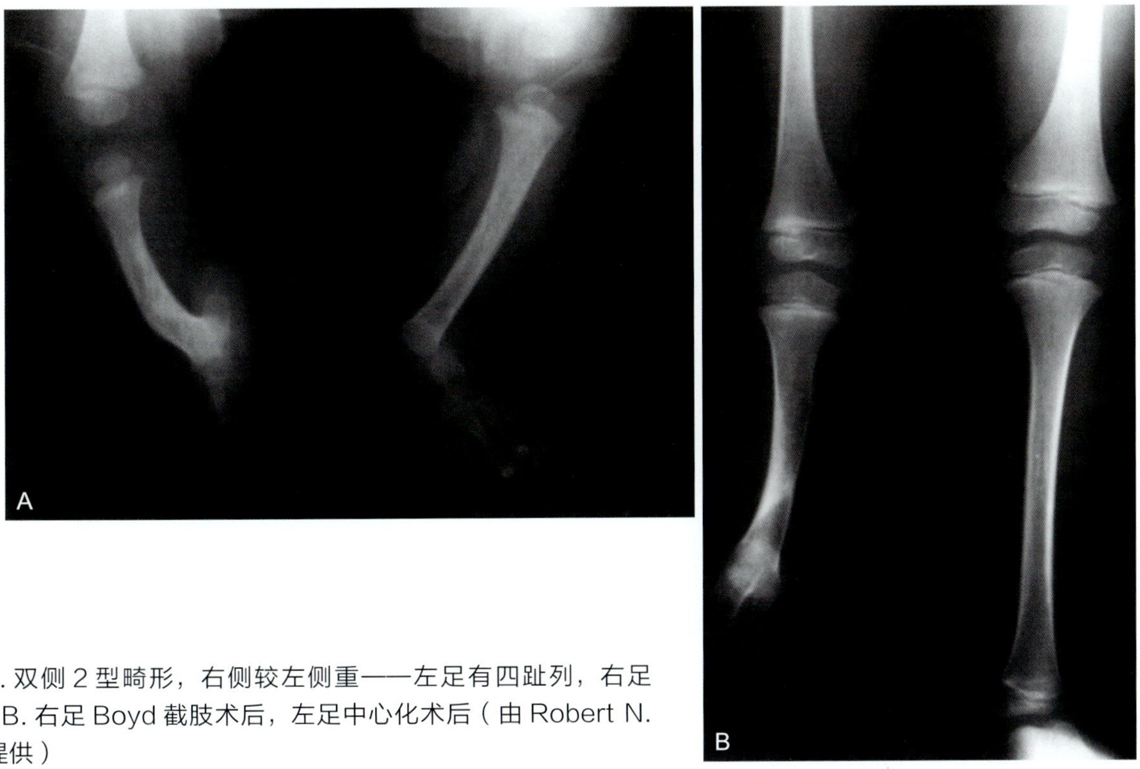


**图 29-87**　A. 双侧 2 型畸形，右侧较左侧重——左足有四趾列，右足仅有三趾列；B. 右足 Boyd 截肢术后，左足中心化术后（由 Robert N. Hensinger 提供）

### （三）股骨近端局灶性缺损

股骨近端局灶性缺损（proximal femoral focal deficiency，PFFD）与其他许多先天性纵向及横向缺损畸形一样，也包括一个广泛的不同的缺损范围，轻者表现为轻度的股骨发育不良，重者可导致股骨完全性的发育不全（图 29-88）。最常见的 PFFD 表现为股骨近端部分骨骼缺损，髋关节明显不稳、肢体短缩畸形及其他异常。多数 PFFD 患者，特别是双侧病变者均有伴发畸形，其中以腓侧半肢畸形和膝关节交叉韧带发育不全最为多见。伴发其他各种先天性异常曾有报道，包括先天性马蹄内翻足、先天性距骨跟骨融合、先天性心脏异常、先天性脊柱发育不良和面部发育不良。

PFFD 的发病率在活婴中为 1/50 000，股骨发育不良与母亲患糖尿病有关。

**1. 分类** Aitken 4 型分类方法（A、B、C、D）是最早的分类方法之一，试图为这种疾病提供一个系统的分类学方法（表 29-4）。

在 A 型中，股骨头及髋臼正常，但股骨有短缩畸形，早期 X 线片显示股骨颈缺如，但随着年龄增长软骨性股骨颈可骨化，即使早期显示假关节形成。X 线片往往显示有严重的髋内翻及明显的肢体短缩畸形，但可治愈。B 型与 A 型相似，髋臼及股骨头均存在，但股骨近端与股骨头之间无骨性连接，并存在假关节。C 型髋关节发育更差，特征性病变为髋臼发育不良、股骨头缺如及股骨短缩畸形。股骨近端可见一小的孤立的丛状骨化帽。D 型为髋臼、股骨头及股骨近端均缺如，但与 C 型畸形不同的是，股骨近端无丛状骨化帽，D 型畸形常为双侧受累。

其他学者延伸了股骨近端局灶性缺损的定义，将较轻的股骨形成不良也归入 PFFD 这类中。Pappas 基于对 125 例 PFFD 患者的评定，提出了 9 类分型法，依照其严重程度，即从股骨近端完全性缺失（Ⅰ型）到轻度的股骨发育不良（Ⅸ型）为分类的顺序，Pappas Ⅱ型相当于 Aitken D 型；Pappas Ⅲ型相当于 Aitken B 型；Pappas Ⅵ型和Ⅴ型相当于 Aitken A 型（表 29-5）。Kalamchi 等对先天性股骨缺损提出了一种简化的 5 组分类法：Ⅰ组，股骨短缩畸形，髋关节完整；Ⅱ组，股骨短缩畸形，髋内翻畸形；Ⅲ组，股骨短缩畸形，髓臼及股

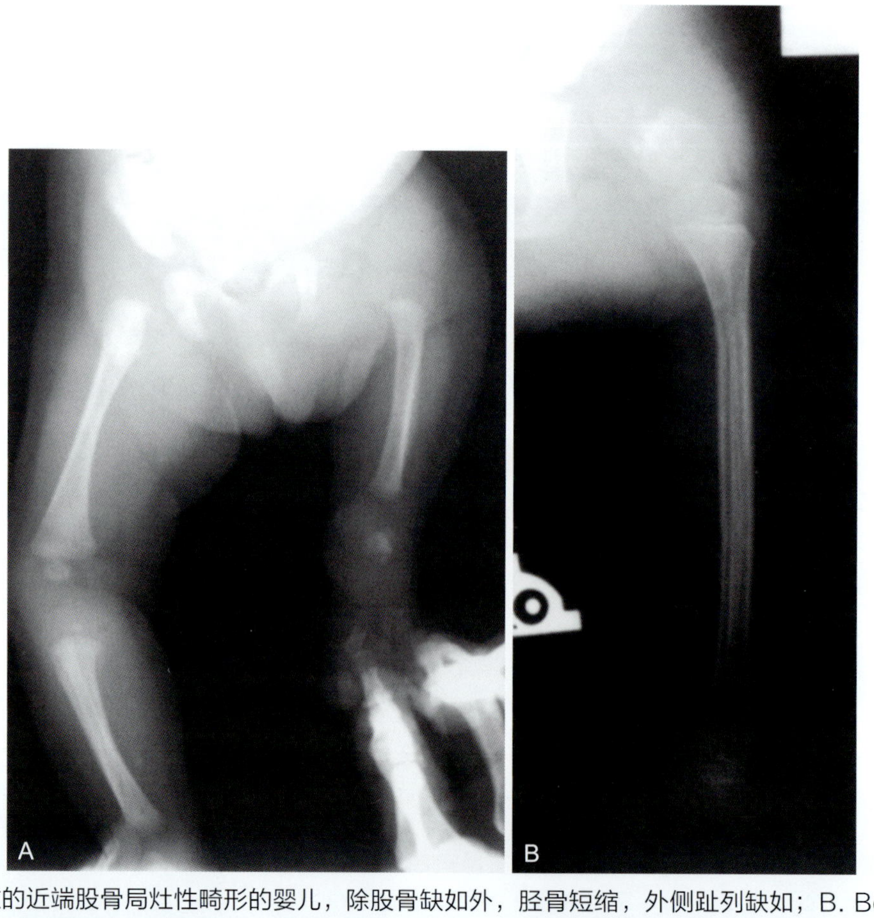


**图 29-88** A. 严重的近端股骨局灶性畸形的婴儿，除股骨缺如外，胫骨短缩，外侧趾列缺如；B. Boyd 术后 5 岁时，远端股骨骨骺可见，但无股骨干或股骨头，髋臼无发育的迹象，远端股骨的软骨原基在出生时尚存，但 X 线片未显示

**表 29-4**

**股骨近端缺损（Aitken 分型）**

| 类型 | 股骨头 | 髋臼 | 股骨段 | 股骨与髋臼发育成熟度 |
|---|---|---|---|---|
| A 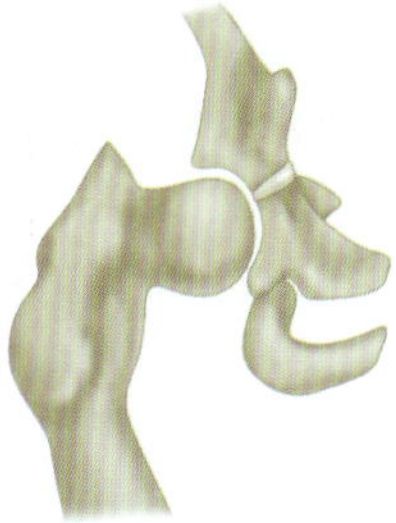 | 存在 | 正常 | 短缩 | 股骨骨块间骨性连接，股骨头位于髋臼内粗隆下成角并伴有假关节形成 |
| B 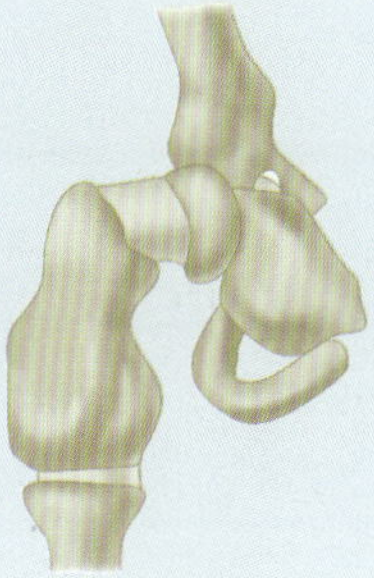 | 存在 | 发育可或轻度发育不良 | 短缩，通常近端骨性伞型增生 | 股骨头干间骨性连接缺失<br>股骨头位于髋臼内 |
| C 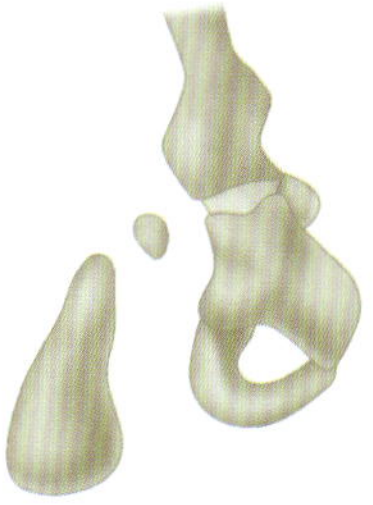 | 缺失或仅有小骨片 | 严重发育不良 | 短缩，近端锥形变 | 股骨干与近端或许有连接<br>股骨与髋臼无连接 |
| D 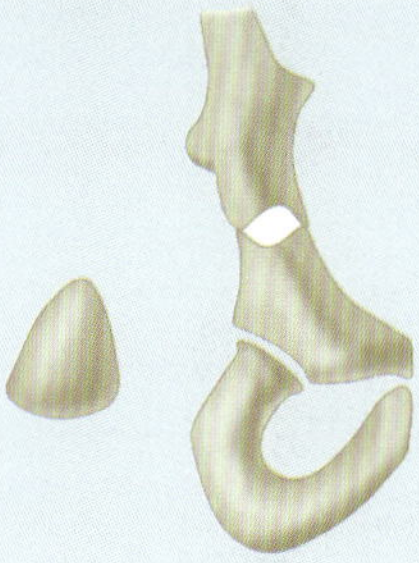 | 缺失 | 缺失<br>闭孔变大<br>双侧矩形骨盆变形 | 短缩畸形 | 无 |

改编并引自：Herring JA: Tachdjian's Pediatric Orthopaedics, ed 4, Philadelphia, 2014, Elsevier.

骨头发育良好；Ⅳ组，髋关节缺如，股骨节段性发育不良；Ⅴ组，整个股骨完全缺如。Ⅲ组又进一步分为 A 型（股骨颈骨缺损最终可骨化）和 B 型（骨缺损无骨化，导致持续性假关节）。

Gillespie 和 Torode 以治疗为目的将其分为两大组。Ⅰ组患者有股骨发育不良，髋及膝关节可被重建，小腿有时可获得等长。Ⅱ组患者表现为“真正的”PFFD 畸形，髋关节有明显的异常，虽然部分患者股骨头与股骨近端间有脆弱的连接，但力线及周围的肌肉明显异常。下肢严重短缩，并有旋转畸形，可因髋关节屈曲挛缩而加重，但这两关节有重建的可能。这些患者只需那些容易安装假肢的重建性手术。

**2. 治疗** 主要问题在于肢体不等长、股骨近端的肌肉和髋关节不同程度的缺陷，治疗应高度个体化，可供选择的治疗方法包括截肢术、装配假肢后康复治疗及保肢手术、肢体延长及髋关节重建术。自然病程的特殊变异和外科手术的限制，也必须予以考虑。

对此类患者，医师经常会遇到一个问题，即没

**表 29-5**

**股骨先天性畸形的 9 类 Pappas 分型**

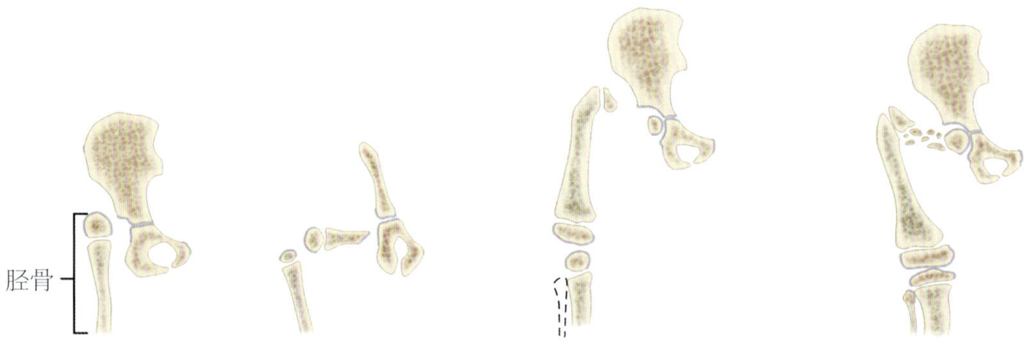


| | Ⅰ型 | Ⅱ型（Aitken D） | Ⅲ型（Aitken B） | Ⅳ型（Aitken A） |
|---|---|---|---|---|
| 股骨短缩 | – | 70%~90% | 45%~80% | 40%~67% |
| 股骨 - 骨盆异常 | 股骨缺如<br>坐骨耻骨结构未发育和缺损<br>髋臼未发育 | 股骨头缺如<br>坐骨耻骨结构骨化延迟 | 股骨头与股骨干之间无骨性连接<br>股骨头骨化延迟<br>髋臼可能缺如<br>股骨髁发育不良<br>股骨近端呈不规则丛状骨化（少见） | 股骨头与股骨干之间不规则钙化的纤维软骨基质连接 |
| 合并其他异常 | 腓骨缺如 | 胫骨短缩<br>腓骨、足、膝关节、踝关节异常 | 胫骨短缩（0~40%）<br>腓骨短缩（5%~100%）<br>髌骨小而高位或缺如<br>膝关节不稳定常见<br>足发育不良 | 胫骨短缩（0~20%）<br>腓骨短缩（4%~60%）<br>膝关节常不稳定<br>足小偶有发育畸形 |
| 治疗目标 | 安装假体 | 通过假体重建骨盆 - 股骨的稳定 | 股骨与髋关节融合，使髋关节稳定<br>安装假体 | 股骨头、颈及股骨干融合<br>安装假体 |

引自：Pappas AM: Congential abnormalities of the femur and related lower-extremity malformations: classifications and treatment, J Pediatr Orthop 3(1):45-60, 1983.

有任何一种重建性手术的指征，双侧 PFFD 最好选择非手术治疗（图 29-89），这些患者没有假肢也能很好地走路，但是出于社交或外观的原因，可提供能伸屈的假肢。患者应学会接受自己短小但功能良好的身体。可能需要足部手术以矫正其他畸形。因肢体需要延长太多和髋关节不稳定，这类患者无肢体延长的手术指征。也无膝关节融合指征，因为膝关节功能和髋部假关节功能的联合有益于运动。

多数 PFFD 患儿能够不应用假体学习走路，但假体有助于保持下肢长度相等。对于部分患者利用安装连接于患者足部的假体可用于治疗 PFFD 而不需要手术，但更常见的是这类假体治疗只作为年轻患者在行确切手术治疗前的暂时解决方案（图 29-90）。有多种可以使安装假体和功能康复更容易的治疗方法，一个可供选择的方法是用假体将足塑形至跖屈位，这样可使足与膝上截肢假体的臼更匹配。该假体臼规格要合适，以容纳整个股骨。如果有需要，晚期时可行关节融合术，以使假体更容易匹配。然而，对于近端不正常的髋关节，假体残端膝关节的某些活动可能起着保护作用，如果实施膝关节融合，其改善步态和使假肢更匹配的优点，将会被不断增加应力于近端股骨、髋关节及假关节（如果存在的话）上的缺点抵消。

一旦确定有必要行手术治疗时，就必须评估

**表 29-5（续）**

股骨先天性畸形的 9 类 Pappas 分型

| V 型（Aitken A） | Ⅵ型 | Ⅶ型 | Ⅷ型 | Ⅸ型 |
|---|---|---|---|---|
| 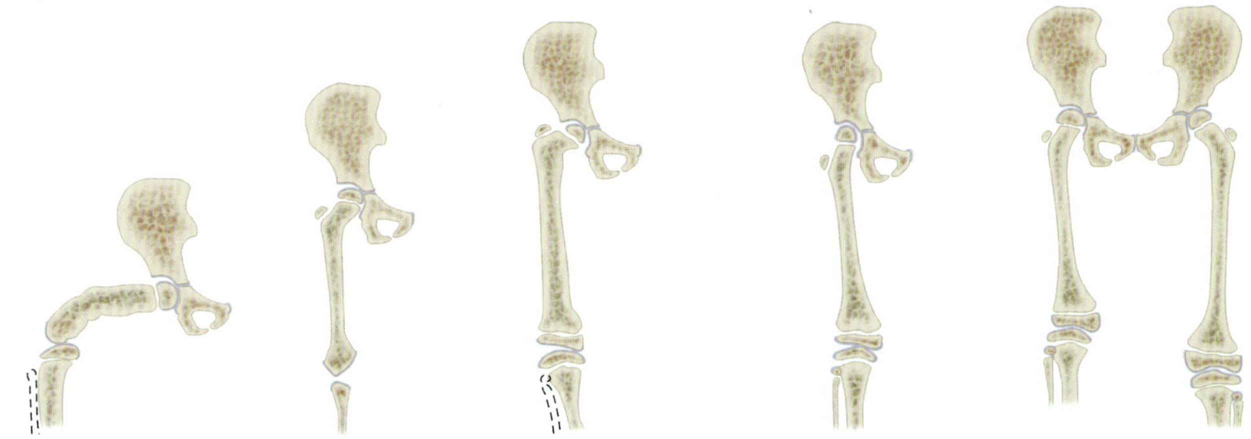 | | | | |
| 48%~85% | 30%~60% | 10%~50% | 10%~41% | 6%~20% |
| 股骨骨化不全，发育不良和不规则<br>股骨干中段异常 | 股骨远端短缩、不规则和发育不良<br>股骨远端不规则 | 髋内翻<br>股骨发育不全<br>股骨近端发育不良、不规则伴皮质增厚<br>常有外侧股骨髁缺如<br>股骨远端外翻 | 髋外翻<br>股骨发育不良<br>股骨头和颈发育小<br>股骨近侧骺板水平位<br>常有股骨髁异常合并弓形骨干及股骨远端外翻 | 6%~20%<br>股骨发育不良 |
| 胫骨短缩（4%~27%）<br>腓骨短缩（10%~100%）<br>膝关节多不稳定<br>足常有严重畸形 | 单骨小腿<br>髌骨缺如<br>足部畸形 | 胫骨短缩 10%~24%<br>腓骨短缩 10%~100%<br>常有高位和外侧位髌骨 | 胫骨短缩 0~36%<br>腓骨短缩 0~100%<br>常有高位和外侧位髌骨<br>足部畸形 | 胫骨短缩 0~15%<br>腓骨短缩 3%~30%<br>常有同侧和对侧畸形 |
| 安装假体 | 安装假体 | 肢体等长<br>改善（a）股骨近端和（b）股骨远端力线 | 肢体等长<br>改善（a）股骨近端和（b）股骨远端力线 | 肢体等长 |

两个关键因素，即髋关节稳定性和肢体不等长百分比。对于髋关节稳定且预测肢体长度超过对侧 50% 的患者，应考虑行肢体延长术（本章稍后介绍）。对于髋关节稳定但预测肢体长度小于对侧 50% 的患者，有行膝关节融合联合 Syme 截肢术或者膝关节融合联合旋转成形术的指征。最后，如果髋关节不稳定，应用 Steel 或 Brown 股骨 - 骨盆融合术，继以 Syme 截肢术或旋转成形术可获得稳定性。

**稳定髋及轻微短缩**　当髋关节稳定且短缩相对较少（<50%）时，常优先选择保留肢体手术。对于髋臼和股骨头两者都存在的患者（Aitken A 型和 B 型），许多学者建议外科手术重建股骨头与股骨之间的连续性。因为骨量较差，最好将手术推迟到股骨头骨化和股骨近端干骺端发育充分；即使那时，也可能需要在假体周围行自体骨移植术。虽然近端假关节的治疗使术后 X 线片有所改善，但功能的改善还有待证明。事实上，许多患者经过非手术治疗获得了良好的活动性和相当好的功能。对于不太严重的 PFFD（Pappas Ⅶ型、Ⅷ型、Ⅸ型），髋关节重建方法仅限于改善肢体生物力线的截骨术。手术时必须注意避免损伤这些儿童股骨近端骺板，因为他们已有股骨生长减少的问题。

患侧肢体延长术，抑或包括对侧肢体缩短，只有在患侧股骨完整时才能考虑。先天性骨缺损的单一长骨延长的最大长度不超过 10~12 cm，同时进行对侧肢体缩短，可矫正最多相差 17~20 cm 的肢

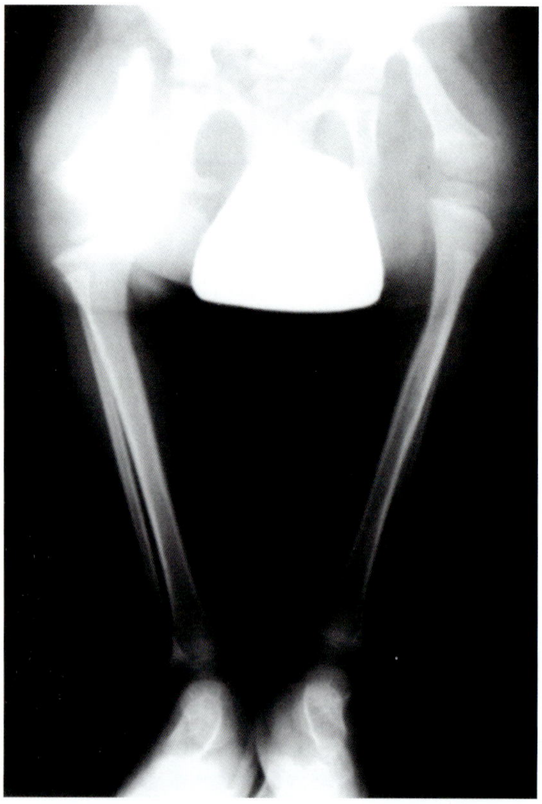

图 29-89 严重的（Aitken D 型）双侧近端股骨局灶性缺损的 3 岁男童，注意髋臼完全未形成

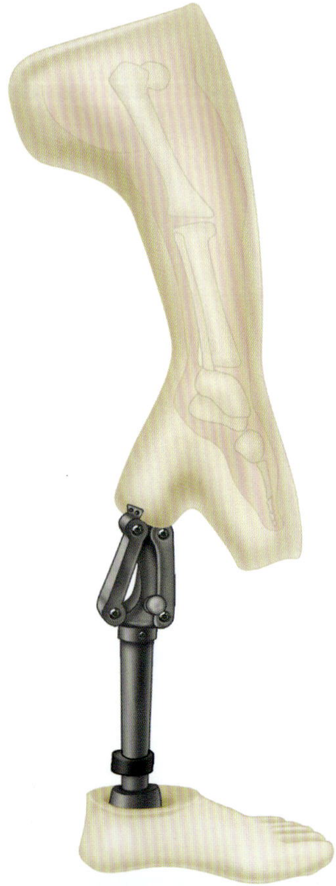

图 29-90 连接于足部的假体

体不等长。他们认为肢体延长术只有在股骨长度超过预测长度的 50% 或短缩小于 20 cm 的情况下方可进行，肢体延长的其他先决条件是稳定的髋关节和稳定的跖行足。不论使用哪种技术，对 PFFD 患者进行肢体延长术均有困难，因为总是存在着膝关节和髋关节半脱位的危险，对于肢体长度差距较大者，延长术可分期施行：一期手术的年龄在 4 岁或 5 岁，二期手术年龄在 8 岁或 9 岁，三期手术在青春期实施。根据患者正常侧下肢预测身高，再决定是否有对侧骨骺阻滞的指征。

肢体延长术增加髋关节和膝关节应力，Bowen 等强调在单侧股骨短缩患者的股骨延长过程中，避免发生髋关节半脱位和髋关节脱位的重要性。他们发现几个可预测股骨延长过程中进展性髋关节半脱位和脱位的因素：①畸形的类型（Kalamchi 分型）；②髋内翻合并股骨干内翻畸形；③在股骨延长前存在髋臼发育不良。在 Kalamchi Ⅰ型或Ⅱ型缺失的患者中股骨延长后不会发生髋关节异常，但在Ⅲ A 型伴有髋内翻和股骨于内翻角 <115°、髓臼指数 >25° 的患者中，可发生进行性髋关节半脱位和脱位。他们建议在Ⅲ A 型的股骨延长前，股骨内翻角和颈干角应矫正到 120°，髋臼指数矫正到 25° 以下。

**稳定髋及严重短缩** 膝关节融合术（图 29-91）与足部截肢术，往往是稳定髋及严重短缩患者的首选治疗方法，而非是肢体延长术（图 29-92 和图 29-93）。正如 King 所描述的，膝关节融合术是

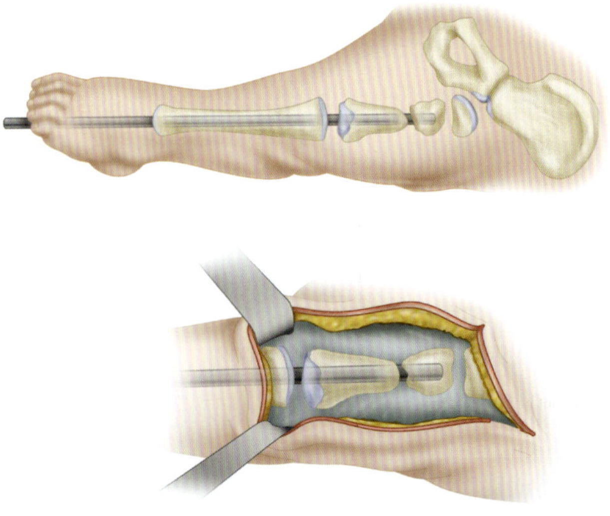

图 29-91 对于股骨近端小的伴股骨颈和股骨干假关节形成者，可将其固定获得更好的力臂。同时行膝关节融合术以使腿部融为一块骨。如果可能，髓内固定应恰止于接近股骨近端骨骺处

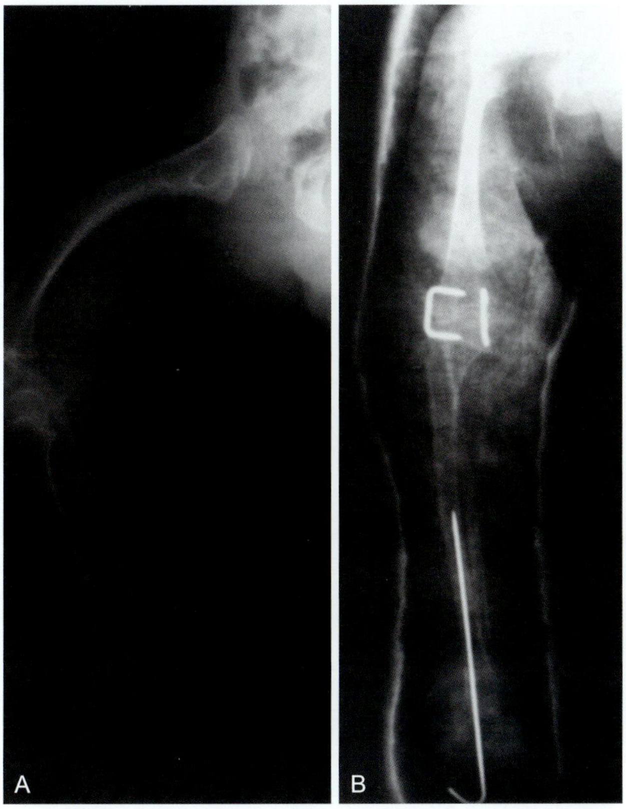


图29-92　A.7岁儿童近端股骨局灶性缺损，股骨严重短缩，胫骨相对发育不全；B. Boyd踝关节截除术、髓内斯氏针固定、“U”形钉膝关节融合术后，患者可获得与膝关节离断术相同的恢复效果

将胫骨及短缩的股骨融为一块骨，以作为足部截肢术后的膝上截肢手术。

**不稳定髋关节**　对于髋关节不稳定且没有股骨头或髋臼（Aitken C 型和 D 型或 Pappas Ⅱ 型和 Ⅲ 型）参与的更严重的畸形，尽管有学者持明显不同的意见，但许多学者仍建议不要试图进行髋关节重建术。Steel 髂骨股骨融合（图 29-94）同时行 Chiari 截骨术（见第 30 章），以产生一个可接纳较小的股骨残端的适当骨床，并允许膝关节承担髋关节的功能。股骨节段在相对于骨盆屈曲 90° 的位置上被融合，因此现在膝关节伸展可以起到髋关节屈曲的作用。对 Steel 融合术建议附加植骨确保融合成功，闭合性楔形截骨术可以消除股骨向前弓状畸形并允许坐位时增加屈髋程度。Steel 融合术的 Brown 改良法（图 29-95）通过把股骨节段旋转 180° 部分地解决这一问题。通过这一技术，股骨节段在前伸位与骨盆融合，在这一位置，之前膝关节屈曲现在起到髋关节屈曲的作用，之前踝关节背伸现在起到膝关节屈曲的作用。髂股融合可能会限制肢体活动，即使有一定程度的不稳定，膝关节通常也只起着一个铰链作用，仅能提供伸屈活动，在行髂股融合术后将丧失旋转和外展功能。

## 膝关节融合术治疗股骨近端局灶性缺损

**手术技术 29-31**

（King）

- 做“S”形切口，从前面暴露股骨远端和胫骨近端。
- 使用摆锯切除胫骨近端骨骺的近侧面，直到看到骨化中心，继之切除全部股骨远端骨骺。剩余的胫骨骨骺及股骨远端干骺端将被连接及固定在一起达到融合。
- 从胫骨近端顺行插入髓内钉，直至其穿出足跖面。另外，如果两块骨骼的解剖结构不适合髓内钉，可以用钢板和螺钉固定融合（见图 29-93）
- 完全切除髌骨，避免以后出现髌股关节综合征。
- 接下来，连接两骨面，注意在保持节段笔直的同时确保适当的旋转力线。
- 把髓内钉逆行插入股骨节段髓腔内。
- 常规闭合伤口，应用髋人字形石膏固定。

**术后处理**　当融合部位骨愈合后在手术室拆除髋“人”字形石膏和髓内钉，通常需要 6 周时间。取出髓内钉时常行足部截肢术。

可用 Syme 截肢术或 Boyd 截肢术行踝关节离断术来切除足部。Syme 截肢术或 Boyd 截肢术后均可使跟垫保持稳定，因此优于单纯性踝关节离断术。Boyd 截肢术可保留整个跟骨，并提供近似球状的残端，而且也增加了长度。如果胫骨、股骨残端和足相加的长度大于正常侧股骨长度，再考虑到潜在的生长潜力，Boyd 截肢术所提供的额外长度则毫无益处。

严重畸形的儿童进行 Syme 截肢后，可使利用装配假肢的重建变得更容易，通过系列扫描图对患儿进行观察，直到收集到充分的资料，再构思一个可操作的 Moseley 直线坐标图，然后进一步制订手术计划。如果选择膝关节融合的目的是改善假肢的装配或步态，可根据需要进行膝部骨骺阻滞，以保证在骨骼发育成熟时，装配假肢的膝部与正常的膝部在同一水平。受累下肢的少量短缩容易由假肢调整，故没必要做准确的预测。如果受累侧的股骨胫骨复合体的长度比正常侧股骨长，假肢的膝部必须放置于更远或更近端，但这些位置的外形都不理想

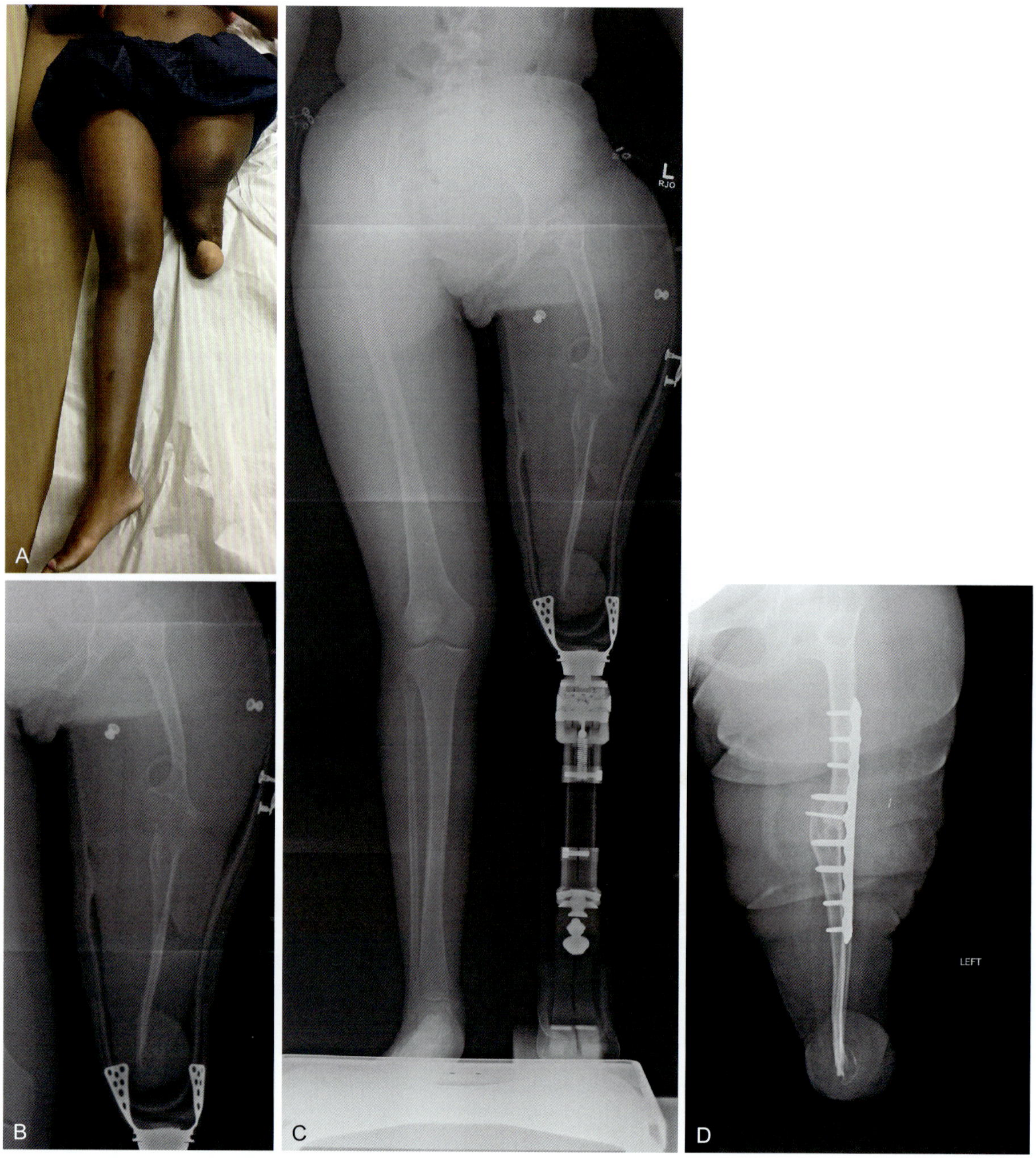


**图 29-93** 股骨近端局灶性缺损融合治疗（见手术技术 29-31）

（图 29-96）。虽然可在骨骼发育成熟后行下肢短缩术，但在生长发育期内选择简单的预防性手术，如适时做骨骺阻滞术为更好的选择。

**旋转成形术** 旋转成形术（Van Nes 手术方法）可以作为膝关节融合术和截肢术的替代手术方法。对于股骨明显短缩畸形，而又不宜做肢体延长的患者，应考虑采用这种重建性手术。膝关节融合与胫骨截骨一期完成，同时将胫骨截骨远端向后旋转 180°，使踝关节转变为行使膝关节功能；踝关节跖屈变成"膝关节"伸展、踝关节背伸变成"膝关节"屈曲。选择这种手术要求有个稳定的髋关节及功能良好的踝关节。令人遗憾的是，许多 PFFD 患者也伴有腓侧半肢畸形，其踝关节功能很差。踝关节活动范围或弧度至少达到 90°，才会在旋转成形的重建术中获益。股骨、膝部及胫骨的总长度应与对侧股骨长度相等，但实际情况往往并非如此，所以需要采取同侧膝关节周围骨骺阻滞，使重建的股骨长度与正常侧股骨长度相等。

Brown 介绍了改良的 Van Nes 术式，除了坐骨神经和股血管外，下肢完全被分离，切除发育不良的股骨近段和一些肌肉，残留肢体外旋 180°，旋转的股骨远端和骨盆融合（图 29-95）。通过这种手

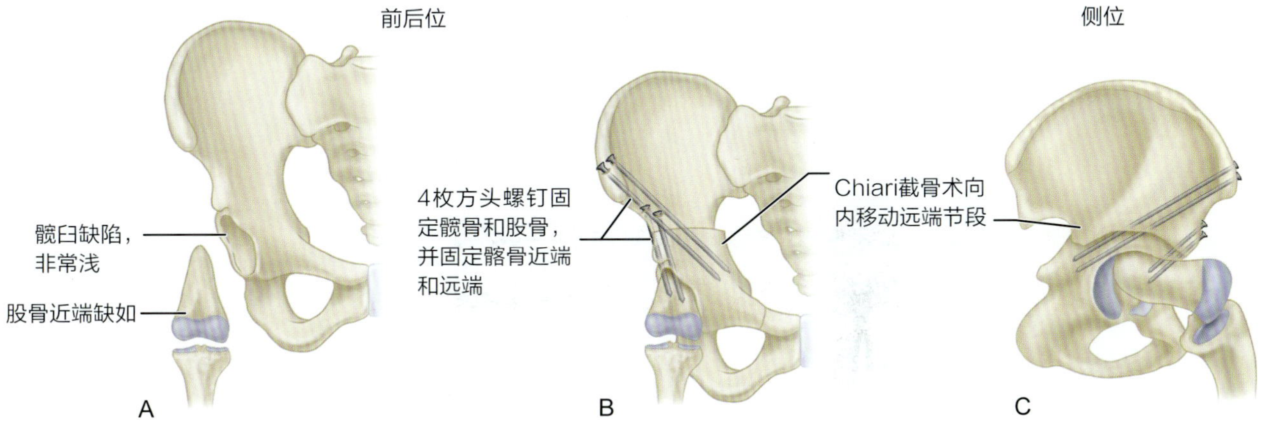


**图 29-94**　Steel 髂股融合术。A. 股骨近端缺如；B. 缩短股骨恰至远端骺板以上，旋转 180° 使腘窝朝向前方。Chiari 骨盆截骨已用 2 枚螺钉固定，这可依据股骨和骨盆的骨性接触情况选择应用。用数枚螺钉把股骨固定于骨盆；C. 股骨最终位置的侧位 X 线片，尽量缩短股骨并去除股骨骨骺非常重要

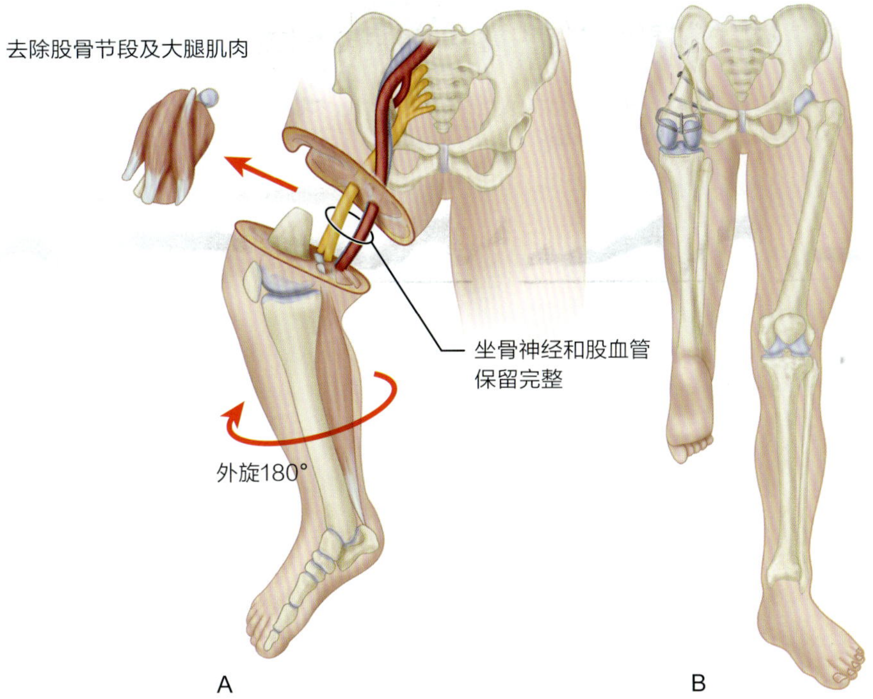


**图 29-95**　旋转成形术和股骨骨盆融合术（见正文）A. 切除股骨近端（及发育不全的股骨头）以及周围的大腿肌肉，腿部做 180° 的旋转；B. 下肢旋转后，剩余的股骨与骨盆固定

术，旋转后的膝关节充当髋关节，有屈伸功能，旋转后的踝关节充当膝关节的角色，允许患者有膝下截肢后一样的功能。Brown 指出，因为附着在膝关节的远端肌肉没有被扰乱，肢体扭转位矫正法的问题，也就是 Van Nes 膝下旋转成形术之后常见的问题不会出现。

在接受此种类型重建手术前，某些关键的问题必须与患者及其父母一起讨论。首先，是足尖被旋转到后方，这种小腿外观（图 29-97）可能产生心理障碍，必须在术前认真地讨论清楚；请曾做过此类手术的患者就假肢功能进行现身说法，这对准备接受手术的患者很有帮助。如果做不到这一点，应让患儿观看旋转成形术后的照片及绘图说明。其次，特别对年幼的儿童，应向家长说明的问题是有可能将已旋转的足去旋转。据报道，这种情况在多达 50% 的患者中都有出现。与 Syme 截肢术相比，旋转成形组的有效步伐比 Syme 截肢组略多（10%），尽管其术后肌电图和步态分析显示，年长

患者总的来说功能分要低点、行走距离短些、步态差些。较年轻的患者能更好地适应解剖和功能上的改变，并能获得良好的功能。

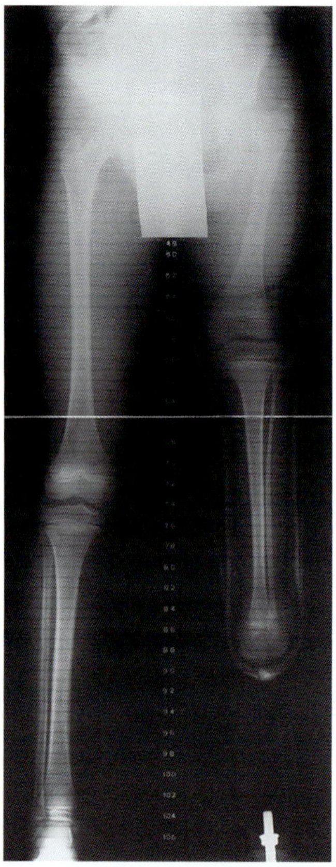

图 29-96 12 岁儿童行 Boyd 截肢术后未行膝关节融合术。膝关节以下截肢后使用假体，但外观不佳，因为“胫骨”显得过长

## 旋转成形术

**手术技术 29-32** （图 29-98）

（Van Nes）

- 患者采取仰卧，下肢并不铺单，显露髂嵴至足趾，骶骨下垫一手术巾。
- 切口起自膝关节近端外侧，经膝关节并沿皮下胫骨嵴向远端延长。
- 向内外侧分离皮瓣，显露膝关节囊和髌韧带。
- 切断髌韧带，横行切开关节囊。
- 向远近端牵开关节囊，切断侧副韧带，切开前、内、外侧关节囊，完全显露膝关节。
- 在切口内侧，仔细分离出大收肌附着处，并向上分离到股动脉水平。
- 切断大收肌，使股动脉能够向前去旋转，并限制术后去旋转。
- 沿着股动脉向远端及后侧直到成为腘动脉处。
- 在止点处切断腘绳肌。
- 在切口外侧仔细解剖腓总神经，如果腓骨有缺损，腓总神经与腓骨头间的解剖关系可能不正常。为避免腓总神经损伤，向近端游离腓总神经直到其在坐骨神经起始点处，松解附着于腓神经远端的所有筋膜组织。
- 当主要的神经血管结构完全辨认、保护后，切开后关节囊并切断腓肠肌内外侧头。
- 此时，从股骨到胫骨留下的附着组织只有皮肤、皮下组织及神经血管结构。松解外侧腘绳肌。

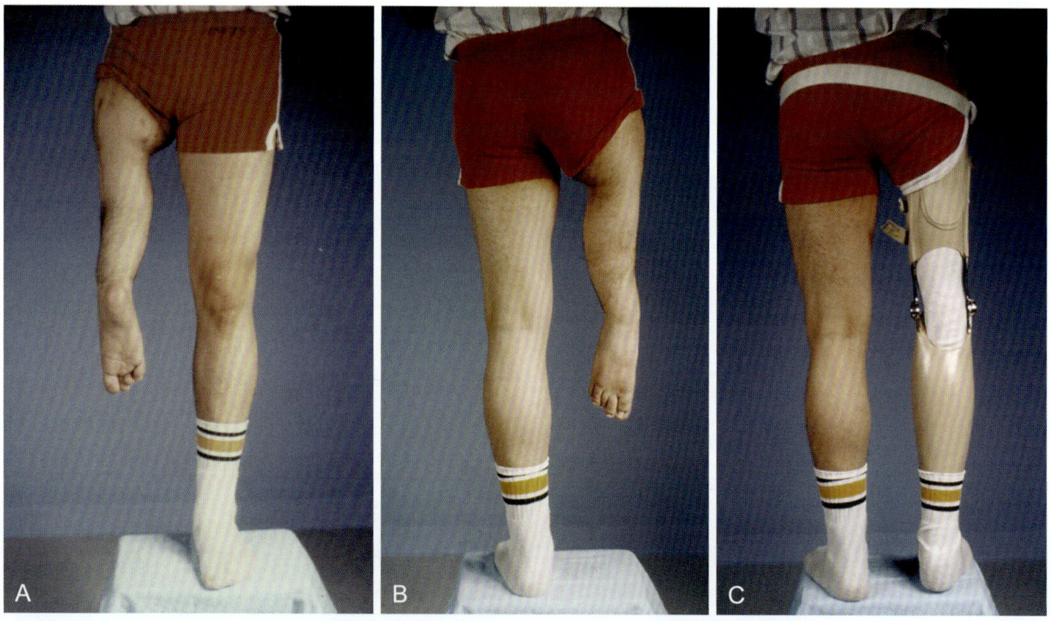

图 29-97 Van Nes 旋转截骨术后的下肢外观。A. 前面观；B. 后面观；C. 使用假肢后的外观

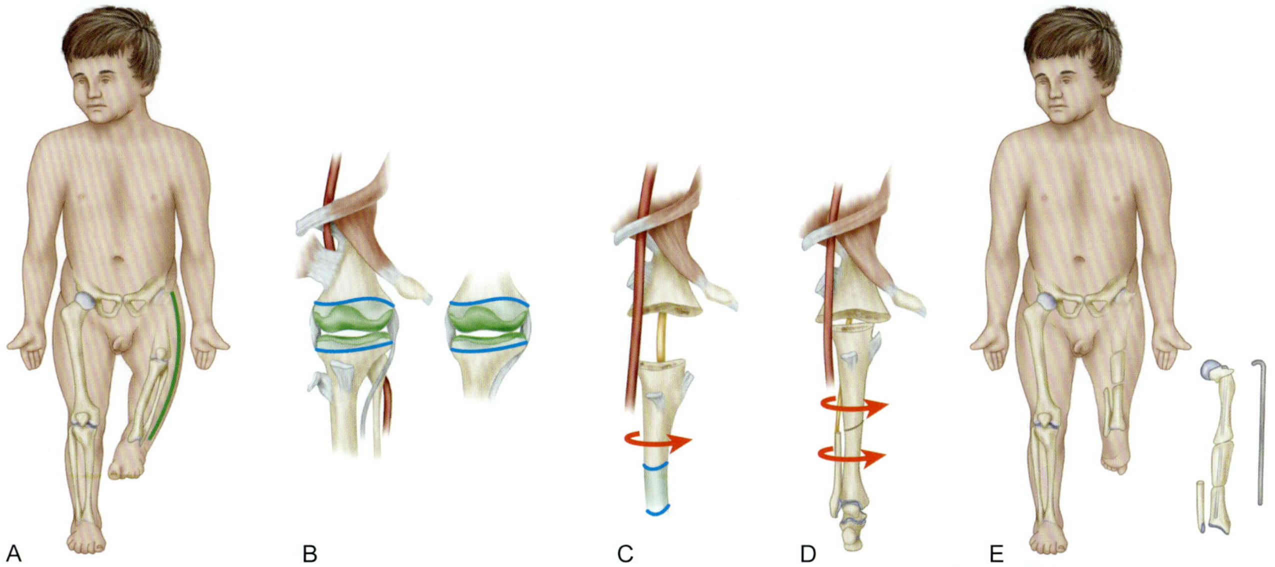


**图 29-98**　Van Nes 旋转截骨术。术前，短缩下肢的踝关节大概在对侧膝关节同一水平处。A. 从髋关节到胫骨干中部做外侧长切口；B. 切断股四头肌和缝匠肌并向远端掀开以显露收肌裂孔和股动脉，游离腓神经；C. 离断膝关节、游离股腘动脉后，将胫骨向外旋转 140°；D. 胫骨截骨术后可能继续旋转 40°，这样使软组织可被牵拉覆盖更大的地方。向外旋转而非向内旋转以避免牵拉腓神经；E. 用髓内 Rush 棒固定（见手术技术 29-32）

- 用骨刀或摆锯切除胫骨近端关节软骨，向下到胫骨近端骨骺，勿损伤胫骨近端骺板。
- 如果需要短缩肢体，切除股骨远端骨骺。
- 将 Rush 棒从股骨远端髓腔向近端打入，出梨状窝进入臀部。如果需要，也可用扩髓钻扩大股骨髓腔，防止打入髓内钉时股骨碎裂。
- 在臀部髓内棒出口做一小皮肤切口。
- 取出髓内棒，从近端向远端重新插入，穿过股骨进入胫骨，恰止于胫骨远端骺板附近。当髓内钉置入后，外旋胫骨，使腓神经松弛。
- 小心地将腘动脉经内收肌肌腱裂孔移到前面。
- 如果小腿不能轻松地经分离的膝关节旋转，可于胫骨中段再次截骨，增加旋转，胫骨截骨可用同一髓内钉固定。
- 如果需要，也行胫骨截骨，增加下肢短缩。这时，也需要腓骨截骨。
- 尝试着将肢体旋转 180°，如果旋转后血管扭曲太多，以至远端动脉搏动消失，经膝关节去旋转，直至血管的压迫解除。
- 闭合切口后，用髋人字形石膏固定，维持肢体旋转。

**术后处理**　如果需要通过去旋转来缓解血管压力，以髓内棒为轴对足进行旋转，并用系列髋人字形石膏进行旋转后固定。当截骨处已经愈合，患儿可安装一个改良的膝下假肢。虽然截趾能使足看上去更像膝下残肢，而不像一个“朝向后方”的足，但多数患者拒绝这种选择。

**截肢术**　虽然成年人截肢术的基本外科原则适用于儿童，但也有重要的区别。儿童截肢术多用于先天性疾病，如儿童出生时肢体部分缺如，或者为了残肢的重建和易于安装假肢；儿童非先天性肢体畸形的截肢多由创伤所致；与成年人典型的血管障碍性疾病不同；儿童能耐受在残肢端植皮，甚至可耐受一定程度的切口张力；儿童先天性疾病截肢术后，残端的翻修手术大部分在下肢，上肢很少需要翻修截肢手术。

儿童截肢后的假肢装配应该在切口完全愈合，即标准残端形成后开始进行。考虑到残端的肿胀，把一个坚硬的管型石膏分成两半更可取；当切口充分愈合后，用弹性绷带包扎残肢以准备安装假肢。儿童截肢特别是肿瘤术后也有幻肢痛及幻肢觉的问题。术后很少形成神经瘤，但是，轻柔地提起神经后，用利刀片在没有过度牵拉的情况下将其切断，应视为所有儿童截肢手术的一项常规。

在计划截肢手术时，应最大限度地保留肢体长度，这样可以为增加假肢的力量提供更长的力臂。尽可能保留骺板以利于残端肢体继续生长，膝关节周围骺板的生长为残肢提供大部分的长度，这是无可争辩的事实。虽然对一个生长中的儿童进行长骨截骨术可导致残端的附加性过度生长，但这不是牺牲长度的一个充足理由。对幼儿进行膝下截肢术时，腓骨的过度生长可能比胫骨多，可通过翻修手术获得满意的解决。虽然膝关节离断可防止过度生长，但是保留膝关节可强有力地带动一个膝下假肢，远比防止残端过度生长更为重要。对处于生长期的儿童，膝下残端即使很短也要尽量保留。由于胫骨近端骺板为胫骨提供最大的生长能力，所以一个开始时较短的残端有潜力变为一个长的、具有更好功能的残端。有选择地对某些年长儿童使用Ilizarov方法延长膝下较短的残端，可能提供一个功能性更好的残端。让假体设计师参与决策过程，有助于在做膝关节离断还是保留短的胫骨近端之间做出好的选择。

据文献报道，残端的过度生长最常发生于肱骨，其次为腓骨、胫骨及股骨。过度生长似乎是由残端附加性骨膜成骨所致，而不是近端骨骺的生长（图29-99），骨骺阻滞术不能防止残端过度生长。曾有多种手术方法试图防止残端的过度生长，但均

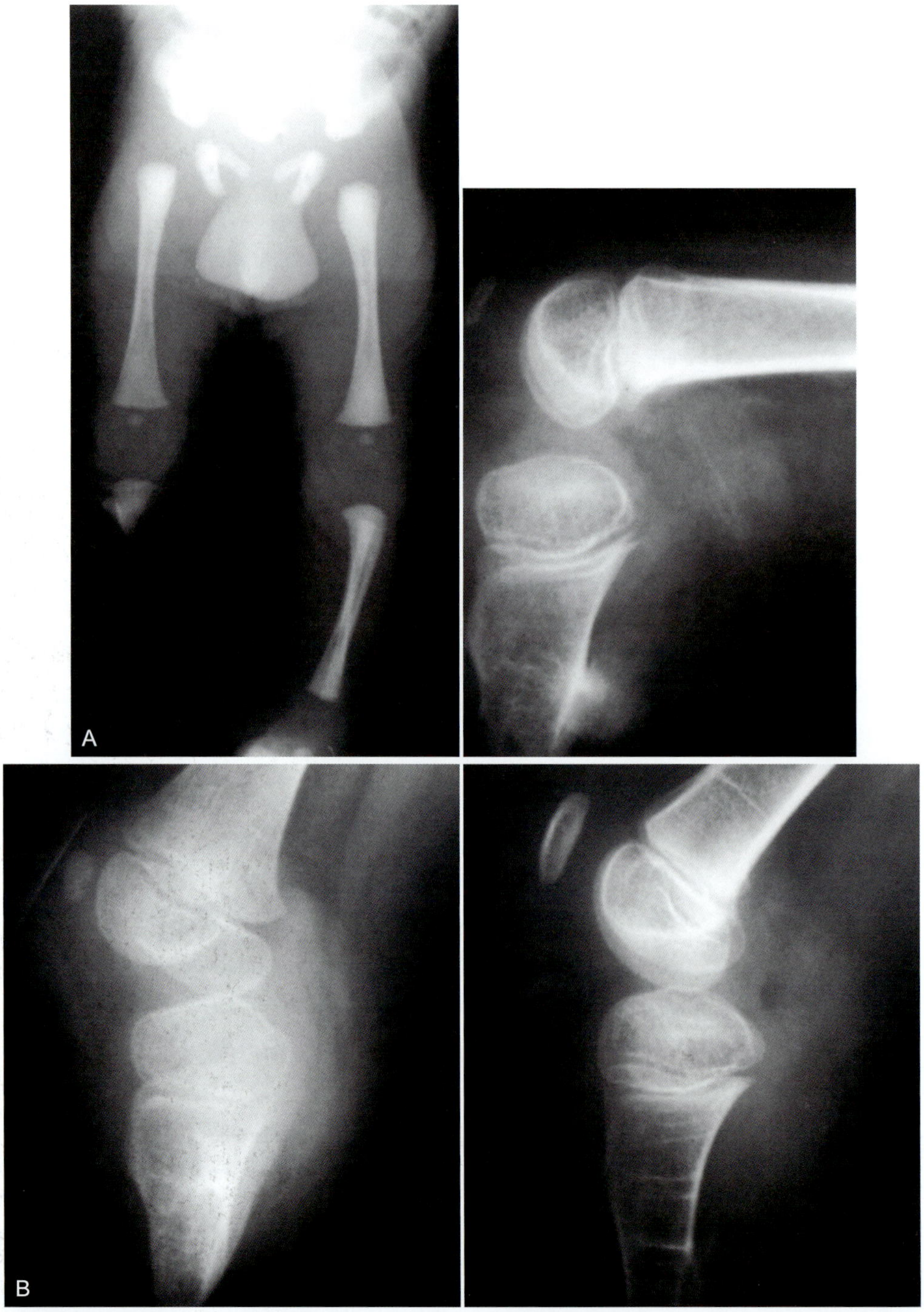


**图 29-99** A. 患先天性近端胫骨离断的新生儿；B. 5岁时，远端残肢的继续生长使骨从皮肤穿出（经由 Robert N. Hensinger, MD 提供）

未获得完全成功。在骨残端边缘的小骨刺不会继续生长，也很少需要外科切除。残端过度生长可发生在先天性和创伤性截肢中。

髌骨脱位和髌骨高位是青春期儿童膝下截肢术后常见的问题，推测是由于髌腱负重假肢对髌骨下极的作用所致。调整假肢增加受力面积，减少髌腱的应力集中，可能防止髌腱被拉长。

**踝关节离断术**　标准的截肢术已在第 15 章中做过论述，踝关节离断术相对于截肢术的重要变化是，儿童先天性肢体缺损存在着重建的问题，Syme 手术和 Boyd 手术是最常用于这些患儿的两种重建性截肢手术，Syme 截肢术是一种改良的踝关节离断术，Boyd 手术需要截除跟骨以外的足部所有骨骼，并使跟骨与胫骨远端融合。

许多研究资料表明这两种手术的结果都令人满意，不过两种手术方法各有利弊，目前没有清楚的数据和文献表明哪一种方法更好。对儿童进行 Syme 截骨术所遇到的问题是被保留的跟骨骨突过度生长、跟垫移位及形成外生骨疣；Boyd 手术的优点是获得额外的长度，可防止 Syme 截骨术后常见的跟垫后移。然而，在实施 Boyd 截肢时，保持跟骨的适当力线非常重要，否则，会出现跟骨跖侧成角畸形而影响负重。

Syme 和 Boyd 截肢术的常见问题是胫骨远端干骺端光滑，使其残端如同球状，因此需要装配一种带有可拆卸内窗的特殊假肢。但是，先天性肢体缺损患儿，如先天性胫侧或腓侧半肢畸形，远端踝关节相对发育不全，所以通常没有球形残端的问题。

## Syme 截肢术

### 手术技术 29-33

- 做一鱼嘴形切口，起于外踝，越过足背，止于内踝远端 1 cm 处（图 29-100A），足底部分应向远端延长足够的长度，以允许前方皮肤切口充分闭合。
- 将足尽可能跖屈，便于显露、切开踝关节前方关节囊。
- 于距骨与内踝之间切断三角韧带，但勿损伤胫后血管。
- 切断外侧的跟腓韧带。
- 用较大钳子夹住距骨，并用力使其跖屈，便于切断踝关节的后关节囊。
- 经踝关节，于骨膜下解剖跟骨的后侧面。
- 在跟骨附着处切断跟腱，但勿经皮肤进行“纽扣孔”式切除。
- 进一步牵拉足跟并极度屈曲，用骨膜剥离器和手术刀骨膜下分离跟周软组织，以避免损伤跟垫。
- 继续解剖直至将整个跟骨切除（图 29-100B）。
- 为了固定跟垫，在胫骨远端的前面钻孔，再用粗线将跟骨垫远端与胫骨远端的腱膜缝合固定（图 29-100C）。
- 对于儿童，不必切除胫骨远端软骨，但为了产生一个更均匀的负重面，可将胫骨和腓骨远端的光滑部分进行适当的修整。
- 将屈肌肌腱向远端牵拉后横行切断，并允许其回缩。
- 结扎胫前、胫后动脉，但位置不宜过高，以防止皮瓣的缺血性坏死。
- 伤口内放置引流管，分层缝合切口（图 29-100D）。

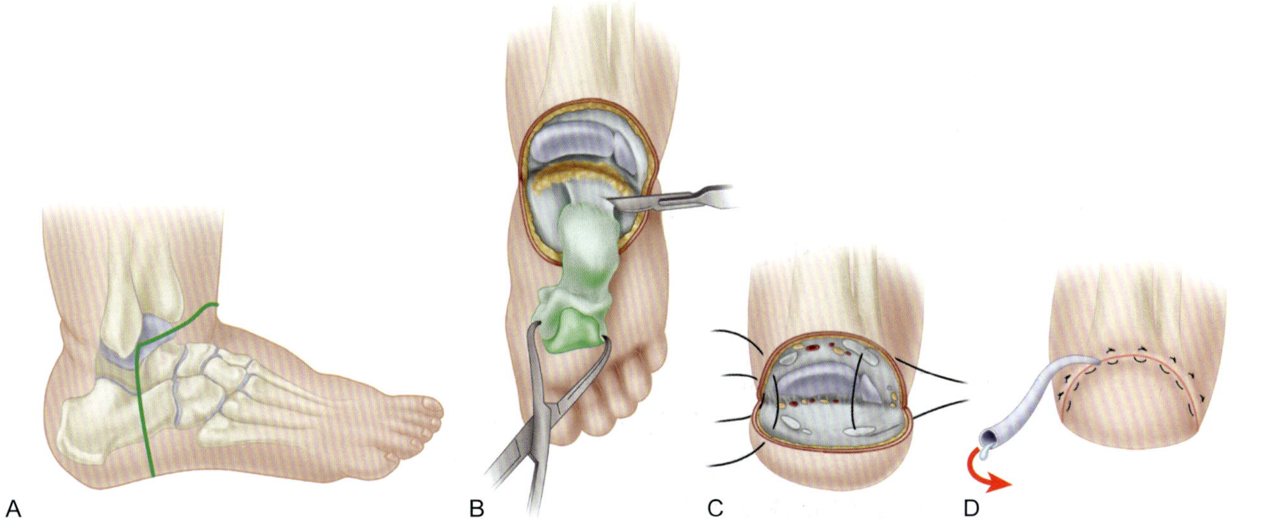


**图 29-100**　Syme 截肢术。A. 鱼嘴样切口；B. 距骨和跟骨摘除；C. 跖肌瓣与远端胫骨缝合；D. 留置引流管，关闭切口（见手术技术 29-32）

- 用坚硬的管型石膏固定以减轻术后疼痛，但考虑到术后肿胀，应将石膏剖开固定。

**术后处理** 伤口完全愈合后可带石膏负重活动。

## Boyd 截肢术

### 手术技术 29-34

- 做如 Syme 截肢术的鱼嘴样切口。
- 向近端游离皮瓣，经跗骨间关节将前足截除。
- 再锐性分离、切除整个距骨。
- 用摆锯或骨刀横行截断跟骨远侧端（图 29-101A）。
- 采取同样的方式，在与胫骨纵轴相垂直的方向，切除跟骨的上关节面。
- 将胫骨远端关节软骨适当地切除，显露胫骨远端的骨性骨骺（图 29-101B）。
- 再将跟骨做适当的修整，使之与胫骨远端骨骺面完全相适应，用一根无螺纹的斯氏针，从跟垫部插入跟骨与胫骨远端骺板，并进入胫骨干骺端，以固定跟骨与胫骨远端。
- 为了使跟骨置于正确的位置，有时必须切断跟腱。
- 在用斯氏针固定前，将跟骨前移也很重要（图 29-101C）。
- 然后切断足跖内侧、跖外侧神经使其回缩。
- 尽量靠远端切断、结扎胫前动脉和胫后动脉，以防皮瓣缺血坏死。
- 闭合伤口，放置吸引管，并用石膏固定。年幼儿童可用髋人字形石膏固定。

**术后处理** 通常于术后 6 周拔除斯氏针，并更换石膏继续固定 6 周。在肢体残端完全愈合后装配假肢。

## 八、肢体不等长

下肢等长的意义不仅在于外观，主要是在于功能。短缩的下肢步态笨拙，由于骨盆额外的升降运动而消耗更多的体力，而且久站后显著的肢体短缩会引起背部疼痛。也有报道称在肢体短缩 1.2~5.2 cm 的患者中会发生代偿性的脊柱侧弯以及脊柱活动性的降低；但应注意到 0.5~2.0 cm 的肢体不等长也常见于正常、无症状的人群。

一般情况下，>2.5 cm 的肢体短缩被认为有显著差异，发生膝关节、髋关节和腰椎疼痛的可能性增加，但是在文献中缺少支持这一确切数值的证据。对肢体不等长患者的治疗非常复杂，在治疗前，必须考虑到多种因素，包括不等长的原因、相关疾病、疼痛、患者和家属的预期以及测量差异。

肢体不等长可能由创伤或感染破坏骨骺而引起，或由非对称性瘫痪（例如脊髓灰质炎或脑瘫）、肿瘤或肿物类似疾病刺激骨的非对称性生长，例如伴发于青少年风湿性关节炎或骨折后血管过度生长引起。特发性单侧肢体发育不全或发育过度也是引发肢体不等长的常见原因。最后，遗传性疾病如股骨或腓骨缺陷或者胫侧半肢畸形也可引起不等长。

肢体不等长的治疗必须根据患者的个体情况因病施治。只有通过仔细的评估，包括对患者的实际年龄和骨龄、现有的和预计会出现的肢体短缩量、预计的成年后身高、肢体短缩的病因、关节功能状态和患者及其家庭的社会心理背景进行评估，才可能制订出治疗计划。

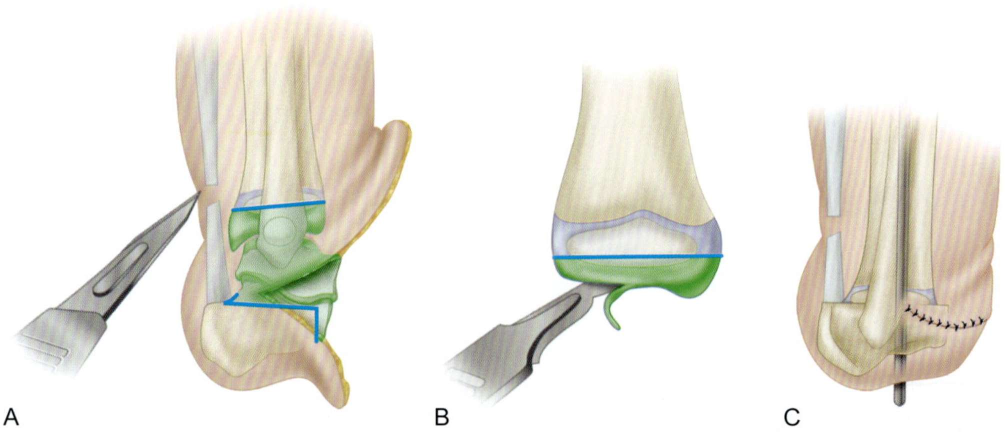


**图 29-101** Boyd 截肢术。A. 鱼嘴状切口，注意阴影区域代表要截除的骨；B. 逐渐刮除胫骨远端的软骨，直至达到骨骺。使跟骨向前移位，切断跟腱以免其向近端移位；C. 用无螺纹的髓内钉协助将跟骨固定于远端胫骨骺端（见手术技术 29-34）

## （一）临床评估

临床评价应包括对旋转及成角畸形、足高度的差别，脊柱侧弯的程度、骨盆倾斜程度、关节的活动度及功能进行的评估。在一些瘫痪患者中，尤其是痉挛性瘫痪，膝关节和髋关节的屈曲挛缩可使下肢看起来较影像学和临床检查要短，然而，痉挛侧肢体的轻度短缩可使痉挛的足部在下肢前摆时更容易离开地面，从而改善步态。

测量肢体不等长最简单办法就是在短缩的下肢脚下垫已知厚度的木板直至骨盆水平位（图 29-102）。但是，在骨盆发育不对称或骨盆倾斜时，测量结果可能出现误差。还可以测量髂前上棘至内踝的长度，但这种测量方法受患者体位的干扰。仰卧和俯卧 Galeazzi 测量有助于把短缩分别局限于股骨和腓骨节段。

## （二）影像学评估

影像学评估是评估肢体不等长的基本组成部分，这对于精细测量非常重要，因为查体触及的体表标志可能不准确。最常用的两个影像学测量方法是站立位下肢全长图和扫描图。两种方法都需要在肢体后方放置一把不透射线的尺。下肢全长图是用一张带状的 X 线片经单次曝光显示髋、膝、踝关节，在腿上骨质水平放置一个放大标志物以减少放大误差。扫描图分别对髋、膝和踝单独曝光，所以几乎没有视差（图 29-103 和图 29-104）。

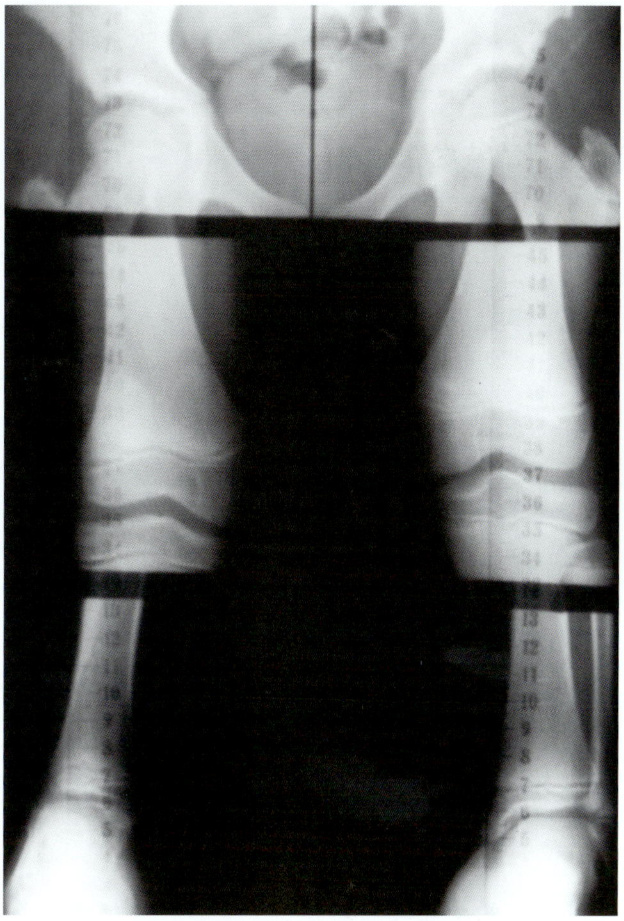

图 29-103　为评估一个右侧腓侧半肢畸形的 12 岁男孩肢体短缩程度的扫描图

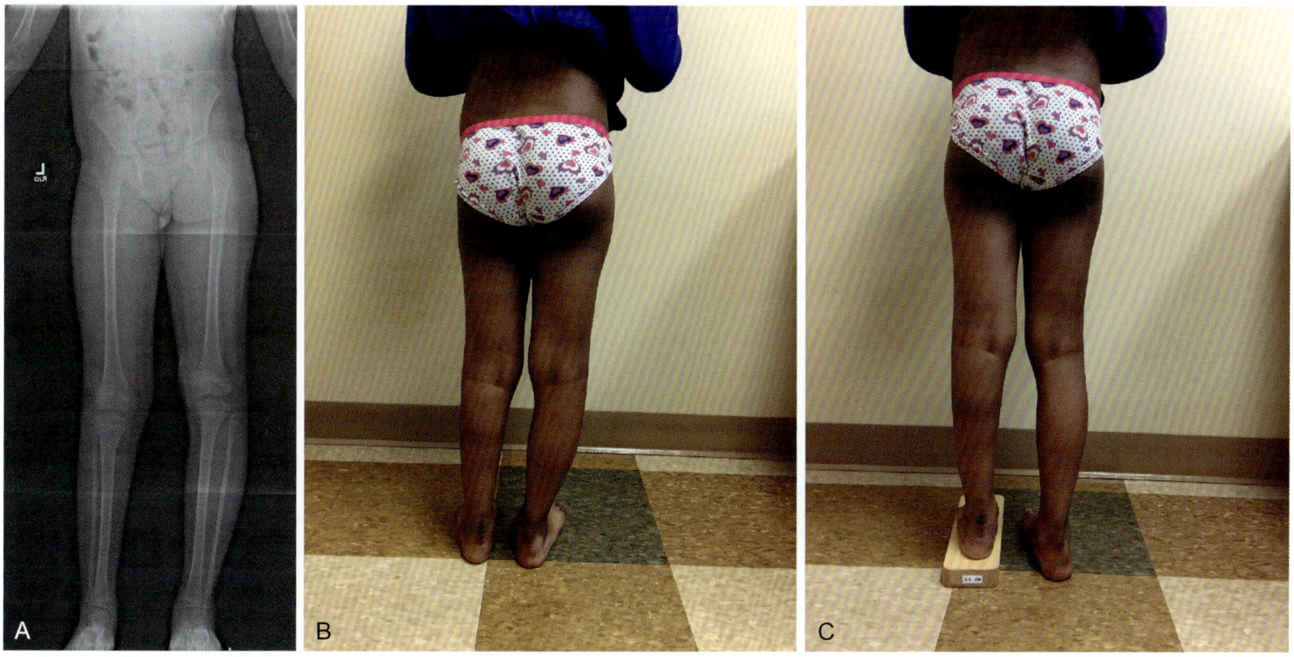


图 29-102　用于评估肢体长度差异的组块测试

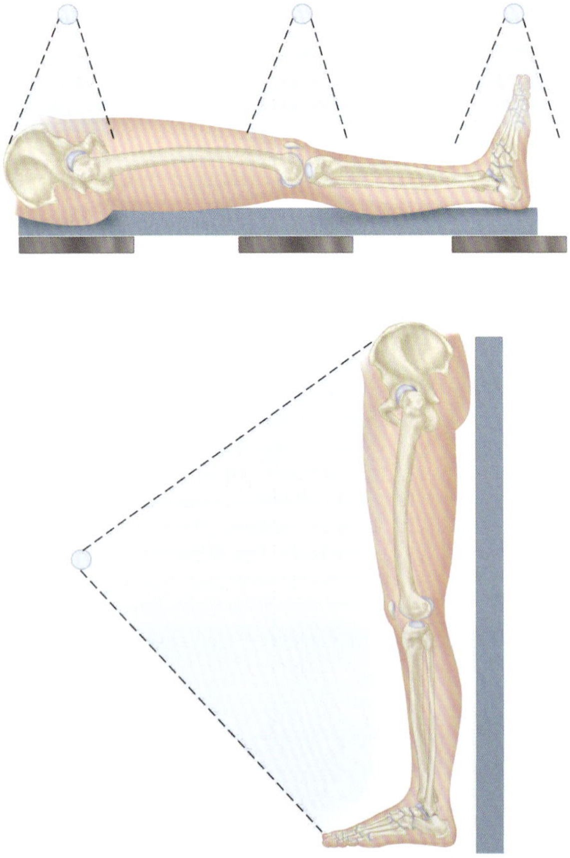

图 29-104 站姿与仰姿扫描图比较

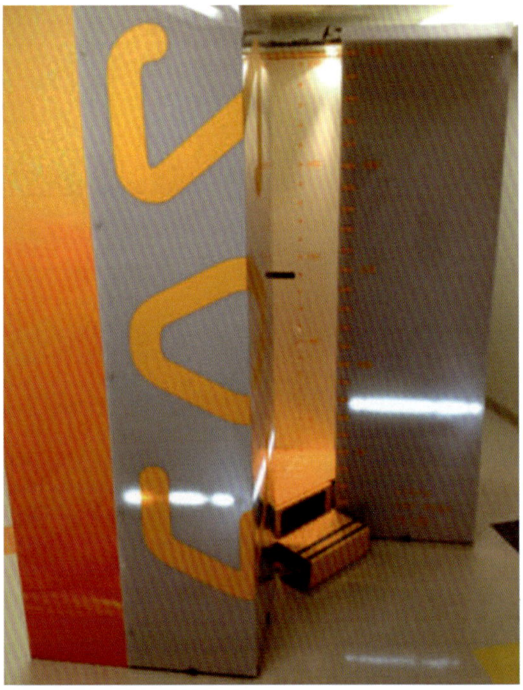

图29-105 EOS仪

抑姿扫描需要患者在3次曝光时保持同一姿势。尽管站立位下肢全长图视差更大，但其优势是可以显示下肢力线，并可减少电离辐射暴露时间。不管哪种方法，摄片时髌骨必须正对前方。

骨龄是制订治疗策略时必须包含的重要因素，可以拍摄左腕X线片通过Greulich和Pyle图谱来估测骨龄，但是对于5岁以下的小儿则不必摄此片，因为这个年龄段的小儿骨龄并无明显区别。尽管应用Greulich和Pyle图谱是全身骨龄估测的重要部分，但仍要注意到不管用哪种方法，该图谱的标准差都较大。

有学者提出CT扫描比传统摄片更优越，因为在不失精确的同时CT的辐射暴露更少。即使对于有屈曲畸形的肢体，侧位CT扫描也可对其进行精确测量，通过二维CT扫描也可以测量足高度。有些治疗中心采用EOS，slot（EOS影像，巴黎，法国）扫描技术（图29-105）。该技术的优点是同时扫描全身双侧，误差几乎为零，辐射也很低。为避免活动造成的差异，患儿在短暂的扫描过程中需要保持不动。该扫描技术已经被认为比传统技术做的影像更精确。

## （三）生长剩余量预测技术

多种技术广泛应用于对生长进行预测并帮助医师决定何时进行平衡下肢长度的治疗。一种是Green-Anderson生长-剩余量图表。要合理地应用这个图表，医师需要做2次至少间隔3个月的测量，来估计患儿生长抑制的百分比，即患侧肢体与健侧肢体生长量之差乘以100，再除以健侧肢体的生长量。Moseley对原始数据进行了数学变换，使之可以用一个直线图来表示，从而简化了Green-Anderson图表，使其更直观，便于应用（图29-106）。它避免了需要对生长抑制进行计算，可预测骨骺阻滞术、肢体延长或短缩的治疗效果（框29-1）。它提供参考斜率，以预测股骨远端、胫骨近端或者两者同时进行骺阻滞术的结果。健侧和短缩侧肢体斜率之差即为生长抑制。对于发育中的儿童短肢进行延长，可以表现为一段陡直上升后逐渐延续为与延长前相同的斜率（图29-107）。

Green-Anderson表和Moseley直线图在描述肢体短缩方面的一个缺点是它们没有对足高进行估计。影像学检查短缩4 cm者如果同时伴有足踝部的缩小，可能在临床上表现为短缩5 cm。

Green-Anderson表和Moseley法有一些基本的问题。它们所采用的生长量及身高的原始值可能不适用于现代儿童。根据Greulich和Pyle图谱得出的骨龄仅供参考。人类的生长发育不能仅凭数字方法

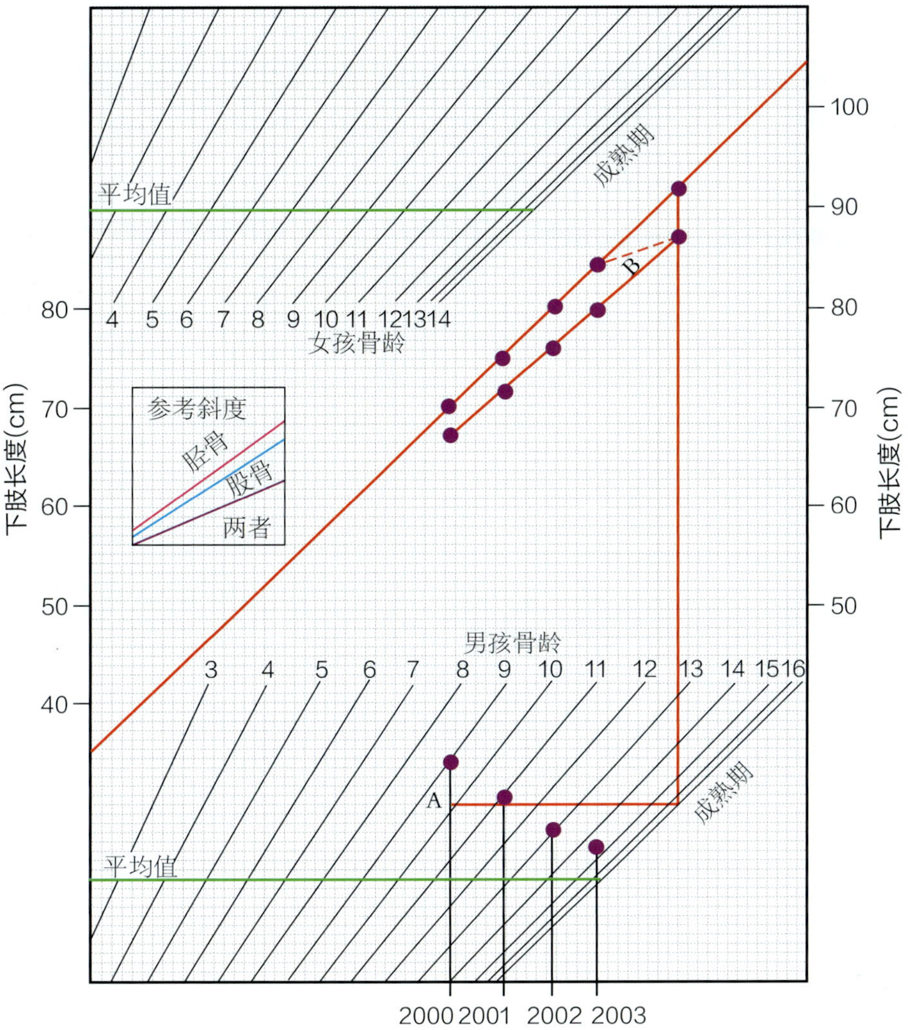


**图 29-106** Mosley 直线坐标图。此例显示一患有特发性偏身肢体萎缩症的男孩临床连续观察 4 年的结果。2000 年时，较长侧的下肢长度为 70 cm，较短侧的下肢长度为 67 cm，其骨龄为 9 岁。其他扫描图及骨龄 X 线测量的数值标绘在坐标图上。注意水平直线（A）延长至成熟期的线段，其上下两侧描绘的骨龄数量相等。骨骼成熟期时，较长侧下肢预测长度为 92 cm，较短侧为 87 cm。虚线（B）表示较长侧下肢若在 84 cm 长时，进行股骨远端和胫骨近端骨骺阻滞到骨骼成熟期期间的生长值，并将获得肢体等长的结果

估计，因为它受营养状态身体功能、激素水平、社会经济学因素以及肢体不等长因素的影响。在青少年风湿性关节炎及 Perthes 病引起肢体缩短的患儿中，由于肢体缩短可自行减轻，图表中斜率可表现为向上——向下的形式。在股骨骨折后的过度生长中，生长类型会日趋平稳。肢体缩短量也保持稳定。尽管有这些非典型的病例，但大部分肢体缩短都符合传统的预测曲线。

还有较为简单的预测方法。Menelaus 方法的简单之处在于它不需要特殊的图表且依赖于实际年龄而非骨龄。Menelaus 假定 9 岁以上的青少年远端股骨每年生长 3/8 英寸（9 mm），近端胫骨每年生长 1/4 英寸（6 mm）。女孩 14 岁停止生长。男孩 16 岁停止生长。运用自己的技术，Menelaus 通过骨骺阻滞术治疗了 94 名肢体不等长的患儿［少于 3/4 英寸（1.9 cm）］。

Paley、Bhave、Herzenberg 和 Brown 设计了一种“乘法器”方法来估计骨骼成熟时肢体不等长程度。他们采用现有的数据库，将骨骼成熟时股骨和胫骨的长度按每一年龄段的股骨和胫骨长度划分为百分位数组，将组数称为乘法器。将这一乘法器用在公式中来预测肢体不等长和剩余生长量，并计算骨骺阻滞术时机。他们认为，乘法器方法仅需 1~2 个测量数据，就能够快速估计出骨骼成熟时的肢体不等长量，并且不需要画出图表。所需要的就是一个简单的乘法器图表和几个公式（表 29-6）。

乘法器方法可应用于计算下肢总的不等长量，

**框 29-1**

**Moseley 直线坐标图用于治疗肢体不等长的使用说明**

**既往生长情况的绘制**

- 每次门诊访视，需获得三项数据：
  - 站立位下肢全长图测定正常侧下肢长度，即从股骨头顶端至踝关节水平的胫骨关节面中心的距离
  - 患者短肢长度
  - X 线上估计骨龄
- 在正常肢体长度线上标出适合正常侧下肢长度的坐标点
- 通过该点画贯穿图表的垂直线，并且通过男性或是女性的“阶梯”状骨龄区域，这条线表示当前骨龄
- 在当前骨龄线上以正确长度画出标示短肢长度的点
- 当前骨龄线与骨龄区内同 X 线估计的骨龄一致的斜行“阶梯”线相交，标记此交点
- 同法连续标定 3 个点的位置
- 画出最适合于用先前标定各点来测定短肢连续长度的直线
- 两条生长线之间的垂直距离代表肢体长度差距
- 两条生长线斜率差异代表抑制，取正常下肢斜率为 100%

**未来生长长度预测**

- 向右延长短肢生长线
- 在骨龄区域内画一条最适合于先前标定各点的水平直线
- 生长分布曲线：用水平直线的位置表示，并预示儿童是否高于或者低于平均值
- 骨龄测定：用水平线与骨龄区域内阶梯状线相交的位置表示。成熟期点是水平线与成熟期线相交的位置
- 通过成熟期点画一垂直线。这条线表示成熟期和生长停止。它与两肢体生长线相交点表示它们在成熟期的预测长度
- 为便于及时更新儿童图表，建议使用铅笔画线。未来增加的数据可以使这一方法更加精确，并且可能需要轻微调整各条线的位置

**手术的影响**

**骨骺阻滞术**

- 在手术前确定正常肢体的长度，在正常肢体生长线上做点状标记
- 经此点平行于所行骨骺融合术相应参考线画一条直线，这条线是正常侧下肢新的生长线（骨骺对整体下肢生长的作用：股骨远端 37%，胫骨近端 28%，两者 65%）
- 新生长线斜率下降的百分比（以之前的斜率为 100%）正好代表了骨骺融合引起的长度丢失

**肢体延长术**

- 平行于先前的生长线为延长的肢体画一条新的生长线，其上移的距离恰等于手术所增加的长度。因为骺板没有受影响，所以生长率没有受影响，因此直线斜率也无须变化

**手术时机**

**骨骺阻滞术**

- 延长短侧肢体生长线与成熟期线相交，必要时把延长手术的作用考虑在内
- 从与成熟期线的交点处画一条与所选手术参考线斜率相同的直线
- 这条线与正常肢体生长线相交点代表应行手术治疗的时间点，但这一点是依据正常侧肢体的长度而不是依据时间来定

**肢体延长术**

- 因为肢体延长术不影响生长率，那么手术时机选择并不十分紧迫，而视临床情况而定

**术后随诊**

- 根据前面手术的影响所介绍的方法画一条新的生长线
- 仍按之前同样方法把数据标绘成图，区别在于要之前为短肢绘制的生长线上标绘短肢长度图

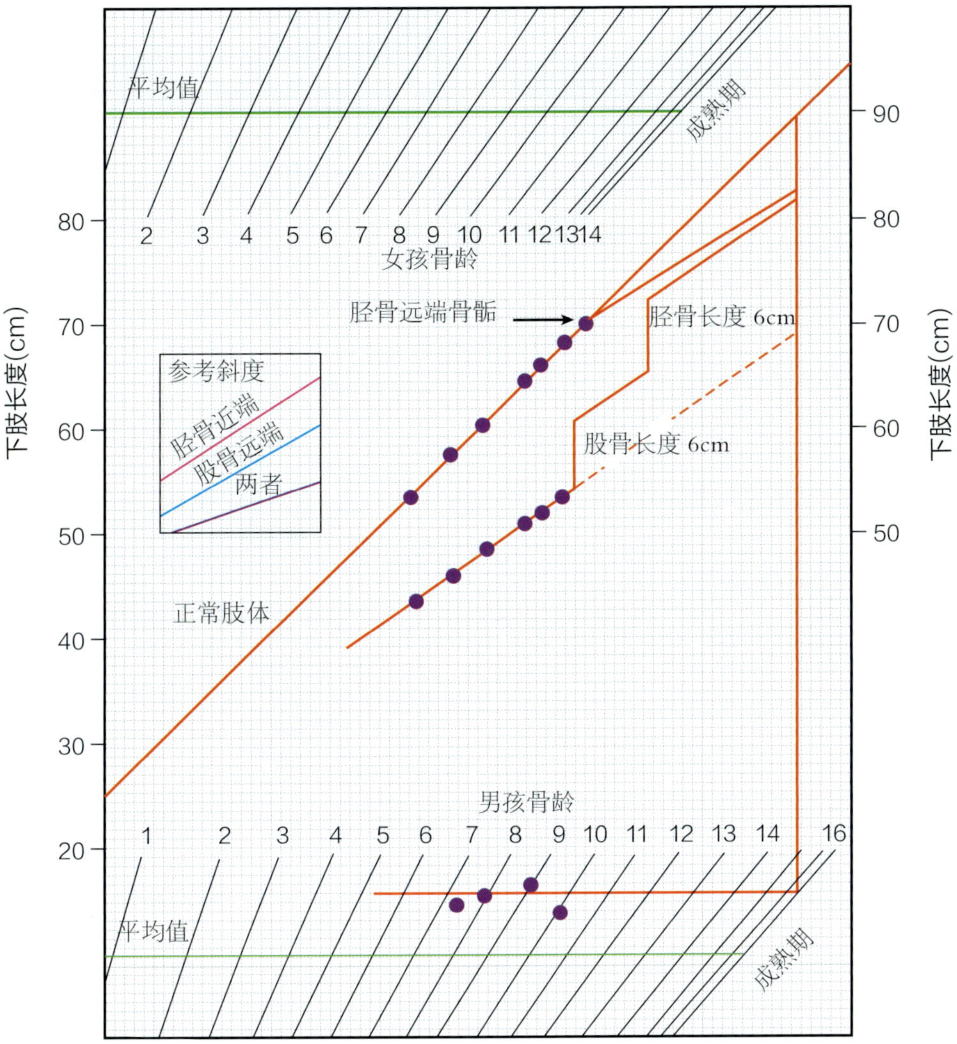


**图29-107**　先天性股骨短缩并伴有腓侧半肢畸形患者的Moseley坐标图，说明股骨延长、胫骨延长和股骨远端骨骺阻滞术的设计

包括股骨、胫骨和足高的差异。在他们研究的临床数据中证实，乘法器方法与 Moseley 方法基本相符。智能手机应用程序现在可以快速可靠地提供基于乘法器方法的治疗建议。在完全依赖乘法器方法的应用之前，外科医生必须了解乘法器方法的基本假设。

在一组肢体延长的患者中采用这两种方法计算时其准确度没有差别：对于应用骨骺阻滞术，乘法器方法则更为准确。后来 Aguilar 等进行了两项临床确认试验，发现乘法器方法比 Moseley 法和 Anderson 法更准确；同时乘法器法更简便快捷，仅需要 1 个数据点就可预测成熟时肢体长度。不管用哪种方法，归根究底，所有的方法都仅为近似估计，最终经治疗后的 1.0~1.5 cm 的肢体不等长可以认为是极好的临床结果。

## （四）治疗

治疗目标是获得平衡的脊柱和骨盆、等长肢体以及矫正力学负重轴。在僵硬性脊柱侧弯伴倾斜性腰骶畸形患者，一定程度的肢体不等长有助于维持平衡脊柱。传统意义上，骨骺阻滞术用来描述特定骺板生长停滞（通过这种方式骺板而不是骨骺，生长被阻滞，骺板阻滞这一词可能更为准确。但是，骨骺阻滞术被用来纪念历史上讨论停止骺板生长的那一时期）。

有 4 种方法可用于均衡肢体长度的治疗，即垫高鞋底或假体代替、健侧肢体骨骺阻滞、健侧肢体缩短截骨（年龄太大不能做骨骺阻滞）和短侧肢体延长术。合理应用患侧肢体延长和对侧肢体的骨骺阻滞术相结合的方法能治疗严重的肢体不等长，可减少短侧肢体的延长长度。

**表 29-6**

下肢乘法器方法计算男性和女性下肢不等长

| 年 龄（年 + 月） | 乘法器 | |
|---|---|---|
| | 男 | 女 |
| 出 生 | 5.080 | 4.630 |
| 0 + 3 | 4.550 | 4.155 |
| 0 + 6 | 4.050 | 3.725 |
| 0 + 9 | 3.600 | 3.300 |
| 1 + 0 | 3.240 | 2.970 |
| 1 + 3 | 2.975 | 2.750 |
| 1 + 6 | 2.825 | 2.600 |
| 1 + 9 | 2.700 | 2.490 |
| 2 + 0 | 2.590 | 2.390 |
| 2 + 3 | 2.480 | 2.295 |
| 2 + 6 | 2.385 | 2.200 |
| 2 + 9 | 2.300 | 2.125 |
| 3 + 0 | 2.230 | 2.050 |
| 3 + 6 | 2.110 | 1.925 |
| 4 + 0 | 2.00 | 1.830 |
| 4 + 6 | 1.890 | 1.740 |
| 5 + 0 | 1.820 | 1.660 |
| 5 + 6 | 1.740 | 1.580 |
| 6 + 0 | 1.670 | 1.510 |
| 6 + 6 | 1.620 | 1.460 |
| 7 + 0 | 1.570 | 1.430 |
| 7 + 6 | 1.520 | 1.370 |
| 8 + 0 | 1.470 | 1.330 |
| 8 + 6 | 1.420 | 1.290 |
| 9 + 0 | 1.380 | 1.260 |
| 9 + 6 | 1.340 | 1.220 |
| 10 + 0 | 1.310 | 1.190 |
| 10 + 6 | 1.280 | 1.160 |
| 11 + 0 | 1.240 | 1.130 |
| 11 + 6 | 1.220 | 1.100 |
| 12 + 0 | 1.180 | 1.070 |
| 12 + 6 | 1.160 | 1.050 |
| 13 + 0 | 1.130 | 1.030 |
| 13 + 6 | 1.100 | 1.010 |
| 14 + 0 | 1.080 | 1.000 |
| 14 + 6 | 1.060 | NA |
| 15 + 0 | 1.040 | NA |
| 15 + 6 | 1.020 | NA |
| 16 + 0 | 1.010 | NA |
| 16 + 6 | 1.010 | NA |
| 17 + 0 | 1.000 | NA |

**表 29-6（续）**

下肢乘法器方法计算男性和女性下肢不等长

**乘法器法预测下肢不等长**

**骨骼成熟时的长度**

$$L_m = L \times M$$

这个公式能用于测定股骨、胫骨、股骨和胫骨或其他下肢的长度，包括足的高度。能用于短的和长的肢体

**先天性肢体不等长**

$$\Delta_m = \Delta \times M$$

这个公式能被用于测定先天性短股骨、腓侧半肢畸形，偏身肥大和偏侧萎缩的患者肢体不等长

**发育性肢体不等长**

$$\Delta_m = \Delta + (I \times G)$$

$I=1-(S-S')/(L-L')$；$G=L(M-1)$。这个公式能被用于测定 Ollier 病、小儿麻痹或生长阻滞患者的肢体不等长，还可以用于测定先天性肢体不等长的患者，在预测患者已进行一次或多次肢体延长术后剩余生长不等长

**骨骺阻滞术时机**

$$L_\varepsilon = L_m - G_\varepsilon$$

和

$$M_\varepsilon = L_m / L_\varepsilon$$

在乘法器表查找 $M_\varepsilon$ 值，并确定哪个年龄与此值相对应。这是骨骺阻滞时患者的年龄

G，生长剩余量；I，生长抑制量；L，现在的长肢体长度；L′，以前 X 线片测量的长肢体长度（至少在现有 X 线片之前 6~12 个月所拍摄的 X 线片）；$L_m$，股骨或胫骨骨骼成熟时的长度；M，乘法器；S，短肢体长度；S′，以前 X 线片测量的短肢体长度（至少在现有 X 线片之前 6 ~ 12 个月所拍摄的 X 线片）；Δ，现在肢体不等长；$\Delta_m$，骨骼成熟时的肢体不等长；ε，骨骺阻滞后想要矫正的长度；$G_\varepsilon$，骨骺阻滞年龄股骨或胫骨生长剩余量（股骨为 $G_\varepsilon = \varepsilon/0.71$，胫骨 $G_\varepsilon = \varepsilon/0.57$）；$L_\varepsilon$，骨骺阻滞时想要阻滞的骨长度；$M_\varepsilon$，到骨骺阻滞年龄时的乘法器

引自：Paley D, Bhave A, Herzenberg JE, et al: Multiplier method for predicting limb-length discrepancy, J Bone Joint Surg 82A: 1432-1446, 2000.

对于 1.5 cm 以内的肢体不等长，无须治疗。如果患者要求治疗，可用 1 cm 厚鞋垫垫入鞋中，鞋垫不需要补偿全部不等的长度，因为正常人很少在站立时将髋和膝关节完全伸直，而且多数正常人双下肢长度也存在着不明显的差异（1 cm），这对肢体的功能毫无影响。当肢体长度差异较明显时，如果患者拒绝接受肢体短缩或延长的手术，也可采用垫高鞋底的方法；用鞋内垫高的方法补偿下

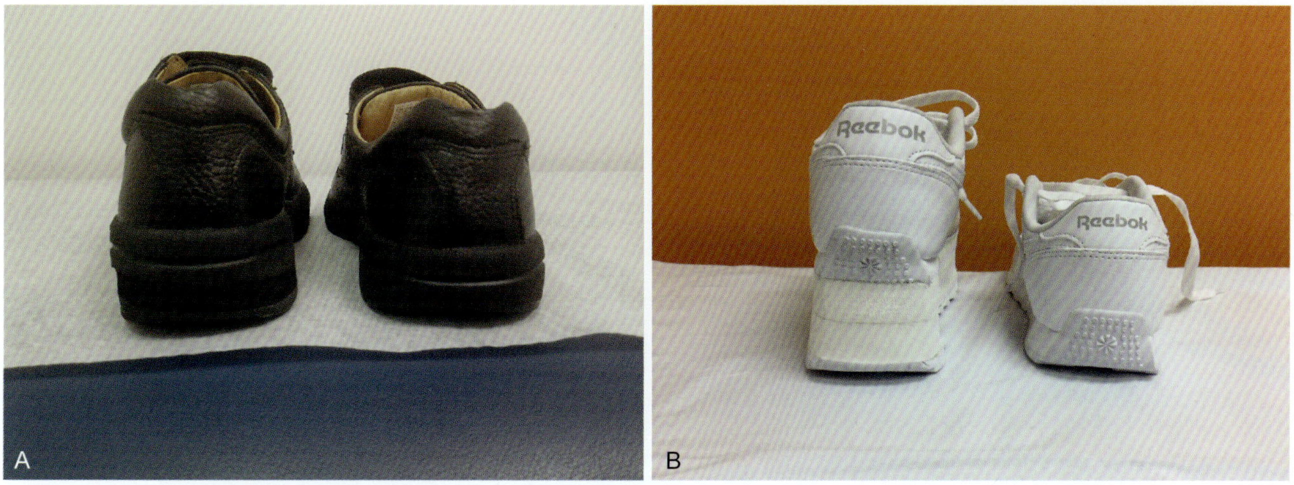


**图29-108　用于轻微腿长差异的高低鞋子**

肢的长度有一定的限度，2~4 cm 不等长还需要从鞋的外部垫高，但鞋底的前部可以少垫一些，差异不大者可只垫高鞋跟，差异大者应该垫高整个鞋底（图 29-108）；然而鞋底垫高 5~10 cm 时既难看又不稳定，可能需要支撑物或足踝矫形支具，以辅助支持踝关节。

许多青年期前的儿童拒绝穿垫高的矫形鞋，他们宁愿采取自身代偿机制负重行走，包括踝关节跖屈、骨盆倾斜和对侧膝关节屈曲等。但是对于这一年龄组的患者，垫高鞋常常有助于评估手术选择的潜在益处。在未做足截除的情况下，穿戴扩展型假体是“改良性垫高鞋”的方法，这种替代方法迫使足呈跖屈位以穿入定制的假体（在患者自然足的远端还有一个假体足）（图 29-90）。然而，建议转向 Syme 或 Boyd 截肢术，以更容易安装假体。

## （五）手术治疗

从理论上讲，短缩侧肢体的延长是理想的治疗方法，但由于技术上有难度且延长手术常出现并发症，肢体长短差异较小的患者更愿意选择骨骺阻滞的方法。对于生长发育的儿童，骨骺阻滞术是一种相对简单的、死亡率低、恢复快的手术。青春期患者年龄已超出骨骺阻滞的使用范围，不适合做骨骺阻滞，而健侧肢体缩短术则是一种准确、安全和简单的方法，其并发症发生率略高于骨骺阻滞术。肢体缩短术之后极少发生关节僵硬，这是因为短缩截骨后肌肉变得松弛，而不像肢体延长术可以导致永久性关节僵硬及半脱位。

短缩截骨也有某些缺点：①手术是在正常侧肢体而不是患侧肢体上进行，若患侧肢体存在畸形则需要第 2 次手术矫正畸形；②导致身材比例在外观上不尽如人意；③肢体肌肉不能适应超过 5 cm 的短缩，因而短缩程度有一定的限制；④短缩截骨或骨骺阻滞术后，最终的身高可能低到患者难以接受。

**1. 骨骺阻滞术**　最早由 Phemister 于 1933 年描述，经过少许改良后，他所提出的技术原理现在已经广泛地应用于均衡肢体长度的手术。多数学者建议需要缩短 2~5 cm，是骨骺阻滞的适应证。然而，Menelaus 和其他的一些学者建议，当肢体不等长在 8~10 cm 时，应选择骨骺阻滞术，以避免肢体延长术的并发症。现在对于缩短超过 5 cm 者不建议行骨骺阻滞术。

骨骺阻滞的一种新技术，使用经皮器械去除骺板组织，具有切口小，外形美观等优点（手术技术 29-36）。

有角度的刮匙，可用来代替高速电钻刮除骨骺软骨。正常骺板解剖常包括许多起伏变化或者峰谷，应该仔细去除尽量多的骺板阻滞，从而使生长得到完全阻滞和可控。

Métaizeau 等介绍了一种采用经骺板螺钉的经皮骨骺阻滞术（percutaneous epiphysiodesis using transphyseal screws，PETS）（手术技术 29-37）。

在 32 例下肢不等长的患者中，PETS 使 82% 的患者最终肢体不等长小于 1 cm，56% 的患者小于 5 mm 或更小。PETS 也在下肢成角畸形的矫正中取得了成功。许多学者总结 PETS 技术的优点有简单易行、手术时间短、术后康复快和可逆转性（图 29-109）。但是 PETS 技术似乎起效时间会延迟，因此骨骺阻滞术应该在正式开放手术前一年实施。

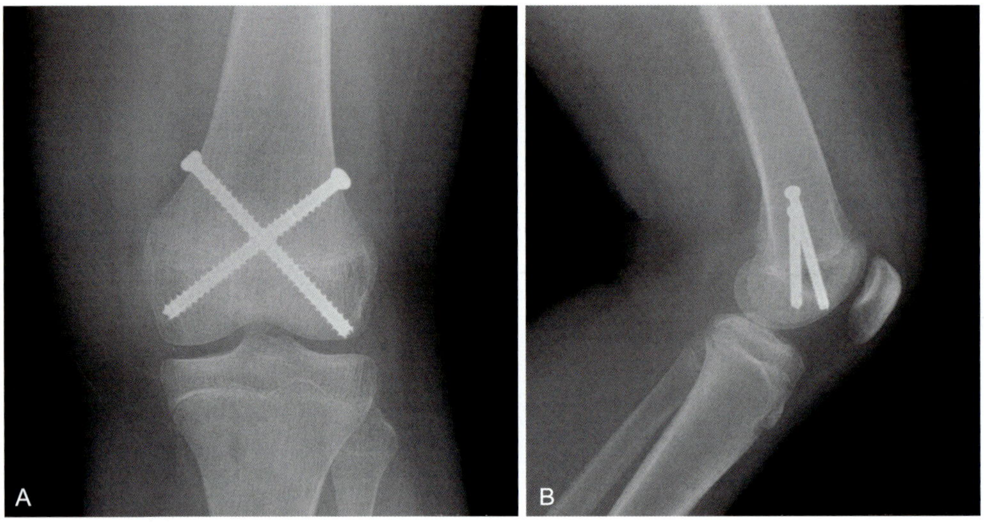


图 29-109 使用经骺皮质螺钉固定干骺端的影像。A. 前后位；B. 侧位

## 膝关节周围骺板的显露

### 手术技术 29-35

（改良的 Abbott 和 Gill 方法）

- 将膝关节屈曲 30° 使腘绳肌松弛，采取外侧切口，起于股骨外髁近端 6.5 cm 处，沿股二头肌肌腱和髂胫束之间向远端延长，到腓骨头后，于胫骨前外侧面向前延伸。在大多数情况下，这样的长切口可能是不必要的；可以做 2 个短切口，保证足够的暴露。
- 进入外侧肌间隔与股外侧肌间隙。
- 电凝膝上动脉。
- 在骺板表面纵行切开骨膜，辨认窄的软骨“白线”。
- 保护腓骨头后面的腓总神经，切开腓骨头前面的骨膜。
- 将前侧筋膜室的肌肉从胫骨上剥离并翻向远端，显露胫骨近端骺板。
- 再于内侧做一弧形切口，起于内收肌结节，先沿缝匠肌肌腱的后方再转向其前方向近端延长，结扎膝动脉。
- 于股内侧肌和股中间肌之间切开股骨远端骨膜，注意骨膜下显露，避免切开膝关节。
- 在股骨近端将鹅足腱向后牵拉，结扎膝上动脉，纵行切开骨膜，显露并确认骺板。
- 4 个短切口（2.5 cm）比 2 个长切口更美观，解剖腓总神经时，操作要轻柔。术中借助 X 线透视或拍摄 X 线片，用针头确定骺板，有助于选择切口的位置。参考术前拍摄 X 线片上股骨远端骺板与髌骨的关系，也有助于切口的定位。

## 经皮骨骺阻滞术

### 手术技术 29-36

（Canale 等）

- 全身麻醉后，患者仰卧，常规消毒，铺单时要使肢体能自由活动，如有需要可使用止血带。
- 在大腿外侧面上放一把止血钳，便于定位股骨远端外侧骺板。在 X 线透视线下定位后，于骺板的内外侧各做一 1.5 cm 长的小切口。
- 将一无螺纹斯氏针或克氏针插入骨骺板，钻至股骨远端骺板侧。采取正位、侧位 X 线透视，证实克氏针在正确位置上。可旋转透视机但不可旋转小腿，因为旋转小腿可以引起髂胫束、内侧肌群紧张和妨碍内固定操作。
- 沿导针套入空心钻（图 29-110A 和 B），在 X 线透视监视下，向骺板钻入约 1/2 深度。
- 将空心钻退出，换上高速气钻和牙科钻头。操作中注意保护皮肤，防止热损伤造成皮肤坏死，用钻头保护器有助于保护皮肤。
- 或者用有角度的刮匙去除骨骺(图 29-110C)。向上、下和前、后各方向刮除骺板，特别是刮除边缘部位的骺板，以在骺板中央和外周产生。
- 不需要去除全部骺板，骺板及周围骨被去除后，透视时将呈现出一透光区。如果未产生“靶心”的效果，可用一刮匙或大的扩髓钻（取自成年人的髋关节加压螺钉置入装置），反复透视下在内侧重复操作，通常可使内外侧缺损部分连在一起。
- 彻底冲洗伤口，去除所有游离的软骨碎片及骨碎屑。
- 用皮内缝合闭合切口，无菌敷料包扎伤口。

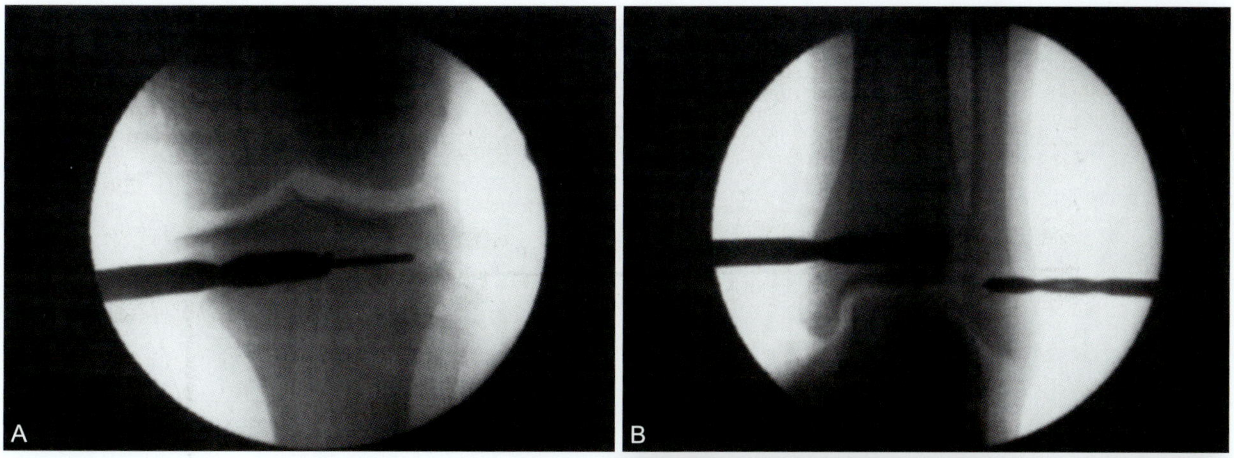


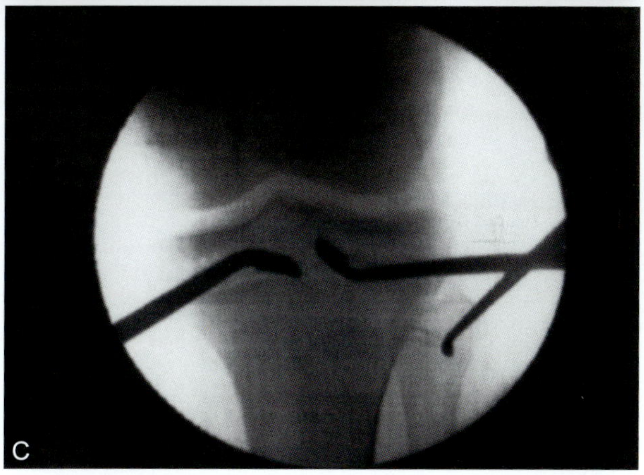


**图 29-110**　A. 于胫骨近端沿导针插入空心钻；B. 胫腓骨远端骺板经皮钻孔；C. 可用刮匙代替骨钻，经皮质钻孔插入刮匙（见手术技术 29-36）

- 可用同样的方法处理胫骨近端骺板，但是，胫骨骺板的波浪状形态比股骨更为明显，需要更加仔细地钻除。腓骨近端骨骺可能不需要阻滞，特别是期望胫骨近端生长抑制 <2.5 cm 者。腓骨近端骨骺阻滞，可通过一个小切口，在直视下用细斯氏针、小套管钻及手摇钻或刮匙完成手术操作。因为腓总神经可能受到机械或热的损伤，所以在此区域操作一定要十分小心。
- 对这种手术技术的一种改良，是用一可透 X 线的手术床代替骨折手术床，并使用止血带。用尖刀戳开皮肤，使其能够插入一个 0.6 cm（1/4 英寸）的钻头到达骨皮质，再用直或弯的刮匙刮除骨骺板，必要时在 X 线透视下进行（图 29-110C）。
- 在胫骨近端，触摸到腓骨头十分重要。在 X 线透视下，于骺板表面做一切口，不要求用钻头突破腓骨近端骨皮质，用一小而直的刮匙操作，可减少损伤腓总神经的危险。

**术后处理**　允许在膝关节软支具保护下立即负重，支具固定 2~3 周。如果股骨和胫骨均进行骨阻滞术，则膝关节支具固定 10~14 d，然后开始主动活动练习。术后前 4 周可在双拐辅助下负重行走。

## 经皮骨骺阻滞术螺钉置入术

### 手术技术 29-37

（Métaizeau 等）

- 整个下肢（从腹股沟到足部）常规消毒并铺巾。
- 经股骨远端干骺端外侧做一小切口，斜行向下和向内钻孔。
- 向股骨冠状面中部略向后部位瞄准，继续钻孔通过解剖轴，穿过骺板到达骺板的中内 1/3，恰在靠近股骨内髁关节面停止。
- 插入 1 枚长螺纹骨松质螺钉；可以使用 1 枚短螺纹骨松质螺钉和垫圈。
- 于股骨远端解剖轴内侧，在与第 1 枚螺钉相对称的位置置入第 2 枚螺钉，螺钉在冠状面中部略靠前，以避开第 1 枚螺钉（图 29-111）。
- 一种可代替的固定方法为：在更垂直方向固定 2 枚螺钉，螺钉不互相交叉也不与股骨远端解剖轴交叉，而是横穿骺板，2 枚螺钉分别经过骨骺中 1/3 段的两端，使阻滞力量更平均分散（图 29-112）。这一技术在理论上比实际操作上显得更为容易。螺钉的置入部位不总是容易找到，因为软组织的厚度决定了钻头是否可获得相对于肢体长轴的充分的垂直倾斜度。

- 开始置入外侧胫骨螺钉，恰在胫骨嵴后侧，以避开小腿前筋膜室肌肉。指向内侧、上方并轻微向后，经过骺板中内 1/3 处（图 29-111）。另外一种可替代的方法中，螺钉既不互相交叉也不与胫骨解剖轴交叉（图 29-112）。
- 所有螺钉置入后，完全屈曲膝关节，松解螺钉与股四头肌之间的所有粘连。

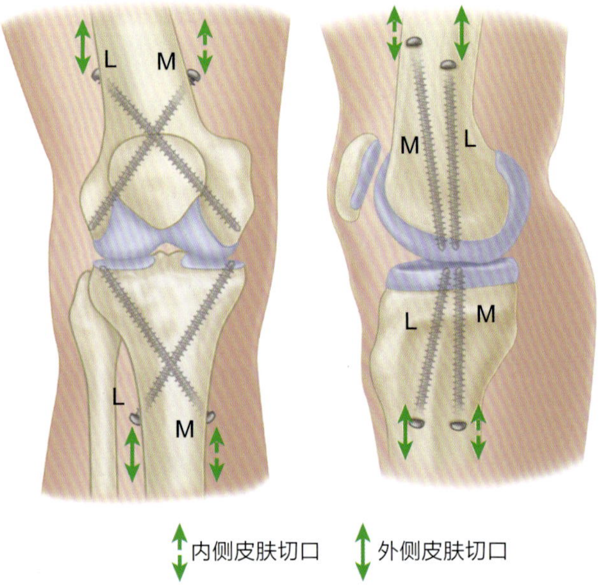


**图 29-111** 采用经骺板螺钉经皮骨骺阻滞（PETS）。经骺板螺钉成对交叉经过股骨远端和胫骨近端骺板。L. 外侧螺钉；M. 内侧螺钉（见手术技术 29-37）

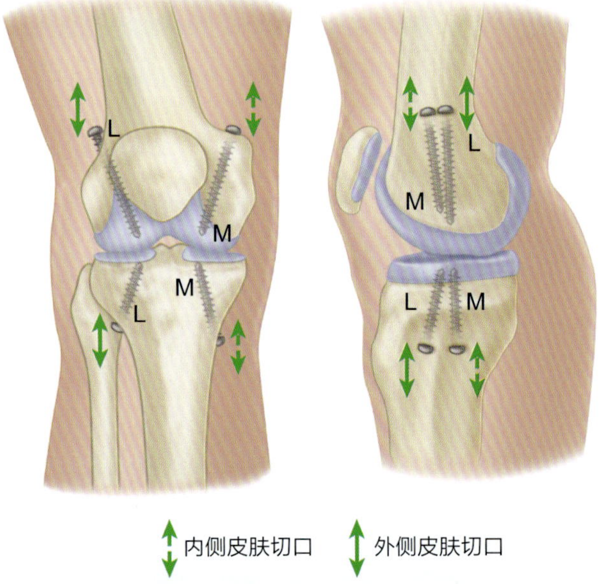


**图 29-112** 采用经骺板螺钉经皮骨骺阻滞（PETS）。骺板螺钉不交叉，每对螺钉经过骺板，分别经过骨骺中 1/3 两端。L. 外侧螺钉；M. 内侧螺钉（见手术技术 29-37）

只有当股骨需要矫正超过 2 cm 时才有进行腓骨近端骨骺阻滞的手术指征。经皮向腓骨近端骨骺穿入一枚螺钉是很危险的。手术时需要做一个短的切口，以便确认并保护腓总神经。也可以通过一个小的前侧入路切口对骺板进行切开刮除术。

骨骺阻滞术的另一方法是应用骨骺“U”形钉或张力钢板固定（图 29-113 和图 29-114）。虽然这种方法主要用于半侧骨骺阻滞，以矫正成角畸形，但若在骺板两侧都应用置入物，它也可以用于完全骨骺阻滞术。但是此技术对完全骨垢阻滞会引发垢体剥落。这一技术也有在移除双侧置入物后恢复潜在生长能力的优点，但是移除置入物后正常生长的恢复常不可预测，审慎选择手术时机仍然非常重要。最近，应用单个双孔钢板有发生置入物故障的报道，因此应该考虑应用附加钢板或者更大的四孔钢板。这些钢板系统大部分为非锁定钢板，允许随着骺板继续生长出现一定程度的螺钉在钢板内的偏移。似乎只有在达到最大限度的螺钉偏移时才会出现生长停滞，因此，建议在置入时就在偏移位置入螺钉，使生长阻滞尽早出现。

无论采用哪种方法，仔细选择手术时机及考虑膝部最终的高度非常重要，因为下肢不等长涉及股骨和胫骨，也许需要对两者进行骨骺阻滞，以保证两侧膝关节、骨盆在同一水平。手术的并发症并不常见，文献报道的并发症包括皮神经卡压、感染、不对称的生长压抑、矫形不足和矫形过度以及内置物固定失败。

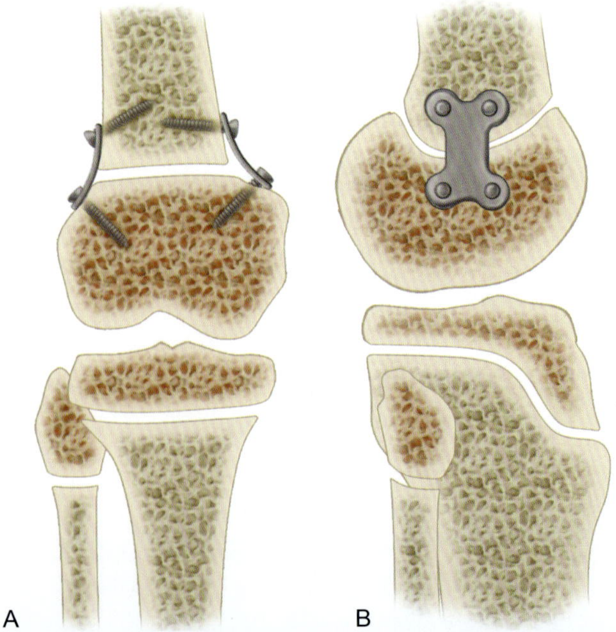


**图 29-113** 张力钢板骨骺阻滞术（见手术技术 29-38）

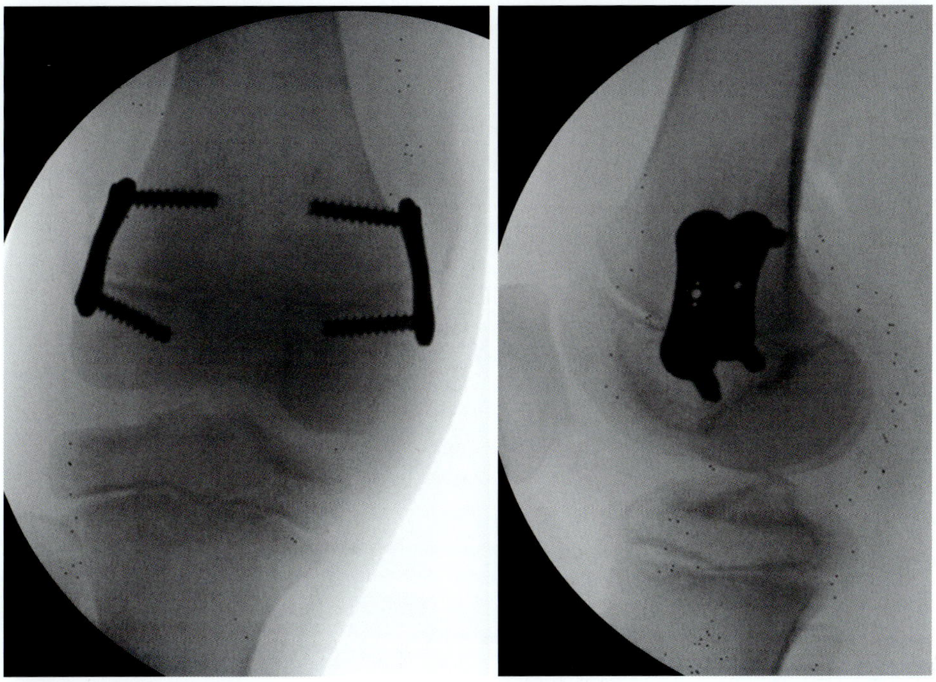

**图 29-114**　张力板骨骺固定术的术中图像

## 张力钢板骨骺阻滞术

**手术技术 29-38**　（图 29-113 和图 29-114）

- 根据手术技术 29-39 所述暴露骺板，小心避免严重破坏骨膜或软骨环。
- 在 X 线透视下于骺板中心置入定位针。为避免不对称生长阻滞，在侧位 X 线照射下定位针应置于骺板中心，否则，定位针在骺板的位置可分别稍靠前或靠后来获得一定程度的伸展或屈曲。
- 继之，放置合适大小的钢板，使定位针穿过钢板中心孔。
- 对于管道系统，应在干骺端和骨骺孔处放置导针，并在导针上钻孔；对于非管道系统，直接于干骺端和骨骺孔处钻孔。
- 在干骺端和骨骺孔处插入螺钉使张力钢板固定于骨面。螺钉应置于偏倚位，因为只有螺钉达到钉板交界允许的最大角偏，生长阻滞才会开始。
- 皮下缝合后闭合皮肤，无菌敷料包扎伤口。

**术后处理**　术后即可应用双拐负重，用柔软膝关节支具固定 2~3 周。

**2. 肢体短缩术**　肢体短缩术通常用于肢体不等长超过 2 cm 的骨龄成熟的患者，他们可以接受失去身材高度而获得肢体相等的长度。当计划手术时最终的下肢长度和力线都应考虑。Wagner 描述了标准的肢体短缩术的入路，但在股骨，短缩技术已改进，例如 Winquist 描述的闭合性股骨缩短术，股骨切除的最大长度为 5~6 cm，而不会对肌肉功能产生明显的影响，胫骨切除的最大长度可能为 2~3 cm，但是，长达 5 cm 的胫骨切除也有报道。还应该指出的是，随着骨延长技术的不断改进，急性骨缩短的适应证已经减少。

通常，股骨缩短比胫骨缩短术更容易使人耐受，这是因为前者有丰富的软组织和肌肉覆盖，皮肤切口容易闭合，美容效果好，并能保证截骨部位迅速愈合。然而，当肢体不等长主要局限于胫骨时，为了使双膝关节处于同一水平，则应选择胫骨短缩术。

Wagner 建议采取干骺端截骨术矫正成角畸形、旋转畸形，单纯的短缩畸形适合采用骨干截骨术。股骨近端干骺端截骨术比远端并发症少，后者可影响膝关节活动；而且股骨近端短缩截骨对股四头肌肌力影响更小。除非需要矫正成角畸形，否则应当避免股骨远端干骺端截骨。内锁式髓内固定的出现，使股骨干短缩截骨比干骺端短缩截骨更有优势（即使需要纠正旋转畸形）。髓内钉固定基础上的股骨短缩手术应推迟到骨骼发育成熟时实施；或将髓内钉从股骨大转子处打入，代替梨状窝入路，以降低股骨头骨坏死风险。

## 股骨近端干骺端短缩术

**手术技术 29-39** （图 29-115）

（Wagner）

- 在手术前设计矫正成角畸形的截骨方案。
- 采取大腿近端外侧切口，切开阔筋膜，剥离股外侧肌和骨膜。
- 根据术前计划，分离并预制股骨直角接骨板或髋螺钉。
- 标记骨质，以控制旋转，应用骨锯去除预切骨质，保留防滑钉状内侧骨皮质及小转子，起扶壁的作用。
- 去除切除的节段，截骨远近侧断端直接对合。
- 安置接骨板，置入螺钉，于截骨部位产生加压。

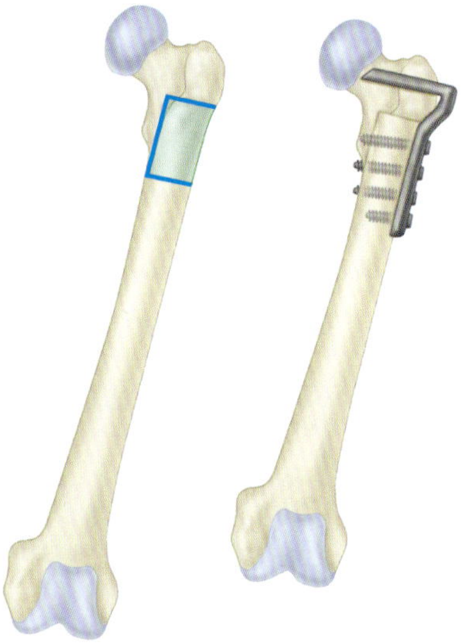

图 29-115 Wagner 股骨近端干骺端短缩术（见手术技术 29-39）

## 股骨远端干骺端短缩术

**手术技术 29-40** （图 29-116）

（Wagner）

- 在手术前，仔细拟定截骨计划，预计出准备截去的股骨长度和需要矫正的角度。
- 做一外侧切口，经过阔筋膜，向前方剥离股外侧肌，避免进入膝关节。
- 用接骨板置入装置准备接骨板入口。
- 用摆锯先在近端然后在远端截骨。为增加稳定性，尽可能在远端内侧保留一防滑钉状骨皮质。
- 使截骨两端紧密接触后，加压置入接骨板或向股骨远端置入一枚滑动螺钉后，置入其余固定螺钉。

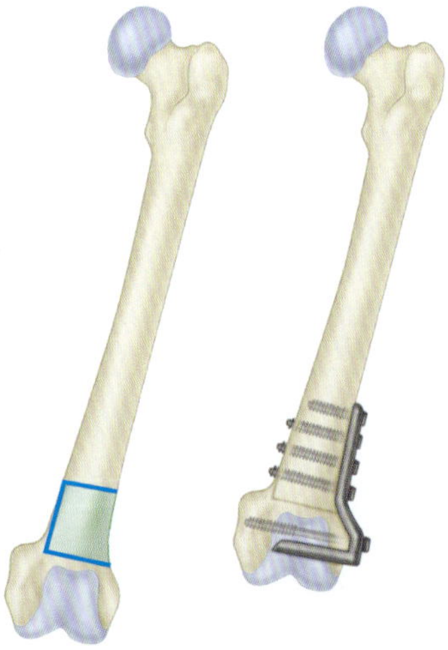

图 29-116 Wagner 股骨远端干骺端短缩术（见手术技术 29-40）

## 胫骨近侧干骺端短缩术

**手术技术 29-41** （图 29-117）

（Wagner）

- 经外侧切口，于腓骨的中上 1/3 处截除部分腓骨。
- 另做一前侧切口，于骨膜下显露胫骨近端。
- 在胫骨结节下方，用摆锯截除想要缩短的长度的骨质（不能超过 4 cm，特殊情况除外）。
- 用“T”形加压钢板固定截骨两端。
- 同时预防性切开阔筋膜。
- 由于胫骨近端皮肤的特点，闭合切口可能有些困难。

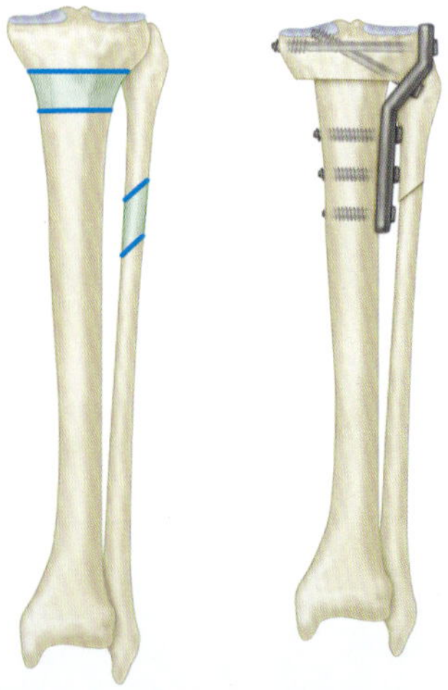

图 29-117 Wagner 胫骨近端干骺端短缩术（见手术技术 29-41）

## 胫骨骨干短缩术

### 手术技术 29-42

（Broughton、Olney 和 Menelaus）

- 在胫骨前内侧做一纵形切口。
- 骨膜下显露并做阶梯状截骨。按要求长度截去一段胫骨，短缩后允许截骨两端有 5~7.5 cm 的重叠部分。
- 通过另一切口，从腓骨干中段截出相等长度的腓骨（图 29-118A）。
- 缩短小腿后，用 2 枚大的螺钉固定阶梯状截骨的两端（图 29-118B），或者对发育成熟的患者，可用髓内钉固定（图 29-119）。这是唯一适应于骨骼未成熟患者的手术方法。

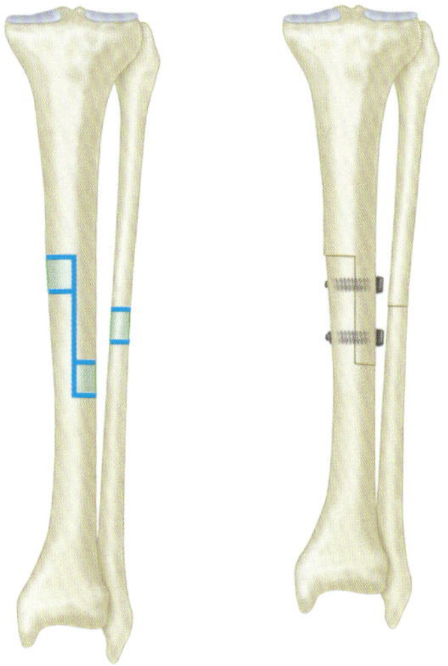

**图 29-118**　A、B. 用于治疗骨骼发育未成熟患者的胫骨骨干短缩术（见手术技术 29-42）

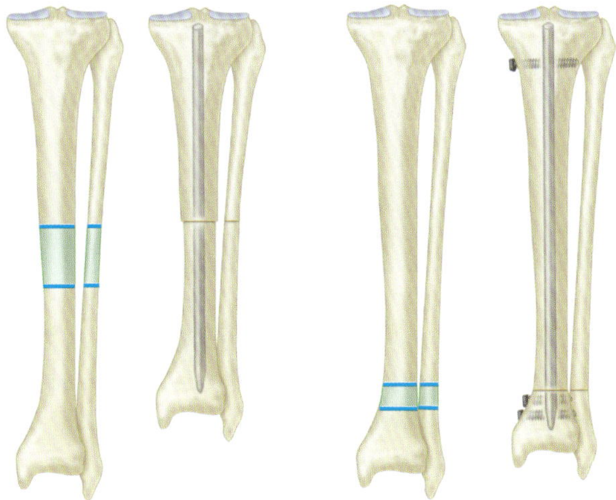

**图 29-119**　A. 髓内固定的骨干短缩术；B. 用锁定髓内钉固定的胫骨远端短缩术（见手术技术 29-42）

## 闭合性股骨干短缩术

### 手术技术 29-43

（Winquist、Hansen 和 Pearson）

- 患者仰卧于骨折手术床上并呈“剪刀”位。
- 采用闭合髓内钉标准技术（见第 53 章），以直径递增 0.5 mm 的系列钻头，扩大髓腔至预计宽度。为预防脂肪栓塞，可考虑用 4.8 mm 的套管钻在远侧干骺端与骨干交接处钻一出孔。
- 根据术前计划，将骨锯叶片调整到适当的深度，并把锯叶完全缩回后，再插入髓腔，直至测量装置紧靠大转子。
- 在行股骨近端和远端截骨时，由一助手将测量装置加压固定于近端及远端切口处，术者将锯的叶片依增量递次展开，开始环锯全速旋转进行截骨（图 29-120A）。如果锯的叶片被卡住，可将锯的叶片退回一增量刻度，再行切割。
- 继续徐缓地截骨，直至达到最终的叶片增量刻度，此时锯的叶片已完全展开。最难切割的区域是后侧的股骨粗线，必要时可经皮用一薄的骨刀将其截断，也可用大一码锯片和凸轮插入髓腔，进行更大直径的切割。如果髓腔扩大得不够宽，可能增加操作的难度。
- 完成第 1 处截骨后，将锯的叶片完全缩回。
- 将足从骨折手术床上松开，使股骨远端在各个方向均形成 60° ~70° 角，以完成截骨；更换牵引。
- 保持锁定螺母的位置不变，将测量装置的手柄向远端推进，调整测量装置的手柄与环锯手柄的距离，使其正好等于准备截除股骨的长度。
- 再把锁定螺母向远端旋拧，以锁住测量装置的手柄。
- 助手固定测量装置并紧抵于大转子，采取同样的操作完成第 2 次截骨。
- 完成第 2 次截骨后，将锯叶片完全缩回并从髓腔内退出，切除骨块的位置应在转子下面而不是股骨干，以减少对股四头肌伸膝装置的影响。
- 插入一个适当型号的钩状髓内凿，先钩住截除骨块的内侧面，用音叉锤往回敲击髓内凿手柄，使骨块劈成两瓣（图 29-120B）。
- 再于骨块外侧至少重复 1 次上述操作。
- 利用髓内凿的钩将骨断片推出髓腔。
- 此时请台下的助手再次把足从骨折手术床移开，并向近端推挤，迫使骨块移位到股骨干两侧，必要时可使用髓内凿处理骨块。
- 有时将截断的“餐巾环”骨块劈成碎块无法成功。当成功后，应在外侧做一小切口将骨块取出。

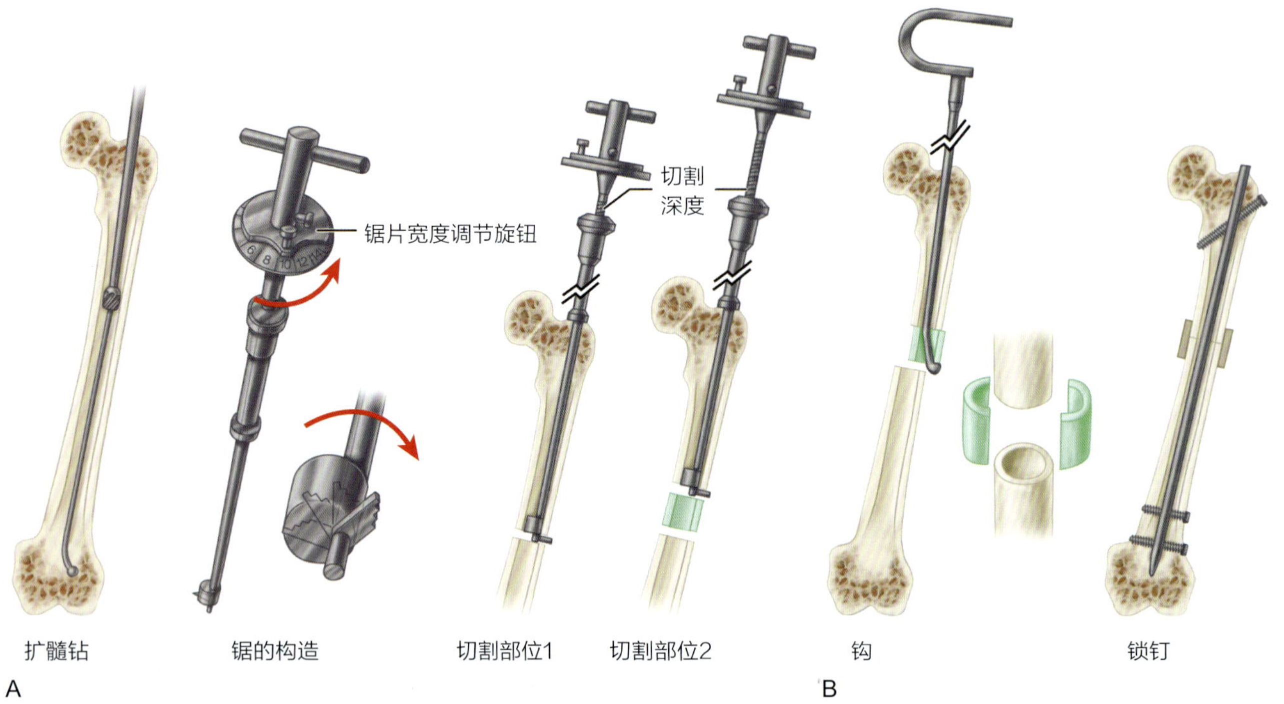


图 29-120 Winquist 等介绍的闭合性股骨干截骨术（见正文）。A. 用标准的空心扩髓钻扩大髓腔，将特制的髓腔锯插入扩髓后的髓腔内，每调整一个刻度，锯的叶片可旋转 1~2 圈；将锯叶逐渐展开，直到完全展开为止；B. 两处截骨完成后，用带刀刃的髓内凿将游离骨块劈开，再用锁定髓内钉控制旋转和分离移位（见手术技术 29-43）

- 接着，将髓内钉的导针插入髓腔并通过截骨端，再插入合适型号的髓内钉，请台下的助手控制股骨干的旋转力线。
- 拧入近端和远端的内锁钉控制旋转，并防止术后发生截骨之间距离增宽（图 29-121）。
- 第 1 次截骨之前，可在股骨髁的外侧面和大转子处钻入斯氏针作为控制旋转力线的参照物。
- 在离开手术室之前，再次检查股骨干的旋转力线。

**术后处理** 用石膏固定膝关节以稳定短缩了的股四头肌伸膝装置，并开始进行一定强度的股四头肌功能训练。如果患者术前已开始进行股四头肌和腘绳肌功能训练，将会更快地康复。如果没有使用内锁钉，则截骨部位可能发生旋转或分离移位。

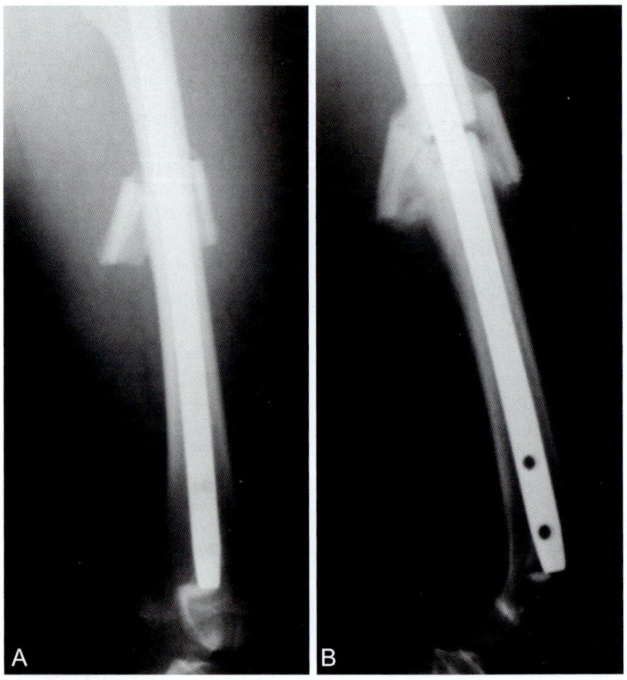


图 29-121 A.16 岁的女性患者，股骨短缩 4 cm；术后 X 线片可见游离骨块位于截骨端的周围，起着植骨的作用。B. 术后 8 周截骨已愈合；注意术后在截骨端出现了 4 mm 的分离，建议可根据需要使用锁定髓内钉保持力线和长度（见手术技术 29-43）

**3. 肢体延长术** 肢体延长是一个比较长的过程，需要患者及家长的全力配合。成功的肢体延长在很大程度上依赖于患者在外固定器的护理和康复训练方面的努力。虽然近年来技术的改进已降低了肢体延长主要并发症的发生率，但该项技术仍然具有一定的难度，必须由有经验的外科医师实施。

许多有肢体延长适应证的患者其实更适合做肢体短缩术，如患者不能经常来医院接受随访，或对外固定架的护理和强力康复训练无保障者，最好选择其他非延长性的方法。准备做肢体延长术的患者和他们的父母，可从访问处于延长过程不同阶段的患者中获益。

急性长骨延长几乎没有指征，但是，Salter 曾描述通过髂骨截骨、牵开截骨间隙和插入骨块的方法进行急性骨延长。Millis 和 Hall 对其进行了改良，治疗了 20 例髋臼发育不良伴有股骨短缩畸形、单纯的肢体不等长、失代偿性脊柱侧弯和原发性骨盆不对称等畸形的患者，取得平均延长 2.3 cm 的效果。这种方法适用于同时需要髋臼重建的患者。但骨骺阻滞和逐渐牵伸延长对单纯性肢体短缩是更可靠的选择。

## 经髂骨延长术

### 手术技术 29-44

（Millis 和 Hall）

- 采用腹股沟前侧切口，即依 Salter 骨盆截骨所描述的入路显露骨盆（见第 30 章）。
- 用 Gigli 锯从坐骨切迹向髂前下棘方向截断髂骨（图 29-122A）。
- 将板状撑开器插入截骨间隙的前方并逐渐撑开。
- 一助手向尾侧按压髂嵴，防止在骶髂关节部形成剪切力而导致截骨近端移位。与此同时，另一个助手牵引股骨，保持膝关节屈曲使坐骨神经松弛。

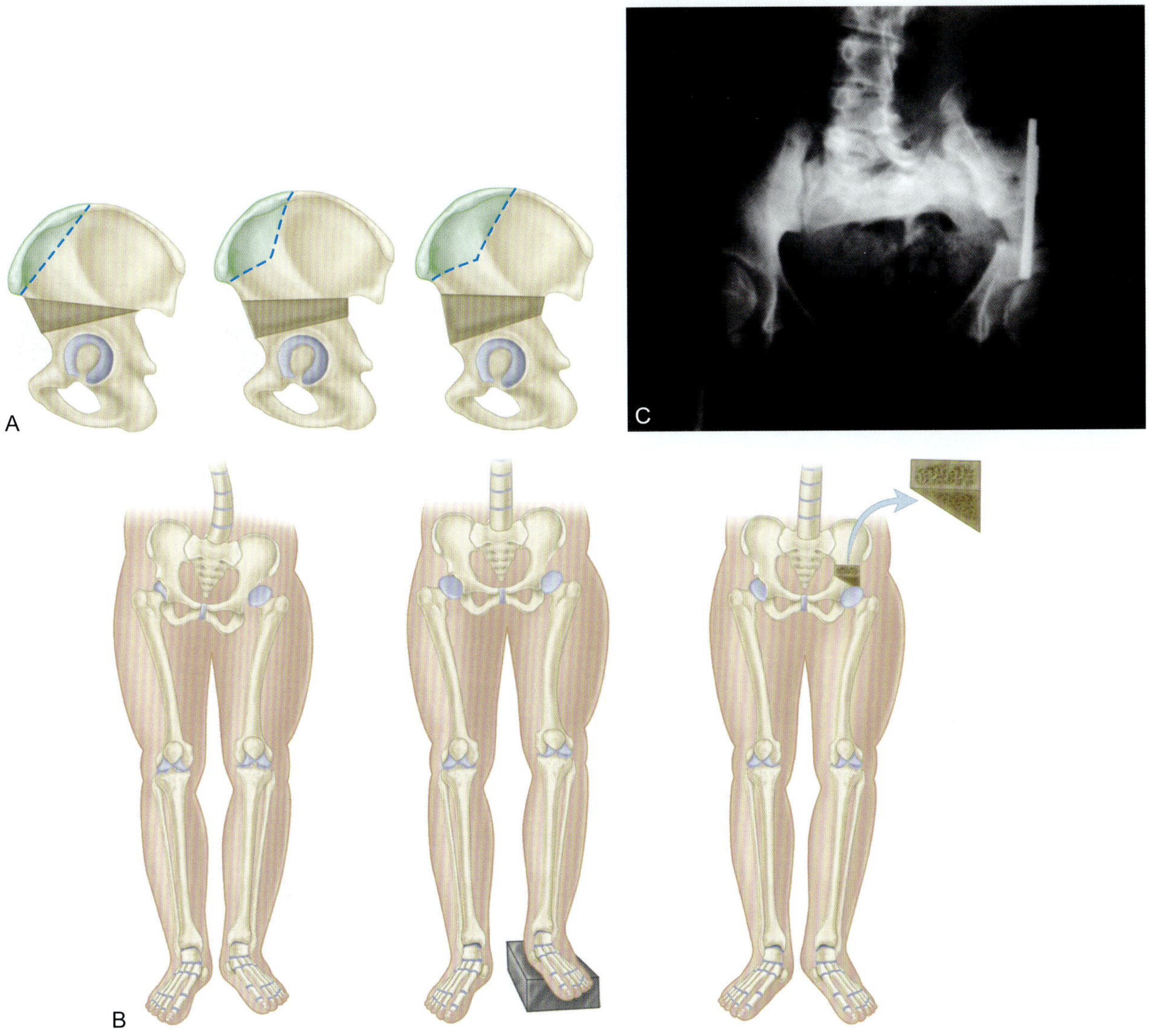


图 29-122　A. 应用改良的 Salter 技术完成急性经髂骨延长，用长方形或斜方形骨块代替三角形骨块，骨块越大，获得的延长就越多；B. 髋臼发育不良伴有轻度肢体不等长，骨盆倾斜导致代偿性脊柱侧弯；中间图显示在腿短的一侧足下垫一木块，虽然消除了骨盆倾斜和脊柱侧弯，但髋臼更为垂直；右侧图显示髂骨延长术后，改善了髋臼对股骨头的覆盖，增加了患肢的长度；C. 经髂骨的肢体延长和斜方形骨块植入（见手术技术 29-44）

- 切取一全厚髂骨块修剪成斜方形，骨块在髋臼上方的垂直高度决定延长的长度。
- 将髂骨块嵌入撑开的截骨间隙（图 29-122B），使用 2 根螺纹斯氏针，经截骨近端、骨块及截骨远端固定（图 29-122C）。

**术后处理** 患肢牵引第 5 天，术后第 3 天开始关节活动，术后第 7 天允许触地负重。当 X 线片显示骨块已融合，方可完全负重，通常需要 3~6 个月。

自从 1921 年 Putti 报道以来，缓慢牵拉肢体延长术（或者低能量骨皮质切开继以机械装置逐渐牵拉截骨两端）已经成为肢体延长术的基本技术。截骨和固定技术已经被一些学者做了改良，但基本原则仍维持不变。骨皮质切开应该使用低能量方法，使用骨刀连接普通多个经皮钻孔，小心避免对周围软组织的显著破坏。牵拉应该在 1~3 周短暂的间歇期后开始，以允许早期愈合组织形成。牵拉速度控制在约每天 1 mm，分 4 次进行，每次增加 0.25 mm。频繁拍摄 X 线片以密切监测牵拉再生组织的形成，依此调整牵拉速度，避免过早骨痂形成或者再生组织形成不良。不管使用哪种外固定器械，每获得 1 cm 的长度增长都要原位固定 1 个月的时间。即使细致操作且患者极为配合，各种方法仍有很高的并发症发生率，包括深部感染、骨不连接、移除固定物后骨折、畸形愈合、关节僵硬及神经麻痹。

现已有多种固定器械，包括 Wagner 的简单、单臂外固定器，DeBastiani 外固定器（Orthofix），Ilizarov 外固定器以及 Taylor 立体支架，所有都经过多次改良。原始的 Wagner 固定架只能在两个平面上进行调节，Hoffman 改良型增加了一个调节平面，而 DeBastiani 外固定器（Orthofix）配有模块化组件，适合于一些简单成角畸形的矫正。Ilizarov 外固定器由一系列非常标准的附件组成，可连接延长杆和方向轴，在延长的同时可以矫正成角畸形和横向移位，旋转畸形可在安放外固定器时立即矫正，也可在术后增加环外附件时矫正。

Taylor 立体支架也已被应用于肢体矫形和延长，这种支架利用了 Ilizarov 支架的缓慢矫形原理，但加入了计算机程序提供的六轴向畸形分析系统。Taylor 立体支架表现出具有陡峭的学习曲线和高昂费用的特点，此外，Taylor 和 Ilizarov 支架在延长率和并发症发生率上并无差别，然而，利用 Taylor 支架更容易实现旋转矫形、横断面矫形及残余畸形矫正。

环形外固定器比单侧外固定器更难应用，推荐应用前进行大量培训获得经验。这些固定器组件、术前准备、结构构建和应用等更加详尽的描述见第 53 章。

内置延长装置可消除针孔感染、软组织贯通伤等并发症；在肢体延长和骨痂形成期间维持功能的协调稳定，使患者减少痛苦，增加耐受性。这种装置通过患肢的旋转来延长（Albizza nail；DePuy Australia Pty Ltd.，Mount Waverly，Australia），有控制的旋转、移动、负重（髓内骨骼动力装置；Orthofix McKinney，TX），内植的电动机械装置（Fitbone；Wittenstein Igersheim，德国）或外部磁场（PRECICE Nail，Ellipse Technologies，Inc.，Irvine CA，美国或 the PHENIX M2 Lengthening nail；Phenix Medical，法国）为其延长的动力来源。

这些髓内装置不允许对成角畸形逐渐矫正，因为它们只能伸展一侧。因此，任何成角畸形必须通过内置螺钉或其他方式来延展。不少研究表明使用髓内骨骼动力装置（ISKD）难以控制生长角度，很多学者建议采用其他装置。

最后，一些学者报道在应用外固定器牵拉骨生成的过程中，附加应用髓内钉或肌肉下钢板。

在绝大多数技术中，牵拉骨生成技术通过应用前述的外固定器获得，随后应用肌肉下钢板或髓内钉，在再生组织骨痂形成的过程中予以固定，可以更早地移除外固定器。

## 胫骨延长术

### 手术技术 29-45

（Debastiani 等）

- 患者仰卧于可做 X 线检查的手术床上。
- 经外侧入路，切除 2 cm 长的一段远端腓骨。
- 用配套的 Orthofix 钻、钻头定位器、螺钉定位器，将自攻型的锥形骨皮质和骨松质螺钉拧入胫骨相应的部位。
- 在膝关节内侧的远端 2 cm 处拧入 1 枚骨松质螺钉，并保持与膝关节相平行。
- 把合适的坚硬的模板，放置在胫骨干的侧方并与其平行，再拧入最远端的螺钉。
- 回到模板近端，于上端螺钉远端把一螺钉拧入模板第 4 孔内。最后在模板的远端，在远离最远端的螺钉的孔内拧入 1 枚螺钉。

- 取下模板后，于胫骨结节下方做骨皮质切开。
- 纵向切开胫骨前方的皮肤和骨膜。
- 在直视下于胫骨上连续钻孔，只钻 1 cm 深，以防穿透髓腔。
- 用一薄骨刀沿着所钻骨孔进行截骨，在安全的前提下，尽可能将胫骨后外侧和后内侧的骨皮质截断。
- 以截断的皮质为支点屈曲胫骨，使胫骨后侧皮质完全折断。
- 安装 Orthofix 延长器。如果使用骨折固定装置作为延长器，则用少量的甲基丙烯酸甲酯将球状关节牢固地固定。
- 缝合骨膜，放置引流条，闭合皮肤切口。

**术后处理**　术后立即开始部分负重和理疗。在 X 线片上看到骨痂时再开始延长，通常为术后 10~15 d。开始以每 6 h 0.25 mm 的速度进行延长，如果出现疼痛和肌肉挛缩，可减慢延长速度。延长开始 1 周后进行 X 线检查，以确保骨皮质截断完全，此后每 4 周进行一次 X 线检查，如果再生的骨痂质量较差，可停止延长 7 d，如果骨痂不连续，或者出现了神经、血管受到过度牵拉的症状，则为回调、加压的指征。当达到理想的长度后，拧紧延长器的锁定螺母，拆除延长装置。当高质量的骨痂出现后，即可开始完全负重。如果证明延长的骨骼已稳定，可拔除螺钉。否则，应重新安装延长器，再固定一段时间。

## 胫骨延长术

**手术技术 29-46**　（图 29-123）

（改良 Ilizarov 方法）

- 外固定器的预组合：术前根据患者的情况，选择 4 个直径相同的 Ilizarov 环，通常选择可为术后肢体肿胀留有足够空间的最小直径的环，近端环与胫骨结节之间保持一指宽的间隙，后方与小腿三头肌最大直径之间保持二指宽的间隙（图 29-124A）。为使术后膝关节能有较大的屈曲范围，特别是同时做同侧股骨延长时，因为整环会互相碰撞，妨碍膝关节屈曲活动，最近端应用 5/8 英寸（1.6 cm）的环。
- 近端 2 个环用 20 mm 长、带螺纹的六角形连接杆连接，获得较好的稳定性。在儿童胫骨近端可能只能容纳 1 个环和 1 根橄榄针（drop wire）（图 29-124B）。为了获得更好的稳定性，远端 2 个环间距应

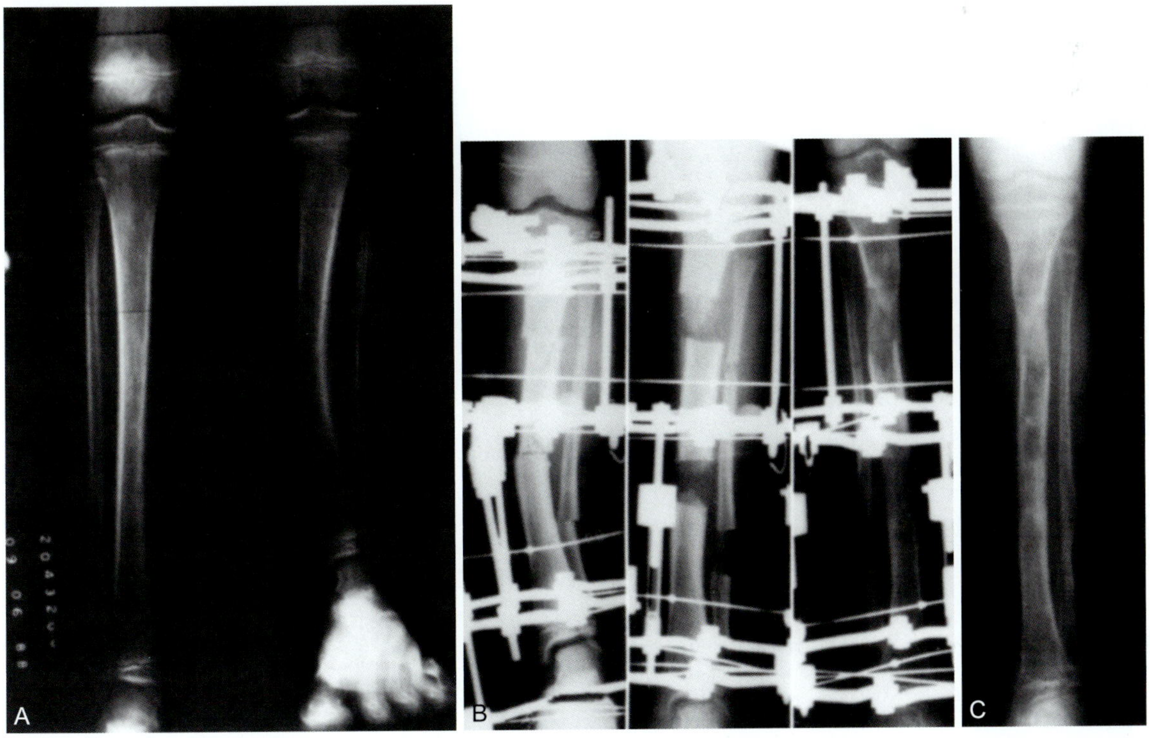


**图 29-123**　A. 患先天性胫骨弯曲的 11 岁女童（向后内侧弯曲），虽然畸形已多被自行矫正，但仍有胫骨中段外翻成角畸形和 6 cm 的短缩畸形；B. 采取两个平面的胫骨延长，于胫骨中段成角畸形的顶点做远侧骨皮质切开，近侧骨皮质切开可位于干骺端的更上方。延长后，由于在适当的位置增加了铰链关节，远侧的骨皮质切开不仅拉开而获得了延长，还矫正了外翻畸形；C. 去除外固定架的最终结果显示在延长区内新生骨质良好。此侧已延长 6 cm，用外固定器固定 4 个半月。腓骨近端截骨的过早愈合，导致了腓骨近端骨骺的自发性分离（见手术技术 29-46）

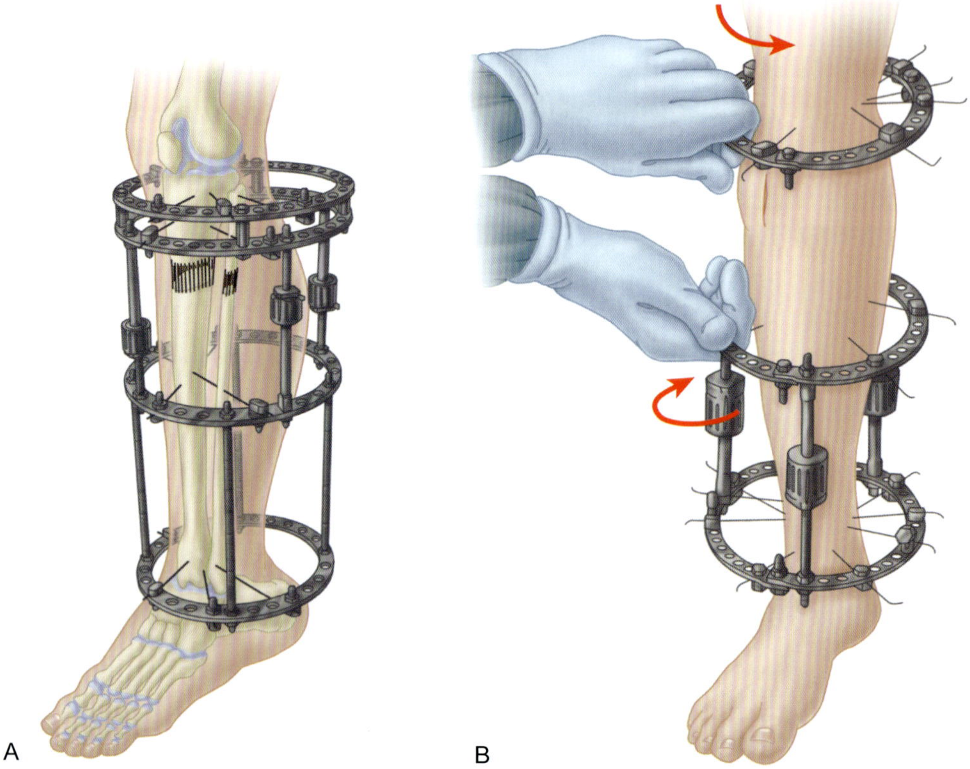


**图 29-124**　典型 Ilizarov 支架用于胫骨中等程度短缩的延长。A. 由于骨骼发育未成熟的儿童存在骺板，胫骨近端没有足够的空间安置 2 个环，于是将单环置于胫骨近端骨骺的下方，利用橄榄针（drop wire）增加近端的稳定。为了获得足够的延长长度，第 3 个环应置于更远端，使大部分的软组织参与延长过程；B. 必要时通过外旋截骨远端节段，利用 Ilizarov 环帮助完成后侧骨皮质切断（见手术技术 29-46）

该比近端 2 个环要大一些。但是为了获得充分的延长效果，最好将远端 2 个环固定在预计截骨平面更远端的部位，这样就有足够的软组织可供牵拉，有利于肢体全部延长。

- 开始组合 Ilizarov 外固定器时，每对环之间只用两根杆连接，其中 1 根在前方，另 1 根在后方，并使连接半环组合成整环的中央螺栓位于胫骨结节和胫骨前嵴的中心。
- 注意全部环均应对称。
- 为补偿胫骨延长期间经常发生的向前成角和外翻畸形，有些外科医师在用前后 2 根螺纹棒连接上、下两对环时，将在近端下环的下面各垫一对锥形子母垫圈，这样可允许上、下两对环保持最大至 7° 的倾斜角。
- 调整延长支架，使近端 2 个环前内侧较高。在维持这种倾斜位置时，完成骨皮质切开，然后取出圆锥形垫圈，调整 4 个环为平行关系，这时胫骨处于约 5° 预防性反屈、内翻位。
- 将 4 个环对称组合更为常用，不做任何角度的预防性倾斜。但在延长期间，要注意复查 X 线片，一旦完成延长时发现有轴向偏移，立即在环上安置矫正铰链，以获得正确的力线。
- 外固定器的具体应用：患者仰卧于可做 X 线检查的手术床上，于大腿近端上止血带。
- 采取外侧切口和骨膜下剥离，显露腓骨中段，用摆锯将其横行截断。
- 放松止血带后，逐层逢合腓骨侧切口。
- 在透视引导下，在胫骨近端骺板正下方，与胫骨长轴（正常小腿的力线）相垂直，从内向外置入 1 根克氏针作为参照针，年长儿童和青少年用直径 1.8 mm 克氏针，年幼儿童用 1.5 mm 克氏针。
- 将此参照克氏针固定在预组合的外固定架上。
- 再于胫骨远端骺板的正上方，从腓骨向胫骨置入另一根克氏针，任何时候都应该坚持按照标准的 Ilizarov 克氏针置入和固定的原则进行操作（参见第 53 章）。
- 穿针时不能钻入软组织，而是推入或者轻轻敲入软组织内，特别是靠近神经血管束时。
- 基于同样的理由，当克氏针通过前筋膜室的肌群时，要保持足背屈。
- 穿入橄榄针时应做皮肤切口。
- 绝不应该为适应环上的固定而牵拉或弯曲克氏针，

而应根据需要，用垫圈或螺旋柱将针垫高，避免针的过度扭力和在胫骨产生异常的力矩。

- 应使克氏针产生 130 kg 的张力，除非克氏针是悬在环上，否则这时克氏针应保持 50~60 kg 的张力，以防止环的倾斜和翘起。如果可能，最好用 2 把张力钳同时拉紧一个环上的 2 根克氏针，这样可防止环的倾斜和翘起。
- 将克氏针拉紧并与环确实固定后，保留针尾长约 4 cm，再将针尾卷曲固定在螺栓上，以备将来需要再次拉紧克氏针。注意把锐利的针尾弯曲和置入附近的针孔内，以免刺伤患者或工作人员。
- 前 2 根克氏针固定到环上并有适当的张力后，这两个环对置入其他克氏针起着导向作用。已固定在近端环上的 2 根针，分别是最初横行置入的参照针与 1 根平行于胫骨内侧面置入的内侧面针。
- 第 3 根针从腓骨小头向胫骨置入，防止在延长过程中发生上胫腓关节脱位。只要确实摸着腓骨小头，置入这一克氏针时就没有损伤腓总神经的危险，但此处不要使用橄榄针，以免对上胫腓关节产生压迫，该针的理想位置应在腓骨近端骺板的上方。
- 在第二个环上，置入一根横行针和一根与胫骨内侧面相平行的针即内侧面针，并尽量避免穿过鹅足肌腱。
- 由于在胫骨近端延长时存在着很强的外翻倾向，所以头端和底端环上的横行针应该使用橄榄针，作为胫骨内翻方向弯曲的支点。目前，特别是在骨干部位，更常用虽穿过两侧骨皮质但只与环的一侧固定的半针（Half-pins，5 mm 或 6 mm）代替橄榄针。
- 对骨皮质切开的操作，先取下连接两组环的 2 根螺纹棒。
- 在胫骨结节下方的胫骨前嵴上做 2 cm 皮肤切口。
- 纵向切开骨膜，插入一把小的骨膜剥离子。
- 沿着胫骨的内侧面和外侧面做骨膜下剥离，剥离范围仅限于骨膜剥离子的宽度。
- 用把 1.2 cm（1/2 英寸）宽的骨刀横向打入胫骨前侧较厚的骨皮质内。
- 再用 5 mm（1/4 英寸）宽的骨刀在胫骨的内侧面和外侧面凿出一标记，紧贴骨皮质置入骨膜剥离子作为截骨的导向。
- 通过感觉和听声音，判断骨刀是否凿透后侧骨皮质。胫骨的内侧面没有重要的结构，因而无任何危险，而在胫骨的外侧面，胫后肌肌腹位于胫骨和深层的神经血管束之间。
- 切开内、外侧骨皮质后撤出骨刀，将其再次沿着皮质方向插入。
- 继之把骨刀旋转 90°，撑开切骨间隙并使胫骨后侧骨皮质折断，如果需要，在外侧重复这一操作。
- 尽管 Ilizarov 建议不要凿透髓腔，多数西方医师却采用 DeBastiani 的方法，从前向后连续钻孔，削弱后侧骨皮质，再外旋胫骨远端使后侧骨皮质折断，但切勿内旋截骨远端，以免发生腓总神经牵拉性损伤。
- 胫骨远、近干骺端的“骨皮质切开”也可使用 Gigli 锯，其骨断端平整，并克服了骨折线向邻近针道延伸的危险，但用 Gigli 锯截骨需要做两个横切口，一个切口位于前方，另一个位于后内侧，用小的骨膜剥离子做骨膜下剥离，显露胫骨的 3 个面，用直角或弯钳引入一根粗丝线，再把该线系到 Gigli 锯上并将 Gigli 锯引导出来。可在外固定器使用之前引入粗丝线，Gigli 锯则在外固定器使用之后引出。用 Gigli 锯截骨时，助手应将两侧皮缘拉开，并注意在截骨将要完成时，保护内侧面骨膜的完整。
- 对外固定支架的安装：将骨折复位，在中间 2 个环之间安装 4 根延长杆或者带刻度的套筒式延长棒，每根延长杆在环上间距为 90°。
- 必要时放置引流，闭合切口，并加压包扎。
- 用泡沫敷料包裹针孔，并用塑料或橡皮夹固定。如用后者时，应在克氏针与环固定之前，将其套在克氏针上。

**术后处理** 术后立即开始理疗和扶拐下地部分负重行走，术后 5~7 d 开始延长。儿童的胫骨延长需要每天 4 次，每次 0.25 mm。出院前教会患者和家长如何护理针孔，通常术后 5~7 d 出院。延长开始后 7~10 d 复查 X 线片，以证实骨皮质切开处已分离。4~6 周或以后可在延长间隙内看到新生骨，但在这之前特别是在年幼儿童，可看到条纹状的新生骨痂。如果新生骨形成不足，则降低延长速度或停止延长，甚至在个别情况下可将其回缩。肢体负重和功能练习有助于新生骨的成熟。应用预防性的支具或石膏托，可克服延长期间发生的屈膝挛缩、踝关节的跖屈挛缩。当新生骨已经完成骨皮质化，患者在不借助任何工具下可以行走后，可去除外固定器。

为了获得更明显的延长结果，特别是术前踝关节活动异常时，可将足固定在延长装置上，从跟骨的两侧以交叉方向各打入 1 根橄榄针，再与大小合适的半环连接，半环必须在跟骨后 2 cm 内将向前倾斜的橄榄针固定。跟骨环通过短钢板、螺丝杠与延长支架最远端的环相连接。延长完成后，跟骨环和橄榄针即可去除，以防止发生距下关节僵硬。现在常用的延长器都配有适应足部结构的矫形支具。

当延长超过 6 cm 时，采用两个平面延长不仅可加快延长速度，还能减少 40% 的固定时间。在这种改良的方法中，需要使用 3 个环，在每个环上使用橄榄针，以使每一段上两个平面固定（图 29-124）。同时需要两处腓骨截骨和两处胫骨骨皮质切开，一处截骨位于近侧环的下方，另一处位于远侧环的上方。在每一节段上，必须有一根横行穿过腓骨和胫骨的克氏针，并增加跟骨环和克氏针，防止发生踝关节跖屈畸形。可将两个底端的两个环连接，以提供一个稳定固定的远侧带段，完成近端截骨，可将顶端两个环连接，以完成远端截骨。

如果在延长期间出现了固定性膝关节挛缩，应增加理疗次数和强度；如果理疗和石膏托都无明显效果，可通过袖状石膏，将支架延伸到大腿，该石膏应包含一个环与铰链，通过铰链与膝关节近端旋转轴固定在一起。然后缓慢延伸该装置，矫正膝关节挛缩。

如在延长过程中需要矫正其他畸形，可增加铰链装置，能够同时矫正成角畸形和横向移位。远端内旋畸形可在安装 Ilizarov 外固定支架时，通过将截骨远端外旋来矫正。而在近端矫正内旋畸形，应该在延长完成后、新生骨成熟前，逐渐予以矫正。应用 Ilizarov 外固定支架做多平面矫形的操作，仅限于在这方面有经验的医师。

## 髓内螺钉胫骨延长术（PRECICE）

### 手术技术 29-47

（Herzenberg，Standard，Green）

- 术前必须仔细制订手术计划，确定延长的长度、正确的髓内钉长度，确定胫骨骨皮质切开的合适的位置。
- 患者仰卧位，髋关节和膝关节弯曲，患侧腿垂直向下悬吊在一个软垫或无菌三角形上，避免腓骨头上的任何压力（保护腓总神经）。患者 PRECICE 髓内钉的操作顺序与其他髓内钉技术是一样的。
- 通过一个单独的切口做腓骨截骨，以允许胫骨截骨术的牵引。可考虑预防性筋膜切开术，见第 33 章所述。

**髓内钉减压通道的建立**

- 在胫骨上钻 2~3 个 4 mm 或者 5 mm 直径穿透双侧骨皮质直到髓内通道的孔，位于计划放置髓内钉的平面，这些孔可以在扩髓时起到髓腔减压的作用。
- 髓内减压的孔可以用骨质做填充。

**下胫腓融合螺钉**

- 在髓内钉尖端远端打入一个空心螺钉，穿过胫腓骨（参见下胫腓螺钉的放置，第 54 章）。
- 下胫腓螺钉可以确保胫腓骨的相对长度稳定。
- 如果需要，在最终螺钉打入后也可以在胫腓骨近端再打入一个融合螺钉。

**置入螺钉**

- 在胫骨平台远端平面垂直胫骨中线做 5 cm 的切口，确保距离胫骨结节前边缘不少于 1 cm，在更远的地方的入路可能导致后方的骨皮质损伤。
- 向内侧翻转皮肤及皮下组织，直到看到髌腱的边缘，并能完整显露，做一个髌腱偏内侧的入路，并显露至胫骨结节，然后将髌腱向外侧牵开显露胫骨结节前表面中点的骨脊。
- 用带导丝的锥子，或空心开口铰刀沿中线打开髓腔。拍矢状面和正面 X 线片或者透视以确定铰刀的尖端导针位于胫骨髓腔的轴线上。
- 插入圆头的导向杆，直至其长度超过预计放置髓内钉的 3~4 cm 的长度。
- 用软钻扩髓，从 8 mm 开始，以 0.5 mm 递增，直到超过预计置入钉直径 2 mm 粗细。
- 把预计直径和长度的 PRECICE 钉与近端导向臂连接，通过在导向器上的导引孔钻孔找到正确的近端锁钉的对线位置。
- 将髓内钉打入到计划截骨的水平以上。
- 移除导向杆。

**截骨术**

- 在减压孔平面完成截骨术，大致的截骨平面在胫骨中上 1/3 的交界处（图 29-125）。
- 截骨术：首先在之前减压孔平面多做几个钻孔，保护骨膜的完整性以便以后的骨再生，用骨凿凿出多个小的截骨面完成截骨，后方的骨皮质不便凿除的部分可以通过旋转小腿完成。
- 测试确保彼此独立的两个骨段可以自由旋转。
- 将髓内钉打入计划平面。
- 采用近端螺钉导向器，打入两种皮质锁定螺钉。
- 采用徒手技术打入两枚远端固定螺钉（见第 54 章）。

**缝合**

- 仔细冲洗近端伤口，清除残余的碎骨快后，逐层关闭切口，紧密缝合避免术后出现血肿。

**术中外置遥控器的使用（ERC）**

- 通过透视确定磁感中心的位置，并做皮肤标记，且术后此标记需要经常更新。
- 将控制器放入无菌包放在皮肤标记点。

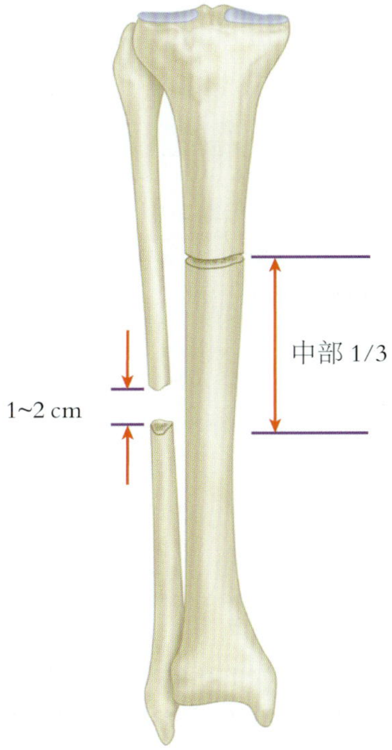


图 29-125 利用髓内钉行胫骨延长术的截骨位置（见正文）（引自 Cole JD: Intramedullary skeletal kinetic distractor: tibial surgical technique: technique manual, Orthofix, McKinney, TX.）（见手术技术 29-47）

- 激活 ERC 系统激活 PRECICE 髓内钉延长 1.0~2.0 mm 验证系统的正确运行。需要 7 分钟延长 1 mm。操作完毕没有必要收回设备。

**术后处理** 术后 24~48 h 后移除引流条。1 周内负重拄拐，在延长和骨化期间继续。在固定期结束时，直到再生骨的皮质在 3/4 的皮质中显现，才允许完全负重。鼓励早期进行全肢体的等距运动。术后 4 d 内可在身体条件许可下开始轻微活动膝盖。术后 7 d 或 8 d 应该开始延长治疗。每天延长度通常是 0.5~1 mm，分 2 次或 4 次进行。医师及护理人员应该正规培训患者如何使用 ERC。每周摄 X 线片对检测进展情况很重要。如果影像学提示完全骨化时，可在 12~18 个月后移除 PRECICE。

## 股骨延长术

### 手术技术 29-48

（Debastiani 等）

- 患者仰卧于可做 X 线检查的手术床上。
- 使用配套钻头、钻头定位器和螺钉定位器，将自攻型锥样骨皮质和骨松质螺钉固定到骨皮质上。
- 在小转子平面，与股骨干垂直的位置拧入一枚骨皮质螺钉。
- 将硬性模板与螺钉连接后，再拧入最远端螺钉，注意模板的轴线应与股骨干轴线相平行。
- 回到模板的近端，在最上方螺钉下方的第 4 个模板孔上拧入第 3 枚螺钉。最后一枚螺钉固定在模板的远端，即比远端螺钉更远的模板孔内。
- 取掉模板，在近端 2 枚螺钉下方 1 cm 处做骨皮质切开术（紧靠髂腰肌止点下方）。
- 纵行切开大腿前侧皮肤，钝性分离缝匠肌与阔筋膜张肌间隙，于股直肌和股中间肌之间，纵行切开骨膜并向内、外侧剥离。
- 于直视下用直径 4.8 mm 的钻头在股骨的前面骨皮质连续钻孔，钻孔范围为股骨周长的前 2/3（图 29-126A），设定钻头深度为 1 cm，防止进入髓腔。
- 用薄骨刀连接所钻的孔，不要干扰骨髓腔。在骨皮质切开处屈曲股骨，将后侧骨皮质折断，完成骨皮质截骨。截骨过程中，不要用已拧入股骨的螺钉作为把持物完成截骨，否则会松动。
- 将骨折复位后，即可安装 Orthofix 延长器，如果使用了 Orthofix 骨折固定装置，用少量的甲基丙烯酸甲酯将固定装置上的球状关节牢固地固定。可采用有或无旋转夹具的 Orthofix 滑移延长器。
- 如果使用有旋转夹具的 Orthofix 滑移延长器，则考虑用甲基丙烯酸甲酯将其固定。滑移型延长器对两个平面的延长特别有效。

Price 建议在粗隆下切骨延长时，做急性外翻成角有助于预防这个平面经常发生的内翻畸形，内收肌切断对于内翻也有帮助。缝合骨膜，放置引流管，闭合切口。推荐对股骨延长使用 6 根针，以获得稳定和防止内翻偏移的倾向（图 29-126B）。

**术后处理** 与胫骨延长术相同（手术技术 29-46）。

## 股骨延长术

### 手术技术 29-49

（改良 Ilizarov 方法）

- 术前外固定器的组合应按下述方式进行：标准的股骨延长装置包括 2 段弧形板组成的近端固定部件、2 个相同直径整环组成的远端固定部件、中间的 1 个整环即“空环”（通常较远端整环大 1 号）（用来连接远近固定部件）。
- 术前进行外固定器的预组合以节省手术时间。

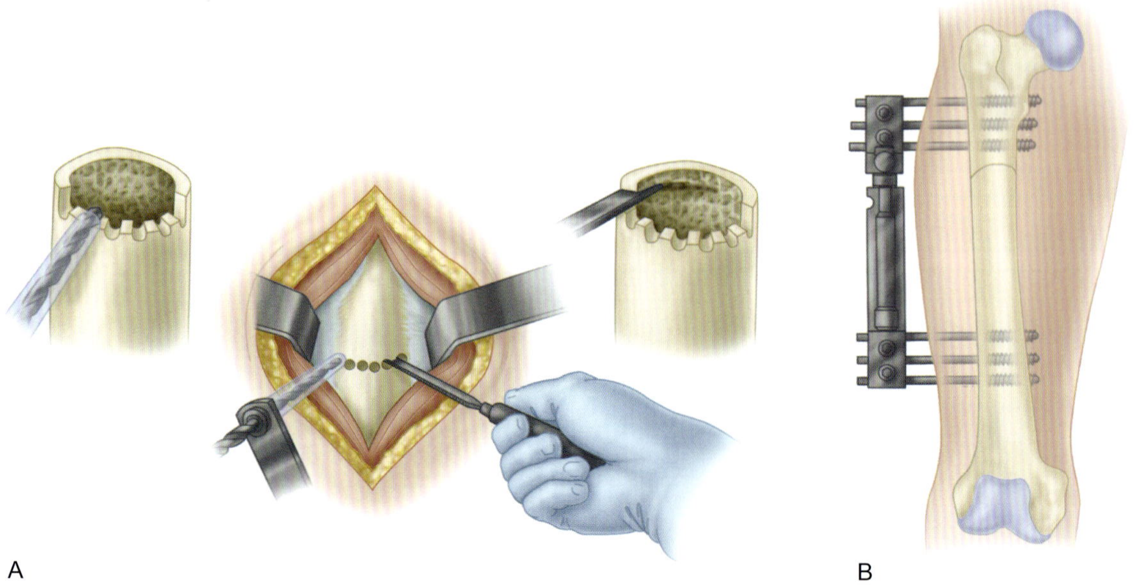


**图 29-126** DeBastiani 的骨皮质切开法。A. 利用小切口显露，用 Orthofix 钻在骨的前侧半连续钻孔，再用 5 mm 宽骨刀将各孔切断，用该骨刀将后侧骨皮质切开；B. 用于股骨延长的 Orthofix 装置，为了控制内翻，在近、远端各使用 3 枚螺钉，或者将固定架预先调整至外翻的位置（见手术技术 29-48 和手术技术 29-49）

- 使用能为术后肢体肿胀提供足够空间的最小直径的环，因为直径较小的环在结构上具有较大的力学稳定性。远端环与大腿前侧应留有一指宽间隙，与后侧肌群应留有二指宽间隙。最远端的环可以选用 5/8 英寸（1.6cm）环，以保证术后膝关节具有较大的屈曲范围，这在同侧胫骨近端同时延长时显得特别重要（如用整环，在膝关节屈曲时将相互碰撞，从而限制了膝关节活动）。
- 在远端 2 个环的正前方和正后方，分别用 2 个长 20 mm 或 40 mm 的六边形并有内螺纹的连接杆连接，以获得较好的稳定性。如选用新型的碳素纤维环，根据需要可以剪掉远端环的后侧部分，以利于膝关节屈曲活动和防止撞击胫骨上的装置。在剪除碳素纤维环之前，应适当增强与其最近一环的稳定性。在年幼儿童的大腿远端，可能仅有容纳 1 个环和 1 根橄榄针（drop wire）的空间。
- 调整外固定器的相互位置，使每一组合半环为整环的螺栓分别位于前、后正中线。
- 选择适应大腿近端外侧轮廓的 2 块平行弧形板，通常将 90° 弧形板放在最近端，120° 弧形板放在其下方，这样在髋关节屈曲时，可减少延长器与下腹部、骨盆的碰撞。
- 用 2 个长 40 mm、两头带有螺纹的六角形连接杆将两个弧形连接，再用两个斜形支撑杆分别固定在 120° 弧形板的第 1 个孔和最后 1 个孔上。
- 将斜形支撑杠连接到中间空架上，“空环”没有连接任何克氏针，却允许远端和近端固定部件在 360° 范围内任何角度的推移。
- 用 2 根螺丝杠连接中间的“空环”和远端固定部件，其中 1 根位于前方，另一根位于内侧，使“空环”与远端固定部件的前、内侧力线一致，此处大腿软组织体积较小，而大的“空环”放置偏向后外侧，这里要较大的间隙。之后可能需要在远端固定部件的后、外侧安装短连接板，用于连接第 3 根螺丝杠或者带刻度的套筒螺丝杠。
- 置入参照针时，患者采取仰卧位，将折叠治疗巾垫在同侧臀部的下方，使用可做 X 线检查的手术床，该床的下半部可纵向分开，且可拆除部分床面，使患肢悬空，有助于手术操作。把足放在 Mayo 拖架或其他小桌上，便于屈伸髋和膝关节，帮助判断在膝关节周围软组织上的合适进针位置和方向。
- 在 X 线透视的引导下置入远端的参照针，在股骨远端应使用直径 1.8 mm 的克氏针，而在股骨近端则使用直径 5 mm 锥形自钻型和自攻型的螺钉。也可使用其他粗大的半针，特别是设计用来预钻孔的针。当使用锥形钉时，应注意一旦打入就不要退出，否则会导致松动。
- 在 X 线透视引导下，几乎与股骨的机械轴垂直方向，从外向内置入的远端参照橄榄针应与膝关节平行，但在内收肌结节平面的内侧可稍高点。
- 于大结节下方置入半针作为近端参照针，并与从大转子顶点至股骨头中心的假想线相平行，正常者应与膝关节轴线平行线相差不超过 3°。

- 远端参照针应与股骨的机械轴相垂直，而不是与解剖轴相垂直（图 29-127A），此问题非常重要，因为延长是沿着机械轴而不是解剖轴进行，违背这一原则，将会引起机械轴的改变，导致膝关节内移。
- 将预先组合的外固定器与近端及远端的参照针连接，检查并确定皮肤与环之间留有足够的间隙，再将所有的螺丝杠都确实固定。
- 橄榄针固定在远端环上后，用 130 kg 的拉力拉紧克氏针，确保为软组织留出足够的空间。继之以外固定器为导向，将近端半针置入股骨，利用单针固定夹或者扣带夹固定（图 29-127B 和 C）。
- 为了固定，在最远端环上斜行置入 2 根无螺纹针，再于其上面的环置入 1 根斜形无螺纹针和内侧部位置入 1 根橄榄针。
- 在置入克氏针时，必须记住一些技术要点：在从大腿前方向后方置入固定针时，首先于膝关节屈曲 45° 时穿透前侧皮肤，然后将膝关节屈曲 90° 穿透股四头肌，将针杠穿过对侧骨皮质时，保持膝关节完全伸直，敲击针尾通过腘绳肌，再于膝关节屈曲 45° 穿出后侧皮肤。
- 当每一根针都置入后，从完全伸直到屈曲 90° 的范围进行膝关节活动。克氏针应该“漂浮”在软组织中，既不被肌肉牵拉，也不引起皮肤受压。这种进针技术有助于把对皮肤的刺激和关节挛缩降到最低限度。
- 如果克氏针不是在环的平面穿出皮肤，则用垫圈或者延长柱把环上的针孔垫高至针的平面，在任何平面都不要为了靠近环而将针弯曲。
- 在近侧弧形板上，可在前侧增加 1 根固定针，但要避开对侧的参照针，注意绝对不能位于髂前上棘的内侧，否则有损伤股神经的危险。
- 在下一个弧形板上，分别在弧板的两边各增加 1 根针，保持两针针尾在一个斜面上。在解剖允许的范围内理想的进针或进钉方向为从轴向位观察两针应接近 90°。在给定的环上或固定单元上，内固定针以相互 90° 位展开，可始终抵抗弯曲力矩。橄榄针可增加力学强度，但也不要过多使用，橄榄针起着支点的作用，可以防止或矫正轴向偏移。在膝关节附近延长时有外翻的倾向，在踝关节和髋关节附近的延长则有内翻的倾向，而任何部位都存在向前成角的倾向。股骨固定单元的橄榄针是为了防止外翻成角，可以在远端环外侧、橄榄针的对侧，置入另一根橄榄针，可将远端环锁定在理想的位置。最近，在远端环的固定上有一种替代方法，即用 1 根横行

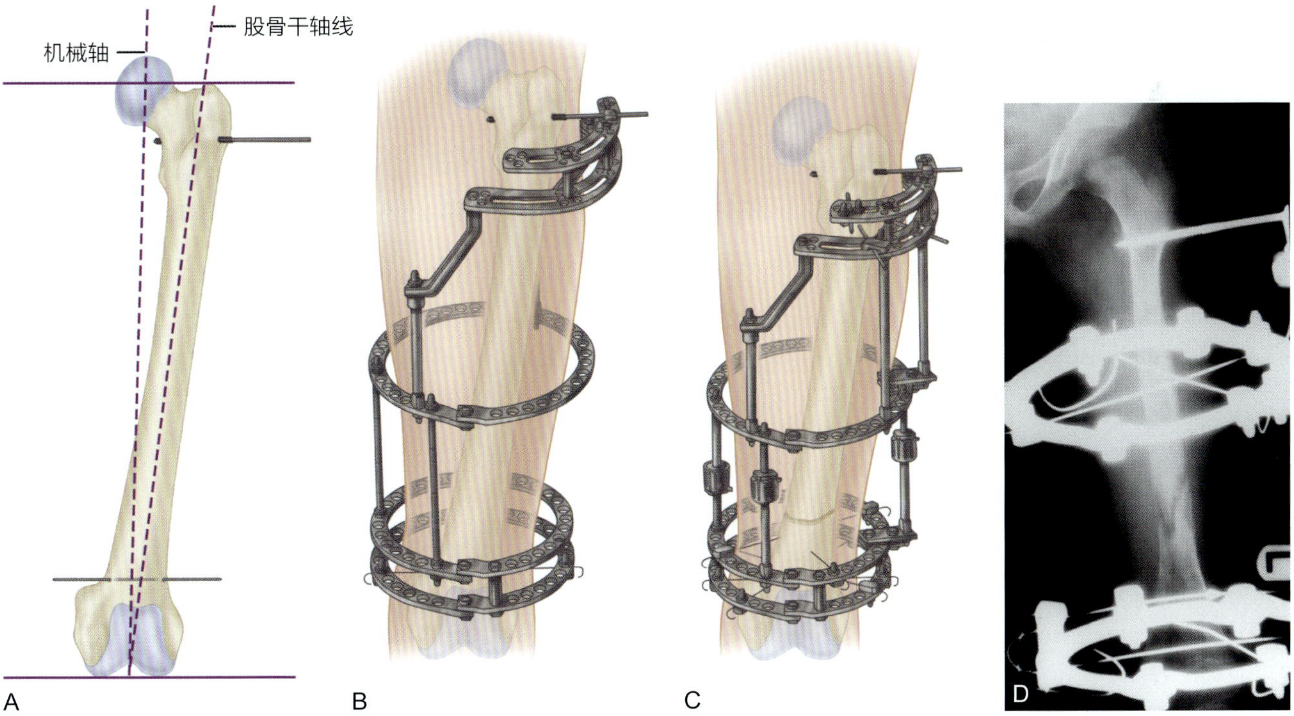


图 29-127　Ilizarov 外固定支架的应用（见正文）。A. 外固定器应与股骨机械轴而非股骨解剖轴线垂直；远端参照针应与股骨髁平行置入；近端参照针应与股骨机械轴垂直置入；B. 将 Ilizarov 股骨延长器安装在近、远端参照针上，中间环的直径大于远端两个环，以适应大腿圆锥形的外形；C. 完成了股骨延长器的连接，为了增加延长器的稳定性，将带刻度的套筒式延长杆以相互颠倒的方式连接，橄榄针有助于增强延长器的稳定性，而“空”的中间环作为推移的承受点；D. 骨皮质截骨完成后，安装改良 Ilizarov 支架来获得延长（见手术技术 29-49）

的参照针和 2 根分别位于后内侧和位于后外侧的短针固定。

- 从“空环”和远端固定部件去除前侧和内侧连接螺丝杠，以进行皮质截骨。
- 在远端固定部件正上方的外侧做一长 1/2 英寸（1.2 cm）的皮肤切口，横行切断阔筋膜以利于延长操作，并减轻外翻成角倾向。
- 用 Mayo 剪刀向深层继续钝性分离，并插入一把小号的锐利骨膜剥离子，骨膜下剥离到股骨外侧皮质。
- 沿骨膜做一纵行切口，尽量剥离股骨前侧和后侧约 1 cm 宽的骨膜。
- 用宽 1/2 英寸（1.2 cm）的骨刀凿断外侧皮质，用宽 1/4 英寸（0.6 cm）的骨刀凿断前侧和后侧包括股骨粗线的皮质，注意勿进入髓腔。或者，按照 DeBastiani 介绍的方法进行骨皮质切开（图 29-126）。
- 为了避免内侧骨皮质碎裂和骨折延伸至远端针道，从切口外侧置入钻头，在内侧骨皮质预先钻 3 个直径 3.2 mm 的孔。
- 再弯曲股骨，将最内侧骨皮质折断，确认断端有充分的活动，证明已经完成骨皮质切开，但不要使断端明显移位。
- 将骨折复位，调整近、远端固定部件使之相互平行。
- 用 4 根直丝杠或短的带有刻度的套筒式螺丝杠将远端固定单元与“空环”相连接（图 29-127C），再用 4 根螺丝杠将“空环”和弧形板相连接，使每个固定部件与空环、弧形板均有 4 个连接杆相连接，便完成整个外固定器的安装（图 29-127D）。
- 如果需要可放置引流管，闭合切口，加压包扎外侧切口。
- 用泡沫敷料包扎针孔或钉孔，将在克氏针与环连接前套入克氏针上的橡皮塞，帮助针孔敷料上维持轻微压力，以减少针 - 皮肤界面活动，因该界面活动容易引起针孔感染。用纱布条把近端 4 根针绑紧，以减少针孔处的皮肤运动。

**术后处理** 术后立即开始理疗并在双拐保护下负重，使膝关节至少屈曲 45° ~75°，但在夜间支具固定膝关节于伸直位。根据患儿年龄，术后 4~6 d 可开始延长，每日 4 次，每次 0.25 mm。离院前教会患儿和家长如何延长，并坚持做延长记录，尽管每 6 小时准时延长 1 次较为理想，但于早饭、午饭、晚饭和睡觉前延长更为实际。术前摄膝关节 X 线片，对于判断半脱位的早期征象非常必要。特别是对股骨先天性缺陷的患者进行长距离延长，开始延长后 7~10 d 复查 X 线片，以确认皮质切开处已被拉开。4~6 周或以后，如果新生骨形成不足，应调整延长速度。

当达到预定的延长长度时，外固定器应继续固定，直至新生骨完成骨皮质化。有些医师在去除外固定器之前，采取对新生骨轻度加压、重新拉紧克氏针的方法对新生骨进行训练。部分负重和外固定器的稳定是产生高质量新生骨的关键因素。如果需要，在去除外固定架时，应被动活动膝关节，但仅限于去除外固定架前。去除外固定架后应继续保护性负重和有一定强度的理疗，并逐渐增加活动量，当延长完成时，典型者膝关节活动仅达 40°，去除外固定器以后，膝关节的活动度通常应以每月 10° ~15° 的速度恢复。

Ilizarov 支架及其使用方法：可以改良用于矫正机械轴的偏移和股骨近端畸形。将支撑杆上的关节放在骨皮质切开的侧方，可以矫正成角畸形；在近端两块弧形板之间做经皮截骨，可矫正骨近端畸形，先将两块弧形板以一定角度放置，然后将两块弧形板调整为相互平行，可获得希望的矫形结果。旋转畸形最好在安装固定架的同时行转子下截骨，可获得矫正（见第 54 章）。

## 髓内螺钉股骨延长术（PRECICE）

### 手术技术 29-50

（Standard，Herzenberg 和 Green）

- 按照胫骨延长术的描述已经做了股骨减压（见手术技术 29-47）。
- 根据医师操作习惯，患者可以平卧位或者侧卧位，常规准备，从髂前上棘到胫骨近端都可以悬垂放置。
- 在股骨中上交界 1/3 处做一个截骨，除非已经存在骨畸形需要特别的截骨来临时矫正成角。在操作中，不要在近端或者远端的骨骺处操作（图 29-128）。
- 粗隆间或者梨状肌入路都可以采用，梨状肌入路仅适合已经骨性愈合的患者，以避免发生骨坏死。也可以通过倒打髓内钉并远端骨皮质切开术作为替代选择（图 29-129）。
- 在大粗隆近端做 7~10 mm 的切口，继续向深层切开直到触摸到大粗隆尖端，在粗隆的中部劈开髂胫束的纤维。
- 检查转子的尺寸，通过触诊在中线定位插入；最理想的位置是在梨状窝，接近其外侧壁，就在大粗隆的内侧，为避免旋股动脉损伤，确保插入部位不可过于偏内侧。
- 用克氏针和带套管的扩髓钻，于大转子内侧进入梨状肌窝，铰刀插入并扩髓 1~2 cm，并摄片检查其位

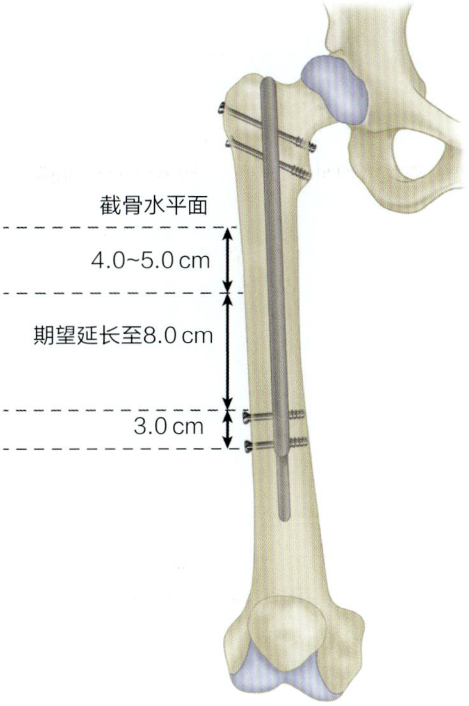


**图 29-128** 髓内螺钉股骨延长截骨术（见正文）（引自：Cole JD: Intramedullary skeletal kinetic distractor: femoral surgical technique: technique manual, Orthofix, McKinney, TX.）（见手术技术 29-50）

置，确保扩髓钻的尖端在冠状面和矢状面都恰好通过股骨干的中轴线。

- 在确认位置正确后，轻柔地加压旋转，推动扩髓钻进入股骨髓腔 3~4 cm，保持手柄的平坦部分与股骨干轴线一致。
- 放置定位导丝向下推动，直至其尖端位于髁间窝顶部的软骨下骨（股骨髁状突之间）。
- 从 8 mm 的铰刀开始扩髓，用增量为 0.5 mm 的铰刀逐步扩髓，扩至获得比目标部位髓腔直径大 2 mm 的宽度为止。
- 用 PRECICE 钉行皮质骨切开术。
- 像打入胫骨钉技术一样打入股骨钉（见手术技术 29-47）。
- 像胫骨髓内钉技术中所述的打入方法一样，远近端嵌入锁定钉（见手术技术 29-47）。

**外部远端瞄准器（ERC）**

- 如胫骨钉技术一样，在术中实施外部遥控牵引（见手术技术 29-47）。
- 拆下钻头导轨并按常规方式关闭切口。一般来说，只有近端切口（入口门）需要放置引流。从足部至髋部加压包扎，用弹力绷带包扎，以避免血肿形成。

**术后处理** 术后 24~48 h 后可移除引流条。1 周后患者可拄拐负重；在实变期结束时，在 3/4 的皮质中可以看到再生骨的皮质化之前，不允许完全负重（图 29-130）。等长练习可以早开始，4 d 后可以轻微活动膝盖。术后 5~7 d 后开始延长治疗（参见手术技术 29-47 的“术后处理”）。

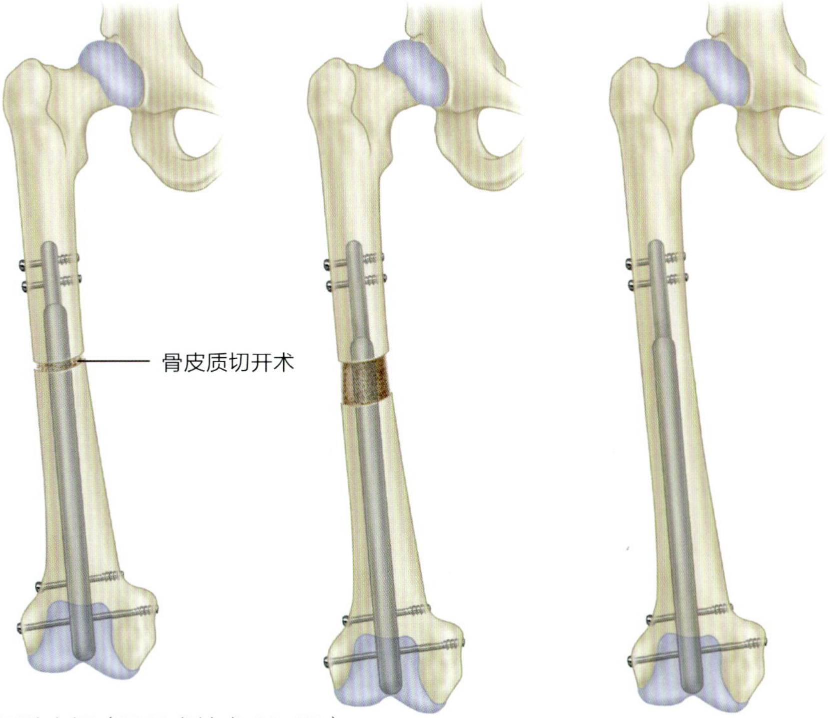


**图 29-129** 逆向股骨髓内钉（见手术技术 29-50）

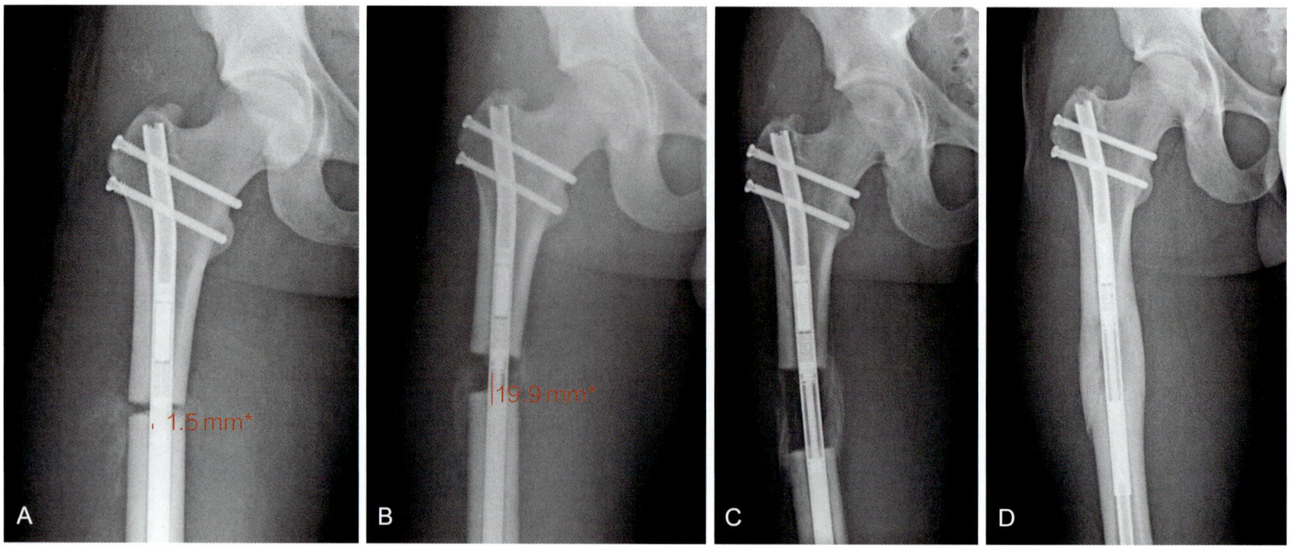


图 29-130 使用股骨髓内钉延长术牵拉成骨技术

**延长的并发症** 各种类型的肢体延长装置法都有一些相同的并发症，只不过在某种装置发生得多一些，在某种装置上可能少一些。

（1）针道感染：针道感染是最常见的问题，小心进针可减少其发生率。进针确保一个平面穿透皮肤和骨骼，可防止皮肤出现针孔处受压。在手术操作结束时，全幅度活动邻近关节，可检查出针孔皮肤是否受压，如果有，将皮肤切开便可消除。与粗大的半针相比，细针几乎不出现这类问题，但也必须通过特殊的包扎技术，最大限度地减少皮肤和肌肉在针孔或钉孔处的活动。对于用细针固定，可以使用 2.5 cm（约 1 英寸）泡沫包扎针孔，裂孔主要使泡沫固定在位。最后用塑料夹或预先放置的橡皮夹固定，以保持对皮肤的轻微压力，但要避免压力过大，否则可引起皮肤溃疡，特别是在骨性突起表面更易发生。对于较粗大的固定针，特别是在大腿的部位，可用外科敷料围绕邻近的 2~3 根针包扎，保持对针周围皮肤的压力。所有针孔和钉孔的护理，应该包括每天用抗菌溶液消毒，如聚维酮碘（Betadine）、葡萄糖酸氯己定（Hibistat）消毒，但只能少量使用（每针 1 ml），以免刺激皮肤。如果皮肤已出现刺激症状，可用稀释液冲洗或使用非刺激性抗生素软膏，如多黏菌素 B 和硫酸新霉素软膏。

在针道感染体征出现的早期，就应给予广谱抗生素并加强针孔护理，如果需要，可将针孔周围皮肤切开引流。经过上述处理，如果针道感染仍不好转，则必须拔除该固定针。如果拔除某一固定针，影响了延长器的稳定性，应该重新置入另一固定针。在 Ilizarov 外固定架上更换固定针相对容易，可以将针固定在邻近的孔上，或者将该环下降位置，以避开感染部位。对于单侧外固定架上，远离感染部位重新置入固定针更困难。Orthofix 补充螺钉装置有利于在下方置入另一根半针。对于严重的感染，通常需要对针道和骨骼进行清创术。

（2）肌肉问题：延长期间发生最难处理的并发症与肌肉有关。从理论上讲，骨组织可做任何长度延长，而肌肉的可伸展性却是有限。出现问题最多、最典型的肌肉是胫骨延长过程中的小腿三头肌和股骨延长过程中的股四头肌。如果单靠治疗不足以达到预期的活动范围，那么股骨延长术后膝关节屈曲减少或髌骨外侧脱位伴膝关节屈曲可能需要行肱四头肌成形术。膝关节屈曲挛缩也常见于胫骨延长，但可用支具预防，特别是在夜间使用。传统支具或商用 Dynasplint 装置（Dynasplint Systems，Severna park，MD）都有助于防止关节挛缩。然而一定强度和经常性的理疗也是关键的措施。应该在术后 1 周内开始预防性治疗。为使胫骨延长达 4~5 cm，使用单侧外固定架固定后，应行中立位后侧石膏托，或者在跟骨上置入 2 根针，并把其固定到 1 个环上，再将该环连接到细针环形固定的支架上。完成延长后，应尽早拔除跟骨克氏针，以恢复踝关节和距下关节的活动。如果遗留持续挛缩，应考虑做跟腱延长术。任何术前存在的跟腱挛缩，都应在延长前或延长中行跟腱延长治疗。A 型肉毒杆菌毒素可以改善肌肉挛缩和紧绷，在延长过程中作为一种辅助治疗，可以减少疼痛和针孔感染数量。

（3）关节问题：有文献报道，在股骨延长过程中可出现关节半脱位、脱位，特别是术前膝关节或髋关节已存在不稳定者（在 PFFD 患者中非常常见）。对于先天性畸形患者，预防性地将股直肌近端、内收肌切断，有时需要将腘绳肌切断，有助于防止关节脱位、半脱位。髋内翻畸形的外翻截骨术，应推迟到延长术后。作为一般原则，髋关节 CE（center-edge）角至少为 15°~20° 才可考虑做股骨延长，否则需要先做骨盆截骨。PFFD 患者常伴有交叉韧带缺如，更容易引起膝关节脱位，可预防性地应用 Ilizarov 支架固定。Ilizarov 支架上安装可活动铰链，后方脱位的胫骨可通过 Ilizarov 支架上的可活动铰链被缓慢地拉向前方，以减轻脱位，并允许膝关节活动。应用单侧支架固定则不能做出上述选择。至于髋关节半脱位，牵引和卧床休息通常足以实现稳定作用。

（4）神经血管问题：神经血管并发症通常与错误的置针位置有关，但也可发于延长过程中的牵拉。如果延长速度为每天 1 mm，神经血管组织几乎总是能够适应骨的延长，减慢或暂时停止延长，通常可有效地缓解神经血管症状。如果皮神经在针或钉处受压，则应将针或钉拔除。如果胫骨延长中出现了腓总神经功能异常，则必须在腓骨小头处做神经减压：向近端松解 5~7 cm，向远端松解至前侧肌间隔。

（5）骨组织问题：延长区骨再生的并发症包括提前愈合和延迟愈合。在 Wagner 延长方法中，常见的问题包括深部感染、假关节形成、钢板断裂和畸形愈合；使用 Ilizarov 法或 DeBastiani 法延长时，多可解决提前愈合和延迟愈合问题，而不影响获得满意结果。提前愈合是由于开始骨延长时间过晚所致，在儿童股骨延长时，建议间歇期为 5 d，胫骨间歇期为 7 d；对于年长儿童和肢体血液循环受到损害的患者，间歇期应适当延长。采用标准的开放截骨代替骨皮质切开，可以防止胫骨延长中腓骨提前愈合。在某些有关提前愈合的报道中，患者成功经过艰难延长，直到最后感觉“砰”的一声，伴随短暂、剧烈的疼痛，表明新生骨愈合区自行断裂。这时必须将骨断端退回到破裂前的位置；再经过一段短的间歇期后才能恢复延长。如果“退回”不当，可导致骨囊肿形成和骨不连。

骨干部位的延长比干骺端的骨延长更容易发生延迟愈合。引起延迟愈合的因素包括外固定架不稳定、骨皮质切开的操作过于粗暴和骨膜剥离太多、延长速度太快，特别是间歇期太短等。用 Gigli 线锯截断骨干较厚的骨皮质，可导致延迟愈合。潜在的健康或营养问题和缺乏锻炼，是引发延迟愈合的另一因素。除需要克服上述因素外，还应将延长速度减缓或者暂时停止，甚至可将骨端压缩，或者压缩与延长交替进行。应该始终鼓励患者行走和正常使用肢体，在成年人或年长儿童，新生骨生长最好者是那些积极锻炼和很少使用镇痛药的患者。尽管最近的研究表明，注射自体骨髓抽吸液联合富含血小板的血浆有一定疗效，但在延长缝隙中植入自体骨松质是处理延迟愈合的最后措施。

由于针孔可藏匿细菌，所以在外固定架准备过程和铺巾过程中还应采取其他预防措施。使用 Wagner 外固定架延长时，建议在延长缝隙中植骨，但手术中用无菌手术巾包裹外固定支架，很容易使其与无菌区隔离。

（6）畸形愈合和轴向偏差：术前规划可以避免畸形愈合和轴向偏差，以防在延长过程中发生畸形。重要的是记住内固定髓内固定杆应遵循骨的解剖轴线，而不是肢体机械轴线，在术前规划应考虑到入杆位置、截骨平面及之前截骨术后的移位。骨愈合不良也可以发生弯曲，再生的弯曲也会发生不结合。可以通过保留杆或者外固定器械直到调整到位再撤除。在外环固定器延长手术的情况下，在获得所需长度后，使用补充板固定或杆固定。

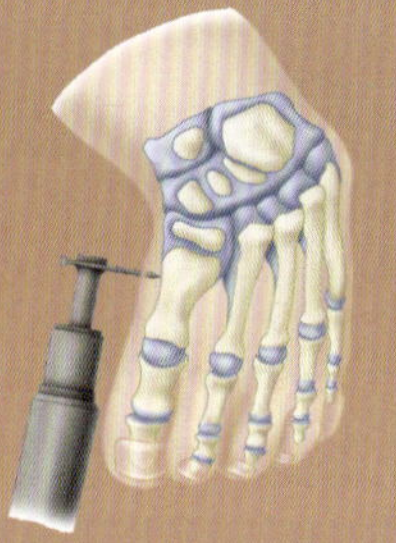

# 第30章

# 先天性和发育性髋关节及骨盆异常

**著者：** Derek M.Kelly
**译者：** 吴　军　张思萌（第13版：卢　强　胡文建　卓　奇　李　佳）
**审校：** 朱　兵　徐子涵（第13版：杨建平　付　喆　陈兆强　王　侃）

## 第一节　发育性髋关节发育不良

发育性髋关节发育不良（DDH）通常包括股骨头半脱位（部分脱位）或股骨头从真臼中完全脱位以及髋臼发育不良。在新生儿期，先天性髋脱位的股骨头常常可从真臼脱出以及复位。对于大龄儿童，股骨头持续脱位将导致股骨头和髋臼发生继发性改变。

DDH的发病率约占存活新生儿的1‰。一项荟萃分析显示由儿科医师查体发现的DDH的发病率为8.6‰，骨科医师筛查得到的发病率为11.5‰，超声检查所得发病率为25‰。据估计臀位分娩的比值比是5.5，女性的比值比是4.1，有阳性家族史者的比值比是1.7。一项超声研究筛查了18 060个髋关节，发现1001个异常髋关节（约55.1‰），但只有90例在第2周和第6周后的复检中仍异常，因此DDH的实际发病率约为5‰，其余通过超声筛查出的异常髋关节在之后12个月的随访中均未进展为DDH。左髋发病多于右髋，双侧同时发病也多于右侧单独发病。

存在以下危险因素应警惕DDH。女性发病率高于男性，可高达5倍。臀位分娩仅占所有分娩方式的3%~4%，但臀位分娩中DDH的发生率明显高于非臀位分娩。MacEwen和Ramsey在对25 000个新生儿的普查中发现，女婴臀位分娩发生DDH概率为1/35。此病多见于第一胎，有阳性家族史者发病可能性增加约10%。人种在发病中也存在差异，表现为白种人发病高于黑种人，纳瓦霍印第安人发病率较高，而中国人较低。

DDH还常常伴有其他骨骼肌肉异常，如先天性斜颈、跖骨内收及跟骨外翻畸形。先天性肌性斜颈与DDH同时发生率约为8%，男童约为女童的5倍。DDH与马蹄内翻足之间的联系存在争议。多项研究认为两者关系不大。笔者建议对每一名马蹄足患儿进行髋关节查体来做仔细筛查，虽然不需常规对每一名患儿做超声检查，但对这样的患儿进行超声筛查的门槛应该降低。

DDH的病因包括机械因素学说、激素诱发关节松弛学说、原发性髋臼发育不良以及遗传学说等。臀位分娩使髋关节在异常的屈曲位置上遭受机械压力，从而引起股骨头脱位。最常见的胎位使胎儿左髋在母亲骶骨上受力，一定程度解释了DDH好发于左髋的原因。早产可能不是单独的危险因素，但出生后的机械因素会产生影响，例如部分地方传统将婴儿用襁褓服包裹，迫使髋关节处于伸直位，此举可增加DDH的发病率。

有学者提出韧带松弛是DDH的发病因素之一，其依据是妇女在分娩过程中需要的松弛素（relaxin）在使盆腔韧带松弛的同时，引起了子宫内胎儿以及出生后新生儿的韧带松弛，从而导致其股骨头脱位。实验表明松弛素可透过胎盘进入胎儿体内，同时，对松弛素易感的女性更易发生DDH。

研究表明髋关节发育不良存在家族性。因此，一级或二级亲属患髋关节发育不良是DDH的另一个危险因素。

## 一、诊断和临床表现

不同年龄 DDH 的临床表现存在较大的差异，在新生儿期（出生后 6 个月内）进行细致的临床检查十分重要，因为此时依靠 X 线检查诊断发育性髋关节发育不良并非完全可靠。

在医师查体过程中，婴儿需要处于安静和肌肉松弛的状态，然后分别检查两侧髋关节。首先应检查髋关节外展是否受限。在单侧脱位的儿童，受累侧的髋关节外展较对侧受限。在检查稳定性时，医师的手放置于婴儿的膝关节周围，拇指在大腿内侧，示指及中指置于大腿外侧靠近股骨大转子水平。Ortolani 试验是在髋关节屈曲时，将髋关节轻柔地外展，同时对大转子施加前内方向的力，可以检查股骨头是否复位于真臼。Barlow 激发试验是在髋关节内收时，在股骨长轴方向施加向后压力，可以检测股骨头是否有潜在的半脱位或后脱位。当股骨头在真臼中复位或半脱位时，检查者通常只能感受到撞击感（clunk），而不会真正听到声响（图 30-1）。

患儿出生时可能仅有髋臼发育不良，没有髋关节脱位，而在数周或数月后才发展为髋关节脱位。Westin 等曾报道临床查体和 X 线检查均正常的新生儿在晚期发育过程中发生髋关节脱位，他们将这种情况称为“发育性髋关节发育不良”，以区别于“先天性髋关节发育不良”。

当患儿年龄到 6~18 个月时，临床表现将发生变化。股骨头脱出髋臼后，单纯外展下肢使其复位的可能性将消失，而其他一些临床体征变得更为明显。首先最可靠的体征是，由于内收肌挛缩，脱位的髋关节出现外展受限（图 30-2A）。大腿皮纹不对称通常只作为需要进一步检查的指征，因为这一体征并非总是可靠，正常儿童可有不对称的皮纹，髋脱位的儿童也可有对称的皮纹。一般来说，至少有一项临床异常体征的婴儿发生 DDH 的可能性远远高于无任何临床异常的婴儿。外展受限和皮纹不对称是两种最常见的体征。

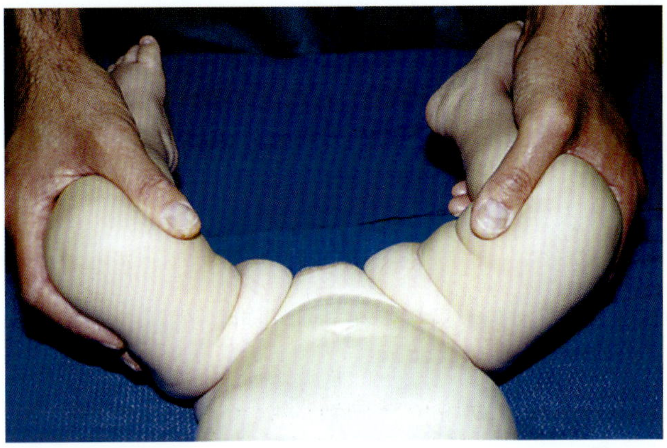

**图 30-1** 通过 Ortolani 检查法常规筛查先天性髋关节脱位。检查者轻柔固定婴儿左髋和下肢，左手环绕右大腿，示指和中指置于股骨大转子上

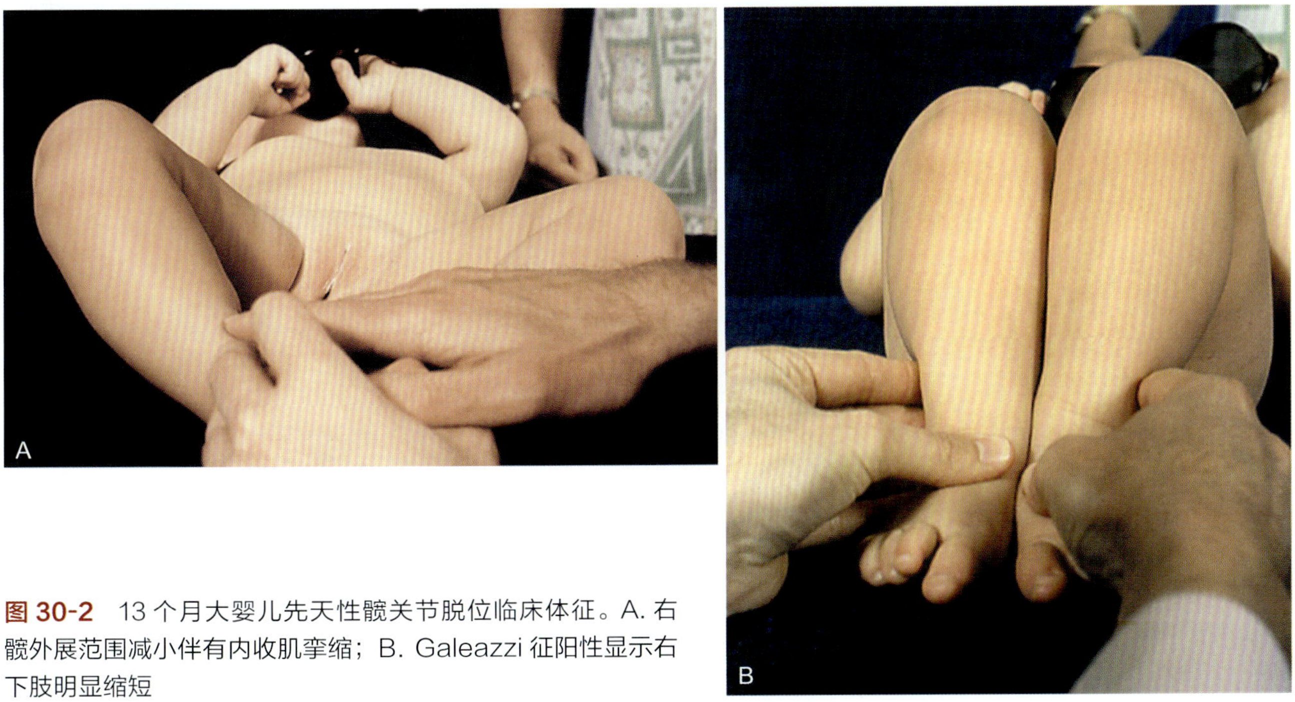

**图 30-2** 13 个月大婴儿先天性髋关节脱位临床体征。A. 右髋外展范围减小伴有内收肌挛缩；B. Galeazzi 征阳性显示右下肢明显缩短

Galeazzi 征指当股骨头不仅向外侧移位，同时还向近端脱位时，引起患侧股骨明显短缩（图 30-2B）。双侧髋脱位可表现为对称性异常。

学步阶段的患儿在明确诊断之前，家长通常描述患儿有“摇摆”（waddling）步态，表明有股骨头脱位和 Trendelenburg 步态。家长有时也会发现在更换尿布时，患儿的髋关节被动外展困难。

## 二、筛查

尽管有其他国家的卫生健康机构建议常规进行新生儿超声筛查，但是美国儿科协会（The American Academy of Pediatrics）只推荐对所有婴儿做常规查体筛查，而不推荐给所有新生儿做超声检查。关于超声普查的研究结果并不一致。有些研究结果显示超声普查会让患儿得到早期治疗而使手术率下降；而另一些研究结果则表明许多儿童因为超声普查而接受了不必要的会诊和治疗。目前，如果新生儿检查结果或者两周后复查结果为阳性，建议咨询专业骨科医师。当 Ortolani 和 Barlow 检查结果为阴性时，对于通过查体表现或危险因素怀疑患有 DDH 的人群，建议进行超声检查；然而，对于查体正常而仅仅具有 DDH 危险因素的婴儿，为了降低假阳性的风险，超声检查可推迟到 6 周龄。

美国骨科协会（The American Academy of Orthopedic Surgeons）于 2014 年制订了临床指南，用于指导 6 个月以内婴儿的 DDH 的检查和非手术治疗方案。筛查和影像检查相关的推荐包括：

1. 中等证据支持可以不对所有新生儿做常规超声检查。

2. 中等证据支持对有以下一个或以上的高危因素的 6 个月以内的新生儿做影像学检查，包括臀位分娩、家族史，或临床不稳定病史。

3. 有限证据支持对临床检查不稳定的 6 周龄内婴儿，应该做超声检查，以决定是否开始支具治疗。

4. 有限证据支持行骨盆正位 X 线代替超声去检测 4 月龄以后的婴儿是否患有 DDH。

5. 有限证据支持医师对既往已做过检查且结果正常的 6 月龄内婴儿随诊时重复检查。

6. 有限证据支持医师在治疗髋关节不稳定期间定期进行查体及影像检查（根据年龄确定用超声还是 X 线）。

## 三、影像学表现

许多报道评价了新生儿行超声筛查早期诊断 DDH 的意义。奥地利的 Graf 对婴儿髋关节的超声下解剖进行了最为详尽的阐述，描述了新生儿髋关节的超声解剖并提出了髋关节发育不良的超声学分类（图 30-3）。尽管超声无创并且简单易用，但仍有学者指出超声诊断结果高度依赖于超声科医师，对于“发育不良”易于过度诊断。另外，由于新生儿的韧带松弛，所以出生 6 周以内的超声检查结果并不可靠。如果考虑对 6 周内新生儿进行治疗，则应该同时考虑查体结果，而不是仅依赖超声检查。出生后早期，临床查体稳定而超声提示“发育不良”可能并不需要进行治疗。但是超声对于查体仍然是有用的补充，而且有助于测量和记录 Pavlik 挽具的治疗效果。

尽管 X 线检查对诊断新生儿期的 DDH 并非十分可靠，但是 X 线检查可提示严重的髋臼发育不良或畸形髋脱位。髋脱位患儿随着年龄的增长和软组织逐渐挛缩，X 线检查变得更为可靠，而且有助于诊断和治疗（图 30-4）。最常用的参照线是 Perkins 垂线和 Hilgenreiner 水平线，这两条线均用于估计股骨头的位置。另外，患髋脱位的年长儿童，Shenton 线是中断的。正常的股骨近端干骺端的鸟嘴样部分位于 Perkins 方格内下象限。国际髋关节发育不良协会（IHDI）进一步改进了测量方法，多项研究显示该方法具有优异的评估者间和评估者内可靠性（图 30-5）。新生儿期的髋臼指数通常≤30°，测量值显著增加提示可能性髋臼发育不良。对于新生儿和学步期 DDH 患者，三维影像学检查的诊断价值不大。然而对于大龄患儿，CT 或 MRI 有助于术前计划或评估手术是否成功。三维影像学检查的指征将在下文中和各种治疗选择一并讨论。

## 四、治疗

DDH 的治疗与年龄有关，应根据不同的病理变化选择不同的治疗方法。根据年龄设计了 5 个治疗组，即新生儿组（出生后至 6 个月）、婴儿组（6~18 个月）、幼儿组（18~36 个月）、儿童组（3~8 岁）和青少年组（>8 岁）。不同的治疗组间可能存在重叠而需要对治疗计划进行调整。

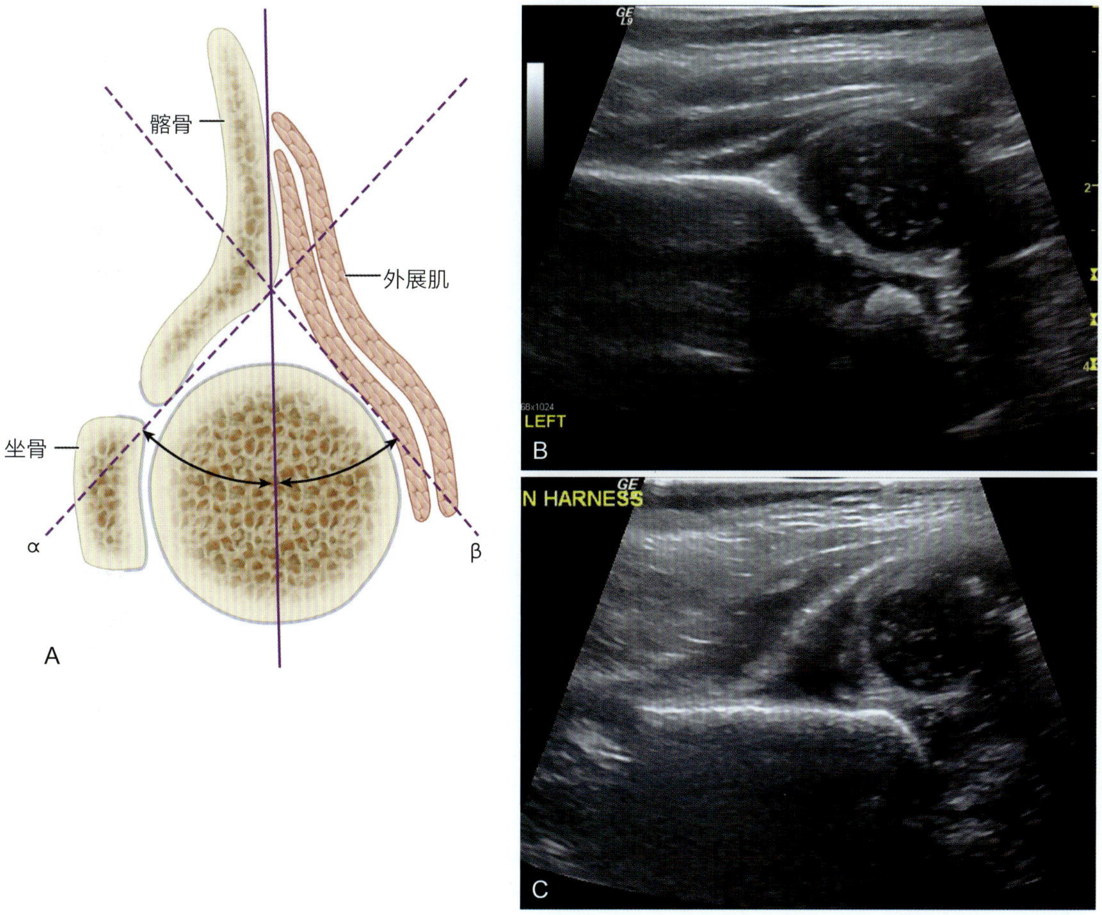


**图 30-3**　髋关节发育不良的超声学分类。A. 图像顺时针旋转 90°，正如站立或仰卧位时前后水平位的髋关节，α 角是基线和髋臼顶线之间的夹角，正常情况下 >60°；β 角是基线和切线之间的夹角，正常情况下 <55°。对于正常的髋关节，基线平分股骨头；B. 正常髋关节的超声表现，α 角为 60°，基线平分股骨头；C. 脱位的髋关节

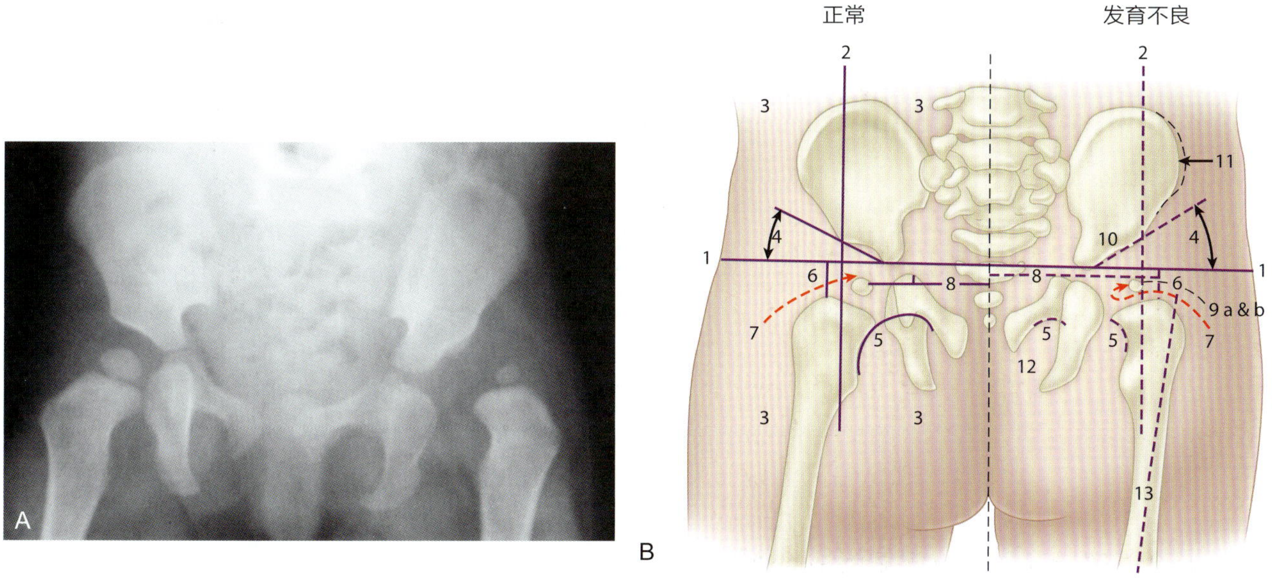


**图 30-4**　A.13 月龄婴儿左侧先天性髋脱位；B. 先天性髋关节脱位 X 线征象：1. 水平线（Hilgenreiner 线）；2. 垂直线（Perkins 线）；3. 象限（通过线 1 和线 2 划分）；4. 髋臼指数（Kleinberg 和 Lieberman）；5.Shenton 线；6. 股骨头向上移位；7. 股骨头侧方移位；8.Y 等位线（Ponseti）；9. 股骨头骨骺发育不良（a. 股骨头骨化中心延迟出现；b. 骨化中心不规则成熟）；10. 分叉点（婴儿后期髋臼顶的切迹，Ponseti）；11. 骨盆发育不全（髂骨）；12. 融合延迟（坐耻骨连结处）；13. 下肢内收状态

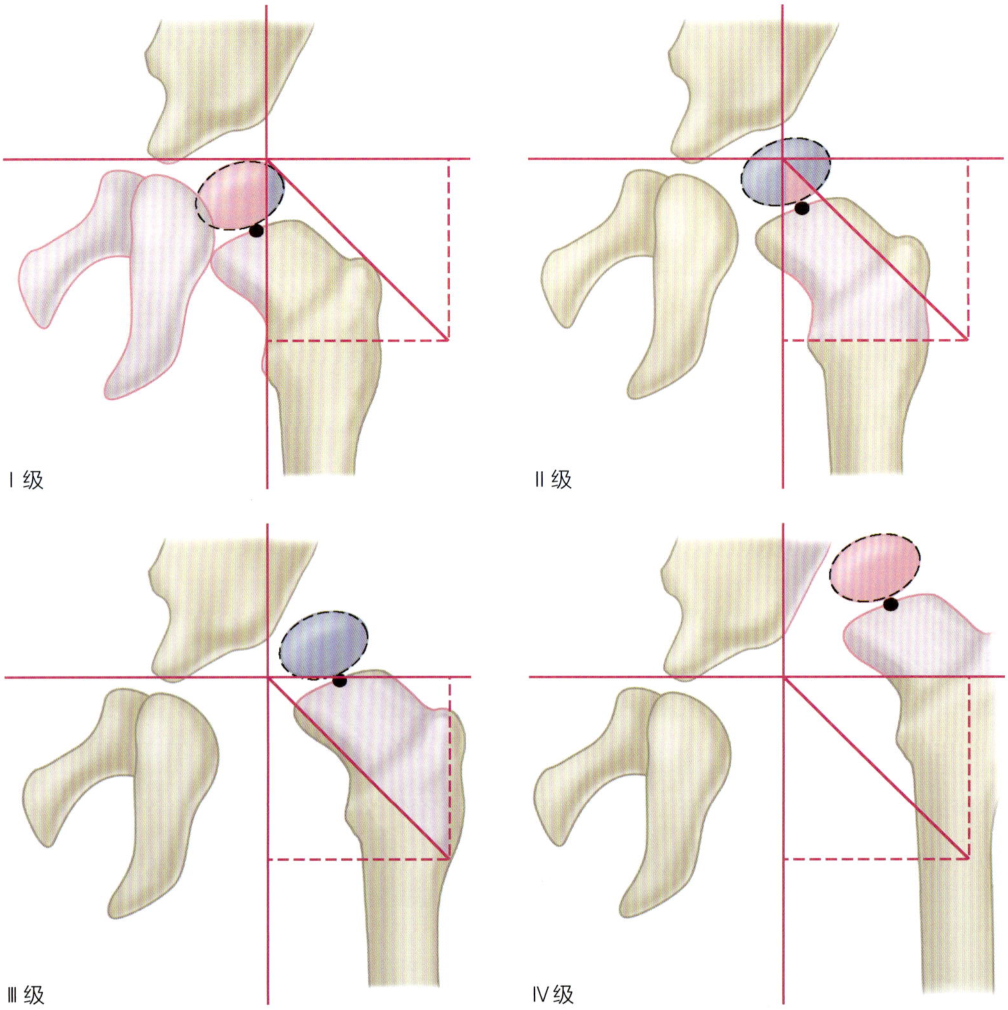


**图 30-5** 国际髋关节发育不良协会（IHDI）分级系统使用 Hilgenreiner 线和 Perkins 线构成四个象限。外下象限被 45° 线分成两个区域。使用 IHDI 分级系统时，在骨化核出现骨化之前，股骨近端干骺端中心被用作参考点。Ⅰ级是正常。Ⅱ级~Ⅳ级代表不同程度的半脱位或脱位[重绘引自：Narayanan U, Mulpuri K, Sankar WN, et al: Reliability of a new radiographic classification for developmental dysplasia of the hip, J Pediatr Orthop, 35(5): 478, 2015.]

### （一）新生儿期（出生后至 6 个月）

对于出生后 6 个月以内、Ortolani 和 Barlow 试验阳性的患儿，治疗的目的是稳定髋关节。对于有轻、中度内收肌挛缩的患儿，主要将脱位的髋关节复位。当通过体格检查或者影像学检查诊断此病后，医师在实施治疗之前应仔细评估髋关节的脱位方向、稳定性以及可复位性。据文献报道，在出生后的前几个月里，应用 Pavlik 挽具治疗的成功率为 85%~95%，但随着患儿年龄的增长、软组织挛缩的出现以及髋臼的继发性改变，Pavlik 挽具治疗的成功率逐渐下降。在使用挽具时要注意使用细节，因为有包括股骨头骨坏死在内的潜在并发症，尽管发生率可能 <1%。

若能正确使用和维持，Pavlik 挽具是一种可提供髋关节屈曲和外展的动态矫形支具，对于出生几个月的髋关节发育不良或者髋脱位的婴儿可取得极佳效果。但 Pavlik 挽具却很难用于爬行阶段或具有固定软组织挛缩和固定髋脱位的患儿。如果属于畸形脱位，使用 Pavlik 挽具不太可能会成功，需要选择其他治疗方法。

Pavlik 挽具由 1 条胸带、2 条肩带和 2 个蹬带组成。每 1 个蹬带有 1 条前内侧的使髋关节屈曲的带子和 1 条后外侧使髋关节外展的带子。穿戴 Pavlik 挽具时，将穿着舒适衬衣的患儿仰卧，首先系上胸带，调整松紧度使胸壁与带子之间保持 3 指宽的距离，保持胸带位于乳头平面，接着扣紧肩带，再将双足同时放到蹬带内，调整前屈的带子使髋关节位于屈曲 90°~110° 位置，最后调整后外侧带子呈略微松弛状，以限制内收，但不能强迫外展。为确使髋关节稳定而采取过度外展则不可接受。在穿 Pavlik 挽具时，即使双髋关节完全处于内收状态下，也应保持双膝关节相距 3~5 cm（图 30-6）。

戴着 Pavlik 挽具摄 X 线片可帮助证实股骨颈正对着 Y 形软骨，但是 X 线片不是常规必需的检查，因为临床检查和超声检查通常足以监测治疗是否成功。穿戴 Pavlik 挽具后的最初几周内，如临床检查髋关节稳定，应再做超声检查帮助证实髋关节的复位情况。

应用 Pavlik 挽具后，可以观察到 4 种基本持续脱位类型，即向上、向下、向外和向后脱位。如果向上脱位，需要增加屈髋；向下脱位则减少屈髋；穿戴 Pavlik 挽具时向外侧脱位，初始只需要临床观察，只要 X 线片或超声检查证实股骨颈正对着 Y 形软骨的方向，股骨头便可逐渐进入髋臼内。持续后脱位如果超过数周则很难处理，使用 Pavlik 挽具治疗往往不能成功。后脱位通常伴有内收肌紧张，在后侧触摸到大转子可做出诊断。

如果上述任何类型的脱位或半脱位持续存在超过 3~6 周，应放弃 Pavlik 挽具治疗，改用其他治疗方法。对于多数患者，其他方法包括闭合复位或切开复位和石膏固定术。然而有些研究表明 Pavlik 挽具治疗失败后使用硬质外展支具可获得成功复位（图 30-7）。Pavlik 挽具应每天穿戴 23~24 h，直到获得髋关节稳定为止，即 Barlow 试验和 Ortolani 试验阴性。穿戴 Pavlik 挽具期间应该每 1~2 周进行检查，复查时应调整带子的长度以适应患儿的生长，指导家长学会护理在 Pavlik 挽具里的患儿，包括为患儿洗澡、更换尿布和换衣服以及避免束缚性襁褓。一项研究显示每天穿戴支具 23 h 和 24 h 之间的成功率没有差异，因此允许依从性好的家长每天去除支具 1 次来为患儿洗澡。

每次检查都应该评估股四头肌功能，以便发现可能出现的股神经麻痹。家长应该学会每日移除挽具以检查患儿是否能够主动对抗重力伸直膝关节。如果出现股神经麻痹，移除挽具直到股四头肌功能恢复。治疗的时间长短取决于患儿确诊时的年龄和髋关节不稳定的程度。目前缺少如何终止挽具治疗的临床指南，以下几种方法均有报道，包括：获得临床稳定性后 6 周突然终止挽具佩戴；每周减少 2 h 佩戴时间，直到只剩下夜间佩戴的时间；以及逐渐过渡到单独佩戴夜间外展支具数周至数月。

在治疗期间可以使用 X 线片或超声来确定髋关

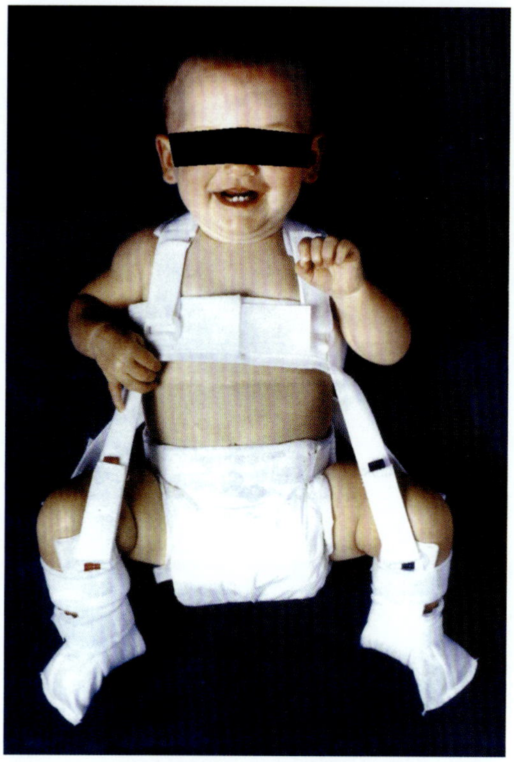

**图 30-6**　正确穿戴的 Pavlik 挽具（见正文）（由 Wheaton Brace, Carol Stream, IL 惠赠）

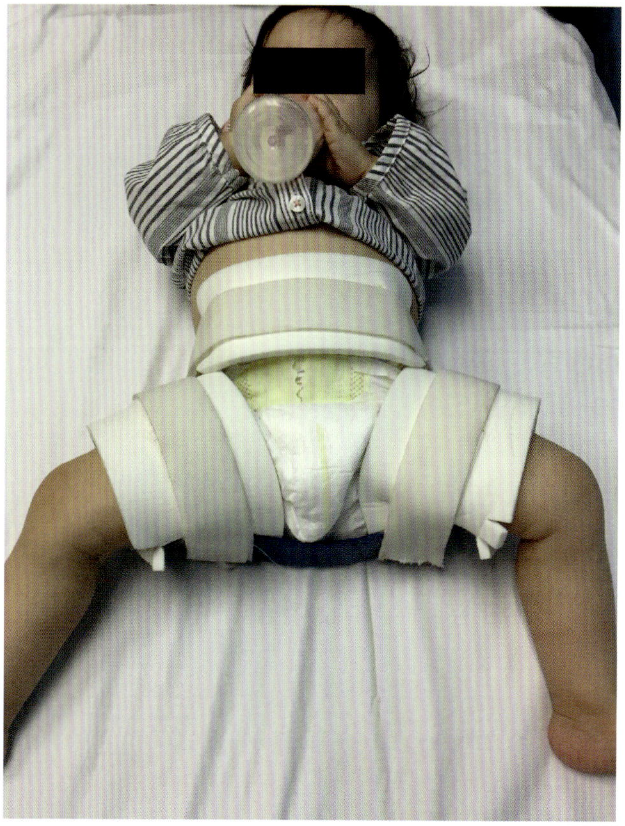

**图 30-7**　对于使用 Pavlik 挽具不能获得稳定复位的患儿，使用图中所示的硬质外展支具，对部分病例可有效果（Rhino“Cruiser”髋关节外展支具，Cascade Orthopedic Supply, Inc., Chico, CA）

节位置。在以下情况超声检查可获益：治疗刚开始之时、对挽具进行任何大的调整之后、挽具治疗开始后髋关节查体稳定之时、髋关节临床稳定 6 周之后以及开始减少佩戴时间之时；而 X 线片在患儿满 6 个月以及 1 岁之时有用（图 30-8）。

导致 Pavlik 挽具治疗失败的危险因素包括首次检查时 Ortolani 征阴性（不能复位的脱位）、双髋脱位、治疗过程中出现股神经麻痹、X 线片上髋臼角超过 36°、无法复位的脱位、超声检查髋臼覆盖 <20% 以及出生 7 周后才开始应用 Pavlik 挽具治疗。应用挽具治疗发育性髋脱位失败的病例意味着髋臼发育不良较为严重，通常需要闭合或切开复位。然而，对于使用 Pavlik 挽具治疗失败的病例，可以尝试使用硬质外展支具数周，有研究结果显示部分患者可以获得成功。

在系列病例研究中发现脱位越严重，复位失败率和骨坏死率越高，强调应轻柔手法复位，且当 Pavlik 挽具治疗失败时，应转用其他进一步治疗方法。应用 Pavlik 挽具治疗进行长期随访是必要的，尽管在 3 年和 5 年的随访检查中 X 线片显示正常，但在长期随访中却发现许多患者髋臼发生变化。

### （二）婴儿期（6~18 个月）

一旦患儿达到爬行年龄（6~10 个月），应用 Pavlik 挽具治疗的成功率将显著减少。6~18 月龄的髋脱位可能需要闭合复位或切开复位。

在这个年龄组的患儿通常可见肢体短缩、被动外展受限和 Galeazzi 征阳性。如果患儿正在学走路，会出现 Trendelenburg 步态。X 线改变包括股骨头骨骺骨化延迟、股骨头向外侧和近侧移位以及发育不良的浅髋臼。

随着发育不良的持续存在，在负重的作用下股骨头将向外上方移位，关节囊被拉长，腰大肌腱在前方阻挡股骨头复入真臼。髋臼周缘的盂唇肥大，髋臼圆韧带肥大和拉长。股骨头变小伴后内侧扁平，髋外翻和股骨颈前倾角增大。真臼明显变浅，术中见前侧关节囊及髋臼横韧带缩窄、盂唇肥大致使真臼变小。

这个年龄组的治疗包括术前牵引、内收肌切断、闭合复位和关节造影，或者闭合复位失败后切开复位。若存在髋关节向近端高位脱位，则可能需要行股骨短缩截骨。术前牵引、内收肌切断和在“安全区”内行轻柔的闭合复位特别有助于预防股骨头骨坏死。

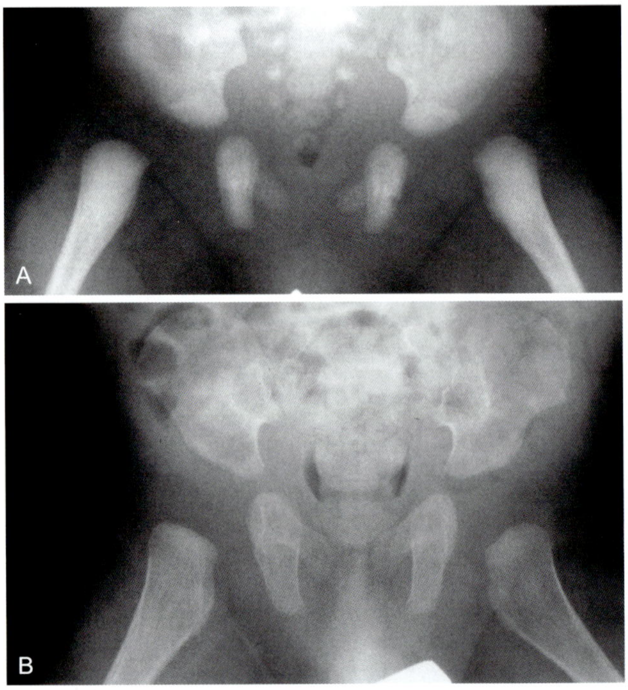


**图 30-8** A.2 月龄男婴发育性髋关节脱位；B. Pavlik 挽具治疗后 5 月龄时

**1. 术前牵引** 复位前牵引对降低骨坏死发生率和促进复位的作用尚有争论，不一致的观点包括采用皮牵引还是采用骨牵引；家庭牵引还是住院牵引；而且对牵引重量、最有效的牵引方向和牵引时间的长短也有不同意见。尽管有争议，但一些学者认为即使牵引只能轻度降低骨坏死的风险，也应考虑牵引。然而一项关于 300 多名小于 3 岁儿童的大样本的回顾研究显示，术前牵引不能提高闭合复位的成功率，也不能降低骨坏死率。尽管有些中心选择皮肤牵引，但骨牵引已不适用，并且股骨短缩已常规在年长患儿中开展。牵引和股骨短缩的目的都是将向外上方脱位的股骨头牵引到真臼或真臼以下水平，以便轻柔地完成髋关节复位，降低骨坏死概率。

**2. 内收肌肌腱切断** 在无菌条件下经皮内收肌肌腱切断适用于轻度内收肌挛缩者。对于较严重或较长时间的内收肌挛缩，则应选择经一小的横行切口切断内收肌肌腱（见手术技术 33-1）。

**3. 关节造影术及闭合复位** 应在全身麻醉下实施关节造影以及轻柔地完成闭合复位。

股骨头的外移提示髋臼内可能有软组织充填。由于 X 线片不能提示婴儿或幼儿髋关节所需的全部信息，关节造影有助于确定：①是否存在轻度发育不良；②是否有股骨头半脱位或脱位；③是否可手法复位或手法复位成功与否；④髋臼内软组织结构在多大程度上阻碍着股骨头完全复位；⑤盂唇的状态和位置；⑥髋关节和股骨头在治疗期间是否正常发育。由于关节造影结果并非总是很容易解释，所以骨科医师必须全面熟悉正常和异常的关节造影显示出的征象和关节造影技术。

对于在全身麻醉下行闭合复位的儿童来说，无论年龄大小，进行髋关节造影总是有益的。对于无法进行闭合复位的儿童则不需要行造影。造影对于协助判断未达稳定的手法复位以及在髋臼偏心对合的股骨头颇有帮助。初始复位的质量是决定发育性髋关节脱位闭合治疗结果的最重要的因素。复位满意的标准是：内侧造影剂池≤5 mm 并在可接受的“安全区”内维持复位。

在关节造影中使用影像增强技术可使进针更容易，降低了损伤关节表面以及将造影剂注射至髋关节腔以外区域的可能性，还提高了操作的安全性并降低了将造影剂注射进入影响术者视野部位的可能性。

施行闭合复位时，结合临床检查的阳性体征和关节造影结果，确定髋关节是否稳定，是否需要切开复位。通常表明可接受的闭合复位的临床体征是：当股骨头复入真臼的瞬间，可感觉到“弹响”。Ramsey、Lasser 和 MacEwen 提出的“安全区”概念可用于确定髋外展和内收的范围，在此范围内股骨头保持复入髋臼的位置。一个宽的安全区（最小 20°，最好 45°）（图 30-9）最为理想，而窄的安全区则意味着不稳定或不可接受的闭合复位。应避免为了维持闭合复位而进行强力外展，从而降低骨坏死的风险。一些研究报道闭合复位后的骨坏死发生率高达 25%。内收肌切断前后和关节造影前，应在临床上仔细地评价复位情况。因为一旦关节囊注入造影剂而膨胀，再做临床检查则很困难。膝关节屈曲角度的增加（腘窝角）是复位成功的另一个标识。

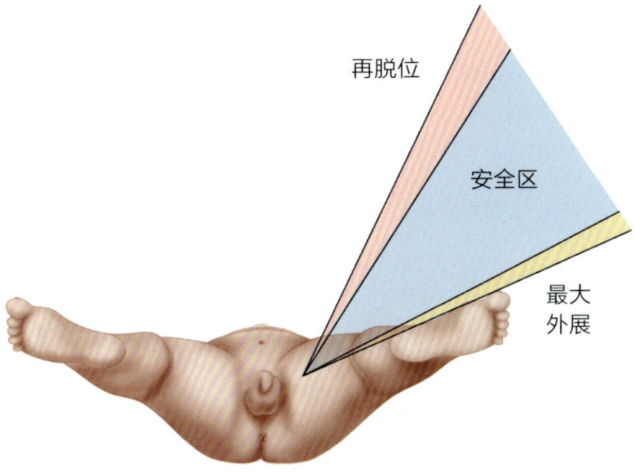


**图 30-9**　用于确定先天性髋关节脱位闭合复位满意度的安全区

## DDH 患者髋关节造影术

**手术技术 30-1**

- 全身麻醉后，患儿置于仰卧位，消毒髋关节周围皮肤，铺无菌治疗巾。
- 腹股沟韧带中点下方、股动脉外侧 1 横指宽处作为进针位置（图 30-10）。也可以髋关节的内侧、紧贴长收肌的后方作为进针点。
- 借助于影像增强仪，22 号脊髓穿刺针与充满生理盐水的 5 ml 注射器连接，插入髋关节内，针头穿过关节囊时将遭遇到阻力。
- 继之向关节腔内注入盐水，开始很容易注入，但随着关节囊的膨胀，将变得越来越困难，此时髋关节逐渐屈曲。
- 此时放松注射器的活塞，如果穿刺成功，在压力作用下盐水可将活塞推回，随之液体也回流到注射器内。
- 再从关节内抽出盐水，将注射器从针头上取下。
- 抽取 25% 造影剂 5 ml，如二乙酰氨基三碘苯甲酸盐、碘海醇溶液，在增强影像仪的监视下，注射溶液 1~3 ml 至关节腔内。
- 迅速拔出针头，在影像增强仪下开始检查，注射后造影剂将开始迅速清除。
- 全范围活动髋关节，行 Barlow 和 Ortolani 激发手法，评估获得闭合复位以及复位后稳定性的可能性。明确任何影响深部稳定闭合复位的阻碍。
- 利用影像增强仪评价复位与安全区。如果没有影像增强仪，在脱位和复位状态下分别拍 X 线片。当双侧髋关节同时造影时，每侧分别插入 1 根注射针。在向任何一侧注入造影剂之前，确认两侧穿刺针都在关节腔内。按上述方法向双侧髋关节腔内注入造影剂，并拍摄双侧髋关节造影 X 线片。

## 髋关节人字形石膏的应用

确定复位稳定后，于髋关节屈曲 95°、外展 40° ~ 45° 的位置，使用髋人字形石膏固定。Salter 所倡导的“人体体位”，是维持髋关节的稳定、降低骨坏死危险性的

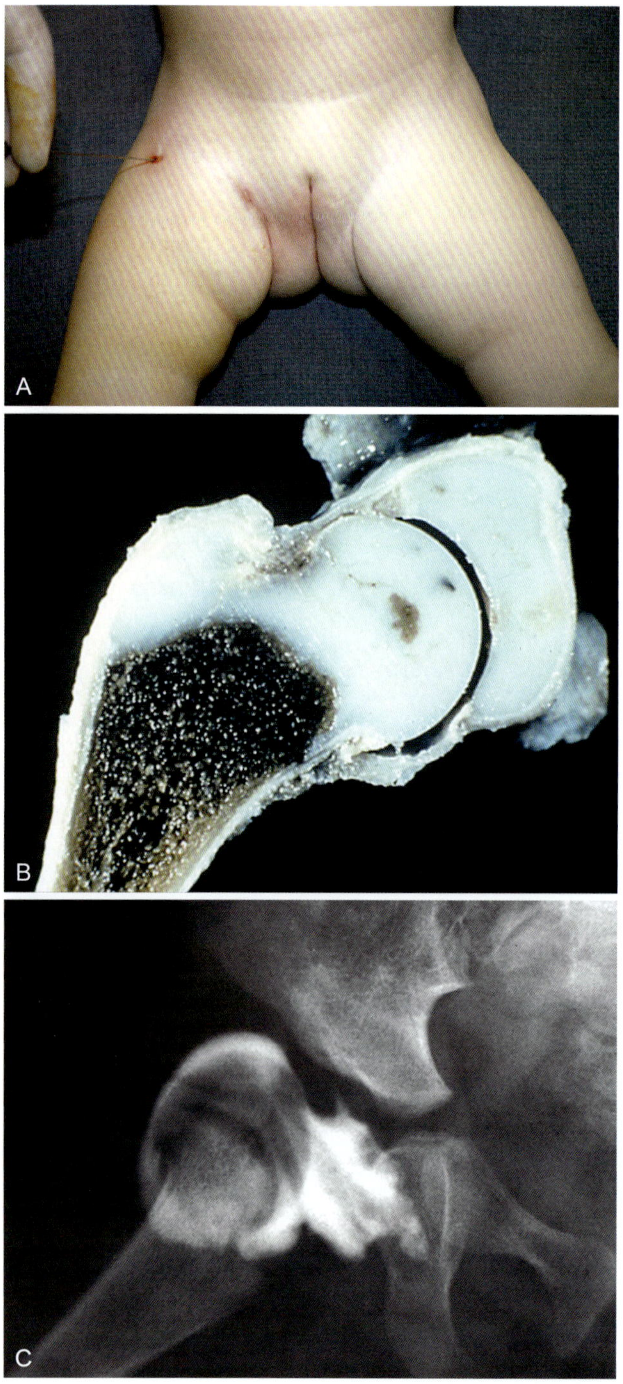

图 30-10 髋关节造影术。A. 于股动脉外侧一横指、紧邻髂前上棘下方处，插入 22 号脊髓穿刺针进行关节造影；B. 在尸体剖检标本中，造影剂容易注入的髋关节部位——髋臼唇下方、内侧或外侧关节关节囊袋装部和股骨头软骨部分与骨化部分连接处；C. 不能复位的髋关节及内侧造影剂池（由 John Ogden 提供）（见手术技术 30-1）

最佳位置。Kumar 介绍了一种简单并容易重复的髋人字形石膏技术。玻璃纤维可作为石膏的替代材料，其技术与石膏相同。该技术有用，只要术者遵循以下原则，采用改良的髋人字石膏技术就可获得良好结果：①石膏应良好塑形以求合体，特别是在大转子附近；②应有合适的空间方便如厕和个人卫生，避免弄脏石膏；③应避免过度外展超过安全区，但要有足够的屈曲和外展以维持复位。

**手术技术 30-2**

（Kumar）

- 将已经麻醉的患儿置于石膏床上，将髋关节外展 40°~45°，屈髋约 95°（图 30-11A）。维持髋关节稳定所需要的髋关节屈曲和外展应该经临床和 X 线片证实。
- 当确定了髋关节稳定所需要的屈髋和外展的正确位置后，在腹部前方放置一条小毛巾。
- 用弹性编织物覆盖骨盆和肢体。用 5 cm（2 英寸）宽的 Webril 棉卷从乳头平面缠至踝关节（图 30-11B），再用 5 cm 宽的标准毡垫条缠于骨凸处。第 1 条毡垫要超过石膏近端，靠近乳头连线（图 30-11C）。
- 第 2 条同一型号毡垫从腹股沟开始，向后绕过臀皱纹、右侧髂嵴、腹部前方和左侧大腿外侧面，止于左侧腹股沟区（图 30-11C）。
- 第 3 条毡垫缠至膝关节周围（图 30-11C）；第 4 条缠于踝关节周围。对侧膝、踝关节周围用同样规格的毡垫缠绕。
- 缠绕石膏分两个区域进行，即近端区域从乳头连线到膝关节，远端区从膝关节到踝。
- 从乳头连线到双侧膝关节先缠一层宽 10 cm（4 英寸）的石膏绷带，再用 4~5 个石膏条从后向前、从乳头到骶骨缠绕以加强石膏后侧，同时用短而厚的石膏条加强腹股沟的前外侧（图 30-11D）。
- 另用 1 条长石膏条从右侧腹股沟开始，向后绕过臀部、髂嵴至腹部前侧，再回到对侧大腿重复此操作（图 30-11D）。这些加强的石膏条将大腿和上部躯干连接。
- 用另一条长石膏条从膝关节平面开始，跨过腹股沟区的前外侧、再向上到上胸壁（图 30-11D），这是大腿和躯体的主要连接和固定物之一。
- 用 10 cm（4 英寸）宽的石膏绷带从乳头缠至膝关节，完成近端区域的石膏固定。
- 应用 7.5 cm（3 英寸）单卷石膏绷带，分别完成从膝部至踝关节的石膏缠绕，再用 2 条石膏绷带加强大腿、膝关节和小腿的内外侧。
- 另用 1 卷 7.5 cm（3 英寸）的石膏绷带缠在其表面（图 30-11E）。
- 髋关节周围外侧石膏固定牢靠，因此将髋关节前方石膏去除一部分，既不影响石膏固定的稳定性又可提高 X 线片检查的清晰度（图 30-11E）。

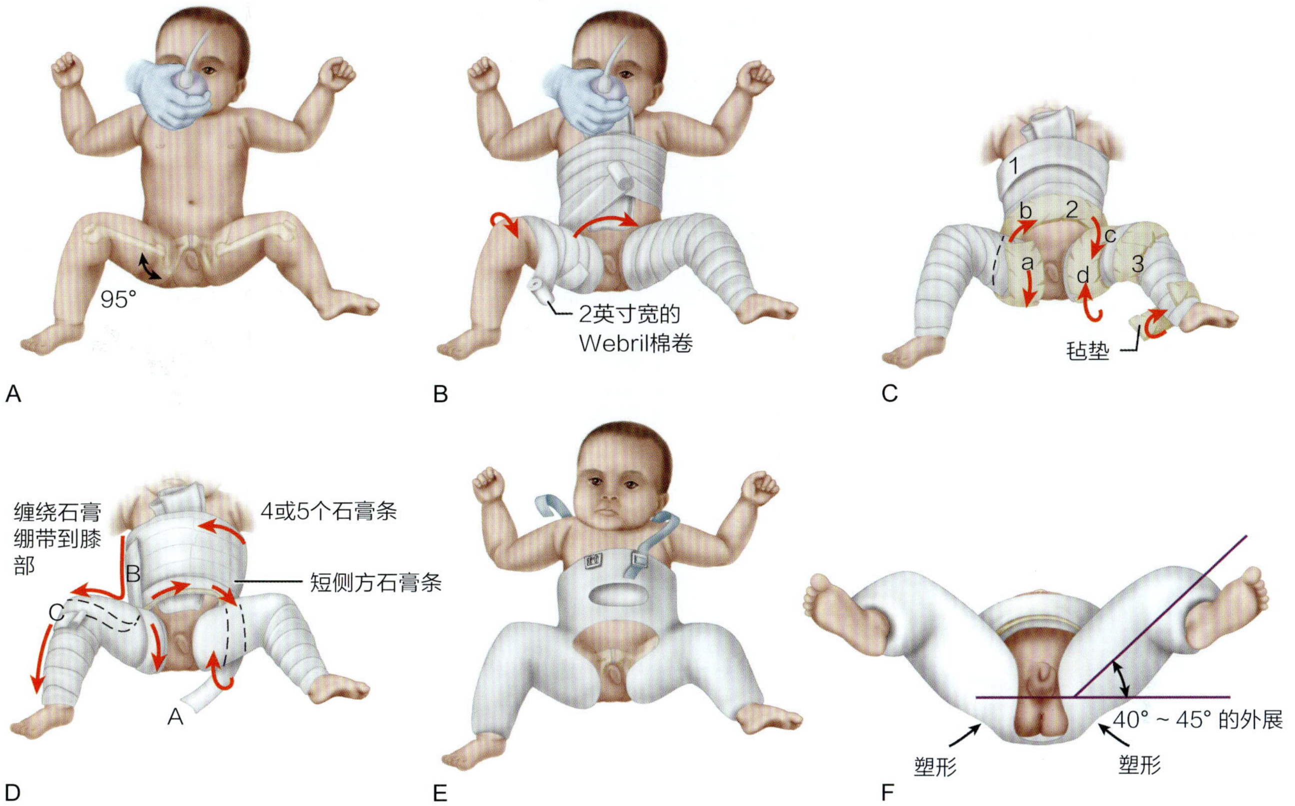


**图 30-11** 先天性髋关节脱位的髋人字管型石膏固定技术。可见患儿置于“人”字形位置（引自：Kumar SJ: ip spica application for the treatment of congenital dislocation of the hip, J Pediatr Orthop 1: 97,1981.）（见技术 30-2）

- 石膏完成后的下面观如图 30-11F 所示，有 40° ~ 45° 的外展。髋关节的稳定位置决定着石膏外展的度数，并再次强调避免过度外展。笔者曾发现髋人字形石膏固定后，髋关节实际屈曲的度数总是比看上去的少，而实际外展的度数却比看上去的多。在大转子上轻柔地对石膏进行塑形，能帮助维持髋关节复位。

**术后处理** 髋人字形石膏固定需要持续 3~4 个月，可于随访过半时在全身麻醉下更换一次石膏，并摄 X 线片或关节造影证实股骨头已复位进入髋臼。坚持临床和 X 线片随访，直到认为髋关节位置正常。

**4. 闭合复位后的三维影像学检查** CT 或 MRI 检查有助于评估石膏固定后的复位。可以在闭合复位后麻醉尚未清醒下进行检查，也可以等到 24 h 或 48 h 患儿恢复活动后进行。对于 DDH 患者髋关节复位的评价，CT 和 MRI 的敏感性均达到 100%，CT 特异性为 96%，MRI 为 100%。但 MRI 检查需要约 10 min，而 CT 扫描仅需要约 3 min，同时花费较少，但是会让儿童遭受电离辐射。与常规 X 线片比较，石膏不影响 CT 或 MRI 的成像质量（图 30-12 和图 30-13），但为减少 CT 放射线照射，应限制扫描层数。快速 MRI 髋关节序列可以获得 MRI 数据，无须额外的麻醉。为了监测半脱位复发和髋臼重塑情况，建议成功闭合复位后长期随访。如果早期获得稳定闭合复位，髋臼常常会发生良好重塑；然而，如果髋臼发育不良、没有得到及时的诊断和治疗，髋臼重塑往往难以完成，可能需要额外的手术矫形。

**5. 切开复位** 对试图用轻柔的操作进行闭合复位失败者，则有切开复位的手术指征。切开复位可去除妨碍复位的软组织结构，实现股骨头中心性复位。主要根据病理改变而不是患儿年龄选择是否外科治疗，因为小于 6 月龄的儿童也可能需要切开复位，而 18 月龄儿童的闭合复位也可能偶有成功。可通过前侧或内侧入路进行切开复位，外科医师可根据个人经验和脱位的类型选择手术入路。

不管选择什么入路，切开复位时都应尽可能多地去除妨碍复位的结构，包括沙漏形紧缩关节囊、髂腰肌腱、肥大的关节盂、内翻盂唇、肥大延长的圆韧带、髋臼横韧带以及冗余的纤维脂肪垫。术者

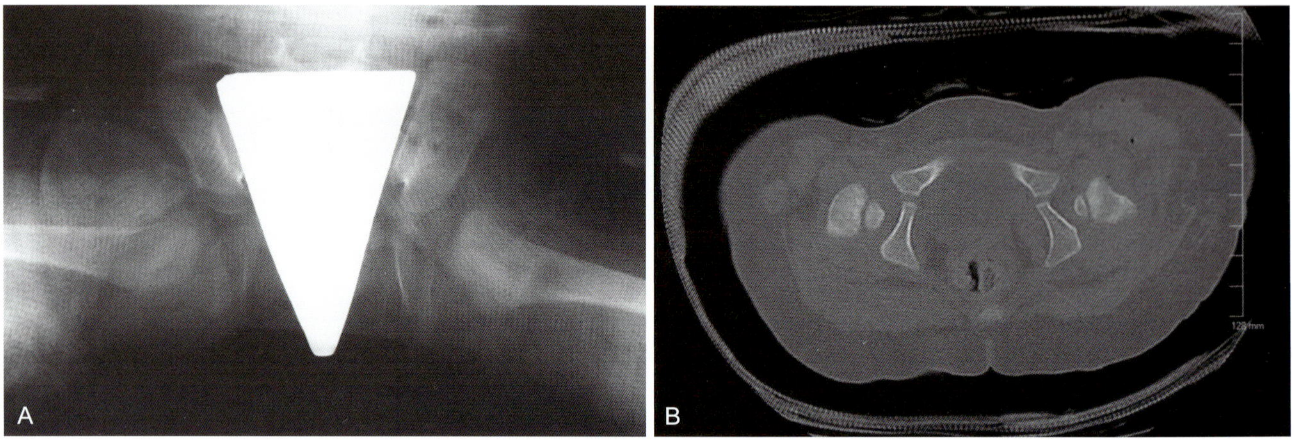


图 30-12 A. 闭合复位后髋人字石膏固定患者骨盆前后位 X 线片，很难评估股骨头位置；B. 通过骨盆 CT 扫描来确认双侧股骨头已复位入真性髋臼

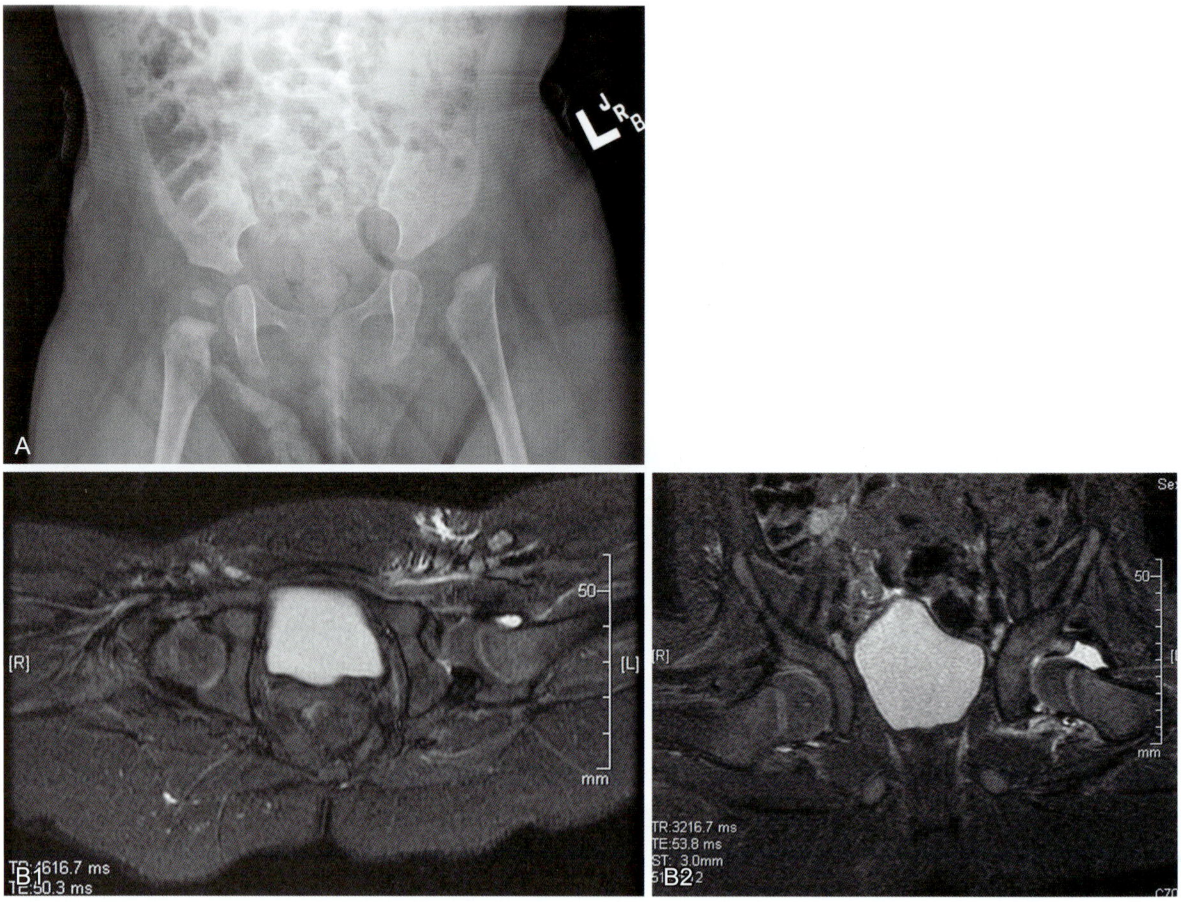


图 30-13 A. 9 月龄持续性髋脱位女孩的髋关节正位平片；B. 复位成功、髋人字石膏固定、关节造影术后髋关节的轴位和冠状位 MRI

应努力一次手术纠正所有畸形，因为翻修手术常常很困难。

前侧入路需要做较多的解剖和分离，但暴露比较充分，且易于处理前外侧的病变，需要时还可同时做骨盆截骨。

内侧入路（Ludloff）利用髂腰肌和耻骨肌的间隙，但有损伤旋股内动、静脉的危险，并有骨坏死率较高的报道（10%~20%）。尽管内侧入路可以去除影响复位的软组织等结构，却难以重建关节囊，因此建议该入路用于 6~18 月龄的患儿。

## 前侧入路

### 手术技术 30-3

（Beaty；在 Somerville 之后）

- 采取前方 bikini 切口，起自髂嵴中点，止于髂前上棘和骨盆中线之间，髂前上棘应位于切口中点，该切口可位于髂嵴下方 1 cm（图 30-14A）。
- 锐性分离皮下组织至深筋膜。
- 确认并分离缝匠肌和阔筋膜张肌间隙，保护股外侧皮神经，整个手术过程中用烟卷引流条牵拉。分离最内侧时，可能发现腹股沟淋巴结，表明已经接近股神经血管束。
- 从髂前上棘开始，向后延伸约 4 cm，沿髂骨剥离髂骨骨骺。或者锐性切开髂骨骨骺。
- 从骨膜下剥离阔筋膜张肌，显露髂骨和整个前外侧关节囊。
- 于髂前上棘处辨认并切断缝匠肌的起点，使之能向远侧牵引。
- 再从髂前上棘分离阔筋膜张肌的起点。

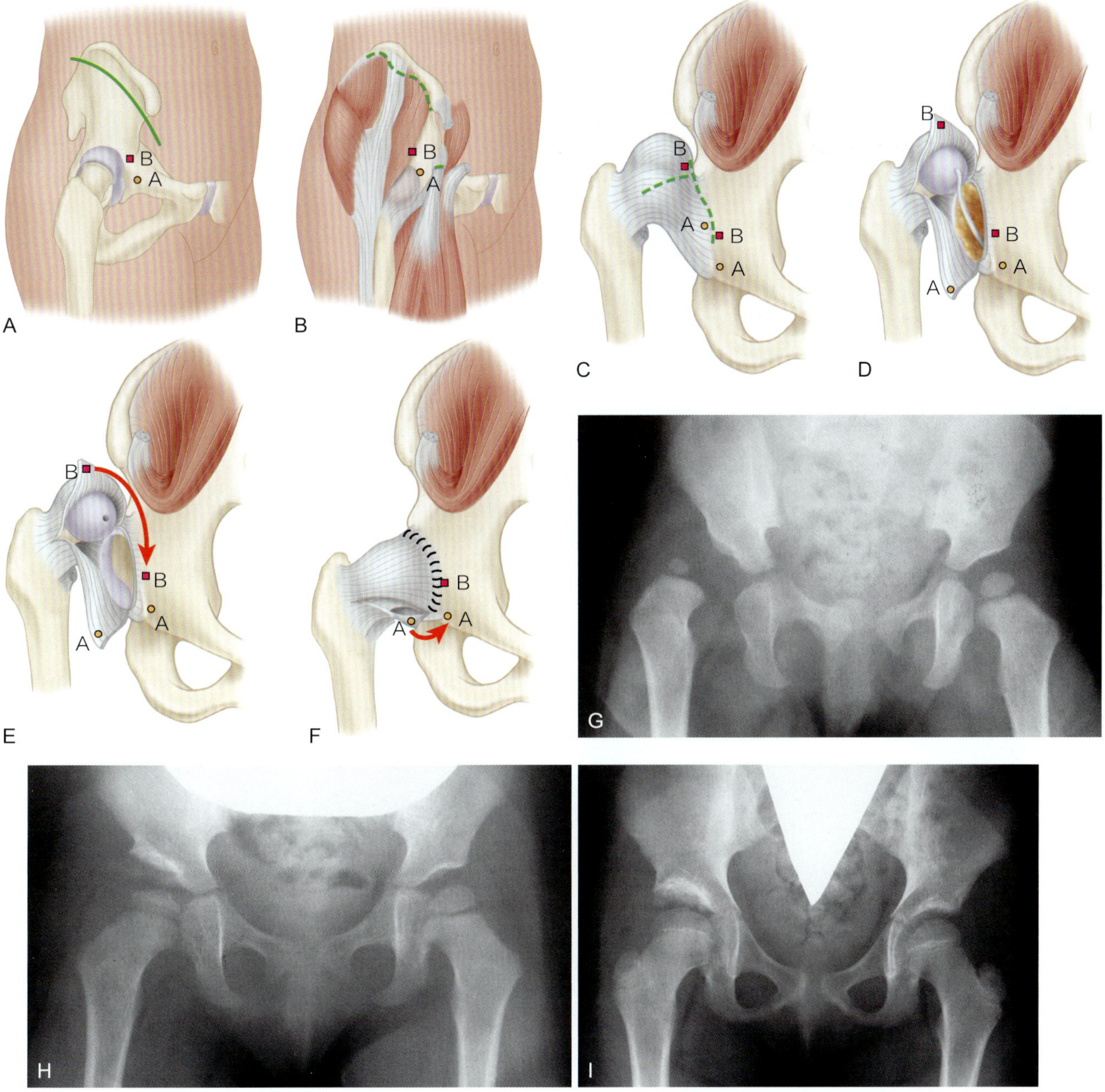


图 30-14 先天性髋关节脱位前方切开复位技术。A. Bikini 切口；B. 切开缝匠肌、股直肌和髂骨骨骺；C 和 D. 关节囊“T”形切口；E. 切开关节囊，沿圆韧带寻找真性髋臼；F. 复位关节并切除多余关节囊后，缝合关节囊；G. 右髋发育性脱位；H. 前外侧切开复位后；I. 7 岁时，可见股骨头和髋臼重新塑形（见手术技术 30-3）

- 沿髂前下棘内侧面将拉钩置于耻骨上支的上方。
- 确认耻骨上支上腰大肌沟内的腰大肌肌腱；切断腰大肌肌腱，以便在正常时由腰大肌占用的耻骨上支上腰大肌沟内放置拉钩。拉钩用于保护腰大肌及前内侧的神经血管束，并辅助内侧显露。
- 辨认股直肌直头和斜头的起点，并于髂前下棘以远 1 cm 处将其切断（图 30-14B），远端缝一标志线并将其牵向远端。
- 辨认髋关节的前侧、内侧和外侧关节囊。在外侧假性髋臼的位置，可能存在大量多余的关节囊。
- 从关节囊最内侧到最外侧，沿股骨头和股骨颈的前缘，"T" 形切开关节囊（图 30-14C，D）。为了更充分显露，用 Kocher 钳夹住关节囊并牵向两侧。
- 显露股骨头和圆韧带后，切断圆韧带的附着点，用 Kocher 钳夹住圆韧带的游离端，并沿着圆韧带寻找真性髋臼。用咬骨钳或锐器切除真臼内任何填充物（图 30-14E）。
- 轻柔地显露髋臼的骨性关节面及周围软骨。
- 从外侧、内侧、上方和下方显露髋臼，直至深部的髋臼横韧带水平。切断髋臼横韧带扩大髋臼的最下面，切除髋臼最里面的脂肪扩大髋臼的入口，直到足以使股骨头能轻易复入髋臼。
- 将股骨头复位后，全范围活动髋关节（包括屈曲、后伸、内收和外展），以确定复位的 "安全区"。
- 如果实现了稳定的中心性复位，则缝合关节囊。尽可能将 "T" 形切开关节囊外侧瓣与最内侧关节囊缝合，以消除假臼部位任何多余的关节囊（图 30-14F）。牢固地缝合关节囊，将显著增加髋关节的稳定性。沿着髋臼上缘及 "T" 形瓣的顶部缝合。
- 完成关节囊的缝合之后，将股直肌肌腱原位缝合，再沿着髂嵴将阔筋膜张肌的筋膜缝合到髂骨骨骺上。
- 缝合浅筋膜、皮下组织和皮肤。应用双髋人字形石膏，髋关节屈曲 90° ~100° 、外展 40° ~55° 位固定。

**术后处理** 摄 X 线片、CT 或 MRI 证实股骨头已复位。术后 5~6 周在手术室更换石膏，10~12 周拆除石膏，定期复查 X 线片，评估股骨头和髋臼的发育情况（图 30-14G~I），直到患儿骨骼发育成熟。

## 内侧入路

**手术技术 30-4**

（Ludloff）

- 以长收肌前缘为中心做横切口，位于腹股沟韧带远端约 1 cm 并与之平行（图 30-15）。

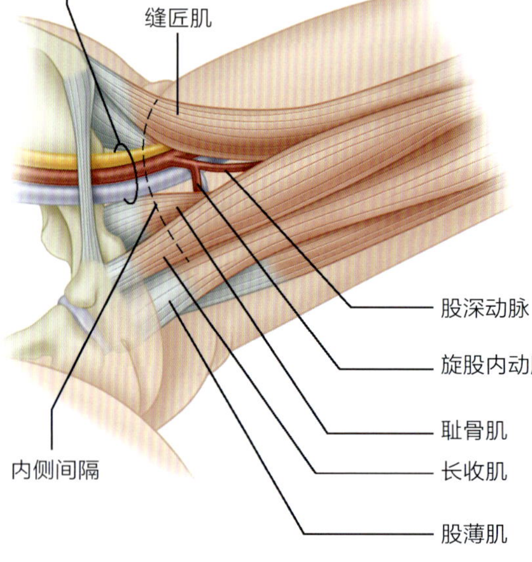


**图 30-15** 内侧入路（Ludloff）切开复位（见手术技术 30-4）

- 沿长收肌上缘切开筋膜。分离长收肌肉，分离至它在骨盆的止点，然后向远端牵拉，显露切口下部的短收肌和切口上部的耻骨肌。
- 确定短收肌表面的前闭孔神经分支，并在耻骨肌下沿这一神经走行钝性剥离。游离出在骨盆上附着耻骨肌后缘的位置。
- 将牵开器置于耻骨肌下，然后将其往上牵拉。通过触诊识别小转子和髂腰肌腱。打开肌腱周围的筋膜层，用直角夹把肌腱拉入伤口，并锐性切断。
- 钝性剥离清除关节囊周围脂肪囊。解剖游离穿过关节囊下方的旋股内动脉的小分支并予以保护。
- 沿股骨颈方向切开关节囊。识别髋臼横韧带并切开。
- 如果需要复位，进一步松解关节囊。在屈曲 90° ~100° 、外展 40° ~60° 位置复位髋关节。
- 复位满意后，按常规方式缝合深筋膜和表皮，用双人形石膏固定。尽管髂腰肌腱可自发愈合，但有些研究建议修复髂腰肌腱，有助于恢复长期肌力。
- 建议石膏固定后做三维影像学检查，确保股骨头复位。

**术后处理** 采取与闭合复位相似的术后处理，根据儿童年龄加以调整。一般石膏固定 8~12 周。

**6. 同期截骨** 在切开复位后进行髂骨、髋臼或股骨截骨尚有争论。髂骨截骨、髋臼成形、股骨近端去旋转内翻截骨和股骨短缩截骨可能会增加切开复位的稳定性。然而，婴儿（<12 个月龄）有髋臼

重塑潜能，通常不需要上述截骨。反之，切开复位后若未能充分重建则需要日后再次行截骨术。

Zedah 等在切开复位时行截骨以保持复位的稳定性，切开复位后稳定性判断标准如下。

（1）髋关节稳定于中立位：不需要截骨。

（2）髋关节稳定于屈曲外展位：髋骨截骨。

（3）髋关节稳定于内旋外展位：股骨近端去旋转内翻截骨。

（4）“双直径”髂臼伴前外侧缺损：Pemberton 截骨。

除了需要在切开复位时考虑稳定性因素外，同时也要注意可能存在的残余髋臼发育不良。有报道指出，对 30 月龄以下患儿同时行切开复位和 Salter 截骨的效果比分期手术更好。

在切开复位时，为了维持安全、稳定的复位，应考虑同时进行截骨，特别是股骨缩短术（单纯短缩或去旋转）。如无须截骨，切开复位即可保持稳定，可于患儿 >18 个月龄时考虑对残余畸形进行骨性手术。如有必要，对更小的患儿也可谨慎进行手术。

**7. 畸形脱位** 畸形髋脱位是出生之前某一时间发生的一种病变，导致明显的解剖变形并难以治疗。通常合并多发性关节挛缩症、Larsen 综合征、脊髓脊膜膨出和畸形性侏儒。

与典型发育性髋脱位的同龄儿童相比较，畸形髋脱位的解剖学改变出现得更早。髋臼较小，伴有倾斜或扁平的顶壁，圆韧带增厚，股骨头大小不一并伴有内侧扁平（图 30-16）。髋关节通常僵硬，多为不可复性脱位，X 线检查可显示股骨头向外上脱位。

多数学者认为，畸形髋脱位闭合复位治疗是无效的，必须切开复位，但手术指征并不明确。多数学者的意见为，对单侧髋脱位的治疗，应比双侧脱位更积极。决定是否治疗双侧脱位时，最重要的考虑因素是患儿行走的可能性。他们治疗一组较为严重的 27 个畸形脱位时，明显反映出畸形脱位治疗的困难程度，其中 44% 结果很差，70% 出现了并发症。股骨头缺血性坏死为 48%，再脱位为 19%，半脱位为 22%。其中采用前路切开复位和股骨短缩截骨治疗的结果最好，并发症也最少，而闭合复位的治疗效果最差，并发症最多。

对这类患者，如果适应证选择得当，尽管需要多次手术，但仍可能获得良好的效果和实现髋关节的稳定。建议对 3~6 个月龄的患儿采取内侧入路切开复位治疗，同时手术矫正膝、踝关节先天性挛缩；对年长儿采取一期切开复位、股骨短缩截骨或同时做骨盆截骨为更好的选择。

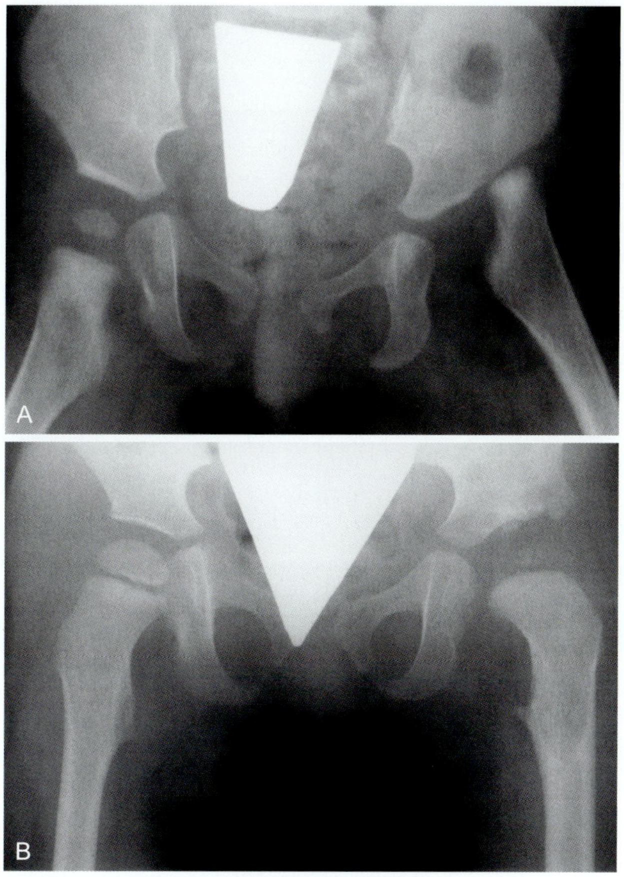


**图 30-16** A. 18 月龄女性幼儿左髋畸形脱位；B. 经一期股骨缩短、前方切开复位和骨盆截骨术后 3 岁时的表现

**8. 骨坏死** 骨坏死是治疗婴儿 DDH 最严重的并发症，坏死率难有定论，从低于 5% 到近乎 50%。坏死的危险因素包括切开复位联合截骨、术后再次脱位，首次闭合或切开复位后需要二次手术。尽管闭合复位后骨坏死发生率低于切开复位，但闭合治疗后的发生率仍高达 10%~35%。一些学者提出，股骨头骨化核出现之前进行髋关节复位发生骨坏死的概率较大；而一些学者认为，就算等到骨化核出现再进行复位，也不会改变骨坏死的发生率。近期的荟萃分析表明，出现骨化核对于闭合或切开复位后的骨坏死几乎没有保护效益，而且 Luhmann 等发现，直到股骨头骨化核出现后再行复位治疗的患儿，将来需要再次行外科治疗的可能性是早期接受复位治疗髋脱位患儿的 1 倍以上。尽管骨化核出现前行髋关节复位发生股骨头坏死的可能性轻微增加，但他们仍提倡早期复位，以促进髋关节发育，减少手术次数。

骨坏死的潜在后遗症包括股骨头变形、髋臼发育不良、股骨头向外侧半脱位、大转子过度生长和肢体不等长，而骨性关节炎则是常见的晚期并发症。Bucholz、Ogden、Kalamchi 和 MacEwen 根据股骨头骨骺、骺板和近侧干骺端的形态改变，提出了股骨头缺血性坏死的分类系统（图 30-17）。这一分类系统对每位患儿选择治疗和判断预后都很有用，但患儿在 4~6 岁前，从 X 线片不能据此系统做出恰当的分类。一项关于评测者之间可靠性的研究对 Bucholz 和 Ogden 分类系统的预测能力提出了质疑，有学者建议应制订新的分级系统。简化的 Kalamchi 和 MacEwen 分级系统将Ⅱ组、Ⅲ组和Ⅳ组合并为 B 组。将骨坏死分级为 A 组和 B 组后，作者认为复位方式（比较牵引闭合复位和不做股骨短缩截骨的切开复位）是骨坏死发生的一个因素。

应结合临床问题和 X 线片来指导治疗。许多年长儿童和青少年可能不需要任何治疗，一些患儿因股骨头变形和髋臼发育不良，将出现髋关节不匹配和持续性半脱位，可采取股骨截骨或合适的骨盆截骨，或这两种手术联合应用。

对发育性髋脱位治疗后发生骨坏死的儿童，应摄系列 X 线片进行观察，直至骨骼发育成熟。有报道指出，早期（发现缺血性坏死后 1~3 年）行髋骨截骨治疗的效果显著好于治疗较晚（发现缺血性坏死 5~10 年）的及那些未进行骨盆截骨治疗的病例。早期治疗的患者疼痛较轻，出现步态障碍较少，因股骨大转子过度生长和肢体不等长而需要附加手术治疗的较少。早期髋骨截骨有利于股骨头塑形，使股骨头与髋臼更加匹配。而晚期股骨头已有畸形，再塑形能力已经降低。当出现明显的肢体不等长时，可选择适当的方法予以治疗，如骨骺阻滞术。有症状的大转子过度生长可采取大转子下移术，这样不仅可增加外展肌的静止长度，还能增加外展力臂（图 30-18）。

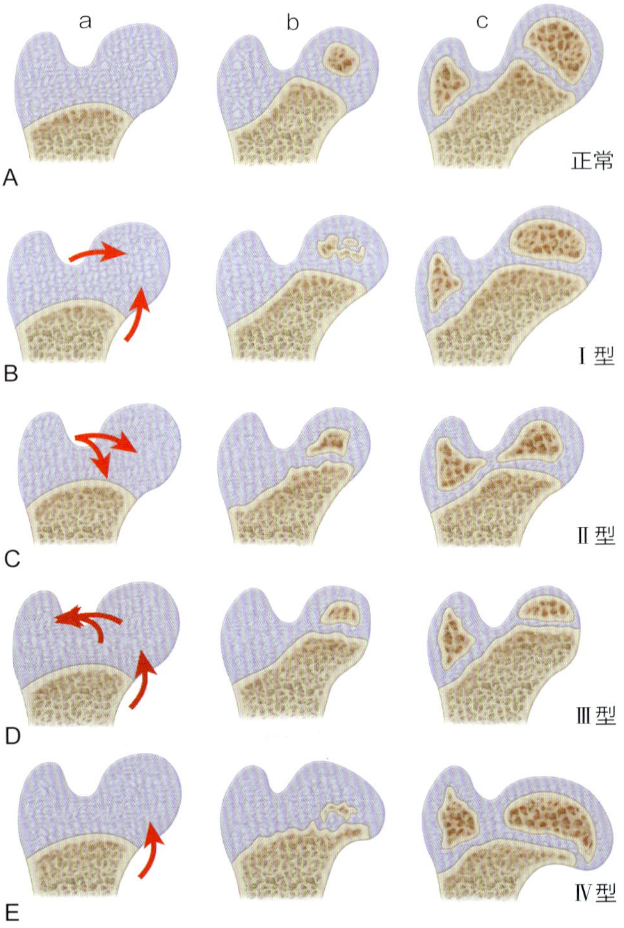


**图 30-17** 先天性髋关节脱位股骨头坏死 Bucholz 和 Ogden 分型。A. 2 月龄（a）、1 岁（b）和 9 岁（c）时正常的股骨头；B. Ⅰ型：a. 暂时性血管闭塞部位；b. 次级骨化中心不规则骨化；c. 骨骺轮廓正常，股骨头骨化中心高度轻度下降；C. Ⅱ型：a. 血管闭塞可能的原发部位；b. 干骺端和骨骺不规则；c. 干骨端外侧和骨骺提前融合；D. Ⅲ型：a. 暂时性血管闭塞部位；b. 股骨头骨骺纵向生长遭破坏；c. 不规则外形股骨头；E. Ⅳ型：a. 暂时性血管闭塞部位；b. 纵向和横向生长遭破坏；c. 骨骺早闭（重绘引自：Bucholz RW, Ogden JA: Patterns of ischemic necrosis of the proximal femur in nonoperatively treated congenital hip disease. In The hip: proceedings of the Sixth Open Scientific Meeting of the Hip Society, St Louis, Mosby, 1978.）

## 大转子下移术

**手术技术 30-5**

（Loyd-Roberts 和 Swann）

- 经外侧纵行长切口显露大转子，把 Gigli 锯置于臀中肌、臀小肌的深面，于大转子基底将其截断（也可用摆锯或截骨刀削除大转子 2/3 的侧面），注意保护位于梨状窝内侧的外侧颈升动脉。
- 向前和向后剥离臀肌，使之与关节囊相分离，并从上方髂骨剥离一小段距离。
- 髂外展时，分离的大转子及其附着的肌肉放置至股骨外侧皮质远端。
- 股骨皮质切出斜面，以减小张力，改善大转子置放位置。

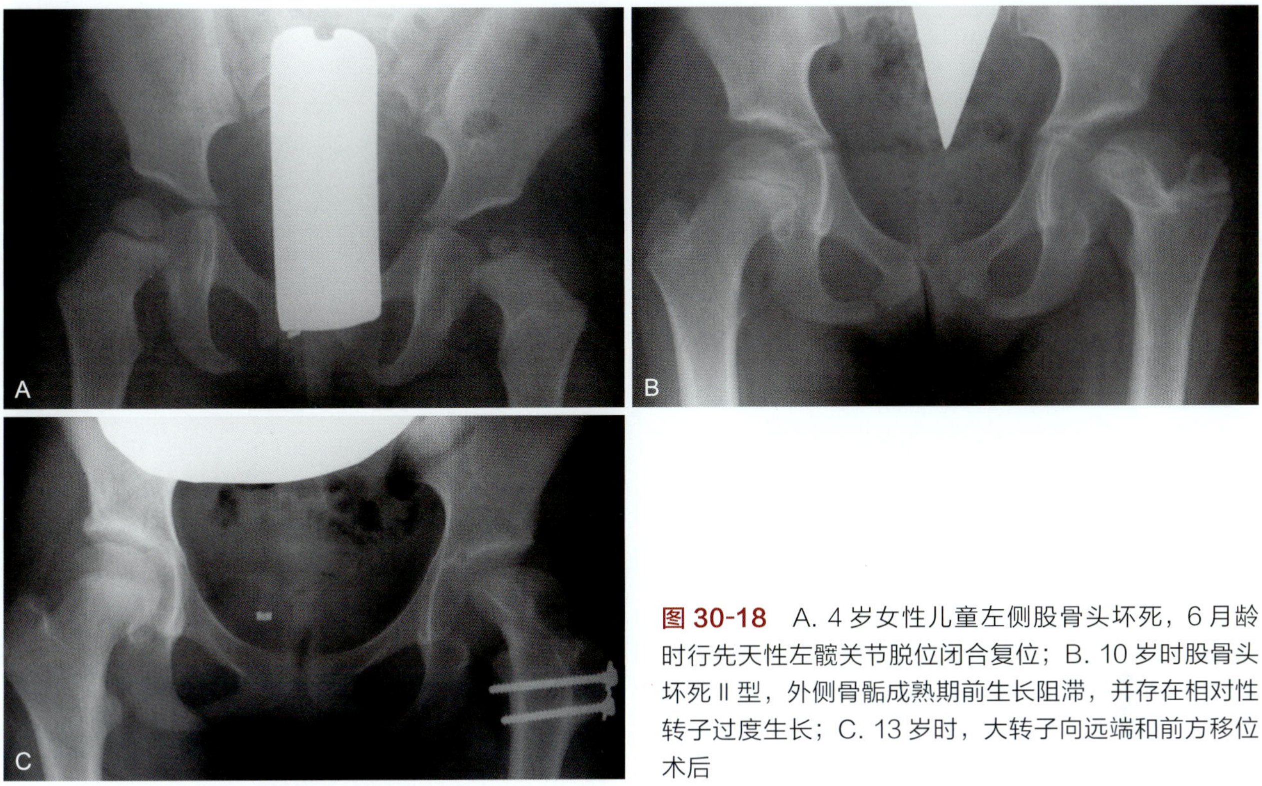


**图 30-18**　A. 4 岁女性儿童左侧股骨头坏死，6 月龄时行先天性左髋关节脱位闭合复位；B. 10 岁时股骨头坏死 II 型，外侧骨骺成熟期前生长阻滞，并存在相对性转子过度生长；C. 13 岁时，大转子向远端和前方移位术后

- 用数枚螺钉把移位的大转子与股骨固定，并缝合股骨骨膜和骨外侧肌。此时的大转子尖端在骨盆正位 X 线片上应位于股骨头中心平面上。通常大转子需要向前及向下移位。

大转子下移术也可根据手术入路描述进行（见第 6 章）。

**术后处理**　用髋人字形石膏保护髋关节于外展位 3~6 周。然后开始理疗，促进髋外展肌的康复。

## （三）幼儿期（18~36 个月）

由于新生儿期间广泛的筛查，>1 岁的 DDH 患儿未被确诊者较少见。年长 DDH 儿童表现为会阴部增宽、患肢短缩和脊柱腰段前凸增加，均是股骨 - 骨盆不稳定所致。对于已明确诊断为髋关节发育不良的患儿，往往需要行股骨或骨盆截骨，或联合两者治疗。对于年龄较小的患儿，通过股骨近端去旋转截骨可以矫正持续性髋关节发育不良。如果原发性发育不良仅累及髋臼，单纯改变髋臼方向的骨盆截骨则更合适。然而，如果髋关节两侧均有明显畸形，许多年长儿童需要做骨盆和股骨截骨术。

**髋关节发育不良股骨截骨术**　推崇股骨截骨的医师主张只有在满足下列情况下，才同时做骨盆截骨术：①骨盆截骨后股骨头中心复位，即股骨头已置于发育不良的髋臼中央；②髋关节未获得满意的发育；③髋臼的生长潜力消失。股骨头中心复位后髋臼停止发育的年龄存在着广泛的不同意见。一般认为 8 岁是单纯股骨截骨术获益的年龄上限。股骨截骨术最常用的是股骨短缩术，在此阐述的是该手术技术的完整内容。

## 髋关节发育不良患者股骨内翻去旋转截骨和儿童型髋螺钉固定

**手术技术 30-6**

- 患儿仰卧在可做 X 线检查的手术床上，将 X 线透视机置于能摄前后位片的位置上。
- 患肢消毒，铺无菌单。正常侧小腿不需要铺单，以方便术中摄片或透视。
- 从大转子向远端做长 8~12 cm 的外侧切口，切断髂胫束，分离股外侧肌，以显露股外侧面。
- 用骨刀在股骨皮质小转子或稍远端的截骨平面上标出一横线，确切的截骨部位可通过 X 线透视确认。
- 在股骨前侧皮质上标出一纵线，来检查旋转的矫正。将细克氏针分别放置于股骨颈前方和穿过远端股骨髁上通路获得辅助旋转定位。
- 紧靠大转子下方钻孔，通过 X 线透视确认位置。
- 此术可用儿科髋关节螺钉、角钢板或股骨近端锁定板固定。本文采用的是儿科髋关节螺钉。

- 在导向器的帮助下在股骨颈内放置一合适长度的导针（图 36-113A）。
- 通过 X 线透视检查导针位置，放置完导针后，用一经皮质直接测量器决定拉力螺钉长度。
- 以经皮直接测量器测量的拉力螺钉长度为标准来设定复合扩髓钻的可调节阻止塞。
- 把扩髓钻套在导针上，直到阻止塞触及外侧皮质（图 36-113C）。为谨慎起见，扩髓过程定时做 X 线检查，以免不注意时导针穿出近端进入骨骺。
- 以同扩髓钻一样的长度为标准设定螺丝攻上可调整阻止塞位置，攻丝直到阻止塞触及外侧皮质。沿着导针旋入合适长度的中程加压螺钉(图 36-113D、E)。
- 取术前计划选择的钢板，将其管状部分套在管状导向器上，安在加压螺钉尾部。钢板角度最终决定了髋关节的最后角度。
- 移除管状导向器，插入 1 枚加压螺钉，防止钢板在复位过程脱落。用槽式改锥（slotted screwdriver）旋儿童型加压螺钉或用六角改锥（hex screwdriver）旋中程加压螺钉。假如钢板正好阻碍了截骨部位，松开螺钉，旋转钢板。
- 用骨刀在股骨皮质截骨横行标志线上根据矫形要求进行横向或斜向截骨。假如成角矫形之外还需要旋转矫形，则需要穿过内侧皮质完全截骨。以股骨皮质上的纵行标志线为指导，按需要旋转股骨矫正股骨前倾（通常为 15°~30°）。因为旋转畸形比内翻畸形常见，在继续内翻矫形前，通过摄 X 线片或 X 线透视评估矫形位置。为获得内翻成角，从内侧皮质切除一合适的楔形骨块，以获得 120°~135° 的颈干角。
- 为获得加压，在钢板最远端加压孔的远端部分插入钻或螺丝攻导向器，钻孔通过内侧皮质，假如需要的压力较小，依照上述操作步骤，在钢板的第 2 个孔或第 3 个孔，使用 2.5 mm 加压固定。
- 选择适当长度的螺钉，用六角改锥旋入。用自锁套管把持，防止螺钉从扳手上脱落（图 36-113F）。
- 最后，在最近端的孔，中程复合钻或螺丝攻导向器可向近端成角，最终使螺钉经过截骨线。这种方式放置近端螺钉能提供截骨部位的额外稳定。
- 在其他剩下的孔置入螺钉。
- 拉力螺钉置入位置靠远点可提供更大加压。置入螺钉为获得大约 5 mm 加压，当外侧皮质在两深度校准刻度之间时停止旋入（图 36-113G）。为获得约 10 mm 加压，当外侧皮质平第二深度校准刻度时停止旋入（图 36-113H）。
- 通过摄 X 线片或 X 线透视确认内固定及截骨远、近端断端的位置。
- 冲洗伤口，分层缝合，如有需要，放置 1 条负压引流管。用一个半髋人字形石膏固定。

**术后处理** 单髋人字形石膏固定 6~8 周，直至截骨愈合；如果同时进行切开复位，则需要更长时间的制动。内固定可于术后 12~24 个月取出。

## （四）儿童期（3~8 岁）

处理 3 岁以上从未治疗过的先天性髋脱位病例是较为困难的，该年龄组患者即使实施过矫正手术，通常也需要二次手术。此年龄组髋关节周围结构已发生适应性挛缩，髋臼和股骨头也出现结构性改变，因此需要切开复位。不推荐单独行术前牵引，因为单独进行牵引可导致较高的股骨头缺血性坏死和再脱位的发生率（分别为 54% 和 31%）。尽管在年长儿童的髋脱位治疗过程中，股骨短缩截骨有助于复位和减少潜在并发症，但手术技术要求较高。

**1. 一期股骨短缩** 自 20 世纪 90 年代早期以来，一期切开复位和股骨短缩或同时行骨盆截骨等联合手术，已经被公认为治疗年长儿童 DDH 的方法，可避免昂贵的住院牵引，获得髋关节复位，并减少了股骨头缺血性坏死的发生率（图 30-19 和图 30-20）。

对 3 岁以上儿童，推荐一期采用股骨短缩、前路切开复位和关节囊紧缩缝合。如有指征，可同时做骨盆截骨。在某些情况下，如畸形髋脱位、牵引方案失败或需要辅助髋关节复位，此方法也适用这些年幼儿童。年长儿童完全性髋脱位，股骨头多固定到真臼上方。股骨头上移程度也有较大的范围，从严重的半脱位（股骨头下方仍邻近髋臼唇）到完全性髋脱位伴髋臼上方形成假臼，到严重脱位伴股骨头上移进入外展肌群，而无假臼形成。股骨头上移程度决定着关节囊畸形程度及矫正畸形时所需软组织重建范围。

对先天性髋脱位中关节囊的异常必须予以充分认识，也必须予以矫正，才能成功复位。或许由于骨骼畸形可被 X 线片清晰地显示和证实，矫正畸形的方法也很明确。但是软组织异常及矫正方法尚缺乏很好的描述。结果是，术后髋关节在 X 线片已显示复位，即使矫正骨性畸形操作无放射学上的错误，却在负重行走后可能出现半脱位和脱位。

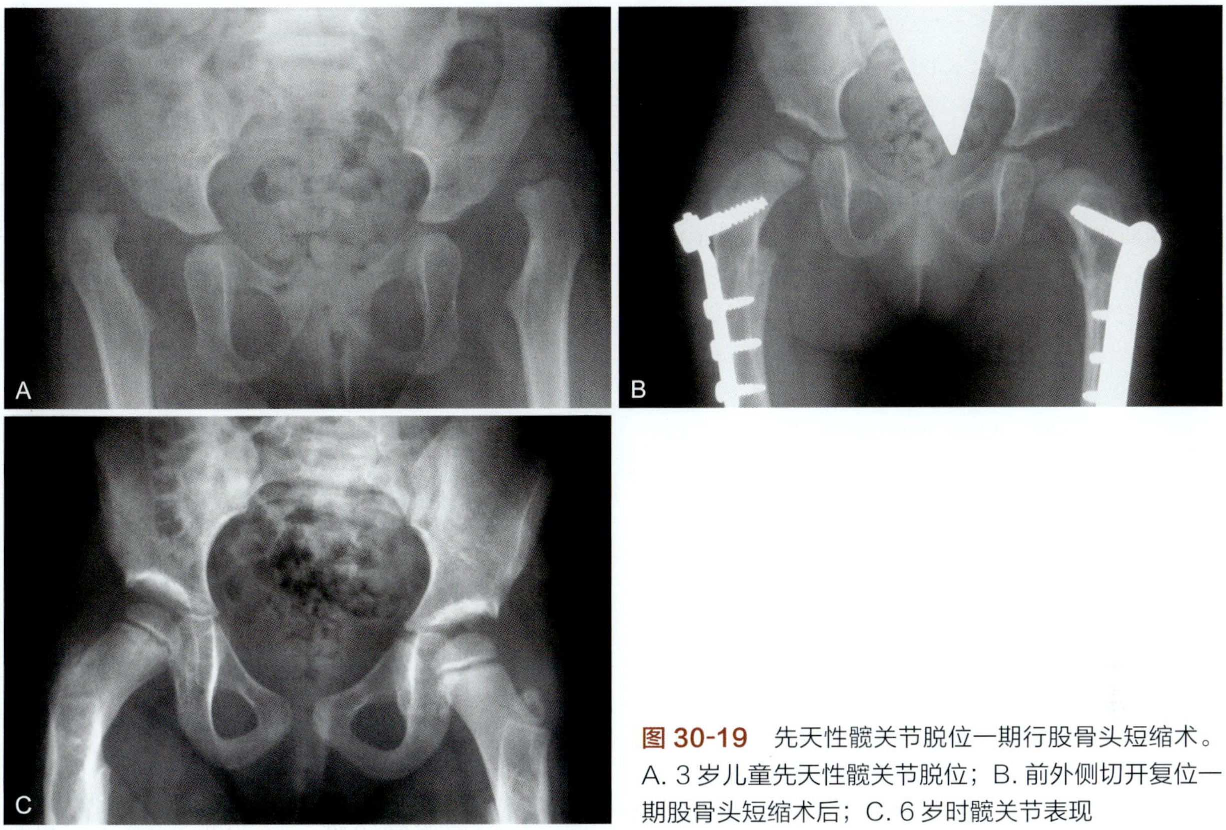


**图 30-19**　先天性髋关节脱位一期行股骨头短缩术。A. 3 岁儿童先天性髋关节脱位；B. 前外侧切开复位一期股骨头短缩术后；C. 6 岁时髋关节表现

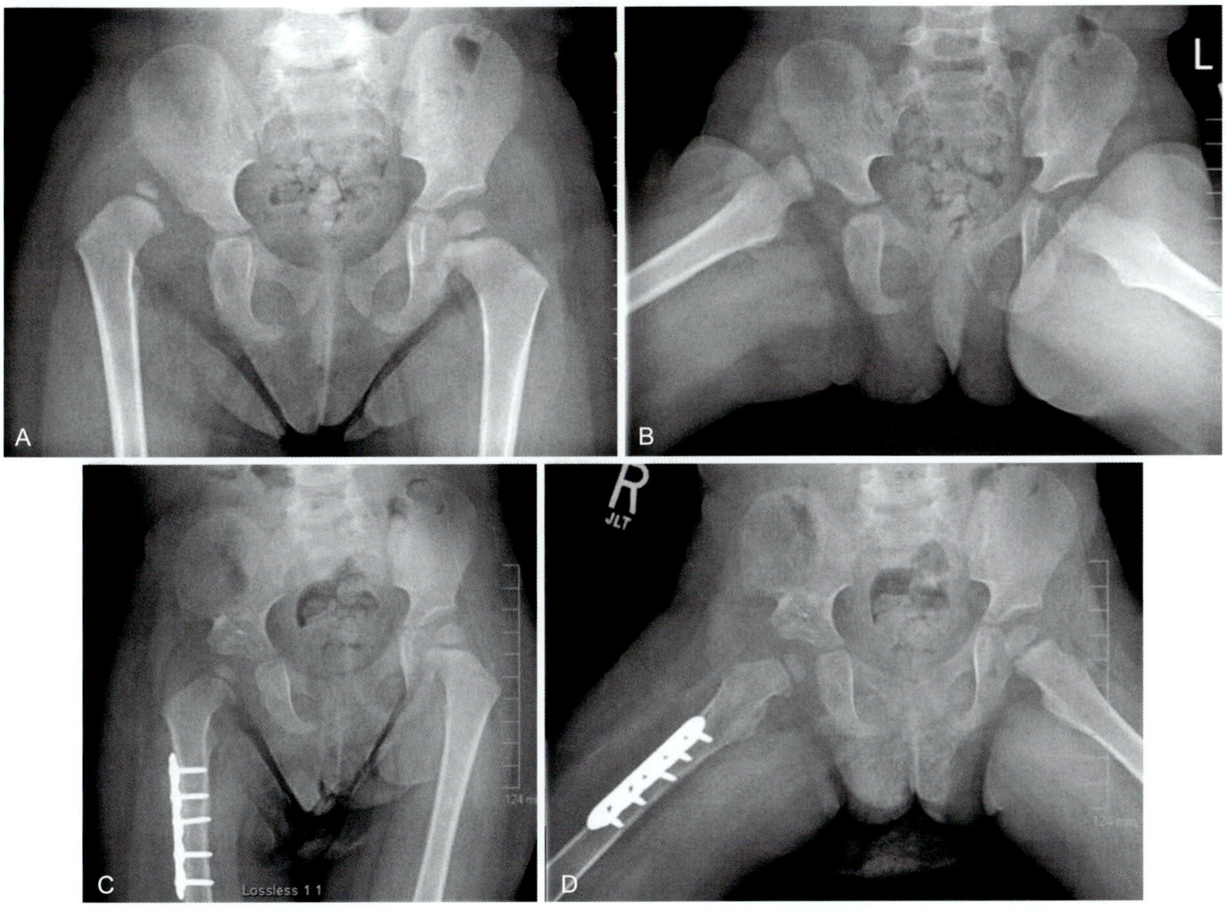


**图 30-20**　A 和 B. 4 岁儿童髋关节脱位伴严重发育不良；C 和 D. 初次股骨短缩术，并行关节囊缝合切开复位术、Pemberton 髋臼周围截骨术术后 3 个月 X 线片

髋脱位导致关节囊适应性增大，完全性髋脱位的关节囊增大可达正常者的2倍，圆韧带也肥厚，可成为部分负重结构。有时年长儿童的圆韧带从股骨头上撕脱，退缩后与下方关节囊粘连，变成阻碍复位的软组织团块。纤维软骨构成的髋臼唇在髋臼外上缘变成扁平状，附着于肥厚的关节囊，并突进其上方的外展肌群内，后者也与移位的关节囊粘连。如果不将关节囊与其上方的外展肌进行适当的分离，不仅使复位困难，也增加了再脱位的机会。

在股骨头上移较高的严重性髋脱位，外展肌群已发生挛缩，即使行术前牵引或股骨短缩，这些挛缩的肌肉和筋膜仍给完全复位带来困难。某些罕见病例在股骨短缩截骨后，还需要松解梨状肌起点或臀小肌前侧纤维，或两者均需要松解，以使股骨头向远端充分地移位。关节囊的中下部被其表面的髂腰肌肌腱压迫而缩窄，横跨马蹄形真臼基底部的髋臼横韧带也发生挛缩和增厚。

下面所描述的一期股骨短缩的手术方法系Klisíc、Wenger和前侧切开复位方法的改良。这些方法包括前路切开复位（见手术技术30-3）和股骨近端内翻去旋转截骨（见手术技术30-6），前面已述及。在实施股骨短缩之前，应该认真地做好手术准备（图30-21）。

## 一期股骨短缩

### 手术技术 30-7

- 患儿仰卧于手术床上，患髋下方置一可做X线检查的体位垫。常规消毒下肢和铺单，显露骨盆和股骨。
- 做两个切口，一个是如同前方切开复位（见手术技术30-3）的前方髂腹股沟切口，另一个是外侧直切口。按照手术技术30-3的方法，通过前方髂腹股沟切口进行前方切开复位，延长切口直至行关节囊紧缩缝合术的位置。
- 进行股骨短缩截骨。于股骨大转子的尖端向股骨干远端1/3处做直切口。
- 如果不需要内翻矫正，股骨短缩、旋转截骨可以在股骨干的水平而不是转子间水平进行。然后用1/3周长管状板或标准加压钢板固定。
- 逐层切开阔筋膜张肌、髂胫束和股外侧肌，暴露股骨干。
- 在股骨干上小转子水平标出一横行截骨线，另在股骨近端的前缘标出一纵行线作为股骨旋转矫形时的参照线。
- 按通常的方法，将一拉力螺钉拧入股骨颈内。
- 根据术前X线片估计股骨需要缩短的长度，即股骨头上缘至Y形软骨的距离，通常要缩短1~3 cm。另外，正确的缩短长度可以通过下述方法判断，即截

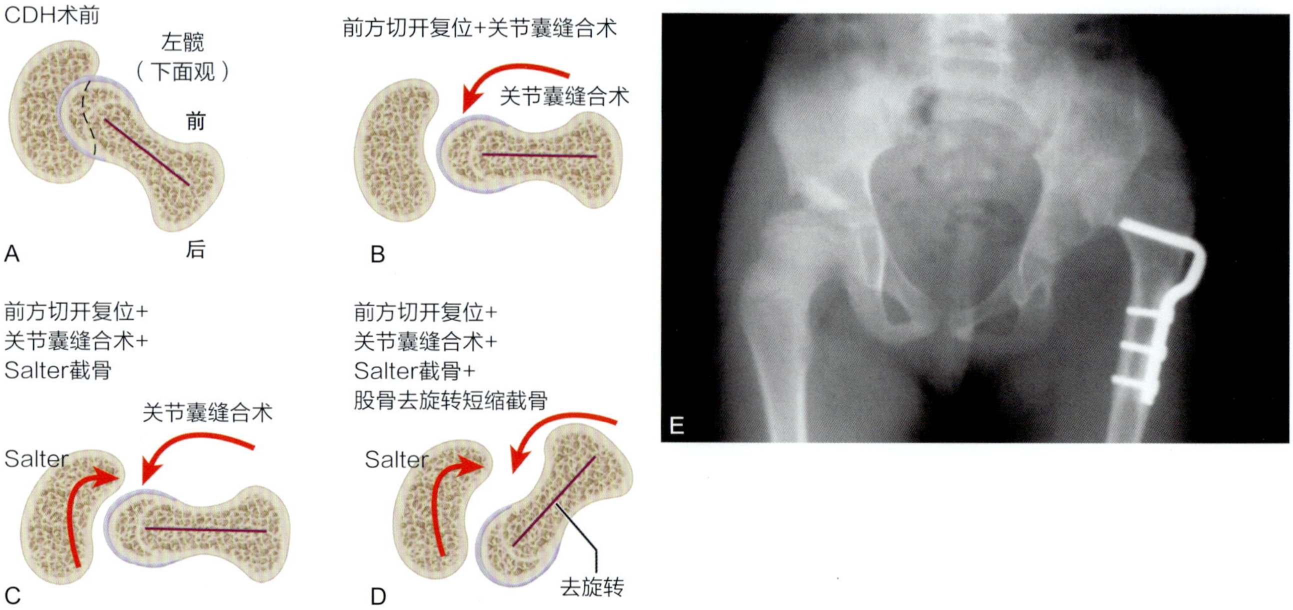


图 30-21 A. 发育性髋关节脱位术前前倾的股骨和髋臼；B. 通过前方关节囊紧缩缝合改变股骨颈方向；C. 关节囊缝合术和 Salter 骨盆截骨术；D. 关节囊缝合、Salter 骨盆截骨和股骨完全去旋转，综合治疗过度将产生后脱位；E. 一5岁女性儿童经切开复位、一期股骨短缩去旋转截骨和 Salter 截骨治疗后，出现固定性髋关节后脱位。（A~D 重绘引自：Wenger DR：Congenital hip dislocation：techniques for primary open reduction including femoral shortening, Instr Course Lect 38:343, 1989.）（见手术技术 30-7）

骨到使股骨头能轻松地复位进入髋臼。

- 于股骨颈内拉力螺钉的稍下方截断股骨。
- 再于此截骨线远端的适当距离做第二处横行截骨。如果需要内翻矫形，则第两处截骨成角度截骨。截除已测量好的一段股骨干（图 30-22）。
- 如果髂腰肌腱阻碍近端骨块向尾端复位至髋臼水平，可考虑在小转子处骨膜下小心切断髂腰肌附着点，切开附着在股骨颈内侧的关节囊，避免损伤旋股内动脉。

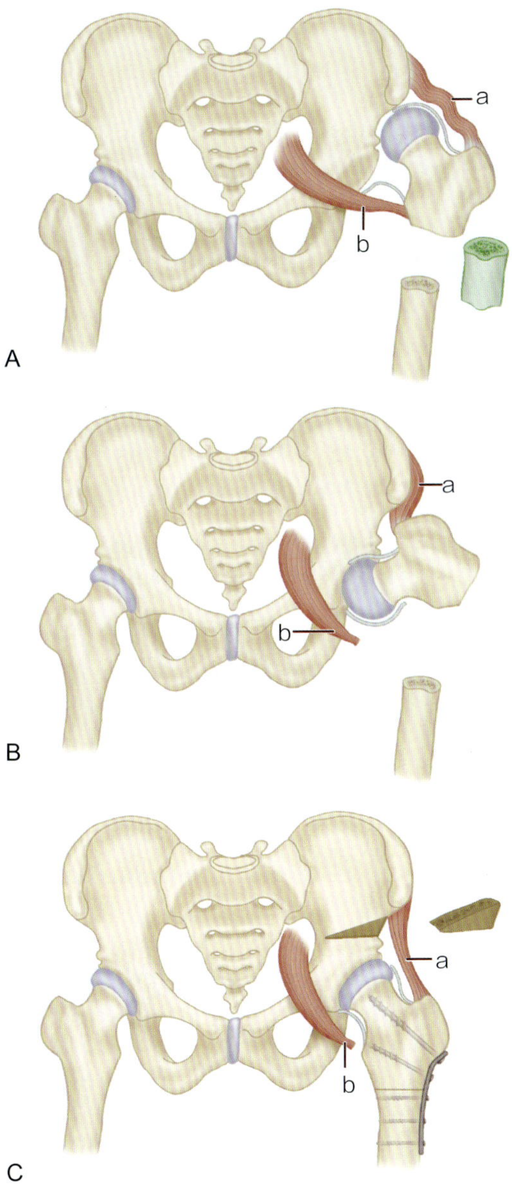


**图 30-22** 切开复位、初次股骨短缩和 Salter 截骨技术。A. 股骨头脱位。臀肌（a）回缩并轻度短缩。髂腰肌（b）正常。关节囊嵌入股骨头和髂骨之间。切除一段股骨；B. 外展近端股骨；如果需要移动近端骨块，则切断髂腰肌腱（b）。平行股骨颈在下表面切开关节囊；C. 手术完成。臀肌（a）紧张。完成 Salter 截骨并植骨。股骨截骨用儿科髋螺钉固定（见手术技术 30-7）

- 将股骨头轻柔地复位入髋臼，通常截骨近端需要去旋转 15° ~45° 。
- 把截骨两端对齐，用侧钢板和螺钉固定。摄 X 线片或 X 线透视，确认股骨短缩和股骨头复位情况。
- 此时，如有矫正髋臼发育不良指征，可行 Salter 或 Pemberton 骨盆截骨。正如前面所述，应该细致、彻底地紧缩缝合关节囊，把关节囊最外侧部分拉到最内侧缝合，切除假臼处多余的关节囊。
- 冲洗两个切口后，常规闭合切口。如有必要可放置负压引流管。
- 用髋人字形石膏固定，保持下肢轻度屈曲、外展和旋转中立位。

**术后处理** 术后 24~48 h 拔除引流管，8~12 周拆除人字形石膏。定期摄 X 线片，观察股骨头和髋臼的发育。另外，术后即刻可行 MRI 或有限 CT 检查来评估复位是否充分。每年可做临床和 X 线片检查 1 次，来评估下肢不等长的情况。

**2. 骨盆截骨术** 单纯骨盆截骨或与切开复位联合手术是增加或保持术后髋关节稳定的措施。常用骨盆截骨包括：①髋骨截骨（Salter）；②髋臼成形（Pemberton）；③游离髋臼截骨（Steel 三相截骨或 Ganz 髋臼截骨）；④造盖术（Staheli）；⑤髋臼内移截骨（Chiari）。为矫正年长儿童的股骨头和髋臼异常，可联合上述骨盆截骨中的一种及股骨截骨来治疗。

Salter 设计的髋骨截骨，仅适用 18 个月至 6 岁儿童的髋关节脱位或半脱位在截骨时已经复位或能够通过切开复位者。术中整个髋臼与耻骨、坐骨作为整体一并旋转，耻骨联合起着铰链作用，截骨间隙的外侧由置入的楔形骨块保持撑开，使髋臼顶壁向前外侧移位。严重的髋臼发育不良和髋关节未中心性复位者是手术的禁忌证。

髋臼成形术适用于在截骨时髋关节脱位、半脱位已经复位，或者能够通过切开复位、年龄至少在 18 个月以上的儿童，年龄上限是 Y 形软骨闭合。髋臼成形是在髋臼上方的髂骨做截骨来减少髋臼顶部的倾斜度。Pemberton 所描述的关节囊周围髂骨截骨，其截骨线从髂前下棘稍上方向后下截断全层髂骨，其后侧止于 Y 形软骨。当髋臼顶壁向前外侧旋转时，Y 形软骨起着铰链作用。该手术减少了髋臼的容积造成关节不匹配而需要重新塑形。

游离髋臼的截骨由 Steel、Eppright 和 Ganz 设计，这些手术使骨盆部分游离，造成包括髋臼的一节段骨骼可以移动。适用于大龄儿童、青少年和骨骼已发育成熟的成年所遗留的髋关节发育不良和半脱位，这些患者的髋臼不再具有塑形能力。这些手术能有效地使髋臼软骨覆盖股骨头。而造盖术和Chiari骨盆内移截骨，则使关节囊的纤维组织置于股骨头与重建的髋臼之间。

Steel三相骨盆截骨是坐骨、耻骨和髋臼上方的髂骨均被截断，髋臼改变位置后经植骨块和金属针固定而获得稳定。髋臼关节囊周围转盘式截骨（Eppright）将髋臼的前后和上下缘均截断，整个游离作为一独立的节段而改变方向，恰好覆盖股骨头。伯尔尼髋臼周围截骨（Ganz截骨）通过在坐骨、耻骨上支和髂骨的系列截骨，游离髋臼同时保留骨盆的后柱。

造盖术（Staheli）适用于半脱位和髋关节已经复位、而其他截骨术不能满意覆盖股骨头者。经典的造盖术是采取植骨或把股骨头上方髋臼、部分髂骨外板向远端翻转，从而使髋臼顶壁向前外及后侧延伸。

髋臼内移截骨是Chiari为4岁以上儿童的髋臼脱位所设计的手术，也是一种改良的造盖术。它使股骨头位于髂骨截骨面及关节囊的下方，以矫正股骨头病理性外侧移位。截骨线位于髋臼水平，股骨头与髋臼一并内移，近端截骨面成为覆盖股骨头的顶壁。先天性或发育性髋脱位推荐的截骨术，见表30-1。

**3. Salter骨盆截骨术** 在先天性髋脱位的切开复位中，Salter观察到整个髋臼比正常的要更倾向于前外侧。当髋伸展时，股骨头前外侧不能完全覆盖，当髋内收时，股骨头上方覆盖不足，Salter骨盆截骨术改变了整个髋臼，以便可以更好地覆盖股骨头的前侧和上方。如果有纠正髋臼发育不良的指征，任何脱位或者是半脱位都应该在手术之前中心性复位；否则，就要在术中截骨的同时进行复位。在术中，通过肌腱功能术来松解任何挛缩的内收肌及髂腰肌，通过关节囊缝合术来治疗脱位时被拉长的关节囊。

Salter手术适用于18个月到6岁儿童的先天性髋脱位及青少年的髋关节半脱位，同时也适用于在限制年龄内接受其他治疗方法后的遗留或者复发的髋臼脱位及半脱位（图30-23）。

下面是该手术成功的前提。

（1）股骨头必须位于髋臼水平线下，这需要在术前牵引一段时间或行一期股骨短缩手术。

**表30-1**

**先天性或发育性髋脱位推荐的截骨术**

| 截骨术 | 年龄 | 适应证 |
|---|---|---|
| Salter骨盆截骨术 | 18个月至6岁 | 匹配的髋关节复位需要矫正的髋臼指数 <10°～15° |
| Pemberton关节囊周围髂骨截骨术 | 18个月至10岁 | 需要矫正的髋臼指数 >10°～15°；股骨头小，髋臼大 |
| Steel或Ganz截骨术 | 青春期后期到骨骼成熟 | 遗留的髋臼发育不良；症状；匹配的关节 |
| 造盖术或Chiari截骨术 | 任何年龄均可，但通常是青少年到骨骼成熟 | 不匹配的关节；症状；其余的截骨术不合适 |

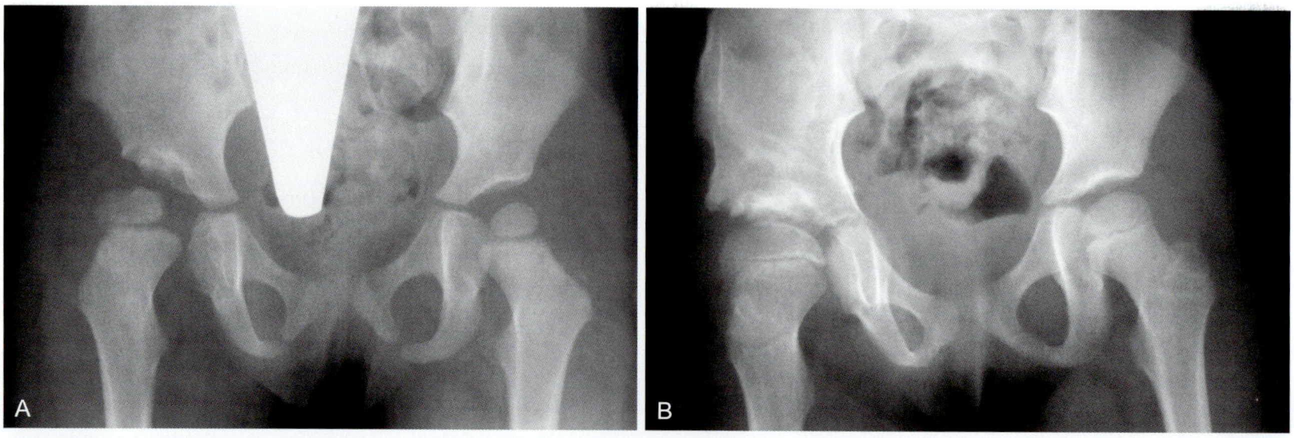


图30-23 先天性髋关节脱位Salter截骨。A. 在9个月时行切开复位术的4岁女性儿童，遗留有髋臼发育不良和右髋半脱位；B. 再次行切开复位和Salter骨盆截骨术后1年

（2）必须松解挛缩的内收肌及髂腰肌，在脱位及半脱位中有行该手术的指征。髋关节脱位适合行切开复位，但是半脱位通常不需要。

（3）股骨头必须完全而且中心复位到正常的髋臼中，这通常需要谨慎的手术及切除髋臼内多余的软组织及部分髋臼唇。

（4）髋关节必须匹配。

（5）髋关节的活动范围必须自如，尤其在外展、内旋、屈曲的时候。

在尸体解剖研究中，Birnbaum 等证实了在 Salter 骨盆截骨术中容易受损的几个结构，如下：

（1）从前外侧入路很容易损伤股外侧皮神经。把包含股外侧皮神经的皮肤拉到一边可以避免损伤。

（2）如果患肢过度牵拉，可能会损伤阔筋膜张肌的营养血管。

（3）Hohmann 牵开器在骨膜剥离不完全时能碾锉或刺激坐骨神经。

（4）同样在骨膜剥离不全的时候用 Hofmann 牵开器时能损伤闭孔神经。

（5）过分牵拉髂腰肌会压迫股神经。

因为解剖路径及截骨区域之间连接狭窄，为了保护神经及血管免受损伤，严格骨膜下操作、小心细致应用牵开器很有必要。

## 切开复位术 Salter 盆骨截骨术

### 手术技术 30-8

（Salter）

- 患者仰卧于手术台上，用可做 X 线检查的臀垫把患侧髋关节垫高。用手术单将患侧躯干覆盖，前后均到达躯干中线，向上到达胸腔下缘；患肢铺单以便于术中可以随意移动。
- 经皮下松解内收肌或切断肌腱。
- 从髂嵴中点正下方开始，经过髂前上棘的正下方，直到腹股沟韧带中点做切口，用纱布压迫切缘以减少出血。
- 向外侧钝性分离开阔筋膜张肌，向内侧分离缝匠肌及中间的股直肌，显露髂前上棘。
- 从关节囊下方切断股直肌，松解股直肌反折头。
- 从皮肤切口后部沿着髂嵴分离髂骨骨骺至切口前方的髂前上棘，然后转向远端的髂前下棘。
- 把髂骨外侧面骨骺及髂嵴外侧面骨膜整张折到髋臼上缘下方及坐骨大切迹后方。
- 松解髋骨外侧面及假臼内任何与关节囊相连的组织。
- 钝性分离关节囊与外展肌之间间隙以暴露关节囊的前方及外侧。
- 在分离开的空间用海绵填塞以控制出血，增加骨膜和坐骨切迹之间的间隔。
- 如果不能将骨膜与髋臼同心复位，打开关节囊的前方和上方，平行髋臼边缘并于下方 1 cm 处切开关节囊。
- 如果圆韧带肥大，将其切除。
- 将股骨头轻柔地复位入髋臼，不要切除盂唇。在和第 1 个切口垂直的角度切开关节囊，形成一个“T”形的切口，切除下外侧多余的关节囊。检验关节的稳定性，如果当关节内收时股骨头从髋臼内脱出并向上方移位或者是当关节伸展、旋转时股骨头向前脱位，就需要行截骨术。
- 允许髋关节再脱位，从髂嵴的前半部剥离髂骨骨骺的内侧部分，向前、后方向剥离髂骨内表面的骨膜，以便暴露出整个髂骨内表面直至坐骨切迹。
- 在暴露的表面塞上纱布来控制失血和扩大骨和骨膜之间的间隙。
- 在骨盆边缘水平暴露髂腰肌的腱性部分，用剪刀分离腱性部分和肌肉部分。为保护肌肉，应从腱性部分剪开。
- 用一个弯钳自骨膜下从髂骨内侧穿到坐骨切迹，同时钳住 Gigli 锯一端，轻柔缩回。或者，可以先将缝合线或纱条从髂骨内侧穿到坐骨切迹，然后连接 Gigli 锯帮助通过。
- 向两侧轻柔牵开髂骨两侧的软组织，用锯沿坐骨切迹到髂前下棘把髂骨直线分离切断。
- 从髂嵴上切取一块足够大的骨块（图 30-24A），如果同时做一期股骨短缩，截除的股骨可用作自体骨植骨。使楔形底部的宽度同髂前上棘及髂前下棘之间的距离相同。
- 用巾钳钳住上下髂骨断端。
- 在坐骨切迹处置入一个弯的撑开器，用它向前撬，将髂骨远端向前方、下方及侧方牵引移动，从而张开截骨部位。确定截骨处在后方是闭合的（图 30-24B）。使肢体呈“4”字形体位时，远侧骨端的移动更为容易。
- 不要向髂骨近端骨块施加向头侧的牵引，否则会使骶髂关节脱位。
- 在截骨处插入植骨块，放开下端的牵引。
- 用 1 根克氏针从遗留的髂骨上部穿入，穿过植骨块，直达髂骨远端骨块（图 30-24C）。确保克氏针没有进入髋臼，但确实穿过 3 段骨块。

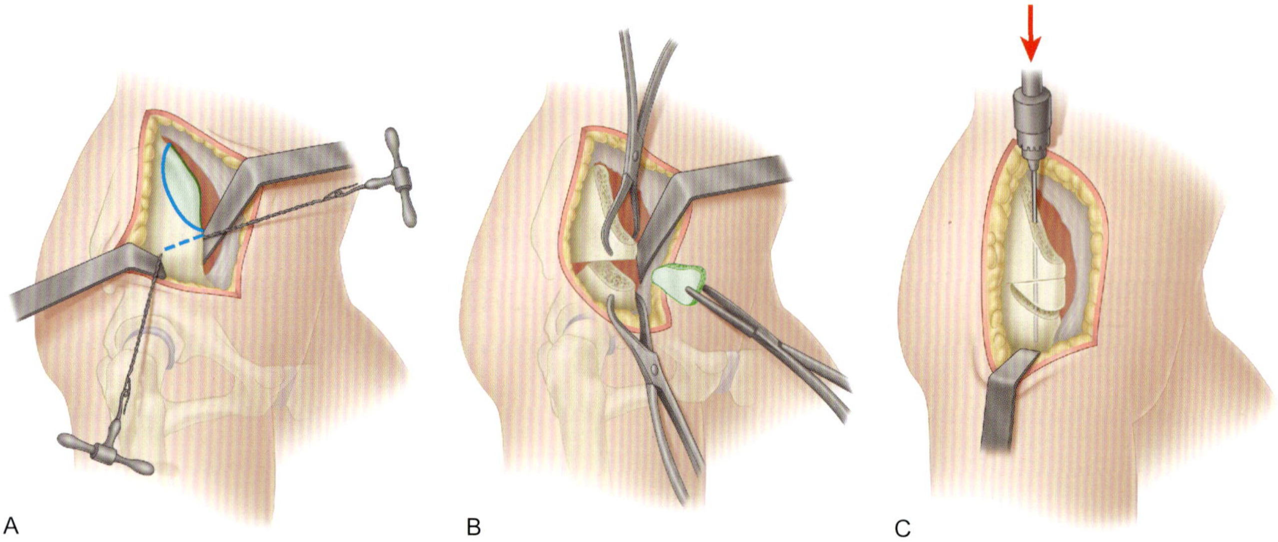


图 30-24 A~C. Salter 骨盆截骨方法，包括切开复位（见手术技术 30-8）

- 如果需要稳定，可同样方式，平行第一根克氏针再打入一枚。
- 再次将股骨头复位入髋臼，重新评价它的稳定性。无论关节内收或是轻度外旋，髋关节均应该稳定。
- 关闭切口时，让助手握住膝关节，使髋关节外展、屈曲、内旋。
- 去除多余的关节囊，进行关节囊紧缩缝合术。
- 向内移位关节囊外侧瓣的远端半部分，使之超过髂前下棘，这使关节囊边缘靠拢，并通过使髋内旋而增加髋关节复位后的稳定性。间断缝合、修补关节囊。
- 缝合缝匠肌和股直肌。
- 把髂嵴骨骺处两部分缝合。
- 剪断克氏针，使它们的尾端留在皮下脂肪内。
- 连续皮下缝合，关闭皮肤。
- 在关闭切口的时候保持髋关节复位的位置，行人字形石膏固定。

**术后处理** 8~12 周后，拆除石膏，在局部麻醉下取出克氏针。X 线检查骨盆截骨术后的位置。

**4. Pemberton 髋臼成形术** 髋臼成形术的定义是通过在髋臼上方截骨，接着向下平移髋臼顶壁来改变髋臼的倾斜角。Pemberton 描述了一个被他称为“关节囊周围髂骨截骨术”的髋臼成形术。这种方法就是在截断全层髂骨后，以 Y 形软骨作为铰链，髋臼顶壁向前侧及外侧旋转。Pemberton 随访 91 名患者、115 个髋关节 2 年，推荐该手术适用于 1 岁至 Y 形软骨没有柔韧性、不能起铰链作用的年龄（女 12 岁，男 14 岁）的髋关节发育不良患儿，也适用于髋关节脱位和半脱位已经复位，行截骨术同时能被复位的患儿（图 30-25）。

对关节囊周围截骨术和骨盆截骨术进行比较，前者优点如下：首先是不需要内固定，并且避免了二次手术取出内固定；其次是在关节囊周围截骨术中使髋臼轻度旋转就能取得很大程度的矫形效果，因为 Y 形三角软骨和需要矫形的地点很近。然而，Pemberton 手术在技术上有一定的难度。另外，它改变了髋臼的形状和容积，能导致髋臼和股骨头之间不匹配，因此髋臼需要进一步塑形。应避免矫形过度，以减少后期发生股骨髋臼撞击（FAI）的机会，尽管一项对 150 多个 Pemberton 髋臼成形术的 10 年随访研究显示，该手术后发生 FAI 的情况并不常见。

## 关节囊周围髂骨截骨术

**手术技术 30-9**

（Pemberton）

- 患者仰卧于手术台上，在患侧臀下垫一个可以透过放射线的臀垫，经前方髂股切口显露。
- 切口的上部分平行于髂嵴并位于髂嵴下方，从髂前上棘向后延伸到髂嵴的中部。切口的下部分从髂前上棘下方平行于腹股沟延长 5 cm。
- 从髂嵴开始骨膜下剥离臀肌、阔筋膜张肌，从髂骨前 1/3 向前到关节囊，向后至显露坐骨大切迹。
- 用锐利骨膜起子，把髂骨骨骺和附着的腹肌从髂嵴

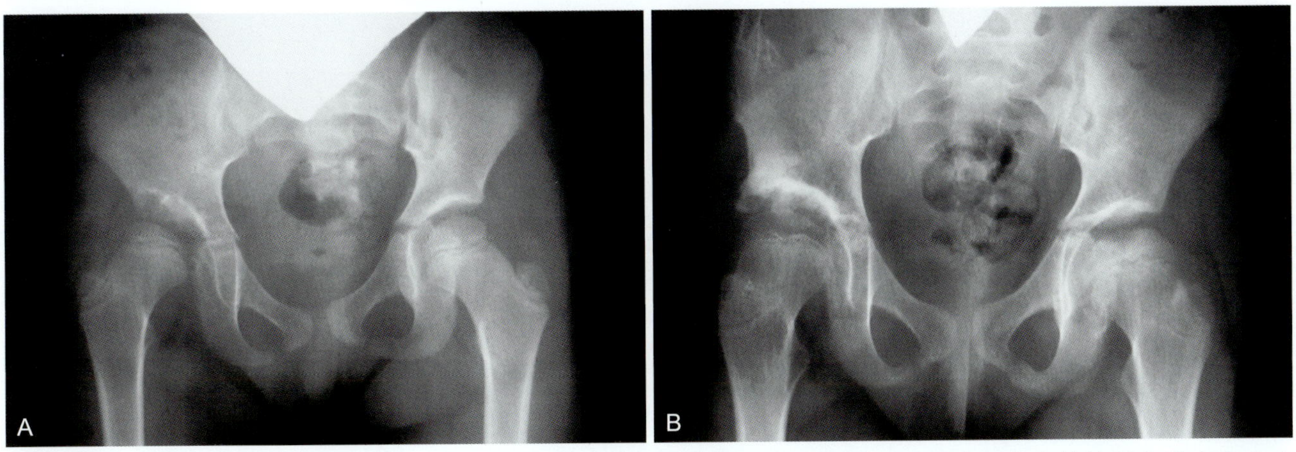


**图 30-25**　Pemberton 髋臼成形术。A. 8 岁女性儿童先天性髋关节脱位经治疗后遗留有症状性髋臼发育不良；B. Pemberton 髋臼成形术术后

前 1/3 部分开始剥离，从髂骨内面骨膜下剥离上述肌肉，直至再次显露坐骨大切迹。

- 打开髋关节囊，清除任何妨碍复位的软组织（切开复位术 30-3）。
- 在直视下复位髋关节，确定股骨头复位良好。使髋关节再次脱位，进行截骨并适当撑开植骨。
- 向坐骨切迹骨膜下置入 2 个板状拉钩——1 个沿髂骨内表面，另 1 个沿髂骨外表面，使髂骨前 1/3 的内侧、外侧部分暴露。影像可帮助确定截骨的位置和方向。
- 用 1 个窄的弧形骨刀，按下面的步骤从髂骨外侧皮质开始进行截骨。截骨线从髂前下棘稍上方开始，弯向后方，于关节囊近端大约 1 cm 并平行于关节囊，一直到坐骨切迹内板状拉钩的正前方。术中 X 线透视有助于确定截骨的正确位置（图 30-26A）。
- 在此截骨点往深部截骨，骨刀刃已经不能看见，保持骨刀尖端充分向下很重要，以免进入坐骨切迹，而是进入 Y 形软骨髂骨坐骨缘的中点（图 30-26B）。
- 骨刀方向正确后，继续深入 1.5 cm，完成髂骨外侧皮质的截骨。
- 用同一个骨刀，在髂骨内侧皮质截骨，从髂前下棘正上方同一点开始截骨，向后平行于外侧皮质截骨线，直至 Y 形软骨（图 30-27A）。
- 通过改变髂骨内侧皮质截骨部分后部的位置来控制截骨后髋臼顶部移位的方向。这部分越靠前，髋臼向前旋转就越少。相反，这部分越靠后，髋臼向前旋转越多。
- 在完成两侧皮质的截骨后，用 1 个宽的弧形骨刀打入截骨间隙前部，下压截骨远端，使截骨两段至少分离 2~3 cm 或者使用椎板撑开器（图 30-26C）。
- 髋臼顶应该充分向下旋转，髋臼顶部应转向下方做足够的旋转以矫正发育不良，准确的矫正角度很难确定。应获得多个 X 线图像，并与正常髋关节进行比较，以确定适当的股骨头覆盖率，同时避免过度矫正。在每个髂骨截骨面各切一个前后方向的窄沟。
- 从髂骨的前部切取一个楔形骨块，包含髂前上棘在内。用椎板撑开器分开截骨两端，把截取的楔状骨放入髂骨面内的窄沟内，到位后压紧。髋臼顶应该在矫正位进行固定（图 30-27B）。或者如果同时做股骨短缩截骨术，也可以选择使用截除的骨块做填充（图 30-28）。
- 如有必要，用克氏针稳定矫形效果。
- 假如矫形过程中髋关节还处于脱位状况，这时可复位了。
- 仔细进行关节囊紧缩缝合，附加软组织对矫形效果的稳定作用。
- 缝合髂骨骨骺到剩下的髂骨上，关闭切口。

**术后处理**　使髋关节保持中立位（或者轻度内收和内旋位，假如发现这个体位对关闭切口最适合的话），术后行人字形石膏固定。石膏固定范围：患侧从乳头线到足趾，对侧从乳头线到膝盖。8~12 周后拆除石膏，并行 X 线检查。

**5. Steel 截骨术**　Pemberton 关节囊周围髂骨截骨术受 Y 形软骨的活动性所限制，以软骨为铰链会导致骨骺早闭。尽管 Salter 骨盆截骨术能应用于年长患儿，但它的疗效取决于耻骨联合的活动性，而且股骨头的覆盖率也有限。而其他更复杂的截骨术例如 Steel 和 Eppright 截骨术，能提供更好的矫形效果及增加股骨头的覆盖。

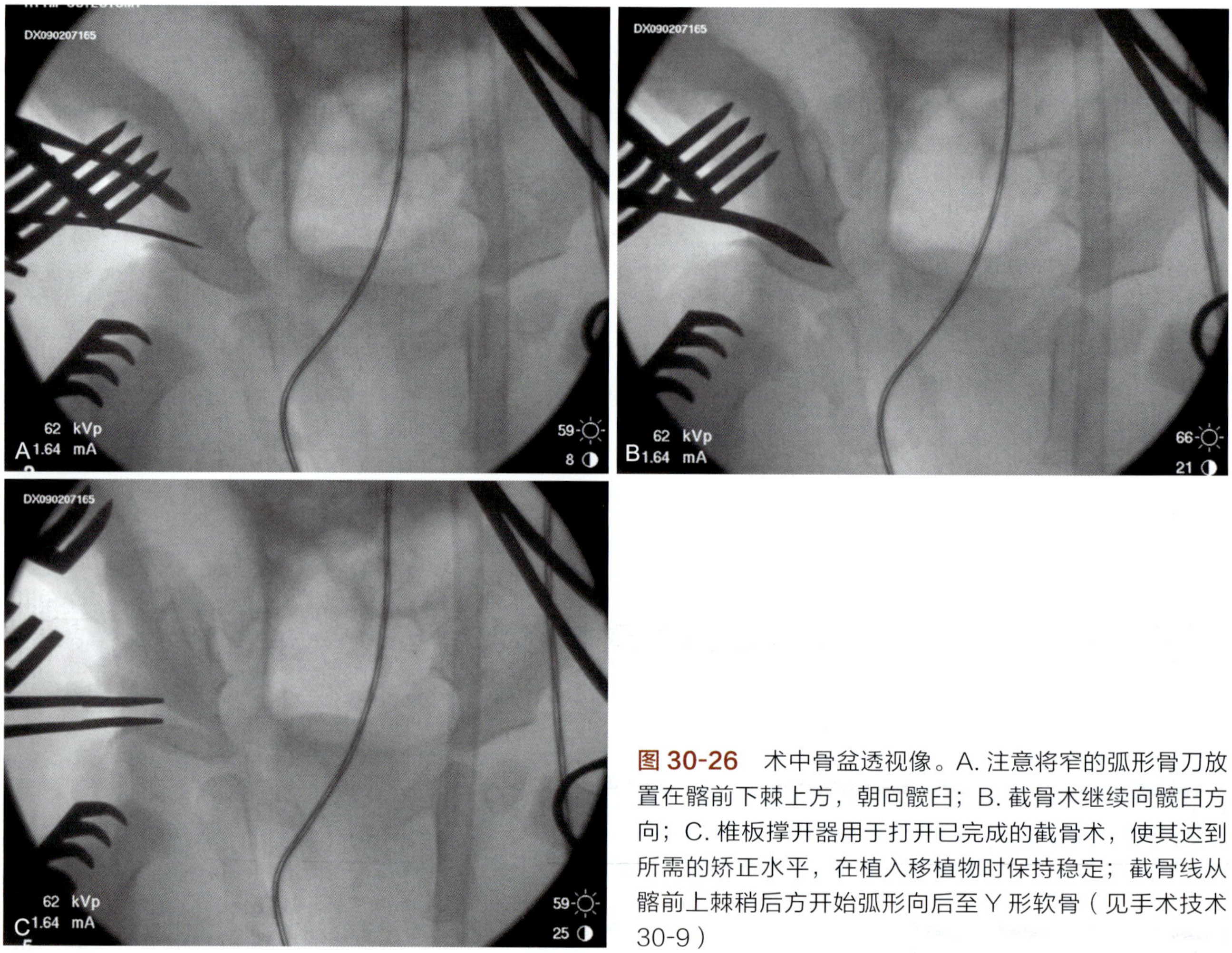


**图 30-26** 术中骨盆透视像。A. 注意将窄的弧形骨刀放置在髂前下棘上方，朝向髋臼；B. 截骨术继续向髋臼方向；C. 椎板撑开器用于打开已完成的截骨术，使其达到所需的矫正水平，在植入移植物时保持稳定；截骨线从髂前上棘稍后方开始弧形向后至 Y 形软骨（见手术技术 30-9）

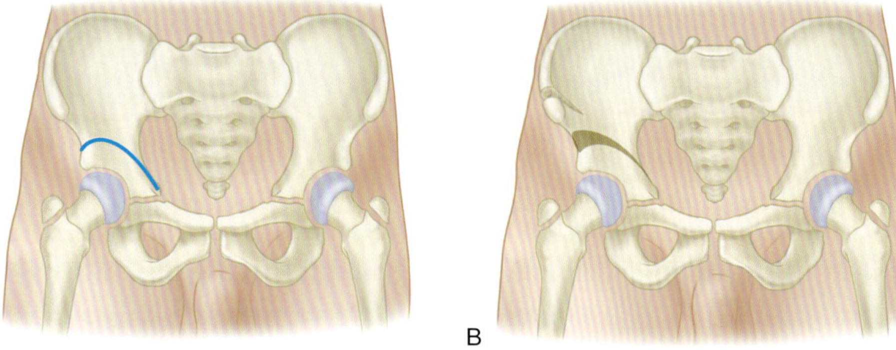


**图 30-27** Pemberton 关节周围截骨术。A. 截骨线髂前上棘稍后方开始弧形向后至 Y 形软骨；B. 完全截骨后维持髋臼顶壁在正确的位置，截骨部位插入楔形骨块（见手术技术 30-9）

在 Steel 改进的三处截骨术中，坐骨、耻骨支和髋臼上方的髂骨都将被截断，重新确定髋臼的方向，植骨后用克氏针维持稳定性。手术的目的是为不能用其他截骨术治疗的髋关节脱位和半脱位年长患儿建立一个解剖位置上更稳定的髋关节（图 30-29），术后关节面必须获得匹配或髋臼改变方向后关节面获得匹配，手术才算成功，这时就获得功能无痛的活动范围。Trendelenburg 步态也会消失。Steel 对 45 例患者 52 个髋关节手术进行术后随访，结果 40 个结果满意，12 个不满意。不满意的关节会疼痛而且容易疲劳；其中 2 例 Trendelenburg 征阳性，1 例髋关节活动丧失。

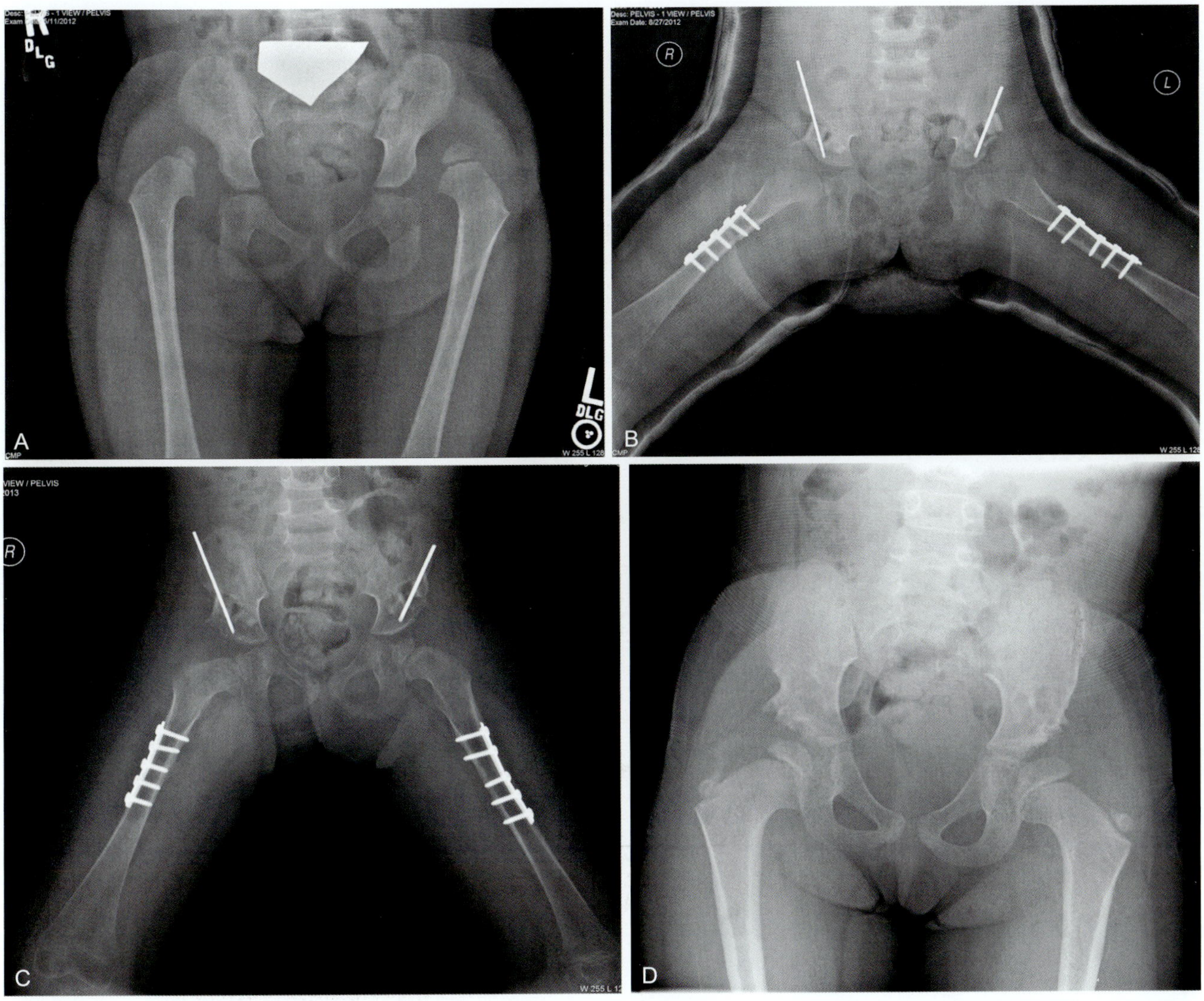


**图 30-28**　A. 2 岁患者术前影像显示双侧髋关节脱位；B. 骨盆前后位片：曾行髋关节切开复位，关节囊紧缩，一期股骨短缩截骨，Pemberton 髋臼截骨，并用股骨骨块做植骨填充；C. 术后正位片：已拆除外固定石膏；D. 2 年后术后随访，特别是左侧仍有部分发育不良未矫正（见手术技术 30-9）

Lipton 和 Bowen 改进了 Steel 骨盆截骨术：①坐骨切除时切除 1 块 1~1.5 cm 的骨块，使髋臼内置和旋转更容易；②从髂骨近端外侧骨皮质切除 1 个三角楔形骨块，创造一个槽作为髂骨远端后面嵌入的桥基；③用 2 个 7.3 mm 的空心螺钉取代施氏针来加固髂骨截骨术。手术步骤通过两个切口完成：一个坐骨切口和一个 Bikini 髂股切口。这项技术的首要改进就是增加髋关节软骨对于股骨头的覆盖，增强了髋关节承重后的稳定性，而且不需要行人字形石膏制动。这个技术的缺点就是操作较难，并且不能改变髋臼的大小，手术使骨盆变形，会导致女性患儿成年后不能正常分娩。如果需要，行股骨短缩，同时松解髋关节周围所有挛缩的肌肉。

通过三维 CT，Frick 等证实了 5 个髋行三处截骨术后出现了髋关节过度外旋（>10°），其中 2 例出现了耻骨骨不连，2 例出现了坐骨骨不连，1 例出现了小腿明显外旋。所以提示三处截骨术术前应该计划好，以避免髋臼侧截骨端过度外旋，这将导致：①下肢过度外旋；②减少股骨头后方的覆盖；③增大耻骨和坐骨截骨处间隙，从而导致很高的骨不连发生率；④关节中心偏移。Frick 等改良了该项技术，包含了避免“4”字引起髋臼活动（他们认为这样会增加髋臼外旋）；术中密切关注髂骨近端和髂前下棘标志，保持髂前下棘和髂骨近端处于同一个平面来避免外旋；临时用一个 Schanz 螺丝钉固定髋臼侧截骨端，把它作为一个扳手，引导髋臼正确旋转。临时固定前后，仔细评价髋臼位置的横断面，预防旋转引起的畸形。

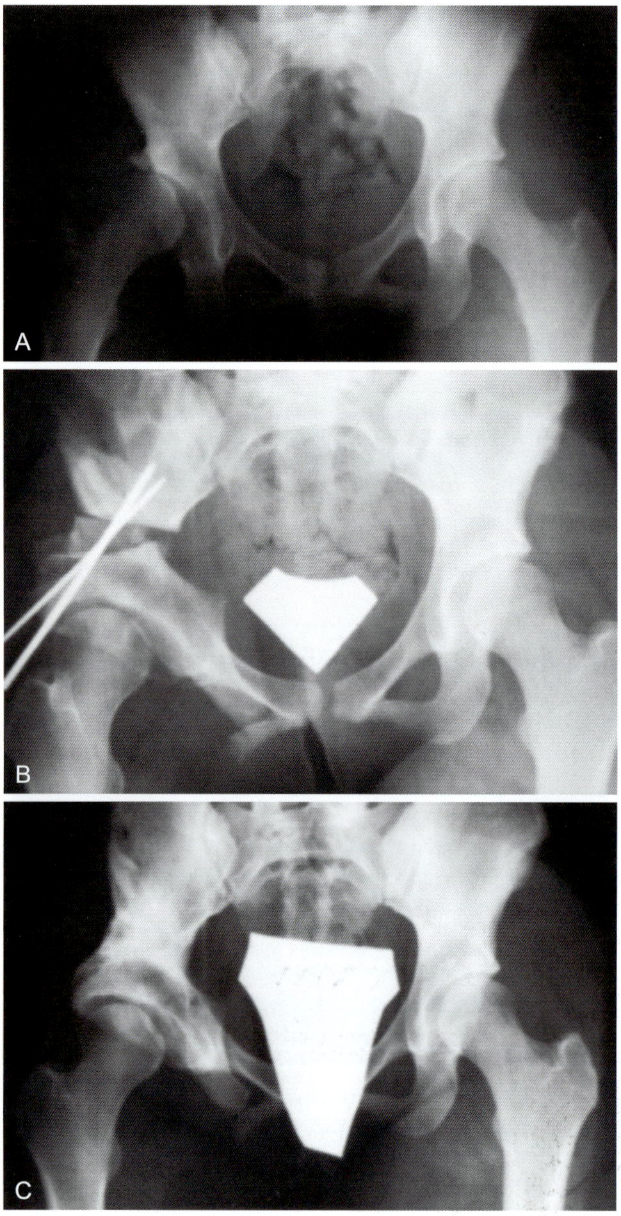


图 30-29 Steel 三处骨盆截骨。A. 16 岁女性患者右髋疼痛、半脱位和髋臼发育不良；B. Steel 截骨后；C. 术后 1 年（由 Randal Betz 和 Howard Steel 惠赠）

## Steel 三处骨盆截骨术

**手术技术 30-10**

（Steel）

- 患者仰卧于手术台上，屈髋、屈膝 90°，保持髋关节于外展、内收及旋转中立位。
- 在大腿后侧和臀部铺单，显露坐骨结节。
- 于臀沟近端 1 cm 处做垂直于股骨干长轴的横切口。
- 将臀大肌拉向外侧，在坐骨起点暴露腘绳肌。
- 从坐骨上锐性切断位于表浅的股二头肌，暴露出半膜肌和半腱肌间隙进入闭孔。坐骨神经位于外侧足够远，不会受损伤。
- 用一把弯止血钳，经坐骨深面的半膜肌和半腱肌间隙进入闭孔。
- 提起闭孔内肌和闭孔外肌起点，止血钳的尖端从坐骨支的下缘露出来，在这个过程中保证止血钳一直与骨质相接触。
- 用一把骨刀指向后外侧，与垂直方向呈 45°，把坐骨支完全截断。允许股二头肌的起始部复位。
- 把臀大肌和深筋膜缝合，关闭切口。
- 更换手术衣、手套和手术器械，开始手术的第二步，即髂耻部的操作。作为一种选择，可以经内收肌入路把耻骨上下支截断。如果采用后路切口，皮肤准备区域为中间到中线，上方到肋缘，下肢可自由铺单。
- 通过前方髂股入路，把髂骨和臀肌从髂骨翼上外翻。
- 在髂前上棘切断缝匠肌和腹股沟韧带外侧止点，把它们内翻。
- 经骨膜下将髂肌和腰大肌从骨盆内表面剥离，这能保护股神经束。
- 离断髂腰肌起点的腱性部分，显露耻骨结节。从耻骨上支骨膜下剥离耻骨肌，显露耻骨上支至耻骨结节内侧 1 cm。
- 用 1 把弯止血钳贴近骨质处，从耻骨上支进入闭孔，穿过闭孔膜，止血钳的尖端就从耻骨支下缘穿出。如果骨质很厚，再用 1 把止血钳从耻骨上支下缘向上穿入，并且与第 1 把止血钳相连接。
- 用骨刀指向后内侧并与垂直方向呈 15° 截断耻骨支。
- 用止血钳保护好闭孔动脉、静脉和神经。采用 Salter 骨盆截骨术用 Gigli 锯截断髂骨。截骨术完成后，从骨盆内侧壁松解骨膜和筋膜，使髋臼侧截骨端游离（图 30-30）。
- 如果股骨头脱位或是半脱位，同时打开关节囊，清除阻碍复位的软组织，把股骨头尽可能地复位回 Y 形软骨的中心部分，然后关闭关节囊。
- 用巾钳持住髂前下棘，旋转髋臼侧截骨端以达到预想的位置，通常向前方和侧方，直到股骨头被覆盖。在年长儿童中，可用板状撑开器将截骨处撑开，因为他们骶髂关节相对稳定并且不容易发生半脱位。
- 当髋臼旋转到正确的位置后，把从髂骨上缘截取的骨质植入截骨处，加固髋臼。
- 用 2 根克氏针穿过髂骨内壁交叉固定植骨块。
- 允许耻骨肌和髂腰肌复位。
- 将缝匠肌和腹股沟韧带的外侧部分缝合回髂前上棘，逐层关闭切口。

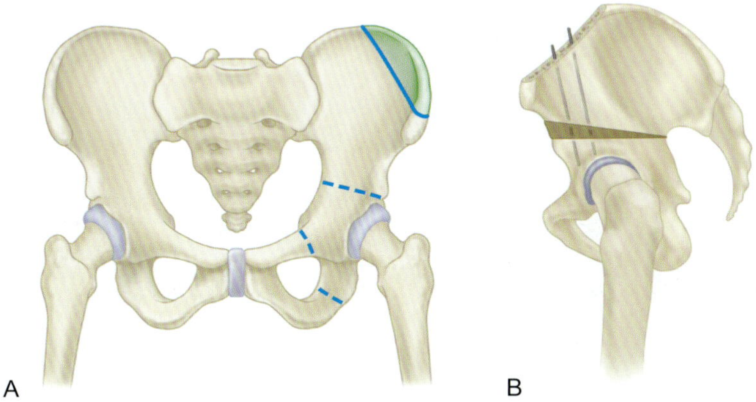


**图 30-30**　Steel 三处骨盆截骨。A. 在髂骨翼、耻骨上支和耻骨下支部截骨，髂骨最上方标记部分为将要用来植骨的楔形骨块；B. 侧面观显示植骨块在位并用 2 根克氏针固定（见手术技术 30-10）

**术后处理**　术后髂外展 20°、屈曲 5°、旋转中立位人字形石膏固定。8~10 周后，拆除石膏，拔除克氏针，髋开始主动和被动活动。3 个截骨处通常在术后 12 周愈合，此时借助拐杖开始渐进性负重行走。

**6. Dega 截骨术**　在 1969 年，Dega 描述了经髂骨截骨治疗先天性髋发育不良和髋脱位继发的髋臼发育不良的方法。这种截骨方法是将髂骨内侧骨板的前部和中部截断，并不完全截断髂骨，将保留下的髂骨后中部和坐骨切迹作为铰链。

由于铰链位置的多变性，Dega 截骨术在三角骨未闭合时和闭合时均适用，尽管 Dega 截骨术通常用于 Y 形软骨未闭合前。该截骨术只是复杂的、可以理解的手术的一种，适用于患有严重 DDH 已行走的儿童。如果需要，必须附加令人满意的切开复位术和股骨近端畸形矫正术（图 30-31）。

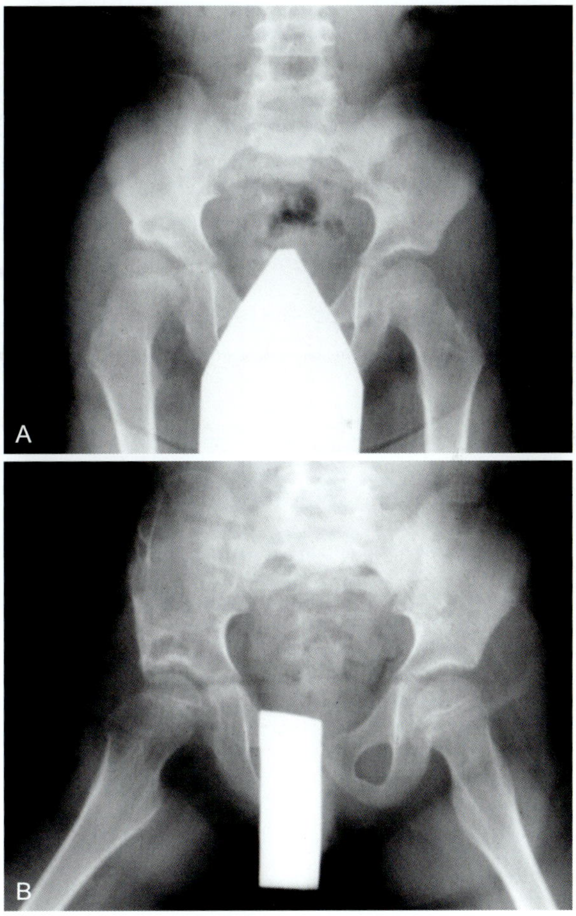


**图 30-31**　经髂骨 Dega 截骨前（A）后（B）

## Dega 截骨术

**手术技术 30-11**

（Grudziak 和 Ward）

- 患者仰卧，腰中部垫起，使受累侧髋倾斜 30° ~ 40°。
- 在髂前上棘的后下方 1 cm 处行前外侧切口，向股骨近端延长切口，使切口中点在股骨大转子上。此操作也可以通过髂腹股沟入路进行髋关节的切开复位术。
- 于后方的阔筋膜张肌及前方的缝匠肌之间的间隙进行分离，于髂前上棘处切断缝匠肌的起始部。
- 于髂骨骨骺正下方，从髂骨外侧壁锐性翻开外展肌，保留髂骨骨骺。从髂骨和髂关节囊到已完全显露的坐骨切迹完全分离外展肌和髂骨骨膜，然后将一个成年人尺寸的 Hofmann 撑开器放入闭孔。不要剥离髂骨内壁的任何肌肉或骨膜。
- 从关节囊处分离并切断股直肌的反折头，只有当需要完全显露关节囊时，从髂前下棘处分离股直肌腱直头。

- 在关节囊处分离髂腰肌的腱性部分，在关节囊前内侧表面紧邻骨盆边缘下方或靠近止点处横行切断。
- 如果需要复位髋关节，行股骨截骨，通过短缩和旋转纠正过度前倾。
- 通过 Dega 截骨减少髋臼发育不良，增加股骨头包容。
- 在髋骨的外侧皮质上标出截骨位置（图 30-32A），从外侧皮质看截骨线呈弧形，从髂前下棘正上方开始，稍弯向后上方，到髋臼中点上方某一点后，继续向后，直到距坐骨切迹前方 1~1.5 cm 处。截骨线的最高点在髋臼中部，这个在髂骨上的点是由髋臼的倾斜程度决定的。髋臼越倾斜，这中部的点就越高。
- 在 X 线机的引导下，在截骨线的最高点插入 1 根导针，指向尾端及内侧，以使截骨出点恰位于 Y 形软骨水平肢上方适当平面。
- 用一把直的 1/4 英寸或 1/2 英寸的骨刀截骨，斜着向内及向下，平行于导针，于髂骨耻骨支和髂骨坐骨支的正上方出内侧皮质（图 30-30C），髂骨内侧皮质后 1/3 保留完整（图 30-32C）。
- 如果主要想要解决前方的覆盖，切去内侧皮质的前部和中部，仅保留后方作为铰链的坐骨切迹完整。
- 如果想要解决更多的侧方覆盖，保留更多的中部皮质完整，从而以后内侧皮质和整个坐骨切迹为铰链。通常在后方，有 1/4~1/3 骨盆内侧皮质保留完整。正如 Dega 最初描述的那样，在有经验的情况下，不需要透视这个截骨也可能较安全，但是笔者还是倾向于透视。
- 用一把 1/2 英寸的骨刀从前方或侧方轻柔而有节制地撬开截骨部位（图 30-32D）。在这个过程中用椎板撑开器也可以。通常，截骨部位被撬开后，在髂骨外侧皮质朝坐骨切迹方向持续截骨，犹如青枝骨折一样，因为皮质的后部仍保留完整。但是，外侧皮质的青枝骨折并不削弱截骨部位的后坐力和稳定性。
- 在截骨处插入 2 个适当尺寸的植入骨块，使截骨处保持张开状态（图 30-32E）。骨块取自带有双侧皮质的髂嵴，如果同时行股骨短缩截骨，用截下的骨块作为替代。
- 如果截骨间隙较大，自身股骨或髂骨骨块可能不够用，这种情况下，可以应用切成斜方形的同种异体冻干腓骨块来增加植骨高度。
- 通过注意由椎板撑开器或骨刀撬开的截骨部位间隙高度，来决定植骨块的合适高度。先天性髋臼发育不良覆盖不足主要在前方，要求把越大的骨块放置得越靠前方，把越小的骨块放置得越靠后方，恰在完好的坐骨切迹前方。确保双侧植骨块高度合适，以使发育不良的髋臼获得充分矫正，为股骨头提供足够的覆盖。
- 植骨块嵌入后，由于完整的坐骨切迹的后坐力使骨块保持稳定，不需要再行金属内固定。植骨块的大小和位置、内侧或外侧皮质的切除范围、髋臼侧截骨端的厚度，可能使髋臼改变方向和重新塑形。外侧皮质截骨越多，内侧皮质保留得就越多。外侧皮质保留越多，髋臼就越倾斜。截骨起始点越靠上，截骨的角度就越大，股骨头侧方的覆盖就越大。内侧皮质截骨越多，股骨头前方的覆盖就越大。最后，截骨部位越靠髋臼，髋臼侧截骨端就越薄越柔软，理论上更允许髋臼重塑，而方向改变越小。截骨部位的三维改变很难定量，这是发育不良的髋关节的真实解剖特性。一个非常熟悉髋臼发育不良的一系列病理改变并用上述治疗原则的经验丰富的骨科医师，应该能够完成截骨，但是这仅适用于提供的髋关节发育不良病例有典型改变时。
- 截骨完成后，会得到一个满意的股骨头覆盖，而且髋关节在屈曲和旋转时也会保持稳定。
- 关闭切口后，髋关节内旋近 20°，外展 20° ~30° 中立位，行一个半髋人字形石膏固定。

**术后处理** 石膏在 8~12 周后拆除，由截骨处的恢复情况而定。拆除石膏后，逐渐开始练习行走和关节活动，不建议常规行物理治疗。

**7. Ganz（Bernese）髋臼周围截骨术** Ganz 等设计了一种三平面的髋臼周围截骨术，这种截骨术主要适用于有髋臼发育不良和髋关节不匹配的成年人和青少年。如果股骨头承重区出现了退变，需要行股骨近端截骨，使未受累的髋臼和股骨近端作为承重区（图 30-33）。髋臼周围截骨术的优点如下：①只需要一个手术切口；②各个方向都能得到大幅度矫正，尤其是内侧面和外侧面；③保留了髋臼的血供；④半侧骨盆的后柱保持完整，内固定少，允许术后拄拐行走；⑤真骨盆的形状没有改变，可以自然分娩；⑥如果需要，可以联合粗隆间截骨。虽然相比做过髋臼手术的患者比没有做过髋臼手术的患者，行髋臼周围截骨术对技术要求更高，但是术后影像学和功能上的结果是差不多的（图 30-34）。Ganz 髋臼周围截骨术的具体内容已在第 6 章描述。

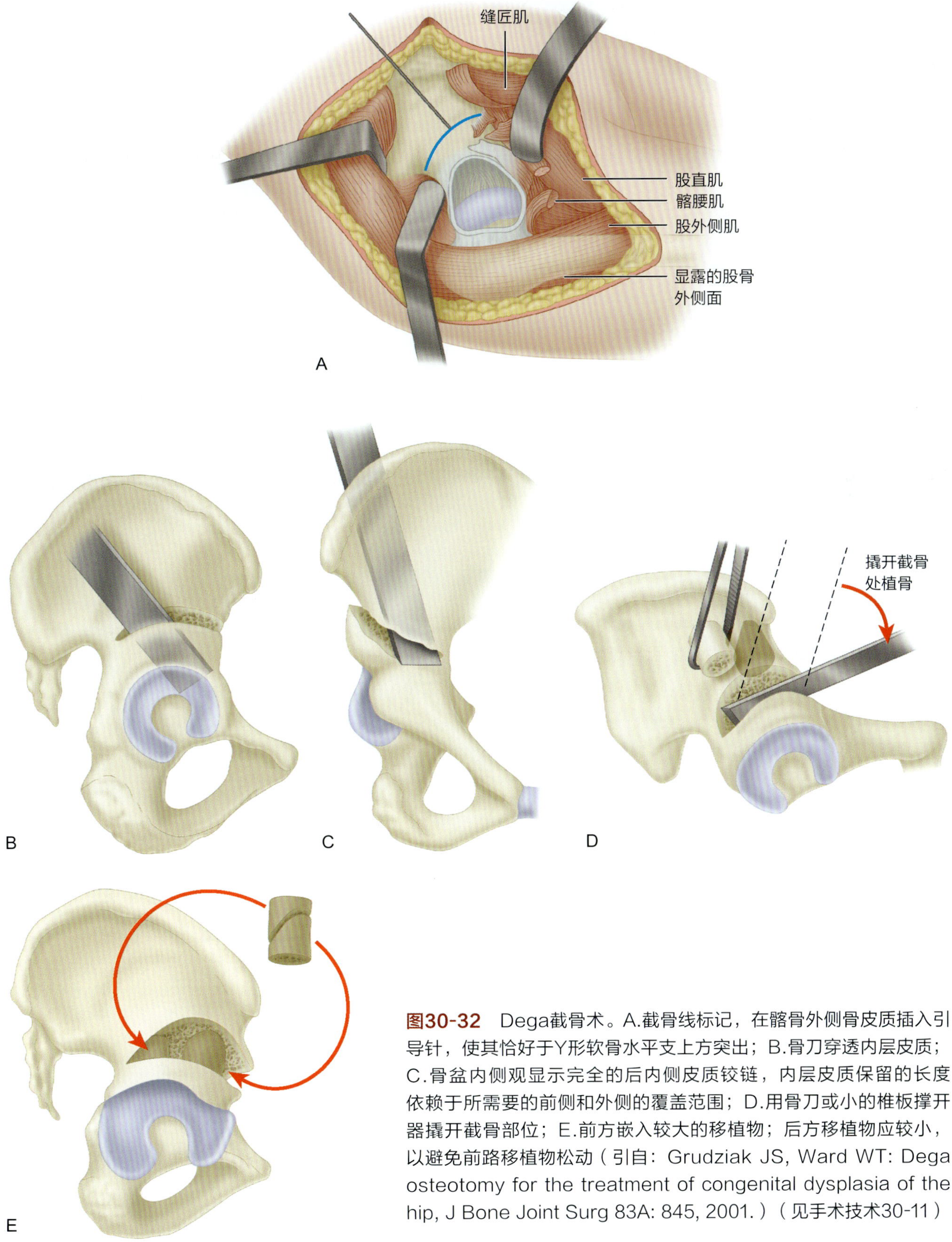


**图30-32**　Dega截骨术。A.截骨线标记，在髂骨外侧骨皮质插入引导针，使其恰好于Y形软骨水平支上方突出；B.骨刀穿透内层皮质；C.骨盆内侧观显示完全的后内侧皮质铰链，内层皮质保留的长度依赖于所需要的前侧和外侧的覆盖范围；D.用骨刀或小的椎板撑开器撬开截骨部位；E.前方嵌入较大的移植物；后方移植物应较小，以避免前路移植物松动（引自：Grudziak JS, Ward WT: Dega osteotomy for the treatment of congenital dysplasia of the hip, J Bone Joint Surg 83A: 845, 2001.）（见手术技术30-11）

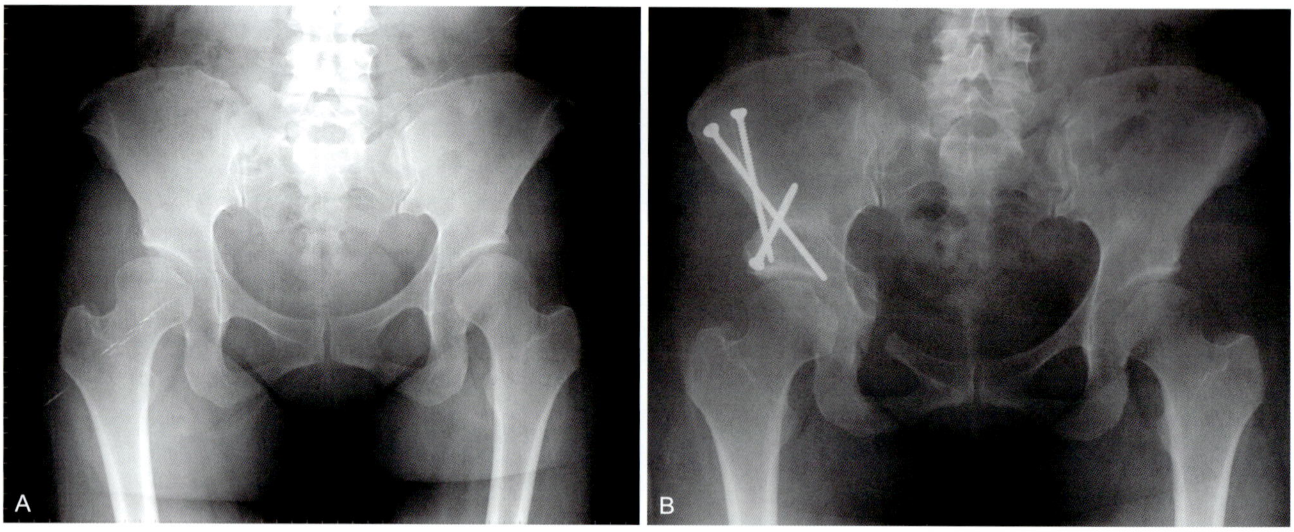


**图 30-33** A . 28 岁女性伴有疼痛性双侧髋关节发育不良；B. 右髋 Ganz 截骨术后（由 James Guyton, MD. 惠赠）

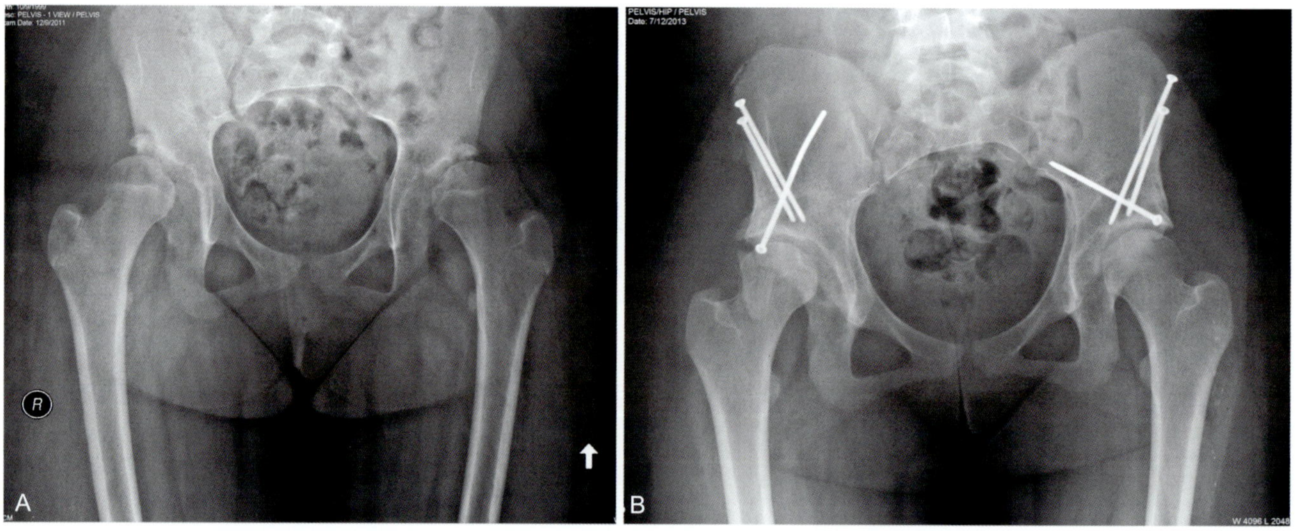


**图 30-34** 14 岁女童双侧脱位术前（A）和术后（B）对比。患儿做了双侧的髋臼周围截骨术

**8. 造盖术** 造盖术通常用于扩大髋臼的容积，然而，改变骨盆方向的骨盆截骨术和移位性骨盆截骨术已大量取代了此类手术。对于股骨头和髋臼已变形但仍然匹配的髋关节，此类手术不适用，因为会导致髋关节不匹配。

Staheli 描述了槽式髋臼扩大术，获得髋臼的匹配，其扩大的位置与大小又很容易控制。髋臼发育不良但又不能通过无法改变方向的骨盆截骨术来治疗的患儿是这个手术的首要指征。禁忌证包括适用于不改变髋臼方向的骨盆截骨术的髋臼发育不良、需要附加切开复位来增强稳定性的髋关节、不适合用髋人字形石膏固定的患者。

## 槽式髋臼扩大术

**手术技术 30-12**

（Staheli）

- 术前，在站立位骨盆正片位上测出 CE 角，并在片子上标出正常的 CE 角（约 35°）。再测量达到正常的 CE 角时髋臼需要增加的宽度（图 30-35）。增加的宽度加上骨槽的深度，就是总置入物的高度。
- 将仰卧位患者置于可透视手术台上，并将病患一侧的臀部垫高。
- 在髂嵴下 1 cm 且平行于髂嵴做一直切口（bikini 切口）。
- 通过标准的髂股入路显露髋关节。

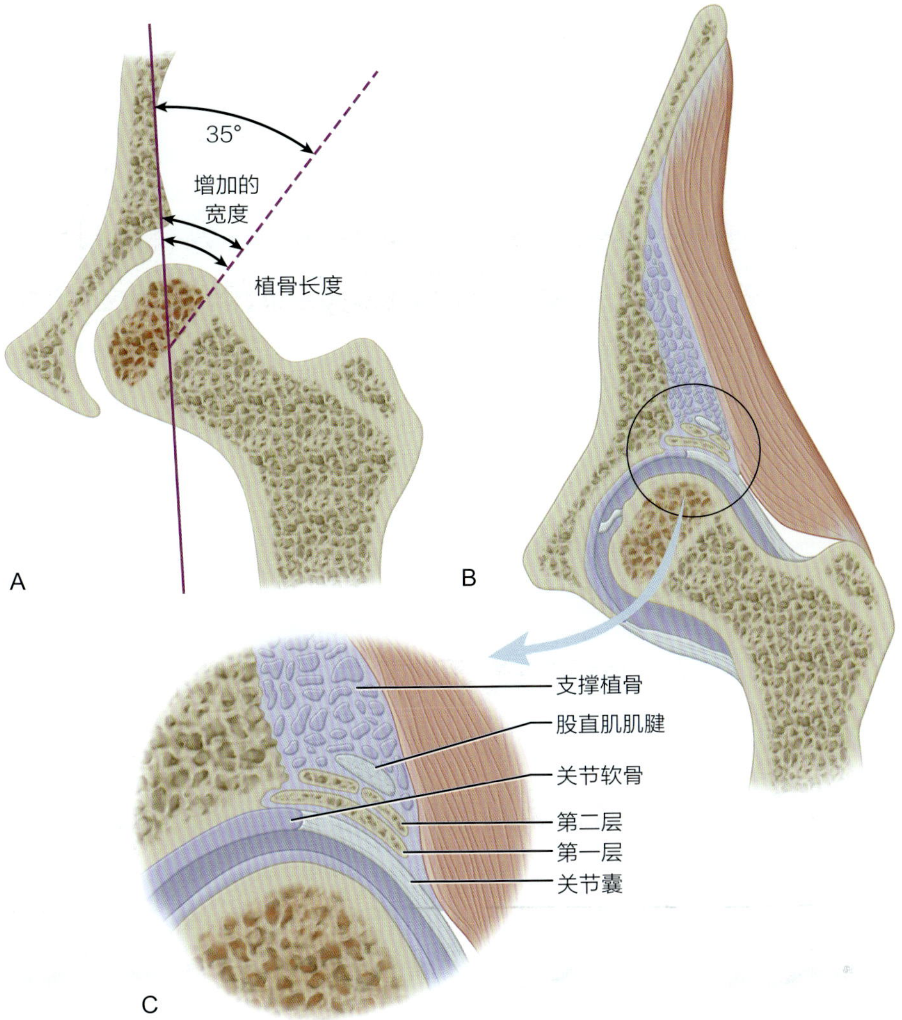


**图30-35**　Staheli槽式髋臼扩大术。A.增加的宽度由术前站立位骨盆正位片决定，标出中心-边缘角（CE角）和35°角，植骨长度（gl）等于髋臼增加的宽度和骨槽深度之和；B.手术的目标是提供一匹配和扩大的髋臼；C.髋臼扩大详图（见手术技术30-12）

- 从前方切断股直肌肌腱反折头，将其拉向后方，如果关节囊异常增厚（>6 mm），用手术刀将其削薄。
- 髋臼上缘做骨槽的位置是手术的关键，骨槽必须恰位于髋臼边缘。通过往关节内插入深针触及髋臼来确定骨槽位置。接着在选择的位置放入钻头，通过摄前后位 X 线片来证实位置正确。骨槽的下壁应该是髋臼关节软骨和薄层骨组织，骨槽的底部和顶部应该是骨松质。骨槽的深度为 1 cm。
- 用直径为 4.5 cm（5/32 英寸）的钻头在开槽的部位连续钻孔，再用窄咬骨钳去除钻孔之间的骨组织。术中根据覆盖的需要，确定骨槽的长度。如果股骨的前倾角过大，骨槽向前延伸；如果髋骨后方有缺陷，骨槽向后延伸。
- 从髂骨侧面取骨皮质和骨松质窄条，越长越好。
- 从髂嵴向下延伸到骨槽的上缘，去除骨皮质，确保植骨块尽快与髂骨融合。不要切除髂骨的内板，否则会改变骨盆的外形。
- 测量骨槽的深度，加上术前设计的髋臼需要增加的深度。
- 选择薄条（1 mm）的骨松质，修剪成 1 cm 宽和适当长度的矩形，把这些修剪后的碎片放在湿纱布上，切成单层及需要扩大的长度。
- 把第 1 层植骨条呈放射状插入骨槽，但是要使骨条的凹面向下，使髋臼在扩大的同时获得匹配。
- 选择较长的骨条用于第 2 层，其长度由髋臼扩大的长度而定。把第 2 层骨条垂直于第 1 层骨条，平行于髋臼放入骨槽。它们可能需要厚一点（2 mm），尤其是外侧的骨条，使扩大部分的外缘界限清楚。这 2 层植骨条都要有合适的长度和宽度，但是髋臼的前方不能太长，否则会妨碍髋关节的屈曲。
- 股直肌的反折头向前延伸覆盖固定这 2 层植骨条，并在起始部位缝合。如果该肌腱不可用，也可用关节瓣替代。
- 把剩下的骨条切成小块，堆砌在植入骨条的上方，但不要超过第 1 层骨条的宽度。把外展肌缝回原处固定这些骨块。一些作者描述了使用一块结构同种异体骨作为支撑。这项技术避免了切除髂嵴，提供了一个结构更完善的移植物，并允许使用钢板和螺钉增加稳定。

- 经 X 线片来确定骨片的位置和宽度。
- 缝合皮肤后，在髋关节屈曲 20°、外展 15°、旋转中立位用单髋人字形石膏固定。

**术后处理** 6 周后拆除石膏，可以拄拐行走，使患侧部分负重直到植入骨条愈合，通常在 3~4 个月或以后（图 30-36）。

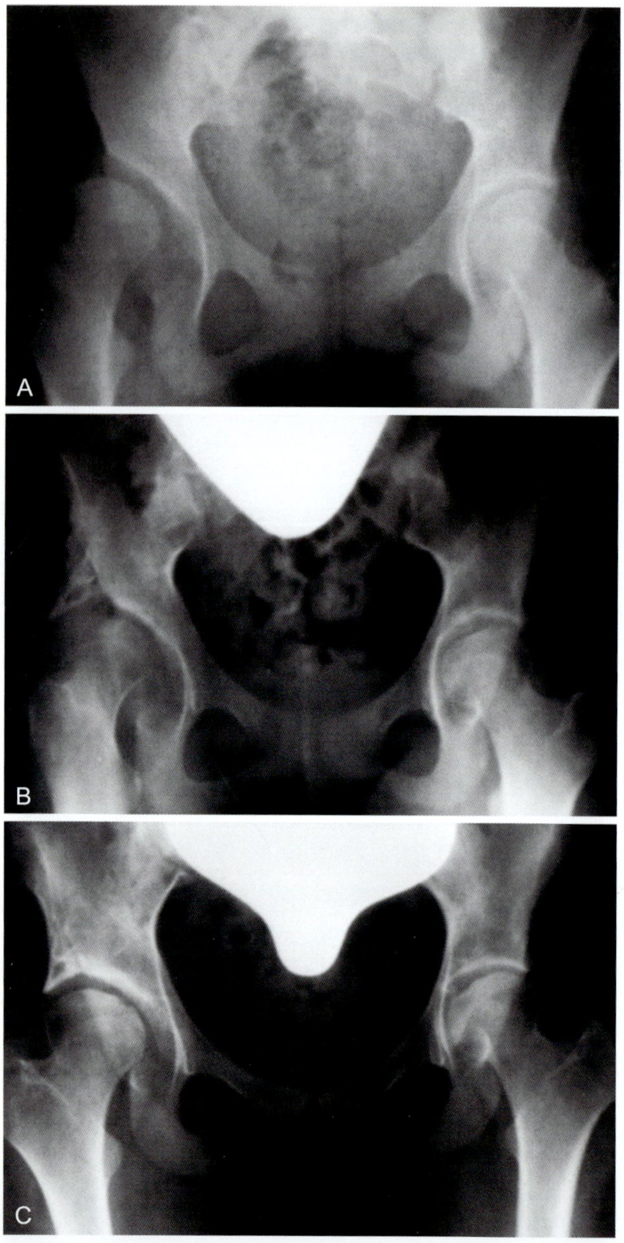


**图 30-36** Staheli 槽式髋臼扩大术。A. 14 岁女孩伴有疼痛性右侧髋臼发育不良；B. 术后 4 个月；C. 术后 1 年，植骨部位融合良好（由 Lynn Staheli 惠赠）

**9. 未命名的髋臼截骨术（CHIARI）** 这是一种间置关节囊的髋臼成形术，只有当股骨头不能中心性复位，或者疼痛性髋关节半脱位伴有早期骨性关节炎体征时，才考虑行 Chiari 截骨术。这种截骨术通过骨盆截骨远端内移使髋臼加深，以增加股骨头前外侧的覆盖。

Chiari 截骨术就是把股骨头置于髂骨有再生能力的骨松质下方，矫正股骨的病理性外侧移位。在髋臼上缘行截骨术，截骨部位下方的骨盆和股骨一并内移（图 30-37）。近侧截骨端的骨盆变成顶壁，关节囊置于它和股骨头之间。

在对超过 600 例患者行该手术，对其中 400 例进行超过 2 年的观察后，Chiari 推荐下列情形为手术适应证：① 4~6 岁先天性半脱位或年龄更大的，包括成年人（包括髋脱位后经非手术治疗仍然半脱位和未经治疗的半脱位患者）；② >4 岁未经治疗的先天性髋脱位，并且经闭合或手术复位后不久；③髋臼发育不良伴有骨性关节炎；④由于肌肉力量减弱或肌肉痉挛导致的麻痹性髋脱位；⑤ Perthes 病后髋膨大或先天性发育不良治疗后股骨头坏死。这些适应证比多数儿科矫形医师接受的适应证要宽。对于 <10 岁的患者，髋关节半脱位或脱位能够通过手术或非手术复位时不建议行手术治疗，而能够通过骨盆截骨、髋臼成形术来松解而获得髋臼匹配时，建议行手术治疗。一些外科医师认为 >10 岁的有髋关节半脱位的早期症状，但髋臼发育不良太严重以至于不能行其他截骨术的患儿，倾向于行骨盆内移截骨来造盖治疗。

因为关节囊位于新形成的髋臼顶部及股骨头之间，所以 Chiari 手术也是一种关节囊关节成形术。因为通过髋关节内移更接近中线而使髋关节力线获得改善，所以 Trendelenburg 征多可以消失。

## CHIARI 截骨术

**手术技术 30-13**

- 患者仰卧于骨折手术台上，双足固定在牵引板上。轻微外展、外旋患侧髋关节。
- 行前外侧 Bikini 切口，长约 10 cm。分离阔筋膜张肌与缝匠肌间隙，并将前者拉向外侧。
- 沿着髂嵴切开髂骨骨骺，用骨膜剥离器沿着阔筋膜张肌和臀中肌的前部分离骨骺的外侧。
- 骨膜下剥离肌肉，把肌肉拉向后方。

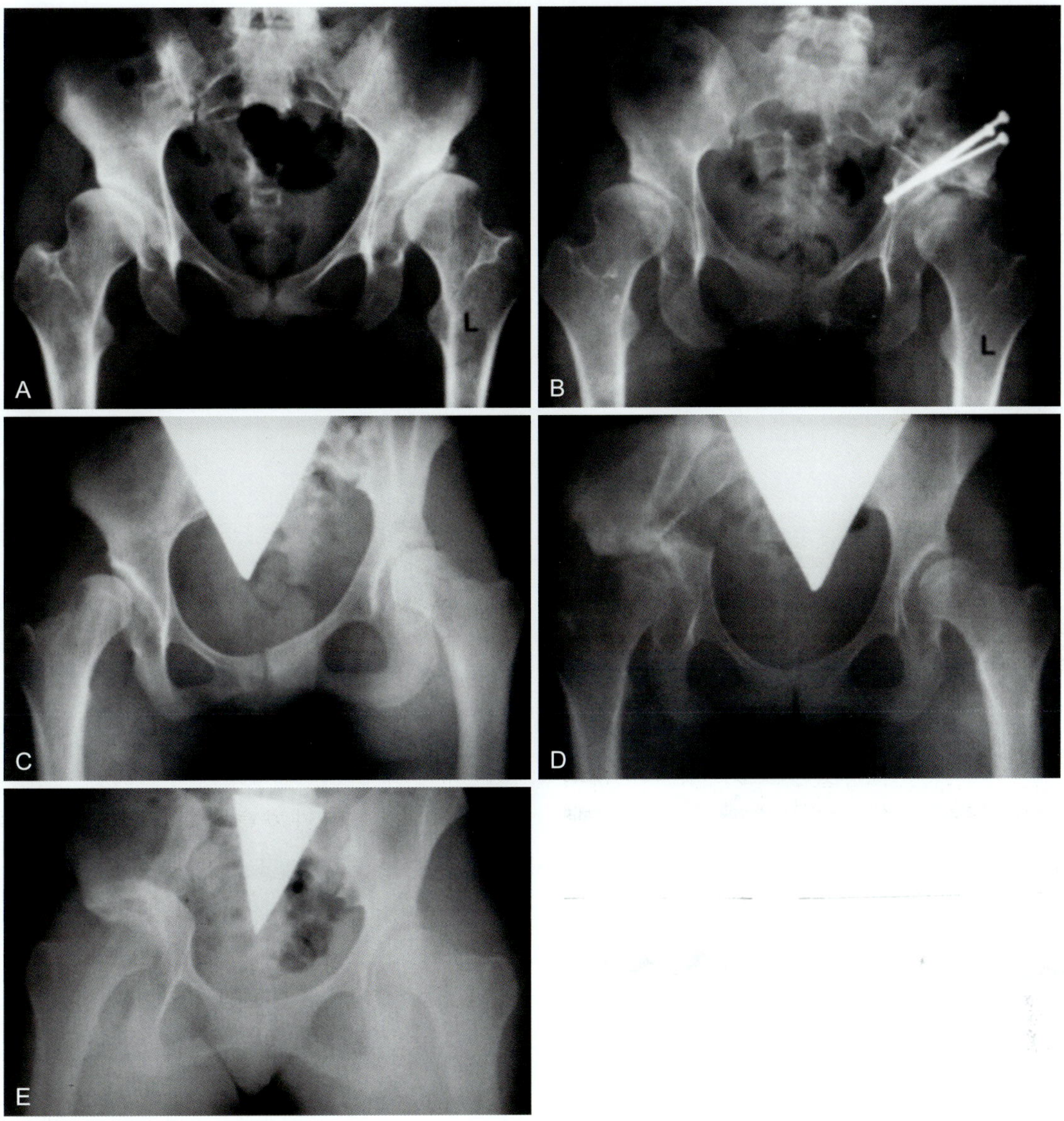


**图 30-37**　Chiari截骨术。A．年轻成年患者双侧髋臼发育不良伴疼痛，左侧较右侧严重；B. 左髋 Chiari 截骨术后，注意选择性采用了内固定及内侧植骨；C. 12 岁女童双侧髋臼发育不良；D. 右侧 Chiari 截骨术后髋关节内移；E. Chiari 截骨术后 1 年（A 和 B 由 Randal Betz 提供）

- 在髋关节囊和臀小肌之间插入骨膜剥离器。
- 骨膜下向后剥离直至骨盆下方的弯曲处。
- 用弯的骨膜剥离器在骨膜下向后剥离，直至坐骨切迹。用一个可折弯的 3 cm 宽的金属拉钩代替骨膜剥离器，完成后方的剥离。
- 向前回到髂骨内侧的前方，用骨膜剥离器剥离髂肌和下方骨膜直到坐骨切迹。
- 到达坐骨切迹后，用可折弯的金属钩代替骨膜剥离器，与先前的拉钩相重叠。
- 用弯剪刀从髋关节囊处分离股直肌和它的反折头，并剪断反折头。
- 应该于关节囊止点和股直肌反折头之间放置 Hohmann 拉钩后，开始截骨。沿着关节囊的附着曲线进行截骨，远端在前方止于髂前下棘。在后方止于坐骨切迹。不要打开或损伤关节囊。
- 在截骨线确定后，用一个直的窄骨刀开始截骨，沿着截骨线打开髂骨外板。
- 开始时通过摄 X 线片或 X 线透视确认截骨的确切位置后，骨刀向上与髂骨内板大约呈 20°（图 30-38A）。根据需要调整骨刀位置，向上弯曲截骨。截骨向上倾斜角度不能 >20°，否则可能进入骶髂关节。
- 当截骨完成后，松开对下肢的牵引，外展患肢使髋关节向内侧移位，截骨远端内移，在耻骨联合形成铰链（图 30-38B）。但是，如果内收肌非常松弛，需要用器械或手法使截骨远端内移（如果必要，内移可以达到髂骨宽度的 100%），以便于截骨近端能完全覆盖股骨头。

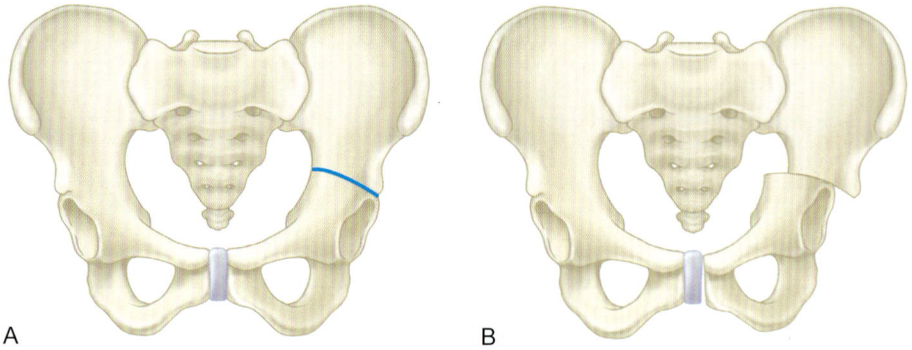


图 30-38 Chiari 内侧移位截骨术。A. 截骨线从紧邻髋臼唇上方延伸到坐骨切迹，截骨线可呈弧形以便于股骨头覆盖；B. 通过内移远端截骨块来内置关节囊和关节成形，以完全截骨（见手术技术 30-13）

- 内固定能确保和维持远端内移后的位置。
- 在截骨远端内移完成后，减少下肢外展角度至 30°。
- 如果关节囊松弛，应紧缩缝合关节囊。
- 通过摄 X 线片或 X 线透视检查髋关节和截骨的位置。
- 复位髂骨骨骺并缝合，关闭切口。
- 在髋关节伸直和旋转中立位、外展 20° ~30° 的体位行人字形石膏固定。

**术后处理** 对于儿童和成年人，在 6~8 周或以后拆除石膏，然后开始髋关节的主动和被动练习。在能忍受的范围内可以逐渐拄拐部分负重行走。

### （五）青春和青年期（>8 岁）

年龄大于 8 岁的儿童和青少年，他们的股骨头已经不能下移到髋臼水平，只能采取姑息性及补救性手术。在罕见的情况下才考虑行股骨短缩和骨盆截骨联合手术，但术后髋关节功能终身维持很少见。强烈建议对单侧髋脱位进行治疗，即使是 6 岁儿童。若干年后髋关节会出现退行性改变，当这些改变导致明显疼痛和活动受限时，需要再次手术——行关节再造术，如在合适的年龄行全髋关节置换术。关节固定术目前极少用于年长的未复位的髋关节脱位，而且禁忌用于双侧髋脱位。对这个年龄组的双侧髋脱位，不考虑给予复位（图 30-39），也许可在成年后行全髋关节置换术。青春期时，在髂骨翼形成假髋臼的髋脱位比没有形成假髋臼的髋脱位更容易形成退化性关节病。股骨头已经复位，但有疼痛性髋臼发育不良的患者，可选择适当的骨盆截骨术进行治疗（表 30-1）。

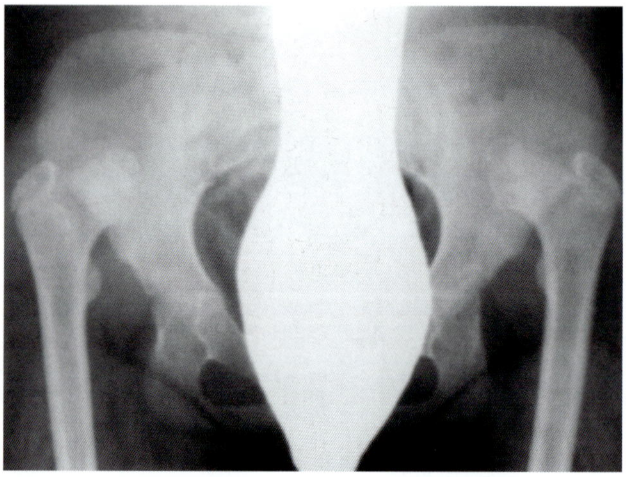

图 30-39 12 岁女性儿童未经治疗的双侧先天性髋关脱位

## 第二节 先天性和发育性髋内翻

先天性髋内翻被分为两种，即婴幼儿型和儿童型。前者出生时就出现，很少见，常伴发其他畸形，如股骨近端局灶性发育不全和其他部位的身体畸形（如颅骨锁骨骨化不全）。第 2 种通常在患者走路后才被发现。除了可能合并先天性短股骨外，极少合并其他畸形。

髋内翻通常是双侧，以股骨颈和股骨干之间的夹角进行性减小、肢体进行性短缩和股骨颈内侧缺陷为特征（图 30-40）。显微镜下可见缺陷处的组织主要是软骨，细胞呈柱状，排列不规则，骨化不典型。相邻的骨质疏松，骨小梁萎缩，偶尔可见大量的软骨细胞。当开始行走时，股骨颈受力增加，由于股骨颈薄弱，逐渐发展成畸形。

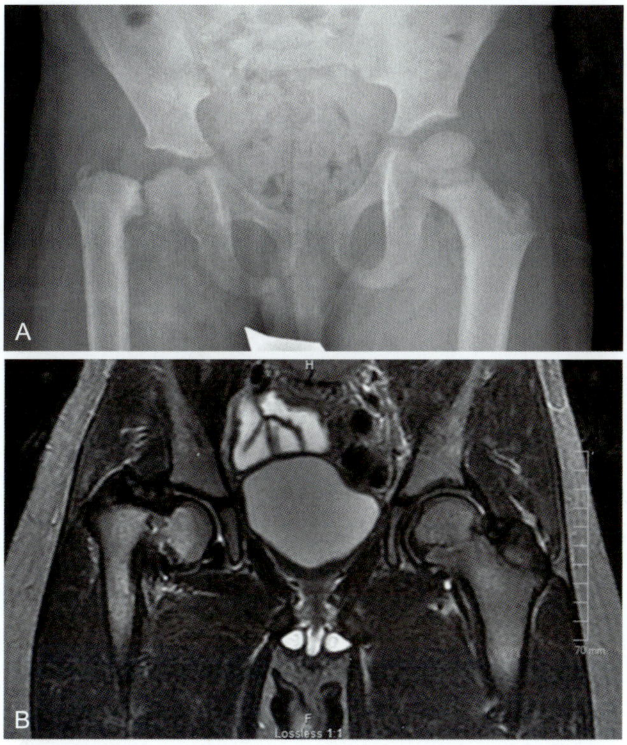


**图 30-40**　A. 4 岁男童右侧髋关节术前正位片，右髋髋内翻。B. MRI 显示骨骺增宽并成角畸形

当患者逐渐长大，体重增加，畸形也加重，直至大转子最终高位，位于股骨头的上方，形成了股骨颈的假关节。在成年人期，转子也许位于股骨头上方几英寸。如果假关节形成，股骨头和股骨颈明显分离。8 岁的时候，髋关节治疗后获得正常功能的可能性迅速减少。

发育性髋内翻的治疗方法是转子下截骨，使股骨头、颈和股骨干之间形成合适的外翻角度。外科治疗应推迟至 4 或 5 岁，此时内固定更容易。外科治疗适用于处于畸形进展期、疼痛、单侧或者合并小腿长度短缩的髋内翻或者 H-E 角 >60°（图 30-41），也适用于颈干角≤110° 时。转子下截骨通常用角钢板或钢板和螺丝钉联合内固定（图 30-42）。尽管这种内固定在生物学上比较坚固，不必再行术后制动，但是也可以同时行人字形石膏固定直到截骨愈合。

无论采取哪种截骨方法，畸形都可能再次发生，所以患儿在术后需要定期复查，直到生长发育完成。H-E 角经矫正后 <38° 可以减小复发的风险。除了需要监测髋内翻畸形外，此类患者常常同时伴发股骨发育不全和肢体不等长而最终需要手术矫正，故也应密切观察。手术矫正的长期研究表明，功能恢复通常是较差到一般，术后常见持续性行走障碍。

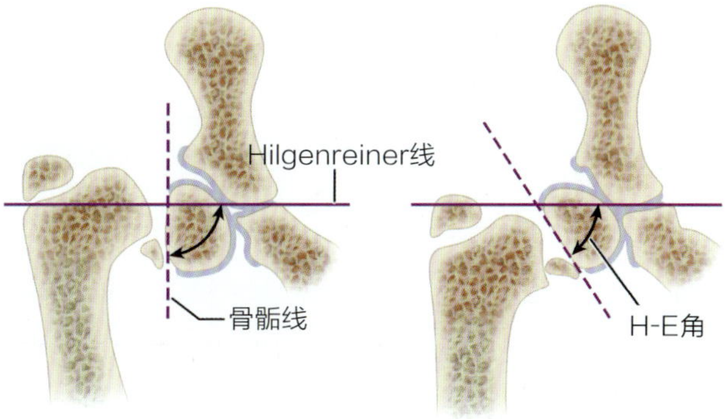


| H-E角 | |
|---|---|
| <45° | 预后良好 |
| 45°~59° | 严密观察病情进展， |
| >60° | 预后不良；髋内翻进展可能性较大；手术适应证 |

**图 30-41**　H-E 角 >60° 是先天性髋内翻的手术适应证

## 发育性髋内翻外翻截骨术

### 手术技术 30-14

- 通过一内侧小切口切断内收肌。
- 通过侧方长 8~10 cm 的纵切口显露大转子和股骨干近端。
- 如果用侧方钢板和螺钉行内固定，在正侧位 X 线监测下，在股骨颈终点处拧入 1 枚螺钉，尽可能接近大转子骨骺。如果可能的话，使螺钉位于股骨颈中心，远离异常骨骺。如果在技术上不能实现的话，使螺钉位于股骨头中心。或者，如果使用股骨近端钢板，则将导针放置在正侧位的中心位置上方。其次，注意避开大粗隆。
- 在小转子水平、股骨颈内螺钉的下方横行截骨。
- 如果有必要，在外侧截除一个小的楔形骨来矫正颈干角至接近 140° ~150° 。
- 按常规把侧方钢板固定在股骨上。
- 冲洗切口，逐层缝合。如果需要，留置负压引流管。
- 行 1 个半人字形石膏固定。

**术后处理**　8~12 周，X 线检查看到截骨愈合后，拆除石膏定期随访，包括评估可能复发的畸形和肢体不等长的进展，并确定是否需要再次治疗。

## 第三节　膀胱外翻

膀胱外翻是骨盆中线组织先天性融合失败的结果。主要是腹壁下部和膀胱前壁发育异常，导致膀胱后壁前面外露。疝和其他腹壁前方的缺陷也会出现。骨科医师参与治疗，是因为耻骨联合分离，髂骨向外侧张开，导致髋臼外旋和移位。其余的骨骼

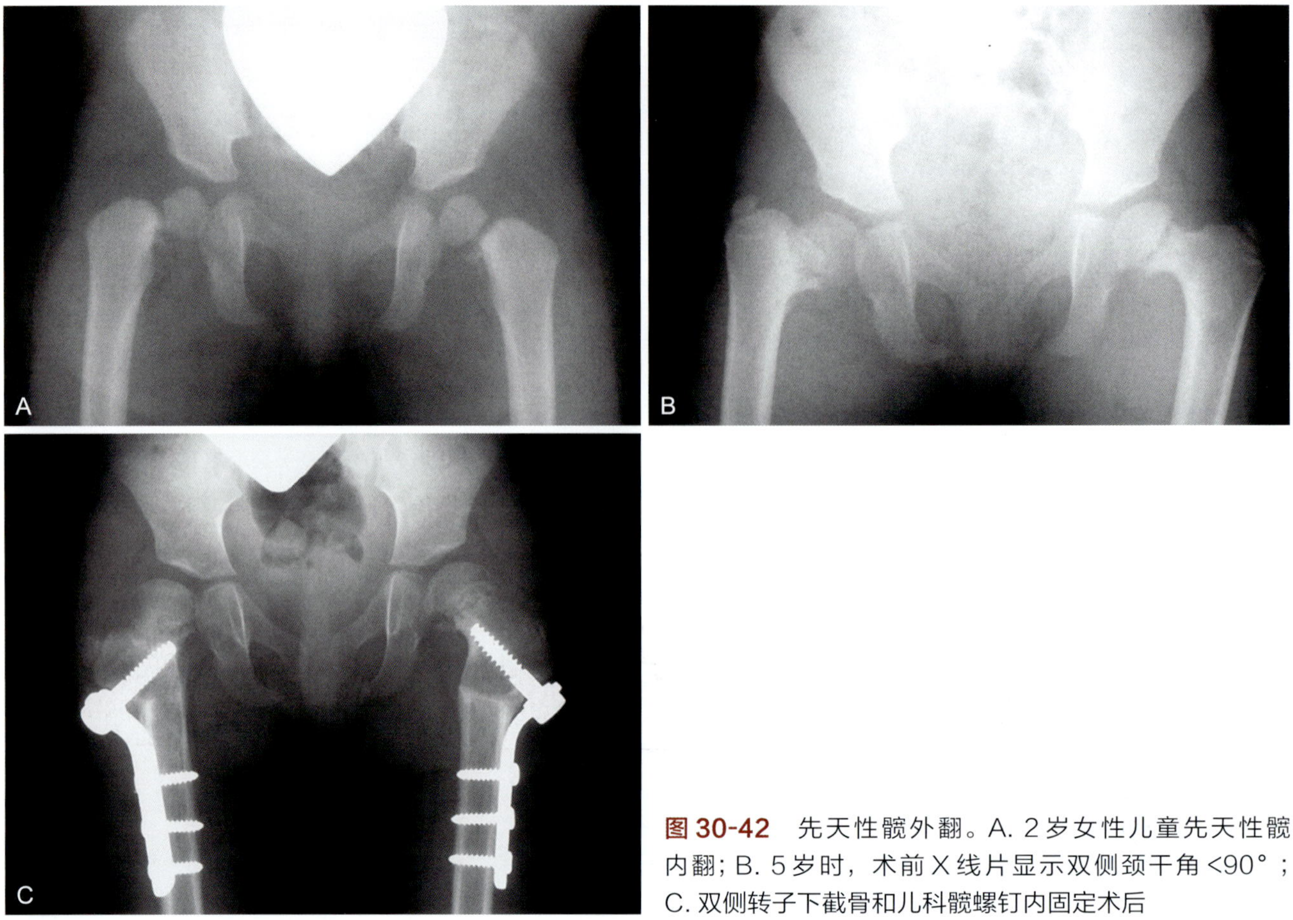


**图 30-42** 先天性髋外翻。A. 2 岁女性儿童先天性髋内翻；B. 5 岁时，术前 X 线片显示双侧颈干角 <90°；C. 双侧转子下截骨和儿科髋螺钉内固定术后

畸形如先天性髋脱位、髋关节发育不良及脊髓脊膜膨出可与膀胱外翻合并存在。

## 前侧髂骨截骨和耻骨联合闭合术

因为大部分泌尿系统结构是存在的，所以重建是可能的。但是，如果耻骨联合不闭合，泌尿系统重建术会导致并发症，如瘘管形成或畸形复发。这些并发症看起来像是由于关闭切口时对软组织的牵张所致，修复耻骨联合后这些张力能消失。有些专家表达了不同意见，有作者报道了不做骨盆截骨术也成功修复并缝合膀胱的报道，尽管如此，耻骨形态异常也可影响儿童其他行动异常，如摇摆、髋关节外旋步态。O′ Phelan 曾报道了双侧髂骨后侧截骨和耻骨联合闭合术的结果（图 30-43）。Sponseller 等推荐双侧髂骨前侧截骨和内固定或外固定，并列出优点：增加了耻骨活动、提高了矫形程度、减少术中出血量。4% 的患者出现了切口裂开和膀胱脱垂，唯一的也是最重要的并发症是左侧股神经暂时性麻痹，发生在 7 名患者身上。截骨手术时，年龄较大的患者矫正效果保持得较好。最近的报道中，Okubadejo 等总结了 624 个都施行了膀胱外翻修补术的案例，发现 26 例出现了矫形并发症（4%）。他们把并发症分为 5 类：截骨处的神经并发症、截骨处的骨性并发症、牵引并发症、深度感染、迟发感染。Sirisreetreerux 等最近的一项研究表明，使用改良 Buck 牵引和外固定器进行适当的固定以及超过 4 周的固定时间可以降低失败率。

在膀胱外翻患者的报道中，Kasat 和 Borwankar 证实可获得成功的重要因素有 11 点：①选择合适的患者；②分期手术；③经耻骨前入路将膀胱和尿管放入真性骨盆腔；④当需要时，行双侧髂骨截骨术；⑤双层缝合膀胱；⑥导尿管应保留 2 周；⑦防止感染；⑧术后需要长时间制动；⑨及时治疗膀胱脱垂；⑩防止术后腹胀；⑪在拔除尿管时，要确保尿道通畅。

手术可分为 3 步：首先，髂骨前方截骨；其次，由 1 名泌尿外科医师修复前方结构；最后，修复耻骨联合。用 1 根粗的不可吸收缝线取代钢丝缝合耻骨联合。尽管上述方法适用于年长儿童或畸形复发的儿童，笔者宁愿采取此技术作为早期的初次治疗和年长儿童的治疗（图 30-44）。

## 双侧髂骨前侧截骨术

**手术技术 30-15**

（Sponseller、Gearhart 和 Jeffs）

- 患者仰卧于手术台上，脐下躯干和下肢均需要消毒准备，用折叠的毛巾将骶部垫高。
- 经髂股切口及相似于 Salter 截骨术的切口显露骨盆，双侧可同时显露。
- 广泛显露髂骨内侧皮质，用骨膜剥离器向后仔细剥离坐骨切迹周围骨膜，用纱布止血。
- 用 Gigli 锯行 Salter 骨盆截骨。如果线锯难以通过坐骨切迹，可以用脐带样引导管把它引进坐骨切迹。在 <6 个月的患儿，用摆锯截骨，因为线锯会使 Y 形软骨分离。
- 从髂前下棘上方 5 mm 到坐骨切迹的头侧进行截骨，保留较大的截骨远端，以便安装内固定。
- 把游离的坐耻节段向内旋转 30°~45°，使两耻骨支

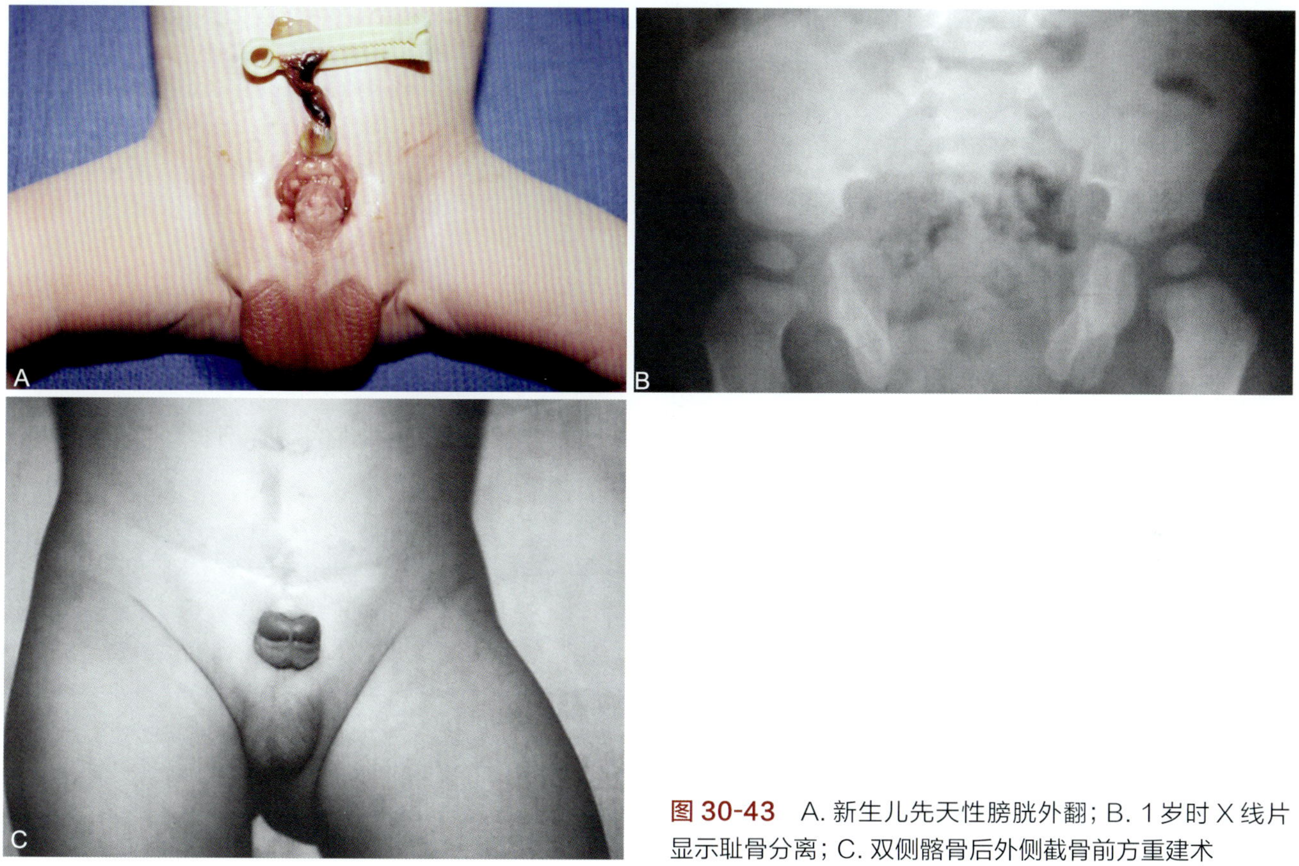


图 30-43　A. 新生儿先天性膀胱外翻；B. 1 岁时 X 线片显示耻骨分离；C. 双侧髂骨后外侧截骨前方重建术

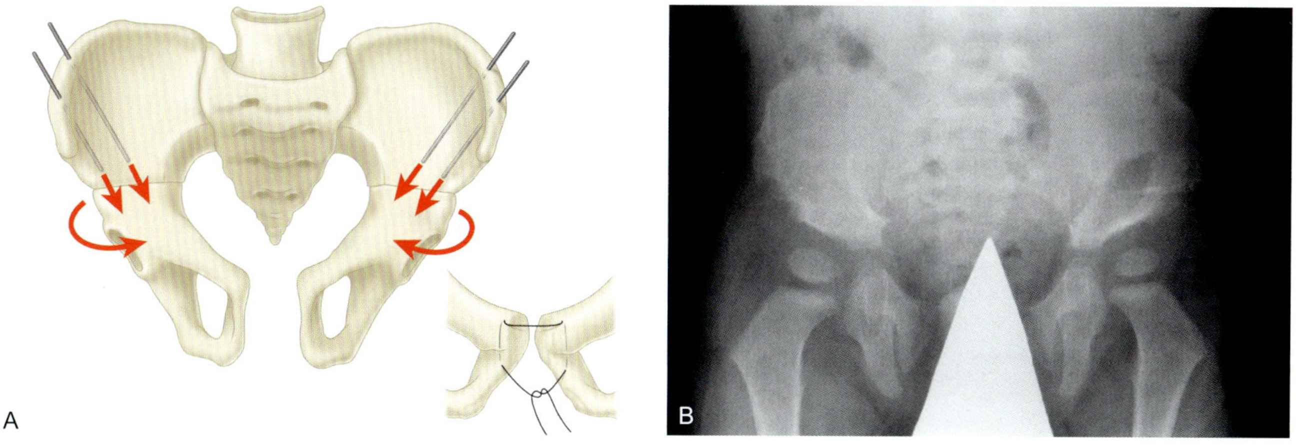


图 30-44　A. 膀胱外翻重建技术（见正文），插图显示缝合耻骨；B. 双侧前方 Salter 骨盆截骨术后 X 线片

靠拢。

- 对于 >6 个月的患儿，可用小的内固定，例如上肢外固定架和 2 mm 的克氏针固定。对 4~10 岁的儿童，克氏针的直径可增加到 4 mm；>10 岁的儿童，克氏针的直径为 5 mm。
- 每边的髂骨翼及截骨远端各插入 1 根克氏针。在插入克氏针前预先钻孔，可以有效防止小婴儿的骨裂。
- 插入截骨远端的克氏针，从髂前下棘向坐骨切迹方向插入，要求克氏针平行于截骨线并且位于截骨线下方 5~10 mm 处，确保克氏针深达坐骨切迹的后方皮质。
- 在第 1 根克氏针下方外旋 30° 的位置再插入 1 根螺纹克氏针。
- 关闭切口。
- 由泌尿系统外科医师准备手术区域，辨别异常膀胱和尿道结构。
- 用 2-0 号的尼龙线采用水平褥式缝合耻骨联合。在助手使两侧大转子内旋时，将缝合耻骨联合的尼龙绳在新尿道和膀胱颈的前方打结。
- 在耻骨联合浅表用可吸收线缝合腹直肌盘膜。
- 在骨盆环前方闭合后，安装外固定架。良好的骨膜下暴露对于确保克氏针避免进入髋关节和 Y 形软骨是非常必要的。
- 本手术也可以用克氏针代替外固定架固定髂骨，然后行人字形石膏固定 8~12 周。或者不用钢丝和缝线而采用可吸收板或螺钉促进愈合。

**术后处理** 用小重量 Buck 牵引或人字形石膏固定 1~2 周，使患儿保持舒适和卧床休息，虽然较长的固定时间（>4 周）可能会改善预后。这对 <1 岁的患儿更有必要，因为他们的髂骨皮质较薄。但年长的患儿如果得到好的外固定，就可以早期出院。对 <2 岁的患儿外固定应持续 4 周，2 岁以上的患儿外固定应持续 6 周。然后允许逐渐恢复活动。没有必要行物理治疗，但是，年长患儿在第 1 周行走时，使用助行器是有益的。儿童髋关节发育不良应进行长期随访。

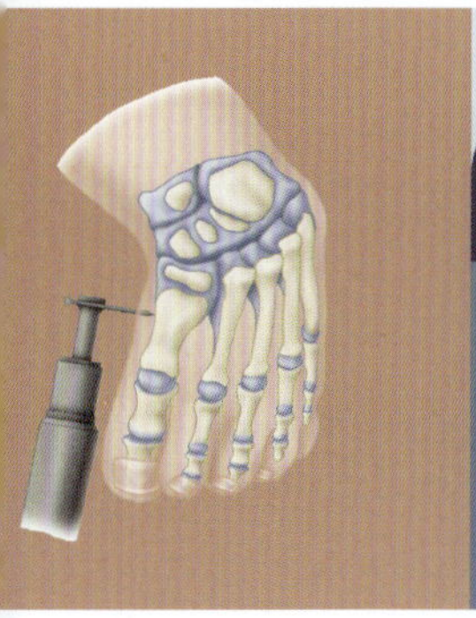

# 第 31 章 先天性躯干和上肢畸形

**著者：**Benjamin M. Mauck
**译者：**朱 兵 黄 炎 刘 川（第 13 版：卢 强；李 敏 孙 川 卓 奇）
**审校：**朱 兵（第 13 版：杨建平 王 侃 付 喆 邓书贞）

本章探讨先天性高肩胛症、先天性肌性斜颈和锁骨、桡骨及尺骨的先天性假关节。手部和其他前臂先天性畸形见第 81 章。先天性脊柱畸形见第 43 章和第 44 章。

## 第一节 先天性高肩胛症

先天性高肩胛症最初由 Eulenberg 在 1863 年描述，Sprengel 畸形是肩胛骨的位置相对于胸廓先天性的向上升高。肩胛骨通常是畸形和发育不全的（图 31-1）。其他先天性异常也可能存在，如颈肋、肋骨畸形和颈椎异常（Klippel-Feil 综合征）。在极少数情况下，会出现一块或多块肩胛部肌肉部分或完全缺如。这种畸形的出现经常预示着其他器官系统中可能会出现异常。功能障碍的严重程度通常与畸形的程度有关（表 31-1）。如果畸形是轻微的，肩胛骨只是轻微升高且稍微小一点，肩胛骨的活动仅轻度受限；然而，如果畸形是严重的，肩胛骨非常小，位置远远高于正常，几乎触及枕骨。患者头部常常偏向健侧。肩部活动的主要限制继发于肩胛骨活动范围的减小。在大约一半的患者中，有一个额外的骨组织，即肩胛脊椎骨，为菱形的软骨和骨板，位于坚强筋膜鞘内，连接肩胛骨上角和 1 个或多个下颈椎的棘突、椎板或横突。认识到这种异常对手术治疗至关重要。类似的骨性结构连接肩胛骨的内侧边缘至枕骨。有时在肩胛脊椎骨和肩胛骨之间发现一个发育成熟的关节，有时仅有纤维组织相连。少数情况下，棘突和肩胛骨之间形成坚强的骨桥。

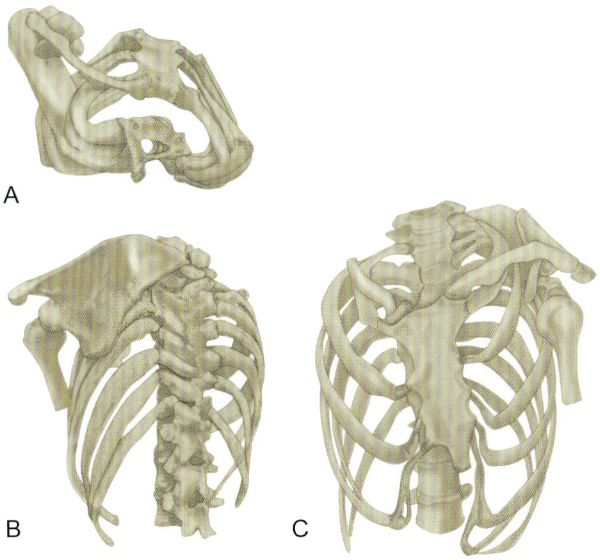


**图 31-1** 高位、旋转不良和发育畸形的肩胛骨，与脊柱有骨性连接。A. 轴位；B. 后位；C. 前位（重绘引自：Harvey EJ, Bernstein M, Desy NM, et al. Sprengel deformity: pathogenesis and management, J Am Acad Orthop Surg 20: 177, 2012.）

放射学的工作对外科手术的规划至关重要。通过普通的 X 线片可以评估肩胛骨和脊椎骨的关系，并与另一侧对比。X 线检查也可以帮助识别相关畸形的存在，如肩胛脊椎骨。

Cho 等采用三维 CT 对 15 例患者的 Sprengel 畸形进行形态学分析，发现大部分患者都有一个典型的形态，肩胛骨的高度 / 宽度比值降低。肩胛骨的旋转与上移程度呈负相关，而肩胛盂的翻转没有显著差异。Cho 等认为如果肩胛脊椎骨与肩胛骨和脊椎骨的连接点可以决定肩胛骨的形状、旋转和上

**表 31-1**

**Cavendish 分类**

| | |
|---|---|
| 一级 | 非常轻的，肩膀是水平的，当患者穿好衣服时畸形是不可见的 |
| 二级 | 轻微的，肩膀几乎是平的，当患者穿好衣服时，脖子上的畸形就会出现 |
| 三经 | 中度，肩膀升高 2~5cm，畸形容易看见 |
| 四级 | 严重，肩膀严重抬高，肩胛骨的上角位于枕部附近 |

引自：Information from Cavendish ME: Congenital elevation of the scapula. J Bone Joint Surg 54: 395, 1972.

移，三维 CT 可以帮助显示畸形，有助于设计肩胛成形术。

如果畸形和损害不严重，就不需要进行治疗；如果畸形和损害严重，则根据患者的年龄合并畸形的严重程度进行手术治疗。因为畸形不仅是单纯的肩胛骨抬高，所以 Sprengel 畸形手术疗效会有差异。肩关节的远期功能和外观必须与手术风险和畸形的自然病程进行仔细的权衡。一个对 22 例 Sprengel 畸形患者 26 年随访的回顾分析表明，进行手术治疗的患者与仅观察未行手术治疗的患者相比，肩关节外展可增加将近 40°，同时手术患者对外观更为满意。

患者理想手术时间为 3 岁后，尝试将肩胛骨降低至接近正常位置。因为随着儿童的生长，手术会越来越困难。对于大龄儿童，如果尝试将肩胛骨降低至正常水平，则有可能损伤臂丛神经。

矫正 Sprengel 畸形的手术方法很多，Green 介绍了一种方法：手术松解肩胛骨上的肌肉并切除肩胛骨的冈上肌部分以及所有的肩胛脊椎骨。将肩胛骨下移至接近正常的位置，再将肌肉覆盖于肩胛骨上。其他改良的手术方法包括：肩胛骨旋转并下移至接近正常位置后，将其缝合至背阔肌囊袋中，不切断前锯肌，术后立即进行活动。Wada 等进行了形态学分析，报告 22 例患者中有 23 例肩胛骨接受了改良 Green 手术，随访 4 年，患者证实活动范围增加了 63°。

1961 年，Woodward 描述了将斜方肌的起点转位到低位的棘突上。Greitemann 等建议将 Woodward 术式用于功能损害的患者。对于仅影响美观的畸形，肩胛骨上角部分切除术更适宜。他们认为 Woodward 术式可以取得较好疗效的原因有：①离开肩胛骨切断肌肉可减少因瘢痕导致肩胛骨复位不好的风险；②可获得更大的活动度；③术后瘢痕没有 Green 术式形成的瘢痕厚。Borges 等在采用 Woodward 术式时额外切除了肩胛骨突出的后内缘。在一系列的长期随访时间平均达 14.7 年的患者中，Walstra 等证明了功能改善从 Cavendish 分级 3 级到 1 级或 2 级，与对侧相比显著改善肩关节的外展功能。手臂、肩膀、手残疾（DASH）和简单的肩部测试（SST）评分也有改善。无长期并发症报道。我们通常更喜欢 Woodward 术式（见下文）（图 31-2）。

为了提高肩关节功能并改善外观，Mears 提出

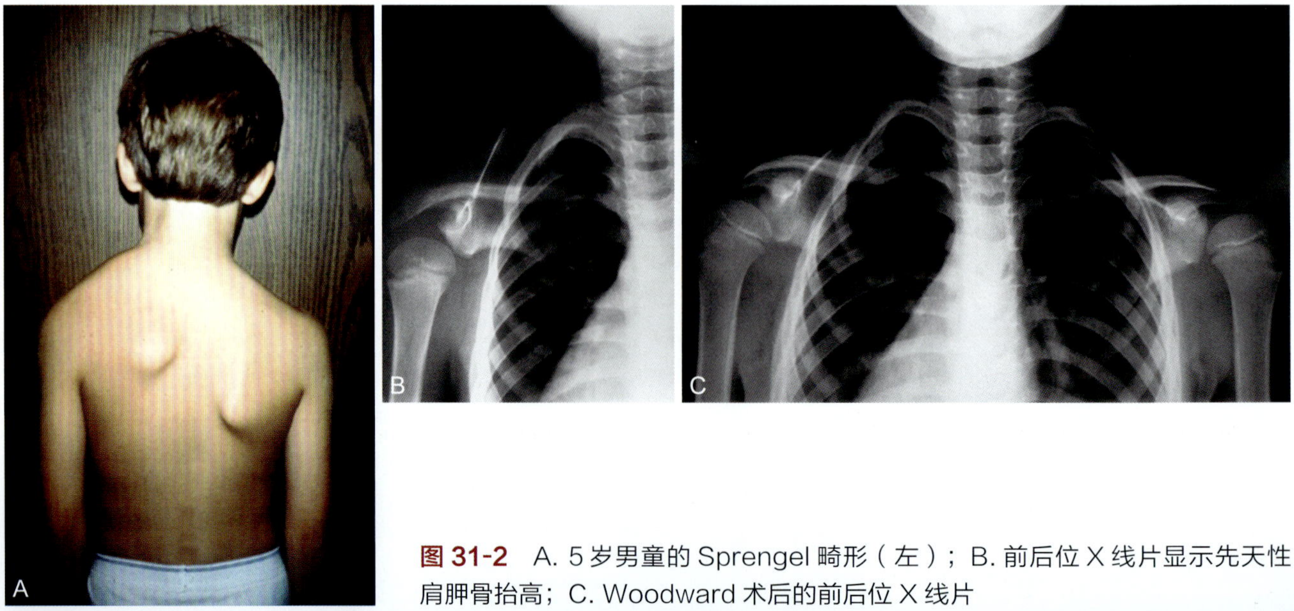

**图 31-2** A. 5 岁男童的 Sprengel 畸形（左）；B. 前后位 X 线片显示先天性肩胛骨抬高；C. Woodward 术后的前后位 X 线片

了一种术式，包括部分切除肩胛骨、切除所有肩胛脊椎骨、将肱三头肌的长头从肩胛骨上松解下来。接受该术式的 8 例患者中，平均屈曲度从 100° 提高到 175°，外展从 90° 提高到 150°。其中 2 例患者的手术切口形成肥大性瘢痕，接下来的患者中采用横行切口解决了这一问题。Mears 发现 Sprengel 畸形患者肱三头肌长头挛缩将显著限制肩关节的充分外展，因此松解挛缩的肱三头肌长头可以提高外展度。术后早期进行肩关节的主动和被动功能锻炼来改善肩关节功能。

臂丛神经麻痹是 Sprengel 畸形手术的最严重并发症。Sprengel 畸形的肩胛骨发育不全，因此手术过程中不宜将双侧肩胛骨的下角置于同一水平，而应将双侧肩胛冈置于同一水平。为了避免臂丛神经麻痹，有学者推荐把同侧锁骨粉碎术作为治疗先天性高肩胛症手术的第一个步骤。这不是常规手术的组成部分，但如果畸形严重或儿童患者手术矫正后出现臂丛神经麻痹时，则建议进行锁骨粉碎术。在年龄大于 8 岁的患者中，建议在肩胛切除术前行锁骨下截骨 2 cm 以减压臂丛和第一根肋骨。在较年轻的患者中，严重畸形可以考虑进行 1 cm 截骨切除。还有一些人建议，使用术中躯体感觉诱发电位（somatosensory evoked potentials）在手术时监测臂从功能。

## Woodward 手术

### 手术技术 31-1

- 患者俯卧位，双肩消毒、铺单，使受累肩胛带和上肢进行手术，检查处于正常位置的健侧肩胛骨。
- 从第 1 颈椎棘突至第 9 胸椎棘突做正中纵切口（图 31-3A）。向外侧分离皮下组织至肩胛骨的内缘。
- 在切口的远端辨认斜方肌外侧缘，将斜方肌从位于其下层的背阔肌上钝性分离下来。
- 将斜方肌起点的筋膜鞘从棘突上锐性分离下来。
- 辨认大、小菱形肌的起点，将它们从棘突上锐性分离下来。
- 游离菱形肌和上部斜方肌，使它们与前方的胸壁肌肉分离。
- 向外侧牵开游离的肌肉层，暴露出连接于肩胛骨上角的肩胛脊椎骨或纤维带。
- 骨膜外分离、切除所有的肩胛脊椎骨，如果不存在肩胛脊椎骨，则应切除所有的纤维带或挛缩的肩胛提肌。操作过程中应注意避免损伤支配菱形肌的副神经和颈横动脉。
- 如果肩胛骨的冈上部分畸形，则连同骨膜一起将其切除，这样可以松解肩胛提肌（如果尚未切除肩胛提肌），使肩胛带的活动更加灵活（图 31-3B）。
- 在第 4 颈椎水平横向切断斜方肌。
- 将肩胛骨连同附于其上的肌肉层一起移向远侧，直至肩胛冈与对侧肩胛冈处于同一水平（图 31-3C）。
- 将肩胛骨维持在此位置，将斜方肌和菱形肌腱膜缝合至低位棘突上。
- 在切口的远侧部分，在斜方肌的起始部制作 1 个囊袋，切除囊袋的多余组织或切开囊袋，原位重叠缝合，形成游离缘。

**术后处理**　术后 2 周内用 Velpeau 绷带固定，然后开始有限度的主动或被动关节活动范围训练。

## 锁骨碎骨术

### 手术技术 31-2

- 从胸锁关节外侧 1.5 cm 开始向肩锁关节内侧 1.5 cm 处做直切口。
- 骨膜下暴露锁骨。
- 距每端 2 cm 处截骨，取下锁骨，并剪成碎块。
- 将碎骨块屑填充到骨膜管中，间断缝合骨膜管。
- 常规方法缝合皮下组织和皮肤。

# 第二节　先天性肌性斜颈

先天性肌性斜颈（CMT）见于 3.92% 的新生儿，是由胸锁乳突肌内纤维瘤病引起的。有时患儿一出生即可触摸到硬结，通常在出生后 2 周内可触摸到。先天性肌性斜颈多发生于右侧，它可以累及整块肌肉，但病变更常见于肌肉锁骨附着端附近。硬结在 1 个月或 2 个月内达到最大尺寸，之后可保持不变或缩小，通常在 1 年内消失。如果硬结不消失，则肌肉将永久性地纤维变性、挛缩，导致斜颈（图 31-4）。

尽管人们认识先天性肌性斜颈已经数个世纪了，但是它的病因仍不明。临床研究表明难产婴儿更易患先天性肌性斜颈，合并其他肌肉骨骼疾病的概率也增加，如内收跖畸形、发育性髋关节发育不良和马蹄内翻足。据报道，先天性肌性斜颈患儿中，合并先天性髋关节脱位或髋臼发育不良的发病率为 7%~20%。对于这些患者应进行细致筛查或必

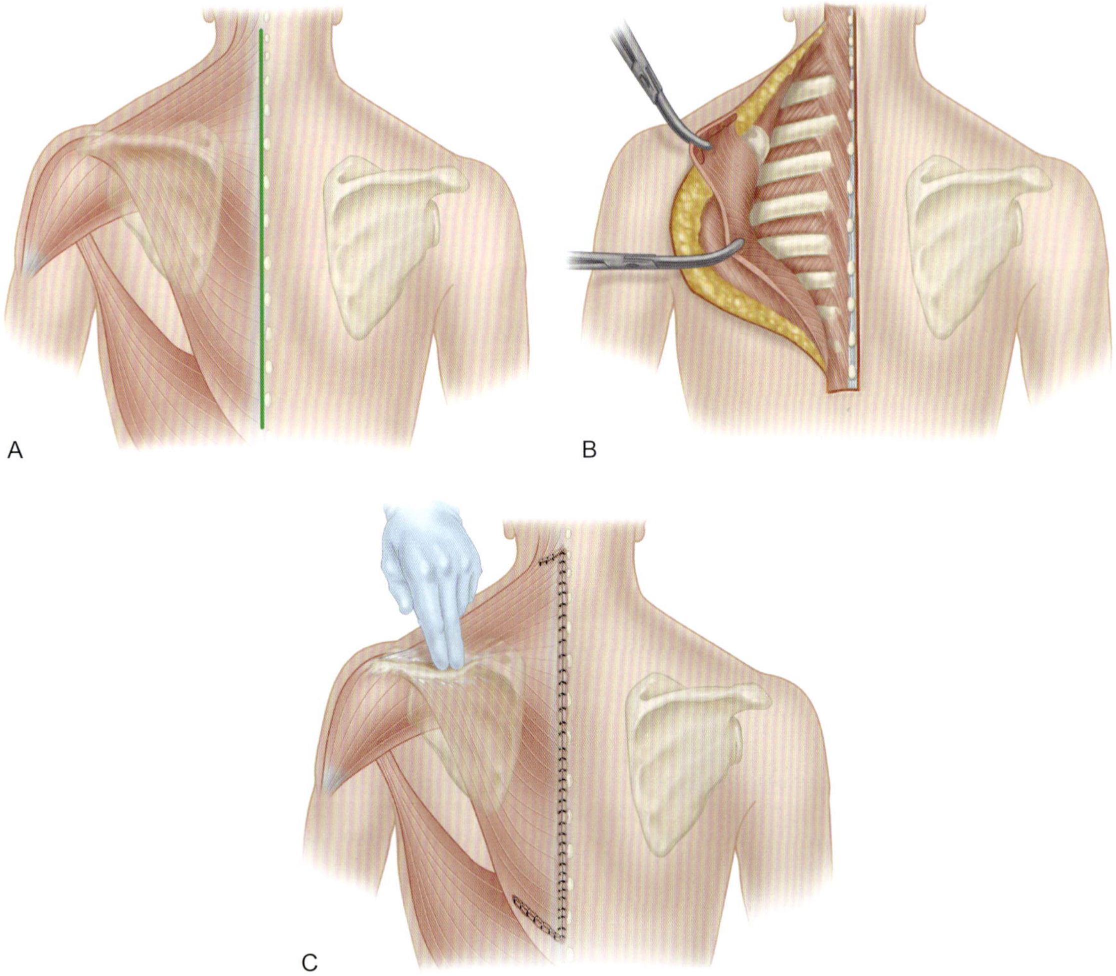


**图 31-3** 治疗先天性高肩胛症的 Woodward 术式。A. 该图显示了肩胛骨抬高、斜方肌的起点和皮肤切口；B. 在中线上切开皮肤，从棘突上游离斜方肌和大、小菱形肌的起点，将这些肌肉向外侧拉开。进一步切除肩胛提肌、所有的肩胛脊椎骨和畸形的肩胛骨上角；C. 在 $C_4$ 椎体水平切断斜方肌。将肩胛骨连同附着于其上的肌肉层一起移向远侧，将斜方肌和菱形肌的腱膜缝合到更低水平的棘突上。斜方肌腱膜在下方形成褶皱。切开斜方肌腱膜褶皱，将切开后的褶皱游离缘重叠并原位缝合。同样缝合斜方肌的游离上缘（引自：Woodward JW: Congenital elevation of the scapula: correction by release and transplantation of muscle origins: a preliminary report, J Bone Joint Surg 43A:219, 1961.）（见手术技术 31-1）

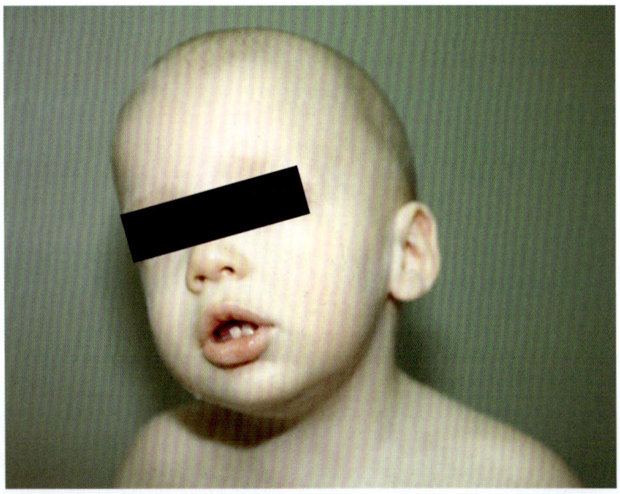

**图 31-4** 患先天性肌性斜颈的 14 月龄男童

要时进行超声检查。

先天性肌性斜颈的可能病因包括胎位不正，子宫内的约束，产伤、感染和血管损伤。Davids 等学者对 10 例先天性肌性斜颈患儿进行 MRI 研究发现，患儿胸锁乳突肌内的信号与上、下肢骨筋膜室综合征观察到的信号相似。人们对先天性肌性斜颈进行了深入研究，包括确定胸锁乳突肌筋膜室的尸体解剖和灌注研究；对 3 例先天性肌性斜颈患者进行压力测定，以便在活体确证这一筋膜室的存在；对 48 例患儿进行临床回顾，来确定出生体位与挛缩侧的关系。这些研究使学者们推测 CMT 可能是患儿在子宫内或围生期发生筋膜室综合征的结果（图 31-5）。

在患儿刚出生时或出生数周内，受累胸锁乳突肌常能触摸到小硬结。患儿常同时伴有斜头畸形和面部不对称。出现纤维结节基本上可以确诊，大多数病例无须行进一步影像学检查。当诊断存疑时，可进行相应的颈椎 X 线检查。另外，有些学者提议用超声检查评估和处理先天性肌性斜倾。

当发现新生儿患先天性肌性斜颈时，不可能预测导致形成的硬结能否自然消失。Lin 和 Chou 报道超声检查有助于预测哪些患儿需要接受手术治疗。纤维变性改变局限于胸锁乳突肌下 1/3 的患儿，可不行手术治疗而康复。而整个胸锁乳突肌受累的患儿中，有 35% 须行手术松解。Han 等总结在超声检查能否发现存在胸锁乳突肌病灶的过程中，结果存在一些差异。没有病灶的患儿往往发现晚，预后好，治疗周期短。头旋转倾斜在同一方向的患儿多没有病灶，就头旋转而言倾斜有限。这些发现表明，是否存在胸锁乳突肌病灶，发生先天性肌性斜颈的病理生理机制是不同的。

只有在婴儿期，先天性肌性斜颈才可以考虑非手术治疗。医师应指导家长用手法牵拉胸锁乳突肌，将婴儿的下颌转向受累胸锁乳突肌侧的肩关节，同时头部斜向对侧。婴儿早期切除病变的做法并不恰当；手术应该推迟至纤维瘤病变进展成熟，如有必要可以松解肌肉的一端或两端。先天性肌性斜颈通常可以通过家庭牵引疗法在 1 岁之内得到缓解。一些学者认为 5 cm 厚的胸锁乳突肌与其伸展运动的持续时间和反应有很强的相关性。Canale 等发现，患儿超过 1 岁后，先天性肌性斜颈不会自愈。1 岁以内治疗的效果优于 1 岁以后的疗效。而在活动受限 <30°、面部对称或存在不明显不对称的患者进行功能锻炼治疗更容易获得成功。1 岁以后进行非手术治疗极少取得成功。不论采用何种疗法，只要治疗开始时即存在面部不对称以及超过 30° 的活动受限，通常不会取得良好的疗效。

先天性肌性斜颈患儿在生后 3~4 个月开始的早期干预会得到最佳结果。颈部被动旋转范围可以恢复到 92%~100%，仅 0~1% 需要手术。干预越早，治疗周期越短，后期手术介入的可能性越小。Petronic 等发现生后 1 个月接受治疗，99% 的先天性肌性斜颈患儿可得到最佳结果（头不倾斜，颈被动活动不受限），平均治疗周期为 1.5 个月。而在 1~3 个月开始治疗的患儿，获得最佳结果的比例仅为 89%，平均治疗周期延长到 6 个月。3~6 个月开始治疗，这一比例降到 62%，治疗周期延长到 7.2 个月。6~12 个月开始治疗，比例降到 19%，治疗周期延长到 8.9 个月。生后就确认先天性肌性斜颈的患儿，仅由家长进行牵拉，2 个月不能矫正，再转给康复师治疗，对这种情况的近期研究表明，早期由康复师进行康复更有利于减少治疗时间。年龄越大，牵拉治疗越难。早期干预可减少以后的手术。

虽然在 1 岁以内，但经过了超过 6 个月的康复治疗，仍然僵硬的畸形患儿应常规选择手术。难治的先天性肌性斜颈患儿，即使非常小心，单纯

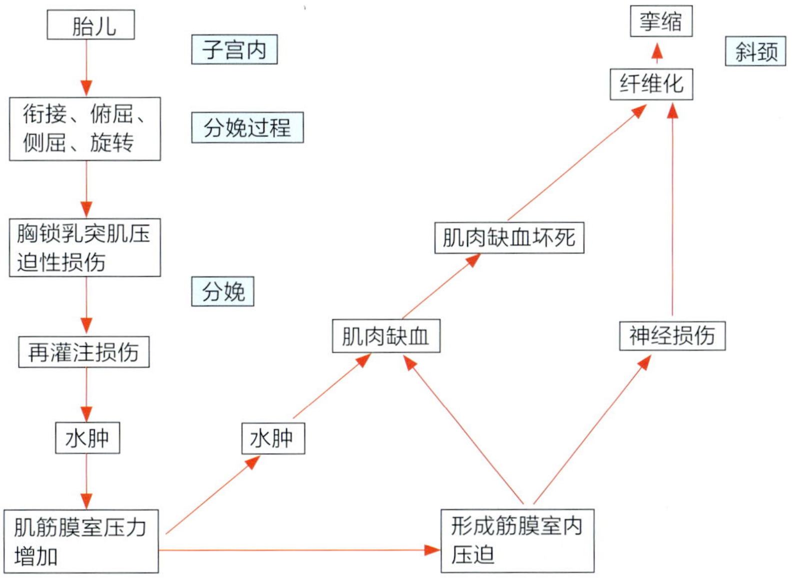


**图 31-5**　Davids、Wenger 和 Mubarak 提出了先天性肌性斜颈的病理生理改变，他们认为先天性肌性斜颈可能是宫内或围生期挤压的结果

康复治疗仍可加重损伤。肉毒素 A 可改善物理治疗的效果。先天性肌性斜颈的肉毒素注射治疗可以使紧张的软组织充分放松，有利于挛缩的矫正与维持。Limpaphayon 等报告肉毒素 A 注射后，对于难治性的先天性肌性斜颈，有利于畸形矫正与维持。92% 的护理人员记录了其在临床上有帮助。Sinn 和 Renaldi 报告了肉毒素治疗 134 例患儿中 82 例成功，有效率达 61%。

任何持续性的斜颈在生长过程中都将缓慢加重，头向患侧而面部朝向对侧倾斜。当畸形严重时，患侧肩部升高，颅骨的额枕径较正常者小，早期手术治疗可预防这些畸形。理想情况下，患儿应在即将进入学龄期前接受手术治疗，以便有足够时间通过生长发育来重塑面部不对称，同时使手术解剖及松解过程更容易。不幸的是，许多患者在初诊时已出现固定畸形，而剩余的生长潜力不足以矫正畸形（图 31-6）。然而，许多学者建议即使对于大龄患儿也应尝试手术松解，并且可以取得成功。已过发育期的儿童，其疗效明显不如正处于发育期的儿童，但多数患者均可显著改善颈部活动度和头部倾斜度，多可取得满意的功能和美容效果。Lee 等报道 80 例先天性肌性斜颈的患者术后颅面部得到明显的改善。如果松解术在 5 岁之前进行，那么效果更加明显。在一组 31 名 7 岁以上、晚期难治性先天性肌性斜颈患儿中，Lepetsos 等报告的手术结果优良率分别为 84% 和 16%。Seyhan 等报告了一组年龄在 6~23 岁的病例，采用双极松解手术后头倾斜与颈部活动均明显改善。

有几种手术方式可以松解胸锁乳突肌的锁骨部，胸锁乳突肌远端单极松解适用于轻度畸形，远、近端的双极松解适用于中重度斜颈。据介绍，内镜可用于松解胸锁乳突肌，它具有肌纤维分离准确、对神经血管损伤小、瘢痕不明显等优点。但笔者对该技术没有经验，文献中也无大宗病例报道。

## 单极松解术

胸锁乳突肌单极肌腱切断术后，可产生与深部结构粘连的瘢痕，使胸锁乳突肌的锁骨头和胸骨头重新形成附着点，不仅使肌肉失去轮廓，而且易导致斜颈或面部不对称的矫形失败。手术瘢痕与深部组织结构粘连在年幼的患者中较为常见，故手术应延迟到 4 岁后进行。

### 手术技术 31-3

- 在锁骨正上方并与内侧段平行做一个 5 cm 切口（图 31-7），深达胸锁乳突肌胸骨头和锁骨头肌腱止点。
- 纵行切开肌腱鞘，将止血钳或其他钝器插入肌腱后方。
- 用止血钳将肌腱挑到切口外，切除 2.5 cm 长的一段肌腱。如果肌腱已经挛缩，则分离颈阔肌和附近筋膜。
- 将患儿头部转向病侧，降低下颌，用手指探查切口内结构，检查是否残留挛缩带，如果有，则直视下切断挛缩带直至畸形可以（尽可能）过度矫正。
- 如果经过上述操作不能过度矫正畸形，则在乳突下方做一小的横行切口，仔细地在乳突附近分离出胸锁乳突肌。注意避免损伤副神经。
- 关闭切口，将头维持在矫枉过正的位置。

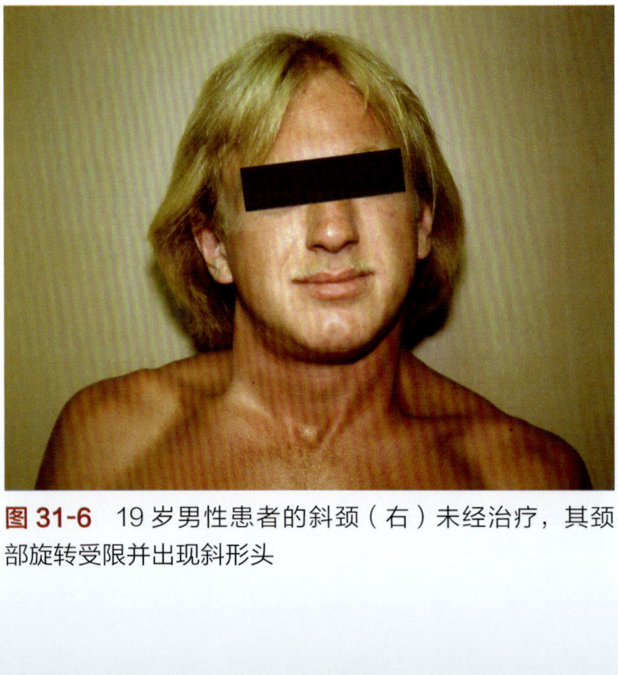

**图 31-6** 19 岁男性患者的斜颈（右）未经治疗，其颈部旋转受限并出现斜形头

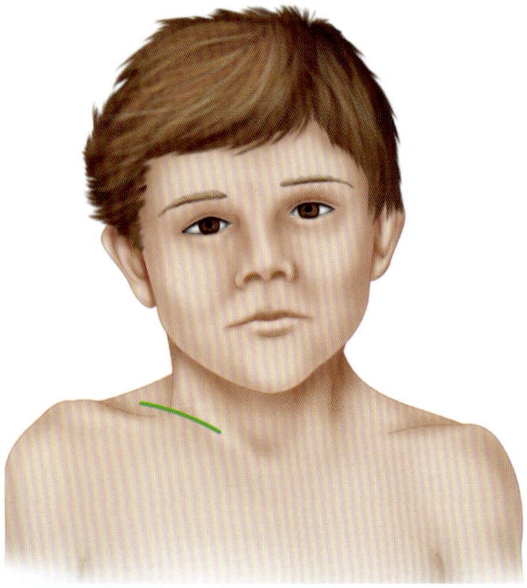

**图 31-7** 斜颈单极松解的皮肤切口

**术后处理**　术后第 1 周即开始进行物理治疗，包括手法牵拉颈部，使之维持在矫枉过正的位置。手法治疗应每天进行 3 次，持续 3~6 个月。通常不需要使用石膏或支具固定（图 31-8）。

## 双极松解术

对严重畸形或手术失败后的患儿进行手术矫正常需要对胸锁乳突肌进行双极松解。Ferkel 等介绍了一种改良双极松解术和肌肉“Z”字成形术。这种方法减少了由单纯肌腱切断术导致的胸锁乳突肌远端的凹陷外观，因此有更好的美容效果。

**手术技术 31-4**

（Ferkel 等）

- 在耳后近端做一短横切口（图 31-9A），在紧靠乳突尖处横行切断胸锁乳突肌肌止点。因为切口小，可以避免损伤副神经，但应考虑副神经的走行存在变异的可能。
- 在距锁骨内侧端和胸骨切迹上方一横指宽处沿皮肤皱褶做一 4~5 cm 长的切口。

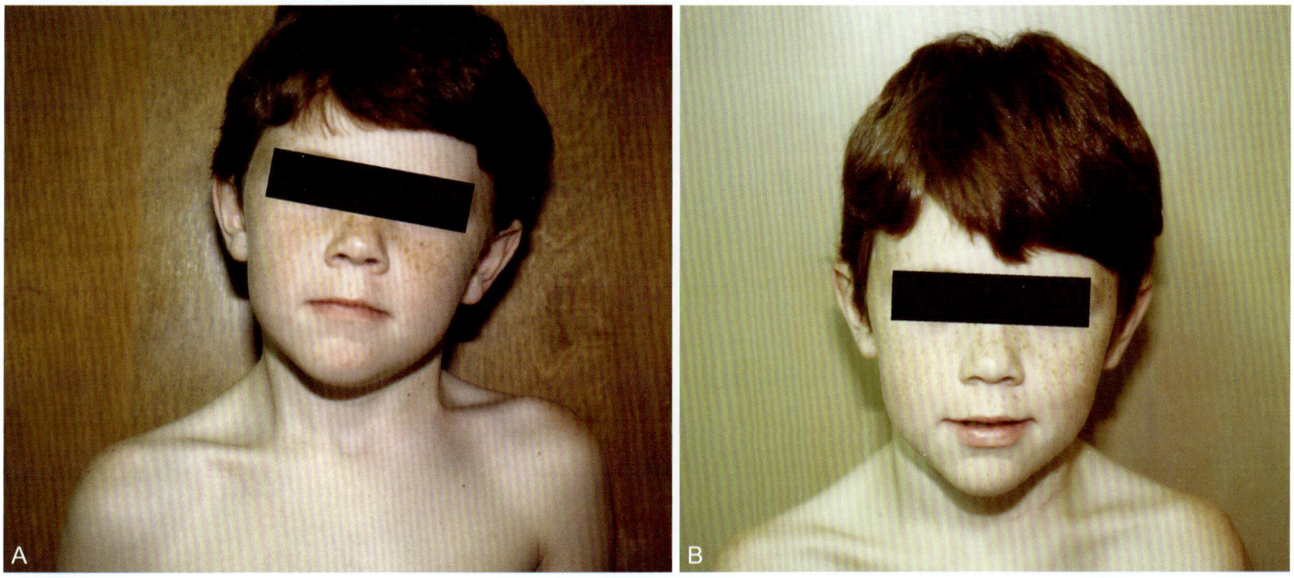

**图 31-8**　7 岁男孩患有左侧肌性斜颈。A. 锁骨上单极松解前；B. 单极松解后，可见锁骨上方沿皮肤皱褶所做的横行切口形成的手术瘢痕（见手术技术 31-3）

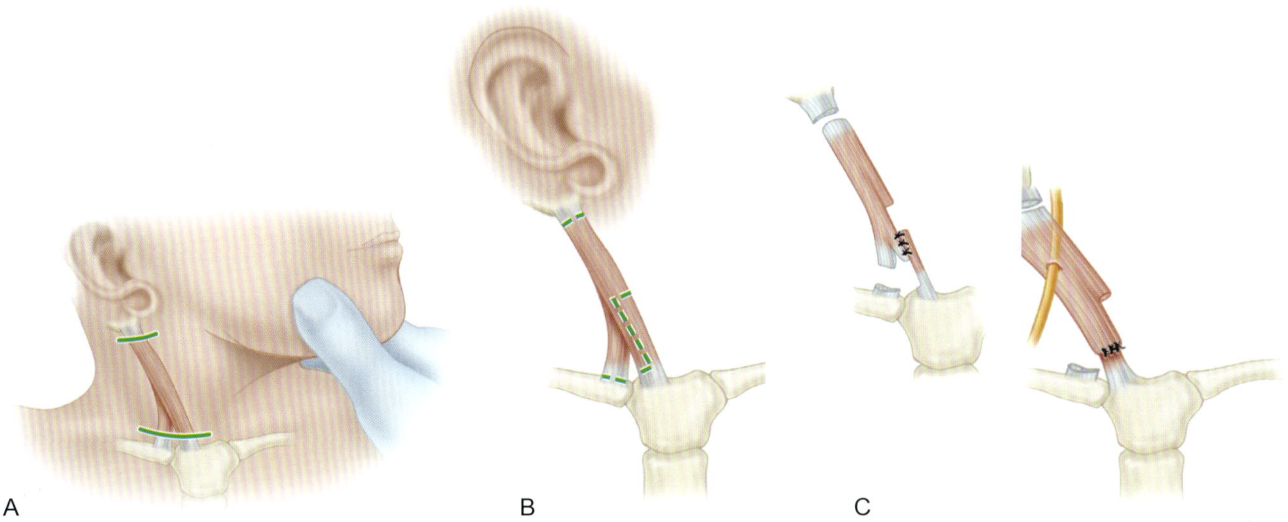

**图 31-9**　斜颈的双极“Z”字成形术。A. 皮肤切口；B. 切断胸锁乳突肌的锁骨起点和乳突止点，在其胸骨起点处进行“Z”字成形术；C. 手术完成后，可见胸锁乳突肌的胸骨附着点的内侧部得以保留（引自：Ferkel RD, Westin GW, Dawson EG, et al: Muscular torticollis: a modified surgical approach, J Bone Joint Surg 65A: 894, 1983.）（见手术技术 31-4）

- 分离皮下组织和颈阔肌，显露出胸锁乳突肌的胸骨端和锁骨端。分离过程中注意避免损伤颈前静脉和颈外静脉及颈动脉和动脉鞘。
- 横向切断胸锁乳突肌的锁骨头，对胸骨头进行“Z”字成形术，从而保持胸锁乳突肌在颈部的正常“V”字形外观（图 31-9B）。或者直接从锁骨松解胸锁乳突肌锁骨头，同时在邻近止点处 1~2 cm 切断其胸骨头，然后将两端行侧边吻合或端端吻合（图 31-9C）。
- 在松解的过程中活动头颈部以获得预期的矫正度。
- 在关闭切口前松解筋膜或偶尔的肌肉挛缩带。
- 皮内缝合关闭这两个切口。

**术后处理** 术后早期指导患者进行物理治疗，包括牵拉、肌肉力量训练以及主动活动锻炼。术后 6~12 周也可进行枕颌带牵引或颈围固定（图 31-10）。

## 第三节 先天性锁骨假关节

先天性锁骨假关节比较罕见，关于其病因的解释很多。一种提法为内外侧骨化中心独立发育成两部分锁骨，假关节的形成被解释为连接两个骨化中心的前软骨桥骨化失败。另一种理论为锁骨下动脉直接压迫未成熟的锁骨。先天性锁骨假关节几乎都发生于右侧，约 10% 的患者发生于双侧。在一组 60 例单侧先天性锁骨假关节病例中，59 例发生于右侧；发生于左侧的 1 例患者存在右位心。锁骨假关节出生时即已存在，通常发生于锁骨的中 1/3（图 31-11）。该病应与锁骨颅骨发育不全和锁骨骨折后不愈合进行鉴别。

先天性锁骨假关节之所以需要治疗常不是因为疼痛或肩带不稳，而是因为青少年患者难以接受的外观畸形。Sales de Gauzy 等报道了 1 例胸廓出口综

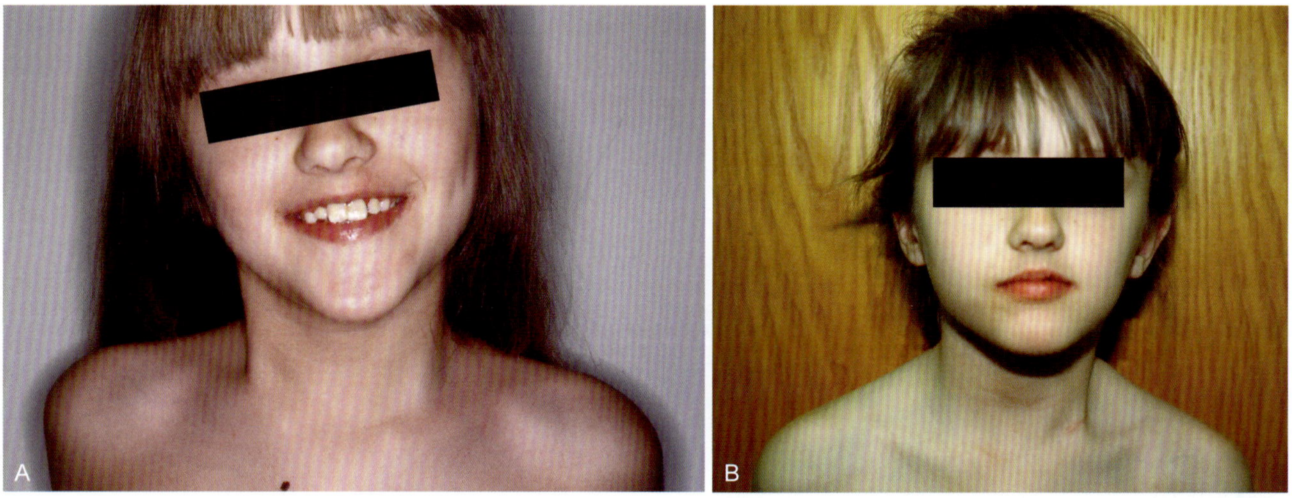

**图 31-10** 先天性斜颈的双极松解。A. 8 岁女童患有严重的先天性斜颈（右）；B. 双极松解术后（见手术技术 31-4）

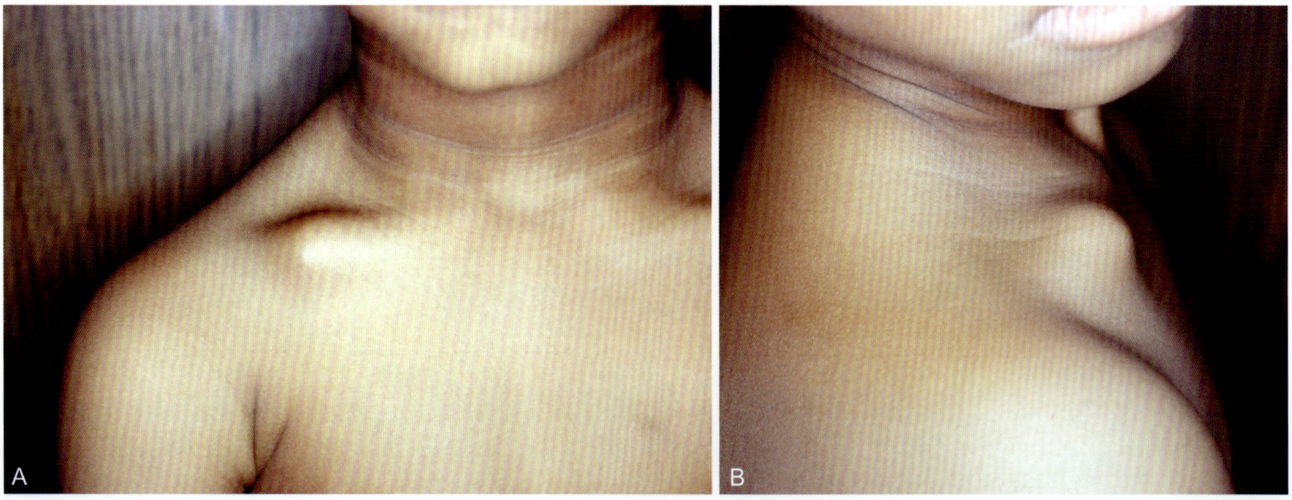

**图 31-11** 先天性锁骨假关节。A. 4 岁儿童右锁骨中 1/3 部分可见皮肤突出；B. 侧位观

合征合并先天性锁骨假关节的病例。上肢不稳可导致过度外展，将锁骨下动脉压迫到外侧锁骨的内侧端。切除假关节后，取髂骨进行植骨，用钢板固定，疼痛缓解并恢复全部功能。尽管先天性锁骨假关节在儿童期无症状，但进行手术治疗可以恢复正常形态，防止青少年期或成年后出现功能性或血管性问题。目前尚无假关节自愈的报道，因此只有通过手术治疗才能达到愈合的目的。多数外科医师认同最佳植骨时机是 3~5 岁。尽管任何年龄都可进行植骨，但是年龄越大，植骨越难。单纯切除突出的骨端会导致疼痛、肩关节活动过程中骨端突出和肩带不对称。单纯切除纤维假关节和末端硬化骨，然后通过仔细解剖和保护骨膜袖套以保持骨端连续性进行骨端对合，而不行骨移植和内固定，这种方法已经在 6 岁以下的儿童中获得成功。然而，许多学者建议切除假关节后进行骨移植，再用一小重建板或髓内克氏针固定。

先天性锁骨假关节比先天性胫骨假关节更容易愈合。对于假关节的治疗来讲，用于治疗创伤后不愈合的任何类型骨移植都能够取得满意疗效，但切开复位、钢板螺钉内固定、自体髂骨植骨可以取得最佳疗效，具有较高的愈合率和较少的愈合时间，与克氏针内固定相比，并发症少，尤其适用于年长的儿童（图 31-12）。

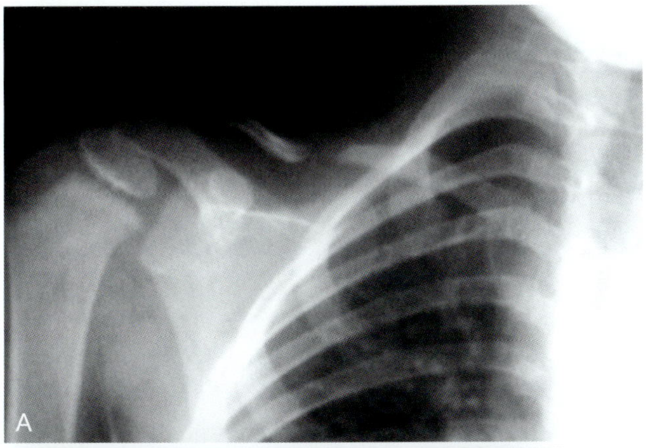


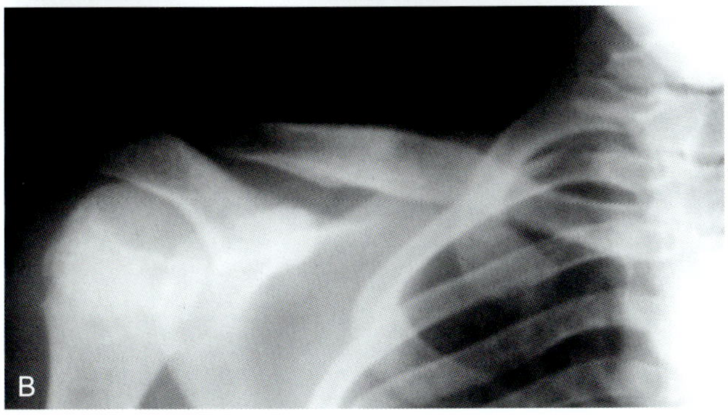


**图 31-12** A. 右侧先天性锁骨假关节在进行植骨、钢板固定前；B. 钢板取出后（7 岁）

2017 年，Studer 等报告了一组儿童病例，平均年龄 7.1 岁，平均随访 7 年。应用游离髂骨植骨，获得良好骨愈合及功能。

### 先天性锁骨假关节切开复位、髂植骨术

**手术方法 31-5**

- 在锁骨上方一横指宽处，以锁骨体为中心做一横行切口，长约 7.5 cm（3 英寸）。
- 在中 1/3 段向内外侧锐性分离皮下组织，显露出假关节区域。
- 骨膜下显露锁骨，保护下方的神经和血管结构。
- 清理假关节处所有的纤维假关节组织直至暴露出内、外侧正常骨组织。
- 折弯四孔钢板（1/2 管型钢板、动力加压钢板或髋臼重建钢板），使之适应锁骨外形。
- 将钢板固定到锁骨上。
- 取自体髂骨，移植到假关节的上、下及后方。
- 皮内缝合皮肤，逐层关闭切口。

**术后处理** 悬吊上肢 2~3 周。术后 12~24 周，X 线片证实骨折愈合后可以取出钢板。

## 第四节 先天性桡骨头脱位

先天性桡骨头脱位是肘关节最常见的先天性异常，不过十分少见。当桡骨头长期脱位而无尺骨骨折证据，而且桡骨头看起来小而畸形时，应考虑为先天性脱位。影像学检查具有特征性。桡骨干比正常的长，尺骨异常弯曲。桡骨头通常后脱位，有时也可见到前脱位。桡骨头呈圆形，很少和肱骨小头相关节，而且也小于正常桡骨头。有时在桡骨头周围的软组织中存在骨化区域。桡骨小头也可小于正常，与桡骨小头相关节的尺骨桡切迹比较小或缺如（图 31-13）。尽管双侧桡骨头脱位是诊断先天性桡骨头脱位的标准之一，但是近期有单侧先天性脱位的报道。先天性桡骨头脱位具有家族遗传性，父系遗传多见，可合并软骨 - 骨形成缺陷、软骨不发育、软骨发育不良、Larsen 综合征、指甲髌骨综合征和遗传性多发外生骨疣。

先天性桡骨头脱位不能通过手法或手术而复位，因为软组织已经适应了桡骨头处于异常位置，而且桡骨头没有正常的关节面与尺骨和肱骨相关节。因此，不推荐在儿童期进行切开复位、环状韧

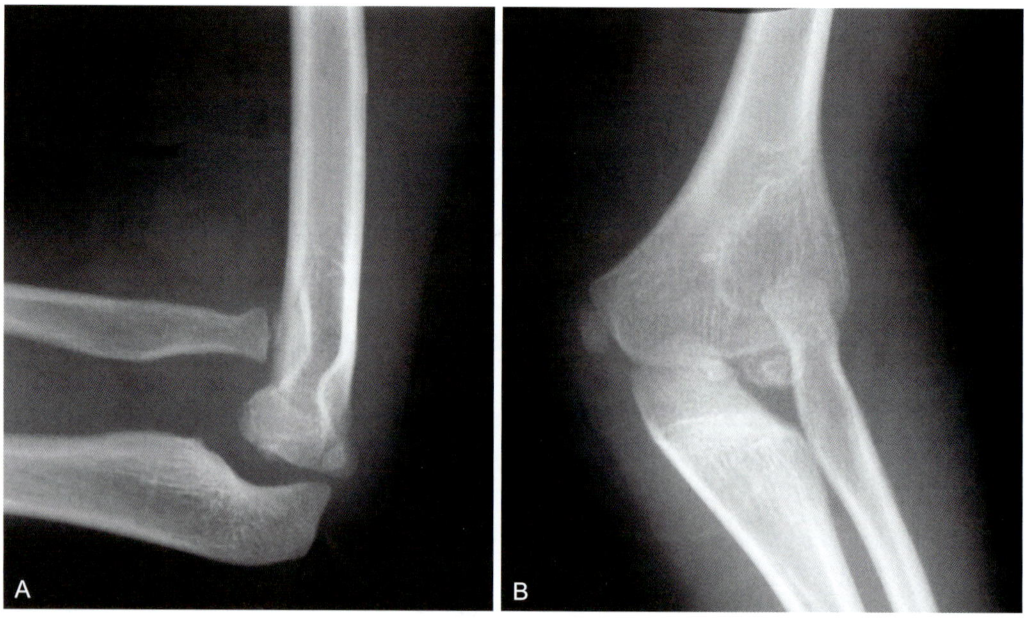

图 31-13 先天性桡骨头脱位。A. 侧位观；B. 前后位观

带重建。前臂活动度受限常影响功能，对儿童进行物理治疗来改善活动功能是唯一的治疗方法。如果疼痛持续至成年期，可以切除桡骨头和桡骨颈。桡骨头切除应在成年以后再进行，但即使切除桡骨头，由于软组织挛缩，肘关节的活动功能也不会得到改善。尽管如此，对于年龄较大患者，可以考虑桡骨小头切除以缓解疼痛，也可能改善其活动度。Bengard 等回顾分析了中长期随访手术和非手术治疗桡骨小头脱位的患者。作者分析手术治疗的患者极大地缓解了疼痛，部分改善了功能，提高了舒适度。然而，超过 25% 的患者因腕部疼痛需要再次手术。而非手术治疗的患者没有活动范围的丢失，疼痛没有进展，不需要再次手术的干预。对于先天性或慢性桡骨小头脱位虽一直推荐行尺桡骨截骨术，但是有效性还需要进一步观察。

## 第五节 先天性桡骨假关节

先天性桡骨假关节极为罕见。在神经纤维瘤病患者中，桡骨假关节自桡骨囊肿发展而成。患者常有神经纤维瘤病的皮肤表现，可有明显的家族遗传史。

所有报道的先天性桡骨假关节均发生于桡骨远侧 1/3，远侧节段非常短。由于假关节接近远端骨骺，桡骨远端较短，而尺骨相对较长。可选择双骨外嵌移植来治疗。该手术恢复了肢体长度，可以牢固固定骨质疏松的远侧节段，扩大了近侧节段骨端尺寸，通常可以获得满意的愈合效果（图 31-14）。

有报道完全切除受累桡骨，保留周围骨膜和软组织并进行带血管腓骨移植可以取得良好疗效。该手术可以推迟到骨骼发育成熟时实施，在此之前用上肢支具维持。另一种选择是对年龄较小的患者进行带血管腓骨移植，但在这些患者中很难获得稳定的内固定。采用钢板螺钉固定有损伤腓骨移植体骨膜血供的危险，但采用不稳固的髓内交锁克氏针可能会导致延迟愈合。英文文献回顾中，Witoonchart 等发现游离带血管腓骨移植可以获得最佳愈合率。Witoonchart 等报道了在 19 例尺骨或桡骨假关节进行游离带血管腓骨移植后，有 18 例获得成功。游离带血管腓骨移植详见第 63 章。

## 第六节 先天性尺骨假关节

神经纤维瘤病导致的先天性尺骨假关节也极为罕见。该病常出现在神经纤维瘤病的患者中，常伴随先天性桡骨假关节。尺骨假关节导致桡骨成角畸形、前臂短缩及桡骨头脱位（图 31-15）。

先天性尺骨假关节的治疗方法较多，包括采用或不采用内固定联合不带血管骨移植、构建单骨前臂、游离带血管的腓骨移植和 Ilizarov 压缩 - 分离术。骨移植治疗先天性尺骨假关节常会失败，但低龄儿童发育过程中桡骨将显著弯曲，故应早期手术。如果假关节由囊肿发展而来，则早期进行囊肿刮除、骨移植内固定常可取得成功。对于远端已经细小的尺骨假关节，应尽早切除尺骨远端以解除其

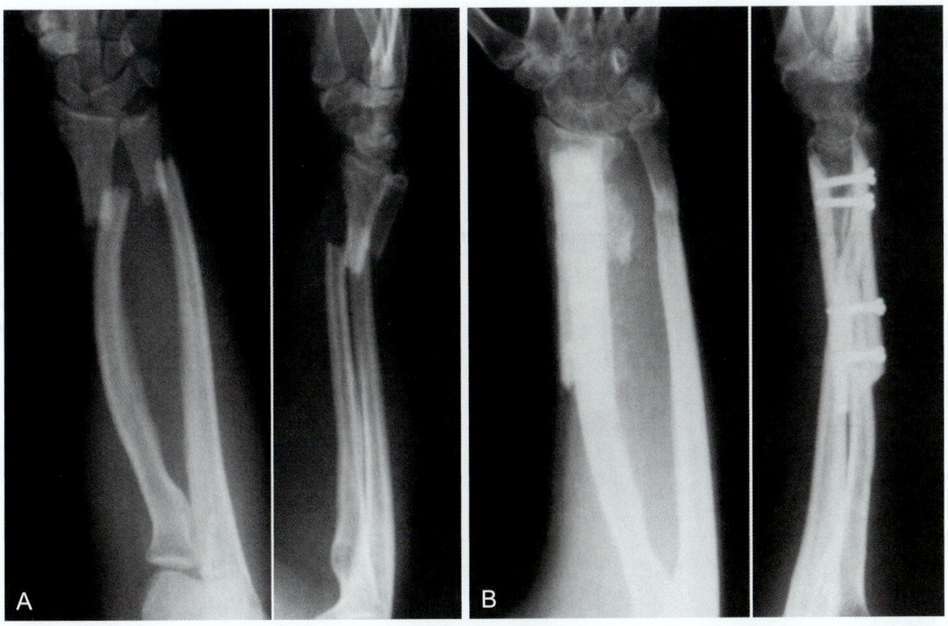


图 31-14　先天性桡骨假关节。A. 儿童纤维瘤病合并闭合性尺桡骨骨折；B. 双侧表面骨移植后桡骨愈合

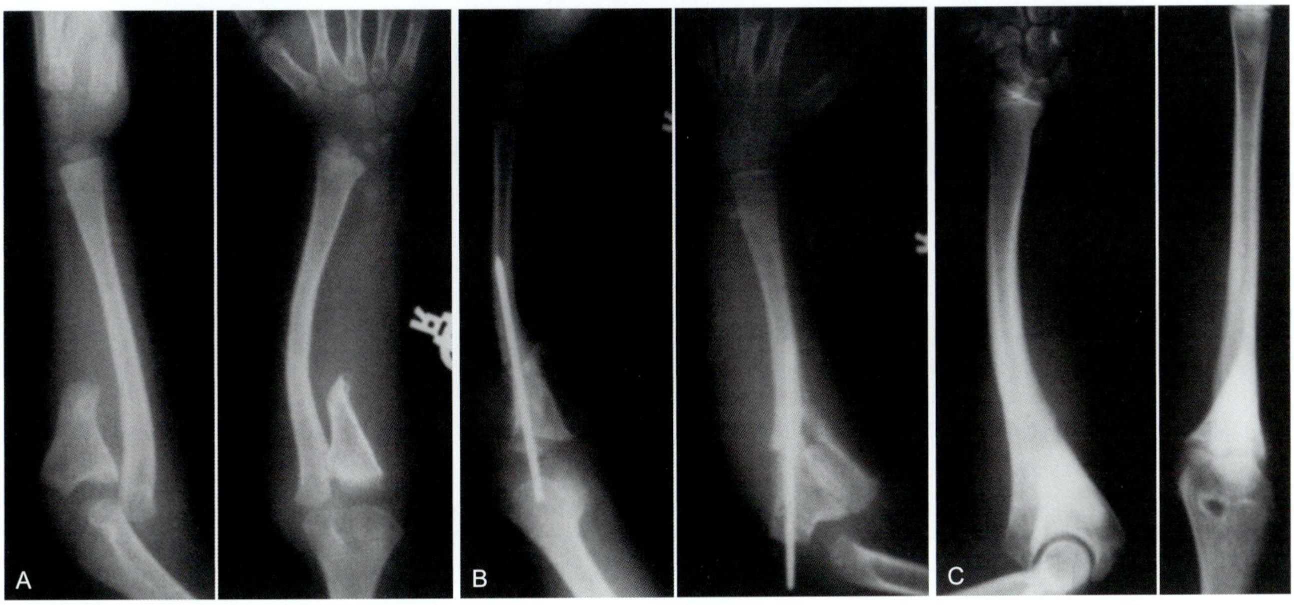


图 31-15　先天性尺骨假关节合并桡骨头脱位。A. 术前；B. 桡骨头切除，尺、桡骨近端融合，髓内钉固定术后；C. 单骨前臂的最终表现

对桡骨的牵拉，然后用支具固定前臂。如果桡骨头脱位，则应将其切除，实施尺桡骨融合术（单骨前臂）（图 31-16）。也可进行桡骨远端截骨术来矫正弯曲畸形。对于假关节间隙“较窄”、骨质量尚可的患者，有学者采用 Ilizarov 外固定器治疗。Bae 等报道了他们成功应用游离带血管腓骨移植治疗 4 例先天尺骨假关节患儿。2 例患儿（3 岁和 5 岁）的腓骨移植体包括近端骨骺在手术后 3 年和 6 年时仍继续生长。

## 第七节　先天性尺桡骨融合

先天性尺骨融合是一种罕见的畸形，由于胚胎学上的分离失败，在桡骨和尺骨之间存在一个异常的连接，常发生在尺桡骨的近侧端，多为双侧，通常将前臂固定于旋前位。该病具有家族遗传性，多为父系遗传。Wilkie 将该病分为两种类型。Ⅰ型尺桡骨融合中，尺桡骨的髓腔贯通。桡骨近端畸形，与尺骨有数厘米的融合（图 31-16）。桡骨比尺骨

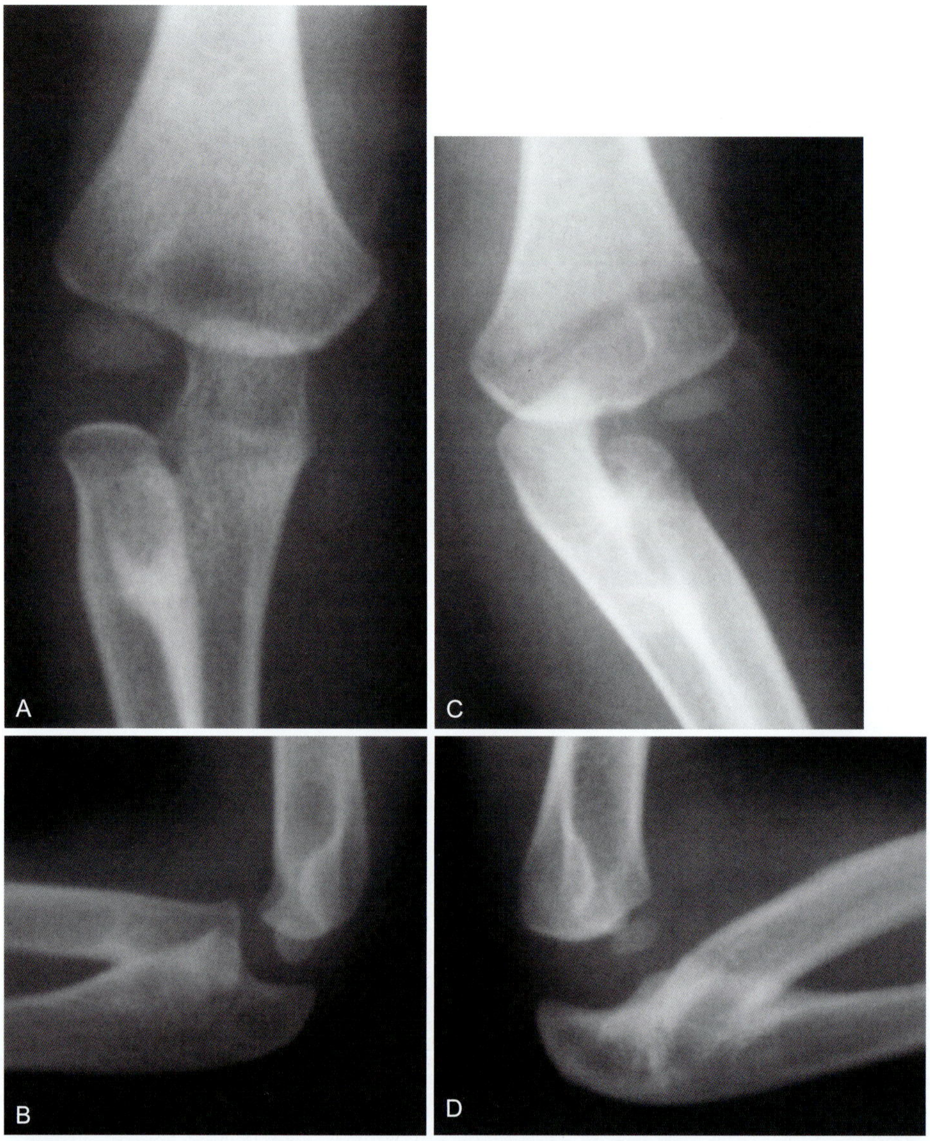


**图 31-16** 先天性尺桡骨融合。A、B. Ⅰ型，尺桡骨近侧融合 3 cm，桡骨变长；C、D. Ⅱ型，桡骨向后外侧脱位

长、粗，其骨干向前弯曲。Ⅱ型融合，桡骨基本正常，但桡骨近端前脱位或后脱位，并与尺骨干近端融合。融合既不十分广泛，也不如Ⅰ型那么紧密。Wilkie 报道Ⅱ型畸形常发生于单侧，有时合并多指、缺指或并指等其他畸形。

另外两种分型方法分别基于有无桡骨小头脱位及有无纤维或骨性融合（框 31-1）。这两种分型强调了与桡骨小头脱位的关联，这种关联可能代表了在胚胎早期产生的一大类疾病。早期胚胎发育中尺桡关节融合也解释了该病和许多其他先天性综合征的联系，比如 Apert 综合征、Klinefelter 综合征、Carpenter 综合征及先天性关节挛缩等。

先天性尺桡骨融合的治疗比较困难，幸运的是，大多数患者不需要手术干预。筋膜组织短，纤维不规则，骨间膜狭窄，旋后肌异常或缺如前臂存在广泛异常，以至于即使将尺桡骨分离、骨间膜全长切开，前臂也无法旋转。先天性尺桡骨融合的三维分析显示，桡骨有明显的屈曲畸形，桡骨和尺骨有内旋畸形，矫正手术后可能会阻碍前臂旋转。另

**框 31-1**

**先天性尺桡骨融合的分类**

Tachdjian
- Ⅰ型：桡骨头缺如、近端骨性融合
- Ⅱ型：桡骨头脱位、近端骨性融合
- Ⅲ型：近端纤维融合导致前臂旋转困难

Cleary 和 Omer
- Ⅰ型：纤维融合
- Ⅱ型：骨性融合、桡骨头处于复位
- Ⅲ型：骨性融合、桡骨头后脱位
- Ⅳ型：骨性融合、桡骨头前脱位

外，如果尝试手术治疗，患儿及父母对手术治疗后活动度改善的期望往往会导致其失望。简单地切除桡骨融合部分不会改善功能。不应为获得旋转功能而进行手术治疗；对于多数患儿，不推荐手术治疗，因为这种畸形通常不足以致残，不足以进行广泛的手术，肩关节活动能够很好地代偿旋前或旋后畸形，特别是当肘关节伸展时。

截骨手术在有双侧过度旋前的儿童中偶尔显示有意义，但前臂固定的确切位置存在争议。有些人建议将前臂放在中立位上，以帮助卫生。然而，现代广泛使用的键盘和手持通信设备使得在发达国家轻微的旋前更有吸引力。有人认为在亚洲文化中，使用非优势手拿碗的习惯可能需要轻微的抑制。

Simcock 等在 31 例患者中行尺骨干骺端去旋转截骨，分析其安全性及有效性。在确认该方法安全有效的同时，也推荐了其他手术方式，包括不同截骨部位的选择，有效的克氏针固定，及预防性筋膜切开术。而该手术在大幅度旋转矫正中，会有 12% 的患者出现一过性神经损伤，常见骨间前神经及桡神经损伤。

Seitz 等报道对一名 2 岁先天性尺桡骨融合患儿进行去旋转截骨后，采用小外固定器进行固定。他们认为该技术可以进行精确的旋转矫正，获得牢固固定，并可避免管型石膏固定。

Lin 等介绍了通过两期矫正严重前臂旋转畸形（包括先天性尺桡骨融合）的技术。经皮钻孔辅助尺桡骨截骨，10 d 后将前臂置于预期的功能位。不使用内或外固定器，用长臂管型石膏固定 6~8 周。他们报道了采用该技术对 26 例患者行手术治疗，其中 12 例为先天性尺桡骨融合，其中 25 例获得功能改善。尽管活动度无显著提高，但可以获得一个更适于手掌功能位的活动弧。在一期矫正所实施的旋转截骨术描述了部分多余骨质的切除，早期结果显示此技术安全。这里我们描述两期截骨术。

## 先天性尺桡骨融合的尺桡骨截骨矫正术

### 手术技术 31-6

（Lin 等）

- 上止血带，沿桡骨远端 1/3 背外侧做 1~2 cm 的切口（图 31-17A）。
- 骨膜下剥离，穿过两侧皮质钻数个孔标记截骨处。

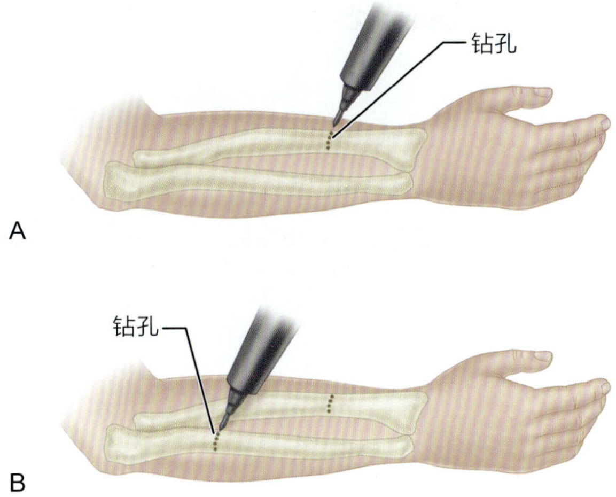


**图 31-17** 经皮钻孔辅助桡骨（A）和尺骨（B）截骨矫正先天性尺桡骨融合。10 d 后将前臂置于功能位（见手术技术 31-6）

- 在尺骨近侧 1/3 做一小切口，以相同方法显露、钻孔（图 31-17B）。
- 用骨刀完全截断桡骨和尺骨。
- 此时不要改变前臂的位置。
- 去止血带，充分止血。冲洗后关闭切口。包扎后用长臂管型石膏固定。
- 10 天后，全身麻醉下去除管型石膏，将前臂旋前或旋后，置于预期位置。
- 拍摄前臂前后位和侧位 X 线片，确认截骨对位、对线情况。一般情况下，应将主要受累侧前臂置于旋前 20°~30° 位，非主力侧前臂应置于旋后 20° 位。
- 检查脉搏，密切注意肢体情况，避免产生挤压综合征。
- 用长臂石膏固定 6~8 周，直至截骨处完全愈合。

Kanaya 和 Ibaraki 介绍了一种技术，他们将游离的带血管筋膜 - 脂肪移植用于先天性尺桡关节融合的治疗中，可防止关节强直。移植物来源于同侧上肢的外侧部，Kanaya 和 Ibaraki 报道移植物供区极少产生并发症，供区的缝合也不存在困难。采用该技术治疗的 7 例患者均显著改善了旋前和旋后功能，平均随访 4 年，没有患者出现关节强直或筋膜 - 脂肪瓣丢失。他们还发现额外进行桡骨截骨可以防止桡骨头脱位并提高活动弧（未截骨的患者，肘关节活动弧为 40°，而截骨的患者，其肘关节活动弧为 83°）。笔者未采用过该技术。

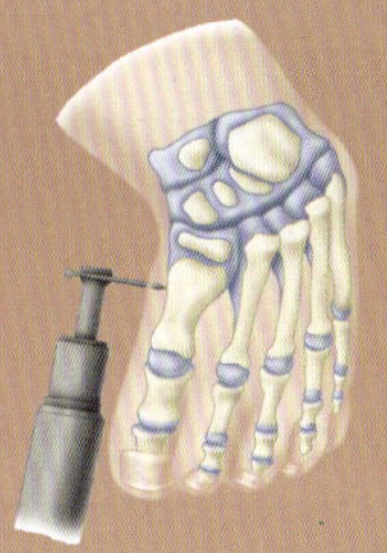

# 第 32 章

# 骨软骨病或骨骺炎及其他病变

著者：S. Terry Canale
译者：王　飞　王　洋（第 13 版：陈顺有　林　然　潘源城　姚浩群）
审校：关　凯　张思萌（第 13 版：杨建平　王恩波　付　喆　陈兆强）

## 第一节　Legg-Calvé-Perthes 病

Legg-Calvé-Perthes 病的病因虽然尚不清楚，却引起了许多争论。早先，一些学者认为遗传性血栓形成倾向会导致股骨头血管的栓塞而缺血，最终发展成为 Legg-Calvé-Perthes 病。最近越来越多的研究显示，在 Legg-Calvé-Perthes 患者并未发现遗传性高凝状态，也不存在 C 蛋白活性缺乏，因此，Legg-Calvé-Perthes 病与遗传性血栓形成倾向无关。尽管研究还在继续，但凝血异常可能并不是 Legg-Calvé-Perthes 病的发病机制。正如 Hosalkar 和 Mulpuri 所说，Legg-Calvé-Perthes 病在发现 100 年后，病因尚不明确，其治疗仍然存在争议。

### 一、诊断

Legg-Calvé-Perthes 病的初始诊断存在一定难度，尤其是症状不明显时，自起病至确诊平均需要 6 周，症状轻微者确诊所需时间更长。Legg-Calvé-Perthes 病男、女发病率为 3 ∶ 1；尽管少数患者可能发病年龄提前，但其平均发病年龄为 7 岁。股骨头（塌陷和硬化）的影像学改变通常发生在初始症状后 6 周。因此，当患儿存在持续性髋部疼痛而早期影像学表现正常时，需在 6 周时复查 X 线片，Waldenstom 描述了 Legg-Calvé-Perthes 病的影像学表现（表 32-1），Perthes 研究组对其进行了改良，使之具有良好的观察者内及观察者间一致性，以便于在今后的临床研究中使用。

Meyer 发育不良经常会被误诊为 Legg-Calvé-Perthes 病，而采取一些非必要的诊断和治疗。Meyer 发育不良常发生于小于 4 岁的男童，双侧均可累及，特征性的改变是 X 线片上有骨化中心延迟出现或缩小、骨骺分离或出现裂隙、囊性变，轻度疼痛或跛行，不会出现股骨头骨陷、软骨下骨折、碎裂和半脱位。

#### （一）分型

Legg-Calvé-Perthes 病确诊后，首要治疗目的是使股骨头包容在髋臼之内，使股骨头以同心圆的方式进行再塑形，即 Salter 所称的“生物学塑形”。

表 32-1

Legg-Calvé-Perthes 分期 (Waldenström)

| | | |
|---|---|---|
| 坏死期 | 股骨头骨化中心坏死、变小，关节内侧间隙增宽 | X 线表现可持续 3~6 个月 |
| 碎裂期 | 股骨头骨骺出现碎裂或溶解<br>血运重建和骨吸收导致塌陷，而后密度增加 | 大部分出现髋关节相关症状，外侧柱分型基于此期变化 |
| 再骨化期 | 股骨头骨化核重新骨化，死骨被吸收，新骨形成 | 可持续 18 个月 |
| 愈合或重塑期 | 股骨头重新塑形直至骨骼发育成熟 | 股骨头骨化核骨小梁重新塑形 |

Caterall 等根据股骨头骨骺受累的范围，对本病进行了分型：Ⅰ型为股骨头部分受累或坏死部分 <50%；Ⅱ型和Ⅲ型为 >50% 股骨头受累，并有死骨形成；Ⅳ型为累及整个骨骺（表 32-2）。他们进一步发现某些 X 线片征象，尤其是Ⅱ、Ⅲ、Ⅳ型出现这些征象时，往往预后很差，因此，被称为“股骨头的危象征”。这些高危征象包括：①股骨头向外侧半脱位；②股骨头骨骺外侧的斑点状钙化；③干骺端弥散性反应（干骺端囊肿）；④水平状骺板；⑤ Gage 征，即在骨骺外侧和相邻的干骺端出现 V 型密度减低区。他们建议对Ⅱ、Ⅲ、Ⅳ型具有股骨头危象征的年长儿童实施股骨近端内翻、去旋转截骨。但是，股骨头已发生变形、发病已持续 8 个月并未得到治疗的病例，为该手术的禁忌证。所有Ⅰ型或无股骨头危险征象的病例也不宜手术治疗。

Salter 和 Thompson 建议以股骨头上外侧软骨下骨折的范围来判定病变程度。如果骨折范围（线）小于股骨头顶部的 50%，为 A 型，预后良好（表 32-3）；如果骨折范围 >50%，则考虑为 B 型，其预后一般或较差（图 32-1）。他们认为早期 X 线即可确认软骨下骨折及其范围（平均需要 8.1 个月），且比 Catterall 分型更容易确定。根据他们的观点，如果股骨头分级为 B 型，则应考虑手术治疗，如髂骨截骨手术。软骨下骨折线的范围对预测股骨头坏死范围，比 MRI 显示的坏死范围更为准确。但笔者的经验表明，只有 1/3 的患者可见软骨下骨折，因此，这种分型方法对另外 2/3 患者，却不能提供有意义的帮助。

目前最常用的分型由 Herring 等提出（表 32-4）。Herring 等介绍了一种以股骨头外侧柱高度的分型法：A 型，外侧柱未累及；B 型，至少保留 50% 的外侧柱高度；C 型，外侧柱高度少于 50%（图 32-2）。最终结果（Stulberg 分级）与外侧柱高度丢失具有显著的统计学意义。A 型患者总体结果良好；B 型中发病年龄 <8~9 岁者结果良好，而 >8~9 岁者预后较差；C 型中无论发病年龄大小，其预后都很差，多数患者的股骨头发生扁平样改变。经 78% 的 Perthes 病研究组成员证实，这种分类方法具有良好的可重复性。外侧柱 B 型患者可能进展为 C 型，或者介于中间“灰色”阶段为 B/C 型。Herring 等指出这一方法的优点：①在本病的活动期容易应用；②骨骼发育成熟后，外侧柱高度和股骨头扁平程度密切相关，可以准确预测本病的自然病程和指导治疗。Price 对于外侧柱表现能精确预测自然病程和指导治疗这一

**表 32-2**
**Catterall 分型**

| | |
|---|---|
| Ⅰ型 | 仅股骨头前部骨骺受累 |
| Ⅱ型 | 股骨头前部骨骺受累，伴有死骨形成 |
| Ⅲ型 | 只有一小部分股骨头骨骺没有累及 |
| Ⅳ型 | 股骨头骨骺全部受累 |
| | 基于股骨头骨骺受累程度 |
| | 股骨头危象（提示更严重的疾病）<br>■ Gage 征——骨骺外侧和相邻干骺端出现“V”形密度减低区<br>■ 股骨头骨骺外侧钙化<br>■ 股骨头外侧半脱位<br>■ 水平状骺板<br>■ 干骺端囊性变——后来由 Catterall 引入描述早期的股骨头危象四种表现之一 |

**表 32-3**
**Salter-Thompson 分型**

| | |
|---|---|
| A 型 | <50% 股骨头受累（新月征） |
| B 型 | >50% 股骨头受累（新月征） |
| 基于 X 线新月征表现分析 | |

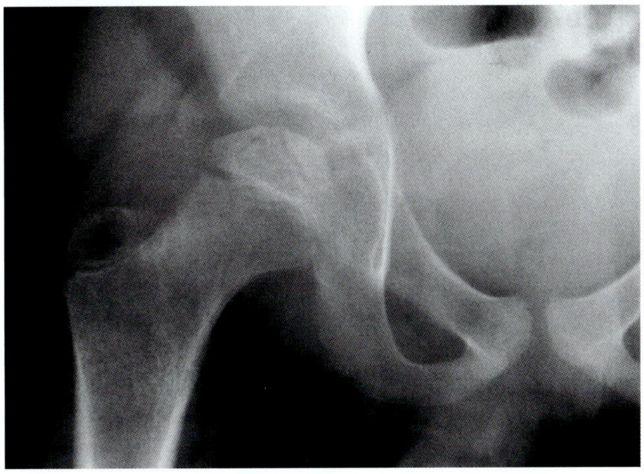

图 32-1　B 型软骨下骨折累及 50%以上的股骨头

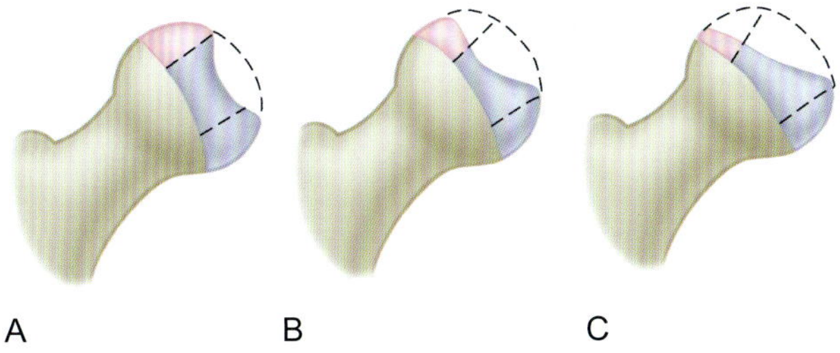


图 32-2　A~C. 以外侧柱高度为基础的外侧柱分型方法

表 32-4

外侧柱（Herring）分型

| | | |
|---|---|---|
| A 型 | 外侧柱保持完整高度，无密度改变 | 预后均良好 |
| B 型 | 外侧柱高度 > 原有高度的 50% | 骨龄 >6 岁患儿预后差 |
| B/C 型 | 外侧柱狭窄（2~3mm）或塌陷高度大约为 50% | 最近增加的分型，提高分型与预后的一致性 |
| C 型 | 外侧柱高度 < 原有高度的 50% | 预后差 |

进入碎裂期后进行分型
通常发生在症状出现后 6 个月
根据骨盆正位 X 线片测量外侧柱高度
具有较好的一致性
为预后提供信息
局限性是此分类不包括疾病初期，这是由于需要进入碎裂期阶段才能进行影像学分型

观点存在疑问。他指出外侧柱高度在疾病发展过程中可能从 A 型发展为 C 型，股骨头可能失去有效包容。通过外侧柱高度可以用于指导某些患者的治疗，但需要疾病早期的预后相关因素来指导治疗。

### （二）双侧均累及的 Legg-Calvé-Perthes 病

文献报道，双侧 Legg-Calvé-Perthes 病患者约占 10%，与单侧发病患者相比，病变受累范围更广，多数为 Catterall Ⅲ型或Ⅳ型或 Herring B 型或 C 型，48% 的病例被评定为 Stulberg 4 级或 5 级。双侧受累和多发骨骺发育不良容易混淆，拍摄其他关节和腕关节 X 线片判断患儿骨龄（Legg-Calvé-Perthes 病一般会延迟）有助于鉴别。根据 Stulberg、Cooperman 和 Wallensten 评估方法，初次评估时具有相同的 Catterall 分类或外侧柱分级的男孩和女孩具有相似的结果。

### （三）影像学研究

在以前，Legg-Calvé-Perthes 病常常延误诊断，这是由于发病后 6 周或更长的时间以后，X 线片才能显示。骨闪烁成像和 MRI 能更早明确诊断。

在疾病早期，MRI 比骨闪烁更能准确评估股骨头受累程度及判断疾病分期。灌注成像 MRI 已成为判断股骨头受累范围、分型和制订治疗计划的标准之一。Catterall 和外侧柱分型都具有相同局限性，直至进入碎裂中期才可以判断预后，而这段观察期（4~6 个月）会延误治疗。钆增强 MRI（灌注 MRI）已被用于在初期（更早）阶段确定的外侧柱受累程度，从而可以早期开始治疗（图 32-3）。虽然没有报道灌注 MRI 的 Perthes 患者有严重的并发症，但是约 50% 的儿童都要镇静或全身麻醉。Perthes 病研究组报道了 MRI 灌注可用于早期外侧柱分型的可行性。然而，包括 Schoenecker 等部分学者反对常规使用灌注 MRI，他们认为早期了解股骨头和外侧柱受累对治疗和最终结果可能没有意义。随后对连续灌注 MRI 的研究表明，在活动期，股骨头的再灌注以高度可变的速率和马蹄形模式进行，从后部开始，向内侧和外侧进展，然后汇聚在前部和中央。

## 二、治疗

治疗方法的选择取决于疾病的分期。大多数治疗是在活动期（碎裂早期）。这又取决于确定疾病早期的严重程度或股骨头受累程度（Caterall Ⅱ，Ⅳ，外侧柱 B/C，C，Salter-Thompson B）。而后遗畸形期重建的目的是防止髋关节畸形进展到骨性关节炎。

许多手术方式已应用于该疾病的活动期和后遗畸形期的治疗。在过去的数十年中，我们采用了非包容性及包括外展支具、内翻截骨术以及 Salter、Pemberton 和骨盆截骨术在内的包容性治疗方法。当前的共识是，在整个疾病过程中将股骨头限制于髋臼内，有利于股骨头的重塑。

在疾病早期阶段（活动期），我们目前的治疗方案是 4 岁及以上的儿童，向其家长解释疾病的自然病史和持续时间（24~36 个月）。2~3 岁儿童可继续观察，不需要积极治疗。一旦滑膜炎症消失，立刻每天行家庭物理治疗，包括主动的或辅助的主动关节活动练习、髋膝关节肌肉等张练习，目的是保持关节的正常活动度。

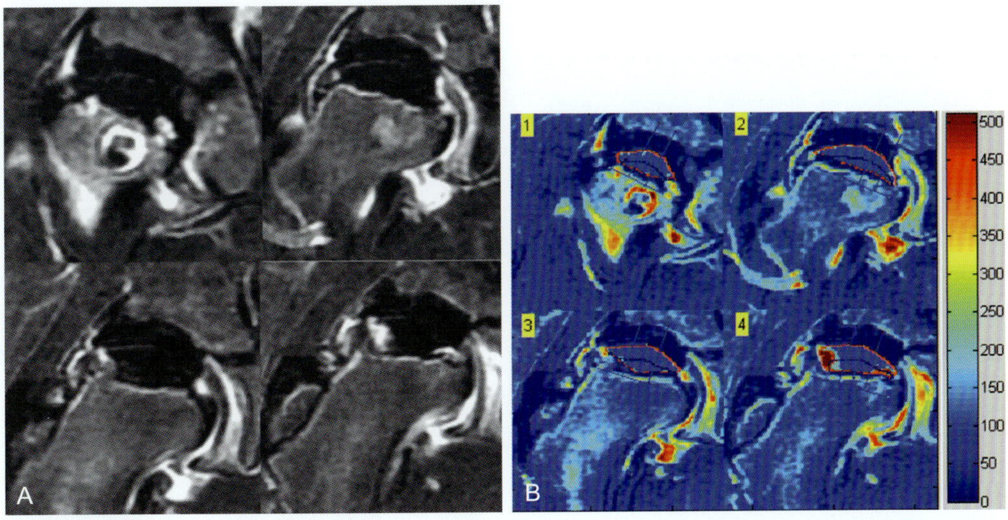


**图 32-3**　A. 疾病初期灌注 MRI，显示在外侧的灰色区域（右下图），大部分骨骺出现灌注缺损（黑色区域）；B. 显示灌注图像。蓝色表示灌注缺损（引自： Kim HK, Wiesman KD, Kulkarni V, et al. Perfusion MRI in early stage of Legg-Calvé-Perthes disease to predict lateral pillar involvement: A preliminary study, J Bone Joint Surg 96A: 1152-1160, 2014.）

任何时间的功能丢失都表明了预后将发生重要改变。假如功能明显丧失，并发生外侧半脱位，可能需要卧床休息、皮肤牵引、渐进性主被动理疗，外展练习、水疗。笔者建议对患者进行全身麻醉下闭合复位及经皮长收肌腱切断术，接着进行外展位行走石膏外固定 6 周或以上。

无论是股骨近端内翻、旋转截骨，还是髂骨截骨术，由于术后可能出现并发症，笔者几乎不推荐手术治疗活动期 Legg-Calvé-Perthes 病。然而，当股骨头不能包容于髋臼内或者存在半脱位时，应进行手术治疗，但选择哪种手术方法仍在争论。Salter、Canale 等、Coleman 和其他一些学者采取髋关节上方的髂骨截骨，获得股骨头“包容”，而 Axer、Craig、Somerville 和 Lloyd-Roberts 等主张采用股骨内翻去旋转截骨。最近许多研究强调手术时机和手术指征的重要性，而不是病程分期。建议在股骨头骨骺碎裂期之前进行手术干预，因为在此期之前，畸形的股骨头能够被重新塑形。内翻和旋转截骨均显示了良好的长期随访结果，而病情严重的年长患儿治疗结果较差。

对于低龄患儿，手术治疗并不会比非手术治疗取得更好的效果。然而，一般来说对于严重受累的股骨头（外侧柱 B，B/C 型）的大龄儿童手术治疗可以获得更满意的疗效。

股骨内翻去旋转截骨和髂骨截骨各有优缺点。股骨内翻去旋转截骨从理论上来说可以增加包容，但是如果内翻过度或者股骨头骨骺由于实行这个手术后过早闭合，将导致患髋出现永久性内翻畸形。理论上来说，髂骨截骨可能使下肢延长，而股骨内翻旋转截骨则有可能使下肢轻度缩短。髂骨截骨可能对受损的股骨头增加压迫。以上两种手术术后均需要髋人字形石膏固定，并且需要二期手术取出内固定；任何髋部大手术后都可能发生的相似并发症。两种手术都不能加速疾病的自然恢复过程。尽管很多学者推荐使用这种或那种手术方案，但这些手术都应该由具有丰富经验的医师或专科医师来执行。

造盖成形术（外侧盂唇支撑）被用于治疗早期（碎裂期）病复严重的 Legg-Calvé-Perthes 病（Catterall Ⅲ 期或 Ⅳ 期；外侧柱 B 型，B/C 型，C 型）。手术预期结果是植骨块长入骨盆而使髋臼外侧结构持续生长。尽管 8 岁以前髋臼覆盖和大小还会持续增大，短期随访亦观察到改变，但长期随访发现造盖术与髂骨成骨术后获得了相似的包容结果。

通过外固定支架撑开髋关节来治疗年长儿童活动期严重的 Legg-Calvé-Perthes 病，平均治疗时间为 4 个月。采用这种方法容易发生一些的并发症，如断钉和钉道感染，该术式仅限于严重的病例。

大家一致认为术前必须行 MRI 检查，首先可确定股骨头是否有扁平改变，这是各种截骨手术的禁忌证；其次确定半脱位的程度，从而确定手术需要包容的程度。

有一种联合截骨手术可（即 Salter 骨盆截骨与股骨内翻截骨联合手术），可作为严重的 Legg-Calvé-Perthes 病的补救性手术治疗。从理论上来说，这种手术存在某些优点，包括可获得股骨头最大的包容，防止单一手术的并发症，如下肢短缩畸形、严重的髋内翻成角及髋外展肌无力等。Stevens等对症状进行性加重并有相关影像学改变的患儿，采用8字板阻滞大转子生长和软组织松解调控技术，作为一种非截骨的处理方法（图32-4）。

在Legg-Calvé-Perthes病后遗畸形阶段，重建手术的指征是：①股骨头畸形造成股骨髋臼撞击症或外展交锁，可行髋关节外科脱位或髋关节镜下骨软骨成形（股骨颈截骨术）、内翻、外翻或股骨头截骨术；②扁平髋行造盖术增加覆盖；③股骨头增大变形，伴有外侧半脱位，可考虑行骨盆截骨术；④股骨头骺板早闭者，行大转子下行或阻滞术可以相对延长股骨颈。应用外固定支架跨越骨盆、髋关节固定，可使股骨头复位，避免髋关节外展嵌顿，防止产生持续性半脱位。所有这些均是一些补救性的措施，不应对治疗效果产生太大的期望。

### （一）髂骨截骨术

髂骨截骨术（图32-5、图32-6）的优点是增加髋臼对股骨头前外侧的覆盖、延长下肢（缺血坏死可能导致肢体短缩），以及避免二次取钢板手术。缺点是有时股骨头不能获得足够的覆盖，特别是年长儿童；还可能增加髋关节的压力，从而加重股骨

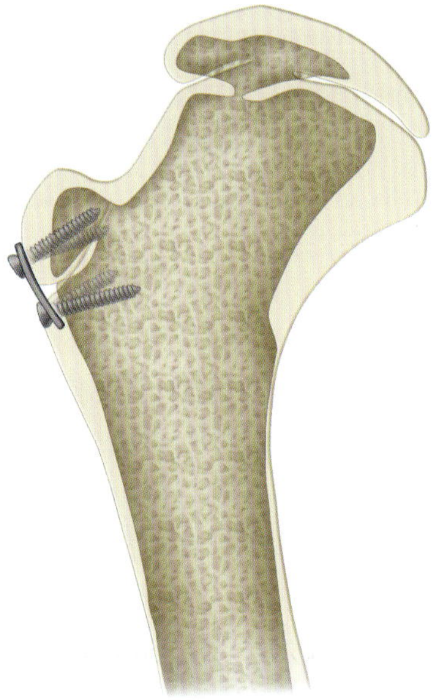

**图32-4** 在大转子松解调控技术使用后，大转子生长被阻滞，颈轴角度无变化（重绘引自：Stevens PM, Anderson LA, Gililland JM, et al: Guided growth of trochanteric apophysis combined with soft-tissue release for Legg-Calvé-Perthes disease, Strategies Trauma Limb Reconer 9: 37-43, 2014.）

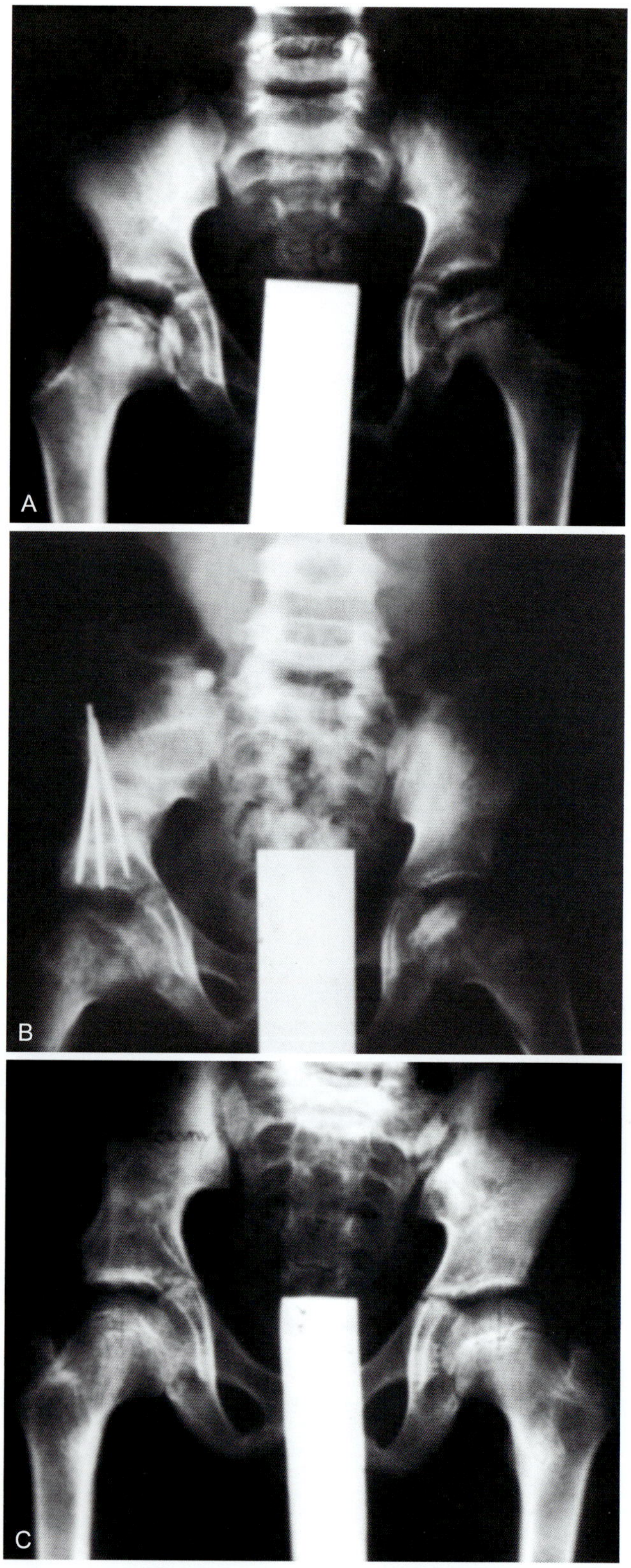


**图32-5** 髂骨截骨治疗Legg-Calvé-Perthes病。A.7岁儿童的双侧Catterall Ⅲ型病变，伴有股骨头危象征，表现为外侧钙化（半脱位），左侧干骺端囊肿；B.髂骨截骨并用3枚钢针固定术后8周；C.术后3年，股骨头包容良好，而且无半脱位，CE角为28°；股骨头呈圆形但略有增大

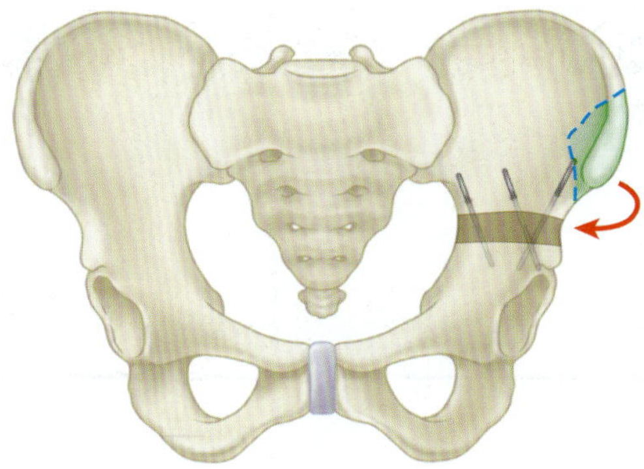

图 32-6　使用四边形骨块移植的髂骨截骨术（见正文）治疗 Legg-Calvé-Perthes 病（引自：Canale ST, D'Anca AF, Cotler JM, et al: Innominate osteotomy in Legg-Calvé-Perthes disease, J Bone Joint Surg 54A: 25-40, 1972.）(见手术技术 32-1)

头的缺血性改变；与健侧相比较，因患侧肢体延长，可引起患髋相对内收而减少股骨头覆盖。由 Salter 首先描述的髂骨截骨术，在先天性疾病中有详细论述（见第 30 章），Salter 手术包括髂腰肌松解术。在后遗畸形期，可以采用其他骨盆截骨术如 Pemberton 截骨术（第 30 章），Dega 截骨术（第 30 章），Bernese 截骨术（第 6 章）或 Ganz 髋臼周围截骨术（第 6 章）。

## 髂骨截骨术治疗 Legg-Calvé-Perthes 病

**手术技术 32-1**

（Canale 等）

- 采取 Smith-Petersen 手术入路（见手术技术 1-64），松解缝匠肌、阔筋膜张肌和股直肌，显露髂前上棘。
- 从其止点松解髂腰肌肌腱，骨膜下剥离，显露髂骨的内外板至坐骨切迹。在坐骨切迹处插入板状拉钩，用直角钳将线锯穿过切迹。尽可能靠近髋臼的关节囊附着点，保持线距处于水平位，从后向前锯断髂骨。
- 尽最大可能将膝关节屈曲、髋关节屈曲并外展，使截骨间隙张开或分离，再用巾钳向前外侧牵拉截骨远端。
- 根据截骨间隙大小，从髂骨翼切取四边形全厚髂骨块，通常为 2 cm × 3 cm（图 32-6）。为防止髂骨块内外板骨折，在准备切取的髂骨块上预先钻孔或对其表面予以仔细修剪，使髂骨块的形状适应于截骨间隙，并嵌入截骨间隙内。
- 用 1 枚或多枚螺纹针固定，保留螺纹针尾端于皮下，以便日后在局部麻醉或全身麻醉下取出。
- 此时摄取负重位的 X 线片，测量 Wiberg CE 角，评价对股骨头覆盖和包容的程度。

**术后处理**　用髋人字形石膏固定 10~12 周。然后取出螺纹针，开始进行关节活动度的康复训练及完全负重行走，并定期复查 X 线片。

### （二）外侧造盖术

除了处于疾病的活动期之外，外侧造盖术可用于无足够重塑能力的年长儿童，这些儿童不适合行股骨截骨术治疗，因为股骨缩短后有可能出现永久性跛行。最近，在病变活动期早期，也建议行造盖术，有以下 3 个优点：①刺激外侧髋臼生长；②阻止半脱位；③股骨头骨后再骨化后解决方案。有报告认为，在疾病活动期外侧造盖术的结果与内翻截骨术和 Salter 骨盆截骨术结果一样。而且它操作简单（微小切口及不使用关节镜术），不会引起永久性股骨近端或髋臼畸形。

## 外侧造盖术治疗 Legg-Calvé-Perthes 病

**手术技术 32-2**

（Willett 等）

- 沿髂嵴下方做弧形皮肤切口，经过髂前上棘下 1.5 cm 处时，注意防止损伤股外侧皮神经。自髂骨板的骨膜下剥离臀肌至关节囊附着处，游离、切断股直肌肌腱的反折头。
- 在关节囊附着处上方做一个骨槽（图 32-7A），从髂骨外板向上掀起一个宽 3 cm、长 3.5 cm 的骨瓣。
- 在骨瓣上方切取髂骨骨松质条，并将其插入骨槽内，在关节上方形成一个顶盖（图 32-7B），再将骨松质填入骨瓣和骨条之间的蹼状空隙内（图 32-7C）。
- 把股直肌反折头跨越新形成的髋臼盖，与其近端缝合。
- 常规关闭切口并用髋人字形石膏固定。

**术后处理**　用髋人字形石膏固定 8 周，然后在单人字形石膏中保护性负重 6 周。

### （三）股骨近端内翻去旋转截骨术

股骨近端内翻去旋转截骨的优点，是能够获得股骨头的最大覆盖，特别是对年长的儿童，在截

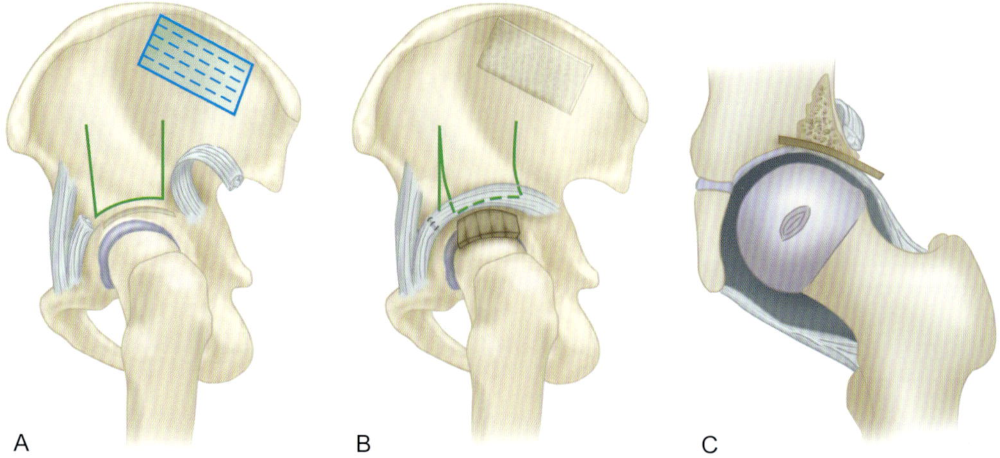


**图 32-7** A~C. Legg-Calvé-Perthes 病中髋臼外侧造盖术的手术方法（见正文）（见手术技术 32-2）

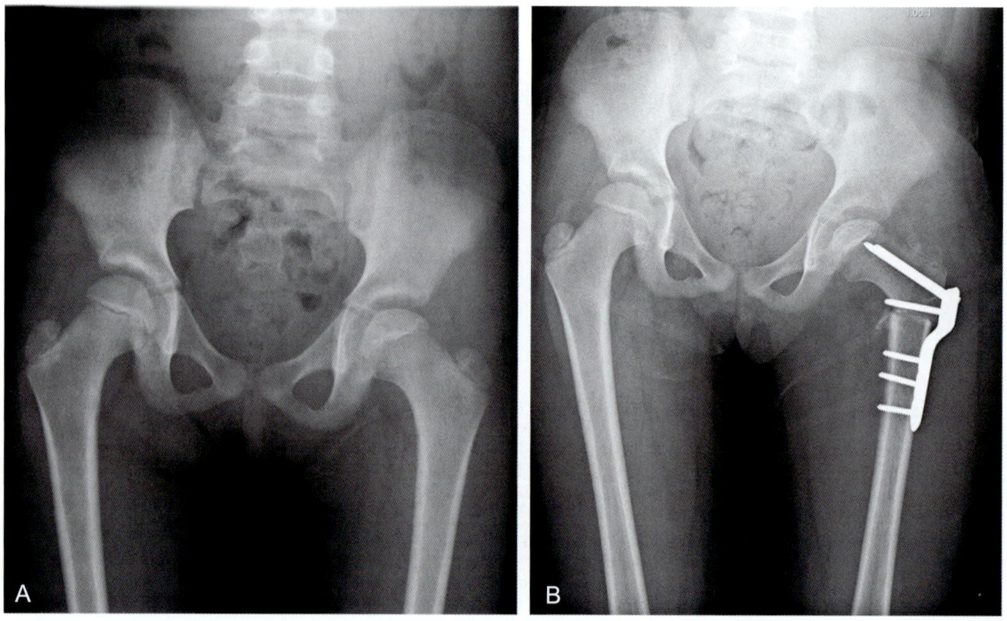


**图 32-8** Legg-Calvé-Perthes 病。A. 术前 X 线片；B. 内翻截骨术后 X 线片

骨的同时还能够矫正过大的股骨颈前倾角（图 32-8）。股骨内翻去旋转截骨术的缺点包括：过度的内翻成角可能不能随着生长而自行矫正（特别是大龄儿童）；加重早已存在的下肢短缩畸形；可能因臀肌力臂长度减少引起臀肌无力步态；截骨处可能发生不愈合；需要二次手术取出内固定；股骨近端骺板早闭可能导致内翻畸形加重。Aksoy 等报道了外侧柱分型 C 型患者预后较差，特别是超过 9 岁的患者。股骨内翻去旋转截骨术的适应证包括：需要使股骨头包容，因社会心理学或其他原因，穿戴支具者不能实现包容者；年龄 8~10 岁、没有肢体不等长者；关节造影或 MRI 证实大部分股骨头未被髋臼覆盖、Wiberg 角减小者；以及股骨前倾角明显增大者。在双下肢内旋位并相互平行（无外展）时，摄骨盆正位 X 线片，如能发现股骨头被满意地覆盖，可进行单纯性的去旋转截骨。根据当时下肢内旋的程度，大概估计需外旋的角度，但术中需要进一步调整。

如果内旋活动严重受限，术前卧床牵引 4 周仍然无改善，在实施内翻截骨的同时，应辅助行伸展截骨，也就是使截骨近端略向后倾。如果内旋功能基本正常，外展患肢获得了满意的股骨头覆盖，根据股骨干轴线与骨盆中垂线的平行线间的夹角，可确定外展程度，即代表所需要的截骨角度（见手术技术 32-2）。与传统的观点相反，Herring 等认为，更大的内翻角度截骨不一定获得更好的髋关节功能。

他们建议在 Perthes 病早期内翻矫正在 0° ~15° 。

术前关节造影或 MRI 可获得髋臼对股骨头的包容、股骨头大小、头骺变扁程度、关节内侧间隙宽度的可靠信息。当股骨外展且股骨头变扁部分旋入髋臼深处时，应该使骨软骨构成的股骨头被髋臼顶充分覆盖。笔者采用内侧楔形闭合内翻截骨，并用儿童拉力螺钉和钢板固定（图 32-9）。根据最近的文献显示，5% 的 Perthes 患儿拆除钢板后发生骨折。这些数据表明，应延长去除内固定的时机，应在 X 线片提示骨愈合之后，至少是在截骨术后 6 个月或更长时间。

## 股骨近端内翻去旋转截骨术治疗 Legg-Calvé-Pathes 病

### 手术技术 32-3

（Stricker）

- 患儿仰卧于可透视手术床上，将 X 线片盒置于摄取前后位 X 线片的位置。通过“侦察”成像，确保 C- 臂可以获得髋关节的横向成像。手术侧下肢消毒铺单，并保证患肢在术中摄X线片或X线透视时可适当移动。
- 从大转子向远端做 8~12 cm 的外侧切口，牵开股外侧肌显露股骨外侧面。
- 确认臀大肌在股骨的止点后，用骨刀在股骨小转子水平或略远部位的皮质标记出截骨线（图 32-9A），并经过X线透视确认截骨部位。
- 一旦完成大转子外侧、股骨近端外侧的显露，即将导针放置在关节囊外、股骨颈的前方，经 X 线透视，确定股骨颈的方向。继之，将角度引导器调整到 120° 后，放置在股骨近端皮质的外侧，再用持骨钳把角度引导器固定到股骨干上。此时，将导针经角度引导器的套管，插入股骨颈内（图 32-9B）。在股骨近端外侧皮质，用螺旋钻预制骨孔，有助于导针的插入，注意将导针从股骨颈中央插入，止于股骨颈骺板下方 5 mm，避免损伤该骺板及大转子骨骺（图 32-9C，插图 1），再经正侧位 X 线透视，确定股骨颈内的导针处于理想的位置。
- 确认导针尖端位于骺板下方 5 mm 后，经皮测量导针的股骨颈内长度，从而确定拉力螺钉所需的长度（图 32-9C，插图 2）。
- 根据所需拉力螺钉长度，调整套管钻的深度阻止塞，将套管钻套入导针上进行钻孔，直到套管钻的深度阻止塞抵到外侧骨皮质（图 32-9D），注意避免损伤骺板。为了慎重起见，应在 X 线透视下进行钻孔，防止导针误入股骨头骨骺内。
- 根据钻头的深度，调整改锥的深度阻止塞，并套入导针上进行扩大所钻的骨孔。
- 将适当长度的拉力螺钉插入置入 / 拔除扳手的远端，再把拉力螺钉套入导针上，并拧入股骨颈预钻的骨孔内。根据下列指标，确定拉力螺钉的适当深度：置入 / 拔除扳手第一个深度刻度与外侧皮质相互平齐（图 32-9E）；置入 / 拔除扳手的把手与股骨干相垂直，其纵向的钥匙标线指向近端，这个位置可使钢板管状部分与螺钉适当拧紧，从而实现旋转的稳定（图 32-9F）。一旦将螺钉拧入适当的深度，拔除股骨颈内的导针。
- 当拉力螺钉置入股骨颈内之后，开始进行截骨的手术操作（图中所描绘的是 20° 横向截骨）。尽可能在近端，恰在螺钉入口的下方作为截骨部位。因为股骨颈干骺端的骨松质比粗隆下骨皮质更容易愈合；而且邻近股骨近端畸形的部位截骨矫形（尽可能邻近股骨头）能够获得最好的效果。
- 为了帮助股骨近端的定位，把管状导向器插入置入股骨颈内的螺钉上，将股骨头外翻或内翻，使截骨近端置入理想的位置。然后，切除楔形骨块，并根据需要进行修剪，再插入适当的部位（图 32-9G）。髂腰肌延长及切断也有助于确定股骨近端截骨的位置。
- 根据手术前计划，选择适当的钢板（此例为 100° 、长 76 mm 的 4 孔钢板），将钢板管状部分插入导向器的管状部分，并套入拉力螺钉上（图 32-9H）。有时需要用管状改锥套在管状导向器上旋拧数次，才能把钢板的管状部分置入适当的深度（图 32-9I）。
- 去除管状导向器，插入加压螺钉，防止在复位操作过程中钢板退出。使用带槽的改锥拧入儿童加压螺钉，或者使用六角形改锥拧入中程加压螺钉（intermediate compressing Screw）（图 32-9J）。
- 将截骨端复位，用持骨钳将钢板与股骨干固定，并在髋关节伸直时检查下肢旋转位置。
- 对于股骨干加压固定的螺钉，可能使用直径 2.5~6.5 mm 的中程加压螺钉。为了能够使用直径 6.5 mm 的螺钉，将钻孔导向器或改锥导向器插入钢板最远端的孔内，用麻花钻穿透股骨干的内侧骨皮质。如果不需要很大的加压固定，依照上述操作步骤，在钢板的第 2 或第 3 个孔使用直径 2.5 mm 的螺钉固定。如果不需要加压固定，则在钢板的第 1 个孔内进行钻孔和改锥扩孔，代替在钢板远端钻孔和改锥扩孔。
- 将改锥导向器插入钢板最远端的孔或孔槽内，接骨螺钉丝锥。
- 将中程螺钉钻孔或改锥导向器，插入钢板的孔槽内进行钻孔和扩孔。使用测深器并使其鼻部进入钢板槽内，准确地测量骨孔的深度。

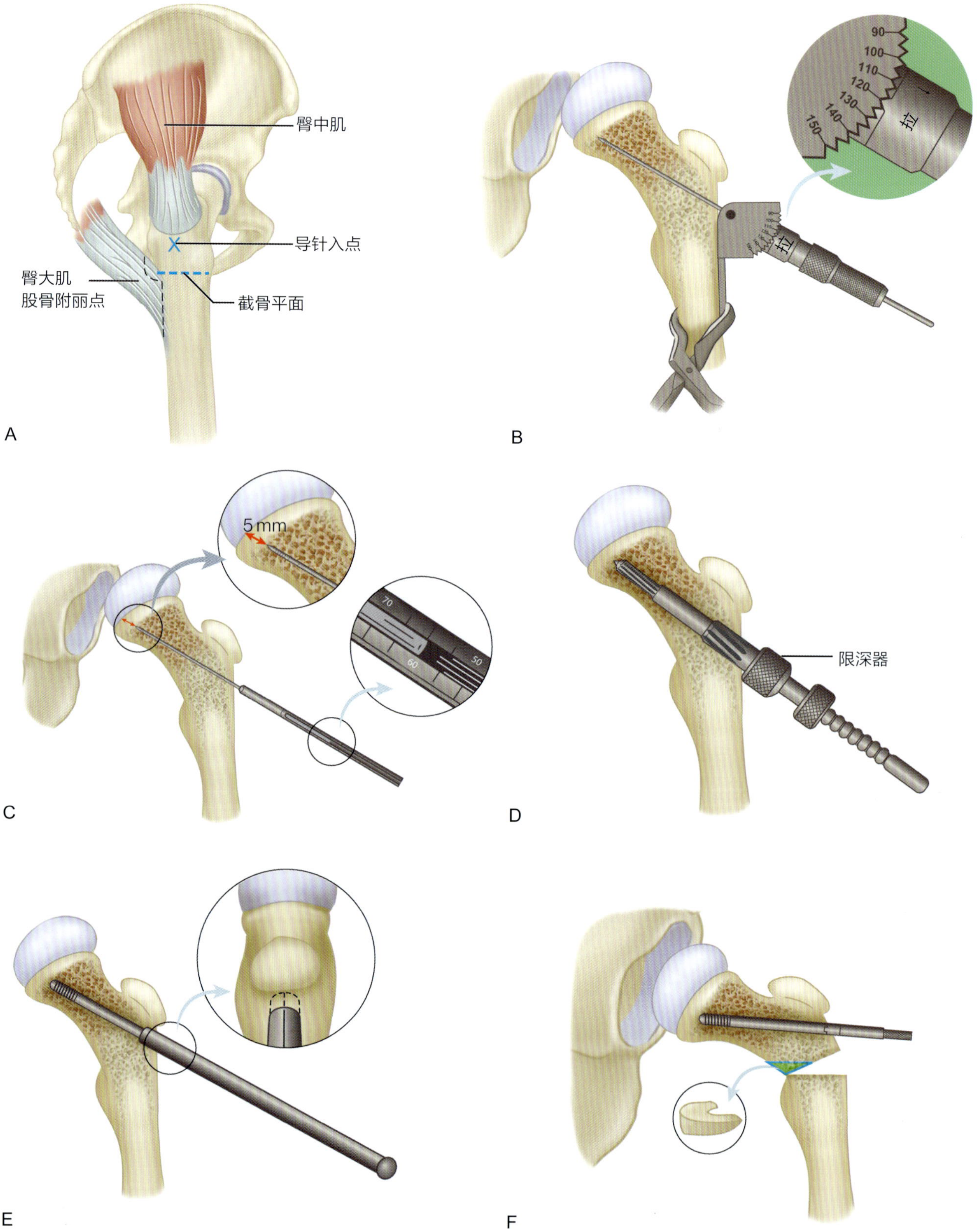


**图 32-9**　Legg-Calvé-Perthes 病的内翻旋转截骨术（见正文）。A. 截骨平面；B、C. 插入导针；D. 向股骨颈内钻孔；E. 第一个深度刻度与外侧皮质平齐；F. 切除楔形骨块

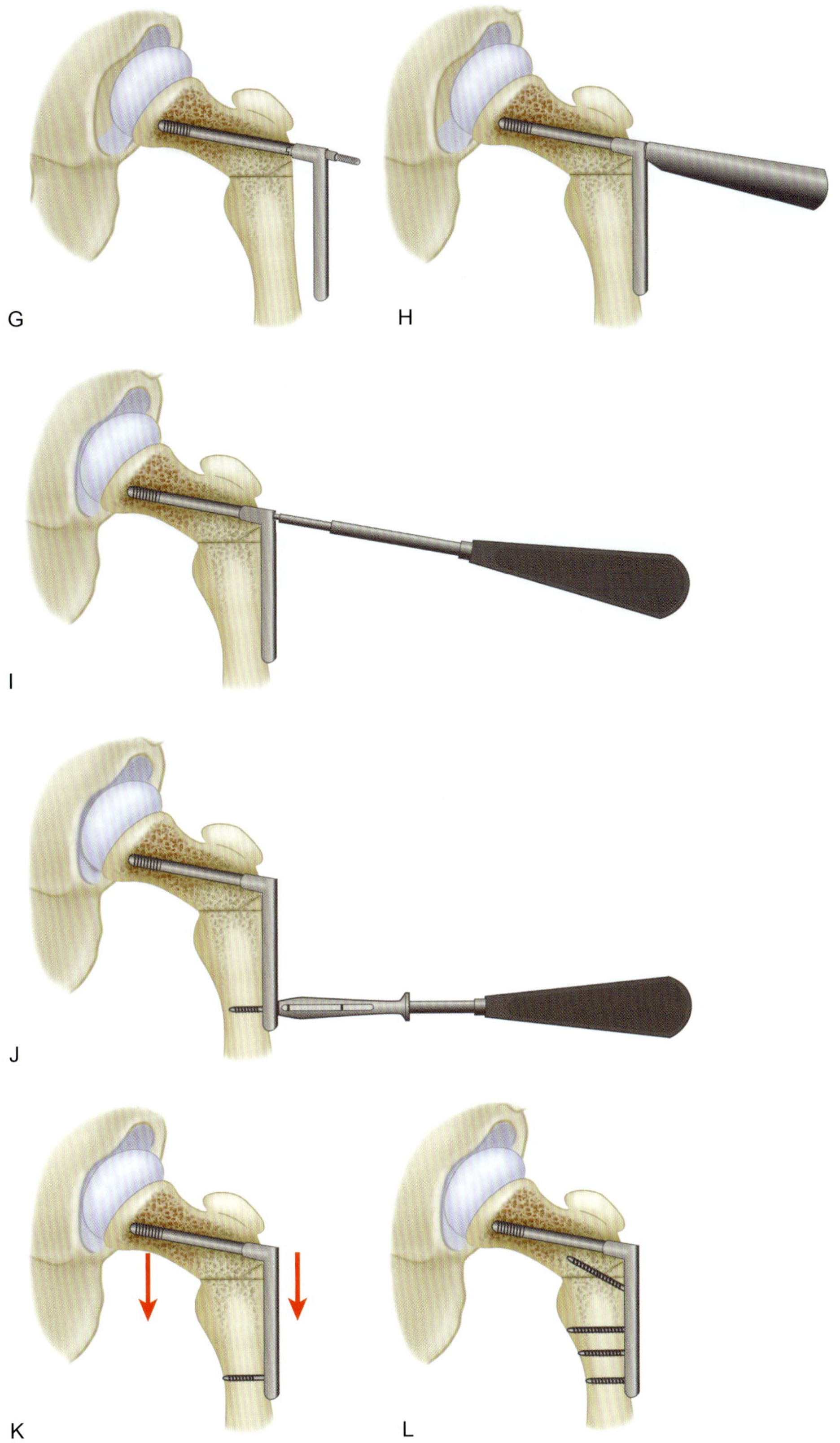


图 32-9（续）　G~I. 使用钢板和加压螺钉；J~L. 拧入螺钉固定（重绘引自：Stricker S: Intermediate and pediatric osteotomy systems: technique manual, Memphis, Smith & Nephew Orthopaedics, 2005.）（手术技术 32-2）

- 选择适当长度的螺钉，用六角形改锥将螺钉拧入骨孔内。为了防止螺钉从改锥上脱落，可以使用改锥的自我握持臂（self-holding sleeve）。在使用加压固定时，应该将螺钉面向钢板，但紧靠钢板孔的远端拧入骨孔内，使截骨近端轻度向远端移位，并在截骨面产生加压作用（图 32-9K）。继之，采取同样的方法，拧入剩下的 2 枚螺钉。
- 在钢板最近端的孔内，插入钻头和改锥导向器，斜向近端进行钻孔和扩孔，使拧入的螺钉经过截骨面，为截骨两端提供额外的稳定（图 32-9L）。
- 冲洗及切口，分层缝合皮肤切口，必要时也可放置负压吸引管。术后用 1 个半髋人字形石膏固定。

**术后处理** 用髋人字形石膏固定 8~12 周至截骨部愈合。可在术后 12~24 个月取出内固定。

### （四）外侧张开楔形截骨术

Axer 曾介绍一种适用于 5 岁以下儿童的外侧开放性楔形截骨，使用预弯钢板保持骨皮质外侧张开至计划的宽度。年幼儿童的外侧皮质张开，多能迅速充填而愈合，但也可能导致 5 岁以上儿童的截骨不愈合。因为在美国，5 岁以下儿童很少需要手术治疗，因此，这种手术适应证极少。

## 翻转或闭合楔形截骨术治疗 Legg-Calvé-Perthes 病

**手术技术 32-4**

- 按表 32-5 计算出拟切除的楔形骨块基底的高度，充分内旋髋关节并标记楔形骨块，翻转术楔形截骨可闭合截骨端。
- 去除股骨前侧面基底向内侧楔形骨块高度的 1/2。
- 用摆锯切除骨块，将截骨远端外旋至所需的角度，再将楔形骨块翻转 180° 后，即基底位于外侧或翻转插入截骨间隙。由于楔形基底已经位于外侧，这时所得内翻角与切除基底位于内侧、整个高度的楔形骨块完全一样。
- 用预弯钢板固定截骨两端，使骨皮质完全接触。如果翻转的楔形骨块固定不确实时，可用细克氏针将其固定于截骨远端或截骨近端。

**术后处理** 用双髋人字形石膏固定 6 周或经 X 线片证实截骨已经愈合。如果患儿关节出现僵硬，则鼓励患儿先在水中行走。不要限制患儿活动，术后第 1 年每 3 个月随访 1 次。

### （五）关节间隙撑开手术

关节间隙撑开手术是基于以下原因：此手术不仅可以扩大关节活动的宽度，还可拉开关节间隙；减少股骨头的受力；允许关节软骨缺损处的纤维性修复；有利于股骨头塑形。这种含铰链关节的固定器允许髋关节有 50° 的屈曲度。最近的报告描述了这种手术的严重并发症，这些不容忽视，该术式只适用于股骨头严重受累并伴有半脱位的髋关节。

## 关节间隙撑开手术治疗 Legg-Calvé-Perthes 病

**手术技术 32-5**

（Segev 等）

- 患者仰卧于手术床上，行关节造影以评估关节软骨结构和外展嵌顿的程度。
- 通过内侧做切口挑断内收肌和髂腰肌肌腱。
- 下肢外展 15°，髌骨朝向正前方，利用术中 X 线透视，在髋关节旋转中心，插入 1.6 mm 克氏针进入股骨头。
- 将髋关节 Orthofix 外支架系统（图 32-10）的铰链关节套入克氏针，在标准模具（试模）下固定铰链关节的远端。
- 在髋臼上缘利用 “T” 形扳手拧入 2~3 枚直径为 5 mm 或 6 mm 的 Orthofix 外支架螺钉，以上步骤均采用上述的模具系统。
- 在 X 线透视下，立即撑开关节间隙 4~5 mm。以后每天撑开 1 mm，直至 Shenton 线恢复正常。

**术后处理** 鼓励患者在非负重状态下带外固定架进行关节的屈伸练习。外固定架固定 4~5 个月，摄X线片显示外侧柱重新骨化后，可去除外固定架。去除外固定架手术应在手术室进行，术前常规行 X 线检查。外固定架移除后，患者需要继续保持不负重，并且行物理治疗和水疗法 6 周。在这一阶段，配合继续物理治疗 6 个月可完全负重。

## 三、Legg-Calvé-Perthes 病的重建手术

### （一）骨软骨成形术（盂唇切除术）

髋关节镜及髋关节外科脱位技术已用于治疗 Perthes 病导致的特殊类型股骨髋臼撞击征（FAI）和关节内病变。FAI 导致股骨头的畸形，诸如钳形、凸轮畸形取代铰链和 “沟槽” 畸形。髋关节外科脱

**表 32-5**

**内翻截骨切除楔形骨块基底高度的计算方法 ***

| | 截骨处股骨干宽度（mm） | | | | | | | | | | | | |
|---|---|---|---|---|---|---|---|---|---|---|---|---|---|
| 拟矫正度数 | 10 | 12.5 | 15 | 17.5 | 20 | 22.5 | 25 | 27.5 | 30 | 32.5 | 35 | 37.5 | 40 |
| 10 | 1.5 | 2.0 | 2.5 | 3.0 | 3.5 | 4.0 | 4.5 | 5.0 | 5.5 | 6.0 | 6.5 | 7.0 | 7.5 |
| 15 | 2.0 | 3.0 | 4.0 | 4.5 | 5.0 | 6.0 | 6.5 | 7.5 | 8.0 | 9.0 | 10.0 | 10.5 | 11.5 |
| 20 | 3.0 | 4.0 | 5.0 | 6.0 | 7.0 | 8.0 | 9.0 | 10.0 | 11.0 | 12.0 | 13.0 | 14.0 | 15.0 |
| 25 | 4.5 | 5.0 | 6.5 | 7.5 | 9.0 | 10.0 | 11.5 | 12.5 | 14.0 | 15.0 | 16.0 | 17.5 | 18.5 |
| 30 | 5.5 | 6.5 | 8.0 | 10.0 | 11.5 | 12.5 | 14.0 | 15.5 | 17.0 | 18.5 | 20.0 | 22.0 | 23.0 |
| 35 | 6.5 | 8.0 | 10.0 | 12.0 | 13.5 | 14.0 | 17.0 | 18.3 | 21.0 | 22.0 | 24.0 | 26.0 | 27.5 |
| 40 | 8.0 | 10.0 | 12.5 | 14.5 | 16.5 | 18.5 | 20.0 | 23.0 | 25.0 | 27.0 | 29.0 | 31.5 | 33.5 |

* 在水平轴（拟矫正角度）与垂直轴（截骨处股骨干宽度）的交叉处，读出切除楔形骨块的基底高度（mm）

感谢 Orkan 和 Roth。数据引自：Axer A: Personal communication, 1978.

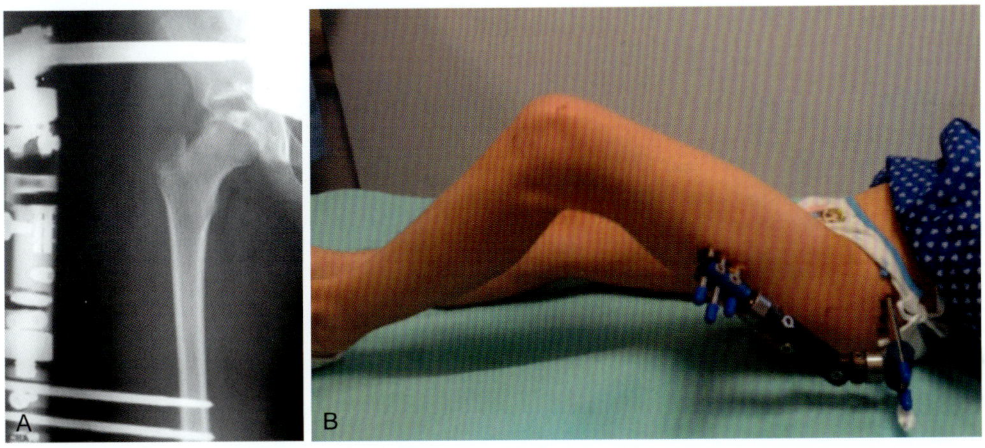

**图 32-10**　影像(A)和临床（B）展示关节间隙撑开手术的铰链式外固定支架治疗 Legg-Calvé-Perthes 病（Orthofix, Bussolengo, Italy）(引自：Aguado-Maestro I, Abril JC, Banuelos Diaz A, et al: Hip arthrodiastasis in Legg-Calvé-Perthes disease, Rev Eso Cir Ortop Traumatol 60: 243-250, 2016.）

位和关节镜新技术，可以清除关节内畸形和其他病变，如盂唇撕裂、骨软骨损伤、游离体或撕裂的韧带，同时也可以结合先前描述的关节外（囊外）手术，促进股骨头包容，增加髋臼覆盖，或大转子下移延长股骨颈。

与以前的观点相反，外科脱位技术已用于治疗 FAI，它很安全，很少或没有并发症：包括股骨头坏死、骨化性肌炎，或继发于软组织反应和瘢痕形成引起的关节活动受限。Ganz 等推广这一技术用于软骨成形，盂唇软骨撕裂或撞击部分切除，大转子下移，股骨头成形术。必须注意的是，需要在股骨颈狭窄的解剖窗口内保护外侧骨骺动脉，正如 Millis 所指出的，患 Legg-Calvé-Perthes 病后的这些血管基本缺如。

髋关节镜技术越来越精细，可镜下行骨软骨成形术（盂唇切除术）治疗 FAI（凸轮和钳夹改变）、游离体、软骨和骨软骨缺损（OCD）。虽然关节镜技术较外科脱位技术更容易操作，创伤更小，但它并不广泛适用。髋关节镜技术在第 51 章描述。Clohisy 等联合髋关节镜和有限切开行骨软骨成形术在第 6 章描述。

## 骨软骨成形术（髋关节外科脱位）

Ganz 回顾了旋股内侧动脉解剖结构，提出了髋关节外科脱位技术不会影响股骨头的血供。在早期碎裂阶段不应该采用髋关节外科脱位手术。大部分病理改变需要手术。然而，MRI 以及髋关节外展、内收、屈曲位 X 线片有助于评估 FAI 和股骨截骨后前覆盖情况。一个动态的三维 CT 扫描可以确定 FAI 的程度。髋关节外科脱位手术入路在第 6 章由 Ganz 等描述。Ganz 的外科治疗方法（图 32-11）能够识别问题所在和矫正异常的结构。

**手术技术 32-6**

（Ganz）

- 完成髋关节外科脱位入路（见第 6 章），包括大转子截骨。
- 评估 FAI 的关节运动范围因素，以明确 FAI 的关节骨改变如股骨颈或髋臼缘突出。必要时修整头部和颈部，从股骨头开始。如有 FAI 持续，修整髋臼边缘。
- 检查小转子的撞击（与坐骨或髋臼）。
- 确定股骨头软骨损伤的确切位置，将头分成八部分，四前和四后（图 32-12）。切除包括损伤的关节软骨、病变的盂唇，缺损的骨软骨病变和不匹配的隆起。
- 术中功能位 X 线检查确定关节匹配情况，确定是否

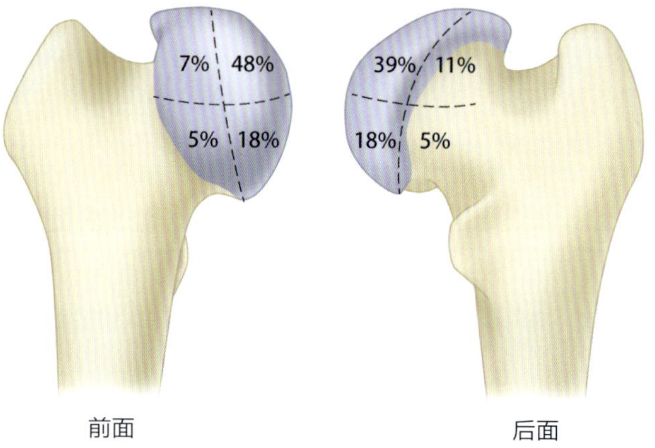


**图32-12** Albers 等研究的股骨头软骨损伤八个区域的频率分布(引自: Albers CE,Steppacher SD, Ganz R, et al: Joint-preserving surgery improves pain, range of motion,and abductor strength after Legg-Calvé-Perthes disease, Clin Orthop Relat Res 470: 2450-2461, 2012.)（见手术技术32-6）

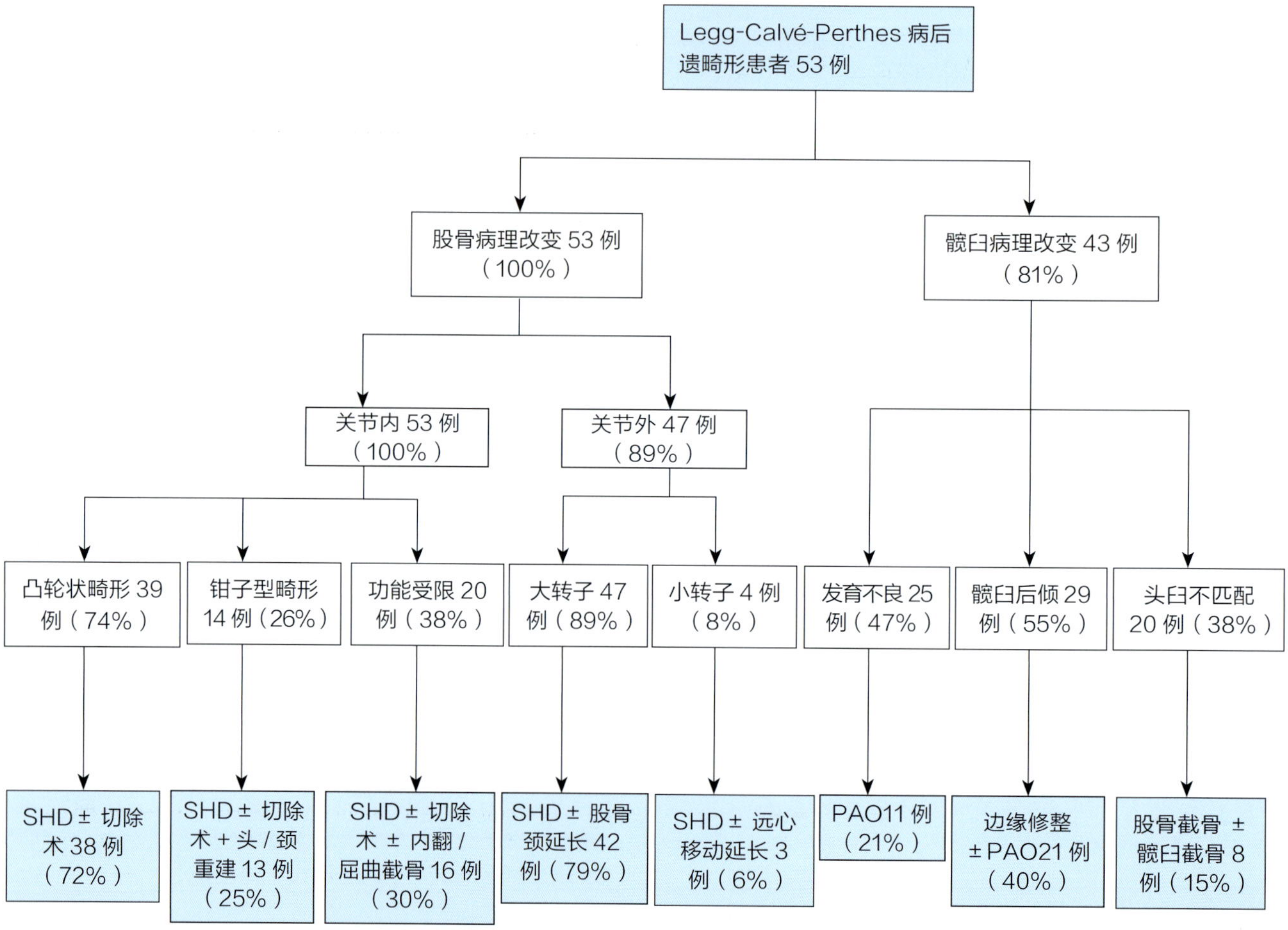


**图 32-11** Legg-Calvé-Perthes 病后遗畸形患者外科治疗方法与病理学改变分析。SHD，髋关节外科脱位技术；PAO，髋臼周围截骨术（引自：Albers CE, Steppacher SD, Ganz R, et al: Joint-preserving surgery improves pain, range of motion, and abductor strength after Legg-Calvé -Perthes disease, Clin Orthop Relat Res 470: 2450-2461, 2012.)

需要进行股骨近端截骨。外翻截骨的适应证是非球形股骨头在内收位获得匹配。

- 检查骨盆髋臼截骨获得的矫正度数。骨盆髋臼截骨术的指征是继发于髋臼发育不良（定义为髋关节外侧 CE 角小于 25°）。
- 进行大转子下移截骨相对延长股骨颈（手术技术 32-8）。
- 进行外翻截骨（图 32-13）或骨盆髋臼截骨术（手术技术 32-1）。
- 复位髋关节，中立位软支具固定。

**术后处理**　48 h 拔除负压引流。鼓励患者用拐杖并部分负重（15 kg）。限制主动和被动的外展和内收活动，以免转子截骨角度的丢失。使用低分子肝素 8 周，避免深静脉血栓形成。

### （二）外翻伸展截骨术

Legg-Calvé-Perthes 病的其中一个后遗症是股骨头畸形，导致嵌顿外展受限，这种外展受限是因股骨头变形而不能滑入髋臼。在股骨头前外侧、紧邻未被髋臼覆盖的部位形成一切迹。最近，Raney 等采用转子下外翻截骨治疗因股骨头畸形导致的嵌顿外展受限，所有病例均为以前治疗失败的 Catterall Ⅲ型和Ⅳ型患者，手术后 5 年随访，62% 获得了满意的效果。笔者采用 Catterall 介绍的外翻、伸展截骨，并用 Campbell 儿童螺钉和侧方钢板（图 32-13）固定，解决髋关节外展活动受限这个问题。

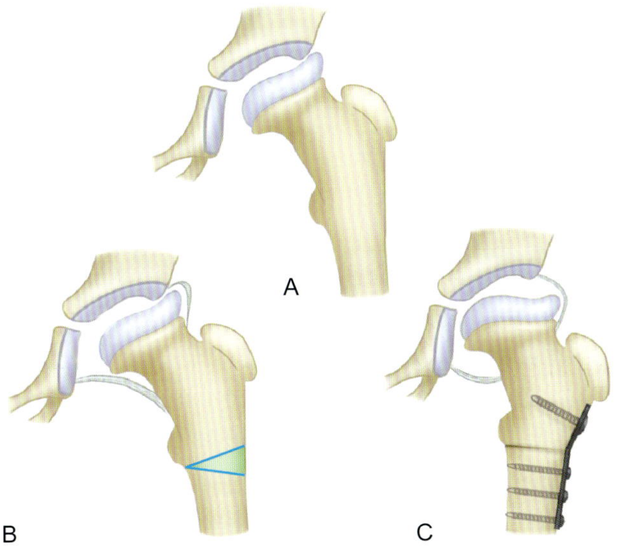


**图 32-13**　A~C. 外翻截骨减轻嵌顿外展受限并增加髋关节屈曲，截骨后用儿童套管拉力螺钉固定

### （三）外翻、屈曲和内旋截骨手术

Kim 和 Wenger 应用三维 CT，对 Legg-Calvé-Perthes 病的髋关节进行三维重建扫描，发现影响功能的是股骨颈后倾，而并非股骨颈的前倾，因此，他们建议对股骨头严重变形的病例采取外翻、屈曲和内旋截骨，并同时实施髋臼成形手术。这些联合手术包括：①矫正影响功能的髋内翻和嵌顿外展功能受限（外翻截骨）；②在真性股骨头后内侧与髋臼之间建立正常的关节连接，从而产生股骨头前外侧突出的部分，远离髋臼前外侧缘（外翻、屈曲截骨）；③矫正肢体远端外旋畸形（内旋截骨）；④采取髋臼成形增加股骨头前外侧的覆盖，从而改善髋关节的匹配状况。

### （四）造盖术

如果髋关节仍然匹配，但股骨头较大并缺少髋臼对股骨头的覆盖，这时可采用 Staheli 或 Catterall 髋臼造盖扩大手术（见第 30 章）。

### （五）Chiari 截骨术

当年长儿童的股骨头增大并有扁平改变，或者出现半脱位和疼痛时，笔者推荐采用 Chiari 介绍的骨盆截骨（图 32-14），作为一种挽救性手术以增加股骨头的覆盖。手术方法详见第 30 章。

### （六）大转子过度生长

大转子过度生长的原因很多，如骨髓炎、骨折或先天性发育不良。当 Legg-Calvé-Perthes 病发生股骨头骺板早闭时，也会产生此种畸形。无论机制如何，其结果可能相同，即股骨颈停止纵向生长，而大转子则继续生长（图 32-15）。Wagner 认为对功能的影响总是相同的，即大转子升高（过度生长）降低了骨盆和粗隆部附丽肌肉的张力和机械效率；股骨颈变短使大转子更接近髋关节的旋转中心，减小了肌肉的力臂和机械效率，并影响肌肉稳定髋关节的作用；肌肉的拉力方向更为垂直，增加了已减少的髋关节表面的局部压力；在外展活动时，大转子撞击髋臼顶壁的外缘，从而限制了活动范围。Macnicol 和 Makris 对粗隆引起的撞击征称为“变速杆征”，并用于手术前的评价，即在髋伸直时外展，大转子撞击髂骨而妨碍髋关节外展，但在髋完全屈曲时外展则不受影响。这种“变速杆征”有助于大转子撞击和其他原因引起的外展受限的鉴

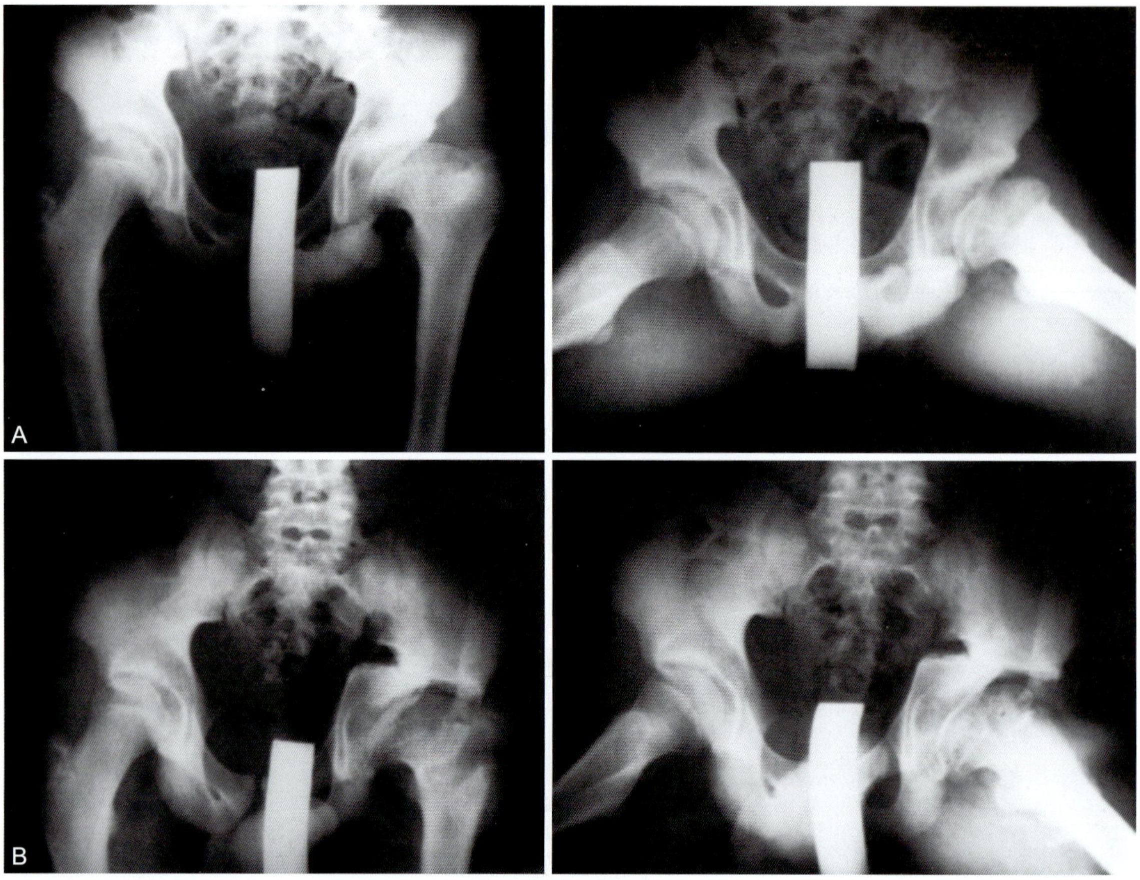


图 32-14 Legg-Galvé-Perthes 病后遗症期的 Chiari 截骨术。A. 正位和侧位 X 线片显示右侧 Legg-Calvé-Perthes 病后遗症（扁平髋）和髋关节半脱位；B. Chairi 截骨术后 8 个月，股骨头获得良好的覆盖

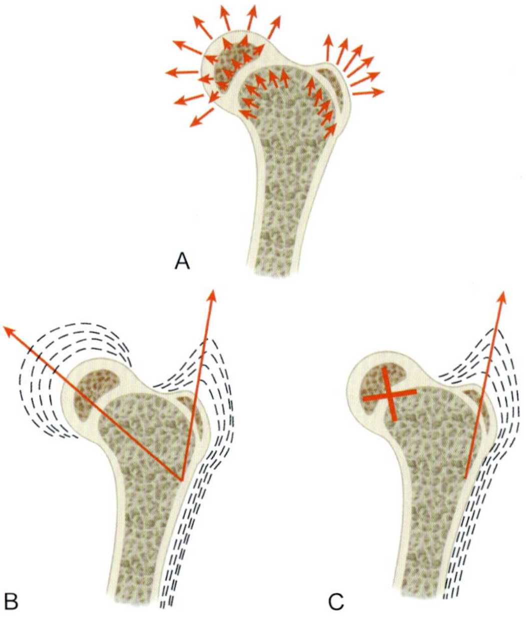


图 32-15 A、B. 股骨近端的生长，箭头表示生长部位和方向；C. 生长受到损害，大转子继续生长，但股骨颈发生纵向生长阻滞

别。大转子向远端移位后，可恢复附丽粗隆部肌肉的正常肌力，改善其机械效率；使作用于骨盆的肌肉拉力更为均匀，使附丽粗隆部肌肉的肌力更均匀地分布于髋关节；股骨颈的长度加大，增加了外展范围并减少了对髋臼的撞击。

Legg-Calvé-Perthes 病往往发生股骨近端骺板早闭，引起髋外展受限和臀肌无力步态。大转子下移术治疗晚期 Legg-Calvé-Perthes 病，获得满意效果。手术改善了臀肌的效率，增加了因大转子撞击髂骨所致的外展受限。随着髋关节外科脱位技术的发展，股骨大转子截骨术已成为是一种常规术式。如有必要行大转子截骨术，可行 Ganz、Mills 和 Novales 所描述的股骨颈软组织瓣延长术，此方法可保护股骨头血供和延长股骨颈。将大转子向远端推移，其大转子尖与股骨头中心在同一水平。2~3 枚 3.5 mm 或 4.5 mm 螺钉固定截骨端（见手术技术 32-7）。可以考虑实施股骨外展、外翻截骨或大转子骨骺阻滞术。大转子骨骺固定术后影像学并没有改变，但是减轻了 Trendelenburg 步态。

## 大转子下移术治疗大转子过度生长

### 手术技术 32-7

（Wagner）

- 患者仰卧于手术床上，经外侧手术入路，纵行切开阔筋膜，从大转子上松解股外侧肌。
- 将臀中肌牵向后方，向粗隆间窝方向插入 1 根克氏针，保持与股骨颈、大转子骨骺相平行（图 32-16A）。经 X 线透视确认导针的位置，略将髋关节内旋，有助于置入导针，并可获得更好的 X 线透视图像。
- 保持与克氏针平行，用低速摆锯做截骨操作，最后用骨刀完成近端截断（图 32-16B），并用骨刀撬开截骨间隙直到内侧骨皮质断开（图 32-16C、D）。
- 先向头侧游离大转子，并用组织剪去除所有粘连组织、关节囊以及大转子内侧面的软组织，注意保留粗隆间窝的血管（图 32-16E）。
- 一旦完成大转子的游离，则将其向远侧和外侧移位。如果股骨颈前倾角过大，也可将大转子向前移位。
- 在股骨外侧皮质上，用骨刀做出新鲜的创面，有助于大转子附着。将大转子置于股骨外侧皮质，并在 X 线透视下确认大转子的位置。根据 Wagner 的经验，应该使大转子尖端处于股骨头中心的同一水平，保持两者相当于股骨头半径 2~2.5 倍的距离。
- 经 X 线透视证实位置合适后，用 2 枚螺钉从头侧向尾端拧入大转子及股骨内（图 32-16F），使 2 枚螺钉和垫圈一起紧压大转子和股骨干的接触部位。将软组织牵回覆盖螺钉头，防止术后发生软组织坏死及局部的机械刺激。Wagner 增加了张力带缝合，认为有助于抵抗骨盆带肌及粗隆部肌肉的张力，并防止大转子撕脱。笔者发现没必要使用张力带缝合。
- 如果内固定可靠，并且患者能够合作，术后可不用外固定。

**术后处理**　术后第 7 天开始扶拐行走，3 周后允许进行骨盆带肌与大转子肌的主动练习。为了防止内固定松动，应该避免直立位起坐和屈髋。

## 大转子下移术治疗大转子过度生长

### 手术技术 32-8

（Macnicol 和 Makris）

- 在侧位 X 线透视下，经外侧直切口显露大转子。
- 沿股骨颈上缘水平，用电锯切下大转子，并将大转子连同臀肌与远端附着的软组织相分离。
- 从股骨近端后外侧皮质上切除一薄的楔形骨块（图 32-17），为大转子移位提供一个骨松质附着点，使大转子不至于过度向外隆起，因为任何过度的隆起

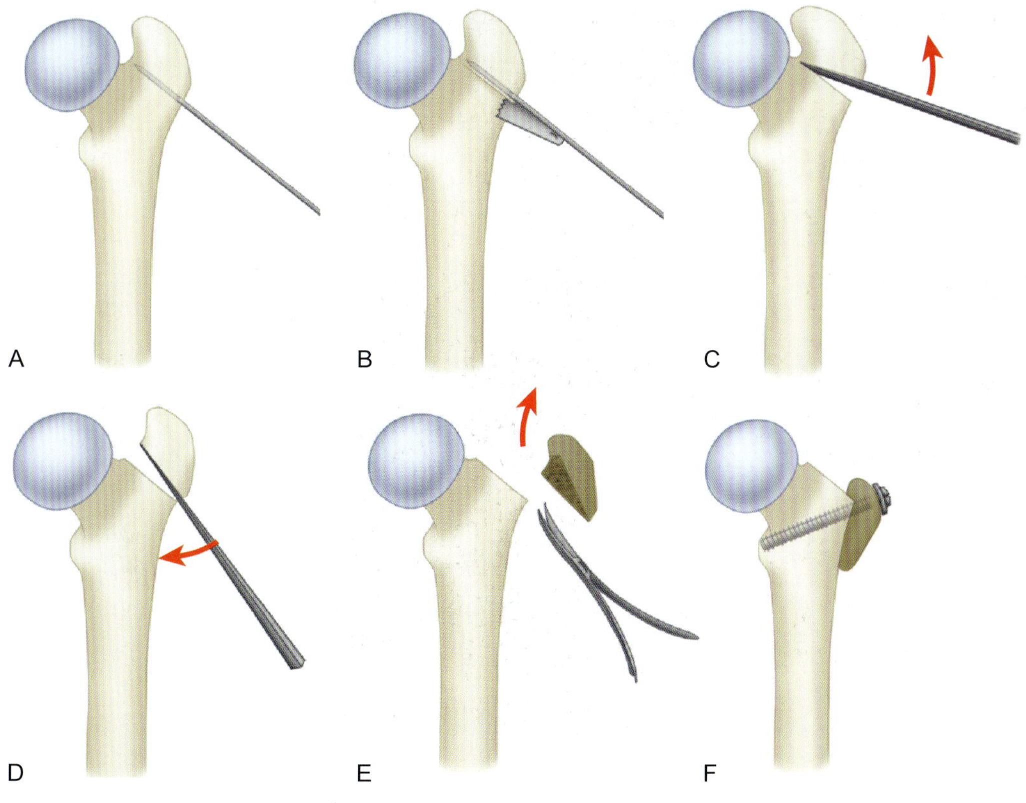


**图32-16**　A~F. 大转子下移技术治疗大转子过度生长（见正文）（见手术技术32-7）

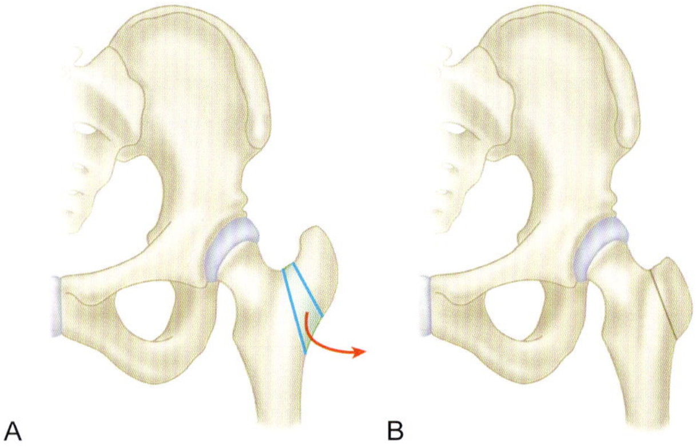


**图 32-17** A 和 B. 大转子截骨后，去除四边形骨块（重绘引自：MacNicol MF, Makris D: Distal transfer of the greater trochanter, J Bone Joint Surg 73B: 838-841, 1991.）（见手术技术 32-8）

都会与阔筋膜摩擦而引起不适和滑囊炎。

- 用 2 枚加压螺钉固定大转子，防止其旋转以便患者早期部分负重。

**术后处理** 不需要髋人字形石膏固定，术后第 1 周可扶拐行走，并逐步进行功能活动提高训练，但不要强求直立起坐以及髋外展、屈曲和内旋活动。

### 针对大转子骨骺过长的阻滞术

**手术技术 32-9**

- 通过外侧切口，到达大转子骨骺，通过插入克氏针来判断部位和方向，必要时可借助 X 线透视定位。
- 用一小钻头在大转子骨骺外侧钻出一四边形的轮廓，用骨刀切除外侧的四边形骨皮质。
- 刮除大转子骨骺，将四边形骨皮质翻转后重新填入外侧骨缺损部位。
- 不需要使用内固定。

**术后处理** 术后不需要髋人字形石膏固定，除非是在搔刮大转子骨骺时力量太大导致骨骺分离。当患者能够忍受疼痛时，即可逐渐负重。

## 第二节 骨软骨病或骨骺炎

骨软骨病或骨骺炎是指生长活跃的骨骺所发生的疾病。可发生于单一骨骺，偶有同时或相继累及 2 个或更多的骨骺。确切的病因尚不清楚，但有证据表明可能与创伤、感染、过度使用、维生素 D 缺乏或先天性畸形所导致的继发性供血不足有关。

有些骨骺的骨软骨病具有明显的特征，容易明确诊断。而有些关节内骨骺的骨软骨病则与其他疾病很相似，需要仔细鉴别。下面仅就有时需要外科治疗的骨骺疾病予以讨论。

### 一、第五跖骨基底牵拉性骨骺炎（Iselin 病）

1912 年，Iselin 在德文文献中描述了第五跖骨基底部牵拉性骨骺炎。患者为第五跖骨近端骨骺开始骨化的青少年。该次级骨化中心呈壳形或斑点状，位于第五跖骨粗隆的外侧跖面，稍向跖骨干倾斜（图 32-18）。解剖学研究表明，它位于腓骨短肌止点下方的软骨之中，通常在前后位和侧位 X 线片上不容易看到，而在斜位 X 线片却可获得满意的显示。女性儿童在 10 岁左右开始骨化，男性儿童在 12 岁左右开始骨化，通常在 2 年后融合。

Iselin 病可引起第五跖骨近端突起处压痛，负重时会引起足外侧疼痛。在跑、跳、削球等体育运动中，产生的前足内翻应力增加，是常见的致病因素。受累侧第五跖骨粗隆上方往往有软组织水肿和红斑，腓骨短肌止点可触及压痛，足抗阻力外翻、极度跖屈和背伸均可诱发疼痛。斜位 X 线片显示骨骺增大、碎裂（图 32-19）以及软骨与骨的交界处增宽。有学者报道了一些成年人因 Iselin 病和骨骺融合失败引起的第五跖骨骨折不愈合（图 32-20）。

应注意不能把未愈合的骨骺误诊为骨折，反之，也不能把骨折误认为是骨骺。这通常可以根据有无外伤史以及第五跖骨底部触诊是否存在压痛来鉴别。还需要将腓骨短肌内的籽骨（Os vesalianum）

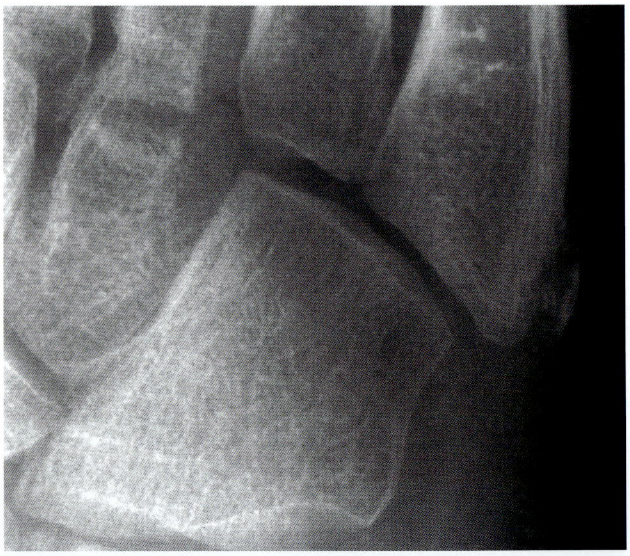

**图 32-18** 第五跖骨干的骨骺骨化

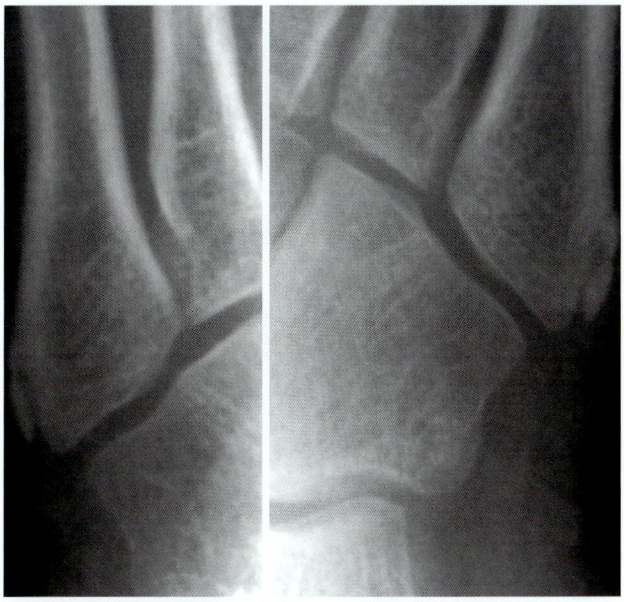

图 32-19　骨骺增大与碎裂（Iselin 病）

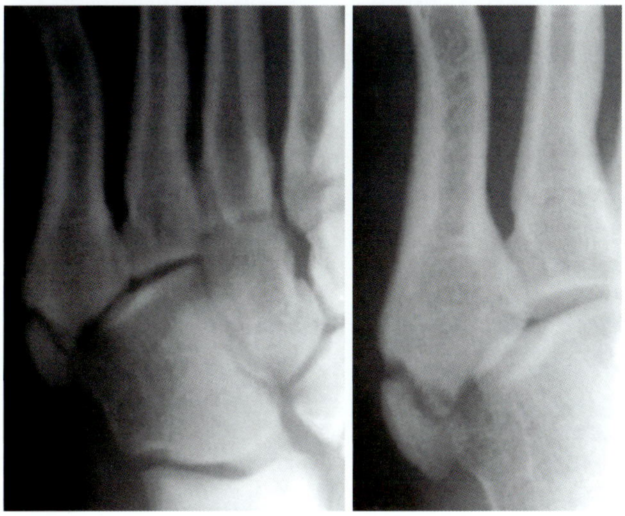

图 32-20　Iselin 病引起的第五跖骨骨折不愈合

（图 32-21）、骨骺增宽的牵拉性骨骺炎与 Iselin 病相区别。

治疗的目的是防止症状复发。对有急性症状者，初期治疗是减轻应力反应和腓骨短肌肌腱过度牵拉引起的急性炎症反应；对轻度症状，限制体育活动、冰敷、口服非甾体抗炎药物，通常能够缓解症状；对重度症状，可能需要管型石膏固定，偶尔对于慢性症状，可以使用包裹住第五跖骨基底部的足弓垫。但不需要骨骺内固定。

## 二、跖骨头骨软骨病（Freiberg 不全骨折）

Freiberg 不全骨折，也叫 Freiberg 病，常见于第二跖骨头，也可发生在第三跖骨（图 32-22）和

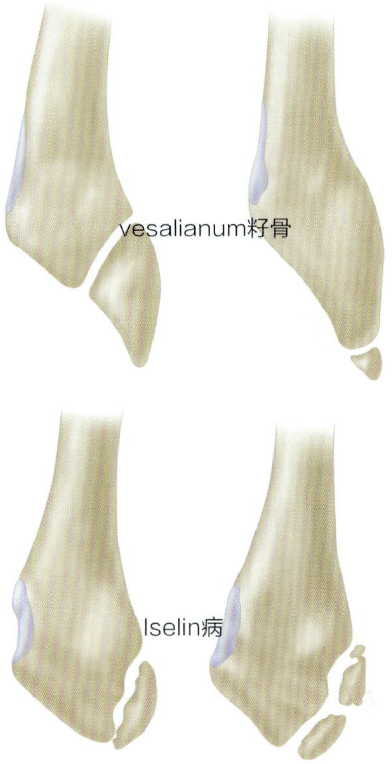


图 32-21　Vesalianum 籽骨（第五跖骨粗隆分离成的籽骨）必须同 Iselin 病加以区别

第四、第五跖骨。急性期症状可维持 0.5~2 年，此期内不宜手术。此后也许会因疼痛、畸形或功能障碍而需要手术，偶尔因游离体导致临床症状（图 32-23），单纯取出游离体可缓解症状。其他手术方法包括刮出硬化区并置入骨松质（Smillie 方法）、骨软骨移植（图 32-24）、背侧楔形截骨、临时性关节间隔器和全关节置换（图 32-25）也可选择应用。该病的外科治疗详见第 84 章。

## 三、足舟骨骨软骨病（Köhler 病）

足舟骨骨软骨病首先由 Köhler 于 1908 年报道。女性儿童足舟骨骨化中心在 1.5~2 岁开始骨化，而男性则在 2.5~3 岁时出现。骨化中心的发育有很大的差异，有的表现为舟骨的大小和形态有轻微不规则或有明显的改变，不易与舟骨骨软骨病相区别。这种骨化中心发育异常，在舟骨骨化中心延迟骨化者更为常见。儿童和成年人的足舟骨都有很多穿通支血管供应舟骨的血液。骨化中心的发育通常与某一动脉有关，其他穿通支血管也为舟骨提供部分血供，但变异较多；偶有在 4~6 岁之前仅有一根动脉供血。骨化延迟可能是不规则骨化的最早表现，提示舟骨骨化推迟使其承受比骨性结构所承受的更大的压力。

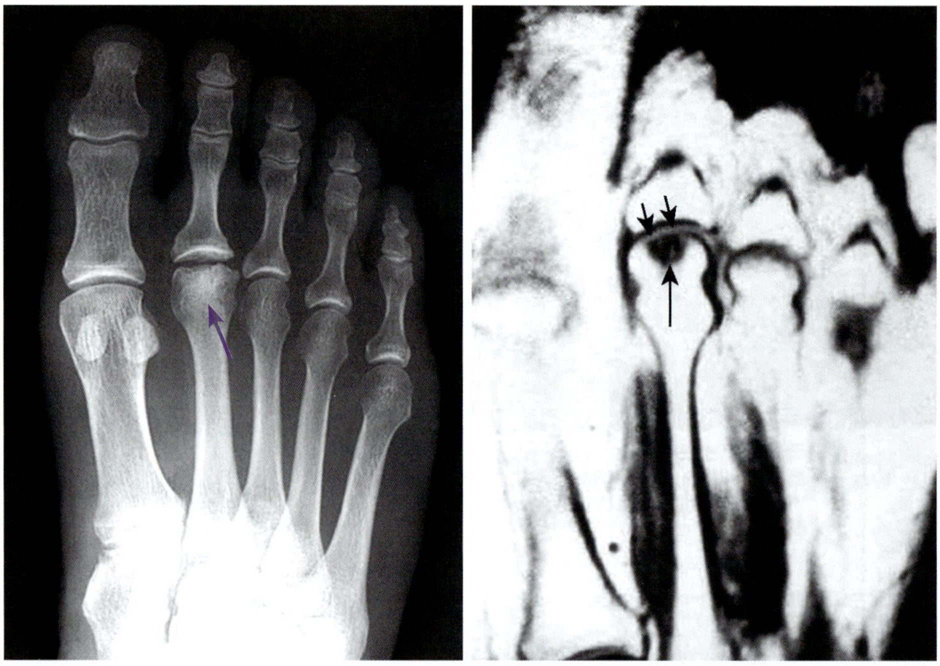

图 32-22 Freiberg 病。A. 第二跖骨处于持续的压力之下变长；B.MRI $T_1$ 像可见低信号密度，表明慢性损伤（引自：Shane A, Reeves C, Wobst G, et al: Second metatarsophalangeal joint pathology and Freiberg diseases, Clin Podiatr Med Surg 30: 313-325, 2013.）

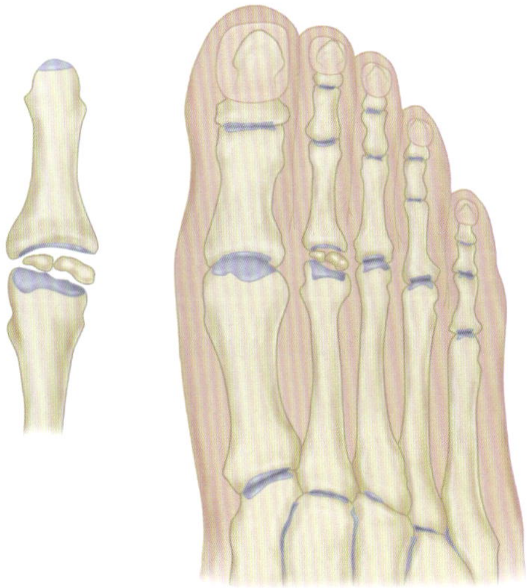

图 32-23 第二跖骨 Freiberg 不全骨折，并有 2 个游离体

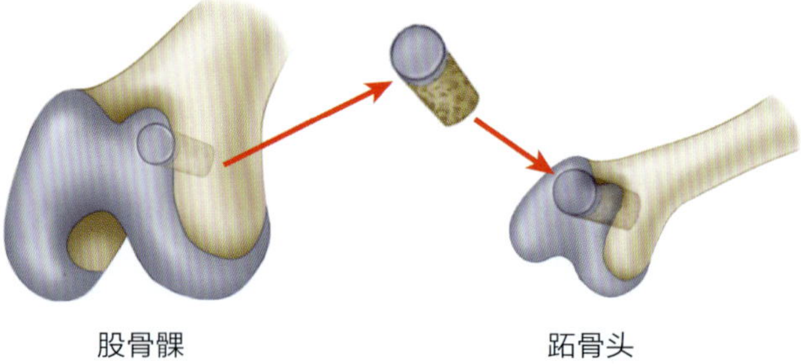


图 32-24 同侧膝关节非负重部位股骨外侧髁上部采集骨软骨柱，然后置入到第二跖骨头（重绘引自：Miyamoto W, Takao M, Uchio Y, et al: Late-stage Freiberg disease treated by osteochondral plug transp-lantation: a case series, Foot Ankle Int 29: 950-955,2008.）

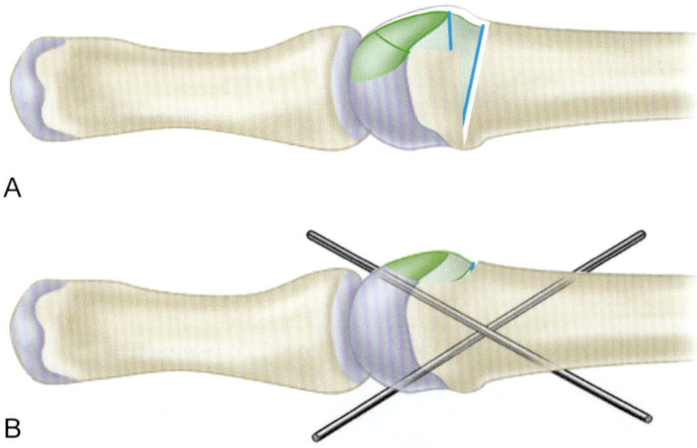


图 32-25 Freiberg 不全骨折的截骨方法。A. 截骨线轮廓及需要切除的楔形骨块；B. 闭合并固定截骨端

骨化异常可能是未得到保护、正在生长中的骨化中心对正常负重的应力反应。如果骨内血管在穿过骨与软骨交界处时受压，不仅导致缺血性损害，还能引起反应性充血和疼痛。足舟骨部位的疼痛和压痛，伴有 X 线片所显示的局部硬化、舟骨变小（图 32-26），通常可做出足舟骨骨软骨病（Köhler 病）的诊断。不应该将无密度增加的多个骨化中心与 Köhler 病相混淆；在 X 线片有 Köhler 病的相似表现，但无临床症状者，应该视为不规则骨化。

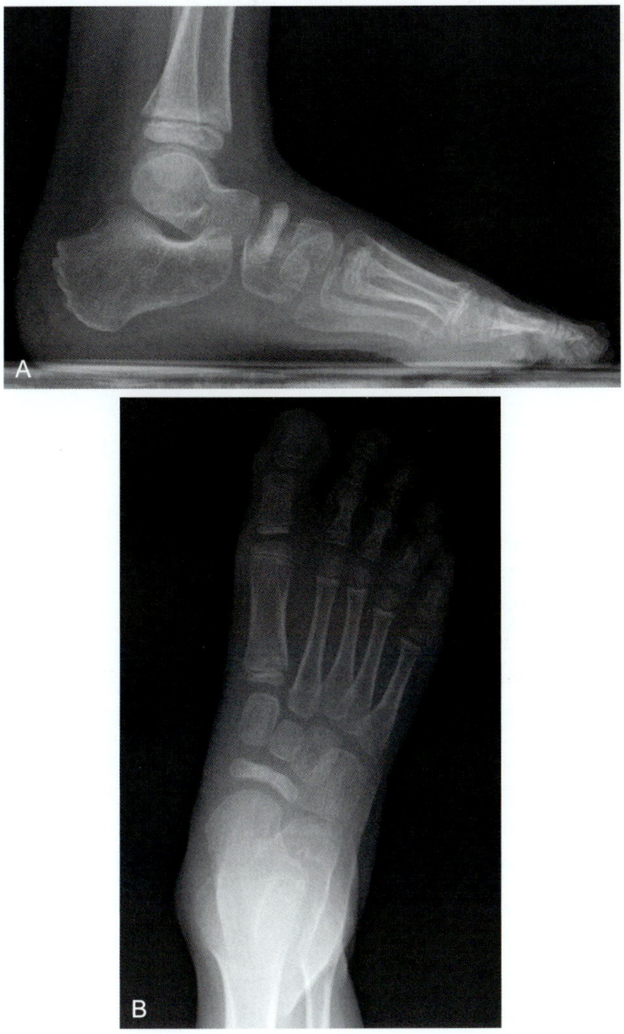


图 32-26　侧位（A）及斜位（B）X 线片显示舟骨小并有硬化，为 Köhler 病的特征性 X 线表现

采用管型石膏固定及保护下负重，能够快速减轻症状。Köhler 病是一种自限性病变，极少需要手术治疗。

偶因受累的舟骨出现变形、硬化，距骨头扁平样改变，距舟关节面粗糙，以及沿关节面边缘形成骨赘，可产生疼痛与功能障碍。尽管少见，但当症状持续存在并影响功能时，则是手术治疗的指征。关节融合是唯一有效的手术，通常还需要跟骰关节融合，因为距舟关节融合时，跟骰关节功能将大部分丧失。中跗关节（跟舟关节和跟骰关节）融合可采用类似于治疗脊髓灰质炎后遗症的手术方法（参见第 34 章）。尽管可能影响邻近关节，但该术式效果很好，通常可以解除大部分患者的症状，虽然可能会丧失一定的足侧方活动。如果舟楔关节也有疼痛症状，还应包括舟楔关节的融合。实现这些关节融合有一定困难，金属内固定、自体骨松质骨嵌入植骨，则有助于手术的成功。

## 四、踝关节骨软骨炎

成年人踝关节骨软骨炎参见第 90 章。骨骺未闭合的儿童踝关节骨软骨炎，其自然史与儿童膝关节骨软骨病相似，后者经外固定治疗，多数患者可以治愈。Bauer 等对 30 例儿童踝关节骨软骨炎进行了远期随访观察（≥20 年），发现仅有 1 例发生了严重的骨关节炎，其他患者仅有轻微 X 线改变；但膝关节骨软骨炎往往发生骨关节炎。在他们的这组患者中，有 2 例累及了以前从未报道的胫骨远端关节面。他指出儿童的病变与成年人没有差别，只是儿童病变愈合后距骨骨化发生一些改变（图 32-27）。无论是哪种病因所致，非手术治疗是基本的治疗方法。

## 五、胫骨结节骨骺炎（Osgood-Schlatter 病）

Osgood-Schlatter 病即胫骨结节骨骺炎，是由于过度使用造成对胫骨结节骨骺的持续牵拉所致。发生于 12~15 岁的男孩和 9~13 岁的女孩，常见于篮球和排球爱好者，也可见于其他需要频繁下蹲和跳跃运动爱好者。通常发生在骨突开始骨化但尚未与剩余的胫骨近端骨骺和胫骨近端的其余部分融合之前。

临床上，患者主诉膝关节前部疼痛和胫骨结节肿胀。X 线片可能显示骨突和胫骨近端之间的骨骺变宽，胫骨结节骨突不规则，甚至出现胫骨结节碎裂及游离小骨。

已经注意到 Osgood-Schlatter 病与高位髌骨之间存在着很强的联系，尤其是存在股直肌短缩者。髌骨高位可增加股四头肌的伸膝力量，从而引起骨突的损害。但是，也有学者争辩髌骨高位是胫骨结节受到慢性撕脱的结果。Robertsen 在组织学研究中发现，在软骨的深面有假关节形成，但没有炎症

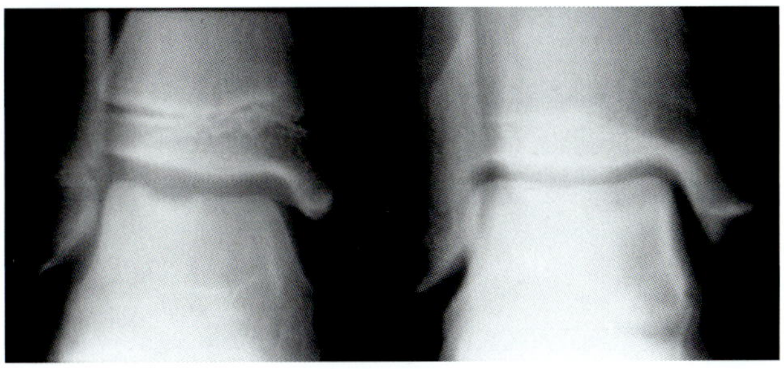

图 32-27　左图：胫骨远端骺板尚未闭合儿童的剥脱性骨软骨炎；右图：3 年后骺板闭合，患儿症状和病变也完全消失

反应。假关节可能提示本病是外伤性的。因此，建议将临床症状持续2年以上者作为手术探查的指征。Krause 等认为 Osgood-Schlatter 病的症状多数可自动消失，但症状持续存在的病例容易发生胫骨结节变形，这与早期X线片显示的骨突碎裂有关。Lynch 和 Walsh 报道，2例非手术治疗 Osgood-Schlatter 病的儿童发生了胫骨近端骺板前部提前闭合，提醒大家注意这种罕见的并发症。

Osgood-Schlatter 病极少需要手术治疗，多数患者症状自限，或经过限制活动、支具或石膏制动3~6周等简单保守治疗后症状消失。如果症状持续存在并严重影响功能时，可考虑手术治疗。胫骨结节内插入骨栓（Bosworth 方法）这种方法不仅简单，而且几乎总能解除临床症状。但是，这种手术方法将在局部形成影响外观的骨性突起，并且很少使用。骨性突起可以通过髌骨纵行切口切除（骨片切除和胫骨结节成形术）或者关节镜下取出骨片或胫骨结节碎片。无论是手术治疗还是非手术治疗，Osgood-Schlatter 病都可发生一些并发症，包括髌骨半脱位、髌骨上移、骨碎片与胫骨未愈合、骨骺前部早闭引起膝反张畸形。为防止膝反张畸形，在胫骨结节融合后，再择期实施手术。笔者曾采取碎骨片切除，也获得了满意的结果。如果胫骨骨突明显增大和骨突闭合，建议切除整个骨突。对于大量骨碎片的切除，术前准备可以参照 Pihlajämaki 等描述的方法（图 32-28）。

Sinding-Larsen-Johansson 病除了病灶位于髌骨下极外（图 32-29），与 Osgood-Schlatter 病非常相似。前者疼痛发生在髌腱的上部，而不是胫骨结节。两者非手术治疗方法类似，包括休息、拉伸和抗炎。

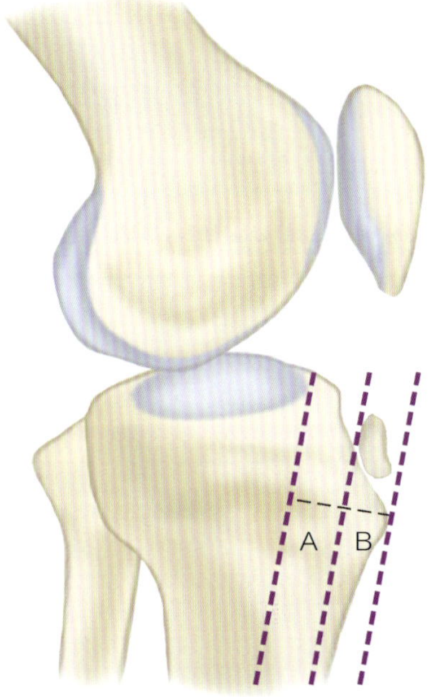


**图 32-28** 在影像学上通过胫骨结节指数评估胫骨结节的相对厚度。通过胫骨结节的基底部画与胫骨中垂线平行的直线。胫骨中垂线为垂直于近端胫骨干的四点连线中点的直线，胫骨结节的高度为结节顶点至通过胫骨结节基底部平行于中垂线直线的距离。胫骨结节的基底为通过胫骨结节前皮质勾画出胫骨结节轮廓并平行于胫骨的中垂线。胫骨结节指数为胫骨结节顶点至胫骨前皮质的平行线的距离与最远点至胫骨中线的距离比值。胫骨结节指数为 B 与 A+B 的比值（见正文）（重绘引自：Pihlajamäki HK, Mattila VM, Parviainen M, et al: Long-term outcome after surgical treatment of unresolved Osgood-Schlatter disease in young men, J Bone Joint Surg 91A: 2350-2358, 2009.）

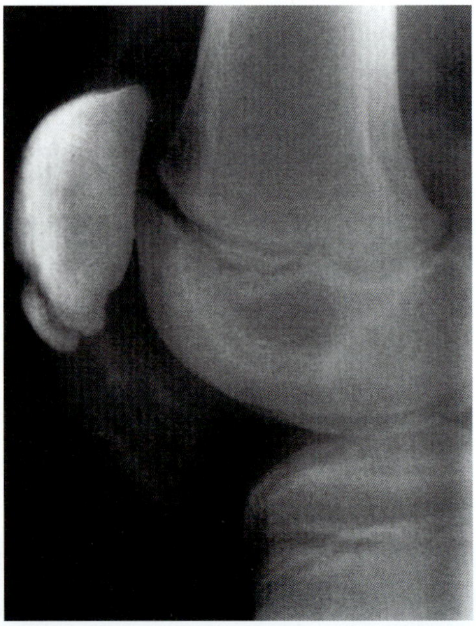

**图30-29** Sinding-Larsen-Johansson 病除了病灶位于髌骨下极外，与 Osgood-Schlatter 整体相似

## 胫骨结节和骨片切除术

**手术技术 32-10**

（Pihlajamäki 等）

- 患者取平卧位。
- 做 5 cm 的髌腱远端正中纵行切口，越过胫骨结节中点 1 cm（图 32-30A）。
- 纵行分开远端髌腱，左右拉开髌腱，暴露胫骨结节上方（图 32-30B 和 C）。
- 用骨刀和咬骨钳去除突出的胫骨结节。如果存在紧贴于髌腱后侧的骨片，一并切除。切或不切突出的胫骨结节都要去除骨软骨碎片，确保所有的碎片都要被切除。

- 切除胫骨结节下至髌腱止点，用锉刀磨平。没必要钻孔，不要破坏髌腱止点周围和远端边缘。
- 逐层缝合手术切口，整个下肢轻微加压包扎。
- 还有一种手术方法。在胫骨结节中点上方 1 cm 做 5 cm 的横行切口（图 32-31A），纵向分离髌腱两侧附着的软组织，使髌腱完整暴露。然后拉起髌腱，清除骨软骨碎片。其余手术步骤同上。注意不要损伤髌腱止点两侧和远端的边缘。

**术后处理**　术后第 1 天即开始股四头肌的锻炼。短期内需要借助拐杖。充分的股四头肌功能锻炼很重要，但 6~12 周内要避免剧烈运动。

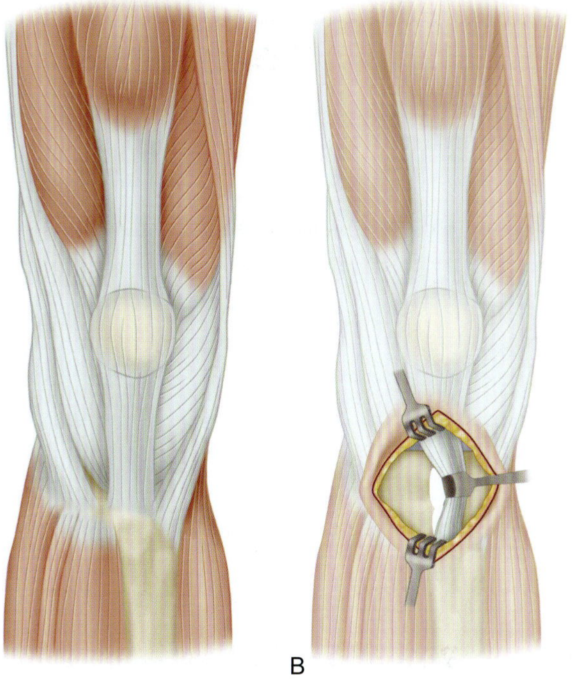

A　　B

图 32-31　Pihlajamäki 等关于另一种治疗 Osgood Schlatter 病可选择的手术方法。A. 皮肤切口；B. 纵向分离髌腱两侧附着的软组织，拉起髌腱，暴露胫骨结节。[重绘引自：Pihlajamäki HK, Visuri TI: Long-term outcome after surgical treatment of unresolved Osgood-Schlatter disease in young men: surgical technique, J Bone Joint Surg 92(Suppl 1), 258-264, 2010.]（见手术技术 32-10）

## 胫骨结节不愈合骨块的切除术

### 手术技术 32-11

（Ferciot 和 Thomson）

- 以胫骨结节为中心做纵行切口。
- 显露髌腱，并将其纵向切开（图 32-32）。将髌腱向内、外侧牵开，切除所有骨碎片及足够的胫骨皮质、软骨、骨松质，以至完全切除骨性突起。注意不要损伤髌腱止点的远端和周围部分。
- 关闭切口。

**术后处理**　用管型行走石膏固定 2~3 周，然后开始功能锻炼。

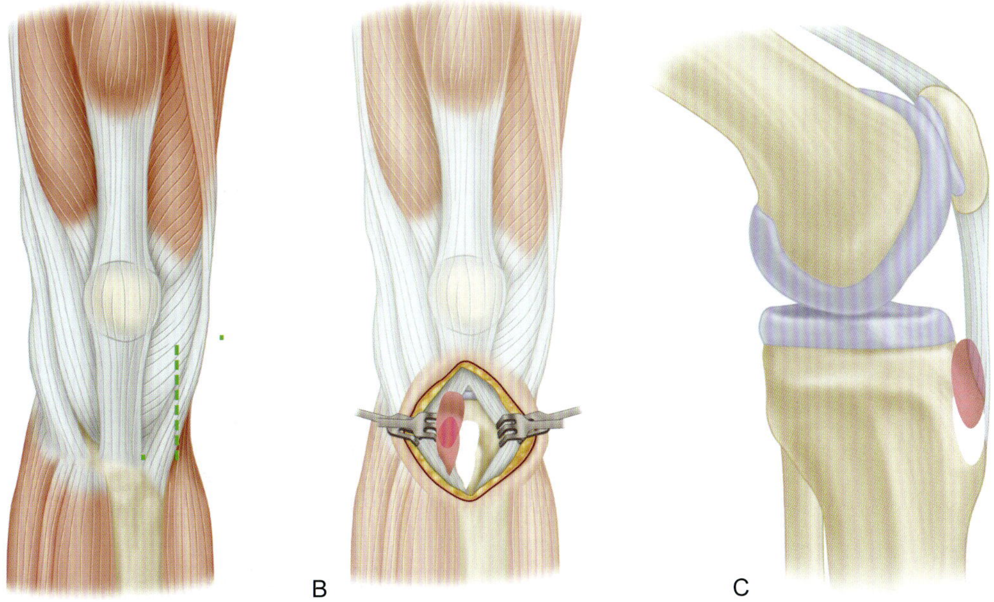

A　　B　　C

图 32-30　Pihlajamäki 等关于 Osgood Schlatter 病的手术技术。A. 皮肤切口；B、C. 劈开和牵开髌腱来暴露胫骨结节[重绘引自：Pihlajamäki HK, Visuri TI: Long-term outcome after surgical treatment of unresolved Osgood-Schlatter disease in young men: surgical technique, J Bone Joint Surg 92(Suppl 1)，258-264, 2010.]（见手术技术 32-10）

## 关节镜下清理胫骨结节骨骺炎的骨碎片

**手术技术 32-12**

- 标准的关节镜手术入路。
- 提高髌腱旁内、外侧入路，有利于增加前间室视野。
- 用刨削器和射频消融装置松解前间室，探查半月板前角和膝横韧带以及前方的结构，扩大清理胫骨平台前方斜坡。
- 从软组织附着点找出骨损伤部位。
- 垂体咬骨钳取出小的、游离的骨碎片，关节镜刨刀刨除大的碎片，伸直膝关节收紧髌旁腱膜有利于沿着胫骨前方斜坡清理碎骨片。

**术后处理** 术后患者允许完全负重，不需要限制活动。

## 六、膝关节剥脱性骨软骨炎

膝关节剥脱性骨软骨炎多为单发的，并且常引起疼痛。组织学结果表明骨化失败继发于软骨发育过程中的骨骺缺血。膝关节剥脱性骨软骨炎没有具有诊断特异性的体格表现，影像学显示病灶多位于股骨内侧髁，少数位于股骨外侧髁或滑车，患者主诉疼痛或机械症状。MRI 是高度敏感的检查方法，并能鉴别病灶是否稳定。最近一些关节不稳定的研究比较 MRI 与关节镜下所见，发现 MRI 的特异性和敏感性较之前报道的低，表明 MRI 不能单独用于诊断不稳定性损伤。在病损和深部骨之间存在一高信号带、囊肿形成或关节面局灶性缺损，表明为不稳定病变，对制订术前计划有帮助。另外，年龄似乎是不稳定性病损的危险因素，年长的儿童多为稳定性病损。儿童膝关节剥脱性骨软骨炎不应与骨化中心发育异常相混淆，由于这种骨化中心发育异常可见于双侧膝关节的内、外侧两个髁，所以建议摄双侧膝关节 X 线片作为对照（图 32-33）。MRI 检查有助于骨化中心发育异常与剥脱性骨软骨炎的鉴别。

骺板尚未闭合的儿童膝关节剥脱性骨软骨炎采取石膏固定或保护性负重治疗通常可治愈。这种治疗方法比早期手术切除骨碎片的效果要好，因为后者可能产生一个类似火山口状的凹陷（图 32-34）。大块骨软骨剥离者，经手术治疗所获得的结果明显好于经过病变面积增大并伴有肿胀、疼痛的病例和不易愈合的非手术治疗病例。

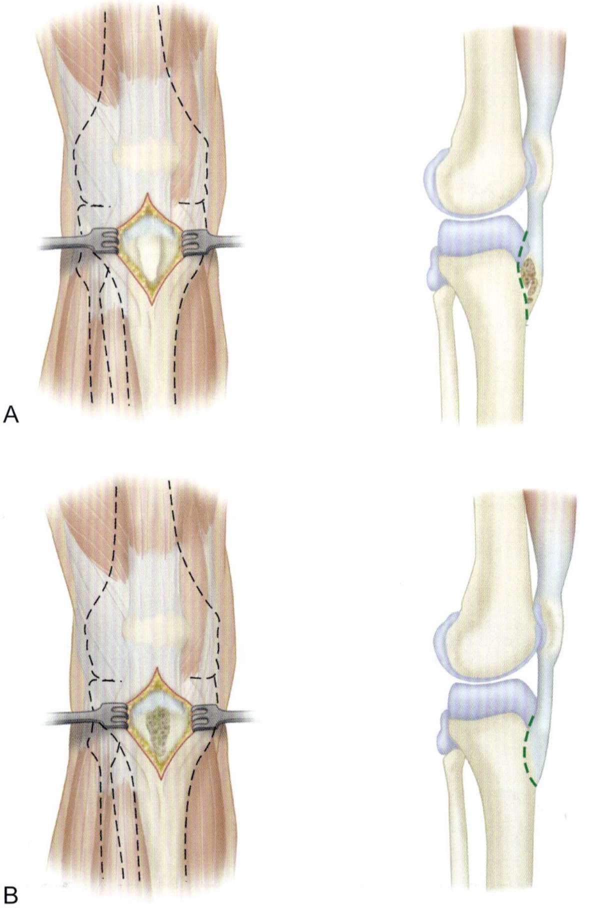


**图 32-32** Ferciot 和 Thomson 切除不愈合胫骨结节的手术方法。A. 显露胫骨结节；B. 切除骨性突起（见手术技术 32-11）

骺板未闭合的患者一般采取非手术治疗；手术治疗的指征包括经非手术治疗 6 个月疼痛无缓解病变也未愈合、骺板闭合后症状持续存在、病变周缘硬化（不稳定病变）和引起症状的游离体（图 32-35）。对骨骼发育成熟的患者，必须通过手术探查才能评估病变和疗效。据 Kraus 等报道，如果囊性病变在 MRI 上所见长度小于 1.3 mm，那么保守治疗 12 个月后症状会有所好转。

无论是对病灶实行钻孔、切除、刮除、置换、螺钉固定或骨移植，都必须根据病变的大小、稳定性和负重状态来选择，而以上方法只有在手术探查中才能根据具体情况而定（图 32-36）。关于儿童和青春期患者手术方法、适应证和并发症的讨论可参见膝关节损伤章节（第 45 章）。

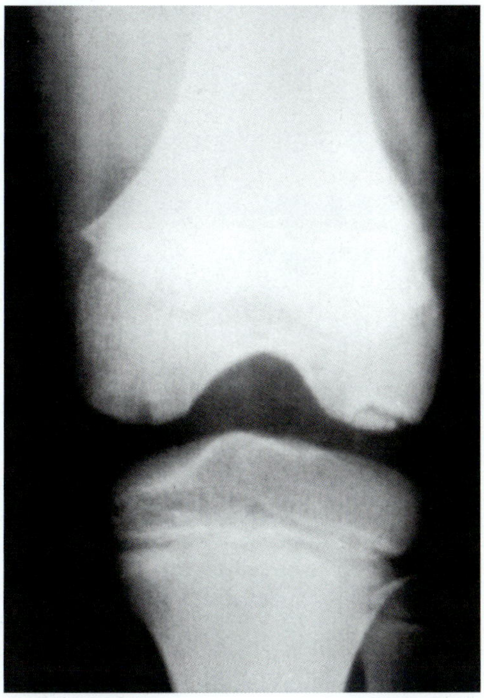

图 32-33　股骨髁后部双侧（内侧和外侧）骨化中心发育异常（不是剥脱性骨软骨炎）

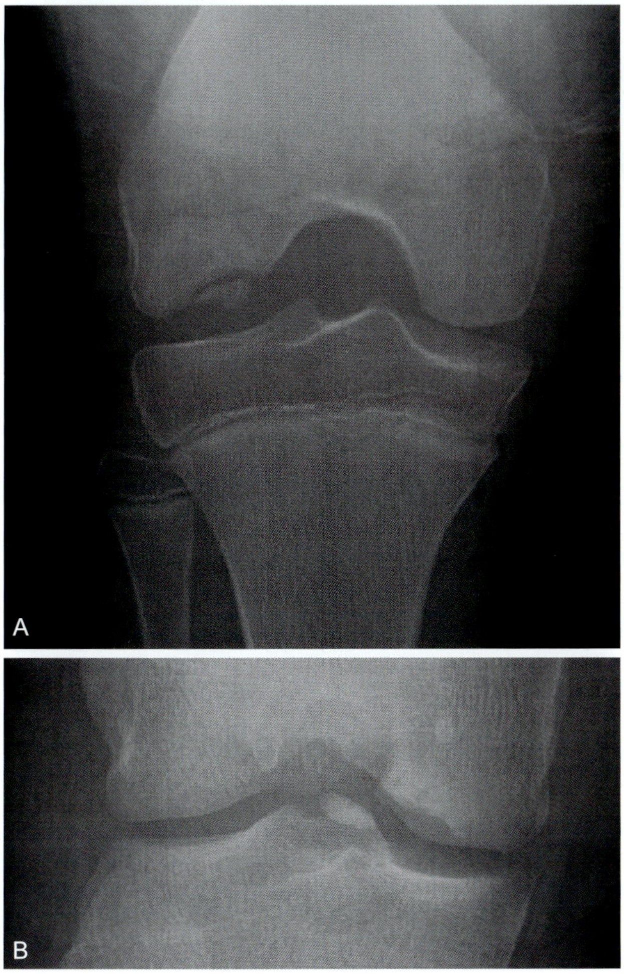

图 32-34　A 和 B. 股骨内髁剥脱性骨软骨炎

## 关节外钻孔治疗稳定性膝关节剥脱性骨软骨炎

**手术技术 32-13**

（Donaldson 和 Wojtys）

- 患者平卧，关节镜下检查关节软骨的稳定性。
- 从受损的股骨髁远端至股骨骨骺做 1~2 cm 切口，内侧损伤切口应位于前内侧支持带，外侧损伤切口应位于前外侧支持带。
- 下肢处于解剖体位，膝关节完全伸直位。从近端至远端选择尺寸合适的克氏针钻入损伤区，避免损伤骨骺。前后位朝向损伤区，C- 臂影像监测克氏针进入缺损区，不要穿透关节和破坏关节软骨，手术成功与在损伤的骨皮质钻孔有关，如果没有做到这一点，不能发生再血管化。

**术后处理**　术后软绷带包裹膝关节，拄拐部分负重 6 周，物理治疗主要是运动幅度锻炼和低阻力训练。

## 七、髌骨剥脱性骨软骨炎

髌骨剥脱性骨软骨炎是非常少见的疾病，可累及软骨下骨、关节面以及髌骨表面的软骨。通常在关节面的凹陷内，有一个椭圆形骨软骨片，可引起疼痛及功能障碍。患者往往为 10~15 岁的男性儿童。但双侧发病者少见。

髌骨剥脱性骨软骨炎需要与髌骨背侧缺损相鉴别，因为后者为无症状的缺损，不需要外科治疗（表 32-6），两者只有微细的差别。与髌骨剥脱性骨软骨炎不同（图 32-37A），髌骨背侧缺损为无症状的单纯缺损，通常位于髌骨外上部分的软骨下，不累及关节面。通常为在 X 线片上偶然发现（图 32-38A、B），有时可见硬化缘，20%~40% 的病例为双侧出现相似表现。Safran 等指出，与髌骨剥脱性骨软骨炎比较，MRI 检查显示髌骨背侧缺损，确实不累及关节面（图 32-37C、D，图 32-38C、D）。放射性核素骨扫描对鉴别诊断也有帮助，剥脱性骨软骨炎表现为热区，而髌骨背侧缺损则为冷区（图 32-37B）。

髌骨剥脱性骨软骨炎的治疗，特别是骺板仍未闭合的年幼儿童，尽可能采用非手术治疗。建议采取限制活动或石膏固定数周，但避免手术治疗。如果非手术治疗无效，建议对病变钻孔，或者骨软骨片虽有松动，但未完全剥脱，可以使用直径小的 Herbert 螺钉内固定。如果存在缺损和骨软骨片游

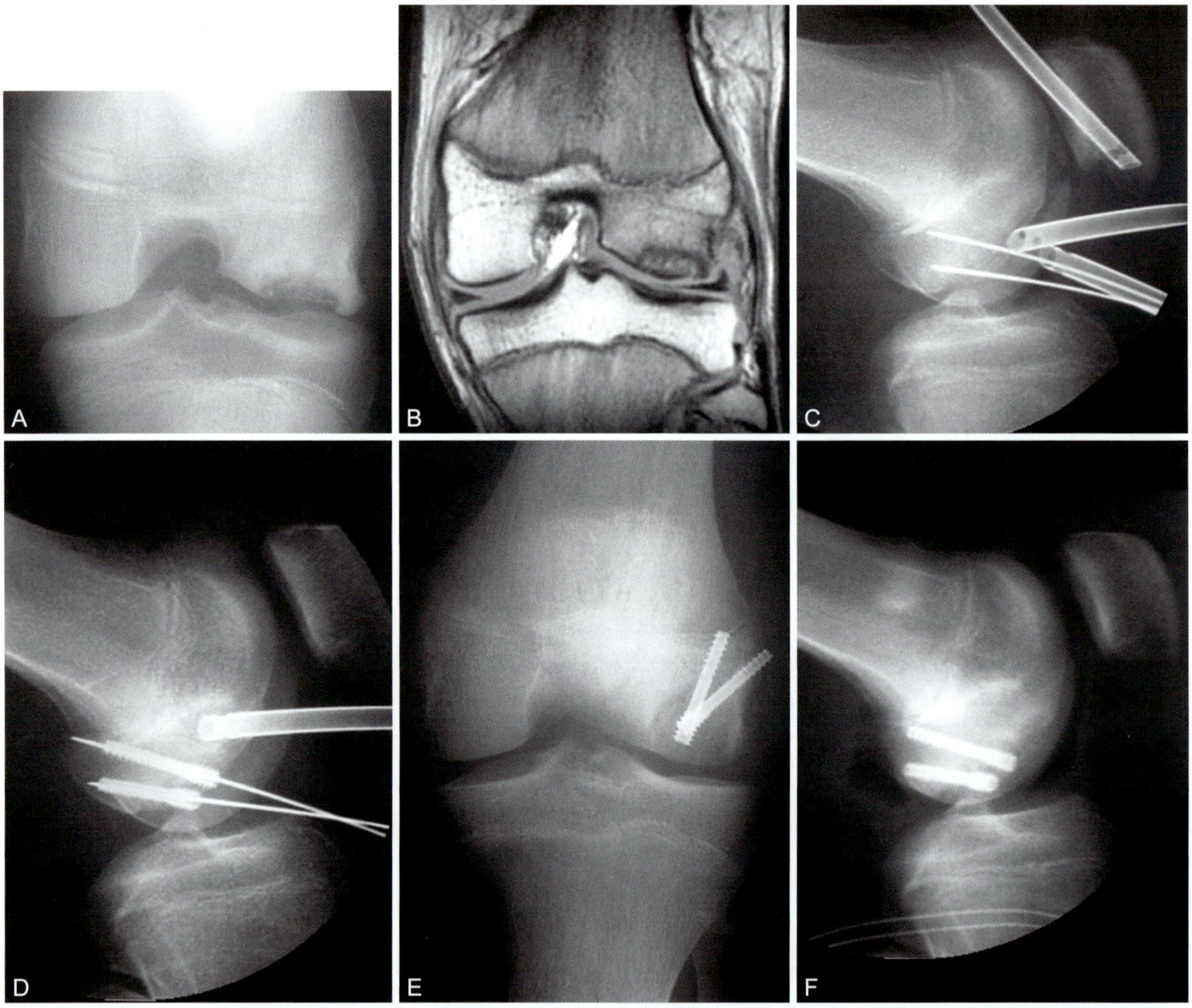


图 32-35 A、B. 在 X 线片和 MRI 片上可见股骨外髁，存在大面积剥脱性骨软骨炎病变；由于骺板仍然开放，可排除软骨母细胞瘤；C、D. 非手术治疗 9 个月，但未获成功；继之，经关节镜实施 Herbert 螺钉固定；关节镜检查时发现，病变仍附着在原处但呈折页样改变；手术时需要使用 X 线透视检查，以便准确地置入导针，避免置入的 Herbert 螺钉损伤骺板；E、F. 术后正侧位 X 线片显示 Herbert 螺钉置入可接受的位置

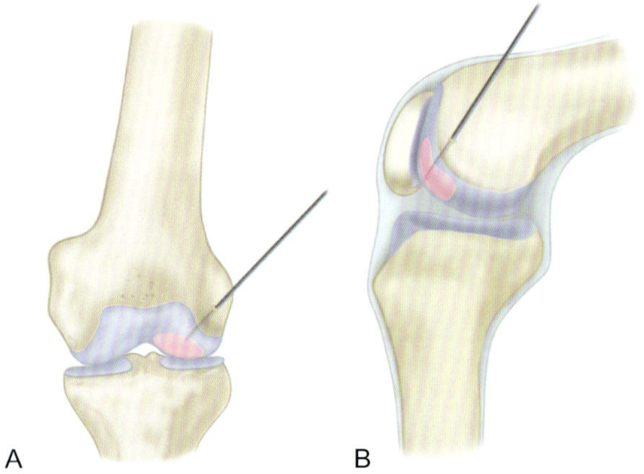


图 32-36 前后位（A）和侧位（B）X 线片显示针在骨骼未发育成熟的膝关节剥脱性软骨炎患者的放置位置（重绘引自：Donaldson LD, Wojtgs EM: Extraarticular drilling for stable osteochondritis dissecans in the skeletally immature knee, J Pediatr orthop 28: 831-835, 2008.）（见手术技术 32-13）

表 32-6

髌骨剥脱性骨软骨炎与髌骨背侧缺损的鉴别要点

| 髌骨剥脱性骨软骨炎 | 髌骨背侧缺损 |
|---|---|
| 通常有临床症状 | 通常没有临床症状 |
| 软骨或软骨片从软骨下骨分离 | 偶然在 X 线片上发现 |
| 累及关节软骨 | 不累及关节软骨 |
| 双侧罕见 | 在髌骨背侧的内上部分有圆形缺损；<br>偶见硬化缘；<br>20%～40% 为双侧 |
| 骨扫描为热区 | 骨扫描为冷区 |

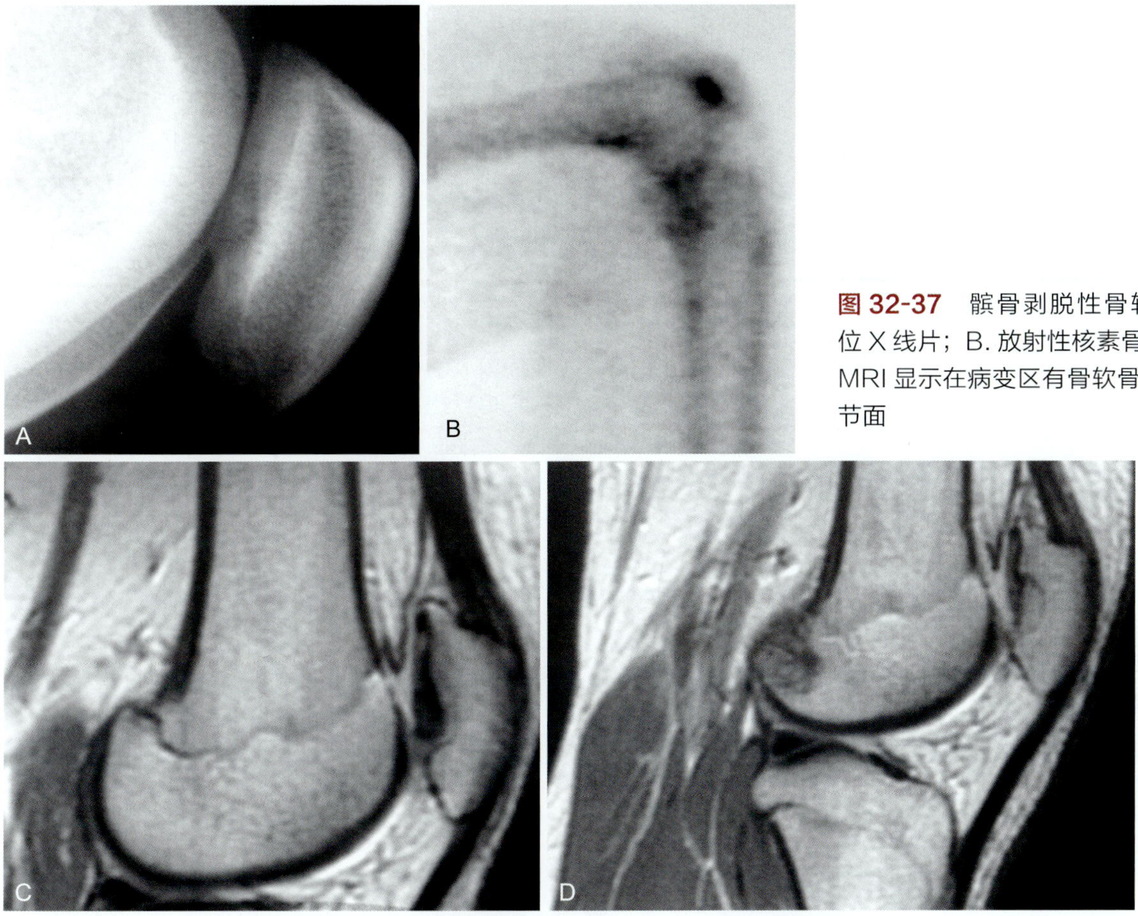


**图 32-37**　髌骨剥脱性骨软骨炎。A. 侧位 X 线片；B. 放射性核素骨扫描；C、D. MRI 显示在病变区有骨软骨片，并累及关节面

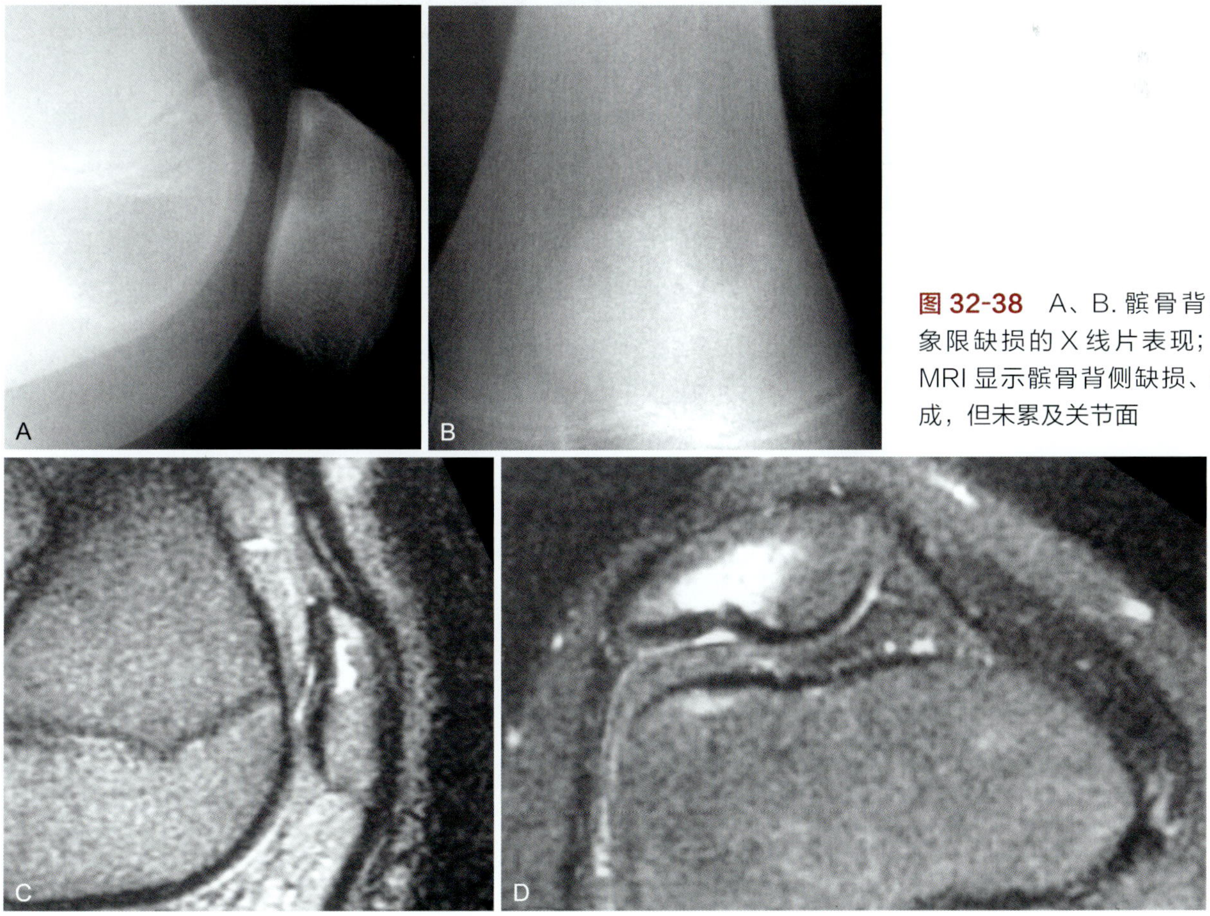


**图 32-38**　A、B. 髌骨背侧外上象限缺损的 X 线片表现；C、D. MRI 显示髌骨背侧缺损、囊肿形成，但未累及关节面

离，应该取出游离体，对凹陷清创、钻孔。假如游离体存在肉眼可见的软骨下骨，可将缺损区刮出新鲜创面，再把游离体植入原位，使用内固定。

Peters 等采用关节镜软骨成形术，切除游离体，支持带松解，治疗存在机械症状的 37 例患者（24 例髌骨，13 例滑车），患者平均年龄为 15 岁，54% 的患者骺板未闭合，术后大多数患者症状改善，但存在关节软骨缺损者，出现髌股关节摩擦感和不适。以笔者的经验，髌骨软骨成形术疗效并不理想。

## 八、髋关节剥脱性骨软骨炎

髋关节剥脱性骨软骨炎通常继发于 Legg-Galvé-Perthes 病，极少孤立发生，最近有报告推测这可能是由 FAI 引起的。确定诊断之前，应该排除继发于儿童 Legg-Galvé-Perthes 病、镰状细胞病引起的缺血性坏死和多发性骨骺发育不良产生的游离体。在与成年人鉴别诊断时，考虑特发性股骨头缺血性坏死、Gaucher 病和隐匿性创伤，如髋臼盂唇撕脱。

继发于 Legg-Galvé-Perthes 病的剥脱性骨软骨炎应采取非手术治疗，除非骨软骨片影响了髋关节的机械运动（图 32-39）。对无症状的儿童髋关节剥脱性骨软骨炎，可限制其活动并长期密切观察，允许病变愈合和再血管化。

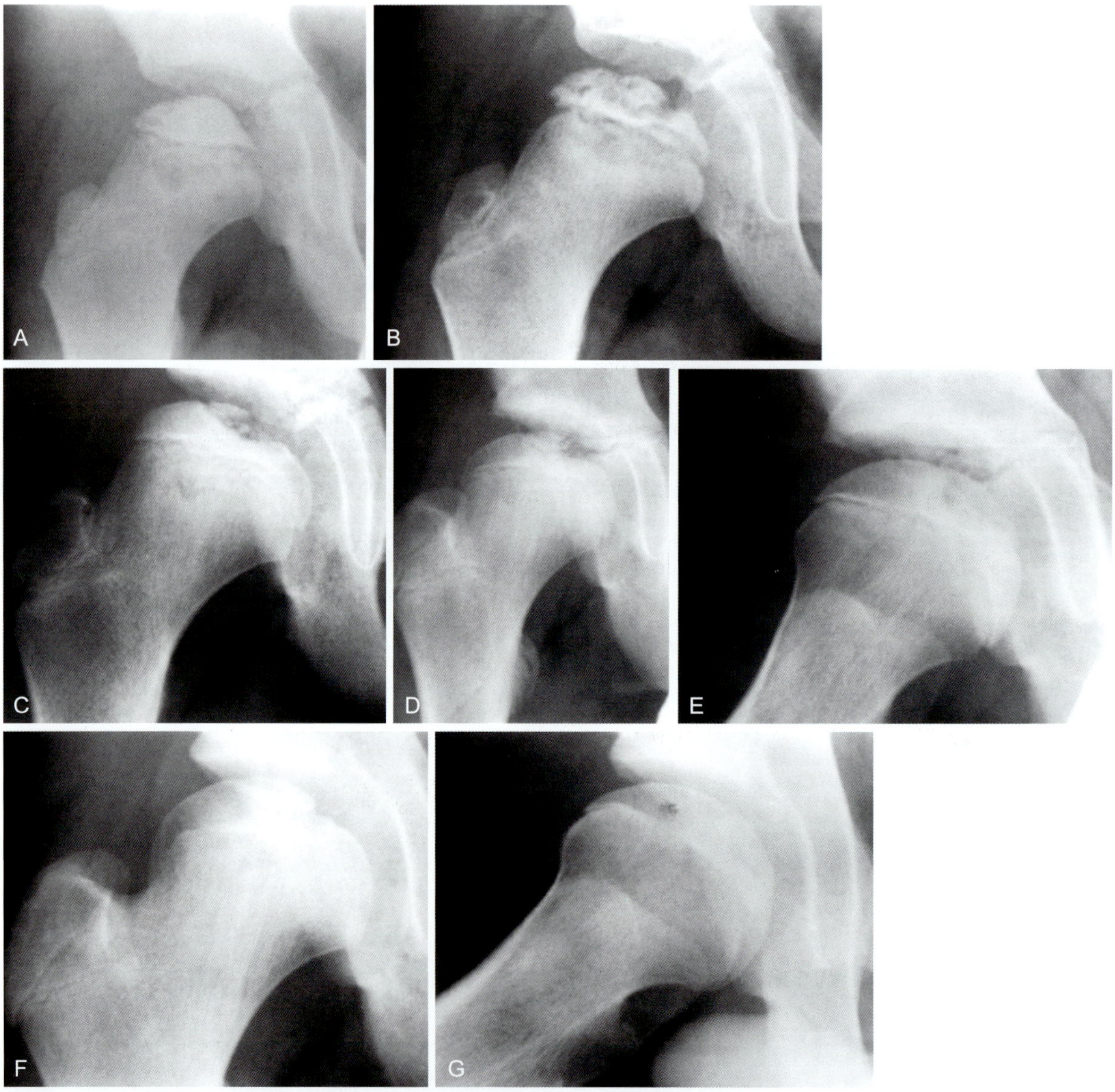


图 32-39 髋关节剥脱性骨软骨炎。A. 6 岁儿童患 Legg-Galvé-Perthes 病发病的早期；B. 14 个月后，处于碎裂与再骨化期；C. 发病 5 年后，缺损仍存在；D. 7 年后骨软骨炎病变有一些愈合的表现；E. 同一时期的侧位 X 线片，显示骨软骨炎病变；注意空气关节造影却显示软骨面光滑；F. 8 年后，缺损性病变正在愈合；G. 同一时期的侧位 X 线片，却没有明显的缺损

导致功能障碍的严重病变需要手术治疗，通常根据病变位置和范围、患儿的年龄和活动水平的期望值，以及关节的退变程度，选择手术方法。Ganz等所描述的髋关节外科脱位技术被认为是必要的（见第 6 章）。一小部分病例报道，切除游离骨片或关节镜下取出游离骨片、内固定游离骨片、骨软骨片刮除或钻孔、关节镜下将骨软骨碎块去除均取得了满意结果。软骨移植也获得了较好的应用。多发病灶者上述方法均不推荐应用。

## 九、肱骨小头骨软骨病（剥脱性骨软骨炎）

“少年棒球队员肘”曾被不太贴切地用于描述棒球投手所发生的肘部病变，常局限于肱骨小头、桡骨头或内上髁。笔者曾见过肱骨小头的骨软骨病和剥脱性骨软骨炎，两者的病因不太清楚，发病并不限于投棒球的活动，肱骨小头骨软骨病和剥脱性骨软骨炎之间的关系尚未确定（图 32-40）。

大多数患有肱骨小头骨软骨炎的患者有肘关节疼痛和僵硬的症状，活动后加重，休息后缓解。关节绞锁提示关节内存在游离体。摄正侧位 X 线片，对比健侧的肘关节有助于明确肱骨小头的微小病变，可见具有特征性的软骨下坏死所形成的半月形低密度区（月牙征），陈旧病灶可能会有一个硬化边界，关节内可观察到游离体。MRI 检查可以在 X 线检查改变之前发现早期的骨髓水肿变化。最近的研究表明 MRI 可以准确地发现肘部病变引起的不稳定。

肘关节骨软骨炎的分型基于放射学、MRI 及关节镜结果，分型如下：

| | |
|---|---|
| Ⅰa 完整 / 稳定 | 关节软骨完整，软骨下骨稳定 |
| Ⅰb 完整 / 不稳定 | 关节软骨完整，软骨下骨不稳定，塌陷 |
| Ⅱ不完整 / 不稳定 | 关节软骨骨折，软骨下骨塌陷，部分移位 |
| Ⅲ分离 | 关节内游离的软骨碎片 |

病变可分为局限性和非局限性。局限性患者关节软骨完整，非局限性患者病变超出软骨边缘。与肘关节局限性剥脱性骨软骨炎病变相比，肘关节非局限性病变范围更广，位置更浅，屈曲挛缩和关节积液发生的概率更高。如果不存在游离体，特别是病变稳定时，非手术治疗即可获得满意效果

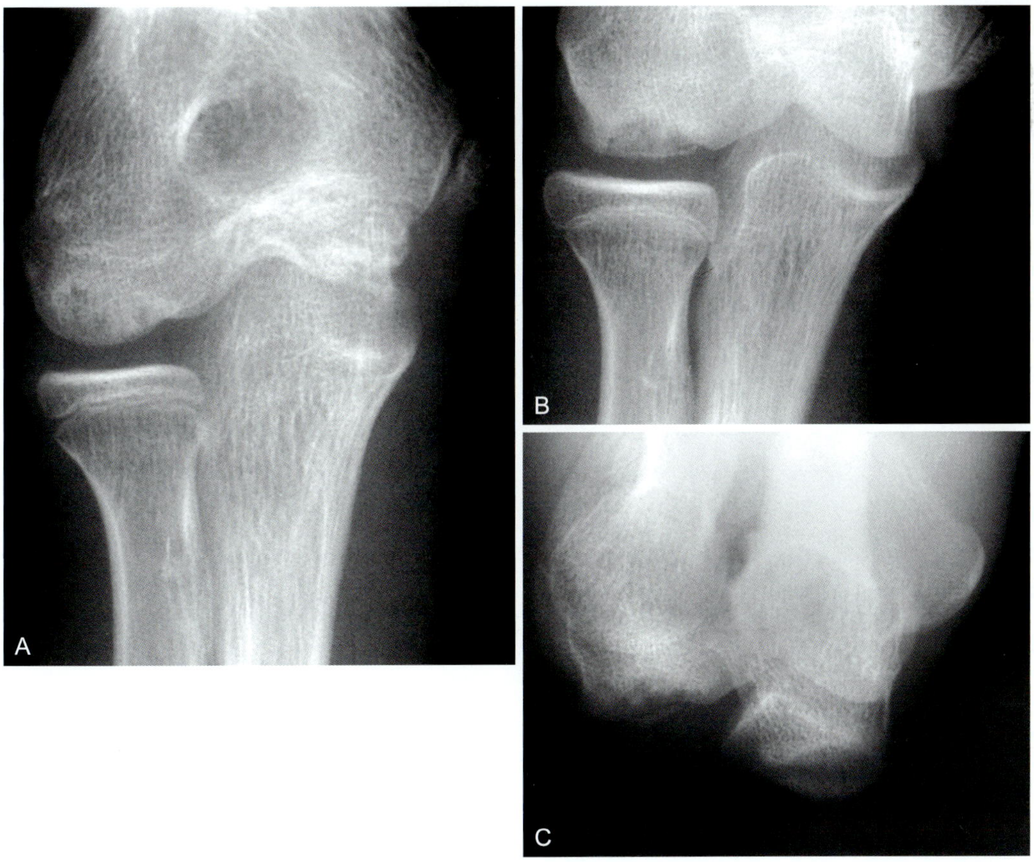


**图 32-40**　A. 肱骨小头骨软骨病；B、C. 1 年后的正位和 Jones 位 X 线片显示有一定程度的愈合迹象，但似乎正在形成剥脱性骨软骨炎

（Ⅰa 型）。关节休息 3~6 周，使用肘关节支具消除关节压力，通常可以在 3~6 个月恢复活动。手术治疗的指征包括持久症状、有症状的游离体、关节软骨骨折和骨软骨病变移位。手术方式包括摘除游离体或处理部分病变、骨软骨自体移植的软骨成形术（马赛克成形术）、软骨下钻孔术或内固定骨碎片。据报道这些手术效果各不相同，超过 50% 的结果不理想。

在最近的文献报道中，由于采用了关节镜治疗，手术后效果似乎更佳，尤其是在关节运动方面。关节镜手术包括滑膜切除术、游离体摘除、病变和凹陷区域的钻孔、不稳定骨软骨片的内固定、桡骨小头截骨术。尽管关节镜手术看上去手术效果要优于非关节镜手术，但 Byrd 和 Jones 对手术后肘关节的投掷功能比如棒球运动能否恢复仍持保留意见，尤其是病变巨大、广泛或不稳定者。对疑有游离体，但 X 线片上又不能清楚显示游离体的病例，则应采取关节镜、特别是肘关节造影或 MRI 检查。肘关节镜和肘关节造影技术详见第 52 章。

## 骨软骨移植重建肱骨小头关节软骨

### 手术技术 32-14

（Takahara 等）

**关节镜下摘除骨碎片**

- 全身麻醉后，患者平卧。
- 肘关节腔内注射含肾上腺素的 1% 利多卡因 10~20 ml，一般不需要止血带。
- 肩关节屈曲 90° 并抬高肘部，使上臂几乎垂直，使用皮牵引维持此姿势。
- 确定合适的体位，并用 23 号针确定入口方向，使用尖刀切开后侧、后内侧、前外侧和前内侧 4 个入口。
- 钝性分离皮下组织，避免损伤皮神经。
- 使用 Set-up 套管扩大切口。
- 插入一个直径 4 mm、30° 倾角的关节镜摘除游离体。

**开放入路摘除游离碎片**

- 后外侧入路，肩部外展，肘部屈曲，将上臂置于手术台上。
- 在外侧髁后侧的边缘到尺桡关节的后面，做一个 4~6 cm 向后外侧倾斜的皮肤切口。
- 放置好止血带后，切开皮肤和筋膜，在尺侧腕伸肌和肘后肌群或肌纤维间建立肌间平面。
- 切开肱骨小头病变上的滑囊，沿着外上髁的后缘到尺桡关节的后侧延长切口。
- 局部滑膜切除。

**使用骨软骨移植重建关节**

- 使用关节镜或者开放手术切除游离骨碎片后，在髌股关节水平股骨外侧髁取下用于移植的圆柱形骨栓，使管状的移植物与关节面成 90°，根据缺损的大小，可能需要 1~3 个骨栓。
- 准备植骨床。
- 将骨栓放置在肱骨小头的中央以使填充稳固，注意不要损伤肱骨小头骨骺或骨骼未成熟患者的股骨远端（图 32-41），因为肘部和膝部的透明软骨厚度和表面的曲率有所不同，置入移植软骨尽量与肱骨小头球面匹配。移植软骨的关节面应该保持轻度压缩，防止其突出股骨小头表面，突出应 <1 mm。很少需要刮除关节表面突出的移植软骨，不必要重建整个肱骨小头的缺损。

**术后处理** 肘部制动 1~2 周，避免膝部过度屈曲 3 周，物理治疗应集中于减轻疼痛、水肿并恢复活动范围，术后 3 个月开始进行肘部轻微的对抗训练，直至第 4 个月可以完全对抗。如果已经没有疼痛，且肘部活动范围已恢复至术前，可在第 4~5 个月进行投掷训练，6~8 个月后患者可以进行所有的体育活动。

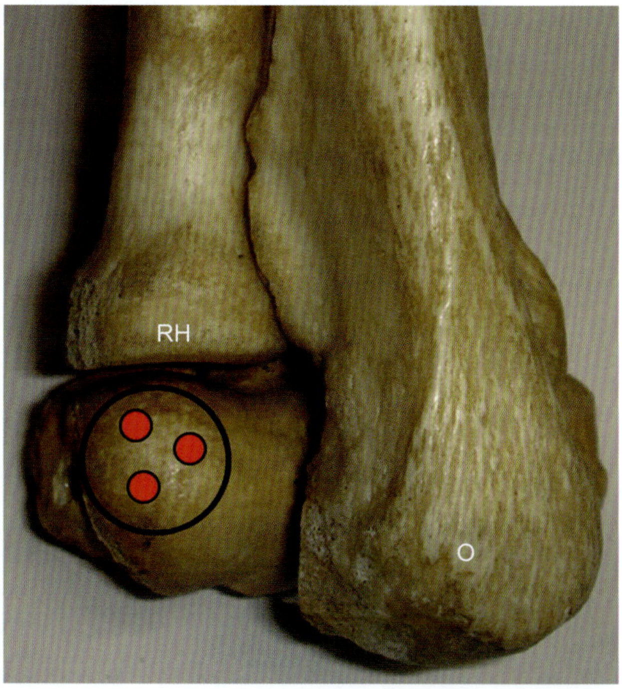


**图32-41** 采取自股骨外侧髁的骨软骨移植重建肱骨小头关节面（引自：Takahara M, Mura N, sasaki J, et al: Classfication, treatment,and outcome of osteochondritis dissecans of the humeral capitellum, J Bone Joint Surg 90A: 47-62, 2008.）（见手术技术32-14）

## 第三节 胫骨内翻（Blount 病）

虽然 Erlacher 是公认的最早描述胫骨内翻并胫骨内旋的学者（1922 年），但正是 Blount 在 1937 年发表的论著，加深了人们对这一疾病的认识。Blount 描述胫骨内翻是“一种与扁平髋和 Madelung 畸形相似的骨软骨病，但病变位于胫骨近端骨骺的内侧”。目前认为胫骨内翻是一种累及胫骨近端干骺端的获得性疾病，而不是骨骺发育不良或骨软骨病。确切的病因尚不清楚，可能是软骨内化骨发生了改变。可能的致病原因有感染、创伤、缺血性坏死或隐匿型佝偻病，但无一得到证实。最有可能的原因是遗传性与发育性因素的联合作用。负重是发生本病的必要条件，因为不能行走的患者不罹患本病，而且已清楚证明过早行走和肥胖与 Blount 病有关。由于美国儿童的“肥胖流行症”和维生素 D 的缺乏，据推测，未来 Blount 病的数量将会上升。

虽然 Blount 病的真正病因仍有争议，临床及 X 线片表现却很一致，特征表现是胫骨内翻、内旋及膝反屈。Blount 根据发病年龄将其分为两型：婴幼儿型，8 岁以前发病；青少年型，8 岁以后至骨骼发育成熟之前发病。婴幼儿型很难与这一年龄段常见的生理性弯曲相区分，特别是 <2 岁的儿童。约 60% 的患儿为双侧对称发病，而生理性弯曲也几乎总是具有双侧对称的特点。Blount 病的内翻畸形通常进行性加重，而生理性弯曲则随着生长而消失。

尽管青少年型比婴幼儿型少见，但又分成 2 种类型：① 8~13 岁发病，由创伤或感染引起部分骨骺闭合所致；②“迟发”型见于 8~13 岁肥胖患儿，特别是黑种人儿童，无明确的致病因素。迟发型胫骨内翻的组织学改变，与婴幼儿型胫骨内翻、股骨头骨骺滑脱很相似，表明这些疾病有共同病因。

胫骨内翻最典型的 X 线片表现，包括胫骨近端骨骺内侧半变短、变薄并呈楔形改变，骺板轮廓不规则并向内倾斜。干骺端可形成一个通常可摸到的内侧突起，但这对胫骨内翻不具有诊断意义。然而，内侧干骺端的碎裂是进行性胫骨内翻的特征性表现，成角畸形恰好发生于这一突起的远端。磁共振研究表明存在软组织异常：①胫骨近端内内侧面软骨的厚度增加；②内侧半月板的厚度和宽度增加（后角的信号增高）；③异常的股骨内侧骨骺。

Langenskiöld 发现，进行性骨骺改变和畸形随着生长发育可分为 6 期（图 32-42），在第Ⅵ期骨骺内侧部分融合，并向下形成 90° 折角。

通常，胫 - 股角的正常演变过程在 1 岁前表现为明显膝内翻，到 1.5~3 岁时发展成膝外翻。一些学者认为正常胫 - 股角发育过程出现偏差，预示着可能引起 Blount 病。干骺端与骨骺之间出现的成角，在 Blount 病的早期具有诊断意义。一项干 - 骺角研究发现干骺端与骨骺间成角≥11° 者，大部分发展成 Blount 病，而 <11° 者具有随生长发育而消失的生理弯曲。这项指标并不能确证 Blount 病，但发现干骺端与骨骺间角 >11° 者应该予以密切观察（图 32-43）。由于存在旋转，某些学者认为，虽然有良好的观察者间信度，但 Drennan 角并不可靠，并提出了一些其他角的测量。应用 MRI 检查预测 Blount 病胫骨弓状畸形的晚期变化、腓骨相对于胫骨的长度，或者胫骨近端成角和股骨远端成角的大小。尽管在膝部可以测出股骨和胫骨的其他角度（图 32-44），但一旦出现畸形，多数学者还是认为下肢的机械轴对畸形度数的测量最具有功能上的意义，因为它与 X 线片上测量的胫 - 骨角相关（图 32-45）。

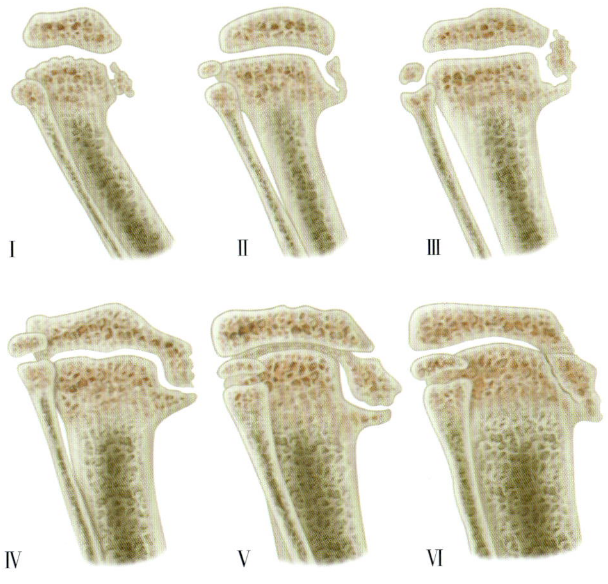


**图 32-42** 婴幼儿型胫骨内翻及随年龄增长而发展的 X 线改变 [ 引自：Langenskiöld A, Riska EB: Tibia vara (osteochondro-sis deformans tibiae): a survey of seventy-one cases, J Bone Joint Surg 46A: 1405-1420, 1964.]

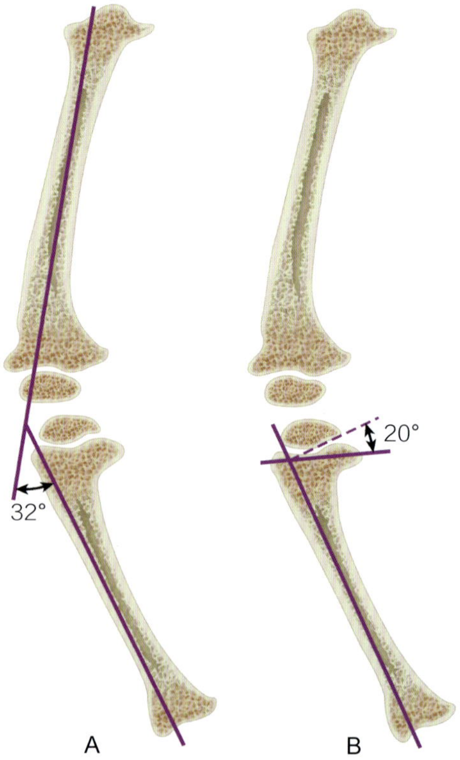


图 32-43 A. 胫骨和股骨长轴的交角为胫 - 股角；B. 胫骨长轴的垂线与经干骺端两个突起所确定的干骺端横轴形成夹角，为干骺端 - 骨干角（重绘引自：Levine A, Drennan J: Physiological bowing and tibia vara: the metaphyseal-diaphyseal angle in measurement of bowleg deformities, J Bone Joint Surg 64: 1158-1163, 1982.）

Kline 等认为股骨内翻畸形是迟发型 Blount 病的一种重要畸形。他们证实股骨内翻畸形比计算出的理想胫 - 股关节角平均高出 10°，受累肢体膝内翻畸形的 34%~76% 出现这种情况。Gordon 和 Schoenecker 提议摄站立位 X 线片，以测量出股骨过度内翻的角度，在进行胫骨截骨的同时，应加用股骨截骨矫正这一畸形，以避免产生代偿性畸形。

有学者报道数例局灶性纤维软骨发育不良引起胫骨内翻。Bell 描述了其典型 X 线片表现及胫骨近端内侧干骺部单侧病变的特点。后来的报道认为这是一种通常可自行矫正的自限性疾病（图 32-46），在外翻截骨术前应记录其进展程度。胫骨近端骺板具有矫正邻近干骺端畸形的潜能，这种能力取决于患者的年龄及畸形的严重程度。报告表明，截骨仅适用于患有严重畸形且无法进一步自行矫正的年长儿童。由胫骨近端骨骺滑脱引起的早期胫骨内翻也有谈及。该疾病看起来是发生在严重肥胖的儿童身

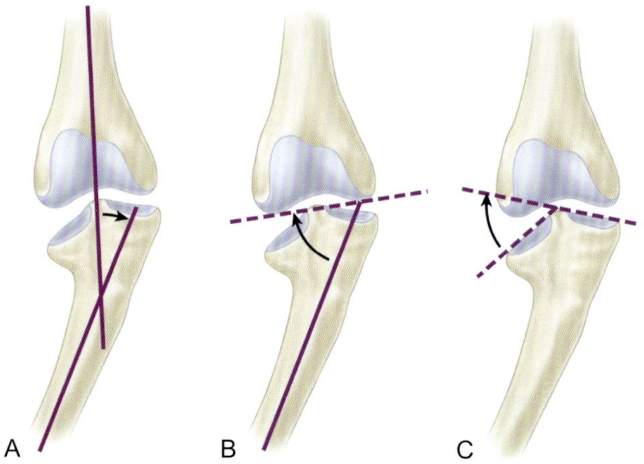


图 32-44 A. 股骨干与胫骨干所形成的夹角；B. 股骨髁与胫骨干成角；C. 胫骨平台内侧下陷的角度（引自：Schoenecker PL, Johnston R, Rich MM, et al: Elevation of the medial plateau of the tibia in the treatment of Blount disease, J Bone Joint Surg 74: 351-358, 1992.）

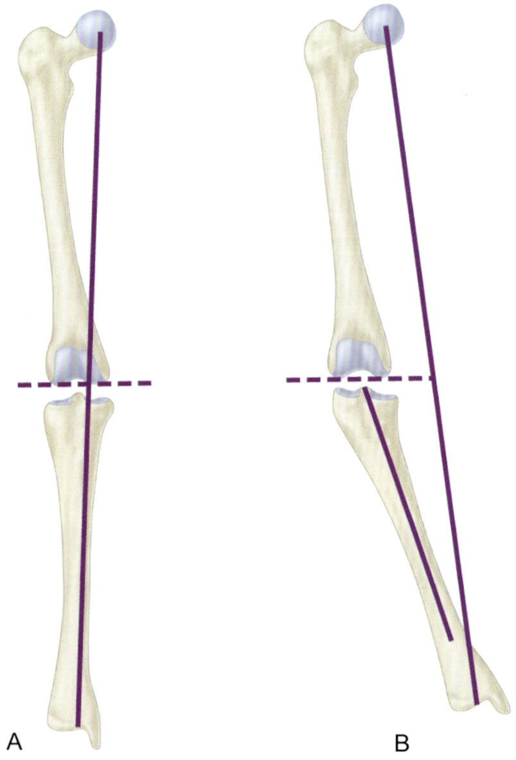


图 32-45 股骨髁与胫骨干的夹角与下肢机械轴的关系 A. 正常的下肢力线，股骨髁与胫骨干的夹角接近 90°；B. 胫骨内翻，股骨髁与胫骨干的夹角 <90°（引自：Schoenecker PL, Johnston R, Rich MM, et al: Elevation of the medial plateau of the tibia in the treatment of Blount disease, J Bone Joint Surg 74: 351-358, 1992.）

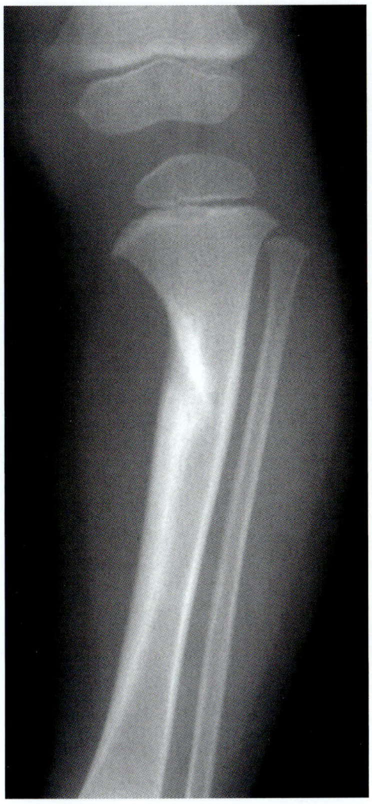

**图 32-46　胫骨近端纤维软骨发育不良引起的内翻畸形，类似于 Blount 病的“弓形腿”**

上的胫骨近端骨骺在干骺端上的无损伤“滑脱”。X 线片上，其特点是一种圆柱形的骨骺，一块开放性的生长板，骨骺和干骺端的外侧端连续性中断以及胫骨近端骨骺的内正方塌陷。认识到这些特点很重要，因为它和传统的 Blount 病在治疗上存在差异。

Blount 病的治疗取决于患儿年龄及内翻畸形的严重程度。一般来说，2~3 岁的儿童可使用膝 - 踝 - 足矫形器进行观察或支撑，但 3 岁以上儿童的进展性畸形通常需要截骨术。年幼儿童截骨术后畸形复发率（<20%）低于年长儿童（80%）。Beaty 等报道早期截骨（2~4 岁）可获得最佳的结果，10 例患儿中仅 1 例术后畸形复发；与其相反，12 例 5 岁后进行截骨病例中的 10 例（83%）因畸形复发而需要再次截骨。他们主张对年幼患儿进行胫腓骨上端外翻截骨并应轻度过矫。

Rab 介绍胫骨近端单平面斜行截骨治疗 Blount 病，它可以同时矫正胫骨内翻、内旋畸形。还可根据需要，术后采取楔形石膏切开以获得合适力线。最近，Laurencin 等为了避免神经血管、骺板损伤的并发症，介绍一种不完全的闭合性斜行、楔行截骨手术，并用外侧张力接骨板固定。Greene 也介绍了一种人字形截骨术，术中可进行开放和闭合楔形截骨术，从而防止中、重度胫骨内翻的肢体短缩畸形加重。他采用一种新月形截骨，外侧的半个闭合楔形，再将切除的半个楔形骨块移至内侧，使截骨部张开以保持肢体长度。移植骨通常需要内固定。

术后畸形复发的原因之一是骺板骨桥。Greene 罗列出如下指征，以决定术前是否进行断层扫描，确定是否存在骺板骨桥：①年龄 >5 岁；②骺板向内侧倾斜 50°~70°；③ X 线片表现为 Langenskiöld Ⅳ期；④体重 >95% 的同龄儿童。或者，为了减少辐射暴露，可以使用 MRI 来确诊骺板骨桥。如果是有继续生长潜能的儿童，应考虑做骨桥切除，特别是成角明显者，也可与胫骨截骨术同时进行。

对 9 岁以上儿童的严重病变，可选用单纯截骨术，同时进行骨桥切除，或胫骨外侧固定和腓骨骺板阻滞术。对骺板早闭的儿童，单纯的内侧骺板骨桥切除有治疗作用，但是不能矫正明显的成角畸形。对 9 岁以上、骨骼发育成熟之前的患者，可进行胫骨外侧骨骺阻滞，也可一起行截骨手术。对单侧病变，也可对健侧肢体进行骨骺阻滞，以矫正肢体不等长。一些文献报道对早期的 Blount 病患者采取外侧临时性半骨骺阻滞术来引导生长，即张力带钢板（“8”字板技术）。在选定的患者中取得了满意的疗效，但有如下发现：①“8”字板移除后畸形复发是因为内侧骨骺生长率较低；②张力带的机械故障，如钢板螺丝钉断裂，可能发生在那些肥胖患儿身上，如有疑虑，可使用两个“8”字板及四颗螺丝钉；③张力带钢板在生长调控的速度和并发症方面与半骨骺阻滞术类似。

对于那些使用支具和胫骨截骨仍未能阻止畸形发展，或骨骺内侧自发融合风险较高的年长患儿，可能需要采取骨骺内截骨以矫正严重的关节不稳，以及干骺端外翻截骨来矫正内翻成角。

双平面抬高（骺内和干骺端）截骨术的一个基本步骤是重建胫骨内侧平台的水平位。该方法主要应用于股骨内髁明显压入胫骨骺缺损处，以及胫骨内侧干骺端与骨骺间可能存在骨桥者。除抬高凹陷的胫骨内侧平台以外，还需行干骺端外翻截骨矫正胫骨的异常力线（图 32-47）。

Zayer 介绍了一种胫骨内髁截骨术，此种截骨经骨骺进入髁间窝，但不通过骺板（图 32-48）。这种方法可避开骺板而矫正胫内侧骨骺倾斜。由于 Blount 病患者通常存在肥胖、肢体不等长及股骨畸形，外固定架固定（包括 Taylor 三维支架）有助于

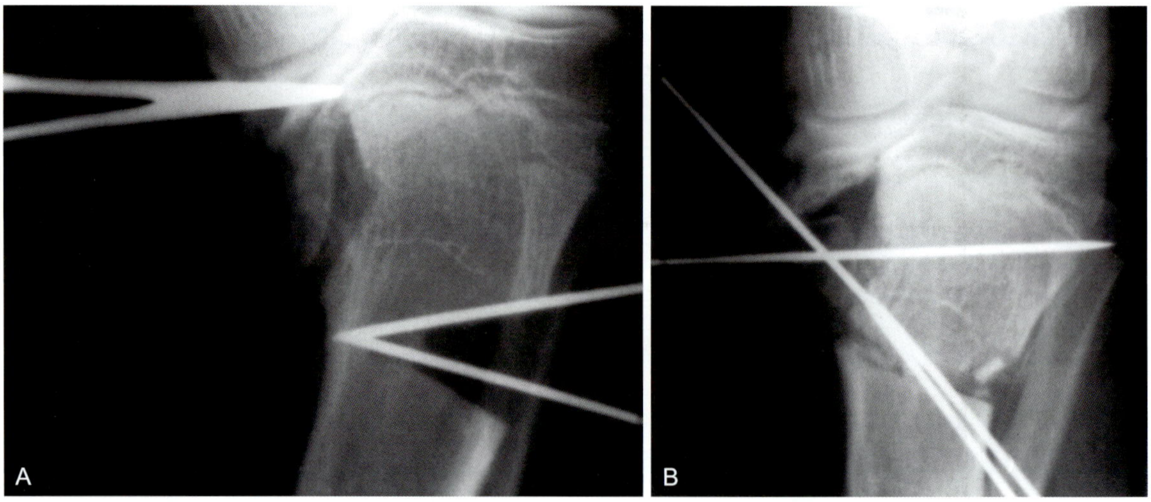


图 32-47 严重的 Blount 病。A. 闭合性干骺端楔形截骨；B. 骨骺抬高（见手术技术 32-15）

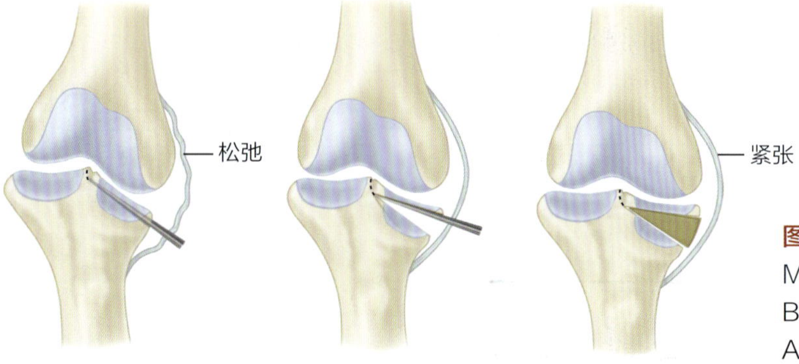


图 32-48 内侧胫骨平台截骨（引自：Zayer M: Hemicondylar tibial osteotomy in Blount's disease: a report of two cases, Acta Orthop Scand 63: 350-352, 1992.）

截骨术后获得稳定和迅速的矫形；而且对于极度肥胖而又无法采用单侧、尤其是双侧石膏固定者，这也是一个极佳的选择。单平面外固定器也可取得满意的效果，尤其适用于单纯冠状面畸形者。其优点是容易使用、方便调整，可早期负重，能够延长肢体，以及避免第二次手术取出内固定（图 32-49）。Ilizarov 技术最适用于矫正青少年的畸形，必要时还可以进行肢体延长。各种多平面外固定器允许计算机导航纠正初次术后的残余畸形，安全性和有效性已得到证明。该法允许术后调整肢体的力线，以获得理想的机械轴线。胫骨远、近端各固定 4 枚钢针，钢针外套上钢环，拉紧，从而使胫骨获得固定。也可使用改良的半针固定法。

## 一、截骨术

Rab 介绍的斜行截骨术的截骨平面在胫骨结节远端，胫骨后侧干骺端的近侧，恰好位于骺板末端。手术通过一个美容式的横切口完成。另做切口进行筋膜切开及腓骨截骨。由于不使用坚强的内固定，所以术后可经楔形石膏调整力线。

沿着斜行截骨面旋转可矫正畸形，这可理解为不同解剖平面上的截骨（图 32-50）。单纯旋转畸形的矫正需要水平面截骨，单纯内翻或外翻畸形则需要冠状面截骨，而自前下向后上的斜行截骨可将两者兼顾，将互相接触的两个面旋转可矫正内翻和内旋。截骨线越垂直（冠状面），矫正内翻的作用越大；反之，截骨线越水平（横断面），矫正内旋的作用越大。按照 Rab 的观点，Blount 病患者内翻和内旋的程度几乎相等，事实上向上 45° 的截骨将使大部分畸形获得适当的矫正。他报道可同时矫正 44° 的内翻和 30° 的内旋畸形。图 32-51 提供一种对需要矫正不同外旋与外翻角度的快速评估截骨角度的方法。图 32-52 为旋转截骨的数学模型。

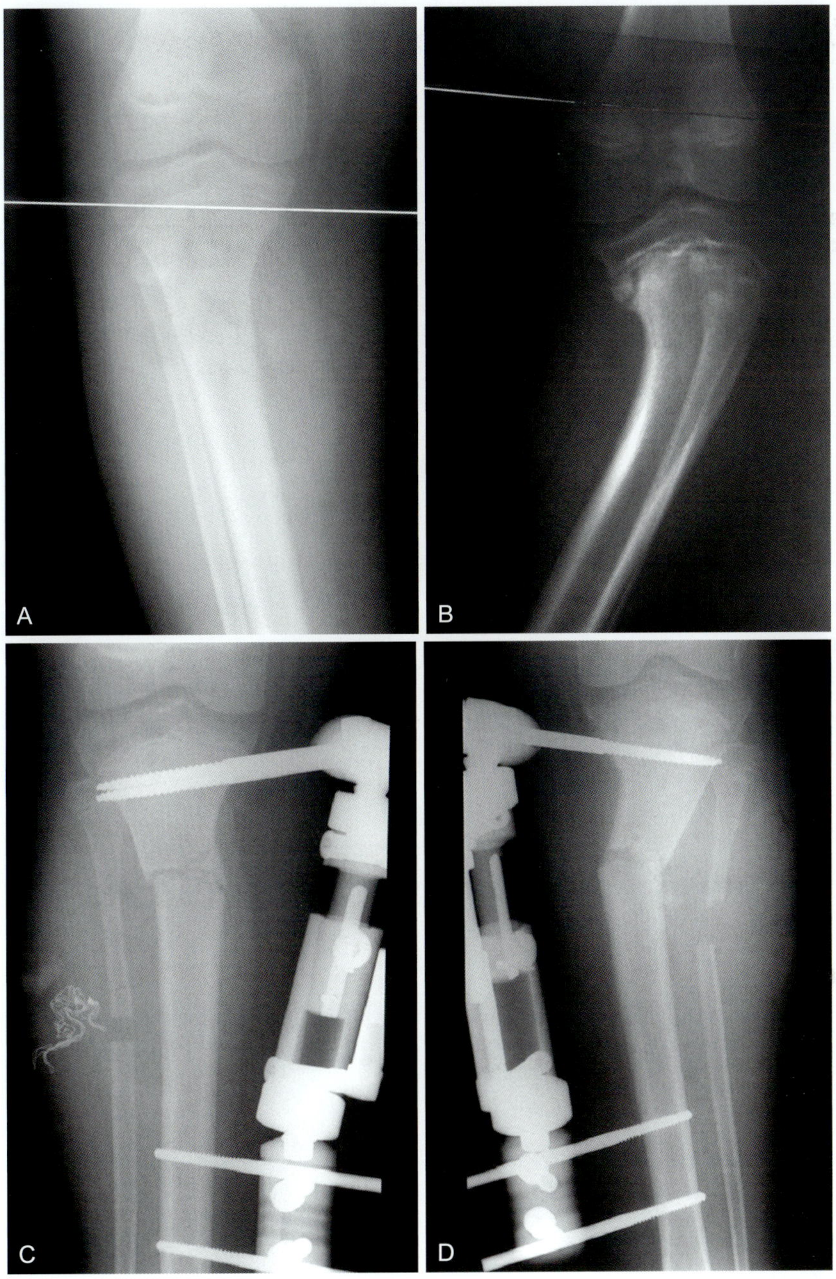


图 32-49　A、B. 肥胖青少年患者严重的双侧胫骨内翻的正位 X 线片。C、D. 干骺端截骨术后单侧外固定架固定的 X 线片

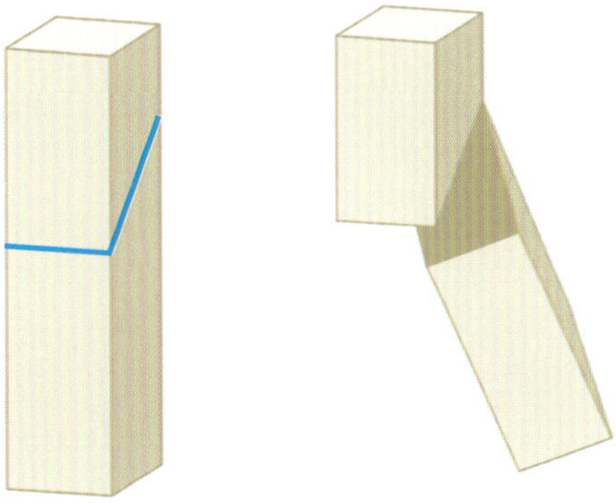

图 32-50　斜行截骨治疗胫骨内翻的原理。截骨面的旋转产生外翻和外旋

## 干骺端截骨术

### 手术技术 32-15

（Rab）

- 常规消毒皮肤和铺单，使用气囊止血带。
- 在胫骨结节下方做横行切口（图 32-53A）。"Y" 形切开并剥离骨膜（包括鹅足的内侧止点），直至板状拉钩或 Blount 拉钩可插入胫骨后方（图 32-53B），根据需要可向远端扩展切开骨膜，以便在骨膜下保护后方结构。

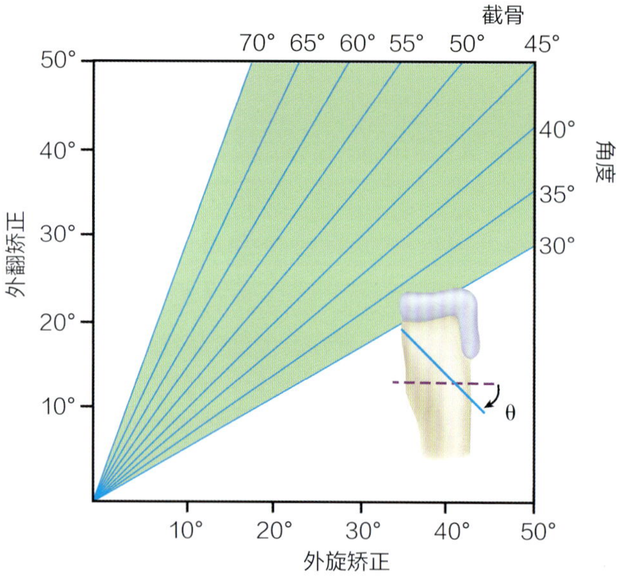


**图 32-51** 斜向截骨的角度计算表，纵轴上可查到需要矫正的外翻角度，横轴上可查到需要矫正的旋转角度，斜交线为与水平面所成的截骨角（插图）（重绘引自：Rab GT: Oblique tibial osteotomy for Blount's disease (tibia vara), J Pediatr Orthop 8: 715-720, 1988.）

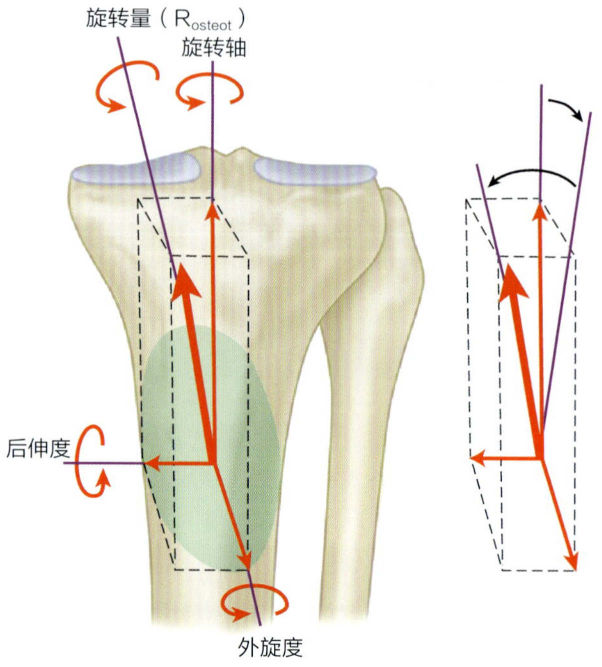


**图 32-52** 旋转截骨的数学表达。矢量表示在冠状面、水平面及矢状面上的旋转。$R_{osteot}$ 表示截骨面上的实际旋转量。表示旋转的矢量与截骨平面（与之垂直）正常相交

- 在胫骨结节下 1 cm 以 45° 角插入细斯氏针，并在 X 线透视监视下，使其恰好穿透后侧骨皮质（图 32-53C）。通过 X 线透视，确定该针位于骺板远端的胫骨后侧骨皮质，用带标量的钢针或无菌的带子测量斯氏针插入的深度，并依此标记锯片或截骨刀应该

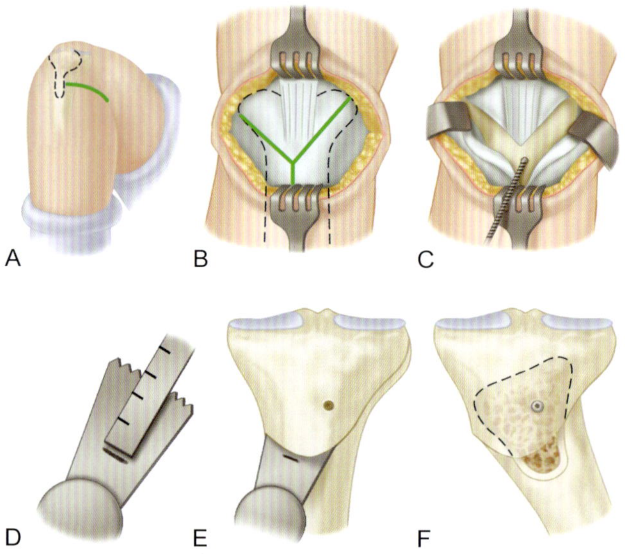


**图 32-53** 胫骨斜行截骨（见正文）。A. 胫骨结节处做横行切口；B. "Y" 形切开骨膜；C. 骨膜下显露后，插入斯氏针；D. 在骨刀或锯片上做标记以防止截骨过深；E. 在斯氏针下方斜行截骨；F. 旋转胫骨远端并以 1 枚拉力螺钉固定（见手术技术 32-15）

插入的相同深度（图 32-53D）。还可确定侧位 X 线透视的位置是否合适。

- 将骨刀或骨锯紧贴斯氏针远端，小心地进行截骨，并时常用 X 线透视截骨操作（图 32-53E）。当截骨接近完成时，由于胫骨前内侧骨膜下显露得比较好，从此处有助于完成最后的截骨操作。
- 在腓骨中段另做一小切口，并从骨膜下切除 1~2 cm 腓骨。前后移动胫骨截骨断端，使后方的骨膜与截骨断端相剥离。
- 在胫骨结节外侧，从前向后跨越截骨面钻 1 个骨孔。沿着截骨面外旋和外翻截骨远端（用于 Blount 病），必要时可以过度矫正，用 1 枚 3.5 mm 骨皮质螺钉或骨松质拉力钉经所钻骨孔固定截骨端（图 32-53F），不要将螺钉拧得过紧。
- 通过胫腓骨的两个切口，进行皮下切断深筋膜，然后松开止血带，检查动脉是否恢复搏动，特别是足背动脉。止血后放置负压吸引管，用细的可吸收缝线做皮下和皮内缝合切口。检查术后双下肢的力线，这是一个很重要的步骤。因为单根螺钉固定有足够的松弛性，允许术后根据需要进行楔形石膏切开，调整截骨的位置。术后使用长腿屈膝位管型石膏固定。

**术后处理** 术后 4 周更换石膏。如果 X 线片上可见到骨痂，只要患者可以忍受，允许患肢负重。石膏固定 8 周或至 X 线片证实截骨部位已愈合。

操作时，可以通过关节囊切口观察胫骨的关节面。
- 用解剖刀环形切开骺软骨，直至胫骨近端骨骺的骨化中心，即从胫骨后内侧角恰好至前内侧角，在关节面与恰好骺板近端穿入骨骺的主要血管环之间切开。
- 用宽 3/4 英寸（18 mm）、略带弧形的骨刀，经骨骺的初级骨化中心的内侧面进行截骨。由于内侧胫骨平台异常倾斜，所以，应该保持截骨面与内侧关节面平行，而且在邻近前十字韧带的髁间处达到软骨下骨板（图 32-56）。徐缓地撬起骨块，使内侧胫骨平台与股骨内髁相匹配，并达到与外侧胫骨平台处于同一水平。Siffert 强调往往需要矫正同时存在的膝反张。
- 将取自胫骨近端内侧的小块骨皮质，或者使用库存骨块置入开放的截骨处。由于关节后侧的凹陷比前侧更为明显，所以需要不同大小和形状的移植骨块，才能保持关节在正常活动范围内的匹配与良好接触。重要的是，应仅在骨骺的骨质部分置入楔形骨块，而不是置入内侧的软骨内。

Andrade 和 Johnston 描述了应用牙科圆头锉和聚甲基丙烯酸甲酯钉固定的更加广泛的手术，他们强调减轻压力的重要性（图 32-57）。胫骨近端内侧开放性楔形截骨术也可用于矫正胫骨内翻。当然，同时需要经外侧切口进行腓骨近端截骨术。笔者建议经皮下切开深筋膜，注意保护穿出小腿深筋膜进入皮下的腓浅神经。笔者也用无螺纹斯氏针分别固定胫骨截骨的远、近端，并将斯氏针的两端包裹在长腿管型石膏内，而没有移植骨块保持截骨后的位置。也可以用骨皮质块移植于开放的楔形处，并用交叉斯氏针固定。胫骨近端的截骨方法详见成角与扭转畸形的讨论（第 9 章）。

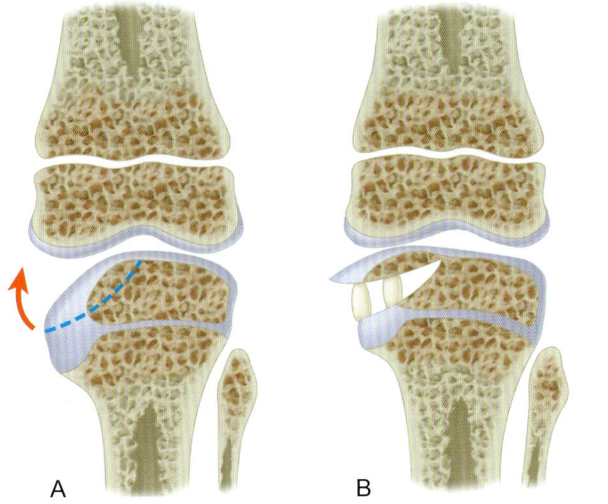


**图 32-56**　经骨骺截骨矫正 Blount 病的关节内结构异常。A. 从内侧中部切开骨骺软骨，向髁间嵴软骨下的外侧和近端做弧形截骨，并保持与关节面相平行；B. 以髁间区软骨为折页抬高内侧胫骨平台，使其位置与股骨匹配，将柱状植骨块置入该空隙，使之与各个运动平面保持接触，同时拉紧内侧韧带（引自：Siffert RS: Intraepiphyseal osteotomy for progressive tibia vara: case report and rationale of management, J Pediatr Orthop 2: 81-85, 1982.）（见手术技术 32-18）

扩大骨膜下分离范围显露近端骺板，在实施胫骨近端截骨的同时，做外侧骨骺融合手术。使用刮匙或牙科圆头锉去除骺板软骨，骨骺融合的手术方法详见第 29 章。

## 利用 Ilizarov 支架的内侧骨骺抬高下肢延长截骨术

### 手术技术 32-19

（Jones 等，Hefney 等）

**第一阶段**

- 患者仰卧于手术台上，使用气囊止血带。
- 在膝关节内侧面做一 “J” 形皮肤切口，并在胫骨近端做骨膜下剥离。
- 在骨膜下插入一把弧形拉钩，保护膝关节后方的神经血管组织。
- 经 X 线透视确定准备截骨的平面。在胫骨前方中线上胫骨嵴稍下插入 1 枚克氏针；在胫骨近端内侧面（位于第 1 枚克氏针远端）插入第 2 枚克氏针，标记出远端截骨范围（通常位于干骺端和骨干的连接处）。顺着克氏针的方向预钻孔，并通过 X 线透视核实钻孔的位置。
- 临时闭合皮肤切口。
- 根据患者的具体情况，在内侧胫骨平台骨块上置入 3 枚 4 mm 或 5 mm 半螺纹外支架钉，保持和内侧关节面平行（图 32-58），内侧关节面的情况借助术前三维 CT 及术中关节造影明确。如关节面向后倾斜，进钉方向应自前向后与之平行。重新打开皮肤切口，用 Lambotte 骨刀进行截骨。注意保持关节软骨的完整性。通过外观及 X 线检查截骨情况。
- 将一大小适合之半环固定于三颗半钉，并使其在骺面，内外面均平行于关节面。在胫骨远端，取一双环通过前后方向的固定夹使之与半环连为一体，并且与胫骨长轴垂直。钢针固定夹应置于近端截骨后关节软骨完整侧的对侧。根据 CT，若有后侧斜坡存在，在前侧固定夹拧紧后，后侧固定夹起牵引的作用，以抬高后侧斜坡。在胫骨中线上仔细安放前

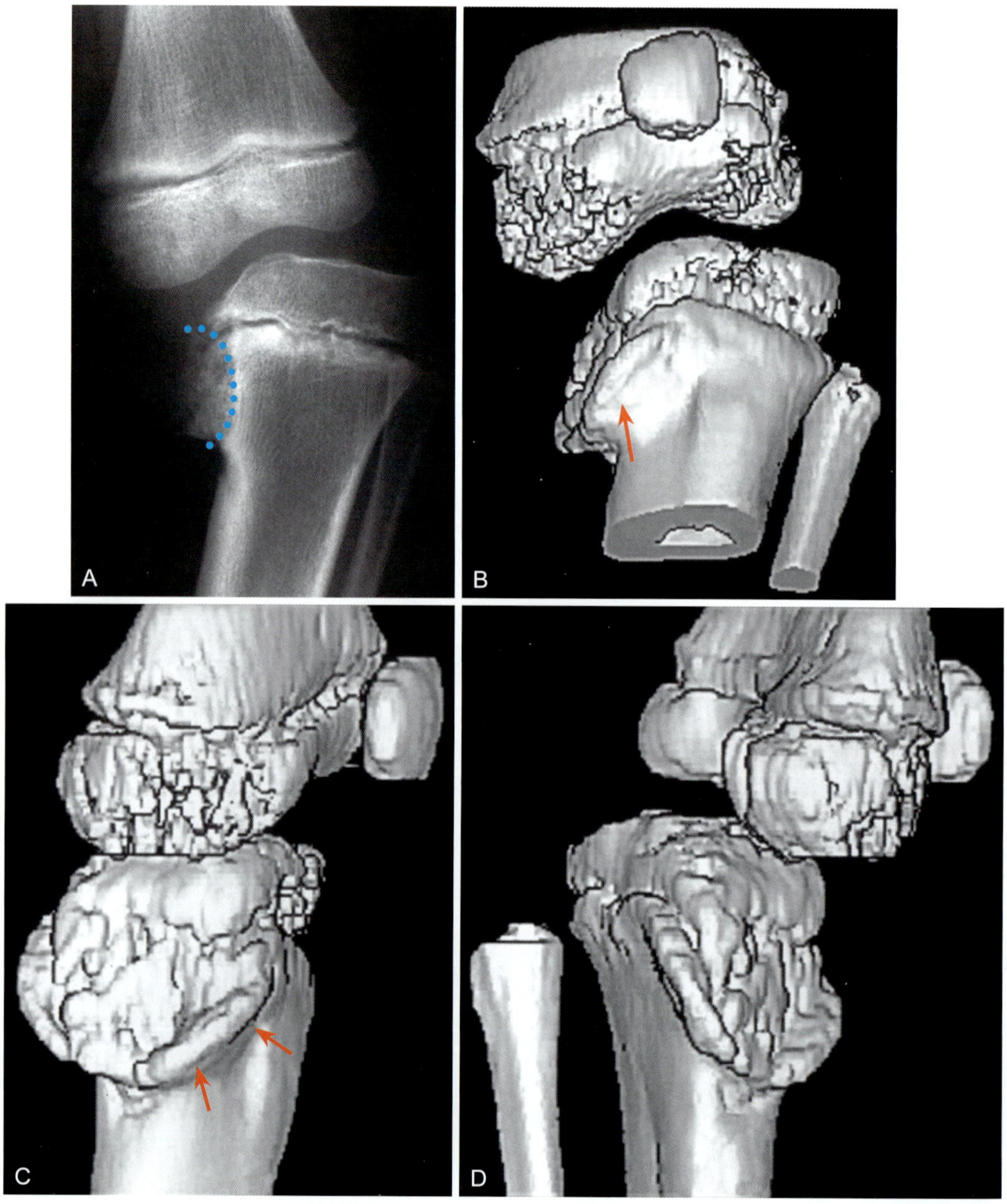


**图 32-57**　婴幼儿胫骨内翻Ⅳ期内侧骨骺截骨。A. 标记干骺端和 Blount 损伤轮廓线；B. 三维 CT 重建显示前面发育异常的骨骺，箭头所指为前面骨骺截骨的部位；C、D. 外侧和后外侧骨骺（引自：Andrade N, Johnston CE: Medial epiphysiolysis in severe infantile tibia Vara, J Pediatr Orthop 26: 652-658, 2006.）

侧固定夹。此固定夹必须避开软骨 - 骨交界区，因为该处为截骨部位。将 2 根螺纹杆安置在中线，为延长的动力装置。远侧每一固定环上均使用一根 4 mm 半螺纹针和 1 根带橄榄体的针。

**第二阶段**

- 当内侧胫骨平台和新生骨比较牢固时，开始第二阶段手术。
- 移开或调节 Ilizarov 支架行下肢延长；必要时矫正旋转畸形，矫正残留的任何内翻。
- 骺板未闭的患者，应在 X 线透视下行近端腓骨和胫骨外侧骨骺融合术来防止畸形复发。通过估算患肢将要短缩的数值（用 Moseley 表）和权衡双下肢长度的差异，进行胫骨延长。
- 取纵行的皮肤切口，利用摆锯，在胫骨截骨平面对腓骨进行截骨。
- 在 X 线透视下，标记胫骨截骨部位，做 2 个微小的皮肤切口，骨膜下放置 Gigli 锯。
- 在现有的胫骨平台内侧半环的基础上增加半个环，使之成为一个完整的环。在胫骨近端附加橄榄针，必要时通过螺杆调节进行下肢延长或矫正旋转畸形。
- 用 Gigli 锯完成胫骨截骨，缝合皮肤切口。

**术后处理**　患肢抬高，常规摄胫骨的 X 线片，在物理治疗的同时，3~5 d 后在理疗师指导下开始牵张。若患者能够忍受，即可开始负重练习。

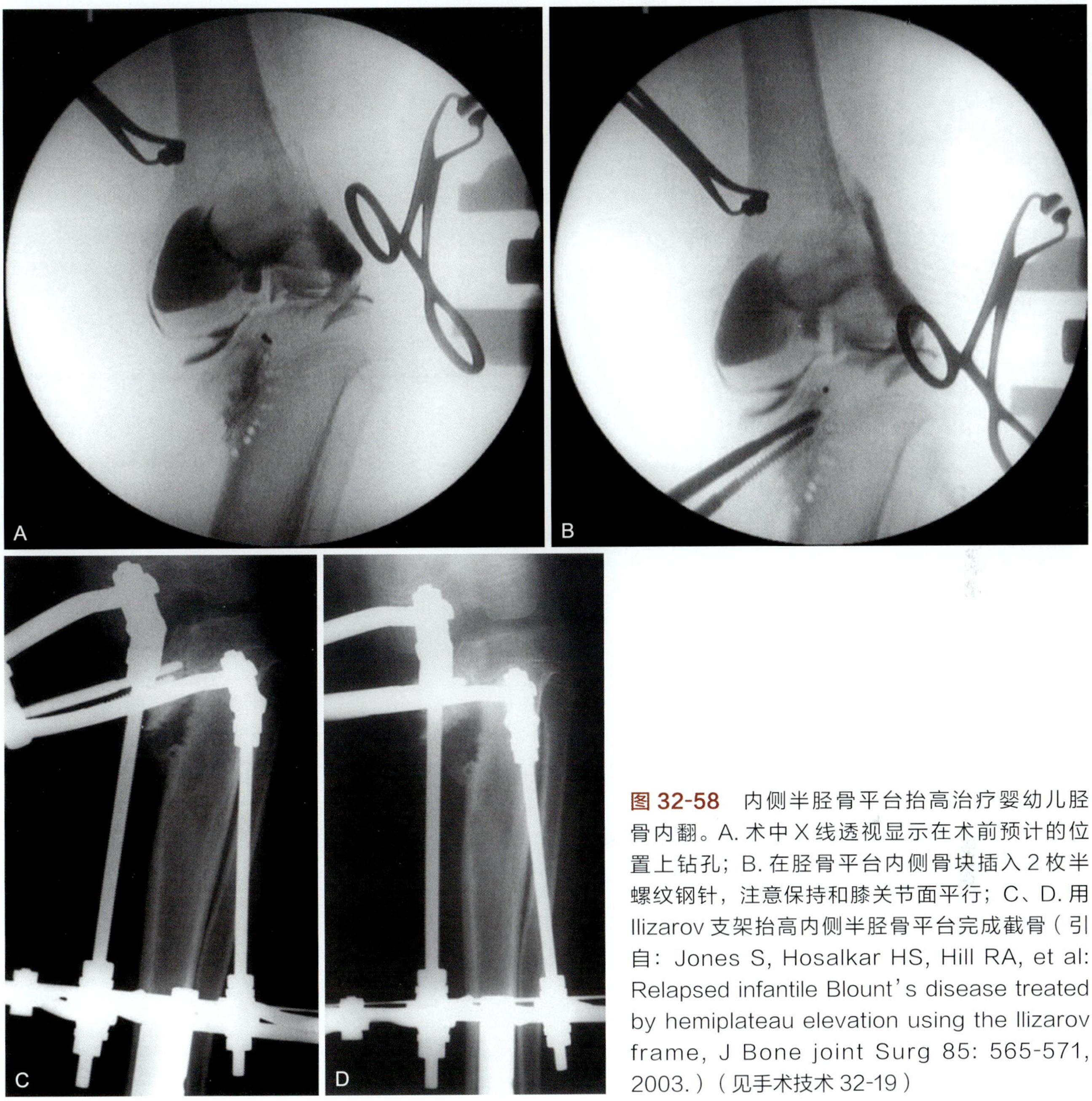


**图 32-58**　内侧半胫骨平台抬高治疗婴幼儿胫骨内翻。A. 术中 X 线透视显示在术前预计的位置上钻孔；B. 在胫骨平台内侧骨块插入 2 枚半螺纹钢针，注意保持和膝关节面平行；C、D. 用 Ilizarov 支架抬高内侧半胫骨平台完成截骨（引自：Jones S, Hosalkar HS, Hill RA, et al: Relapsed infantile Blount's disease treated by hemiplateau elevation using the Ilizarov frame, J Bone joint Surg 85: 565-571, 2003.）（见手术技术 32-19）

Janoyer 等用 Orthofix 外固定架原型，上面为环形的骨外固定架，允许与后内侧轴相交为 10° ~ 20° 的手面上抬高内侧平台，除了有与其他外固定架似的并发症外，早期结果较好。Van Huyssteen 报道了内侧平台抬高截骨和外侧骨骺融合术（二期或同期实施）治疗晚期 Blount 病（图 32-59），这种手术的优点是一次手术即可矫正所有的畸形。

## 二、胫骨高位截骨术的神经血管并发症

膝内翻截骨后的神经血管并发症多为血管闭塞或腓总神经麻痹。在内翻截骨时胫前动脉在骨间膜处受到牵拉损伤，而在外翻截骨时胫前动脉则受到压迫性损伤。无论哪种原因所致，必须早期发现，一经诊断，应该立即将患肢恢复至术前的畸形位置，有助于神经血管功能的恢复，特别是在致病原因尚不清楚的病例。足背感觉丧失及足主动背屈活动丧失但无疼痛时，通常为腓总神经麻痹所致。足趾背屈活动减少、跖屈活动时剧烈疼痛，是胫前动脉闭塞或前侧筋膜室综合征最常见的临床表现（参见第 48 章）。Matsen 和 Staheli 建议遵循下列原则，对神经血管并发症予以适当的治疗。

1. 对于腓总神经牵拉性损伤（常见于矫正膝外翻时），应该去掉石膏并将患肢恢复至术前的位置，

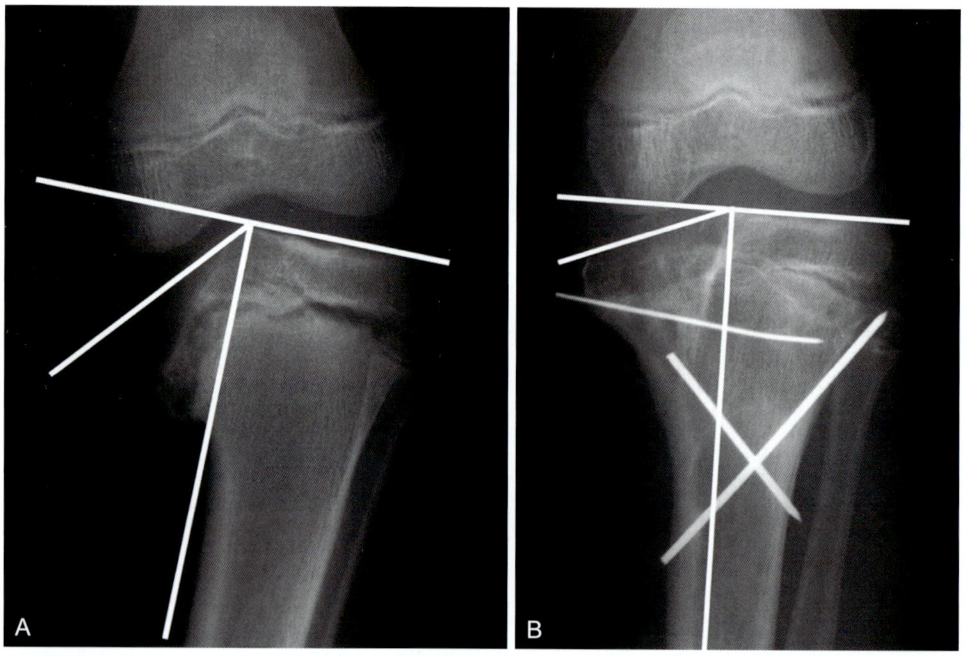


图 32-59 12 岁男孩 Blount V 期术前左膝关节前后位 X 线片。A. 患者术前 X 线片显示内侧胫骨平台倾斜角 50°，胫骨内翻 95°；B. 术后 10 个月，注意 5° 的机械性内翻复发；内侧和外侧胫骨截骨融合，内侧平台倾斜角 25°，胫骨内翻增加到 90° （引自：Van Huyssteen AL, Olesak M, Hoffman EB: Double-elevating osteotomy for late-presentiny infantile Blount's disease, J Bone Joint Surg 87: 710-715, 2005.Copyright British Editorial Society of Bone and Joint Surgery. ）

并且去除所有对腓总神经部位的压迫，松开大腿至足趾的所有敷料，进行严密观察。

2. 对于前侧筋膜室综合征，应去除石膏并使肢体恢复到术前位置。松开大腿至足趾的所有敷料。如症状不能立即改善，必须尽快进行深筋膜切开减压手术。

3. 对于胫前动脉闭塞，应去除石膏，将肢体恢复到术前位置。松开大腿到足趾的全部敷料，密切观察足趾的血供。如果症状没有立即改善，存在血管功能不全，应该立即采取手术治疗。

## 第四节 佝偻病、骨软化与肾性骨营养不良

佝偻病是儿童维生素 D 和钙、磷代谢异常在骨骼系统的表现，骨软化则是成年人的表现形式。佝偻病和骨软化的原因很多。无论哪种原因所致的代谢异常，儿童佝偻病都会引起相似的长骨与躯干畸形。

由于美国维生素 D 缺乏已日益少见，所以对肢体疼痛或畸形进行鉴别诊断时，很少考虑佝偻病和骨软化。Clark 等认为目前儿童缺乏维生素 D 最大的危险因素是白种人、母乳喂养、缺少日照和肥胖。佝偻病可以表现为不典型的肌肉痛、双腿弯曲和病理性骨折或者股骨头骺滑脱。但骨科医师应熟知其 X 线片表现和化验结果。在治疗佝偻病、骨软化和肾性骨营养不良时，医师应时刻注意治疗对患者血钙调节的不良反应。

若年幼儿童出现畸形，在治疗代谢缺陷的同时，应该采用夹板或支具进行辅助性矫形（图 32-60）。对青春期前儿童或青少年患者，内科治疗和支具治疗通常不能矫正已经存在的畸形。假如关节僵硬，应该早期进行截骨手术治疗，以确保关节处于功能位。

在手术之前数周，应通过补充维生素 D、磷、钙或其他适当方法，对代谢性缺陷性疾病进行治疗，如代谢异常得不到控制，截骨矫形术后畸形可能复发。但术前至少停用大剂量维生素 D 治疗 3 周才考虑手术，否则因术后肢体固定，可发生高钙血症。

如果使用水溶性维生素 D，如双氢速甾醇（dihydrotachysterol）代替储存于肝中的维生素 $D_3$，则可以短缩术前停药时间。另外，对低磷抗维生素 D 佝偻病，如果每日用无机磷酸盐加用 50 000 U 或更少的维生素 D 控制，虽然术前不停用维生素 D，但术后一段时间也不易发生低钙血症。笔者建议术

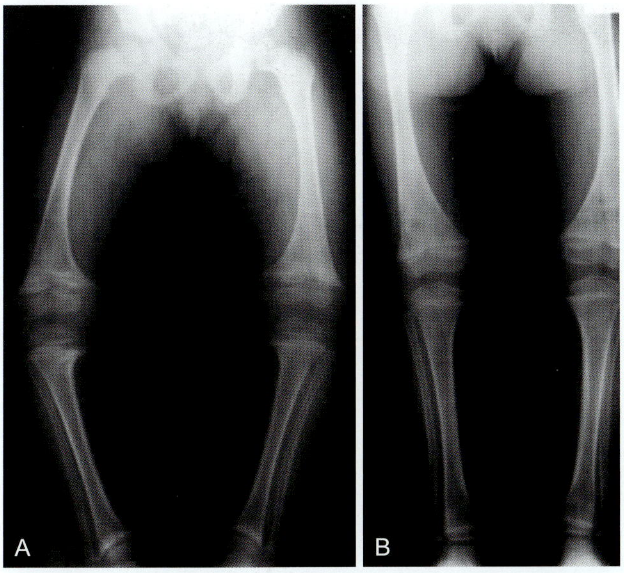


**图 32-60**　维生素 D 缺乏性佝偻病。A. 年幼儿童营养性维生素 D 缺乏的站立 X 线片；B. 该患儿经维生素 D 治疗并用支具矫形 18 个月后的 X 线片

前停用 3 周维生素 D，因为高钙血症可引起严重的症状，如厌食、恶心呕吐、体重减轻、精神错乱甚至癫发作。术后患者尽早活动，早期恢复药物治疗可以防止截骨处愈合的矿化推迟、避免继续生长中畸形复发。如果畸形严重，而且未用药物治疗的年长儿童完成诊断性检查后，如果患者没有肾性骨营养不良，直接进行手术治疗可能更好，因为这将使患者处于尚能代偿的轻度内环境失衡状态，而术前大剂量给药将增加患者维生素 D、钙、磷的负荷及增加高钙血症及异位骨化（特别是肾内骨化）的风险。

对于肾性骨营养不良，最好由专门治疗慢性肾衰竭的小组实施术前、术后的专业性药物治疗。纠正贫血、适当水化、控制尿毒症和调整电解质平衡是安全实施麻醉的必要条件。术前可能需要腹膜透析或血液透析。他们指出，如果认真仔细地准备，儿童罹患肾性骨营养不良可以成功地承受矫形手术。手术的前提条件是患儿有很长的生存期、儿童及父母有动力、药物治疗后骨骼病变能够改善，而且 1~2 次矫形手术能够纠正畸形、外科治疗能够明显减轻患者的残疾。肾性骨营养不良引起的儿童膝关节畸形可以行外科矫形手术，但是，必须做好术前手术计划，并获得代谢的稳定。使用外固定器不仅能够准确地矫正畸形，还不需要中断内科治疗。存在顽固性高血压的患者通常生存期较短，不适合手术。另外，如果甲状旁腺自主功能存在，甲状旁腺切除治疗和药物治疗不能控制者也不适合手术治疗。

需要手术矫正的畸形通常为膝内翻、外翻。膝内翻的病例通常其股骨、胫骨和腓骨均有畸形，胫腓骨畸形往往更为严重，不仅有向外的弓状畸形，还存在向内的扭转畸形，通常需要邻近胫腓骨弯曲最严重的顶端进行截骨，有时还需要做股骨截骨（图 32-61）。一次手术可实施双侧截骨。

膝外翻通常为股骨的弯曲畸形，年长儿童及成年人的严重膝外翻可采取股骨髁上截骨。股骨与胫骨截骨的目的是矫正畸形和恢复下肢力线，使膝关节线在站立时完全保持水平。

除截骨术外，半骨骺阻滞术对于引导生长调节也有很好的效果，尤其是对于 X 染色体相关的低磷酸盐性佝偻病。有效的冠状面矫正可以减少截骨术的必要。如果没有适当的医疗管理，在修复和移除植入物后，复发是很常见的。

截骨手术方法参见第 9 章。

## 第五节　血友病性关节炎

由于能够获得浓缩的凝血病因子Ⅷ和Ⅸ，使典型的血友病（凝血因子Ⅷ缺乏）即血友病 A 和 Christmas 病（即血友病 B，凝血因子Ⅸ缺乏）的择期手术成为可能。过去只能在抢救生命时进行手术，而且死亡率很高。伤口巨大血肿伴发坏死、感染也很常见，只能依靠熟练处理和严格控制凝血机制才能减少这些致命的并发症，所以血友病患者绝不能常规进行手术。拐杖和石膏技术，比如减轻负重的动力性夹板（Dynasplint），可与理疗一起使用于保护关节或牵张挛缩的软组织，这些方法和避免手术的血液学处理一样重要。

目前通用的血友病患者家内治疗方法是，患者一旦出现关节周围僵硬或疼痛时就开始自助使用凝血因子Ⅷ或Ⅸ，这可减少退行性骨关节病的发生率，少数患者还可避免大的重建手术。从 1~2 岁开始预防性使用凝血因子（防止凝血因子Ⅷ降低到正常的 50% 以下）似乎可以预防血友病性关节炎。国家血友病基金会推荐预防性使用凝血因子，但由于必须每天静脉给药，同时增加了污染和感染的风险。另外，推荐使用超声检查来判断软组织出血情况，决定是否需要使用凝血因子。

对于确实需要手术的血友病患者，有 3 点新变化需要引起重视：①手术需求减少。研究显示过

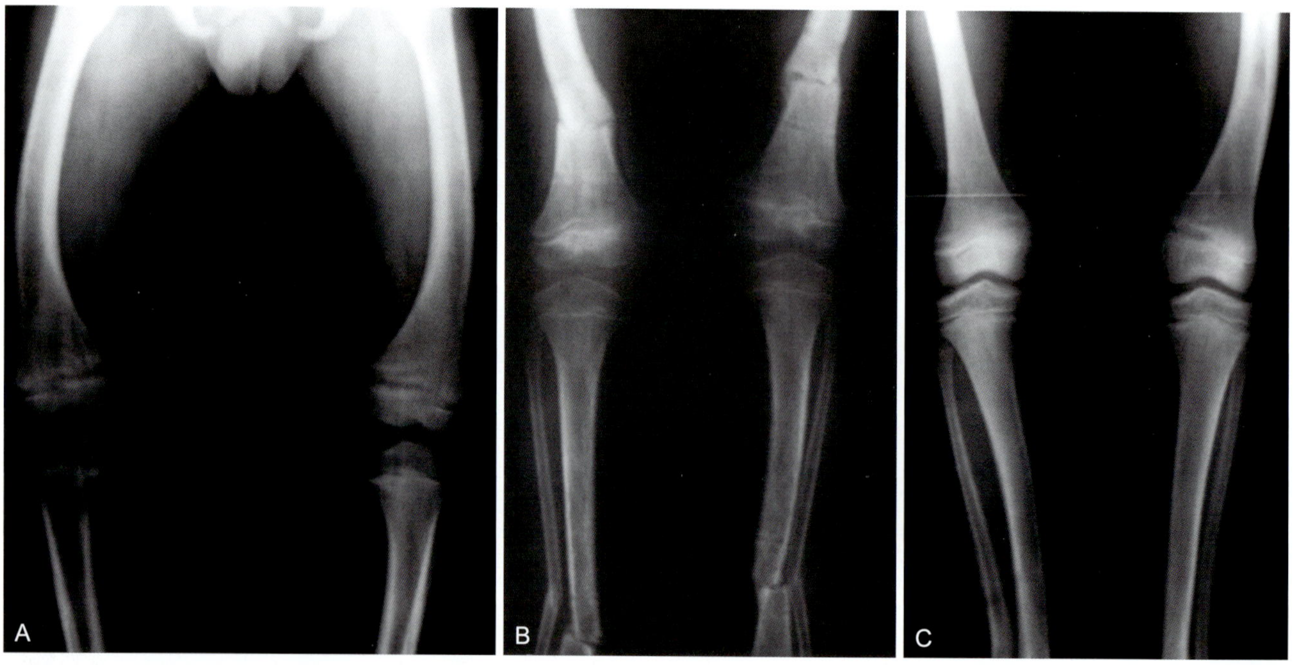


**图 32-61** 抗维生素 D 佝偻病。A. 患儿治疗前的股骨远端畸形，这张 X 线片未显示出胫骨畸形；B. 股骨和胫骨远端外翻截骨术后 3 个月，在截骨处远近端固定钢针包裹在石膏内；C. 截骨后 2 年，使用大剂量维生素；D. 钙和磷，很好地控制了抗维生素 D 佝偻病，畸形未复发

去 11 年间，血友病患者的骨科手术量减少了 5.6%，这可能是因为门诊医疗水平的提高；②手术患者的年龄增加；③改变手术方式。手术指征包括：

1. 适当凝血因子替代治疗也不能控制的反复关节内出血，引起慢性进行性滑膜增生肥厚。这种病例在软骨变薄之前，可选择滑膜切除术，这样至少可保留部分关节软骨，及时的滑膜切除也可减少关节内出血的发生率。也可以采取切开，或者经关节镜注入放射性核素。

2. 对非手术治疗无反应的严重软组织挛缩（例如严重的膝关节屈曲挛缩，以至使用系列石膏或带关节的石膏固定时会引起膝关节半脱位），假如膝关节尚存在 70°~80° 的活动度，而且挛缩未严重到矫正手术将引起腘窝神经血管束过度牵拉的程度，采取股骨髁上截骨可获得满意的结果。对于膝关节屈曲挛缩程度小于 45° 且保守治疗失败的病例，腘绳肌松解及后方关节囊横行切开已报道疗效良好。如果挛缩程度在 50°~60° 以上，截骨和软组织松解应该分期进行，截骨手术最好在骨骺闭合以后。

3. 需要截骨的严重骨性畸形。

4. 尽管输入足量凝血因子或采取放射治疗，血肿仍逐渐增大者（假瘤）。

5. 无功能或慢性感染的肢体（截肢术）。

6. 严重的关节炎改变，并有无法控制的疼痛和出血（全关节置换术）（图 32-62）。

血友病患者手术的成功取决于骨科医师与血液病专家的密切合作，所有血液方面的问题必须由血液科护士、医师和理疗师组成的血液医师团队负责处理。

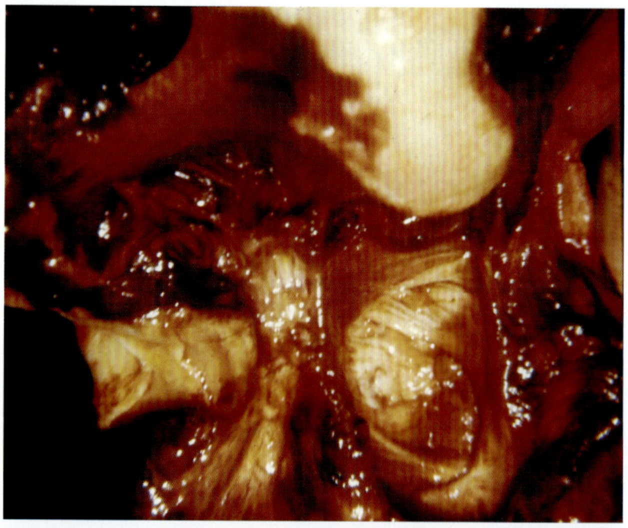

**图 32-62** 血友病患者严重破坏的膝关节（凝血因子Ⅷ缺陷）。右上可见股骨髁关节面明显破坏和侵蚀。中央为前交叉韧带和髁间窝，滑膜已侵蚀胫骨平台、关节面和半月板

在手术之前，必须对患者的出血性疾病做出准确的诊断。在没有对缺乏的因子进行准确鉴别和定量分析之前，不能采取凝血因子替代治疗，一定要提前应用保存的浓缩凝血因子并随时进行实验室检测。另一项重要的准备工作是在手术前的几天内检查患者是否对缺乏的因子产生了抗体，因为抗体可阻碍血液学治疗，并限制择期性或半择期性手术。术中可以使用一种旁路剂（详见下文）来对抗抗体。术中还应进行凝血因子测定。术后数日内应检查血细胞比容，特别是 A 型、B 型和 AB 型血液的患者，因为这类患者可能会出现 Coomber 试验阳性的溶血性贫血。也应该在术前检查有无 HIV 及肝炎。对于 HIV 感染和肝炎患者，必须确认病变累及的范围，T 淋巴细胞计数和其他一些指标的检查结果有助于了解伤口愈合的能力和感染的可能性。幸运的是，20 世纪 90 年代因为使用“干净的”凝血因子，当时流行的 HIV 和肝炎几乎不出现在血友患者群中。

Post 和 Telfer 强调这种特殊手术需要熟练的手术技巧和细致的术前准备，他们建议：①在一次手术中尽可能做患者能够承受的多种手术，这样既可减少患者发生危险的次数，如出血性并发症、肝炎，还可降低使用浓缩凝血因子的高昂费用和诱导抗体产生的可能性；②严格进行无菌操作，尽可能使用气囊止血带；③紧密细致地缝合切口，防止形成无效腔；④避免使用电凝，防止术后电凝区坏死；⑤伤口深部负压吸引并至少持续 24 h；⑥术后不使用阿司匹林或其他抑制血小板功能的药物；⑦术后尽可能不要肌内注射镇痛药来缓解疼痛。

血液学治疗控制凝血后，伤口通常不会发生坏死和感染。手术一般能缓解疼痛，并可明显减少关节内的反复出血。

凝血因子的使用可以使择期手术在多学科团队的配合下安全地进行。但是，抗体的产生是感染和致命的重要危险因素。Ⅶ因子和Ⅳ因子旁路剂已经用于对抗抗体和术后止血。重组激活Ⅶ因子（RF Ⅶ a）和血浆激活凝血酶原复合物（pd-APCC）的应用使凝血因子抗体阳性患者的骨科择期手术成为可能。对于小手术（100%）和大手术（85%~100%）的凝血问题，通常需要持续输入大量 RF Ⅶ a。这种“抗体”手术不能随意做，只能在血液中心有丰富经验的血液团队配合下开展。

## 一、全关节置换术

滑膜切除或全膝置换术（参见第 7 章）经济、有效，因为术后维持凝血因子浓度（浓缩因子）的花费明显下降。仅在血友病性关节炎晚期，关节保留一定范围的活动，可考虑全膝关节置换术，因为关节置换不太可能增加关节的活动范围。术前应仔细检查股四头肌装置，并矫正 >30° 的膝关节屈曲挛缩。笔者也担心由于失用性骨质疏松症，发生与类风湿性关节炎相似的晚期并发症（图 32-63）。由于大部分拟实施全膝关节置换的血友病患者都比较年轻，首先应该试用其他解除症状的方法，比如，在病情较轻的患者中使用透明质酸关节腔注射（黏弹性补充治疗）、放射性滑膜切除术、关节镜下滑膜切除术。通常为双膝同时受累，也是双膝关节置换的手术指征。尽管一膝融合而另一膝关节置换也是一种合理的选择，但前提是拟行关节置换的膝关节术前存在 80°~90° 的活动范围。

文献上报道，尽管尚未有定论，但血友病患者与正常人群相比更不易患静脉血栓，这种情况对于正在进行骨科手术的患者也一样，包括滑膜切除术和全关节置换术。尽管如此，仍然推荐使用术后气压治疗装置、早期行走和配合物理治疗的关节活动。常规抗血栓药是有争议的，但在有凝血因子抗体时不推荐使用。有高风险的血友病患者进行骨科手术例外，如静脉血栓栓塞病史、肥胖、恶性肿瘤、静脉曲张或妇女患有血管性血友病需要口服避孕药。低分子肝素已经成功应用于那些需要预防静

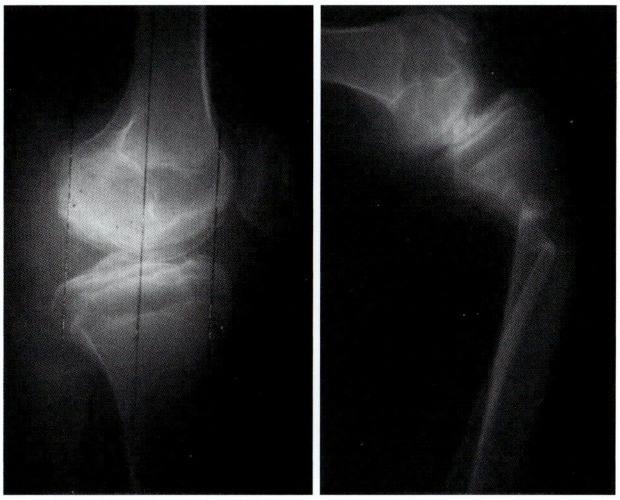

**图 32-63** 血友病性关节病的晚期并发症，注意骨质疏松和手法整复所造成的骨折

脉血栓的患者身上。

血友病患者的手术感染与缺乏细致的手术操作和缺少足量、长时间的补充凝血因子有关。大多数报道中，患者凝血因子补充少于 2 周感染率是 8%，如果补充凝血因子达到 2 周且患者 100%“覆盖”，感染率明显小于 8%。全膝或全髋关节置换术后 2 周应持续补充 100% 的凝血因子 2 周。

对于残疾性的血友病性髋关节病变，全髋置换是合适的手术（见第 7 章）。我们对于血友病患者的肩关节和肘关节置换经验不足。在踝关节方面，文献中有一些关于血友病患者踝关节置换术的小系列研究的结果令人鼓舞。

## 二、滑膜切除术

尽管滑膜切除术可减轻血友病患者的关节疼痛，减少关节内出血的次数，但不能改变关节损害的进程。笔者对 14 例儿童、青少年及青年血友病患者进行了 16 次滑膜切除术。术后随诊 3 年，所有患者的疼痛消失或减轻，关节内出血次数明显减少，5 例患者丧失了部分膝关节活动能力。在长期随诊（平均 9 年）时，其中 9 例（11 膝）疼痛减轻，出血频率减少。与短期随诊结果相比较，所有的 11 个膝关节病变持续发展，其中 8 个膝的活动范围进一步丧失。令人不安的是在长期随诊时，本组所有 9 例患者均为 HIV 阳性，或者已成为获得性免疫缺陷综合征患者。幸运的是，HIV 污染因素目前已经基本消除了。

有学者比较了对典型的血友病患者实施开放性和关节镜下膝关节滑膜切除术的结果，发现两组关节积血均明显减少。关节镜组切除不完全但残疾率较低。虽然关节镜组手术时间长，但住院时间短，凝血因子需要量少。

肘关节反复出血导致桡骨头增大以及桡骨头和尺骨滑车的退行性关节炎。踝关节也是常见的发病部位。作者对肘关节滑膜切除和桡骨头切除后疼痛缓解感到满意。虽然不能期望肘关节在伸屈方面有所改善，但前臂旋转范围常有所增加，但肘关节的伸屈功能不会得到改善。

滑膜切除对踝关节的血友病性关节病也有益处。除非具有丰富的踝关节镜手术经验，否则应选择开放性滑膜切除而不要进行关节镜下滑膜切除（参见第 50 章），因为即使是在关节镜下牵开关节，使用后外侧入口经踝穴切除后方滑膜组织也很困难，还容易损伤关节软骨。

踝、膝、肘关节镜滑膜切除术将在第 50~52 章详细讲述。

放射性核素滑膜切除术或称为滑膜照射治疗（synoviorthesis）（关节内注射放射性核素破坏滑膜），已产生了令人鼓舞的结果。这种方法几乎不产生并发症，可以在放疗科门诊进行。放射性核素可以使滑膜表层收缩，减少疼痛、出血及复发。

使用 $^{32}$P 铬磷酸照射或根据病变范围注射 0.5~1 mCi（18.5~37 MBq）的硒酸钇（$^{90}$Y）治疗成年人的肘关节、膝关节病变，80% 的患者关节活动范围增加，出血频率下降。推荐使用钬 -166- 聚氨基葡糖铼 186 复合物作为新的核素。在没有放射性核素的情况下，可以使用利福平进行化学滑膜切除。需要注射 2~3 次（注射间隔 6 个月），如果病情无好转，那么就需要手术切除滑膜。在滑膜没有扩大之前，早期进行滑膜切除术大多数都很有效。因为大多数复发性关节出血从儿童早期开始，这种出血有助于预防患有慢性关节血肿或滑膜炎的血友病儿童骨关节损伤。儿童关节的长期随访效果，如骨骺早闭或刺激，尚不清楚。多数文献建议在 12 岁或年龄更大一些使用剂量为 90 mBq 的钇 -90 进行放射性核素切除，用硬脂酸和关节冲洗或钬 -16- 聚氨基葡糖复合物进行黏弹性补充治疗。如果无效，可以使用利福平进行化学滑膜切除。如果有需要，12 岁以下的儿童应行滑膜切除术。儿童关节的长期随访效果（如骨骺早闭或肿瘤形成）尚不确切。据报道，有 2 名血友病患者进行放射性核素滑膜切除术后出现急性淋巴细胞白血病。

根据笔者的经验，由于放射性核素可以渗入关节后侧，所以儿童和成年人踝关节放射性治疗的短期疗效令人鼓舞，但复发率（需要再次进行滑膜放射治疗）似乎比开放性滑膜切除或关节镜下滑膜切除术高。

### 膝关节滑膜切除术

**手术技术 32-20**

- 在大腿近端使用气囊止血带。
- 经髌骨内侧切口（参见手术技术 1-48），尽可能多地切除膝关节的滑膜。完全切除外侧沟的滑膜极为困难，而且这一区域通常会有相当多的出血。

- 切除关节内侧间隙滑膜，包括内侧半月板和副韧带上方及其附近的滑膜。然后是髁间窝和前十字韧带的滑膜，最后是关节外侧间隙的滑膜。
- 放松止血带，用电凝精细止血，往往需要比滑膜切除还多的时间才能完成。
- 紧密缝合关节囊，逐层缝合软组织，消灭所有无效腔。插入闭式负压引流管。
- 如果内侧关节囊变得松弛，应该重叠缝合，以防髌骨复发性脱位。

**术后处理**　将膝关节固定 24 h 后，开始在理疗医师的协助下进行关节活动。如有 CPM 机，最好使用 CPM 机进行被动持续性关节功能活动。在适当的凝血因子替代治疗的条件下，术后 48 h 拔除引流。理疗持续 6 周，CPM 机可在患者家中使用。

### （一）关节镜滑膜切除术

详见第 51 章。

## 放射性滑膜照射治疗血友病性关节病

**手术技术 32-21**

- 在进行放射性滑膜照射治疗时，使用凝血因子替代疗法进行止血。对产生抗体的患者，在进行放射性滑膜照射治疗时，有时可以不做凝血准备。
- 在无菌条件下，用 23 号注射针头抽吸 2% 普多卡因（不加肾上腺素）做皮肤麻醉。如果麻醉药能无阻力地注入，表明针头已进入关节腔。
- 尽可能回抽关节液。
- 注入 2~5 ml 造影剂，X 线检查确认进入滑膜腔并无明显泄漏后，注入胶体 $^{32}$P 铬磷酸（phosphocol $^{32}$P）。
- 膝关节剂量为 1.0 mCi（37 MBq），其他关节为 0.5 mCi（18.5 MBq）。
- 用 2% 利多卡因冲洗针头后拔出。
- 使用无菌弹性绷带和适当的固定方法。

**术后处理**　患肢可以立即负重，但应在 48 h 内限制活动。

### （二）踝关节开放性滑膜切除术

按前述方法输入缺失的凝血因子（凝血因子Ⅷ和因子Ⅸ）。约在术前 2 h 尽可能使患者缺失的凝血因子浓度提高至接近 100%。从前内侧、前外侧和后侧 3 个切口进行踝关节滑膜切除。

## 踝关节开放性滑膜切除术治疗血友病性关节病

**手术技术 32-22**

（Greene）

- 臀下垫沙袋以利于踝关节放置到合适的位置进行前部滑膜切除。
- 在胫前肌肌腱内侧做 3 cm 长的踝关节前内侧切口。
- 向外侧牵开胫前肌肌腱，向内侧牵开隐静脉分支。
- 纵向切开关节囊，虽然关节囊已被增生的滑膜撑开变薄，但为了术后康复还要注意保留关节囊。从关节囊上锐性分离与囊壁粘连的滑膜。
- 切除所有能看到的滑膜。用小号垂体钳去除延伸入距骨与内踝间陷窝的滑膜皱襞。
- 在踝关节前外侧、第三腓骨肌肌腱外侧做 3 cm 长的纵行切口，将该肌腱向内侧牵开。
- 纵向切开关节囊，采取前内侧切口的同样方法切除滑膜。
- 切除距骨与外踝间的滑膜皱襞。
- 将同侧臀下的沙袋移至对侧臀下。在内踝与跟腱之间做后侧切口，长度约为前侧切口的 2 倍，切开胫后肌腱鞘以便于牵开该肌腱。分离后侧的其他肌腱和神经、血管，使其远离踝关节囊的后部。
- 在足长屈肌外侧和胫后肌肌腱内侧放置拉钩，牵开踝关节后侧软组织结构，这样可完全显露关节囊的后部。从内踝到腓骨远端水平切开关节囊。
- 切除距骨与胫骨下端附着的滑膜，用垂体钳去除内外踝隐窝的残余滑膜皱襞。如果不能从关节囊上切除滑膜或关节囊也明显受累，可能有必要切除大片的关节囊。Greene 指出，后侧关节囊广泛的瘢痕形成，将影响术后康复。
- 完成滑膜切除后，放松止血带，仔细止血。
- 仅修复前侧关节囊，后侧敞开并放置引流管。常规方式关闭切口。用石膏夹板及大块敷料将踝关节固定于中立位。

**术后处理**　凝血因子Ⅷ缺陷的患者应继续输入该因子，而凝血因子Ⅸ缺陷者通常每 12 小时用药 1 次。住院期间（7~10 d）应连续用药，出院后每周用药 3 次，共用 4 周。这种方案可使缺失的凝血因子提高至足够浓度，减少术后早期软组织反应期发生自发性关节内出血的风险。术后第 1 天去除引流管，术后第 2 天在理疗医师的帮助下，开始主动关节活动度的练习。早期限制踝关节负重，踝关节活动范围在恢复正常背屈到 25° 跖屈位之前，仍需要间断地用夹板固定踝关节，由血液科医师和外科医师共同决定患者何时可出院。

出院后即可在扶拐、足趾触地的情况下负重行走，持续5周。

## 三、关节融合术

小组病例报道表明，对血友病患者进行踝（第11章）、肩关节（第13章）、膝（第8章）融合术可获得满意的结果。内固定可防止经皮外固定引起的针道周围出血与感染（图32-64）。在实施关节融合的同时，采取适当楔形截骨还可以矫正固定的屈曲挛缩畸形。

## 四、截骨术

血友病患者产生骨性畸形并有临床症状时，可能需要进行截骨术，例如对引起症状的膝内翻畸形可进行胫骨近端闭合性楔形外翻截骨术（第9章）。

## 五、血友病的并发症

1%~2%的凝血因子Ⅷ缺乏患者可发生一种罕见的髂窝血友病性假瘤，这种并发症不仅引起功能障碍，而且还可能危及患者的生命。发现两种假瘤：一种原发于成年人的股骨或骨盆，其预后总是很差；另一种为发生于儿童肢体的远端，但预后比较

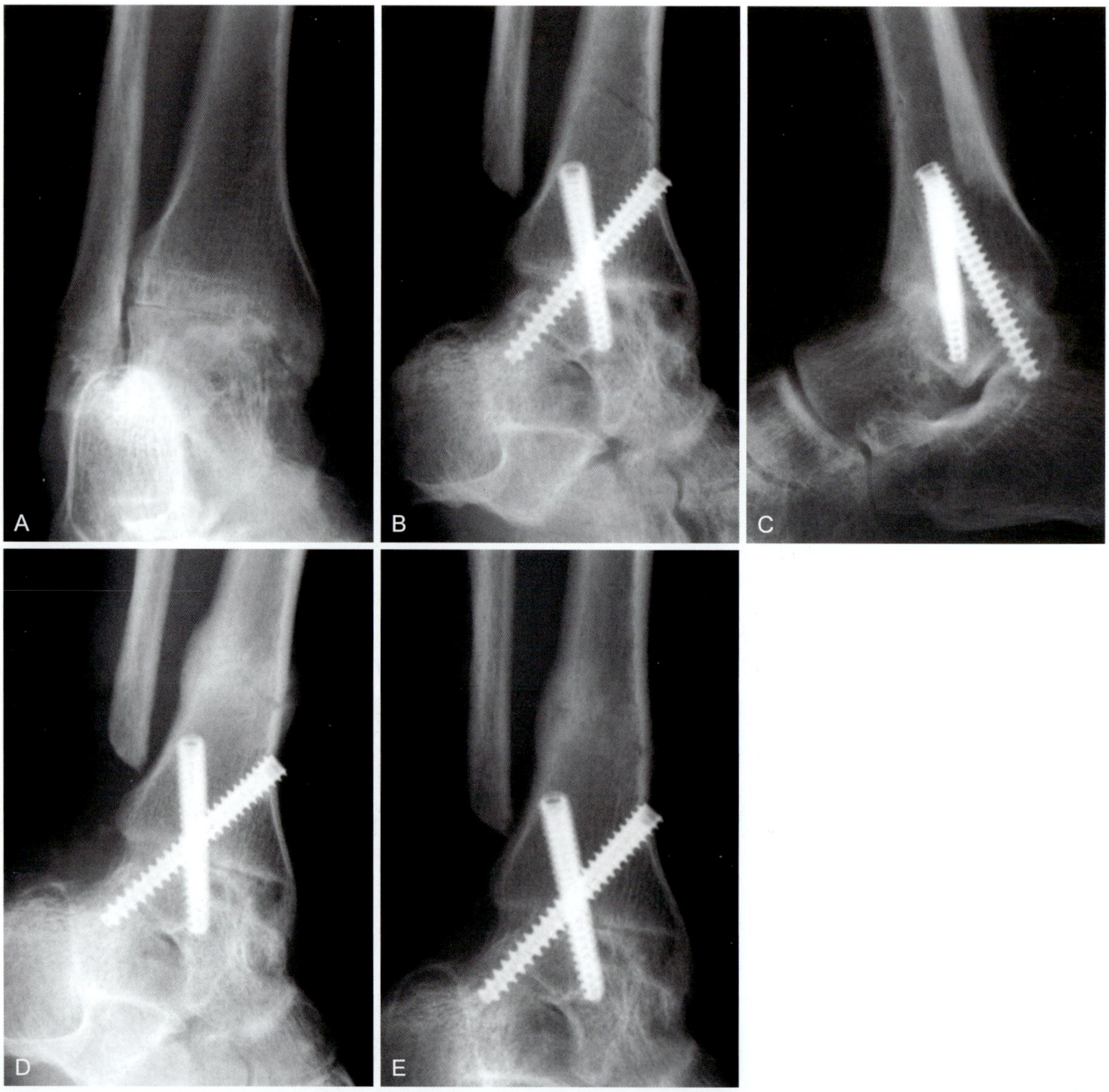


图32-64 A.术前X线片显示严重血友病患者的关节病变及疼痛肿胀的踝部；B、C.术后X线片显示交叉空心螺钉固定，6个月后远侧胫骨疼痛和应力骨折；D.12个月后应力骨折结痂，但不疼痛；E.24个月后融合，应力骨折恢复正常

好。治疗方法包括使用凝血因子替代治疗、关节制动、密切观察并避免血肿穿刺。手术切除成年人型假瘤有生命危险，应考虑截肢手术。手术前对假瘤大小及浸润程度做出正确的评价是手术成功极为重要的因素。早期手术能减少内源性感染的可能性。部分切除巨大假瘤，保留外侧壁完整，有利于术后加压止血和功能的恢复，其手术结果通常优于整个假瘤壁切除，因为后者往往残留巨大无效腔，可造成巨大血肿和化脓感染。数位学者的研究表明，对显露困难或手术也不能切除的假瘤，早期采用放射治疗的结果令人鼓舞。

除了累及各关节外，血友病通常还可引起周围神经病变。Katz 等曾报道 81 例周围神经病变，股神经最常受累，其次为正中神经和尺神经。49% 的神经病变在明显出血后，运动、感觉均完全恢复，34% 的神经病变仅运动恢复正常而遗留感觉障碍，另有 16% 的神经病变感觉、运动神经均丧失。对凝血因子Ⅷ产生抗体的患者，其感觉或运动神经完全恢复，比无抗体形成者的可能性小，而且运动神经完全恢复所需的时间也更长。

1981 年美国首先报道了与血友病有关的获得性免疫缺陷综合征（AIDS）。目前估计血友病患者 HIV 抗体阳性率为 30%~90%。在 1985 年以前，血友病门诊中 90% 的患者为 HIV 阳性，相当比例的患者经实验室检查证实还患有肝炎。美国疾病控制与预防中心（CDC）估计有 9000 例或 45% 的血友病患者已染上 AIDS，实际上已有 1900 例患者死于 AIDS。自 1985 年开始对血液及血液制品检查 HIV，以及凝血因子Ⅷ单克隆抗体和人工合成血液产品的开发，明显降低了传染率。由于增加了血友病患者感染 HIV 的风险，尽管很小，但治疗这种患者的骨科医师不仅要遵守 CDC 建议的总体预防措施，还要遵守有关 AAOS 执行委员会及 1989 年出版的“Orthopadic Surgery”的提示。

## 第六节　先天性疾病

多数先天性骨疾病对手术治疗似乎有良好的反应。内生软骨瘤病（Ollier 病）和遗传性多发性外生骨疣的外科治疗已在第 25 章介绍。

### 一、成骨不全

成骨不全是一种中胚层组织疾病引起的胶原异常或缺陷，已经证明可引起骨、皮肤、巩膜和牙齿的病变。在临床诊断中通常使用所谓的诊断性三联征，即蓝巩膜、牙齿发育不良和全身性骨质疏松。患者可并发多发性骨折或下肢弓状畸形。本病没有特异的实验室检查，除了皮肤活检和 DNA 检测。颅底出现多个缝间骨（Wormiam 骨是颅骨初级骨化中心从邻近的膜状骨分离的部分）是仅见于先天性成骨不全的一种主要表现。先天性成骨不全的临床特征，包括出生时有多发骨折、长骨弓状畸形、短肢以及全身骨质疏松。成骨不全更像一个连续统一的整体，由 Sillence 提出将该病分为 4 型（是最常用的分型），在 Sillence 分型后还添加了新的分型（表 32-7），90% 的患者是Ⅰ型或者Ⅳ型。多数成骨不全儿童有蓝色巩膜，但所有成骨不全的患者均有

表 32-7

成骨不全 Sillence 分型（简化版）

| 分型 | 遗传性 | 巩膜 | 特点 |
|---|---|---|---|
| Ⅰ型 | 常染色体显性 | 蓝色 | 最轻型。常在学龄前发病，听力障碍发生率 50%。根据牙齿有无受累分为 A 型和 B 型 |
| Ⅱ型 | 常染色体隐性 | 蓝色 | 在围生期致死 |
| Ⅲ型 | 常染色体隐性 | 正常 | 出生时骨折，进展性身材矮小，是最严重的可存活型 |
| Ⅳ型 | 常染色体显性 | 正常 | 中等严重，长骨弯曲和椎体骨折常见，听力正常，根据牙齿有无受累分为 A 型和 B 型 |
| Ⅴ型 | | | 骨折后骨痂过度肥厚，尺桡骨和胫腓骨骨间膜骨化 |
| Ⅵ型 | | | 中等严重，与Ⅳ型相似 |
| Ⅶ型 | | | 与近端肢体不对称，和髋内翻相关 |

原始分型中加入Ⅴ、Ⅵ、Ⅶ型（这些没有Ⅰ型胶原突变，但显微镜下有异常骨骼和类似表现）

2 个特征，即骨折和全身骨质疏松。

骨科手术多用于迟发型 I 的成骨不全，其长骨弓形畸形进行性加重引起患儿活动能力持续下降，使他们由行走变成仅能坐立，由可用支具变成无法使用支具。虽然愈合的长骨不如原来坚固，但截骨或骨折的愈合通常相当满意。截骨和骨折后偶尔见到过度增生的骨痂。骨骼脆弱、关节畸形及骨折通常可阻碍患儿行走，一种综合康复方案（使用长腿支具）可保证高水平的肢体功能活动，使患儿骨折的发生率低至可接受的水平。这些患者的外科治疗效果并不一致，经常发生并发症。在进行外科手术之前，应该确定是否存在脊柱侧弯。>60° 的胸段脊柱侧弯对成骨不全儿童的肺功能产生严重的不利影响，可以部分地解释成年患者成骨不全和脊柱侧弯肺部并发症的发生率与一般人群相似。除了肺部问题外，其他的麻醉并发症也有可能发生，比如患者体位摆放困难、恶性高热、颅底凹陷症、心脏畸形、血小板功能异常引起的出血。通过对一系列使用髓内钉治疗成骨不全病例的观察，发现出血少并且可控制，只有 14% 的患者需要输血。

使用双膦酸盐类药物可减少破骨细胞对骨的吸收。经静脉给予帕米磷酸二钠（双磷酸盐类药物）可减少骨痛和骨折的发生概率，增加骨密度，并且不良反应很少。有报道称还能增加椎体高度和骨皮质的厚度。使用双膦酸盐类药物治疗儿童成骨不全没有标准的指导原则。系统研究显示静脉或口服双膦酸盐类药物均有效，但是选用哪种药物，多大剂量为宜，患者治疗多长时间仍然没有明确。此外，没有研究显示双膦酸盐能够增加股骨不典型骨折的发生率，疼痛及活动功能也没有明显改善。作者认为双膦酸盐的最佳治疗方案、用药时间及安全性需要进一步研究。然而双膦酸盐类药物是否提高成骨不全症患者手术的积极性仍未知，除骨折手术（如髓内钉）外，择期手术如全关节置换、脊柱手术包括脊柱侧弯手术都有双膦酸盐类药物使用的报道。

### （一）多段截骨、力线重建及髓内钉固定术

Sofield 和 Millar 的工作为成功矫正成骨不全畸形手术奠定了基础，他们对长骨采用多节段截骨、恢复肢体的力线，并用髓内钉固定（图 32-65）。

有报道可延长棒的并发症包括钉棒尖端部骨折，近端移位，继发成角畸形和髓内钉偏移未在远端骨骺中心固定以及可延长棒的切出（图 32-66）。即便如此，可延长髓内钉似乎要优于非延伸性髓内钉。在一项研究中，可延长棒的 3 年生存率为 92.9%，相比非延长棒的生存率为 7.2%，再手术率为 7.2% 比 31.6%。最近的一项研究比较了 Fassier-Duval 假体与静态假体的存活率，发现静态假体失败的风险是 Fassier-Duval 假体失败的 13 倍。由于这些原因，我们一直在使用 Fassier-Duval 可延长髓内钉系统。

Williams 报道了一种髓内棒扩展部分与髓内棒有内螺纹连接以及插入技术，该技术使髓内棒远端延伸至胫骨远端并从足跟穿出。在胫骨截骨重建力线后，将该髓内棒逆行打入，该技术使其远端刚好位于踝关节面近侧。然后松开扩展部分，使髓内棒仅延伸至胫骨远端骨骺。

### （二）Fassier Duval 可延长髓内钉系统（Pega Medical，inc，Laval，Quebec，Canada）

Fassier Duval 和其他髓内器械已经被用于治疗肱骨和前臂畸形，报道显示功能评分有所改善（图 32-67）。

这种内固定是为成骨不全的儿童设计的，用于防止或固定骨折，或纠正长骨在生长过程中的畸形。适用于 18 个月以上的儿童，主要用于股骨、胫骨和肱骨。它的优点是易于植入、固定效果更好，并且适应长骨的力学特点。相对而言，开放或经皮截骨术更适合股骨。对于骨干直径较大且皮质较薄的患者，建议采用经皮穿刺技术。胫骨建议采用开放式截骨术。

## 股骨 Fassier-Duval 髓内钉置入

**手术技术 32-23**

**开放截骨术**

- 通过后外侧入路骨膜下显露股骨。
- 在 C- 臂透视引导下进行截骨（图 32-68A 和 B）
- 用筒状骨力击开大转子近端骨质或以细导针指引钻入大转子开路。铰刀的直径应比置入钉大 0.25~0.35 mm。以相同的方式准备远端，如果导丝不能到达远端，扩髓后在中段进行二次截骨（图 32-68C）。
- 将一根克氏针从近端打入至截骨端（图 32-68D）。
- 在臀部做第二切口，以允许克氏针从近端肢体退出（图 32-68E）。

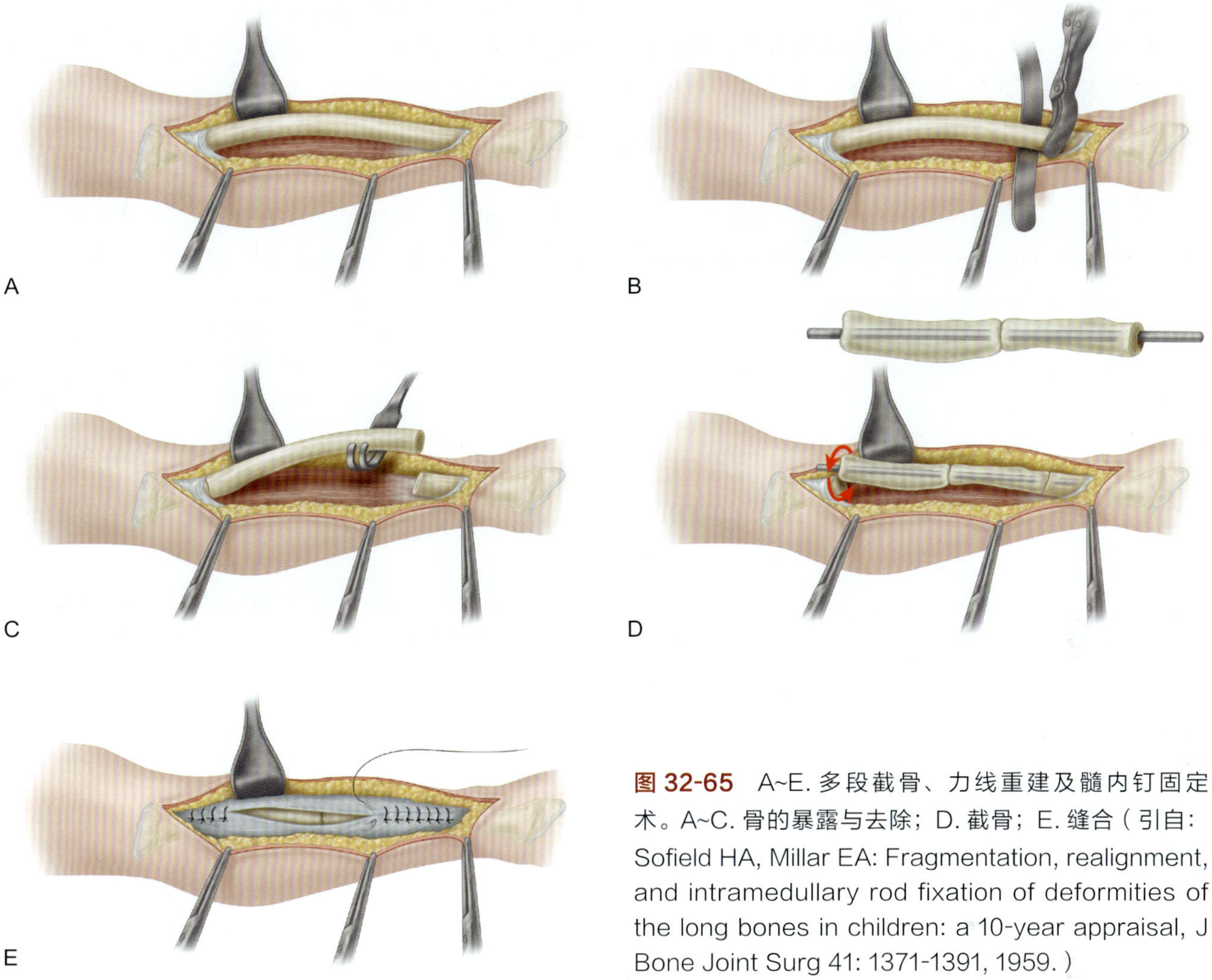


**图 32-65** A~E. 多段截骨、力线重建及髓内钉固定术。A~C. 骨的暴露与去除；D. 截骨；E. 缝合（引自：Sofield HA, Millar EA: Fragmentation, realignment, and intramedullary rod fixation of deformities of the long bones in children: a 10-year appraisal, J Bone Joint Surg 41: 1371-1391, 1959.）

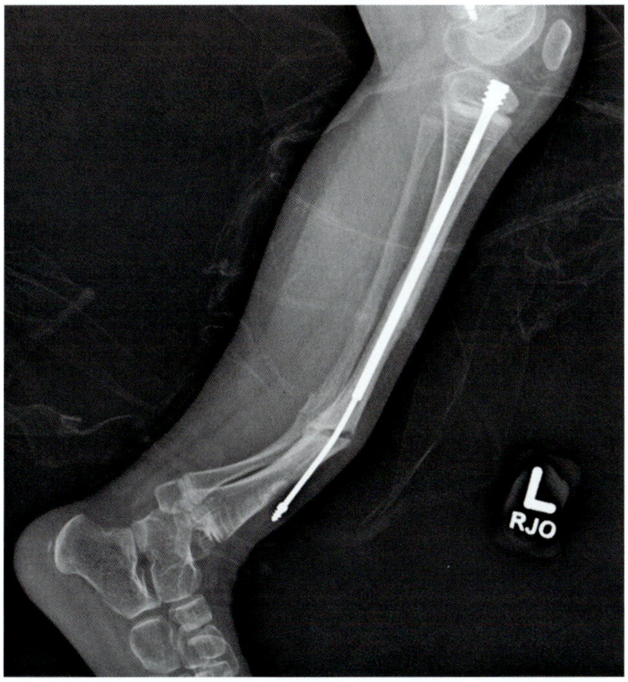


**图 32-66** 可延长杆的切出

**经皮截骨术**

- 若选择经皮截骨术，则通过大转子置入一个小直径的导丝到达畸形顶点。通过空心钻将股骨扩髓至合适大小（图 32-68F）。
- 在铰刀远端的畸形凸面做一个 0.5 cm 的切口，进行第一处截骨（图 32-68G）。
- 在截骨部位反向施加压力并轻柔地操作，逐步纠正畸形。当股骨变直时向远端推进导丝，使铰刀得以推进（图 32-68H）。
- 向远端推进导丝到达畸形的第二顶点，然后像第一处截骨那样进行二处截骨术，直至髓腔长度已扩髓到邻近骺板（图 32-68I）。

**伸缩髓内钉置入**

- 矫正截骨术完成后，估计从大转子到远端生长板的长度。根据在前后位 X 线片测量的远端骨骺高度，选择长（L）钉或短（S）钉。
- 将空心管部件切割成需要的长度（尺寸），在将实心钉置入前不能将其剪断。

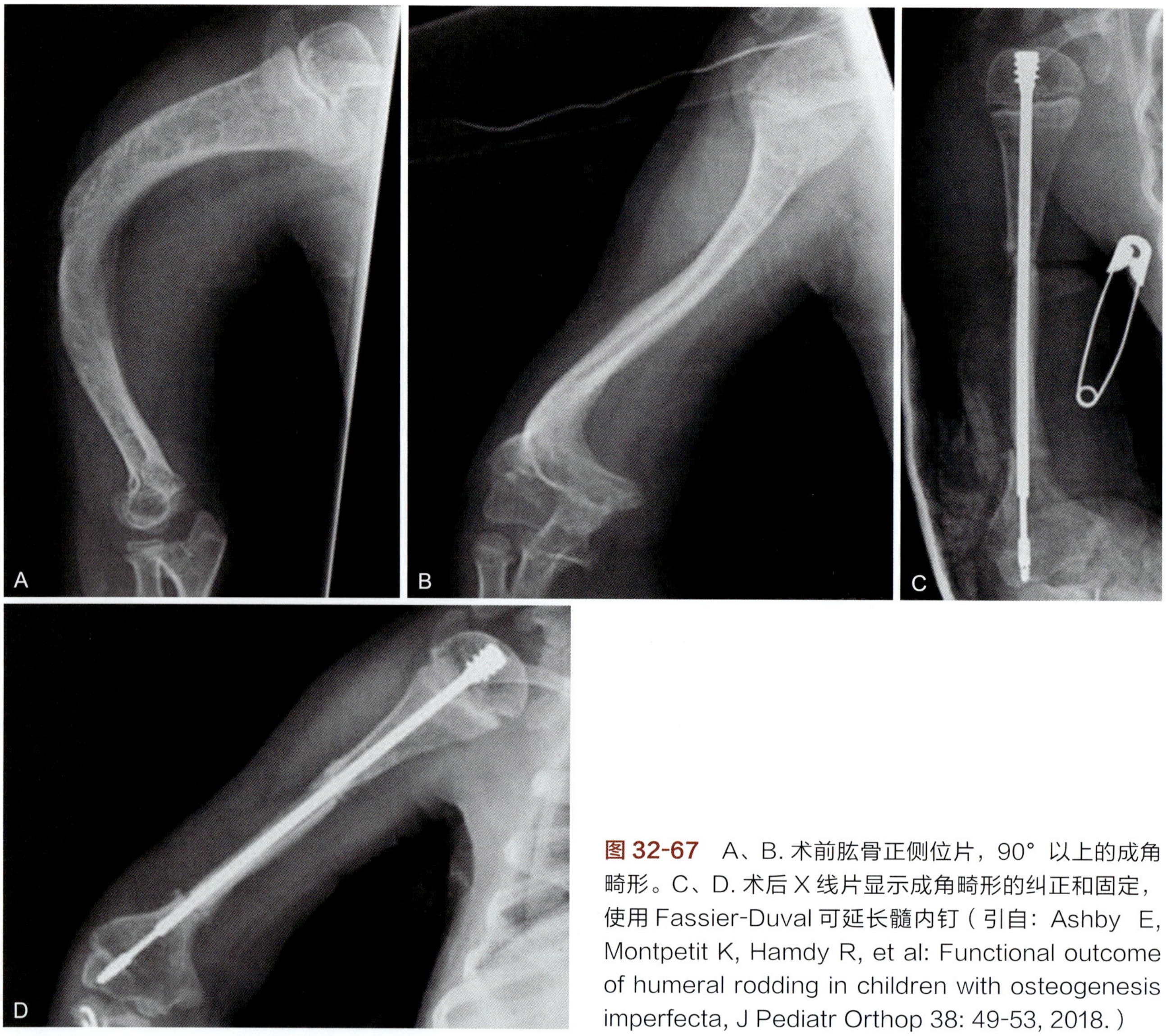


**图 32-67** A、B. 术前肱骨正侧位片，90° 以上的成角畸形。C、D. 术后 X 线片显示成角畸形的纠正和固定，使用 Fassier-Duval 可延长髓内钉（引自：Ashby E, Montpetit K, Hamdy R, et al: Functional outcome of humeral rodding in children with osteogenesis imperfecta, J Pediatr Orthop 38: 49-53, 2018.）

- 拆下导线并将实心钉装在置入器中，确保将实心螺钉的翼安装到置入器槽中。置入器将实心钉锁定方便置入。将实心螺钉插入置入器后旋转偏心环到锁定位置，将其锁定。
- 在截骨复位后将实心钉向前推，并将其钉入远端骨骺。通过透视确定，远端螺纹定位超越骺板（图 32-68J~L）。在正侧位片上螺钉末端应位于股骨远端骨骺中央。一旦螺钉已拧入远端骨骺通过旋转偏心环到解锁位置，撤去置入器（图 32-68M）。当撤去置入器时，用推杆减少螺钉固定的压力。
- 用置入器将空心钉置入大转子。钉的螺纹部分深入骨质（至少一个或两个螺纹），而无螺纹的空心钉头部置入大转子软骨（图 32-68N）。
- 撤去空心钉置入器。
- 剪掉实心螺钉并预留高于空心钉 10~15 mm 的长度，用于日后生长（图 32-68O）。用适当大小的探针检查实心钉的切割端的光滑度。
- 关闭切口。

**术后处理** 患肢制动直到截骨愈合。

## （三）截骨和锁定髓内钉固定术

对于年长儿童，干扰骺板不会对生长造成严重影响，可使用一种较细的近端或远端带锁或不带锁的髓内钉。髓内钉锁钉的最小直径为 7 mm，笔者已将其成功地用于几例年长儿童成骨不全的治疗。术中以闭合的方式，将导针插入近端成角处（图 32-69A），在导针受阻的部位，经皮肤小切口做截骨（图 32-69B），然后以闭合方式插入髓内钉，并锁定其两端。应尽量将髓内钉穿向远端，防止髓内钉远端骨折。交锁髓内钉技术详见第 54 章。

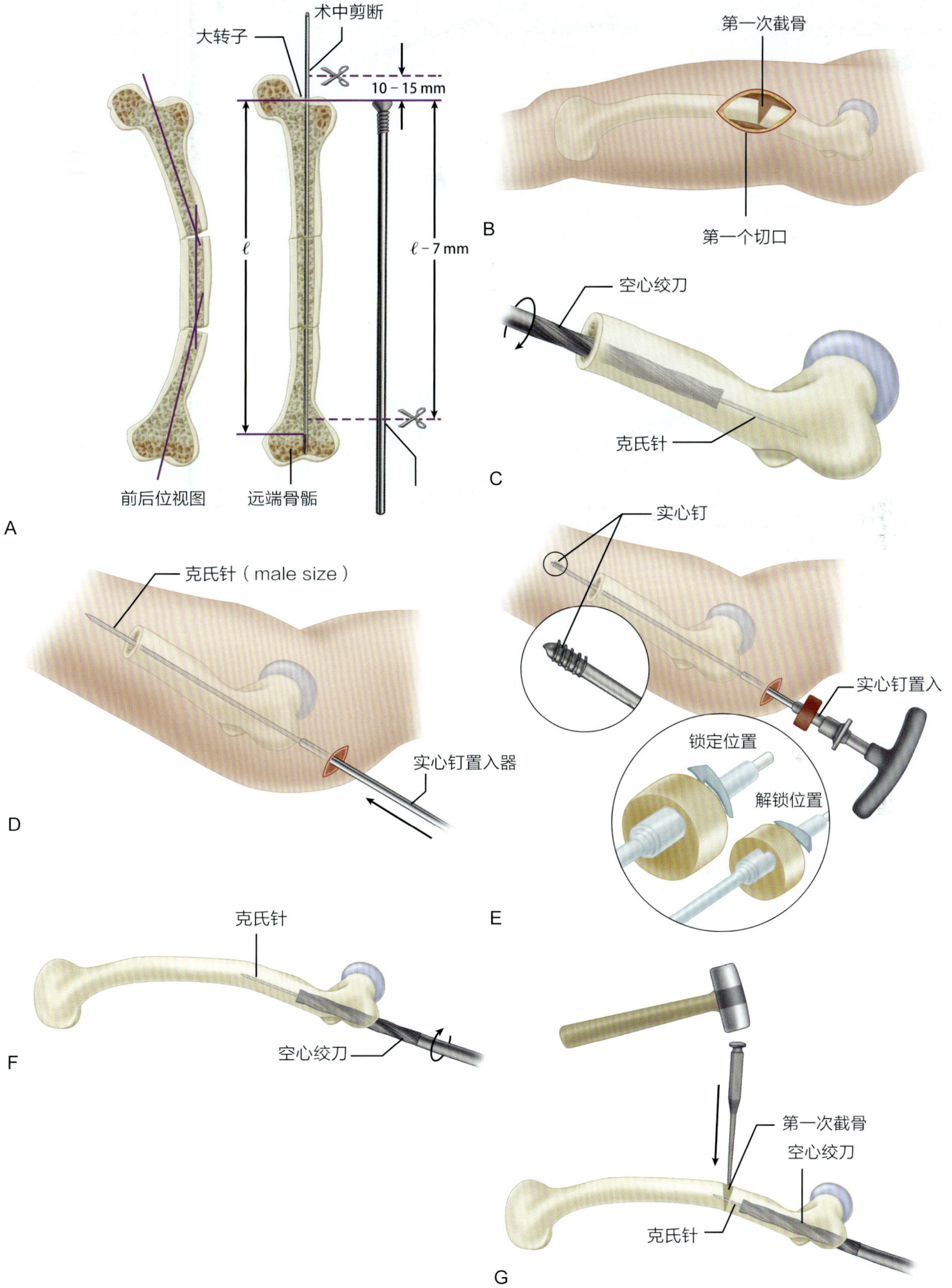


**图 32-68**　Fassier-Duvall（望远镜式髓内钉系统）（见手术技术 32-23）

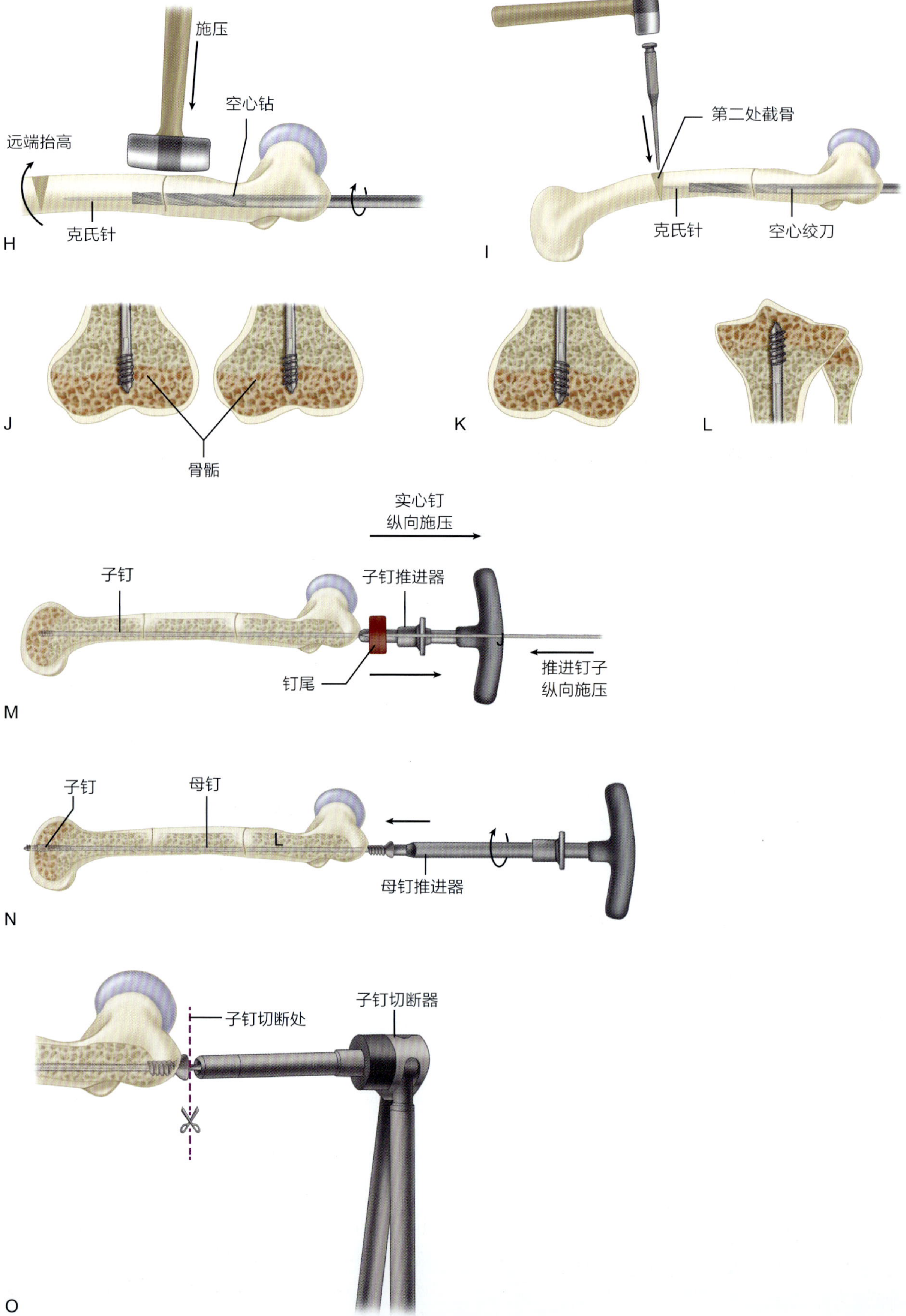
施压
空心钻
远端抬高
克氏针
H
第二处截骨
克氏针
空心绞刀
I
J
骨骺
K
L
实心钉
纵向施压
子钉
子钉推进器
钉尾
推进钉子
纵向施压
M
子钉
母钉
L
母钉推进器
N
子钉切断处
子钉切断器
O

图 32-68（续）

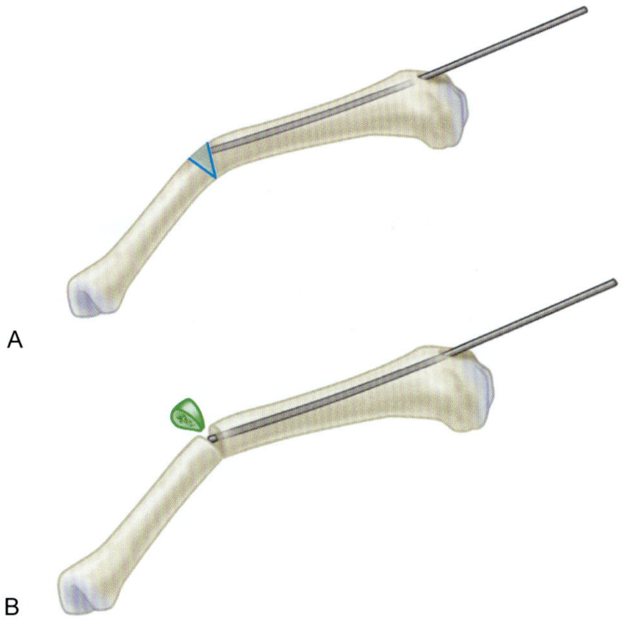


**图 32-69**　截骨和髓内钉固定（见正文）A. 导针穿至成角处；B. 截骨

## 二、侏儒（短小身材）

侏儒是指躯干或四肢不成比例的短小，原因很多，也很难分类，很多这种患者存在一定的矫形问题。骨科医师关心的主要问题是寰枢椎不稳、髋发育不良与下肢力线异常。

颈椎病变及颈椎发育异常在躯干不成比例、短小的侏儒中特别常见，而在软骨发育不全中少见，短躯干性侏儒可出现齿状突发育不全或缺如、韧带松弛，造成寰枢椎不稳。

脊髓病变的最早症状为体力下降和早期的疲劳，但无神经功能障碍。其后可出现神经症状。由于骨骼移位、韧带松弛性不稳定，以及后纵韧带增生，可引起脊髓受压。脊髓在椎管内通常向侧方移位，引起单侧神经症状和体征。脊髓受压也可发生于枕骨大孔（软骨发育不全性侏儒）或韧带松弛引起的继发性严重颈椎后突。经屈伸位的侧位 X 线片或动态 X 线摄片可确定寰枢椎不稳的诊断。颈椎融合只适用于：①有明显的脊髓受压的临床表现；②气体脊髓造影可发现，无论在伸位或屈位上，脊髓周围的蛛网膜下间隙消失 X 线片或动态X线摄片所见到的寰枢椎不稳本身都不是手术指征，也不必预防性使用支具。

脊柱后凸或脊柱侧弯常见于短躯干性侏儒。除了变形性侏儒外，脊柱侧弯通常较轻，而不需要手术。严重的脊柱侧弯常见于变形性侏儒，外科矫正与融合是唯一合理有效的治疗方法。对严重的低张力、韧带松弛及脊椎塌陷，有必要进行融合术以增加坐位时的稳定性。

韧带松弛可引起软骨发育不全病例的脊柱后凸，严重的脊柱侧弯伴有椎体向后移位，也偶见于软骨发育不全性侏儒及一些其他类型的侏儒。神经受损、畸形大于 60° 时，前方减压并融合效果最好，其次是后方融合。

腰椎严重的脊柱前凸、椎间盘膨出和椎管狭窄，是软骨发育不全的特征性表现。所以许多 30 岁左右的患者常诉说有下腰痛、存在神经根症状，偶尔有马尾综合征和间歇性跛行。有些患者可能最终需要进行椎板切除、脊髓与神经根减压、椎间盘切除及脊柱融合，才能解除症状。

髋关节与下肢的其他部分相比，在许多侏儒综合征中通常不受累。多发性骨骺与椎骺发育不良可累及股骨头骨骺，引起早期严重关节炎和跛行。由于以下 3 个原因，侏儒患者通常不应进行髋关节融合术：①身材极其短小，行走对穿衣、上下台阶等日常活动很重要；②髋关节融合将加重已由腰椎前凸引起的下腰痛；③已经很短的身材将进一步缩短。笔者对侏儒严重的关节炎进行过全髋置换术，由于需要非标准型号的股骨和髋臼假体，因此术前必须进行详细的准备。Morquio 综合征中常见双侧髋关节脱位，通常不应进行积极的治疗（图 32-70）。

另外，髋内翻和髋外翻在侏儒患者中也有相当高的发生率。髋外翻多见于 Morquio 综合征，而髋内翻多见于脊柱骨骺发育不良（图 32-71）。骨骼发育不良患者很少需要髋内翻或外翻截骨手术，只适用于经仔细研究、证明存在髋关节不稳的病例。严重髋外翻并证实外翻畸形引起髋关节不稳时，才可进行转子间截骨。而严重髋内翻只有在出现蹒跚步态和软骨缺损时，才进行转子间截骨术。髋关节内、外翻截骨术的方法详见第 30 章和第 33 章。

相当比例的侏儒患者有膝内翻或膝外翻。一般来说，躯干不成比例短小的患者有膝外翻，而四肢不成比例短小的患者有膝内翻。成角畸形可继发于韧带松弛、胫骨近端与股骨远端弯曲畸形，胫骨远端弯曲畸形被认为是软骨发育不全性侏儒的典型表现。

通常肢体畸形将不断加重，最后造成明显的胫

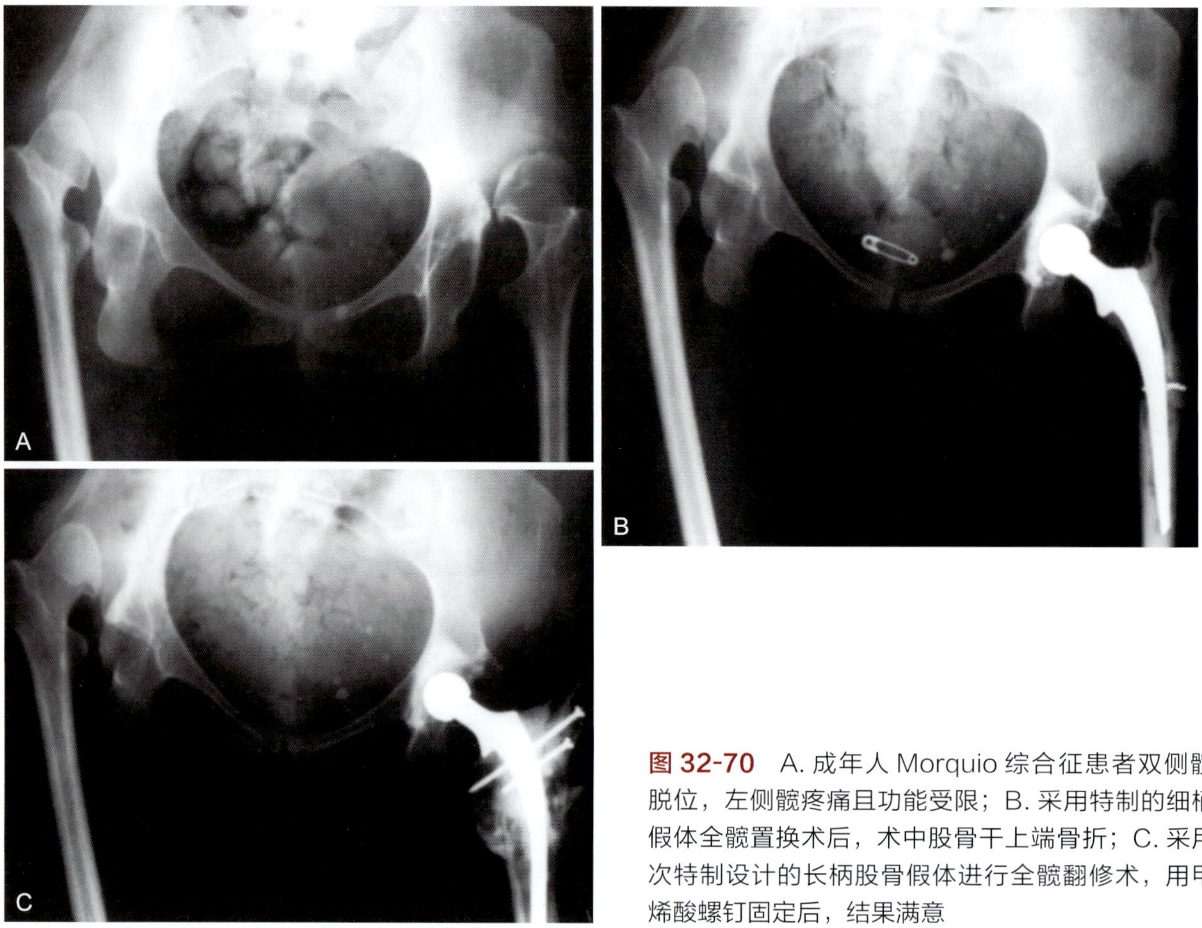


**图 32-70** A. 成年人 Morquio 综合征患者双侧髋关节脱位，左侧髋疼痛且功能受限；B. 采用特制的细柄股骨假体全髋置换术后，术中股骨干上端骨折；C. 采用第二次特制设计的长柄股骨假体进行全髋翻修术，用甲基丙烯酸螺钉固定后，结果满意

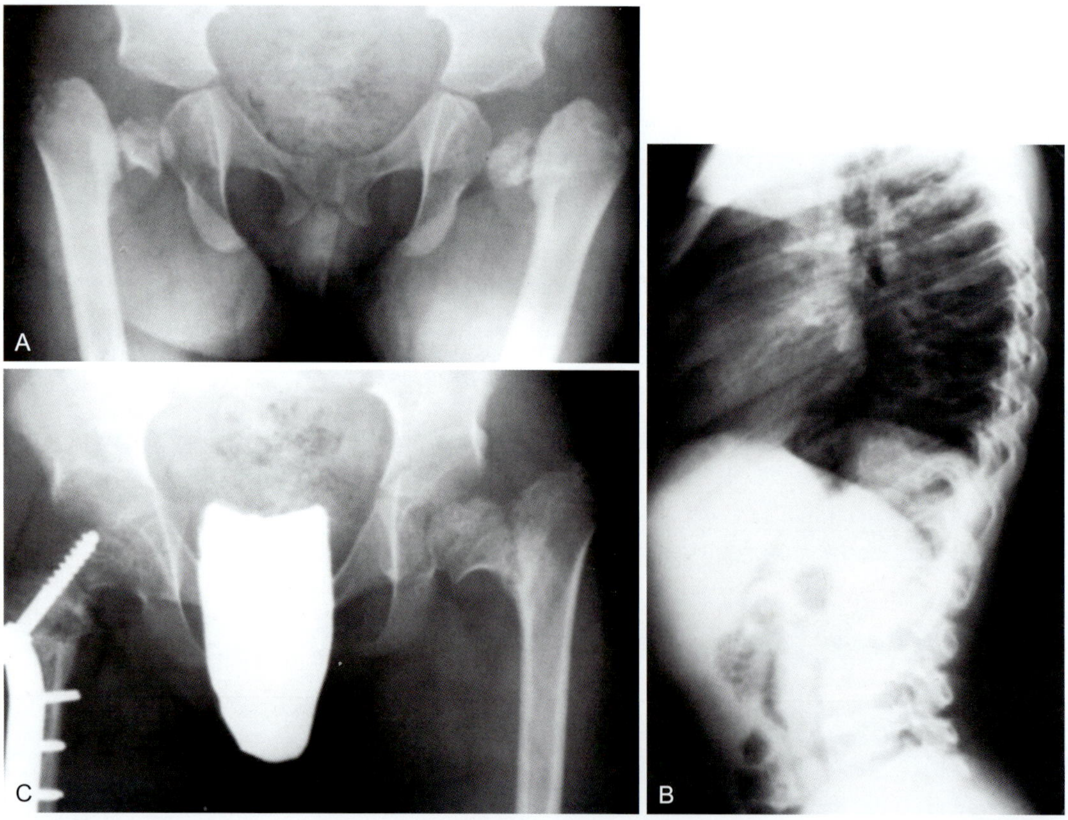


**图 32-71** 脊柱骨骺发育不良。A. 严重的双髋内翻；B. 同一患者的脊柱扁平椎体；C. 右侧髋外翻截骨，使用 Coventry 拉力钉固定术后，软骨缺损更为水平，承受压力而不是剪力

骨与腓骨不等长。膝部成角的方向造成足处于被动内翻或外翻位。笔者通常在成角或近成角处截骨。在治疗复发性膝外翻时，应松解髂胫束等外侧结构，并重叠缝合股内侧肌而紧缩内侧结构。笔者曾试图以适宜行走的“膝外翻”或“弓形腿”支具来控制年幼患儿的畸形。这种支具笨重并可加重韧带松弛，但有几例严重病例经治疗后畸形停止了发展或获得改善（图 32-72），而对年长患儿则选用截骨术，成角畸形也未复发。

由于肢体长度不成比例，特别是下肢不等长，所以，有学者设计了几种肢体延长的方法。早期在美国最常使用的方法是 Wagner 方法，即将截骨与缓慢牵伸相结合（参见第 29 章）。最近报道了 Ilizarov 和 DeBasliani 方法，该方法可获得了更多的延长及更少的并发症。最近，出现髓内钉与外固定架相结合进行胫骨延长技术，新骨形成等同于传统的 Ilizarov 技术，但是并发症较少，而且内固定时间较短。由于所有肢体延长方法都可产生较多并发症，而且固定时间较长，使许多学者不愿使用这类术式，特别是对侏儒病例。肢体延长只能用于那些有教养、能配合、忠实于延长手术并对最终结果的期望较为现实者。随着延长术的完善和并发症的减少，患肢畸形的侏儒进行下肢延长变得普及。在最近的文献中多数的病例获得良好的结果，并有以下观点：①延长需要在儿童早期进行但不早于 9 岁；②在广泛延长中术前计划和谈话应当把股骨远端和胫骨近端的骨骺早闭包括在内；③肱骨延长与股骨延长相比似乎并发症更少并且愈合率更高。肱骨混合式单臂外固定架体积更小，便于使用并允许患者进行日常生活活动。

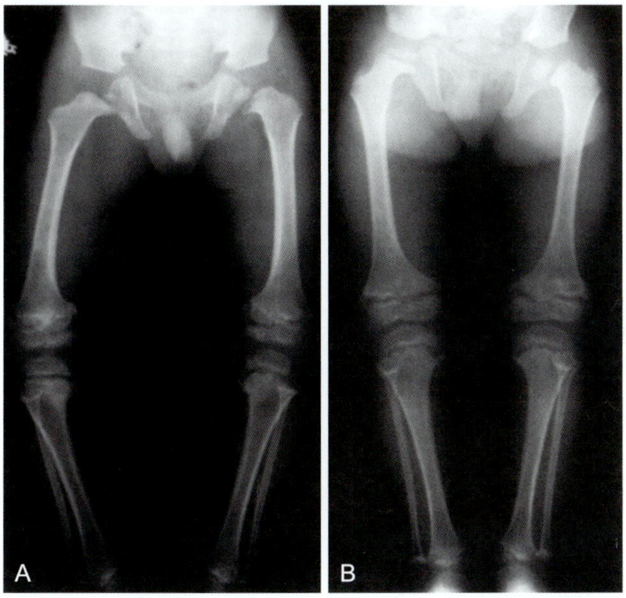


**图 32-72**　多发性骨骺发育不良。A. 4 岁男童负重位 X 线片显示股骨头骺骨化延迟、髋内翻、股骨与胫骨弓状畸形；B. “弓形腿”行走支具治疗后 1 年，股骨与胫骨的侧方弯曲已明显减轻

## 髓内钉和外固定架联合治疗侏儒症

**手术技术 32-24**

（Park 等）

- 胫骨髓腔直径至少 8 mm，才能应用髓内钉进行胫骨延长术。
- 插入一个比胫骨峡部直径小 1 mm 的 AO 髓内钉，为减少损伤，用单侧扩髓绞刀清理髓腔不规则面。
- 近端内、外侧方向置入 2 枚交锁螺钉。
- 安装预先设计好的 Ilizarov 外固定架，有两个连有伸缩杆的环，并平行于髓内钉。
- 在髓内钉后侧插入 2 枚张力克氏针，每个环至少有一条通过腓骨头或腓骨远端，阻止腓骨在延长过程中移位。
- 利用多钻打孔技术在胫骨干骺端和骨干连接处实施胫骨的截骨术。
- 术后 7~10 d 进行延长治疗，每天 4 次，每次 0.25 mm，牵引阶段每周摄 X 线片 1 次，巩固阶段每 4 周摄 1 次，在侧位 X 线片观察牵引部位骨痂形成和新骨。
- 当达到满意的长度后，插入 2 枚远端交锁螺钉和 1 枚在腓骨愈合后贯穿胫腓骨远端的螺钉。

**术后处理**　患者允许使用双拐负重行走（图 32-73）。

## 三、骨桥所致创伤性骨骺阻滞

年幼儿童骨折后所致的骨骺阻滞可引起明显的肢体短缩、成角畸形。成角截骨、受累骨骺的融合及对侧骨骺融合能够减轻成角畸形及肢体不等长，是经得起时间考验的有价值的手术技术。

Bright 和 Langenskiöld 曾介绍引起成角畸形或肢体不等长的局限性、小面积骨桥的切除手术（经骺板骨折后形成）。当骺板骨桥位于骺板的周围，容易接近，而且骨桥小于骺板面积的 50%，以及产生明显的畸形时，他们建议采用这种方法治疗。断层 X 线、CT、MRI 均有助于确定骨桥的范围。CT

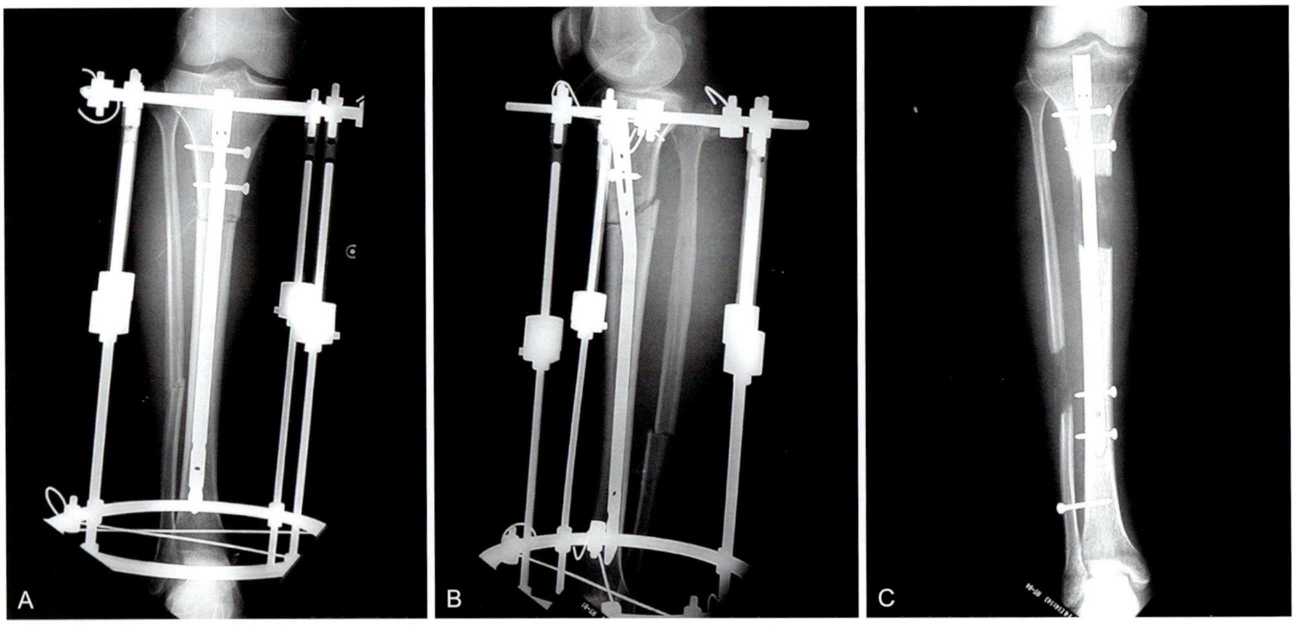


图 32-73 A、B. 使用髓内钉进行胫骨延长治疗，术后即刻摄正侧位 X 线片；C. 在逐渐延长治疗后，插入 2 枚远端交锁螺钉和 1 枚远端胫腓骨固定螺钉，外固定架已移除（引自：Park HW, et al: Tibial lengthening over an intramedullay nail with use of the Ilizarov external fixator for idiopathic short stature, J Bone Joint Surg 90: 1970-1978, 2008.）（见手术技术 32-24）

三维重建提供了一个三维立体的图像，能更好地显示病变范围并有助于制订术前计划。

骨桥切除术后，Langenskiöld 用脂肪、Bright 则用 382 硅胶充填缺损，但骨桥切除处的骺板不能再生，其周围的骺板软骨细胞以比以前更为线性和有序的方式产生新骨。在兔动物模型中，Lee 等比较了周围骨桥切除后，填塞游离脂肪、硅胶和自体骺板软骨移植的结果。临床、X 线及组织学研究显示，骺板移植（取自髂嵴）在矫正成角畸形、恢复胫骨纵向生长方面，优于硅胶组，游离脂肪填塞的结果最差。笔者采取骨桥切除，一期进行成角截骨和脂肪组织或硅酮充填切除后的缺损区域。

根据骺板位置和畸形程度，笔者同意 MacEwen（个人交流）的观点，即骨桥切除通常不能矫正明显的成角畸形，但对年幼儿童的骨桥切除，却可减少成角畸形的复发率，从而减少生长过程中的截骨次数。

笔者所在医院的 Ingram 曾介绍了一种在邻近并平行于骺板的骨桥水平的截骨术，它可用于非周围型骨桥。当截骨处于张开时，即使没有放大眼镜或显微镜，也很容易从正常干骺端骨松质内区分出白色、硬化的骨桥。然后，用牙科钻去除骨桥，仅留下正常骺板、骨骺和干骺端的骨松质。缺损区可置入游离脂肪或硅胶，截骨处插入楔形骨块固定以矫正畸形。

## 骨桥切除术

### 手术技术 32-25

（Langenskiöld）

- 术前经 MRI、CT 及断层 X 线检查，至少在两个平面上对骨桥的大小和位置进行精确定位（图 32-74A、B）。至少 50% 以上的骺板正常，骨桥位于骺板的周围，并引起进行性的成角畸形或肢体不等长。
- 在邻近骨桥的部位做适当的皮肤切口，显露骺板的周围部分。使用气囊止血带，以保证手术野无出血，有助于骺板定位。其近骨桥处可能很薄，可使用显微镜或放大镜使手术操作更为容易。
- 确定骨桥的最外周部分，并剥离覆盖其上的骨膜。切除骨桥直至其两侧达到正常骺板的周围，并且在整个空腔周围均可以见到软骨板。手术要点是应完全切除骨桥，保留正常骺板。
- 松开止血带后充分止血，将取自臀部皮下的脂肪块填充缺损部，出血停止后，用自体脂肪填充，如切除后空隙不规则，可将脂肪分成小块确保完全填塞空腔。
- 为保证自体脂肪块不移位，可将韧带、肌肉或皮下组织缝合至其表面，分层关闭切口，不用引流管。

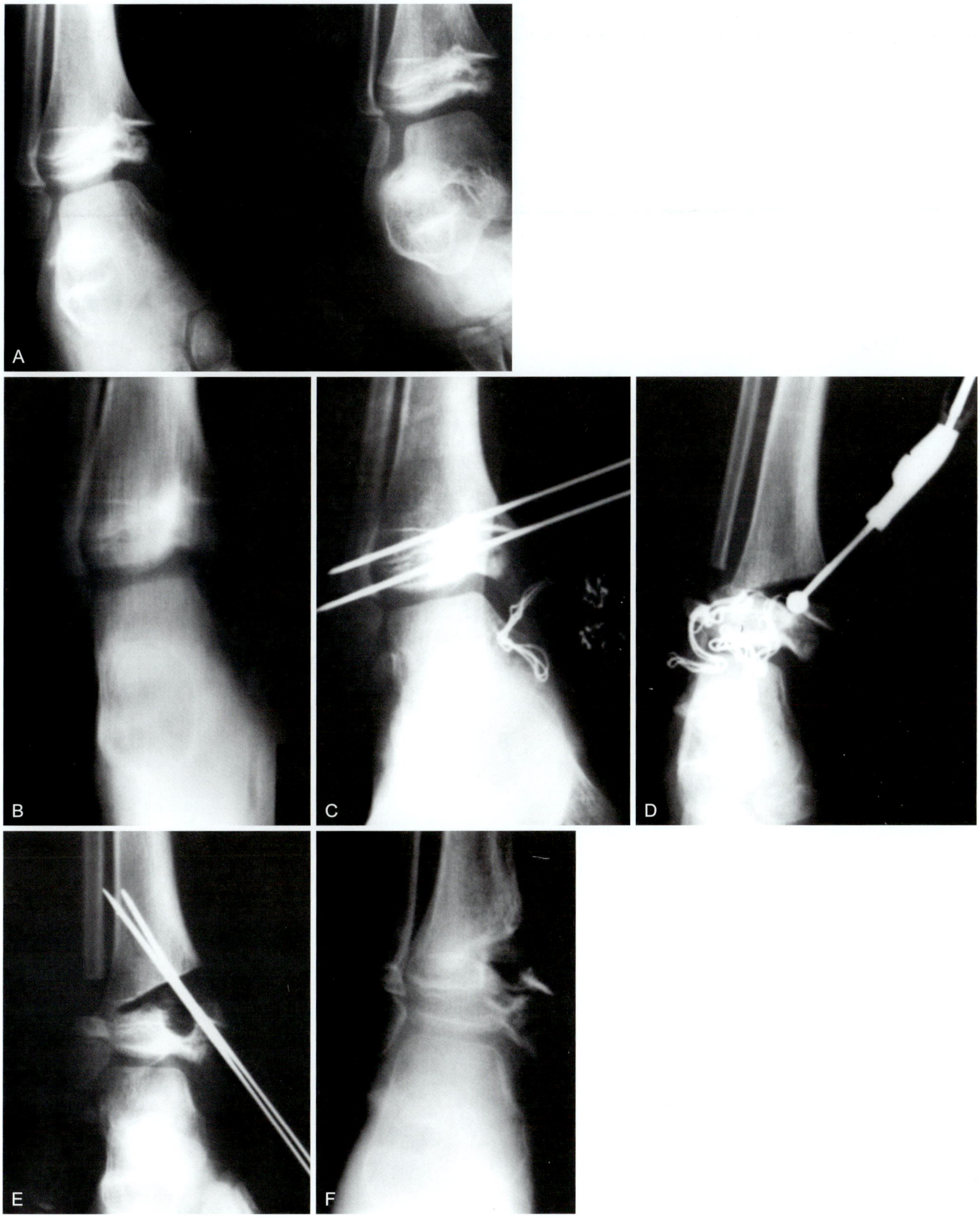


**图32-74**　骨桥引起创伤性骨骺阻滞。A、B. 胫骨远端内侧骨骺损伤后的正位X线片及断层X线片；C~E. Ingram胫骨远端骨桥切除及楔形截骨的手术步骤（见正文）；F. X线片显示畸形矫正和骨桥处的缺损（C~F图引自：Canale ST, Harper MC: Biotrigonometric analysis and practical applications of osteotomies of tibia in children, Instr Course Lect 30: 85-101, 1981.）（见手术技术32-25和手术技术32-26）

## 骨桥切除及角状截骨术

### 手术技术 32-26

（Ingram）

- 随着骨桥形成，不但有成角畸形，而且还有短缩畸形，张开楔形截骨通常可获一定的延长。
- 在骨桥引起成角畸形的同侧进行截骨（图 32-74A、B）。显露干骺端，但不要损伤骨桥侧骺板的周围部分。
- 完成骨膜下剥离后，在 X 线透视下，紧邻骺板平行插入 1 枚导针。该针应该穿过或紧邻骨桥（图 32-74C）。
- 在导针处进行截骨，并用板状撑开器张开截骨处。使用手术显微镜或放大镜（图 32-74D），用牙科钻完全去除白色硬化的骨桥。经骺板彻底切除骨桥，并在整个空腔周围均可见到正常的骺板。应用牙科镜可使操作更方便。
- 骨桥适当切除后，彻底止血，置入取自切口皮下的自体脂肪或硅胶，再将自体楔形骨块置入截骨处，使成角畸形获得矫形，用无螺纹克氏针固定（图 32-74E）。
- 逐层关闭切口，无菌敷料包扎及前后石膏托固定。

**术后处理** 在截骨完全愈合及钢针拔出前，应限制患肢负重及活动。

周围型及线型骨桥比中央型骨桥更容易显露及确认。在健康骺板周围的正常软骨环往往被骨桥表面的骨膜所替代，很容易被剥离。周围型骨桥切除仅是挖出骨桥，保留正常骺板的完整性，因此，需要知道骨桥在何处与骺板相接触，以及骨桥进入骺板的深度。

## 周围型和线型骨桥切除术

### 手术技术 32-27

（Birch 等）

- 在一侧或双侧骨桥的边缘，仔细显露骨桥与正常周围软骨环连接处，该连接处可作为切除骨桥的最佳起点。在 X 线透视下，保证切除操作限于骺板内，而不要进入骨骺或干骺端内（图 32-75A）。
- 继续进行切除操作，直至从正常软骨膜的两边及整个空腔的深部看到骺板（图 32-75B）。另一种可选择方法是，经骨膜剥离并在 X 线透视下找到骨桥，直接向着骺板挖一空腔，直至见到骺板（图 32-75C）。向周围扩大空腔，直至见到骨桥两侧的正常软骨膜。
- 用取自臀或腹股沟的小块脂肪充填该空腔。

可经干骺端皮质开窗或截骨显露中央型骨桥。用牙科钻去除骨桥，可以在关节镜辅助下识别正常的软骨并切除骨桥。

## 中央型骨桥切除术

### 手术技术 32-28

（Peterson）

- 对完全穿越骺板的骨桥，应用断层 X 线片绘制骨桥图，确定手术入路和保证完全切除（图 32-76）。经干骺端或骨骺显露中央型骨桥（图 32-77A）。由于经骨骺入路不容易接近骨桥，而且通常又需要做关节切开，因此，经干骺端入路更好，但这需要在皮质开窗及取出少量骨松质（图 32-77B）。

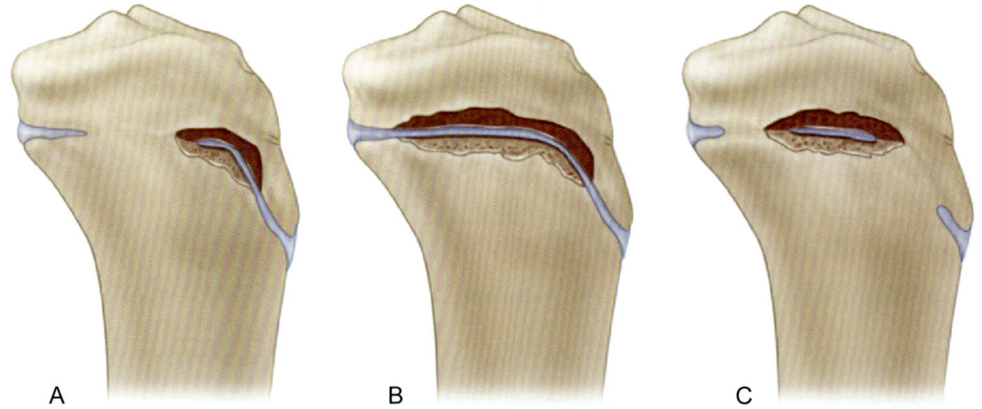


图 32-75 周围型骨桥切除（见正文）。A. 在 X 线透视下，保证在骺板水平进行骨桥切除；B. 切除骨桥直至在空腔深部的周围见到骺板；C. 另一可选择的方法是在 X 线透视下剥离骨膜的显露方法（重绘引自：Birch JG: Technique of partial physeal bar resection, Op Tech Orthop 3: 166-173, 1993.）（见手术技术 32-27 和手术技术 32-28）

- 用高速钻磨除整个骨桥后，用微小牙科镜窥视正常骺板（图 32-77C），应使空腔的四壁平整平滑（图 32-78）。

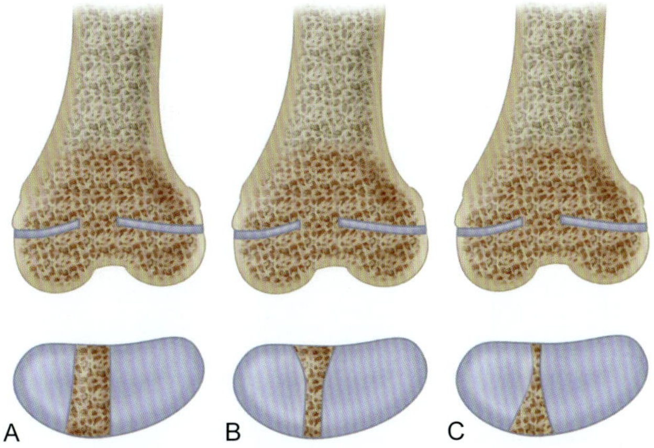


图 32-76　A~C. 从前向后的长骨桥，3 种骨桥的前后位 X 线片表现相同（上列）；横切面则表现为不同形状（下列）（见正文）

- 在干骺端和骨骺放置金属标志物（如银夹等）有助于准确评估受累骺板以后的生长。标志物应放在骨松质内，不与空腔接触，并且应在缺损远近端的同一纵面上。
- 对大的与负重有关的空腔可注入颅骨成形剂。如与负重无关，则以注射器和短的聚乙烯管向空腔内注入顺骨成形剂（图 32-79A）或待其部分固化后塞入空腔。尽量少在干骺端遗留颅骨成形剂，待其完全固化后，以骨松质填满残存的干骺端空腔（图 32-79B）。空腔的形态也很重要，填充材料保持在骨骺内时，降低了再形成骨桥的可能性（图 32-80A）。反之，随着骨骺的生长而远离填充材料时，则容易再形成骨桥（图 32-80B）。
- 保证填充材料停留在骨骺内的方法有在空腔内钻孔（潜挖）（图 32-81）和扩大空腔（图 32-82）。

**术后处理**　立即开始关节活动。如果未行截骨，则不必用石膏或其他方法固定。术后当天只要患者能够耐受，鼓励患者尽早负重。在骨骼发育成熟之前，定期复查 X 线片。

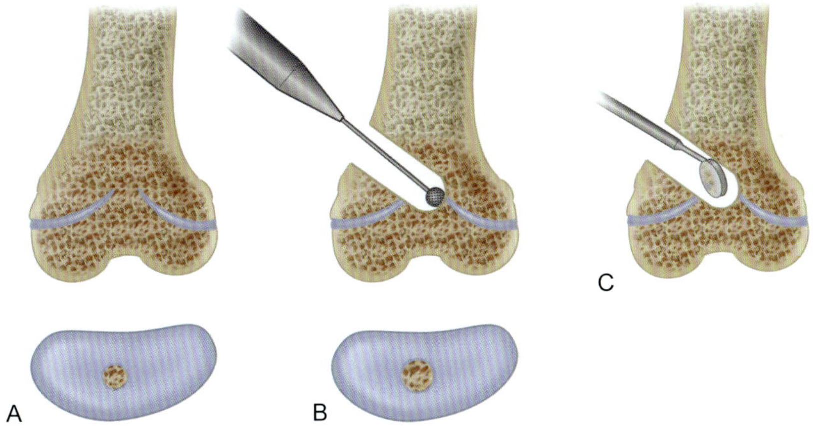


图 32-77　A. 中央型骨桥的周围骺板生长，形成“帐篷”或“杯状”骺板（见正文）；B. 经干骺端骨窗切除中央型骨桥（见正文）；C. 用牙科镜检查整个骺板（见正文）（见手术技术 32-37）

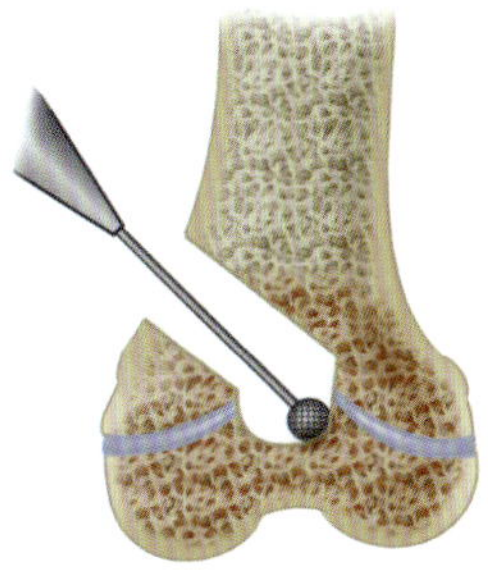

图 32-78　使干骺端的骨面光滑（见正文）（见手术技术 32-37）

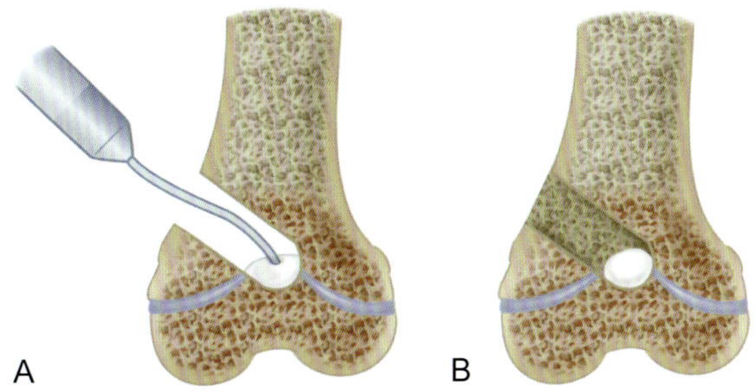


图32-79　A.用注射器注入颅骨成形剂（见正文）；B. 骨移植填满剩下空腔（见正文）（见手术技术32-37）

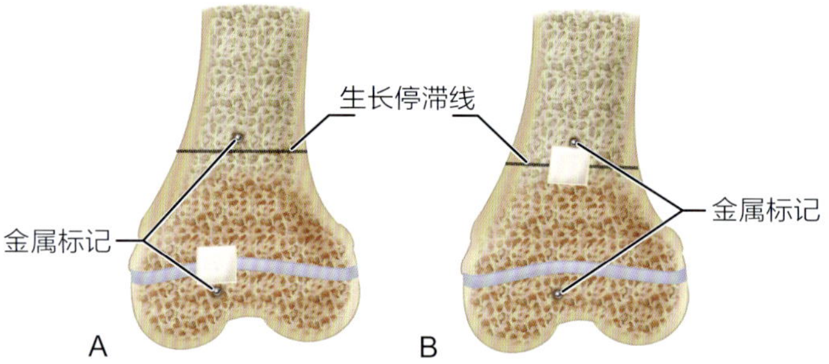


**图 32-80** A. 随着生长，填塞物远离近端标记及生长阻滞线（见正文）；B. 随着骨骺生长，填塞物留在干骺端（见正文）（见手术技术 32-37）

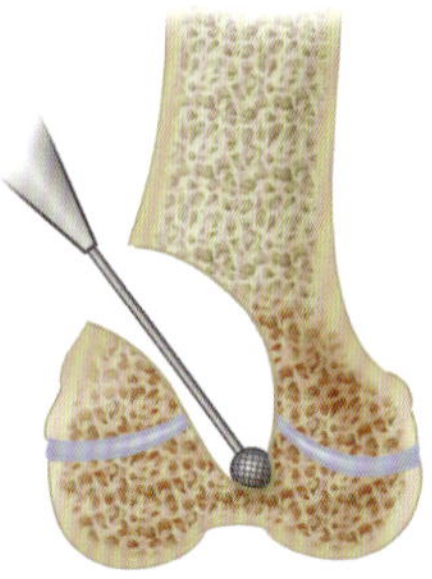

**图 32-81** 骨骺内潜行钻孔（见正文）（见手术技术 32-37）

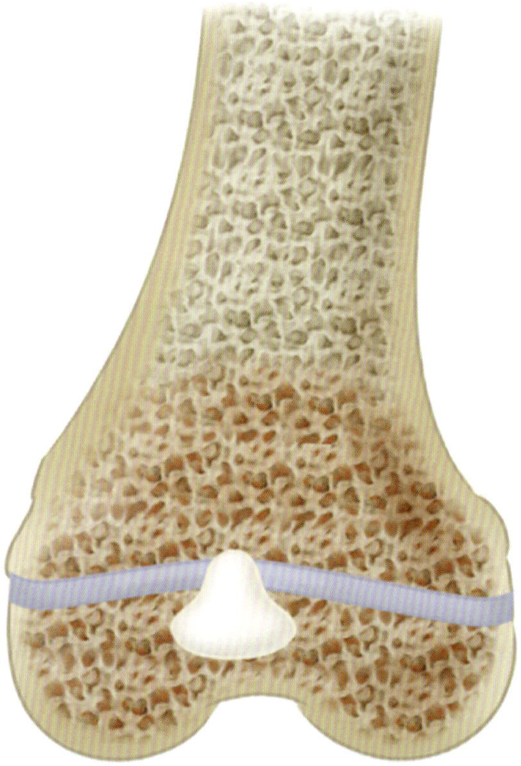

**图 32-82** "领扣"状填塞物起到"锚"的作用（见正文）（见手术技术 32-37）

第十部分

# 儿童神经系统障碍

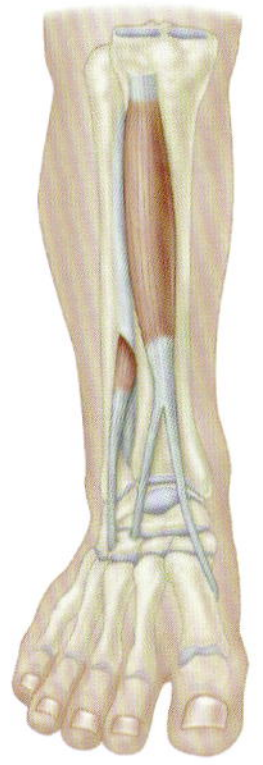

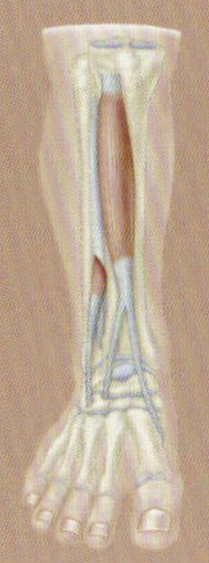

# 第 33 章

# 脑性瘫痪

**著者：** David D. Spence, Benjamin W.Sheffer
**译者：** 李文超　王振栋　陈　辉（第 13 版：洪　毅　陈世铮　聂少波）
**审校：** 朱　兵　吴　军（第 13 版：陈顺有　林　然　潘源城　苗武胜）

## 第一节　病因

脑性瘫痪是一系列不同类型的运动和姿势异常，从轻度运动障碍到全身严重受累，其临床表现各不相同。由于患者临床表现的多样性以及缺乏准确的诊断方法，确切定义什么是脑瘫一直非常困难，且存在诸多争议。目前，学术界普遍认为，所有的脑瘫患者具备以下 3 个共同的显著特征：①某种程度的运动功能障碍，它区别于全身发育迟缓和自闭症等的运动障碍；②发育中的大脑受损，与年长患儿和成人成熟脑的受损有所不同；③非进行性的神经功能损伤，区别于其他如肌肉萎缩等儿童运动性疾病的神经损伤。2004 年脑瘫国际执行委员会修订了脑瘫的定义：脑性瘫痪（CP）是指由于胎儿或婴儿大脑发育过程中出现非进行性的功能失调，从而引起肢体活动受限的一系列永久性的运动及姿势发育障碍。脑瘫的运动障碍通常伴有感觉、知觉、认知、交流和行为失调、癫痫及继发肌肉骨骼问题。

大脑损害常发生于妊娠期到生后 2 年内，在这段时间内大部分运动功能的发育已经完成。2 岁后发生的脑损害也会导致相似的结果，因此也称为脑瘫。到 8 岁时，大部分未成熟的脑组织及步态发育均已完全，此时脑损害将导致更加成人化的临床表现和结果。

尽管神经功能损伤是永久性的和非进行性的，但是对患儿的影响却是动态进展的。脑瘫患儿在骨科方面的临床表现随着生长发育可以有很明显的变化。生长和跨关节肌力的改变可导致进行性的关节运动丧失、挛缩，最终发生关节半脱位和脱位，出现需要骨科干预的退变。

在美国，脑瘫患儿是儿科最大的神经肌肉异常患者群体。全世界范围内的脑瘫发病率存在明显差异，其受到许多因素的影响，如产前保健的数量和质量、父母的社会经济条件、环境以及孕妇和儿童所接受的产科和儿科护理类型。很多情况下，由于社会经济原因难以获得医疗护理，许多患儿直到 2 岁或 3 岁才被诊断，因此确定真正的发病率也是十分困难的。在美国，存活婴儿中脑瘫发生率为 2‰，每年大约新增 25 000 名脑瘫患儿，而且在任何特定的时间点都有大约 400 000 名脑瘫儿童。20 世纪 50 年代和 60 年代，源于母婴 Rh 不相容性的深入理解、治疗方法的进展以及产科技术的改进，美国首次出现了受累患儿的数量下降。近年来，由于早产儿和低体重儿的存活率增加，脑瘫患儿的发病率有所上升；然而，两个大样本研究显示，在美国这些婴儿存活数量的增加并没有引起脑瘫发病率的升高。世界范围内，每 1000 个存活的新生儿中，有 0.6~7 个新生儿发生脑瘫。脑瘫患儿的手术费用庞大。1997 年共完成约 37 000 例手术，其中最多见的术式包括胃造口管放置、软组织松解、胃底折叠术、脊柱融合以及髋关节截骨术。这些手术共用掉 50 000 个住院日，花费 1.5 亿美元。

脑的发育性损害可发生在孕期到幼儿的任何时间，一般分为产前、产中和产后。与通常的想法不同，导致脑瘫的损伤大部分发生在产前，在出生过程中发生的不到 10%。产前脑瘫风险因素，主要包括胎儿的先天风险因素（最常见的是基因异常）、母亲的先天因素（癫痫、智力低下和流产史）以及妊娠本身的风险因子（Rh 血型不相容、羊水过多、胎盘破裂、药物及酒精依赖史）。外部因素如 TORCH 综合征（弓形虫病、其他因素、风疹、巨细胞病毒、单纯疱疹病毒）也会导致产前脑瘫。在缺乏任何已知风险因素的情况下，脑瘫的发生源于脑发育关键时期的未知因素。一些最近的研究提示，绒毛膜羊膜炎作为发生因素之一可能起到了一定的作用。

围生期的脑瘫（从出生到生后几天）与分娩中的窒息和脑部损伤具有典型的相关性。缩宫素过量使用、脐带脱垂、臀位产都与脑瘫发生有关。只有 10% 的脑瘫病例是在这一时期发生的，许多脑瘫患者并没有窒息病史。脑瘫通常与这个时期的低 Apgar 评分有关，但许多新生儿也会由于其他情况出现低评分，如家族性遗传病（这种情况下的低评分与窒息完全无关）。低体重儿（<1500 g）罹患脑瘫的风险显著增加，其发病率为 60‰，然而正常体重儿脑瘫的发病率只有 2‰。发病率的增加源于脑室周围的血管脆性，它对分娩过程中的生理性波动具有很高的敏感性（图 33-1）。这些波动包括低氧血症、胎盘病变、母体糖尿病、感染等，能损伤血管并导致继发的脑室内出血。此类损伤分为 Ⅰ ~ Ⅳ 级（表 33-1），增加了神经系统后遗症的发病率，诸如脑积水和脑瘫的发生归为 Ⅲ 级（双侧脑室出血）和 Ⅳ 级（脑实质出血）。另外，脑室周围区域在妊娠第 26~32 周特别敏感，它对运动控制非常重要，如果受损常导致双侧瘫痪。通常，一些协同事件会导致脑损害和继发的脑瘫。多胎妊娠及其相关的早产也提高了脑瘫发生的风险。

尽管许多脑瘫儿也是足月儿，但足月新生儿罹患脑瘫的风险要低于早产儿。缺血缺氧性脑病主要以低张力、运动能力减弱和癫痫为特点，该病是产后脑瘫发生的最常见的原因。胎粪吸入和持续胎儿循环缺血是缺血缺氧性脑病最常见的原因。这一时期的 B 组链球菌和疱疹病毒所致的感染，如脑炎和脑膜炎也能导致脑瘫。产后由意外或者虐待儿童导致外伤性脑损伤所引发的脑瘫也占一定的比例。产科护理的改进能显著减少医源性脑损伤的发生。

## 第二节 分类

由于脑瘫在临床表现和类型方面的广泛差异性，临床上存在着多种分类方案。传统意义上，脑瘫主要根据临床生理表现、身体受累的部位或脑部

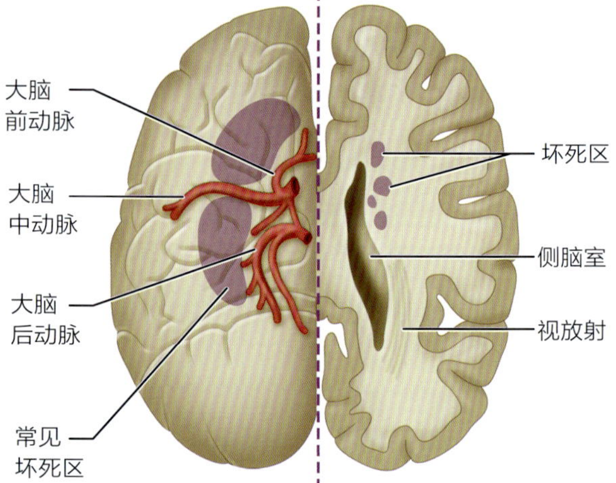


**图 33-1** 脑室周围白质软化时横断面的脑供血血管（左侧）和大脑结构（右侧）。脑室周围结构包括“白质”，白质中有运动控制系统的下行神经传导通路。这一区域，尤其是大脑靠前方的部分，因为血管不够丰富，在早产儿中极易受到损伤。血流量的变化、血氧浓度以及血浆葡萄糖水平都可以引起该区域的损伤，从而导致运动控制系统紊乱以及后续的脑性瘫痪（通常是痉挛性的）的发生

**表 33-1**
室周损伤的分级

| | |
|---|---|
| Ⅰ | 局限在生发基质的出血 |
| Ⅱ | 蔓延至脑室的出血 |
| Ⅲ | 脑室内出血合并肿胀 |
| Ⅳ | 脑实质出血 |

引自：Pellegrino L, Dormans JP: Definitions, etiology, and epidemiology of cerebral palsy. In Pellegrino L, Dormans JP, editors: Caring for children with cerebral palsy: a team-based approach, Baltimore, 1998, Paul Brookes.

受损的神经解剖区域进行分类。目前，粗大运动功能分级系统（GMFCS）是最受认可和广为应用的分级体系，这一系统按照不同年龄的功能对儿童进行了分级。

### 一、按脑瘫受累部位分类

如表 33-2 所示，应该对运动失调的身体解剖区进行确定。通常很难完全按照累及的部位进行分类，因为一些肢体只是轻微受累，而患者累及部位又会随时间而变化。然而，这种分类在描述受累区域的总体情况时是有用的。

表 33-2
脑瘫的分类（按累及部位）

| 类型 | 说明 / 累及情况 |
| --- | --- |
| 单瘫 | 通常累及一侧下肢 |
| 偏瘫 | 同侧上下肢受累<br>上肢重于下肢 |
| 截瘫 | 双下肢同等受累 |
| 双侧瘫痪 | 下肢重于上肢<br>上肢精细运动 / 感觉异常 |
| 四肢瘫 | 四肢均等受累<br>头颈正常 |
| 双侧偏瘫 | 四肢受累<br>上肢重于下肢 |
| 全身瘫痪 | 四肢严重受累<br>头颈部失去控制 |

### （一）单瘫

单瘫是非常罕见的，常常发生在脑膜炎之后。很多被诊断为单瘫的患者实际上是有一侧肢体轻微受累的偏瘫。

### （二）偏瘫

偏瘫只涉及身体的一侧，通常上肢比下肢的受影响程度大。偏瘫患者大约占脑瘫的 30%，典型特征是患肢感觉改变。严重的感觉减退，尤其是上肢，提示实施重建手术后功能恢复较差。偏瘫患者也会因受累侧下肢短缩而造成下肢不等长，可通过对侧骨骺阻滞或下肢延长术予以矫正。

### （三）双侧瘫痪

双侧瘫痪是最常见的脑瘫解剖学类型，约占总病例的 50%。双侧瘫痪的患者四肢都有运动功能异常，下肢受累情况要重于上肢。在室周损害时，下肢传导束距离脑室更近，更能解释为何下肢受影响程度更为严重（图 33-1）。这种类型的脑瘫在早产儿中很常见，他们的智力通常是正常的。虽然很多患儿学习走路要延迟至 4 岁左右，但大多数双侧瘫痪的患儿最终能够走路。

### （四）四肢瘫

四肢瘫的患者四肢均被累及，多数患者伴有显著的认知缺陷，使得护理更加困难。患者头部与颈部的控制通常有助于患者交流、接受教育和坐立。对四肢瘫患者的治疗目标主要包括使骨盆和脊柱能够平直，髋部屈曲 90° 能坐立，伸展 30° 能支撑躯干，使变形的足可以穿鞋，并适应轮椅。

### （五）全身瘫痪

全身瘫痪的患者除了不能控制头颈部之外，通常还伴有严重的认知缺陷。这些患者通常需要全天时间的日常生活管理和特殊的座位以协助头部固定。患者常伴有流口水、发音困难、吞咽困难等症状，使护理工作更为复杂。

### （六）其他类型

一些患者由于双侧大脑半球的出血而导致双重偏瘫。双重偏瘫常常很难与双侧瘫痪和四肢瘫相区别；不过双重偏瘫患者的上肢受到的影响比下肢严重。

与双侧瘫痪相比，以双下肢受影响为特征的截瘫非常少见，患者表现为上肢的粗大和精细运动功能完全正常。很多被诊为截瘫的患者实际上属于上肢受到微弱影响的双侧瘫痪。尽管 3 个肢体受到影响的三肢瘫痪偶尔也被提到，但可能并不存在。经过仔细诊查，很多被认为是三肢瘫痪的患者实际上其受影响最轻的一肢也会存在轻微的运动功能受损。

## 二、生理学分类

大多数脑瘫患儿通过识别运动功能进行具体分类。对大脑正常发育的基本理解，对于了解各种类型的脑瘫非常重要。妊娠早期，未完全发育的大脑大体分为 3 部分，包括大脑、小脑及延髓。妊娠中期，神经元开始形成，这一时期结束时达到个体最终所具有的神经元总数。此前任何损失的神经元都不能替代。妊娠第三期，突触连接和髓鞘开始形成，并以高度有机的组织方式一直持续到青春期结束。随着突触的发育和髓鞘化的继续，原始的反射消失，出现更多成熟的运动形式。由于出生后继续发育，很多新生儿神经系统的损伤不容易被检测到，直到应有的运动功能没有正常出现，才逐渐被识别。因为不同的脑神经通路在不同时期发生髓鞘化，痉挛型双侧瘫痪通常在出生后 8~10 个月才能被识别，偏瘫在出生后 20 个月才能被识别，而手足徐动型脑瘫在生后 24 个月才能被识别。因为脑瘫儿的运动模式可随时间的改变而变化，因此我们应该牢记这些知识。

在生理学上，脑瘫可以分为能影响皮质脊髓（锥体）束的痉挛型和影响发育中脑其他区域的锥体束外型。锥体束外型脑瘫包括手足徐动型、舞蹈症样型、运动失调型、强直型和低张力型（图33-2）。

## （一）痉挛型

痉挛型是脑瘫最常见的形式，约占全部病例的80%，通常与未成熟大脑的锥体束受损相关。痉挛状态，或称被动牵张下的依赖速率的肌肉紧张度增加，是由正常的肌肉牵张反射的过度反应所引起。Booth从组织学上发现，这些肌肉功能的改变会导致Ⅰ型胶原质在受损肌内膜上沉积，导致其增厚和纤维化，这种变化的严重程度与痉挛的严重性相关。患者常常伴有正常拮抗肌群的共同收缩，这种收缩能导致疲劳，灵活性、平衡性的丧失及平衡困难。关节的挛缩、脱位、退变在痉挛性脑瘫患者中很常见。

## （二）手足徐动型

手足徐动症型脑瘫是由锥体外束受损引起的，其特征是运动障碍和无目的运动，并可能受环境的刺激而加剧。临床表现随患者的兴奋程度变化而变化。对于单纯手足徐动型脑瘫，关节挛缩是不常见的；与痉挛型脑瘫不同，软组织松解术的手术效果不可预知，且具有很高的并发症发生率。随着引起胆红素脑病（核黄疸）的Rh不相容的预防技术的改进，手足徐动症型脑瘫的发病率在逐渐减少。以肌张力增高和随意运动中姿势扭曲为特征的张力障碍或张力减退在手足徐动症型脑瘫中时有发生。

## （三）舞蹈症样型

舞蹈症样型脑瘫患者的症状是手腕、手指、足趾和踝关节持续性地无目的运动，这种运动使佩戴支具和起居都很困难。

## （四）强直型

强直型脑瘫患者在所有脑瘫患者中肌肉张力最高。这种高张力状态却不伴有在痉挛型脑瘫中常见的反射亢进、痉挛状态和阵挛。对齿轮样或铅管样肌强直的患者常常需要进行外科松解。当实施松解手术时，必须防止对肌肉的过度松解，否则会产生反张畸形。

## （五）共济失调型

共济失调型脑瘫非常少见，且最容易被误诊。其特征是协调运动功能特别是行走功能异常，这是由发育中的小脑受损所导致的。将共济失调型脑瘫与痉挛型脑瘫区分开非常重要，因为共济失调型脑瘫不必进行外科手术，很多患共济失调型脑瘫的患

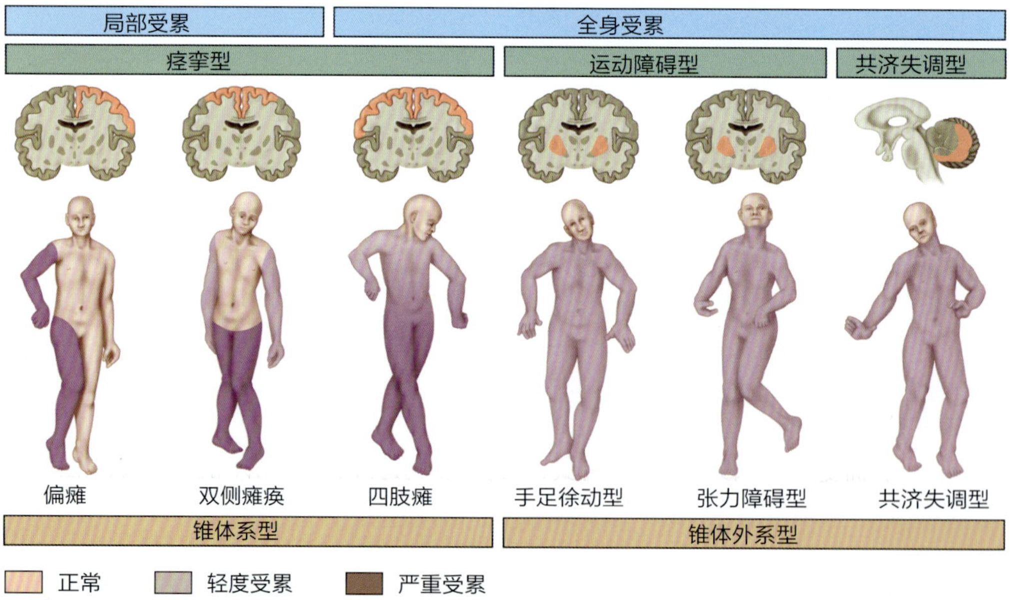


**图 33-2** 脑性瘫痪的分类。脑瘫的分类方式有以下几种（命名上会有一些重复）：根据部位进行分类（按受累区域分为全身受累、偏瘫、双侧瘫痪和四肢瘫），根据生理学类型进行分类（痉挛型、运动障碍 / 张力障碍型，运动障碍 / 手足徐动型和共济失调型），根据推测的神经学上的改变进行分类（锥体系型、锥体外系型）（引自：Pellegrino L: Cerebral palsy. In Batshaw ML, editor: Children with disahilities, ed 4, Baltimore, 1997, Paul H. Brookes.）

儿经过非手术治疗也能够改善他们的步态功能。对共济失调患者进行过度的肌腱延长术会导致医源性肌肉不足，反而会进一步损害步态功能。

### （六）低张力型

低张力型脑瘫的特征是肌肉紧张度低，腱反射正常。很多最终发展为痉挛型脑瘫和共济失调型脑瘫的患儿在其脑损伤真实状况显现出来之前，都经过 1~2 年的低张力阶段。持续性的低张力会导致坐姿失衡、头部定位及交流等方面的困难。

### （七）混合型

很多脑瘫患者都具有不止一种类型的畸形，属于混合型。混合型脑瘫患者经常表现出锥体系和锥体外系损伤的体征。其最终临床表现是由痉挛型、手足徐动型、共济失调型等相关类型的成分多少决定的。这类患者的手术效果很难预测，尤其是对手足徐动型与共济失调型占很大比例的患儿。

## 三、功能分级

近年来，依据运动功能形成了新的分级系统。功能分级系统是按照个体功能而不是其肢体缺陷进行分级，并促进了世界卫生组织国际功能、残疾和健康分类（ICF）中针对功能和参与相关概念的制定。第一个广泛应用的功能分级是粗大运动功能分级（Gross Motor Function Classification System，GMFCS）（框 33-1）。Palisano 等最早阐述了这种五等分级系统，这是一种可靠而稳定的分级方法，可对 12 岁以下儿童的运动功能进行预测。现在已经扩展和修订到 12~18 岁。这一分级还考虑了功能受限所需的辅助器具，如助行器和轮椅，以及特定年龄相应的运动能力。测评方法的重点在于自主运动以及行走和坐位的功能。GMFCS 还可以预测髋关节脱位。

GMFCS 依靠其影响和接受度，推动了手功能分级系统（Manual Abilities Classification System，MACS）的产生（表 33-3）。这种五等分级系统与 GMFCS 类似，但更倾向于评估脑瘫儿童在日常生活中如何用手完成活动。这种分级系统已被诸多研究验证，且面对 4~18 岁患儿的医护人员使用此分级系统的评分者间信度可以达到优良。同样与 GMFCS 类似，MACS 随着时间的推移也很稳定，仅在 4 岁以后有所微调。

# 第三节　诊断

病史采集与体格检查是诊断脑瘫的首要手段。病史采集应包括对整个孕期和分娩期的全面调查。除了很少见的几种情况，如家族痉挛型下肢瘫痪和先天性共济失调外，再没有其他已知的脑瘫遗传因素。诸如 X 线片、血液分析、染色体分析、CT、MRI、正电子发射断层扫描术等辅助性检测很少需要用于脑瘫诊断，但它们在确定脑瘫的类型和发病程度方面可能有一定帮助。对 2 岁以下脑瘫患儿的诊断非常困难。有研究发现 1 岁时诊断为脑瘫的患儿中 55% 到 7 岁时便不再符合脑瘫的诊断标准。早熟性一过性张力障碍易与脑瘫相混淆，它的特征是患儿在 4~14 个月时下肢张力增高。它只是一种自限性疾病，可以自愈。此外，非洲及美洲儿童比其

表 33-3
手功能分级系统（MACS）

| 级别 | 描述 | 注释 |
|---|---|---|
| 1 | 能轻松、成功地操作物品 | 最多只在手的操作速度和准确性（操作轻易性）上表现出能力受限，然而这些受限不会影响日常活动的独立性 |
| 2 | 能操作大多数物品，但在完成质量和（或）速度方面受到一定影响 | 在避免某些活动或完成某些活动时可能有一定难度；会采用另外的操作方式，但手部能力通常不会限制日常生活的独立性 |
| 3 | 操作物品困难，需要帮助准备和（或）调整活动 | 操作速度慢，在质量或数量上只能有限地成功完成；如果对活动进行准备或调整，仍能进行独立操作 |
| 4 | 在适宜的情况下，可以操作有限的简单物品 | 通过努力可以完成部分活动，但是完成的成功度有限，部分活动需要持续的支持、帮助和（或）合适的设备 |
| 5 | 不能操作物品，但活动能力严重受限，即使是简单的活动 | 完全需要辅助 |

**框 33-1**

**粗大运动功能分级系统（GMFCS）**

Ⅰ级：小于 2 岁。婴儿开始学习在地板上坐，并用双手玩和操控物品。婴儿也可以爬行和自己立起身来，到 18 个月，可以行走。

2~4 岁。儿童可以在无辅助的情况下坐在地板上。他们可以在无成人辅助下开始站立和行走。行走开始超过爬行。

4~6 岁。儿童可以坐在椅子上，可以在无辅助的情况下从椅子上站起来。他们还可以在无辅助的情况下从椅子移动到地板上，无辅助时自由行走，并且开始跑跳。

6~12 岁。儿童可以在无辅助时跑、走、跳和爬楼梯；但是他们的平衡和协调能力可能仍较差。

Ⅱ级：小于 2 岁。儿童可以开始在地板上坐，但需要成人辅助或依靠成人的手支撑。婴儿可能开始用手和膝盖爬行，或者用腹部“爬行”。

2~4 岁。儿童可以坐在地板上但需要辅助，尤其是用手玩和抓东西时。用膝手交替爬行时应用互惠模式，孩子可以在辅助器具的帮助下或者抓扶家具或其他坚固的物品行走。

4~6 岁。儿童现在可以在无辅助时坐在椅子上，但从站立位移动到地板上（或如桌面和一个平面）仍需要辅助。另外，他们可以在无支撑的条件下做短距离步行，并可在手握扶手支撑的条件下攀爬尽可能长的楼梯。但是不能跃、跑或跳。

6~12 岁。儿童可以在无辅助或微量辅助下进行室内和户外行走，但在人多的地方、在不熟悉的环境和斜坡上时仍需要帮助。他们在爬楼梯时仍需要扶手，并且只掌握一小部分粗大运动技能，如跑、跳和跃。

Ⅲ级：小于 2 岁。婴儿可以用腹部向前滚动或爬行，但需要支撑腰部辅助完成坐位。

2~4 岁。儿童可以在无支撑时坐在地板上，但呈“W”位：旋转双髋和双膝。他们还可以膝手爬行，通常不移动小腿。移动时偏好爬行。

4~6 岁。儿童可以直坐在椅子上，但用手时则需要支撑腰部。此外，他们可以借助硬质家具（如桌子）从椅子上站起来，并可在成人扶助下爬楼梯。他们还可以在移动装置的辅助下行走。

6~12 岁。在移动装置辅助下，儿童可以在室内室外行走。他们可以在有扶手而无成年人辅助的情况下爬楼梯。如果进行长距离的旅行或行走在不平或倾斜的地形上时，儿童需要抱着或用轮椅推行。

Ⅳ级：小于 2 岁。婴儿可以从背侧翻向腹侧，反之亦然，但只有在支撑躯干的情况下才能保持直立坐位。

2~4 岁。置于地板上时，孩子可以端坐，但需要手和胳膊的支撑。在大多数情况下，坐和站的时候需要适当的设备辅助，但膝手爬行、腹部爬行和（或）翻滚是偏好的移动方式。

4~6 岁。儿童可以在躯干支撑的情况下坐在椅子上，并可抓着硬质的平面从椅子上移开。他们可以短距离行走，但强烈建议成人密切观察，因为他们在转弯和保持平衡方面仍存在问题。

6~12 岁 。儿童的活动能力同 6 岁，但他们可能需要依靠轮椅和助行器，尤其是在学校或社区。

Ⅴ级：小于 2 岁。自主控制运动功能受损，反之亦然，婴儿不能在无躯干支撑的情况下抬头。翻身还需要辅助。

2~4 岁。所有区域的运动功能仍然受限，致使儿童很难在无辅助条件下坐起、爬行或实现任何类型的独立活动。

4~6 岁。儿童现在可以坐在椅子上，但需要适宜的设备维持体位。此外，他们的日常活动都可能需要搬运，因为他们仍没有独立活动能力。

6~12 岁。一些儿童可能需要借助电动轮椅自己完成活动，但仍在一定程度上活动受限，包括不能支撑躯干和身体。此外，有时还需要应用宽大而合适的设备辅助。

他种族的儿童具有更高的肌肉紧张度，这也会导致脑瘫的误诊。

了解正常的运动发育阶段和原始反射有助于鉴定运动发育迟缓的儿童。运动发育通常从头部到足部，从出生时的吞咽和吮吸开始，发展到 24~36 个月时对括约肌的控制（表 33-4）。运动的原始反射方式作为正常成熟过程的一部分可在正常儿童中出现，而在脑瘫患者中其持续期延长，甚至有时持续存在；其他正常行走所必需的成熟运动模式显著迟缓甚至永不出现。通过确定某种反射的存在与否，

表 33-4

早期运动发育标志

| 发育标志 | 月龄 | 95% 百分位值 |
|---|---|---|
| 头部控制 | 3 | 6 |
| 独坐 | 6 | 9 |
| 爬行 | 8 | 不确定，部分患儿永远无法爬行 |
| 牵拉直立 | 8 | 12 |
| 独立行走 | 12 | 17 |

就可以确定儿童的神经学年龄。通过比较神经学年龄与实际年龄，就可以确定神经商数，这有助于确定预后和治疗方法；而这种原始反射的存在也会导致以后畸形的发生。

## 一、预后因素

脑瘫患者包括行走在内的功能预后因素已有大量的研究。颈反射强直的患者通常无法独立平衡站立，也无法完成行走所必需的下肢交替性运动。2 岁之前能独立坐立是以后能正常独立行走的良好预兆。假如 4 岁时还不能独坐，他（她）就很可能无法在没有辅助的情况下正常行走。假如在 8 岁前还没有学会走路，又没有严重挛缩的限制，就可能永远无法行走。

Bleck 报道的行走功能预后不良体征包括：①非强迫性不对称的颈强直反射；②持续的婴儿拥抱反射；③垂直位过强的伸肌挺伸；④持续的颈翻正反射；⑤ 11 个月后无降落伞反应。这些反射的持续存在与广泛、严重的脑损害有关，提示在独立行走、自理和日常活动方面预后不良。

## 二、步态分析

在计算机步态分析系统出现之前，仔细的临床观察是诊断脑瘫步态异常的首要方式。目前临床观察仍然是确定诊断不可缺少的部分。通过从前面、两侧再到后面反复的临床观察，每次研究步态中的一个成分。应当注意骨盆、臀部、膝部、踝、足以及步幅、步调、旋转调整、躯干位置和左右差别。

现代量化步态分析主要采用多角度的高速电影摄像机、可触及的骨性标志一致的皮肤反射标记和测量步态各个部分的应力平台。运动学数据以波形的形式展现，代表关节在步调周期中的三维运动。肌电图记录步态周期中各肌肉的活动，它被用于检测哪些肌肉的放电属于正常模式，哪些属于异常。其他的步态量化分析包括足压描记和氧耗量测定。总之，这些能为专职的观察者提供步态中所有参与元素间相互作用的精确信息。步态分析通常在制订下肢手术的术前计划中描述患者特异的步态偏差，形成适合的干预措施。研究发现，根据临床观察数据制订好手术计划的患者中，如果提供给资深医师量化后的步态分析数据，那么当时即有 52% 的手术方案进行了更改。

步态量化分析可以提供客观数据，但对这些数据的解释会有主观性。医师在鉴定软组织和骨的问题及推荐的处理方案时只有少量至中等量的一致性，且不同的机构对诊断和推荐的处理方案也有显著的差异。有报道称，临床检查和步态分析相结合能改善手术效果。术后的步态分析不仅对评估预后，还对制订进一步的处理方案有帮助，包括支具、特定的物理治疗方案和进一步的手术干预。

尽管步态量化分析技术在不断改进，但它们在评估和治疗脑瘫患儿中的作用仍有诸多争议。步态分析虽能改变决策，但仍需要研究这些改变是否能提高临床疗效。Davids 等对如何形成临床方案、优化儿童脑瘫患者的行走能力提出了五步规范。它们是临床病史、体格检查、诊断性成像、步态量化分析和麻醉下检查。笔者相信，这种诊断和处理脑瘫患儿的方式比单独依赖步态量化分析更加优越。

# 第四节 并发情况

许多脑瘫患者伴发的相关损害能影响他们的日常活动、独立性、活动能力和整体健康。对患者、家庭及他们的医护人员来说，这些问题比患儿的行走状态更重要。在考虑任何形式的治疗干预时，这些问题必须给予考虑。在一项研究中，成年脑瘫患者最重要的事件排名中，教育和交流是最重要的，其次是日常生活，行走能力排第四。由于这些情况的复杂性，一个多学科的综合小组对于治疗脑瘫患者是非常必要的。

脑瘫患者中最常见的并发情况是精神损害或学习能力障碍（40%）、癫痫（30%）、复杂的运动障碍（20%）、视力损害（16%）、营养不良及相关问题如胃食管反流、肥胖和营养不足（15%）以及脑积水（14%）。智力损害和学习能力障碍可以从非常轻微的损害到严重损害甚至不能独立生活。精神发育迟缓（定义为 IQ<50）在脑瘫患儿中的发生率为 30%~65%，大部分发生在四肢瘫患儿。学习无能会由于癫痫、各种中枢神经系统药物的不良反应以及交流困难而恶化。延髓受累会导致流涎、吞咽困难和语言障碍，这会限制认知和社会能力的进一步发育。

许多脑瘫患儿（一些研究小组中占 50%）有明显的视觉困难，7% 伴有严重的视觉缺损。共同的视觉障碍包括近视、弱视、斜视、视野缺损和皮质盲。所有脑瘫患儿都应进行视觉筛查。据报道，10%~25% 的脑瘫患儿伴有听力损失，这将进一步加剧交流和学习困难。所有听觉筛查应当和视觉筛查一样，成为脑瘫患儿的常规评估方法。

大约 30% 的脑瘫患者发生癫痫，常发生在偏瘫、四肢瘫，或者出生后有获得性并发症的患儿。癫痫和治疗癫痫的药物能对学习、交流和行走产生极大的影响。这种情况引起了研究人员对替代给药系统的兴趣，比如鞘内巴氯芬和肌内肉毒素注射。

骨质减少造成的骨折风险在脑瘫患儿中比较常见，尤其是严重受累的儿童。骨折通常不易诊断，特别是对于不会说话的患儿。对于这些患者，全身锝骨扫描有助于发现隐匿性骨折。这些骨折的手术和非手术治疗并发症的发生率都很高，通常会影响患儿的社会和学校活动并给其看护者带来困难。接近 80% 的脑瘫儿童和 97% 的中、重度且无法站立的患儿均有显著的股骨骨量减少（骨矿物质密度 Z 值 <−2）。严重受累不能行走的患者尤其易发股骨骨折。尽管可以行非手术治疗，但如果发生畸形愈合则需手术矫正及管型石膏固定，相关的并发症发生率颇高。小规模的研究显示，双膦酸盐和生长激素的应用能安全有效地提高脑瘫儿童的骨矿物密度，但缺乏大规模多中心的临床试验。严重的医疗问题，如吸入性肺炎和严重喂养困难将导致营养不良、免疫抑制和代谢异常。胃食管反流可以通过药物和体位调整来处理，甚至胃底折叠术也可能是必需的。增加肠道喂养对防止吞咽困难和吸入性肺炎通常也是必要措施，这可通过胃造口和空肠造口管实施。蛋白质缺乏的患者会增加手术后感染的风险。

情感问题也归于这些伴发疾病中。当患儿和同龄人之间的差别变得明显时，儿童的自我形象开始受影响，尤其是在青少年中。在这一阶段，交流困难也会影响自我形象。父母、同胞、医护人员的态度和交流对帮助儿童和青年发挥出最大的独立性和功能是很重要的。当成长为青年时，就业、自我护理、性功能、婚姻、生育及对年迈父母的照护可能会变成情感的应激源。

## 第五节 治疗

由于脑瘫具有多样的特性，很难对其治疗进行统一的陈述，最好根据每个患者和他们（或者她们）的需要制订个性化的治疗方案。在一些中心，由物理治疗、职业治疗、语言治疗、器械矫形、营养、社会工作、骨科和综合儿科组成的一个多学科团队治疗小组的方法是非常成功的。关于脑瘫的治疗有四条基本的治疗原则：首先，确切地说，中枢神经系统受损是非进展性的，但异常的肌力和痉挛造成的畸形是逐渐进展的。其次，目前可用的治疗方式只能矫正继发的畸形，不能解决脑损害的根本问题，这种情形是令人沮丧的。再次，畸形通常会在快速生长期加剧。对一些患者来说，将手术推迟到生长高峰期之后可以降低复发的风险。在决定手术时机时，很重要的一点是要意识到，大多数脑瘫患儿的骨龄比其实际年龄要超前约 2 岁，也超前于相同性别的健康对照儿童的骨龄。骨龄超前最易发生在四肢瘫、GMFCS Ⅲ级的脑瘫男童和体重指数 <15 的脑瘫女童中。最后，治疗方法都应当致力于降低患者在社会活动和教育方面的负面影响。在这个患者群体中，考虑任何形式的处理方式时，都要重点注意其时限性。而同样重要的是，对于大多数患者，非手术治疗和手术联合的方式比单纯一种治疗手段更有益。

### 一、非手术治疗

非手术治疗方式主要有药物、夹板、支具以及物理治疗，或者与诸如手术等的其他方法相结合。治疗脑瘫的药物品种多样，最常用的三种药物分别是作用于中枢的地西泮和巴氯芬以及作用于肢体肌肉的丹曲林。巴氯芬模拟一种中枢和外周强有力的抑制性神经递质 γ-氨基丁酸的作用，而地西泮潜在激活 γ-氨基丁酸。由于这些药物在治疗儿童时效果不确定和治疗窗狭窄而难于使用。这些药物增加了抑制性神经递质的活性，共同的全身不良反应包括迟钝、平衡困难和认知障碍，并且对行走、教育和交流产生不利的影响。

丹曲林作用在肢体肌肉，抑制肌肉内钙离子的释放。它与快收缩纤维有亲和力，能选择性地降低异常的牵张反射。由于一些患者使用后有显著乏力，并且长期服用存在肝毒性，因而其使用频率低于其他药物。由于这些药物存在全身不良反应，因此可选择新的药物释放方式，比如鞘内巴氯芬给药和肌内肉毒素注射。

巴氯芬除了抑制异常的单突触伸肌活动和多突触的屈肌活动外，还能降低 P 物质，弱化了疼痛感受。研究显示巴氯芬很难通过血脑屏障，且具有很短的半衰期（3~4 h），因而需要逐渐给药，并且需要很高的全身血药浓度才能获得中枢性抑制痉挛的效果。鞘内注射巴氯芬的剂量是口服剂量的 1/30，就能获得相似甚至更好的效果。用置入的程序泵鞘内注入巴氯芬能显著降低改善痉挛状态所需的药量并能减少不良反应，如反应迟缓。这个药泵一般置入腹壁的皮下，需要 2~3 个月重注药物（图 33-3）。对 14 例鞘内巴氯芬给药的荟萃分析研究显示，该给药方式能够减少下肢痉挛，而且似乎能改善功能并降低护理难度，并发症易于控制。巴氯芬也同时在脊髓水平起作用，减慢不正常的脊髓反射和降低运动神经元兴奋性，从而进一步减轻痉挛。密切监测对防止药物过量是必需的，否则可导致躯干活动下降、无力和反应迟缓。鞘内给药的并发症包括导管和泵感染或者失效、脑脊液漏、呼吸抑制、药物反应及过度迟缓。10%~20% 的患者需要进一步的手术治疗或者取出药泵。使用鞘内巴氯芬治疗的患者还需要注意脊柱侧弯的进展情况。不过最近的一项研究显示，使用和未使用鞘内巴氯芬治疗的两组患者，脊柱侧弯的角度进展情况并无差异。在长期随

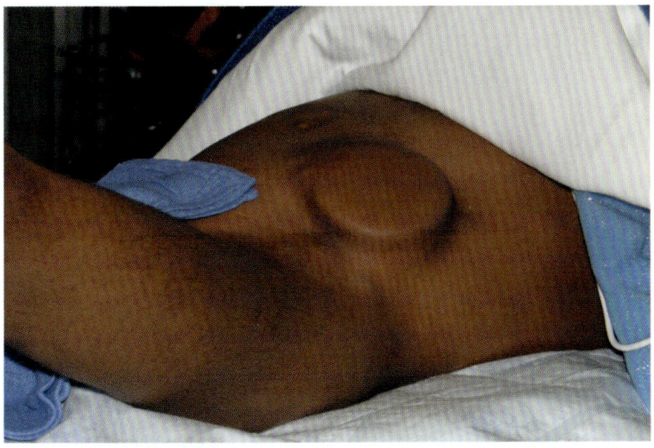

图 33-3 连续鞘内巴氯芬注射。将巴氯芬穿过皮肤注射于手术安装在腹部皮下的泵容器中。泵为曲棍球大小，通过紧贴泵上皮肤的设备编程来控制注射。给药是通过皮下导管连续性进行的，直接注入脊椎管中。巴氯芬与脑脊液混合，直接作用于脊髓以缓解僵直状态

访研究结论得出前，这种治疗方式适用于痉挛状态显著干扰自理能力和生活质量的患者，以及其他治疗方式无效的患者。

肉毒毒素是一种由肉毒杆菌生成的强力神经毒素，有 7 种血清型。A 型肉毒毒素（BTX-A）（Botox、Dysport）在脑瘫患者中用于选择性地减弱肌力。直接注入肌内的 BTX-A 在肌肉终板水平起作用，阻止释放神经递质乙酰胆碱，抑制肌肉收缩。由于它在组织内能弥散 2~3 cm，因此使用 BTX-A 比其他药物如苯酚和乙醇更易获得预期效果，而后者需要更加准确的注射方式。并且由于它选择性地作用于神经肌肉接头而不影响周围组织，因此更加安全。在注射后 24 h 起效并持续 2~6 个月。必须注意防止这种毒素注入血液，在足够大的剂量下能引发呼吸抑制并致死。基于初步研究结果显示，BTX-A 的最大安全剂量是 36~50 U/kg；然而，大多数研究报道低于 20 U/kg。BTX-A 联合其他治疗方式如物理治疗和持续管型石膏固定效果很好。最常见的不良反应是局部疼痛和注射刺激。最普通的使用方式是 BTX-A 作为短时间内支具、管型或者物理治疗的辅助用药。该法有助于年轻患者推迟手术，也可用于预测肌腱延长术的效果；然而，这存在争议。据报道，BTX-A 能改善行走时的能量消耗，也能改善上肢的功能和自理能力，但临床效果存在差异。长期使用时，由于对毒素产生抗体，治疗效果将会下降；当其他方法无效时，推荐每隔 3~4 个月注射 1 次。BTX-A 治疗的禁忌证包括已知的耐药性或者产生抗体、固定畸形和痉挛、与氨基糖苷类抗生素合用、既往使用无效，以及一些神经病学状态，如重症肌无力。

物理治疗是治疗脑瘫的主要方法。物理治疗通常用于初步处理，并与其他方式结合应用，例如支具、管型石膏、注射 BTX-A 和手术。治疗师在患者的各个方面起着关键的作用，包括确诊脑瘫，治疗痉挛和收缩，制作夹板和简单支具，提供家庭教育和随访，充当学校和其他保健医疗提供者的联络员，与患者家庭成员一起实现患者在家里的牵引和训练方案。由于脑瘫患者的多样性，需要个性化的治疗方案。对能走动的患者的治疗目标是增强肌力、阻止挛缩，训练步态和平衡；对严重受累的个体，治疗目标是改善坐姿、改良卫生保健措施和降低看护难度。应该鼓励患者父母从开始就积极参与儿童的治疗计划。

文献中支持或者反对脑瘫患者使用物理治疗

的客观数据很少，这是由于大多数研究仅涉及少数非随机化的各种患者。应当使用哪种治疗方式，使用多长时间都还不清楚。尽管许多家长要求给予患儿终身康复训练，但没有明确的资料能够支持这个观点。终身康复训练可能对患儿和家庭在经济、发展、社交和情感方面都是不利的。

支具同物理治疗和药物一样，通常与其他方式结合使用。支具通常用于阻止和减缓脑瘫患儿的畸形进展。治疗脑瘫最常用的支具包括足踝矫形器、髋外展支架、手腕夹板、脊柱支具或硬性支具。应当选择以患者为中心的治疗方式。对能行走患儿的矫形目标不同于严重受累的患儿。下肢支具通常选用足踝矫形器，这在脑瘫患者中非常普遍。这些支具能改善步态，减少行走中的屈髋屈膝，甚至可用于能行走、未手术的患儿。严重受累儿童佩戴支具的目的包括帮助穿鞋，阻止挛缩进展，改善轮椅坐姿，并且辅助实施站立计划。使用具有跖屈伸膝连接的触地足踝矫形器有助于减少屈膝步态和改善伸膝的站立期，能显著减少膝 - 踝 - 足矫形器用于膝以上部分的矫形。

## 二、手术治疗

当挛缩或畸形降低患者运动功能，产生疼痛或影响日常活动时，通常会采用手术治疗。由于很多脑瘫患者都有显著的伴随疾病，其手术并发症的风险要高于普通人群。术前与患者的儿科医生、肺科医生和护理团队以及其他成员进行咨询，可以帮助提升患者整体状况。手术方案设计应以减少住院时间、降低对学习和其他社会活动的影响为宗旨。正如 Rang 所描述的那样，不管在什么情况下，都应该避免“生日手术”或在不同时间内进行多次手术。虽然缺乏多级及单级多水平手术的对照研究，但单级手术是降低患者多次住院及康复治疗最常用的治疗方法。经皮肌肉延长术和截骨术等新技术能有效减少术中出血、手术时间以及离床活动时间，但是仍需要进一步研究。

高达 30% 的脑瘫患者因营养不良，增加了术后伤口的愈合不良或感染的风险。Minas 等在一项 1746 例脑瘫患儿的研究中发现，低体重是增加截骨术后和脊柱术后并发症的独立预测指标，而超重和肥胖则不是。血清蛋白浓度低于 35 g/L 或血液淋巴细胞总数低于 1.5 g/L，将会明显增加术后感染的风险。术前测定并改善患者的营养状况会降低并发症发生率。

术前必须确保对患儿、父母的关注和期望并予以讨论。低龄患儿及症状严重的患儿父母对手术的关注度更高。术前最应关注的包括康复时间、术后即刻的疼痛、全身麻醉以及费用。研究显示高 GMFCS 级别（Ⅰ级）、单侧受累以及低龄患儿术后父母的满意度较高。

脑瘫畸形的手术方法可以分为以下类别，包括：①矫正动态或静态畸形；②平衡跨关节肌肉的力量；③减轻神经痉挛状态（神经切断术）；④稳定不能控制的关节。通常多次手术同时进行。例如，内收肌松解可与髋关节半脱位骨盆截骨术同时进行。

肌腱延长术可以矫正静态与动态屈曲畸形；而更为严重的强直畸形则需要采用关节囊切开术和截骨术。由于骨骼的生长速度快于肌肉组织，随着时间推移，痉挛状态会引起肌腱单元的相对缩短，进而导致关节活动的异常。如果治疗不及时，将会导致退行性改变。肌腱单元的延长术通过弱化肌力来恢复正常作用于关节的肌力和运动。根据具体情况，延长术可在肌肉肌腱联合处对腱膜进行退缩和松解，也可选择肌腱“Z”字成形术或腱切断术。腱膜松解的方法能够避免由于腱切断术、“Z”字成形术的过度延长引起继发性肌肉乏力。软组织松解通常不能矫正严重畸形，需要截骨手术。

平衡任何跨关节的肌力都很困难，对脑瘫患者来说更难，这是由于脑瘫患者随意肌功能的控制降低、牵张反射阈值下降、拮抗肌群协同收缩频率增加以及无法建立对转位肌肉的功能利用。而且，在整个步态周期都痉挛的肌肉在转移后仍然痉挛。通常，对这类患者进行肌腱转位的目标是从关节上移除畸形的或异相肌力的肌肉，或者使其充当被动的肌腱悬带物。

通过各种机械或化学方法实施神经切除术用于减少跨关节肌肉的应力。对神经切除术的首要问题是对受累肌肉的过度弱化，造成不可控制的对抗功能和继发的反张畸形。考虑到这些原因，神经切除术并不常规使用。如果考虑采用神经切除术，术前可以先进行临时机械的或药理的神经功能阻断。可以先注射一些诸如利多卡因等的短效麻醉药，用于确定神经切除术等消融手术能否达到预期效果。

持续的跨关节肌力异常将导致一系列关节的病理变化，包括半脱位、脱位、软骨退变。关节稳定性手术，比如截骨术，通常与软组织松解术相结合，已经产生了很好的长期效果。对于严重的关节损坏，足部关节融合术和髋关节切除成形术都十分有效。既往对于像脑瘫等神经肌肉病患者，关节置换术是禁忌的，但目前用于终末期关节炎患者也能有效改善功能并缓解疼痛。关节置换术只对经过谨慎选择的患者并在对该类技术有经验的机构实施。

## 三、神经外科干预

在经过谨慎筛选的患者中，选择性脊神经后根切断术可用于减轻痉挛状态及平衡肌肉力量。在脑瘫患者中，由于正常的中枢神经系统对 γ 传出系统的抑制控制力不足，导致牵张反射过度。另外，由 α 运动神经元调节的协调运动能力也表现异常。从肌梭传至脊髓的输入信号刺激会穿过后根。选择性脊神经背根切断术的目标是辨别传送过度刺激的神经根并切断，从而减少从背部感觉纤维输入的刺激。

脊神经根切断术的适应证多种多样，需要做进一步的工作，以统一共识，制定指南。随机对照研究对比了 3 组患者：无论是否伴有物理治疗的脊神经根切断术的术后患者治疗效果明显改善，与单独物理治疗相比，脊神经根切断术效果略优。还有少量证据表明脊神经根切断术可以减少骨科手术的实施。这一术式的理想患者是 3~8 岁的儿童，GMFCS Ⅱ级或Ⅲ级，伴有痉挛性双侧瘫痪，能随意运动并控制躯干，单纯性痉挛，无固定挛缩。早产或低体重儿比足月儿手术效果要好一些，因为他们更倾向于单纯的痉挛状态，足月儿更有可能患僵硬型痉挛；此外，由于术后需要进行多方面的康复训练，患者及其亲属应表现出合理的认知水平与较高的主动性。在术后早期，患者乏力明显，但是当康复完成后，多数患者的下肢功能显著改善，包括减少踝关节背伸痉挛、增加膝关节屈曲及足部背伸的肌力以及行走功能。如果患者选择合适，功能可以提升一个 GMFCS 级别。此外，上肢功能、吞咽和说话、膀胱功能、疼痛控制及整体舒适感方面均有提高，但这些很少能预测到。而且，脊神经后根切断术后，相关的骨科手术以及肉毒毒素的需求将有所降低。选择性脊神经后根切断术对痉挛性四肢瘫和偏瘫患者的作用不够明显，因而一般不被推荐。一项 10 年随访研究显示，关节活动范围和行走状态改善的峰值出现在脊神经根切断术后第 3 年，随后效果逐渐下降。该研究中，19 例患者中的 16 例（84%）平均接受了 3 次骨科手术，这提示脑瘫患者的挛缩畸形进展并非全部由痉挛所致。尽管脊神经根切断术后的疗效随时间延长而有所下降，但与患者术前的步态力学数据相比，术后数据的改善仍然具备统计学显著性。

选择性脊神经根切断术的并发症包括较 GMFCS 高级别患者出现髋关节半脱位和脱位、脊柱前凸过度（尤其是术前脊柱前凸超过 60° 的患者）、脊柱侧弯和脊椎滑脱。冠状面和矢状面畸形加重见于 25% 的脊柱侧弯患者、32% 的脊柱后凸患者和 36% 的脊柱过度前凸患者。大约 50% 的患者形成踇外翻足畸形。最难处理的术后并发症之一是乏力，不管是医源性的还是术前未发现的乏力在术后会变得更加明显。

# 第六节 髋

脑瘫患者髋部畸形包括轻微的无痛性半脱位以及关节损坏、疼痛、活动受限的完全脱位。如果髋关节开始出现脱位，在没有治疗的情况下是难以恢复的。髋部疼痛是青年脑瘫患者的主要主诉之一，高达 47%。大多数研究显示髋关节发生脱位的风险与 GMFCS 分级有关（图 33-4）。一项研究发现，92% 的痉挛型脑瘫患者伴有一定程度的髋部畸形；另一项研究则显示，60% 的依赖坐位患者伴有髋关节半脱位和脱位。

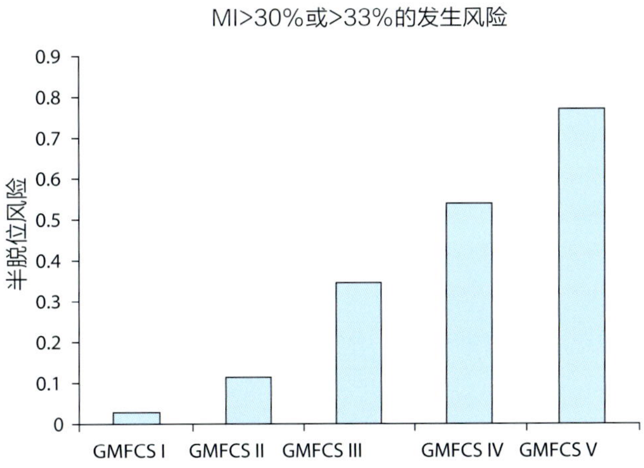


**图 33-4** GMFCS 分级与髋关节半脱位形成风险的关系。GMFCS，粗大运动功能分级；MI，偏移指数。（引自：Pruszczynski B, Sees J, Miller F: Risk factors for hip displacement in children with cerebral palsy: systematic review, J Pediatr Orthop 36: 829, 2016.）

大多数患者在出生时髋部是正常的，2~4 岁时典型的放射影像学改变会更明显。这种进行性变形的原因是多方面的，包括肌力不平衡、遗留的原始反射、姿势异常和骨盆倾斜等。这些力学改变通过髋关节使承重力减小导致了骨变形，包括髋臼发育不良、股骨头前倾角过大、颈干角增加和骨量减少。持续的内收肌痉挛状态使外展肌肌力相对过强，导致股骨大转子生长抑制，出现股骨近段相对过度外翻生长。然而，许多患者颈干角明显增大更多是因为在 X 线片上显示前倾增加，而非实际的颈干角增大。

随年龄增长，脑瘫患儿的颈干角增大，前倾角正常情况下应随年龄增长而减小，但脑瘫儿童没有变化，前倾角增大更多见于能够行走的患者，且在 6 岁以后不再出现明显变化。

在一项脑瘫患者髋关节周围结构变化的病理改变及发生率的研究中，仅 21% 正常。脑瘫患者的髋关节半脱位在临床上很难发现，这是由于异常的肌力和挛缩以及早期的半脱位通常是无痛的。这也推动了脑瘫患儿髋关节监测计划的产生。根据脑瘫 GMFCS 分级严重程度的不同，定期进行常规临床和影像学检查。这些项目的主要目标是为了确保早期检测到进行性髋关节脱位，以便及时转诊到骨科行评估及治疗。在澳大利亚，髋关节监测计划已经逐步开始，基于越来越多的证据支持对脑瘫儿童进行髋关节监测。而且，一些发达国家已经采用了国家髋关节监测项目；美国没有这样的项目。然而，许多儿童骨科中心，使用他们自己内部的髋关节射线照相时间表参数，这在很大程度上是基于已建立的正式的国际髋关节监测项目。美国脑瘫和发展医学学会（AACPDM）已经开发了临床路径，以帮助指导各种临床护理领域的医生，其中之一是髋关节监测路径。

这些项目已经有效地降低了在这些经过筛查人群中髋关节脱位的发病率。Reimers 将一种量化髋关节半脱位数量的实用放射线照相方法描述为“偏移百分比”。仔细摆放患者位置，让患者仰卧，合髋，髌骨向前，增加测量的准确性。如果出现髋关节屈曲挛缩或过度的腰椎下垂，那么膝盖应抬高并凸起，以保持骨盆在适当的位置。使用这种方法的有经验的观察者的测量误差约为 5°。偏移百分比（图 33-5）通过绘制连接两块“Y”形软骨的 Hilgenreiner 线和髋臼外缘的垂线确定。未覆盖（垂线外侧部分）的股骨头宽度除以股骨头总宽度再乘以 100，就表示为偏移百分比（图 33-5）。有经验的检测者用这种方法测量的误差大约为 5°。4 岁之前，该指数通常为 0，4 岁至骨骼成熟时小于 5%。Rimers 认为偏移超过 33% 为半脱位，超过 100% 为脱位。由偏移百分比所确定的髋关节半脱位与 GMFCS 评分有关，其风险在不能行走的患者中每增长 1 岁大约增加 12%，而在能够行走的患者中每年只增加 2%，5 岁以内无法行走的四肢瘫患者发生风险最高。在特定患者身上观察到的变化比绝对值更重要。

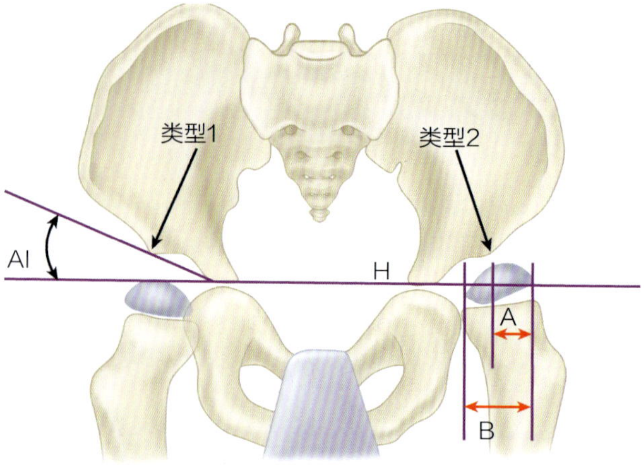


**图 33-5** 髋关节半脱位（图像的左侧）。偏移指数（MI）是通过未覆盖股骨头部的宽度 A 除以股骨头的总宽度 B 来计算。髋臼发育不良（2 型），髋臼外侧位于承重弧顶上方。图示正常髋关节（左侧）的髋臼指数（AI）。髋臼正常（1 型），外侧覆盖锋利且位于承重弧顶下方。H，水平轴

## 一、屈曲畸形

蹲踞步态或称髋部屈曲，伴有或不伴有髋、膝和踝的屈曲挛缩，已有许多学者就这一问题进行过讨论。髋关节过度屈曲导致重心前移，通过增加脊柱前凸、膝屈曲和踝背屈来代偿（图 33-6）。确定髋关节屈曲增加对确定是原发畸形还是继发于其他下肢畸形十分重要，比如膝关节和踝关节的挛缩。如果没有发现的膝关节屈曲挛缩，进行髋屈肌松解术将会进一步减弱髋部力量而加剧髋部屈曲。仔细的体格检查有助于确定这种情况。髋关节屈曲内旋畸形或称“假性内收”，与单纯内收畸形不易区分，尽管两种情况常在同一患者中并存。屈曲内旋畸形的儿童坐位时支撑面十分宽泛，呈“W”形体位：髋关节屈曲 90° 并且完全内旋，膝最大屈曲并且足外旋（图 33-7）。在屈曲内旋畸形中，股骨前倾角和胫骨外旋增加，呈现跖外翻足。真性内收挛缩

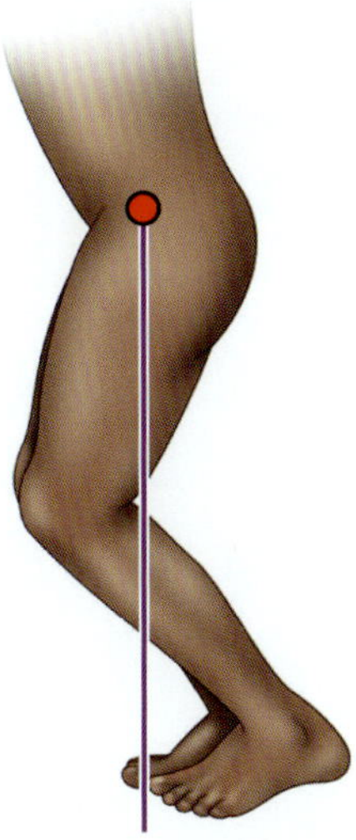

**图 33-6** 典型的蹲踞姿势，源于髋屈曲畸形或膝固定屈曲畸形

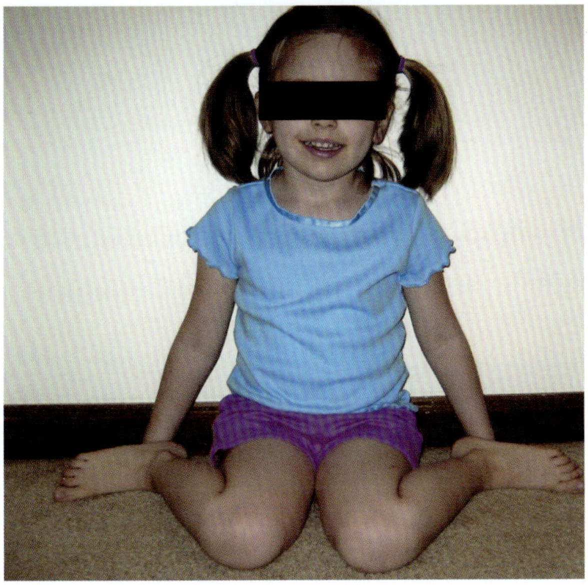

**图 33-7** “W”形体位

中，这些继发的股骨颈、胫骨和足的畸形不存在。

在髋部手术时，膝关节和踝关节的挛缩也要进行矫正。一期多水平手术优于分期单水平手术。15° ~30° 的髋屈曲挛缩通常可通过骨盆边缘肌肉回缩的腰大肌延长术治疗，特别适用于能行走的儿童，这些儿童如在附着点处进行完全髂腰肌松解将可能导致屈髋肌力过度下降，且在迈步期不能提足。超过 30° 的挛缩，除了松解髂腰肌可能需要更广泛地松解股直肌、缝匠肌、阔筋膜张肌以及臀小肌和臀中肌的前部纤维，因为这些肌肉可能导致屈曲畸形。由于该手术广泛松解这些肌肉，因此可能更适合治疗重度畸形，而单纯的髂腰肌延长术则更适合的治疗轻度畸形。

## 二、内收畸形

内收畸形是脑瘫儿童最常见的髋部畸形。内收挛缩可导致各种问题，包括剪刀步态、髋关节半脱位，以及严重受累儿童会阴部卫生保健困难。对于轻度挛缩，行内收肌腱切开术就足够；更严重的挛缩通常需要松解股薄肌和短收肌的前半部。通常行双侧内收肌腱切开以防止风摆样骨盆（windswept pelvis）。术后即可开始康复训练和安装外展支具。

### 内收肌腱切断松解术

内收肌腱切断松解术适用于轻度内收挛缩患者，剪刀步态和早期的半脱位是其指征。这个手术应当早期实施，因为异常的髋部肌力对正在发育的髋臼损伤在 4 岁前最大。理想的软组织延长术的适宜患者是年龄 <8 岁（最好在 4 岁以内，髋内收 <30°，偏移指数 <50%）。闭孔神经前支切断术应当避免，以防止医源性的髋外展挛缩。Miller 等报道了髋外展 <30° 或者偏移指数 >25% 的 147 个髋关节（74 个儿童）内收肌松解术的结果，平均随访 39 个月，以偏移指数为基础分类，54% 的髋愈后良好，34% 的中等，12% 的较差。有一项长期研究，平均随访 8 年，结果显示 58% 的患者需要二次手术。这一结果显示，尽管早期单独实施的软组织松解术能使患者受益，但不足以阻止长期的髋关节半脱位和脱位。内收肌延长术在短期内是有效的，但其长期成功是以没有额外手术和偏移百分比 <50% 来定义，与患者的 GMFCS 水平高度相关。Shore 等报道 GMFCS Ⅴ级的儿童的成功率只有 14%，而 GMFCS Ⅱ级的儿童的成功率为 94%。它可能会延迟主要的骨性手术，直到复发的风险降低为止。

**手术技术 33-1**

- 患者仰卧手术台上，消毒区域从足趾到肋缘下，隔离会阴部（图 33-8A）。
- 触诊确认长收肌，在离肌腱起点远方 1 cm 处做 2~3 cm 的横行切口。
- 游离皮下，仔细辨认长收肌筋膜（图 33-8B）。
- 取内收肌筋膜纵行切口，辨认长收肌腱部并用电刀切断。
- 若有需要，可用电刀松解所有剩余的长收肌纤维。避免损伤闭孔神经前支，它处于长收肌和短收肌之间（图 33-8C）。
- 逐渐外展髋部，确定矫正的幅度。如果进一步矫正，用电刀缓慢松解短收肌前半部，避免损伤闭孔神经

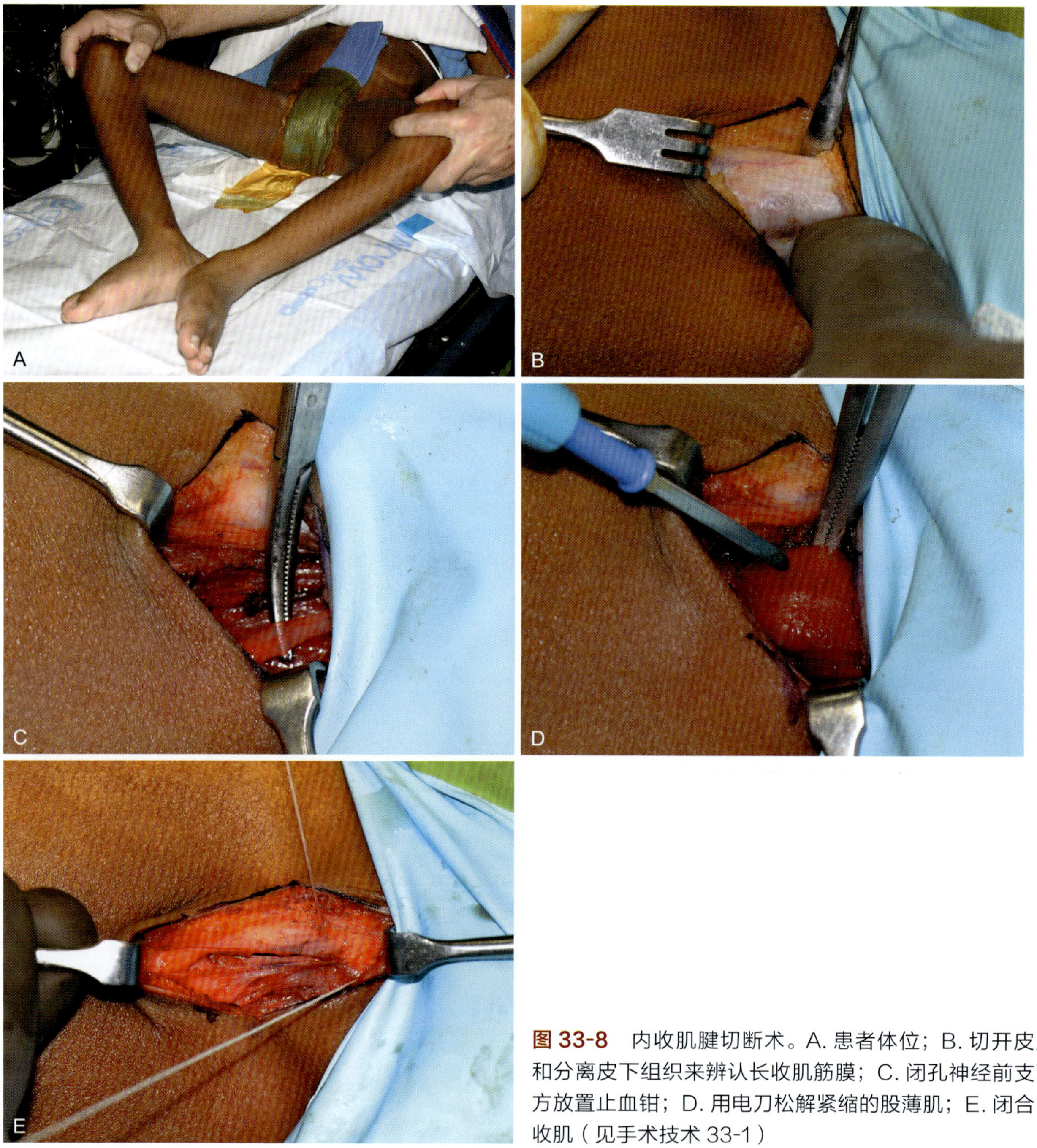

图 33-8 内收肌腱切断术。A. 患者体位；B. 切开皮肤和分离皮下组织来辨认长收肌筋膜；C. 闭孔神经前支下方放置止血钳；D. 用电刀松解紧缩的股薄肌；E. 闭合内收肌（见手术技术 33-1）

分支。避免对短收肌松解过度，保护闭孔神经前支，以防止外展挛缩。

- 如果发现股薄肌紧张，用电刀松解（图 33-8D）。
- 获得满意矫正后，分层关闭切口。注意关闭内收肌筋膜，避免术后皮肤因牵拉而凹陷（图 33-8E）。

**术后处理** 术后患者外展位。依据患者的功能状态、护理质量及已实施的其他手术，可用带外展柄或外展枕的长腿石膏固定 1 个月。也可选用可拆卸的外展枕，术后即可开始康复训练，以便保持并且增强到最佳的关节活动度。

## 髂腰肌回缩术

行走过程中，髋关节内旋或髋关节后伸时主动外旋消失，髋关节完全外展，屈曲 90° 时主动外旋仍存在，Bleck 建议行髂腰肌松解。这项操作往往与其他下肢软组织松解相配合。通常建议在小转子水平松解髂腰肌，而不建议行完全切断术，可避免髋屈曲减弱。

**手术技术 33-2** （图 33-9）

- 患者仰卧，术侧臀部下置筒垫。

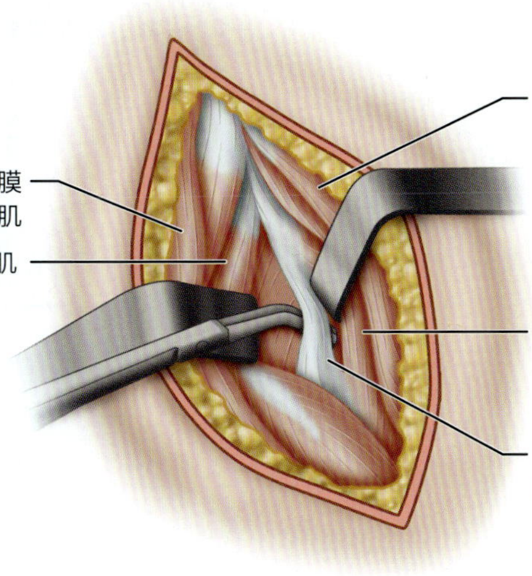


**图 33-9** Skagg 等髂腰肌回缩术手术入路。单纯进行该术式时，小切口即足够（见手术技术 33-2）

- 触及股动脉，皮肤定位，牢记股神经在其侧方。
- 对于单纯的髂腰肌回缩术，取 5 cm 的“bikini”切口。如果将要同时实施其他手术，这个切口可按需改动。髂前上棘内下 2 cm 为切口中心。
- 确认、显露阔筋膜张肌和缝匠肌间隔，暴露股直肌直头在髂前下棘的起点。没有必要辨认股神经血管结构。
- 触诊骨盆边缘内下到股直肌起点，并定位髂腰肌肌腱。
- 轻度屈髋来松弛髋周软组织结构。
- 在髂腰肌外侧面置直角拉钩，向内向前拉开拉钩，显露肌肉的后内面和腰大肌肌腱（图 33-9）。用拉钩保护内侧的股神经。
- 解剖周围的肌筋膜，用直角钳从肌肉上离断肌腱。确认在离断水平保留足够的肌肉以便肌腱松解后能保持连续性。
- 在直视下，仔细向内向外旋转髋观察肌腱的松紧度。如果对肌腱确认有任何疑虑，使用弯钳分离周围的肌肉纤维以明确。可使用电刺激器或者用电凝器短暂刺激来确认发现的肌腱，这样可避免股神经被错误识别。
- 松解腱部，保留肌纤维的连续性。伸展和内旋髋，分离肌腱末端。
- 逐层关闭切口，无菌敷料包扎。

**术后处理** 行单纯的髂腰肌松解术后，应即刻行康复训练，并强调髋的伸展和外旋。不能配合康复训练的患者应俯卧位卧床休息，以促进髋部伸展。如果同时实施了其他手术，可按需改动。

## 小转子水平髂腰肌松解术

不能行走的患者比能行走的患者更适合在髂腰肌附着的小转子处行松解术，这是由于它有导致过度髋屈曲无力的风险，这将严重影响行走患者。它通常与其他手术同时实施，比如内收肌松解和内收去旋转截骨术。

严重畸形时也可松解次要屈髋肌如缝匠肌和股直肌。

### 手术技术 33-3

- 取腹股沟远侧 1~3 cm 的横行切口。如果同时行内收肌松解术，行长收肌筋膜纵行切口，电刀横断长收肌；如果需要可行股薄肌切开术。
- 按需切除足够量的短收肌来获得 45° 的外展。
- 显现残余短收肌和耻骨肌间隙或者耻骨肌和神经血管束，直到确认股骨。
- 打开髂腰肌肌膜和腱鞘。
- 腱鞘内置拉钩向内牵拉。
- 在髂腰肌肌腱下方穿直角钳，在不能行走者中可用电刀完全松解髂腰肌。
- 在能行走儿童中，尽可能向接近远侧部位松解髂腰肌，保护髂肌与髂腰肌腱的附着。

**术后处理** 术后 2 d 开始康复训练，注意髋关节和膝关节的活动度。每天使用膝 - 腿支具 8~12 h，持续 1 个月。鼓励父母让孩子尽可能俯卧位睡觉。

## 三、半脱位和脱位

轻度的半脱位常常进展成真正的脱位从而导致髋关节脱位。由于早期的干预能有效地阻止或推迟脱位的进展，因此已有大量工作着重于确定髋关节的潜在风险。有脱位和半脱位风险因素的儿童应当接受体检，每隔 6 个月摄 1 次 X 线片，直到确定髋关节发育稳定，此后随访频率可减小。70%~90% 的髋脱位见于四肢瘫患者，因此，对这个高风险群体进行筛查是必需的。临床上，处于风险中的髋关节有伸肌和屈肌的挛缩。屈曲挛缩超过 20° 并且外展超过 30° 的髋关节更易发生进展性半脱位。影像学上，处于风险中的髋表现为颈干角和股骨前倾角增加，也可表现为髋臼发育不良和偏移指数异常。确定风险髋关节后，通常就开始进行性的康复训练程序并安装外展夹板，尽管目前并没有良好的长期对照研究结果支持。如果病情继续进展，则应早期实施手术松解挛缩的肌腱。内收肌松解术的目标是在髋屈曲时恢复 60° 以上的外展功能，在髋伸直时恢复 45° 的外展功能。松解术按顺序进行，先完全松解长收肌，然后是短收肌前半部，有时也松解股薄肌直至获得满意的活动度。必须注意防止松解过度，以免造成极难处理的外展挛缩。由于这个原因，不应做闭孔神经前支切断术。在内收肌松解或转移术后应立即开始髋外展及夜间夹板固定的物理治疗，持续 6 个月。

超过 1/3 的股骨头不能被覆盖即发生髋关节半脱位，并且 Shenton 线中断。单纯的非手术治疗此时无效。低龄患儿行单纯软组织松解术可能已足够，但许多髋关节半脱位的患者除软组织松解术外还需要截骨。在这一时期，为防止半脱位和脱位进展，手术矫正股骨外翻和前倾以及髋臼发育不良是必需的。X 线片、CT 扫描或 MRI 对评价近端股骨和髋臼畸形是必需的。三维 CT 重建通常也很有用。使用 CT 反复旋转研究对量化股骨前倾角和胫骨旋转是有益的。

股骨内翻和去旋转（外旋）截骨术通常与股骨短缩一起使用，可将能够行走患者的颈干角减小至 115°，对于不能行走的患者则要少减少一些。已有多种髋臼截骨术用于治疗脑瘫患者的髋臼发育不良，包括由 Salter、Pemberton、Dega、Ganz 和 Steel 报道的截骨术，以及 Chiari 和 Shelf 的补救型截骨术。必须谨慎选择适合的畸形矫正手术以防止畸形意外医源性加重。例如 Salter 截骨术改变的是髋臼前方和侧方的方向，如果在髋臼后部发育不良的患者中实施，可能导致股骨头进一步的覆盖不良。通常脑瘫患者有后上部的髋臼发育不良，对此，Dega 截骨术、San Diego 截骨术或者所谓 Shelf 术式的开槽髋臼扩大术是有效的。CT 形态测定显示，Dega 截骨术能增加髋臼前上方、外上方和后上方的覆盖。通常在 Y 形软骨闭合前手术，但 Y 形软骨已闭合的脑瘫患者术后半脱位和脱位在影像学上也显著改善。术后，患者可用人字形石膏进行短期制动，接下来进行一段时间的集中康复训练，包括物理治疗、支具和逐渐承重。由于考虑到管型制动后的外展挛缩和骨折风险，笔者现在尽可能避免使用管型石膏，而是早期康复训练以增加关节活动度。

髋脱位在脑瘫患者中很常见，尤其在严重受累的四肢瘫患者中。诸如股骨颈干角增大以及股骨内旋增加等的影像学异常表现与高 GMFCS 级别相关（图 33-4）。类似的髋臼改变还常见于髋关节脱位、髋臼大部缺损且髋臼容量小的患者，少见于髋关节半脱位、髋臼后方缺损明显而髋臼容量大的患者。髋脱位的风险与 GMFCS 级别相关，功能Ⅰ级的患者发生率为 0，功能为Ⅴ级的患者发生率为 90%。颈干角测量的是股骨近端外翻的数值，可以预测髋关节脱位：颈干角每增加 10°，脱位的风险增加 1.6 倍。未治疗的髋关节将发生进行性的半脱位，伴有近端股骨和髋臼畸形。痉挛的内收肌和屈髋肌将股骨头顶在髋臼的后外侧和盂唇部。关节囊和髋臼上缘可导致股骨头局部变形。锯齿形的股骨头锁在髋臼的边缘，导致显著的软骨丧失和疼痛。数学模型预测有痉挛性髋部疾病的儿童跨髋关节应力增加 6 倍。受累儿童出生时髋臼是正常的，到 30 个月后，才能看到髋臼指数的改变。CT 研究已经证实，持续的异常肌力通常将使髋关节向外上方脱位。晚期表现包括髋关节脱位和退行性变。许多学者一致认为，所有能够依从治疗的患者都应防止髋关节半脱位和脱位的发生。已经出现的髋关节脱位的处理存在很多争议。长期脱位的患者并不适合再复位，这是由于股骨近端和髋臼变形，甚至伴有退行性改变。脑瘫患者髋关节脱位的治疗选择包括观察、股骨和髋臼的复位、股骨近端截骨、髋关节融合，对仔细选择的患者进行全髋关节置换术。

关于脑瘫患者髋关节脱臼手术治疗文献因存在各式各样的异质性，所以很难比较研究结果。由于脑瘫的多样性特点，大部分研究涉及不同程度的神经功能损害并且使用不同种类的手术操作。一项研究显示，内翻股骨截骨术对 84% 的患者防止再脱位有效。一些用来表现骨骼畸形程度的指标，如中心边缘角（CE 角）和偏移指数，是最终疗效的一个预测指标。有报道称，手术治疗四肢瘫的效果要差于双侧瘫和偏瘫。

软组织延长、关节囊缝合开放复位（偏移指数 >70%时开放手术）、内翻去旋转截骨术和关节囊周围髋臼成形术联合应用的患者随访 7 年，95% 的患者效果良好。最近的一项 168 例脑瘫儿童髋关节重建的报道显示患儿在疼痛缓解和功能（GMFCS 水平）方面有显著改善，并发症发病率为 10%。术前偏移百分比与疼痛加剧和预后较差有关，而股骨头形态则与此无关。尽管大多数中心倾向于一期手术治疗，因为股骨截骨和侧方髋臼截骨取得了较好的疗效，然而这一术式需要二次住院和康复。虽然疗效优良，但仍不能忘记髋关节截骨术后的并发症也很常见。在一项大宗病例研究中，65% 接受髋关节截骨的脑瘫患儿有至少一项术后并发症，绝大部分（83%）是内科相关（medical）而不是骨科相关。再脱位也会发生，尤其是 GMFCS Ⅳ级和Ⅴ级的患者，其偏移百分比可以分别增加 2% 和 3.5%。长期随访仍有待进行。

在一项 Chiari 截骨术研究中，23 个髋关节中的 79% 随访 7 年后仍保持无痛；但 29% 的髋关节偏移指数达 30% 甚至更大。半脱位通常在手术后 1 年复发。

最近，已经有研究在股骨近端内侧区域进行半骺板固定术来阻止髋关节股骨头迁移。一项研究显示，在最终的随访中，颈干角、股骨头偏移百分比和髋臼指数都有了显著的改善。在 56 个髋关节中，有 3 个（5%）髋关节发生畸形进展，并达到需要重建手术的程度，如股骨近端截骨或骨盆截骨术。

### 内翻去旋转截骨术

内翻去旋转截骨术通常与软组织松解结合，适用于股骨近端过度前倾和内翻畸形且髋关节半脱位或脱位的患者。计算机模型显示，如果恢复痉挛髋关节的跨关节肌力，腰大肌、髂肌、股薄肌、长收肌和短收肌均必须松解。内翻去旋转截骨术的疗效主要是通过骨缩短产生类似于软组织延长的生物力学效果。减小颈干角和前倾角对缓解髋部的应力效果很差。单纯内翻去旋转截骨术常与股骨短缩术合用，仅适用于没有或轻微的髋臼发育不良患者，这是因为虽然髋臼有一定的重塑潜能，但对于脑瘫患儿其变化太大。髋臼重塑对 GMFCS Ⅰ~Ⅲ级患者疗效较好且与内翻角度相关。如果有明显的半脱位和髋臼发育不良，内翻去旋转截骨术可以与髋臼截骨术联合使用。在 37 例患者的前瞻性步态研究中，发现内翻去旋转截骨术能改善髋外旋和伸展功能、伸膝肌力和外观，并且能减少骨盆倾斜。不能行走的患者和有胃造口或者气管造口的患者术后并发症风险增大，包括压疮和骨折。高 GMFCS 分级或外翻矫正不足和髋臼发育不良的患者脱位复发风险高，而骨坏死的风险与患者的年龄和术前半脱位的程度相关。

内翻去旋转截骨术的手术方法在第 30 章叙述（手术技术 30-6）。

## 一期联合麻痹性髋关节脱位矫正术

### 手术技术 33-4

**内侧入路（软组织松解）**

- 将患者置于放射可穿透的手术床上，从足趾到肋缘下消毒铺单。
- 用电刀松解长收肌和股薄肌。
- 在神经血管束和耻骨间隔松解腰大肌。明确仔细地确认坐骨神经后，松解近端腘绳肌后面至大收肌，避开坐骨神经。

**前入路（切开复位）**

- 平行于髂嵴用 Salter 切口做第 2 个切口（见手术技术 30-3）。
- 沿髂嵴隆起切开，分别沿髂骨翼内、外两侧在骨膜下向下剥离至坐骨切迹；或者，可以在髂嵴隆起下放置剥离器，轻轻提起髂嵴隆起处。
- 切断股直肌直头和斜头，把股直肌向肢体远端反折牵拉，显露下方的关节囊。
- 如果需要切开复位，做“T”形关节囊切开术，查找确认圆韧带。
- 切除圆韧带，切断挛缩的髋臼横韧带，清除所有髋臼的软骨组织。
- 检查股骨头评估变形程度和软骨丢失。如果软骨丢失超过 50%，复位手术就不能成功，应考虑其他选择（如外翻截骨术或者切除股骨头等）。

**外侧入路（股骨截骨术）**

- 取近端股骨外侧面切口，进行外侧面暴露。
- 分开阔筋膜张肌，切至股骨外侧面。
- 在小转子处行内翻去旋转股骨截骨缩短术。去除 1~2 cm 的骨（图 33-10）。
- 减小颈干角至 110°，纠正前倾角至 10° ~20° 。
- 使用合适的儿童用 AO 接骨板固定截骨股骨。目前已经研发出几种适应婴儿、小儿和青少年解剖变化的内固定系统。此外，还可以应用大小适中的股骨近端锁定钢板。

**前路手术（关节囊周围的骨盆截骨术）**

- 根据患者的情况，选择不同类别的骨盆周围截骨术。这里，描述 San Diego 骨盆周围截骨术。其他截骨术采用相似的路径进入，但是截骨的部位不同。详见第 30 章的其他骨盆截骨技术。
- 返回至前部切口，在关节囊上置 5 根 1 号非吸收缝线，关闭关节囊时使用。
- 用直骨刀在髋臼边缘上方 0.5~1 cm 处沿髂前下棘和坐骨切迹连线行截骨术。将其延长至骨盆外侧壁，但不通过内侧壁（图 33-11）。为达到合适的弯曲，

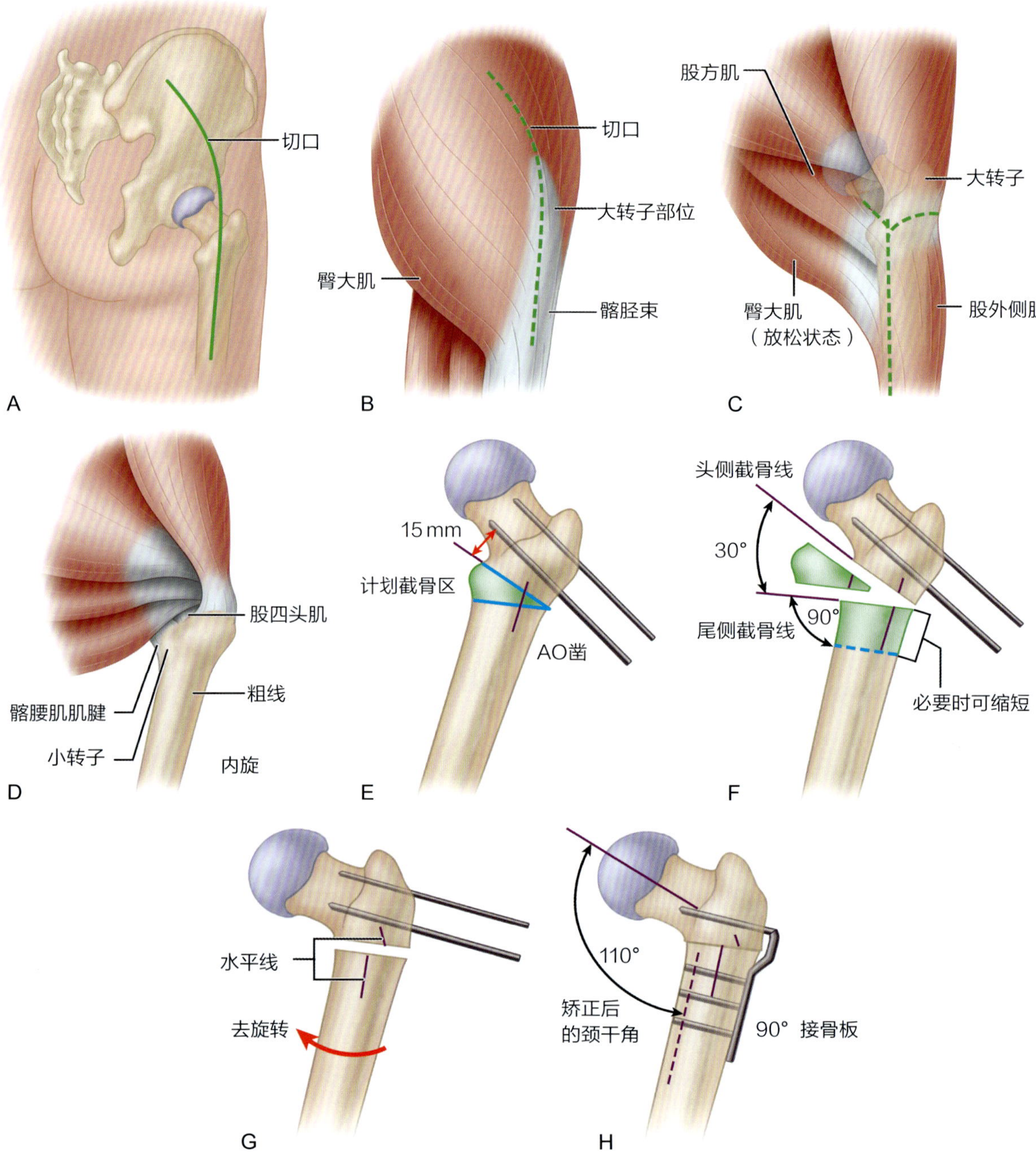


**图 33-10** Root-Siegal 髋内翻去旋转截骨术。A. 皮肤切口；B. 切口穿过臀大肌和阔筋膜张肌（髂胫束）；C. 辨认大转子、股方肌、股外侧肌起点、臀大肌腱性附着和股骨粗线；D. 在小转子处显露截骨部位，必要时游离髂腰大肌肌腱；E. 将导线和骨刀平行插入，阴影部分代表待截的楔形骨块，压痕作为后面旋转切除的参考；F. 截骨平面的定位，骨刀远端 15 mm 处进行近端截骨；G. 通过股骨的外旋完成旋转；H. 截骨部位用 AO 钢板和螺钉固定（见手术技术 33-4）

对截骨末端的前后角（髂前下棘和坐骨切迹）均予以切除。前面使用普通咬骨钳，后面在坐骨切迹使用大号 Kerrison 咬骨钳通常很容易做到这些。

- 使用宽 1.0~2.5 cm 的弯骨刀和图像增强器实施第二部分的截骨。指导骨刀在关节面和内侧皮质间行进。向内向远侧扩大截骨达 Y 形软骨水平。在骨刀上轻度向下施力撑开截骨部位 1.0~1.5 cm（图 33-12）。
- 从髂嵴上取下双面骨皮质块，切割为 3~4 个基部大约 1 cm 的三角形骨块。将骨块塞入截骨部，将最大的一块置于最想覆盖的部位。早期切除的股骨近端也可作为自体骨移植。
- 也可使用三面皮质异体骨，能为截骨区提供更好的结构支撑。
- 当获得稳定复位后，用预留线缝合关节囊。
- 标准模式关闭切口，放射学检查以确保复位，使用髋人字形石膏在髋 45° 屈曲和 30° 外展位固定。

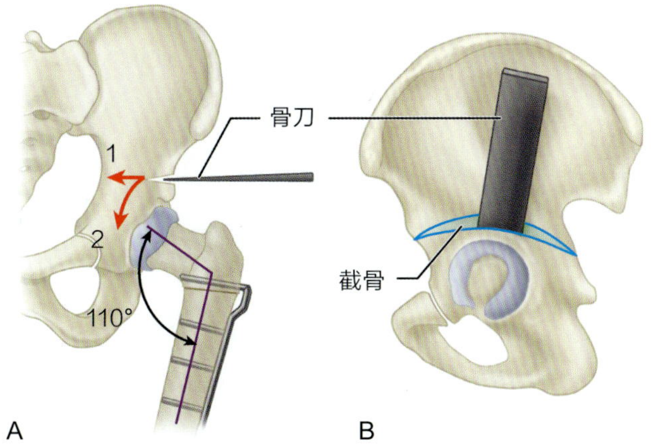


图 33-11 Mubarak 等一期矫正麻痹性髋关节脱位。A. 关节囊周髋臼成形术始于髋臼外侧缘上方 1 cm 处；B. 在髂前上棘和坐骨切迹之间进行截骨术操作，仅穿透外侧髂骨壁。在髂前上棘和坐骨切迹处去除两侧骨皮质。为防止关节或骨盆内壁被穿透，用直的或是稍有弯曲的骨凿沿"Y"形软骨进行截骨（见手术技术 33-4）

**术后处理** 患者打髋人字石膏或使用外展衬枕制动患肢。通常石膏固定 6 周后，在麻醉下去除石膏。石膏去除后开始进行关节活动度和渐进性承重的康复训练，但术后 10 周内不推荐进行剧烈的康复训练和尝试性负重。

关节切除成形术、关节融合术和全髋关节置换术被建议用于治疗复位手术无法实施的疼痛性髋脱位。由于患者类型和手术方式多种多样，同时缺乏长期对照研究，因此对于疼痛性非重建髋关节脱位的最佳治疗方案尚不明确。这些手术的目的是缓解疼痛、改善功能状态和为护理人员减轻护理难度。髋关节切除成形术最常实施 Girdlestone 转子间骨切除，它主要用于治疗由其他原因造成的晚期髋关节退变，这些原因包括骨关节炎、骨坏死、脓毒性关节炎和股骨头骨骺滑脱症。在脑瘫患者中，这种切除骨关节成形术由于术后的高股髂撞击疼痛发生率而被改良。与其他技术如再复位手术和关节融合术

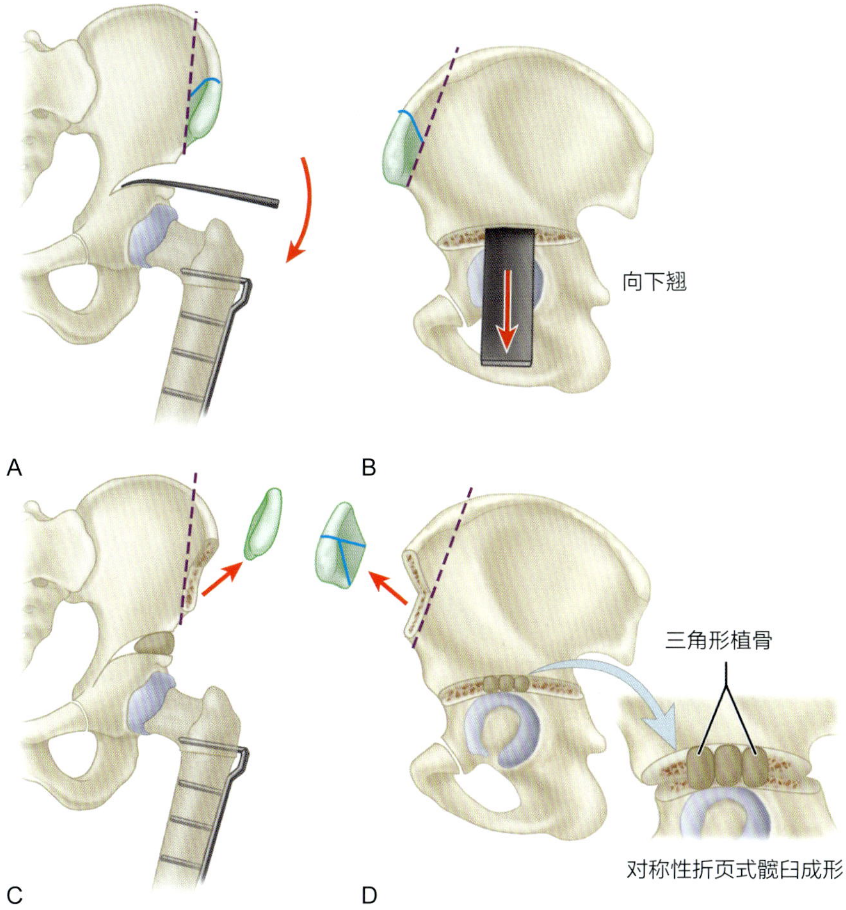


图 33-12 Mubarak 等一期矫正麻痹性髋关节脱位。截骨位置在骨距离"Y"形软骨几毫米处，内侧保持链接外侧打开并向下压以矫正发育不良的髋臼。A. 取髂骨翼三面骨皮质准备植骨；B. 做成梯形移植在截骨部位；C、D. 将 3 块三角形三面骨皮质放好压紧以保持截骨部位撑开，完整的内侧骨皮质弹性稳定骨移植物的位置，无须固定（见手术技术 33-4）

相比，这种切除手术的优势是在技术上简单直接，缩短了手术时间且减少了术后制动时间，同时不需要永久置入物，是有效的。关节囊填塞（Castle 和 Schneider）并发症的发生率要低于关节囊、髂腰肌和臀肌填塞（McCarthy）。一项研究报道了 34 名严重受累的住院患者，其中 56 个髋实施近端股骨切除术，33 例在随访的 2 年中，能够舒服坐立，进行无痛性的会阴护理。79% 的患者发生术后异位骨化，但这对整个功能很少或几乎没有影响。虽然最初有所推荐，但 Girdlestone 切除术后牵引并不常用且可能无法改善疗效。

## 近端股骨切除术

**手术技术 33-5**

- 术前，在术前 X 线片前后位片上平行于坐骨下缘画一条从坐骨到股骨的线，来确定股骨截骨的位置。
- 全身麻醉后患者仰卧，用沙袋垫高受累的髋部。
- 沿股骨近端自大转子上 10 cm 到小转子下缘水平，取内侧直切口。
- 分开阔筋膜张肌筋膜和股筋膜，骨膜外断开起自近端股骨的股外侧肌和臀中、小肌。
- 断开起自小转子的腰大肌，完成股骨近端骨膜外的显露。
- 围绕股骨环形切除股外膜，远端达臀大肌的附着处或者在设计的股骨切除面。
- 分离短的外旋肌。
- 环形切除关节囊，从股骨颈基部游离。
- 分离圆韧带圆环，用摆锯实施截骨去除股骨近端（图 33-13A）。
- 检查髋关节的活动度，如果需要增大活动度可在确认坐骨神经后通过相同的方法切断近端腘绳肌腱。如果需要也可松解内收肌。
- 通过对缝关节囊边缘封闭髋臼腔隙。也可将髂腰肌缝合至关节囊的外侧而展肌缝至关节囊的内侧部分。
- 使股外侧肌自外向内覆盖股骨断端，并将其缝合至股直肌。
- 为减少异位骨化的风险，仔细对组织进行操作，完整切除骨外膜并且彻底冲洗。考虑在围术期使用非甾体抗炎药。
- 确切止血，安置吸引引流管后关闭切口。

**术后处理** 术后，患者使用外展衬垫 2 周，然后在轻度活动范围中逐渐进行治疗。

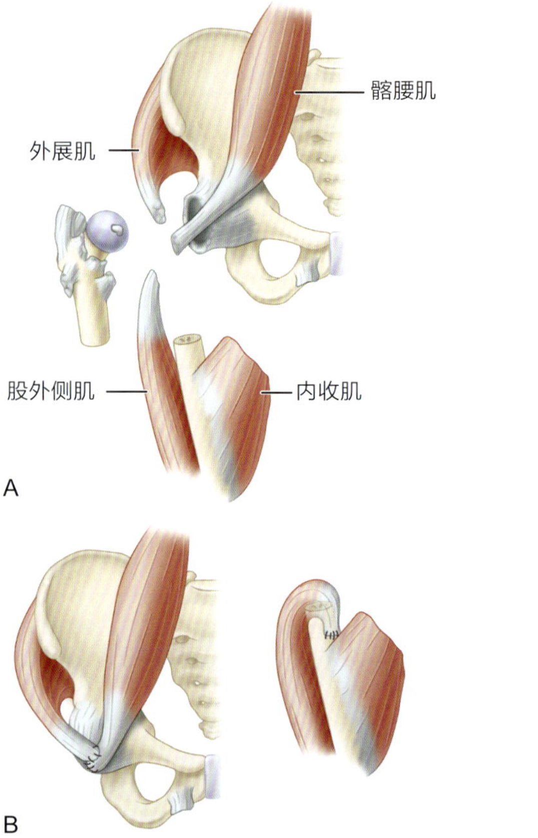


图 33-13 McCarthy 等近端股骨切除术。A. 骨膜外入路，切除骨膜，松解肌腱附着处；B. 关节内成形术——髂腰肌和展肌与髋关节囊缝合，股骨余部以股外侧肌覆盖（见手术技术 33-5）

## 重定向截骨术

重定向截骨术也可作为关节切除成形术的替代术式。这种股骨近端外翻截骨术使大腿处于更大的外展位，可改善会阴部护理和坐位。这个手术最理想的适应证是轻度疼痛或无痛的严重髋内收儿童。截骨需将小转子指向髋臼，使股骨头离开骨盆。

McHale 等在 1990 年描述了手术，这一过程包括股骨头颈切除，股骨转子下截骨恢复和调整股骨对于躯干的相对位置，将圆韧带连接到髂腰肌从而使股骨小转子进入髋臼窝。这项技术是由 Godfrey 等改良的，他把患者放在侧卧位而非仰卧位，轻微地外旋肢体可以更好地显露股骨头，并且不会将髂腰肌紧贴在圆韧带上。他们报道称，这些修改可以缩短手术时间、减少术中失血量并且减少住院时间。这已经成为许多中心首选的技术，但是我们对此没有什么经验。在后来的研究中，将 Schanz、Girdlestone、Castle 和 McHale 术式进行比较，69 个髋部进行了手术以缓解疼痛，但 McHale 术后骨吸收及翻修手术的发生更为频繁。

## 重定向截骨术（针对被忽视的髋关节脱位的 McHale 手术）

**手术技术 33-6**

（Mchale 等）

- 在骶骨下放置垫子，来改善患侧髋关节通道，做前外侧 Watson-Jones 切口（见第 1 章）。
- 切除股骨头，保留圆韧带以进一步附着于髂腰肌肌腱（图 33-14A）。
- 在股骨小转子远端做一个楔形外翻截骨术，截骨时考虑放置 LCP 钢板，为股骨近端预留 3 个孔（图 33-14B）。
- 在圆韧带附着于髂腰肌之后，按股骨截骨后的外形预弯和塑形 4.5 mm LCP 板（图 33-14C）。
- 用锁定螺钉将钢板固定在股骨上。

**术后处理** 患者在手术后需要使用外展衬枕 2 周。术后允许轻柔地被动运动和坐轮椅。

## 髋关节融合术

髋关节融合在仔细选择的患者中实施能有效缓解疼痛并改善功能。理想的患者是单侧病变且没有脊柱问题。与近端股骨切除相比，髋关节融合后允许承重，因此它更适于能行走的患者。两项疼痛性髋关节脱位脑瘫患者行关节融合术的研究结果显示，初次手术后，分别有 6 例（共 8 例）和 11 例（共 14 例）患者获得融合，疼痛缓解，姿势改善。其余患者则需要二次关节融合。髋关节融合术的一个负面效应是术后需要佩戴石膏 2 个月，相关并发症也会随之而来。

**手术技术 33-7**

- 患者仰卧，臀区垫软垫。
- 按手术技术 33-1 进行内收肌腱切断松解。
- 取到达髋部的外侧纵行切口，劈开臀部肌肉。
- 可松解髂腰肌，扩大显露髋关节。
- 切除纤维脂肪组织枕（pulvinar）和圆韧带，去除所有股骨头和髋臼的软骨，加深发育不良的髋臼。
- 置髋 40° 屈曲、15° 外展和中度旋转位置。依据局部骨宽度和质量、股骨头和股骨颈尺寸以及髋屈曲的程度来确定固定装置。合适的置入物包括 4.5 mm AO-D 脑瘫板、AO 蛇板和 6.5 mm 的空心螺钉。

**术后处理** 术后穿髋关节人字形石膏 2 个月。然后开始逐渐加大活动度和承重训练。

全髋关节置换术是脑瘫患者髋关节退变晚期的一种可选术式。最适合的对象是智力正常，有轻度软组织挛缩但能独立行走的患者。10 年内的长期随访结果显示髋关节置换术效果良好。另一项研究则

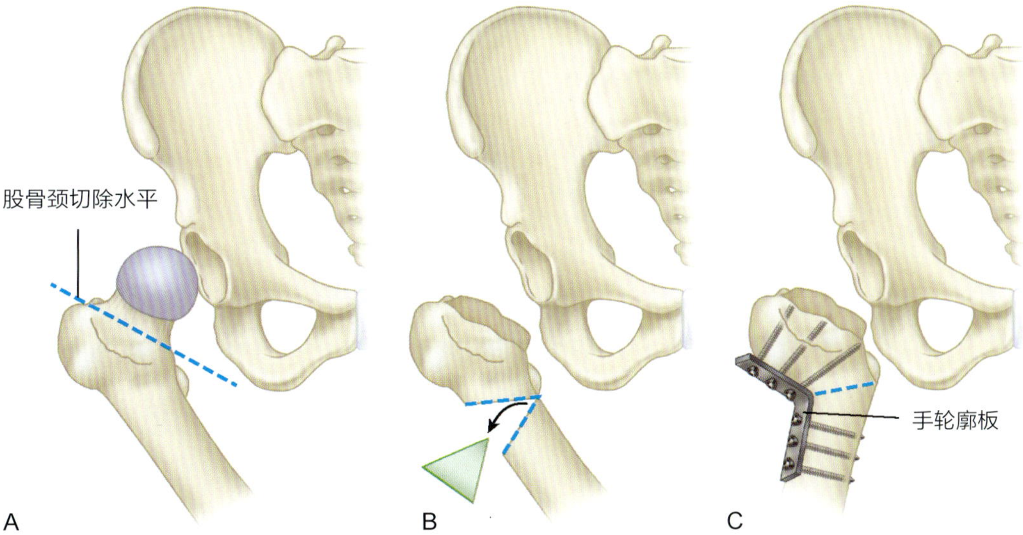


图 33-14 McHale（麦克海尔）手术治疗脑瘫患者的髋关节长期脱位。A. 股骨头切除术；B. 外侧楔形内翻截骨术；C. 用手轮廓板固定（引自：McHale KA, Bagg M, Nason SS: Treatment of the chronically dislocated hip in adolescents with cerebral palsy with femoral resection and subtrochanteric valgus osteotomy, J Pediatr Orthop 10: 504, 1990.）

显示，所有患者功能均恢复至术前水平，恢复至疼痛前功能水平的占 88%，假体 2 年保有率为 95%，10 年为 85%。推荐加大股骨前倾和臼杯倾斜，有助于增加稳定性，对于股骨近端骨质疏松的患者应考虑使用骨水泥。虽然全髋关节置换对 GMFCS Ⅰ级和Ⅱ级患者疗效最佳，但也有小宗病例研究显示表面置换能够有效缓解 GMFCS Ⅲ ~ Ⅴ级患者的疼痛。

## 第七节 膝

### 一、髋与膝的关系

脑瘫患者中膝的变形很难评估和处理，很少单独发生。骨盆、髋、膝、踝和足的畸形是相互关联的。由于肌肉跨过两个关节（“双关节肌”），髋和膝是紧密配对的。这些肌肉包括前方的股直肌、内侧的股薄肌、半腱肌、半膜肌以及后方的股二头肌。这些肌肉的病变如痉挛和挛缩以及手术可影响两个关节的功能。由于腓肠肌跨越了膝和踝关节，因此这两个关节之间存在类似的关系。膝屈曲状态下可行走的脑瘫患者，腘绳肌可能并无紧张或痉挛。髋屈曲挛缩的患者行走时膝关节屈曲增加以维持矢状位平衡。同样，手术矫正膝关节屈曲挛缩可能也会自发改善髋关节屈曲，因为这些关系在评估脑瘫患者的膝关节时必须对整个下肢进行仔细检查。

### 二、屈曲畸形

屈曲是脑瘫患者膝关节最常发生的畸形，尤其是在能行走的儿童中。膝屈曲畸形使膝关节在步态摆动期末不能充分伸直，膝在站立期始终处于屈曲状态，导致步幅减小，能量消耗增加。腘绳肌痉挛、股四头肌乏力，或者这两种情况的结合将导致单独的膝关节屈曲。这也可能是髋和踝关节病变的结果。屈髋肌痉挛或伸髋肌乏力或者兼而有之的患者将形成代偿性屈膝，出现“蹲踞步态”，即髋、膝和踝均处于屈曲状态（图 33-15）。脑瘫或更常见的跟腱延长术后小腿三头肌乏力的患者，行走时膝屈曲以适应踝背屈肌相对的过度牵拉。持续的痉挛和蹲踞膝步态可导致膝关节本身出现真正的挛缩，这是一个很难处理的问题，多使用一期多水平手术而不是分期手术治疗。有多种术式可供选择，包括股骨短缩或髌骨上移股骨远端伸直截骨术或两者同时使用。相较单纯股骨伸直截骨术而言，结合髌骨上移能更好地改善步态力学。

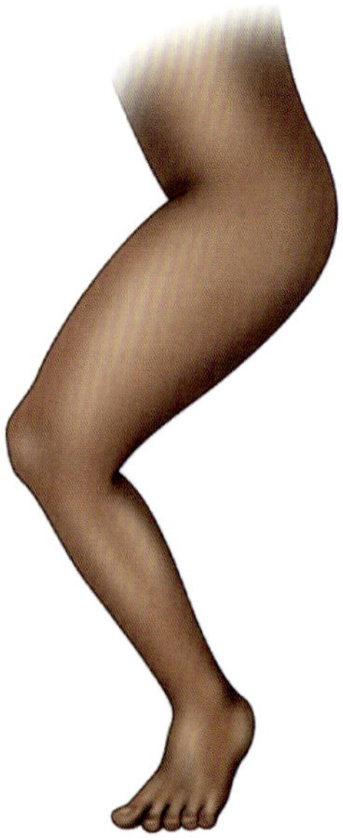

**图 33-15** 由踝跖屈曲畸形导致的典型蹲踞姿势，需要屈膝屈髋并前屈腰椎以将身体的重心置于承重面上方

为评价膝屈曲的原因，必须对肌肉进行评测，以确定是痉挛、挛缩或两者同时存在导致畸形。尽管脑瘫患者进行肌力测试不易，但仍应完成。在脑瘫患者中，如果腘绳肌受累，很可能股四头肌也在一定程度上受累。股四头肌强度、痉挛和放电模式应当通过步态周期来评估。股直肌痉挛时，腘绳肌延长和原本的乏力可导致膝关节过伸畸形和显著的步态异常。

患者分别取俯卧位和仰卧位评估腘绳肌肌力、痉挛和膝挛缩情况。当患者俯卧时，检查者给小腿肚施加柔和的压力后使髋尽可能地伸展。克服痉挛后股骨和胫骨成角代表膝关节后软组织挛缩的程度。接下来，患者取仰卧位，检查腘绳肌的痉挛程度。检查者按住对侧膝关节尽可能使其伸直，保持伸膝的同时抬高要检查的下肢。如果膝伸直在髋屈曲时受限，腘绳肌内侧或外侧便呈现紧张（图 33-16）。患者在仰卧位保持屈膝的同时足离开检查桌，可检查腘绳肌内侧的痉挛情况。上述体位使腘绳肌近端放松，内收肌没有挛缩时髋关节就能够外展。如果髋关节不内收就不能伸膝，那么腘绳肌内侧和股薄肌就存在紧张（图 33-17）。踝部马蹄足的程度应在屈膝和充分伸膝下测量（图 33-18）。如果踝的背屈随膝的屈曲改善，则存在腓肠肌的痉挛或挛缩。

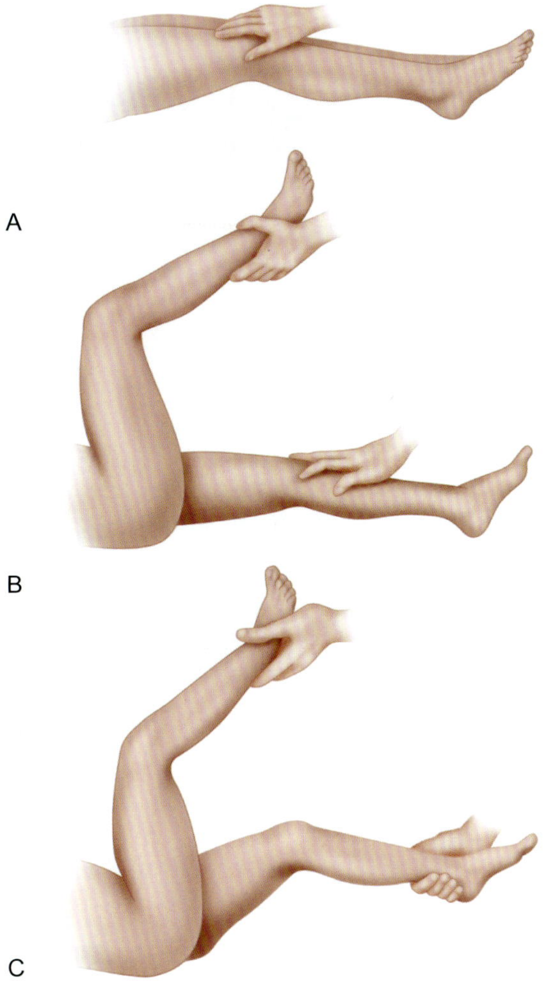


**图 33-16**　腘绳肌痉挛和挛缩的测试。A. 患者仰卧，伸髋。用力压膝，强迫膝伸直。如果膝仍屈曲则必定存在膝屈曲性挛缩；B. 屈曲待测试侧的膝关节，同时保持对侧膝关节伸直；C. 髋试图屈曲时会增加膝屈曲的程度

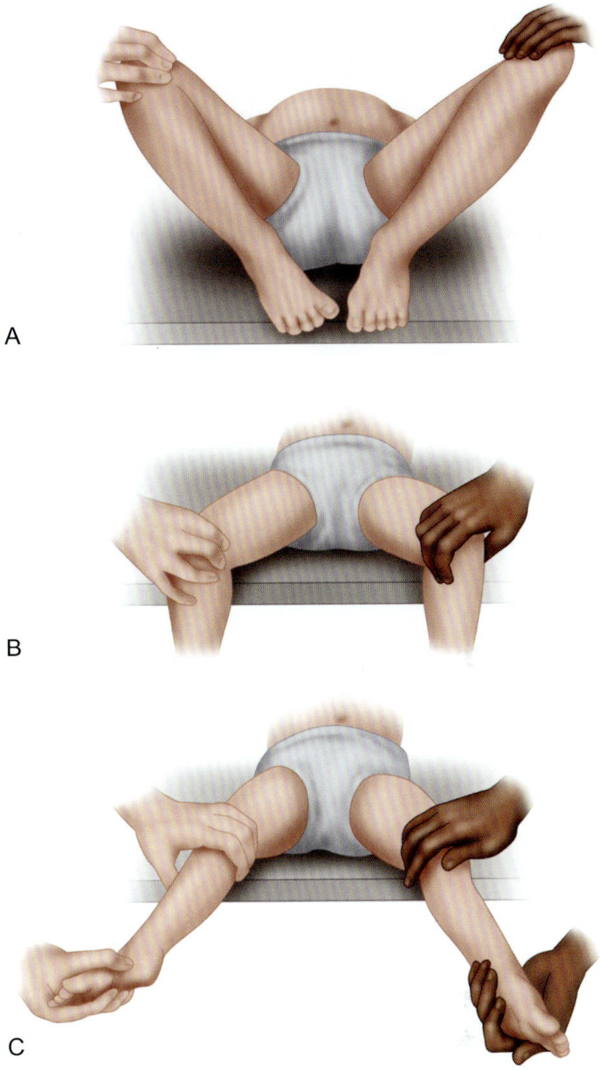


**图 33-17**　内收肌和腘绳肌内侧头张力检测。A. 屈髋屈膝时大腿外展良好，提示无内收肌挛缩；B. 伸髋屈膝时髋外展良好；C. 髋关节伸直，伸膝将导致大腿内收，提示腘绳肌内侧头痉挛

正如前文所述，在评估患者膝屈曲畸形时，也应对股四头肌的肌力、挛缩和功能进行评价。患者仰卧，足离开检查桌边，此时能最好也评价股四头肌的强度。检查者伸髋的同时允许膝被动屈曲（图 33-19A），然后要求患者主动伸膝克服阻力（图 33-19B）。为确定股直肌是否有痉挛，检查者可让患者俯卧，进行俯卧位股直肌试验（Ely）（图 33-20A）。患者俯卧时伸膝，检查者屈膝。如果股直肌痉挛，随着它被拉伸，髋会屈曲并且臀部会离开检查桌面。最好一次检查一侧来确定每块股直肌的相对痉挛情况。

物理治疗和支具可用于轻度畸形。多种牵张管型石膏也有效，但必须注意防止软组织并发症或神经的损伤。腘绳肌延长的适应证为直腿抬高 <70° 或在没有明显骨性畸形的情况下腘部角度 <135°。对于能够行走的患者，10° 以上的膝关节挛缩将导致过度代偿性髋屈曲和踝背屈。务必不要过度延长腘绳肌，因为可能导致肌力过弱以及膝反张步态。在膝反张步态中，由于胫骨前移被痉挛的小腿三头肌或有限的踝背屈所限，因而股骨相对胫骨前移。脑瘫患者中常见的股直肌痉挛也能加剧上述情况。因此，许多外科医师开始通过股薄肌和半腱肌“Z”字成形术松解腘绳肌内侧，并进行半膜肌部分延长术。如果还需要进一步矫形，可实施股二头肌外侧部分延长。术中辨识半膜肌前部近端腱膜，它起自肌腱近端附着处，与远端腱膜分离，应予以松解。

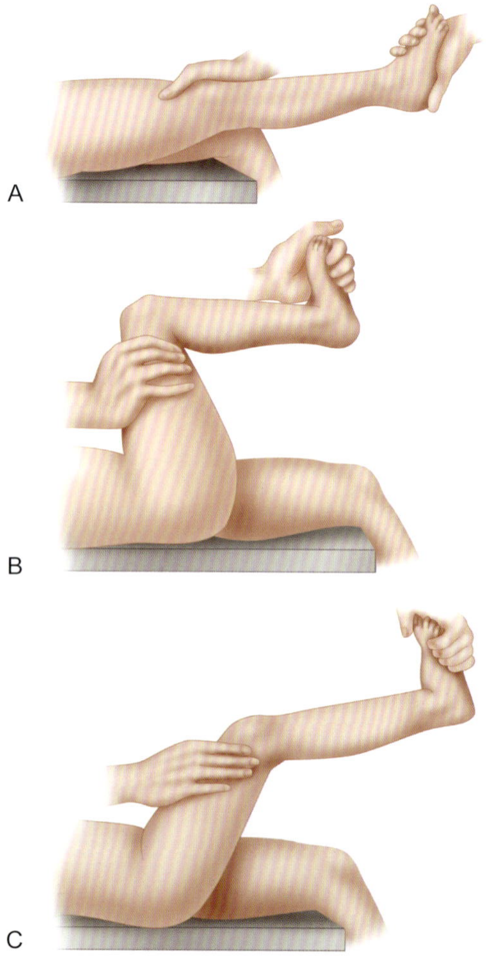


**图 33-18** 腓肠肌挛缩和痉挛测试。A. 膝关节伸展时可观察到踝马蹄足状改变；B. 膝屈曲时，踝易于背屈，提示没有比目鱼肌挛缩；C. 膝关节伸展时，踝关节因痉挛的腓肠肌而背伸受阻

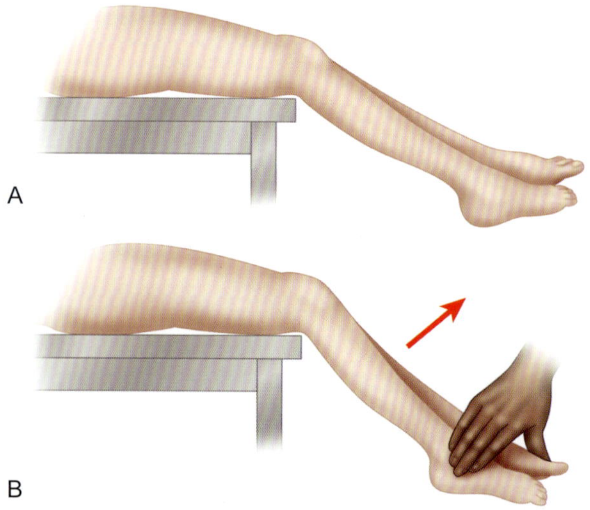


**图 33-19** 股四头肌肌力测试。A. 伸髋时，膝关节能够屈曲并离开桌面；B. 患者能从屈膝位主动抗阻力伸直膝关节

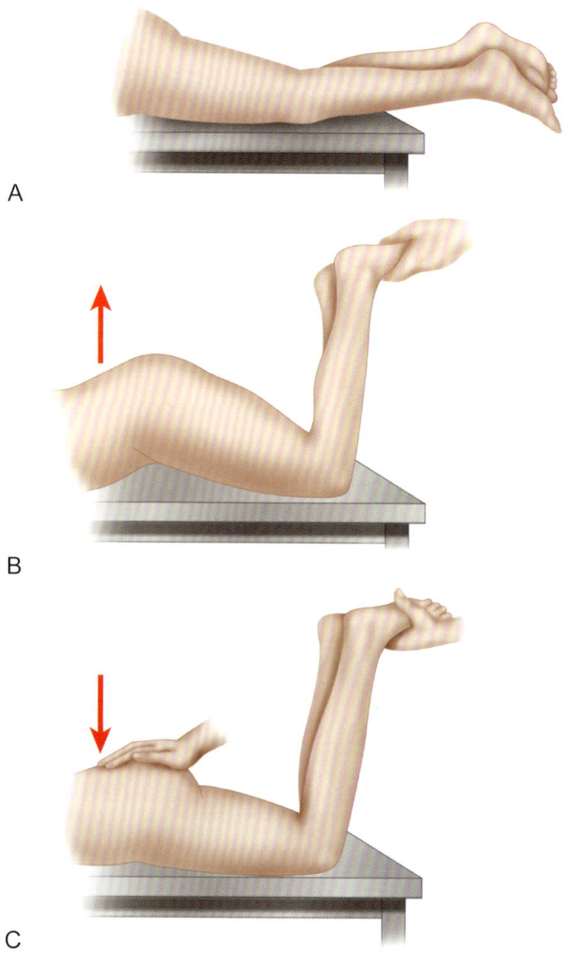


**图33-20** 俯卧位股直肌肌力测试。A.患者俯卧位伸膝；B.屈膝会导致臀部从桌面上抬起；C.对臀部施加向下的力可克服股直肌痉挛

## 腘绳肌腱部分延长术

尽管腘绳肌延长术后站立期伸膝情况大幅改善，但行走速度、步幅和步调并未改善。腘绳肌和股四头肌痉挛时，摆动期膝伸直明显减小。此外，据报道，手术效果还会随时间逐渐变差，导致 17% 的患者需要再手术。由于腘绳肌延长术后膝关节屈曲复发者再行腘绳肌延长收效甚微，因此其他手术可能更为有利。腘绳肌内侧头和外侧头延长联合术后腘角和伸膝有一定改善，但膝关节过伸和腘绳肌乏力的风险随之增高。

**手术技术 33-8**

- 患者俯卧，上大腿止血带。
- 取起自腘窝皱褶向近端伸展 4~6 cm 的后部内外侧切口。也可行单一的中线切口（图 33-21A）。
- 沿皮肤切口分离皮下和深筋膜，在切口近端保护股后皮神经。

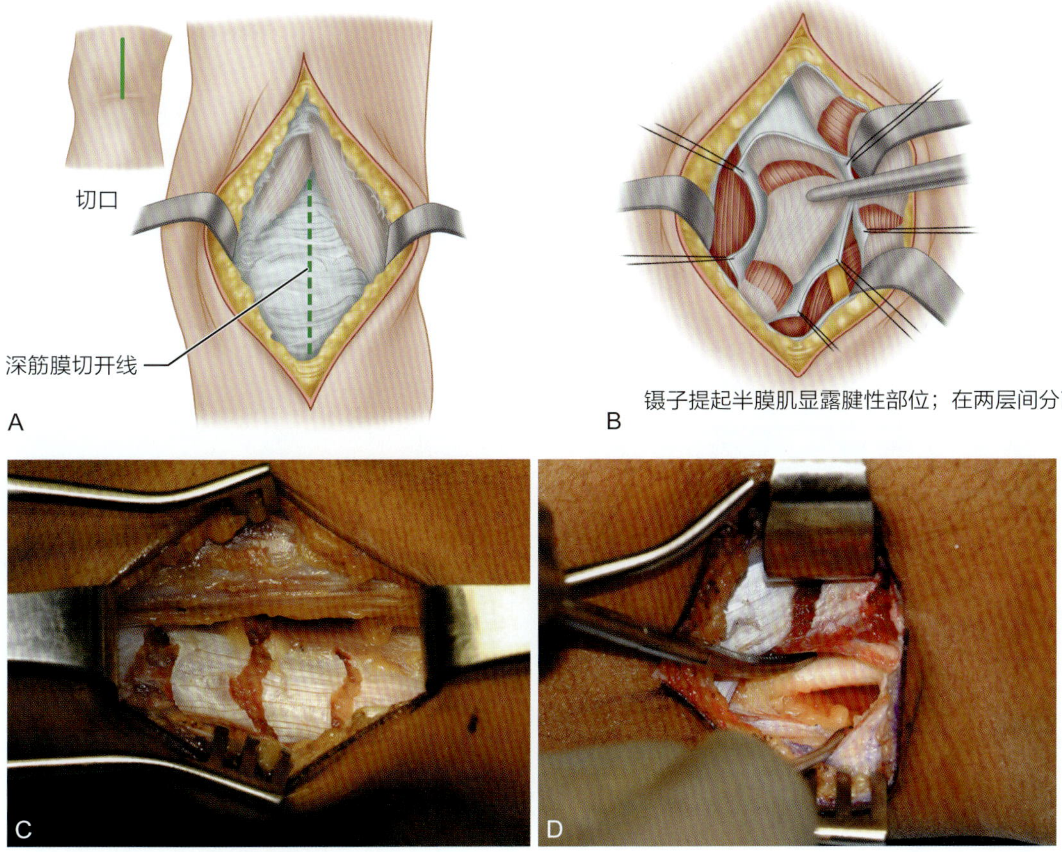


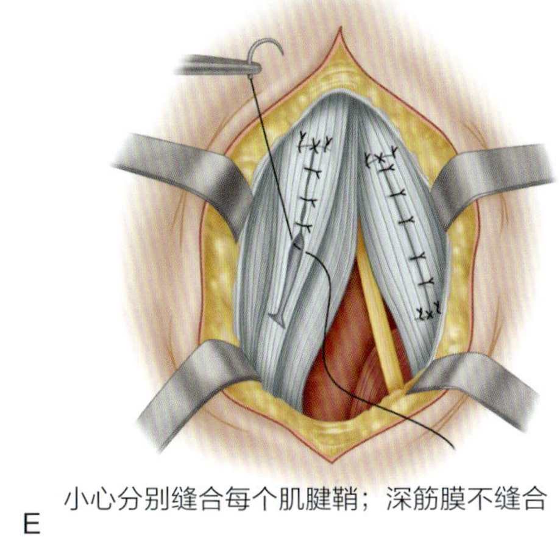


**图33-21**　腘绳肌部分延长术。A.膝后方的皮肤切口和深筋膜切口；B、C.半膜肌切口；D.股二头肌切口，注意腓神经前方的止血钳；E.在闭合切口前缝合股二头肌腱鞘和半膜肌（见手术技术33-8）

- 显露半腱肌肌腱并分离肌腱远侧部分达斜行肌纤维。横行切开肌腱或者行“Z”字成形术。
- 钝性分离来确认腘绳肌，分离半膜肌，纵行切开腱鞘。在腱膜深面于两个高度平面横行分离腱纤维（图 33-21B、C）。
- 伸膝伸髋，半膜肌的腱膜部分如果需要进一步矫正，确认股二头肌外侧肌腱，将其与沿内侧行走的腓神经分离。在股二头肌腱膜深面插入钝性器械，在相距 3 cm 的两个高度面横行切开腱膜部分，保留肌纤维完整（图 33-21D）。
- 通过伸髋伸膝来实施相同的延长操作。不要在屈髋情况下强制伸膝，因为这会牵拉造成坐骨神经损伤及腓总神经损伤。
- 关闭所有腱鞘，但不缝合深筋膜（图 33-21E）。
- 松开止血带后彻底止血，关闭皮下及皮肤。
- 膝最大伸展位用长腿石膏固定。

**术后处理**　术后管型石膏固定后即开始直腿抬高以帮助拉伸腘绳肌腱。患者可拄拐行走并且尽可能承重。3~4 周后去除石膏，患者开始康复训练并且在一定程度上改善运动幅度。8~12 周使用夜间伸展夹板或膝固定器。

### （一）腘绳肌延长、后关节囊松解联合手术

如果单纯腘绳肌延长术不能获得有效的预想的运动幅度，则可实施关节囊后部松解术。这种情形常见于患有显著膝屈曲固定挛缩的大龄儿童。这一技术也可与股四头肌短缩术联合应用以辅助矫正因慢性股四头肌乏力所致的髌下韧带拉长，并改善运动幅度。

## 股骨远端伸直截骨和髌韧带下移术

由于腘绳肌延长翻修效果较差，股骨远端伸直截骨的应用有所增加，尤其是腘绳肌松解后严重或复发型的膝关节屈曲挛缩。Stout 等描述了一种股骨远端伸直截骨和髌韧带下移术，用于治疗脑瘫患者的蹲踞步态，改善功能和步行能力等级。截骨通常由股骨远端钢板固定，但外固定也有应用。生长发育完全的患者畸形不易复发。患者术后应密切随访，因为有 10% 的患儿术后会出现神经麻痹，这与矫正度数无关。为避免紧急矫正后出现此类并发症，有小宗膝关节屈曲挛缩病例研究应用股骨远端前方半骺阻滞（图 33-22）。此技术需要患者还有很大的生长空间来矫正畸形。未成年患者（年龄 <11 岁）应密切观察胫骨近端骨骺早闭导致的后倾角降低。

**手术技术 33-9**

（Stout 等）

- 显露股外侧肌后方的股骨远端结构。
- 骨刀角度指示仪平行胫骨，在股骨骨骺（或骨骺愈合处）旁近端与股骨干呈 90° 放置一根导线，在导线旁的近端插入骨刀，用于安放 90° 接骨板。这样的位置可避免截骨内翻或外翻移位。或者，可以用股骨远端锁定钢板来评估，纠正股骨以保持与胫骨在一条线上。
- 在前方截取与挛缩程度相称的三角形骨楔。去除截骨远端后方任何突出的骨质（图 33-23）。此时即可矫正冠状面和横断面上的畸形。
- 髌韧带下移的多少要根据患者的骨成熟度确定。如果骨骺存在，应将髌韧带从胫骨结节上锐性分离，避免损伤骨骺，将髌韧带下移至一个骨膜瓣下方。如果骨骺已闭合，则将胫骨结节和附着的髌韧带一同向远端转移并用加压钉固定。
- 或者，多余的髌腱可以自身重叠缝合以达到满意的效果。
- 在髌骨和胫骨近端横向穿入一条 16 号钢丝或张力带钢丝，用以保护重建结构。

### （二）股直肌远端转位

僵硬膝步态在脑瘫患者中常见，由股四头肌和腘绳肌同时挛缩或既往腘绳肌延长术所致乏力，或以上两个因素共同存在所致。腘绳肌和股四头肌同时痉挛引起屈膝度丢失，导致肌力下降，步态迈步期足廓清困难。股直肌痉挛的患者也有从站立到坐位的转换困难。动态肌电图分析经常发现股直肌在迈步期也活动异常。为了帮助在迈步期获得膝关节功能的平衡，可根据不同的旋转不良情况将股直肌腱远端转移至内侧的半腱肌或外侧的髂胫束。在膝关节屈曲方面各移植部位间并无明显差别，这还是

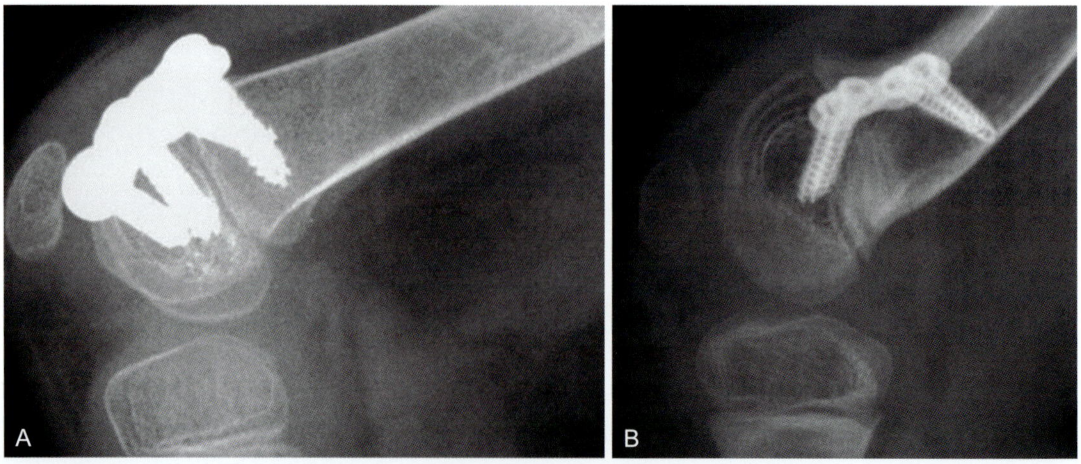


**图33-22** A.脑瘫患者膝关节屈曲挛缩应用8字钢板行股骨远端前方半骺阻滞手术治疗；B.术后20个月(引自：Al-aubaidi Z, Lundgaard B, Pedersen NW: Anterior distal femoral hemi-epiphysiodesis in the treatment of fixed knee flexion contracture in neuromuscular patients, J Chil Orthop 6: 313, 2012.)（见手术技术 33-8）

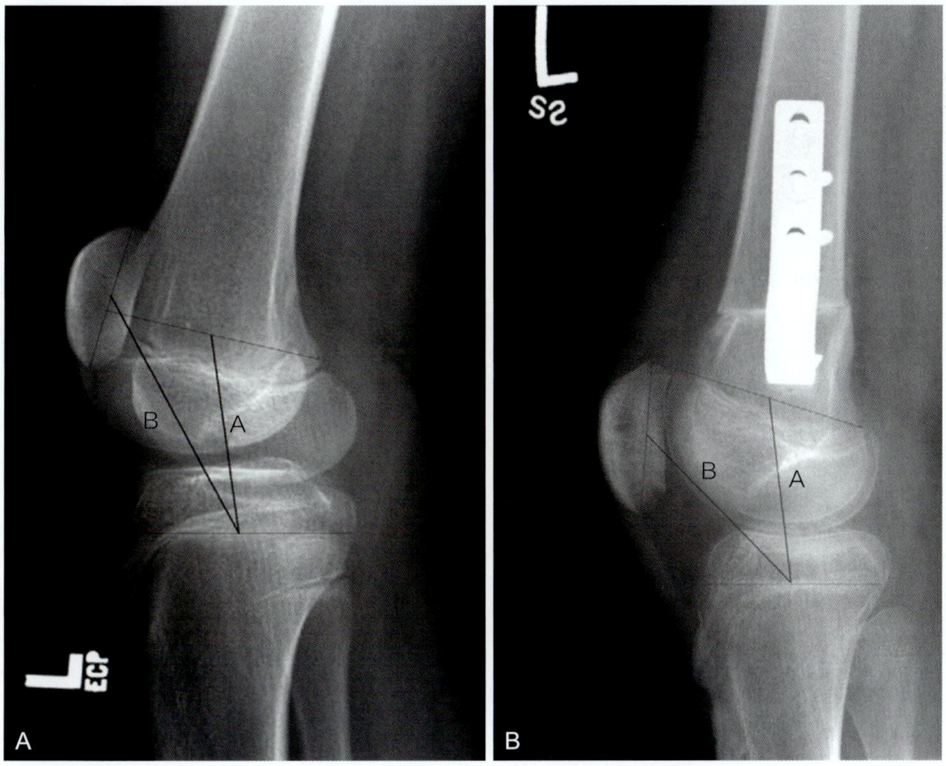


**图33-23**　股骨远端伸直截骨患者左膝最大限度伸直下的术前（A）和术后（B）侧位X线片。见手术技术33-9（引自：Stout JL, Gage JR, Schwartz MH, et al: Distal femoral extension osteotomy and patellar tendon advancement to treat persistent crouch gait in cerebral palsy, J Bone Joint Surg 90A: 2470, 2008.）

需要依据医生的偏好及其操作来确定。10° 的旋转不良可通过直接转位而矫正，但更大程度的旋转不良需要对受累骨行截骨术才能纠正。Gage 等发现在满足以下标准时能显著改善迈步期膝的活动和足廓清能力：①腘绳肌挛缩得到矫正，使膝关节在站立中期能充分伸直；②足跖行，站立期保持稳定；③足部直线前进，产生一个步幅足够大的瞬间，以保证在站立中期和末期保持膝伸直。腘绳肌延长伴或不伴股直肌移位的对比研究发现，行股直肌移位的患者足廓清和行走效率显著改善，GMFCS Ⅰ级和Ⅱ级的患者尤为明显。对于 GMFCS Ⅲ级或Ⅳ级患者，股直肌转移可导致持续蹲踞步态，应避免，因为直立姿势对患者及其护理人员都非常重要。长期随访发现，在能行走的儿童中膝功能改善者多于恶化者。

## 股直肌移位

**手术技术 33-10**　（图 33-24）

（Gage 等）

- 患者麻醉后仰卧，在股前部行长 5~6 cm 的纵行切口，达髌骨上结节近端。
- 确认位于股内侧肌和股外侧肌之间的最近端的股直肌肌腱。从股四头肌肌腱的其余部分中分离股直肌肌腱；避免进入膝关节。解剖游离约 3 cm 达髌骨近端。分离肌腱使它随后与股中间肌肌腱分离。
- 将肌腱残端转移至半腱肌残端还是髂胫束取决于设计的旋转效果是外旋（到髂胫束）还是内旋（到半腱肌残端）。
- 对于向半膜肌的内侧转位，分离半膜肌 2~3 cm 达肌肉肌腱移行部近端，解剖远侧端到鹅足附着处。通过中间的骨间肌隔膜转移肌腱，将其与股直肌腱膜的远侧端缝合。
- 对于向髂胫束的外侧转位，切除髂胫束的纤维只保留膝关节轴后部纤维。将股直肌远侧端拉至髂胫束周围，将后者与肌腱缝合。

**术后处理**　如果行腘绳肌延长术，则患者需要长腿石膏固定 3~4 周。如果未行腘绳肌延长术，则无须行石膏固定，而以膝固定器固定。患者可以坐斜躺式轮椅并且逐步转为膝关节充分屈曲的直立坐位。第 3 天允许辅助站立，由于膝关节需要主动和被动活动，需要去除膝固定器。第 4 周，患者在物理治疗师指导下开始积极进行增加肌力和改善步态的训练。步态功能的改善通常在术后 12 个月出现。

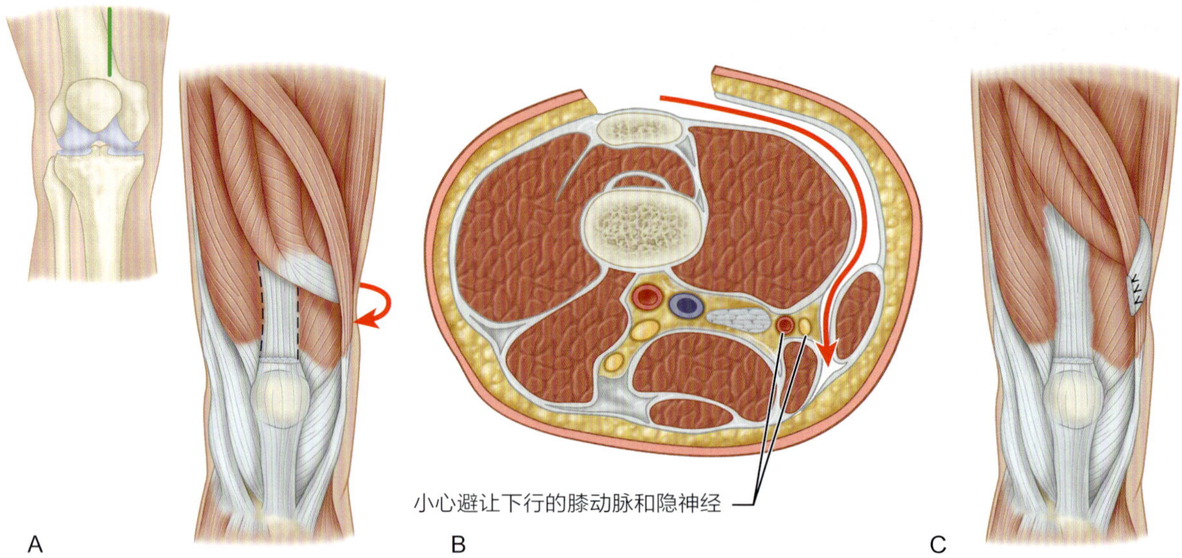


**图 33-24** 股直肌远端松解或移位。A. 将股直肌从股内侧肌、股外侧肌和股中间肌分离，插图显示沿着股直肌远端 1/3 的内缘做纵切口；B. 如有必要，股直肌可通过内侧肌间隔移位至缝匠肌；C. 将股直肌缝合在缝匠肌上（见手术技术 33-10）

## 三、膝反张

膝反张是由股四头肌和腘绳肌之间的相对不平衡造成的，这种不平衡是由多种因素造成的。这些因素包括：①股四头肌和腘绳肌同时痉挛而前者力量更强大；②既往手术、过度延长或者转位继发的腘绳肌无力；③小腿三头肌近端头部回缩术后乏力；④踝马蹄畸形。对于踝马蹄挛缩畸形患者，唯一让足变平的方法是以膝反张来代偿。

俯卧位股直肌试验可用于检测股四头肌痉挛。如果股直肌紧张，对不能行走的患者可进行延长和松解，对可行走的儿童可进行转位。由腘绳肌过度乏力造成的膝反张很难处理。由于既往手术造成的肌肉乏力是永久性的，转移肌腱回位或缩短延长的肌腱将不能改善功能性肌力。

为确定膝反张是否由踝马蹄畸形造成，可于踝部中立位使用小腿石膏或踝关节支具。如果膝在足跖行时反张，那么反张不是由踝部马蹄足引起。如果踝部马蹄畸形的确存在，则有指征进行手术或者非手术治疗。显著的膝反张应通过双侧长腿支具加骨盆带将膝关节锁在屈曲 20°、踝锁于背伸 5°。当对髋的控制达到后，可去除骨盆带，但长腿支具通常需要继续使用数年直到膝关节稳定。这种情况不主张行屈曲截骨术。

## 四、膝外翻

脑瘫患者的膝外翻通常由髋内收畸形所致而很少单独发生。膝外翻通常伴有髋内旋和膝屈曲，而膝屈曲使外翻表现更加明显。在大多数患者中，矫正髋内收内旋可改善膝关节的位置和外观。在这些患者中，很少有膝关节本身的手术指征。

髂胫束紧张也能导致膝外翻畸形。髂胫束紧张可通过检查确定，患者以受检对侧躺在检查桌上，使靠近桌面的膝关节屈曲并靠近胸部。随膝关节的屈曲，受检的髋是屈曲和外展的，从屈曲位变为伸展位，再内收。如果髋没有屈曲就不能内收，髂胫束带就呈现紧张，而且通常能在大腿远侧 1/3 的皮下触及。紧张的束带应当被手术切除（见第 34 章）。

## 五、高位髌骨

高位髌骨在脑瘫患者中常见（在一项研究中占 93%）且常伴有蹲踞步态（图 33-25），可由股四头肌痉挛和长期的膝关节屈曲畸形所致。这种情况经常发生，此类患者膝前疼痛的发病率为 10%~20%，大龄儿童、女性以及屈曲挛缩更重的患者更为常见。髌骨半脱位及脱位则很少见，它们可能由肌四头肌痉挛或长期膝关节屈曲畸形引起。高位髌骨导致膝关节伸直末期力臂减小，使已经乏力的伸膝系统乏力加剧。增加的张力导致髌骨和股四头肌反复

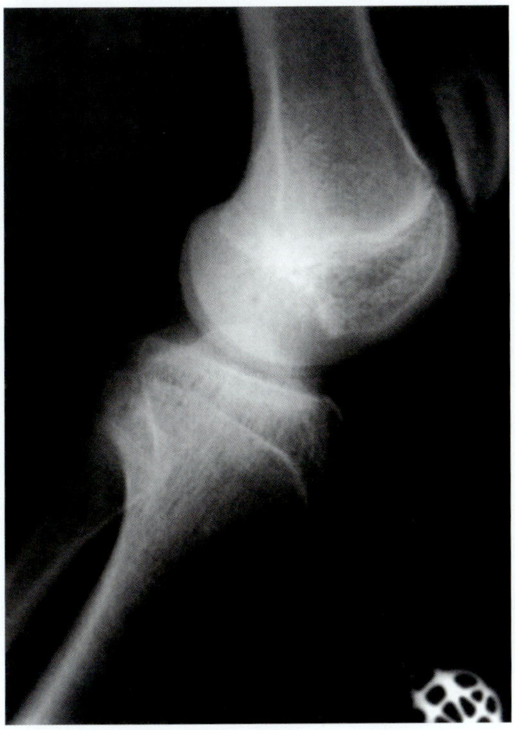

图 33-25 脑瘫患者的高位髌骨

微创伤，使这些结构延长，髌骨和胫骨结节出现碎片和应力骨折，这被认为是脑瘫患者膝部疼痛的一个原因。由于这些改变在能行走的脑瘫患者中几乎普遍存在，并且许多患者是无痛的，因此很少有手术指征。通常，腘绳肌延长术和其他相关手术矫正膝屈曲畸形不仅能改善高位髌骨，还能改善膝的整体功能。非手术治疗失败的患者，手术有助于纠正潜在的病理过程，一般多为髌骨半脱位和脱位的患者。

## 第八节 旋转畸形

脑瘫患者的内旋或外旋畸形可引起明显的步态异常。这些异常总在多个水平发生，包括髋关节或股骨、胫骨或踝，以及足部。脑瘫患者佩戴支具无法纠正这些畸形。术前必须对旋转畸形彻底评估。在 412 例儿童中进行的一项大型步态分析研究发现，内旋步态最常见的原因依次为髋关节内旋和胫骨内旋，几乎 50% 的受累下肢都有多处异常。偏瘫和双瘫患者存在差异，双瘫患者最常见的内旋畸形部位依次为髋（57%）、胫骨（52%）和骨盆（19%），而偏瘫患者的足部畸形最多见，其中足内翻占 42%，跖内收占 24%。

这些畸形应在软组织手术时纠正。目前已有股骨和踝上胫骨微创经皮截骨术的报道。

## 第九节 足和踝

脑瘫患儿的足部畸形很难完全被理解。可行走儿童的治疗目标与不能行走儿童的治疗目标不同，但一般来说，使足在支具辅助下能够跖行应该是理想的结果。足部畸形是由肌力的改变或异常引起的，在脑瘫患者中比较普遍，其中有 70%~90% 的儿童受累。最常见的足部畸形是踝关节马蹄足，其中马蹄内翻足与马蹄外翻足发病相当。在 306 名脑瘫患儿中，有大约 50% 属于正常的内外侧平衡；25% 是足外翻畸形；23% 是足内翻畸形。足畸形会严重影响患者的整体行走能力。无论类型如何，双足畸形相对于单足畸形对整体行走能力的影响更为显著。患者的畸形情况也会随着时间而发生变化，尤其是对于幼儿。例如，对一个患有足部外翻畸形的幼儿来说，持续性的强直反射和异常的肌力随着时间推移会使其向内翻发展。足趾畸形是由于足部内在肌以及小腿外在肌（内在肌加足）不平衡所导致的，并可导致踇外翻、爪状趾和前足内收的产生。足部小肌肉的痉挛状态会导致其他的变形，比如拇外翻、爪形足、前足内收畸形。这些变形可单独存在，但通常伴有由足外部肌肉异常导致的其他畸形。

### 一、马蹄足畸形

马蹄足畸形在脑瘫患者中是最普遍的一种足部畸形，70% 的患儿罹患，其中约 25% 发展为需要手术治疗的严重畸形。非手术疗法包括牵引、支具疗法、肉毒素（BTX-A），有时使用石膏仍是主要的治疗手段或用于延迟手术时间。此外还有足踝支具，有助于预防和延迟外科手术治疗，改善脑瘫儿童的步态功能。这种足部畸形是由小腿三头肌的痉挛状态导致的，由于胫骨在快速生长期相对于小腿三头肌而言生长过快，该畸形在此期常常加剧。动物模型显示，遗传性痉挛小鼠的肌肉生长慢于正常小鼠。肌肉肌腱结合部的超声评估研究显示，与正常对照相比，脑瘫患者跟腱延长但肌腹缩短。尽管手术能增加踝背伸，但肌腱结构仍维持异常状态。支具疗法（尤其在夜间）对防止马蹄足的形成是必要的。脑瘫类型多样的特点使得外科手术的确切适应证仍不清楚。然而，手术的经典指征是患儿步行时踝关节无法处于中立位，因为踝关节跖屈超过 10° 则会导致踝关节出现显著的运动学改变。另外，个人足部保健困难、足部磨损以及不能行走的患儿有站立计划的，则通常认为是手术适应证。

### （一）马蹄状畸形的手术矫正

由于脑瘫表现变化多样，且已有众多手术及术后管理措施用于治疗马蹄足挛缩，因此很难去比较研究结果和成功率。另外，大多数复发都在初次手术完成5年之后，这可能不在短期研究之列。文献报道的复发率为0~50%，依患者类型与随访时间长短不同而不同。低龄患者，特别是3岁以内的患者和偏瘫患者较易复发，而6岁以上的患者复发罕见。一项包括243例（平均年龄7.8岁）接受过跟腱延长的脑瘫患儿的研究发现10年复发率为11%。一项大型的mata分析研究显示，年龄是复发与否最重要的决定因素，而过度矫形导致跟骨畸形的情况则更多见于双瘫患者（15%），而非偏瘫患者（1%）。虽然众多手术方法得以在临床上应用，但互相之间的疗效差异似乎并不显著，尽管大部分研究都达到了Ⅳ级证据等级。

小腿三头肌延长可在肌肉肌腱结合部通过腱膜松解术或在跟腱水平通过切开或经皮途径来完成。对于轻到中度挛缩，推荐在肌肉肌腱接合部松解延长；跟腱“Z”型延长术更易发生延长过度现象而导致乏力后遗症。一项小型随机化双盲研究对28只足行经皮延长术，结果发现，该术式手术时间和住院时间更短，超声检查显示肌腱愈合快，术后踝关节背屈活动好，患者父母的满意度高。需要进行大型研究对上述结果进一步评估。应该避免小腿三头肌的过度延长，尤其是对能行走的儿童，否则会导致行走起步困难和蹲踞步态。因为腱膜松解术中罕见过度延长，笔者对能够行走的孩子优先选择这种手术，而对那些通过松解不能矫正的严重畸形和不能行走的孩子仍实施跟腱开放延长术。由于足趾屈曲挛缩可导致趾尖部异常负重，因此跟腱延长术后表现出足趾屈曲挛缩的患者在松解术后需要仔细评估，并可通过趾长屈肌和拇长屈肌“Z”型延长术进行治疗。

## 跟腱“Z”型延长术

Rattey等报道，对77例双侧瘫和偏瘫患者实施跟腱“Z”型延长术后10年，挛缩复发率分别是18%和41%。手术当时年龄为6岁或以上的儿童没有出现复发。4岁前接受手术的双侧瘫患者和接受纵行切开术的患者的复发率在统计学上明显更高。

**手术技术 33-11**

- 在跟腱和内踝后部中间做后正中切口，切口下限止于跟骨上缘，上限向头侧延长4~5 cm（图33-26A）。
- 向后锐性分离显露跟腱。
- 自上而下，纵向切开跟腱腱鞘，从周围组织游离跟腱。
- 在跟腱中央由近到远做纵行切口（图33-26A）。
- 横断内侧或外侧的一半跟腱。对内翻畸形做远端内侧切断，对外翻足做远端外侧切断。
- 用镊子夹住肌腱断端，将手术刀置于跟腱的纵切口附近。
- 将手术刀向着远端反向切割，横断远侧半肌腱，使跟腱完全游离。
- 在跟腱的横断面内层切开跖肌肌腱。
- 用Kocher钳牵拉邻近的肌腱断端到最大张力来考察小腿三头肌的被动偏移情况。
- 让被牵拉的肌腱部分回缩至静息长度，将其缝合到肌腱远端止点（图33-26B）。
- 调整足的位置来进一步控制压力：缓解痉挛状态采用中立位；中度畸形采用10°背屈位；严重畸形采用20°背屈位。
- 用大量可吸收缝线以侧-侧方式实行修补。
- 用可吸收缝合线闭合创口，或用皮内缝合加皮外应用创可贴的方法；并且，使用长腿管型石膏。

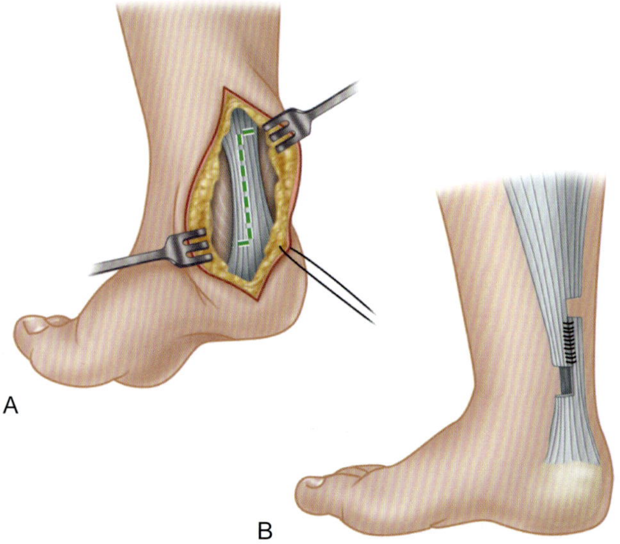


**图33-26** 跟腱“Z”型延长术。A.纵切口，在内踝后侧和肌腱中间的位置。纵行切开肌腱，然后在近侧一个方位和远侧相反方向切断；B.缝合断端修复肌腱（见手术技术33-12）

**术后处理** 患者在术后被允许承受全负荷，石膏模具须保留大约 4 周。在此期间，应鼓励伸膝以保持小腿三头肌复合体的延长。移去石膏后，踝 - 足支具于最大背曲位固定踝关节。也可在初次手术时就定制踝 - 足支具模具，以便在去掉石膏后即可使用。这在患者顺应性和随访存在问题时尤其有用。患者开始时全天带支具，也可依患者的生长潜力和康复训练的计划而改动。

## 经皮跟腱延长术

Moreau 和 Lake 发现，经皮跟腱延长术被作为门诊手术处理时，既快捷廉价，又可以免除并发症。用这种方法治疗的 90 例下肢中，97% 显示出步态功能的改善。

**手术技术 33-12**

- 患者俯卧位，备皮范围包括大腿中部到足趾，伸直膝关节，背屈踝关节，使跟腱紧张。这样可以在皮下清晰地显示跟腱轮廓并远离前方的神经血管结构。
- 在跟腱做 3 处跟腱部分切断（图 33-27），第一处在跟骨止点内侧，切断内侧半肌腱；第二处位于近侧，仅靠肌腱移行下方的内侧；第三处位于肌腱外侧，在两个内侧切口的中间，切断肌腱的一半。
- 内翻畸形（常见）时在足跟内侧做 2 个切口；外翻畸形时则在足跟外侧做 2 个切口。
- 背屈踝关节到需要的角度。
- 无须缝合创口，无菌敷料包扎，膝关节伸直位长腿石膏固定。

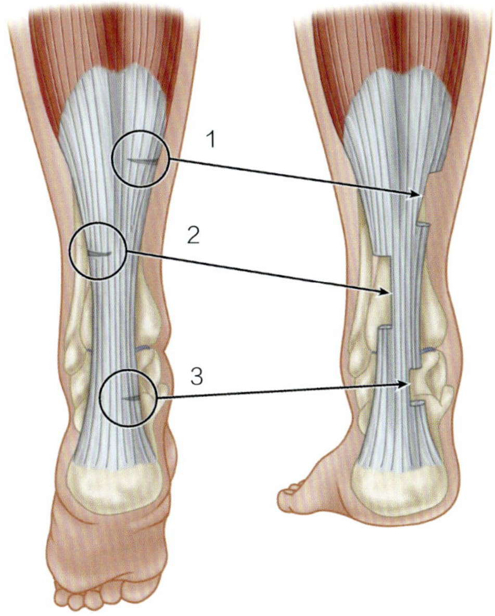


**图 33-27** 经皮跟腱延长术切口。强力足背屈时肌肉切口端在自身表面滑动（见手术技术 33-13）

**术后处理** 术后处理与手术技术 33-11 所述完全相同。

### （二）小腿三头肌延长术

小腿三头肌延长术常用于治疗马蹄足畸形，可以是独立术式也可以是其他重建手术中的一部分。此种延长术根据其选择性、稳定性和矫正程度又可分为多种术式。Shore 等在一篇综述中回顾，共有 10 种术式，并可根据解剖分区进行分组（图 33-28）。他们总结发现脑瘫亚型（偏瘫型或双瘫型）和开始考虑手术的年龄比术式的选择对预后更有重要意义。在一项尸检研究中，Firth 等在三个区域中测试了 6 种术式，结果证明 1 区的术式非常稳定，但延长程度有限，2 区术式稳定且延长度相对较长，3 区术式最不稳定但延长程度最长（图 33-29）。这些发现的临床意义尚不明确。在此后的一项 40 例痉挛型双瘫患儿的研究中，Firth 等发现马蹄足步态通常可以通过保守的 1 区术式矫正；严重的蹲伏步态手术无效，跟骨畸形较为罕见，过度矫正率很低（2.5%）。手术方法应该依据外科医师的经验与患者独特的临床表现来选择。

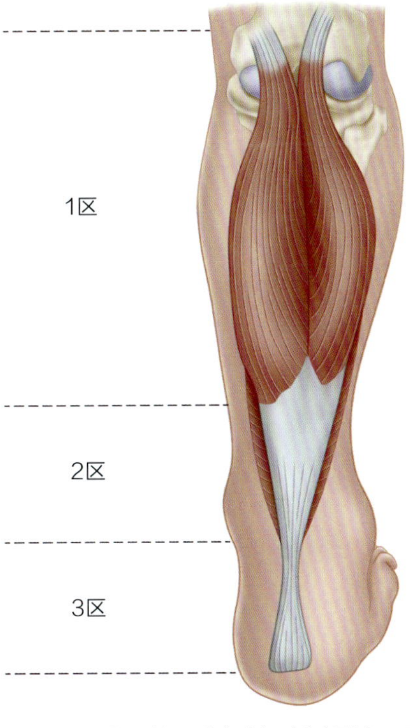


**图 33-28** 小腿三头肌的三个解剖区域（引自：Redrawn from Shore BJ, White N, Graham HK: Surgical correction of equinus deformity in children with cerebral palsy: a systematic review, J Child Orthop 4: 277, 2010.）

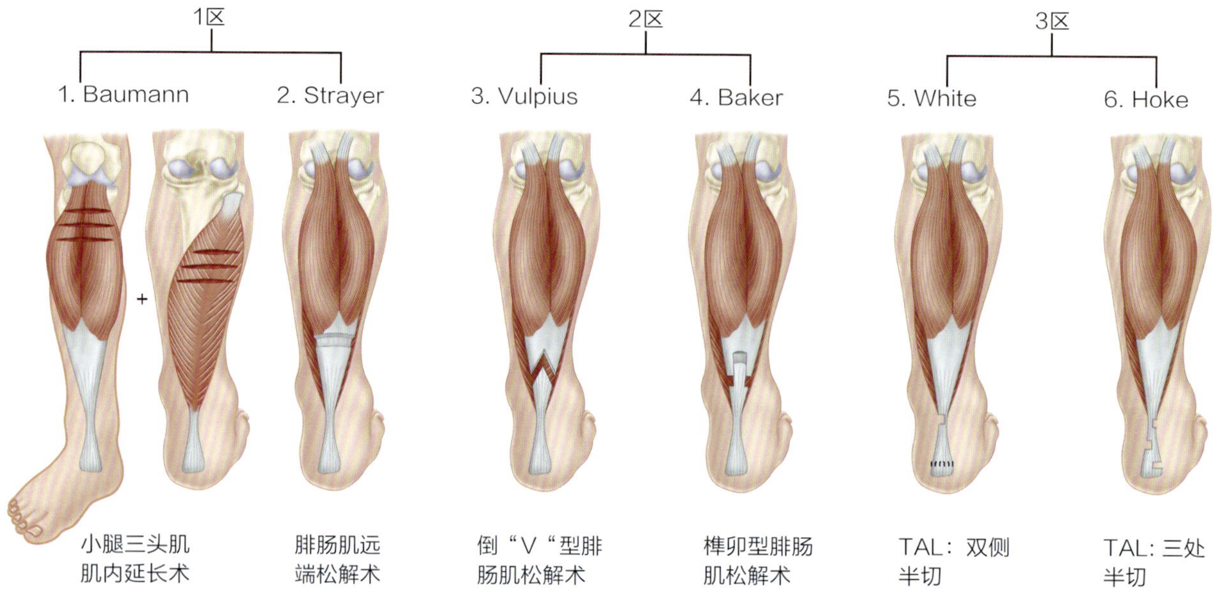


**图 33-29** 按区划分的小腿三头肌延长的 6 种术式。TAL，跟腱延长（引自：Firth BM, McMullean M, Chin T, et al: Lengthening of the gastrocnemius-soleus complex: an anatomical and biomechanical study in human cadavers, J Bone Joint Surg 95: 1489, 2013.）

### 腓肠肌 - 比目鱼肌的延长术

**手术技术 33-13**

- 在腓肠肌肌肉肌腱交点水平做后正中纵切口，显露出腓肠肌肌腱的腱膜，在腱膜处做倒 V 型切口或横切口（图 33-30A）。手术方法的选择采取这种由外到内的方式来确保完全松解。
- 分离腓肠肌与比目鱼肌的间隙，完全分离跖肌肌腱（图 33-30B）。
- 轻度背屈踝关节以分离肌腱止点（图 33-30C）。
- 假如比目鱼肌的腱膜挛缩，就需要进一步矫正，松解腱膜，但不能影响比目鱼肌本身。
- Baker 对 Vulpius 方法进行了改良，将腓肠肌的腱膜延长术式改为"榫卯型"（tongue-in-groove）术式。笔者更倾向于采用后内侧小切口入路行跖肌肌腱横型松解的方法。

**术后处理** 同手术技术 33-11。

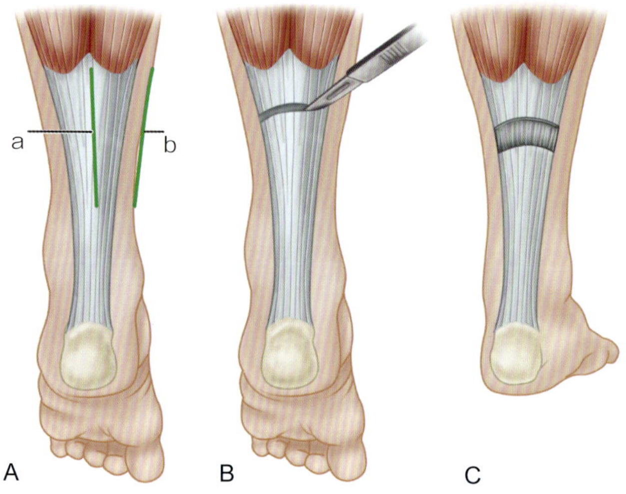


**图 33-30** 腓肠肌延长术。A. 小腿后方切口；B. 横断肌腱腱膜；C. 踝背屈中立位，分离肌腱腱膜残端（见手术技术 33-14）

## 二、足内翻或外翻畸形

脑瘫患者会发生足内翻或外翻畸形，大多数情况下伴有马蹄足畸形。畸形的方向取决于脑瘫类型和严重程度以及患肢的整体生物力学因素。计算机动作分析和动态肌电图（EMG）显示，外翻畸形更常见的病因是单纯胫前肌功能障碍或伴有胫后肌功能障碍，而非单纯胫后肌功能障碍。偏瘫患者中，足部畸形既可能是马蹄足，也可能是马蹄内翻足；而在双瘫和四肢瘫痪的患者中，64% 为外翻足，36% 为内翻足。虽然不很普遍，但内翻畸形能造成更严重的功能残障，很难用非手术疗法处理，却更容易用手术矫正。因而，手术对于治疗内翻畸形比外翻畸形更常用，也更成功。

髋与膝的生物力学因素也会影响内翻或外翻的发生与否。双侧瘫患者都通常伴有髋的内旋和内收、膝屈曲和胫骨外旋畸形。这种畸形组合会导致足的外翻状态。对于偏瘫患者，站立时大腿内旋和膝的充分伸直会导致足部内旋，产生内翻畸形。

### （一）马蹄内翻足

内翻足通常伴随马蹄足，主要因胫后肌活动过度或异相收缩导致。正常的胫后肌在站立期收缩以稳定足部，在迈步期放松。很多脑瘫患儿的胫后肌在迈步期收缩，导致足跟着地时处于内翻位。内翻足也可能与胫前肌的功能障碍相关；然而，单纯的胫前肌功能障碍引发足部内翻畸形的可能性不大。利用 EMG 的步态研究有助于确定哪一块肌肉活动过度或异相收缩。尝试任何手术矫治前，必须要确定是哪些肌肉导致了畸形。小腿三头肌挛缩经常伴有内翻挛缩，也是足内翻畸形的一个因素。确定畸形是否柔韧可矫治还是僵直也是非常重要的，因为对于柔韧性畸形的患者来说，很有可能通过支具和矫形鞋等非手术治疗，以及肌腱延长术、松解或者转位（通常为异常活动的肌肉）等软组织手术成功治疗。强直型内翻畸形患者通常要进行跟骨截骨术等骨科手术。

**胫后肌腱延长术**　胫后肌腱可以用不同的方法延长，包括肌腱本身的切开“Z”型延长术和各种挛缩松解术，如分步延长术和肌内延长术等。手术类型取决于畸形的严重程度和同时实施的其他手术。虽然“Z”型延长术矫治明显，但它能导致肌腱肌鞘内的瘢痕和栓系形成，以致畸形复发。挛缩松解手术如肌肉肌腱联合处延长术等腱鞘瘢痕化和过度延长风险较小。挛缩松解手术因保留肌腱本身结构，对复发风险较大的或需要在将来做胫后转位的患者十分适合。

## 胫后肌肌腱挛缩松解术

**手术技术 33-14**

- 此项技术通常与其他软组织手术如腓肠肌挛缩松解术一起完成。
- 患者仰卧，在胫骨的后中部，中外侧 1/3 的交点处做 3 cm 纵行切口。
- 切开深筋膜，辨认趾长屈肌然后使其回缩。
- 辨认出胫后的肌肉肌腱联合，在其下方放置止血钳，并观察其在足部转动、足趾没有屈曲时的活动情况。
- 用止血钳夹住肌肉肌腱联合的腱性部分，将其与周围的肌肉分离，同时保护神经血管束。
- 从胫后的肌肉肌腱联合中将肌腱剥离出来，保留完好的肌纤维（图 33-31A）。
- 将患足置于过度矫正位（图 33-31B）。
- 闭合切口，使用短腿行走石膏外固定。

**术后处理**　同手术技术 33-11。

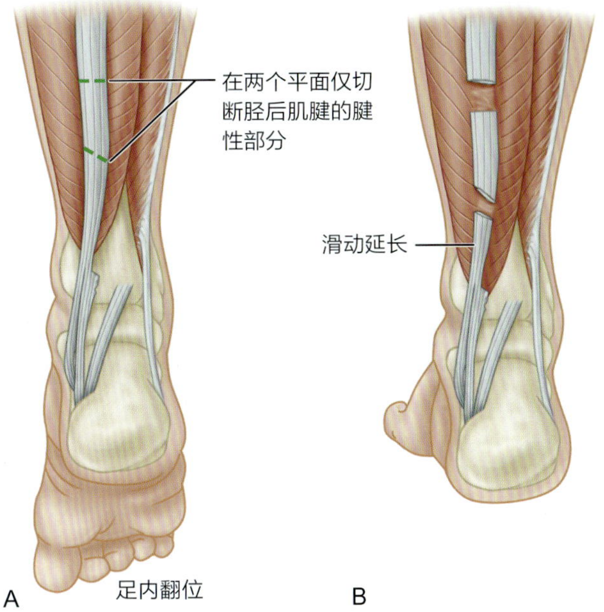


**图33-31**　胫后肌腱滑动延长术。A.切开肌腱的位置；B.滑动延长（见手术技术33-14）

### （二）劈开肌腱转位术

根据肌肉的不同异相收缩可以选择实施前部或后部肌腱的劈开肌腱转位术。因为并发症发生和畸形过度矫正的风险很高，应该避免全肌腱转位。据此，完全胫后肌腱足背转位术已经不受欢迎了。研究显示，78% 的完全肌腱转位术后效果较差，其原因包括未发现的强直型内翻畸形、同期实施的跟腱延长导致的跟骨畸形、肌腱的侧方转位导致的外翻畸形及转位肌腱在骨腱接合处的剥离。在手术之前，必须要保证患足属于柔韧型畸形，并且确认适合转位的肌腱。单独的肌腱转位术不足以矫正强直型畸形。劈开肌腱转位不仅能够改善走路时的肌肉活动功能，而且能够充当动力性悬带平衡足部异常应力。

## 胫后肌肌腱劈开转位术

一项研究报道了 30 个脑瘫患儿实施 37 例胫后肌腱劈开转位术平均随访 8 年的疗效，其中 30 例优秀，4 例良好，3 例较差。手术效果没有随时间推移而恶化，大多数患者不用支具就能够行走。

**手术技术 33-15** （图 33-32）

- 在内踝近端内侧做 2 个 5 cm 长的切口，将切口向远端延长，止于舟骨。
- 辨认胫后肌和胫后肌肌腱以及跟腱，这些结构在必要时可以做延长。
- 手术全过程中都需要辨认并用脉管环保护神经血管束。
- 从舟骨到肌肉肌腱联合处切开并显露胫后肌肌腱腱鞘的前方，保存后部通道以避免肌腱错位。
- 从舟骨上的附着处分离胫后肌腱的跖肌段，尽可能分离更长以便于转移。
- 将这部分肌腱移至切口近侧，在肌腱的游离端放置 1 条不可吸收性缝线。
- 在踝关节外侧、外踝内侧 2 cm 处做第 2 个切口，延至第五跖骨基底腓骨短肌肌腱的附着处。
- 切开腓骨短肌肌腱腱鞘。

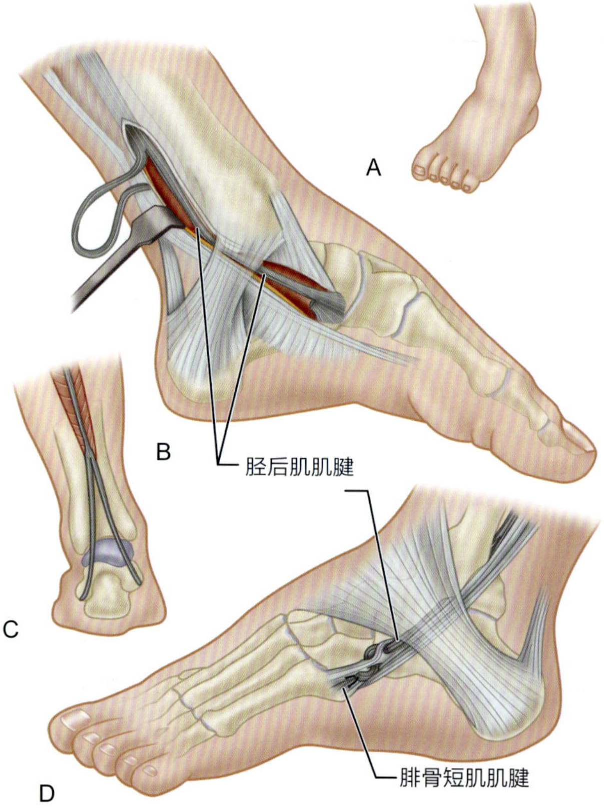


**图 33-32** Kaufer 胫后肌腱劈开转移治疗内翻畸形。A. 足呈内翻位；B. 劈开胫后肌腱，游离远端 1/2，将屈肌腱和神经血管束向后方牵开；C、D. 从胫骨后方将游离的一半肌腱从内侧移至外侧，将其缝合于腓骨短肌附着部附近（见手术技术 33-15）

- 通过内侧切口打开一个位于胫骨后方、神经血管束前方、外侧朝向腓骨的通道。
- 将肌腱的游离端穿过通道，确保转移肌腱位于胫骨和腓骨后方、神经血管束和趾屈肌肌腱前方，以避免神经、血管和屈肌腱在肌肉收缩时受到压迫。
- 将胫后肌肌腱末端穿过腓骨短肌肌腱，并将其缝合到腓骨短肌肌腱上。
- 调整转移肌腱的紧张度使后足处于中立位置，踝关节处于中立背屈位。
- 如果跟腱用“Z”字成形术延长，此时进行修复。
- 用常规方法闭合伤口，使用长腿石膏外固定，使膝关节固定在轻度屈曲位，足固定在中立位。

**术后处理** 术后即可负重。长腿管型石膏需要佩戴 6 周，然后换为短腿支具佩戴 2 周。当患者在术前胫前肌乏力或无力时，建议使用踝足支具。

## 胫前肌肌腱劈开转位术

Hoffer 等曾报道 21 名患者行胫前肌腱劈开转位术后 10 年随访的结果，21 名患者中，19 名在没有使用矫形器的条件下步态得以改善，可在社区内行走。有报道，将胫后肌肌内延长和跟腱延长术与胫前肌腱劈开转位术联合治疗 20 名患儿，18 例疗效优良。伴有固定的后足畸形且术前胫前肌肌力弱的患者疗效较差。生物力学研究发现，对于胫前肌腱劈开转位术来说，理想的生物力学插入位点是第四跖骨，而对全肌腱转位来说是第三跖骨。

**手术技术 33-16**

（Hoffer 等）

- 胫前肌肌腱劈开转位术需要做 3 个切口。
- 患者仰卧位，在足背内侧缘第一楔骨表面做第 1 个纵行切口。
- 确认胫前肌肌腱，保护足背动脉，劈开肌腱并用脐带扎带（umbilical tape）捆绑（图 33-33B）。
- 在小腿前方肌肉肌腱联合处做第 2 个切口，确认胫骨肌肌腱；将脐带扎带从第 2 个切口内拉出（图 33-33C）。
- 确认肌腱外侧半，自其附着处松解，锁边缝合法固定（图 33-33D），尽可能保留更长的长度，然后也从第 2 个切口将其抽出。
- 在骰骨的背侧做第 3 个纵行切口，将肌腱外侧半皮下引向第 3 个切口，闭合前 2 个切口（图 33-33E）。
- 在骰骨上打孔，保留顶端为骨质，在踝关节轻度背伸和后足外翻的情况下，将外侧肌腱穿过钻孔，用不可吸收缝线将其与自身缝合。

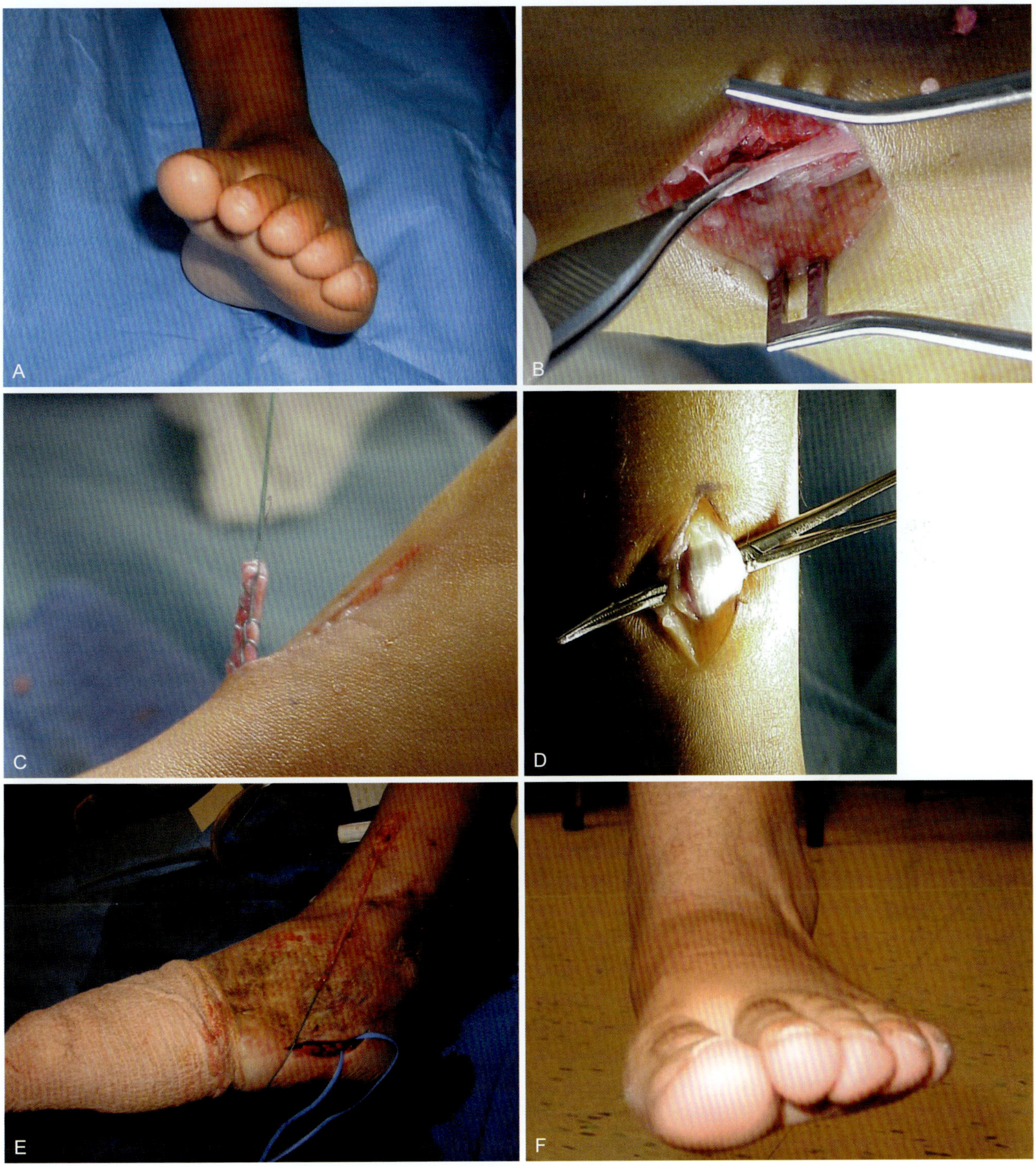


**图 33-33**　胫前肌腱转位术。A. 术前的足部外形，注意柔韧的前足旋后；B. 在附着处游离胫前肌腱外侧半，注意尽可能在远端切断以获得最长的可移位肌腱；C. 辨认前间室内的胫前肌腱，将移植的肌腱移至前方的切口；D. 用不可吸收缝线锁边缝合肌腱；E. 将外侧半肌腱从皮下拉向足外侧缘的第 3 个切口；F. 经手术矫正后的足的位置，注意前足位置的改善以及转位肌腱的位置（见手术技术 33-16）

- 如果需要进行跟腱延长或胫后肌腱挛缩松解术，应在胫前肌肌腱转位之前完成。
- 闭合切口时，将患足小心置于正常矫正位，短腿石膏外固定（图 33-33F）。

**术后处理** 短腿管型石膏佩戴 6 周，允许立刻负重。戴 6 个月的足踝矫形器防止复发。

## （三）跟骨截骨术

当足跟呈固定内翻时，需要行骨骼矫正手术，同时行软组织平衡手术。由 Dwyer 所提倡的跟骨截骨术矫治足跟内翻与三关节融合术不同，它不会损伤距下或跗骨间关节。对于内翻畸形，切口在外侧，楔形截骨块的基底也在外侧。此外，外侧移位截骨术也可用于矫正后足内翻。虽然这一技术作为治疗选择被广泛讨论，但并无远期疗效或与 Dwyer 截骨对照的研究报道。

一项改良 Dwyer 跟骨截骨术的研究报道显示其远期疗效优良（图 33-34）。行此截骨术的最小年龄是 3 岁。9 岁以上儿童推荐使用三关节融合术。

### 跟骨外侧闭合楔形截骨术治疗足内翻

**手术技术 33-17**

（Dwyer）

- 在腓骨长肌肌腱后下 1 cm 处做平行于此肌腱的弧形切口，显露足外侧（图 33-34A）。
- 将切口上缘牵开，显露腓骨长肌腱鞘。
- 在腱鞘后方从上面、侧面及下面剥离跟骨骨膜。
- 在靠紧腓骨长肌肌腱的下方及后方，与肌腱平行，行楔形截骨，去除截骨块（图 33-34B）。根据矫形的需要，使楔形截骨的基底宽 8~12 mm，楔形截骨尖端要到达跟骨内侧皮质但不可穿透（图 33-34C）。
- 手法折断内侧皮质，闭合楔形截骨间隙。用力使足背屈以对抗跟腱的拉力，使截骨面紧密贴合（图 33-34D）。闭合失败说明楔形截骨的尖端仍有骨质存留，应予以去除。确认内翻畸形矫正后，足跟应位于中立位或轻度内翻位。闭合伤口，从足趾到胫骨结节管型石膏外固定。

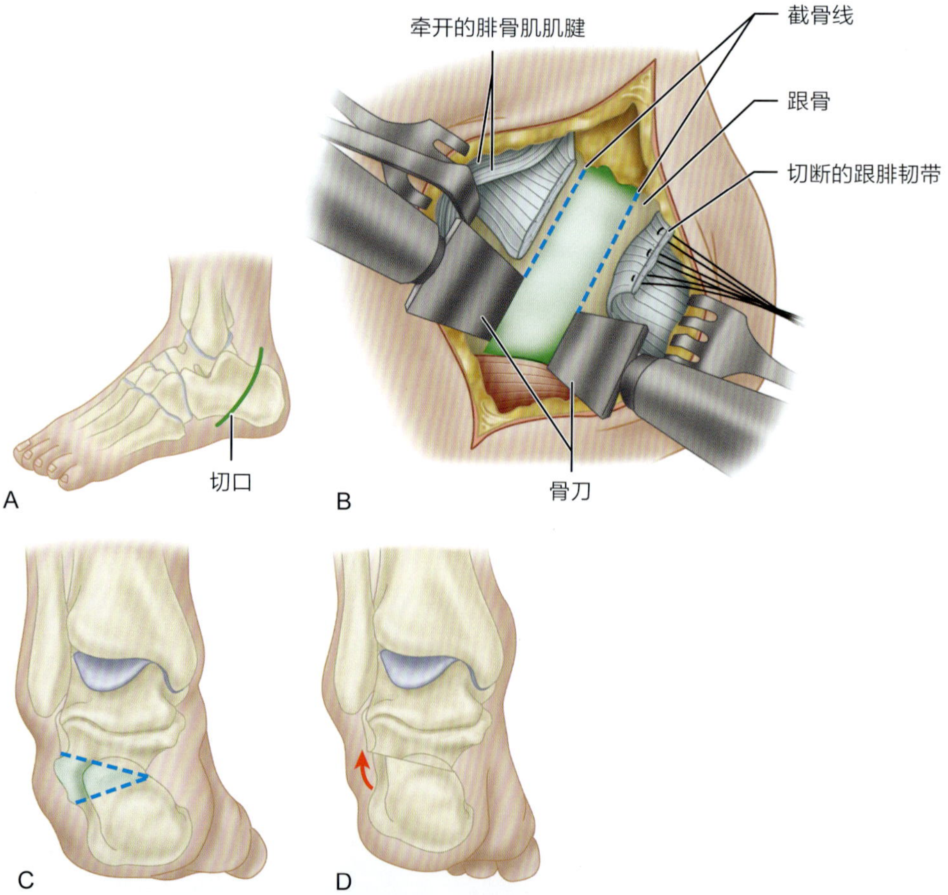


**图 33-34** Dwyer 跟骨闭合楔形截骨术治疗足跟内翻。A. 在腓骨肌腱下方平行肌腱做外侧皮肤切口；B. 楔形截骨，基底朝外；C. 楔形骨块的尖端位于内侧；D. 去除骨块后闭合跟骨截骨间隙，内翻畸形矫正至轻度外翻（见手术技术 33-17）

**术后处理** 患者佩戴一个短的小腿石膏，并且在可能的情况下保护性承重 4 周。之后承重逐渐增加，石膏固定要持续到截骨稳定为止，一般不超过 8 周。

## 三、跟骨外侧移位截骨术

该技术详见第 83 章。

### （一）扁平外翻足

扁平外翻足是双瘫和四肢瘫痪患儿常见的足部畸形，它不同于马蹄内翻足，很少会引发疼痛或步态功能障碍。小腿三头肌痉挛常伴腓骨肌过度牵拉或翻足无力或两者兼有。小腿三头肌是最主要的变形应力。挛缩的跟腱如弓弦，阻止踝背屈。在步态中观察到的踝背屈发生在跗骨间关节，导致跟骨外翻并使载距突离开在距骨下的正常支撑位置。这连同跗骨间关节的外展会导致距骨向内侧及垂直位移动。双瘫和四肢瘫患者常见的胫骨外旋畸形对这种畸形的形成也起到一定的作用。距骨移位导致负重时疼痛，未覆盖的距骨头上方骨痂形成。基于这个原因，小腿三头肌延长术应与任何可能矫正扁平外翻足的手术联合实施。

大多数患者都可通过调整鞋子或使用矫形器的非手术疗法来帮助控制后足外翻。手术治疗适用于非手术治疗无效、严重畸形导致疼痛和功能受限的患者。单纯的软组织手术，如腓骨肌腱的延长或转位，通常不能够完全矫正这类畸形。Perry 和 Hoffer 将仅在站立期收缩的腓骨长短肌腱转位至胫骨后肌。距下关节融合术疗效不可预知且失败率达 50%。手术治疗通常包括跟骨截骨，尤其是轻度畸形和 GMFCS Ⅰ级和Ⅱ级的患者，距下关节融合适用于严重畸形，最常见于 GMFCS Ⅲ ~ Ⅴ级的患者。一项对接受过跟骨延长或距下关节融合的脑瘫患者的 10 年随访研究发现两组患者均有改善；然而，患者功能较差，融合的患者足痛较轻。无论何种手术方式，最近的一项步态研究发现当膝关节屈曲时扁平外翻足畸形可以有所改善，尤其是轻度畸形的患者。

跟骨截骨术包含对侧柱的延长，对治疗轻到中度的畸形有效，相比距下关节融合能更有效地促进足接触应力正常化。有研究显示，术前承重侧位 X 线片中距跟角 <35°、第一跖距角 <25° 且跟骨前倾角 >5° 的患者术后疗效好。尽管植骨失败率甚小（5%），但髂骨骨块的失败率要小于髌骨骨块。外侧柱延长术后跟骰关节半脱位常见，但矫形术中稳定跟骰关节并不能减少半脱位的发生或减小半脱位程度。能行走的患儿行此手术更有效，不能行走的患儿术后复发率高。也可额外行中内侧楔骨的闭合楔形截骨术以进一步矫正前足内收旋后。内侧柱的稳定性可以应用距舟吻合或融合实现，尤其是 GMFCS Ⅲ ~ Ⅴ级的患者。内侧柱固定术还对治疗外侧柱延长后的复发型扁平外翻足有效。

有学者对 20 例 31 个严重后足外翻畸形非手术治疗失败后行外侧柱延长术总结经验，31 个足中的 29 个术后疗效满意，距下活动功能得以很好地保留。第 83 章对此技术进行了阐述。

## 跟骨内移截骨术

对于更严重的畸形可以行跟骨移位截骨术。有报道 18 例后足外翻的患者实施跟骨内移截骨矫形术后平均随访 42 个月的疗效，17 例为优秀。跟骨内移截骨、骰骨开放楔形截骨和内侧楔骨旋前跖屈截骨联合手术也可有效恢复足部正常位置。

**手术技术 33-18**

- 患者仰卧位，在大腿中段应用止血带。
- 自跟腱附着处外侧结节附近向远端在腓肠神经之下做切口，切口与神经平行。
- 钝性分离并显露跟骨外侧面，向上牵拉腓骨肌肌腱和腓肠神经。
- 以足跖面作为参照，沿着跟骨的外侧边放置克氏针，用 X 线片来决定截骨的适当位置。截骨向前不能进入距下关节或跟骰关节。
- 截骨横向与足底平行，自距下关节后方开始向跖侧到达跖腱膜在跟骨的附着点（图 33-35A）。在截骨过程中，应注意保护上面的跟腱及下方的跖肌、血管和神经，注意不要穿透骨内侧骨膜。
- 截骨完成后，将下方骨块推向内侧使跟骨与胫骨对合正确。
- 用带螺纹的克氏针向下内方固定两个跟骨骨块（图 33-35B）。
- 关闭窗口，闭式引流，短腿石膏固定。

**术后处理** 在术后 4 周更换短腿石膏并拔出克氏针。在接下来的 4 周内逐渐开始负重。

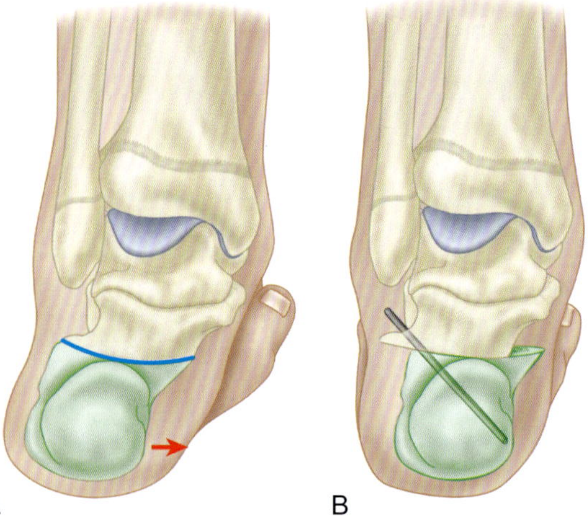


图 33-35 跟骨内移治疗后足外翻畸形。A. 跟骨横行截骨；B. 将截骨远端部分内移，至跟骨处于胫骨承重力线时用克氏针固定（见手术技术 33-18）

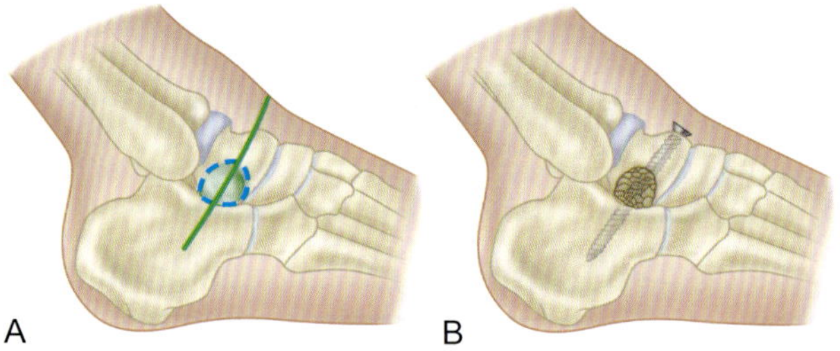


图 33-36 Dennyson 和 Fulford 螺钉和骨松质骨片关节外距下关节固定术。A. 做皮肤切口，自距骨和跟骨外侧刮除植骨区域；B. 足跟保持矫正位，用螺钉固定距下关节，植入自体髂骨（见手术技术 33-19）

## 后足融合术

关节融合术也被用于治疗跟骨外翻足，经典术式是 Grice 的关节外距下关节融合术。但要注意，尽管融合术能改善后足的力线，但并不能治疗前足旋前和踝马蹄畸形。最初的关节融合术融合失败和假关节形成率很高，因此曾出现多种改良方法。改良的目的在于使用内固定更好地保持跟骨位于距骨下并减少假关节形成。Hadley 等报道，使用 Dennyson-Fulford 改良的关节外关节融合术平均随访 5.6 年后，70% 效果良好，假关节发生率为 6.4%。还有一项 46 名患儿的报道，患儿均应用 Ollier 切口，预制皮松质骨块植骨，行双侧距下关节融合术，随访平均 55 个月后发现患者功能活动评分改善，尤其是 GMFCS Ⅲ级的患者，45 名患者无切口并发症并融合良好。也有小样本研究显示，严重跟骨外翻畸形时胫距跟关节融合术可作为一种拯救手术实施。

三关节融合术可以用于治疗有僵硬和疼痛症状的严重足外翻或内翻畸形。三关节融合术的技术将在第 29 章进一步详细讨论。一项研究报告显示，96% 行足融合术的患者经过平均 22 年的随访，仅 11.5% 出现胫距关节炎，95% 的患者效果良好。

### 手术技术 33-19

- 见第 29 章距下关节融合术。
- 在跗骨窦表面沿皮皱做斜切口，前部始于踝关节中央，向外侧延长至腓骨肌肌腱（图 33-36A）。
- 切开后折转并将包括皮下脂肪和趾短伸肌起点的组织瓣牵开。
- 切除跗骨窦部脂肪组织，显露骨质。
- 用小圆凿去除跗骨窦顶端的骨皮质，易显露距骨颈部和跟骨上表面的骨松质。不要去除跗骨窦外侧的骨皮质，以便行螺钉固定。
- 通过独立的小切口显露位于距骨颈稍后方的小凹陷，钝性分离神经血管束和趾长伸肌肌腱。
- 将跟骨置于矫正位，钻头自顶部穿过距骨、距下关节和跟骨，其方向朝向后下方并稍微向外倾斜，以穿越距骨上下的皮质和跟骨的上方及外侧下方的骨皮质。用钻头测量所用固定螺钉的长度，置入螺钉。
- 也可在 X 线透视下置入空心钉（图 33-36B）。
- 取髂嵴松质骨，置于跗骨窦以及距骨和跟骨去皮质的部位。
- 趾短伸肌复位，缝合皮肤。

**术后处理** 用短腿管型石膏固定，注意仔细填充和塑形足跟部。患者佩戴管型石膏 6~8 周，不能负重。更换短腿管型石膏后，可开始逐步负重。

三关节融合也已被用于治疗马蹄内翻足畸形。由 Horton 提出的补充侧柱延长术能在有效缓解疼痛的同时更好地矫正扁平足畸形。一项包含 21 名脑瘫患者（26 英尺）的长期研究在患者三关节融合术后随访了平均 19 年，发现虽然 39% 的足仍残存畸形，但 62% 的患者疼痛完全缓解，95% 的患者对手术满意。邻近关节关节炎的发生率为胫距关节 12%，中足 4%。骨骼成熟后，所有踝部、后足及中足的残留畸形都可在适当的楔形截骨后通过三关节融合矫正（见第 34 章）。脑瘫患儿进行三关节融合术前，医师必须有患者踝部的站立正位 X 线片。踝关节外翻经常看起来像是足跟部的外翻，应通过踝上截骨使踝关节重新对线进行矫正，否则将出现距下关节继发代偿性畸形（图 33-37）。三关节融合术

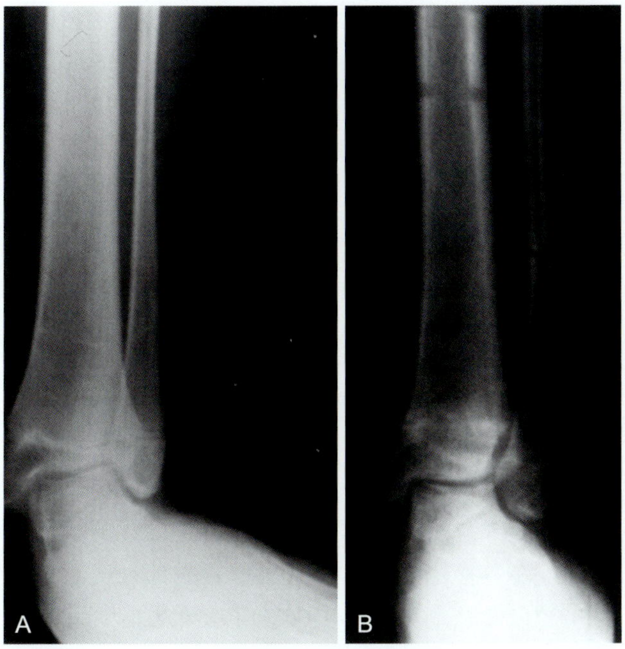

**图 33-37**　A. 站立前后位 X 线片显示踝关节外翻畸形；B. 踝上截骨后踝关节力线正常

前，应确认是否存在任何形式的胫骨外扭转，因为如果有踝关节外旋，三关节融合术后足部看起来仍呈外翻外展位。

### （二）跟骨畸形

纯粹的跟骨畸形在脑瘫患者中少见，通常伴有跟骨外翻。多由过度延长或反复的跟腱延长所致。足背屈肌痉挛而小腿三头肌乏力时，跟骨畸形将发展为主要的畸形。这种情况有进行性倾向，并对安装支具效果不佳。多种软组织转位手术可用于矫正这种畸形，如胫前肌或腓骨肌腱转位术，但效果很差。对这种情况最好的处理方法是防止过度延长或者小腿三头肌复合体去神经支配。

### （三）弓形足畸形

弓形足畸形在脑瘫患者中少见，通常由足内肌和足外肌系统不平衡所致。在一项回顾性研究中，33 名弓形足畸形患儿接受 38 次截骨术，其中只有 1 名患儿（双足）为脑瘫患者。弓形足畸形可由后足畸形引起，表现为跟骨处于背屈位；或者由中足畸形引起，表现为中足水平成角。此畸形单纯非手术治疗很少成功。轻度的前足弓形足应用跖筋膜松解和石膏固定可能有效，但大多数这种畸形须行第 35 章中所介绍的截骨术。严重的弓形足畸形可进行三关节融合。三关节融合术前，必须保证患者没有显著的踝外翻或胫骨外畸形。

### （四）前足内收畸形

脑瘫患者既可单纯出现前足内收畸形，也可以合并其他畸形，如矫正不全或复发的马蹄内翻足。在单纯踇展肌挛缩的患者中，当踇趾内收时，紧张的肌腱通常能被触及。对于单纯踇展肌痉挛的患者，稳定足跟和踝部后前足内收可被动矫正。

柔软前足内收畸形的矫正　如果前足内收可被动矫正，可切除一段肌肉及其肌腱。据报道，手术治疗的 18 只足中，16 只没有出现内收畸形加剧，2 只发生了踇趾外翻畸形。

大龄儿童的前足内收将导致穿鞋不便或伴有疼痛，应通过跖骨截骨、对线、克氏针固定予以矫正，该手术方法参见第 29 章。也可通过内侧柱撑开楔形（内侧楔骨）截骨和外侧柱闭合楔形（骰骨）截骨进行治疗。

### （五）踇外翻畸形

脑瘫患者的踇外翻畸形通常伴随着其他畸形，如马蹄外翻足、足跟外翻、胫骨外旋等。这些情况使足部旋前，迫使第一跖趾关节外展而产生踇外翻畸形。踇伸肌腱半脱位进入第一蹼间，成为踇趾外展的因素之一，导致进一步畸形。

其他一些潜在畸形，如足跟外翻或胫骨外旋，应该在踇外翻手术矫正前先进行矫正。假如这些致病性畸形不先矫正，术后复发几乎是肯定的，特别是在未行第一跖趾关节融合的情况下更是如此。由于肌力改变，单纯软组织手术治疗脑瘫患者的踇外翻很难成功且复发率很高。推荐进行踇趾跖趾关节融合术。

研究显示，第一跖趾关节融合术能提供最好的总体疗效，包括功能的改善以及畸形矫形后解剖位置的维持。踇外翻手术方法将在第 82 章讨论。

### （六）爪形足畸形

爪形足畸形在青少年和成年人脑瘫中比较常见，但大多数仅需要观察和调整穿鞋，如穿高趾盒状鞋。当爪形足畸形开始疼痛，影响到穿鞋或走路时，就须使用手术治疗。尽管推荐使用足底外侧神经切除术，但爪形足最常用的治疗方法是跖趾关节囊切开术和踇趾以外的趾长伸肌腱切断术，同时切除或融合近端趾间关节、克氏针固定至骨性融合。爪形足的手术操作将在第 87 章讨论。

## 第十节 骨盆倾斜和脊柱侧弯

必须坐轮椅的脑瘫患者经常会合并髋关节脱位、骨盆倾斜和脊柱侧弯，这种情况会导致明显的疼痛、端坐失衡和生活自理困难（图 33-38）。对于能行走的儿童，脊柱畸形和不平衡会导致直立困难。对于不能行走的儿童，脊柱侧弯会导致皮肤压力异常和压疮、坐位 / 体位保持困难严重的还可能造成心肺功能损害。脑瘫患者的脊柱侧弯与青少年特发性脊柱侧弯不同，脑瘫患者的脊柱侧弯为胸腰段长“C”形弯，伴或不伴骨盆倾斜。脊柱侧弯伴髋关节脱位和骨盆倾斜的治疗方法目前还存在争议。

虽然脑瘫患者骨盆倾斜和脊柱侧弯很常见且与疾病严重程度相关，但两者之间的关系并不确定。有研究回顾了 500 名脑瘫患儿，发现单侧或双侧髋关节脱位的发生频率与骨盆倾斜并不相关。双髋关节脱位的患儿均有不同程度的骨盆倾斜。骨盆抬高侧的髋关节脱位发生率与骨盆倾斜的程度也没有直接关联。他们还发现在“受风的”髋关节中，髋关节的方向与骨盆倾斜的方向之间没有相关性，这一报道和其他研究显示髋关节病变是髋关节周围肌肉不平衡的结果，骨盆倾斜和脊柱侧弯与躯干肌肉不平衡有关，与髋关节的位置无关。

脑瘫患者的脊柱侧弯与运动障碍的严重程度具有相关性，50%~75% 出现四肢瘫的脑瘫患者会出现脊柱侧弯，而只有少于 5% 的偏瘫患者会出现。与特发性脊柱侧弯相比，脑瘫患者的侧弯发生年龄更早、进展更快，并且通常需要进行手术治疗。支具治疗对于阻止脊柱侧弯的进展是无效的，但是在某些情况下，有助于改善坐姿平衡，对尚未发育成熟的患者还可延缓手术年龄以使其胸廓进一步发育。侧弯进展的危险因素包括 GMFCDS 分级、低龄、坐姿平衡差、骨盆倾斜以及多发弯。一项包含 182 例伴脊柱侧弯的脑瘫患者的研究发现，GMFCS Ⅳ级和Ⅴ级的患者平均每年冠状位 Cobb 角增大 3.4°，胸椎后凸 2.2°，顶端位移 5.4 mm。即便是在骨骼成熟之后，>30° 的侧弯也有进展倾向。

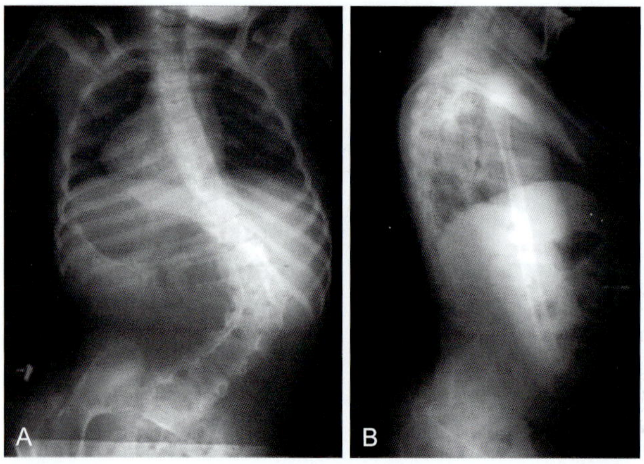


图 33-38 A. 痉挛性四肢瘫脑瘫患者的脊柱正位 X 线片，显示 73° 的胸腰段脊柱侧弯并有骨盆倾斜；B. 同一患者的脊柱侧位 X 线片显示进展性腰椎前凸。该畸形被认为是皮肤压力增加和坐位困难的因素之一（引自：McCarthy JJ, D' Andrea LP, Betz RR, et al: Scoliosis in the child with cerebral palsy, J Am Acad Orthop Surg 14: 367, 2006.）

脑瘫患者还会出现矢状面的异常。过度后凸是最常见的畸形，尤其见于脊柱伸肌乏力的幼儿。矢状面畸形将会明显地影响坐姿平衡和交流，通常需要使用改造后轮椅，例如增加胸部支持或使座椅倾斜。也可以采用柔软的全身支具。过度前凸少见，通常是伴随髋屈曲性挛缩或胸椎僵硬性后凸。原发畸形的治疗经常会对脊柱前凸过度的矫正有所帮助。

出现脊柱侧弯或骨盆倾斜的患者是否需要手术治疗？这需要从整体功能是否受影响考虑，而不能以侧弯幅度作为依据。治疗的目标应以功能为导向，改善坐姿失衡、骨盆倾斜以及减轻疼痛，而不应着眼于减少侧弯的度数。疼痛改善程度是脊柱术后生活质量改善的最重要因素。外科手术的目的在于阻止进一步的畸形，使脊柱在冠状面和矢状面都达到良好平衡，以及矫正任何潜在的骨盆倾斜。脑瘫患者脊柱侧弯术后的并发症发生率明显高于青少年特发性脊柱侧弯，部分研究可高达 25%~50% 这通常与伴随疾病有关，如哮喘、营养不良、心肺功能差以及感染风险高。脑瘫患者脊柱侧弯术后深部感染的发生率高达 10%，切口愈合不良、大角度残余弯、术前白细胞计数升高以及采用节段棒融合的患者发生并发症的风险大。大肠埃希菌和铜绿假单胞菌是常见可培养出的细菌，因此应考虑预防革兰氏阴性菌感染。手术固定方式通常包括使用螺钉、椎板钩或金属丝等后路脊柱器械节段内固定。椎弓根螺钉内固定的应用日趋普遍，对于矫正冠状位、矢状位畸形和骨盆倾斜效果较好。严重畸形的患者还可行截骨术。生长棒技术（在肋骨和脊柱水平）有小宗病例报道在控制脑瘫患者侧弯并保持生长发育方面有效；然而并发症较为常见，尤其是感染。

使用抗生素骨移植物可降低术后感染的发生率，应用日益广泛。

尽管脑瘫患者父母和护理人员对脑瘫患者融合术后的疗效满意度很高，但很难找到与此相关的客观标准。一项研究回顾了 50 例脑瘫患者脊柱侧弯后路融合术后的疗效，结果显示，健康相关的生活质量（health-related quality of life，HRQL）评分在统计学上显著改善。但是，侧弯矫正度和 HRQL 评分之间的关联性很弱，而融合至骨盆与并发症发生率没有关联。另一项纳入 84 例患者的大型研究发现，虽然术后功能改善有限，但满意度很高，可能与坐位平衡和外观的改善有关。该研究还显示，满意度低的因素包括并发症发生率高、主弯残余角度大，还有过度前凸，后者可能与较差的全身坐位平衡有关。有必要进一步研究如何提高脑瘫患者脊柱融合术后父母和护理人员的满意度。通过比较脑瘫患者行或不行脊柱融合术的结果，发现在疼痛、需要肺部用药或治疗、压疮、患者功能或日常护理时间等方面，两组之间没有显著性差异。不过，大多数卫生保健工作者主观上都认为患者接受融合术治疗之后会更为舒适。

## 第十一节 上肢

许多脑瘫患者，尤其是偏瘫和四肢瘫患者都会出现上肢受累。一项包含 100 例脑瘫患者的回顾性研究发现 83% 的患者上肢受累，69% 的患者手控制能力下降。最常见的挛缩模式是拇对掌 / 扣手及肩关节内收 / 内旋和腕关节屈曲 / 旋前。功能方面，70% 的患儿前臂旋后受限，63% 的患者患肢伸指伸腕受限。双侧瘫患儿上肢畸形程度与 GMFCS 功能有关，偏瘫患者则无关。大部分患者可行非手术治疗，如理学疗法、夹板固定和 BTX-A 注射。选择性脊神经后根切断术通常是为降低下肢肌张力，同样也可很好地降低上肢肌张力。虽然此类患者畸形和功能受限发生率较高，但仅有 5% 的患者适合手术治疗。这可能与脑瘫患者上肢运动功能失调常伴感觉障碍有关。脑瘫的上肢运动失调常伴感觉障碍，尤其是本体感觉、立体感觉、压觉和轻触觉，受累的手部几乎不会有正常感觉。这种感觉上的变化可能会导致患者完全放弃使用患肢。呈现高功能状态，且日常生活如穿衣或清洁困难、或因严重挛缩和畸形导致疼痛和皮肤破损的患儿有可能会通过外科手术受益。良性预后指征包括配合度高、智力适当、情绪稳定、无忽视、良好的随意控制性、力量及感觉正常。一项 39 例接受上肢手术的脑瘫患者的随机研究发现尺侧腕屈肌和桡侧腕短伸肌移位、旋前圆肌松解、拇短展肌移位，虽然微弱，但仍比 BTX-A 注射和物理治疗效果好。伴有严重痉挛、手足徐动症和被忽略的患儿也可能会得益于上肢外科手术，手术包括关节固定术等静止关节稳定术。同样重要的是确认患者家属对上肢手术的预期目标，以防止对手术疗效失望。诸如动态 EMG 等的辅助检查对于术前评价上肢功能有较高价值。

脑瘫患者最常见的上肢畸形是关于位置方面的。如果手是有功能的，矫正这些畸形的手术对于改善整体功能而言就可能是有意义的。有研究回顾了 64 例脑瘫患者的 84 个肢体矫形术后的疗效，平均随访 4 年，发现认真选择的患者术后功能状态、卫生保健都在统计学上有显著的改善。

### 一、肩关节

肩关节的挛缩和控制肩关节的肌肉痉挛通常不会造成严重的功能障碍而需要手术。肩关节畸形表现通常是内收和内旋。当存在手术适应证时，可采用类似于治疗臂丛神经麻痹，还可采用三角肌粗隆水平的肱骨旋转截骨术（见第 34 章）。脑瘫患者的严重畸形可通过单纯胸大肌松解或联合背阔肌松解治疗改善腋部卫生、洗澡和穿衣情况。

### 二、肘关节

以下两类患者可受益于肘部手术：手部有功能的高功能患者以及明显挛缩导致肘前窝皮肤破损的患者。当进行肘关节周围屈曲挛缩松解时，应避免肘关节暴力完全伸直以防止变短的肱动脉和正中神经的牵张性损伤。肱二头肌肌腱部分延长有助于增大伸肘，疗效优于单独行肱肌分段延长，纤维化腱膜松解和假性动脉外膜剥脱术。长期随访获得并维持了良好的疗效。但值得注意的是对于潜在旋后无力的患者，肱二头肌延长可能会使症状加重。

#### 肘关节屈曲挛缩松解术

一项包含 32 例实施前路肘关节松解的脑瘫患者研究显示，没有血管神经损伤并且没有畸形复发。手术适应证是：固定性肘关节挛缩≥45°。通过松解肘内侧关节囊前臂屈肌 - 旋前肌起点来改善前臂旋后和手功能的其他术式也可以减轻肘部屈曲。

## 手术技术 33-20

- 患者仰卧位，上臂完全消毒，铺无菌单，用或不用止血带，经跨过肘前横纹的缓“S”型切口进入肘前间隙。如有必要，结扎横过此区域的静脉。
- 切开分离软组织和深筋膜，显露肱二头肌近端肌腹，沿此肌肉向远端分离到达其肌腱和纤维腱膜。分离腱膜并进行切除（图 33-39A）。
- 确认并保护肱二头肌与肱肌之间的前臂外侧皮神经。
- 向外侧牵开神经，将肘关节部分屈曲，向下游离肱二头肌肌腱至其在桡骨粗隆的止点。
- “Z”型切断肱二头肌肌腱（图 33-39B），分离之后在其深面可以看见肱肌肌筋膜的表面。桡神经位于肱肌外侧，肱动脉和正中神经位于内侧。分辨和保护这些结构。
- 最大限度地伸直肘关节，在一个平面或两个平面环形切除肱肌远侧末端腱膜纤维（图 33-39C）。
- 最大限度伸直肘关节，如果有必要，实行肘前关节囊切开术。放松止血带，仔细止血。
- 伸直肘关节，修复先前切断的肱二头肌肌腱（图 33-39D）。
- 确保正中神经和肱动脉的完整性。
- 仅缝合皮下组织和皮肤，固定手臂，采用加厚垫的石膏尽量将肘关节固定于伸直位，但不能强迫伸直，前臂保持完全旋后。将石膏分为两半，用绷带重新进行固定。

**术后处理** 抬高前臂 48 h，鼓励手指活动。第 5 天拆除石膏，开始进行肘关节屈伸训练。术后 6 周后，锻炼期已完成，重新上前臂管型石膏固定。晚间继续应用夹板 6 个月。术后 3~5 个月可实现肘部最大限度的伸展活动。

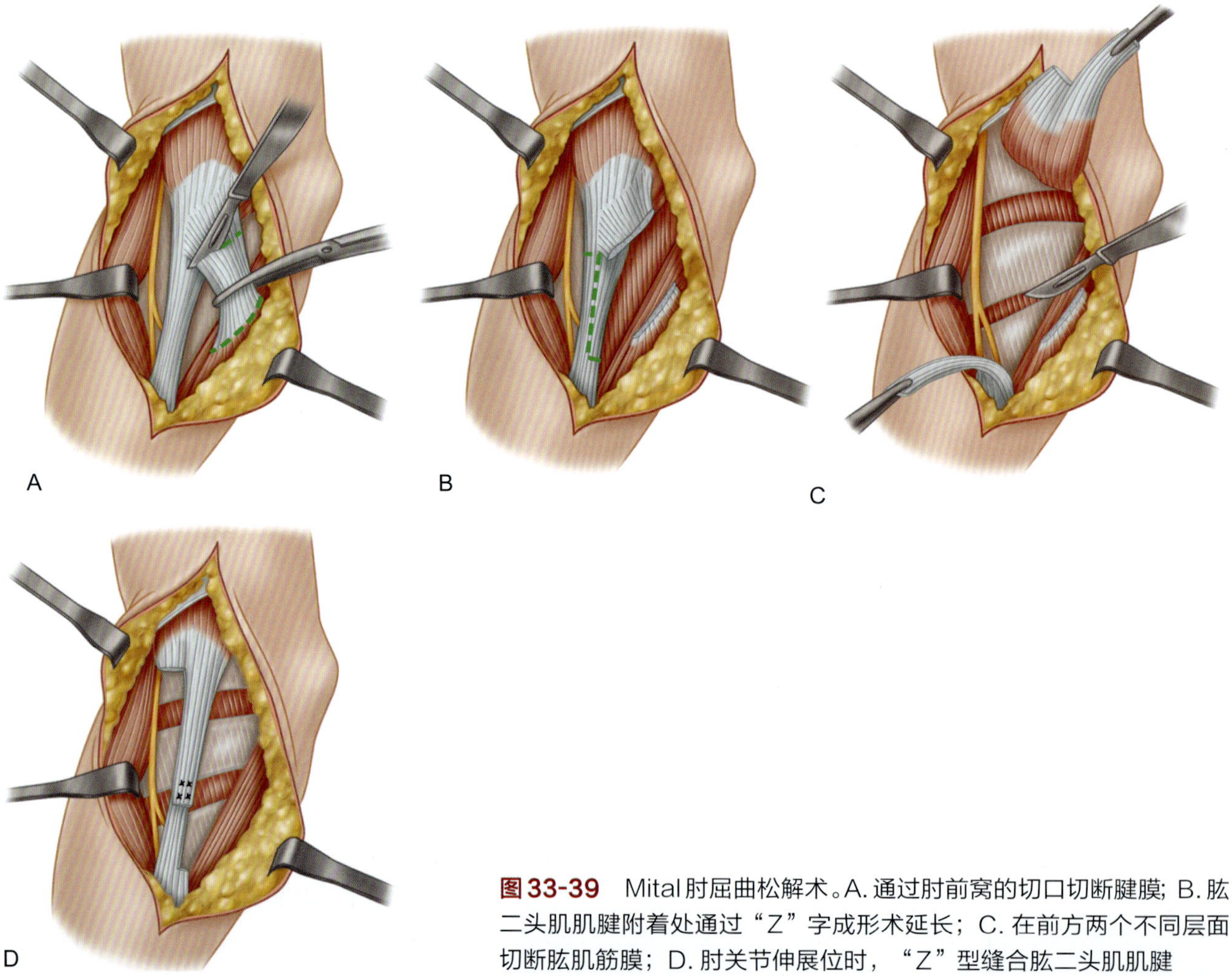


**图 33-39** Mital 肘屈曲松解术。A. 通过肘前窝的切口切断腱膜；B. 肱二头肌肌腱附着处通过“Z”字成形术延长；C. 在前方两个不同层面切断肱肌筋膜；D. 肘关节伸展位时，“Z”型缝合肱二头肌肌腱

### 前臂、腕和手

前臂、腕和手的畸形请参考第 72 章中有关脑瘫患者手部疾病的内容。

## 第十二节 成年脑瘫患者

由于脑瘫治疗的巨大进步，新一代脑瘫患儿没有像过去那样需要住院护理，而是融入了家庭和社会之中。这些治疗进展是相对新兴的，以致对成年人脑瘫及远期疗效的了解也越来越多。人群调查研究表明，成年脑瘫患者能够独立生活并保持较好的功能水平。一项关于成年脑瘫患者长期的随访研究发现，那些行动如正常年轻人一样的脑瘫患者随着年龄的增长行走能力将会显著下降，疲劳和跌倒也会对生活质量产生负面影响。约 25% 可以行走的成年脑瘫患者在出现生活不能自理后很快出现步行能力的下降，尤其是双侧运动功能损害的老人，他们应用辅助器具的频率更高且疼痛和（或）疲劳的水平更高。这种能力下降的具体原因尚不清楚，但更像是多因素的，如吃饭、言语和在公共场合点餐等其他功能都保留地很好。在一项长期研究中，18% 的 60 岁患者能够独立生活，41% 的患者生活在提供高级别医疗服务的地方。长期存活率略低于一般人群，尤其是无法行走的患者。有研究回顾了 819 名成年脑瘫患者，发现 33% 的患者（对照为 77%）受到中等教育，29%（对照 82%）通过竞争获得工作，5% 从事专门为脑瘫患者定制的工作。社会研究结果显示，有其他合并症如癫痫、自理能力受限以及认知和交流障碍的患者失业率较高，运动障碍的严重程度对就业率没有显著影响。虽然大多数患者单身并与父母居住，但仍有 14%~28% 没有智力损害的脑瘫患者有长期的伴侣或组建自己的家庭。

许多脑瘫患者在三四十岁的时候因为依赖多年的代偿机制开始失效，重新回到医院接受骨科治疗。这种由儿科病房转入成人病房的转变对医师和患者都是挑战，因为两系统间缺乏交流，双方会惧怕新的系统，且成人和儿童间治疗体系不同。成年脑瘫患者常见的骨科疾病包括因长期踝马蹄畸形导致的膝关节不稳定、髋关节退行性疾病、扁平足畸形和脊柱侧弯。骨量减少在成年脑瘫患者中也非常常见，致使患者容易发生骨折。就像对待儿童患者一样，以患者为中心的治疗方式同样适用于成年脑瘫患者。不是所有的畸形都需要进行矫正，而应关注那些会引发疼痛和影响独立生活能力的畸形。

## 第十三节 成年脑卒中患者

关于脑血管意外患者的骨科情况评估和治疗已有许多报道。脑血管意外发生率和病后生存率都在升高，多学科治疗小组的发展结合物理治疗、作业治疗、支具、站立训练、BTX-A 注射以及步态分析等技术，在成人脑卒中患者中获得了显著疗效。既往临床随机试验显示 BTX-A 在卒中后偏瘫患者提高步行速度和实现社区行走的可能性上有效。为改善成年患者中风后的上肢和下肢功能，BTX-A 的研究仍在不断深入。

### 一、下肢

65%~75% 的脑卒中患者的下肢功能都能充分恢复至允许行走，原因在于下肢功能的实现对于感觉的依赖没有上肢那么明显。行走需要的是整体运动功能，这种运动可以通过原始姿势反射得到强化。多数患者残留轻偏瘫，独立行走时需要外部支持和支具，至少在早期阶段如此。

治疗的主要目标是防止固定挛缩，应在康复早期即开始支具辅助体位调整和活动范围的练习。这种治疗贯穿运动康复和步态训练期，持续至神经损害稳定、需要定形支具帮助行走时。在早期，麻痹通常是迟缓性的，姿势不良就容易产生畸形。被动活动度训练有助于预防康复期常见的非意愿性运动模式。恰当的夹板疗法和经常性活动度锻炼能够预防马蹄足畸形。只要患者全身情况允许，站立或行走就对下肢畸形的预防有极大帮助。目前应用 BTX-A 也越发普遍，并可有效改善活动度、下肢功能以及日常活动能力，尤其是胫前肌和腓骨肌电刺激能够帮助维持力量、活动关节，并可作为一种感觉运动的学习工具，增加肌肉收缩感觉的体验。康复早期，电刺激可以通过皮肤刺激来实现；康复后期，电极可以直接置于运动神经上方，通过外置遥控器控制刺激。有多种药物可用于治疗痉挛，包括巴氯芬、口服肌松剂、抗惊厥药及大麻，但由于脑卒中患者变化多样、副作用以及这是针对特定功能障碍肌群的系统治疗，因此收效有限。

运动功能恢复通常出现在发病后 3~4 个月，这段时间内步态质量可有极大提高。为了能够保持行走功能，患者必须获得足够的自发性改善来实现髋关节和膝关节的自主控制。支具的使用对于辅助实现上述目标可能是必要的；然而，许多用于稳定膝关节的支具都很难穿戴和控制，还可对行走能力产生不利影响。运动功能达到最大限度的恢复并且步态比较稳定之后，就可以佩戴定形支具。

神经生理学研究显示，有 7 种运动神经源，其中 2 种是正常功能的高级部分（选择控制和习惯控制），其余 5 种组成了原始控制。在正常人中，已经升华为运动的预备性背景，但在痉挛患者中被看作运动的显性来源（运动形式、直立功能、四肢协调、快牵张反射、慢牵张反射）。

选择控制即独立地活动单一关节、收缩单一肌肉或选择性完成一组需要的动作的正常能力。习惯性控制是一种获得性技巧（例如走路）的正常的自动执行。

原始运动模式是指肢体的协同屈伸运动。患者可以开始或终止运动，但是不能改变它们。如果膝关节伸，那么踝关节会自动跖屈，髋关节也会伸。膝关节屈曲的时候踝关节和髋关节的运动和上述相反。这种随意运动在失去皮质控制时会得以保存，经推测可能是由中脑进行控制的。保持直立是一种前庭功能，属于抗重力机制。身体直立时，伸肌的张力比在仰卧位明显得多，立位比坐位产生更强的刺激。上肢屈肌在这种情况下会发生作用。原始肢体协同是多节段脊髓反射作用的结果，将伸肌的活动和肢体的姿势有效地联系在一起。膝关节伸时，比目鱼肌和腓肠肌张力明显增加，导致它们对牵张的敏感性明显高于膝关节屈曲时。与此同时，拮抗肌的运动受到抑制。这种活动混淆了 Silfverskiöld 试验的结果，这一试验是用于区分腓肠肌挛缩和比目鱼肌挛缩的。快牵张反射是以阵挛性反应为特征的，其原因是肌肉活动的间断性发生。该反射由肌梭的速度感受器触发。慢牵张反射的特征是肌肉强直，肌肉强直是一个临床词汇，用于描述肌肉对牵张的连续性反应，但经常误解为挛缩。麻痹条件下肌梭内的长期变化感受器丧失活性从而反射消失。对于脑卒中患者而言，除了牵张反射之外，原始运动模式和直立功能控制也面临着相当的困难。

除了运动问题之外，脑卒中患者还经常会出现感觉障碍。本体感觉障碍尤为重要，可引起随意运动反应的延迟。这种延迟的持续时间代表处理中枢神经信号所需要的时间。如果延迟时间过长，很可能会无法实现走路的目标。

视觉步态分析和不同站立位测试包括双下肢支撑试验、轻偏瘫单肢站立试验和轻偏瘫肢体屈曲试验，均有助于确定患者是否能够行走及是否需要手术治疗。

手术应该至少推迟至脑卒中发生 6 个月之后。在最初的 6~8 周，大多数患者都会有非常迅速的自发性恢复。患者接下来要做的是进一步强化这些恢复后的能力并且适应残疾状态下的生活。肢体控制能力会有所进步，这通常是全身治疗的效果，而非手术疗效。早期功能评分较高的患者 6 个月后的功能要优于评分较低的患者。脑卒中发生后 6~9 个月，患者将获得最大限度的自发性恢复，同时必须意识到残留的缺陷将永久存在。必须耐心细致地解释手术目的，以防患者对术后效果有不现实的预期。当手术预期可能会改善功能、改善个人卫生状况或减轻疼痛的时候，甚至是为改善外观，就应该实施。手术方式通常是软组织松解。虽然外科手术能够改进单一的缺陷，但是几乎不能恢复肢体正常功能。

## 二、髋关节

内收肌痉挛导致的剪刀步态可通过软组织松解进行矫正。要判断一个患者的髋内收肌对于髋关节屈曲是否必要，应在术前行诊断性闭孔神经阻滞。如果神经阻滞效应延长，可重复进行一两次闭孔神经阻滞，确保结果是恒定的。

手术松解髋关节屈曲挛缩不适用于脑卒中患者，因为屈髋力量下降将导致患者无法行走。当步态 EMG 显示屈髋肌和内侧腘绳肌的持续性活动时，髂腰肌和长收肌松解以及内侧腘绳肌转移到股骨有时能使下肢恢复直立姿势。

## 三、膝关节

腘绳肌延长后，患者的臀大肌和股四头肌肌力仍足以伸髋的情况下，可以手术治疗膝关节屈曲挛缩。有研究报道，30 例患者中 43% 在腘绳肌松解后获得了行走能力，17% 术后能够转移。这些学者认为，有严重外周血管疾病的患者应当提高警惕，因为创伤愈合能力差和神经血管损伤的风险会导致并发症发生率增加。

膝关节僵硬步态是由于摆动相股直肌电活动

增加引起的，能导致脑卒中患者足廓清困难。一项 meta 分析研究了用化学去神经法处理僵直膝步态患者的股直肌，结果发现摆动相膝关节屈曲峰值有所改善。通过切断股直肌远端而将其从髌骨上松解，能使摆动相膝屈曲增加 15°~20°。

## 四、足

马蹄内翻足是脑卒中患者最常见的畸形；也会出现其他的畸形，例如无内翻的马蹄足、前足内翻、足下垂、扁平外翻足以及足趾内卷畸形。早期物理治疗、应用矫形器以及 BTX-A 注射能够在一些患者中有效预防马蹄足畸形，改善步态。

### （一）马蹄足

外科手术的目的是矫正摆动中期和站立中期的马蹄足畸形，同时保留站立末期足跟抬举的力量，而足可以放平接触地面。这一目的可以通过跟腱的闭合皮下三重半切术得以实现。远端切开肌腱附着处的近端内侧半，然后在第一刀近端 2.5 cm 处切断肌腱外侧半，最后一刀在第二刀近端 2.5 cm 处切断肌腱内侧半。术后，足部用管型石膏固定于轻度下垂的位置，以便走路时不会造成对肌腱的过度牵拉。患者带石膏承重 4 周后拆除石膏。

### （二）马蹄内翻足

脑卒中患者由于足背屈肌和外翻肌无力或其拮抗肌痉挛，常见马蹄内翻足畸形。手术对不能行走的患者而言，其目的是使足在支具辅助下能够跖行，而对能行走的患者来说，则是为了去除支具。在没有趾伸肌协同而胫前肌仍有中等肌力的情况下，消除内翻使足部重新平衡即可矫正马蹄畸形。胫前肌、胫后肌、比目鱼肌、拇长屈肌和趾长屈肌不论在摆动期和站立期的活动如何，通常都会在其他时期持续良好地活动，但也可能无活动。无论是站立期或是摆动期，这些肌肉中的任意一块或几块异常活动都可以导致内翻畸形的发生，这与脑瘫患者的内翻畸形不同。胫后肌肉 - 肌腱单元不会成为脑卒中患者的致畸因素。

## 马蹄内翻足矫正术

软组织松解和肌腱移位可用于成人，有助于其平衡跨越足的肌力。历史上将 3/4 的胫前肌肌腱移位至第三楔骨，长屈肌腱也移于同一位置，趾长屈肌腱松解，胫后肌腱则不受影响（图 33-40）。有研究报道，术后患者的自主性、独立行走能力和穿普通鞋子的能力显著提高。类似的结果也见于一项包含 132 例足单纯劈开胫前肌腱移位的研究，患者步行距离和穿鞋方面得以改善。

**操作技术 33-21**

- 在足内侧缘舟骨上方做 2 cm 切口。
- 分辨并显露胫前肌腱附着处。
- 从附着点处分离肌腱的外侧 3/4。
- 在踝关节近端 2 cm 处切口，将游离的胫前肌腱经切口拉出，从皮下拉至第三楔骨的背侧。
- 显露楔骨，在骨上集中钻多个孔，用刮匙将其贯通形成隧道。将肌腱游离部分通过隧道反折后待缝合。
- 在足弓处做一个 4 cm 的独立切口，电刀松解足趾跖屈肌。
- 踝关节后方切口，在隧道处找到并分离拇长屈肌腱，将其通过骨间膜上的大窗口向前转位。
- 将这根肌腱以胫前肌相反方向穿入第三楔骨隧道。
- 用手术技术 33-11 中提到的方法延长跟腱。
- 保持踝关节中立位且足轻度外翻，将两肌腱自身缝合成环，再相互缝合。
- 如果足趾屈肌在步态摆动期激活，则应转移趾长屈肌而非长屈肌。

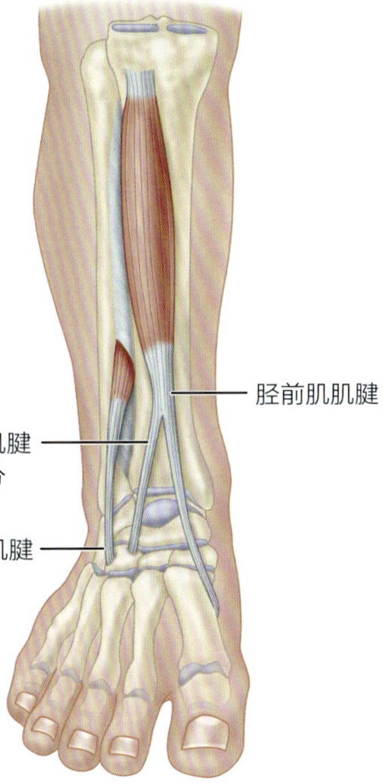


图 33-40 Perry 等脑卒中患者马蹄内翻足矫正术。外侧 3/4 的胫前肌腱和长屈肌腱被移至第三楔骨。松解趾长屈肌（见正文）

**术后处理** 由于跟腱已延长，需要使用管型石膏将足固定在轻度跖屈位。6周后拆除石膏，用踝关节锁定支具保护足部6个月。因为偏瘫患者的肌肉牵拉强度要么很强，要么一点没有，所以瘢痕愈合需要数月的时间才能达到足以抵御张力的强度。

研究报道，成年偏瘫患者的马蹄内翻足采用以下联合术式疗效满意，包括跟腱三处半切断、胫后肌腱开放的“Z”字成形延长并缝合于内踝、半侧胫前肌腱转位至第三楔骨，以及在每个足趾基底部横断趾短屈肌腱和趾长屈肌腱。

### （三）足内翻

前足内翻的畸形来源通常是胫前肌，因此，只要不伴固定的后足内翻，就可以选择胫前肌劈开移位术（见手术技术33-15）。术后用短腿行走石膏固定6周，可行走时需要使用踝足支具保护转位的肌肉6个月。

### （四）扁平外翻足

如果在脑卒中之前存在扁平足，脑卒中之后就很少会出现扁平外翻足。小腿三头肌痉挛将跟骨向外侧牵拉，站立期腓骨肌可能亢进而胫后肌不收缩对抗。疼痛阻碍行走时应手术矫形。与马蹄畸形一样，应进行三重跟腱半切术对跟腱进行延长。跟腱远端应切断外侧半，以减少外翻或肌腱对跟骨的牵拉。

如果站立期腓骨肌功能亢进，可将腓骨短肌向内侧移位至胫后肌腱以支持足内侧缘，或者延长腓骨长短肌。如果踝足支具不能控制畸形，最终需要进行三关节融合术。

### （五）屈趾畸形

屈趾畸形发生于跖趾关节，与大多数神经疾病中趾伸肌亢进导致的爪形趾畸形不同，脑卒中患者足趾卷曲或屈曲畸形是由趾长屈肌过度活动导致的。可以通过于跖趾关节水平切断屈指肌腱来达到松解的目的。

## 五、上肢

脑卒中患者上肢功能恢复的预后很差，大约1/3的患者患肢将永久丧失功能。该情况最重要的原因是正常上肢的神经肌肉活动模式非常精细和复杂，并且受到多种精细的自体感觉信号的调节。上肢运动和感觉功能的永久性损伤不可治愈，功能的永久性损伤是意料之中的。卒中后上肢的恢复主要是训练患者能够像独臂残疾人一样完成日常生活中的各种活动。对于神经恢复足够的患者，应额外进行辅助功能训练。

骨科医师能通过松解挛缩、减轻导致失平衡和畸形的肌肉痉挛，以及移位有功能的肌肉来尝试恢复受累上肢的平衡。持续性疼痛可导致移动能力进一步下降而无法进行其他部分的康复，上述手术可缓解疼痛。

### （一）肩关节

部分脑卒中患者主诉定位精确的肩部疼痛，尤其是在内收肌群和内旋肌群。其他一些患者出现半侧躯体散在性不适，目前的治疗手段无法治愈。第一种疼痛的患者即使进行高强度非手术治疗仍会出现肩关节活动度进行性减小。患者也会在肩迅速外旋时出现过强的牵张反射，肩外展 <45°，内旋 <15°。肩胛上神经阻滞、关节注射、应用BTX-A，以及治疗/胶布方案等收效甚微。手术仅建议用于有合理康复潜能的患者。一项回顾研究显示，34名成年痉挛性偏瘫患者分段延长胸大肌、背阔肌、大圆肌可以改善其痉挛评分、肩关节活动，尤其是外旋，以及缓解疼痛，患者预后满意度高。

### 肩内旋挛缩松解术

在一项比较研究中，他们进行内旋挛缩松解术的13例患者中的10例表现出完全的疼痛缓解和运动功能的显著进步。对照组12例症状相似但未行手术的患者没有一例出现疼痛性关节挛缩的自发缓解。

**手术技术 33-22**

- 肩关节前经三角肌、胸大肌入路。
- 辨认肩胛下肌肌腱，电凝其下缘的血管束。切开此肌腱，保留肩关节前关节囊。
- 触摸探查胸大肌肌腱，用剪刀沿肱骨向远端切断胸大肌的腱性止点。

**术后处理** 颈腕吊带悬吊固定，在手术后的最初几天即开始辅助性活动度训练。从最初的5d开始进行往复式的滑车训练。监督患者参与训练是非常重要的。

### 胸大肌、背阔肌、大圆肌分段延长术

**手术技术 33-23**

- 患者取沙滩椅位，对肩胛间进行支撑，取胸三角肌入路（见手术技术 1-87）显露胸大肌肌腱。
- 分离肌腱，使其重叠于肌腹之上。
- 明确臂丛神经，将其向内侧牵拉。
- 在肱二头肌短头和三角肌之间明确背阔肌和大圆肌止点。
- 于腱腹交界处延长肌腱。
- 如果需要进一步矫正伸肘可延长肱三头肌长头。
- 留置引流管逐层缝合。

**术后处理** 为保持舒适可配置吊带，术后数天即可开始 ROM 辅助训练。

## （二）肘关节

肘关节的屈曲畸形严重影响上肢功能。轻度痉挛的患者可以早期应用 BTX-A 注射并结合理学治疗。对于非手术疗法无效，并有一定功能目标的患者可以考虑手术松解肘关节。一项研究回顾了 42 例肘关节屈曲畸形的患者，行前路松解和分段延长屈肘肌腱 6 年后，患者的主动和被动 ROM 得到改善，浅表伤口问题发病率较低。

**1. 苯酚神经阻滞术** 在 18 例成年和儿童痉挛性偏瘫患者运动神经注射苯酚后有 17 例早期症状得到改善。不幸的是，6 个月后病情恶化，2 名患者 1 年内畸形复发。6 个月的窗口期有利于在痉挛复发前开始减轻挛缩、训练无力肌肉的治疗计划。此外，接受过神经消融的患者会出现感觉缺失从而导致痛觉迟钝。综上原因，由于 BTX-A 的可逆性，苯酚神经阻滞的应用正在减少。

**2. 神经功能性电刺激疗法** 功能性电刺激疗法是通过电刺激来恢复麻痹肌肉的功能。目的在于在刺激时从功能上对肌肉进行控制，但偶尔其作用会出现延续甚至在没有电刺激时仍出现随意肌肉控制。功能性电刺激从理论上依赖于单个刺激，比如足跟抬高，刺激信号从一天线发出至一电子置入物，然后再激发另一个信号到支配该肌肉的神经，比如腓神经，以执行足背屈功能。设备必须小巧而美观，活动必须在一定的随意控制之下——否则可能会刺激过度。功能性电刺激在上肢和下肢、足及踝关节周围都可应用，可用于抑制痉挛、矫正脊柱侧弯、电刺激膈神经呼吸和控制膀胱排尿等。该疗法对运动单位分级的外部控制、其他肌肉的协调活动及某些本体感受的运动反馈等的作用，在今后将会进一步深入研究。

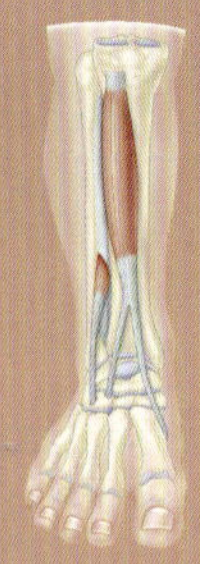

# 第 34 章

# 麻痹性疾病

**著者：** William C. Warner Jr., James H. Beaty
**译者：** 张　阳　孟　浩　杜　培（第 13 版：慕明章　唐　伟　王清防　姚浩群）
**审校：** 赵广民　林宜硕（第 13 版：陈顺有　潘源城　林　然　徐　鹏）

## 第一节　脊髓灰质炎

急性脊髓前角灰质炎是一种局限于脊髓前角细胞和某些脑干运动核的病毒感染性疾病。通常由 3 种脊髓灰质炎病毒中的一种引起，但肠病毒属的其他病毒也可引发在临床和病理上与脊髓灰质炎无法区分的病症。病毒主要通过粪 - 口途径传播，病毒最初经消化道与呼吸道侵入，随后经血源性途径播散至中枢神经系统。尽管流行区中多数人感染了脊髓灰质炎病毒，但只有 0.5% 的感染个体会发展成为麻痹型脊髓灰质炎。

自从脊髓灰质炎疫苗被开发并广泛应用以来，急性脊髓前角灰质炎的发病率已显著下降。在 1988 年，估计有 350 000 例；在 2013 年，只有不到 400 例报告病例。2017 年和 2018 年的报告病例分别为 22 例和 29 例。目前，该病主要发生于热带和亚热带发展中国家的 5 岁以下儿童和非免疫人群中。在 2014 年，只有三个国家（阿富汗、尼日利亚和巴基斯坦）被世界卫生组织列为脊髓灰质炎地方流行地。在 20 世纪 90 年代，北美和欧洲仍有散发的脊髓灰质炎。

如果要消灭这种疾病，预防是十分必要的。可通过口服（最好是 3 剂）Sabin 脊髓灰质炎疫苗来预防该病，对使用灭活的脊髓灰质炎疫苗而不用减毒的活疫苗一直存有争议。在美国使用口服的脊髓灰质炎活疫苗（OPV），因为这种疫苗可使与未接种人群有接触史者产生免疫，故疫苗引发的麻痹型脊髓灰质炎发病风险随之增加，估计每 250 万剂会出现 1 例。美国麻痹型脊髓灰质炎的大暴发也与活性脊髓灰质炎病毒疫苗的使用有关。2000 年，美国实施的一个全部灭活脊髓灰质炎病毒疫苗（IPV）计划使本地获得性疫苗相关小儿麻痹症得以根除。尽管灭活脊髓灰质炎病毒疫苗安全有效，但是口服脊髓灰质炎疫苗仍然是世界上很多地区的选择，灭活脊髓灰质炎病毒疫苗价格较高，但这些地区的经济状况差阻碍了它的应用。也有些地区公共卫生设施不完善，使得黏膜屏障成为阻止野生型脊髓灰质炎病毒传播的最佳选择。彻底消灭脊髓灰质炎所面临的挑战有：野生型脊髓灰质炎病毒在流行地区的传播、与口服疫苗相关的脊髓灰质炎爆发，以及患有 B 细胞免疫缺陷的疫苗接种者含有病毒的排泄物。

2018 年 8 月，美国疾病控制和预防中心（CDC）注意到，越来越多的患者出现与急性弛缓性脊髓炎（一种类似脊髓灰质炎的疾病，其特征是单个或多个肢体迅速出现弛缓性无力和脊髓灰质病变）类似的临床症状。该病于 2014 年首次被描述，似乎已经确立了两年一次的复发模式，通常发生在夏秋季节，常在病毒性呼吸道感染之后发病。在 2018 年报告的 106 例急性弛缓性脊髓炎患者中，有 80 例确诊，6 例疑似，20 例为非确诊病例，与 2017 年相比，确诊病例增长了 3 倍。脊髓受累模式与脊髓灰质炎相似，提示病毒感染，但尚未确定与何种特定病毒密切相关。最常报告的病原体是肠病毒 D68，但由于未能从受感染组织中直接分离出病毒，脑脊液中很少检测到病毒，并且动物研究的数量有限，因而这种因果关系尚未得到证实。目前临床上已经尝试了很多治疗方法，包括免疫球蛋白、皮质类固醇、血浆置换和抗病毒治疗。然而，到目前为止，尚无系统的研究确定一种有效的治疗急性弛缓性脊髓炎的药物，支持治疗是主要的治疗手段。大多数患者在发病一年或一年以上仍会残留轻微的虚弱。

## 一、病理改变

一旦脊髓灰质炎病毒经口咽途径侵入机体，即在消化道淋巴结内增殖，随后通过血液播散，猛烈地攻击脊髓前角神经节细胞，特别是腰膨大和颈膨大。关于病毒是如何穿透血 - 脑屏障以及病毒为何偏好脊髓前角细胞的问题目前仍在研究中。该病的潜伏期为 6~20 d。脊髓前角运动细胞可被病毒增殖或其毒性副产物直接损伤，也可被局部缺血、水肿及周围神经胶质出血间接损伤。髓内破坏呈灶状，在 3 d 内每根神经纤维的全长均出现明显的瓦勒变性。巨噬细胞与中性粒细胞包围并清除部分坏死的神经节细胞，炎性反应逐渐消退。在肌肉中，当留存下来的运动单位中的神经细胞发育出新的轴突时，轴突的“萌芽”便产生了，它使得失去了下运动神经元的肌肉细胞受到神经支配，从而扩大了运动单位的范围。4 个月后，神经胶质细胞与淋巴细胞的残余区域填充脊髓中前角运动细胞已被破坏的区域。出现代偿性神经胶质细胞增殖。有报道脊髓节段的持续性疾病活动可持续至发病后 20 年以上。

被松弛性麻痹所影响的肌肉块数及麻痹的严重程度是可变的；临床上肌无力的程度与运动单位丧失的数量呈比例。只有当 60% 以上的支配肌肉的神经细胞被损伤时，临床上才能查出肌无力。由脊髓颈段与腰段支配的肌肉最易受累，下肢肌肉发生麻痹的频率是上肢肌肉的 2 倍。在下肢最易受累的肌肉是肌四头肌、臀肌、胫前肌、内侧腘绳肌及屈髋肌。在上肢最易受累的肌肉是三角肌、肱三头肌和胸大肌。

肌肉功能恢复的潜力取决于受到损伤而未被破坏的前角细胞的恢复情况。大多数临床恢复发生于急性发病后的第 1 个月内，并且基本上在 6 个月内全部恢复，虽然 2 年左右仍有有限的恢复，但发病 6 个月时麻痹的肌肉恢复可能性很小。

## 二、临床病程和治疗

在携带脊髓灰质炎病毒的患者中，约有 95% 是无症状的。4%~8% 的被感染者会出现非特异性的症状，如发热和咽喉痛。0.5%~2% 的患者会发展成脊髓灰质炎。脊髓灰质炎的病程可分为 3 个阶段：急性期、恢复期和慢性期。这里介绍的是治疗的一般原则，各种术式特定的适应证与手术方法在特定的章节内讨论。

### （一）急性期

急性期一般持续 7~10 d，多达 95% 的脊髓前角细胞可能会被感染。症状轻时仅表现为轻度身体不适，严重时可因广泛的脑脊髓炎导致广泛麻痹。随着高位脊髓受到牵连，膈的功能障碍和呼吸困难将会威胁生命。考虑到他们各自的脊髓前角细胞极为贴近，尤其是在牵连到肩部的患者中，对此持高度怀疑的态度是有必要的。在年龄较小的儿童，全身症状可包括疲倦、咽痛及体温轻度升高，这些症状可以缓解，但复发时可出现肢体感觉过敏或感觉异常、剧烈头痛、咽痛、呕吐、颈项强直、背痛、直腿抬高受限等，最终出现不对称性麻痹。在较大的儿童及成年人中，症状可包括体温轻度升高、皮肤明显潮红及焦虑不安；肌肉疼痛很常见，即使轻柔触诊也可诱发触痛。通常浅反射首先消失，当肌群麻痹时深部腱反射也消失。鉴别诊断包括吉兰 - 巴雷综合征和脑脊髓炎的其他类型。对罕见病例，横贯性脊髓炎可能因口服脊髓灰质炎疫苗（OPV）而出现。

脊髓灰质炎急性期的治疗通常包括卧床休息、应用镇痛药、保持肢体功能以防止挛缩。每日应行数次轻柔的、被动的关节活动锻炼。

### （二）恢复期

恢复期自体温恢复正常后的第 2 天开始，持续 2 年。已经估计出接近 50% 的受感染脊髓前角细胞在初发感染中存活。在恢复期内，特别是在前 4 个月内，肌力自发地改善，此后则比较缓慢。此期的治疗与急性期相同，在前 6 个月内应每个月评价一次肌力，此后每 3 个月评价 1 次。物理治疗应强调使肌肉具有正常的运动方式并最大限度地恢复每块肌肉的功能。麻痹的肌力恢复超过 80% 的肌肉无须特殊治疗即可自行恢复。按照 Johnson 的观点，如果3个月时某块肌肉的肌力仍低于正常的30%，则应认为是永久性麻痹。

可用积极的被动拉伸锻炼与楔形管型石膏治疗轻度或中度挛缩。对于持续6个月以上的挛缩可能必须手术，松解紧张的筋膜和肌肉腱膜并延长肌腱，应持续使用矫形支具，直至预计不会再有进一步恢复时为止。

### （三）慢性期

脊髓灰质炎的慢性期通常于急性发病后24个月开始，正是在这个时期骨科医师开始对肌力不平衡的远期后果进行治疗，以此来帮助患者获得最大的活动能力。治疗的目的包括矫正所有明显的肌力不平衡，防止或矫正软组织或骨性畸形。静力性关节不稳定通常可用矫形支具无限期地控制。动力性关节不稳定最终导致固定性畸形，这种畸形不能用矫形支具控制。由于儿童具有成长发育的潜力，他们较成年人更易发生骨性畸形，因此应在儿童出现任何固定的骨性改变之前施行诸如肌腱转位术等软组织手术；而旨在矫正畸形的骨性手术通常可延迟到骨骼发育基本完成后再进行。

## 三、肌腱转位术

当动力性肌力不平衡导致的畸形影响了行走或上肢功能时，可行肌腱转位术。但手术应延迟，直至受累肌肉获得了最大限度的预期恢复时再进行。肌腱转位的目的在于：①提供一个主动的动力来替代麻痹的肌肉或肌群；②当某一肌肉的拮抗肌麻痹时，消除该肌肉的致畸作用；③通过提高肌力平衡来改善稳定性。

肌腱转位术是将腱性止点自正常附着点移至另一部位，这样该肌肉就可在同一区域内替代一块麻痹的肌肉。在选择转位肌腱时必须仔细考虑以下因素。

1. 强度：转位的肌肉必须足够有力，能够完成麻痹肌肉的作用或补充部分麻痹肌肉的力量。欲转位的肌肉其肌力应为好或比较好，因转位后转位肌肉在力量上至少会丧失一级。

2. 功效：转位肌腱应尽量靠近麻痹肌腱的止点，并且肌肉的起点与新止点之间应尽可能呈一条直线。

3. 偏移：待转移肌腱应与正在强化的或替换的肌腱具有相似的偏移范围。应将其保持在其护鞘中或其他肌腱的护鞘中，或将其穿过皮下脂肪等组织以保证其能够滑动。使肌腱经过筋膜或骨内的隧道通常是不明智的，因为这样会迅速形成瘢痕组织并发生粘连。

4. 神经血管：在转位的过程中，必须保证转位肌肉的神经支配与血液供应不受损伤。

5. 关节：转位肌肉所作用的关节必须有良好的位置；肌腱转位前必须松解所有挛缩。不能期望靠转位肌肉来矫正固定性畸形。

6. 张力：必须将肌腱以稍高于正常的张力牢固地附在骨质上。如无足够的张力，肌肉收缩的能量就将用于克服肌与腱的松弛而不是用于完成预期的动作。

肌肉转位术尽可能在步态周期中同时处于活动相的主动肌肉之间进行。小腿前部肌肉主要是摆动相肌肉，后部肌肉或屈肌是站立相肌肉。在大腿，股四头肌为站立相肌肉，腘绳肌为摆动相肌肉。一般来说，同相肌肉转位保持了转位肌肉术前的相活动，所以转位肌肉看来也能保持其术前的收缩间期与电强度。相反，非相位的肌肉移植通常保持其术前的相位活性，无法承担其所替代肌肉的运动，也是不建议的做法。部分非同相肌肉转位具有相转换能力。然而，相位移植效果在某种程度上是无法预测的，而且需要大量的术后物理治疗。它与是否使用夹板和（或）支架，以及从发病到施行肌肉转移的时间是无关的。

理想的转位肌肉应与麻痹肌肉有相同的运动时相，横截面的大小应与麻痹肌肉基本相同，力量应相等，可被固定于与关节轴线关系恰当的位置上，以保证获得最大的机械效率。不幸的是，并非每一例患者都能满足所有上述标准。

因肌肉麻痹导致的麻痹性畸形可以是动力性的也可以是静力性的，但通常为两者兼有。因为生长期儿童和成年人可以分别用支架和关节融合术来纠正终身畸形，故应明确麻痹性畸形属静力性或动力性的程度。对于有动力性畸形的生长发育期儿童，单用关节融合术有可能复发；而对于有静力性畸形的生长发育期儿童，行关节融合术则极少复发。对于有动力性畸形的生长发育期儿童，可采用适当的肌腱转位术和最少量的外部支撑重新分配肌力，预防永久性畸形，直至患者年龄足够大时再行关节融合术。

## 四、关节融合术

通过限制关节的活动范围可以稳定松弛或连枷的关节。虽然矫形支具足以控制连枷关节，但由于重建手术不仅可避免使用矫形支具，而且还能改善功能，因而可能更有效。关节融合术是永久固定关节的最有效方法。而利用屈肌或伸肌腱固定手指关节的肌腱固定术则是一个特例（参见第 66 章和第 71 章），麻痹性跟行畸形中腓骨长肌或跟腱的肌腱固定术也是如此；由于重力和体重的牵拉通常不足以使肌腱过度拉伸，所以采用肌腱固定术的结果也令人满意。

下肢的主要功能是支撑体重，因此下肢关节稳定并且肌肉正常十分重要。当足和踝当中有一个或一个以上的关节因麻痹而失控时，就需要固定。相反，对于上肢来说，伸、抓、夹、松等动作需要更多的灵活性而不是稳定性与力量。因此，只有在仔细权衡利弊并分析对患者的全面影响，特别是对正常日常活动的影响之后，才能施行限制或消除上肢关节活动的手术。由于脊髓灰质炎患者下肢无力高发，并且许多患者使用辅助步行器械，任何影响上肢的外科治疗都可能对步行产生巨大影响。肩关节融合术对部分患者是有用的，但有某些外观和功能上的缺点，对此必须加以权衡。肘关节融合术极少适用于脊髓灰质炎患者。腕关节融合术虽对部分患者有用，但对其他患者可能会加重功能障碍。例如，对于必须使用轮椅或拐杖的患者，如果他的腕关节被融合于“最佳”位置（对于抓和夹的动作而言），他将不能从轮椅上抬起身体或使用拐杖，因为他不能通过伸腕将体重移至手掌。

## 五、足与踝

由于足与踝是躯体上对周围结构及其他因素依赖性最强的部位，而且又承受着大量的应力，因此它们极易因肌肉麻痹而产生畸形。最常见的足踝畸形包括爪形趾、足部高弓内翻畸形、背侧滑囊炎、马蹄足、马蹄内翻足、高弓内翻足、马蹄外翻足、跟行足。当麻痹时间较短时，这些动力性畸形是不固定的，只有在失去了拮抗的肌肉收缩时或负重时才明显。随后，由于肌力不平衡、习惯性体位、生长发育以及负重力线不正常，会导致软组织挛缩及骨性改变，从而形成永久性畸形。

行走要求有一个稳定的跖行足，体重应均匀地分布于前足与足跟之间，并且不能有明显的固定性畸形。在足部，肌肉转位的目的是防止挛缩的进展、平衡背屈与跖屈及内翻与外翻的肌力，重建尽可能接近正常的步态。用于矫正畸形及稳定关节的关节融合术应延迟至 10~12 岁再施行，以使足能获得足够的发育。

### （一）肌腱转位术

超过 10 岁行足踝肌腱转位术时可辅以关节融合术，用于矫正固定性畸形、建立足够的侧方稳定，以负重并部分地代偿足内翻肌与外翻肌所丧失的功能。当一次手术同时施行关节融合术与肌腱转位术时，应首先行关节融合术。

将肌腱转位往往要好于将其切除，这样做不仅可保存功能，也可防止小腿发生进一步萎缩。当肌肉麻痹严重到需要行关节融合术时，往往存在一定程度的背屈肌或跖屈肌的无力，在这种情况下可将内翻肌或外翻肌自前侧或后侧转位至足中线，附于跟骨与跟腱上。在极少数情况下，如欲放弃一块肌肉的功能，应将肌腱切去 7~10 cm，以防止肌腱末端形成纤维性瘢痕。足踝行关节融合和肌腱转位后，应矫正小腿的全部畸形，例如胫骨过度扭曲、膝内翻、膝外翻、弓形小腿等，否则这些畸形会导致足畸形的复发。

**1. 特定肌群的麻痹** 脊髓灰质炎患者可发生孤立肌群的麻痹，但更常见的是肌群混合受累。在开始治疗前即应确定受累的特定肌肉或肌群以及由此而导致的肌力不平衡。此处根据受累的肌群，介绍一些因足踝肌力不平衡所导致的较常见的畸形。在施行任何外科手术前，必须仔细确定肌肉麻痹及特定畸形的准确类型。

**2. 胫骨前肌** 胫骨前肌严重无力或麻痹后就丧失了背屈与内翻的力量，因此产生慢性进行性畸形——马蹄足和高弓足或不同程度的扁平外翻足，并在步态的摆动相中首先表现出来。趾长伸肌在背屈中通常仅起辅助作用，因努力替代麻痹的胫骨前肌而过度活动，从而导致近节趾骨过伸和跖骨头压低。因腓骨长肌失去拮抗且胫骨后肌仍正常，偶尔会导致高弓内翻畸形。

可在术前试用被动拉伸与系列管型石膏来矫正马蹄畸形挛缩。偶尔需要行踝关节后侧关节囊切开术及跟腱延长术，并同时行腓骨长肌腱第二跖骨基底前置术。将腓骨短肌固定在腓骨长肌的残端上，以防形成背侧滑囊炎。另一种方法可将趾长伸肌回退至中足足背以提供主动背屈力。将趾长伸肌转位至跖骨颈来治疗爪趾畸形（参见第 87 章）。

在对固定性高弓内翻畸形行肌腱手术前，可能必须行跖腱膜切断术及内在肌松解术。然后再将腓骨长肌转位至第二跖骨基底部，将拇长伸肌转位至第一跖骨颈部。拇长伸肌附着点的转位常致爪趾畸形的复发；这可通过将拇长伸肌远侧残端缝于拇短伸肌加以预防。

**3. 胫骨前肌与胫骨后肌** 如果胫骨前肌与胫骨后肌均麻痹，前足与后足的马蹄外翻畸形进展更为迅速，而且当跟腱与腓骨肌短缩时畸形即固定。在站立侧位 X 线片上，这种畸形可能与先天性垂直距骨相同，但是在跖屈侧位 X 线片上则无明显的垂直距骨。术前用系列管型石膏来拉伸紧张的跟腱并避免小腿三头肌无力。如果腓骨肌正常而胫骨前后肌均麻痹，必须将腓骨肌中的一个转位。因为腓骨长肌的滑动范围较大，故将其转至第二跖骨基底部以替代胫骨前肌，而以趾长屈肌腱之一替代胫骨后肌。将腓骨短肌缝于腓骨长肌远侧的残端上。

**4. 胫骨后肌** 孤立的胫骨后肌麻痹极为少见，但可导致后足与前足的外翻。在这种情况下将拇长屈肌与趾长屈肌都转位。通过后内侧切口，将足底内在肌自跟骨止点上锐性剥离下来，显露并分离一根趾长屈肌。如果使用趾长屈肌，将其自腱鞘内解剖出来，分离至内踝的近侧后方，将其改道，穿胫骨后肌腱鞘附至舟骨。在极少数情况下，作为一种替代方法，可经骨间膜及胫骨后肌内的隧道将拇长伸肌转至后侧。

对于 3~6 岁的儿童，Axer 建议将趾长伸肌与第三腓骨肌连在一起穿过距骨颈的横向隧道，然后反折与自身缝合。对于固定性马蹄足畸形，在肌腱转位前可能须行跟腱延长术。对于严重的外翻，他建议将腓骨长肌转位至距骨颈内侧，并将腓骨短肌转位至外侧。不能单独转位腓骨短肌，因为这样会引起前足内翻畸形。术后用管型石膏持续制动 6 周，然后再佩戴矫形支具 6 个月。

**5. 胫骨前肌、趾伸肌和腓骨肌** 当胫骨后肌与小腿三头肌失去拮抗时，出现严重的进行性马蹄内翻畸形。胫骨后肌通过压低跖骨头及缩短内侧足弓而加重前足的马蹄和高弓畸形。小腿三头肌的挛缩进一步加重马蹄和内翻畸形，这是导致足底内在肌使前足内收增加的临界点。

可以试用系列管型石膏进行拉伸，但往往需要延长跟腱。也可能必须对前足的高弓畸形进行彻底的软组织松解。胫骨后肌前移至第三跖骨基底或中间楔骨时可辅以趾长屈肌前置术。通常不需要行关节融合术；通过物理治疗及矫形支具可以控制畸形。可选用穿过第三跖骨基底部或中间楔骨的骨性隧道，通过垫有毡垫的扣子将转位肌腱缝于足底非负重区。

**6. 腓骨肌** 在脊髓灰质炎患者中，孤立的腓骨肌麻痹极少见，但如麻痹则可因胫骨后肌的无拮抗活动而引起严重的后足内翻畸形。此时跟骨内翻，前足内收，并且在行走过程中因内翻肌的作用而使内翻畸形加重。胫骨前肌无拮抗的作用会引起背侧滑囊炎。在这种情况下可将胫骨前肌外移至第二跖骨基底；但孤立的胫骨前肌转位可导致拇长伸肌过度活动，引起拇趾过伸，并导致在第一跖骨头下形成痛性胼胝。对于 5 岁以下的儿童，可能须行拇长伸肌腱延长术，对于 5 岁以上的儿童，在骨性畸形固定以前，应将拇长伸肌转位至第一跖骨颈。

**7. 腓骨肌与趾长伸肌** 腓骨肌与趾长伸肌麻痹可引起轻度马蹄内翻畸形，可以通过将胫骨前肌移至第三跖骨基底或中间楔骨进行治疗。

**8. 小腿三头肌** 小腿三头肌是身体上一个强有力的肌群，每走一步它都要举起全身的重量。小腿三头肌麻痹使背屈肌失去拮抗，导致进展性跟行畸形。对于趾长屈肌、趾长伸肌及足内在肌发挥正常功能来说，跟腱有足够的张力是十分重要的。如果小腿三头肌无力，胫骨后肌、腓骨肌与趾长屈肌就不能有效地跖屈后足；但它们会压低跖骨头并引起马蹄畸形。短缩的内在肌和跖腱膜像弓弦一样牵拉跖骨头及跟骨。而胫骨长轴与跟骨长轴重叠又抵消了三头肌所有的残余力量。

在脊髓灰质炎急性期，保持足位于轻度马蹄位有助于防止小腿三头肌的过度拉伸，在恢复期继续维持该位置。如果小腿三头肌无力，不鼓励早期行走。因畸形进展迅速，应经常摄系列的站立位 X 线片，特别是 5 岁以下的儿童。

手术矫正适用于防止跟行畸形的进展及恢复后足的跖屈。在急性期内，对 5 岁以下儿童，行肌腱转位术的唯一绝对适应证是进行性跟行畸形。

是否联合施行肌肉后置术依小腿三头肌的残余肌力及残余肌肉功能的类型而定。如果小腿三头肌肌力尚可，后置 2~3 组肌肉即可满足正常步态的需要。如果小腿三头肌完全麻痹，应后置尽可能多的肌肉。对于固定性前足高弓畸形，行肌腱转位前须行跖腱膜切开术及内在肌松解术。

脊髓灰质炎急性期后，最早在 18 个月即可将胫骨前肌后置。如果侧方稳定结构互相平衡，且有强有力的趾伸肌可进行背屈，则可单独应用此手术。对于比较严重的畸形，为预防出现爪趾畸形，可能须将趾伸肌转位至跖骨头并融合趾间关节。

## 胫骨前肌腱后置术

### 手术技术 34-1

（Drennan）

- 胫骨前肌腱可因跟行畸形而发生短缩，因此应仔细地取得胫骨前肌腱的最大长度。
- 将跟腱止点纵向劈开，并在跟骨结节上掀起一骨膜瓣。
- 将足最大限度地跖屈，以确保能在适当的张力下固定转位肌腱。如果必须获得足够的跖屈，可松解其他的足背软组织结构（包括踝关节囊）或延长趾长伸肌。如果需要将薄弱的跟腱短缩，则采用“Z”字成形术，切除近端多余的肌腱。
- 将后置的胫骨前肌附着于跟骨结节和跟腱远侧残端上，后者仍保持着与跟骨结节的正常附着。
- 常规缝合伤口，用长腿管型石膏固定足于跖屈位。管型石膏固定 5 周，再佩戴矫形支具 4 个月。

如果内翻肌和外翻肌互相平衡，则出现单纯的跟行高弓畸形。如果仅将这两种肌肉中的一组后置会导致不稳和畸形。如果小腿三头肌肌力尚可，将腓骨短肌和胫骨后肌转位至足跟即足以控制跟行畸形，并能保证步态正常。存在侧方不平衡时，须将有功能的内翻肌或外翻肌转位至足跟。腓骨长短肌均转位至足跟可以治疗跟行外翻畸形，转位胫骨后肌与拇长屈肌可治疗高弓内翻畸形。

Westin 与 Defiore 首先推荐用跟腱腓骨固定术治疗麻痹性跟骨外翻畸形（图 34-1）。他们在骨膜上做“T”形切口，以此代替钻孔，切断肌腱后，将其远段在骨膜下重叠缝合。对于活动性跟行畸形，Makin 建议将腓骨长肌移至跟骨后部的骨槽内，而不必剥离肌腱的起点和止点。向近侧游离该肌腱至外踝与骰骨沟，最大限度地将足跖屈，允许腓骨长肌向后移至跟骨沟内，但它会最终在跟骨沟内与跟骨结合在一起。可能需要行第二次手术，即行关节外距下关节融合术。

在极少数情况下，如果无内翻肌或外翻肌可供转位，可用腘绳肌代替小腿三头肌。行此术式的前提条件应包括：小腿三头肌已彻底麻痹、内侧腘绳肌或股二头肌仍强有力以及有强有力的踝背屈肌和股四头肌。将半腱肌和股薄肌以及半膜肌（偶尔）的止点游离下来，经过皮下附至已矢状切开的跟腱上。于跟腱近端行褥式缝合以防止此切口向近侧扩展，于膝关节屈曲 25° 和足跖屈的位置上将肌腱缝合。

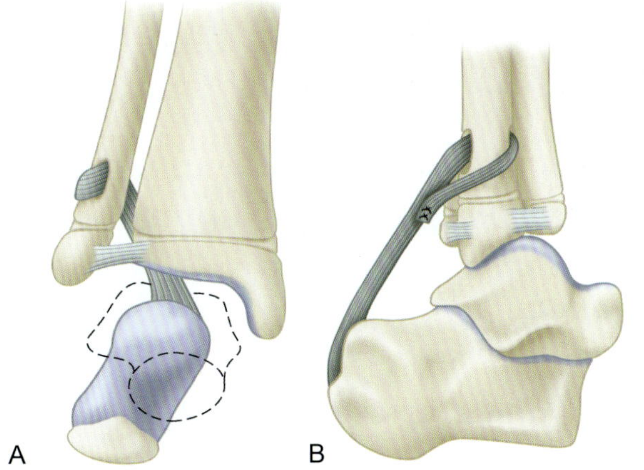


图 34-1　跟腱腓骨固定术的前侧观（A）和外侧观（B）

**9. 连枷足**　当膝关节以远的所有肌肉都麻痹时，会因被动跖屈而导致马蹄畸形。内在肌可能会保持部分功能，这就导致前足形成马蹄畸形或高弓马蹄畸形。彻底的足底松解，有时结合足底神经切除术，通常能控制此畸形。对于年龄较大的患者，可能须行中足楔形切除术以矫正前足马蹄畸形。

**10. 足背侧拇囊炎**　在这种畸形中，第一跖骨干背屈而拇趾跖屈；此畸形通常由肌力不平衡所致，虽然偶尔也有其他原因。在早期此畸形是不固定的，仅在负重时出现，特别是在行走时；但如果肌力不平衡未被矫正，那么畸形将成为固定性的，虽然仍是在负重时更加明显。

通常只有拇趾的跖趾关节是屈曲的，而且负重时第一跖骨头向上移位；因此该跖骨干长轴可变得水平，其远端甚至可轻度朝上。第一楔骨亦可向上倾斜。跖骨头的背侧会形成一小的外生骨疣。当拇趾的屈曲严重到一定程度时，跖趾关节可以半脱位，而且跖骨头软骨的背侧部分最终可变性。关节囊的跖侧部分与拇短屈肌可发生挛缩。

两种类型的肌力不平衡可导致背侧拇囊炎，最常见的是第一跖骨背屈，继发拇趾的跖屈；较少见的是拇趾跖屈，继发第一跖骨的背屈。

胫骨前肌与腓骨长肌之间的肌力不平衡最为常见，正常情况下胫骨前肌向上提起第一楔骨和第一跖骨基底部，而腓骨长肌拮抗此动作。当腓骨长肌无力、麻痹或已被移至其他部位时，第一跖骨可被强有力的胫骨前肌或替代它的肌肉拉向背屈。当第一拇跖骨背屈时，拇趾主动地跖屈以建立前足的内侧负重点，并在行走中辅助蹬地。拇趾背屈肌无力亦有助于拇趾形成该位置。许多背侧拇囊炎是在对脊髓灰质炎后遗症施行了欠考虑的肌腱转位术后形成的。对于此类患者，在做肌腱转位术时应考虑到腓骨长肌与胫骨前肌在第一跖骨上的拮抗作用。在对腓骨长肌腱进行任何转位之前，必须仔细考虑失去该肌肉对第一跖骨所产生的影响。当胫骨前肌麻痹并且肌腱转位可行时，应将腓骨长肌腱或腓骨长、短肌的肌腱移至第三楔状骨，而不应移至胫骨前肌的止点；作为一种替代方法，将腓骨短肌腱移至胫骨前肌止点，保留腓骨长肌腱不动。笔者认为当转位腓骨长肌腱时，应将远段的近端缝合固定于肌腱切断水平处的骨质上。当小腿三头肌群无力或麻痹而胫骨前肌与腓骨长肌有力时，除非同时将胫骨前肌转位至足的中线，否则不应将腓骨长肌转位至跟骨。当然，并非所有欠考虑的肌腱转位术后都并发背侧拇囊炎，因为肌力不平衡可能并未严重到会导致该并发症的程度。当畸形正在进展时，可仅将胫骨前肌（或以前已经转位了的腓骨长肌）转位至第三楔骨；这时可能没有必要矫正畸形本身。但是当畸形固定时，手术不仅必须矫正肌力不平衡，同时还必须矫正畸形。

第二种且较少见的可导致背侧拇囊炎的肌力不平衡，是由除小腿三头肌群与足趾的长屈肌以外所有控制足的肌肉均麻痹引起的，其中小腿三头肌群的肌力是可变的，而足趾的长屈肌则是强有力的。这些强有力的趾长屈肌有助于在负重时保持足的稳定，并在行走中维持蹬地。由于拇长屈肌承担此额外功能的大部分，并且是主动地使用该肌肉，拇趾几乎总是跖屈；随后为适应跖屈的拇趾，第一跖骨头向上移位。强有力的拇趾短屈肌亦会协助形成此畸形。

尚有其他少见的引起该畸形的原因。畸形可能与拇趾僵硬一道发生，这是由于拇趾僵硬时，第一跖趾关节背屈时疼痛所致。关节面变得不规整，关节囊跖侧部逐渐挛缩，第一跖骨头的背侧骨质通常明显增生并阻碍该关节背屈。当行走时，患者不自觉地将足旋后并将趾跖屈，以保护拇趾负重垫。背侧拇囊炎有时也见于严重的有摇摆足底（rocker-bottom）畸形的先天性扁平足（见第 29 章）。拇长屈肌腱转移到第一跖骨颈，必要时结合第一跖骨足底闭合楔形截骨，目前是我们首选的背侧拇囊炎矫正技术（见第 29 章，手术技术 29-19）。无比强大的胫前肌腱导致前足旋后是附加一个胫前肌腱劈开转位手术的适应证。

## （二）骨性手术（截骨术和关节融合术）

对脊髓灰质炎患者行关节融合的目的是减少无力或麻痹的肌肉所必须控制的关节数量。在行肌腱转位术之前，必须矫正结构性的骨性畸形。足和踝的稳定手术传统上有 5 种：①跟骨截骨术；②关节外距下关节融合术；③三关节融合术；④踝关节融合术；⑤限制踝关节活动的骨阻挡术。这些手术可单独使用或与其他手术结合使用。手术的选择依据患者的年龄与必须矫正的特殊畸形而定。

**1. 跟骨截骨术** 跟骨截骨术可用于矫正生长发育期儿童的后足内翻或外翻畸形。对于高弓内翻畸形，该手术可与内在肌和跖腱膜松解术结合使用；而对于跟行内翻畸形，可采用后移跟骨截骨术。对于固定性外翻畸形，可能需要在与腓骨肌腱平行的平面上行内移截骨术。

**2. Dillwyn-Evans 截骨术** Dillwyn-Evans 截骨术可在 8~12 岁儿童中作为三关节融合术的替代方法用于治疗跟骨外翻足畸形。该截骨术与最初用于马蹄内翻足的相反，是通过跟骨横向截骨和填入植骨块以楔形张开和延长足外侧缘来延长跟骨（图 34-2）。

**3. 距下关节融合术** 麻痹性马蹄外翻畸形是由胫骨前肌和胫骨后肌麻痹及腓骨肌和小腿三头肌的无拮抗活动引起的。跟骨外翻并向外侧和后侧移位。由于距骨头向内侧移位且呈马蹄位，载距突不再起对距骨头的支撑作用。后足与前足的马蹄外翻畸形迅速发展，畸形随着成长发育而固定，需要进行骨性矫正。

Grice 和 Green 发展了一种关节外距下关节融合术，用来恢复 3~8 岁患者内侧纵弓的高度。当外翻畸形局限于距下关节且跟骨可被手法复位至距骨

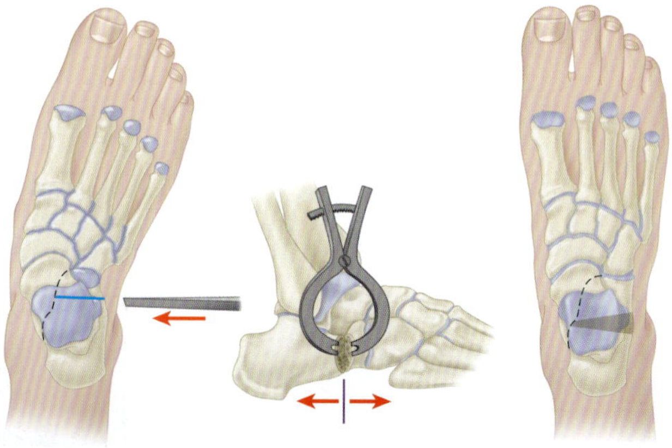

**图 34-2** Dillwyn-Evans 手术

下正常的位置时，行此手术非常理想。术前应进行仔细的临床与 X 线检查，以确定外翻畸形主要局限于距下关节还是踝关节。当后足被矫正后，如果前足没有足够的活动度来做跖行步态，此术式是禁忌的。Grice 和 Green 关节融合术最常见的并发症是因矫正过度而引发的内翻畸形和踝关节外翻的增加。亦有骨感染、假关节、移植骨吸收和跖骨关节退行性关节炎的报道。

Dennyson 与 Fulford 介绍了一种距下关节融合的方法，这个方法是将 1 枚螺钉横穿距下关节做内固定，同时在跗骨窦内放置一髂骨嵴植骨块。因有螺钉做内固定，矫正位置的维持不再依赖于植骨块。

## 距下关节融合术

### 手术技术 34-2

（Grice 与 Green）

- 在足外侧面，于距下关节表面做一短弧形切口。
- 向深部分离软组织，显露覆盖于关节表面的十字韧带。沿韧带纤维方向劈开此韧带，去除跗骨窦的脂肪和韧带组织。
- 自跟骨上剥离足趾的短伸肌并翻向远侧。此时可以明确跟骨与距骨的关系，且可明确形成畸形的机制。
- 将足置于马蹄位，然后将足内翻使跟位于距骨下方。长期严重的畸形可能需要打开后距下关节的关节囊，或在外侧于跟骨前上方关节面下去除一小片骨片。
- 在跗骨窦内插入一把骨刀或宽骨膜剥离器并挡住距下关节，以此判断植骨的稳定性及植骨块正确的大小和位置。
- 在距骨下表面和跟骨上表面切除一薄层骨皮质以准备植骨床（图 34-3）。
- 于胫骨近侧干骺端前内侧表面做一直切口，切开骨膜，取一足够分成两块的骨块（通常长 3.5~4.5 cm，宽 1.5 cm）。作为替代胫骨的选择，也可取一小段腓骨远端或一块圆形的髂嵴骨块。
- 修剪植骨块以适应已准备好的植骨床。用咬骨钳修整骨块的形状使之能被嵌入骨松质中，防止其向外侧移位。
- 将足保持于轻度的过度矫正位，将植骨块塞入跗骨窦内。将足外翻使植骨块卡在植骨位置。
- 如植骨块是一段腓骨或髂嵴，可用 1 根无螺纹克氏针将植骨块固定于植骨位置 12 周。可自前方由距骨颈将 1 枚螺钉拧入跟骨内以提供坚强的内固定。
- 用长腿管型石膏固定膝关节于屈曲位、踝关节于最大限度的背屈位、足于矫正位。

**术后处理** 不负重 12 周后，去除长腿管型石膏，继续用短腿行走管型石膏再固定 4 周。

## 距下关节融合术

### 手术技术 34-3

（Dennyson 和 Fulford）

- 沿足外侧皮纹做一斜行切口，中心位于跗骨窦表面，自踝关节前方正中延长至腓骨肌腱（图 34-4A）。
- 自近侧将趾短伸肌起点和皮下脂肪垫一起掀起，将其掀向远侧以显露跗骨窦。
- 紧贴骨质通过锐性分离清除跗骨窦的脂肪组织，用一窄的圆凿去除跗骨窦顶部的骨皮质，显露距骨颈底面及跟骨上表面的非关节面区骨松质（见图 34-4B）。不要去除跗骨窦外周的骨皮质，该骨皮质为螺钉将穿过的区域。
- 于趾长伸肌腱与血管神经束间钝性分离，显露距骨颈上表面的凹陷。
- 保持跟骨于其正常的位置，并从此凹陷处穿一骨锥，经距骨颈穿过跗骨窦，向外侧插入跟骨上表面，直至穿过跟骨外下缘的皮质（图 34-4C）。在距骨颈

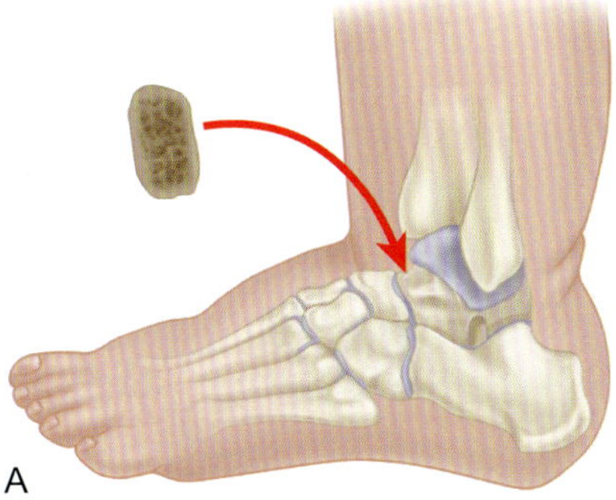

A

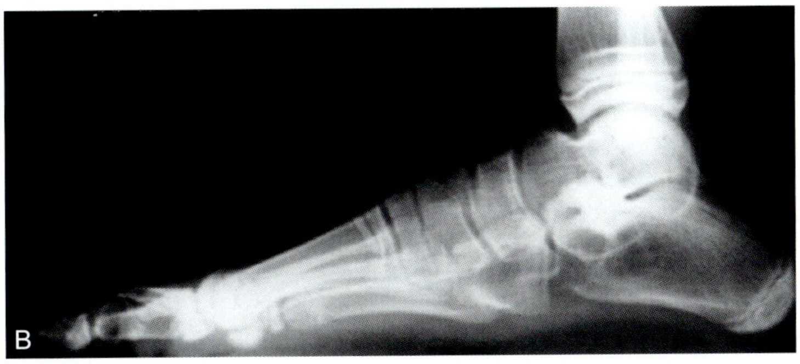

B

**图 34-3** Grice-Green 距下关节融合术。植骨床的准备（A）及植骨后的距下关节外侧观 (B)（见手术技术 34-2）

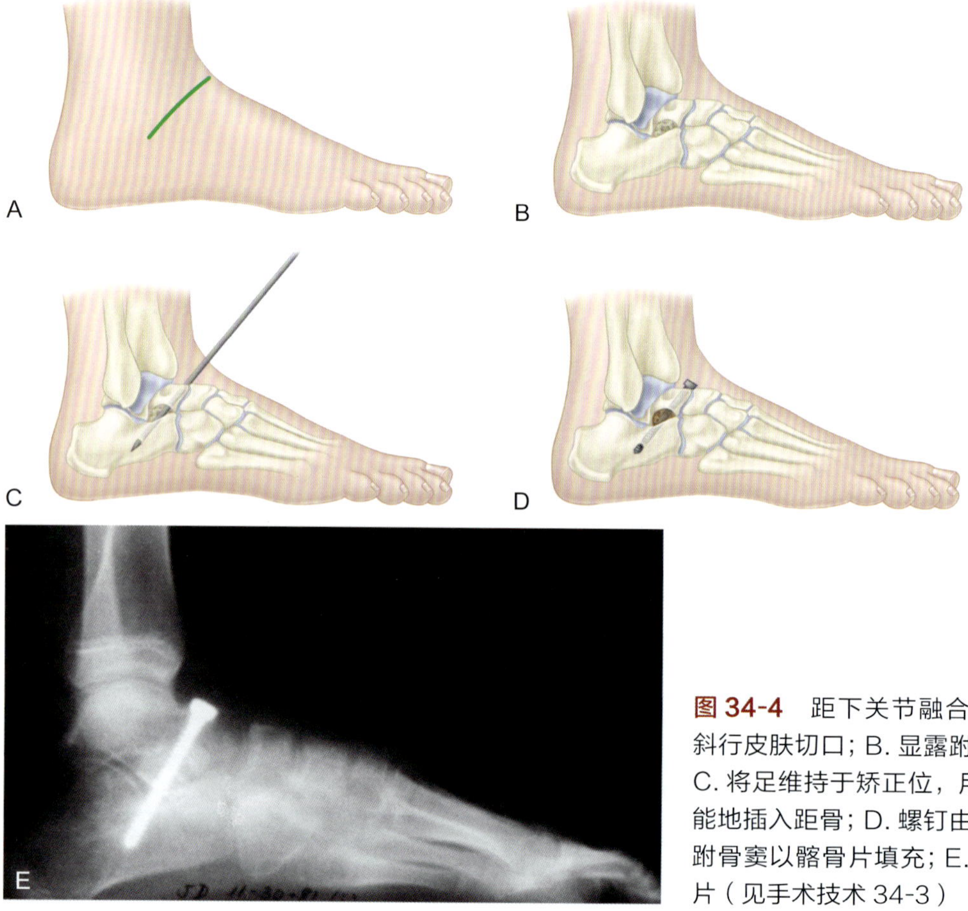


**图 34-4** 距下关节融合加内固定。A. 跗骨窦表面的斜行皮肤切口；B. 显露跗骨窦、跟骨的骨松质和距骨；C. 将足维持于矫正位，用斯氏针穿过距下关节，尽可能地插入距骨；D. 螺钉由距骨颈经距下关节拧入跟骨，跗骨窦以髂骨片填充；E. 带螺钉的矫正后的足部 X 线片（见手术技术 34-3）

上、下表面及跟骨上、外下表面，骨锥必须穿经骨皮质。

- 测量骨锥在骨质内的长度，插入 1 枚等长的骨松质螺钉。旋紧螺钉，直到螺钉头部进入距骨的上表面。
- 将取自髂嵴的骨松质片填入跗骨窦顶部（图 34-4D）。
- 将趾短伸肌放回原位，缝合伤口。
- 用长腿非负重管型石膏固定。

**术后处理** 6~8 周去除长腿管型石膏，用短腿行走石膏再固定 4~6 周。

**4. 三关节融合术** 在足部最有效的固定手术是三关节融合术，融合距下关节、跟骰关节及距舟关节（图 34-5）。三关节融合术限制足、踝的跖屈和背屈活动。当大多数的肌无力与畸形发生在距下关节与中跗关节时，适于行该手术。三关节融合可能有如下作用：①获得足部的稳定和静力性重排；②去除致畸力；③阻止畸形进展；④解除疼痛；⑤避免使用小腿支具或避免为安装控制膝关节的长腿矫形支具而进行充分的矫形；⑥使足外观更接近于正常。通常，三关节融合手术年龄应在 12 岁以上的儿童，偶尔当 8~12 岁儿童有进行性无法控制的畸形时也可施行该手术。

三关节融合术具体的融合方法依赖于畸形的类型，这一点应于手术前就确定。将踝关节侧位 X 线片描在纸上，将距下关节的组成成分分为 3 部分：胫距部分、跟骨部分及由中跗关节以远的所有足骨构成的部分。然后在足的矫正位置重组这些部分，这样就能准确地测量出楔形切除的形状与大小。

在马蹄外翻足中，内侧纵弓塌陷，距骨头增大并跖屈，同时前足外展。手术方法为抬起距骨头，将载距突内移至距骨头颈的下方以恢复内侧纵弓。切除一块包括一部分距骨头颈在内的基底朝内侧的楔形块（图 34-5C）。后足外翻畸形矫正后，前足趋于旋后；这可通过做基底朝内侧的中跗关节楔形切除术来控制。为切除距舟关节，可能需要做内侧的附加切口。

在马蹄内翻足中，增大的距骨头位于足中轴线的外侧并阻碍背屈。做以外侧为基底的距下关节楔形切除术，同时结合中跗关节切除术，以此将距骨头置于足中轴线的稍内侧（图 34-5D）。

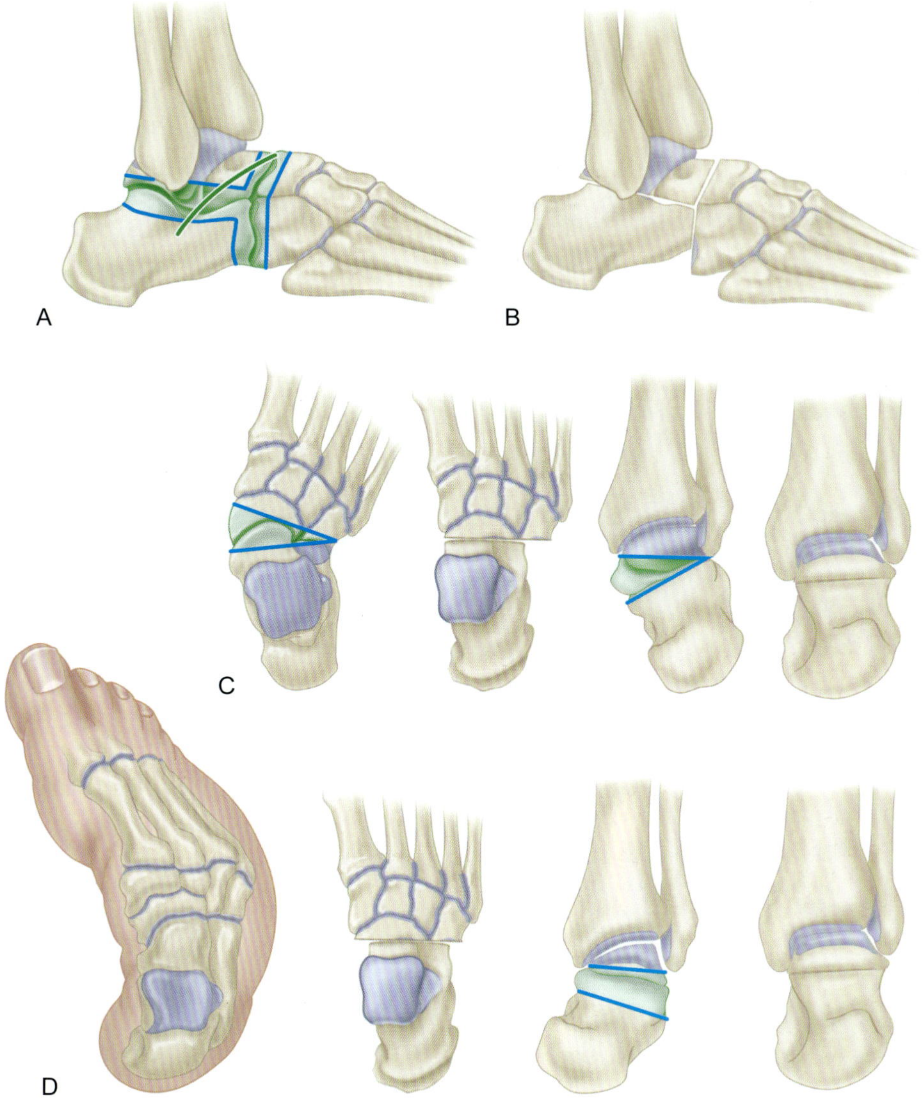


**图 34-5**　三关节融合术。A. 跗骨窦斜行切口显露距下关节、距舟关节和跟骰关节；B. 去除所有关节表面的软骨和骨皮质，如有必要还可切除适当的楔形骨块；C. 矫正外翻畸形所必需的楔形骨块；D. 矫正内翻畸形所必需的楔形骨块（见手术技术 34-4 和见手术技术 34-5）

对于跟行高弓足，关节融合时应在距下关节处将足向后移位。剥离跖腱膜后，切除楔形骨块以矫正高弓畸形，自距下关节去除楔形骨块以矫正跟骨的旋转（图 34-5D）。

足和踝部的肌力平衡决定了足应后移多少，足的后移使其支点（踝关节）前移，接近足的中心位置而且延长了它的杠杆后臂，当小腿三头肌无力时这一点尤其重要。

## 三关节融合术

### 手术技术 34-4

- 在足外侧沿皮肤皱褶做一斜行切口，切口中心位于跗骨窦表面，于后外侧距舟关节水平起自趾长伸肌腱的外侧缘（图 34-5A）。向后延长切口，弯向跖侧，止于腓骨肌腱水平。仔细保护伸肌腱与腓骨肌腱，沿切口经跗骨窦锐性切至趾短伸肌。
- 将趾短伸肌起点连同跗骨窦内的脂肪一起翻向远侧。
- 清除跗骨窦内所有的残余软组织，显露距下关节、跟骰关节以及距舟关节的外侧部分。
- 沿周边切开距舟关节、跟骰关节及距下关节的关节囊，以便获得尽可能多的活动范围。如果松解后能将足放至正常的位置，则不需要做大块楔形骨切除。如果软组织松解后仍不能矫正，则适当切除楔形骨块（图 34-5C、D）。

- 找到跟骨的前关节突，沿跗骨窦底面水平将其切除，以便更好地显露所有关节。
- 做此项截骨时，用骨刀平行足底面截骨；保留切下的骨以备植骨用。
- 然后，用骨刀去除跟骰关节的关节面以显露骨松质。
- 除非需要楔形切骨以矫正骨性畸形，否则一般在两侧去除等量的骨质（图 34-5B）。
- 接下来用 1/2 英寸和 1/4 英寸的直的和弧形骨刀去除距骨头远侧部分。除非需要行内侧楔形切骨以矫正固定性畸形，否则仅去除足以显露距头骨松质的骨质即可。可插入小的椎板撑开器，以便获得更好的显露。可能需要在内侧另做一切口以显露距舟关节的最内侧部分。
- 去除舟骨的近侧关节面和软骨下骨，修整其表面并使其变粗糙，以便与距骨紧密贴合。
- 切除载距突的关节面及距下关节的前关节面。
- 进入距下关节并彻底切除其关节面，为更好地显露后侧部分，用一把小椎板撑开器显露距下关节。如有必要，在此关节做适当的楔形切骨，否则做平行于关节面的关节切除术。
- 将切除的骨质切成小片，以备植骨用。将绝大部分植骨块置于距舟关节周围及跗骨窦深部。
- 用内固定维持矫正，通常用无螺纹斯氏针或克氏针固定。
- 用趾短伸肌覆盖跗骨窦以消灭无效腔。
- 置负压引流管后关闭切口，并用良好衬垫的短腿管型石膏固定。

**术后处理** 术后常从引流管引出大量血液。抬高足部可以减少肿胀。24~48 h 拔除引流。6~8 周去除管型石膏及内固定的钢针，然后可用短腿行走管型石膏固定，直至截骨处完全愈合为止，通常需要再固定 4 周。

## 高弓畸形矫正术

### 手术技术 34-5

- 行彻底的内侧足底松解术矫正已挛缩的纵弓的软组织。然后尽可能地用力矫正高弓畸形。
- 通过足外侧切口暴露跟骰关节、距舟关节及距下关节。
- 用骨刀于距舟及跟骰关节切除基底在上、大小足以矫正跖腱膜松解后剩余的高弓畸形的楔形骨块。
- 背屈前足，对合粗糙骨面以观察高弓畸形是否已矫正。如果高弓畸形已获矫正，则显露距下关节，于此切除基底在后的楔形骨块，矫正跟骨的畸形或旋转（图 34-5D）。缝合切口前确定所有截骨面都紧密贴合，而且足矫形满意。

**术后处理** 通常可用斯氏针或克氏针内固定，用石膏前后托或管型石膏固定，在石膏硬化的过程中用力压足底以尽量伸展足底结构。术后 10~14 d 拆除石膏及缝线，检查足部并摄 X 线片。如果位置不满意，则在全身麻醉下行手法矫正。重新用适当衬垫并紧贴肢体的管型石膏固定，塑出足的外形，术后 12 周去除管型石膏。

**5. 三关节融合术的并发症** 三关节融合术最常见的并发症为假关节，尤其是距舟关节。后足活动能力的丧失导致踝关节受到额外的应力，这种应力可导致退行性关节炎。距骨切除过多可引起缺血性骨坏死，特别是在青少年患者；通常在三关节融合术后 8~12 周在 X 线片上表现明显。踝关节周围韧带松弛可能需要融合踝关节。后足固定后的肌力不平衡可导致前足畸形；胫骨前肌或腓骨肌无拮抗的活动是引发此并发症的最常见原因，应通过肌腱转位加以矫正。残余畸形通常是由手术矫形不完全、制动不充分、假关节形成或肌力不平衡导致的。

**6. 距骨切除术** 当畸形不能通过关节融合矫正时，距骨切除术能提供稳定性并可将足后移，通常建议用于 5~12 岁儿童，距骨切除限制了踝关节的活动，特别是背屈，并造成胫跗融合。足后移使胫骨远端位于体重的中心上，使重力分布均匀，而且侧向稳定性好。外观通常满意，疼痛缓解，不需要特制的鞋子或矫形支具。

距骨切除术失败最常见的原因是肌力不平衡，通常是存在强有力的胫骨前肌或胫骨后肌，足内在肌的活动可引发跖腱膜的挛缩，从而导致前足马蹄畸形。在 5 岁以下的儿童中，畸形常常复发；而在 15 岁以上的患者中，疼痛则很普遍，特别是整个距骨未完全切除的患者。距骨切除失败的患者如果持续性疼痛，可施行胫跟关节融合术。距骨切除术的手术方法在第 29 章中介绍。

## Lambrinudi 关节融合术

Lambrinudi 关节融合术建议用于矫正 10 岁以上患者的孤立固定性马蹄畸形，即小腿三头肌仍有活力，结合背屈肌及腓骨肌的无力而引发足下垂畸形。距骨后部接触胫骨下表面，后关节囊挛缩产生固定性马蹄畸形。在 Lambrinudi 术式中，从距骨跖侧远端切除楔形骨块，这样距骨体部在踝关节内仍保持马蹄位，而足的其余部分恢复了跖屈角度。如果存活的肌肉仍有力量，则可能必须行肌腱切除术或转位术，以防形成内翻或外翻畸形。Lambrinodi 术式不适用于连枷足或当髋关节或膝关节不稳需要用矫形支具的病例。良好的手术效果依赖于踝关节背侧韧带的强度。如果在负重的侧位 X 线片中有距骨向前半脱位的迹象，建议行二期的全距骨关节融合术。Lambrinudi 关节融合术的并发症包括踝关节不稳、肌力不平衡引起的残余内翻或外翻畸形和距舟关节假关节。

**手术技术 34-6**

（Lambrinudi）

- 将足踝极度跖屈，摄侧位 X 线片并描记纸样。沿距下关节、中跗关节的轮廓描好纸样；根据这些纸样，术前可准确测量出切除距骨的量。在纸样中，代表胫距关节的线保留不动，而将代表距骨的足底及远侧部分的纸样剪除，这样，当舟骨和跟骰关节在此之后与距骨对合时，如果肢体无短缩，可将足置于相对胫骨 5° ~10° 的跖屈位（图 34-6）。如果肢体有短缩，则需要有更多的跖屈。
- 通过外侧长弧形切口显露跗骨窦。
- “Z”字形切断腓骨肌腱，打开距舟关节及跟骰关节，分开踝关节的骨间及腓侧副韧带，以便在距下关节将跗骨向内侧完全脱位。
- 用一小的动力锯（比骨凿和骨刀更为精确）自距骨颈和体的跖侧和远侧部分切除预定的楔形骨块。自跟骨上面切除软骨及骨，做成一个与足纵轴平行的平面。
- 于舟骨近侧的下面做横行的“V”形骨槽，并且在跟骰关节切除足够的骨质以矫正所有外侧的畸形。
- 将距骨远侧残余部分的锐利缘牢牢楔入准备好的舟骨槽内，并将距骨与跟骨对合。注意将距骨远侧缘尽量在骨槽内靠内侧放置，否则，足的位置不会满意。至此距骨已完全在马蹄位固定于踝关节内，足已不能进一步跖屈。
- 插入无螺纹克氏针以固定距舟关节及跟骰关节。
- 缝合腓骨肌腱，常规方法关闭切口，于踝关节中立位或轻度背屈位用管型石膏固定。

**术后处理** 术后 10~14 d 拆除管型石膏与缝线，摄 X 线片检查足的位置。如果位置满意，用短腿管型石膏固定，但此后的 6 周内仍不允许负重，6 周后用短腿步行管型石膏固定，直至完全融合，通常为术后 3 个月。

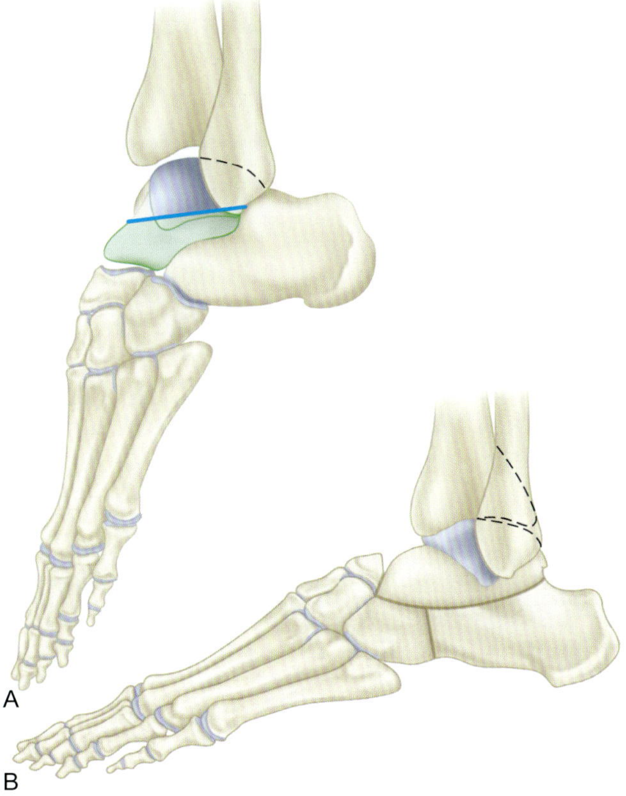


**图34-6** Lambrinudi手术治疗马蹄足。A.阴影区代表距骨将切除的部分；B.距骨剩余部分的锐缘嵌入已准备好的舟骨槽内，使距骨、跟骨和骰骨的粗糙骨面相对合（见手术技术34-6）

**7. 踝关节融合术** 踝关节融合术适用于连枷足或三关节融合术后的畸形复发。加压关节融合术（第 11 章）一般适用于大龄儿童与青少年患者，可先行皮下跖腱膜切断术及跟腱延长术，然后再行踝关节融合术。

**8. 全距骨关节融合术** 全距骨关节融合术是指融合胫距关节、距舟关节、距下关节及跟骰关节。对于伴有股四头肌麻痹的连枷足，可以行全距骨关节融合术以解除对长腿支具的需要。适用此术式的理想患者应为有连枷足和连枷踝且髋关节、膝关节周围肌肉正常的患者。行此术式的绝对先决条件包括：有强有力的臀大肌以启动步态中的离地相，膝关节对线正常且能完全伸直或过伸几度。

应将踝关节融合于 5° ~10° 的跖屈位，以保证稳定负重所必需的膝关节后伸。踝关节的过度跖屈可导致疼痛及跖骨头下方压力的增加。可接受的跖屈程度应以术中侧位 X 线片来确定。全距骨关节融合术可分两期施行，第一期在足部，第二期在踝部，这是因为同时获得踝与足的正确位置是困难的。Provelengios 等描述一期 24 位患者全距骨关节融合（平均年龄 20 岁），用斯氏针稳定踝关节和距下关节。平均随访 37 年，24 例患者中 22 例对结果满意。融合踝关节的位置与同侧膝关节疼痛的发生不相关。最近，作者改良了他们的技术，通过使用一个圆形的外固定器稳定所有四个关节。全距骨关节融合术的并发症包括假关节、因重力分布不均匀引起的足底痛性胼胝和足跟过度跖屈，后者引起前足的压力增加。Provelengios 等报道并发症发生率为 46%，但均为轻微的伤口或皮肤问题。

### （三）肌腱转位的手术方法

**1. 马蹄内翻足** 脊髓灰质炎引起的马蹄内翻足以踝关节的马蹄畸形、足跟内翻及前足在中跗关节内翻和旋后为特征。当畸形持续时间较长时，亦存在足的高弓畸形；因肌肉运动方式的改变可继发爪趾畸形。在麻痹性马蹄内翻足中，腓骨肌是麻痹的或严重无力的，而胫骨后肌通常是正常的；胫骨前肌可能无力亦可能正常。小腿三头肌相对有力，但可因运动不均衡、发育、重力及姿势等综合因素而逐渐挛缩。治疗依患者的年龄、引起畸形的力、畸形严重程度及其发展速度而定。

胫后肌腱前移术消除了一个动力性致畸力，并可协助足的主动背屈，但单独转位此肌腱极少能恢复主动背屈能力。将胫后肌腱的走行改在内踝前侧可减弱胫骨后肌的跖屈力量，并可将肌肉延长；但因胫骨后肌仍保留着内翻牵引的作用，所以可能无法矫正畸形。可以将全部肌腱穿过骨间膜转位至第二楔骨或将肌腱劈开而将外侧半转位至骰骨。

## 胫后肌腱前置术

**手术技术 34-7**

（Barr）

- 于踝关节内侧做皮肤切口，远侧起自胫后肌腱的止点，越过肌腱表面向近侧延伸恰至内踝后侧，由此处转而沿胫骨内侧缘向近侧延长 5~7.5 cm。
- 自其止点游离肌腱，尽可能地保留其长度。
- 切开腱鞘并向近侧游离肌腱，直至肌腹的远侧 5 cm 可以活动为止。仔细保护支配肌肉的神经和血管。
- 做一个前侧皮肤切口，远侧起自踝关节水平，恰在胫前肌腱外侧向近侧延长 7.5 cm。于胫骨前肌腱与长伸肌腱之间向深部分离，仔细保护足背动脉；恰于踝的近侧显露骨间膜。
- 在骨间膜上开一个宽大的窗，但避免撕裂胫骨或腓骨的骨膜。
- 将胫后肌腱于两骨间穿过骨间膜窗，注意肌腱不要扭结、扭转或受压迫，支配肌肉的血管、神经不要受损伤。在十字韧带下面穿过肌腱，如有必要，可将十字韧带切断以解除对肌腱的压迫。
- 通过一长约 2.5 cm 的横行切口显露第三楔骨或第三跖骨基底部。
- 牵开伸肌腱，十字形锐性切开骨膜并翻转骨膜瓣。
- 现在根据肌腱的方向在骨上钻一孔，用抽出钢丝将肌腱附着于骨上。足底面的扣子要垫好。
- 用两个“8”字丝线缝合将骨膜瓣缝于肌腱上。
- 缝合伤口，将足于跟骨外翻位用管型石膏固定。

与 Barr 运用的长内侧切口不同，笔者采用短的纵行切口来游离胫后肌腱止点，并且于另一个恰在胫骨皮下边缘后侧、肌肉 - 肌腱结合部的 5 cm 长的切口内将肌腱抽出（图 34-7）。亦可将肌腱穿过骨孔后再反折，用不吸收线与自身缝合，将其固定在骨上。

**术后处理** 3 周时拆除石膏，检查伤口，拆除缝线，用短腿行走管型石膏固定足于中立位、踝于轻度背屈位。术后 6 周拆除管型石膏，开始进行有计划的康复锻炼，并在监视下持续进行，直至恢复全部主动抗阻力的功能活动范围为止。肌腱转位后，用带外侧“T”形带的双板足下垂支具保护 6 个月。

## 胫后肌腱前置术

**手术技术 34-8**

（Ober）

- 经内侧 7.5 cm 长的纵行切口将胫后肌腱自舟骨附着部游离下来（图 34-7A）。
- 做另一内侧纵行切口，长约 10 cm，中心位于胫骨后肌肌腱 - 肌腹连接部位。
- 自近侧切口抽出肌腱，并在胫骨上充分游离肌腹（图 34–7B）。
- 于胫骨内侧面斜行剥离骨膜，以便胫后肌腱进入胫前间室时只有肌腹与裸露的骨质接触。肌腱不得接触胫骨。
- 于第三跖骨底的表面做第 3 个切口，将胫后肌腱自第 2 个切口拉入第 3 个切口，并将其远端固定于第三跖骨基底上。

**术后处理** 术后处理同手术技术 34-7。

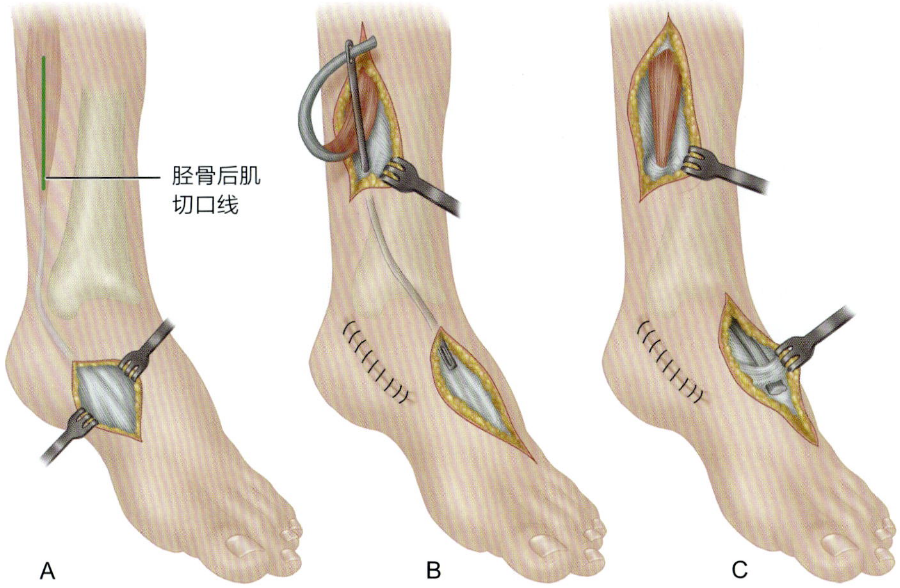


**图 34-7** Ober 胫后肌腱前置术。A. 显露胫后肌腱的止点，实线示肌肉表面的皮肤切口；B. 将肌腱由其止点游离下来，肌肉由胫骨上剥离下来；C. 肌腱和肌肉经胫前间室穿入足背，肌腱被固定于第三跖骨（见手术技术 34-7 和手术技术 34-8）

## 胫前肌腱劈开转位术

### 手术技术 34-9

- 于足内侧楔骨表面做 2~3 cm 长的纵行足背内侧切口（图 34-8A）。
- 找到胫前肌腱，并于中部将其纵行劈开。自止点将肌腱外侧半剥离，尽量保留其长度，在切口内向近侧尽可能地劈开肌腱。
- 于胫骨远端前面做 2~3 cm 长的第 2 个切口，识别胫前肌腱鞘并将其纵向劈开。
- 在此切口内继续劈开胫前肌腱直至肌腱与肌腹接合部。可用脐形带（umbilical tape）继续劈开肌腱。将带置于肌腱劈裂处，将两端牵至近侧的切口内。在将肌腱外侧半剥离下来之前，牵拉带的两端将肌腱劈至肌腱与肌腹的接合部。
- 一旦劈开完成后，即将外侧半肌腱拉入近侧切口。
- 在足背外侧面的骰骨表面做第 3 个纵行切口，长 2~3 cm。
- 在骰骨上钻两个骨孔，两孔之间尽可能相互远离，以便两者能尽量地在骰骨体内相遇（图 34-8B）。如有必要可用刮匙扩大骨孔，但应确保两孔之间保留一骨桥。
- 通过皮下隧道将劈开的胫前肌腱外侧半自近侧切口向远侧拉至骰骨表面的足背外侧切口内。
- 将一根不可吸收缝线缝在肌腱末端，将其穿入骰骨的一个骨孔内并由另一骨孔穿出（图 34-8C）。

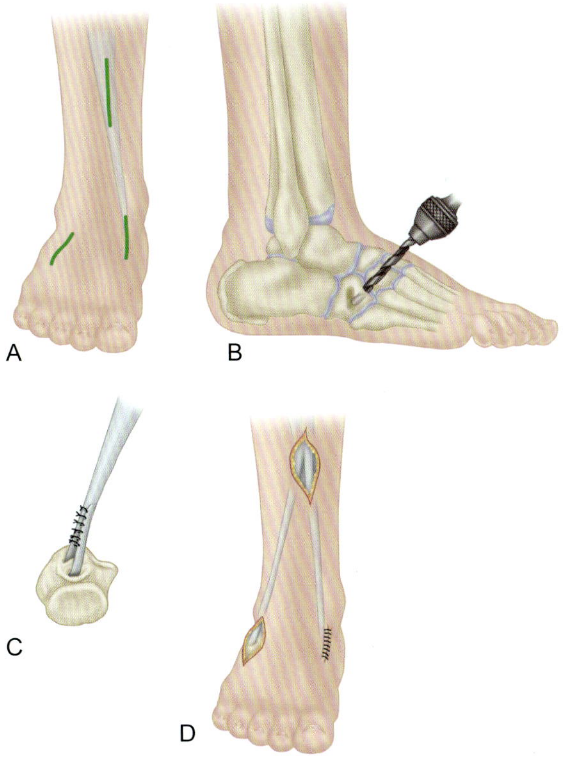


**图 34-8** 胫前肌腱劈开转位术。A. 3 个皮肤切口：胫前肌腱止点表面的纵行切口、小腿远端表面的纵行切口及骰骨表面的纵行切口；B. 于骰骨上钻两个骨孔；C. 胫前肌腱的劈开部由一孔穿入再由另一孔穿出，然后与自身缝合；D. 改向后的肌腱劈开部（见手术技术 34-9）

- 维持足于背屈位，拉紧肌腱，将肌腱游离端在中等张力下缝合于肌腱的近侧部分（图 34-8D）。
- 另一种方法是，于楔骨上钻一骨孔，将肌腱穿过此骨孔，用带垫的扣子将肌腱固定于足的底面。

**术后处理** 用短腿管型石膏固定 6 周。使用踝足矫形支具 6 个月。

**2. 胫后肌腱劈开转位术** 本术式更常应用于脑瘫患者，详见第 33 章。

**3. 高弓内翻足** 麻痹性高弓内翻足可由足的外在肌力不平衡引起，也可在连枷足时由趾短屈肌及其他内在肌持续作用引起。高弓足的治疗将在第 87 章讨论。

**4. 马蹄外翻足** 当胫前肌与胫后肌无力，腓骨长、短肌有力，同时小腿三头肌有力并挛缩时通常形成马蹄外翻足，小腿三头肌将足牵至马蹄位，而腓骨肌将足牵至外翻位；当趾长伸肌与第三腓骨肌亦有力时，它们在行走中协同将足牵至外翻位。肌力的不平衡导致骨与韧带的结构改变，最终足底跟舟韧带被拉长、变薄，负重点移至足的内侧缘，前足外展、旋前，距骨头颈受压并突出于足的内侧面。

在足部骨骼未成熟时治疗此畸形是非常困难的。通常只有骨骼成熟后才具备行距下关节融合术及腓骨长短肌腱前置术的条件，如有必要，这时可行三关节融合术。肌腱转位失败是复发的常见原因。

单纯胫骨前肌麻痹通常仅引起中度外翻畸形，此畸形在背屈时较明显，跖屈时会消失。对于该畸形，可将腓骨长肌腱转位至第一楔骨、转位趾长伸肌或行 Jones 手术（见第 87 章）。单纯胫骨后肌麻痹可引起扁平外翻畸形，正常情况下跖屈时此肌肉使足内翻，当它麻痹时即出现外翻畸形。因足的大部分功能是在跖曲时发挥的，因此胫骨后肌的丧失是一个严重的损害。此畸形的治疗包括转位腓骨长肌腱、趾长屈肌腱、拇长屈肌腱或拇长伸肌腱。胫骨后、前肌同时麻痹导致类似摇椅底扁平足的畸形。对于此畸形必须行肌腱转位以替代胫骨后肌，在此之后如有必要，可用其他肌腱转位替代胫骨前肌。对于 4~10 岁儿童的马蹄外翻畸形，可行关节外距下关节融合术。对于马蹄畸形，必须通过手术将跟腱延长，使跟骨在距骨下处于足够远的位置以矫正畸形。可使用 Grice 与 Green（见手术技术 34-2）或 Dennyson 与 Fulford 手术（见手术技术 34-3）。对于骨骼成熟的患者，马蹄外翻畸形通常须行三关节融合术（见手术技术 34-4）及跟腱延长术，4~6 周后行适当的肌腱转位术。

## 腓骨肌腱转位术

### 手术技术 34-10

- 于外踝远侧尖部与第五跖骨基底之间的中点处做平行于皮纹的斜行切口，显露腓骨长、短肌。
- 在尽可能远的地方切断肌腱，将腓骨长肌腱远端牢固地缝至腱鞘上，以防止形成背侧拇囊炎，向近侧游离肌腱至外踝后缘（如果是在行关节融合术时进行肌腱转位，可将如图 34-5 所示的常规切口轻度延长后切断这两个肌腱）。
- 于小腿中下 1/3 交界处的肌腱表面做第 2 个纵行切口，长约 5 cm。自腱鞘中轻轻地将肌腱抽出，注意避免破坏腓骨短肌的起点。
- 腓骨肌腱新止点的位置取决于畸形的严重程度及现有的肌力。当拇长伸肌仍有功能并欲将其转位至第一跖骨颈时，应将腓骨肌腱转位至外侧楔骨上，当没有其他有功能的背屈肌可利用时，应将腓骨肌腱前置于中间楔骨。
- 通过一短的纵行切口显露腓骨肌腱的新止点。
- 牵开趾长伸肌腱，在受体骨的骨膜上做“十”字或“H”形切口。
- 掀起并折叠骨膜瓣，骨内钻一孔，大小足以接受肌腱。于小腿十字韧带下面将两根肌腱拉入此切口，将它们侧 - 侧缝合并等张地穿过骨孔，既可将其返折与自身缝合，亦可用平台骑缝钉将其牢固地固定在骨上。
- 另一种方法是于中间楔骨上钻一骨孔，将肌腱穿过骨孔，用 1 枚扣子将其固定在足底。
- 当拇趾有明显的爪状畸形时，应将拇长伸肌腱转位至第一跖骨颈，而且应融合趾间关节（Jones 术式，第 87 章）。
- 行腓骨肌腱与拇长伸肌腱转位术后，其余四趾残余的爪趾畸形通常不明显。

## 腓骨长肌、趾长屈肌、长屈肌或长伸肌腱转位术

### 手术技术 34-11

（Fried 和 Hendel）

- 在此手术中，可将腓骨长肌、趾长屈肌、拇长屈肌或拇长伸肌腱转位以代替麻痹的胫骨后肌。

- 当欲转位腓骨长肌时，于腓骨干外侧表面做 5~8 cm 长的纵行切口。
- 切开腓骨肌筋膜后，检查肌肉，如果腓骨肌的颜色与术前评定的结果不符，转位将会失败。
- 沿足外侧缘于骰骨及腓骨长肌腱表面做第 2 个切口。
- 游离肌腱，在足底尽可能远的地方切断肌腱，将其远端缝合在腱鞘上，将肌腱于第 1 个切口内抽出。
- 在小腿三头肌与小腿深层肌肉之间钝性分离出一个间隙，在此处做一个腓骨及深层肌肉后面的宽隧道，隧道指向内踝后内侧的一点。
- 于该点做一个短切口，通过该隧道拉出腓骨长肌腱，通过胫后肌腱鞘。
- 于足内侧以舟骨结节下方为中心做第 4 个切口，长约 5 cm。
- 剥离并向足底牵开拇外展肌前缘，显露舟骨结节与胫后肌腱的止点；在内踝的近侧打开腱鞘，插入一弧形探针，直至其与肌腱一起出现在足底。
- 利用探针将腓骨长肌腱拉入同一腱鞘内，胫后肌腱鞘足以容纳腓骨长肌肌腱。
- 现在在舟骨上钻一窄隧道，于舟骨跖面结节外侧开始，于舟骨前面穿出。
- 将腓骨长肌肌腱向前牵拉，穿过隧道并用 Bunnell 法缝合固定。同时在胫骨后肌止点附近将该肌腱缝在胫后肌腱上。
- 缝合伤口，用短腿管型石膏固定足于轻度马蹄和内翻位。
- 当欲转位趾长屈肌腱时，如前所述在内踝附近做切口，但延长约 7 cm。
- 游离深部 3 条肌肉并观察其颜色；如果满意，按刚刚描述的方法做足内侧切口。
- 游离并拉开足底短肌群，于内踝后侧趾长屈肌腱处显露该肌腱。
- 尽可能向远侧游离肌腱，将其切断并从第一个切口内将其抽出；然后将其穿过胫后肌腱鞘，采用上述方法将其固定在舟骨上。
- 当欲转位拇长屈肌腱时，手术过程与刚刚介绍的趾长屈肌腱转位相同。
- 当欲转位拇长伸肌腱时，于拇趾跖趾关节附近将其切断。
- 将其远端缝于第二趾的趾长伸肌腱上。
- 通过小腿远端前外侧纵行切口将其近端抽出。
- 广泛切开骨间膜，如前述在内踝附近做一切口，用宽探针将肌腱穿过骨间间隙，并穿过胫后肌腱鞘送至胫后肌腱止点处。
- 接下来按照已介绍的腓骨长肌腱转位术的步骤进行。

**术后处理** 用短腿行走管型石膏固定。6 周后去除石膏，之后在夜间使用夹板，并开始肌肉训练。

**5. 跟行足** 跟行足是一种严重的、迅速进展的麻痹性畸形，这种畸形是因小腿三头肌麻痹而其他足外在肌，特别是踝背伸肌仍有功能造成的。骨骼未成熟患者的轻度畸形应该用矫形支具或支架治疗，直至可确定畸形进展的速度为止。对于进展迅速的畸形，特别是幼儿，可早期行肌腱转位术。对骨骼未成熟的足，手术的目的是阻止畸形的进展或是在不破坏骨骼发育的情况下矫正严重畸形，骨骼成熟后可能必须行关节融合术。如果有足够有力的肌肉可利用，应早期肌腱转位以改善功能并避免畸形进展。如果无合适的肌肉可利用，可将跟腱固定在腓骨上。

跟胫角由胫骨轴线与沿跟骨足底面所画的线相交构成（图 34-9）。该角正常值为 70°~80°，在马蹄畸形中该角 >80°，在跟行畸形中该角 <70°。如果肌腱固定术中跟胫角为 70° 或 70° 以上，随着生长发育，患者趋于形成进行性马蹄畸形。进行性马蹄畸形的发生亦与患者手术时的年龄直接相关，患者越年轻，跟胫角越大，随着以后的生长发育越可能出现进行性马蹄畸形。

在骨骼成熟的足上，针对畸形足跟骨的初步手术包括足底筋膜切开术和矫正足跟骨和爪行足畸

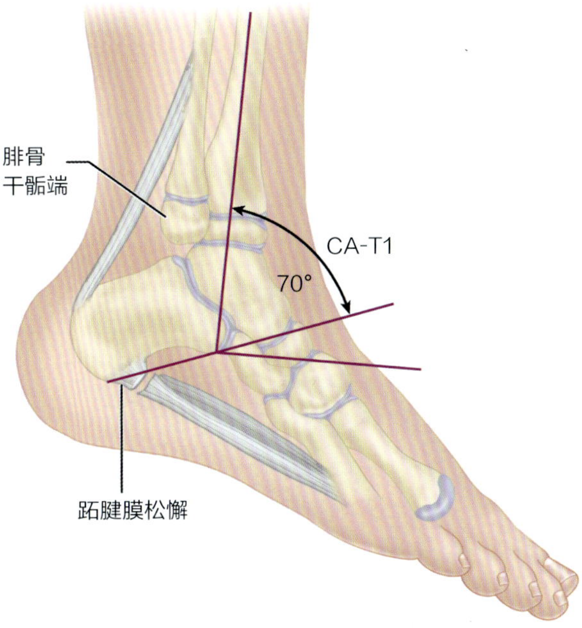


图 34-9 跟胫角的测量（见正文）

形的三关节融合术；关节融合术应尽可能把足向后移动，来伸长其后侧力臂（足跟骨），并且减小抬起足跟所需的肌力。关节融合术之后的6周内，腓骨长肌、腓骨短肌的肌腱和胫后肌腱会被移植到跟骨；当趾长伸肌具有功能时，它可以被移植到楔状骨，随后胫前肌腱就能移植到跟骨。

## 跟腱固定术

### 手术技术 34-12

（Westin）

- 患者仰卧，向非手术侧倾斜，上气囊止血带。
- 于外踝尖近侧7~10 cm处起始，沿腓骨后缘做后外侧切口，向远侧延长至跟腱的跟骨止点。
- 显露跟腱，于肌肉 - 肌腱接合部将其横断，通常为距其止点6 cm处。Stevens建议应将跟腱偏心性劈开，保留外侧1/5以防止肌腱回缩。横断内侧的4/5。
- 显露腓骨短、长肌腱，如果它们完全麻痹将其切除。显露腓骨远端，慎防损伤腓骨的远侧生长板。
- 在生长板近侧约4 cm处，用一小钻头沿前后方向做一横行骨孔。扩大骨孔，至跟腱可以顺利通过为止（图34-10A）。
- 如果跟腱过粗，可纵向将其修整约2.5 cm。将肌腱穿过骨孔，并且在足够的张力下与自身缝合，限制踝关节背屈（图34-10B）。不要在中足下垂较大的情况下将肌腱缝合，因为这样会导致形成固定性马蹄畸形。
- 对于胫前肌腱仍有功能的患者，可以同时将该肌腱穿过骨间膜转位至跟骨，以避免术后跟腱被拉长（图34-10C）。

**术后处理** 用短腿石膏管型固定踝关节于5°~10°马蹄位，允许负重。术后6周拆除管型石膏，然后用踝足矫形支具固定踝关节于中立位。肌腱固定术后3~6个月行足底松解术以矫正所有残余的高弓畸形。

在骨骼成熟的足中，早期治疗跟行足的手术包括跖腱膜切断术和三关节融合术，以便同时矫正跟行畸形及高弓畸形，关节融合时应尽可能将足向后移，以便延长杠杆的后臂（跟骨），减少抬起足跟所需的力量。关节融合术后6周，将腓骨长、短肌与胫后肌腱转位至跟骨。趾长伸肌有功能时，可将其转位至楔骨，亦可同时将胫骨前肌转位至跟骨。

## 腓骨长、短肌及胫后肌腱后置术

### 手术技术 34-13

- 在外踝尖与第五跖骨基底之间的中点做一2.5 cm长斜行切口，显露腓骨长、短肌腱。
- 尽量在远侧切断肌腱，将腓骨长肌腱远侧断端牢固地缝在其腱鞘上。
- 然后在小腿中下1/3界处的腱鞘表面做第2个切口，自该切口将肌腱自腱鞘内抽出。

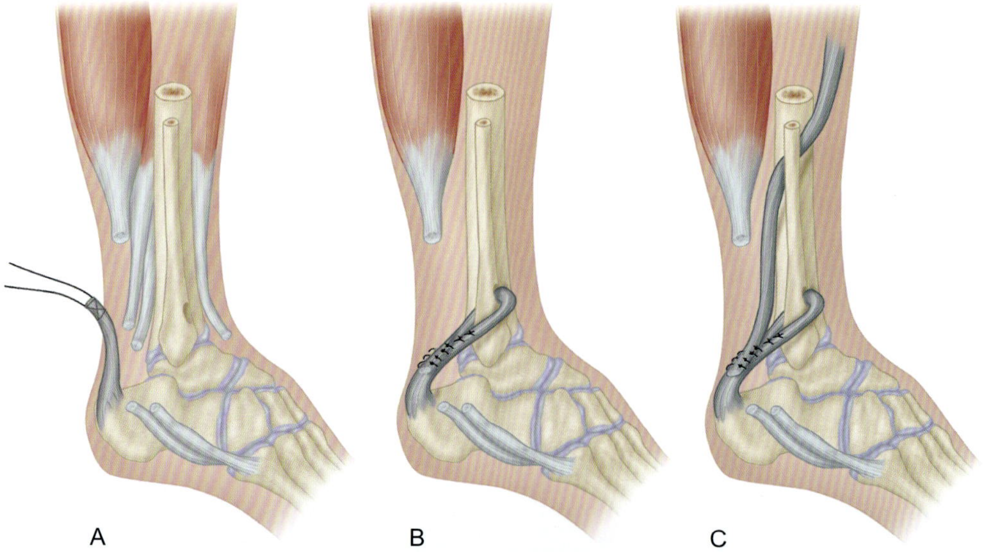


**图34-10** 跟腱固定术。A. 切断跟腱、腓骨长短肌并剥离胫骨前肌止点后，于腓骨骨骺近侧2 cm处横向钻孔；B. 将跟腱穿过腓骨骨孔后与自身缝合；C. 如有必要可将胫前肌腱穿过骨间膜并固定于跟骨上（见手术技术34-12）

- 如果愿意，将腓骨短肌的肌腱 - 肌腹接合部缝在腓骨长肌腱上，放弃腓骨短肌腱的远侧断端。
- 于胫后肌止点表面做一短切口显露胫后肌腱；在内踝上方 5 cm 处将其远端游离。于胫后肌肌肉 - 肌腱结合部做 2.5 cm 长的第 2 个切口，自该切口将该肌腱抽出。
- 于皮下将此 3 条肌腱重新改道，通过一单独的、位于跟腱止点前外侧的切口将其抽出。
- 于跟骨后部上表面钻一骨孔，骨孔恰位于跟骨中线外侧，将其扩大使之足以容纳该肌腱；保持足于马蹄位、足跟于矫正位，用粗的抽出缝线（pull-out suture）将肌腱固定于骨孔内，亦可用轴向钉将肌腱固定在跟骨上并保留 6 周。
- 于跟腱止点附近用间断“8”字缝合将转位肌腱与跟腱固定，关闭伤口。

**术后处理** 用长腿管型石膏固定踝关节于跖屈位，膝关节于 20° 屈曲位。术后 6 周去除石膏并抽出缝线（和轴向钉，如果使用了的话），开始物理治疗，在可以主动跖屈并可背屈至中立位以前禁止负重。使用反向 90° 踝关节制动支具保护足部并恰当地抬高足跟，时间至少 6 个月。

## 胫骨后肌、腓骨长肌、拇长屈肌腱后置术

### 手术技术 34-14

（Green 和 Grice）

- 患者俯卧位以便比较容易在足跟进行操作。
- 首先自内踝下方至距舟关节跖面做 3~4 cm 长的斜行切口，显露胫后肌腱。打开腱鞘，在尽量靠近骨质处切断肌腱，以便获得最大的长度。
- 然后去除远端 3~4 cm 的肌腱外膜，将肌腱游离，用编织方法将 1-0 或 2-0 丝线缝于肌腱末端。
- 当欲同时将拇长屈肌腱转位时，通过同一切口显露拇长屈肌腱，在此切口内该肌腱位于趾长屈肌腱的后外侧。
- 于所需的肌腱长度水平将两根编织丝线缝在拇长屈肌腱上，于两丝线之间切断肌腱，将该肌腱远侧断端缝在趾长屈肌腱上。
- 在胫骨后肌表面做一内侧纵行切口，自小腿中下 1/3 交界处向远处延伸，通常为 10 cm。
- 打开小腿内侧间室，辨认胫骨后肌和拇长屈肌肌腹。
- 用湿纱布将这 2 条肌腱送入该切口。
- 自外踝远侧一横指处至第五跖骨基底做一平行于足底的切口。
- 于切口全长显露腓骨长、短肌腱，于足底尽可能远处在缝线间切断腓骨长肌腱，游离其近侧断端至外踝后方。
- 在腓骨短肌腱上缝一根线，将该肌腱自其止点剥离下来并将其缝在腓骨长肌腱的远侧断端上。
- 与内侧切口在同一水平，在腓骨后侧表面上做一外侧纵行切口，将腓骨长肌腱送入该切口。
- 在足跟既不接触地面也不受鞋子挤压的部位，于跟骨表面做一长 6 cm 的后外侧横行切口，于骨膜下翻转皮瓣，显露跟腱与跟骨。
- 自外侧开始，部分地切断跟腱的止点，并将跟腱向内侧反折，显露跟骨隆起。
- 用 3.57 mm（9/64 英寸）钻头于跟骨隆起的中部开始钻孔，穿过跟骨，于足底面靠近跟骨外缘处穿出。扩大骨孔使之足以容纳 3 条肌腱，修整其后部做成一个浅槽，以便使肌腱容易附着。
- 通过小腿的内侧切口（第 2 个切口），在内侧和后侧间室之间的肌间隔切一宽切口；在切口内插入一个肌腱通过器（tendon passer），沿跟腱的前面到达跟骨表面的横切口内。将胫后肌腱与拇长屈肌腱末端的缝线系在肌腱通过器上将肌腱拉至足跟。
- 通过小腿的外侧切口（第 4 个切口）在内侧和外侧间室之间的肌间隔上切一宽切口，并将腓骨长肌腱送至足跟。
- 将所有的肌腱尽可能沿直线通过光滑组织以避免成角。
- 用一个折弯的探针将肌腱穿过跟骨的骨孔，于出骨孔处将肌腱缝合在骨膜与韧带附着点上。
- 当背屈肌无力时，在足够的张力下将肌腱缝合，将足保持于 10° ~15° 的马蹄位，当背屈肌有力时，将足保持在 30° 马蹄位。亦于跟骨隆起处用 2-0 号或 3-0 号缝线将肌腱缝合在骨孔的近端，并且将肌腱互相缝合。
- 将跟腱复位于转位肌腱的后侧并将其缝在转位肌腱的起点上。
- 关闭切口，用长腿管型石膏固定足于马蹄位。

**术后处理** 3 周时将管型石膏剖成两半，在前侧石膏托的保护下开始进行小腿功能锻炼，功能锻炼间歇时重新上好石膏。先不允许进行足的背屈锻炼，但以后可在指导下进行足的往复运动。逐渐增加锻炼，6 周时允许患者站立但患足不能完全负重。依靠转位肌腱的作用、患者的合作及其控制活动的能力，逐渐延长足在扶拐下部分负重的时间。通常在 6~8 周可以允许走单步，同时使用腋杖并抬高足跟。以后允许走更多步，行走时使用拐杖及后侧有弹性带的跖屈弹簧支具。持续使用腋杖 6~12 个月。

## 六、膝关节

由作用于膝关节的肌肉麻痹所引起的功能障碍包括：①膝关节屈曲挛缩；②股四头肌麻痹；③膝反屈；④连枷膝。

### （一）膝关节屈曲挛缩

膝关节屈曲挛缩可由髂胫束的挛缩而致，该束的挛缩不仅可导致膝关节的屈曲挛缩，而且可导致膝外翻及胫骨在股骨上的外旋畸形。在腘绳肌正常或部分麻痹时，股四头肌麻痹也可引起屈曲挛缩。当股二头肌肌力强于内侧腘绳肌时，也会出现膝外翻及胫骨在股骨上的外旋畸形；胫骨通常半脱位至股骨的后方。

幼儿的 15°~20° 或以下的挛缩可以用后侧腘绳肌延长术及关节囊切开术治疗。更严重的挛缩通常须行股骨髁上伸展截骨术（图 34-11）。

超过 70° 的屈曲挛缩导致膝关节面的畸形。对于生长发育期的脊髓灰质炎患儿，膝关节承受压力下降及向后侧半脱位的趋势引起胫骨近端及股骨远端前表面生长增快。股四头肌由于广泛粘连于股骨髁及侧副韧带而不能容易地滑动。对于发育期儿童严重的屈曲挛缩，可采用分离髂胫束和腘绳肌并结合后侧关节囊切开术进行治疗。术后通过胫骨远端的钢针维持骨牵引；另于胫骨近端插一根钢针向前牵引以避免发生胫骨向后侧的半脱位。可能需要长期使用长腿矫形支具以便关节重新塑形。对于骨骼接近成熟的患者，可能需要二期行股骨髁上截骨术。

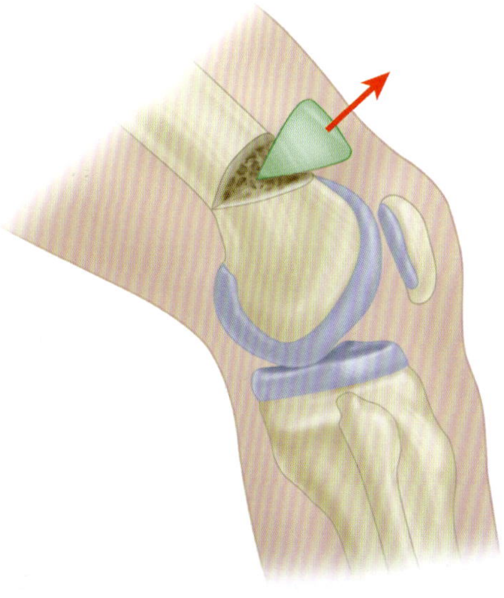

**图 34-11** 股骨髁上伸展截骨术治疗大龄儿童的固定性膝关节屈曲畸形

### （二）股四头肌麻痹

因为膝关节可能非常不稳定，所以股四头肌麻痹所造成的功能障碍是严重的，特别是存在即使轻度的固定性屈曲挛缩时。而当有轻度的膝反屈时，如果小腿三头肌有功能，关节则可能会是稳定的。

通常转位膝关节周围的肌腱以加强无力或麻痹的股四头肌；没有必要针对腘绳肌麻痹进行肌腱转位，这是因为在行走中，当髋关节屈曲时重力会自然地屈曲膝关节。有数块肌肉可供转位至股四头肌肌腱和髌骨：股二头肌、半腱肌、缝匠肌及阔筋膜张肌。当其他特定的肌肉力量满意时，股二头肌的转位是最成功的。除非有一块其他的大腿屈肌和小腿三头肌（也是膝关节的屈肌）有功能，否则转位一块或一块以上腘绳肌是禁忌的。如果希望在腘绳肌转位后获得满意的效果，不仅腘绳肌肌力应为可或良的水平，屈髋肌、臀大肌和小腿三头肌的肌力也必须为可或良；当屈髋肌肌力低于可时，术后从地面抬起下肢将是很困难的。虽然理论上转位阔筋膜张肌和缝匠肌通常更满意，但实际上并不充分，因为这些肌肉的力量不足以代替股四头肌。

轻易地迈步登高或下坡依赖于髋关节屈伸肌的肌力。当然，行转位术后，在主动伸直膝关节时需要强有力的腘绳肌来拮抗重力；但可将无力的内侧腘绳肌如缰绳一样转位至髌骨，防止髌骨向外侧脱位。最好能有正常的小腿三头肌，因为术后它有助于防止膝反曲，并保留了主动的屈膝肌；但它并不总是能够防止膝反屈，因为这种畸形也可由其他因素造成。如果具备以下条件则腘绳肌转位术后膝反曲可以被减至最低程度：①小腿三头肌的肌力为可或良；②术后膝关节未被制动于过伸位；③如果存在马蹄足，在恢复负重前已将其矫正；④术后应用矫形支具来防止膝关节过伸；⑤进行物理治疗以促进膝关节主动伸直。

### 股二头肌和半腱肌肌腱转位术

**手术技术 34-15**

- 沿股四头肌腱、髌骨及髌韧带的内侧缘做一个膝关节前内侧面切口。
- 牵开切口的外侧缘，显露髌骨及股四头肌肌腱。

- 自腓骨小头远侧 7.5 cm 处至大腿中上 1/3 交界处做一个纵行的外侧切口。
- 游离并牵开腓总神经，该神经靠近股二头肌腱的内侧。
- 用骨刀将股二头肌腱连带一小片骨质自腓骨头上游离下来，不要切断腓侧副韧带，该韧带于股二头肌止点处与股二头肌腱紧密连接。
- 在切口允许的范围内尽可能向近端游离该肌腱与肌腹，游离股二头肌短头的起点，直至其神经、血管进入肌肉处的近侧，以使该肌新的牵拉力线尽可能倾斜。
- 从第一个切口至大腿外侧切口做一皮下隧道，使隧道足够宽敞以便转位的肌腹可以自由滑动。
- 为进一步增加转位肌肉牵拉的倾斜度，切断髂胫束、股外侧筋膜及转位肌肉通过点远侧的肌间隔。
- 自内侧腘绳肌腱胫骨止点的远侧开始，沿膝关节后内侧面，做第 3 个纵行切口并延长至大腿中部。
- 确定半腱肌肌腱，该肌腱止于胫骨内侧，向前侧达胫骨嵴，位于缝匠肌的后侧，股薄肌的远侧。切断半腱肌的止点，游离该肌至大腿中 1/3。
- 将该肌于皮下重新改道，于膝关节表面的第 1 个切口内穿出。
- 通过髌前的筋膜、股四头肌腱和骨膜做“I”形切口，向内侧、外侧剥离这些软组织。然后用 4.36 mm（11/64 英寸）钻头，于髌骨中上 1/3 交界处做横行贯穿骨孔，如有必要，用小刮匙扩大隧道。
- 将股二头肌肌腱置于股四头肌肌腱、髌骨和髌韧带之前并与这些结构呈一条直线。
- 于膝伸直位或过伸位将股二头肌肌腱缝在髌骨上。
- 当仅转位股二头肌肌腱时，闭合髌骨与转位肌腱前面的软组织。用间断缝合将股二头肌腱固定在股四头肌腱的内侧。
- 当半腱肌亦转位时，将它置于股二头肌表面，并且间断缝合此二肌腱，于半腱肌、股四头肌和髌韧带的近侧与远侧做加强缝合。
- 亦通过 2.5 cm 长的切口将半腱肌止点自胫骨上剥离下来，并且通过肌腹与肌腱交界处 7.5 cm 长的后内侧切口将其抽出（图 34-12）。切开包绕的筋膜以避免肌肉锐性成角，将肌腱自皮下呈直线穿至髌骨切口。

**术后处理**　于膝关节中立位用长腿管型石膏固定。为防止肿胀，应通过升高床脚而不是用枕头来抬高肢体；否则髋关节屈曲会使转位的肌腱承受过大的张力。3 周时开始物理治疗和主动、被动练习。逐渐进行膝关节屈曲并开始腘绳肌训练。8 周时开始负重，肢体用控制性膝关节刻盘支具（dial knee brace）锁定在伸直位。当转位肌腱有足够的肌力以抗阻力进行主动活动时，即允许膝关节于矫形支具内逐步开始活动。为防止肌肉的过度拉伸与拉伤，夜间佩戴夹板至少 6 周，矫形支具至少用 12 周。

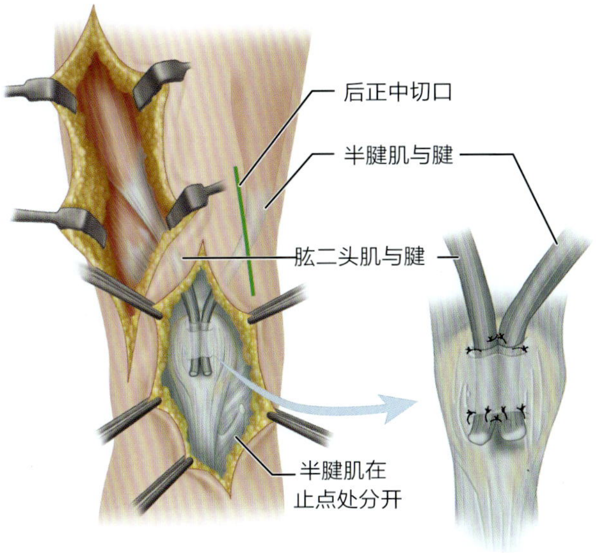


**图 34-12**　半腱肌和股二头肌肌腱转位至髌骨治疗股四头肌麻痹（见手术技术 34-15）

## （三）膝反屈

膝反屈的畸形与屈曲挛缩相反，膝关节是过伸的。轻度膝反曲虽可引起一些功能障碍，但当股四头肌严重无力或麻痹时则有这种畸形存在。虽然膝反屈能使膝关节在行走中稳定，但严重的膝反屈则导致明显的功能障碍。

脊髓灰质炎导致的膝反屈分为两型，即因股四头肌无力导致的结构性的关节与骨性改变引起的膝反屈及膝关节后部周围软组织松弛引起的膝反屈。在第一型中股四头肌缺乏在伸直位锁定膝关节的力量，腘绳肌与小腿三头肌通常是正常的。体重和重力的压迫导致胫骨髁和胫骨干近侧 1/3 发生变化。胫骨髁后侧延长，髁的前缘相对于后缘压缩，胫骨髁的关节面与胫骨长轴夹角变为锐角，正常时应为 90°。胫骨干近侧 1/3 通常向后侧呈弓状，并会逐渐发生胫骨的部分半脱位。在第二型中，腘绳肌与小腿三头肌均无力。因这些肌肉的拉长而导致膝关节过伸，通常伴随着后部关节囊韧带的拉长。

矫正第一型膝反屈的预后非常好，首先矫正骨性畸形，然后将 1 条或 1 条以上的腘绳肌转位至髌骨。Irwin 介绍了一种胫骨近端截骨术，用于矫正由骨性结构改变引起的第一型膝反屈。Storen 改进了 Campell 截骨术，使用 Charnley 夹固定胫骨块。

## 胫骨截骨术治疗膝反屈

### 手术技术 34-16

（Irwin）

- 通过短的纵行切口，恰在腓骨颈的远侧去除 2.5 cm 长的腓骨干。
- 将截除的骨块切成碎片填塞缺损。
- 缝合骨膜与表面的软组织。
- 通过前内侧切口，不要进入关节，按如下步骤显露胫骨近侧 1/4 并截骨。用窄骨刀或动力锯在胫骨上刻出一舌形轮廓，但需要保留其与远侧截骨段前侧骨皮质的连接。接着，在胫骨干被锯断之前，与膝关节纵轴呈直角并平行于其外侧面，将 1 枚克氏针穿过预计的近侧截骨段的远端。然后，用 Gigli 锯、骨刀或动力锯完成截骨。
- 将远侧截骨段的近侧断端由骨膜床上抬起，按预定尺寸，以后侧骨皮质为基底截除楔形骨块。
- 将舌形骨块放回其近侧截骨段的陷窝内，将截骨段紧紧地拉在一起。
- 此区内骨膜较厚，可将其缝合使之牢固地覆盖在舌形骨块上；此固定足以在应用石膏之前使截骨段保持于原位。

作为另一种方法，可采用经皮克氏针、外固定器或在成年人采用坚强的钢板对截骨进行固定。图 34-13 示应用 Campbell 手术矫正膝反屈。

**软组织手术治疗膝反屈** 另一型的膝反屈是由膝关节后方软组织被牵长所致。对此型畸形行矫正术后，其预后不易确定；无肌肉可供转位、致病的根本原因不能矫正且畸形可以复发。膝关节三腱固定术为一种治疗麻痹性膝反屈畸形的软组织手术，如果畸形不超过 30°，在屈膝位长期使用支具则能防止畸形加重。然而，如果畸形严重，使用支具也无效，膝关节无力且不稳，步态效率低下，疼痛明显。所以要想使治疗膝反屈的软组织手术获得成功，必须遵守以下三项原则。

（1）用于腱固定术的纤维组织必须足以抵抗步行产生的拉力，因而必须将所有可供使用的肌腱都用上。

（2）在愈合组织完全成熟之前必须对其严加保护。医师只有在确认了患者将会愿意有意识地使用支具限制伸展膝关节超过 15° 的屈曲角度，并能坚持 1 年的情况下方可实施手术。

（3）踝关节的对线和稳定性必须满足步行的基本要求。马蹄足畸形必须至少被矫正至中立位。如果站立试验证明比目鱼肌肌力低于良的程度，则必须通过肌腱转位术、肌腱固定术或中立位踝关节融合术加以矫正。

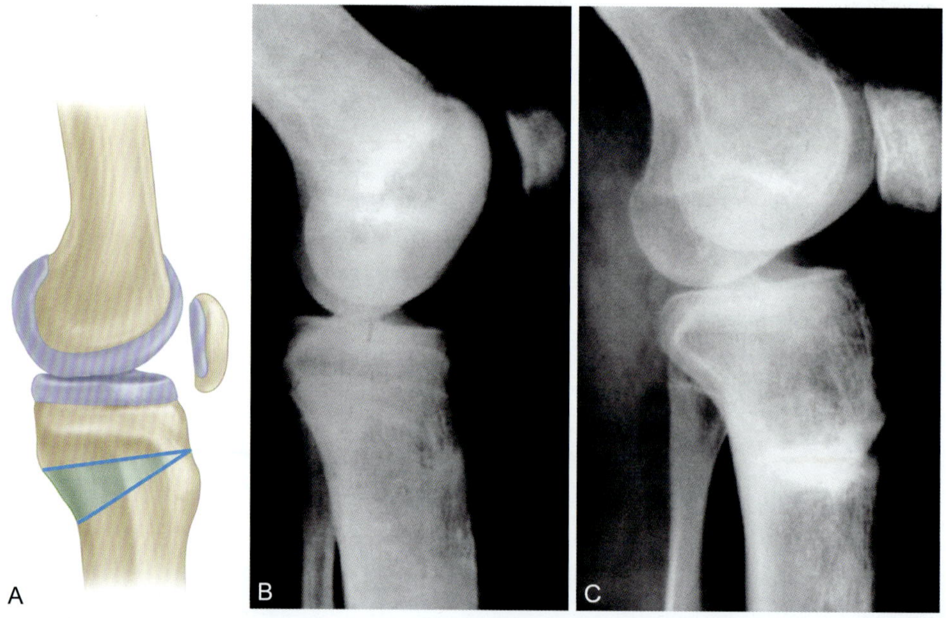


**图 34-13** 闭合楔形截骨术矫正膝反屈。A. 从胫骨上截除楔形骨块；B. 继发于胫骨平台前倾的膝反屈；C. 术后 5 个月的 X 线表现（见手术技术 34-16）

## 三腱固定术治疗膝反屈

手术包括 3 部分：屈膝 20° 行后侧关节囊近端前移术，在后侧中线用半腱肌和股薄肌肌腱构建一个缰系带（checkrein），在后方用股二头肌腱和髂胫束前半部分制造两条对角带（diagonal straps）。

### 手术技术 34-17

（Perry、O'brien 和 Hodgson）

- 患者取俯卧位，大腿上段扎止血带，踝关节下方垫大沙袋使膝关节屈曲约 20°。
- 做 "S" 形皮肤切口，于外侧与股二头肌腱平行并在其前方 1 cm 处开始，向远端延伸 4 cm 达到膝关节屈曲横纹，接着横跨腘窝至内侧，再向远端延伸 4~5 cm 越过半腱肌腱或恰至其内侧。
- 找到腓肠神经并将其牵向外侧。接着找到胫神经和腘动静脉，用软橡胶带加以保护。然后找到并游离腓神经，以同法加以保护。将神经血管束牵向外侧，找到后侧关节囊。
- 以分步切割法剥离腓肠肌内侧头，保留一条近侧长而结实的 "Z" 形条带以备腱固定时应用（图 34-14A）。
- 恰在胫骨髁及髁间切迹的近侧将关节囊由股骨上的附着处剥离下来。
- 在股薄肌和半腱肌的肌 - 腱接合部将肌腱剥离下来，将近侧断端缝至缝匠肌上。因为所有能够获得的肌腱长度都将有用，故应确保尽量向近端切断这些肌腱。
- 在胫骨上钻孔，入口位于后正中线干骺端下方，出口位于鹅足止点附近；注意不要损伤骺板。
- 在股骨上钻孔，入口位于后正中线骺板近端，出口位于远段股骨外侧面（图 34-14B）。
- 将股薄肌和半腱肌肌腱穿经胫骨骨孔，并向后方穿过关节囊已被剥离的部分，再经股骨骨孔到达远段股骨外侧面；在屈膝 20° 位用粗的不可吸收缝线以中等张力将肌腱缝于此处的骨膜上。
- 将关节囊游离缘向近端前移至股骨上，待松弛完全消失时以不可吸收缝线将其缝至此处的骨膜上。
- 将股二头肌腱由肌肉上剥离下来并在其腓骨附着点上旋转，使之在神经血管束深面横过关节后侧面，以中等张力将其固定在腓肠肌内侧头的股骨起点上（图 34-14C）。
- 将髂胫束前半部分由其胫骨止点上剥离下来，使之由髂胫束完整部、股二头肌肌腱和神经血管结构的深面穿过，以中等张力将其缝至半膜肌的胫骨止点上。
- 如果被使用的肌腱之一是仍有活性的肌肉，应将其劈开，只用一半做肌腱固定术，使另一半仍连于其止点上。
- 逐层闭合切口，负压引流管留置 48 h。从腹股沟至足趾，以衬垫良好的管型石膏将膝关节固定于屈曲 30° 位，以防缝合部位产生张力。

**术后处理** 术后 6 周拆除石膏，改用术前已准备好的长腿支具。支具用于限制膝关节伸展。在支具保护下允许患者完全负重。在夜间以石膏壳保持屈膝 15°。术后 12 个月，患者可再次入院治疗，通过系列石膏将膝关节屈曲挛缩畸形逐步矫正至中立位。此时允许患者不穿支具进行负重。必须在软组织完全愈合之后才能通过无保护负重或楔形管型石膏使其承受过度的拉力，这一点极为重要。

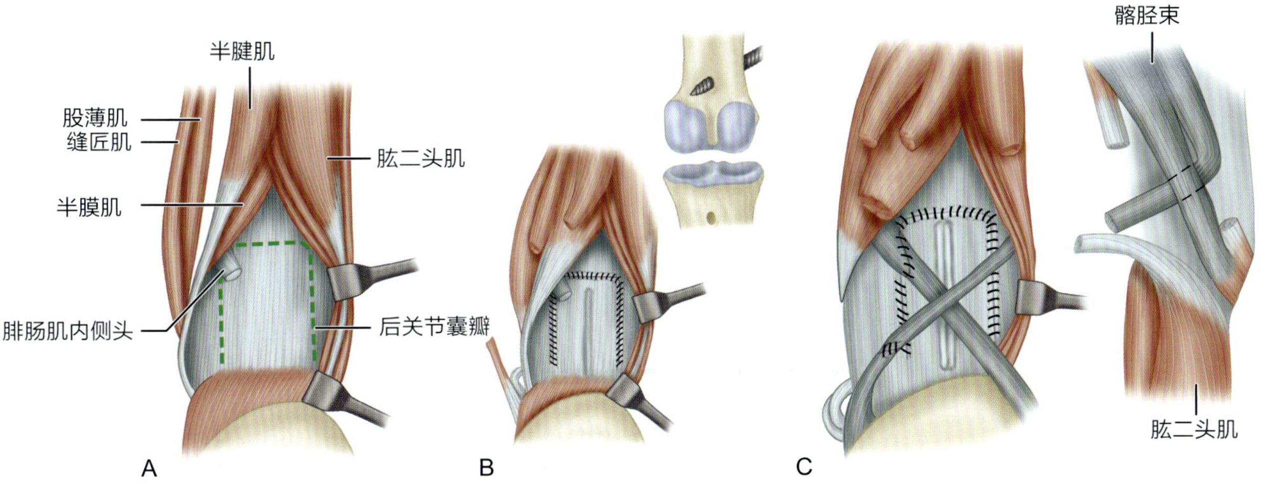


**图 34-14** 治疗膝反屈的 Perry、O' Brien 和 Hodgson 手术。A. 腓肠肌内侧头起点已被切断，保留近侧带。后关节囊的宽瓣已被游离以备将来前移用；B. 半腱肌和股薄肌肌腱已于肌 - 腱结合部切断。将每根肌腱都穿过胫骨骨孔，然后横过关节外面，再穿过股骨骨孔。已将后关节囊瓣前移并在屈膝 20° 位紧紧地缝合；C. 对角交叉带由股二头肌和髂胫束构成（见手术技术 34-17）

### (四)连枷膝

当膝关节在各个方向上均不稳定，而且无法获得可供转位的有足够力量可以克服这种功能障碍的肌肉时，患者就必须穿膝关节锁定的长腿支具或必须行膝关节融合术。将膝关节融合于一个良好的位置，不仅可以使患者获得满意的步态，而且可以通过消除支具的重量使步态获得进一步的改善；但在另一方面，膝关节融合术将使患者坐下很不方便。一种选择是将融合术推迟至患者长大到能够自行权衡利弊以后再决定。对于重体力劳动者，他们穿戴支具将会有很多不便，故不穿戴支具较因穿戴支具而能屈膝坐下更为重要，对这些患者应行关节融合术。对那些长时间坐着的患者来说，他将更愿意永久地穿戴支具。当双下肢均严重麻痹时，可于一侧膝关节行融合术，而对侧膝关节穿戴支具。

在行关节融合术之前，可先试验性地用管型石膏将膝关节固定于将要融合的位置；这将有助于患者在权衡了关节融合术的利弊之后再做出合理的决定。膝关节融合术的手术方法见第 8 章。

## 七、胫骨和股骨

胫骨和股骨的成角和扭转畸形多由脊髓灰质炎以外的原因导致，如先天性发育不良、代谢紊乱或外伤；这类畸形及用于治疗的各种截骨术见第 29 章和第 36 章。

## 八、髋关节

髋关节周围肌肉的麻痹可对患者造成严重损害，这包括由臀大肌、臀中肌麻痹和麻痹性髋关节脱位造成的髋关节屈曲和内收挛缩、髋关节不稳定以及跛行。

### (一)髋关节屈曲和内收挛缩

髋关节周围肌肉麻痹伴随的最常见的畸形是内收挛缩，通常伴有不同程度的屈曲和外旋挛缩。少数情况下可发生髋关节外展屈曲内旋挛缩。当双侧髋关节均挛缩且严重时，患者只能通过爬行才能移动，只有在挛缩被松解之后才能站立。

在脊髓灰质炎的急性期和恢复期内，胭绳肌、屈髋肌、阔筋膜张肌和髋内收肌群的痉挛非常常见。直腿抬高通常受限。患者的膝髋关节屈曲且下肢完全外旋，呈蛙式位。此姿势即使仅持续数周，患者也会继发软组织挛缩，进而发展成为永久性畸形，当臀肌无力时更易如此。畸形使臀大肌处于不利的位置，阻止其恢复正常的肌力。如果下肢的错误姿势得不到纠正，挛缩软组织的生长将跟不上骨骼的发育，故畸形会进行性加重。相反，肌肉痉挛时如果纠正了卧床的姿势，并且在肌肉痉挛间歇期内进行关节整个运动范围的活动，则挛缩可被防止，软组织可保持足够的长度和弹性以满足正常功能的需要。

在可以评价髂胫束发生畸形的可能性之前，必须知道阔筋膜张肌范围广阔。在近端，阔筋膜起于尾骨、骶骨、髂嵴、腹股沟韧带和耻骨弓并包绕大腿和臀部的肌肉。无论其浅层还是深层均附着于大部分臀大肌和全部阔筋膜张肌上。所有的筋膜附着部在大腿外侧转变成髂胫束。

髂胫束挛缩可导致以下畸形：

**1. 髋关节屈曲外展外旋挛缩** 髂胫束位于髋关节的前外侧，其挛缩可造成髋关节的屈曲外展畸形。而髋关节处于外旋位时患者更舒适；如果此姿势未纠正，髋关节的外旋肌群发生挛缩并逐渐形成固定性畸形。

**2. 膝关节外翻屈曲挛缩** 随着生长发育，挛缩的髂胫束就如同跨越膝关节的拉紧的弓弦，逐渐使胫骨外展屈曲。

**3. 肢体不等长** 虽然确切的机制尚不清楚，并且肢体不等长更可能与丧失了神经和肌肉功能有关，但一侧髂胫束挛缩可能也与生长发育多年以后该侧肢体发生短缩有关。

**4. 胫骨外旋，伴或不伴有膝关节半脱位** 由于外侧附着点在远侧，髂胫束逐渐使胫腓骨相对于股骨外旋；如果股二头肌短头有力，这种旋转将增加。当畸形发展到极限时，胫骨外侧髁就会相对于股骨外侧髁呈半脱位状态，同时腓骨头位于腘窝内。

**5. 继发性踝足畸形** 由于胫骨外旋，踝关节、膝关节不同轴，由此产生的结构性改变可能需要手术矫正。

**6. 骨盆倾斜** 当髂胫束挛缩而患者仰卧并将髋关节屈曲外展时，骨盆可能仍与脊柱长轴保持直角（图 34-18）。然而当患者站立并将患肢置于负重位（与躯体垂直轴平行）时，骨盆呈倾斜位——患侧髂嵴低而对侧高。外侧的挤压将骨盆推向健侧。进而，患侧躯干肌肉延长而对侧躯干肌挛缩，同时可发生伴随的腰椎侧凸。如果畸形未矫正，双侧挛缩，即患侧髂胫束挛缩和对侧躯干肌肉挛缩，将使骨盆保持倾斜位置，直至出现骨骼改变导致畸形固定（图 34-19）。

**7. 腰椎前凸增加**　双侧髋关节屈曲挛缩使骨盆近侧部分前倾；为使躯体保持直立，腰椎前凸必将代偿性增加。

可在脊髓灰质炎恢复早期防止髋关节屈曲外展挛缩或减至最轻程度。患者应卧床，将髋关节置于旋转中立位、轻度外展位并不许屈曲。每日应进行数次所有关节的全范围被动活动；髋关节必须于伸直内收内旋位进行牵拉。为防止旋转畸形，使用与 Denis Browne 夹板类似的木棒很有帮助，尤其是在应用护膝卷（knee roll）防止膝反屈畸形时；将木棒钉在鞋底上以保持足位于轻度内旋位。在急性期和恢复早期应对挛缩进行仔细观察，挛缩一经发现，必须在允许步行之前加以矫正。

髂胫束挛缩后迅速发生的继发性适应性改变及其所导致的畸形，无论发病时间和患者年龄如何，均不能通过非手术疗法矫正；相反，试图用牵引矫正畸形只会增加骨盆的倾斜和过伸，而不会对畸形产生任何矫正作用。

髋膝关节的单纯筋膜切开术可能能够矫正轻微的挛缩，但通常会复发；而对严重畸形则无效。对于外展外旋挛缩，应采用髋关节肌肉的彻底松解术（Ober-Yount 手术）。对于严重畸形，应彻底松解所有起于髂骨翼的肌肉并对髂嵴行转位术（Campbell 手术）。

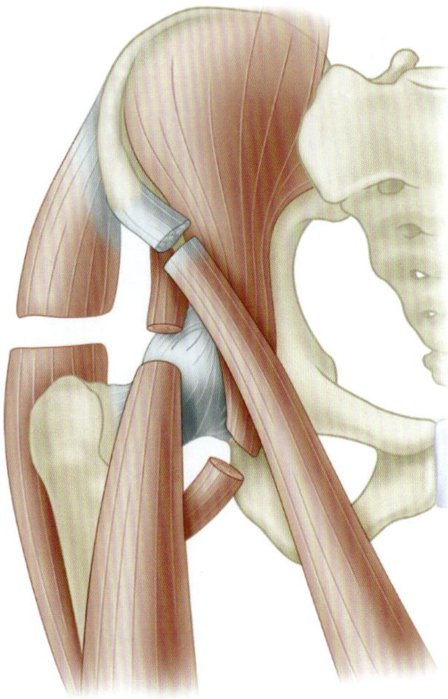

**图 34-15**　髋关节屈曲外展外旋挛缩的完全松解术（见手术技术 34-18）

## 髋关节屈曲外展外旋挛缩的完全松解术

### 手术技术 34-18

（Ober，Yount）

- 患者取侧卧位，在髂前上棘远端内侧做横行皮肤切口，向外侧延伸至大转子上方。
- 在远端切断髂腰肌腱并将其切除 1 cm。
- 将缝匠肌从髂前上棘、股直肌从髂前下棘上剥离下来，从前向后将阔筋膜张肌完全切断（图 34-15）。
- 将臀中肌、臀小肌和短外旋肌群的止点由粗隆上剥离下来。
- 把坐骨神经牵向后方。然后，从前向后平行于髋臼唇打开髋关节囊。
- 闭合切口，留置负压引流管，以髋人字形石膏将髋关节固定于完全伸直、10° 外展位和内旋位（如有可能）。
- Yount 手术则通过恰在股骨髁近侧的外侧纵行切口来显露阔筋膜。
- 切断髂胫束和阔筋膜，向后达到股二头肌腱，向前于髌骨近侧 2.5 cm 水平达大腿中线。
- 在此水平切除一段髂胫束和 5~8 cm 的肌间隔。
- 闭合切口之前，应通过触诊断定所有紧张的挛缩带均已切断。

**术后处理**　术后 2 周去除管型石膏，改用长腿支具加骨盆带将髋关节固定于同一位置。

## 髂骨翼肌肉彻底松解术和髂嵴转位术

### 手术技术 34-19

（Campbell）

- 沿髂嵴前 1/2 或 2/3 至髂前上棘做皮肤切口，然后在大腿前面向远侧延伸 5~10 cm。
- 切断附着于髂嵴的浅深筋膜。从髂骨翼上将阔筋膜张肌、臀中肌和臀小肌的起点从骨膜下剥离，向下直至髋臼（图 34-16A）。
- 从阔筋膜张肌上将缝匠肌近侧部游离下来。
- 用骨刀将髂前上棘连同缝匠肌起点一起凿下，将两者牵向远端后方。
- 将髂骨前缘剥脱直至髂前下棘。于骨膜下将腹肌由髂嵴上剥离下来（或将肌肉附着和一窄条髂嵴同时切下)，于骨膜下将髂肌由髂骨内板上剥离下来。

- 将股直肌直头由髂前下棘上游离，将反折头由髋臼前缘游离，或者简单地将肌肉的联合腱切断。将这些挛缩组织松解后，髋关节常能在不增加腰椎前凸的情况下达到过伸；这是最重要的一点，因为此时畸形的矫正可能会显得比实际情况明显得多。
- 如果髋关节不能过伸，则必须将其他的挛缩组织切断。如有必要，可以由近端向远端斜行切开髋关节囊，并可切断髂腰肌肌腱，这是最后的手段。
- 在畸形完全纠正后，用骨刀将已被剥脱的髂骨的冗余部分切除(图 34-16B)。
- 于剩余的髂骨缘表面用间断缝合将腹肌缝在臀肌、阔筋膜张肌的边缘上。将切口内侧缘的浅筋膜与切口外侧缘的深筋膜缝合，使皮肤切口移至髂骨边缘后侧 2.5 cm 处。
- 为保护年幼患儿的髂骨骨骺，可将手术做如下改良。从髂骨外侧面于骨膜下游离肌肉。
- 如上所述剥离缝匠肌和股直肌，并且如有必要可松解关节囊和髂腰肌。从髂骨内侧面剥离肌肉并非是必需的。
- 于骨骺远端从前向后用骨刀从髂嵴上凿下一楔形骨块；楔形尖端应尽量位于切口末端的后方，而楔形基底朝向前方，宽度为 2.5 cm 或以上，以必须能矫正畸形为准。
- 将髂嵴推向远端与髂骨主体靠拢，通过缝合软组织将其固定。

**术后处理** 轻度畸形时，髋关节应置于过伸位和约 10° 外展位，以髋人字形石膏固定患肢而对侧固定至膝上。术后 3~4 周拆除石膏，开始活动髋关节。患者在白天扶拐时可能不需要固定；但在夜间，则需要使用 Buck 伸展夹板或合适的夹板加以固定。

## (二)臀大肌和臀中肌麻痹

脊髓灰质炎所造成的最严重的残疾之一是臀大肌、臀中肌麻痹或两者均麻痹；其结果是髋关节不稳定，肢体姿势难看且易疲劳。如果仅有臀中肌麻痹，当患侧负重时，躯体摆向患侧，而对侧骨盆抬高(代偿性 Trendelenburg 步态)。如果仅有臀大肌麻痹，身体则向后倾斜。臀肌肌力可通过 Trendelenburg 试验测定：正常人单腿负重并屈曲对侧髋关节时，骨盆保持水平且双侧臀褶在同一水平上；当臀肌受损并用患肢负重时，健侧骨盆将低于患侧骨盆；当臀肌麻痹严重时，由于不能用患肢保持平衡，故此试验无法进行。

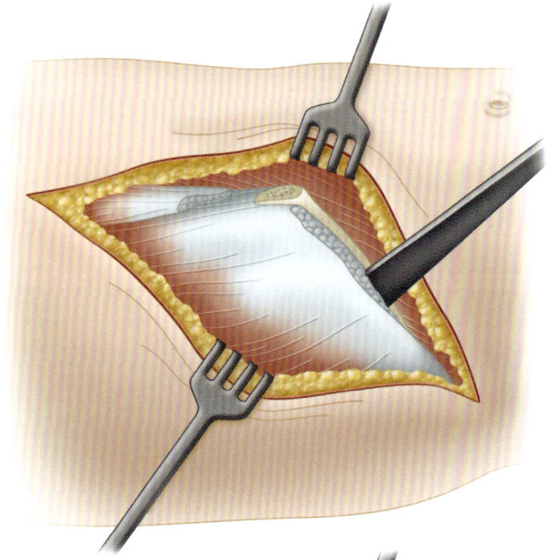

A

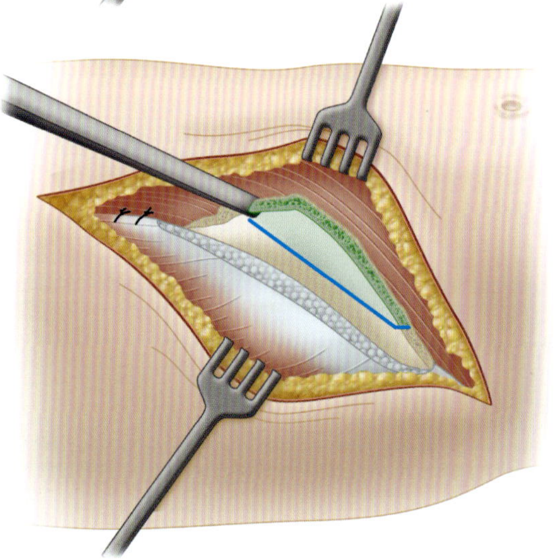

B

**图 34-16** Campbell 髂嵴转位术治疗髋关节屈曲挛缩
A. 缝匠肌、阔筋膜张肌和臀中肌起点从髂骨上被剥离；B. 髂骨的冗余部分被切除(见手术技术 34-19)

当臀大肌和臀中肌中有 1 块或 2 块肌肉麻痹时，由于没有可以稳定骨盆的组织结构，故仅能在可行的情况下通过转位肌肉附着点来替代臀肌，从而改善功能。当臀肌完全麻痹时，正常平衡功能不可能得到恢复，尽管臀肌跛行(gluteal limp)可减轻，但依然存在。然而，当臀肌仅为部分麻痹时，通过手术步态可得到明显的改善。

## 髂腰肌后置术治疗臀中肌和臀大肌麻痹

将髂腰肌腱移至大转子可用来治疗髋关节外展肌无力。此手术应用广泛，但当臀大肌和臀中肌都麻痹时，可将髂腰肌腱和整个髂肌向后转位。开放性内收肌腱切断术应先于髂腰肌转位术进行。

**手术技术 34-20**

（Sharrard）

- 置患者于手术台上并略向非手术侧倾斜。在长收肌表面做横行皮肤切口，显露内收肌并将其切断。
- 显露小转子并将其由股骨上切下（图 34-17A）。尽可能向近端分离腰大肌。
- 在髂嵴下方且平行于髂嵴做第 2 个皮肤切口。
- 将髂嵴连同腹壁肌肉一起分开并打开腰大肌鞘。用指尖探查腰大肌止点。
- 从第 1 个切口内用 Kocher 钳夹住小转子，在腰大肌鞘内向上拉至上部术野（图 34-17B）。
- 显露缝匠肌并于近侧半将其切断。将肌肉牵向内侧，但使其仍位于髂前上棘的软骨处。找到股直肌反折头，将其从关节囊上剥离下来并向后掀起。
- 如果髋关节已脱位，则于前侧和外侧平行于髋臼唇切开关节囊，切除圆韧带，清除所有的增生组织。
- 使关节复位。
- 恰在骶髂关节外侧在髂骨翼上钻孔。骨孔呈卵圆形，其长轴取纵向，宽度略大于髂骨翼宽度的 1/3，长度为宽度的 1.5 倍。
- 将髂腰肌腱和全部髂肌送过骨孔（图 34-17C）。将一个手指从臀区向远端后方伸入臀大肌腱深面的滑囊内，触摸并找到大转子的后外侧面。以此为参照，切开筋膜显露对应的大转子前面。
- 从前向后用钻和锉在大转子上做一个骨孔，将其扩

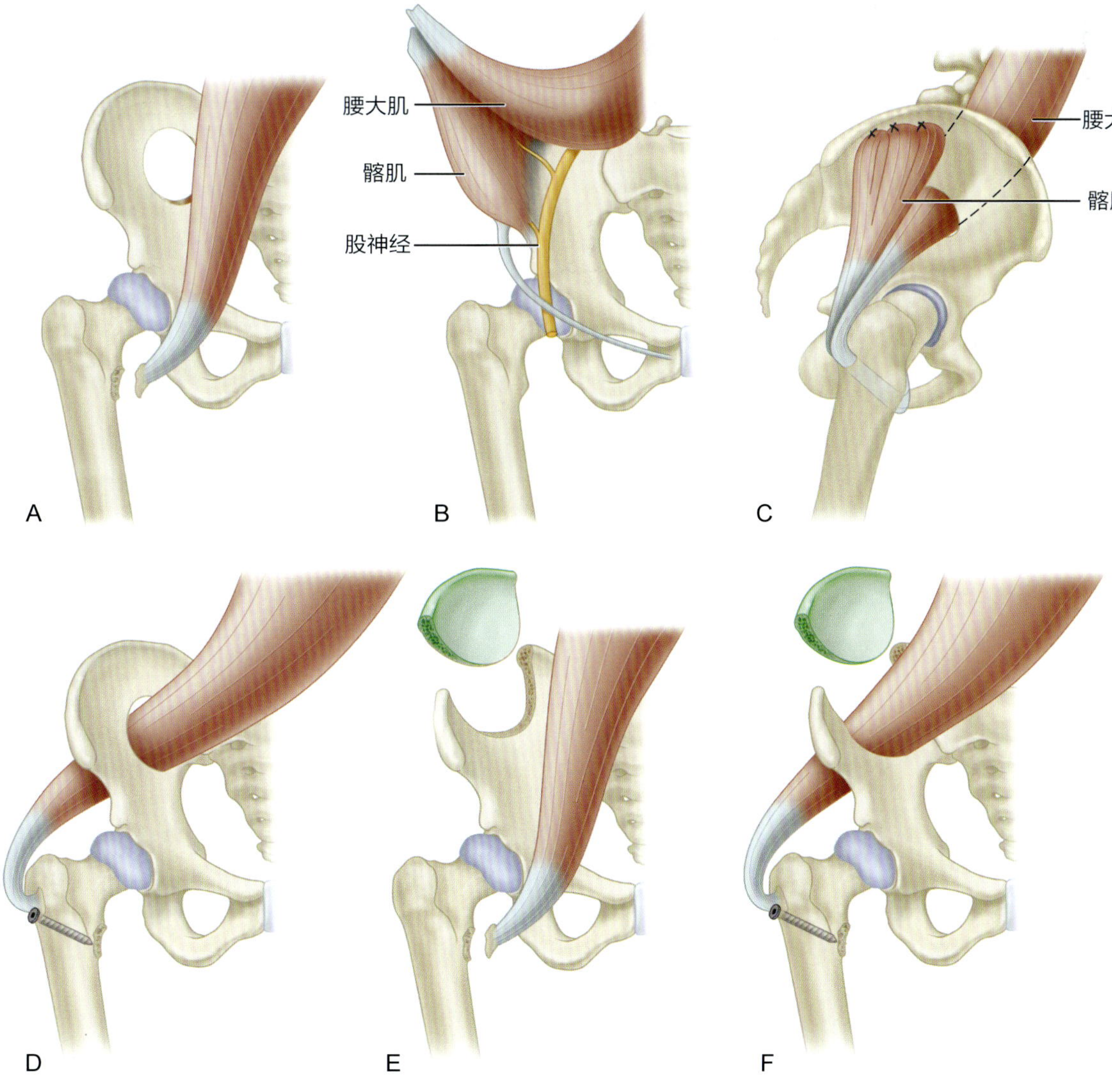


**图 34-17** Sharrard 髂腰肌转位术。A. 髂腰肌腱已从小转子上游离下来；B. 肌腱和小转子被剥离，髂肌和腰肌被掀起，髂肌起点已游离，并已在髂骨上钻孔；C. 从后向前将髂腰肌腱穿过大转子骨孔；D. 用螺钉将髂腰肌和小转子固定于大转子上；E、F. Weisinger 等对手术方法做了修改：肌肉和肌腱经髂骨切迹牵向外侧，并被固定在大转子上（见手术技术 34-20）

大使之足以容纳肌腱。

- 维持髋关节于外展伸直和中立位，将肌腱末端穿过臀区，从后向前穿过大转子上的骨孔（图 34-17C）。
- 再将腰大肌和小转子用线或螺钉固定于大转子上（图 34-17D）。
- 将髂肌起始部缝在髂嵴下方的髂骨上。
- 对于外展需要超过 20°~30° 才能保持稳定的严重的髋关节外翻和前倾，在将髂腰肌腱插入并缝合于大转子上之前，可行内翻去旋转截骨术并用内固定加以固定。
- 改良的手术是在髂嵴后外侧做槽或切迹（notch），而非在髂骨上开窗。肌肉及其肌腱可经切迹送向外侧并止于大转子（图 34-17E、F）。这使手术在技术上更加简单，因为髂肌不用再转位至骨盆外面。

**术后处理** 术后用外展位髋人字形石膏将髋关节制动 6 周。

### （三）麻痹性髋关节脱位

如果儿童在 2 岁之前患上了脊髓灰质炎，臀肌麻痹而髋关节的屈肌和内收肌没有受累，则患儿在成长过程中可能出现髋关节脱位。这是一种由肌力不平衡、不良姿势和生长发育联合致畸的最典型的情况。通常，麻痹性髋关节脱位患儿的屈肌和内收肌肌力正常而臀肌麻痹。如果不能纠正这种肌力不平衡，则不论采用何种治疗脱位都易复发。有固定性骨盆倾斜时，由于紧张的髂胫束或结构性脊柱侧弯的对侧髋关节通常保持在明显的外展位，此时患儿亦可出现髋关节脱位。如果未能纠正骨盆倾斜，髋关节将逐渐出现半脱位并最终发生脱位。外展肌力减弱将延缓大转子骨突的发育。近端股骨头骨骺持续向远离大转子的方向生长，从而使外翻畸形加重；同时股骨颈前倾也可能加重；髋关节变得机械性不稳定并逐渐出现半脱位。另外，髋臼内压力不平均还会使臼顶倾斜度增加。

治疗麻痹性髋关节脱位的目标是将股骨头复位至髋臼内并恢复肌力平衡。应在行肌力平衡矫正手术之前或与之同时纠正骨性畸形。年幼儿童经常可简单地通过外展将髋关节复位，有时须辅以开放性内收肌腱切断术和牵引术。在尝试闭合复位之前，可用牵引将股骨头拉入与髋臼相对的位置。如果通过牵引不能将髋关节复位，可能须行切开复位和内收肌腱切断术，同时行股骨短缩术、股骨内翻去旋转截骨术和适当的髋臼重建手术（见第 30 章）。髋关节融合术极少有指征，应仅作为需要获得稳定性的连枷髋或全髋关节置换术不能矫正的年龄不大的成年髋关节炎患者最后的治疗措施。Girdlestone 手术可作为髋关节脱位矫正手术失败后的最后的治疗方法。

## 九、肢体不等长

由于四肢异常生长、肌肉力量异常、关节挛缩等多种因素，肢体不等长在脊髓灰质炎患者身上很普遍。在骨骼成熟期，多数患者的差异值在 4~7 cm，许多患者还患有与之相关联的下肢畸形，足部畸形更普遍。

腿部延长术多用于并发症高发的神经肌肉患者，由于肌肉萎缩及骨发育不全，脊髓灰质炎患者的腿部延长术比普通患者更加耗时（约每 2 个月延长 1 cm）。这将会使患者所面临的钉道感染、钢钉松动以及关节挛缩的风险大为增加。因为异常的肌力导致患者有更大的关节挛缩风险。据报道，对于脊髓灰质炎患者，使用髓内钉延长胫骨与不使用该钉来延长相比，可以缩短平均恢复时间。使用 Ilizarov 延长术后，足部畸形极容易复发，建议使用三关节融合术而非挛缩松解。在脊髓灰质炎患者中，仅有腿长差异的患者与腿长差异并伴随骨折成角畸形的患者相比，前者的行走功能并不强于后者。只有结合成角畸形矫正，腿部延术长才能改善不同行走距离下的行走能力。考虑到患肢功能，截骨时推荐保留一小段长度差异。

## 十、全关节置换术

神经肌肉系统疾病患者接受全关节置换术往往伴随着高并发症发生率。一些小型案例研究报道了成人脊髓灰质炎患者接受全关节置换术后的短期随访结果。Chichos 等利用来自全国住院患者样本的数据，发现神经肌肉疾病患者在全关节置换术后发生手术相关并发症、内科并发症和总并发症的发生风险明显增加；然而，他们的研究中有近一半患者年龄超过 70 岁，并有多种合并症。除假体周围骨折和伤口裂开外，脊髓灰质炎与任何类型并发症的发生风险无关。全膝关节置换术后膝关节活动范围、疼痛和功能改善已有报道，但需要进一步研究和更长时间的随访，以充分证实全膝关节置换术治疗脊髓灰质炎的有效性和安全性。

## 十一、躯干

为了理解脊髓灰质炎累及躯干和髋关节肌肉时可能发生的畸形和功能障碍，人们需要有关于这些肌肉正常的作用和相互作用的知识。Irwin 对负重位髋关节外展肌和躯干外侧肌肉的作用做了如下描述。

不同的肌群、骨骼杠杆和负重推力都有一个对称的三角关系，如图 34-18 和图 34-19 所示。BC 线代表髋关节外展肌；AB 线代表为外展肌提供杠杆的股骨头、颈和粗隆；AC 线代表作用于股骨头的负重推力；DF 和 CF 代表躯干外侧肌肉；CE 代表躯干肌肉作用于骨盆的骨杠杆；FE 代表由上方作用于骨盆中线的负重推力。当机体保持平衡时，骨盆上下的三角形是对称的。

正常步行时，负重侧髋关节外展肌下拉骨盆，而对侧的外侧躯干肌上提骨盆；这两组肌肉使骨盆与躯干纵轴保持直角。负重侧股骨头充当支点。躯干肌的固定点（肋骨和脊柱）较外展肌固定点更不稳定。因而，当 DF 抬高骨盆时，CF 必须提供一个对抗固定，而 CF 又需要髋关节肌肉 BC 的对抗固定。因此在每走一步中，负重侧股骨都是该固定和对抗固定系统的作用中心点。在步行时为获得正常的骨盆平衡，系统的每一部分均需要依靠其他部分。

### 骨盆倾斜

当髋关节有外展挛缩时，BC 线缩短；当患肢置于负重位时，股骨通过挛缩的外展肌即 BC 使同侧骨盆压低。在这一运动过程中，患肢和骨盆作为一个单位一起运动；朝向对侧的外侧拉力使骨盆移位，故上述与负重推力相关的骨盆正常的对称性发生改变。由上方来的压力 FE 现在更靠近患髋，而骨盆则发生倾斜。健髋内收使其外展肌 DG 延长，其延长程度与患侧外展肌（BC）短缩的程度相同，因此，即使外展肌 DG 是正常的，其收缩能力和效率也降低了。另外，由于 DE 长度的增加，对已被

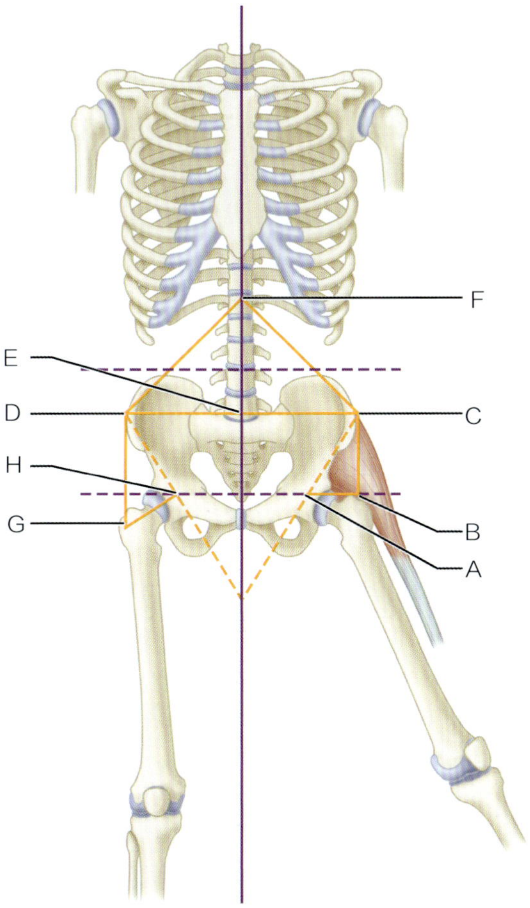


**图 34-18** 绝大多数的真性固定性骨盆倾斜是由髂嵴下挛缩导致的（见正文）

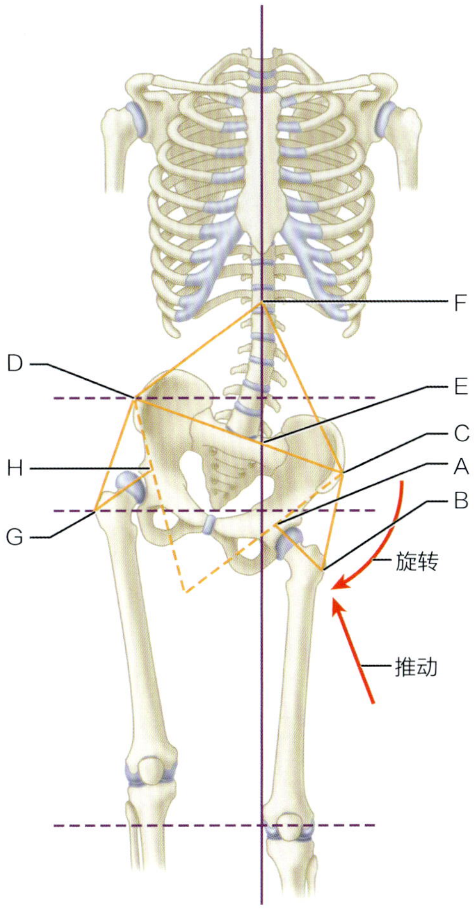


**图 34-19** 挛缩的髋关节处于负重位所致的异常机械关系（见正文）

削弱了的外展肌的要求也提高了。

躯干肌肉也会因这种不对称而受累。外侧躯干肌肉 CF 延长，其效率降低。外展肌 DG 的延长使得在为外侧躯干肌 CF 的挛缩提供固定点的过程中，其与外侧躯干肌 DF 之间的相互关系发生了改变。外侧躯干肌 CF 在正常时抬高同侧骨盆，但现在其所处的位置妨碍其有效发挥功能。EC 杠杆的短缩使躯干肌 CF 功能进一步受到影响。所有这些功能和结构的改变都破坏了步行的机制。如果挛缩的外侧躯干肌 DF 和髋外展肌 BC 使骨盆长时间保持此姿势，骨盆倾斜将由于脊柱的适应性改变而逐渐固定。

当骨盆倾斜伴发于需要使用双下肢长腿支具的严重下肢麻痹时，步行就更加困难。当外展挛缩侧（明显延长的下肢）的股四头肌肌力足够强时，支具的膝关节可不锁定，以允许其屈曲，此时尽管跛行明显，但仍能步行。当患侧支具不得不固定而对侧（明显短缩的下肢）足跟不抬起时，患肢必须极度外展方可步行；否则，体重将全部集中于患肢，而对侧几乎不起任何作用。

**1. 治疗** 大多数骨盆倾斜是由髂嵴远侧的肌肉挛缩造成的，少数是由单侧腹肌和外侧躯干肌无力造成的。因此，当髂嵴远侧不存在挛缩时，骨盆倾斜不应看作是真性的，而应是继发于脊柱侧弯的。

由髂胫束挛缩所致的真性骨盆倾斜已在前面进行过讨论。在开始治疗之前，医师应通过 X 线确定腰椎侧弯的固定程度。如果畸形较轻且腰椎侧弯没有固定，则可以通过治疗髋关节屈曲外展畸形来纠正骨盆倾斜（手术技术 34-18）。如果骨盆倾斜中度严重且腰椎侧弯固定，可如第 44 章所述，先用器械纠正脊柱侧弯；之后再松解髋关节挛缩。

如果成年人有腰椎的关节炎性改变而使畸形不能矫正，通过外翻截骨术使内收的下肢（明显短缩的肢体）移近中线；严重的单侧臀中肌无力亦可用同法治疗。先前不能行走的患者可通过此手术重获步行能力。如果骨盆倾斜极度严重且外展侧下肢（明显延长的肢体）的股骨头几乎位于重力的中心，则有指征行内翻截骨术。截骨通常在小转子水平进行，截骨后应采用合适的内固定将截骨段固定。

**2. 前锯肌麻痹** 建议采用下述手术进行治疗。

（1）移植一块筋膜将肩胛下角固定于胸大肌下缘。

（2）在肩胛骨脊柱缘至第 4、第 5、第 6、第 7 胸椎棘突之间移植多块筋膜。

（3）将大圆肌腱由肱骨移至第 5、第 6 肋。

（4）将胸小肌的喙突止点移至肩胛骨脊柱缘。

（5）将胸小肌的缘突止点移至肩胛下角。

（6）将胸小肌转位至肩胛骨下 1/3。

**3. 斜方肌和肩胛提肌麻痹** 可用下述手术治疗这种麻痹。

（1）在肩胛冈至颈部肌肉和 $T_1$ 棘突之间行筋膜移植术；也可将肩胛下角固定于附近的椎旁肌上以获得稳定。

（2）移植两条筋膜，其中一条恰在肩胛冈的近侧从肩胛骨的椎体缘连至 $C_6$ 棘突，另一条在第一条远侧 6 cm 处连至胸 $T_3$ 棘突。

（3）从肩胛骨椎体缘中部至第 2、第 3 胸椎棘突做筋膜移植，将肩胛提肌的止点由肩胛冈向外移至肩峰附近。

**4. 麻痹性脊柱侧弯** 麻痹性脊柱侧弯的治疗将在第 44 章讨论。

## 十二、肩关节

肩关节肌肉麻痹造成的功能障碍可通过肌腱和肌肉转位术或关节融合术减轻到一定的程度；采用何种方法更合适取决于麻痹的形式和严重程度。但是，除非手、前臂和肘关节仍保留有功能或已通过重建手术获得功能，否则不应行任何肩关节手术。

可通过肌腱和肌肉转位来替代或加强已麻痹的三角肌。为使手术获得成功，前锯肌、斜方肌和肩关节短外旋肌群的肌力必须为可或良（对于斜方肌转位术，胸大肌、菱形肌和肩胛提肌的肌力必须为可或良）。如果短外旋肌功能不全，可将背阔肌或大圆肌转位至肱骨外侧面以加强其功能（Harmon）。如冈上肌功能不全，可将肩胛提肌、胸锁乳突肌、前斜角肌、中斜角肌或头斜角肌转位至大结节；如冈下肌功能不全，可将胸小肌或前锯肌的上两个肌齿转位至小结节，或将背阔肌或大圆肌后置至与肩胛下肌附着点相对的位置（在此处其拉力是向后的，尽管在上肢抬起超过 90° 以后其与冈下肌的作用相同）。肩关节周围肌肉广泛麻痹时，如果至少前锯肌和斜方肌的肌力为可或良，则可行肩关节融合术。

### （一）肌腱和肌肉转位术治疗三角肌麻痹

对于三角肌的完全麻痹，斜方肌止点转位术是效果最满意的手术，即切下部分肩胛冈一同转位，这样在肌肉像罩子一样跨过肱骨头后，可用螺钉将其固定（图 34-20）。改良术式为将斜方肌上部和中部由其起点向外侧完全游离，这样可在不影响肌肉的神经和血供的情况下使转位肌肉加长 5 cm；增加的长度极大地增加了转位肌肉在肱骨上的杠杆力臂。通过将外侧锁骨、肩峰和相邻的肩胛冈切下的方法来游离斜方肌的全部起点，然后用螺钉将这些结构固定在肱骨上（图 34-21）。

Saha 设计了关节周围肌肉的功能分类法，并建议在术前对肌力做出细致的评价。

**1. 主要运动肌群（prime movers）** 包括三角肌和胸大肌锁骨头，两者从 3 个方向施力于肱骨干上中 1/3 交界处以抬起上肢。

**2. 控制肌群（steering group）** 包括肩胛下肌、冈上肌和冈下肌。这些肌肉施力于肱骨头颈轴和骨干轴的交汇处。在上肢抬起过程中，肱骨头通过滚动和滑动一直在改变其与关节窝的接触点。这些肌肉在举臂过程中并不发挥很大的力，它们的主要功能是稳定在关节窝内移动的肱骨头。

**3. 下压肌群（depressor group）** 包括胸大肌（胸骨头）、背阔肌、大圆肌和小圆肌。这些肌肉位于前两者的中间，施力于肱骨干轴的近侧 1/4。在上肢抬起的过程中，它们旋转肱骨，在此运动的最后几度内，它们下压肱骨头。这些肌肉对肱骨头仅发挥很少的控制作用。缺乏这些肌肉不会造成明显的不稳定，但是上肢抬重物举过头顶的能力却会减弱。

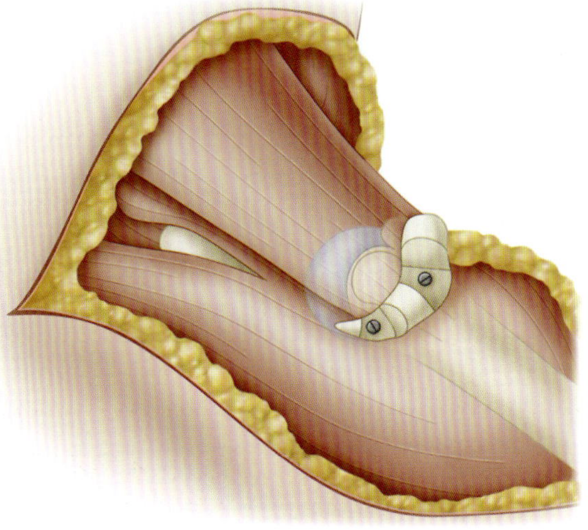

**图 34-21** Saha 斜方肌转位术治疗三角肌麻痹。以 2 枚螺钉将沿锁骨外侧端、肩锁关节、肩峰及相邻肩胛冈的斜方肌全部止点固定于结节远端的肱骨外侧面（见手术技术 34-22）

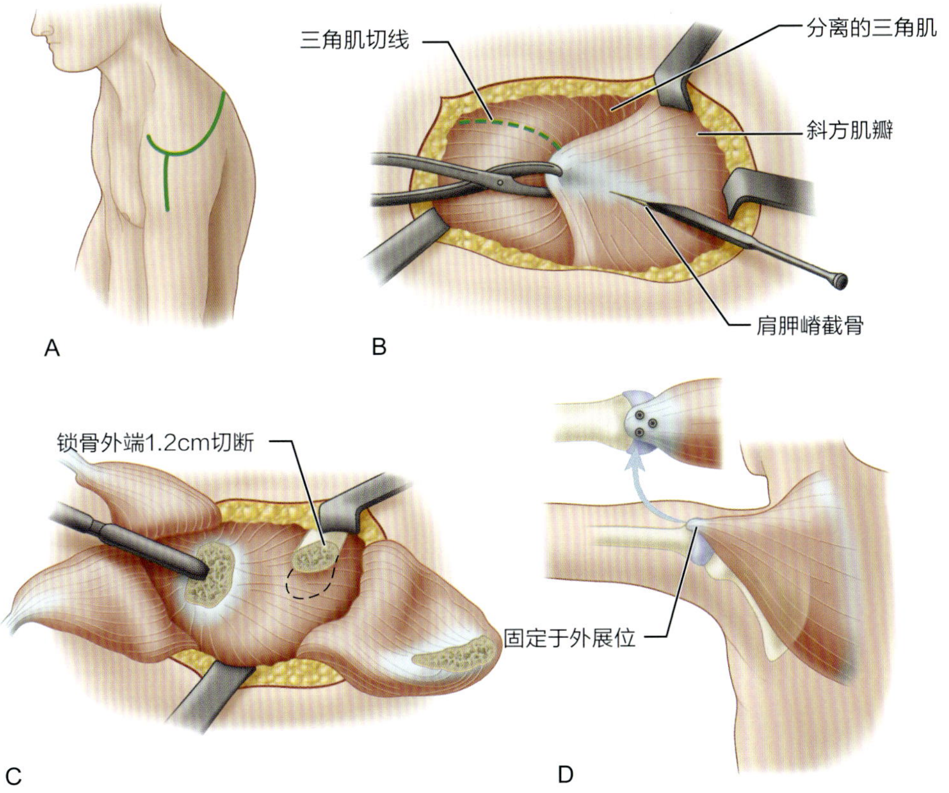


**图 34-20** Bateman 斜方肌转位术治疗三角肌麻痹。A. 皮肤切口；B. 治斜向远端外侧的平面在肩胛冈基底部截骨，虚线示三角肌切开线；C. 萎缩的三角肌已被劈开，肩峰和肩胛冈的深面及肱骨外侧相应区域已磨粗糙，锁骨外端已切除；D. 用 2 ~ 3 枚螺钉尽可能远地将肩峰固定于肱骨（见手术技术 34-21）

转位单个肌肉（或有共同附着点的几个肌肉）以恢复肩关节外展功能的经典方法并没有考虑控制肌群的作用。当控制肌群麻痹，而转位的单个肌肉仅能恢复三角肌的功能时，上肢不能抬过 90°，同时肩胛肱骨的运动出现明显的紊乱。因此，对于三角肌麻痹，可将斜方肌的全部止点转位至肱骨，以便代替三角肌的前部和中部；同时，还应仔细检查肩胛下肌、冈上肌和冈下肌的功能，如果发现有任何两块肌肉麻痹，它亦恢复其功能，否则，转位斜方肌的抬肩作用将被大大削弱。如前所述，对于肩胛下肌麻痹，无论是胸小肌还是前锯肌的上两个肌齿都可用于转位，因为这两块肌肉均可重新改道并固定于小结节；作为另一种替代方法，也可将背阔肌或大圆肌后移至与小结节正好相对的位置。对于冈上肌麻痹，可将肩胛提肌、胸锁乳突肌、前斜角肌、中斜角肌或头斜角肌转位至大结节；在这些肌肉中，肩胛提肌因其方向和长度合适，因而是最好的。如果没有合适的肌肉可供转位，可将斜方肌止点偏前或偏后固定于肱骨上以恢复内旋或外旋功能。无对抗的肩关节肌肉挛缩极少严重到造成极度功能障碍的程度；多数情况下可经转位术或关节融合术矫正。

## 斜方肌转位术治疗三角肌麻痹

### 手术技术 34-21

（Bateman）

- 患者取俯卧位，通过“T”形皮肤切口进入肩关节（图 34-20A）；切口横行部分在肩胛冈和肩峰表面绕肩关节，恰止于喙突上方；切口纵行部分跨过肩关节和上臂外侧，面向远端延伸 6 cm。
- 游离皮瓣后劈开萎缩的三角肌，显露关节。
- 游离肩胛冈和喙突表面的软组织。沿斜向远端外侧的平面靠近肩胛冈基底部进行截骨；这样就将一个仍连于肩胛冈和喙突的宽的斜方肌套游离下来。
- 将锁骨外侧 2 cm 切下，注意保护喙锁韧带。
- 将游离后的喙突和肩胛冈深面磨粗糙，使上肢外展至 90°，于肱骨外侧面合适的水平磨出一相应的粗糙区。
- 用力将肌套牵向外侧覆盖肱骨头，用 2~3 枚螺钉将肩峰尽可能远地固定在肱骨上（图 34-20D）。术后用肩人字形管型石膏将肩关节固定于 90° 外展位。

**术后处理** 制动应持续 8 周，但在 4~6 周时，可将人字形石膏的肩臂部劈成两瓣，以使肢体可以进行一些活动。在转位的肩峰与肱骨愈合后，可改用外展架固定，并逐渐减小外展角度，同时通过功能锻炼使肌肉重获功能。

## 斜方肌转位术治疗三角肌麻痹

### 手术技术 34-22

（Saha）

- 做凸向内侧的军刀状皮肤切口（图 34-21），在前方起于腋前襞下缘的稍上方，先向上再向后下延伸，止于肩胛冈基底的稍下方及肩胛骨椎体缘外侧 2.5 cm 处。
- 游离皮瓣，向内侧显露斜方肌直至肩胛骨椎体缘内侧 2.5 cm 处；显露肩峰、肩锁关节囊、锁骨外侧 1/3 和已麻痹的三角肌的全部起点。
- 剥离三角肌起点并向外牵开，找到斜方肌前缘。
- 找到喙突韧带并在其外侧切断锁骨。
- 触摸肩胛切迹、找到肩峰和与之相邻的肩胛冈，用线锯斜向后方切断肩胛冈。
- 沿锁骨外侧端、肩锁关节、肩峰及相邻的肩胛冈将斜方肌止点掀起。从肩胛冈残余部分的上缘向内侧游离斜方肌，直至肩胛冈基底部，在此处，肌肉的下部纤维滑过肩胛三角区。然后，将斜方肌前缘从颈深筋膜被膜层上游离下来，将其从组织床上掀起以便改道。
- 将与游离的斜方肌相连的骨片切下；用钳子将此骨片击碎，但保持其上表面的骨膜完整。将欲作为转位肌肉附着点的近段肱骨外侧面也剥离。
- 将肩关节置于旋转中立和外展 45° 位，以 2 枚螺钉穿过骨片将转位肌肉固定于肱骨（34-21）。
- 如果没有合适的转位肌肉可供代替麻痹的外旋或内旋肌群，可将斜方肌略靠前或靠后固定。治疗肩胛下肌、冈上肌或冈下肌麻痹的转位术将在以后进行讨论；如有指征，应与斜方肌转位同时进行。

**术后处理** 术后用肩人字形石膏将肩关节固定于外展 45°、旋转中立和在肩胛骨平面屈曲的位置，术后 10 d 拆线，摄 X 线片以确保肱骨头没有向下脱位。术后 6~8 周拆除石膏，开始主动的功能锻炼。

## 三角肌起点转位术治疗部分麻痹

### 手术技术 34-23

（Harmon）

- 做长 20 cm 的“U”形皮肤切口，起于锁骨中 1/3，向后外方恰于肩峰远端绕过肩关节，止于肩胛冈中部。
- 向近端和远端掀起皮肤和皮下组织瓣。
- 于骨膜下将仍有功能的后部三角肌由其起点剥离下来，向远端将其与深部组织分离直至其长度的一半处，注意保护腋神经及其分支。
- 骨膜下显露锁骨外侧 1/3，将肌瓣向前转位，用不可吸收缝线穿过邻近软组织将其与锁骨重新固定（图 34-22）。

**术后处理** 术后用肩人字形石膏将上肢固定于外展 75° 位。术后 3 周拆除部分石膏以便进行按摩和主动功能锻炼。术后 6 周拆除全部石膏，用肱骨外展夹板再固定至少 4 个月，在此期间继续在监督下进行主动功能锻炼。

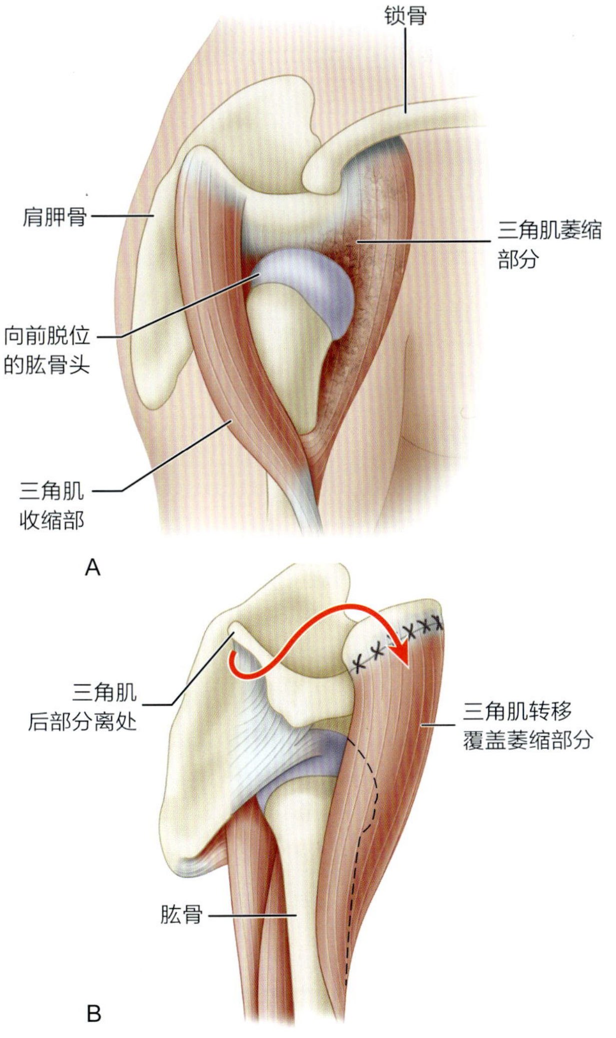


**图 34-22** Harmon 三角肌起点转位术治疗部分麻痹。A. 三角肌后部仍有功能，而前部、中部已麻痹；B. 将三角肌后部前移覆盖已萎缩的前部，当转位肌肉收缩时，可防止肩关节前脱位并较其先前所处的靠后的位置发挥更直接的外展力（见手术技术 34-23）

### （二）肌腱和肌肉转位术治疗肩胛下肌、冈上肌或冈下肌麻痹

当 3 条肌肉中有 2 条麻痹时，就必须以合适的转位术来恢复其功能；这一点就像必须用斜方肌转位来治疗三角肌麻痹一样有必要。如果没有这些肌肉或其替代物的功能，被转位的斜方肌的抬肩效果将被明显削弱。适宜做转位的是那些其远端能达到肱骨结节且其合力的方向与被代替的肌肉一致的肌肉。改道后的转位肌肉应靠近肱骨头颈轴的末端，否则就不会获得所需的功能。当然，对转位肌肉的神经和血供必须加以保护。目前，最常采用的是转位背阔肌或大圆肌或将两者同时转位，同时后置胸小肌至肩胛骨。如有指征，这些肌肉的转位手术应与治疗三角肌麻痹的 Saha 斜方肌转位术同时进行。因而，对于每位患者均如前述的方法那样做军刀状切口，将锁骨外侧端、肩峰和相邻的肩胛冈掀起，将斜方肌的上部和中部游离。

## 背阔肌和（或）大圆肌转位术治疗肩胛下肌或冈下肌麻痹

**手术技术 34-24**

（Saha）
- 上肢抬起约 130°。于腋后襞做皮肤切口，起于上臂腋皱襞下方约 6.5 cm 处，呈“Z”形跨过腋皱襞，止于肩胛下角。
- 显露并游离背阔肌起点，将其从肌肉掀起，注意保护其神经和血供。
- 如果需要转位大圆肌来加强功能，则应将两者一同游离并掀起。
- 将游离的止点自身折叠并将边缘间断缝合，在其末端缝以坚强的褥式缝合。
- 钝性分开三角肌和肱三头肌长头之间的间隙。
- 找到位于大结节下方的结节，将转位肌肉的末端拉至此处，上肢置于旋转中立位，以间断缝合将转位肌肉固定于此。

### （三）关节融合术

如果肩关节周围的肌肉广泛麻痹，则关节融合术可能是首选的治疗方法，尤其是存在麻痹性脱位、前臂和手部肌肉具有功能而且前锯肌和斜方肌有力的情况下。这样，肩胛骨的活动就可代偿肩关节所缺失的运动范围。前臂和手部的正常功能是手术的先决条件。

肩关节的融合位置与以前所建议的所有肩关节融合的位置类似（见第 13 章）。外展角度取决于相对于躯体的上肢位置的临床表现。按常规，此角度可通过测量肩胛骨椎体缘与肱骨的夹角来获得；但这在 X 线片上常常是很难测量的。在确定肩关节融合术中上肢的位置时应将之置于体侧，在临床上必须满足上肢能够从身体一侧外展至可以完全张开腋窝的程度（15°~20°），有足够的前屈（25°~30°）和内旋（40°~50°），能使手达到躯干的中线。对不用内固定的脊髓灰质炎患儿，外展应增加 10°。如果双肩都需要融合，则其融合位置应允许双手能够合拢。无力的肩关节或连枷肩应仅融合于轻度外展位。一项对 11 例患者（平均年龄 15 岁）共 13 个肩关节融合术的研究报告融合的位置有很大的差异，但在所有患者的功能均改善。作者认为关节融合的位置和产生的运动弧并不比盂肱关节的稳定性重要。对于骨骼发育尚未成熟的患者，必须保护肱骨近端的生长板。肩关节融合术的手术方法已在第 13 章中做了描述。

## 十三、肘关节

治疗跨肘肌肉麻痹的多数手术都是设计用于恢复肘关节的主动屈伸功能的。用于矫正畸形或稳定关节的手术，如后侧骨阻挡术或关节融合术则极少应用。

### （一）肌肉和肌腱转位术恢复肘关节屈曲功能

有几种方法可用于恢复主动的屈肘功能。在选择术式前，医师必须准确确定残余肌肉的实际力量和相对力量。因为手的功能远比屈肘功能更重要，故当控制手指的肌肉麻痹时，除非已经或者可以通过肌腱转位恢复手指的功能，否则不应施行肘关节的转位手术。现将几种恢复屈肘功能的手术介绍如下：①屈肌成形术（Steindler）；②肱三头肌腱前置术（Bunell 和 Carroll）；③胸大肌部分转位术（Clark）；④胸锁乳突肌转位术（Bunnell）；⑤胸小肌转位术（Spira）；⑥胸大肌腱转位术（Brooks 和 Seddon）；⑦背阔肌转位术（Hovnanian）。

#### 屈肌成形术

屈肌成形术是将位于肱骨内侧髁的旋前圆肌、桡侧腕屈肌、掌长肌、指浅屈肌和尺侧腕屈肌总腱起点向近端移位约 5 cm。其主要缺点是常导致前臂旋前畸形。

当肱二头肌和肱肌已麻痹，而起于肱骨内侧髁的肌群肌力为可或良时，可行屈肌成形术。当屈肘肌仅为部分麻痹且屈指屈腕肌正常时，手术效果最好。尽管在术后患者屈肘的力量和范围不能与正常人相媲美，但上肢的功能无疑得到了增强。这是由于如果仅有指浅屈肌具有功能，那么只有在强力屈指的情况下肘关节才能屈曲；此时，手的功能受到了干涉，故应该采用其他方法来恢复屈肘功能。这种手术的失败主要是由于过高地估计了转位肌肉的力量。检测肌力的实用方法是保持患者的上肢与躯干成直角，并将其旋转以消除重力的影响，此时再确定拟转位的肌肉在此位置能否屈肘；如果不能，此手术将失败，应改用其他术式。

**手术技术 34-25**

（Bunnell）

- 在肘关节内侧做纵行弧形切口，起于肱骨内上髁近侧 7.5 cm 处，向远端偏后方延伸直至内侧髁，再沿旋前圆肌走行向前延伸到前臂掌面。
- 在内侧髁后方找到尺神经，将其向后方牵开。
- 紧贴骨膜将旋前圆肌、桡侧腕屈肌、掌长肌、指浅屈肌和尺侧腕屈肌总腱由内侧髁上完整剥离下来。将肌肉向远端游离 4 cm，并用游离的阔筋膜移植条加长屈肌总腱起点。
- 将起点上移 5 cm 至肱骨外侧面，而非内侧面（图 34-23）；这将使转位肌肉旋前前臂的趋势得到部分纠正。
- 如果术后持续存在旋前畸形，可通过将位于前臂尺侧缘的尺侧腕屈肌腱转至桡骨远端来进行纠正。
- 术后用管型石膏固定，保持肘关节屈曲及前臂位于旋前和旋后的中间位置。

**术后处理** 术后 2 周拆除石膏，改用夹板将上肢固定于同一位置并至少持续 6 周；然后开始进行理疗和主动锻炼并逐渐增加强度，以加强转位肌肉的肌力。

#### 肱三头肌前置术

肱三头肌腱前置术可用于恢复主动的屈肘功能。此手术的缺点是，由于肱三头肌腱不能达到桡骨粗隆，故必须加用一条短的筋膜或肌腱移植物以完成转位。

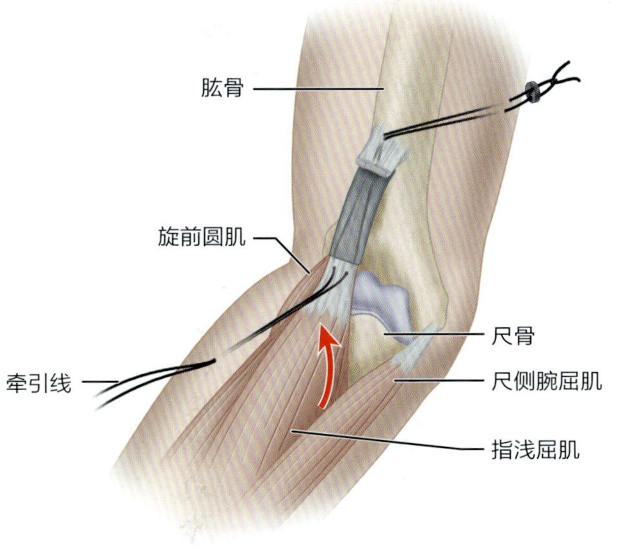


**图34-23** Steindler屈肌成形术的Bunnell改良术式。通过筋膜移植将屈肌总腱外移至肱骨（见手术技术34-25）

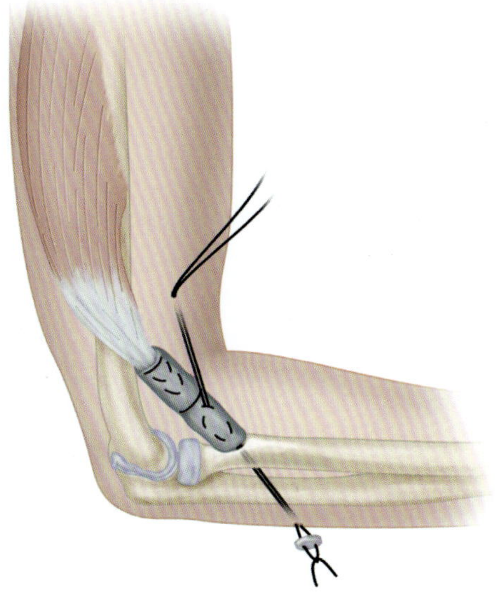

**图34-24** Bunnell肱三头肌前置术治疗肱二头肌麻痹。以短的筋膜或肌腱移植条延长肱三头肌肌腱，然后将其绕向外侧，最后以抽出缝合法将其固定于桡骨粗隆（见手术技术34-26）

**手术技术 34-26**

（Bunnell）

- 经后外侧切口显露肱三头肌腱，于止点将其切断。
- 将肌肉由肱骨远端 1/4 的后侧表面上剥离，使其绕过肱骨外侧面。
- 接着，做前内侧弧形切口，牵开肱桡肌和旋前圆肌以显露桡骨粗隆。
- 用一条 4 cm 长的阔筋膜条延长肱三头肌腱，筋膜条的宽度应足以制成一个筋膜管。
- 通过桡骨粗隆和桡骨颈钻孔，用抽出钢丝将肌腱经骨孔穿至前臂背面并将肌腱固定于桡骨粗隆的粗糙面上（图 34-24）。
- 屈肘并将线拉紧，使肌腱紧贴桡骨，在垫扣上将线系紧；肘关节制动于屈曲位。
- 术后用石膏固定，保持肘关节屈曲及前臂位于旋前和旋后的中间位置。
- Carroll 介绍了另一种类似的肱三头肌转位方法，肌腱由桡神经表面跨过，并穿过肱二头肌腱上的纵行裂口，最后在肘关节屈曲位，在有张力的情况下固定肌腱。

**术后处理** 术后 2 周拆除石膏，改用夹板将上肢固定于同一位置并至少持续 6 周。术后 4 周去除钢丝。术后 6 周开始物理治疗和主动功能锻炼并逐渐增加强度。

## 胸大肌腱转位术

Brook 和 Seddon 介绍了一种恢复屈肘功能的手术，即将全部胸大肌当作动力肌，并用肱二头肌长头将胸大肌腱向远侧延长。除非肱二头肌完全麻痹，否则禁忌行此手术；他们建议，当不能行屈肌成形术时、胸大肌远部无力而近部有力时或肌肉两部分的肌力均减弱以至于需要将其全部转位时可行此手术。为了避免术后在屈肘时肩关节出现不必要的动作，肩关节和肩胛骨都必须有良好的肌性控制，或者行肩关节融合术。

**手术技术 34-27**

（Brooks 和 Seddon）

- 皮肤切口起于三角肌、胸大肌间沟远端，向远侧延伸直至上臂上中 1/3 交界处。
- 尽量贴近肱骨剥离胸大肌腱的止点，并在胸壁上向近侧朝锁骨方向钝性剥离肌肉（图 34-25A）。
- 向外上方牵开三角肌，显露肱二头肌长头腱向近侧进入肩关节处；于肱二头肌腱沟近端将肌腱切断并抽至切口内。
- 用钝性及锐性解剖将肱二头肌长头肌腹与短头肌腹分开，并将其供应血管逐一结扎切断。
- 在肘部做“L”形皮肤切口，切口横支位于屈曲横纹，切口纵支沿肱二头肌内侧缘向近端延伸。
- 将肱二头肌长头的剩余神经血管束切断，使其完全游离至桡骨粗隆；由远侧切口内抽出肌肉和肌腱（图

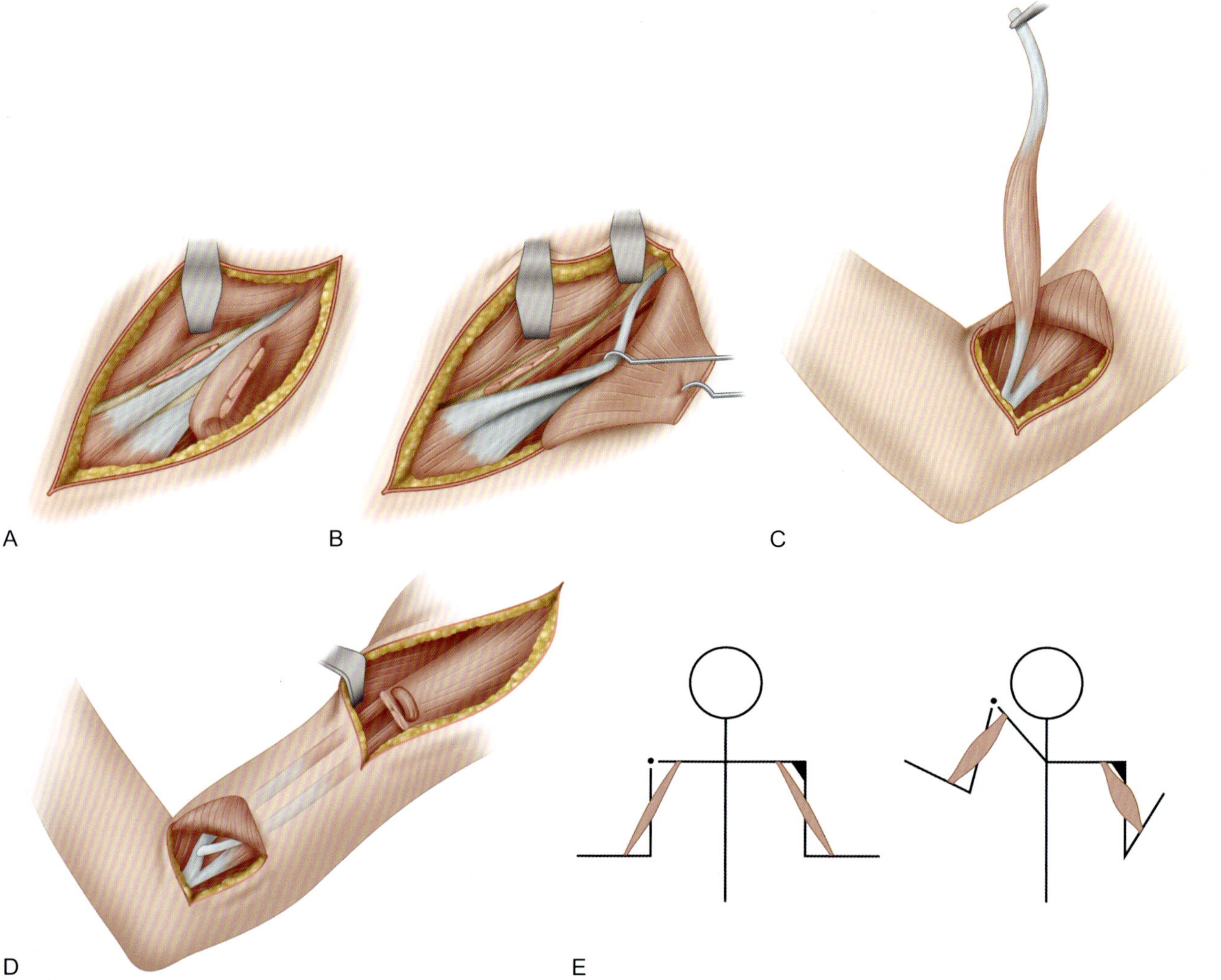


**图 34-25** Brooks-Seddon 胸大肌腱转位术治疗屈肘肌麻痹。A. 尽量贴近肱骨剥离胸大肌止点；B. 显露肱二头肌长头腱，并于肱二头肌腱沟近端将其切断；C. 将肘关节近侧的肱二头肌长头的支配神经和供应血管全部切断，将肱二头肌长头的肌肉和肌腱完全游离至桡骨粗隆；D. 肱二头肌长头穿过胸大肌腱上的两个裂口，其近端再绕回远侧切口，并将其缝在远端肌腱上的切口内；E. 为避免术后在屈肘时肩关节出现不必要的动作，肩关节和肩胛骨必须受到良好的肌性控制，或者必须将肩关节融合。左肩为连枷肩；右肩已被融合。当左肩的转位肌肉收缩时，由于肩关节缺乏良好的控制，故部分肌力被浪费了；而对于右肩，转位肌肉仅使肘关节产生运动（见手术技术 34-27）

34-25B、C）（如果肌腹仍附着于其表面的筋膜上，可用锐性解剖使其游离）。

- 将肱二头肌长头近端复位，在近侧切口内使其肌腱和肌腹穿过胸大肌腱上的两个裂口，再使之绕回远侧切口。
- 用不可吸收缝线将近侧肌腱末端缝在远侧肌腱上的裂口内（图 34-25D），同时以丝线将肱二头肌长头与胸大肌腱的接合部缝合。
- 闭合切口，用后侧石膏托固定肘关节于屈曲位。

**术后处理** 术后 3 周拆除石膏，开始进行肌肉功能的重新训练。注意必须循序渐进地使肘关节逐步伸直，这样能保留 90° 以上的主动屈肘功能。2~3 个月后，患肘才可能完全伸直。

## 背阔肌转位术

Hovnanian 介绍了一种恢复主动屈肘功能的方法，即将背阔肌起点和肌腹转位至上肢，并将其起点固定于桡骨粗隆附近。由于背阔肌的神经血管较长且容易游离，故这样转位是可行的（图 34-26A）；另一个类似的手术是将背阔肌的起点固定于鹰嘴以恢复主动伸肘功能。

**手术技术 34-28**

（Hovnanian）

- 患者取侧卧位，患肢在上。皮肤切口起于侧腰部，沿背阔肌外侧缘向上延伸至腋后襞，再沿上肢内侧面向远端走行，最后向外侧止于肘前窝（图 34-26B）。仔细显露背阔肌的背面和外侧面，保留其包膜完整。

- 将下面的肌肉筋膜连接部和上面的肌纤维横断，游离肌肉的起点。逐步将背阔肌与其深面的腹肌和肋腹肌分开。
- 切断起于下 4 根肋骨的 4 个肌齿及少数起于肩胛下角的肌齿。
- 注意保护进入肌肉上 1/3 的神经血管束。为避免损伤背阔肌的供应血管，可结扎其与胸外侧血管的吻合支。找到并轻柔地游离支配背阔肌的胸背神经；其主干长约 15 cm，由腋窝顶沿肌腹深面走行。
- 在上臂前内侧面制备接受转位肌肉的组织床。
- 将转位肌肉仔细地放入组织床内，注意切勿使其神经、血管发生扭转。为防止血管扭结，须切断肋间臂神经和第 3、第 4 肋间神经的外侧皮支；如有必要，可游离所有的筋膜带。
- 将背阔肌向腱膜起点缝在肱二头肌腱和桡骨粗隆周围的骨膜上，而起点的其他部分则与前臂肌肉的鞘膜和腱膜缝合（图 34-26C）。
- 逐层闭合切口，保持屈肘及前臂旋前位，以绷带将上肢固定于胸壁。

**术后处理**　鼓励患者早期进行手指的功能锻炼。术后 3~4 周去除绷带，开始进行主动及被动的肘关节功能锻炼。

### （二）肌肉转位术治疗肱三头肌麻痹

对于上肢的多数姿势来说，重力作用会使肘关节被动伸直，故肱三头肌无力或麻痹通常并不受重视。然而，对于扶拐步行或以手掌支撑体重的活动，例如，从床上移至轮椅上时，则肱三头肌良好则是关键，肱三头肌有功能时可以将肘关节锁定在伸直位，从而使患者能完成上述活动。患者于直立位将手放于头顶的动作也要求肱三头肌必须足够有力，以便克服重力伸直肘关节；前臂的推拉运动亦需要有功能的肱三头肌。而对于其他活动，肘关节的强力屈曲较强力伸直相对来说更重要一些。

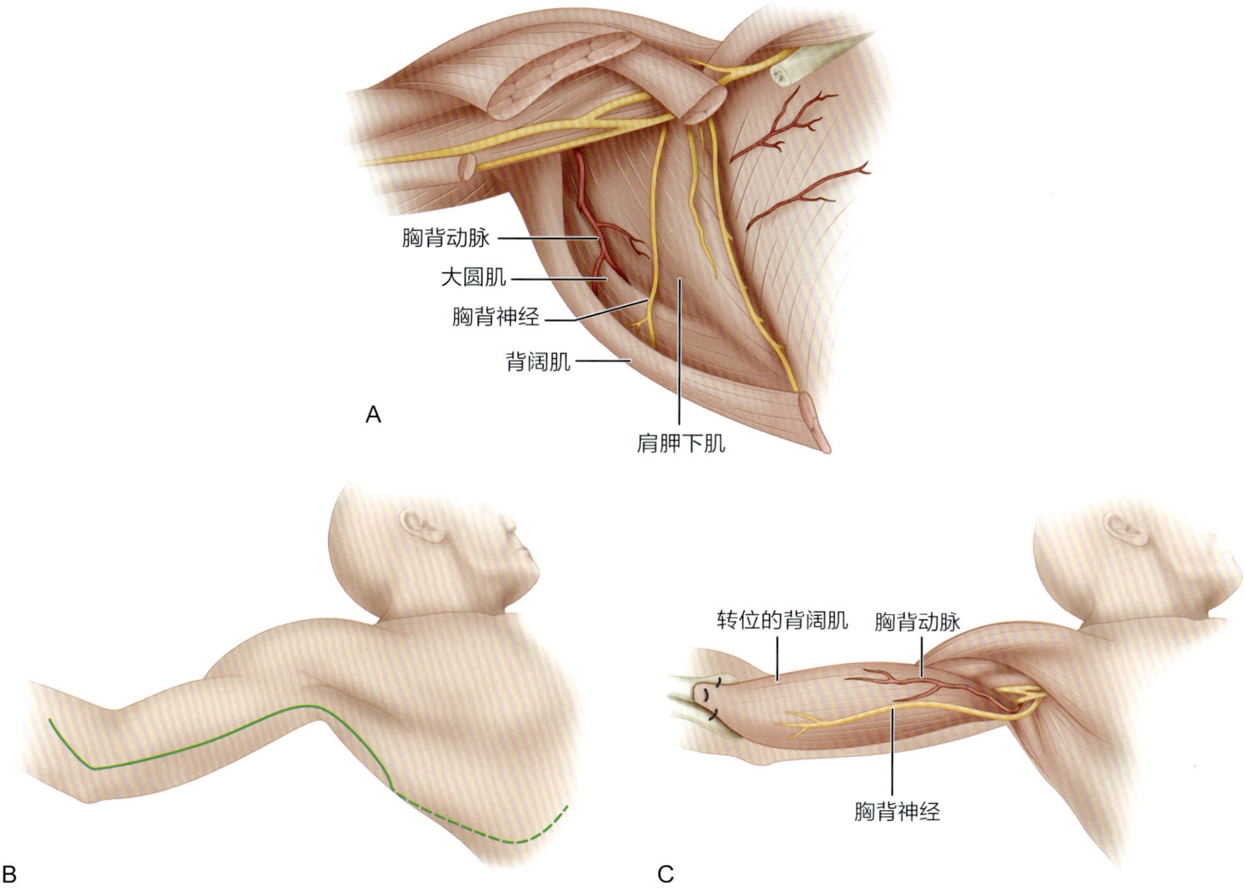


**图34-26**　Hovnanian背阔肌转位术治疗肱二头肌和肱肌麻痹。A.腋窝的正常解剖，注意胸背神经和动脉较长，很容易游离；B.皮肤切口；C.背阔肌的起点和肌腹已被转位于上肢，且起点已与肱二头肌腱和肘关节远侧的其他结构缝合（见手术技术34-28）

**后部三角肌转位术（Moberg 手术）** Moberg 介绍了一种将三角肌后部 1/3 转位至肱三头肌以恢复四肢瘫患者伸肘功能的手术。完全性四肢瘫的患者如果 $C_5$ 或 $C_6$ 节段有功能，则可以有屈肘关节、屈曲外展肩关节的功能，可能还有伸腕功能。如果肱三头肌（$C_7$ 节段）没有功能，则伸肘仅能借助重力来完成，主动伸肘是不可能的。这样的患者要想行走是不现实的。然而，通过加强肌力、增加灵活性、增强功能以及提高上举超过头顶的能力，患者可以梳洗打扮、减轻轮椅对坐骨的压力、获得驾车和使用轮椅的能力以及能使用餐具进食等。

改良的 Moberg 手术以分别向远、近两端做肌腱骨膜瓣来代替取自足部的游离肌腱移植物。沿肌肉最远端的止点，包括一条与肌肉及其止点相连的 1 cm × 3 cm 的骨膜在内，游离三角肌的后部肌腹。接着通过平行的切口，在肱三头肌腱上做一条宽 1.5~2 cm 的腱瓣，如果可能，应如前面那样包括一条与之相连的骨膜条。

对于肌腱骨膜瓣的长度，应保证在上肢内收、肘关节伸直且肱三头肌腱折叠 180° 时，其深面能够相对合。可用一窄条 Dacron 包绕在移植物周围并与小舌及自身缝合，以便加强腱性反折部分。

## 十四、前臂

脊髓灰质炎患者的前臂手术包括矫正畸形肌腱切断术、筋膜切断术和截骨术，以及恢复功能的肌腱转位术。

### 旋前挛缩

前臂畸形所致的功能障碍很少严重到需要手术治疗的程度，但是由旋前肌群和旋后肌群肌力不平衡造成的固定性旋前挛缩却是个例外。当旋前圆肌肌力不足以转位替代已麻痹的旋后肌群时，假如仍有主动屈肘功能，就有指征单独纠正旋前挛缩。然而，当前臂旋后肌群和屈腕肌群仍有功能时，则不仅可以通过纠正旋前挛缩，而且还可通过转位尺侧腕屈肌（见第 72 章）来改善患者的功能。

固定性旋后畸形是由肌力不平衡导致的，通常为旋前肌群和屈指肌群无力而肱二头肌和伸腕肌群有力。此畸形将造成软组织（例如骨间膜）挛缩，骨骼变形，最后可发生尺桡关节脱位。固定性旋后畸形合并肩关节外展无力将明显限制其余均正常的手的功能。对此类畸形建议行肱二头肌腱改道术（Zancolli 手术）和尺桡骨中 1/3 手法折骨术（Blount 手术）。第二种手术建议用于因肌力不足而不能行腱转位术的 12 岁以下患儿。

### 肱二头肌腱改道术治疗前臂旋后畸形

**手术技术 34-29**

（Zancolli）

- 如果术前患者的前臂可完全被动旋前，则省略手术的第一部分。否则，于前臂背面沿桡骨干做纵行皮肤切口（图 34-27A，1）。
- 钝性解剖显露骨间膜，将背侧肌肉牵向桡侧以保护骨间背侧神经（图 34-27B）。
- 贴尺骨将骨间膜全部切开。如果桡尺远侧关节的背侧韧带已挛缩，则将切口向远端延伸并对此关节行关节囊切开术。
- 如有必要，可以找到并保护切口近端的骨间背侧神经，然后松解旋后肌。此时，前臂应能被动完全旋前。
- 做第 2 个皮肤切口，起于肘关节近侧的上肢内侧面，向远端延伸达到关节的屈曲横纹，再向外侧沿横纹横跨关节，而后转向远端跨过桡骨小头前表面（图 34-27A，2）。
- 找到并牵开正中神经和肱动脉。
- 切断肌腱膜并显露肱二头肌腱在桡骨粗隆上的止点。
- 以长“Z”形切断肱二头肌肌腱（图 34-27C）。
- 使肌腱远侧段改道，依次绕过桡骨颈的内、后、外方，这样肌肉拉力就可使前臂旋前（图 34-27D）。
- 将肌腱末端侧 - 侧相对，在保持前臂完全旋前且肘关节可以伸直的张力下将其缝合。
- 如果桡骨头有脱位或半脱位，在可能的情况下应使其复位，并以肱桡关节囊缝合术维持其位置；如果桡骨头不能复位则将其切除，并将肱二头肌腱近侧段转位至肱肌肌腱上。
- 闭合切口，用石膏固定肘关节于屈曲 90° 位、前臂于中度旋前位。

**术后处理** 术后 3 周左右拆除石膏和缝线，开始主动和被动功能锻炼。

## 十五、腕关节和手

麻痹造成的腕关节及手部功能障碍的治疗见第 71 章。

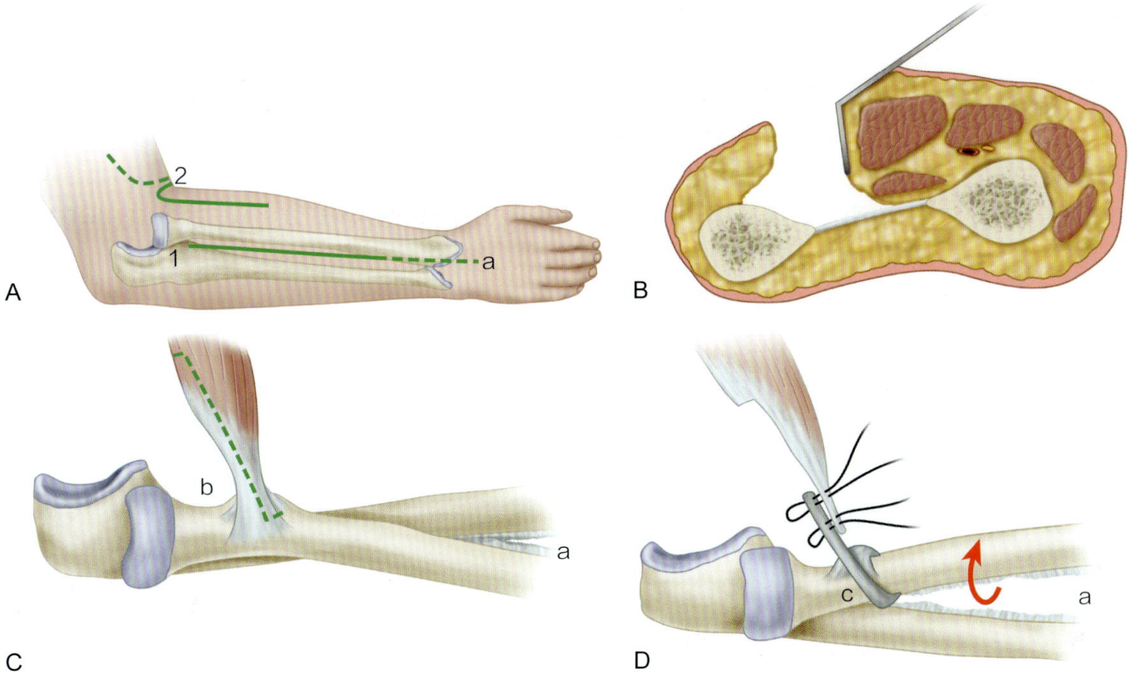


图34-27 Zancolli肱二头肌腱改道术治疗前臂旋后畸形。A. 1.当桡尺远侧关节需要做关节囊切开术时，将背侧皮肤切口向远端延伸至a；2.前侧皮肤切口显露肱二头肌腱和桡骨头；B.将背侧肌肉牵向桡侧以显露骨间膜（见正文）；C.虚线b示拟在肱二头肌腱上所做的“Z”形切口。骨间膜于a处切断；D.在c处，肱二头肌腱被“Z”形切断，远侧段于内侧环绕桡骨颈，远、近段末端缝合在一起。肌腱的拉力将按箭头所示的方向使前臂旋前（见手术技术34-29）

# 第二节 脊髓脊膜膨出

## 一、流行病学

脊髓脊膜膨出是一种复杂的先天性中枢神经系统发育不良。药物、手术以及相关的健康服务等方面的进步，已使得患有先天性中枢神经系统严重缺陷患者的死亡率显著降低。骨科医师面临的挑战是帮助这些患者在解剖和生理限度内获取最大限度的恢复。得益于诸如步态分析、循证医学、多学科护理模式等技术的进步，显著改善了脊髓脊膜膨出患者的治疗。

脊髓脊膜膨出是脊柱裂各种表现形式中最常见的一种。脊髓脊膜膨出是脊柱裂的一种严重形式，包括脑脊膜膨出、脂性脑膜膨出和尾部发育不全综合征。神经管缺陷则是脊髓脊膜突出、无脑畸形、脑膨出的另一个名词。脊髓脊膜膨出是一个包含有脑脊液和神经组织的囊状结构（图 34-28A）。依脊髓及其被膜经椎管缺损处突出部位和严重程度的不同，会导致不同的神经功能缺损。脊膜膨出是指脑脊膜通过未融合的椎弓向外囊性膨出，而脊髓仍位于椎管内。病变部位常位于后部，但少数病例也有从前方及侧方膨出。在这些病例中，神经缺陷并不常见。隐性脊柱裂常指那些脊柱后结构有缺陷的病例，如棘突及部分椎板缺失。该病常见发病部位为 $L_5$ 和 $S_1$ 椎体。成年人该病的发生率约 10%，常为 X 线片上的偶然发现，很少有任何神经症状。

神经系统开始发育时首先形成一个管状结构（神经胚形成），到妊娠的 26~28 d，通过颅神经孔和尾神经孔的闭合来完成导管的闭合。脊髓脊膜膨出和无脑畸形的发生是因为这个阶段神经管闭合的异常。像脑脊膜膨出、脂性脑膜膨出和脊髓纵裂的发生是由于妊娠 28~48 d 成管阶段的异常，被称为神经胚形成后缺陷。

脊髓脊膜膨出是由硬脊膜和蛛网膜经椎板缺损突出而形成的。脊髓和脊神经根经过缺损的椎弓处被带入囊袋基底（图 34-28B、C）。本病可发生于脊柱的任何节段，但最常见的部位还是下胸椎和腰骶段。在脊髓脊膜突出部位的皮肤也常缺失。神经组织被一层薄薄的蛛网膜覆盖，一旦破裂，常出现溃疡样的表面。神经基板上表浅面代表神经管的向内反折，而腹侧面则代表闭合神经管的外部。由于这些病理解剖，神经根常从神经基板腹侧发出。椎弓根常向外翻，在冠状面上呈水平位。椎板发育不良和外翻，椎旁肌肉由于椎弓根而外翻，并位于前

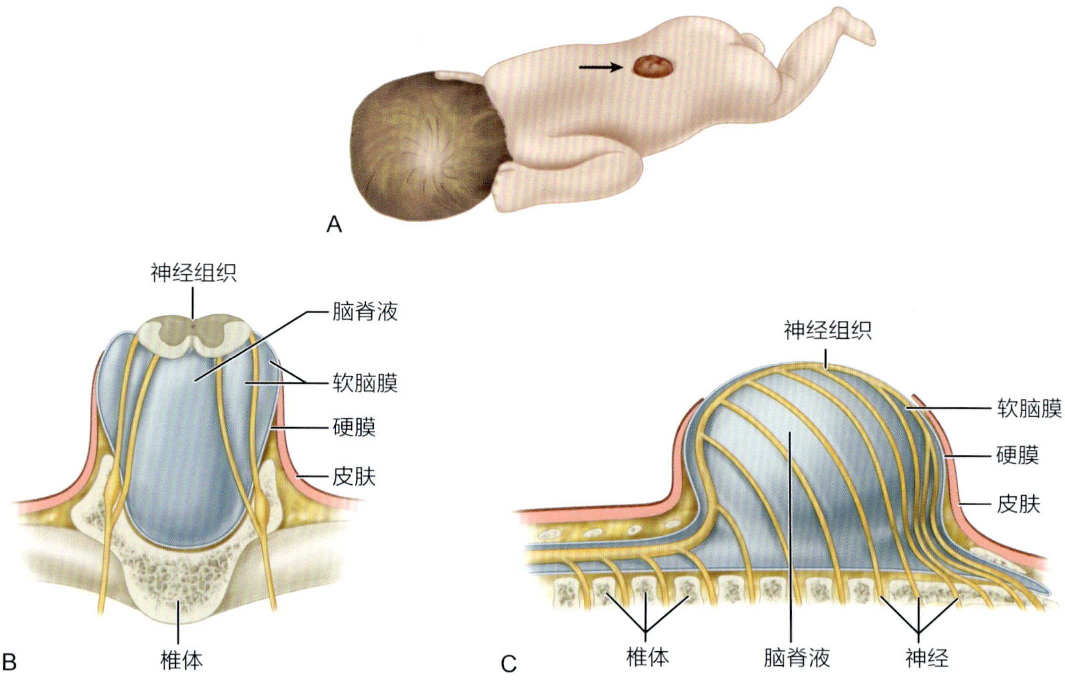


**图 34-28** A. 患有脊髓脊膜膨出的新生儿；B、C. 病变可以很小（B），也可以很大（C）

方。这些肌肉将作为屈肌，而不是正常的伸肌，因为其位于脊柱前方。

在美国，新生儿脊髓脊膜膨出的发病率为1.1‰~2.5‰。患神经管缺陷的婴幼儿正在减少，这可能与较好的产前筛查、怀孕前和怀孕后补充叶酸有关；估计有 23% 的脊髓脊膜膨出胎儿被终止妊娠。怀孕后 16~18 周时，检查产妇血清 α-胎儿球蛋白水平升高，75%~80% 的患病胎儿可被发现。如果孕妇血清 α-胎儿球蛋白水平升高，需要进行超声、MRI 以及羊水穿刺检查 α-胎儿球蛋白水平和乙酰胆碱酯酶等检查，以进一步证实患神经管缺陷的可能性。超声是检查神经管缺陷存在与否及其部位的敏感而有效的检查方法。如果在超声检查时发现异常，推荐进行羊水穿刺检查 α-胎儿球蛋白水平和乙酰胆碱酯酶。通过这些筛查，患无脑畸形胎儿分娩从 100% 降到 80%，患脊髓脊膜膨出胎儿分娩从 80% 降到 60%。其他的研究结果表明，当孕妇服用足量叶酸时，儿童神经管缺陷的风险可降低60%~100%。美国食品药品监督管理局（FDA）目前建议所有育龄妇女在妊娠前或妊娠早期均服用0.4 mg 叶酸。疾病控制与预防中心（CDC）则建议高危妇女（例如曾生育过患本病婴儿的妇女，或其一级亲属中有神经管缺陷性疾病的妇女）每日接受4 mg 叶酸。

遗传因素似乎在脊髓脊膜的发病上扮演一定的角色。患神经管缺陷，包括脊髓脊膜膨出的患儿，其同胞发病率增加。同胞重现率 2%~7%。同时，双胞胎的发病率高于单胎。对于一对有一个脊髓脊膜膨出孩子的夫妇，随后的孩子中枢神经系统受影响出现主要畸形的机会大约为 1/14。已知有超过 100 个基因能够影响神经胚的形成，并且它们在群体中出现的频率较低，因此要想精确地测出其分子缺陷仍然十分困难。

## 二、伴随病变

因为医疗水平的提高，脊髓脊膜膨出的自然史在过去几十年中已经发生了变化。脊髓脊膜膨出患者常死于尿道感染、肾衰竭、脑膜炎、脓毒血症等。早期行神经外科手术和泌尿外科手术，多数患脊髓脊膜膨出的儿童将可以活到成年，65% 可有正常的智力。过去认为本病是非进展性的，但近来的研究显示，本病在神经病学方面存在进行性加重，表现为麻痹平面增高和上肢功能减退。脑积水及伴发的脊髓空洞症、Arnold-Chiari 畸形和脊髓栓系综合征均与进行性神经病学加重有关。

### （一）脑积水

脑积水是脑脊液过多后出现脑室扩张。在神经管缺陷闭合前，心室通过持续地与中央管流通，减轻脑室的压力。脊髓脊膜膨出患者伴有脑积水时，80%~90% 须做脑脊液分流。Chakarborty 等提出了新的治疗方案，旨在降低脊髓脊膜膨出患者分流管安放率。通过这些方案，脊髓脊膜膨出婴儿分流率降低到 60%。

脑积水的发生率与神经管缺陷的平面有关。病变部位位于胸椎和上腰椎时，其发生率高于病变部位位于下腰椎或骶椎患者。早期治疗脑积水，可降低患者早期死亡率，更重要的是，可改善患儿长期的智力发育。如果脑积水得不到及时治疗，增加的脑脊液可导致脑萎缩、脊髓水肿或脊髓空洞症。与需要做脑脊液分流的患儿相比，那些不需要行脑脊液分流的儿童在上肢功能和躯体平衡能力方面预后较好。分流失败的表现包括急性脑积水的征象，如恶心、呕吐和严重的头痛。对于年龄较大的儿童，分流失败的诊断可能更加困难，可能伴有应激性增加、感性运动功能减退、注意力集中时间短、间断性头痛、脊柱侧弯增加和麻痹平面上升等表现。

### （二）脊髓空洞症

扩大的脊髓中央管中有液体积聚即为脊髓空洞症，通常由脑积水造成或由脑脊液循环动力异常所致。对于脊髓脊膜膨出的患者，脊髓空洞症能导致 3 个问题：①下肢麻痹平面上升，而且常伴有下肢痉挛加重；②脊柱侧弯进行性加重；③手和上肢力量减弱。这一病变可通过磁共振做出诊断，早期治疗可以使神经功能缺失和脊柱侧弯发生某些逆转。

### （三）Arnold-Chiari 畸形

Arnold-Chiari 畸形（小脑后叶尾侧移位）是脊髓脊膜膨出患者的常见病变。其中以Ⅱ型最为常见，特征为延髓经枕骨大孔突入颈椎管。此畸形造成下位脑神经功能不全，导致声带无力或麻痹及进食、哭叫和呼吸困难。有时症状为偶发性的，使诊断非常困难。儿童患者的症状可能包括眼球震颤、喘鸣、吞咽困难和咳嗽反射受抑制，也可存在上肢痉挛性麻痹。通过脑室腹膜分流控制脑水肿通常可缓解脑干症状，而对畸形本身行外科减压常不是必须的。若分流术后脑干压迫症状未能缓解，则须行颅后窝和上颈椎减压术。

### （四）脊髓栓系

磁共振（MRI）显示多数脊髓脊膜膨出患儿有脊髓栓系的征象，但仅有约 20%~30% 的患儿有临床表现。临床表现各种各样，其中最常见的包括：①运动功能障碍；②下肢出现痉挛，主要是内侧腘绳肌、踝关节背屈肌和外翻肌；③没有先天性椎体异常的患儿在 6 岁以前出现脊柱侧弯；④年龄较大的儿童出现背痛及腰椎前凸加重；⑤泌尿功能改变。胫后神经体感诱发电位恶化用于记录下肢功能恶化和存在明显的临床上脊髓栓系。对任何怀疑有脊髓栓系综合征的儿童应行 MRI 检查。因皮肤结构在最初闭合时被牵连，并发脊髓栓系时常可看见皮肤囊。如果有临床表现，则可行外科治疗，以防止运动功能进一步减退并延缓痉挛和脊柱侧弯的进展。通过手术松解栓系的脊髓很少能使失去的功能完全恢复，故早期诊断和治疗十分重要。

### （五）其他脊柱异常

脊椎骨异常，如分节不全、椎体发育不良可导致先天性脊柱侧弯、脊柱后凸、脊柱侧后凸。治疗其他脊柱异常时，医师要注意双脊髓或脊髓纵裂。脊髓纵裂可导致神经功能进行性丧失。

### （六）泌尿功能障碍

几乎所有脊髓脊膜膨出患者都有一定形式的膀胱功能障碍，且多数为膀胱麻痹。在没有现代泌尿科治疗方法之前，脊髓脊膜膨出患者最常见的迟发死亡原因是源于尿道感染的慢性肾衰竭和脓毒血症。泌尿科治疗的目标是在合适的年龄时可获得适当的节制、保护上尿路防止肾衰竭、防止尿路感染。治疗的主要方法就是间断清洁插管防止肾积水形成、维持膀胱的顺应性和容积。预防性应用抗生素和抗胆碱能药物对减少感染和膀胱输尿管反流可能是有益的。筛查包括每 6~12 个月就做排尿膀胱内压图和肾超声检查。对于内科治疗不成功的患者，外科选择包括膀胱造口术，膀胱下腹壁改道便于导尿，回肠膀胱扩大术增加膀胱容量和减小膀胱压力。骨科医师必须明白对一个需要插管导尿和可能需要行尿路改道手术的患者施行骨科手术的效果。

### （七）肠功能紊乱

大多数脊髓脊膜膨出的患者有肠和肛门神经支配导致的运动障碍、括约肌控制能力差，经常大便失禁。因为肠道蠕动减少引起便秘、粪便嵌塞，这样能引起腹内压增高，导致脑室腹腔分流障碍。口服泻药、栓剂或灌肠可用于控制和避免粪便嵌塞，促进正常排便。如果这些都不成功，马隆顺行灌肠

（MACE）法是一种选择：阑尾、盲肠用于造口冲洗结肠。在一项对马隆顺行灌肠（MACE）法的评估研究中，108 例脊髓脊膜膨出的患者约 85% 得到控制。

### （八）乳胶过敏

脊髓脊膜膨出患儿有乳胶过敏的报道，其发生率为 3.8%~38%。这种过敏是 1 型由 IgE 介导的对乳胶产品残留的单体蛋白过敏。Tosi 等报道乳胶过敏的血清测量发生率为 38%，而临床上的发生率为 10%。详细的病史有助于发现对乳胶有过敏的个体。建议所有脊髓脊膜膨出患者在手术中必须与乳胶制品隔离，包括乳胶手套和含有乳胶的设备（导管、胶黏剂、止血带和麻醉仪器）（框 34-1）。在实施医疗操作之前，高危或已知对其有过敏反应的患者可以用皮质类固醇和（或）抗组胺药进行预防性治疗。

**框 34-1**

**确保门诊接待或手术步骤的乳胶安全**

接待 / 手术前

- 评估检查室或手术间是否有乳胶产品。
- 寻找并在术中使用合适的非乳胶替代品，或对产品进行修饰以安全用于乳胶过敏者。在对乳胶敏感的患者进行手术准备时，一定要包含适当的不含乳胶的复苏设备。
- 将对乳胶敏感的患者安排在当天的第一台手术，这将减少在其他手术中造成乳胶医用外科手套沾染的风险。
- 告知所有工作人员患者的过敏情况和必须采取的预防措施。
- 将被用作“无乳胶房间”的房间贴上标签。
- 在患者的病历上注明他或她的乳胶过敏信息。
- 在不涉及乳胶的情况下对设备进行消毒。

接待 / 手术中

- 术前仔细评估患者，注意是否有皮疹，记录肺部检查结果和血压。
- 在患者身上仅使用非乳胶产品（如蓬松发帽、口罩）
- 在手术过程中密切监测患者的呼吸功能、血压或新的皮肤改变。

引自：Accetta D, Kelly KH: Recognition and management of the latex-allergic patient in the ambulatory plastic surgical suite, Anesth Surg J 31: 560, 2011

### （九）其他医疗问题

根据累及的严重程度，脊髓脊膜膨出患儿有患抑郁症、认知功能障碍和学习障碍的风险。对于脊髓脊膜膨出患儿来说，肥胖在生理和功能上亦是一个问题，特别是那些不能行走的孩子，他们很难消耗体内的热量。增长的体重对本身就已虚弱的肌肉带来更大的压力，体重的微小变化可能对行走带来巨大影响。不能行走的肥胖儿童很难减轻体重并重获行走能力。

## 三、分类

最常用的脊髓脊膜膨出分类方法是根据病变平面（图 34-29）而定的。但是这种分类系统中也存在一些问题，包括对幼儿实施个别肌肉测试、分类系统差异及解剖异常导致受累神经平面的不同。并非所有患者的表现均这么典型，有些患者下肢症状可能并不对称，有的患者受累下肢可能松弛，而有的可能痉挛。

尽管有这些局限性的存在，脊髓脊膜膨出仍可以分为 4 段：胸椎段、上腰椎段、下腰椎段、骶椎段。这种分类方法有助于预测患者的疾病自然发展过程以及可能出现并需要介入治疗的畸形。根据受累平面和相应的肌肉功能，患者可以分为 4 类。胸椎段受累的患者不能进行自主屈曲髋关节和控制下肢肌肉。上腰椎段病变的患者可以进行不同程度的屈伸髋关节（$L_{1\sim2}$）及股四头肌（$L_3$）。下腰椎段病变的患者可以对抗重力自主屈曲膝关节（腘绳肌代偿）、胫前肌舒张（$L_4$）以及拇长伸肌舒张（$L_5$）。骶椎段病变的患者腓骨肌及足内附肌无力，但其趾屈肌、髋关节伸展肌及外展肌可以进行一定程度的屈伸。

因为可以通过感觉反馈与大脑沟通的肌肉功能是正常的，而不能正常沟通的肌肉则会变得迟缓或痉挛且仅能通过反射去行使功能，所以一般认为感觉水平可以更好地定位患者的瘫痪程度。不同的观察者可能会得到相同的感觉水平分级。

Swaroop 和 Dias 描述的功能分类对确定一个孩子的行走和支撑的预后是有益的。根据损伤平面和伴随的功能和行动能力，将患者分为 4 组（表 34-1）。

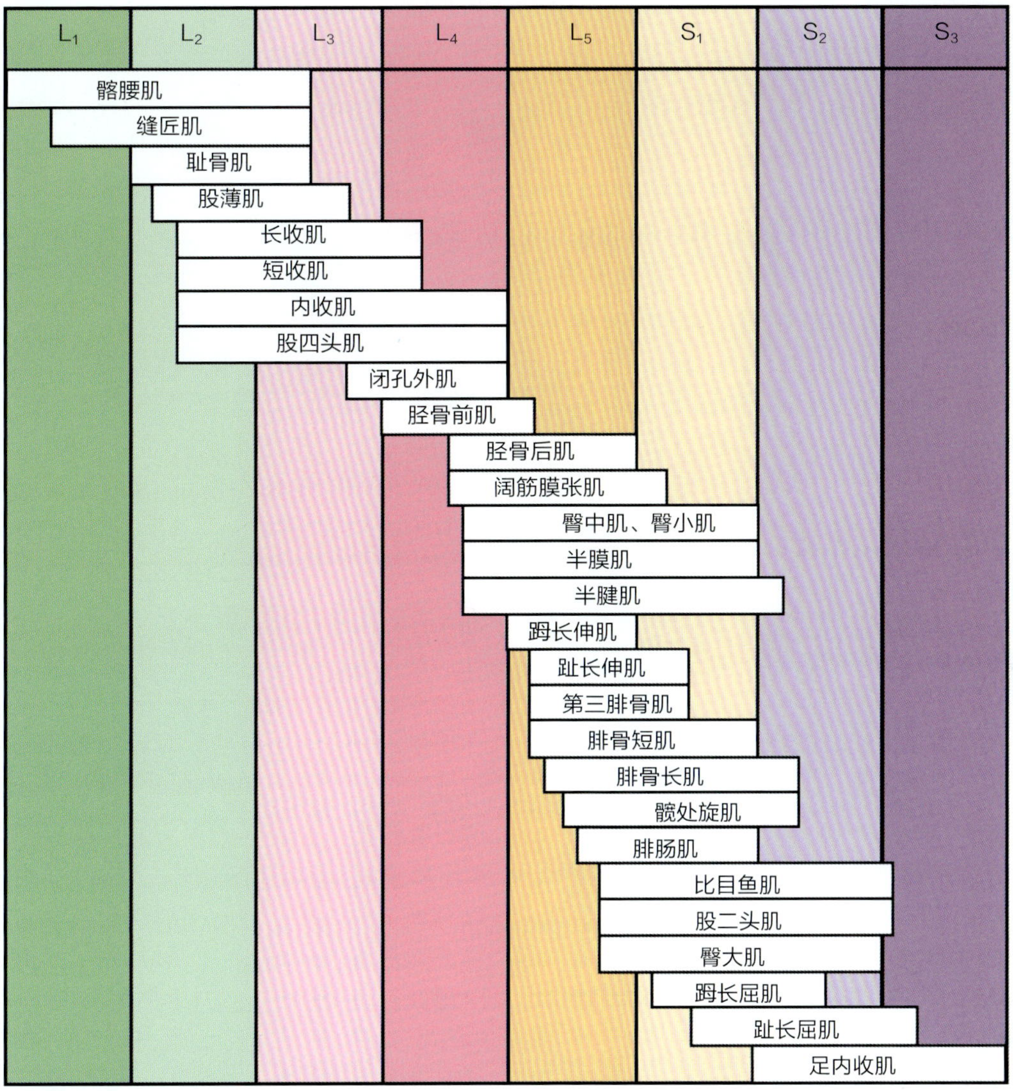


**图 34-29** 下肢肌肉的节段性神经支配

**表 34-1**

**脊髓脊膜膨出功能分级**

| 组别 | 损伤神经平面 | 发生率（%） | 功能状况 | 行走能力 | 活动功能评分 |
|---|---|---|---|---|---|
| 胸椎 / 高位腰椎 | $L_3$ 或以上 | 30 | 股四头肌无功能（≤ 2 级） | 儿童期需要固定于骨盆平面行走（截瘫支具 RGO，髋膝踝足支具 HKAFO）；70%~99% 成年期需要轮椅活动 | 1,1,1 |
| 低位腰椎 | $L_{3\sim5}$ | 30 | 股四头肌、内侧腘绳肌≥ 3 级；臀中肌、臀大肌、腓肠肌 – 比目鱼肌无功能活动（≤ 2 级） | 需要踝足支具 AFOs 和拐杖行走；80%~95% 成年期坚持社区活动 | 3,3,1 |
| 高位骶椎 | $S_{1\sim3}$ | 30 | 股四头肌、臀中肌≥ 3 级；腓肠肌 – 比目鱼肌无功能活动（≤ 2 级） | 需要踝足支具 AFOs 行走；94%~100% 成年期坚持社区活动 | 6,6,6 |
| 低位骶椎 | $S_{3\sim5}$ | 5~10 | 股四头肌、臀中肌、腓肠肌 – 比目鱼肌≥ 3 级 | 不需要支具和帮助行走；94%~100% 成年期坚持社区活动 | 6,6,6 |

引自：Swaroop VT, Dias L: Myelomeningocele. In Weinstein SL, Flynn JM, editors: Lovell and Winter's Pediatric Orthopaedics, ed 7, Philadelphia, 2014, Wolters Kluwer. AFO, Ankle-foot orthosis; HKAFO, hip-knee-ankle-foot orthosis; RGO, reciprocal gait orthosis.

功能性活动评分（FMS）也被用于评估神经肌肉疾病患儿的功能。这种衡量方法简单快捷，通过3个不同的活动距离［家（5 m）、学校（50 m）、社区（500 m）］评估孩子的活动力，分成1~6等级（1＝轮椅，2＝助步车，3＝双拐，4＝单拐，5＝平面上独立行走，6＝完全独立）。另外，FMS还可以系统地比较不同神经肌肉疾病患儿的行为能力。事实上，这比孤立的运动或感觉测试更能衡量孩子的功能。

Hoffer等也描述了脊髓脊膜膨出患者的5种功能性分类：正常门诊、社区门诊、家庭门诊、治疗门诊和轮椅门诊。

## 四、骨科评价

对脊髓脊膜膨出患儿的骨科评价应包括如下内容。

**1. 系列的感觉和运动功能检查** 用于确定神经功能的平面，但4岁以前不太可能确定出绝对的神经平面。

**2. 坐位平衡能力** 可作为评价中枢神经系统功能的指标。如果坐时需要用一只或两只手支撑，则行走的可能性显著减小。

**3. 上肢功能** 评估使用辅助器械的能力，包括握力减弱和鱼际肌萎缩（脊髓积水的征象）。

**4. 脊柱的弧度** 应每年摄X线片进行检查，以便确定脊柱侧弯和（或）脊柱后凸的进展情况及腰椎前凸的程度。

**5. 髋关节** 髋关节的活动范围、稳定性和挛缩以及骨盆倾斜的情况。

**6. 膝关节** 膝关节力线、活动范围、挛缩及痉挛情况。

**7. 旋转** 包括胫骨内、外旋和股骨的前、后倾。

**8. 踝关节** 关节活动度，外翻畸形。

**9. 足部** 足部畸形，皮肤破裂。

**10. 活动和支具疗法** 活动需要保持稳定；支具安装正确，状态良好。

**11. 其他** 抑郁、肥胖、在校表现。

## 五、步态评估

得益于技术上的进步和步态分析的应用，脊髓脊膜膨出患者的能量消耗及步态功能等相关的有用信息都可被人们获知。大多数脊髓脊膜膨出患者，尤其是病情严重的患者，多有多平面的三维畸形。单纯的临床检查很难对其进行评估。步态分析允许在患者离床活动期间对其进行实时评估，这在诊断以及治疗策略的制订上很有帮助。步态分析表明臀部外展肌强度是行走能力最重要的决定因素之一；骨盆倾斜与行走期间耗氧量密切相关，而前者由臀部外展肌强度决定；患儿倾向于自我选择速度和力度来保持一个舒服的用力水平。同静态检查相比，步态研究显示脊髓脊膜膨出患者动态膝弯曲度增强。低腰椎水平病变患者的行走速度为正常的60%，高骶骨水平病变的患者行走速度约为正常的70%。

## 六、骨科治疗原则

应在儿童时期根据成年后所需的功能专门制订骨科治疗方案。脊髓脊膜膨出患者骨科治疗的目的是获得一个所患部位尽可能接近于正常的生理条件，而行走并不是每一位患者的治疗目标。因为即使经过最好的内、外科治疗，仍有约40%的患儿在成年后不能行走。神经节段水平是步行能力和躯体功能的基本决定因素。一般认为，影响脊髓脊膜膨出患儿行走能力的其他因素所起的作用不甚明显。这些因素包括认知能力、物理治疗、对父母的依从性、马蹄内翻足畸形、脊柱侧弯、年龄的增长、背痛和缺乏积极性。通常，骨科治疗的目的是通过支具或轮椅使患者获得稳定的姿势。手术则可能导致长期性的残疾，从而给患者造成更大的损害而非带来帮助。在实施积极的骨科手术之前，应对患者的预期寿命做出估计。仅有30%的患者可以独立生活，仅有30%的成年患者可以参加全日和非全日工作。几乎所有的$L_2$或更高节段脊髓病变的患者都必须坐轮椅，超过2/3的低节段（$L_{3\sim5}$）脊髓病变患者在部分时间内须坐轮椅。

多数患儿在4~6岁其行走能力达到最高水平。如果脊髓脊膜膨出患儿在6岁左右仍不能独立站立，就不太可能行走了。行走的先决条件包括脊柱在骨盆上方保持平衡、没有髋和膝关节挛缩（或仅有轻度挛缩）、双足柔软、跖行并可供支撑，重心位于其上。臀部和膝盖的伸展姿势可以被腿和手臂肌肉的最小支撑所支持，而屈曲姿势往往呈现出一种倒下的姿态（图34-30）。至少80%患儿的上肢功能有一定的损害；仅有约50%的成年患者可进行耗

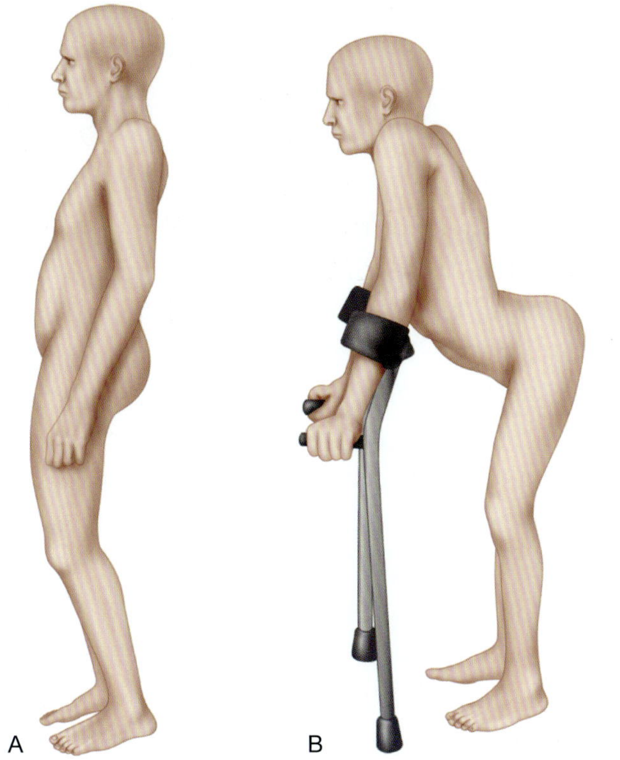


图 34-30 A. 髋、膝外展位，双足踯行的姿势；不戴支具时采用的姿势；B. 髋关节的屈曲姿势加大了腰椎前凸，患者双臂用来支撑体重，失去了其他更有价值的功能

能低且支撑最少的有效步行。如果患儿的股四头肌和内侧腘绳肌有功能、坐位平衡良好且上肢具有功能，应尽一切努力使之能够行走。

### (一)非手术治疗

几乎所有脊髓脊膜膨出患儿（除了那些低位骶骨水平病变的患者）都需要佩戴矫正器。矫正治疗旨在维持运动，预防畸形，协助行走（或）移动，保护无知觉的皮肤。根据运动缺陷和躯体平衡程度不同使用不同的支架和夹板，骨科手术医师、矫形师和内科医师团队应对每个患儿做出仔细的评价。12~18 个月的患儿可使用 A 型支架来站立，2 岁以上的患儿使用并足矫形器来支撑脊柱，使患儿能在拐杖或助行器的协助下摇摆行走。踝足矫形支具（AFO）可用于下腰段或骶段病变且股四头肌功能良好的患儿。AFO 应有足够的刚度以使踝和足能获得稳定并使踝关节保持 90°。膝踝足矫形支具（KAFO）可用于腰段病变并且股四头肌肌力较弱的患儿，以防止在步态的站立相出现膝关节的异常外翻。高节段病变的患儿常有过度的骨盆前倾和腰椎前凸，需要用骨盆带，即可以用传统的髋膝踝足矫形支具（HKAFO），也可以用交互步态矫形支具。交互步态矫形支具也可用于上腰段病变的患者，有助于患者保持直立和帮助患者尝试步行。这种支具是在 2 岁左右开始使用，通过将髋关节屈曲，同时与对侧髋关节的动力耦合，提供了一种往复行走的能力。若要使交互步态矫形支具有效，患者应上肢力量良好、躯体平衡且髋关节能主动屈曲。佩戴交互步态矫形器和传统 HKAFO 对患儿来说消耗的能量相似；然而，佩戴 HKAFO 的患儿步速更快。如果患儿上身力量得到提高，可安全使用拐杖，那么就可以逐渐从使用交互步态矫形器过渡到 HKAFO。

对于那些使用现有支架效果不佳的患者，像碳化纤维这样的新型材料也许是一种选择。与标准材料相比，碳化纤维踝足矫形器除了能够增加踝关节屈曲运动、有用功和步长外，亦利于体能恢复。

### (二)手术治疗

导致脊髓脊膜膨出患儿骨科畸形的原因如下：①神经系统异常造成的肌力不平衡；②习惯性姿势；③伴随的先天性畸形。外科矫正适用于上述情况。多数手术是在患者 15 岁以前施行的。如有手术的指征，畸形应被完全和永久地矫正。

骨科治疗的几条原则：

1. 应在一次麻醉下施行多个手术。
2. 尽量减少石膏固定，尤其在静卧期间，以避免发生骨骼脱钙和继发性骨折。
3. 骨科治疗计划必须与全部治疗计划相结合。
4. 必须时刻牢记：有感觉缺失，有较大的病理性骨折的可能性，有较高的泌尿系感染的危险。
5. 必须把在专门机构治疗的时间减至最少。
6. 必须使在时间、精力、经济以及与患儿分离方面要求家庭所做出的牺牲减至最小。

## 七、足

约 75% 的脊髓脊膜膨出患儿有严重限制功能的足部畸形。这些畸形可表现为多种形式，包括先天性马蹄内翻足（clubfoot）、获得性马蹄内翻畸形、内翻畸形、跖骨内收畸形、马蹄畸形、马蹄外翻畸形、垂直距骨、跟行畸形、跟骨外翻畸形、跟骨内翻畸形、跟骨高弓畸形、高弓畸形、高弓内翻畸形、外旋畸形、扁平外翻足和足趾畸形。

骨科治疗足部畸形的目的是要使足跖行、无痛、有运动功能且可支持体重。去除运动肌的肌力平衡手术较肌腱转位手术更可靠。通常肌腱切断比肌腱延长或转移更可靠，骨性畸形应通过适当的、能保存关节功能的截骨术加以矫正，如有可能应尽量避免实施关节融合术。因为足底没有感觉，常出现神经问题如关节破坏、压疮等。

为防止压疮或骨折等并发症，手法和石膏使用应慎重。如果需要矫正畸形以改善功能，大多数足部畸形最终需要矫形。因致畸神经力学因素的存在，外科矫形后仍有较高的畸形再发生率。

### （一）马蹄内翻足

先天性马蹄内翻足是一种获得性畸形，可用支具或夹板加以预防。如果患者对运动功能有依赖，可施行跟腱延长、跟腱切开和跟腱切除术。上腰段或胸段脊髓脊膜膨出患者此类畸形更常见。较轻微的畸形，跟腱垂直切口切除 2 cm 长就足够了。另外一种方法就是经皮跟腱延长。通常，拇长屈肌需要松解，防止拇趾持续屈曲畸形，导致压疮。对于更为严重的病例，常需要行根治性后方松解，包括导致马蹄足的跟腱切除、踝关节和距下关节的关节囊广泛松解。在很少情况下，对于有症状的畸形，需要行截骨术或距骨切除术。

### （二）畸形足

脊髓脊膜膨出患儿出生时，畸形足发生率为 30%~50%。脊髓脊膜膨出患者的畸形足常常较为僵硬，与先天性多关节挛缩相似，而与特发性畸形足明显不同。其特征为非常僵硬、旋后 - 内翻畸形、跟骨与距骨旋转对位、跟骰关节和距舟关节半脱位、常为弓形畸形的组成部分。胫骨内扭转畸形也较常见。随着 Ponseti 畸形足石膏技术的不断使用，脊髓脊膜膨出患儿多采用此法治疗。一些患者可以成功用这种技术得到治疗，但其并发症以及复发率要比原发马蹄内翻足患者高得多。有报道称在采用这种疗法的脊髓脊膜膨出患儿中，可有高达 68% 的复发率以及 33% 的外科广泛松解率。在 24 名婴儿（48 英尺）中，只有 5 名婴儿（10%）没有表现出改善。尽管手术足以矫正，但畸形再发生率非常高。

手术应当在 10~12 个月施行。推荐通过 Cincinnati 切口（见第 29 章）进行后外侧松解。如果马蹄足畸形明显，可以采取多种技术来保护后部软组织及切口破裂，包括使用后内侧切口（Carroll）、改良 Cincinnati 切口——包括周围皮肤彻底松解（Noonan 等）以及改良的 V-Y 塑形术（Lubicky 和 Altiok）（图 34-31）。防止切口张力过大，可在术后将足制动于非矫正位置，直到伤口愈合。2 周后，当伤口愈合，可更换石膏，可将足安全地置于矫正位置。

肌腱切断术代替肌腱延长术可降低在生长过程中的再发生率。如果胫前肌腱仍具有活力，单纯肌腱切断术即可防止旋后畸形。对于年龄稍大的儿童，如果足的内外柱不平衡，单纯软组织松解手术不足以矫正畸形。需要施行骰骨闭合截骨术（见第 29 章）、末端距骨侧方切除术（Lichtblau 手术，见第 29 章）或跟骰关节融合术（Dillwyn-Evans 手术，图 34-2）以缩短侧柱。距骨摘除术（见第 29 章）是针对大龄患儿非常僵硬的严重畸形足的补救措施。该手术中，距骨需要完全切除，因为如果残留任何骨碎块，均可能因其生长而再出现畸形。距骨切除后须切除跟腱，防止进一步的马蹄足畸形。距骨切除术可以矫正后足畸形，但任何内收畸形都须通过同一切口缩短侧柱进行矫正。严重的前足畸形需要跗骨和跖骨截骨术（见第 29 章）。

## V-O 手术

Verebelyi 和 Ogston 介绍一种矫正脊髓脊膜膨出患者残留畸形足的去骨松质截骨方法。该方法包括尽可能多地切除距骨和骰骨的骨松质。该方法使这两块骨头变成空壳，有更多的空间用于矫形。因距骨和骰骨塌陷，可矫正残留畸形，可将足向跟骨挤压和外翻。在所有被选定的患者中，相比于距骨切除术，此方法或许更利于严重马蹄内翻足的矫正。

**手术技术 34-30**

- 在足背外侧做一斜切口，显露骰骨和距骨。
- 在向后牵开趾短伸肌时，向跖侧牵开腓肌腱和腓肠神经并保护好。
- 用 1/4 英寸的骨刀在骰骨上凿一方形骨窗，并用刮匀切除所有骨松质。
- 沿距骨长轴用骨刀在距骨上凿一长方形骨窗，并刮除距骨体、颈和头部的骨松质。
- 用术中 X 线透视证实所有骨松质被切除，尤其是距骨的后部分。
- 通过骰骨和距骨的空壳塌陷完成矫形。如果矫正不满意，侧方楔形切除骰骨或距骨颈。
- 如有必要，可施行经皮跟腱延长。
- 常规闭合伤口，使用短腿石膏固定，并开窗防止肿胀。

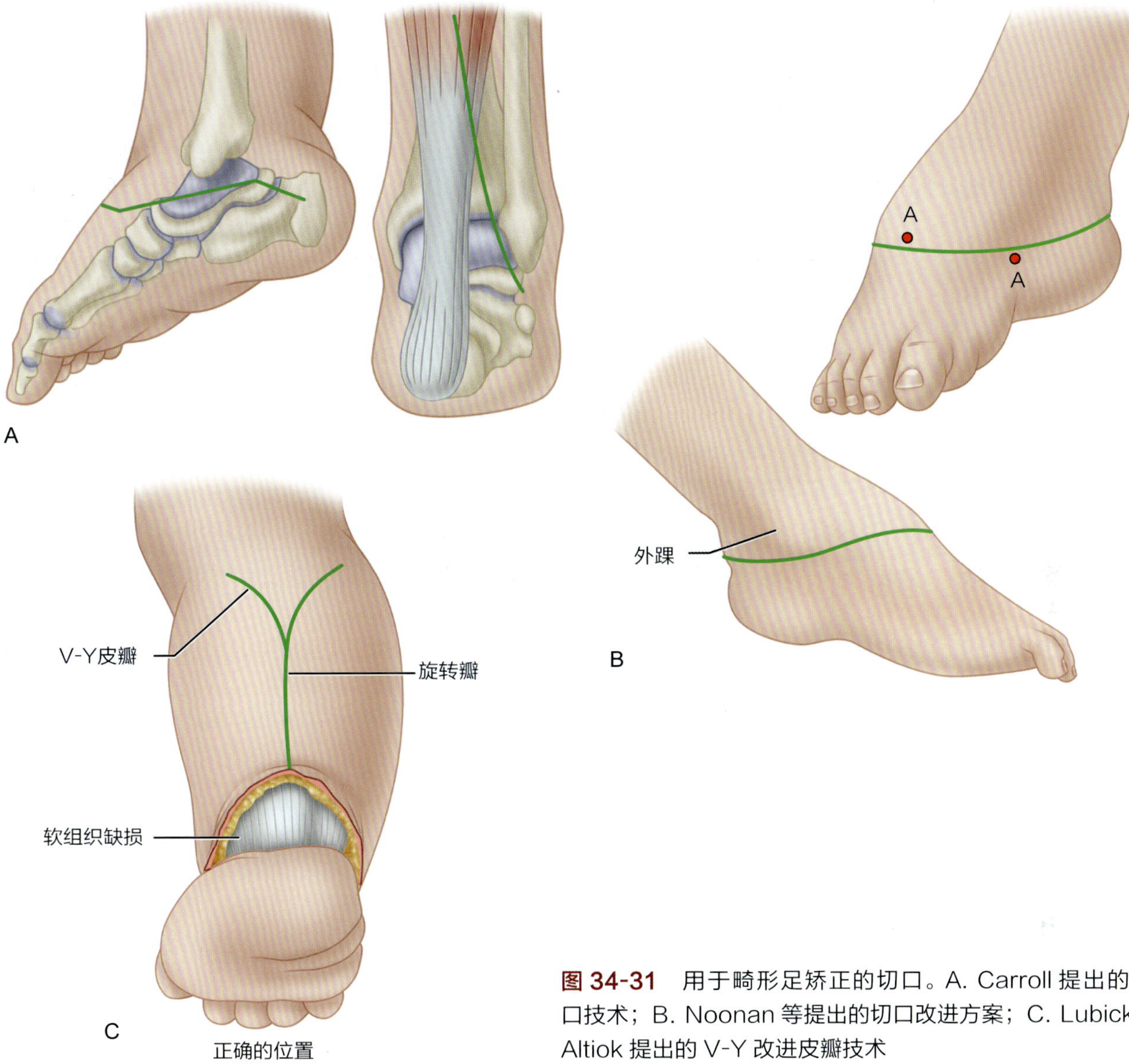


**图 34-31** 用于畸形足矫正的切口。A. Carroll 提出的双切口技术；B. Noonan 等提出的切口改进方案；C. Lubicky 和 Altiok 提出的 V-Y 改进皮瓣技术

**术后处理** 当肿胀消退后，石膏需要重新包扎，第 1 次调整在第 10 天，然后将足维持在中立位或稍微过度矫正的位置。术后 4 周，进行第 2 次石膏调整，在足轻微过度矫正的位置塑形用于定做强直性的支具。第 6 周后，去除石膏，继续佩戴支具直到骨成熟。

## （三）内翻畸形

单独的后足内翻畸形极少见；通常伴有前足内收畸形、高弓畸形或旋后畸形。应仔细检查内翻肌群和外翻肌群间的肌力不平衡。对于孤立的僵硬性后足内翻畸形可行楔形截骨术。在去除外侧楔形骨块（图 34-32）后，如有可能，应将跟骨外移以增加矫正度数。

## （四）高弓内翻畸形

高弓内翻畸形主要发生于骶段病变的患儿。高弓畸形是原发畸形，由此导致了后足内翻畸形。Coleman 试验（见第 35 章）可帮助确定内翻畸形的僵硬度。对于柔软的畸形可行根治性足底松解术（见第 35 章）来矫正高弓畸形，而无须行后足骨骼手术。如果畸形是僵硬的，不论在实施足底松解术的同时是否行中跗关节截骨术，都有指征行跖骨楔形截骨术（见第 87 章）。在行骨性手术之前或同时，必须纠正所有的肌力不平衡。三关节融合术（见手术技术 34-4）用作补救手术，极少有指征，在脊髓脊膜膨出患者谨慎使用。

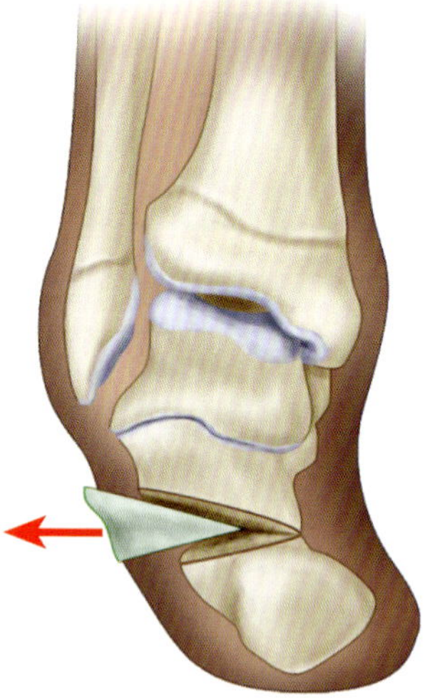

图 34-32 治疗孤立的后足内翻畸形的跟骨外侧楔形截骨术

### （五）旋后畸形

前足的旋后畸形多发生于 $L_5$ 至 $S_1$ 节段病变的患儿，是由于腓骨长、短肌麻痹导致胫骨前肌失去拮抗而形成的。可同时存在内收畸形。如果未能纠正肌力不平衡，畸形将变成固定性的。如果畸形尚柔软，单纯行胫前肌腱切除术即可。单纯胫前肌腱切除术是治疗脊髓脊膜膨出的首选方法，但肌腱转移可能是在某些情况下才会进行的。如果腓肠肌具有一定的功能且无痉挛，可将胫前肌腱转位至中足，使之与第三跖骨在同一条线上。有时可行胫前肌腱劈开转位术治疗孤立性后足旋后畸形（见手术技术 34-9），将其外侧半固定于骰骨。为矫正骨性畸形，可能需行第一楔骨或第一跖骨基底截骨术。

### （六）跟骨畸形

约 1/3 的脊髓脊膜膨出患儿有跟行畸形，多发生于 $L_4$ 和 $L_5$ 节段病变的患儿。其中最常见的类型是由于小腿肌前群具有功能而小腿肌后群麻痹所致的跟骨外翻畸形。在高节段病变的患儿中，外翻肌群和背屈肌群痉挛也可导致此畸形。未经治疗的跟行畸形其足跟可增大突出，造成足底压痛和穿鞋困难。患者也失去了足趾分开的力量，发展成逐渐加重的蹲伏步态。如果畸形是柔软的（通常如此），通过手法和夹板可将足置于中立位，但这很少能保证永久性矫正。肌力不平衡可于早期单用全部踝背屈肌群肌腱切断术和腓骨长短肌肌腱切断术来矫正。一些患者在行前外侧松解术后，其腓肠肌会出现痉挛从而形成马蹄畸形，此时需要行跟腱切断术或后侧松解术。亦有报道采用胫前肌腱后置术治疗此畸形取得了良好的效果。此方法常与其他软组织和骨骼操作结合以便使足部平衡。对于有严重的结构性畸形的大龄患儿，行肌腱转位术或肌腱切断术极少能够获得矫正，此时需要行骨性手术。

## 前外侧松解术

**手术技术 34-31**

- 患者取仰卧位，患肢上气囊止血带。
- 在踝关节前上方 2~3 cm 处做横行切口，长约 2.5 cm（图 34-33A）；或者行前方缓“S”形切口。用锐性分离切开浅筋膜显露拇长伸肌、趾总伸肌和胫骨前肌。
- 将肌腱逐一切断并至少切除 2 cm（图 34-33B）。
- 在切口最外侧找到第三腓骨肌肌腱并将其切断。
- 在腓骨后外侧、踝关节上方再做第 2 个纵行切口（图 34-33A）。
- 找到并切断腓骨长、短肌腱，并将其切除一部分（图 34-33C）。缝合切口，以短腿步行管型石膏固定。

**术后处理** 管型石膏固定 10 d，然后在夜间穿定做的踝足矫形支具。

## 胫骨前肌跟骨转位术

**手术技术 34-32**

- 患者取仰卧位，在足背侧胫骨前肌的第一跖骨基底止点水平做切口。
- 将肌腱由其止点仔细剥离下来，并向近侧尽量游离。
- 在小腿前外侧，恰于胫骨嵴外侧、踝关节上方 3~5 cm 处做第 2 个切口。
- 尽量向远侧游离胫前肌腱并将其牵至近侧切口内（图 34-34A）。
- 显露骨间膜并开一阔孔（图 34-34B）。
- 在小腿后侧跟腱的跟骨止点水平做第 3 个横行切口。
- 用一肌腱通过器（tendon passer）将胫前肌腱经骨间膜由前向后向下送至此切口水平（图 34-34C）。
- 在跟骨上钻一大的骨孔，入口位于后内侧，出口位于足底外侧。
- 在肌腱远端做 Bunnell 缝合，用 Keith 针带肌腱穿过骨孔。纽扣式缝合可造成足底压疮，故不宜使用。在肌腱的跟骨入口水平将其与周围的软组织缝合，并将其与跟腱缝合（图 34-34D）。另外，缝合锚可以用于固定转移肌腱。肌腱的长度往往不足以保证向跟骨的转移。当发生这种情况时，转移的胫前肌腱可以直接缝合到跟腱上。

- 闭合切口，以短腿管型石膏固定。

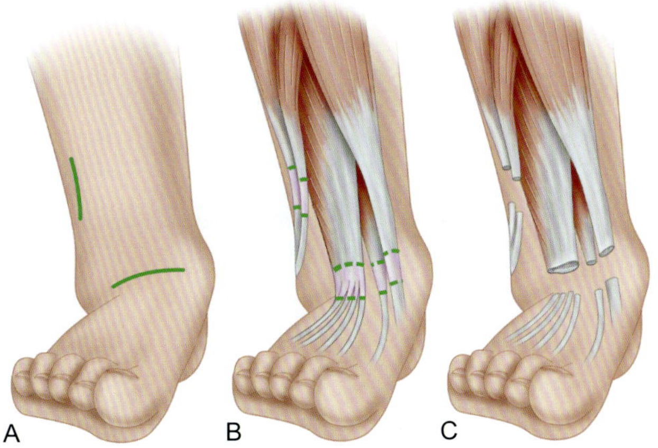


**图 34-33**　跟行畸形的前外侧松解术（见正文）。A. 横行及纵行切口；B、C. 肌腱和腱鞘部分切除（见手术技术 34-31）

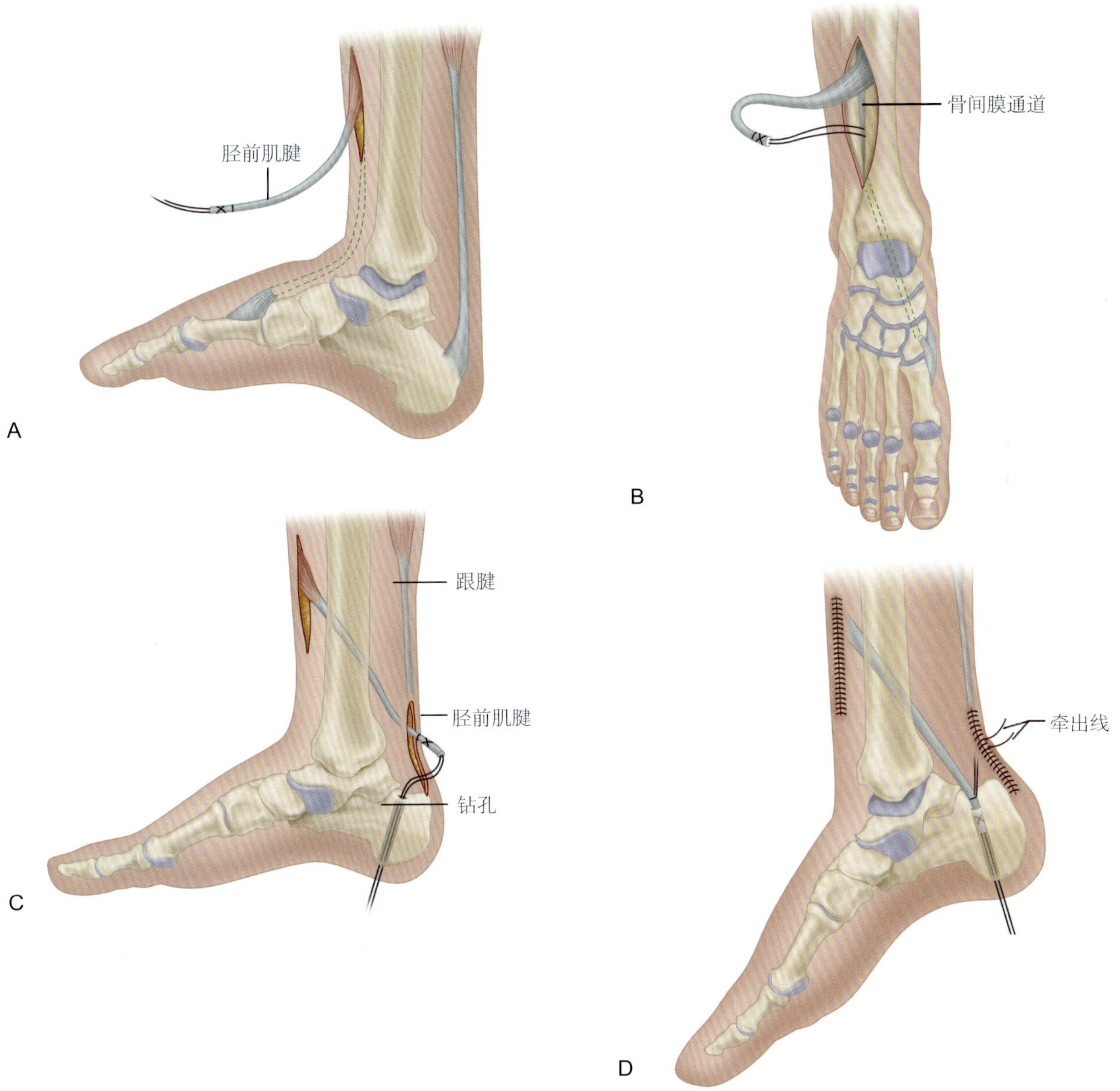


**图 34-34**　A. 胫前肌腱远端切断，通过皮下到近端切口；B. 在骨间膜做一 4 cm × 1.5 cm 的通道；C. 胫前肌腱通过骨间膜转移到后方；D. 转移肌腱用 Bunnell 缝合或缝合铆固定于跟骨（引自：Georgiadis GM, Aronson DD: Posterior transfer of the anterior tibial tendon in children who have a myelomeningocele. J Bone Joint Surg 72A: 392, 1990.）（见手术技术 34-32）

### （七）后足外翻

踝关节的外翻畸形和胫、腓骨外旋畸形常加重后足的外翻畸形。起初，畸形能被非常合适的矫形支具控制，但随着患儿不断长高而加重，对畸形的控制变得越来越困难，内踝及距骨头表面皮肤出现压疮，此时需要行外科治疗。应对后足外翻进行临床及 X 线测量；超过 10 mm 的距骨外移是很明显的。Grice 关节外关节融合术（手术技术 34-2）是治疗此畸形的经典术式，但常发生并发症，包括植骨吸收、不愈合、矫正过度造成内翻以及残留外翻。对行 Grice 关节融合术的 35 例患足进行长达 19 年的调查发现，患者对直观类比评分（VAS）的满意度有了明显提升，尽管有些踝外翻病例出现，但 83% 的患者对结果表示满意。为避免距下关节的融合，曾有学者建议用内移截骨术矫正后足外翻（见第 11 章）。如果有明显的中足断裂与后足外翻，也可以进行外侧柱延长。对后足和踝关节的联合外翻畸形应加以注意；如果踝部畸形超过 10°～15°，则除行跟骨截骨术以外，还应行胫骨远端骨骺的闭合楔形截骨或半侧骺板干固定术。

### （八）垂直距骨

约 10% 的脊髓脊膜膨出患儿发生垂直距骨畸形。此畸形主要特征为后足与中足不同轴。距骨几乎垂直，跟骨处于马蹄和外翻位，舟骨向背侧脱位至距骨上，骰骨可能相对于跟骨向背侧半脱位。对于先天性垂直距骨，手法和系列矫形石膏可部分纠正软组织挛缩，可为彻底施行后内-外侧松解术（见第 29 章）做准备；手术应在患儿能够在矫形架内站立时（通常 12~18 月龄）施行。胫骨前肌腱可以被切除或转位至距骨颈。偶尔，需要行关节外距下关节固定术来稳定距下关节。Dobbs 等描述了一种垂直距骨的矫正技术，该方法采用连续手法治疗和石膏固定，然后通过闭合或切开复位距骨和穿针固定。需要经皮跟腱切断矫正马蹄足畸形。这种方法已成功地用于从出生到 4 岁的儿童，该技术可以成功应用的上限年龄没有被定义。

### （九）弓形足

弓形足可以单独发生，或与爪形趾畸形或后足内翻畸形合并发生，多发生于骶段病变的患儿。它可以使跖骨头下方形成痛性胼胝及穿鞋困难。如欲成功地矫正此畸形就必须矫正第一趾列的跖屈。尽管有数种术式被用于治疗此种畸形，但鲜有应用于脊髓脊膜膨出患者的报道。对于不伴有后足内翻的孤立的高弓畸形，可以行根治性足底松解术。如存在内翻畸形，则可以行内侧距下松解术（见第 29 章）。术后用短腿管型石膏固定，1~2 周或以后，每周或隔周更换石膏共计 6 周，逐渐将畸形矫正。对于有僵硬性高弓畸形的大龄患儿，除根治性足底松解术以外，还应行第一跖骨前端闭合楔形截骨术（见第 87 章）。开放的楔形中足截骨术也可用于矫正足弓。对于残留的内翻畸形，建议行跟骨 Dwyer 闭合楔形截骨术（见第 33 章）。

### （十）足趾畸形

爪形趾或锤状趾畸形多发生于骶段病变的患儿，会对穿鞋和穿戴矫形支具造成困难。对于单独的爪形趾畸形，通常于近节趾骨水平行单纯的屈趾肌腱切断术就足够了。如果爪形趾伴有高弓畸形，则应行 Jones 手术（肌腱悬吊术，见第 87 章）。对于爪形趾，建议行近侧趾间关节融合术（见第 87 章）或将拇长伸肌远侧残端固定在拇短伸肌上。此外，还可对爪形趾行 Jones 手术，对其他各趾的爪形趾行 Hibbs 转位术（见第 35 章）。

## 八、踝关节

进展性踝关节外翻畸形或与后足外翻伴发的此畸形最常发生于下腰段病变的患儿。腓肠肌肌力减弱或消失，跟腱过度松弛使踝关节出现明显的被动背屈。内踝增大，距骨头内移，并常在这些部位形成压迫性皮肤溃疡。跟骨外翻畸形常于早期即出现，但直至患儿长到 6 岁左右才出现穿戴矫形支具

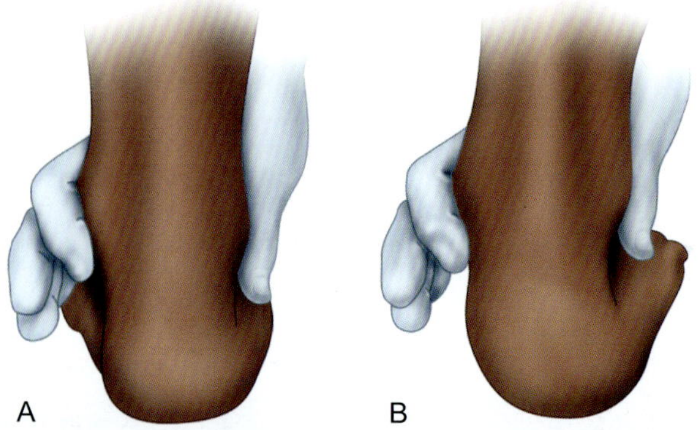


图 34-35 A. 正常儿童右足后面观，其双踝和后足对线关系正常；B. 在脊髓脊膜膨出患儿，内踝突出而外踝短缩，导致踝关节的外翻畸形

困难的问题。$L_4$、$L_5$ 或更高节段病变的患儿常有腓骨短缩。患肢腓骨及外踝的异常短缩常造成距骨外斜，由此导致踝关节的外翻畸形（图 34-35）。腓骨短缩改变了远端胫骨关节面的受力分布，增加了胫骨骨骺外侧部分的压力，进而抑制其生长；同时，胫骨骨骺内侧部分压力减小则促进其生长。这种生长不平衡导致外侧的楔形变，从而使距骨有外翻的倾向。胫骨骨骺向外呈楔形变的程度与腓骨短缩的程度相关联。

为了准确地评价脊髓脊膜膨出患儿的踝关节外翻畸形，必须确定 3 个因素：①腓骨短缩的程度；②距骨在踝穴中外翻的程度；③跟骨相对于胫骨力线的外移程度。腓骨短缩程度可通过测量远侧腓骨骺与距骨顶之间的距离来确定。在 4 岁儿童正常的踝关节中，远侧腓骨骺位于距骨顶近侧 2~3 mm（图 34-36A）处。4~8 岁儿童的腓骨骺与距骨顶在同一水平（图 34-36B）。大于 8 岁的儿童，其腓骨骺位于距骨圆顶远侧 2~3 mm（图 34-36C）处。如果测量值与以上数值相差超过 10 mm，则认为腓骨短缩明显。距骨外翻的程度可在前后位踝关节负重 X 线片上准确测量。骨外移的程度较难确定。放射线成像技术已被用于评估踝外翻和后足测量。如果距骨倾斜角度超过 10°，应适当倾斜 X 线管以如实观察足部侧面负重像。由此片中划出胫骨负重轴，测出此线至跟骨中心的距离。使用前后位负重像，投照时管球取水平位，在二维平面上保持冠状位。拍摄时，在足底而非足跟下垫上一个楔形硬泡沫垫，使足置于轻度背屈位，同时将暗盒放于足和踝的后方。跟骨正常的外移范围是 5~10 mm（图 34-37A）；如果跟骨中心位于负重力线以外超过 10 mm，则存在过度外翻（34-37B）。如果外翻畸形位于踝或距下关节水平，则此方法对在手术前确定外翻程度很有帮助。

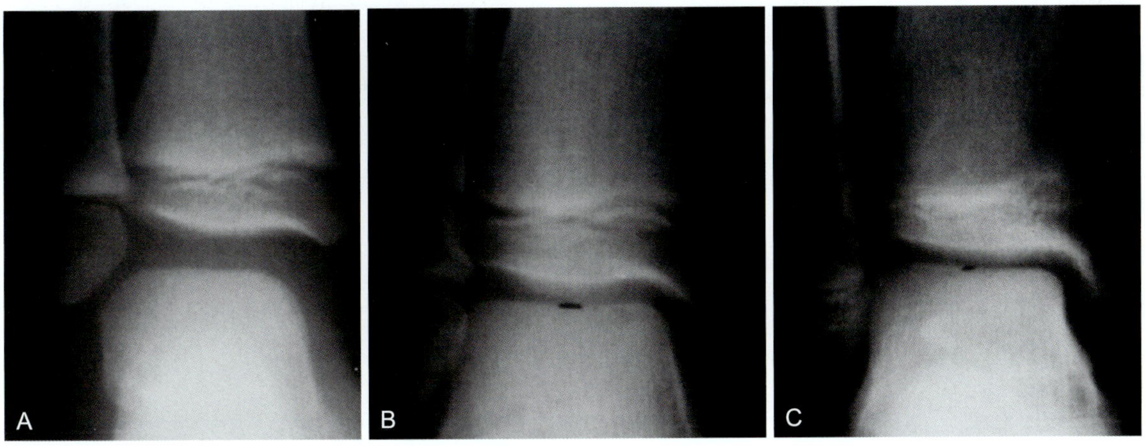


**图 34-36** 远侧腓骨骺的正常位置。A. 4 岁以前儿童的腓骨骺位于距骨圆顶近侧；B. 4 ~ 8 岁儿童的腓骨骺位于距骨圆顶的水平；C. 8 岁以后儿童的腓骨骺位于距骨圆顶的远侧

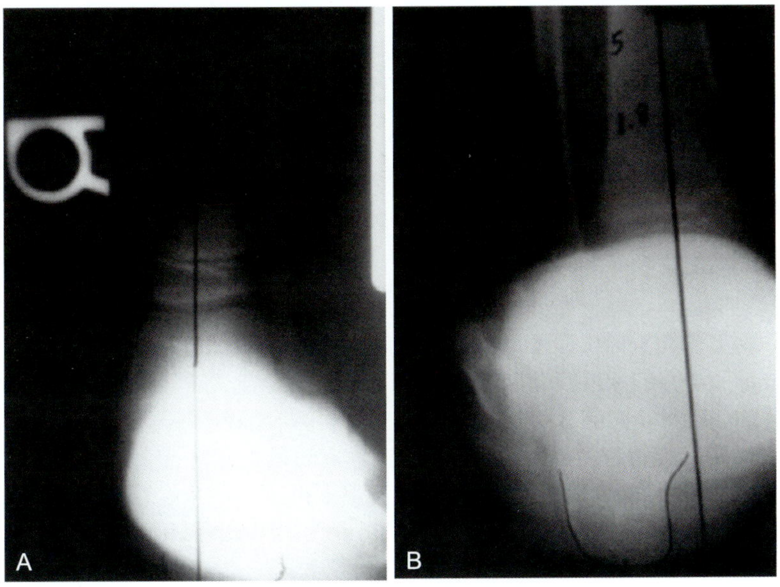


**图 34-37** 踝关节外翻的 X 线测量方法。A. 跟骨正常外移范围是 5~10 mm；B. 跟骨外移达 15~18 mm 表明有过度外翻

当踝关节外翻畸形导致穿矫形支具困难，而且畸形无法通过矫形支具缓解时，则应行手术治疗。跟腱固定术适用于距骨外翻 10°~25°、年龄为 6~10 岁的患者（图 34-1）。其他手术也可用于严重的骨性畸形，包括半侧骺板固定术用在仍处于生长期的轻度畸形患儿、踝上去旋转截骨术用于严重的成角畸形。如果外翻畸形位于距下关节和跟骨水平，可行跟骨内移截骨术。

### 远侧胫骨骺的半侧骺板固定术

对外翻畸形 <20° 且有腓骨轻度短缩的年幼儿童行远侧胫骨骺的半侧骺板固定术。通过踝关节的内侧切口显露骨骺的内侧面，然后经皮或开放行骺板固定术（图 34-38）。内侧骨骺停止生长及外侧骨骺继续生长可逐渐纠正胫骨骨骺的外侧楔形变。如果发生矫正过度，则外侧骨骺亦应行骺板固定术。此术式不能纠正任何旋转畸形，此时可能需要行胫腓骨远端去旋转截骨术。

## 螺钉骺板阻滞术

应用螺钉骨骺阻滞矫正踝外翻取得了良好的效果。本术式应用 4.5 mm 的螺钉穿过内踝骺板以阻滞内侧的骺板生长，它允许逐渐纠正踝外翻（每月平均矫正 0.59°），如果螺钉取出后，正常的生长可恢复，但畸形复发。建议本术式的手术年龄为 6 岁以上的儿童（图 34-39）。

**手术技术 34-33**

- 患儿仰卧。
- 用 X 线透视确定内踝的位置，并做一个 3 mm 长的切口。
- 将 4.5 mm 同心螺钉的导针通过内踝向胫骨的内上经过远端骺板斜行打入，在胫骨的正位，导针应位于胫骨远端骺板的内侧 1/4 部分，并且尽量和骺板

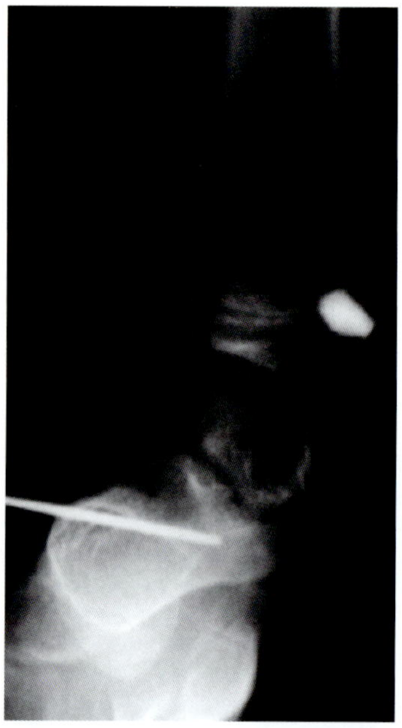

**图 34-38** 不透 X 线的染料显示了远侧胫骨骺内侧的半骺骨干固定术的范围

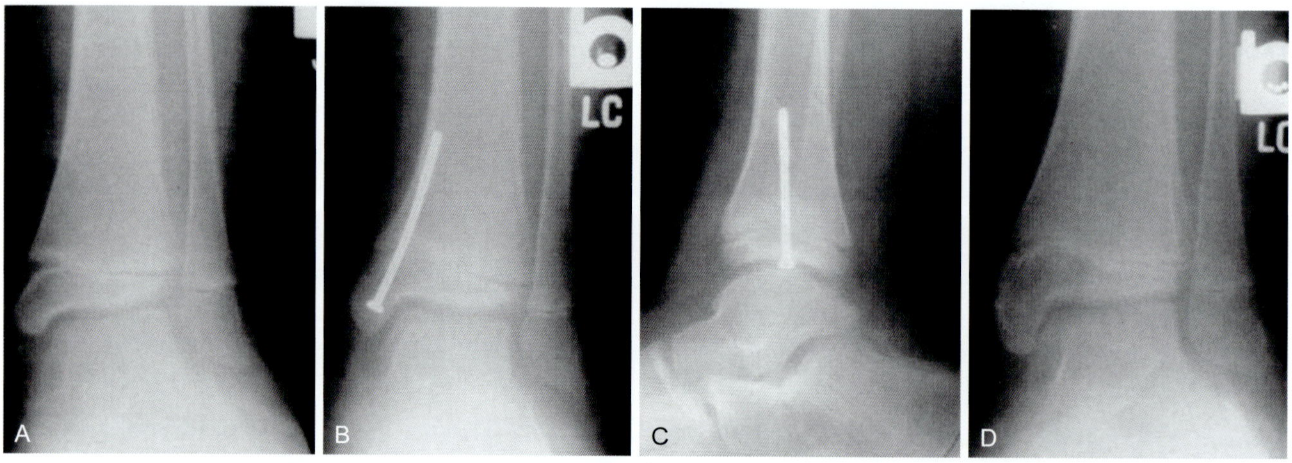


**图 34-39** A. 8 岁男孩术前站立后前位 X 线片，其 6 个月大时出现了弯曲的扁平足症状，注意其胫距轴线的外偏（外翻 11°），腓侧增加出来的位置（位置 1）和胫骨远骺端楔入（指数 0.55）；B、C.1 岁时站立后前位（B）和侧位（C）X 线片，此时置入经骨骺内踝螺钉 3 个月；胫距轴线改善（内翻 3°），然而增加的腓骨平台和骨骺楔形变没有改变，注意螺钉在两个平面的位置，胫骨远干骺端的细微畸形和螺钉造成的骨骺倾斜；D. 1 岁时站立位后前位 X 线片，取出螺钉 4 个月后。通过内侧束缚的解除和骨骺生长的彻底恢复，足外翻复发（外翻 6°）（引自：Davids JR, Valadie AL, Ferguson RL, et al: Surgical management of ankle valgus in children:use of a transphyseal medial malleolar screw, J Pediatr Orthop 17:3,1997.）（见手术技术 34-33）

垂直；在胫骨的侧位，导针应位于胫骨远端骺板的中间 1/3 位置。
- 用攻丝沿导针攻破皮质及骺板，然后拧入全螺纹的同心螺钉。

## 踝上内翻去旋转截骨术

建议将踝上截骨术用于腓骨严重短缩（超过 10~20 mm）、外翻超过 20°、胫骨向外扭转的 10 岁以上的下腰段病变患儿。

**手术技术 34-34**

- 患者取仰卧位，在小腿远侧 1/3 做前方纵行切口，显露胫骨远端并找到骨骺。
- 在腓骨远端 1/3 表面做第 2 个切口，根据需要矫正的外翻度数，从外侧开始向远端内侧做斜行截骨术。
- 尽可能在胫骨的远端做以内侧为基底的楔形截骨术（图 34-40A）。
- 在矫正外翻的同时，内旋远端截骨块来矫正胫骨向外的扭转。
- 用 2 枚克氏针暂时将截骨块固定在矫正的位置，摄 X 线片确定外翻畸形的矫正情况。距骨应水平，外踝应低于内踝。
- 可用骑缝钉或克氏针做内固定（图 34-40C）；对于骨骺发育快要成熟的患者，可用钢板和螺钉做内固定（图 34-40B）。
- 闭合切口，并用长腿管型石膏固定踝和足于中立位。

**术后处理** 术后即可扶拐部分负重。3 周时换成膝下管型石膏并可完全负重。术后 8~12 周可拔除克氏针。

脊髓脊膜膨出患者的下肢旋转畸形可造成功能障碍。足趾外偏（out-toeing）可由髋关节外旋畸形或胫骨向外扭转造成。它能导致膝关节压力异常，主要是外翻及支撑困难。因胫骨外翻≥20° 而影响步态的儿童应考虑行内旋截骨术。足趾内偏可能引起步态迈步期的足离地困难。足趾内偏经常发生在 $L_4$ 或 $L_5$ 病变的患者身上，因为他们内、外侧腘绳肌不平衡。在步态的站立相，腘绳肌通常保持功能，但当股二头肌麻痹时，肌力不平衡就会导致足趾内偏步态。此种情况还可由残留的胫骨向内扭转造成。

髋关节外旋畸形和胫骨内、外扭转畸形可通过去旋转截骨术加以矫正。将半腱肌外移至股二头肌腱来矫正动力性足趾内偏步态。

## 九、膝关节

对于脊髓脊膜膨出患者，膝关节畸形很常见，这也使患者运动变得困难。脊髓脊膜膨出患者的膝关节畸形有 4 种：①屈曲挛缩；②伸直挛缩；③外翻畸形；④内翻畸形。

### （一）屈曲挛缩

屈曲挛缩较伸直挛缩更常见。胸段或腰段病变的患儿约 50% 患有膝关节屈曲挛缩。出生时挛缩角度达 20° 的病例很常见，但多会自发矫正。膝关节屈曲挛缩可因下列原因而固定：①仰卧位时的典型姿势，即髋关节外展屈曲外旋、膝关节屈曲、足处于马蹄位；②腘绳肌和股二头肌逐渐挛缩，同时伴有因股四头肌无力及长期坐位导致的后关节囊挛缩；③腘绳肌痉挛，可伴发于脊髓拴系综合征；

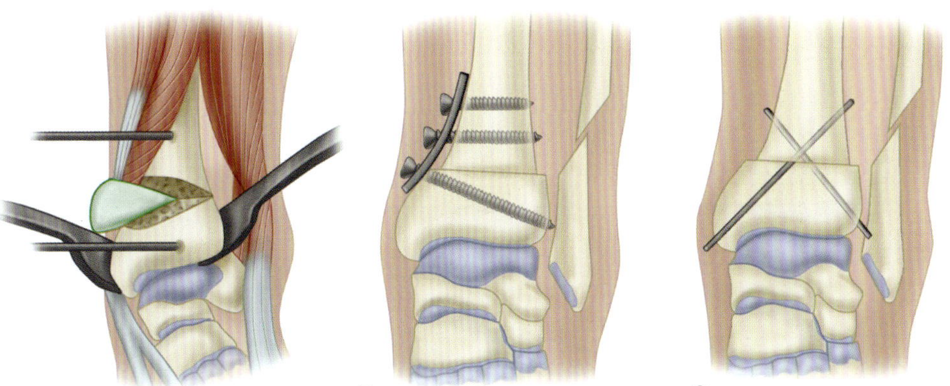


图 34-40 对有踝关节严重外翻畸形的青少年患者行踝上内翻去旋转截骨术。A. 于胫骨远侧干骺端切除内侧楔形骨块；B. 截骨术后用钢板和螺丝钉做内固定；C. 交叉钢丝固定（见手术技术 34-34）

④门诊患者髋关节屈曲挛缩或跟骨畸形。膝关节屈曲挛缩超过 20° 可能会影响门诊患者有效的支具使用、站立计划和步行。只要不影响移动和坐姿平衡，不能走动的患者可以忍受更大程度的屈曲挛缩。屈曲挛缩达到 20°~30° 时，通常需要行根治性屈肌松解术，尤其是对穿戴膝下支具行走的患儿。对于能够进行社区行走的年龄较大的患儿，若屈肌松解术失败且畸形超过 30°~45°，通常应行股骨髁上伸展截骨术（图 34-11）。如有髋关节屈曲挛缩畸形，应与膝关节挛缩同时矫正。Spiro 等报道称，对于伴有脊柱裂的成长中的儿童和青少年固定的膝关节屈曲畸形，使用骑缝钉股骨前方骺骨干固定术是一种有效的、安全的治疗方法。对于不能进行社区行走的大龄患儿，如挛缩不妨碍其活动，不应行手术治疗。

## 根治性屈肌松解术

**手术技术 34-35**

- 在腘窝屈曲横纹上方做内侧和外侧垂直切口，也可用横纹上方横行切口。因彻底屈曲松解后皮肤缝合较难，故应尽量避免过横纹的“Z”形或“S”形切口。
- 在高位节段病变的患儿，找到内侧腘绳肌腱（半腱肌、半膜肌、股薄肌和缝匠肌）。
- 逐一分开并部分切除（图 34-41A）。
- 在外侧，找到、分离并切除股二头肌腱和髂胫束。
- 对于下腰段病变的患儿，肌内延长股二头肌和半膜肌以保留部分屈肌肌力。
- 接着，从内外侧髁上游离腓肠肌起点，显露膝关节后关节囊，行扩大关节囊切除术（图 34-41B）。
- 如果不能达到完全伸直，可以切断内、外侧副韧带和后交叉韧带（图 34-41C）。
- 闭合切口，留置负压引流管，用长腿管型石膏固定膝关节于完全伸直位。如果屈曲挛缩超过 45°，为避免术后发生血管并发症，第一次的管型石膏应固定膝关节于屈曲 20°~30° 位，然后通过更换系列管型石膏逐渐矫正至完全伸直位。

**术后处理** 术后 14 d 拆除石膏，夜间用长腿夹板固定。对于下腰段病变的患儿，拆除石膏后必须进行强化理疗以加强股四头肌装置的力量。

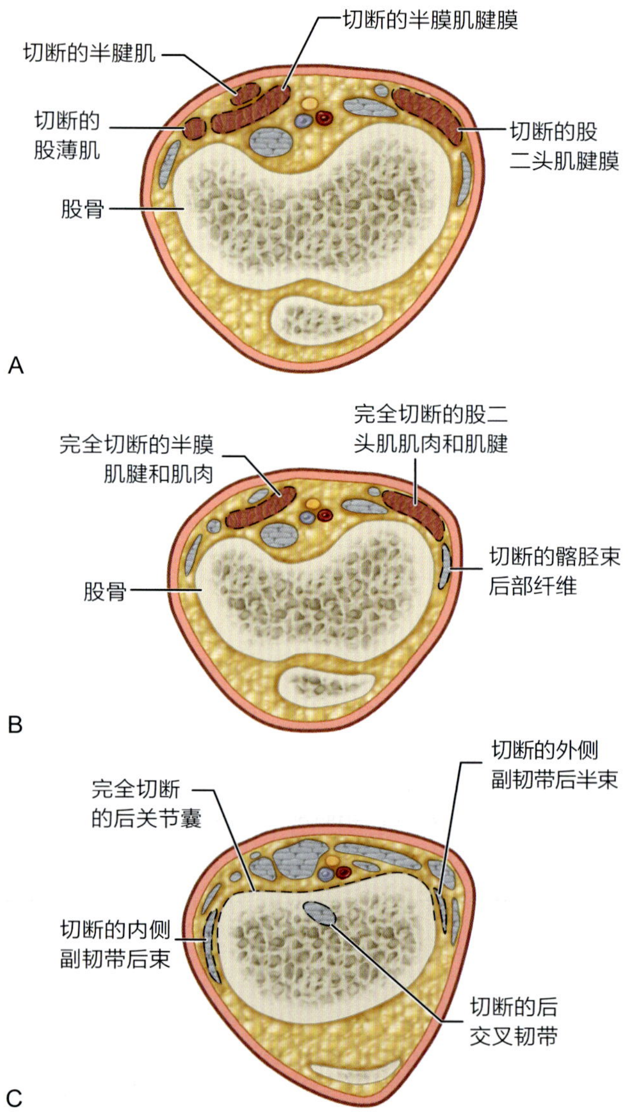


**图 34-41** 膝关节屈曲挛缩的屈肌腱松解术。A. 最简操作流程；B. 关节水平上方的可选补充操作；C. 关节水平的可选补充操作（见手术技术 34-35）

### （二）伸直挛缩

膝关节伸直挛缩畸形可能发生在脊髓脊膜膨出患者身上。大约 2/3 的患者下肢肌肉没有功能，1/3 患者是由于腿后肌麻痹而致股四头肌没有拮抗。伸直挛缩常为双侧发病，并常常伴有其他先天性异常，如同侧的髋关节脱位、髋关节外旋挛缩、足的马蹄内翻畸形以及偶尔还有膝外翻畸形。膝关节的伸直挛缩可以严重影响步行，并使乘坐轮椅和上下汽车发生困难。多数患者可通过系列石膏成功地将膝关节至少矫正至屈曲 90°。如果这样仍不能矫正畸形，则应延长股四头肌结构。最常用的矫形方法是 V-Y 形股四头肌延长、关节囊松解及腿后肌向后移位术（图 34-42），通常 1 岁时进行。其他延长方法包括“前方环切术”（anterior circumcision），即经皮下肌腱切断术，切断所有膝关节前方和两侧的结构；股

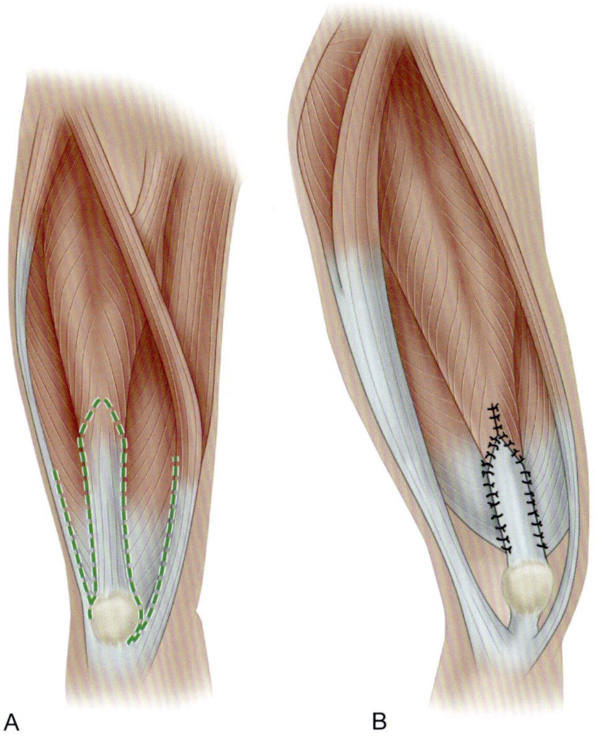


**图 34-42** V-Y 形股四头肌成形术治疗膝关节过伸挛缩。A. 从股直肌、股内侧肌和股外侧肌上分离股直肌腱；股内侧肌和股外侧肌从髂胫束、外侧腘绳肌和缝匠肌上分离；B. 膝关节屈曲时，腘绳肌和阔筋膜张肌向后滑动至膝关节轴处，恢复正常功能。股四头肌在长的位置上被修复

四头肌腱皮下松解、伸膝装置“Z”字成形术并前方关节囊切开术；还有髌韧带皮下松解术。

### （三）内翻或外翻畸形

膝关节的内、外翻畸形可由躯干力学异常导致膝关节力学异常、股骨髁上骨折或胫骨近侧干骺端骨折的畸形愈合而致，可发生于脊髓脊膜膨出患者。能够行走的患者中，膝外翻不稳定很常见。有几点原因：股四头肌、腓肠肌和髋关节外展肌软弱，起步节段患者移动半侧骨盆时髋外展肌使膝关节外翻；膝外翻程度与神经损害程度成正比。这种畸形也和股骨过度前倾或胫骨过度外旋有关。两种原因都增加了行走起步相膝关节外翻或内收应力（图 34-43）。这最终导致膝关节松弛和退变增加。非手术治疗包括使用前臂拐杖以减轻 Trendelenburg 步态；使用 KAFO 来稳定膝关节，但通常太庞大而不被行走患者接受。不能使用支具矫形并保留活动的患者需要行髁上或胫骨截骨术并使用内固定以矫形。如果该成角畸形早期发现，可使用半侧骺骨干

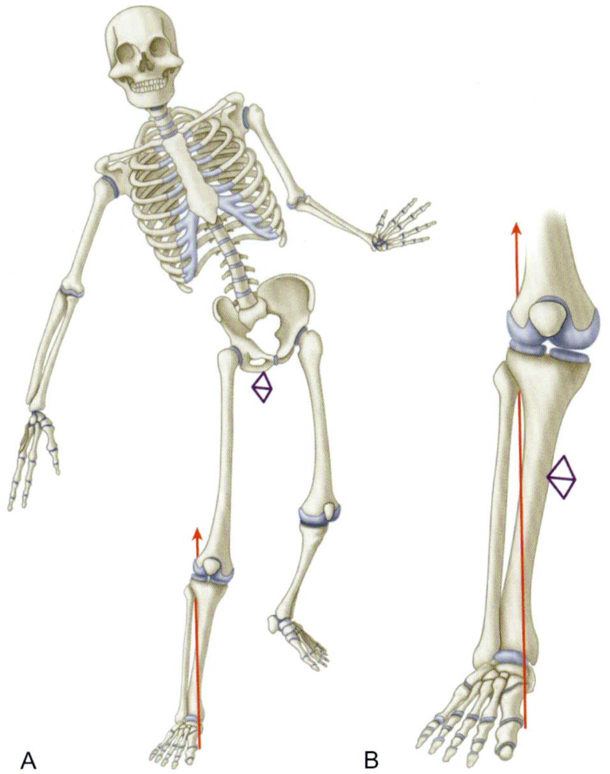


**图 34-43** A. 膝关节中心在冠状面的最大位移和所受地面向内后方的反作用力；B. 躯干处于最大冠状面位移时地面反作用力的合力（引自：Gupta RT, Vankoski S, Novak RA, Dias Ls: Trunk kinematics and the influence on valgus knee stress in persons with high sacral level myelomeningocele, J Pediatr Orthop 25: 89, 2005.）

固定、“U”形钉固定或钢板和螺钉引导生长术来矫正。

## 十、髋关节

针对脊髓脊膜膨出儿童的髋关节周围畸形及不稳的治疗已经发生了改变，而这在某种程度上是因为运用了步态分析法。脊髓脊膜膨出患儿出现的髋部畸形或不稳可由肌肉失调、先天性发育不良、习惯性姿势或由三者共同引起。近 50% 的脊髓脊膜膨出患儿出现髋关节脱位或半脱位，而这与髋关节整体功能和行走能力关系不大。许多学者发现同轴缩小并不能改善臀部的活动范围、行走能力和降低其疼痛程度。当前治疗的目的是通过挛缩防治和松解来保持髋部活动范围，而不是为了获得解剖上的同轴缩小。

髋部的外展或内收挛缩会引起骨盆倾斜，这将会影响其活动和支撑功能。相比活动性髋关节脱

位，髋部的屈曲挛缩和与其相关的腰椎前凸及膝屈曲挛缩更易致残。鉴于麻痹的程度不同以及各种松弛性麻痹的综合效应，患者须个性化治疗。关于脊髓脊膜膨出患者髋部手术的循证医学研究发现，手术治疗髋部脱位并无明显效果，此外，行走能力与挛缩程度有关。唯一可从手术中获益的人群为 $L_4$ 以下脊髓脊膜膨出并单髋脱位的儿童。该组患儿的 Trendelenburg 步态也许更糟，仅次于下肢不等长；不过，对此还存在争议。步态分析显示，低水平脊髓脊膜膨出患者的步行速度并未受到髋关节脱位的影响，并且与髋部的自身状态相比，步法协调性与无关节挛缩或对称挛缩的存在关系更加密切。

另外，患有脊髓脊膜膨出的患者接受髋关节手术复位有高达 30%~45% 的并发症发生率。并发症包括行动能力丧失、病理性骨折、行走功能及神经功能缺损的进一步恶化。

## （一）屈曲挛缩

髋关节的屈曲畸形最常发生于上腰段或胸段病变的患儿，可因屈髋肌群（髂腰肌、缝匠肌和股直肌）失去拮抗、长期仰卧或坐着或因屈髋肌痉挛而造成。此畸形必须与生理性屈曲姿势鉴别开，髋关节屈曲挛缩的度数应通过 Thomas 试验测出。因其有自发缓解的倾向，故在 24 个月以前极少进行手术治疗。髋关节屈曲挛缩 20° ~30° 通常可以接受。腰椎前凸增加和膝关节屈曲常与髋关节屈曲挛缩有关，这使得很难维持一个稳定的站立姿势。当髋关节屈曲挛缩 >30° 时，手术松解用于挛缩引起的支撑，行走，或直立障碍。经常与髋关节挛缩伴发的膝关节屈曲挛缩应同时矫正。

髋关节前侧松解术包括松解缝匠肌、股直肌、髂腰肌、阔筋膜张肌、前侧髋关节囊和髂腰肌腱。此术式适于矫正达到 60° 的屈曲挛缩。如果术后仍有畸形残留，则可行粗隆下伸展截骨术。

### 髋关节前侧松解术

**手术技术 34-36**

- 在髂嵴稍远侧平行于髂嵴做“bikini”式切口，沿腹股沟斜行延长。
- 找到并保护髂骨内侧的神经血管束。
- 尽量向远端找到髋腰肌腱并将其横断。
- 从髂前上棘上将缝匠肌的起点剥离下来。
- 找到股直肌在髂前下棘上的止点并将其剥离。
- 向外侧找到阔筋膜张肌，将其与筋膜仔细分离，然后完全横行切开筋膜，向后达臀肌前缘后侧，以便显露髋关节前侧关节囊。
- 如果仍残留有屈曲畸形，则从髋臼唇上横行切开关节囊约 2 cm。
- 留置负压引流管，间断缝合皮下组织，用表皮下尼龙线缝合皮肤。
- 用髋人字形管型石膏或通体夹板固定髋关节于完全伸直、10° 外展和旋转中立位。
- 对于下腰段病变的患儿，此松解术严重削弱了屈髋肌肌力，可能会影响患儿的活动能力。可用部分阔筋膜张肌做游离肌腱移植，重新将缝匠肌固定于髂嵴前上部，而股直肌腱可于缝匠肌远端缝在髋关节囊上。

**术后处理** 鼓励患者早期负重，每天 2~3 h。4~6 周后拆除髋人字形石膏，如果使用夹板，伤口愈合后去除开始关节活动度的练习。

## （二）屈曲 - 外展 - 外旋挛缩

屈曲 - 外展 - 外旋挛缩常发生于胸段病变和下肢肌肉完全麻痹的患儿。仰卧位髋关节持续外旋造成后侧关节囊挛缩和外旋短肌群的缩短。此畸形可通过在夜间使用夹板（通体夹板）和活动范围锻炼来预防。只有在畸形影响安装支具的情况下才需要行彻底的髋关节松解术（手术技术 34-18）。如果双髋均挛缩（这种病例很常见），双髋应同时予以矫正。

## （三）外旋挛缩

孤立的髋关节外旋挛缩偶发于下腰段病变的患儿。初期，支撑和理疗有助于改善外旋挛缩。如果患儿在 5~6 岁时髋关节外旋仍然存在，可行粗隆下内旋截骨术（见第 33 章）。

## （四）外展挛缩

孤立的单侧外展挛缩是导致骨盆倾斜、脊柱侧弯和坐行困难的常见原因。它通常是由阔筋膜张肌挛缩导致的，但也可发生于髋腰肌转位之后。此畸形多发生于高节段病变的患儿，可通过早期应用夹板和理疗来预防。当外展挛缩造成骨盆倾斜和脊柱侧弯并影响功能时，可行筋膜松解术。

## 筋膜松解术

**手术技术 34-37**

- 沿髂嵴的前 1/2 或 2/3 切开皮肤直达髂前上棘。
- 切断髋关节前外侧所有的大腿筋膜和腱性结构，包括阔筋膜、臀中肌和臀小肌表面的筋膜和阔筋膜张肌。
- 不要切断肌肉组织，仅切开其表面包裹的筋膜结构。
- 可能需要同时行 Yount 所述的（见手术技术 34-18）阔筋膜远端的筋膜切开术。
- 闭合切口，留置负压引流管，用髋人字形石膏固定患髋于外展中立位、对侧髋关节于外展 20° 位，以便能进行会阴护理。

**术后处理**　术后 2 周拆除石膏，改用通体夹板固定。

### （五）内收挛缩

内收挛缩常与髋关节脱位、半脱位伴发，常见于高节段病变的患儿，由内收肌痉挛和挛缩所致。当挛缩造成骨盆倾斜并影响坐行时，有指征行手术治疗。内收肌松解术应和治疗髋脱位、半脱位的手术同时进行。

## 内收肌松解术

**手术技术 34-38**

- 在长收肌腱表面恰在腹股沟皱褶远侧做腹股沟区横行切口，长 2~3 cm。
- 切开浅筋膜显露长收肌腱。
- 在靠近肌腱耻骨支止点处用电刀切断肌腱。
- 如有必要，还可向近侧切断股薄肌纤维并完全切断短收肌纤维，注意保护闭孔神经前支。髋关节至少应能外展 45°。
- 闭合切口，留置负压引流管。

**术后处理**　术后使用支具或石膏固定髋于外展 25°~30° 位。如果使用石膏，2 周拆除，夹板固定于髋外展 25° 位。

### （六）髋关节半脱位和脱位

真正的进展性髋关节脱位在脊髓脊膜膨出患者中是罕见的，发生于骶段病变而无肌力不平衡的患儿。应采用标准的非手术疗法（Pavlik 挽具，牵引、闭合复位和髋人字形石膏制动）。畸胎性脱位多发生于高节段病变的患儿。初期 X 线可显示髋臼严重发育不良且股骨头向近侧移位。此畸形不宜在初期治疗。

麻痹性半脱位和脱位是最常见的类型，有 50%~70% 的低节段（$L_3$ 或 $L_4$）病变患儿发生此畸形。出生后头 3 年内脱位发生率最高，此时的脱位是由内收肌和外展肌肌力不平衡导致的。对于年龄较大的儿童，脱位多是由与脊髓栓系综合征或脊髓积水伴发的无拮抗的内收肌和屈肌挛缩和痉挛造成的。

对于脊髓脊膜膨出患儿，髋关节脱位的复位尚有争议。保持骨盆水平和髋关节可屈曲较复位更重要。治疗的目标应是获得最大的功能而非影像学复位。如果患者的股四头肌没有功能，他们在成年后仅偶尔能进行社区行走，故可仅行软组织松解术。切开复位仅适用于那些双侧股四头肌肌力较强、躯体平衡正常、上肢功能良好且骶骨水平受损的极少数患儿。对于高节段病变患儿的单、双侧髋关节脱位和半脱位，不需要进行范围广泛的手术治疗，而仅应矫正软组织挛缩。

在治疗麻痹性髋关节半脱位或完全脱位时，手术原则有：①将股骨头还纳入髋臼；②矫正所有残留的骨性畸形；③平衡畸形的肌肉肌力防止复发。对于脊髓脊膜膨出伴髋关节不稳定的患者，平衡畸形的肌肉肌力最常用的两种方法是髂腰肌转位（Sharrad or Mustard procedure）和腹外斜肌转位。除行切开复位外，还应行髂腰肌转位术、内收肌松解术、关节囊紧缩术和髋臼成形术。最常使用的手术是经髂骨后外侧的 Sharrad 髂腰肌转位术（见手术技术 34-21）。髂腰肌转位术存在争议，不作为常规推荐，据报道其成功率在 20%~95%。改良的方法有，将腹外斜肌转位至大转子（见手术技术 34-19）；转位术与股骨截骨术联合进行；或行筋膜后外侧转位术并外展肌和腹外斜肌转位术。但是这种手术方法也存在争议。Yildram 等发现腹外斜肌转位术与腹内斜肌转位术在功能改善方面无差异。

## 内收肌、腹外斜肌和阔筋膜张肌转位术

**手术技术 34-39**

（Phillips 和 Lindseth）

- 患者取仰卧位。做横行皮肤切口，起点恰在长收肌肌腱的前方，向后延长至坐骨。

- 纵向切开筋膜。将股薄肌、长收肌、短收肌和大收肌前 1/3 的肌腱从耻骨上剥离下来。
- 向后解剖至坐骨结节，用不可吸收缝线将剥离下来的内收肌群起点缝至坐骨。注意保护支配内收肌群的闭孔神经前支。
- 采用如 Thomas、Thompson 和 Straub 所述的方法，将腹外斜肌转位至臀中肌肌腱，或者转位至大转子，后者更好。
- 自髂嵴后 1/3 至髂前上棘做斜行皮肤切口（图 34-44A）。
- 切口呈弧形向远端后方延长至股骨中上 1/3 交界处。
- 通过锐性和钝性分离掀起皮瓣，显露从缝匠肌外侧缘至大转子水平的大腿筋膜。
- 同样从髂嵴至髂后上棘、从其肋骨起点至耻骨显露腹外斜肌（图 34-44B）。
- 平行于 Poupart 韧带在腹外斜肌腱膜处做两个相距约 1 cm 的切口，使两者在腹股沟外环靠近耻骨处相汇。
- 将上方的切口沿肌腹内侧缘向近端延伸直至肋缘。
- 将腹外斜肌与其下方的腹内斜肌钝性分开，向后直至 Petit 三角。
- 沿髂嵴自后向前将肌纤维从髂嵴上掀起。
- 从耻骨开始尽量向外侧闭合留在腹外斜肌腱膜上的缺损。
- 将肌肉切缘叠在腱膜上，在肌 - 腱接合部缝合 1 针。
- 在腱膜上编织 1 根粗的不吸收缝线以备转位之用（图 34-44C）。
- 开始对阔筋膜张肌操作。
- 将该肌起点由髂骨上剥离下来。
- 沿其前缘将其与缝匠肌分开，向下直达其在髂胫束上的止点。
- 横断髂胫束直达大腿后部。
- 将髂胫束上的切口向近端延伸，直达阔筋膜张肌斜行纤维和臀大肌腱的止点。注意保护位于髂前下棘下后方约 1 cm 处、在臀中肌下面的臀上神经和动脉（图 34-44D）。

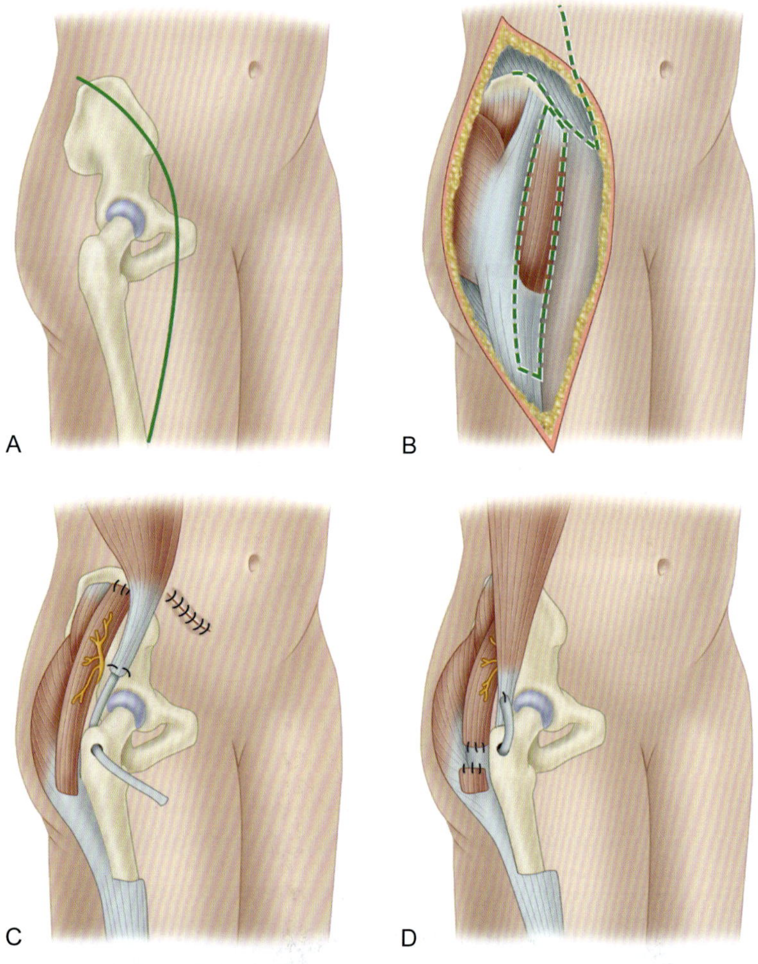


**图 34-44** 外展肌、腹外斜肌和阔筋膜张肌转位术。A. 皮肤切口；B. 掀开皮瓣以显露大腿筋膜和腹外斜肌；C. 腹外斜肌及其腱膜的切缘被卷起并缝合。腱膜缺损已缝合。剥离阔筋膜张肌在髂骨上的起点，注意保护神经血管束。剩余的肌肉留待转位；D. 将腹外斜肌肌腱由后至前转位至大转子。阔筋膜张肌的远端穿过臀大肌并与之缝合（见手术技术 34-39）

- 外展髋关节，在神经血管束允许的范围内将阔筋膜张肌的起点卷起与其自身重叠，然后用不可吸收缝线将其缝在髂骨上，这样其起点就覆盖了臀中肌。在手术结束前不要将其远侧缝在臀大肌肌腱上。
- 此时，可以很容易地到达髋关节、股骨近端和髂骨，非常便于进行需要做的矫形手术，如髋关节切开复位术、关节囊紧缩缝合术、近端股骨截骨术和髋臼加强术。虽然在有髋关节屈曲挛缩时可将股直肌和腰大肌的起点游离，但不必将其常规切断。
- 在患者最大限度松弛的情况下，将腹外斜肌肌腱转位至大转子。
- 在大转子上钻孔，将腹外斜肌肌腱由后向前穿过骨孔，再将其折回与自身缝合。肌肉应抵达大转子，且从肋弓至大转子应呈一条直线。如果不能如此，则应仔细检查肌缘以确保其所有的附着均已游离（图 34-44D）。
- 髋关节外展约 20°，将阔筋膜张肌远端穿过臀大肌腱并缝合。

**术后处理** 术后用髋人字形石膏固定患髋于伸直和外展 20° 位。鼓励患儿带石膏站立以避免骨质疏松。术后 1 个月拆除石膏，开始进行物理治疗。患者可重新佩戴术前的支具，并根据随访情况对支具进行调整。

对于严重的髋臼发育不良，可在转位的同时行造顶手术或 Chiari 骨盆截骨术（见第 30 章）。如果髋关节需要外展超过 20° ~30° 才能保持中心复位，则有必要行股骨近端内翻截骨术，甚至通过这些方法矫正髋臼发育不良。如果术中不行肌肉平衡，手术失败率就会很高。

## 股骨近端切除术和间置式关节成形术

脊髓脊膜膨出患者术后功能最差的结果之一是严重的关节僵直。如果髋关节僵直于伸直位，患儿不能坐下；如果髋关节僵直于屈曲位，患儿不能站立；若介于两者之间，患儿既不能坐也不能站。切除股骨头、颈并无作用。也可用股骨近端切除术和间置式关节成形术治疗发育严重迟滞、有多发性缺陷患儿的髋关节脱位和严重的下肢外展挛缩。

### 手术技术 34-40

（Baxter 和 D'astous）

- 用沙袋将患髋垫高。
- 做外侧直切口，起于大转子近端 10 cm 处并向下延伸至股骨近端。
- 劈开阔筋膜。
- 将股外侧肌和臀大肌由其止点和大转子上剥离下来。
- 找到腰大肌腱，将其远端止点由小转子上剥离下来，以便在骨膜外显露股骨近端。
- 恰于臀大肌止点的远侧环形切开骨膜，并在此水平横断股骨。
- 切断短外旋肌群。于股骨颈基底水平环行切开关节囊。
- 切断圆韧带，切除股骨近端，测试髋关节活动度。如有必要，还可在同一切口内行近端腘绳肌腱切断术，但必须先找到坐骨神经。
- 也可经另一个腹股沟切口行外展肌松解术。
- 重叠缝合关节囊从而闭合髋臼的关节腔。
- 用股外侧肌和股直肌覆盖股骨近侧末端。
- 将臀大肌置于已闭合的髋臼和已覆盖的股骨近端之间充当软组织垫。
- 逐层闭合切口，留置负压引流管。

**术后处理** 患肢于外展位置于 Russell 牵引架上，直至软组织愈合。然后，开始进行轻柔的活动度锻炼。如果患者不能耐受牵引，则用石膏或支具固定，直至软组织愈合。

### （七）骨盆倾斜

骨盆倾斜在脊髓脊膜膨出患者中很常见。除了易造成髋关节脱位外，还可影响坐、站立及行走，而且还能导致坐骨结节突起处产生压迫性溃疡。骨盆倾斜是行走功能的重要决定因素，其重要性仅次于神经累及的水平。步态分析已经表明，骨盆倾斜程度与非卧床脊髓脊膜膨出患者的耗氧量密切相关，患者可以调节步速以最小化行走时骨盆在矢状面和冠状面上的移位。Mayer 描述了骨盆倾斜的 3 种类型：①盆下型，由一侧髋关节外展肌和阔筋膜张肌挛缩及对侧髋关节内收肌挛缩所致；②盆上型，由严重的腰骶椎骨性畸形造成的失代偿性脊柱侧弯及严重的麻痹性脊柱侧弯所致；③骨盆型，由骶骨和骶髂关节的骨性畸形（如骶骨部分发育不全）所致，由此而产生的骨盆不对称。盆下型骨盆倾斜可通过夹板、活动度练习和体位来预防；不过，一旦髋关节挛缩已经形成，则需要行软组织松解术。有时，对于较严重的畸形需要行股骨近端截骨术。盆上型骨盆倾斜可通过用矫形支具或椎体融合来控制脊柱侧弯而加以矫正。如果严重的脊柱侧弯不能完全纠正，骨性骨盆倾斜将会固定。

倾斜超过 20° 就足以影响步行，并可造成坐骨部位的压疮性溃疡；Mayer 建议在这种情况下行骨盆截骨术。在截骨之前，应松解髋关节挛缩，通过椎体融合术矫正脊柱侧弯。术前，应通过合适的脊柱和骨盆的 X 线片确定需要纠正的倾斜度数（图 34-45A）。双侧髂骨截骨术可纠正的最大度数是 40°。

## 骨盆截骨术

### 手术技术 34-41

（Lindseth）

- 手术入路类似于 O'phelan 所描述的用于矫正膀胱外翻的髂骨截骨术的入路（见第 30 章）。
- 患儿取俯卧位，做双侧倒“L”形皮肤切口，起于髂嵴上方，向内侧延伸至髂后上棘，再转向下沿坐骨直达坐骨切迹。
- 从髂前上棘开始向后纵向劈开髂骨骨突并将其剥离下来。

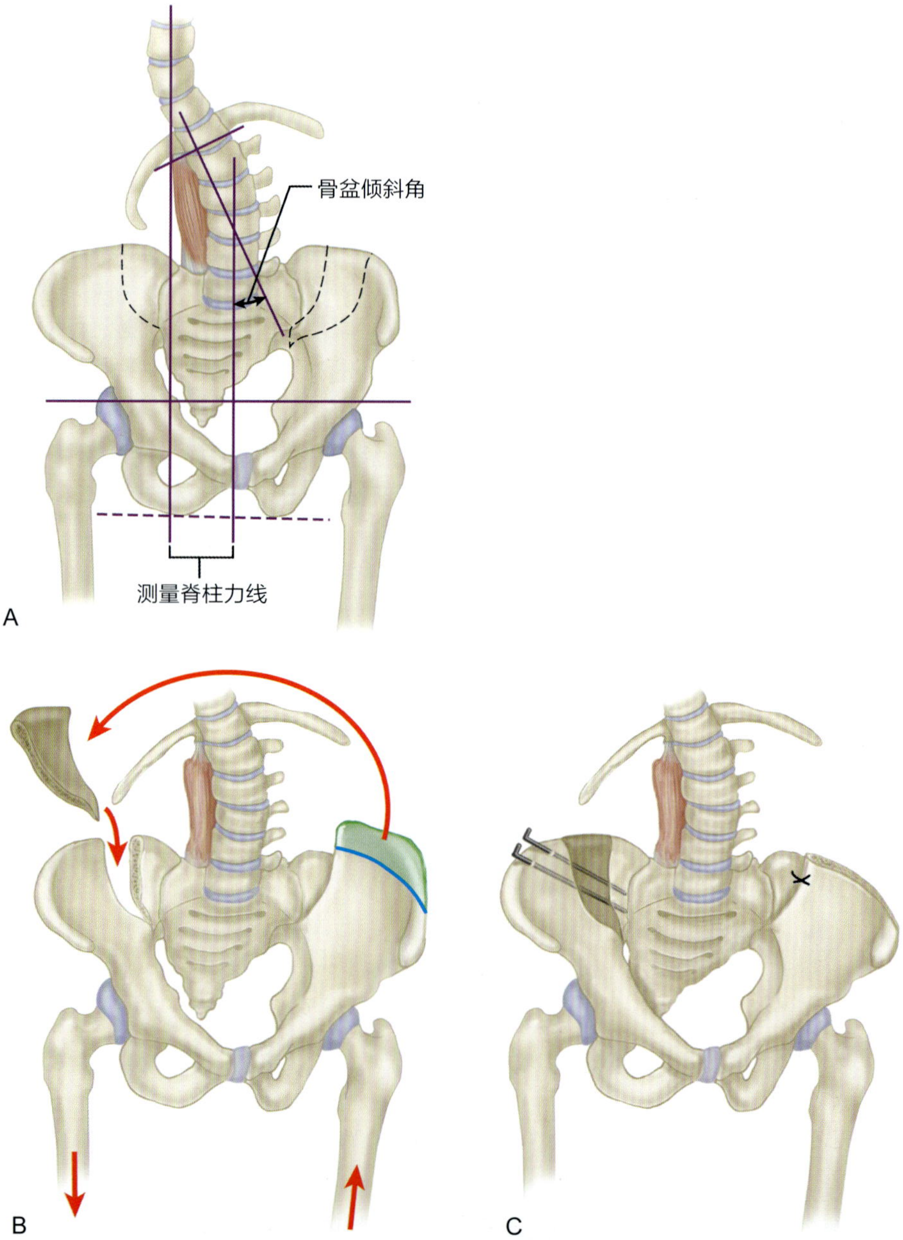


**图 34-45**　由 Lindseth 介绍的治疗骨盆倾斜的骨盆截骨术。A. 术前确定拟切除和转位的楔形髂骨块的大小；B. 双侧截骨并从低的一侧去除楔形骨块后，畸形得以矫正；C. 转位的楔形髂骨块以 2 枚克氏针固定（见手术技术 34-41）

- 沿髂骨内侧半骨骺和内侧骨膜向内牵开椎旁肌、腰方肌和髂肌。
- 先将臀大肌的骶骨起点由骶骨上剥离下来，再恰于髂骨后内侧缘的外侧，从髂后上棘至坐骨结节纵向切开髂骨外骨膜。
- 沿臀肌和骨骺外侧半将髂骨外骨膜由髂骨外板上剥离下来，注意保护臀上和臀下的血管和神经。将软组织向下牵至坐骨切迹，并插入有弹性的牵开器加以保护。接着，于双侧骶髂关节外侧约 2 cm 处行双侧截骨。楔形截骨块的大小取决于需要纠正的度数，但不能超过髂嵴的 1/3；其基底通常为 2.5 cm（图 34-45B）。
- 去除楔形骨块后，牵拉较短的下肢并上推较长的下肢以矫正畸形（图 34-45C）。这样通常可使较长下肢侧的截骨闭合。如果髂嵴上缘高出骶骨很多，可去除突出的髂嵴。
- 以 2 枚螺纹针或缝线贯穿骨孔将截骨处闭合。
- 然后，以撑开器撑开对侧（短的一侧）的截骨缝，插入移植骨块。
- 用 2 枚克氏针将植骨块固定（图 34-45C）。
- 闭合切口，留置负压引流管，以双侧全髋人字形石膏固定。

**术后处理** 石膏固定 2 周。当 X 线片显示截骨处已充分愈合时，可拔除克氏针。

## 十一、脊柱

### （一）脊柱侧弯

高达 90% 的脊髓脊膜膨出患者有麻痹性脊柱畸形。脊柱侧弯是最常见的畸形且通常进行性加重。脊柱侧弯的发生率与骨缺损的平面及麻痹平面相关：$T_{12}$ 病变的脊柱侧弯发生率为 100%，$L_2$ 为 80%，$L_3$ 为 70%，$L_4$ 为 60%，$L_5$ 为 25%，$S_1$ 为 5%。基于各组患者中都出现的脊柱畸形，Glard 将患者分为 4 个神经节段组。组 1（$L_5$ 或以下）无脊柱畸形，组 2（$L_{3\sim4}$）有多种畸形，组 3（$L_{1\sim2}$）有畸形前兆，组 4（$T_{12}$ 及以上）有后凸前兆。在儿童 10 岁以前，脊柱侧弯逐渐发展，在青少年发育急速期还可能迅速增加。Raycroft 和 Curtis 将脊髓脊膜膨出患者的脊柱侧弯分为进展性（无椎体异常）和先天性（椎体结构性紊乱）两种类型。两类患者的数量基本相等。Raycroft 和 Curtis 认为其病因是肌力不平衡和习惯性姿势。进展性弯曲较先天性弯曲发生晚，且更柔韧，通常位于腰椎部位并在其上下有代偿性弯曲。一些学者认为，在一些患者中，进展性脊柱侧弯可由脊髓积水或脊髓拴系综合征导致，而且早发的脊柱侧弯（6 岁以前）常常发生于伴有这些病变的患者。

从 5 岁起，至少每年进行一次脊柱 X 线检查。如果发现有脊柱侧弯，则应做进一步检查。应行 MRI 检查以确定是否存在脊髓积水和脊髓拴系综合征。如果弯曲超过 30°，建议患者在白天穿塑形的双片聚丙烯躯体夹克（胸 - 腰 - 骶椎矫形支具）。支具可延缓脊柱侧弯的发展，并推迟外科手术，但对多数患者来说，并不能中止侧弯的发展。支具的使用具有挑战性，因为其对皮肤不好有发生压疮的风险，以及影响肠道和膀胱护理。

椎体融合术的适应证包括：不能被支具控制的进行性增加的成角畸形以及不能接受的畸形。手术旨在以最大安全限度矫正实现牢固融合，使骨盆倾斜最小化，提升久坐耐受性和独立性。这些目标必须权衡，脊柱手术在该患者人群中有极高的并发症发病率；并发症包括高达 40% 的骨折不愈合、深度感染、内置物刺激和切口裂开，以及行走能力的损失。进行脊柱手术的 49 名患者中，70% 的患者改善了坐姿平衡问题，但在进行前后路手术的患者中，有 67% 的患者行走能力受到负面影响。另一研究发现，坐姿改善是脊柱手术疗效判定的唯一指标，并且循证医学研究表明，在该患者人群中脊柱外科手术的疗效并不确定。前路和后路手术矫形确切且假关节发生率低（图 34-46）。

### （二）脊柱后凸

脊髓脊膜膨出患者的最严重脊柱畸形是先天性脊柱后凸，其发生率约为 10%。脊柱后凸通常在出生时即存在，并可能使闭合硬膜囊十分困难。弯曲一般从下胸椎扩展到骶椎，其顶点在中腰段。畸形通常进行性发展。

**脊柱后凸切除术** 先天性脊柱后凸用支具治疗无效，通常需要手术矫正。治疗的目标不是获得正常的脊柱，而是使患者在坐位时无须用上肢和手进行支撑即可保持平衡。治疗的其他目的包括增加腰椎高度，以便获得容纳腹腔脏器的空间并改善呼吸功能；通过减小后凸来预防压疮。

脊柱后凸切除术对纠正脊柱后凸（驼背）非常有效；然而，并发症发病率极高。伤口和皮肤破裂是最为常见的并发症，高达 50%。

用于矫正脊柱侧弯和脊柱后凸的椎体融合术的手术方法已在第 44 章做过描述。脊髓脊膜膨出患者脊柱手术的并发症明显多于特发性脊柱侧弯。最

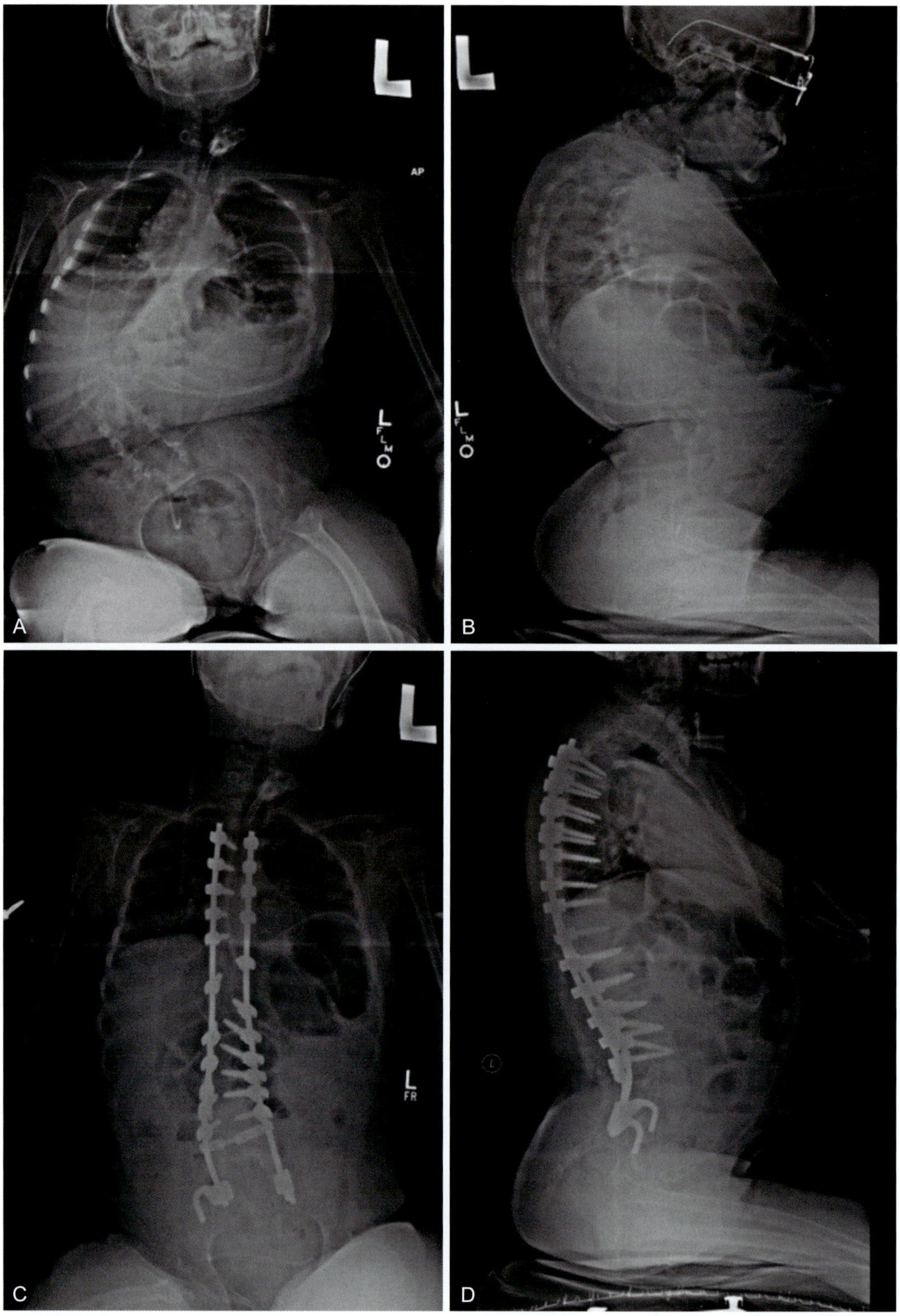


图 34-46 脊髓脊膜膨出患儿脊柱侧弯的前后位（A）及侧位（B）X 线片；C 和 D：前后融合矫正后

常见的并发症是融合失败，据报道其发生率高达 40%；有报道术后感染的发生率可达 43%。

## 第三节 先天性多发性关节弯曲症

先天性多发性关节弯曲症又称先天性多发性关节挛缩症，是一个体征，不是一个诊断。这代表一组不相关的疾病，也是多关节挛缩常见的表型特征。先天性多发性关节挛缩应被认为是一种症候群，其导致的表型特征可以在 400 种不同的疾病中出现，与超过 350 种基因相关。关节挛缩症通常是一种非进展性综合征，其特征是关节变形、僵硬，影响身体的两个或多个部位。被累及的肌肉或肌群萎缩或缺如。被累及的肢体表现为圆柱形、梭形或锥形，且皮肤皱褶和皮下组织减少。关节囊及关节周围组织挛缩。关节脱位很常见，尤其是髋关节和膝关节（图 34-47）。感觉和智力正常。其发生率约为每 3000 例存活婴儿中有 1 例。

超过 400 种特定的疾病伴有先天性多发性关节弯曲症；由于先天性多发性关节挛缩症这一名称已不再被当作是一种范围广泛的临床病变，故采用这一名称更为合适。确定一个孩子是否有正常的神经功能是建立鉴别诊断的关键。给一个孩子做一个常规的神经系统检查，关节挛缩最有可能是由肌肉发育不良、远端关节弯曲、全身结缔组织病或宫内挤压造成。神经查体异常表明，由于中枢或外周神经系统、运动终板或肌肉的异常，宫内活动减少（图 34-48）。畸形可能由神经、肌肉、骨骼及环境因素造成，建议关节弯曲症患者行遗传学鉴定。宫内活动受限在各种类型关节弯曲症中都常见。组织学分析显示，肌肉质量较小且有纤维化和脂肪变性。在肌肉中常可发现肌病和神经性疾病的特征。周围的软组织结构纤维化导致关节纤维性强直。

临床检查是确立先天性多发性关节弯曲症诊断的最好方式。神经学检查、肌电图、神经传导测试、血清酶学试验 DNA 检测和肌肉活检有助于确诊。X 线检查可以对骨骼系统的完整性做出评价，尤其对于是否存在髋关节或膝关节脱位、脊柱侧弯以及其他骨骼发育异常来说。下肢最常见的畸形是僵硬性马蹄内翻足和固定性膝关节伸直或屈曲挛缩。上肢最主要的问题通常是肩关节不能活动、肘关节弯缩、严重的固定性腕关节掌屈畸形以及掌指关节和指间关节挛缩。通常双侧发病，但并不总是对称的。56% 的患者四肢受累，5% 三肢受累，16% 仅双下肢受累，17% 仅双上肢受累。据报道，脊柱侧弯的发生率是 10%~30%。

典型的关节弯曲和肌发育不良通常包括全部四肢。肩关节内旋内收，肘关节通常有伸直挛缩，腕关节屈掌并尺偏，手指通常僵硬屈曲且拇内收。前额中线上常有皮肤血管瘤。伴有远端关节弯曲的患者手、足挛缩固定，但上下肢主要的大关节不被累及。远端关节屈曲症根据有无面部异常分为 Ⅰ 型和 Ⅱ 型。同偶发的肌发育不良相比，远端关节挛缩是一种常染色体显性遗传病。遗传分析确定了 10 种不同类型的远端关节挛缩（表 34-2）。

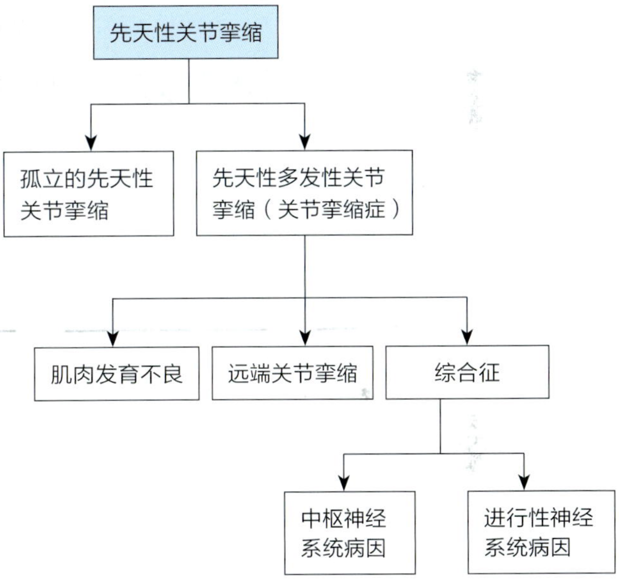


**图 34-48**　先天性关节挛缩分型[引自：Bamshad M, Van Heest AE,Pleasure D: Arthrogryposis: a review and update, J Bone Joint Surg 91A(Suppl 4): 40, 2009.]

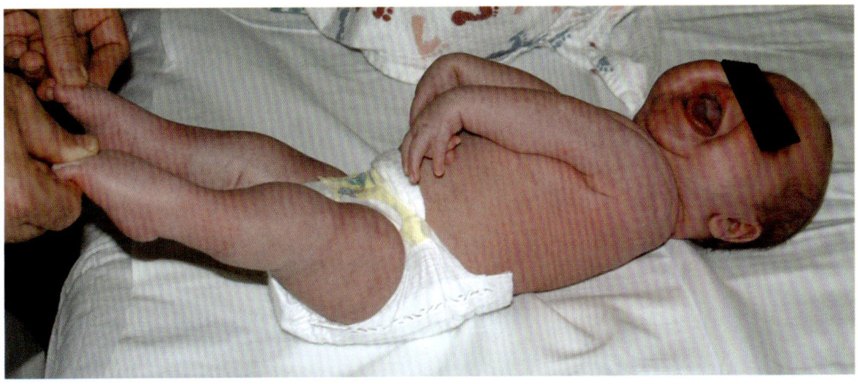

**图 34-47**　患有先天性多发性关节弯曲症（关节挛缩）的新生儿。注意骨科情况：先天性膝关节脱位、畸形性马蹄内翻足、肩关节内旋挛缩、肘关节伸直挛缩以及腕关节屈曲挛缩

**表 34-2**

**关节挛缩的常见原因**

| 疾病 | 遗传学影响 | 其他因素 / 发现 |
|---|---|---|
| 肌发育不良 | 散发 | 通常股四头肌受累 |
| 脊髓脊膜膨出 | 多因素 | 叶酸缺乏症 |
| Larsen 综合征 | AD | 关节脱位，铲形拇指，扁平鼻 |
| 远端关节弯曲症 I 型 | AD | 手足受累 |
| 多翼状胬肉综合征（Escobar 综合征） | AR | 上下肢和颈部翼状胬肉 |
| 费、谢二氏综合征（吹口哨面容综合征） | AD | 吹口哨面容，手掌尺偏，畸形足，先天性垂直距骨 |
| Beal 挛缩性蜘蛛指（趾）综合征 | AD | 四肢纤细、膝、肘、手部挛缩 |
| 骶骨发育不良 | 散发 | 母源性糖尿病，暴露于有机溶剂、维 A 酸 |
| 骨畸形性发育不良 | AR | 畸形足，Hitchhiker's 拇指，矮小身材，脊柱侧弯，耳郭肥大 |
| 畸形性骨发育不良 | AD，AR | 扁平椎，脊柱后凸，脊柱侧弯 |
| 血小板减少、桡骨缺如（TAR）综合征 | AR | 桡骨缺如而拇指存在，膝关节受累，血小板减少症 |
| Steinert 肌强直性营养不良 | AD | 肌强直，典型面容 |
| 脊髓性肌萎缩 | AR | 前角细胞变性 |
| 先天性肌营养不良 | AR | 多种疾病混杂，部分中枢神经系统受累 |
| Möbius 综合征 | 散发，AD | 第Ⅵ、Ⅶ对脑神经麻痹；小颌，畸形足 |

AD. 常染色体显性；AR. 常染色体隐性

引自：Bernstein RM: Arthrogryposis and amyoplasia, J Am Acad Orthop Surg 10: 417, 2002.

## 一、治疗

多数关节弯曲症患儿的预后良好；因而治疗应着重于获取最大的功能。一些关节挛缩看起来随年龄恶化，但没有新的关节被累及。至少 25% 的受累患者不能行走。推荐对每个挛缩的关节行早期被动牵张练习，随后进行传统的热塑夹板固定。尽管他们报道肢体功能有显著改善，而且减少了对矫正手术的需要，但多数学者认为功能锻炼之后的任何改善都不过是暂时性的，畸形很可能会复发。

治疗的主要长期目标是增加关节的活动度和肌肉力量及适应性使用模式的发展，允许行走并进行独立的日常生活活动。为取得这些目标，必须矫正下肢达到能跖行站立行走。存在活动的关节应当被保护并置于功能位。治疗上也应重视主动活动，必要时行肌腱肌肉转位术。另外，强直的关节应当放置在功能位。外科手术可以分为早期和晚期，早期手术应当使受累关节功能尽可能提高，在 6~7 岁时进行。膝、髋手术应当在 6~9 个月时进行。足部畸形的治疗已经从手术转向更多地强调通过石膏塑形和有限的手术来进行矫正。如需足部手术，则通常在接近患者开始站立时进行，以减少复发的概率。

### （一）下肢

先天性多发性关节挛缩症的强直性足部畸形通常是马蹄内翻足（clubfoot）或先天性垂直距骨。治疗的目的是将强直变形足改造成强直跖行足。如果外翻的足仍可跖行，通常不需要治疗。最常见的足部畸形是马蹄内翻足。Ponseti 法已成功地应用在关节挛缩和畸形足患者，与原发马蹄内翻足相比，它需要更多的石膏去塑形且 2 年随访复发率为 27%。Matar 等报道采用 Ponseti 石膏塑形法治疗 17 例马蹄内翻足，6 年随访中 11 例的结果满意。3 例双侧严重畸形患者需要手术治疗。如果石膏矫形失败，建议行扩大性后内侧或后外侧松解术（见第 29 章）。如果年幼儿童畸形复发或畸形较重，以至于不能通过后内侧软组织松解术来矫正，应行距骨切除术。距骨切除同时行跟骰关节融合术可以减少足中段内收进展的风险。将所有骨松质仔细刮除，再通过手法矫正畸形（见手术技术 34-30）。此外，青少年的强直畸形可能须行三关节融合术。使用圆形外固定架逐渐矫正畸形也有报道，但技术上要求很多。如果畸形复发，严重到不能通过后内侧软组织松解或其他方法来矫正，可以考虑截骨术。在距骨切除术中，跟骰关节融合可降低进行性中足内收的风险。据报道，距骨切除术的长期满意率为 45%~50%。

多发关节挛缩症膝关节最常见的两种畸形是屈曲和伸直挛缩。屈曲挛缩的初始治疗是通过系列夹板或石膏逐步矫正。残留 15°~20° 的膝关节屈曲挛缩是可以离床行走的。如果 6~12 月龄时畸形没有得到完全矫正，可行后内侧和外侧腘绳肌延长术和膝关节膝切开术。手术入路有内侧和后外侧入路或延长后外侧 Henry 入路。应避免 S 形切口，因为矫正后会对皮肤造成过度张力，从而导致伤口破裂。在行后路手术后，可能需要松解前方的瘢痕组织，以矫正挛缩。可能需要行股骨远端髁上伸直截骨术纠正挛缩畸形，以允许患者使用矫形器。当患者在骨骼发育接近成熟时，如果可有的话，为减少畸形复发的风险与重塑，可行截骨延长术。如果骨骼成熟前行截骨术，即使畸形复发，仍能维持大约 50% 的矫正率。通常股骨缩短需要结合扩大截骨术来保护神经血管结构。膝关节屈曲挛缩可以通过环形外固定架的逐渐矫正来完成，伴或不伴有相关的后路软组织松解。这种技术最用于软组织堆叠合并有膝关节屈曲挛缩。

## 环形外固定架矫正膝关节屈曲挛缩

### 手术技术 34-42

（Van Bosse 等）

**膝关节旋转中心近似值**

- 在一个标准的膝关节侧位投影，股骨髁远端和后方相重叠，股骨后方皮质与股骨髁的最大前后径相交处即是膝关节运动轴（图 34-50）。

**膝关节后方松解**

- 通过膝关节内侧和外侧切口进入膝关节，5~8 cm 长，中部通过可触及的股骨髁后方，当髋膝均位于手术台上时，平行于地面（图 34-51A）。
- 外侧切口，切开髂胫束，同切口一致，松解后半部分。
- 保证腓总神经的安全，分离股二头肌肌腱并于近端横断。
- 钝性剥离膝关节囊后方软组织，直到手指可以沿着后关节囊至少到正中央。
- 辨认腓肠肌外侧头，像一条束带通过关节囊近端和后方，分离并横断其肌腱。
- 后外侧做一个小的关节囊切开，继续向前切开外侧副韧带的后半部分（图 34-51B）。
- 用 Freer 起子牵开后方软组织，用 Mayo 剪刀沿关节线切开后囊。如果膝状动脉被切断或撕裂，压迫伤口约 5 min 止血。
- 内侧切口，见股内侧肌斜头拉向前方，横断半腱肌和股薄肌肌腱。
- 继续向肌腱的深部，横断半膜肌的筋膜，保持肌腹的完整。
- 钝性分离后关节囊内侧面软组织，横断腓肠肌内侧头。

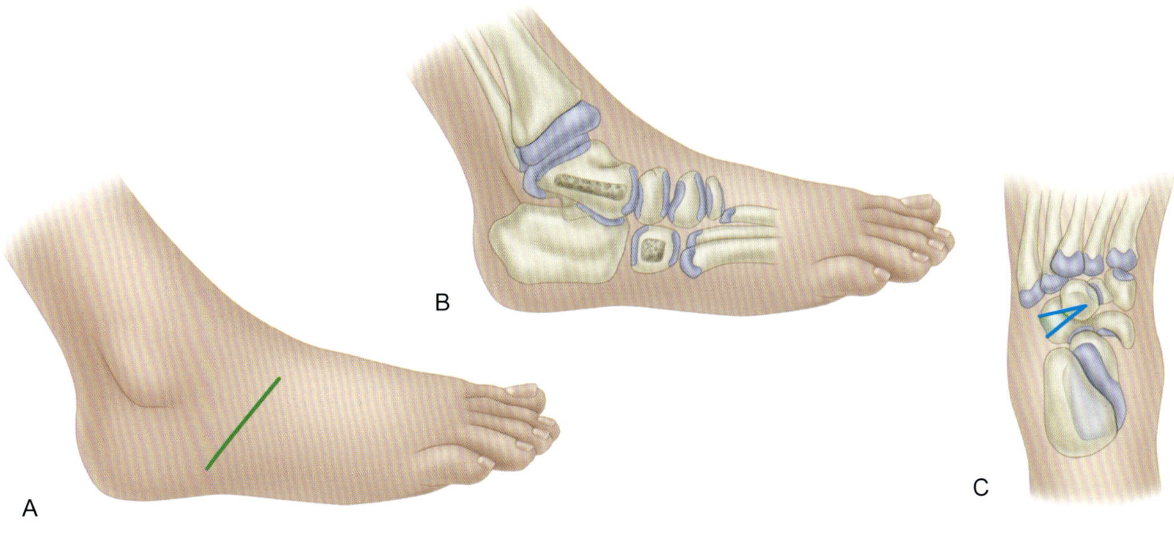


**图 34-49** 距骨和骰骨方格截骨术。A. 切口；B. 距骨和骰骨开窗后显露骨松质；C. 骰骨的闭合楔形截骨术

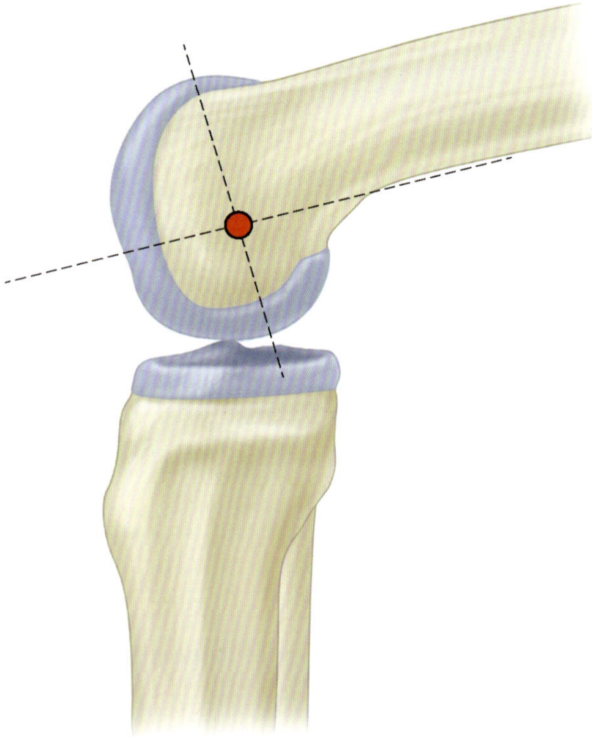

图 34-50 膝关节旋转轴的估测。在一个标准的膝关节侧位投影，股骨髁远端和后方相重叠，股骨后方皮质与股骨髁的最大前后径相交处即是膝关节旋转轴的最佳估测（重绘引自：van Bosse HJP, Feldman DS, Anavian J, Sala DA: Treatment of knee flexion contractures in patients with arthrogryposis, J Pediatr Orthop 27: 930, 2007.）（见手术技术 34-42）

- 在这点上，尽可能使手指通过整个膝关节后关节线，即使是小的患者。
- 用剪刀向前方做后内侧角关节囊切开，切断内侧副韧带的后半部分，近端保持同内侧半月板相连。用剪刀完成关节囊切开（图 34-51C）。
- 通过直接触摸保证完全松解，如果后交叉韧带在髁间窝处感觉像一个紧绷的带子，松解它。
- 仅用可吸收线缝合皮肤。

**Ilizarov 外固定架的应用**

- 用 2 个全环连接股骨框架到股骨上，在两侧安装万向接头，使其与膝关节轴线一致。
- 用螺棒从两个万向接头连接一个胫骨框架。
- 在胫骨近端环固定一个横向贯穿固定针，目的是当其拉紧时，能将胫骨轻度拉向股骨前方。帮助克服挛缩矫正过程中造成胫骨后侧半脱位的力量（图 34-51D）。
- 固定胫骨框架到胫骨上。
- 在万向接头和胫骨框架间延长使关节分离 5~10 mm，避免在矫正过程中关节软骨的撞击和碎裂。
- 可延长棒被安放在后方或前方，后者更有利于坐姿。框架可以同时向远端延伸包括足部矫正畸形或防止在治疗过程中的踝关节马蹄畸形。

**术后处理** 术后约 1 周开始矫正，根据患者的耐受程度，一天矫正 1° ~2° 。当完全矫正到 0° 时，框架维持到完全伸直位 2~4 周，它依赖于原始矫正的轻易程度。外固定架在手术室去除，同时石膏固定于膝关节弯曲伸直位；石膏塑形防止胫骨的后方半脱位，石膏戴 2 周，然后被带锁定膝关节铰链的膝踝足支具（KAFO）替代，物理治疗从步态训练和膝关节活动度开始。膝踝足支具佩戴完全伸直位 3 个月，仅在洗澡和做物理疗法时取下。3 个月后，常规夜间佩戴和白天行走需要时佩戴。

Palocaren 等报道，股骨远端前方 8 字钢板阻滞术改善膝关节屈曲挛缩患者屈曲畸形和行走能力。这种技术比软组织松解、股骨远端截骨、外固定架拉伸创伤更小，对屈曲挛缩小于 45° 的孩子最有利。这种诱导生长的方法可以作为门诊手术，这依赖于患者的一般健康状况、麻醉耐受性和手术过程中的需要，阻滞时机由股骨髁的大小而不是孩子的实际年龄决定：髁必须足够大，以容纳 8 字钢板装置（16 mm）最小的螺丝。

股四头肌装置挛缩可导致膝关节过伸，同样应在初期用系列石膏治疗。如果在生后 6~12 个月畸形对非手术治疗仍没有反应，则建议行股四头肌成形术（见第 45 章）进行矫正。非常重要的是应与家属交代，随着膝关节活动和功能在短时间内恢复，功能和外观都会随时间而改善。

约 80% 的先天性多发性关节弯曲症患者的髋关节受累。一般来说，髋关节畸形应在婴儿期即采用被动牵引进行治疗。如果非手术治疗失败，髋关节的手术矫形应在膝关节矫形后进行。轻度的髋关节屈曲挛缩可以通过增加腰椎前凸来调整。大于 45° 的屈曲挛缩应行手术松解。Van Bosse 描述了一种股骨近端再定向截骨术治疗典型的髋关节外展挛缩、屈曲和外旋挛缩。此截骨术通过后方、内侧基底、股骨转子间楔形截骨来纠正单个节段的所有畸形。在对 65 例行再定向截骨术的患者（其中仅 6 例可走动）进行的研究中，Van Bosse 和 Saldana 报道，在平均 40 个月的随访中，36 例（55%）患者可以独立行走，20 例（31%）患者可以依靠助行器行走。9 名患者不能行走，其中 2 人接受了专门改善坐姿

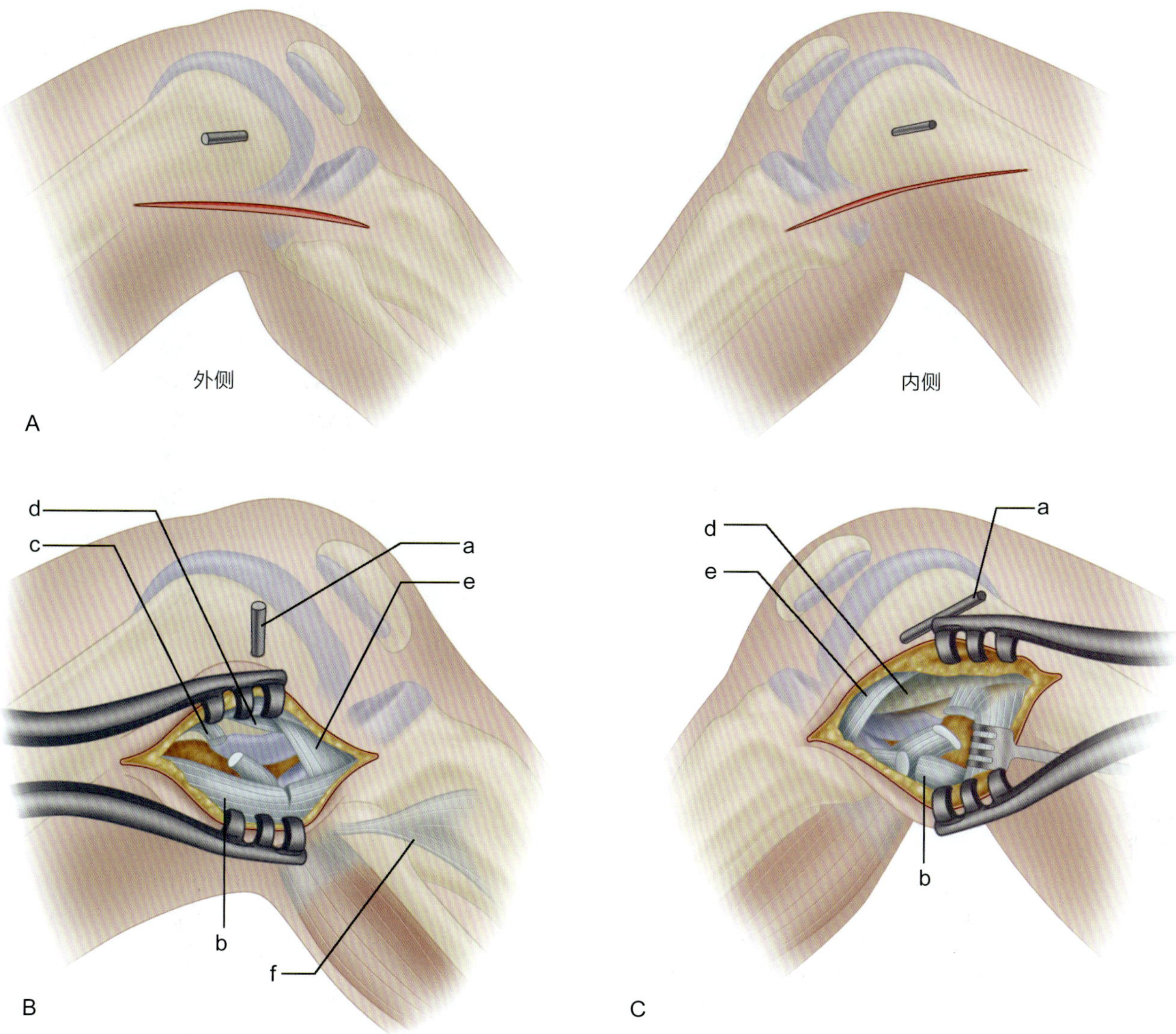


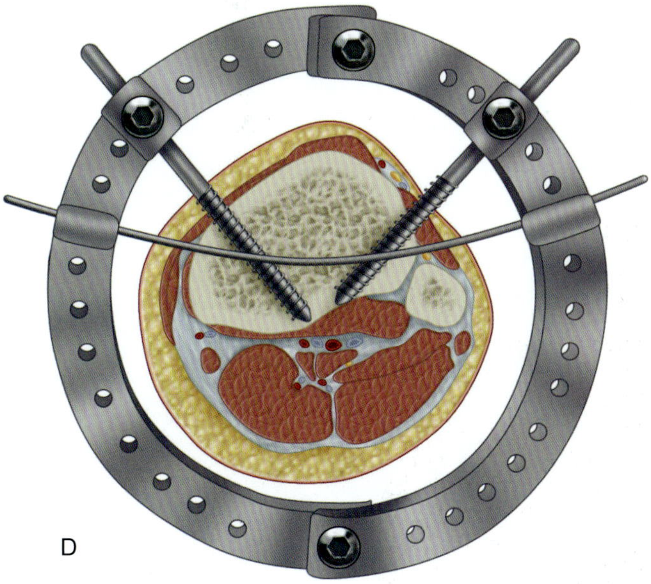


**图 34-51** A. 完成膝关节后方松解的内外侧切口位置；B. 外侧入路：a. 膝关节旋转轴定位针；b. 切开的髂胫束；c. 横断的腓肠肌外侧头肌腱；d. 切开膝关节后方关节囊的边缘；e. 向前延伸到外侧副韧带的后方部分；f. 腓总神经；C. 内侧入路：a. 膝关节轴线定位针；b. 横断的半腱肌及股薄肌肌腱；c. 横断的腓肠肌内侧头肌腱；d. 切开后方关节囊的边缘；e. 延伸到内侧副韧带的后方部分；D. 胫骨近端 Ilizarov 环固定（引自：van Bosse HJP, Feldman DS, Anavian J, Sala DA: Treatment of knee flexion contractures in patients with arthrogryposis, J Pediatr Orthop 27:930, 2007.）（见手术技术 34-42）

的手术。共有 10 例存在并发症，包括 4 例骨折和 3 例手术部位感染。

关节挛缩的患者中约有 2/3 会发生发育性髋关节发育不良与髋关节脱位。按惯例双侧畸形髋关节脱位不应复位，因为复位后功能也不会改善。手术可在出生后 3~6 个月时进行。采用髋关节内侧入路早期行开放复位效果良好。如果选择在生后 12~36 个月行外科治疗，建议行一期切开复位、股骨短缩和可能的骨盆截骨术。单侧髋关节脱位无论是柔软的还是强直的，均应手术复位并维持于功能位，以避免日后形成骨盆倾斜和脊柱侧弯。双侧髋关节脱位的治疗应该个体化，报道显示内侧入路对其治疗效果良好。如果脱位的髋关节采用手术治疗，术后制动应当限制在 6~8 周。

## 前方阻滞矫正膝关节屈曲挛缩

### 手术技术 34-43

（Palocaren 等）

- 使用图像增强确定股骨远端骺板的位置，在髌骨两侧位于骨骺的水平做两个 3 cm 切口。
- 通过图像增强器的指引，将针插入骺板，将 8 字钢板的中心孔穿过导针，使钢板跨过骺板。
- 确保钢板远离髌骨外侧和内侧的边缘 2~3 mm。如果钢板固定得太靠近髌骨，膝关节运动就会受到限制和疼痛。
- 通过钢板的螺钉孔插入 2 枚直径 1.6 mm 的导针，透视确保它们的位置。
- 通过导针放置 2 枚自攻空心螺钉，螺钉应足够长，接触对侧皮质，但不能穿透。注意不要损伤骺板或关节。
- 逐层关闭切口，敷软敷料。使用舒适的膝关节固定器。

**术后处理** 只要耐受就允许行走。4 周随诊行拍片检查。患者每隔 6 个月随诊做屈曲畸形、站姿、步态的临床评估。钢板放置在合适位置，直至畸形矫正（图 34-52）。

## 股骨近端再定向截骨术治疗髋关节挛缩

### 手术技术 34-44

（Van Bosse）

- 确定髋部临床活动范围，拍 X 线片确认髋部位置，无特殊结构异常。
- 患者仰卧位，垫高骶骨处，悬空以便同时可进入两侧髋部。
- 对于可触及到软组织屈曲挛缩的患者，进行首次髋关节前松解（见技术 34-36）。
- 做一个标准的股骨近端外侧入路（见第 1 章）。
- 做两个转子间截骨切口以提供对合切面，当连接对合一起时，将下肢调整至最佳位置（图 34-53A~C）。
- 近端安装固定板，并与远端连接锁死（图 34-53D）。

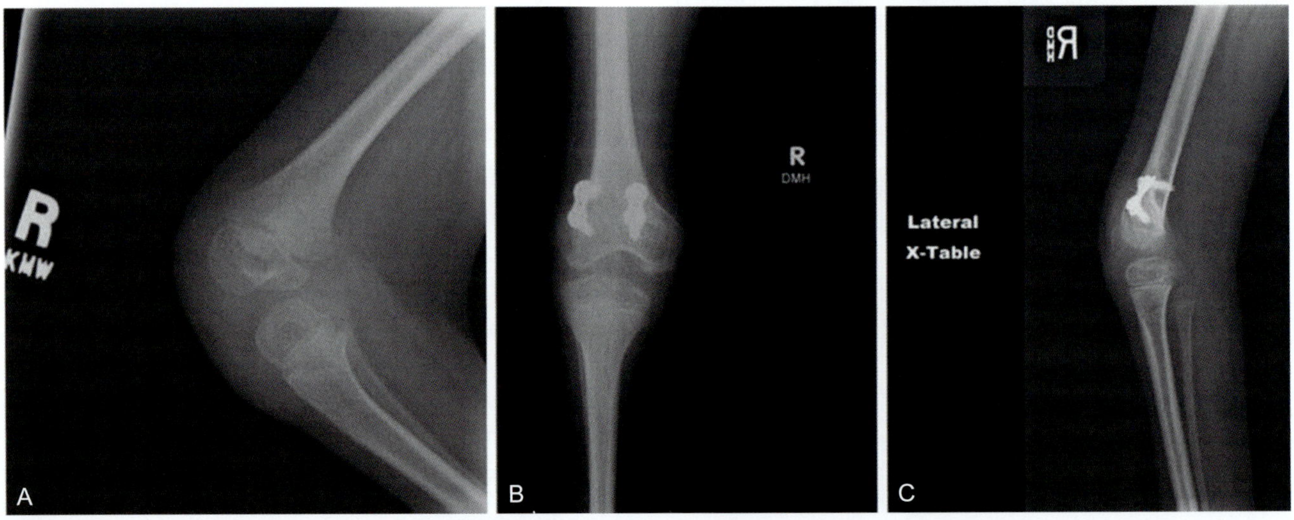


**图 34-52** A. 一个 4 岁关节挛缩男孩儿术前膝关节侧位 X 线片。B 和 C. 股骨远端 8 字板前方阻滞术后 2 年。侧位片显示屈曲畸形矫正，随着生长螺钉出现发散（引自：Palocaren T, Thabet AM, Rogers K, et al: Anterior distal femoral stapling for correcting knee flexion contracture in children with arthrogryposis—preliminary results, J Pediatr Orthop 30: 169, 2010.）（见手术技术 34-43）

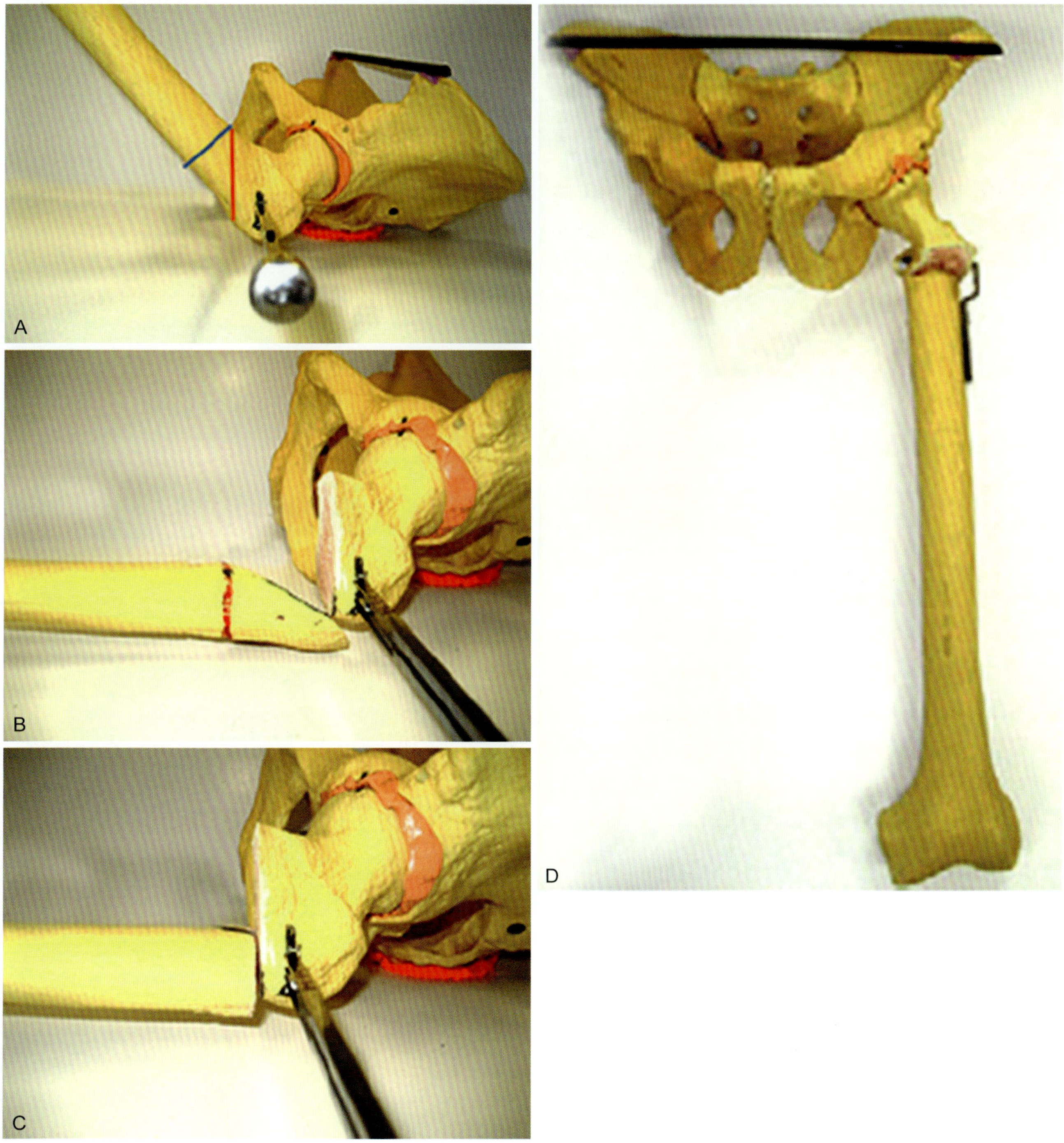

图 34-53 Van Bosse 股骨近端再定向截骨术，创建近端和远端截骨面矫正髋关节挛缩。A、B，近端截骨面平行坐式凿刀，远端距凿刀 5~8 mm。远端截骨面垂直于远轴，使两个截面作为楔形顶端在中间相遇；C. 二次截骨垂直于远轴端；D. 钢板固定（A 和 B 引自：van Bosse HJ, Saldana RE: Reorientational proximal femoral osteotomies for arthrogrypotic hip contractures, J Bone Joint SurgAm 99:55, 2017. C 和 D 引自：van Bosse HJP: Reorientational proximal femoral osteotomies for correction ofhip contractures in children with arthrogryposis, JBJS Essent Surg Tech 7: e11, 2017.）（见手术技术 34-44）

- 常规闭合切开，使用 Petrie 石膏。

**术后处理** 患者在倾斜轮椅上抬腿活动以逐渐增加髋关节屈曲。指导家属帮助患者俯卧以保持或增加伸展。3 周时，复查正位 X 线片，如果截骨部位愈合良好，允许患者开始戴石膏站立。6 周时，用定制的 KAFO 替代石膏，如果 X 线片显示完全愈合，则开始负重物理治疗。在术后 12~18 个月，通过尽可能小的切口将钢板取出。

## （二）上肢

上肢关节弯曲症患儿传统的治疗建议是需保持肩关节内旋内收、肘关节伸直和腕关节屈曲。大多数患儿习惯于这样的残疾并产生了一些形式的双手功能。上肢畸形的矫正应推迟至患儿能够行走以后再进行，通常是 3~4 岁。如果手术拖延到 8 岁，这些独特样式的用手习惯已经充分建立，手术矫形后反而会不适应。上肢畸形治疗的目的是为日常生活提供最佳的手部功能。在大多数情况下，治疗需要获得肘关节 90° 被动活动功能、手腕中立位和拇指放松功能。有时尽管畸形严重，手仍具有足够的功能；手术治疗时必须充分评估手术风险。

肩关节通常是内收内旋的，肩关节周围的无力和强直通常不会显著地影响功能，故一般不需要治疗。但内旋固定的肩关节成为正常肘功能、手功能的主要障碍。肱骨近端旋转截骨术（见手术技术 34-49）可用于治疗严重的内旋畸形。

肘关节畸形通常导致屈、伸严重受限。僵硬的肘关节屈曲畸形不会对功能造成严重的影响，故不需手术。固定的肘关节伸直畸形，尤其是双侧者，严重影响功能。肘伸直固定畸形的手术治疗目标是获得功能性活动范围和主动屈肘功能。外科治疗可采用伸直的骨折松解术（图 34-54）、肱三头肌成形术、肱三头肌转位术、屈肌成形术和胸大肌转位术。肱三头肌延长术和后关节囊切开术在可选用的术式中是最有效的，并且是效果持续最久的手术。这种术式的指征是屈肘范围限制在 45° 以下时，目标是获得肘关节附近功能性活动范围。Zlotolow 和 Kozin 联合肘后关节囊松解和肱骨外旋截骨，使前臂和手放置在一个功能更好的位置，同时优化手口活动。

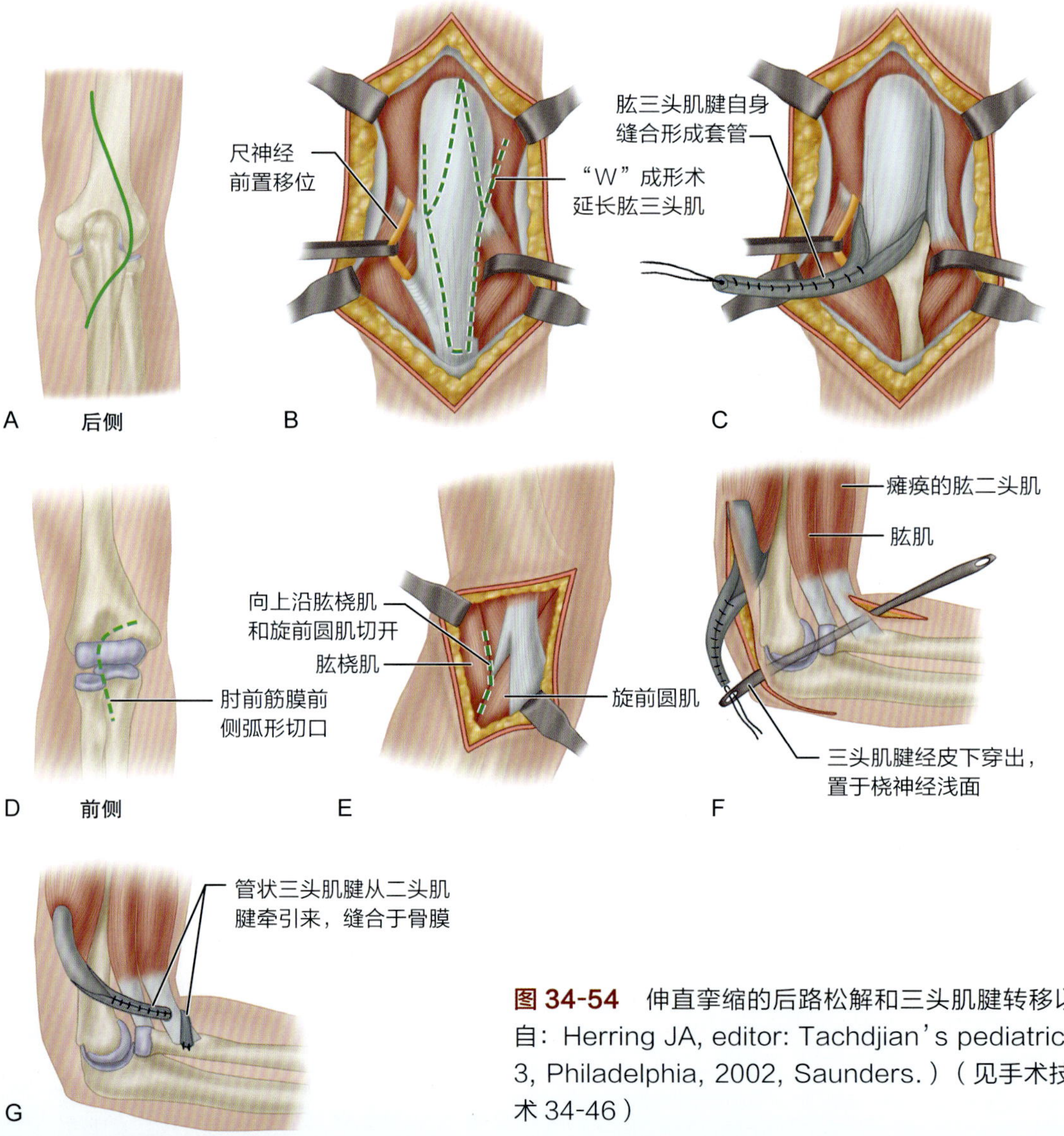


**图 34-54** 伸直挛缩的后路松解和三头肌腱转移以恢复屈曲（重绘引自：Herring JA, editor: Tachdjian's pediatric orthopaedics, ed 3, Philadelphia, 2002, Saunders.）（见手术技术 34-45 和手术技术 34-46）

## 肘后关节囊切开联合肱三头肌延长治疗肘关节伸直挛缩

### 手术技术 34-45

（Van Heest 等）

- 单侧松解，患者侧卧位，双侧松解，患者仰卧位。
- 上止血带，通过后方弧形切口进入肘关节（图 34-54A）。
- 患者肘关节活动很小，须仔细正确辨认鹰嘴后面，严重的肢体内旋容易导致内上髁被误认为鹰嘴。
- 辨认内侧肌间隔的尺神经。松解肘管，找到尺神经尺侧腕屈肌的分支，放一血管套圈在其周围，在分离中加以保护。
- 一旦尺神经被辨认、松解、保护，去除止血带。
- 内外侧分别游离，用 Z 字延长或 V-Y 推进延长肱三头肌。通常，肱三头肌腱切成“V”形，使中部舌瓣位于鹰嘴，两侧肢包括肌腱尽可能地长，从近端肌腹向远端插入到鹰嘴。
- 切开鹰嘴尖部后关节囊，给予辨认关节面。
- 内外侧扩大关节囊切开术，用轻柔的被动力量，使肘关节最大程度屈曲。如有必要，在内外两侧扩大关节囊松解，包括内外侧副韧带的后缘。
- 尽可能屈曲肘关节（大于 90°），使远端肱三头肌外侧肢末端和中央瓣的近端相接触。
- 用不可吸收线缝合或加强缝合修复肱三头肌与拉长的位置。
- 关闭皮肤切口，敷软敷料，长臂石膏固定或半成品定制带铰链支具固定。

**术后处理**　肘关节固定在屈曲 90° 位，只要耐受，就允许被动关节活动。术后第一个月，提倡物理疗法，包括手口活动，限制 90° 内的被动屈曲以保护延长的肱三头肌，但不提倡全关节的被动活动，夹板或石膏固定 4~6 周。

为获得肌腱转位后肘关节的主动屈曲活动，被动屈肘到正常角度是其先决条件。肱三头肌转位可恢复肘关节屈曲活动，但远期往往发生屈曲挛缩。这个手术不应该牺牲肘部伸直稳定性，因为其会使拄拐，起立以及使用轮椅困难。关节挛缩的患者获得肘关节屈曲活动的术式有：肱三头肌转位术、屈肌成形术、胸大肌转位术、背阔肌转位术和游离股薄肌转移术。这些术式都因长期保持屈肘是相对无效的，并且供区有明显的并发症。

## 肘关节伸直挛缩的后路松解及三头肌转位

### 手术技术 34-46

（Tachdjian）

- 患者采取侧卧位。
- 采用患臂的后正中切口，从中间开始，向远端延长至鹰嘴外侧某点，并于尺骨干表面切开皮下 5 cm 长。
- 分离皮下组织并牵开皮瓣（图 34-54A）。
- 找出尺神经，向内侧牵开并保护起来。
- 暴露外侧肌间隔。
- 向前牵开尺神经。
- “W”形延长肱三头肌，近端留一长条（图 34-54B）。
- 游离三头肌并在其神经支配允许的情况下尽可能地向近端牵开，当桡神经进入桡神经沟时，其支配肱三头肌的运动支在内、外侧头之间进入肌肉。
- 将肱三头肌远端的部分缝合起来形成一个管道（图 34-54C）。
- 在肘窝前方做一弧形切口，探查肱桡肌和旋前圆肌之间的间隙（图 34-54D、E）。
- 使用肌腱传递器将肱三头肌肌腱牵入切口前方皮下，桡神经的浅层（图 34-54F）。
- 随着肘关节屈曲 90°，前臂充分旋后，将肱三头肌肌腱缝合在肱二头肌肌腱上，或者通过钻孔将其缝合在桡骨粗隆上（图 34-54G）。
- 常规关闭切口。
- 使用肘上石膏将肘关节固定于屈曲 90°，充分旋后位上。

**术后处理**　术后 4 周取下石膏，开始主动练习屈肘功能，依靠重力伸肘。

Steindler 屈肌成形术通过将屈肌旋前起点从内上髁转移到肱骨前方（图 34-23）来建立肘关节屈曲，这种术式有意义的前提是腕关节存在主动的屈伸功能。由于屈腕肌通常没有功能并且已经挛缩，故 Steindler 屈肌成形术很少适用于患有多发性先天性挛缩的儿童。桡腕关节伸肌的主动活动也需要存在以防止屈肌成形术后出现不可预料的腕关节屈曲畸形。肱三头肌转位术能允许早期肘关节屈曲活动的改善，但远期会出现屈曲挛缩和功能恶化，所以必须谨慎采用。肱三头肌长头转位术也可以替代此术式（图 34-24）。肱三头肌长头有一根独立的神经血管蒂，可以分离出来。通常阔筋膜移植用来允许转位至近端尺骨。这种转位术通常使肘关节获得足够的屈曲而不损失主动伸直功能。有报道将股薄肌通过显微外科转位至上肢，需要进一步研究来确定其长期疗效。

腕关节通常固定于屈曲尺偏位。将腕关节固定于理想的功能位可能是多发性先天性挛缩患者最有效的手术；但必须仔细确定最佳的功能位。中立位或轻度尺偏并背伸 5° ~20° 被证明是最满意的位置。术式包括肌腱转移，将腕骨近侧列切除，桡背侧行腕骨中部闭合楔形截骨和腕关节融合术。腕关节掌侧屈曲挛缩可通过尺侧腕屈肌延长或转移到腕伸肌腱矫正。这个转移的作用更像一个肌腱固定术而不是动态的转移。近侧列腕关节截骨术通常不推荐使用，因为会发生矫形丢失和强直。在年龄较小的患者中，腕骨中部闭合楔形截骨术能够矫正腕关节畸形。Foy 等报道了他们对 46 例患者（75 只手腕）进行腕楔形截骨术的结果（图 34-55）。在平均 6 年的随访中，患者的手腕屈曲姿势得到了矫正；运动弧被移到一个更有用的位置，并且运动范围没有减少。当患者骨骼接近成熟时，通常会行腕关节融合术。

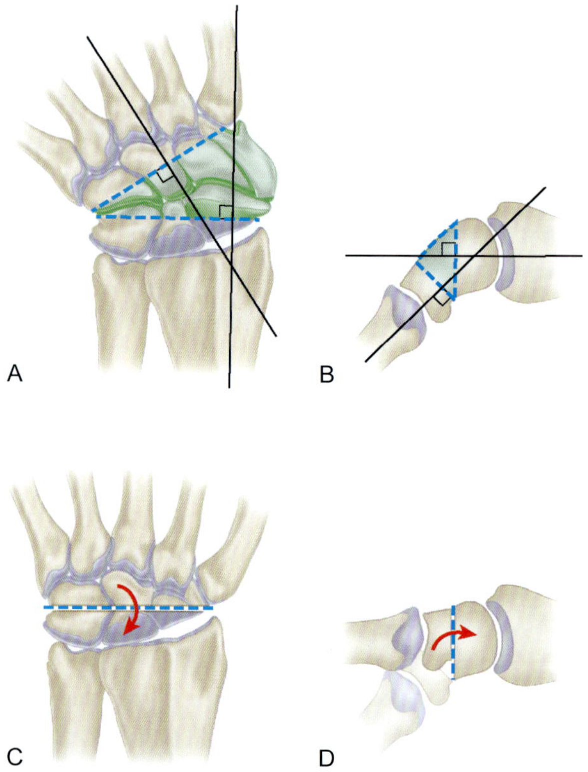


**图 34-55** 腕楔形截骨术 截骨术正位 (A) 和侧位 (B)，楔形截骨后正位 (C) 和侧位 (D)（重绘引自：Foy CA, Mills J, Wheeler L, et al: Long-term outcome following carpal wedge osteotomy in the arthrogrypotic patient, J Bone Joint Surg Am 95: e105[1], 2013.）（见手术技术 34-47）

### 腕关节背侧闭合楔形截骨术

**手术技术 34-47**

（Van Heest 和 Rodriguez，Ezaki 和 Carter）

- 通过腕关节背侧入路，分离保护手指腕关节伸肌腱，而后行背侧关节囊切开术。
- 在腕骨间水平，做一个充分的背侧楔形截骨矫正腕关节屈曲畸形至少到中立位，注意不要损伤桡腕关节，确保肌腱固定术不产生肌腱粘连。
- 近端切开至远端桡腕关节近排腕骨关节囊附着处，两个平面垂直于前臂长轴。
- 远端切开通过远排腕骨，两个平面垂直于掌骨长轴。
- 如果尺偏需要矫正，在背侧腕骨楔子的桡侧多切除一些骨质以提供二维的矫正。
- 置入 2 枚交叉克氏针，保持截骨处闭合。

**术后处理** 术后头几天保持腕关节抬高。2~3 周更换石膏或夹板。腕关节用石膏或夹板固定制动 6 周或直到 X 线片出现明显愈合。

手指的屈曲挛缩最好使用被动牵引和夹板治疗。手术治疗不会取得比非手术治疗更多的疗效。拇指掌侧畸形可能难以治疗，可涉及皮肤缺损、肌肉 / 筋膜挛缩、拇长屈肌挛缩和伸肌无力。手术目标是让拇指至少能与第二掌骨分离，通常采用广泛的鱼际松解术来完成。

## 二、脊柱侧弯

据报道先天性多发性关节弯曲症患者的脊柱侧弯发生率为 10%~30%，通常伴有神经肌肉性肌无力或骨盆倾斜。如果畸形严重且进行性发展，建议早期行手术治疗。先天性多发性关节弯曲症的脊柱侧弯手术适应证和手术方法与其他神经肌肉疾病相同（见第 44 章）。

# 第四节 臂丛麻痹

臂丛麻痹可见于产伤。据报道，存活婴儿中其发生率在 0.1%~0.4%。尽管产科保健技术在进步，但臂丛神经麻痹的发病率因为高体重出生婴儿的增加而增长，但 DeFrancesco 等发现，在 16 年的时间里，臂丛神经麻痹的发生率从每 1000 个新生儿出现 1.7 例下降到 0.9 例。已查明了许多危险因素，包括出生时体重过高、滞产、难产、产钳分娩、产妇年龄、产妇肥胖、产妇糖尿病和之前的分娩伴有臂丛神经麻痹。超过一半的臂丛神经麻痹患者没有确定的危险因素。臂丛神经麻痹被认为是在分娩过程中由于机械牵拉造成的。剖宫产分娩不排除臂丛产瘫的可能性，但可能性从 0.2% 降低到 0.02%。肩位难产是导致上干损伤的机械因素。臀位分娩常因上肢外展位受牵拉导致下臂丛损伤，这是因为躯干受到牵拉，同时手臂被外展。

Narakas 按损伤部位将臂丛产瘫进行分类（表 34-3），Ⅰ型包括上臂丛神经损伤，涉及 $C_5$ 和 $C_6$，为典型的 Erb 麻痹，是最常见的类型（占 46%），有最满意的预后。Ⅱ型包含 $C_5$、$C_6$ 和 $C_7$ 的损伤，本组是第二常见的（占 30%），但比Ⅰ型预后差。Ⅲ型是一个全臂丛损伤，连枷肢体，发生在 20% 的患者。Ⅳ型是最严重的形式，特点是全神经丛病变，有连枷肢体和 Horner 综合征，这表明有交感神经链的参与和可能的撕脱伤。单独的 $C_8$、$T_1$ 神经根（Kumpke 麻痹）损伤很少，占分娩性臂丛神经麻痹的不到 1%。

恢复的可能性还受损伤平面是节前还是节后的影响。节后神经损伤的程度和类型被 Sunderland 定义为神经失用、轴索断裂、神经断裂。神经失用是指周围神经的变形麻痹，此型通常可完全恢复。轴索断裂指外周神经的完全性损伤变性，但外周相连组织提供再生支持，恢复依赖于神经损伤程度，很漫长。神经断裂是神经和周围支持组织的断裂，多预后不好，它包括连续性神经瘤、神经离断和解剖上的断裂。神经节前的撕裂损伤不能自然恢复运动功能，因为神经根从脊髓撕裂，这些损伤也同周围其他靠近脊髓神经的运动功能丧失相关。 它有助于这些损伤的早期诊断。膈神经（抬高膈）、胸长神经、肩胛背神经、肩胛上神经和胸背神经（稳定肩胛骨）和交感神经链功能丧失，同时合并 Horner 综合征提示神经节撕裂伤。

## 一、临床特点

通常出生时就可明确诊断。新生儿自主活动减少，新生儿反射如 Moro 反射或颈强直反射不对称。

**表 34-3**

**产伤麻痹的分型和预后**

| 类型 | 临床情况 | 恢复 |
|---|---|---|
| Ⅰ型 | $C_{5\sim6}$ | 1~8 周完全或几乎完全恢复 |
| Ⅱ型 | $C_{5\sim6}$<br>$C_7$ | 肘关节屈曲：1~4 周<br>肘关节伸直：1~8 周<br>肩关节受限：6~30 周 |
| Ⅲ型 | $C_{5\sim6}$<br>$C_7$<br>$C_8$~$T_1$（无 Horner 征） | 较差的肩关节功能：10~40 周<br>肘关节屈曲：16~40 周<br>肘关节伸直：16~20 周<br>腕关节：40~60 周<br>手部完全恢复：1~3 周 |
| Ⅳ型 | $C_{5\sim7}$<br>$C_8$<br>$T_1$（暂时性 Horner 征） | 较差的肩关节功能：10~40 周<br>肘关节屈曲：16~40 周<br>肘关节伸直不完全恢复，较差：20~60 周或无恢复<br>腕关节：40~60 周<br>手部完全恢复：20~60 周 |
| Ⅴ型 | $C_{5\sim7}$<br>$C_7$<br>$C_8$<br>$T_1$<br>$C_8$~$T_1$（Horner 征通常存在） | 肩关节和肘关节同前<br>腕关节恢复较差或仅能伸直<br>屈曲功能较差或无<br>手部功能极差，屈肌和伸肌麻痹或肌力减弱，手内肌无功能 |

引自：Narakas AO:Injuries to the brachial plexus.In Bora FW Jr, editor: The pediatric upper extremity: diagnosis and management, Philadelphia, 1986, Saunders.

在累及上位神经根时，上臂处于内旋位且主动外展受限。肘关节轻度屈曲或完全伸直。拇指屈曲，有时手指不能伸直。在完全性麻痹中，整个上肢和手都没有功能。对捏夹没有反应。血管损伤可能会表现为患肢的相对苍白。Horner 征伴同侧眼睑下垂和瞳孔缩小提示 $T_1$ 水平的颈交感神经受损，这是预后不良的主要指征。肩关节 X 线片可以揭示肱骨近端干骺端骨折或锁骨骨折。臂丛麻痹伴发锁骨骨折的发生率是 10%~15%。锁骨或肱骨近端骨折造成的假性麻痹应当在 10~21 d 处理。如果出生 1 个月后活动受限，最可能是存在臂丛麻痹。新生儿肩关节化脓性感染也可导致假性麻痹，这点可以从全身症状和感染控制后麻痹消失来同臂丛麻痹鉴别。

分娩性臂丛神经损伤的儿童进行系列身体检查都需要了解运动功能和关节挛缩的发展。治疗是由运动功能和关节挛缩发展恢复的有无决定的。肩关节的被动内外旋应在臂内收时测量并且内收到 90° 使肩胛骨稳定到胸廓。通过观察本能活动评估婴儿运动功能经常是一个功能近似值。

三种评价工具被描述以帮助臂丛神经产瘫患者的临床评价：Toronto 检查评分、医院患儿主动活动量表、Mallet 评分（表 34-4）。所有这些表明，积极的观察者内和观察者间可信度均依赖于综合评分。Toronto 检查评分的设计目的是确定手术适应证并提供神经重建手术后的评估工具。医院患儿主动活动量表是更全面的评分，它使用 15 个不同的上肢运动测试评价整个臂丛。Mallet 改良肩关节分类在新生儿患者臂丛神经麻痹最常使用（图 34-56）。因为这个量表很大程度上偏重于肩关节的外旋，Abzug 等增加了第 6 个条目——手到肚脐——增加了一个内旋的评估。评价一个孩子触摸他（或她）的肚脐的能力是非常重要的，它可以了解一个孩子是否能完成日常生活活动。

典型的畸形通常发展迅速。肩关节屈曲内旋并轻度外展，其主动外展功能下降且不能外旋。肩部异常的肌肉力量致使盂部发生一些早期改变，包括肩关节盂后部扁平造成假盂窝（图 34-57）。随着畸形日益严重，盂肱关节中心更靠后，肩盂也更向后弯曲、扁平甚至凸出。这会导致进行性后盂肱半脱位，并终将导致肩盂处的肱骨头过于扁平而脱臼。这些前期的盂肱变化可能发生较早，并可在 2 岁出现。

评估臂丛神经损伤包括临床评估、肌电图、脊髓造影术及磁共振成像。联合使用磁共振成像（MRI）与肌电图检查是有益的，因为和肌电图相比，MRI 与体格检查结果的联系更为密切。此外，MRI 可有助于神经损伤的解剖定位以及手术规划。大的憩室和脑脊髓膜突出表明了根性撕脱损伤。X 线片、超声、脊髓造影、CT、MRI 以及诊断性关节镜检查也被用于确定盂肱畸形的性质和严重程度。通常 X 线片显示肱骨近端的延迟骨化状况。Bauer 等建议对被动外旋内收 <60° 的婴儿进行超声肩部筛查。通过超声检查，他们发现 29% 的婴儿在出生后的第一年出现了脱位。超声的临床作用更多的是一种筛查工具，MRI 仍是充分评价臂丛神经出生麻痹患者盂肱关节的金标准。在盂肱关节评估方面，MRI 比 CT 应用更为普遍，因为它可以显示软骨、骨，且患者受电离辐射较少。Waters 等测量了肩胛盂角（盂侧转的度数）和在 CT、MRI 上（图 34-58）肱骨头在其前方的百分比，并为关节盂畸形的程度分类。影像学研究上畸形的程度帮助指导臂丛神经出生麻痹患儿的外科治疗。诊断性关节造影术尽管具有侵害性，但却是获得关节动态评估的唯一形式。其通常作为外科重建术前的常规操作。

## 二、治疗

不同程度的临床表现和恢复同臂丛神经损伤的范围相关。大多数臂丛神经产瘫者是轻度损伤，预后好。66%~92% 的患者可出现自发神经功能恢复。多数学者报道在最初的 3 个月内恢复较明显，在接下来的 6~12 个月中恢复减慢。如果在生后 3~6 个月内没有三角肌和肱二头肌恢复的迹象，则应考虑进行手术探查。

初期治疗的目的是预防肌肉和关节挛缩。先以轻柔的被动练习来保持上肢所有关节的完全被动活动范围。肩胛骨的稳定性和被动的肱盂关节各方向的活动需要防止肩关节周围的挛缩。肘腕手指的活动范围也应该包括在内，还能促进受累肢体大脑皮质的辨认和整合。多位学者描述了注射肉毒素 A 到旋转肌肌肉内作为手术防止内旋挛缩和新生儿臂丛神经瘫痪儿童早期肩关节后侧半脱位或脱位的辅助方法。石膏塑形及肉毒素注射在屈曲挛缩的肘部的治疗确切有效；然而，患者的不依从使得复发时有发生。使用功能支具可以鼓励早期的手部活动。

显微外科介入治疗臂丛神经麻痹的作用和时机仍存在争议。全臂丛麻痹和 Horner 综合征婴儿建

**表 34-4**

**臂丛神经麻痹分娩患者的临床评价**

| Toronto 检查评分 | |
|---|---|
| 屈肘 | 0~2 |
| 伸肘 | 0~2 |
| 伸腕 | 0~2 |
| 伸指 | 0~2 |
| 伸拇 | 0~2 |
| 总分 | 0~10 |

检查每一活动功能，分配数值。0 分代表无功能，2 分代表功能正常。总分 3.5 分或更低在 3 个月或更大年龄被认为是微创修复适应证。引自：Michelow BJ, Clarke HM, Curtis CG, et al: The natural history of obstetrical brachial plexus palsy, Plast Reconstr Surg 93:675, 1994.

| 医院患儿主动活动量表 | |
|---|---|
| **抵消重力** | |
| 无收缩 | 0 |
| 收缩，无活动 | 1 |
| 活动范围 <50% | 2 |
| 活动范围 >50% | 3 |
| 完全自由活动 | 4 |
| **抗重力** | |
| 活动范围 <50% | 5 |
| 活动范围 >50% | 6 |
| 完全自由活动 | 7 |

活动功能检查：肩关节屈曲，肩外展和内收，肩内外旋、肘屈伸，前臂旋前和旋后，屈伸腕，手指屈伸，拇指屈伸。引自：Clarke HM, Curtis CG: An approach to obstetrical brachial plexus injuries. Hand Clin 11:563, 1995.

**改良 Mallet 肩关节功能分类法**

| | Ⅰ级 | Ⅱ级 | Ⅲ级 | Ⅳ级 | Ⅴ级 |
|---|---|---|---|---|---|
| 整体外展 | 无 | < 30° | 30~90° | >90° | 正常 |
| 整体外旋 | 无 | <0° | 0~20° | >20° | 正常 |
| 手触颈部 | 无 | 不可能 | 困难 | 容易 | 正常 |
| 手触脊柱 | 无 | 不可能 | $S_1$ | $T_{12}$ | 正常 |
| 手触嘴 | 无 | 明显吹号征 | 不全吹号征 | 外展 <40° | 正常 |

患者被要求主动做 5 种不同的肩关节运动，而且每一种运动根据量表 1（无运动）到 5（正常运动同健侧对称）评分。引自：Mallet J: Primaute du traitement de l' é paule—m é thod d'expression des résultats, Rev Chir Ortho 58S: 166, 1972.

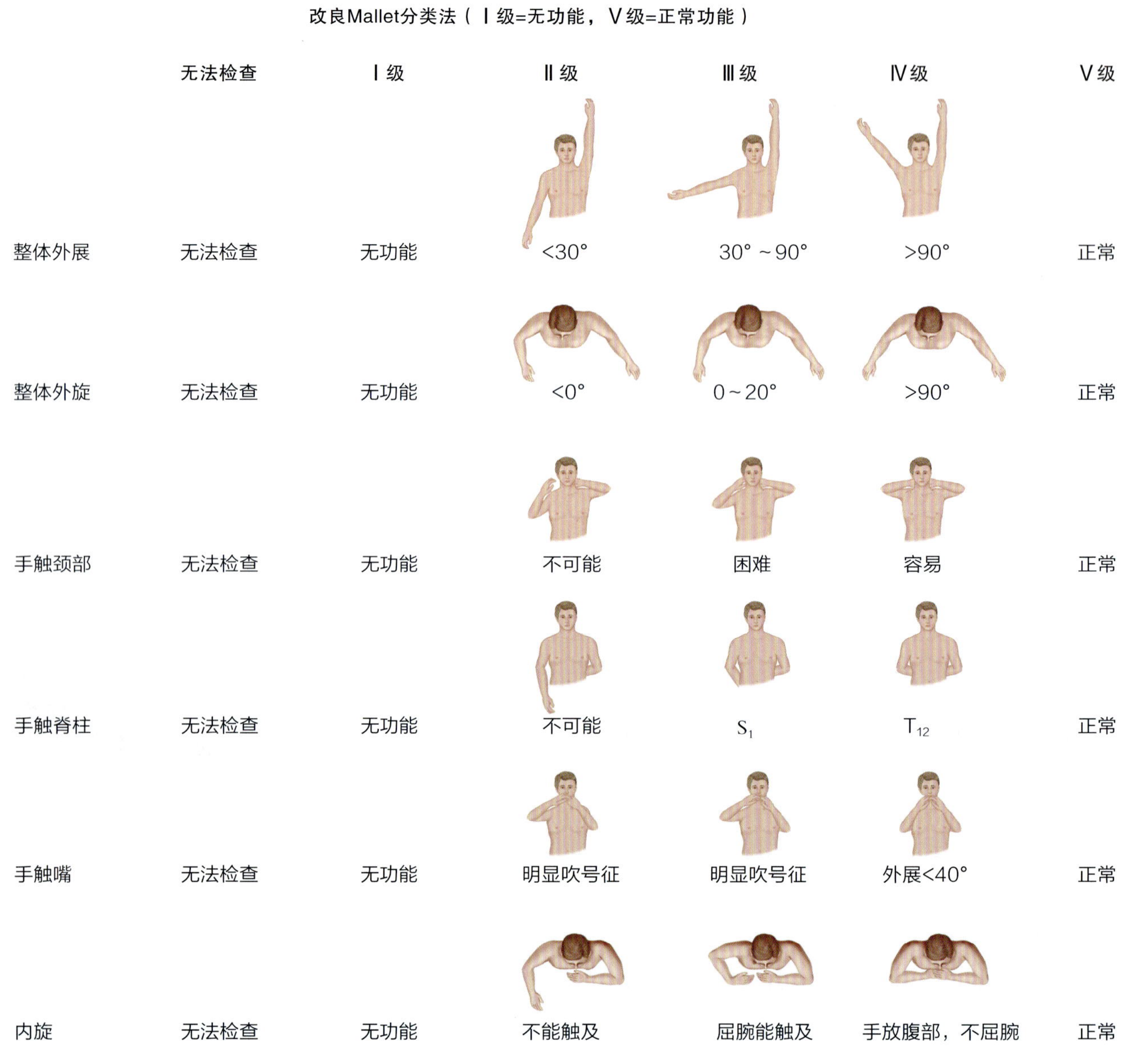


**图 34-56** 改良 Mallet 分类法

议在大约 3 个月的年龄进行手术干预。这些撕裂性损伤预后不良。重建对于神经转移作用有限，因为当神经根自脊髓撕裂时移植不是一个可行的选择。

更多的争议存在于不同的损伤程度和恢复程度的臂丛内撕裂的处理。决定是否需要臂丛探查和神经重建是肘关节抗重力屈曲力量恢复的重要因素。大多数作者建议到 3~9 个月的年龄，如果抗重力屈曲不能恢复则手术干预。神经瘤切除和神经移植是恢复功能最常使用的技术。然而，神经转位作为神经移植的辅助或替代正在普及。在治疗一组 34 例婴儿恢复其屈肘和肩功能后，Malessy 和 Pondaag 得出结论，$C_5$ 神经麻痹和 $C_6$ 撕脱的新生儿臂丛神经麻痹患者，可以通过锁骨上丛内转移 $C_6$ 到 $C_5$ 来恢复屈肘功能；然而，肩胛上神经重建和将 $C_5$ 移植到上节后段后，肩关节功能恢复不理想。三重神经转移重建——转移桡神经肱三头肌分支的长或外侧头至腋神经、尺侧腕屈肌尺神经束至肱二头肌运动神经、脊副神经到肩胛上神经——被报道用于 $C_5$ 及 $C_6$ 神经根损伤（Erb 麻痹）。也有报道通过尺神经或正中神经转移到肱二头肌运动支来改善肘关节屈曲和前臂旋后。

肌腱转移最常用于肩部，以改善外旋和外展，防止盂肱发育不良和肱骨头后半脱位或脱位。肩关节外科干预的适应证是小儿脱位，物理治疗效果不好的持续内旋挛缩，神经恢复停滞期主动外展、外旋功能受限，持续的肱盂关节畸形。必须被矫正的

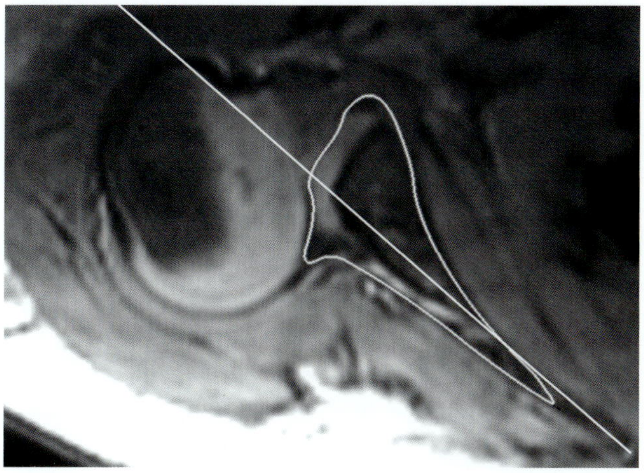

**图 34-57**　$T_2$ 加权三维磁共振图像显示一个假关节，关节盂轮廓和肩胛骨中心线与线图一起增强（引自：Pearl ML, Edgerton BW, Kazimiroff PA, et al: Arthroscopic release and latissimus dorsi transfer for shoulder internal rotation contractures and glenohumeral deformity secondary to brachial plexus birth palsy, J Bone Joint Surg 88A: 564, 2006.）

全身性问题是肌力不平衡、软组织挛缩、关节畸形。手术通常涉及四个软组织处理过程，其中包括一些形式的挛缩松解伴或不伴肌肉转移，以增加外旋。①前方关节囊松解和肩胛下肌腱"Z"字成形延长伴或不伴外旋肌转移；② Hoffer 等提倡的胸大肌松解同时背阔肌、大圆肌的转移；③ Carlioz 和 Brahimi 等描述的肩胛下肌滑动延长伴或不伴背阔肌的转移；④关节镜下内旋挛缩松解伴或不伴背阔肌转移。对于广泛的肱盂关节畸形儿童，建议行肱骨外旋截骨，将上臂放置于一个更好的功能位。Dodwell 等描述了关节盂前向截骨联合肌腱转移治疗严重的关节盂肱骨发育不良（见手术技术 34-50）。他们认为手术简单易行，并发症发生率低，而且翻修的可能性更低。

Waters 建议Ⅰ级（正常）、Ⅱ级（肱盂后倾轻度增加）或轻微Ⅲ级（轻微的不完全后脱位）肱盂畸形患者实施前方胸大肌肌腱延长术和将后方背阔肌、大圆肌转位至肩袖。Ⅴ级的肱盂畸形患者应当行肱骨去旋转截骨术。研究表明，只做肌腱转移术及切开复位肌腱转移术都能改善肩膀的活动范围；然而，做了切开复位术的患者表现出再造关节窝后倾，盂肱关节有所改善，这在只做了肌腱转移术的患者身上是看不到的。

屈肘和前臂旋后畸形可以伴随 Klumpke 麻痹（$C_8$~$T_1$）或混合性臂丛损伤出现。由于肱三头

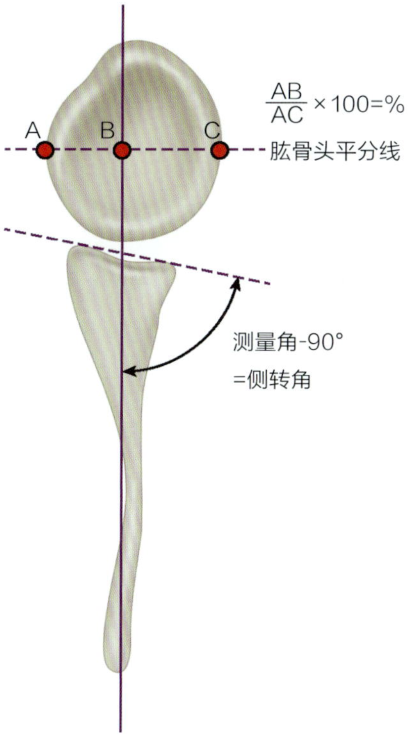


**图 34-58**　肩胛盂角（关节盂侧转角）和肱骨头后侧半脱位百分比的测量。为了测量肩胛盂角，画一条线平行肩胛骨，第二条线和关节面相切。第二条线连接关节盂的前方和后方边缘。在磁共振影像上，使用软骨边缘。在 CT 扫描用骨性边缘。相交线连接第一条线的中心点（大约在关节盂窝的中心）和肩胛骨的内侧面。后内象限角（箭头）用量角仪测量；90° 减去这个角度就是关节盂侧转角。后侧半脱位百分比的测量是通过定义同一条肩胛线前方肱骨头的百分比。肱骨头最大周径是从肩胛线到头前方部分的距离来测量。这个比率 [ 到肱骨头前面的距离（AB）除以肱骨头周径（AC）乘以 100] 是半脱位的比率（重绘引自：Waters PM, Smith GR, Jaramillo D: Glenohumeral deformity secondary to brachial plexus birth palsy, J Bone Joint Surg 80A: 668,1998.）

肌、旋前圆肌和旋前方肌的肌力减弱或丧失而肱二头肌完全正常，畸形会逐渐进展。由于肱二头肌无拮抗，也使肘关节屈曲旋后畸形加重。桡骨和尺骨的畸形可导致桡骨头脱位（图 34-59）。腕关节和手保持极度背伸状态，因为背伸肌没有与之拮抗的结构。肱二头肌肌腱可以行"Z"形延长术并在桡骨上转位，使其由旋后肌变为旋前肌（手术技术 34-29），同时提高了肘关节伸直和旋前功能。诊断存在的旋后挛缩，同时实施骨间膜松解。前臂畸形的骨性矫正更可预见，可以通过前臂折骨术或截骨术及内固定来实现。前臂应该放置在 20°~30° 旋前位。

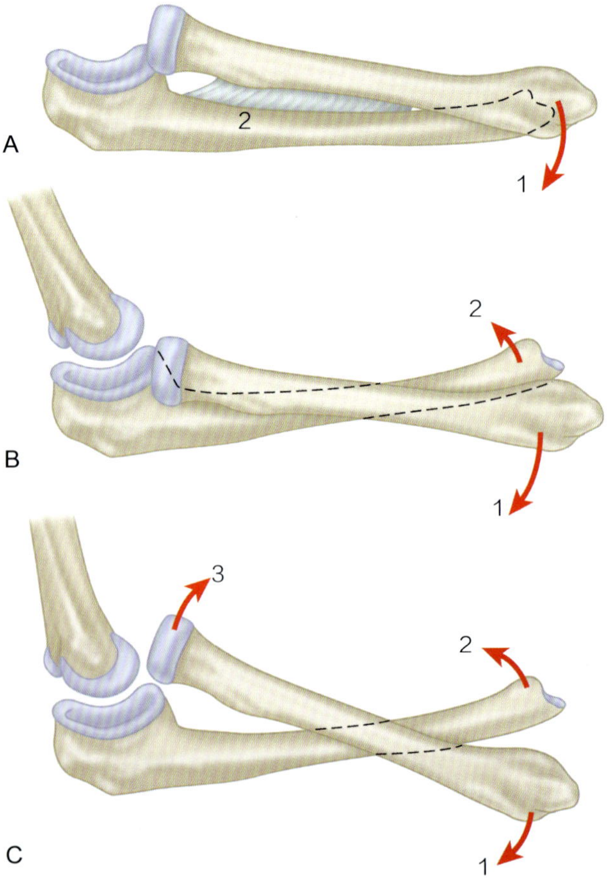


图 34-59 旋后畸形和畸形随生长进展的病理生理学。A. 桡骨的单纯旋后挛缩（1）和骨间膜挛缩（2）；B. 尺骨远骺端掌侧脱位；C. 尺骨远骺端和桡骨头掌侧脱位

## 肩关节前方松解术

### 手术方法 34-48

（Fairbank，Sever）

- 在肩关节前方，于三角肌、胸大肌间沟内做皮肤切口，起于喙突尖，向远端止于胸大肌腱性止点；平行于肱骨切断胸大肌肌腱。
- 将三角肌前缘牵向外侧，将胸大肌牵向内侧，显露喙肱肌。
- 外旋外展肩关节，沿喙肱肌向上找到喙突。
- 如果喙突过长，可以将其尖部 0.5~1 cm 的部分连同喙肱肌、肱二头肌短头和胸小肌的止点一起切下，这样可以增加肩关节外旋和外展的活动范围。
- 再在肩胛下肌腱的肱骨小结节止点处找到该肌腱的下缘，用有槽的导引器将其抬起（图 34-60）并完全切断，但不切开关节囊。此时，肩关节外旋外展应基本正常。
- 弧形延长的肩峰可能会影响关节外展和轻度半脱位的复位；此时，可以切除阻碍运动的突出部分，也可将肩峰切断并抬高。

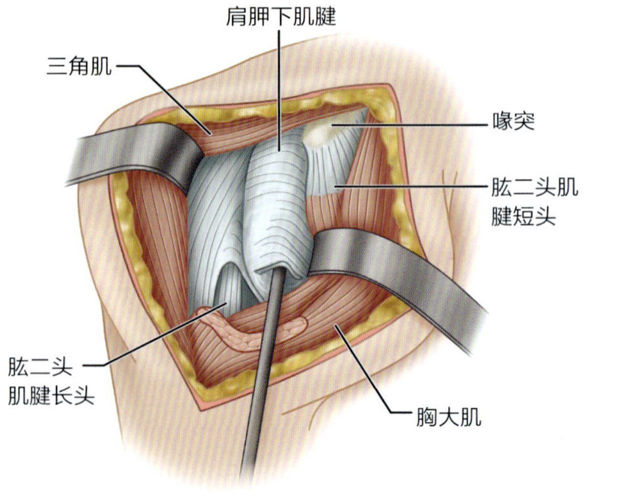


图 34-60 肩关节前方松解术治疗臂丛麻痹造成的内旋挛缩（见手术技术 34-48）

**术后处理** 用外展夹板保持肩关节于外展和轻度外旋位，术后持续固定 2 周，再间断固定 4 周。早期开始主动的功能锻炼，并一直持续到获得最大限度的功能改善为止。

## 肱骨旋转截骨术

### 手术技术 34-49

（Rogers）

- 由三角肌和胸大肌之间的前侧入路达到肱骨。
- 上肢外展，在肩关节远侧 5 cm 处行截骨术。
- 直视下将肱骨远端截骨段适当外旋，纠正内旋畸形，然后将两段确切地对合。
- 用加压接骨板或螺钉固定截骨处。
- 闭合切口。

**术后处理** 使用肩关节固定器或夹板大约 6 周，限制活动直到 X 线片显示愈合。

## 接骨板和螺钉固定去旋转截骨术

作为一种选择，Abzug 等描述了通过内侧入路去旋转截骨和接骨板、螺钉固定，它的优点是切口瘢痕更加有美容效果。

### 手术技术 34-50

（Abzug 等）

- 通过肌间隔和肱骨干中部做一个内侧切口。

- 保护浅表神经，找到肌间隔，切开。
- 向后牵开尺神经，正中神经和肱动脉牵向前方，在神经周围不要使用匝环或反向拉钩，无压力放置在神经上。
- 显露肱骨干。
- 选择一个 6~8 孔的接骨板，这依赖于肱骨的粗细（通常 2.7 mm 或 3.5 mm）。将接骨板放于肱骨上，近端通过接骨板和肱骨拧入 3~4 枚双皮质螺钉。
- 仅在截骨的部位切开骨膜，在肱骨远端、既定的截骨处放一枚克氏针标记需要矫正的量。用测角仪或目测评估证实克氏针的位置。
- 将克氏针同接骨板孔平行放置，取下接骨板，用摆锯做肱骨截骨。
- 旋转肱骨使螺钉孔和克氏针对齐，克氏针通过接骨板孔。
- 使用预钻的螺钉孔，固定接骨板到近端截骨段，对合截骨端，确保远端截骨段用标准的加压技术螺钉固定。
- 常规闭合切口，自手到腋窝处用大敷料固定。

**术后处理** 术后不需要使用夹板，但必须使用吊带防止截骨处的应力。术后敷料去除后，肱骨支具固定 2~3 周。支具佩戴大约 1 个月，直到 X 线片和临床确定愈合。

## 关节盂前倾截骨和肌腱转移

Dodwell 等描述了关节盂前倾截骨作为肱骨外旋截骨稳定肩关节，改善严重肱盂关节发育异常（Water Ⅳ型或Ⅴ型）的大龄儿童（年龄大于 4 岁）的功能。所有 32 名患者主动外旋均有改善。

### 手术技术 34-51

（Dowell 等）

- 通过后方 L 形切口（图 34-61A），游离三角肌起点的外侧。

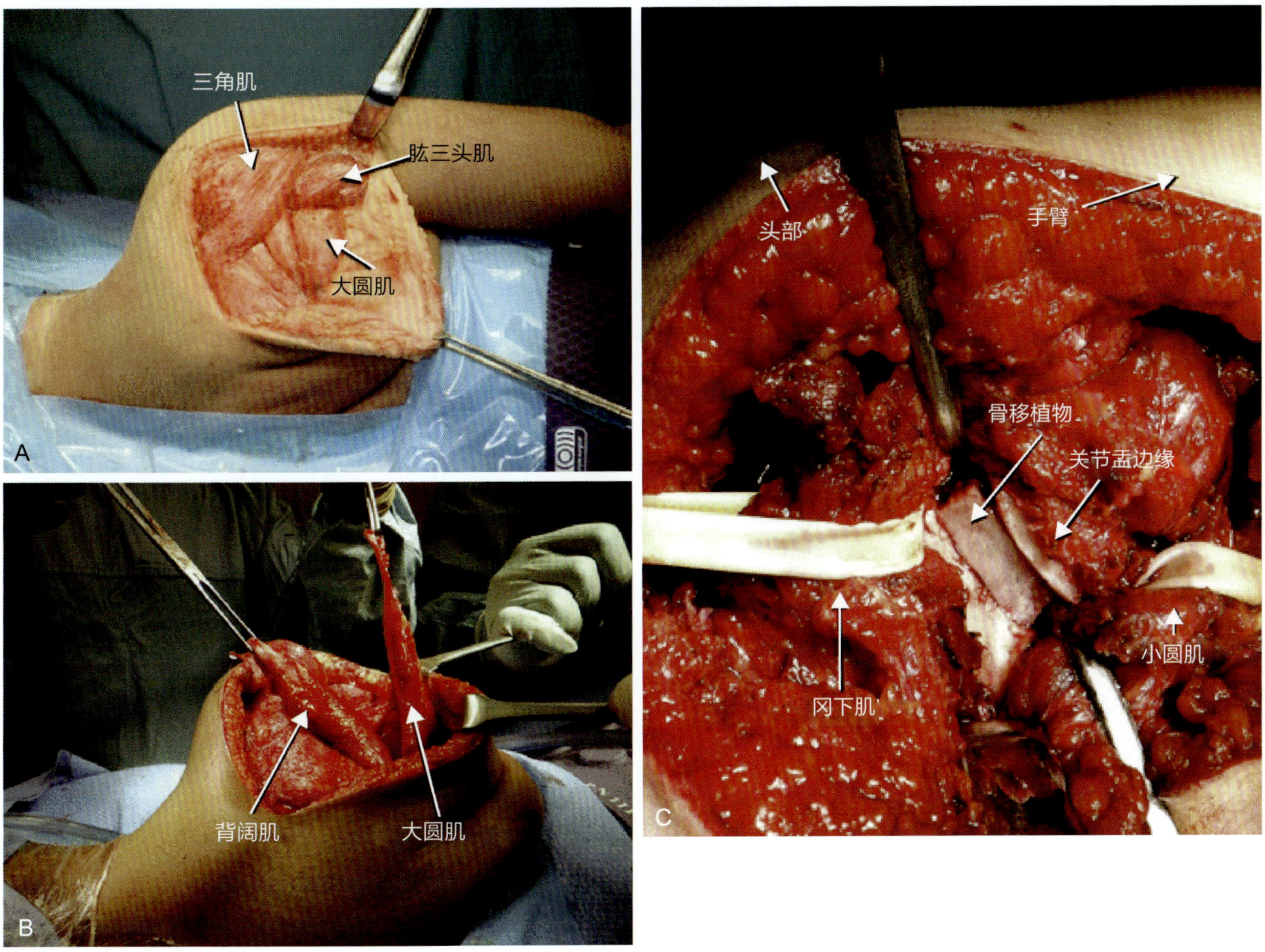


**图 34-61** A. 后方 L 形切口；B. 大圆肌、背阔肌肌腱松解外侧到肱三头肌长头；C. 骨皮质楔形插入到截骨处（引自 Dodwell E, Calaghan J, Anthony A, et al: Combined glenoid anteversion osteotomy and tendon transfers for brachial plexus birth palsy, J Bone Joint Surg 94A: 2145, 2012.）（见手术技术 34-51）

- 通过游离肌腹，从肩胛骨的前方，从下到上外侧方向，做肩胛下肌的滑移。
- 将肱骨头自前外旋，并且持续外旋肩关节至内收70° 和 90° 位，完成肌肉滑移。
- 从肱骨近心端止点处松解大圆肌和背阔肌（图 34-61B），松解所有粘连以确保肌肉有充分的行程。
- 通过冈下肌和小圆肌之间进入肱盂关节的后面，将冈下肌从止点处分离，骨膜下显露肩胛颈，小心保护肩胛上血管神经束。
- 做一个垂直的后关节囊切开，清楚检查关节。
- 如果术前评估肩胛肱骨角减小，暗示肩关节上举不足，下陷肱三头肌长头在关节盂内的肌腱起点。
- 如果出现一个明显的 Putti 征（旋转肩胛骨，颈部基底出现一个上内侧凸起棱角），则提示一个本质上的外展挛缩，行冈上肌外侧滑移。
- 在肩胛冈内侧面或肩缝的后侧面取一三层皮质自体骨。根据术前的 MRI 或 CT 模板，决定需要后侧皮质开放的长度以矫正关节盂后倾。铰链点在前方皮质，选择适当大小的骨移植物。
- 用截骨刀在肩胛颈做截骨，从肩胛冈关节盂结节外侧面延伸到肩胛颈的下面，内侧到肩胛盂的边缘至少保留 5 mm，保护肩胛盂的血供，避免骨坏死。向深部截骨恰好至前方骨皮质，保持前方铰链的完整。直接观察下调整截骨线使其平行于后倾肩胛盂。
- 用一窄的截骨刀撬开截骨处插入骨移植物（图 34-61C）。轻轻将移植物夯实到位使其成为楔子，撑开颈后面皮质，而且稳定。
- 复位关节，不行关节囊缝合术闭合关节囊，使内旋僵硬降到最低。解剖位修复冈下肌，缝合背阔肌和大圆肌到肱骨大结节区域的一个纵行骨槽上，大圆肌在骨槽的下面，背阔肌在上，给予更大的行程。通过骨头将三角肌缝合修复于肩胛冈上。
- 使用肩人字石膏固定肩关节于最大外旋位 70°~90°），限制外展（20°~30°）。

**术后处理** 石膏固定 5~6 周，在此时开始监督下物理疗法训练。

## 内旋挛缩松解和背阔肌、大圆肌转位术

如果在 6 岁以前行经 Hoffer 改良的 Sever-L'Episcopo 手术，则可以通过松解内旋挛缩来改善外旋功能，并可通过转位背阔肌和大圆肌来提供肩关节的主动外旋能力。

### 手术技术 34-52

（Sever-L'Episcopo，Green）

- 上胸部用沙袋垫高以显露清晰。常规消毒铺单。备足全血。
- 做前侧皮肤切口，起于喙突，沿三角肌、胸大肌间沟向远端延伸 12 cm（图 34-62A）。
- 找到头静脉，将其结扎或连同一小部分三角肌纤维一起将其牵开。
- 在三角肌和胸大肌之间进行钝性分离。显露喙肱肌、肱二头肌短头、喙突、肩胛下肌腱性止点和胸大肌止点。
- 将喙肱肌和肱二头肌短头起点由喙突上剥离下来并翻向下方。
- 在切口远侧段显露胸大肌在肱骨上的止点（图 34-62B）。
- 用骨膜剥离器将胸大肌纤维掀向内侧以显露其止点的腱性部。
- 为行 "Z" 字延长术，恰于肱骨干上将胸大肌腱性止点的远侧半切断（图 34-62C）。
- 尽可能向内侧在腱膜肌腱没有病变处切断胸大肌腱性部的上半部分，通常为距止点 4~5 cm 处（图 34-62D）。这样，远端肌腱残端将可以接在附着于肱骨的近端肌腱上，从而进一步延长胸大肌。将肌腱重新附着于更靠近端处，这样可在仍保留其旋转功能的同时增加肩关节的外展角度。
- 将骨干上的肌腱和肌肉上的肌腱做鞭式缝合（whip suture）。
- 接着，显露覆盖于肱骨头表面的肩胛下肌。从内侧开始钝性分离肩胛下肌并将其从关节囊上掀起。注意不要打开肩关节囊。用手术刀斜行切开肌腱延长肩胛下肌（图 34-62E）。
- 从内侧开始，将肌腱劈成前后两瓣，使表浅部在外侧并于肩胛下肌的肱骨止点处将其切断。同样应注意不要切开关节囊。
- 一旦肩胛下肌已被切断，肩关节的外展和外旋就不再受限。
- 如果喙突过长，弯向下外侧并限制外旋，应于基底部将突出部分切除。同样，如果肩峰弯向下方并妨碍肩关节外展，则将其部分切除。
- 接着，找到背阔肌和大圆肌的止点，将其与前后的相邻组织分开以显露之。
- 可见背阔肌附着部在大圆肌附着部的前上方。恰在肱骨上将二肌腱切断并用鞭式法（whip stitch）分别缝合。
- 然后，使患者侧卧，上肢内收置于胸前，在三角肌、肱三头肌间隙表面做 7~8 cm 长的皮肤切口（图 34-62F）。
- 将三角肌牵向前方，将肱三头肌长头牵向后方。注意勿损伤桡神经和腋神经。

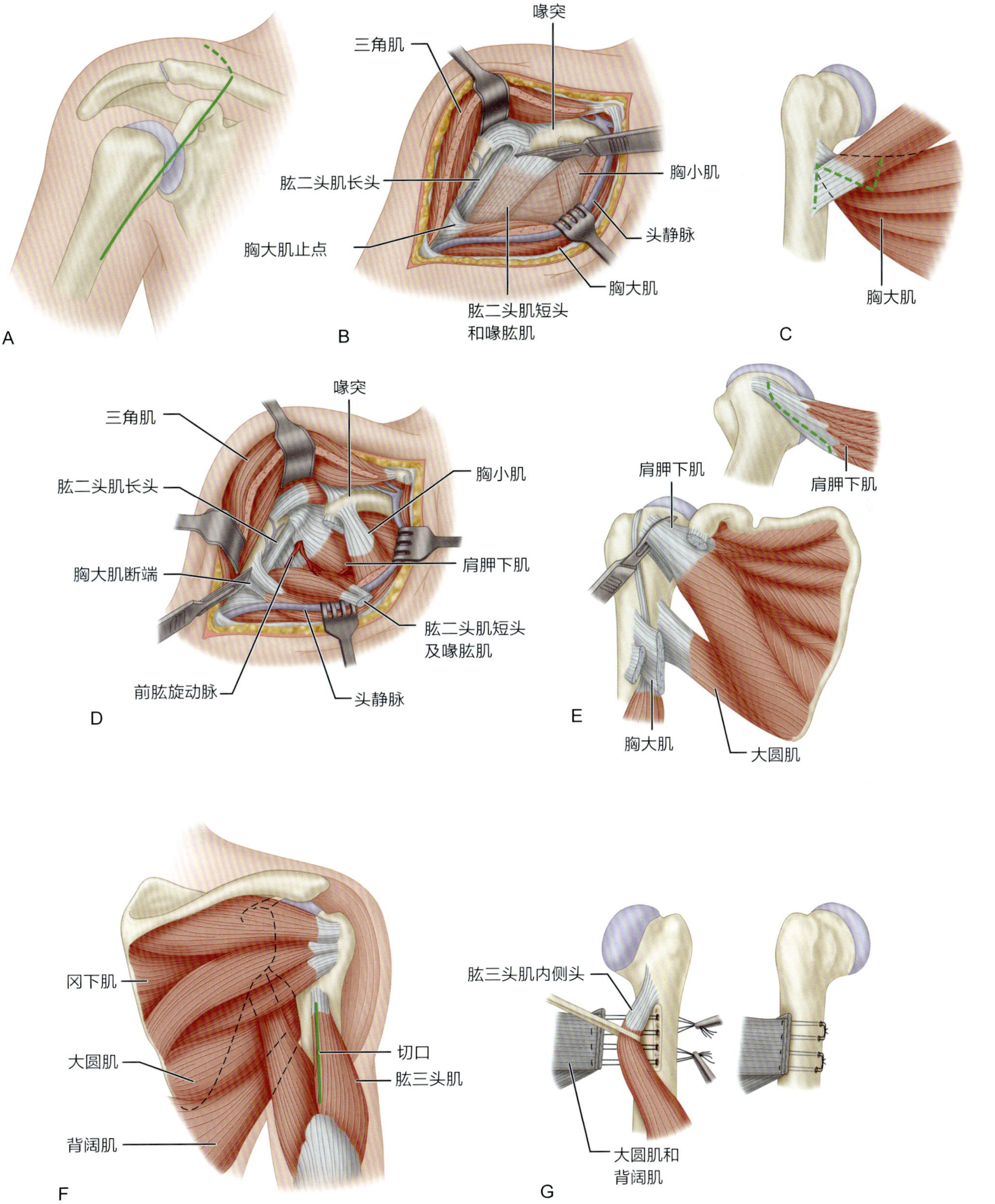


**图 34-62**　Sever-L'Episcopo 和 Green 手术。A. 前方切口；B. 显露胸大肌在肱骨上的止点；C. 胸大肌腱性止点"Z"字成形术的切口；D. 胸大肌在肱骨干上腱性止点的远侧半已被切断；E. 肩胛下肌被斜行切断；F. 三角肌 - 肱三头肌间隙切口；G. 大圆肌和背阔肌被固定于肱骨外侧的骨槽内

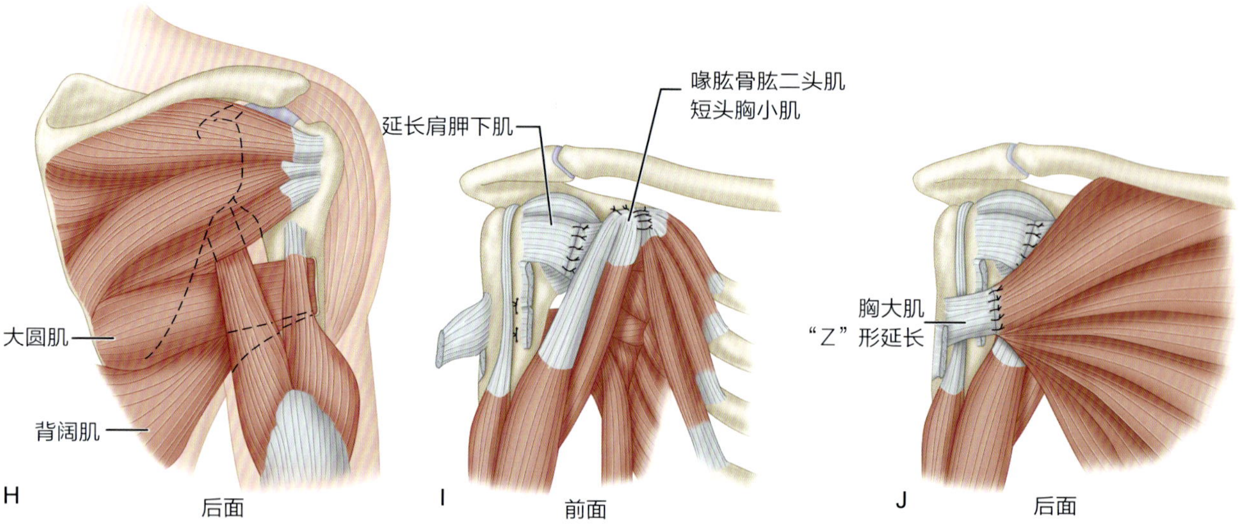


**图 34-62（续）** H. 后面观显示肌肉的重新固定；I、J. 前面观显示肌肉的重新固定（见手术技术 34-52）

- 骨膜下显露肱骨干近段的外侧面。
- 以钻、骨刀和刮匙在骨干上做 5 cm 长的纵行骨槽。
- 在骨槽底部钻 4 个骨孔，使出口位于肱骨干内侧面原背阔肌和大圆肌止点处。
- 在前侧的切口内找到背阔肌和大圆肌肌腱并将其经骨孔送入后方切口，这样其力线由其起点直达肱骨外侧面的附着点。
- 将背阔肌和大圆肌肌腱拉入肱骨的骨槽内，在前方用 1-0 号丝线将其牢固固定于该位置(图 34-62G、H)。
- 将已在平面上被延长的肩胛下肌切断的断端重新缝合，以便获得最大的长度。同法缝合胸大肌。
- 将喙肱肌和肱二头肌短头重新附着于喙突。如果两者长度不足，可在肌 - 腱结合部进行延长（图 34-62I、J）。
- 肌肉延长应达到在外展位完全外旋时没有过度张力的程度。
- 常规闭合切口。用已预先做好的分为两瓣的肩人字形石膏固定肩关节于外展 90°、外旋 90° 和前屈 20° 位。同时置肘关节于屈曲 80° ~90° 位。
- 前臂和手置于功能中立位。

**术后处理** 术后 3 周开始功能锻炼以增加肩关节外展和外旋以及内收和内旋功能。特别强调要增强转位肌肉的功能和力量。当上肢外展满意后，可在昼间改用吊带制动，而夜间继续用石膏固定 3~6 个月。功能锻炼需要持续数月至数年，以保持肩关节的功能性活动范围和对肌肉的控制。

L’Episcopo 手术的 Hoffer 改良包括松开胸大肌，将背阔肌和大圆肌的联合肌腱转移到后肩袖。将背阔肌和大圆肌转移到肩袖已证明可提高盂肱关节稳定性和外旋功能（图 34-63）。

关节镜技术已被应用于松解和背阔肌转移及松解术中（年龄较大的患儿推荐采用）。这些操作在术中可恢复肩关节的中立位及近乎正常的被动外旋功能；然而，活动度增加会导致所有患儿术后内旋功能的下降甚至丧失。Pearl 等列出以下关节镜治疗仅次于产伤臂丛瘫痪的挛缩和畸形的指导原则。

**1. 关节镜松解** 不满 3 周岁的患儿，并且手臂被动外旋少于中立位（0°）。

**2. 关节镜松解和背阔肌转移** 挛缩程度相似的 3 岁以上儿童。

**3. 无松解的关节镜背阔肌转移** 3 岁以上的儿童虽没有严重内旋挛缩，但外旋受限。

## 关节镜松解和背阔肌转位术

**手术技术 34-53**

（Pearl 等）

- 患者侧卧位，后侧入路（见第 52 章）。由于挛缩和晚期畸形，为使术区穿过盂肱关节，患者手臂外展 90° 角。纵向牵引时，助手维持其手臂位置。后侧入路应在下盂肱关节线约肩峰后部 1 cm 下方处，并应注意防止入路位置过低。高位便于在肱骨头上方插入关节镜并避免损害关节表面。
- 由后入路直接观察，并从外向内做出前入路。
- 用电刀将前囊韧带（包括中盂肱韧带及下盂肱韧带的前部）从相连的盂唇松解。也可以使用篮钳。

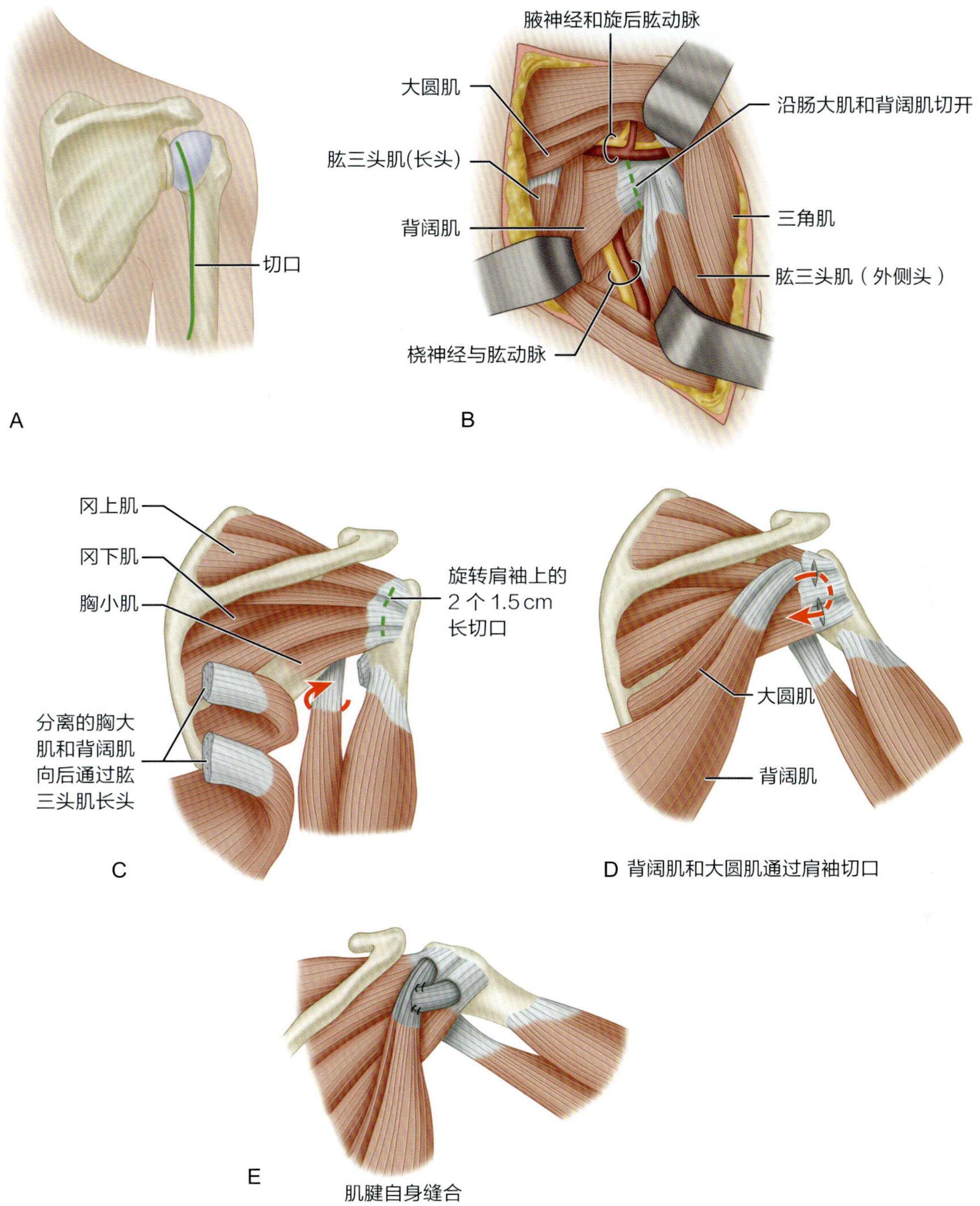


**图 34-63**　背阔肌和大圆肌转位至肩部旋转肌群（重绘引自：Herring JA, editor: Tachdjian's pediatric orthopaedics, ed 3, Philadelphia, 2002, Saunders.）

- 待前部软组织松解后，确定腋神经。不要松解肩胛下肌。
- 在插入处与覆盖的关节囊之间切断肩胛下肌腱以解除挛缩。对年幼的患儿可使用外旋法（70°~90°）。如果有必要，笔者将松解大龄儿童或者那些有严重挛缩症状患者回旋肌间组织，以便展示喙突的基础结构。此外，外旋转的角度须在 45° 角以上。
- 如果要做背阔肌转移手术，做 6~8 cm 的弧形切口，就在腋后襞至腋窝中线处（图 34-62）。对于年龄稍大的患儿，切口会延伸至关节镜后部入口。
- 仔细从大圆肌（在原位置处左侧）中剥离背阔肌腱，使之从肱骨脱离，然后在三角肌的后下方转移该肌腱到大结节，即紧邻冈下肌肌腱附着处。用 4 根 2 号 Ethibond 缝线缝合肌腱。
- 肩人字形石膏固定手臂于内收外旋位。

**术后处理**　肩人字形石膏固定 6 周后，可将其改为夜间固定，再使用 6 周。

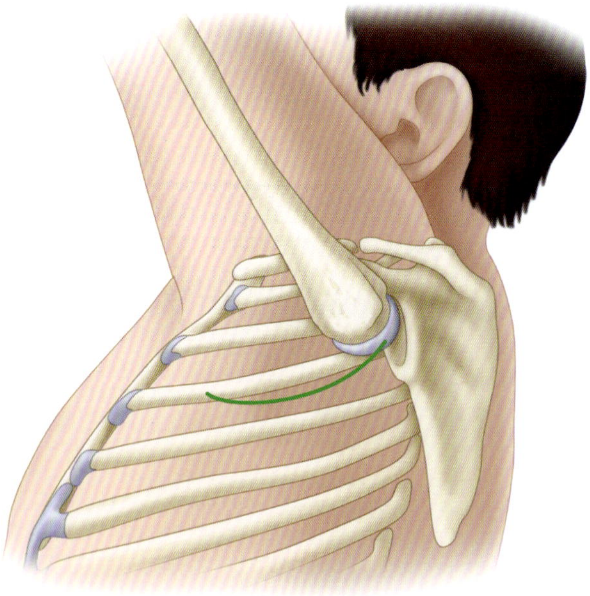

图 34-64 皮肤线下的弧形切口，恰好位于腋下后部折痕的腋窝中线处，此切口用于背阔肌转移和关节镜挛缩松解。见手术技术 34-53（引自：Pearl ML, Edgerton BW, Kazimiroff PA, et al: Arthroscopic release and latissimus dorsi transfer for shoulder internal rotation contractures and glenohumeral deformity secondary to brachial plexus birth palsy. J Bone Joint Surg. 88A: 564, 2006 .）

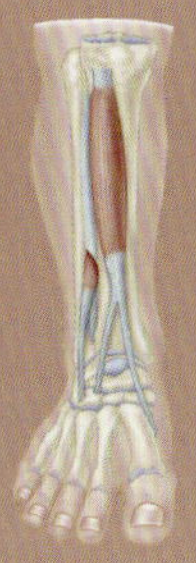

# 第 35 章

# 神经肌肉疾病

**著者：** William C. Warner. Jr., Jeffrey R. Sawye
**译者：** 黄　鹏　曾祥超　辛志军　向少杰（第 13 版：黄　鹏　曾祥超　章志军）
**审校：** 张志成　张立志（第 13 版：陈顺有　林　然　潘源城）

儿童神经肌肉疾病影响到脊髓、周围神经、神经肌肉连接及肌肉组织。通常用于治疗脊髓灰质炎、脑瘫等神经肌肉疾病所致畸形的方法，可能不适合治疗遗传性神经肌肉疾病，因此，准确诊断至关重要。准确诊断建立在临床病史、详尽的家族史、体格检查、实验室检查（包括血清酶的测定，其中血清肌酸激酶和醛缩酶水平尤为重要）、基因检测、肌电图检查、神经传导速度测定及神经和肌肉活检的基础之上。神经肌肉疾病患者血清肌酸激酶水平普遍升高，但上升幅度差异很大。一些营养不良性肌病（如 Duchenne 肌营养不良）患者酶水平可为正常值的 50~100 倍、而另一些先天性肌病或脊髓性肌萎缩（SMA）患者仅轻度增高，只有正常值的 1~2 倍。

人们在对神经肌肉疾病的遗传基础的理解方面已经取得了许多进展。借助于分子生物学的最新进展，各种异常基因的染色体定位已被识别、鉴定并测序。对于某些肌病，如 Duchenne 肌营养不良和 Backer 肌营养不良等，不仅已完成了基因的定位、克隆和测序，而且也了解了这些疾病的生物化学基础。Duchenne 肌营养不良和 Becker 肌营养不良的基因位于 X 染色体的 Xp21 区，这个区域负责编码抗肌萎缩蛋白。抗肌萎缩蛋白检测（抗肌萎缩蛋白免疫印迹）可作为肌营养不良的一项生化检查指标；这项检查也有助于鉴别 Duchenne 肌营养不良和 Becker 肌营养不良。另外，不同类型的基因突变可以预测临床治疗效果，例如，Friedrich 共济失调（Friedrich ataxia）是由于共济蛋白基因内含子的核苷酸 GAA 重复扩增导致的。GAA 重复的次数与疾病的严重程度和进展密切相关。

基于 DNA 检测，神经或肌肉活检可能不是诊断所必需的，但通常仍可用于精确诊断。活检肌肉必须取自已受病变累及但仍有功能的肌肉——通常是三角肌、股外侧肌或腓肠肌。因为正常纤维组织隔膜可能与病理性纤维化相混淆，因此活检标本不应取自肌腱连接区。活检标本应长约 10 mm，厚约 3 mm，并且应用戊二醛溶液固定以备电镜检查。用于光学显微镜的肌肉标本应在取出后几分钟内在液氮中冷冻。而不应置于生理盐水中保存或用福尔马林溶液固定。对于神经活检，通常选择腓肠神经。神经活检常选用腓肠神经。于跟腱和外踝之间，紧贴胫距关节的近侧，经外侧入路可找到腓肠神经。完整切取长 3~4 cm 的神经。无论进行何种活检，无创技术是至关重要的，以获得有意义的结果。

骨外科治疗的目的在于阻止畸形发展和保持骨骼系统稳定，以提高患儿的生活质量。尽管这些疾病有可能通过基因治疗来获得治愈，但对绝大多数患儿来说，不论损害如何严重，采用矫形手术改善生活质量仍然是必要的。Louis 等对 34 例严重多发性损害的患者施行手术，以改善患者的坐姿、护理状况及舒适程度，结果表明绝大多数患者都得到了明显改善，无一例加重。对于严重神经肌肉疾病患者，须优先解决的问题是与人交往的能力、日常生活自理能力、活动能力以及步行能力。在达到这些目标的过程中，骨外科医师发挥的作用包括：制作患者使用的支具以使下肢利于上下轮椅、预防或矫正关节挛缩以及保持正确的站姿与坐姿。治疗必须因人而异。治疗时机及方法的选择依赖于特定的疾病、病变累及的严重程度、患者行走状况以及医师的经验。本章仅介绍通常需要手术治疗的、常见的儿童神经肌肉疾病。

## 第一节 治疗的注意事项

### 一、骨骼健康——骨质疏松和骨折管理

由于失用性骨质疏松症和频繁跌倒，骨折在患有神经肌肉疾病的儿童中很常见。接受糖皮质激素治疗的 Duchenne 肌营养不良患者经常会出现骨质疏松症。Larson 和 Henderson 发现使用 DEXA 扫描（dual-energy X-ray absorptionetry）对 Duchenne 肌营养不良的男性患儿进行检查时，其骨密度明显下降，且 44% 患儿发生骨折。James 等发现，有 33% 的 Duchenne 或 Becker 肌营养不良患者至少经历过一次骨折，长时间使用轮椅是导致骨折的一个重要危险因素。多达 30% 的 Duchenne 肌营养不良患者会出现有症状的椎骨骨折。大多数骨折是无移位的干骺端骨折，愈合迅速。移位很小的下肢干骺端骨折应采用夹板固定，以便快速恢复行走。如果使用支具，应包括整个骨折肢体，并允许逐渐负重。对于有移位的骨干骨折，通常需要手术固定，以便在骨折愈合期间行走和活动。McAdam 等报道了 5 名 Duchenne 肌营养不良患者在轻微创伤后出现脂肪栓塞综合征，其中 4 人在受伤后 36 h 内死亡。在治疗这类患者的过程中，主治医生应该注意该类并发症。药物治疗的废用和类固醇诱导的骨质减少有利于降低该患者群体发生骨折的频率。目前已经开发出一种用于 Duchenne 肌营养不良患者骨质疏松症监测、诊断和治疗的算法（图 35-1）。

### 二、矫形支具

在有些情况下，可以采用脊柱支具维持坐姿平衡。然而这种方法只能减缓，但无法阻止脊柱畸形加重。神经肌肉性脊柱侧弯患者通常不能很好地耐受支具。膝 - 踝 - 足矫形支具可为近端肌无力

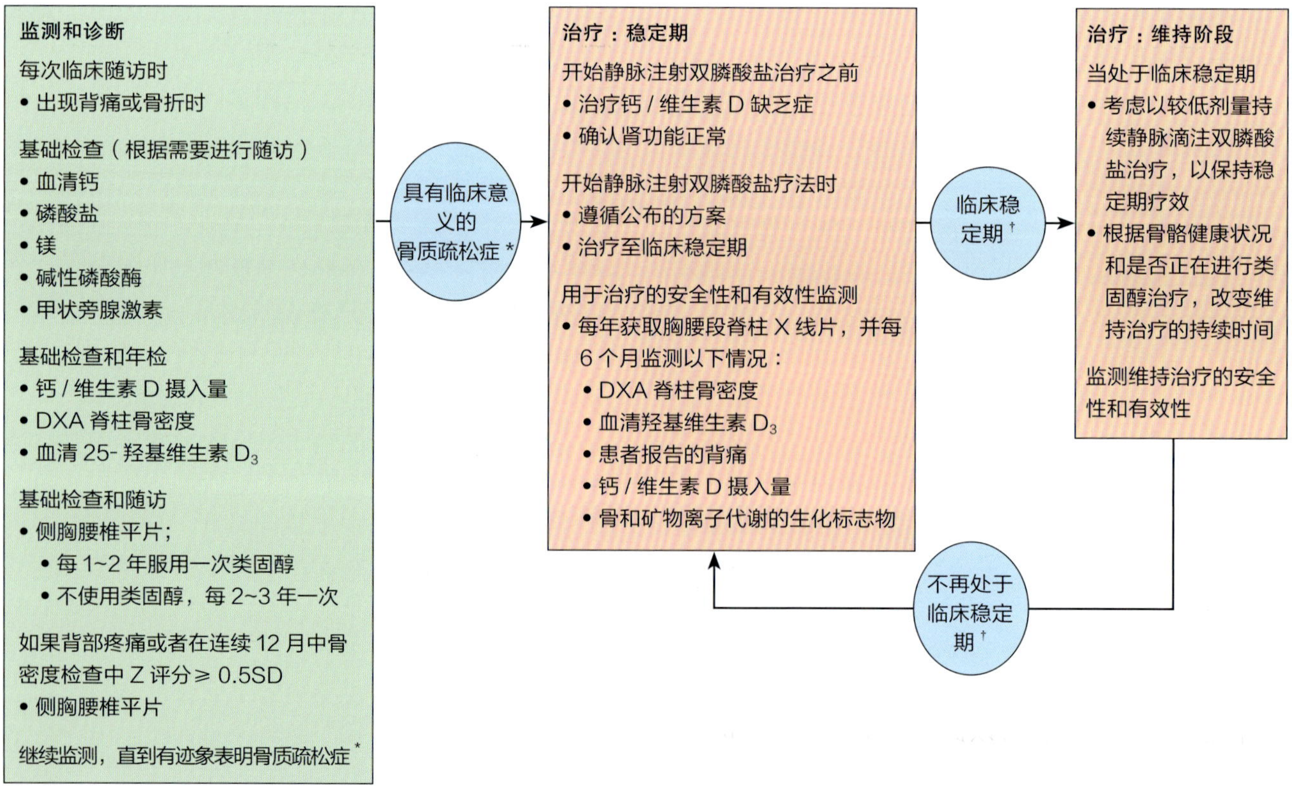


**图 35-1** Duchenne 肌营养不良患者的骨质疏松症监测、诊断和治疗算法。DXA，双能 X 射线吸收测定法。* 具有临床意义的骨脆性的迹象是指长骨或椎骨的低创伤骨折。† 临床稳定性是指无椎体骨折、稳定愈合的椎体骨折、既往正常椎体无新椎体骨折、无骨痛、无背痛、骨密度检查 Z 评分同 Z 评分正常值或高于 2 个标准差（SD）。（重绘引自：Birnkrant DJ, Bushby K, Bann CM, et al: Diagnosis and management of Duchenne muscular dystrophy, part 2: respiratory, cardiac, bone health, and orthopaedic management, Lancet Neurol 17: 347, 2018.

患者提供下肢稳定。如有需要，可加用带有髋、膝锁定的骨盆带。足 - 踝支具有助于维持踝关节和足的跖行位置，防止出现渐进性马蹄足或马蹄内翻足畸形。

## 三、轮椅系统

大多数严重神经肌肉疾病的患儿步行困难，最终往往要使用轮椅。无论是手动轮椅还是电动轮椅都必须精心设计外形。窄椅加硬座轮椅有利于支撑骨盆，而轻度后伸位的硬靠背轮椅有助于支撑脊柱；设有侧方脊柱支撑装置的轮椅有助于维持坐姿平衡，但通常不能阻止脊柱侧弯畸形加重。轮椅专业设计机构可提供满足日常不同需要的定制轮椅。这些定制轮椅可满足大多数脊柱畸形和骨盆倾斜患者的特殊需求。

# 第二节　肌病与神经疾病的鉴别

除病史、体格检查和常规实验室检查外，特殊检查如肌电图、肌肉组织活检、血清酶测定、分子和基因检查亦有助于鉴别这两类疾病。

## 一、血清酶测定

血清酶测定对于鉴别肌病与神经疾病极为有效，尤其是血液中血清肌酸激酶水平。血清肌酸激酶测定是检测肌肉功能异常的灵敏方法。肌酸激酶升高对于 Duchenne 肌营养不良的早期诊断极为重要。肌酸激酶升高程度与肌肉坏死量成正比。在疾病早期，肌酸激酶升高明显，但随着时间的推移，肌肉被脂肪和纤维组织取代，这种升高会减缓，肌酸激酶的水平可为正常值的 20~200 倍。但疾病晚期，大量肌肉组织已坏死，肌肉破坏的数量较早期减少，肌酸激酶值会有所降低。Duchenne 肌营养不良患者的肌酸激酶值高于 Becker 肌营养不良患者，但两种疾病也有重叠。因肌酸激酶在女性携带者中常常是升高的，所以此检查对检测 Duchenne 肌营养不良和 Becker 肌营养不良的携带状态极有意义。由于女性携带者的肌酸激酶在剧烈运动后升高水平较女性非携带者高，所以肌肉激发试验（muscle provocation test）对于检测女性携带者也有帮助。在肌肉分解的活动阶段，肌营养不良患者尿液中有过量的肌酸。然而，任何引起肌肉分解的因素均能诱发尿液中出现过量的肌酸，例如过度运动、糖尿病、饥饿时糖类摄入减少及神经疾病等。由于强直性肌营养不良患者肝产生磷酸肌酸的能力降低，因此血中肌酸也降低。

在肌营养不良患者中，另一种升高的酶是醛缩酶（Aldolase），它的机制类似于肌酸激酶。血清谷草转氨酶与乳酸脱氢酶水平虽也升高，但缺乏特异性。任何转氨酶升高的男童在肝活检前都应考虑 Duchenne 肌营养不良的诊断。

DNA 突变分析（PCR 或 DNA 印迹分析）可明确诊断 Duchenne 肌营养不良或 Becker 肌营养不良。这些检验也有助于鉴别携带者，某些情况下也可进行产前诊断。获得少量血液或羊水样品即可进行 DNA 分析。

## 二、肌电图分析

在正常肌电图上，静止的肌肉通常表现为相对电静息；在正常肌肉自主收缩时，肌电图上显示出一种有特征性的频率、时限及振幅的动作电位（图 35-2）。肌病患者的肌电图显示动作电位频率增加、振幅降低、持续时间缩短。神经疾病患者的肌电图显示动作电位频率减少、振幅增大、时限延长。神经疾病的神经传导速度通常减慢，而肌病的神经传导速度往往正常。强直性肌营养不良的特征为电极针插入时动作电位的频率、时限及振幅均增高，之后逐渐降低。当这些动作电位被放大时，就会产生“轰炸机俯冲”（dive-bomer）的声音，成为这类疾病的共同特点。

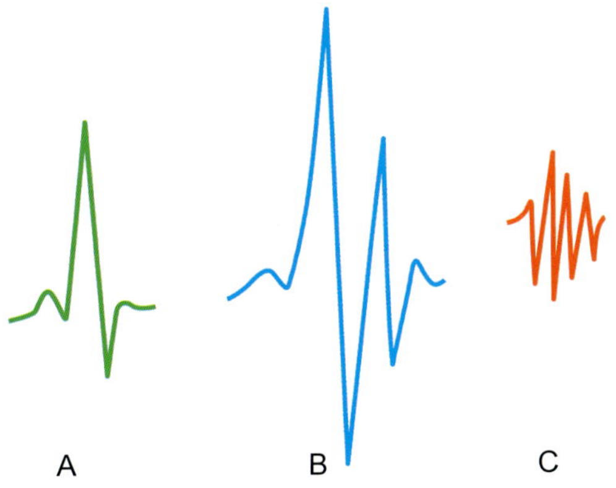


**图 35-2**　肌电图中显示的运动单位。A . 正常三相运动单位电位；B. 神经源性疾病例如脊髓型肌萎缩症产生的大的相运动单位，且运动单位数目减少；C. 小的多相运动单位见于肌肉营养不良，运动单位的数量正常（由 Tulio E. Bertorini 提供）

## 三、肌肉组织活检

肌肉组织活检结果不仅可以鉴别肌病与神经疾病，而且可以区分先天性肌营养不良的不同类型。除常用的苏木素-伊红染色外，特殊的染色技术如 Gomori 改良三色染色、NADH-TR 染色和茜素红 S 染色，也有助于诊断。电子显微镜检查亦有帮助。

组织病理学检查显示肌病组织的肌梭内和肌梭间纤维化增加并伴有肌纤维坏死（图 35-3B），随后，出现肌纤维内脂肪沉积，伴有肌纤维的透明变性与颗粒变性。核数目增加，并伴有部分细胞核向肌纤维中央移位。亦可见小团的炎性细胞，在多发性肌炎中炎性细胞显著增加。特殊组织化学染色能够分辨肌纤维类型，显示 Ⅰ 型肌纤维占优势，而在正常骨骼肌中，Ⅰ 型纤维与 Ⅱ 型纤维的比例应为 1∶2（图 35-3A）。除 Duchenne 肌营养不良以外，其他一些肌营养不良存在着明显的纤维分裂现象。肌纤维中也可见钙聚积。

在显微镜下，神经疾病的影像有很大不同（图 35-3C）。纤维组织很少或没有增多，在正常大小的肌纤维束间出现小的、角状的萎缩纤维。区分纤维类型的特殊染色显示 80% 为 Ⅱ 型纤维。

为得出正确诊断，必须获得充足的活检标本，通常需进行切开肌肉活检，但在某些情况下，对儿童使用针刺活检的效果是令人满意的。被病变完全侵及的肌肉组织不适用于活检，最好应用早期被侵袭的肌肉组织。Duchenne 肌营养不良患者的腓肠肌肌腹部在早期即被侵袭，故该部位不是活检取材的良好位置，而股四头肌（特别是股中部的股外侧

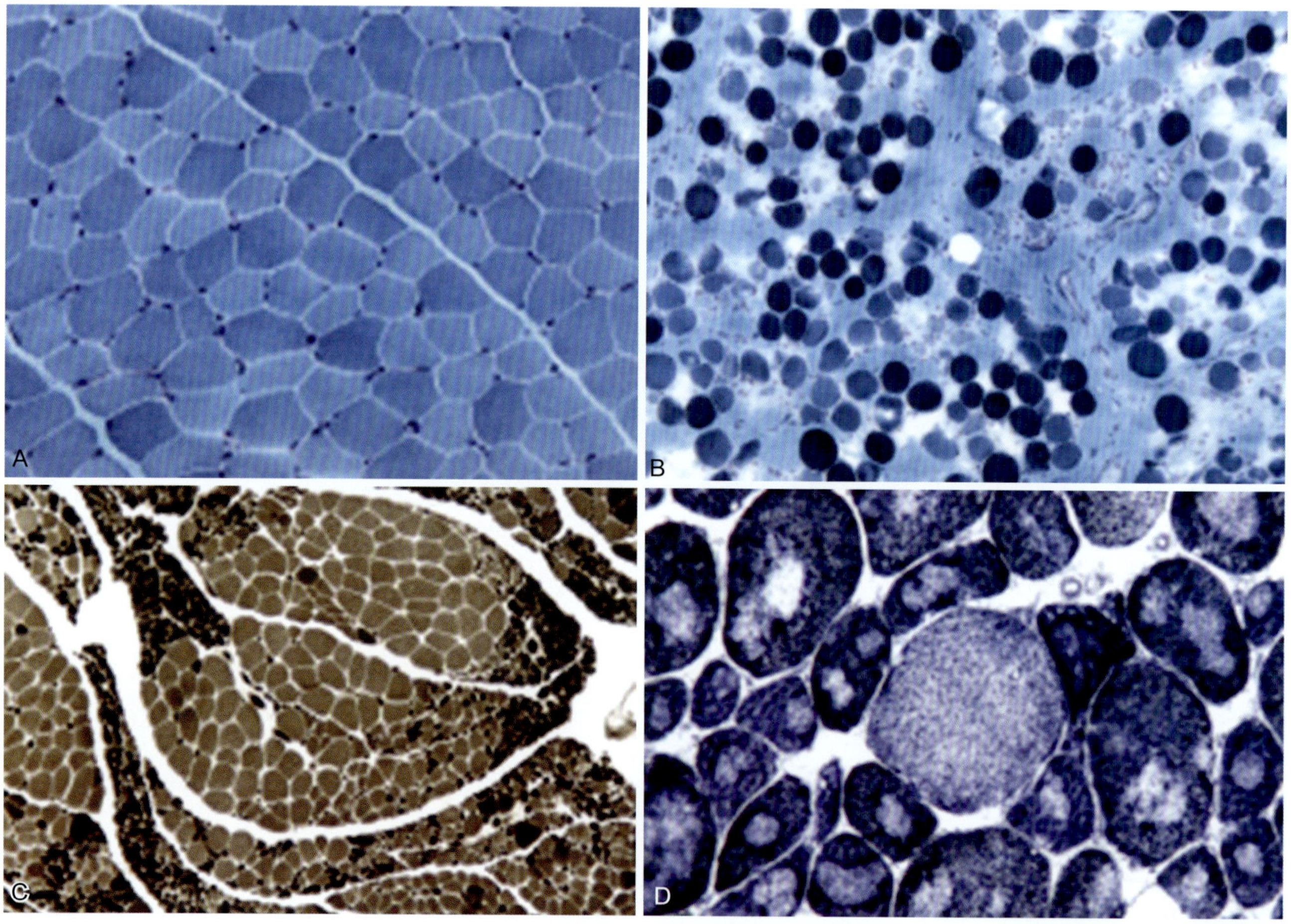


图 35-3 A. 正常肌肉活检标本（除一个小的角状纤维外），注意肌纤维呈多角形，Ⅰ 型与 Ⅱ 型纤维正常分布及正常的肌内膜结缔组织（NADH-TR 染色，×125）；B. 肌营养不良，纤维更近于圆形，部分纤维形成核中心征，另一部分纤维萎缩，一条肌纤维坏死并正被吞噬，纤维间的结缔组织增加（HE 染色，×295）；C. 慢性神经源性萎缩（青少年脊髓型萎缩症），显示相同类型的纤维簇及部分萎缩的角状纤维。肌束膜间脂肪增加（NADH-TR 染色，×125）；D. 核中心疾病。注意这种病的特征是肌肉纤维的核中心区出现空白区域（NADH-TR 染色，×200）（由 Tulio E. Bertorini 提供）

肌）和腹直肌往往呈现病变早期侵袭的状态，肌梭尚未完全被纤维组织或脂肪取代，因此这两处肌肉的活检结果最为可信。

需要特别注意的是在固定活检标本时，肌肉必须用止血钳（图 35-4）或缝线（图 35-5）维持其正常长度，活检标本在做肌电图检查的过程中不能被电极损伤，在术前局部麻醉的过程中不能被局麻药浸润，活检针芯直径至少为 3 mm。

同时另取一块肌肉组织活检标本进行抗肌萎缩蛋白免疫印迹分析。该肌蛋白在某些特定类型的营养不良症中出现缺失、减少或被修饰。该蛋白定性和定量测定，结合各类型肌营养不良的临床特征，可明显提高不同类型肌营养不良的诊断能力。

活检时，通常选用局部阻滞麻醉，必要时可应用全身麻醉。全身麻醉存在并发症风险，例如类似于恶性高热的急性横纹肌溶解症。

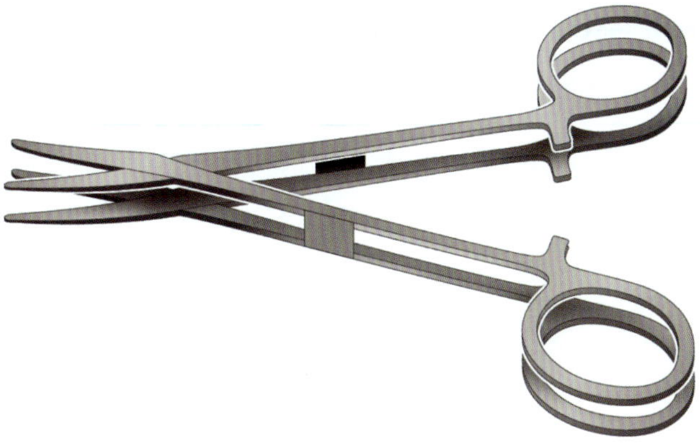

**图 35-4** 当肌肉活检时，用两把连在一起的止血钳保持肌肉组织长度（引自：Cruess RL, Rennie WRJ: Adult orthopaedics, New York, 1984, Churchill Livingstone.）（见手术技术 35-1）

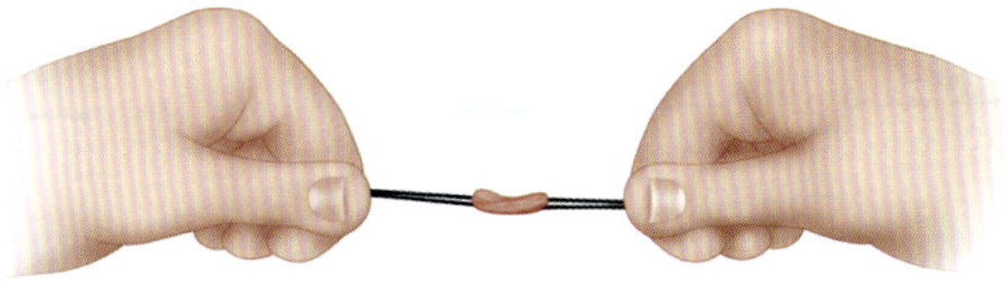

**图 35-5** 经预先系于肌肉丝线的外端切断肌肉，保持活检肌肉的长度（见手术技术 35-1）

## 切开肌肉活检术

**手术技术 35-1**

- 用 1% 利多卡因局部阻滞麻醉，做 1.5 cm 长的切口，切开皮肤及皮下组织。
- 仔细切开包裹筋膜，清晰显露欲取活检部位的肌束。
- 使用特殊的双血管钳（图 35-4）或丝线（图 35-5）固定长约 2 cm 的肌肉，并在止血钳臂或丝线外侧切断肌肉。
- 为防止肌肉内出血，活检标本不宜过大。

不同染色需要不同的固定方法，必须取多个活检标本。例如，某些特殊组合反应在新鲜冷冻切片中才能获得最佳染色效果。应提前通知病理医师做肌肉活检准备，使活检标本能够得到妥善固定，例如液氮冷冻等。

## 经皮穿刺活检术

Mubarak、Chambers 和 Wenger 对 379 例肌病患者进行了经皮穿刺活检术。该方法可在门诊局部麻醉下进行。

**手术技术 35-2**

（Mubarak，Chambers 和 Wenger）

- 穿刺活检部位用聚维酮碘消毒，其上覆盖黏性孔巾。用不加肾上腺素的 1% 利多卡因溶液 5~8 ml 浸润麻醉表皮及皮下组织。如在股四头肌部位活检时，应麻醉到筋膜层。
- 检查 Bergström 活检针，确保针芯在切割套管内滑动顺畅。将 K-50 管切成斜面，与活检穿刺针针尾相连，另一端连接一个 10 ml 注射器。
- 用 11 号尖刀片在股部中段平面切开皮肤及阔筋膜。
- 将 Bergström 活检针斜插入肌肉，常选股直肌。
- 将穿刺针回退针长度的一半，请助手用 10 ml 注射器抽吸。将肌肉抽吸入穿刺针的切割槽内。
- 将切割器插入套筒并加压，切断肌肉。
- 从股部拔出 Bergström 活检针。用细针取出切割槽内的肌肉标本，放于培养皿中浸透生理盐水的纱布上。
- 经原切口和针道，再次插入 Bergström 活检针，直到取出 5~6 个样本。
- 用 1/4 英寸的无菌贴条闭合小切口。

**术后处理** 用敷料覆盖伤口，胶带加压固定 2 d，但是不能过紧，无菌贴条可保留 10 d；不必应用抗生素和镇痛药。

## 第三节 肌营养不良

肌营养不良是一组骨骼肌遗传性疾病，导致骨骼肌进行性退变并伴有肌无力（表 35-1）。常见于 X 染色体关联的肌营养不良，包括 Duchenne 肌营养不良、Becker 肌营养不良和 Emery-Dreifuss 肌营养不良。肢带型肌营养不良与先天性肌营养不良是两种最常见的常染色体隐性遗传的肌营养不良。而面肩肱型肌营养不良则为常染色体显性遗传。

### 一、Duchenne 肌营养不良

Duchenne 肌营养不良为性染色体隐性遗传病，见于男性与患有 Turner 综合征的女性，携带者为女性。据报道，成活产婴中比例为 1/3500。70% 患者有家族遗传病史，而约 30% 的患者为自体基因突变。

**表 35-1**
**肌营养不良的特点**

| 类型 | 发病年龄 | 症状 | 疾病进展 | 遗传学 |
| --- | --- | --- | --- | --- |
| Duchenne 肌营养不良 | 幼儿期（2-6 岁） | 全身无力和肌肉萎缩首先影响臀部、骨盆、大腿和肩部的肌肉；小腿通常增大 | 最终影响所有的随意肌，以及心脏和呼吸。患者寿命普遍不超过 30 岁 | X 连锁隐性遗传 |
| Becker 肌营养不良 | 青春期或成年早期 | 与 Duchenne 肌营养不良类似，但不那么严重 | 进展缓慢且多变，但会影响所有随意肌。通常存活到成年中后期。 | X 连锁隐性遗传 |
| Emery-Dreifuss 肌营养不良 | 幼儿期，通常在 10 岁之前 | 肩部、上臂和小腿肌肉无力和萎缩；关节硬化；心脏异常引起的晕厥 | 进展缓慢；心脏并发症常见，可能需要起搏器 | X 连锁隐性遗传<br>常染色体显性遗传<br>常染色体隐性遗传 |
| 肢带型肌营养不良 | 幼儿期到成年期 | 肌无力和肌萎缩首先影响肩部和臀部肌肉 | 进展缓慢；后期常见心脏并发症 | 常染色体显性遗传<br>常染色体隐性遗传 |
| 面肩肱型肌营养不良 | 青春期或成年早期，通常在 20 岁之前 | 眼和口周以及肩部、上臂和小腿周围肌肉无力和萎缩；之后会影响腹部肌肉和臀部肌肉 | 进展缓慢，有快速恶化的时期；可能跨越几十年 | 常染色体显性遗传 |
| 强直性肌营养不良 | 先天性；症状在青春期或成年期更常见，症状较轻 | 面部、小腿、前臂、手和颈部肌肉无力和萎缩；收缩后肌肉延迟松弛；可影响胃肠系统、视力、心脏或呼吸；一些患者存在学习障碍 | 进展缓慢，有时病程迁延 50~60 年 | 常染色体显性遗传 |
| 眼咽型肌营养不良 | 成年期，通常是 40 或 50 岁 | 眼睑和喉部肌肉无力，随后面部和四肢肌肉无力；常见吞咽困难，睁眼困难 | 进展缓慢 | 常染色体显性遗传<br>常染色体隐性遗传 |

**表 35-1（续）**

**肌营养不良的特点**

| 类型 | 发病年龄 | 症状 | 疾病进展 | 遗传学 |
|---|---|---|---|---|
| 远端型肌营养不良 | 幼儿期到成年期 | 手、前臂、下肢肌肉无力和萎缩 | 进展缓慢，不会危及生命 | 常染色体显性遗传<br>常染色体隐性遗传 |
| 先天性肌营养不良 | 出生时或出生后早期 | 全身性肌无力，可有关节僵硬或松弛；可出现脊柱侧弯、呼吸功能不全、智力发育迟缓 | 进展是多变的；可表现为缓慢进展，一些患者寿命缩短 | 常染色体隐性遗传<br>常染色体显性遗传<br>自发的 |

引自：www.mda.org, 2018 年 12 月 30 日获取。

Duchenne 肌营养不良是由 X 染色体的 Xp21 区发生突变引起的，该区域编码 400 kDa 的抗肌萎缩蛋白。肌营养不良蛋白对于维持细胞膜细胞骨架的稳定有重要作用。在 Duchenne 肌营养不良患者中，这种跨膜蛋白完全缺失导致肌肉进行性变性及功能丧失。

Duchenne 肌营养不良患儿往往能够达到早期运动峰值，但独立行走可能会延迟，并且许多患儿开始行走时呈足趾行走步态。这种疾病在 3~6 岁时开始表现明显。临床特征包括：小腿后部肌群肥大僵硬、呈足趾行走步态、分腿及脊柱前凸站立、Trendelenburg 蹒跚步态、Gower 试验阳性，后者说明近侧肌力减弱（图 35-6）。5~6 岁时通常诊断即已明确（图 35-7）。可通过肌酸激酶水平的显著升高（正常值的 50~100 倍）及血液样品 DNA 分析明确诊断。肌肉活检显示特异性改变，如纤维大小不等、核内移、纤维分裂、纤维变性与再生、纤维脂肪组织沉积等。对活检的肌肉进行抗肌萎缩蛋白检

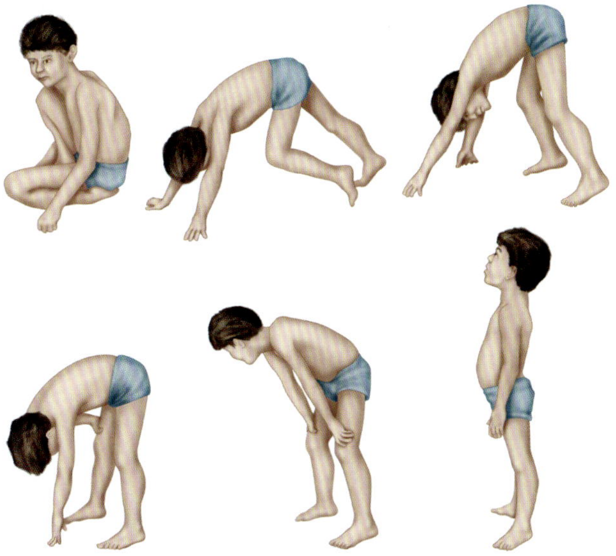

**图 35-6**　Gower 征。儿童必须用手支撑自坐位站起（重绘引自：Siegel IM: Clinical management of muscle disease, London, 1977, William Heinemann.）

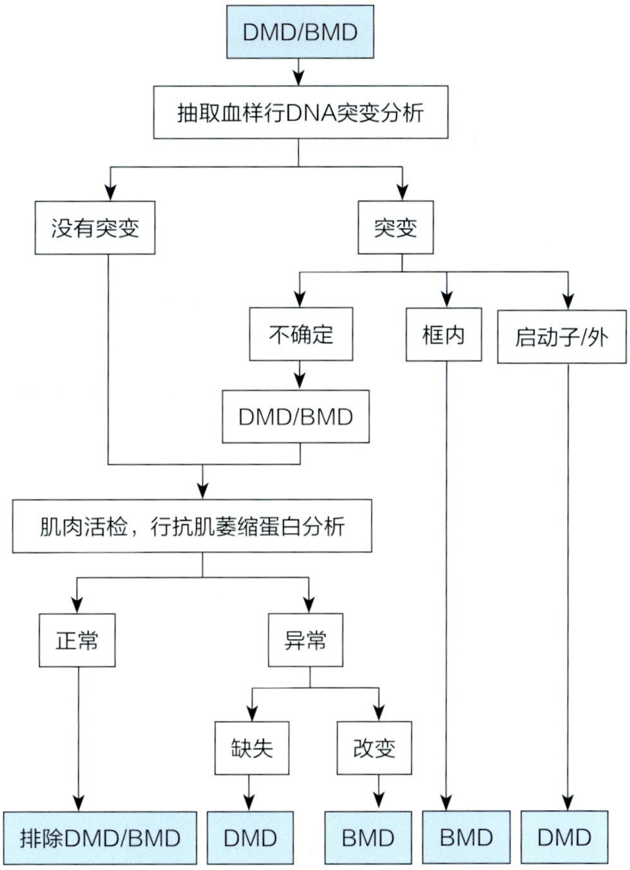


**图 35-7**　Duchenne 肌营养不良（DMD）或 Becker 肌营养不良（BMD）疑似患者的分子诊断流程（引自：Shapiro F, Specht L: Current concepts review: the diagnosis and orthopaedic treatment of inherited muscular diseases of childhood, J Bone Joint Surg 75A: 439, 1993.）

测将有助于确诊肌营养不良的类型，但并非 100% 准确。

### （一）体格检查

肌无力的程度取决于患者的年龄。因为近端肌群的肌力减弱先于远端肌群，所以下肢检查可发现早期臀肌肌力减弱。患儿从地板上站起时需要借助于上肢力量，这可证实下肢近端肌群无力（Gower 征）。脂肪及纤维的浸润引起小腿后部肌群的假性肥大，触诊有硬橡皮样感（图 35-8）。足及踝关节外在肌的肌力较近端的膝关节、髋关节肌肉肌力保存的时间长，胫后肌肌力保存时间最长，导致足的马蹄内翻畸形。Meryon 征可证明肩胛带肌群的肌力减弱，检查时用一侧上肢环绕患儿胸部将其抱起，此时，大部分正常儿童会收缩肩周肌肉以提高肩关节的稳定性及利于上举；而肌营养不良的患儿却因内收肌肉缺失和严重肩关节周围肌肉无力，肩关节往往呈外展位。抱紧患儿胸部后，患儿外展的上肢最终才会滑落到检查者手臂内。在病程后期，Thomas 试验表明髋关节屈曲挛缩，Ober 试验表明髋关节外展挛缩。

### （二）药物治疗

使用泼尼松和地夫可特（deflazacort，一种合成糖皮质激素）可以保存或增加肌力，延长行走能力，并延缓脊柱侧弯进展。激素可稳定细胞膜，减轻炎症反应，因此，有助于抑制肌细胞死亡及细胞死亡带来的连锁反应。与未应用药物的患儿相比，每日应用大剂量地夫可特（deflazacort）的男性患儿可减少脊柱侧弯的发生率。非药物治疗组患儿在 18 岁前有 80% 发展为 20° 以上的侧弯，而药物治疗组发生侧弯的比例少于 25%。有报道称，每日应用大剂量地夫可特（deflazacort）可长期保持肺功能。与非药物治疗组相比，激素治疗组男童完全依赖轮椅要推迟数年。这种治疗方法具有明显的不良反应，包括体重增加、骨量减少行为改变、白内障和肌病。骨量减少可导致脊柱和肢体的病理性骨折，从而使应用器械矫正脊柱侧弯愈发困难。Gordon 等报道了在激素基础上加用双膦酸盐药物可以进一步提高生存率。最近，Lebel 等报道了长期糖皮质激素治疗能够大大减少服用地夫可特的男性患儿脊柱手术的需要，而那些没有使用地夫可特的患儿的手术率为 92%。其他药物包括成肌转移因子、硫唑嘌呤（azathioprine）和氨基糖苷类在治疗方面并未显现出明确的效果。基因治疗和干细胞成为治疗肌营养不良的希望，但目前仍处于探索阶段。Eteplirsen 已被证明可以增加骨骼肌中的抗肌萎缩蛋白，并且正在获得美国食品药品监督管理局（FDA）的加速批准。该药物适用于确认携带抗肌萎缩蛋白基因第 51 号外显子跳跃突变的 DMD 患者。

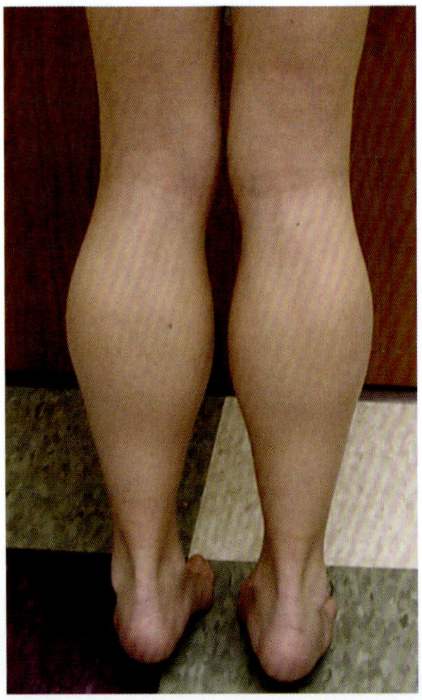

**图 35-8** 肌营养不良时的小腿后部肌肉假性肥大

### （三）骨外科治疗

外科治疗的主要目的是尽可能长时间地维持行走功能，以及增强轮椅上的坐姿平衡。根据患者年龄和病情严重程度，采用不同的治疗方法（表 35-2）。在 8~14 岁（平均 10 岁），Duchenne 肌营养不良患儿通常有关节交锁感。需要早期治疗下肢挛缩，延长儿童的行走能力，即便是只延长 1~2 年。这就需要预防或阻止下肢挛缩的发展，这种发展最终将使患者的行走功能丧失。保持患儿的行走能力要比丧失行走能力后再让其恢复行走容易得多。如果 Duchenne 肌营养不良患儿停止行走，他们也更容易发生脊柱侧弯及严重的下肢挛缩。当 Duchenne 肌营养不良患儿需要辅助活动或使用轮椅后不久，几乎所有患儿均会发生脊柱侧弯。研究显示，类固醇类药物能降低脊柱侧弯的发生率。

为矫正下肢挛缩，可采用下述 3 种治疗方法。具体如下：

**1. 步行期手术** 该期手术是在患者尚能行走时矫正其下肢挛缩畸形。Rideau 建议早期行积极手术。

**表 35-2**

**Duchenne 肌营养不良的骨科治疗**

| 肌营养不良的分期 | 年龄 | 骨科治疗 |
| --- | --- | --- |
| 第 1 期（诊断期） | 出生至 5 岁 | 无骨科治疗适应证 |
| 第 2 期（静止期） | 5~8 岁 | 跟腱延长；髋、膝松解；骨折治疗 |
| 第 3 期（行走能力丧失期） | 9~12 岁 | 松解挛缩；跟腱延长或切断；胫后肌肉足部转移术 |
| 第 4 期（轮椅期或脊柱侧弯期） | 12~16 岁 | 脊柱融合 |
| 第 5 期（完全丧失自理能力或呼吸不全期） | ≥ 15 岁 | 骨折治疗 |

他认为手术指征为：①首次出现下肢挛缩畸形；②肌力稳定，患儿通常 5~6 岁；③双足并立时难以维持直立姿势。Rideau 建议在 Gower 征出现恶化前或尚能从地板站立前施行手术。其他学者建议在步行晚期手术，即在行走功能即将消失前。

**2. 康复期手术**　患者在丧失行走能力后仍想恢复步行时，可施行手术治疗。该期手术仅能达到在佩戴支具的情况下，恢复有限的步行能力。

**3. 姑息性手术**　姑息性手术只矫正穿鞋和使用轮椅时影响舒适姿势的挛缩畸形。

一项研究对比了 3 种方法治疗 Duchenne 肌营养不良患儿后行走和足部位置的情况。3 组分别为保持运动功能手术、足部矫形手术和非手术组。研究发现，手术组丧失运动功能的平均年龄为 11.2 岁，而非手术组为 10.3 岁。手术组中 94% 的患者足处于中立位，且无一例出现屈趾畸形；手术组 96% 的患儿可以穿任何类型的鞋，相比之下非手术组只有 60% 的患儿可以如此。另一项研究针对完全依赖轮椅的 Duchenne 肌营养不良患儿，发现足部手术组和非手术组在穿鞋、感觉过敏和美观方面没有显著差异。对于非手术组，后足运动更好，但马蹄足挛缩情况更严重。

目前公认的最佳手术时机是在患者步行能力明显下降之前和患者不得不使用轮椅前矫正挛缩畸形（步行期手术）（图 35-9）。

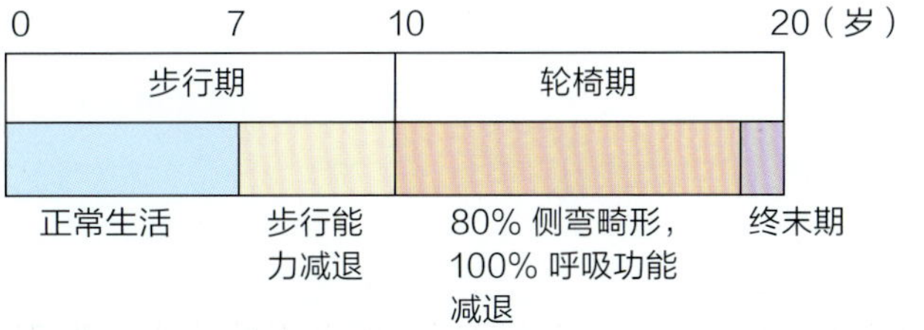


**图 35-9**　Duchenne 肌营养不良的自然病程图：年龄相关性分期（引自：Rideau Y, Duport G, Delaubier A, et al: Early treatment to preserve quality of locomotion for children with Duchenne muscular dystrophy, Semin Neurol 15: 9,1995.）

足轻度马蹄状挛缩迫使膝关节处于伸直位，从而有助于阻止因股四头肌严重无力引起的膝关节弯曲。拉伸锻炼及夜间支具固定可以用于阻止挛缩进展。髋关节的屈曲和外展挛缩阻碍行走，因而应减至最低程度。早期进行髋关节肌肉的拉伸锻炼并夜间佩戴支具对于防止小儿蛙式位睡姿是有益的。

当有手术指征时，足与髋的挛缩应同时松解，通常采用经皮切口。如有可能，手术后应立即恢复行走。在长期固定时最好选用聚丙烯支具。为预防或减少因失用而引起的进行性肌无力，必须避免长时间的制动。

## 经皮髋关节屈曲和外展挛缩及跟腱挛缩松解术

**手术技术 35-3**

（Green）

- 患儿仰卧于手术台上，双下肢自髂嵴至足趾消毒铺单。
- 首先屈曲，然后伸直欲松解的髋关节，维持髋关节内收位使待松解的肌肉紧张，同时保持对侧髋关节极度屈曲使腰椎变平。
- 恰在髂前上棘的内、下方，经皮下插入 15 号刀片（图 32-10）。
- 首先松解缝匠肌，然后松解阔筋膜张肌。于皮下向外侧推进手术刀，在不切到皮肤的情况下彻底松解阔筋膜张肌。将刀片撤回原切口，向深侧彻底松解股直肌，须注意仔细避开股前侧的神经血管结构。
- 然后，自髌骨上极近侧 3~4 cm 处，在阔筋膜中部刺入刀片，经皮下向外侧松解阔筋膜。将刀片几乎切至股骨以彻底松解外侧肌间隔。
- 然后进行经皮跟腱松解术。
- 用长腿管型石膏将足固定于中立位，足跟部垫好以防止形成压迫性溃疡。

**术后处理** 术后患儿立即活动。如果患儿能忍受，容许进行适量的步行。尽可能早地开始辅助行走。转入病房后，立即将患儿放在普通病床上并继续理疗。两片管型石膏可以分开，尽早塑形安装双侧聚丙烯长腿矫形支具。只要患儿能够利用助行器独立行走即可出院。

**Rideau 术式** Rideau 等介绍了一种类似术式，但需要切开松解挛缩的屈髋肌和股外侧肌。该术式也切断髂胫束和外侧肌间隔（图 35-11）。

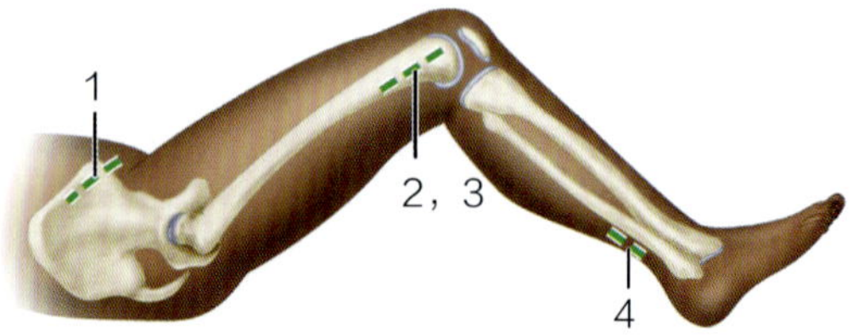


**图 35-10** 髋关节屈肌腱切断术中，松解屈髋肌（1），阔筋膜张肌与阔筋膜（2 与 3）和跟腱（4）的位置（见手术技术 35-3）

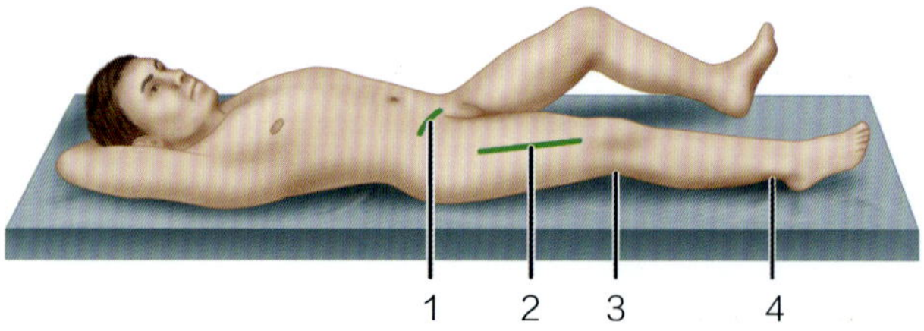


**图 35-11** 肌腱松解双侧矫正髋（1）、股部（2）、膝（3）、踝关节（4）挛缩的手术位置

## 胫后肌腱足背转位术

对于胫后肌明显过度牵拉的患者，Greene 发现胫后肌腱足背转位术结合其他肌腱切断术或肌腱延长术较单用胫后肌腱延长术效果好。虽然胫后肌腱转位对技术要求更高，围术期并发症率更高，但 Greene 强调患者即使行走停止后仍能够保持足的跖行位置。尽管手术范围大，但并未妨碍患者的早期行走。

**手术技术 35-4**

（Greene）

- 患者仰卧位，上止血带后自距骨颈内侧至舟状骨做 3 cm 长的切口（图 35-12A）。
- 自屈肌支持带远侧至舟状骨打开胫后肌腱腱鞘。
- 游离肌腱骨性止点，尽可能多地保留肌腱长度。
- 在胫骨远段内侧与跟腱之间再做一个 6~8 cm 长的垂直切口。如果需要可通过同一切口延长跟腱（图 35-12B）。
- 通过第二个切口切开胫后肌的腱鞘并拉出肌腱的远端。
- 沿胫骨前嵴外侧做长 6 cm 的第 3 个切口，延长至伸肌上支持带（图 35-12B）。
- 切开前间隔筋膜并向外侧牵开胫前肌腱。
- 在胫骨外侧面靠近骨间膜止点约 3 cm 处小心切开骨间膜。通过近侧和远侧水平切开扩大骨间膜，开口扩大到骨间膜的一半。
- 紧贴胫骨自前间隙近侧将一把弯钳穿入到第 2 个切口，保持弯钳紧贴在胫骨上以防止损伤腓动脉、腓静脉。

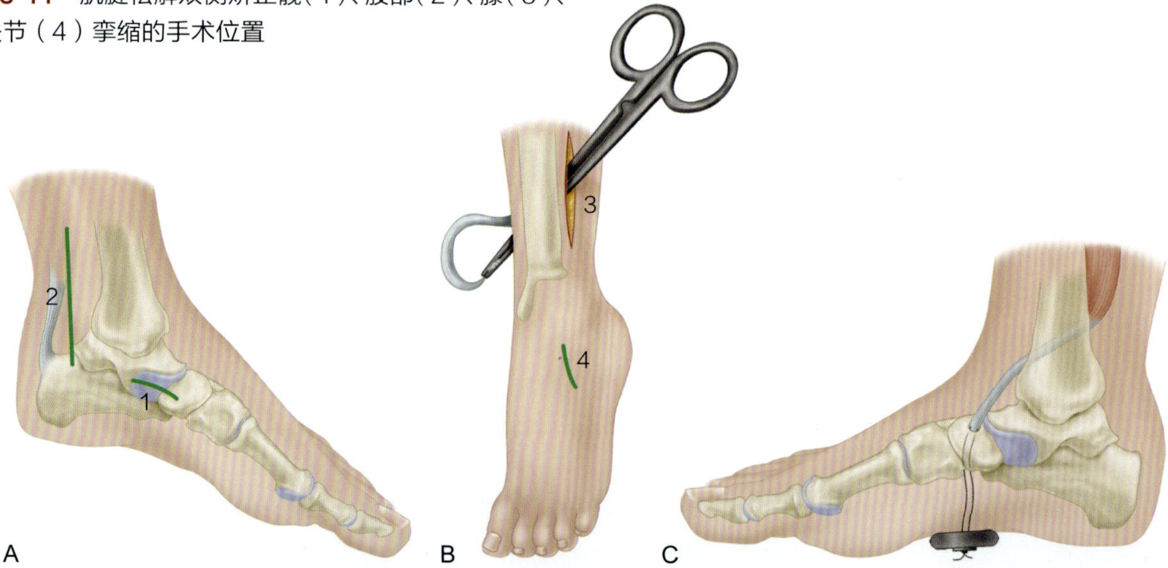


**图 35-12** 胫后肌腱足背转位术。A. 第 1、2 切口；B. 第 3、4 切口及将胫骨后肌腱自小腿后间隙拉至前间隙伸入的弯钳；C. 肌腱移植及足底部通过棉垫与扣结扎缝线的位置（见手术技术 35-4）

- 用弯钳夹住胫后肌腱并将其拉入第 3 个切口。通过第 2 个切口检查肌腱，以确定肌腱既未自身扭转又未与趾长屈肌腱缠在一起。
- 于足背中楔骨区做第 4 个切口，长约 3 cm。
- 切开中楔骨骨膜，显露该骨的中间部分。
- 在中楔骨上钻一个 5~8 mm 的骨洞，使肌腱穿过楔状骨的中部。
- 自第 3 个切口向远侧至第 4 个切口经皮下穿过一把蚊钳，为胫后肌腱做一皮下隧道。用腱引导器牵拉胫后肌腱通过皮下隧道。
- 牵拉系在胫后肌腱末端的缝线，使肌腱进入中楔骨的骨洞内，用直针将缝线穿过足背。
- 放松止血带，观察、冲洗并关闭切口。
- 关闭切口后，置足于中立位，加棉垫与纽扣后将缝线紧紧地打结于足底（图 35-12C）。
- 用长腿管型石膏固定膝关节于伸直位、踝关节于中立位。

**术后处理** 术后 24~48 h 允许站立及行走。长腿管型石膏固定 4~6 周，应永久佩戴膝 - 踝 - 足矫形支具。

## 胫后肌腱第二跖骨基底背侧转位术

Mubarak 介绍了胫后肌腱第二跖骨基底背侧转位术。相比 Greene 方法，Mubarak 更倾向于采用该方法，因为胫后肌腱移位更远而增加了踝关节背屈的力臂，且该方法在术中易于使踝关节跖屈与背屈达到平衡。

### 手术技术 35-5

（Mubarak）

- 患者仰卧位，上止血带，在胫骨后肌止于舟骨处做 3 cm 长的切口。
- 自内踝前侧至舟骨切开胫后肌腱鞘。
- 于骨性止点处游离该腱，尽可能多地保留肌腱的长度。
- 在小腿后、内侧胫后肌 - 肌腱连接部做第 2 个切口。如需要，可通过该切口完成腓肠肌的松解，但应避免小腿三头肌过度延长以防止术后出现蹲伏步态。
- 切开胫后肌腱鞘并自腱鞘内将肌腱拉入小腿后内侧切口内。
- 在肌 - 肌腱连接部位，横向切断胫后肌腱的一半，向远端纵向延长此切口至切断的胫后肌腱断端 0.5 cm 处。
- 肌腱远端做单次缝合以防止末端纵向完全劈裂。这个操作过程可有效地将胫后肌的长度增加 1 倍（图 35-13A）。
- 沿胫骨前嵴外侧做第 3 个切口，长约 6 cm，延长至足伸肌上支持带。
- 行前间隔筋膜切开术并向外侧牵开胫前肌腱。
- 在胫骨外侧部分的骨间膜上做一个 3 cm 切口。
- 将蚊钳自前间隔穿过骨间膜进入后侧深间隔。钳住延长的胫后肌腱末端，并使其穿过骨间膜进入小腿前间隔（图 35-13B）。
- 于第二跖骨基底部另做一切口，长 2~3 cm。切开达第二跖骨基底部并做全周的骨膜下剥离。
- 将延长的胫后肌腱自皮下隧道牵至第二跖骨背侧的切口内。将肌腱像吊带一样绕过第二跖骨，在踝关节跖屈与背屈的中立位时，维持适当的张力将肌腱与自身缝合（图 35-13C）。
- 放松止血带，检查胫部血管以确定血管未被移位的肌腱卡住。冲洗伤口，按标准方式关闭切口。

**术后处理** 术后处理与胫后肌腱足背转位术相同（见手术技术 35-4）。

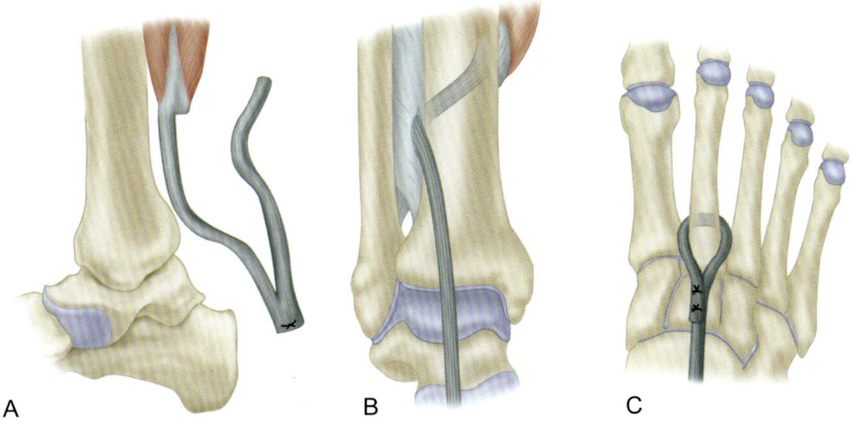


**图35-13** 胫骨后肌腱转移至第二跖骨基底背侧。A. 从止点处切断胫后肌腱，自肌-肌腱连接部至断端劈开肌腱以有效地倍增其长度，用缝合线缝住延长肌腱的中部；B. 延长的肌腱穿过骨间膜孔（由后至前）及踝关节前部的皮下组织；C. 经皮下将延长的肌腱跨过中足背侧，环绕第二跖骨基底部，在踝关节中立位时，维持足够张力下与自身缝合（见手术技术35-5）

马蹄足畸形可经皮行跟腱延长术或开放跟腱延长术得以矫正（第 33 章）。如果挛缩严重而需要进行开放跟腱延长术时，胫骨后肌、趾屈肌和拇长屈肌也需要同时延长。松解延长完成后，患儿需佩戴足 - 踝支具站立和行走。

虽然松解挛缩通常可延长行走能力 2~3 年，但在 12~13 岁时，大部分患 Duchenne 肌营养不良的儿童已无法行走，此时脊柱畸形或为首要问题。虽然应用类固醇治疗可降低脊柱侧弯的发生率，但几乎所有 Duchenne 肌营养不良的患儿都出现脊柱侧弯，且为进展性（图 35-14）。脊柱侧弯导致骨盆倾斜，使坐立更加困难。支具与轮椅脊柱支撑系统在一定程度上可延缓侧弯的进展，但大部分患者最终需要行脊柱融合手术。

一旦患者丧失行走功能后，脊柱侧弯几乎不可避免地会加重，并发生明显的脊柱后凸畸形。许多学者都倡导在脊柱侧弯早期只有 20° 时即行脊柱融合术。依据该病的自然进程，侧弯达 40° 或 50° 时再手术益处甚微，因为延迟手术会导致心、肺功能减退，使手术更加复杂。大多数学者建议用力肺活量应为正常的 50% 或以上，可减少肺部并发症至可接受的水平。用力肺活量低于正常的 35% 被列为相对手术禁忌证，并认为是重要的心肌病的征象。虽然肺活量低于正常的 50% 仍可手术，但心、肺并发症的危险性增加。

节段性固定的后路脊柱融合术（PSF）是一种手术的选择。融合和内固定的范围应达到上胸段，以防止术后融合段以上节段发生后凸畸形。每节段上均应施行椎小关节融合，采用自体骨或异体骨植骨。大多数学者建议融合应延伸至骨盆。当 Cobb 角 <40°，骨盆倾角 <10°，可以考虑融合至 $L_5$。Alman 和 Kim 发现，如果侧弯畸形的顶点在 $L_1$ 或以下，骨盆倾角将在融合至 $L_5$ 后增加。

## 二、肌营养不良的其他类型

### （一）Becker 肌营养不良

Becker 肌营养不良是一种性染色体隐性遗传病，与 Duchenne 肌营养不良相比，Becker 肌营养不良发生较晚，肌肉变性较为缓慢。根据抗肌萎缩蛋白的基因测定，Becker 肌营养不良的发病率为 2.3/100 000。Becker 肌营养不良受累的基因与 Duchenne 肌营养不良完全一致，均由 X 染色体的 Xp21 区发生突变引起，但 Becker 肌营养不良患者显示出了一些细胞内功能性抗肌萎缩蛋白的证据。在 Becker 肌营养不良中，虽然有抗肌萎缩蛋白的存在，但蛋白大小发生变化或数量减少，或两者兼有。该病的严重程度依赖于肌肉中功能性抗肌萎缩蛋白的数量。基因检测和抗肌萎缩蛋白检验可帮助临床医师更好地定义严重的 Becker 肌营养不良。在

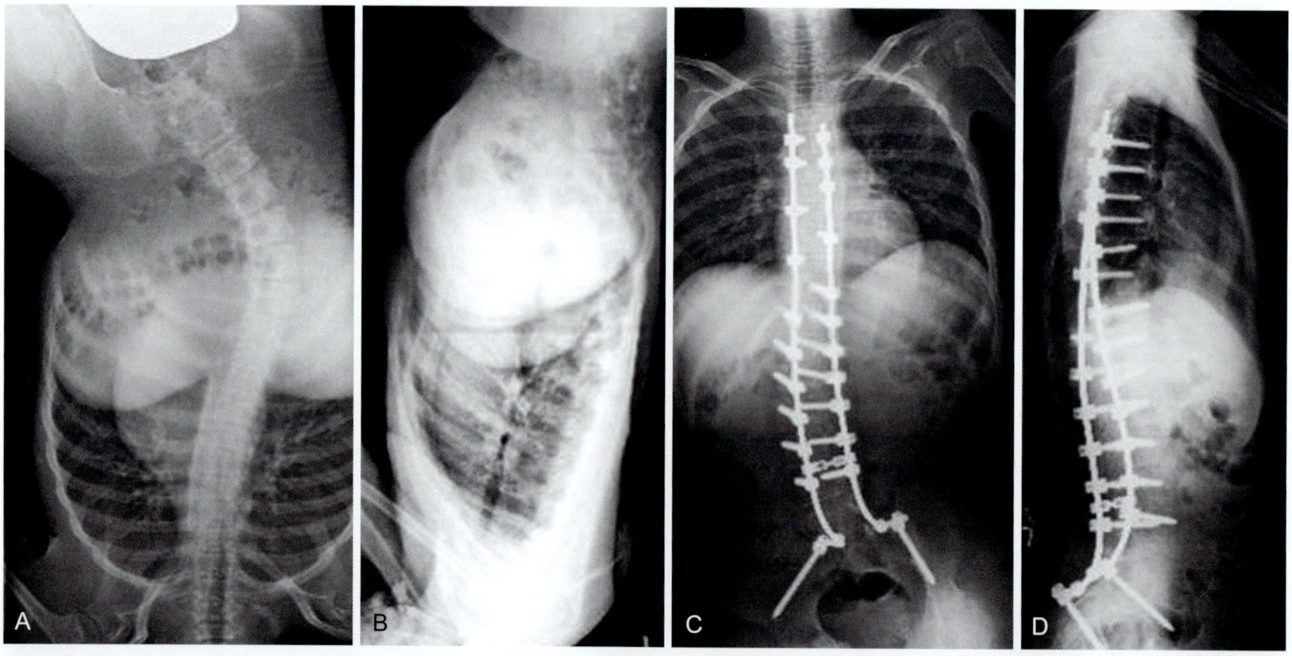


图 35-14 A、B. 患 Duchenne 肌营养不良伴脊柱侧弯的 X 线影像；C、D. 用 Luque 节段性固定器械行脊柱融合术后

肌无力的临床表现出现前，血清肌酸激酶水平达到最高值，为正常的 10~20 倍。患者往往 7 岁以后出现症状，寿命可达到 45 岁以上。Becker 肌营养不良患者病变常累及心脏，多数患者心电图检查显示异常或提示心肌病。

Becker 肌营养不良的骨科治疗取决于该病的严重程度。对于存在大量功能性抗肌萎缩蛋白的患者，往往儿童期以后才需要骨科手术；对于病情严重的患者，治疗原则与 Duchenne 肌营养不良相同。足挛缩畸形及胫后肌牵拉过度可通过跟腱延长术和胫后肌腱转位术进行治疗，远期效果良好。患者极少需要行髋关节周围软组织松解术。Becker 肌营养不良的患者较少发生脊柱侧弯，且无明确文献报道，因而治疗必须因人而异。

### （二）Emery-Dreifuss 肌营养不良

Emery-Dreifuss 肌营养不良是一种 X 染色体关联的隐性遗传疾病，虽有报道称女孩中可有较轻的病例，但典型病例仅见于男孩。Emery-Dreifuss 肌营养不良最常见的基因型改变是位于 X 染色体的 Xq28 区发生突变。该区域负责编码一种叫作“emerin”的核膜蛋白。Emery-Dreifuss 肌营养不良患者进行肌肉活检显示，抗肌萎缩蛋白水平正常，但缺乏 emerin 核膜蛋白。

出生后几年，患者出现肌无力、蹒跚步态和趾行步态。典型症状通常在青春期出现，包括踝关节的固定性马蹄状畸形、肘关节屈曲挛缩、颈部伸直挛缩及腰部椎旁肌僵硬。在 Emery-Dreifuss 肌营养不良的诊治过程中，一个重要因素是心脏的异常，包括心动过缓及房室传导异常，可导致完全性心脏传导阻滞。识别 Emery-Dreifuss 肌营养不良非常重要，因为心脏异常最初往往毫无症状，但心源性猝死的发生率很高，而安装心脏起搏器后可避免心源性猝死的发生。大多数患者在 40~60 岁时仍能够保持行走功能。

Emery-Dreifuss 肌营养不良的骨科治疗包括松解跟腱挛缩，同时松解足周其他肌肉。这通常需要跟腱延长和切开踝关节后关节囊。有时需要将胫后肌腱转移到足前部。肘关节屈曲挛缩通常不超过 35°，但也有 90° 挛缩的报道。正常的屈曲功能和旋前旋后功能可以保留。未见成功松解肘关节挛缩的报道。颈、背部的挛缩应予以非手术治疗，但不应期待达到最大活动范围。这种肌营养不良可导致脊柱侧弯，但进行性加重的概率低。

### （三）肢带型肌营养不良

肢带型肌营养不良根据遗传模式分为常染色体显性遗传、常染色体隐性遗传和 X 连锁遗传。随着已鉴定基因的不断扩大，现在共有 8 种显性基因和 14 种隐性基因。临床特征与 Becker 肌营养不良难以区别，但实验室检查显示抗肌萎缩蛋白水平正常。该病于 0~40 岁发病。最初的肌无力发生于骨盆区或肩区（图 35-15）。下肢可累及臀大肌、髂腰肌及股四头肌。上肢无力可累及斜方肌、前锯肌、菱形肌、背阔肌及胸大肌。手指与腕的原动肌也可发生肌无力。肢带型肌营养不良主要分为两类：一种是最常见的骨盆肢带型肌营养不良；另一种是肩肱肢带型肌营养不良。患者很少需要手术治疗。翼状肩胛需要将肩胛骨固定于肋骨，极个别病例需要行腕周肌肉转位术。

### （四）面肩肱型肌营养不良

面肩肱型肌营养不良是一种常染色体显性遗传病，以面部、肩胛带肌无力为特征（图 35-16）。致病基因定位于染色体 4q35 上。该病可于儿童早期发病，呈快速进展性，到 8~9 岁时大部分患儿依靠轮椅。该病亦可于 15~35 岁发病，此类患者病情进展较缓慢。最为明显的临床特征为面部肌无力，无法完成吹口哨、噘唇、皱眉或鼓腮等动作。最大的

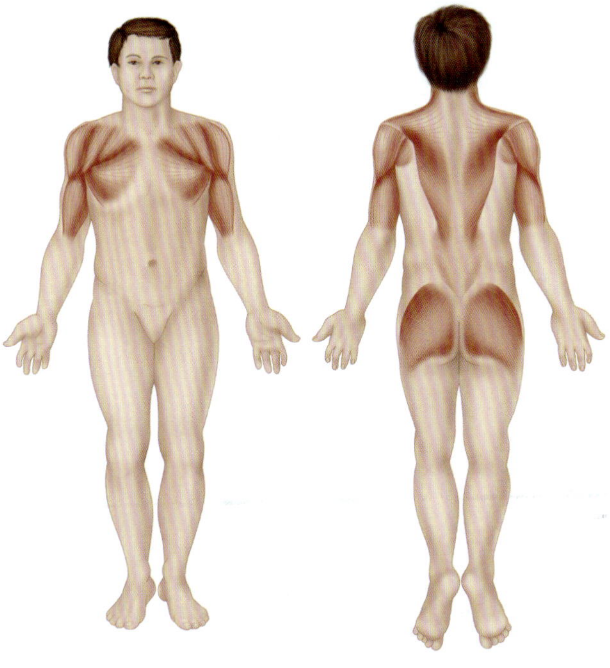

图 35-15 肢带型肌营养不良中肌无力累及范围（重绘引自：Siegel IM: Clinical management of muscle disease, London, 1977, william Heinemann.）

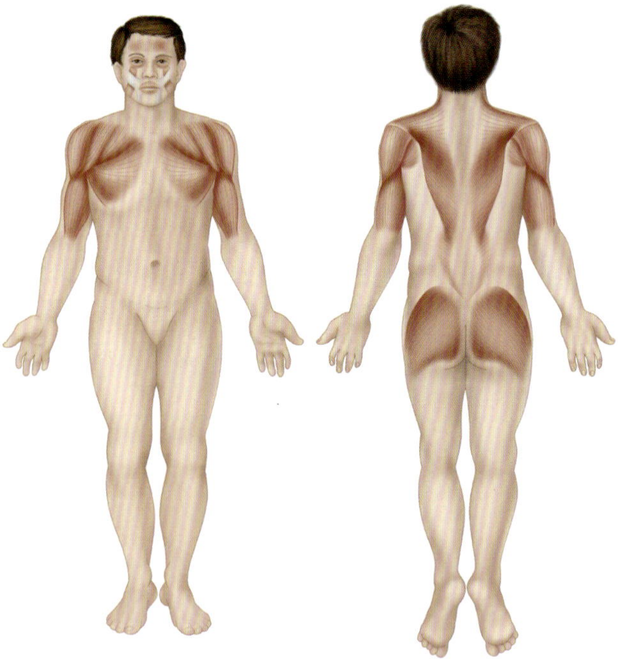

图 35-16 面肩肱型肌营养不良中肌无力累及范围

功能障碍是肩胛盂肱关节和肩胛骨侧翼的手臂不能外展和屈曲。两者均由将肩胛骨固定于胸壁的肌肉进行性无力而引起，而肩胛盂肱关节外展肌仍保持正常肌力。随着病程的进展，出现下肢肌无力，特别是腓骨肌与胫前肌群无力导致足下垂，需要使用踝 - 足矫形支具。累及股四头肌时需要使用膝 - 踝 - 足支具。虽然腰椎过度前凸常见，但脊柱侧弯少见。

可通过肩胛胸壁融合术，即通过固定肩胛骨治疗肩关节屈曲不能及外展不能。肩胛胸壁融合术通过肩胛植骨或接骨板与螺钉融合使肩胛骨内侧缘与后胸壁肋骨融合（图 35-17），但这种方法有发生严重并发症的可能，包括气胸、胸膜腔积液、肺不张及假关节形成等。Jakab、Gledhill 和 Twyman 等和 Diab 等报道了应用钢丝固定的方法。Copeland 等报道了类似的方法，他们用钢钉取代钢丝，将肩胛骨固定在第 4、第 5、第 6 肋骨上（图 35-18）。

肩胛胸壁融合术的适应证为肩关节外展和屈曲受限超过 90°、翼状肩以及肩部不适。术前三角肌肌力至少保持 4~5 级。Diab 等为 8 名患者施行了 11 例手术，唯一的并发症为 2 名患者皮下钢丝突出，需要重新磨平。他们注意到肩胛胸壁融合术可以缓解肩部疲劳感和疼痛，允许上肢平顺外展和屈曲，增进颈部和肩部美观。尽管术后疾病若累及三角肌会导致外展功能丧失，但术后其他的益处却能长久保持。

## 肩胛胸壁融合术

### 手术技术 35-6

（Diab 等）

- 患者取俯卧位，上身铺无菌单。上肢外展，肩胛骨内缘向外旋转 25°，使肩胛骨相对于胸腔后壁平整。
- 沿肩胛骨内侧缘在低位做斜行切口。
- 切断斜方肌，方向与切口一致。
- 在肩胛骨内缘附着处松解肩胛提肌、菱形肌主要和次要肌肉，在内侧切断。通常这些肌肉明显萎缩、纤维化和脂肪化。
- 沿冈上肌、冈下肌和大圆肌在肩胛骨内缘原止点处，向外牵引这些肌肉 2~3 cm。
- 显露肩胛骨内、后表面骨膜（图 35-19A）。
- 骨膜下沿前、内侧向外侧掀起肩胛骨 4~5 cm，如有必要可切除部分肩胛骨，自内缘显露肩胛骨下方，

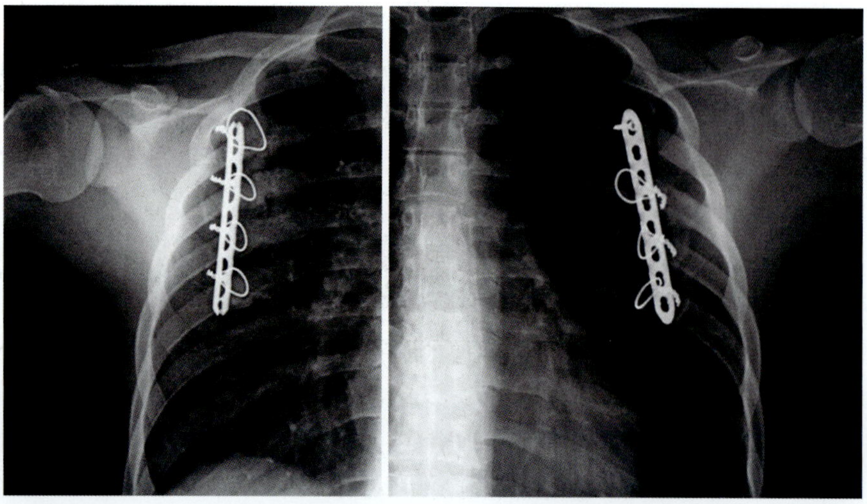

图 35-17 肩胛胸壁融合术治疗面肩肱型肌营养不良患者

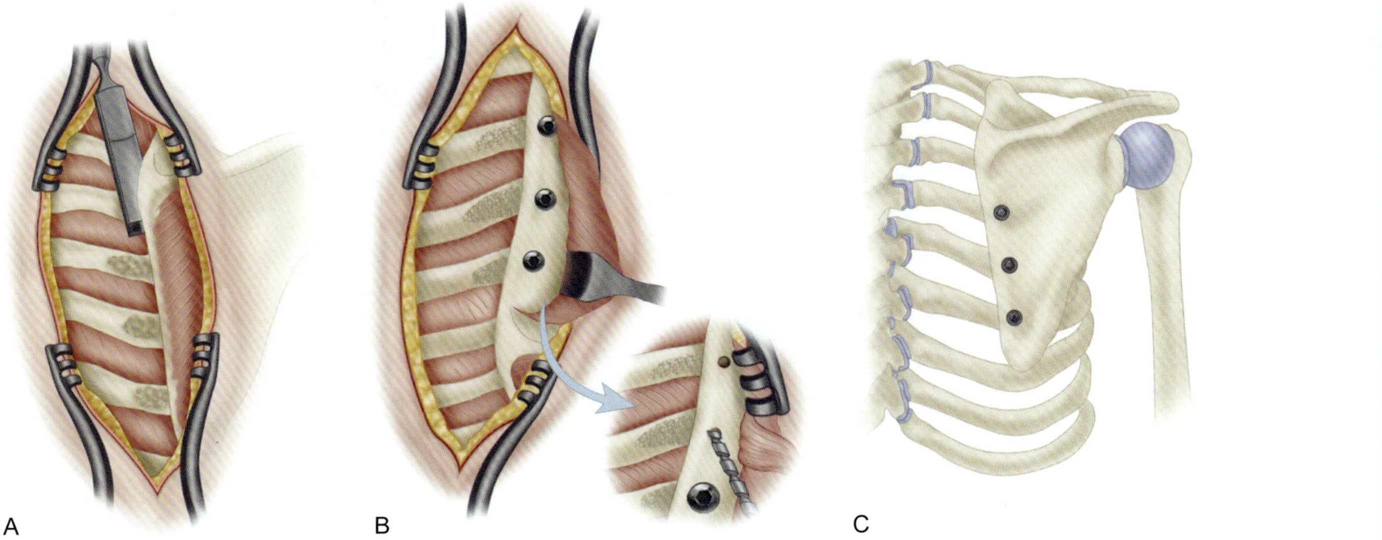


**图 35-18**　Copeland 肩胛肋骨融合术。A. 肋骨去皮质；B 和 C. 骨松质植骨后钻孔和置入肋骨螺钉

并显露相邻肋骨。
- 骨膜下沿肩胛骨前、内侧向外，游离前锯肌肩胛骨止点，向前方显露整个肩胛骨内侧缘。使肩胛骨相对于胸壁置于更靠内靠下的位置，且无张力。注意不要使用暴力过分向内、下方矫正，因为这样做会破坏毗邻的神经血管结构，导致臂丛神经麻痹。
- 骨膜下暴露肩胛骨颈部至后角，同时显露待融合的 5 根肋骨，通常第 2~6 肋或第 3~7 肋，注意保护壁胸膜和肋下神经血管束。
- 后侧髂嵴取自体骨松质。
- 磨钻打磨肩胛骨前表面及肋骨后表面至出血。
- 将肩胛骨紧贴后胸壁，标记出钢丝通过肩胛骨内缘和紧邻肋骨的位置。设计一条钢丝置于肩胛冈上方，一条置于肩胛冈水平位置，另一条置于肩胛冈下方，最低点位于肩胛骨内缘下端（图 35-178B）。
- 双股 16 号钢丝弯曲成“C”形，由上至下经骨膜下穿过肋骨；在肋骨后部打结防止损伤胸膜。
- 沿肩胛骨内侧缘 1.5~2.0 cm 处钻孔，孔的位置在冈上、下窝及肩胛冈上，正对选定的肋骨（图 35-19B）。
- 使用带垫圈螺钉或最好是动态压缩板或扁平管型钢板置于肩胛骨内、后侧面，加强薄弱的肩胛骨（图 35-19C）。如果单一塑性钢板太粗笨，可以使用一上一下两个钢板。
- 每条钢丝由前至后穿过肩胛骨内缘孔，并通过钢板孔或垫圈。
- 将骨松质填塞于肩胛骨和肋骨表面，形成骨桥（图 35-19C）。
- 肩胛骨保持在最终设计的位置，收紧钢丝并顺时针扭转打结。
- 将剩余植骨材料置于肋骨后表面与肩胛骨内缘之间（图 35-19D）。
- 手术视野用生理盐水浸泡，采用 Valsalva 法检测有无胸膜撕裂。
- 剪断钢丝，并使之弯曲平顺。
- 缝合肌肉，覆盖肩胛骨后表面及置入物，力争提供肌膜覆盖效果。常规方法关闭上胸部及髂骨取骨部位的手术切口。
- 在恢复室进行胸部 X 线检查有无气胸；术后嗜睡或应用镇痛药物可掩盖临床症状。

**术后处理**　肩和上肢应用三角巾及绷带固定 4 周，然后单独使用三角巾固定 4 周，辅以每日肘关节、前臂、腕部和手的锻炼，但不允许肩关节外展及屈曲运动。撤掉三角巾后 4~8 周，肩关节逐步达到完全外展及屈曲运动。术后 3~4 个月，当临床康复锻炼肩关节外展及屈曲运动达到最大值且无痛时，方可自由活动。

## （五）婴儿面肩肱型肌营养不良

早期出现的面肩肱型肌营养不良，肌力减退呈快速进行性发展且下肢亦受累。患者多在 10~20 岁时依靠轮椅。幼儿时即出现面肌无力，随后在 5 岁时出现感音神经性听力丧失。进行性腰椎过度前屈是该病特征性病理改变。腰椎过度前屈导致髋关节屈曲挛缩。治疗包括在轮椅中调整腰椎过度前屈畸形。应用脊柱支具效果差。脊柱融合术有助于保持坐位平衡。由于这种肌营养不良往往伴随着严重肌无力，因此患者通常不需要进行肩胛胸壁融合术。

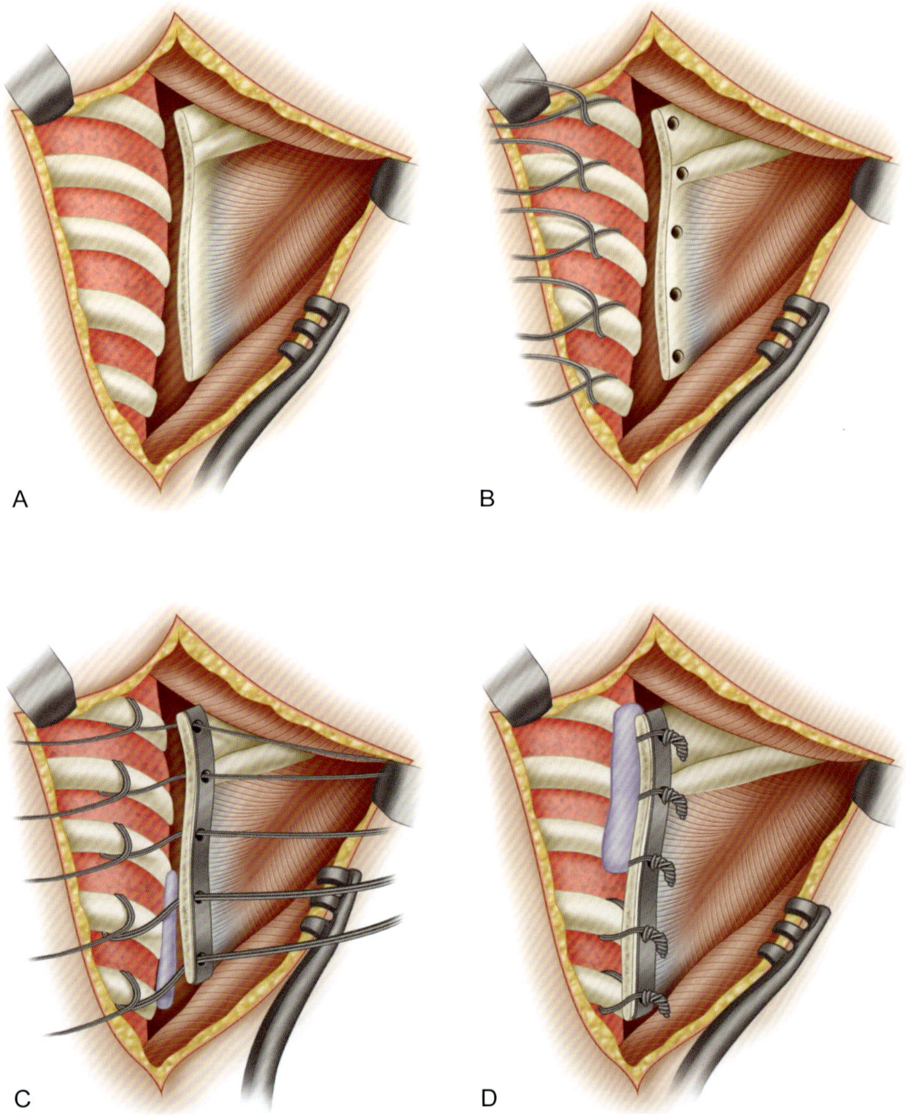


图 35-19 Diab 等描述肩胛胸壁融合术（见正文）。A. 清理包绕肌肉组织、脂肪、纤维和骨膜，显露肩胛骨和肋骨的椎体缘。B.5 条双股 16 号钢丝经骨膜下穿过肋骨，在肋骨后部打结防止损伤胸膜。沿肩胛骨内侧缘钻 5 个孔，孔的位置正对选定的肋骨。C. 单板弯曲的顺应成形肩胛骨，每根导线通过钻孔和相应板孔，肩胛骨前缘和肋骨后缘之间植骨。D. 每根导线另一端被拉至肩胛骨和钢板后面，收紧钢丝使肩胛骨紧贴肋骨（重绘引自：Diab M, Darras BT, Shapiro F:Scapulothoracic fusion for facioscapulohumeral muscular dystrophy, J Bone Joint Surg 87A: 2267, 2005.）（见手术技术 35-6）

### （六）先天性肌营养不良

先天性肌营养不良包括一些相对罕见的情况，例如纤维状营养不良、中央轴突病、肌管性肌病、先天性纤维比例失调及多核与小核病。先天性肌病和先天性肌营养不良通常不是通过临床指标和分子水平的检测来确定的，而是通过肌肉组织活检来确诊的。部分疾病的鉴别需要应用电子显微镜。出生时的肌无力与挛缩可导致髋脱位、畸形足或其他畸形，常见有呼吸肌无力与进食吞咽困难，临床上表现为脊柱后凸、脊椎侧弯、胸廓畸形、长脸、高腭等畸形。随着肌肉组织逐渐为纤维组织取代，挛缩逐渐加重。治疗的目的在于通过锻炼和矫形夹板固定，保留患者的行走能力并预防挛缩。如果马蹄内翻足畸形阻碍行走，则需要手术松解。先天性髋脱位与畸形足可非手术治疗，但常复发。可能会出现早期的硬性脊柱侧弯，需要治疗。

### （七）肌强直性营养不良

肌强直性营养不良以肌肉收缩后不能松弛为特征。该病为进行性的，虽然多在儿童期被发现，但通常出生时即已存在。1 型肌强直性营养不良是一种常染色体显性遗传疾病。遗传缺陷位于 19 号染色体上。2 型肌强直性营养不良具有典型的临床特征，但不存在 19 号染色体上的遗传缺陷。除肌肉不能松弛外，肌无力也会导致最严重的功能障碍。其他缺陷包括颅骨外生骨疣、额颞秃、性腺萎缩、言语困难、构音障碍、心电图异常及智力发育迟缓。临床特征性表现为帐篷状嘴、双侧面瘫及表情淡漠。约 50% 的肌强直性营养不良患儿有马蹄内翻足畸形，亦可存在髋关节发育不良与脊柱侧弯。髋关节发育不良可采用非手术治疗，但因关节囊松弛，疗效差。早期可应用系列石膏管型固定矫正马蹄内翻足畸形，但易复发且需要延长松解术。尽管已行延长松解术，如畸形仍频繁复发，在骨骼成熟后需要行三关节融合术。对于明显足部畸形，有时即使行广泛的后、内侧松解也不能矫正，需要行距骨截骨术。背屈无力时，踝 - 足矫形支具可用于保持术后的矫正。部分患者青春期发生脊柱侧弯，应按特发性脊柱侧弯的治疗原则处理。由于这些患者心脏异常发生率很高和肺功能减低明显，手术风险大，往往不宜手术。

## 第四节 遗传性运动感觉神经元病

遗传性运动感觉神经元病是一大组遗传性神经元疾病，其中最常见的是 Charcot-Marie-Tooth 病（腓骨肌萎缩）。遗传性运动感觉神经元病被分为 7 种类型。Ⅰ、Ⅱ、Ⅲ型发生在儿童，Ⅳ、Ⅴ、Ⅵ、Ⅶ型则发生在成年人（表 35-3）。

**表 35-3**
**遗传性运动感觉神经元病的分型**

| 分型 | 名称 | 遗传方式 |
|---|---|---|
| Ⅰ | 腓骨肌萎缩症、Charcot-Marie-Tooth 病（增生型）、Roussy Lévy 综合征（反射消失性起立困难） | 常染色体显性遗传 |
| Ⅱ | Charcot-Marie-Tooth 病（神经元型） | 不定 |
| Ⅲ | Dejerine-Sottas 病 | 常染色体隐性遗传 |
| Ⅳ | 雷夫叙姆病 | |
| Ⅴ | 神经元病伴痉挛性截瘫 | |
| Ⅵ | 视神经萎缩伴腓侧肌肉萎缩 | |
| Ⅶ | 色素性视网膜炎伴远端肌肉无力和萎缩 | |

### 一、Charcot-Marie-Tooth 病

Charcot-Marie-Tooth（CMT）病是一组具有遗传和临床表现异质性的中枢外周神经系统退行性疾病，由于外周神经髓鞘和（或）轴突的破坏导致神经传导异常，导致肌肉萎缩和本体感觉丧失。Charcot-Marie-Tooth 病Ⅰ型通常为常染色体显性遗传，但亦可以是 X 连锁隐性遗传或常染色体隐性遗传。大约 10% 的病例被认为是由自发突变引起的。Charcot-Marie-Tooth 病的发病率为 20/100 000~1/2 500。在临床表现上存在巨大的变异性，一些患者在年轻时就出现严重的症状和畸形，而另一些患者晚年仅出现轻微症状。

大部分常染色体显性遗传病患者的肌萎缩缓慢而稳定地进展，少数情况下疾病完全静止或间歇性发病。隐性遗传病患者早期发病（0~20 岁），进展较迅速。最初主诉通常为足部肌无力与步态不稳。足部表现包括跖骨头下方疼痛、爪状趾、足部疲劳和穿普通鞋困难。常出现肢体远端本体觉丧失和脊髓性运动失调。凡有爪状趾、高弓、细腿、平衡差与步态不稳的患者应怀疑有 Charcot-Marie-Tooth 病。患者还伴有手部功能下降，表现为由于肌力下降、疼痛和感觉改变导致的书写困难，使应用助行器更加困难。除体格检查与家族史外，如肌电图显示反应间期的振幅增加和神经传导速度减慢，则为确诊的典型依据。Karakis 等提出多项临床特征可以帮助区别 CMT 病与特发性高弓足的畸形：虚弱、步态不稳、阳性家族史、感觉缺失、远端萎缩和虚弱、踝关节无抽搐和步态异常。在一项 148 个双侧高弓足的研究中，78% 有 CMT 病，若有阳性家族史则比例上升到 91%。

分子生物学研究的进展提高了确诊 Charcot-Marie-Tooth 病及鉴别各遗传类型的能力。借助分子生物学技术的应用，骨科医师可以对不同类型 Charcot-Marie-Tooth 病制订个性化的手术方案。例如，最常见的由 PMP22 基因复制引起的 CMT1A 型患者很少需要使用轮椅，而由 MFN2 基因异常引起的 CMT2A 型患者通常在 20 多岁时开始丧失运动能力。

#### （一）足高弓内翻足畸形

在所有类型的 CMT 病中，除了Ⅱ型 CMT 病，足高弓内翻畸形是该病最常见的畸形，而Ⅱ型常导致扁平外翻畸形。CMT 病是引起儿童足高弓内翻

畸形最常见的神经肌肉方面的原因，但当评估一位足高弓内翻畸形的儿童时也要考虑其他因素。这是一种前足与后足的复合畸形，常需要手术来使足稳定。虽然对肌力不平衡引起足高弓内翻畸形的认识几乎不存在疑问，但是解释哪些肌肉受累及不平衡、如何产生僵硬性足高弓内翻畸形的理论并不能完全解释临床畸形。CMT 病产生的神经病理性足高弓内翻畸形被认为是由足内肌与足外肌的肌无力联合引起的，起始为足内肌与胫前肌肌无力，而胫后肌与腓骨长肌肌力正常。小腿三头肌肌力亦减弱并可能挛缩。前足被向后足牵引呈马蹄位，第一趾列跖屈（图 35-20）。趾长伸肌试图辅助减弱的胫骨前肌完成背屈，但却使跖骨跖屈，足旋前变成外翻位同时跖骨轻度内收。最初，足是柔软的，在负重时呈跖行位，但当前足更加僵硬地旋前时，后足呈内翻位。负重时成为“三脚架”结构，负荷落在足跟与第一、第五跖骨上。

**1. 临床与影像学检查** 足高弓内翻畸形的临床检查包括确定后足内翻的僵硬程度，通常采用 Coleman 木板试验（图 35-21），评估各肌肌力及总体平衡。还需要仔细检查外周及中枢神经系统，包括肌电图及神经传导速度测定。

标准的前后位、侧位及斜位 X 线片是评估儿童足的最有用方法，但如欲确定骨间的任何重要关系，则负重或模拟负重位的前后位与侧位像更为关键。前后位像显示前足内收角度。足高弓程度可在侧位像上通过测量第一跖骨长轴与距骨长轴之间的 Meary 角进行估计；该角正常应为 0°。应用 Coleman block 试验的 X 线片显示，如果后足是灵活的，内翻畸形可得到纠正。

**2. 骨科治疗** 足部畸形的处理在 CMT 患者中非常重要。一项针对 2700 多名 CMT 患者的研究发现，71% 的患者有足部畸形，其中最常见的是高弓足和锤状趾。30% 的患者在中位年龄为 15 岁时接受

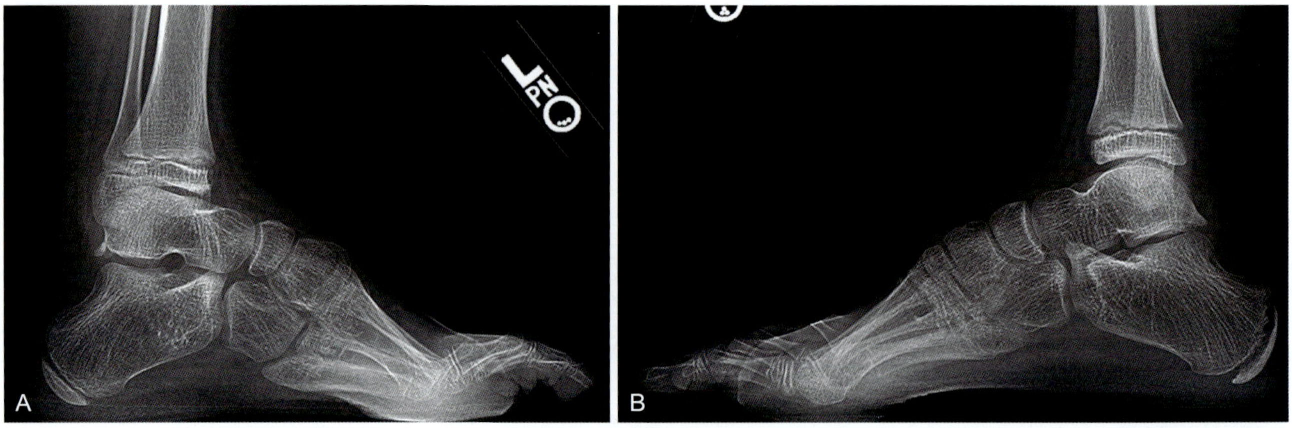


图 35-20 A、B.Charcot-Marie-Tooth 病儿童左、右负重侧位 X 线片，呈现高足弓、爪状趾、第一跖骨跖屈，两侧出现不对称（引自：Beals TC, Nickish F: Charcot-Marie-Tooth disease and the cavovarus foot, Foot Ankle Clin North Am 13: 259, 2008.）

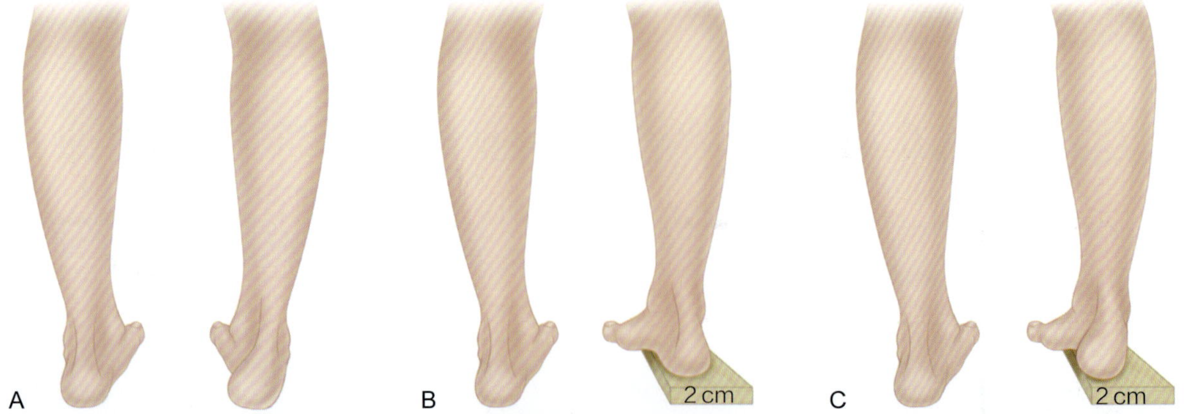


图 35-21 Coleman 木板试验。A. 足跟和足外侧缘置于木板上，允许第一跖骨头跖屈；B. 如果后足内翻继发于跖屈形成的“三脚架”结构，后足可以调整至中立位或者外翻位；C. 若后足僵硬，则无法调节

过某种形式的足部手术治疗，33% 的患者不止一次接受过手术，这突出了术后长期随访的必要性。

治疗取决于患者年龄、畸形原因和严重程度。大剂量抗坏血酸治疗并不能有效控制病情。一般情况下，非手术治疗（包括使用系列支具和肉毒素治疗）足高弓内翻畸形效果不佳。一项为期 4 周的验证夜间石膏固定疗效的随机对照研究表明，与不加干预的对照组相比，踝关节背屈增加，但 8 周时并未有明显变化。在一项肉毒素预防高弓足的随机对照研究中，尽管安全性和耐受性良好，但注射并没有影响畸形的进展。

来自荷兰的多中心工作组制定了基于专家共识的 CMT 足部畸形分类，以帮助指导治疗（表 35-4）。手术治疗有 3 类：用于畸形活动度较好的软组织手术（跖筋膜松解术、肌腱松解或转位术）、用于畸形活动度较差或僵硬畸形的截骨术（跖骨、中足、跟骨）和完全僵硬畸形的关节稳定术（三关节融合术）。CMT 病的足部畸形治疗经验表明，当后足柔韧性较好时，早期积极治疗及早期软组织松解可取得好的效果，推迟需要行复杂重建手术的时间。即使对于后足固定畸形的青年患者，有限的软组织松解结合第一跖骨或跟骨截骨术或两者同时行跖骨、跟骨截骨，也可以获得令人满意的功能，而不必像三关节融合术那样牺牲中足与后足之间的关节活动。因踝关节、前足和后足的早期退行性改变，三关节融合应作为其他手术失败或僵硬畸形未经治疗患者的补救手术（图 35-22）。

**表 35-4**

**Charcot-Marie-Tooth 病足畸形类型及治疗建议**

| 分型 | 特征 | 治疗措施 |
|---|---|---|
| A | 正常足 | 观察为主 |
| B | 第 1 跖骨轻度；足高弓内翻畸形；畸形后足灵活 | 软组织手术；必要时性行第一跖骨截骨术 |
| C | 第 1 跖骨跖屈增加；旋后增加；后足僵硬 | 第一跖骨截骨术；中足 / 后足截骨术；必要时性行三关节融合术 |
| D | 完全僵硬高弓足畸形 | 三关节融合术 |

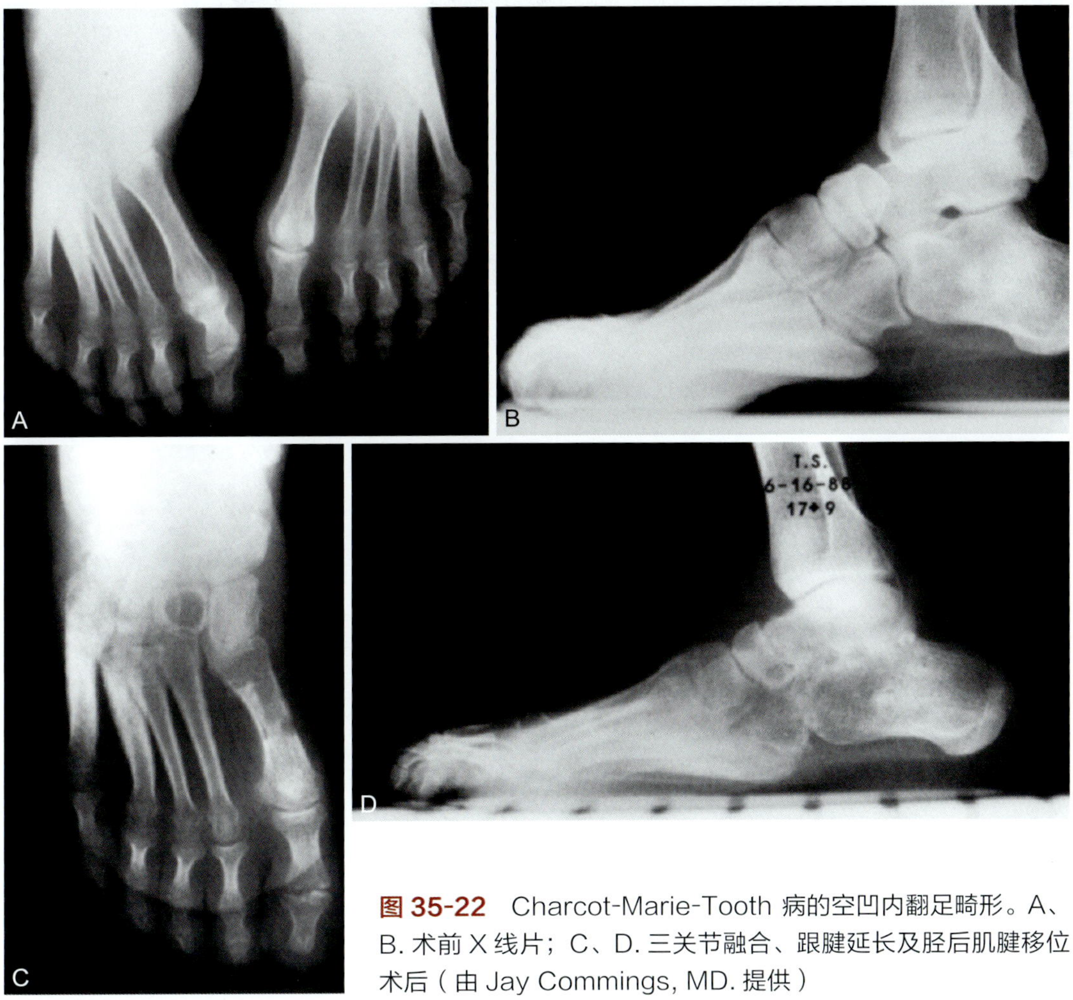


**图 35-22** Charcot-Marie-Tooth 病的空凹内翻足畸形。A、B. 术前 X 线片；C、D. 三关节融合、跟腱延长及胫后肌腱移位术后（由 Jay Commings, MD. 提供）

年纪较小的患者以及后足活动度较好的患者一般对跖部松解术和适当的肌腱松解术反应较佳。Faldini 等报告了对 12 名活动度尚佳的足高弓内翻畸形的 CMT 患者（年龄 14~28 岁）的 24 只足进行联合了跖筋膜松解（Steindler 剥脱）、闭合骰骨上外侧楔形截骨 + 舟形关节融合术（闭合上外侧关节面楔形成形术）、第一跖骨背屈截骨术（图 35-23）以及足部伸屈肌转位术（Jones 术式）的手术操作。结果显示，12 足为极佳、10 足良好、2 足一般。这些作者列举了跗骨间截骨的优点，证明了跗骨间截骨在畸形（足弓过度隆起）的主要部分矫形，并在最大限度保留足部活动范围方面具有优势，此术式能够使患者获得行走时更正常的踝部活动范围。

## 跖筋膜切开、截骨、关节融合术治疗 Charcot-Marie-Tooth 病

### 手术技术 35-7

（Faldini 等）

**足底筋膜切开**

- 在跖内侧做一 2 cm 皮肤切口，显露跖筋膜。
- 背屈跖趾关节进行加压，用手术刀将筋膜从起点上完全剥离。注意误伤外侧的跖动脉、神经和低位的跟骨神经（图 35-24A）。

**后足矫正和固定**

- 矫正足高弓内翻畸形前，手动减少跟骨内翻畸形，并用一枚 2.5 mm 克氏针从跟骨跖面插入胫骨保持大约 5° 足跟外翻、20° 跖屈来固定后足。这能把固定的后足作为跗骨截骨的固定参考。
- 明确踝骨的正确位置，并在透视下明确克氏针的正确插入。

**跗骨截骨**

- 在舟状骨突起的中心偏末梢做一内侧入路，长约 3.5 cm。
- 拉回边缘的内侧静脉和胫前肌腱，来识别和显露舟楔关节。
- 使用摆锯来进行关节表面外上侧的楔形切除。
- 经外侧入路，同样长约 3.5 cm，识别骰骨，并拉回趾短伸肌的背侧。
- 显露骰骨，保留跟骰骨和骰 - 跖关节。
- 在骰骨外上侧做一楔形切除，进行跗骨截骨（图 35-24B）。
- 完成舟楔关节融合和骰骨截骨后，用一枚 2.5 mm 克氏针将其固定（图 35-24C）。

**第一跖骨的背屈截骨**

- 经内侧入路，识别第一跖骨的基底，并用摆锯进行跖骨骨干的完全截骨（图 35-24D）。
- 在足底方向上置换截骨的末梢，估计从骨干进入跖骨基底部的背侧角，在透视下背屈。
- 用一枚 2 mm 克氏针固定截骨（图 35-24E）。

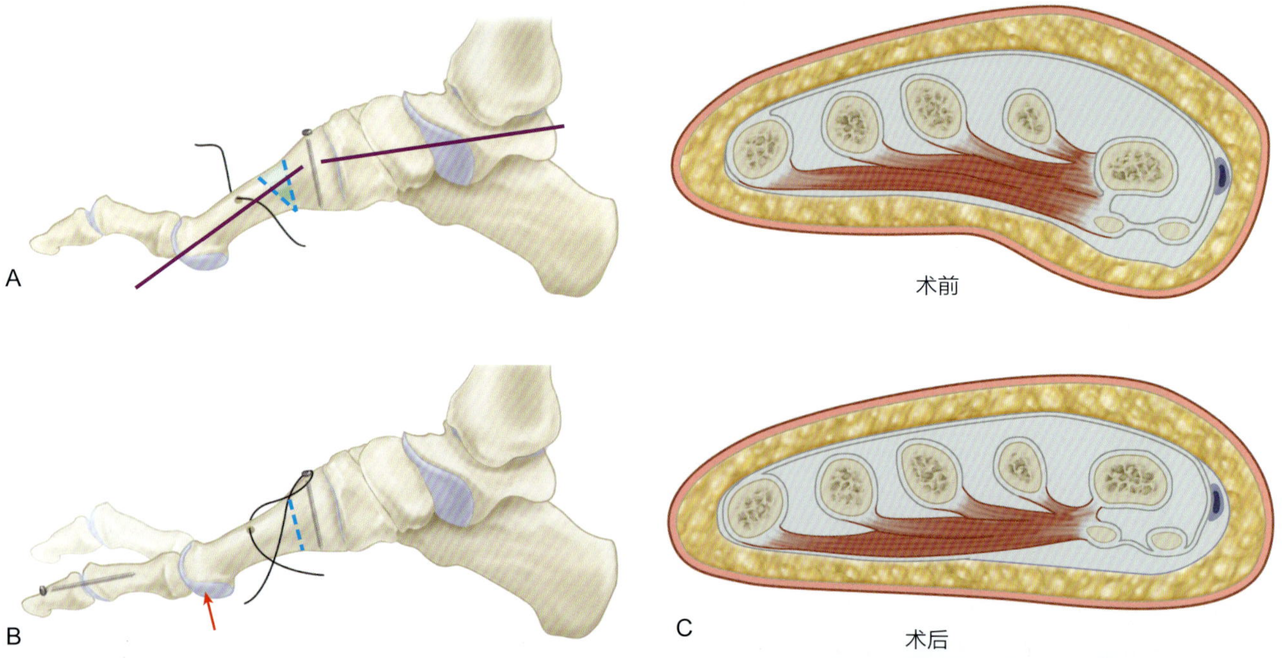


图 35-23 第一跖骨背屈截骨术（A 和 B）结合拇长伸肌移位（C）帮助矫正第一根跖骨的足底屈曲畸形（修改引自：Louwerens JWK: Operative treatment algorithm for foot deformities in Charcot-Marie-Tooth disease. Oper Orthop Traumatol 30: 130, 2018.)

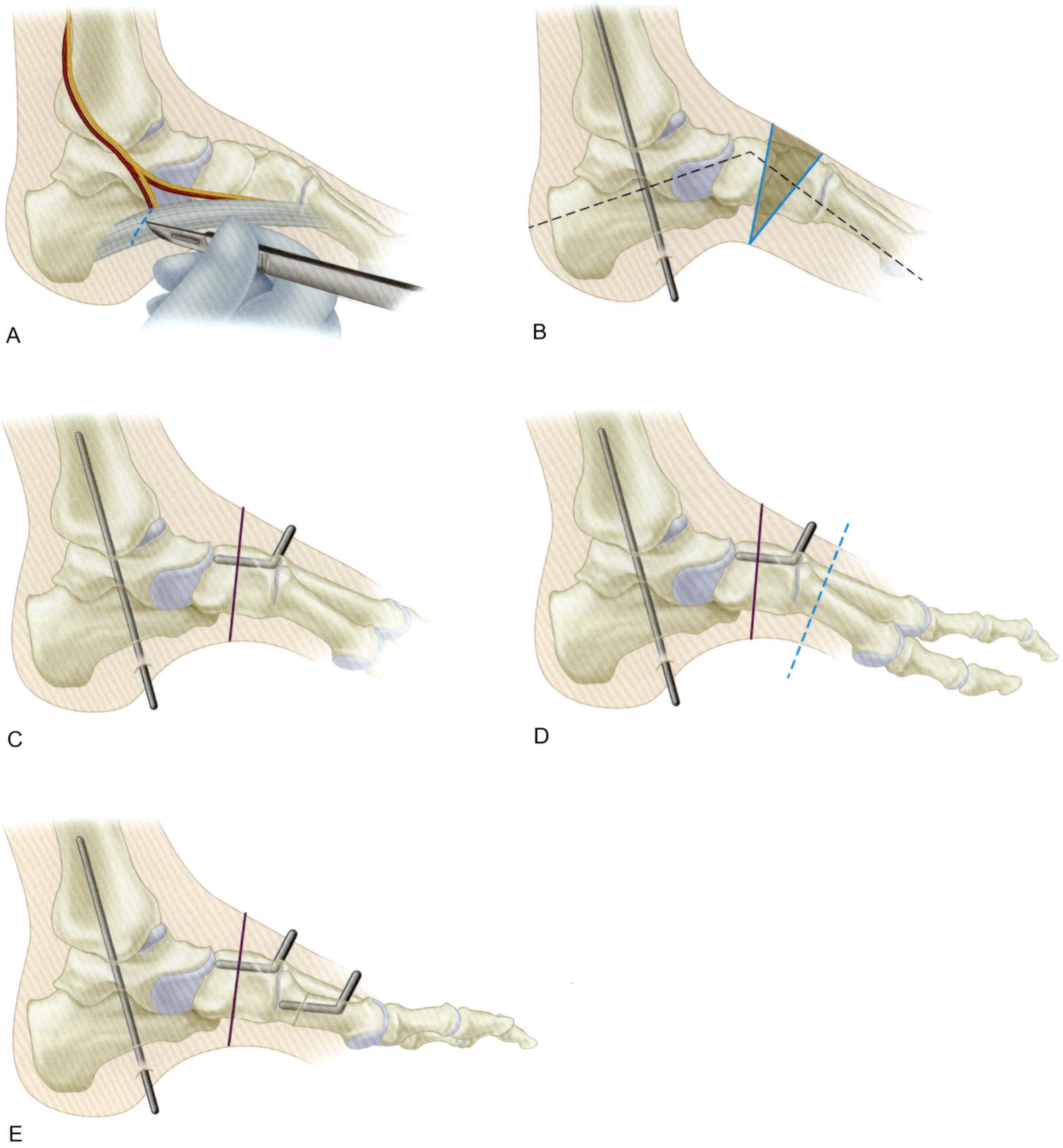


图 35-24 Charcot-Marie-Tooth 病足高弓足畸形的治疗。A. 跖筋膜切开；B. 舟楔关节楔形切除；C. 克氏针融合关节；D. 第一跖骨背屈截骨；E. 克氏针固定 [ 引自：Faldini C, Traina F, Nanni M, et al: Surgical treatment of cavus foot in Charcot-Marie-Tooth disease: a review of twenty-four cases, J Bone Joint Surg 97A:e30(1-10), 2015.]（见手术技术 35-7）

**趾伸肌转位**

- 经内侧入路，显露拇趾至趾间关节，识别拇长伸肌肌腱。
- 从韧带附着点上松解肌腱，并在跖趾关节层面进行分离。
- 在第一跖骨干骺端钻一 3.2 mm 的洞，将肌腱穿过洞并进行自我缝合形成回路，背屈前足，在肌腱转移时给予合适压力（图 35-25A~C）。
- 最后，将拇长伸肌腱远端固定到拇短伸肌肌腱上并融合拇趾的趾间关节，用一枚经皮克氏针进行固定（图 35-25D、E）。

**术后处理** 穿戴非负重管型石膏 1 个月，之后去除石膏和经皮克氏针。继续穿戴步行用管型石膏 1 个月。去除后开始进行足踝的主动、被动活动，本体感觉训练，肌肉强化训练。

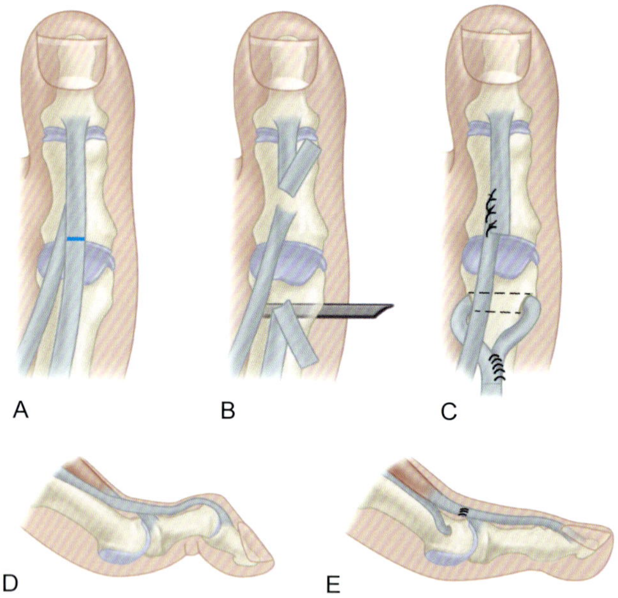


**图35-25** Charcot-Marie-Tooth病足高弓足畸形的治疗，长伸肌转移（Jones 方法）。A、B. 在跖趾关节层面进行分离肌腱，穿洞（C）、自我缝合；D 和 E. 长伸肌腱远端固定至短伸肌肌腱［引自：Faldini C, Traina F, Nanni M, et al: Surgical treatment of cavus foot in Charcot-Marie-Tooth disease: a review of twenty-four cases, J Bone Joint Surg 97A:e30(1-10), 2015.］（见手术技术 35-7）

对于有僵硬性后足畸形的年长患儿，根治性跖内侧松解术、第一跖骨截骨术或中足截骨与跟骨截骨术往往能矫正畸形。对跟骨突出的后足僵硬的患者，行 Dwyer 外侧闭合楔形截骨术以缩短足跟（见第 33 章）。若足跟未突出，滑动跟骨截骨术效果令人满意（见第 33 章）。Mubarak 建议对于僵硬足采用阶梯式方法进行保留关节截骨。这些措施包括：①闭合式楔形背第一跖骨截骨术；②足底内侧楔骨楔形截骨术；③骰骨闭合楔形截骨术；④辅助手术，包括第二或第三跖骨截骨术，跟骨滑动截骨，腓骨长、短肌腱转位。Ilizarov 方法也被用于纠正僵硬畸形。虽然患者满意度提高，但在疼痛、功能或手术后的运动范围方面没有显著改善。有必要进一步研究外固定术矫正这些畸形的方法。在一些重度僵硬畸形的病例中，融合已并非恰当的选择，采用舟骨完全切除和骰骨闭合楔形截骨术也作为补救措施。

大约 15% 的 Charcot-Marie-Tooth 患者需要行三关节融合术（见第 34 章）。最常被推荐的是 Hoke 关节融合术及其改良术式，适当进行楔形切除以矫正后足内翻与中足部分足高弓畸形、前足畸形需要行软组织松解与肌力均衡术。对于大多数严重畸形，Lambrinudi 三关节融合术可产生无痛性跖行足。采用三关节融合术与胫后肌腱前移术可恢复后足稳定性，可减少对术后垂足矫形支具的需要，88% 的患者达到优或良的疗效。矫正前足之后往往需要进行三关节融合术和跟腱延长术（图 35-22）。即使手术矫正后影像学指标改善，术后仔细检查患足也是至关重要的，因为即使 X 线片似乎正常，术后足内压（pedobarometric pressures）仍可异常。

当中足畸形被矫正后，柔韧的足高弓畸形通常不需要额外的手术即能矫正。对于没有严重的胫前肌无力的足高弓畸形幼儿，可将趾伸肌腱转位至跖骨颈，同时行趾趾间关节肌腱固定术（Jones 术式见手术技术 35-9）。对于有严重胫前肌无力的青春期患者或儿童，可将全部趾长伸肌腱移位至中间楔骨并行趾间关节融合术（Hibbs 术式见手术技术 35-10）。对于严重畸形，可将胫后肌腱转位至中间楔骨，而不用趾长伸肌。

手术治疗通常分期进行，首先进行跖部或跖内侧彻底的松解，如需要可同时行第一跖骨基底背侧闭合楔形截骨术。跟腱延长不应作为初期治疗的方法，这是因为背屈前足的力量强大，形成跟骨背屈畸形。如果后足柔软并且后侧不需要松解，可将胫后肌腱转位术作为早期手术的一部分，以治疗严重的胫前肌无力。

## 跖侧 - 内侧松解术和背侧闭合楔形截骨术

**手术技术 35-8**

（Coleman）

- 于足内侧做弧形切口，自跟骨向前延长至第一跖骨基底（图 35-26A）。
- 识别外展肌起点，将其与近、远端的骨及软组织附着部分分开，但保留肌腱的起、止点。
- 识别后侧神经血管束因为它分为内侧及外侧分支，进入足内肌。
- 于神经和动脉内外侧跖支之间找到外展肌附着于跟骨的肌腱起点并将其切断，以游离外展肌。
- 识别趾长屈肌，沿其足底走行切断肌腱的支持带。
- 切断跖腱膜、展肌和趾短屈肌的跟骨起点（图 32-26B），于骨膜外将该肌 - 肌腱群向远侧仔细分离至跟骰关节。
- 经上述松解后，如第一跖骨仍保持跖屈，可在骺板

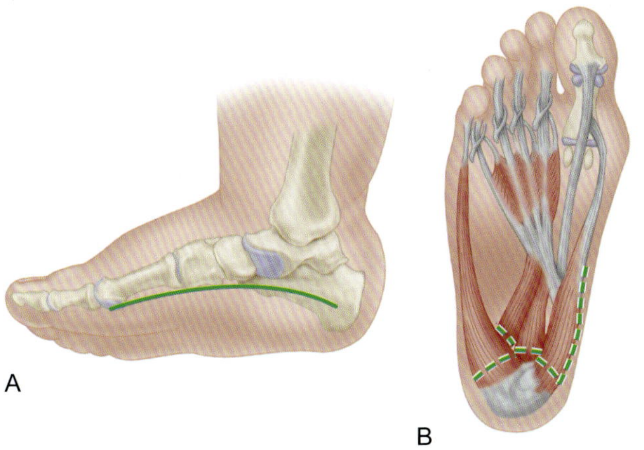


**图 35-26** 足底、内侧彻底松解和背侧闭合式楔形截骨术治疗足高弓畸形。A. 切口；B. 解除肌腱范围（见手术技术 35-8）

远侧行基底位于背侧的闭合楔形截骨术，去除足够骨质以矫正距骨 - 第一跖骨外侧夹角至 0°。

- 截骨处用光滑斯氏针或克氏针固定。
- 常规关闭伤口，用短腿管型石膏固定足于矫正位。

**术后处理** 如果伤口张力过大，可将足用石膏固定在轻度跖屈位。2 周后更换管型石膏，务必将足固定于完全矫正位。术后 6~8 周去除钢针和石膏。

## 长伸肌腱转位术治疗爪状趾畸形

### 手术技术 35-9

（Jones）

- 通过一个“L”形切口显露足拇趾趾间关节（图 35-27）。
- 将皮肤及皮下组织瓣牵向内、近侧显露足拇长伸肌腱。
- 在关节近侧 1 cm 处横断肌腱并暴露关节。
- 切除关节软骨，使关节面贴紧，髓腔内插入 2 枚 2 mm（5/64 英寸）的克氏针固定，在皮表面剪除多余的克氏针。
- 通过 2.5 cm 背内侧切口，向远端延长至近侧伸展皮纹，显露第一跖骨颈。
- 解剖游离足拇长伸肌腱，但保留足拇短伸肌腱。彻底地切除近侧切口内全长的足拇长伸肌腱腱鞘。
- 于第一跖骨颈内下面开始，垂直于跖骨长轴钻一骨孔，自跖骨颈背外侧面穿出。
- 将肌腱穿过骨孔并与自身间断缝合。
- 同样方法可被用于邻近足趾的爪状趾畸形。
- 关闭切口，用短腿步行管型石膏固定踝关节于中立位。

**术后处理** 术后 2~3 d 可扶拐行走，术后 3 周去除管型石膏与皮肤缝线，用短腿步行管型石膏固定，术后 6 周去除步行石膏与克氏针，开始主动功能锻炼。

## 趾总伸肌腱中间楔骨转位术

### 手术技术 35-10

（Hibbs）

- 在足背中线外侧做长 7.5~10 cm 的弧形切口，显露趾总伸肌腱（图 35-28）。
- 尽量向远侧分离肌腱，将肌腱近侧断端拉进第三楔骨上的隧道内，用不可吸收缝线将其固定。
- 也可使用足底纽扣和垫片用 Bunnell 抽出法固定。
- 关闭切口，用石膏靴固定足于矫正位。

**术后处理** 6 周后去除石膏与足底纽扣。

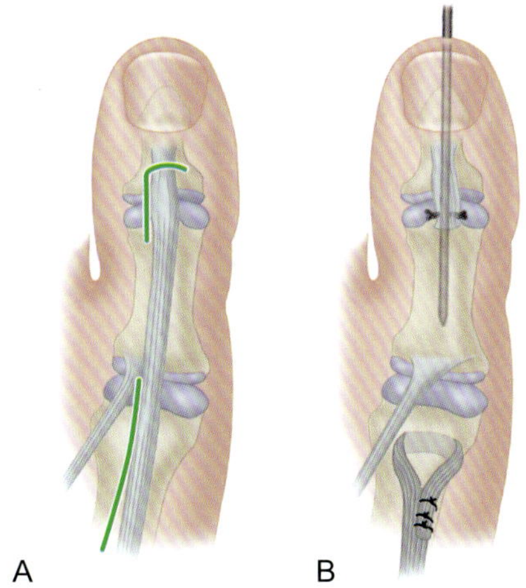


**图 35-27** 拇长伸肌肌腱转位治疗爪趾畸形（Jones 方法）A. 切口；B. 完成过程（见手术技术 35-9）

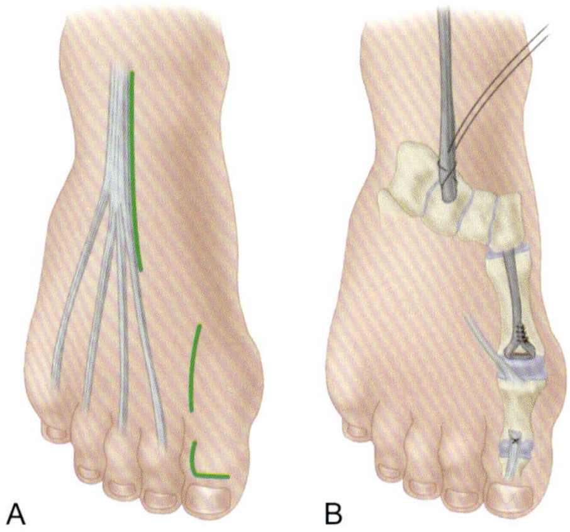


**图 35-28** 趾总伸肌腱中间楔骨转位术治疗爪状趾畸形（Hibbs 术式）A. 切口；B. 结合 Jones 方法术后（见手术技术 35-10）

## 阶梯式保留关节截骨

### 手术技术 35-11

（Mubarak 和 Van Valin）

**第一排足骨截骨术（开放式足底内侧楔形截骨术，闭合式楔形背侧第一跖骨截骨术）**

- 专注于第一排足骨。在足内侧第一跖骨和第一楔骨水平做一切口。
- 部分游离胫前肌腱在楔骨上的止点。
- 用 2 枚针标记楔骨中点和第一跖骨远端 1 cm 处。注意不要影响近侧的第一跖骨干骺端。
- 于第一跖骨背侧去除 20° ~30° 骨质，并保留（图 35-29A）。
- 如有必要在内侧楔骨做一截骨（图 35-29B），将取自第一跖骨的骨块置入楔骨截骨间隙，1~2 枚克氏针固定。

**骰骨闭合截骨**

- 于足外侧骰骨上方做一切口，X 线透视下确认跟骰及骰骨第五跖骨关节。去除骰骨背侧 5~10 mm 楔形骨质，对合截骨处骨质（图 35-29C），单枚克氏针固定。

**跖骨截骨术**

- 如果此时第二、第三跖骨头突出，可采用背侧闭合截骨法予以纠正。在第二、第三跖骨之间做一切口，进行楔形截骨。此截骨术可采用沿髓腔克氏针固定。

**辅助手术**

- 如果存在后足畸形，可采用跟骨截骨术，进行侧方移位和截骨（图 35-30）。
- 若截骨完成后跖筋膜过紧，通常需要通过一小切口行跖筋膜切断术。
- 骰骨截骨后可以行腓骨长、短肌转位术。在骰骨足底面辨认、游离腓骨长肌。将其近端用不可吸收缝线固定于腓骨短肌。

**术后处理** 为防止患者术后肿胀，可用双片短腿石膏固定，非负重下活动。术后 4 周去除固定针，并更换为行走支具。术后 8 周患者可完全负重。

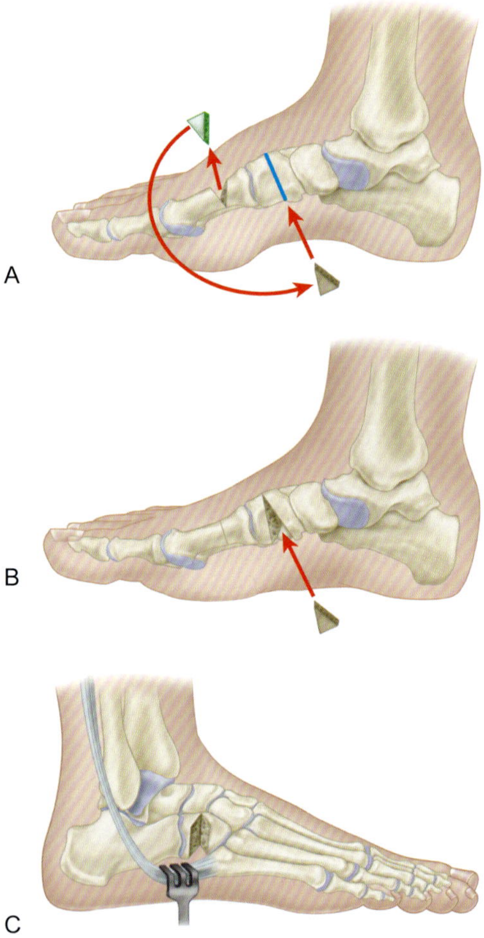


**图 35-29** 梯式保留关节截骨治疗足高弓内翻足畸形（见正文）。A. 第一跖骨闭合楔形截骨术，截除部分将用于楔状骨；B. 内侧楔状骨开口楔形截骨；C. 骰骨闭合楔形截骨，同时可选择是否进行第二、第三跖骨截骨（重绘引自：Mubarak SJ, Van Valin SE: Osteotomies of the foot for cavus deformities in children, J Pediatr Orthop 29:294, 2009.）（见手术技术 35-11）

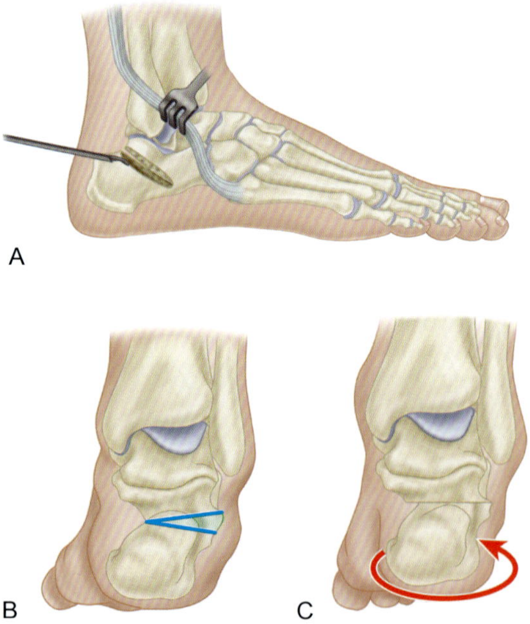


**图 35-30** 梯式保留关节截骨治疗足高弓内翻足畸形（见正文）。A. 通过外侧入路进行跟骨截骨术；B. 闭合侧滑楔截骨术；C. 闭合滑动楔形截骨术（重绘引自：Mubarak SJ, Van Valin SE: Osteotomies of the foot for cavus deformities in children, J Pediatr Orthop 29: 294, 2009.）（见手术技术 35-11）

对于晚期 Charcot-Marie-Tooth 病患者，采用三关节融合术以建立跖行足可能是必需的；然而，由于三关节融合术可导致踝关节退行改变，对于疾病不严重的较小患者不应常规施行。对于青春期早期未施行局限性手术，但有后足、中足和前足严重畸形的患者，三关节融合术可能是治疗的唯一选择。对于严重畸形，可行更广泛的手术，例如 Lambrinudi 或 Hoke 三关节融合术。各种三关节融合术的手术方法见第 34 章。

### （二）髋发育不良

据报道，Charcot-Marie-Tooth 病患者中有 6%~8% 可伴有髋臼发育不良（DDH），往往 10~30 岁出现明显症状。髋臼发育不良更常见于 Ⅰ 型遗传性运动感觉神经元病，而非 Ⅱ 型。如果存在髋发育不良，应进行矫正。Novais 等发现，合并有 CMT 病的髋臼育不良、髋关节半脱位、髋臼前倾、髋内翻和髋关节骨性关节炎变得更严重，并建议当选择手术策略时应先考虑。在一项包含 14 例 CMT 的 19 位患者中，Bernese 髋臼周围截骨术成功地矫正了影像学上的畸形，但常见的并发症包括股骨头坏死、暂时性双侧腓神经全瘫、下肢骨折和异位骨化。大多数患者报告结果都有改善，尽管有 7 个显示骨关节炎的影像学进展。Novais 等后来比较 Bernese 髋臼周围截骨治疗继发于 CMT 的髋关节发育不良（27 例）和发育性髋关节发育不良伴脱位（54 例），发现截骨术在 CMT 患者的主诉功能评分和髋臼重定向改善；CMT 患者的并发症（33%）相比于 DDH（13%）发生频率更高。

### （三）脊柱畸形

约 25% 的 Charcot-Marie-Tooth 患者出现脊柱畸形；约有 75% 的患者出现 Ⅰ 型遗传性运动感觉神经元病，伴有 PMP22 基因（位于 17 号染色体上的外周髓磷脂蛋白）重复。脊柱侧弯不常并发于 Charcot-Marie-Tooth 病，10%~30% 的年轻患者会发生，侧弯程度为轻到中度，通常无须治疗。使用矫形支架治疗能被许多患者很好地耐受并可成功地控制弯曲。一般来说，Charcot-Marie-Tooth 病患儿的脊柱畸形可采用与特发性脊柱侧弯同样的方法来治疗（见第 44 章），因为外周神经脱髓鞘，背根神经节和脊髓后束变性，体感诱发电位可能消失。

## 二、Friedreich 共济失调

Friedreich 共济失调是一种以脊髓小脑变性为特征的常染色体隐性遗传病。Friedriech 共济失调的发病率约为 1∶50 000。异常基因定位于第 9 号染色体上，但 Friedriech 共济失调由于 GAA 3 个碱基形式不断重复，无法表达共济失调蛋白。这导致后根神经节神经元病，出现脊髓后角和周围神经纤维退变。共济失调步态是常见症状，一般在 7~15 岁开始出现。临床出现共济失调、反射消失及 Babinski 反射阳性三联征提示为该病。DNA 测定可用于明确诊断。除共济失调外，其他临床特征包括眼球运动异常（90%）、脊柱侧弯（74%）、足部畸形（59%）、泌尿功能障碍（43%）、心肌病和心脏肥大（40%）、视力下降（37%）、抑郁症（14%）和糖尿病（7%）。

该病进行性加重，几乎所有患者在 0~20 岁就需要依靠轮椅。患者典型的表现为进行性的发音困难或无力、下肢振动觉减退、心肌病、高弓足和脊柱侧弯。膝腱反射与跟腱反射很早就消失。患者通常于 40~50 岁死于进行性的心肌病、肺炎及误吸。

骨科医师最初关心的是足与脊柱畸形矫正。在 Friedreich 共济失调患者中，跖屈反射有时非常强烈，患者试图站立时足和足趾立刻跖屈，同时胫骨后肌将前足拉至马蹄内翻位。如果因心肌受累或其他身体情况而不能行全身麻醉时，患者可在局部麻醉下于踝关节行跟腱、胫后肌腱切断术，于跖趾关节跖面行趾屈肌腱切断术。对于能够行走并且畸形柔韧性好或可被矫形支具控制的患者，手术应延迟，但是足高弓内翻足畸形有加重和僵硬的趋势。对于有僵硬性足高弓内翻足畸形的患者，初期三关节融合术提供了一个牢靠固定的跖行足支撑的稳定基础。因为大多数患者最终会依靠轮椅，晚期发生的踝关节与中足的退行性改变几乎没有临床意义。胫后肌腱切断延长术或转移术应与三关节融合术联合进行。术后需要常规应用矫形支具。

一项对 56 例合并有 Friedreich 共济失调和脊柱侧弯的患者的研究中发现，该病侧弯方式与特发性脊柱侧弯相同，许多弯曲为非进展性的，肌无力和侧弯之间无关，而青春期前发生脊柱侧弯是脊柱侧弯进展的主要因素。但是，与特发性脊柱侧弯不同的是，Friedriech 共济失调患者经常出现脊柱后凸。他们建议脊柱侧弯 $<40°$ 时应观察，$40°\sim60°$ 的侧弯应根据患者的年龄和进展速度进行治疗，超过

60° 的侧弯应手术治疗；一期后路融合固定为首选治疗方法（第 44 章）。术中心律失常是常见的，使用体感诱发电位判断有无脊髓损伤是不可靠的，应考虑唤醒试验。融合范围应从上胸椎延至下腰椎。

## 三、脊髓型肌萎缩症

脊髓型肌萎缩症（spinal musclar atrophy，SMA）是一种脊髓前角细胞遗传性变性疾病，每 20 000 名新生儿中有 1 人发病。它通常由编码运动神经元 1（SMN-1）存活基因的突变导致，为常染色体隐性基因遗传，但也有其他遗传方式。脊髓型肌萎缩症被分为 5 型（表 35-5）。

虽然对 SMA 的认识有所提高，但诊断延迟很常见，因为症状在发作和严重程度上有很大差异，而且可能与其他疾病相似。对 SMA 的早期诊断很重要，因为它能提供早期的支持性护理，并减轻患者和护理人员的压力，允许在发生关节挛缩、脊柱侧凸和肺功能衰退之前进行医疗干预。一项系统回顾表明，Ⅰ型的诊断延迟平均为 6 个月，Ⅱ型为 21 个月，Ⅲ型为 50 个月。

在对有任何与该疾病相关临床特征的儿童进行诊断时，在进行诊断时都应考虑到该病（表 35-1），有这些症状时应立即被推荐给儿童神经科医师，以进行 *SMN-1* 基因缺失测试。

SMA 患者的血清肌酸激酶或醛缩酶（aldolase）正常或轻度升高。肌电图显示肌肉去神经支配，但神经传导速度正常。遗传学研究已表明，基因缺失发生在第 5 号染色体上。在 98% 的脊髓型肌萎缩症患者中已证实，*SMN-1* 基因上有第 7 或第 8 外显子的缺失。第二个疾病修饰基因 *SMN-2* 也在疾病的严重程度中发挥作用。随着分子生物学的进展，已经可以购买到检测该基因及其潜在缺失的试剂。脊髓型肌萎缩症的 5 种类型似乎可归因于同一基因的不同突变。

SMA 的临床特征包括严重肌无力和肌张力减退、反射消失、手指细震颤、舌肌纤维自发性收缩，但感觉正常。近端肌肉受累多于远侧肌肉，并且下肢肌无力往往比上肢明显。在运动功能受限的患者中，运动功能在 4~5 岁时出现不同程度的改变，然后运动能力（例如上肢）在 5~15 岁之间下降。15 岁以后，功能相对稳定，随后随着时间的推移逐渐下降。Evans、Drennan 与 Russman 提出了一种功能分型法，有助于制订长期骨科治疗计划。①Ⅰ型患者：无法独立坐起，头部控制力差；②Ⅱ型患者：可具有头部控制能力并能坐立，但不能行走；③Ⅲ型患者：可以自行站起，以受限方式行走，通常使用矫形支具；④Ⅳ型患者：在出现肌无力前能够正常行走、跑步和上楼梯。

SMA 医疗干预的最新进展包括使用一种被称为诺西那生钠（nusinersen）的药物，该药物于 2016 年由 FDA 发布。该药是一种鞘内注射的反义寡核苷酸，可修饰 *SMN-2* 的剪接并增加全功能性蛋白质分子的数量。它已被证明能改善所有类型 SMA

**表 35-5**
**脊髓型肌萎缩症的分类与亚型**

| 分类 | 发病年龄 | 最大运动能力 | 运动能力和其他特征 | 病情预后[a] |
|---|---|---|---|---|
| SMA0 | 出生前 | 无 | 严重肌张力减退；不能坐或翻滚 | 出生时呼吸功能不全；常在 1 周内死亡 |
| SMA Ⅰ | 2 周龄（1a）<br>3 月龄（1b）<br>6 月龄（1c） | 无 | 严重肌张力减退；不能坐或翻滚[b] | 死亡 / 运用机械通气可存活 2 年 |
| SMA Ⅱ | 6-18 月龄 | 可以维持坐姿 | 近端肢体无力；不能独立行走[c] | 可活到成年 |
| SMA Ⅲ | <3 岁（Ⅲ a）<br>>3 岁（Ⅲ b）<br>>12 岁（Ⅲ c） | 可以行走 | 可能丧失行走能力 | 正常寿命 |
| SMA Ⅳ | 10~30 岁或 >30 岁 | 同正常人 | 轻度运动障碍 | 正常寿命 |

a. 预后因表型和支持性护理干预而不同。
b. 出生时需要呼吸支持；挛缩和分娩；胎动减少。
c.1a 亚型患者出生时出现关节挛缩；1c 患者可实现病情控制
From Farrar MA, Park SB, Vucic S, et al: Emerging therapies and challenges in spinal muscular atrophy, Ann Neurol 81:335, 2017.

的运动功能，对于那些年轻和无症状的患者，尚未出现关节挛缩或脊柱侧凸的患者，该药有更好的疗效。目前该药正在努力通过植入式泵或口服来改善药物输送。

SMA 患者往往需要针对髋关节及脊柱的骨科治疗。股骨、踝和肱骨等部位的骨折时有发生，尤其多见于丧失行走能力者。关节挛缩时有发生，尤其是上肢，且进行性加重。Ⅰ型脊髓性肌肉萎缩症患儿的肌张力明显降低，早期即死亡。对于这些患者不适宜行骨科重建术；但Ⅰ型脊髓型肌萎缩症患者在夹板固定下，骨折会很快愈合。许多婴儿期脊髓型肌萎缩症患儿即使用矫形支具固定也无法行走，但绝大多数青少年型患者能够多年行走。被动活动与姿势指导早期会有帮助。极少需要行挛缩松解术。因缺乏活动和负重，常常出现髋外翻畸形，并且可能发生单侧或双侧髋关节半脱位（图 35-31）。因这类儿童被迫久坐，稳定舒服的坐姿对其非常重要。对于无法行走的患者，股骨近端内翻去旋转截骨术（见第 33 章）可提供更稳定的坐姿。应努力保持髋关节复位，以利于良好的坐姿平衡，防止疼痛与骨盆倾斜。因为仅有少部分患者产生症状或出现坐姿方面的问题，建议观察为主，而不采取手术治疗。

对婴儿期幸存下来的脊髓型肌萎缩症患者来说，青春期最大的威胁是脊柱侧弯。在Ⅱ型与丧失行走能力的Ⅲ型脊髓型肌萎缩症患儿中，脊柱侧弯的发病率接近 100%。常是长弯型和“C”弯型，在胸腰椎脊柱中最常见，在 80% 的脊髓型肌萎缩症患者中发生。脊柱侧弯通常是渐进的和严重的，并

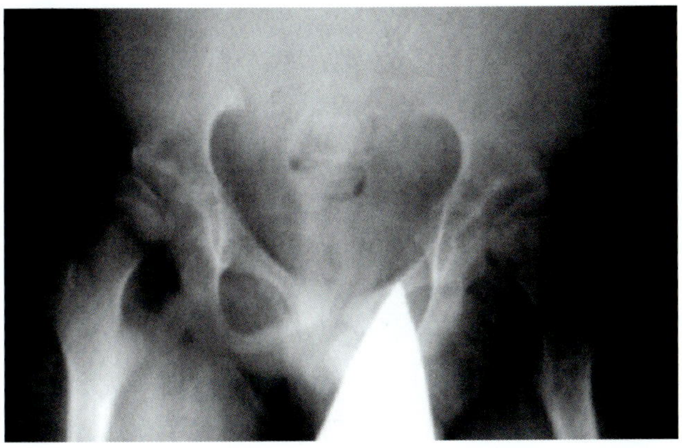

**图 35-31**　12 岁脊肌萎缩症患儿的髋外翻畸形及半脱位

能够限制日常活动的功能并导致心肺问题。支具支撑在脊髓型肌萎缩症发展过程中可能减缓侧弯的发展，但几乎所有的青少年患者最终都需要脊椎固定。数名学者强调了在侧弯变得严重而僵硬之前早期手术的重要性。已确定肺功能与脊柱侧弯的严重程度成反比关系：Cobb 角每增加 10°，预测肺活量就会下降 5%，呼气高峰流量则减少 3%。这限制了脊髓型肌萎缩症患者在没有行气管切开和机械通气的情况下，有足够的肺功能来成功地进行脊柱手术的时间范围。

生长棒技术已经被证明可以提高脊柱的高度，从而获得肺活动的空间，以及对患有进行性脊柱侧弯的因年龄因素不宜太早行脊柱融合术的年轻患者的骨盆倾斜的控制。Chandran 等和 McElroy 等报道了在脊髓肌肉萎缩的患者中使用生长棒技术，改善了 Cobb 角，提升患者和护理人员的生活质量，且少有并发症发生。在儿童神经肌肉型脊柱侧弯中使用纵向可延长钛金属肋骨（VEPTR，Synthes，Westchester，PA）已被报道，结果各有不同（图 35-32）。Livingstone 等比较了分别使用生长棒（9 名孩子）和 VEPTR（11 名孩子）的脊髓型肌萎缩症患者，发现尽管用生长棒矫正脊柱畸形更好，但两者均没有改善“阳伞”畸形（“parasol rib” deformity，胸廓塌陷）。至少可以确定的是，并发症在使用 VEPTR 患者中的发生率为 83%，而在使用生长棒的患者中，这一比例为 41%。

对于大多数老年患者，长节段后路脊柱融合术（PSF）是治疗的选择。对 11 例行 PSF 治疗的 SMA 患者 10 年随访研究结果显示，PSF 可使患者的用力肺活量下降率从术前的每年 5.3% 提高到术后的每年 1.3%。在行 PSF 治疗过程中，在融合节段中央（通常在 $L_3$~$L_4$ 处）通留下一个中线“窗口”很重要，以用于鞘内注射或放置诺西那生钠（nusinersen）泵（图 35-33）。

在这类患者中，术中及术后并发症很常见，术前必须进行全面的评价。很多研究认为，手术前呼吸道感染的发生率及有效肺活量是患者耐受手术能力的有效指标。对于任何有频繁的呼吸道感染及有效肺活量低于正常 35% 的患者，应考虑行气管切开。治疗神经肌肉侧弯的手术技术将在第 44 章中进行介绍。

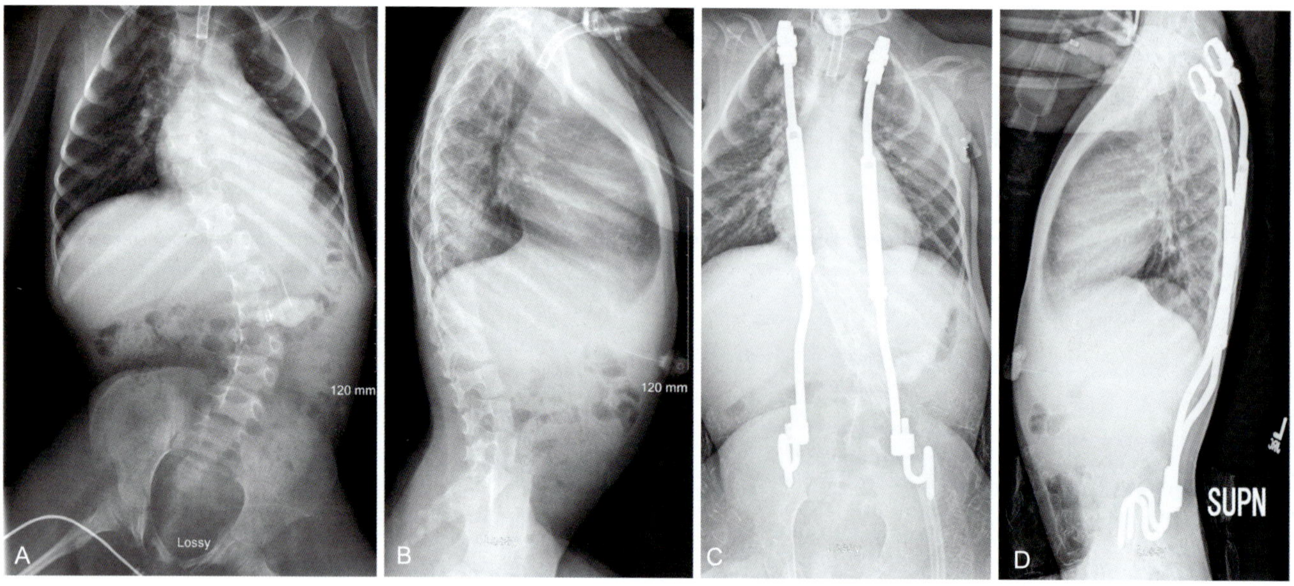


图 35-32 A、B. 脊肌萎缩症幼儿的脊柱畸形；C、D. 患儿 5 岁，垂直可延长钛肋骨置入（vertical expandable prosthetic titanium rib，VEPTR）2.5 年后

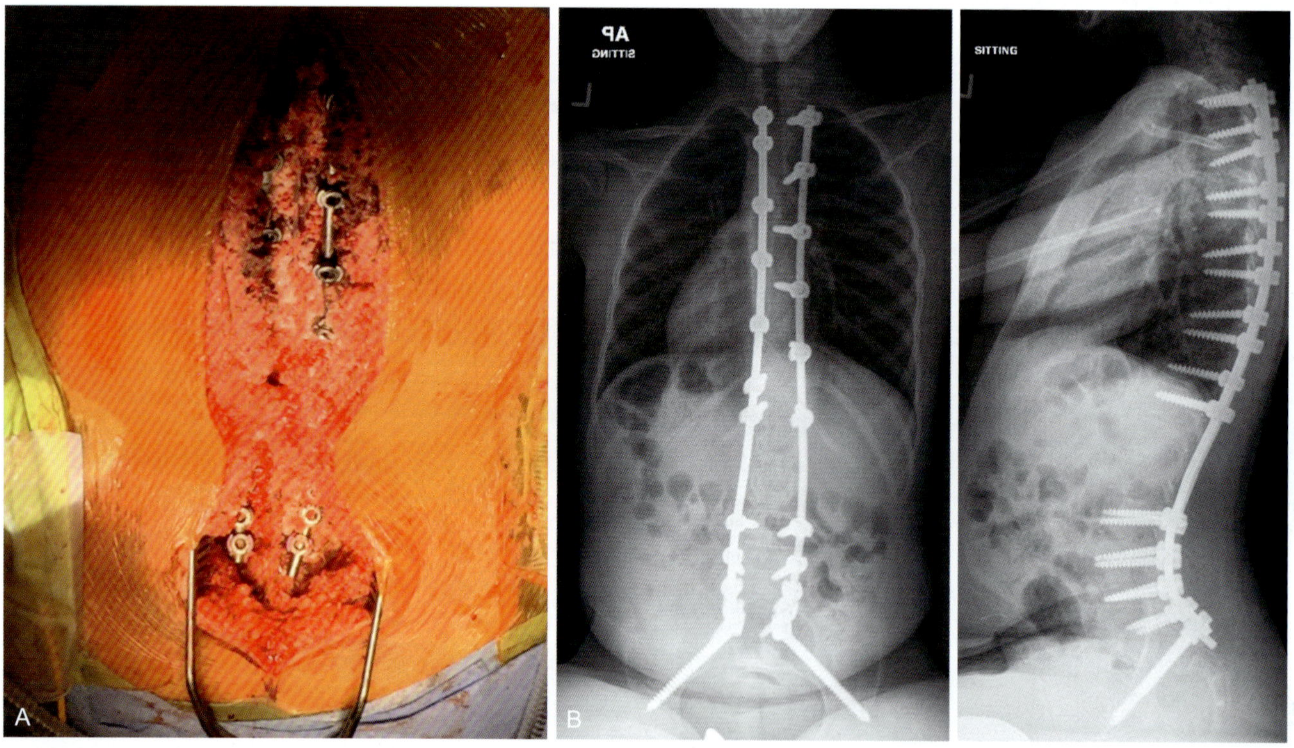


图 35-33 SMA-2 后路脊柱融合患者的“跳跃式结构”。手术照片（A）和 X 线显示（B），肌瓣下有杆通道，带有未经器械固定、未固定的腰椎节段，允许鞘内注射诺西那生钠（nusinersen）（由 Michael G. Vitale, MD. 提供）

第十一部分

# 儿童骨折与脱位

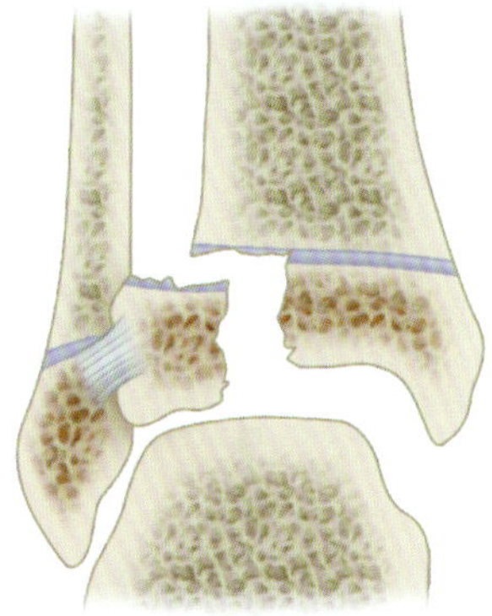

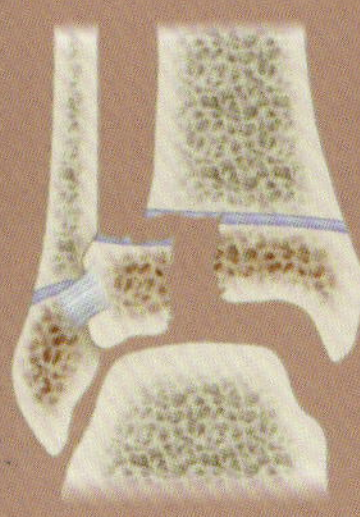

# 第 36 章

# 儿童骨折与脱位

**著者：** Jeffery R. Sawyer, David D. Spence
**译者：** 郭永智　万中元　彭　城　林宜頎（第 13 版：颉　强　屈继宁　李　敏
汪　兵　吴永涛　陆清达　王晓威　许瑞江）
**审校：** 李文超　许瑞江　王振栋　陈　辉（第 13 版：李浩宇　蔡　刚　黄耀添）

## 第一节　基本原则

儿童骨折很常见，每年每 1000 个儿童中就有 12~30 例发生骨折。有文献报道，从出生到 16 岁，男孩的骨折风险为 42%~64%，而女孩则为 27%~40%。儿童和青少年由于其特有的生理特征，比如骺板的存在、骨和其他结缔组织的高弹性模量、自控能力差、头身重量比较大等，使得儿童骨折类型较成人来说更加多样化。虽然大多数儿童骨折会愈合良好，没有长期并发症，但特定的骨折，特别是累及骺板和关节面的骨折，有可能引起显著的肢体畸形。

与成人不同，儿童在生长过程中骨折部位可发生重新塑形，特别是在邻近关节的运动平面。冠状面骨折成角有一定的重塑潜能，而旋转移位的骨折几乎没有重塑能力。在上肢中，肱骨近端和桡骨远端的生长更加迅速，而下肢生长主要在膝关节周围，位于股骨远端和胫骨近端。靠近活跃生长板的骨折，如肱骨近端骨折，因其生长迅速而有巨大的重塑潜能；发生在生长欠活跃的骺板处的骨折，如桡骨颈骨折，其重塑能力较差。在患者的最优化治疗中需要熟知骨折的重塑能力。由于存在这些差异，在治疗儿童骨折时，对骨骼生长潜能及其成熟的基本了解是十分必要的。

本章主要讨论需要手术治疗的儿童骨折。肱骨外髁骨折及股骨颈骨折被称为“需要手术的骨折”，是因为非手术治疗必然预后较差。有些骨折，如肱骨近端骨折则很少需要手术治疗。儿童骨不连较少见，如果发生通常是由于开放性骨折、骨折断端软组织嵌插、病理性损害或维生素 D 缺乏所致。

## 第二节　生长板损伤

据估计，30% 的儿童骨折累及骺板，且大多数愈合良好而没有长期并发症。知道哪些骨折有造成生长紊乱的可能性很重要，比如肱骨近端骨折可能性较小，而股骨远端及胫骨则可能性较大。从组织学上讲，大部分骺板骨折会穿过骺板增殖区，即骺板最薄弱部分（图 36-1）；但也可以发生在任何区域。一些骺板骨折会发生在青春期前后，可能与内分泌改变有关。

骺板损伤应用最广泛的分类方法是 Salter-Harris 分类法，该方法基于骨折的影像学表现和累及骺板的情况而定，现描述如下（图 36-2）。

- Ⅰ型骨折为经过骺板的单纯性骨骺分离，伴有或不伴有骨折移位。
- Ⅱ型骨折为干骺端骨折造成的骨骺分离（Thurston-Holland 征），伴有或不伴有骨折移位。
- Ⅲ型骨折为骨折线经过骺板及骨骺累及关节，骨折移位时引起关节不平整。
- Ⅳ型骨折是骨折线经过干骺端、骺板以及骨骺进入关节，骨折移位时引起关节不平整。
- Ⅴ型骨折通常是在回顾病史时诊断，为骺板的压缩性或粉碎性骨折，会造成永久性损伤及生长阻滞。
- Ⅵ型骨折为骺板边缘（软骨环）的剪切损伤。这种骨折经常出现在经典的割草机损伤中，骺板的边缘被切掉，骨折的成角畸形和生长阻滞发生率较高。

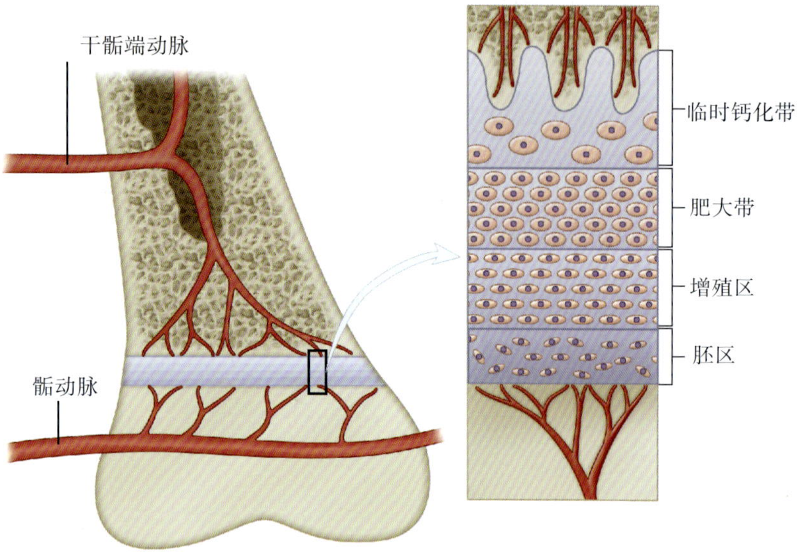


**图36-1** 骺板解剖。大部分骺板骨折发生于骺板增殖区，即骺板最薄弱部分

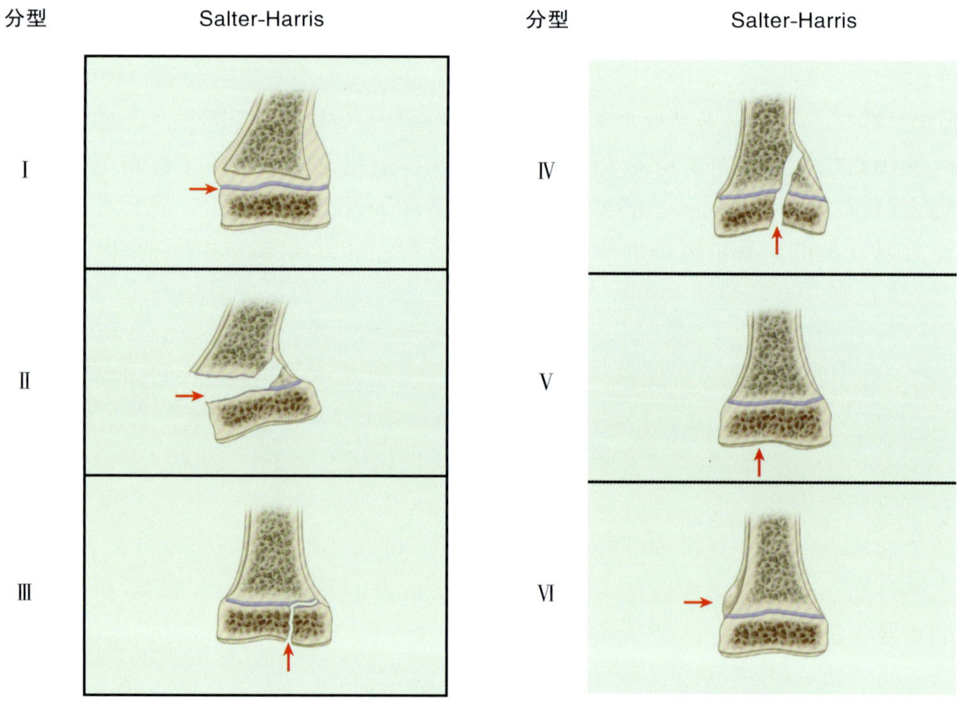


**图36-2** 骨骺损伤的Salter-Harris分类法（见正文）

虽然没有完全预测，但一般来说，Ⅲ～Ⅳ型骨折的并发症风险高于Ⅰ型和Ⅱ型。有一个例外是完全移位的Ⅰ型骨折，比Ⅳ型无移位的股骨远端骨折有更大的生长阻滞风险。

虽然Ⅰ型和Ⅱ型骨折可以保守治疗，Ⅲ型和Ⅳ型骨折需要切开复位内固定治疗，但是大多数切开复位内固定主要是由于关节内骨折的特性以及非解剖复位可能导致创伤性关节炎的风险。应尽量避免内固定穿过骺板；如果使用内固定的话，尽可能选用最小直径的光滑克氏针，而且一旦骨折稳定后应尽早取出克氏针（图36-3）。每个特殊损伤需要讨论特殊骨折的治疗和生长阻滞的可能性。无论何种类型的损伤，都要告知患儿父母有生长紊乱的可能，任何累及骺板的骨折都有长期随访的必要。

当生长阻滞发生时，根据阻滞发生的大小及位置，将导致肢体单侧或双侧短缩或者成角畸形。生

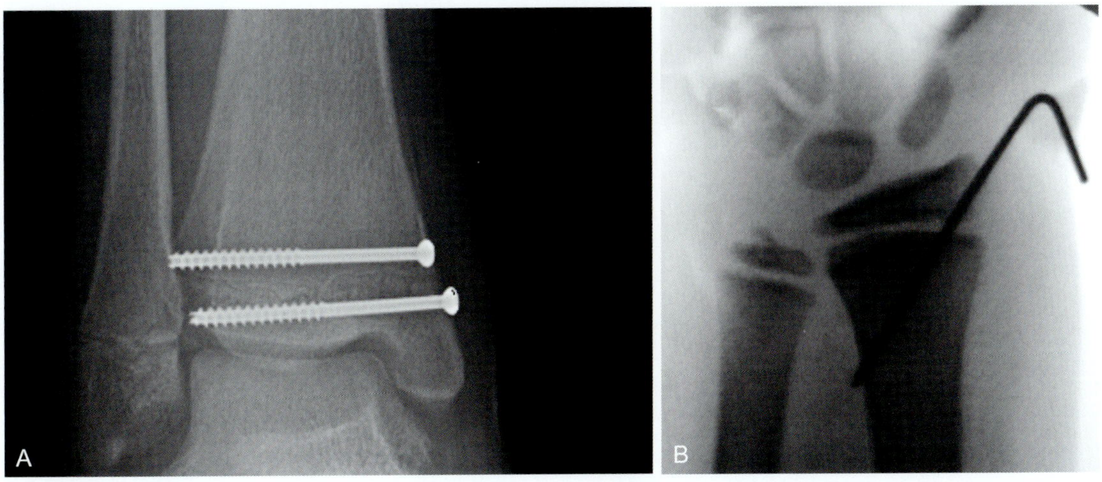


图 36-3　骺板骨折的固定。A. 空心螺钉的正确置钉穿过骨骺和干骺端并避免累及骺板。B. 必要时光滑克氏针可穿过骺板以维持复位

长阻滞最常见的原因为穿过骺板的骨桥形成。虽然有文献报道骨桥在生长过程中可自行矫正，但这种情况却非常少见。中央型骨桥主要造成肢体短缩，周围型骨桥则往往造成成角畸形，但大多数病例存在上述两种情况。某些骨折，如股骨远端和胫骨远端骺板骨折，其生长阻滞及畸形发生率高于其他骨折。一旦骨桥形成，可以采用 CT 三维重建或 MRI 确定其位置和大小。可采用直接或间接的方法进行骨桥切除术，但是其结果是难以预测的，有 10%~40% 的病例结果并不成功。一般来说，通过骨桥切除术，患周围型小骨桥（骨桥面积小于 30%）的低龄患儿，其手术成功率高于患中央型大骨桥的大龄患者。骨桥切除常联合截骨术来矫正伴有的成角畸形。对于骨桥面积较大或者切除困难者，骺板融合术结合分期成角矫形和（或）延长术可能是最好的选择。

如果骺板均衡性地停止生长，比如面积较大的中央型骨桥或者“V”形骨折，主要面临的问题是肢体短缩。上肢的主要生长中心位于肱骨近端（上臂）和尺桡骨远端（前臂）。相反，下肢的主要生长中心位于股骨远端（大腿）和胫腓骨近端（小腿）（图 36-4）。应用 Mosley 直线图或者 Paley 工具，可以预测骨骼成熟时的畸形程度。最终短缩的程度取决于受累骺板及剩余生长潜能的大小。每一骺板对整个肢体的阶段生长的相对贡献见图 36-4。上肢的短缩较下肢更容易接受，且上肢很少行手术均衡长度。一般来说，当患者骨骼成熟时下肢长度相差不超过 2 cm 可以用鞋垫治疗，2~5 cm 时可行对侧骨骺阻滞，大于 5 cm 可行肢体延长。随着肢体延长技术的改进和应用的增加，髓内钉延长技术与传统的以外固定架为基础的延长技术相比，具有延长精准、并发症发生率较低和更美观的效果。这些治疗原则，特别是有关骺板融合术，是常被质疑的。

## 第三节　开放性骨折

成人开放性骨折相关的一般骨折分类和治疗原则同样适用于儿童。儿童最常见的开放性骨折位于前臂和胫骨，随后是手、股骨和肱骨。记住儿童的以下特点非常重要，如厚而活跃的骨膜、强大的骨膜内成骨潜能、并发症较少。与成人相比，儿童骨折的愈合更加快速而可靠。初步治疗应包括伤口冲洗、清创术、应用抗生素以及稳定骨折。每一个患者的治疗都要实现个性化。开放性骨折及时应用抗生素已证明可显著降低感染率。一项多中心的研究比较了急诊室和手术室对前臂Ⅰ型开放性骨折的冲洗和清创效果，结果显示，二者在总体感染率上没有显著差异，但住院时间和费用在急诊室组有所下降。然而，由于外科医生的治疗方法差异很大，而且缺乏指导治疗的高质量证据，因此需要更大规模的研究来确定Ⅰ型开放性骨折是否可以在急诊室治疗，以及哪种骨折可以治疗。

一项关于 536 名患儿的 554 例开放性骨折的多中心回顾性研究显示，总体感染概率为 3%；在所有的 Gustilo-Anderson 型开放性骨折中，急诊治疗（<6 h）与延迟手术治疗（>6 h）的感染率差别没有统计学显著性。大龄儿童和青少年Ⅲ级骨折的并发症概率与成人相似。最近的一项 meta 分析显示，儿童开放性骨折的延迟清创与感染概率增加之间也没有联系。具体的开放性骨折治疗方法将在本章中进行讨论。

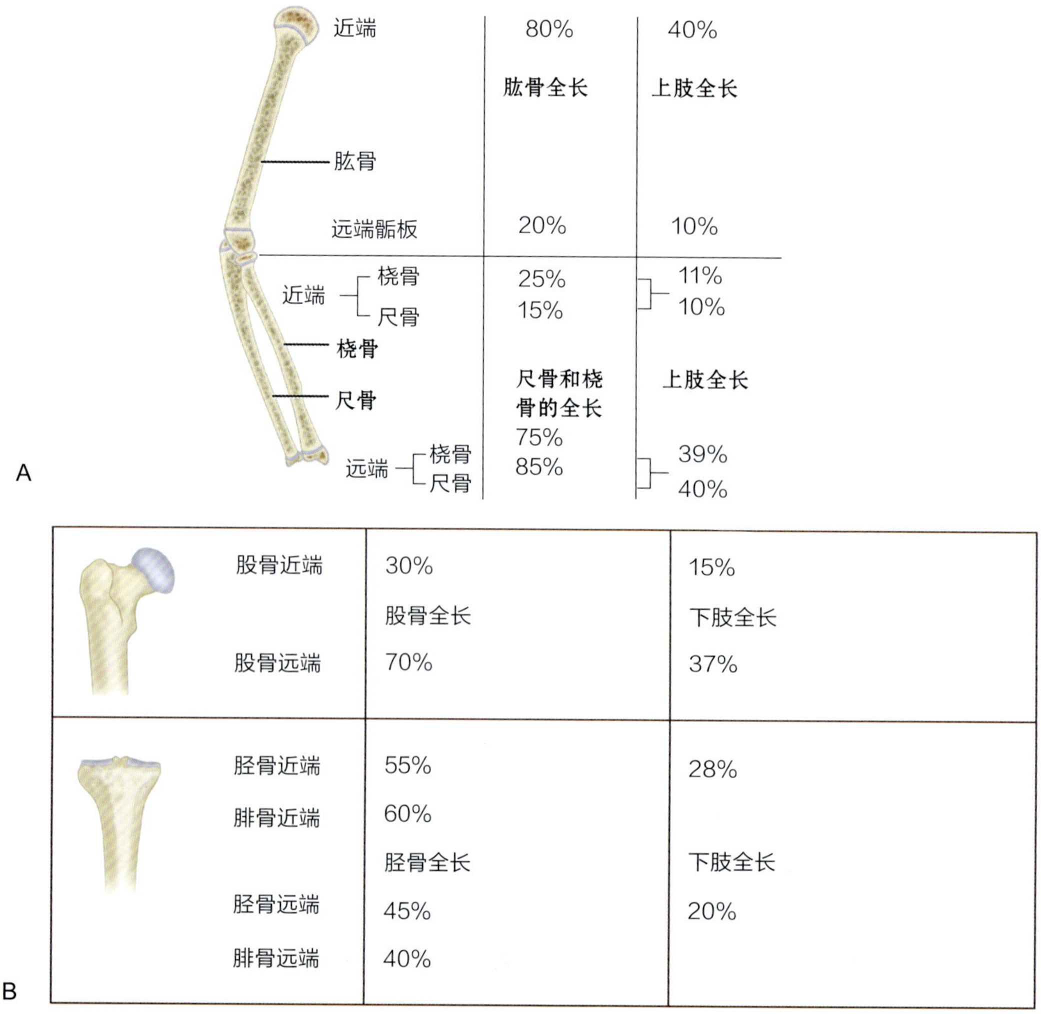


**图 36-4** A. 肱骨约 80% 的生长依靠近端骺板；B. 股骨约 70% 的生长依靠远端骺板，胫骨 55% 的生长依靠近端骺板

## 第四节 产伤骨折

新生儿在产后一周没有明显创伤造成的骨折应考虑产伤骨折，其发生概率大约为 0.1/1000，可能与分娩操作有关。最常见的骨折部位包括肱骨、锁骨以及股骨干。危险因素包括巨大儿或低体重胎儿、臀先露、机械分娩、小的子宫切口（剖宫产）、双胎妊娠、早产、早产导致的骨量减少、成骨不全。初次新生儿检查时有 60%~80% 的患儿没有阳性体征。产前超声有助于鉴别高风险新生儿，如分娩前伴有成骨不全的患者。

患儿的临床表现为易激动、肿胀、疼痛以及活动性易怒。还有些患儿可表现为假性麻痹、肢体活动不能，须与骨髓炎、化脓性关节炎、臂丛神经麻痹进行鉴别。由于可能需要数天时间才会出现症状，所以延迟 1~2 d 诊断较常见。大部分产伤骨折不要求手术治疗，愈合迅速、重塑充分。锁骨或肱骨干骨折可以将患儿袖子用别针固定在衣服前方 1~2 周，直至愈合。股骨干骨折可采用夹板或者 Pavlik 挽具治疗。髋人字石膏很少需要。骨骺分离特别是股骨远端和肱骨远端很少发生，但可见于难产。进一步的影像学检查如关节造影、超声可用于诊断（这些特殊损伤在本章后面叙述）。

## 第五节 非意外创伤

肌肉骨骼损伤仅次于软组织损伤，是第二常见的损伤，在儿童非意外创伤（NAT）中发生概率为 10%~70%，因此，30%~50% 的此类儿童是被骨科医师发现的。由于没有特定的试验来诊断 NAT，因此需要详细询问病史和体格检查，合适的影像学检查也必不可少，这需要多学科团队来完成。由于有高达 20% 的 NAT 患儿在首诊时漏诊，因此有一个高 NAT 怀疑指数必不可少。由于此类儿童漏诊后有较高的再虐率甚至会死亡，因而及时做出诊断十分必要。意识到 NAT 的危险因素很重要，而某些伤害高度提示这种机制的损伤。NAT 的危险因素包括：小于 2 岁；儿童患多种内科疾病；骨折和损伤处于不同愈合期；后肋骨骨折；幼龄儿童的长骨骨折（图 36-5）。其他社会因素，如父母失业或药物滥用、社会经济地位低和单亲家庭，已被证明与 NAT 危险因素的相关性较高。被虐待儿童常见骨折位于肱骨、胫骨以及股骨。影像学特征为软组织肿胀（1~2 d）、骨膜反应（15~35 d）、软硬骨痂（36 d）、桥接和重塑（45 d 后），这些可以用于判断骨折的时间。在 NAT 鉴别诊断时的其他疾病包括代谢性骨病、遗传异常所致的骨脆弱，如成骨不全症、佝偻病、肾病、失用性骨量减少、应用特定药物如糖皮质激素。

小于 3 岁的儿童肱骨干骨折曾经一度被认为与 NAT 有关，但大部分并非如此。然而，任何小于 1 岁的长骨骨折仍必须高度怀疑 NAT。肱骨干骨折尽管较锁骨骨折少见，但出生时仍可发生。其危险因素包括巨大胎儿、肩难产以及使用辅助设备。这类婴儿通常会表现出假性麻痹，容易与臂丛神经麻痹及化脓性关节炎混淆。

当怀疑是 NAT 时，根据美国骨科协会 2009 版临床实践指南，小于 3 岁幼儿应安排行骨骼检查（框 36-1），特别是小于 1 岁幼儿，当没有受伤史或者病史与受伤情况不一致时，或者这些骨折是因为 NAT 或家庭暴力时，应寻找其继发伤。桡骨远端屈

**框 36-1**

**疑似儿童虐待的标准体格检查**

**基础检查项目**
- 整个骨骼正位 X 线检查
- 手和足的 X 线检查
- 四肢骨骼的侧位 X 线检查，如颅骨和脊柱

**建议进行的检查项目**
- 肋骨斜位的 X 线检查
- 手和足的斜位 X 线检查

**可选的有用的检查项目**
- 关节的侧位 X 线检查，如腕关节、踝关节、膝关节
- 任何骨折的垂直位 X 线检查

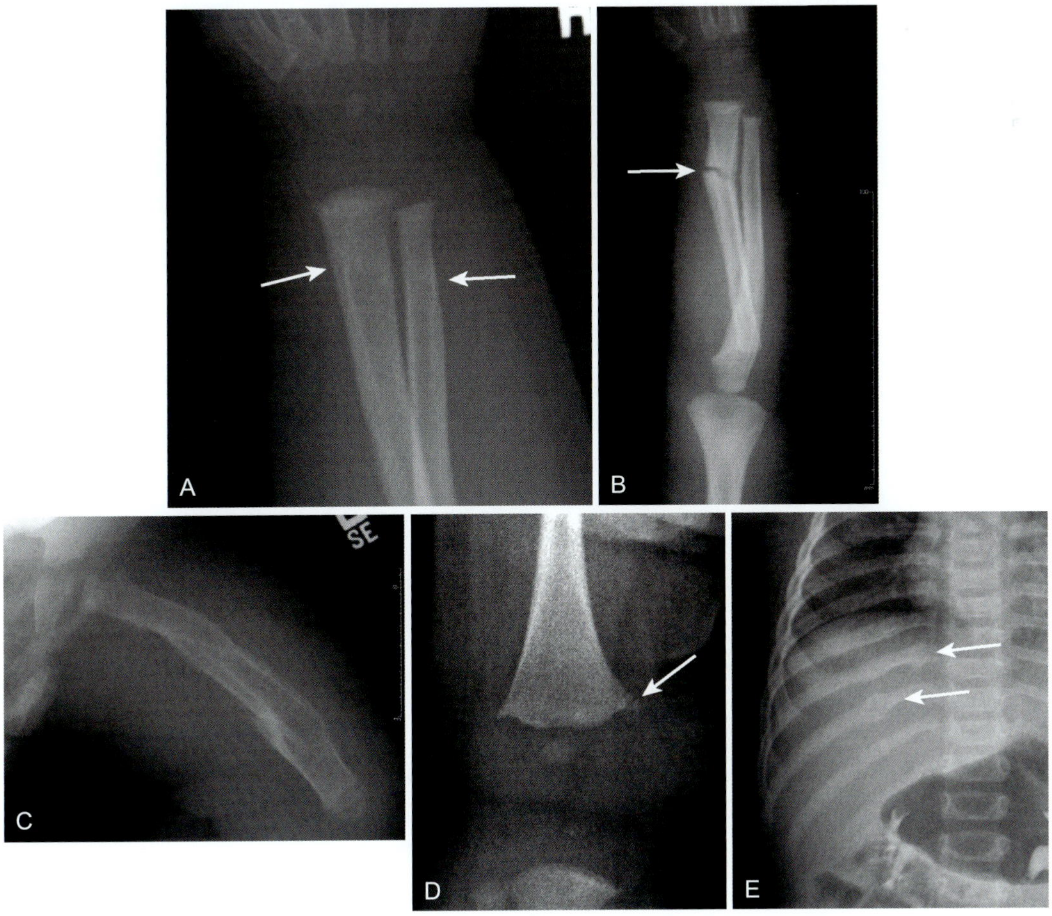


**图36-5**　虐童。A~C，6个月龄儿童有多处骨折并处于不同的愈合阶段；D.干骺端角骨折；E.肋骨骨折

曲骨折的患者和儿童胫骨骨折的幼童无须例行骨骼检查。需要注意的是行走年龄儿童的下肢长骨骨折很少是由NAT造成的。在可疑虐待的体格检查中，50%的儿童有1处骨折，21%有2处骨折，12%有3处骨折，还有17%的儿童超过3处。包括骨骼检查在内，哪一种体格检查的方法是最佳的？目前仍存在争议，然而，肋骨平片是基础，因为它对于NAT有高度的特异性和敏感性。由于活跃骨骺周围的成像困难，随着平片技术的提高，骨扫描很少用于NAT的评估。

某些骨折类型，如螺旋形骨折和干骺端角骨折被认为是NAT的特殊症状。最近的研究显示，螺旋形股骨骨折实际上在被虐待儿童中很少见，而横行骨折更能预测NAT。近来的一项回顾性研究显示，干骺端角骨折曾经被认为是NAT的特殊症状，与佝偻病骨折非常相似。骨折形态可以提供暴力作用的方向，但并不是遭受暴力的原因，骨折是否存在比骨折的形态更为重要——记住这些对我们非常重要。

## 第六节 锁骨骨折

锁骨骨折常见于儿童和青少年，10~19岁之间是锁骨骨折发生的高峰期。大部分锁骨骨折不需要手术治疗，都可以愈合良好，特别是年幼儿童。虽然所有年龄组的锁骨骨折手术治疗概率明显增加，但儿童和青少年的锁骨干骨折手术治疗仍存在争议。一份对北美小儿骨科协会成员的调查显示，大部分人倾向于保守治疗所有的骨折类型；然而，成人骨折的文献显示，对青少年（16~19岁），工作经历不满5年的医师更偏好手术治疗。非手术治疗和手术治疗这类损伤都会获得良好的临床和影像学结果。手术治疗的患者可以更快地恢复活动，但是也有很高的并发症发生率，如金属内置物的不适和骨不连。最近的一项研究显示：在36名儿童患者的37次锁骨骨折中，手术治疗的总体并发症发生率为86%，其中内植入物的疼痛是最常见的并发症（59%）。主要并发症的发生率为43%，包括骨不连、钢板和（或）螺钉周围的再骨折需要取出钢板等。保守治疗的畸形愈合率较高，几乎完全与非手术治疗有关；然而，骨折畸形愈合的患者却有非常好的功能。虽然研究表明两种治疗方法都有良好的效果，但是要证明一种方法优于另一种方法，还需要强有力的证据。手术治疗的适应证是开放骨折、多发伤、漂浮肩、骨折部位皮肤损伤或神经血管损伤、年龄较大的青少年锁骨短缩骨折。手术治疗这类骨折参阅第57章。

## 第七节 胸锁关节骨折和脱位

锁骨内侧骺板是最后一个骨化生长中心，通常在25岁左右闭合。锁骨近端骨折一般是Salter-Harris Ⅰ型或Ⅱ型骨折，大部分情况下非手术治疗即可痊愈，并且没有并发症（图36-6）。这类损伤很难与真正的胸锁关节脱位鉴别，因为临床表现非常相像。在这种情况下，使用CT扫描不仅可以帮助辨别骨折类型，同时还可以评估后方移位骨折脱位的骨折碎片和纵隔内最常受压的结构——头臂静脉之间的关系以及向后移位的骨折和头臂干之间的关系。虽然大血管和纵隔结构损伤经常被认为是胸锁关节后方脱位的并发症，但是最近一项多中心的125例此类脱位研究显示：在复位或需要内固定时，没有发现血管或纵隔结构的损伤。向前方移位的胸锁关节骨折通常会痊愈，在锁骨近端遗留一个“隆突”，很少出现临床症状。50%以上向后移位的骨折患者可能会遗留并发症，修复长期脱位的胸锁关节有较高的并发症发生率，这使得大多数学者建议手术治疗这类急性损伤。可以尝试麻醉下闭合复位，但是有很高的再脱位率。由于骨骺（内侧）碎片很小，通常使用Fiber Wire（Arthrex Inc，Naples FL）或缝合修补术。必须注意保护周围的血管神经结构和胸膜。最近的一份meta分析显示，虽然文献报道存在很大的差异，但无论是开放手术，还是闭合治疗，只要取得稳定的复位，都可以获得良好的疗效。同时指出如果患者在伤后48 h内治疗，效果明显优于48 h后治疗的患者。那些慢性后方骨折脱位的患者经过后期手术治疗可以进行日常生活活动，但当进行剧烈体育锻炼时，患者仍会有疼痛出现。

## 第八节 锁骨远端骨折

锁骨远端骨折在年幼的儿童是很少见的。在年长儿童和青少年中，这类损伤和肩锁关节脱位非常相似。这类损伤实际上是骺板骨折，其骨骺和骺板与肩关节保持正常的解剖关系。然而远端的干骺端向上方移位，与下面的组织分离。下面的骨膜袖通常是完整的，连接锁骨和喙突的韧带组织与骨膜袖相附着（图36-7）。因为骨膜袖成骨作用很强，所

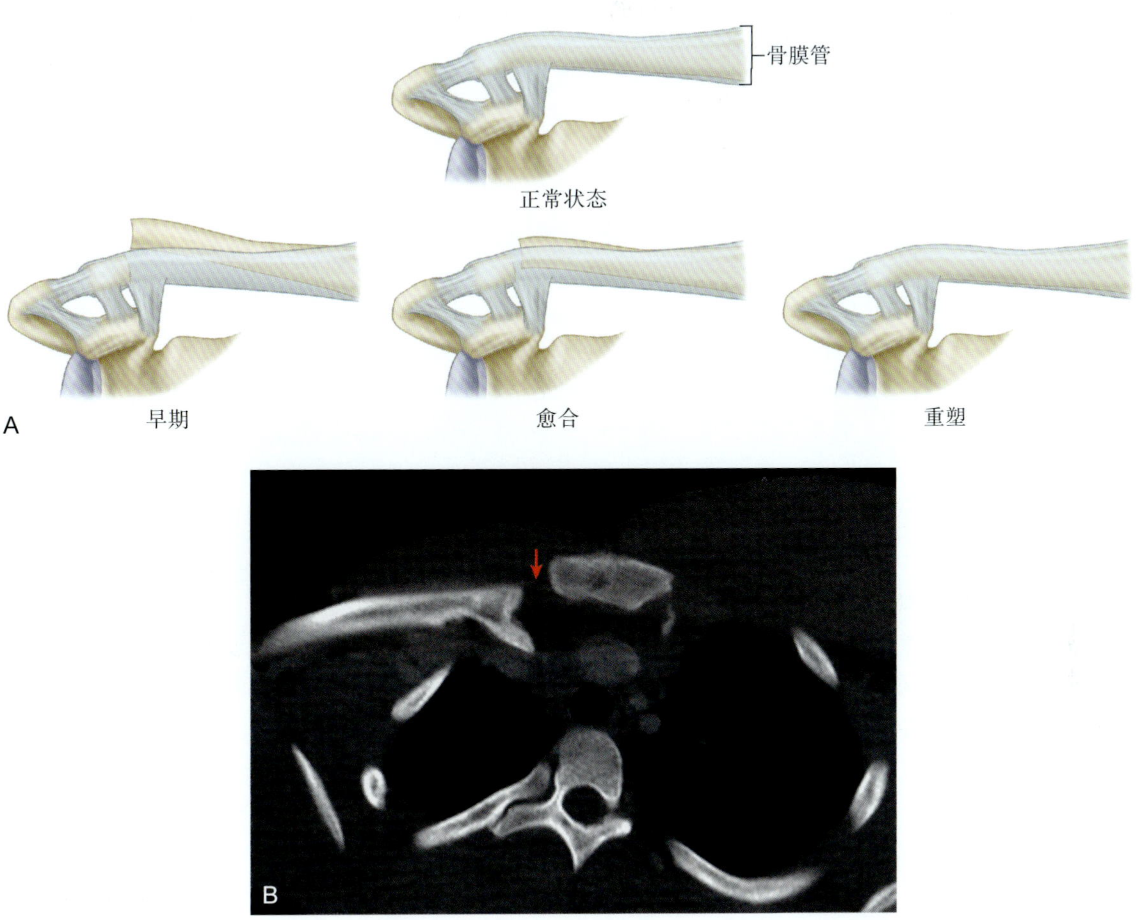


图 36-6　A. 锁骨外侧 Salter-Harris Ⅰ型骺板分离的愈合分期；B. 慢性胸锁关节（内侧）骨折后脱位

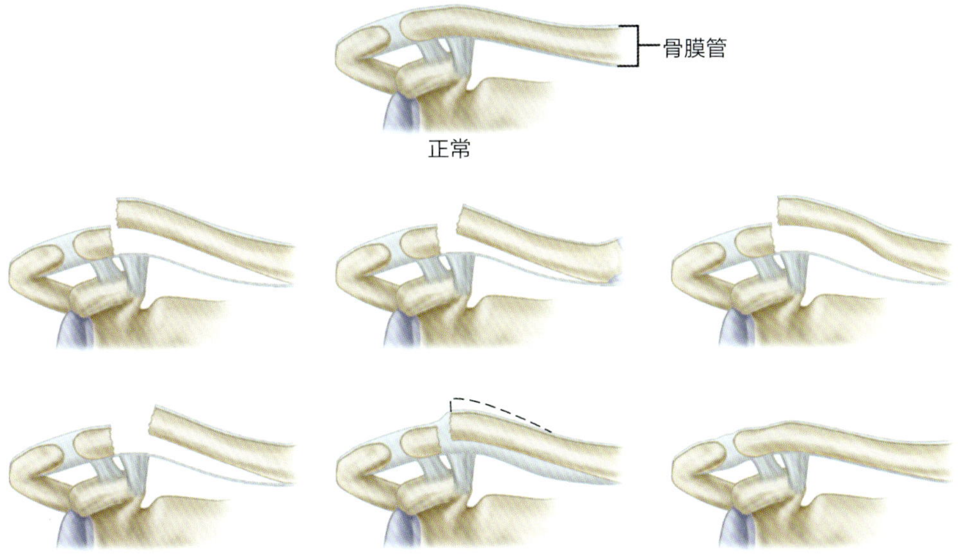


图 36-7　锁骨远端骨折，喙锁韧带和喙肩韧带仍完整或至少有骨膜袖附着。儿童的此类骨折保守治疗就能够获得满意的塑形效果

以这些骨折有很大的重塑能力，大部分患者保守治疗效果很好。包括开放复位和内固定的手术治疗通常用于移位明显和生长潜力较低的青少年。锁骨远端骨折的手术治疗参阅第 57 章。

## 第九节 肩锁关节脱位

儿童肩锁关节脱分为 5 种类型（图 36-8）。Ⅰ型为肩关节挫伤，但未严重到肩锁韧带和喙锁韧带断裂的程度；Ⅱ型有肩锁韧带损伤而无喙锁韧带损伤，也可发生部分骨膜袖（管）撕裂；Ⅲ型损伤中，肩锁韧带完全断裂，但喙锁韧带仍附着于骨膜上，故保持完整。锁骨经骨膜袖的裂孔向上移位（假性脱位），因而不稳定。Ⅳ型损伤除锁骨向上向后移位外，与Ⅲ型完全相同。Ⅴ型损伤最严重，肩锁韧带完全断裂。虽然喙锁韧带仍附着于骨膜袖上，但锁骨不稳定，其外侧端埋入斜方肌和三角肌中，或刺破肌肉移位至肩后方的皮下。

在许多Ⅲ型、Ⅳ型损伤和Ⅴ型脱位中，锁骨远端可发生不易察觉的骨折，而肩锁、喙锁韧带仍然完整，附着于空虚的骨膜袖上，或者附着于骨折的外侧端。15 岁以下的儿童和青少年的Ⅰ型、Ⅱ型及Ⅲ型肩锁关节分离，即使有锁骨外 1/3 骨折，均可以采取非手术治疗。而大于 15 岁青少年的Ⅲ型损伤则需要手术治疗，移位明显的Ⅳ型、Ⅴ型损伤，应考虑切开复位和内固定治疗（见第 57 章）。

Ⅳ型和Ⅴ型肩锁关节脱位时，使锁骨外侧端从斜方肌和三角肌中解脱非常重要。如果采取闭合的手段未获成功，则有手术指征，将锁骨从肌肉中移出和置于骨膜袖内，并修复骨膜袖的裂口，再把三角肌、斜方肌筋膜覆盖在锁骨上方。如果修复后仍不稳定则需要内固定。固定方法可参考第 57 章中成人治疗方法，即肩锁固定或喙锁固定。

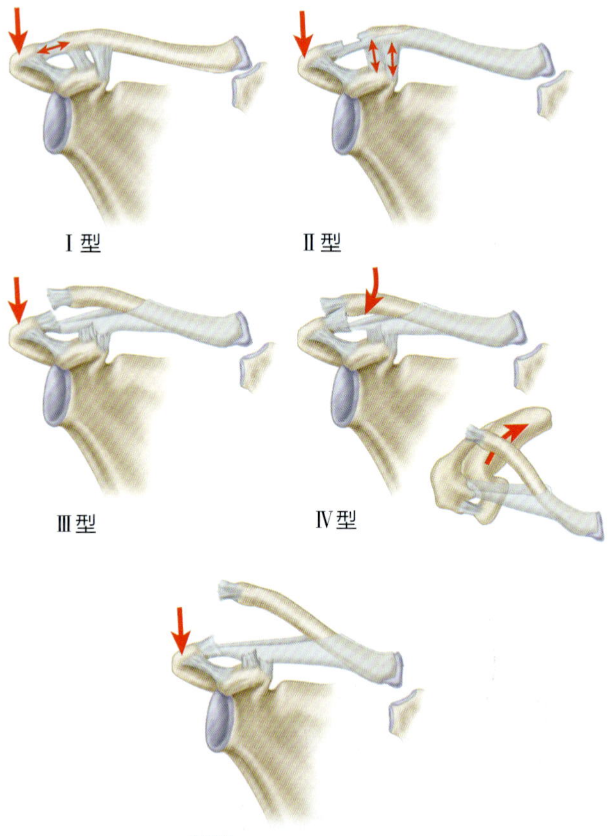


**图 36-8** 儿童所发生的 5 种类型的肩锁关节分离（见正文）。即使是锁骨外侧端明显移位的Ⅲ型、Ⅳ型和Ⅴ型损伤，肩锁、喙锁韧带仍然附着于骨膜袖上

## 第十节 肩关节脱位

儿童肩关节脱位是很少见的，而肱骨近端骺板骨折更为常见。在一项对 500 例盂肱关节脱位的回顾性分析中，只有 8 名患者小于 10 岁（1.6%）。另一项研究显示，10~16 岁之间 1937 例采用闭合复位方法治疗的盂肱关节脱位患者中，10~12 岁之间的患者只占 6%，与年龄较大的儿童相比，再脱位率明显低。对于骨骼未发育成熟的儿童来说，盂肱关节脱位随着体育运动的增多而变得更为常见。有 14 例骨骼未成熟的患儿闭合复位，在平均 5 年的随访中发现再脱位率为 21%。盂肱关节脱位常常伴随着肱骨干骺端的骨折。肩关节脱位的自然病程、诊断和治疗对青少年来说和成人相似，参阅第 60 章。

## 第十一节 肱骨近端骨折

肱骨近端骨折在儿童中较为少见，大约占儿童骨折的 0.5%，占所有骺板骨折的 4%~7%。此类型的骺板骨折大部分是 Salter-Harris Ⅱ型骨折，而Ⅲ和Ⅳ型较少见。这些骨折最常使用的分类方法为 Neer-Horowitz 分类法，详见框 36-2。一项系统性回顾显示，儿童肱骨近端骨折的治疗无论采取何种方法，从未出现骨不连，畸形愈合也很少见。这是因为在年幼的儿童，肱骨近端生长迅速，有巨大的重塑能力。小于 10 岁的孩子，大于 60° 的成角可以完全被塑形，大于 10 岁的儿童和青少年可以纠正 20°~30° 的成角。最近一项关于 32 例肱骨近端骨折手术治疗和非手术治疗队列匹配研究中，在并发症、功能或舒适度等方面两者没有区别。在非手术

**框 36-2**

**肱骨近端骨折的 Neer-Horowitz 分型**

Ⅰ = 移位 5 mm
Ⅱ = 肱骨干错位 1/3
Ⅲ = 肱骨干错位 2/3
Ⅳ = 肱骨干错位大于 2/3 或完全分离

改编自：Neer C II,Horowits BS:Fractures of the proximal humeral epiphyseal plate,Clin Orthop Relat Res 41:24, 1963.

治疗组，大于 12 岁的患儿有更高的不适率。他们发现，非手术治疗组发生不良结果的比值比随时间每年增加 3.81。

## 一、保守治疗

保守治疗使用悬带或上举位石膏，这种早期治疗方法可以使肱骨近端获得极好的愈合和塑形能力。必要时，闭合复位可在镇静下外展（90°），将上臂相对于肩关节外旋 90°。在患者症状允许的情况下逐渐增加肩关节的活动度。这些患者很少需要物理治疗。

## 二、手术治疗

手术治疗常常适用于年长儿童和青少年，因为小于 10 岁的儿童保守治疗可以取得非常好的结果。如果闭合复位失败，需要切开复位。其他使用三角肌入路的切开复位适应证包括：开放骨折和骨骼成熟（或接近成熟）（图 36-9A 和图 36-9B）。阻碍闭合复位成功最常见的因素有骨膜、肱二头肌腱、三角肌和骨碎片。骨折复位满意后，骨折端可以使用克氏针、空心钉、弹性髓内钉进行固定，这些固定方法都可以取得好的效果。与多枚克氏针相比，空心钉或螺钉具有更好的生物力学效果，因为软组织的激惹需要到手术室行内固定取出，因此使用空心钉或螺钉的人数增加了。多篇研究显示，使用弹性髓内钉取得了良好的影像学和功能结果，然而，由于髓内钉的凸出有时必须取出。比较经皮穿针和弹性髓内钉发现，这两项技术对年长儿童的骨折固定来说都很有效。使用弹性髓内钉比闭合穿针出现并发症的概率更低；然而，弹性髓内钉的使用增加了失血、手术时间、二次取内固定物的手术率和医疗费用。

## 肱骨近端的闭合复位经皮穿针（或镙钉固定）

**手术技术 36-1**

- 将患者置于可使患侧肩部进行正位和侧位影像学检查的体位，常规方法消毒和铺无菌巾单。
- 在影像增强仪监视下，通过手法将骨折远端轻度外旋、屈曲 90° 和外展 70°。这样可使骨折满意复位。此方法应将肱骨干上部推回，使其穿过三角肌和前方骨膜间的裂缝，并矫正向前成角畸形。助手握住骨折近端，以协助完成并维持骨折复位。
- 将 2 枚末端带螺纹的斯氏针从肱骨干外侧穿向近端进入肱骨头，以维持骨折复位。年长儿童有较大的干骺端骨块，可以使用空心螺钉。皮肤切口适当位于针的远端。
- 在年幼儿童可以使用光滑的克氏针（图 36-9C）。

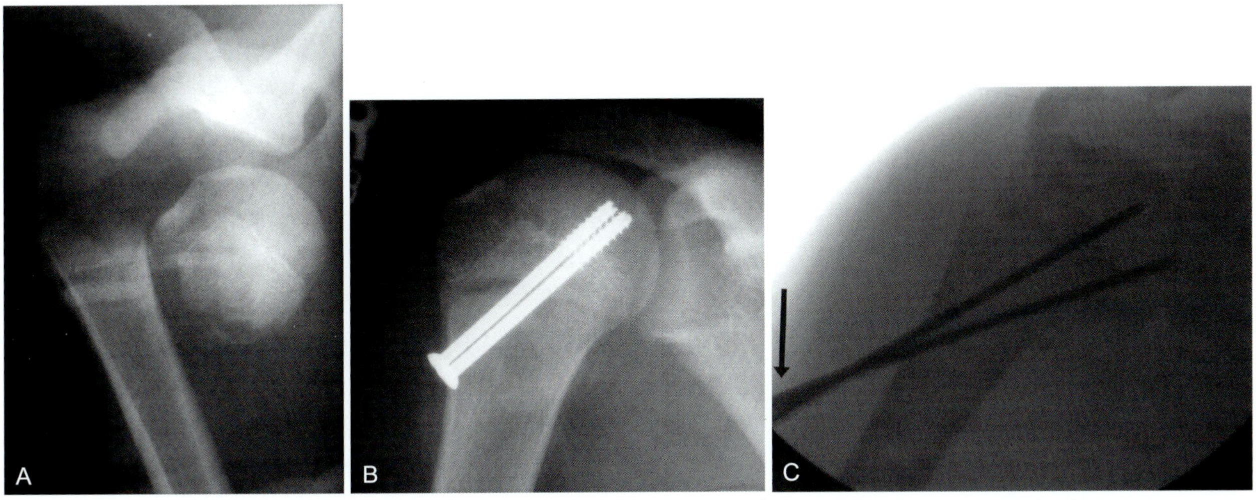


**图 36-9**　A. 15 岁男孩，肱骨近端 Salter-Harris Ⅱ型骺板骨折伴有不可复位性脱位；B. 切开复位及螺钉内固定术后；C. 在年幼儿童可以使用光滑的克氏针（见手术技术 36-1）

**术后处理**　患儿上臂悬吊带固定，开始上肢轻柔的活动锻炼。出现皮肤激惹的克氏针，可以 3~4 周后拔除。

### 肱骨近端骨折闭合复位和髓内钉固定

**手术技术 36-2**

- 将患者置于可使患侧肩部进行正位和侧位影像学检查的体位，常规方法消毒和铺无菌巾单。
- 沿着肱骨髁上嵴的两侧做切口，使用角锥在两侧皮质上凿出两个小洞，使得它的直径略大于所选髓内钉的直径，尺侧和外侧的小洞分别被凿出，使用尺侧的髓内钉时注意保护尺神经。
- 预弯髓内钉后，使之逆行打入骨折断端。在影像增强器的引导下轻柔地复位骨折，使之通过第一枚髓内钉。以同样方法打入第二枚。
- 骨折复位完成后，在皮下剪断钉子以便以后取出。如果经过两次尝试无法达到满意的复位，可以行劈开三角肌途径开放复位。

**术后处理**　将上臂放入柔软悬吊带固定，开始活动。髓内钉在 3~6 个月骨折愈合后取出，如果有症状可尽早取出。

## 第十二节　肱骨干骨折

儿童肱骨干骨折并不常见，占儿童肱骨骨折不到 10%。大部分发生于 3 岁以下的幼儿和 12 岁以上的年长儿童，并且几乎所有的这类损伤均可以保守治疗，因为肱骨有塑形潜能，且盂肱关节对任何残存对线不良有适应能力。小于 5 岁的儿童可以接受 70° 的成角畸形，12~13 岁的儿童可以接受 30° 的成角畸形。由于手臂外观的不良表现，肱骨远端轻微的成角，尤其对那些内翻成角的患者是可以接受的。保守治疗包括复位夹板、骨折支架或悬垂石膏。手术治疗包括接骨板和弹性髓内钉，都有良好的效果。如果存在严重的软组织损伤，可以使用外固定架治疗，这种情况较为少见。手术的适应证包括高能损伤所致的多发骨折、负重的上肢、漂浮肘、病理性损伤以及骨骼接近成熟的青少年。桡神经的嵌压时有发生，尤其骨折远端闭合复位后。闭合复位后桡神经功能丧失提示桡神经可能嵌压在两骨折断端之间，必须立即手术探查桡神经和进行骨折内固定。儿童接骨板技术与成人骨折的处理相同（见第 57 章）。

### 肱骨干骨折的闭合 / 开放复位及髓内钉固定

**手术技术 36-3**

- 将患者置于可使患侧肩部进行正位和侧位影像学检查的体位，常规方法消毒和铺无菌巾单。
- 在肱骨髁上两侧做切口，使用角锥在远端皮质上凿出两个小洞，使得它的直径略大于所选钉子的直径，尺侧和外侧的小洞分别被凿出，打入尺侧的髓内钉时注意保护尺神经。
- 将髓内钉放在皮肤之上，透视下决定骨折在髓内钉上的位置，预弯髓内钉，使弧顶在骨折断端处。使两枚髓内钉逆行通过骨折断端。利用影像增强器复位骨折，使第一枚髓内钉通过骨折断端 1~2 cm。通过外侧或尺侧的切口以同样方法打入第二枚髓内钉。一旦两枚髓内钉通过骨折断端，继续打入至最终的位置。
- 当骨折复位充分后，在远端皮下剪断髓内钉。如果经过两次尝试无法达到满意的复位，行开放复位。

**术后处理**　将上臂放入柔软悬吊带固定，开始活动。钉子在 4~6 个月后取出，如果有症状可尽早取出。

## 第十三节　肱骨髁上骨折

美国的一项超过 5 年的 63 000 多例肱骨髁上骨折的回顾性分析显示，其发生率为 60~70/10 万，闭合骨折的平均年龄为 5.5 岁（52% 男性），54% 发生在 4~6 岁的儿童中。较大年龄的患者（平均年龄 9.1 岁）发生开放性骨折和出现神经损伤的可能性更大。

几乎所有的肱骨髁上骨折（98%）都是伸直型骨折，通常是由于跌倒时肘关节过伸引起的。虽然屈曲型骨折少见，然而复位却相当困难，预后不佳，并伴随尺神经损伤（图 36-10）。5%~10% 的儿童伴有同侧桡骨远端骨折。最常使用的分型是 Gartland 分型：Ⅰ型骨折无移位；Ⅱ型骨折有一个完整的后铰链；Ⅲ型骨折完全移位；Ⅳ型骨折前、后骨膜铰链的完整性完全丧失，在肘关节屈曲和伸直时均不稳定；Ⅳ型骨折通常是高能量损伤的结果。Ⅲ型骨折复位时应注意避免撕裂后侧骨膜铰链，使其成为Ⅳ型损伤。在大多数情况下，使用平片就可做出诊断。当判断青少年骨折远端骨片的冠状分离或 T 形髁间骨折时，可使用更先进的成像技术，如 CT 等。

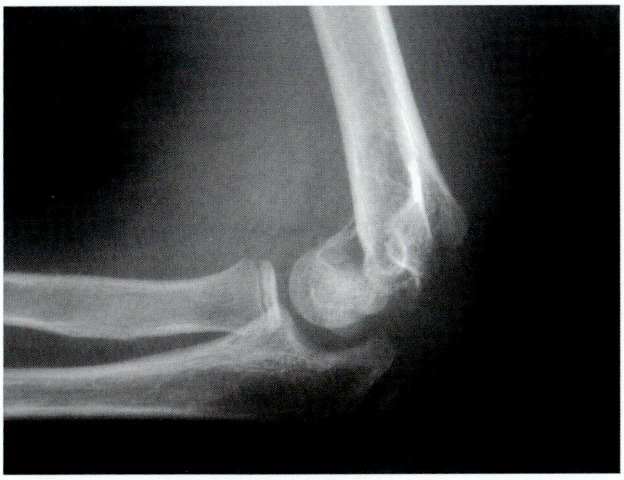

**图 36-10**　屈曲型肱骨髁上骨折

仔细的神经检查是必要的，因为 10%~15% 的患者伴有神经损伤，其中骨间前神经损伤在伸直型骨折中最常见。尺神经损伤常见于 10% 的屈曲型骨折患者中。肥胖儿童在术前和术后均有较高的神经麻痹发生率和较高的切开复位率。复位后神经功能的丧失是由于复位时神经的卡压，必须紧急切开探查神经。大多数神经损伤是由于神经麻痹，在 6~12 周内恢复；如果 3 个月内没有神经功能的恢复，需要行肌电图检查。一项最近的长期随访研究表明，平均随访 8 年的多数患者功能优良；100% 的桡神经损伤患者完全恢复，88% 的正中神经损伤患者可完全恢复，而尺神经损伤患者仅有 25% 完全康复。

紧急评估肢体的血管状况对于并发症的减少也是必要的。血管损伤（典型的肱动脉损伤）在Ⅲ型骨折患者中发生率高达 10%~20%（图 36-11）。因为肱动脉有丰富的侧支血液供应肘部，即使肱动脉完全断裂，手也可能完全被灌注。肢体的血管状况可以归类为正常 - 无脉却温暖的粉红色（被灌注）的手或无脉 - 苍白（未灌注）的手。对于无脉温暖手的治疗是否需要肱动脉探查存在争议（图 36-12）。手部没有灌注的肱骨髁上骨折需要急诊手术，以防止再灌注损伤和骨筋膜室综合征导致 Volkmann 缺血性肌挛缩。

骨筋膜室综合征发生在 0.1%~0.3% 的肱骨髁上骨折患者中，常常合并发生前臂或腕部的骨折。儿童患者中，“3A”征——躁动、焦虑和不断增加的镇痛要求是即将发生骨筋膜室综合征的可靠指标。

有血管合并症的患者，在手术室应进行急诊复位，同时评估手的血管状况。当多发伤患者的血管损伤程度不明确时，应使用动脉造影术并且立即行肱骨髁上骨折闭合复位。如果灌注未恢复，应急诊探查，释放卡压的组织结构，必要时通过血管移植直接修复，应由有经验的医师进行小血管的修复。长时间缺血的患者行前臂和手的预防性筋膜切开术是必要的。临床上发现骨筋膜间室综合征常常伴随神经损伤，这一点尤为重要。大多数灌注恢复（粉红色的手）的患者，观察即使无脉也有良好的长期结果。

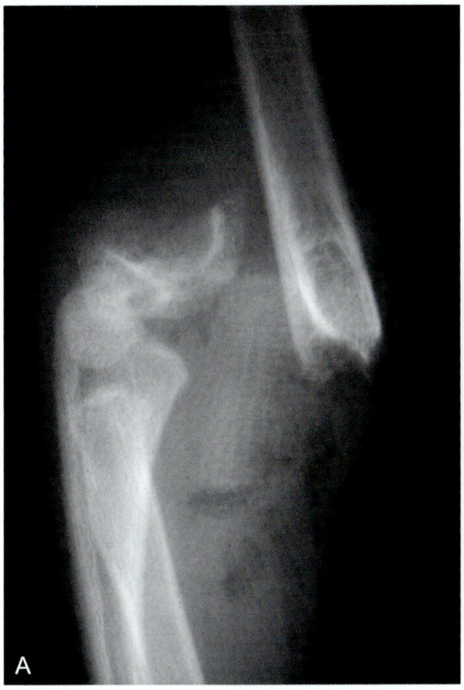


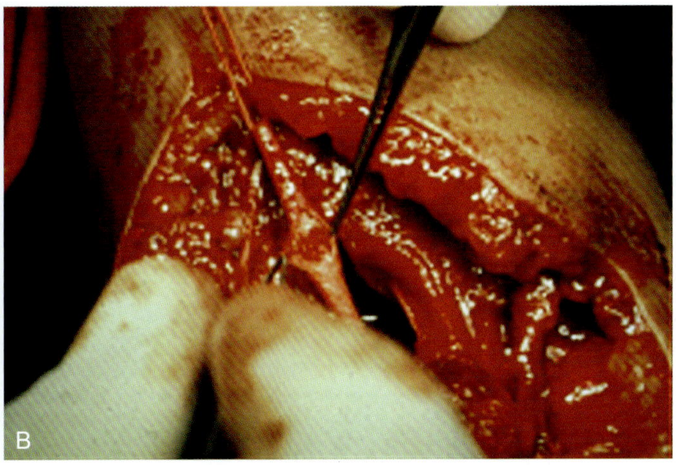


**图36-11**　A. Ⅲ 型肱骨髁上骨折伴有血管损伤；B.肱骨髁上骨折伴有肱动脉闭塞

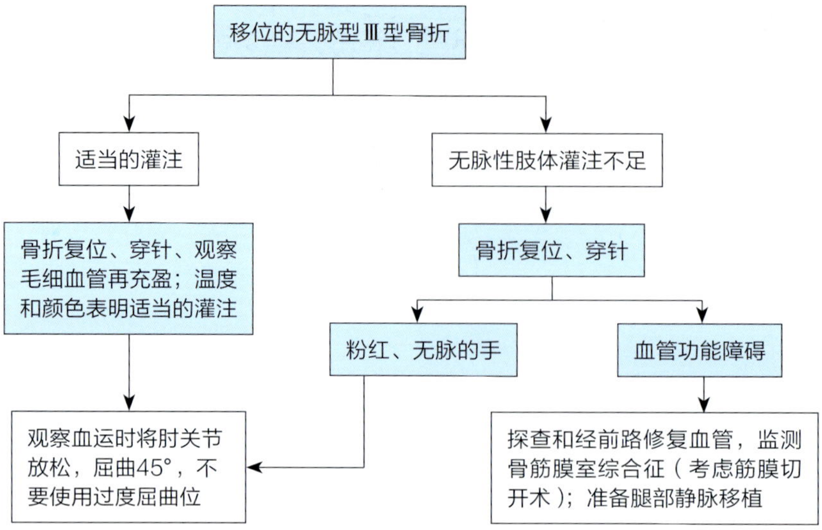


**图36-12** 无脉型肱骨髁上骨折的治疗（引自：Abzug JM, Herman MJ: Management of supracondylar humerus fractures in children: current concepts, J Am Acad Orthop Surg 20: 69, 2012.）

肱骨髁上骨折的治疗是建立在Gartland分型基础之上的。Ⅰ型骨折使用长臂石膏固定3周，然后进行短暂的保护下活动。影像学上存在后方脂肪垫征的患者被推断为Ⅰ型骨折，并且使用该种方法治疗。

Ⅱ型骨折的治疗存在一些争议。Wilkins将Ⅱ型骨折分为A型和B型，ⅡA型是稳定的，ⅡB型伴有旋转和移位，骨折是不稳定的。闭合复位石膏固定可以治疗ⅡA型骨折。闭合复位以及从外侧经皮穿入2~3根克氏针成为治疗不稳定ⅡB型骨折的主要方式。因为考虑到夹板和石膏是否能保持复位、一些患者不能按时随访以及难以区分ⅡA型和ⅡB型骨折，对于大部分Ⅱ型骨折更倾向于穿针。Ⅲ型和Ⅳ型骨折使用闭合复位经皮穿针固定（图36-13）。

经皮穿针的并发症大约发生在5%的患者中，克氏针移位和刺激是最常见的，其次是感染（1%）和关节僵硬。理想的穿针分布方式是有争议的，虽然在实验中尺桡侧交叉针比2枚外侧针固定要牢靠，然而在体内实验中使用2~3枚针外侧固定与交叉针相比，效果是相同的。一份针对尺桡侧交叉针和外侧穿针的研究比较显示，两组间有相同的复位保持率，但交叉针一组有7.7%的医源性神经损伤率。使用交叉针出现医源性神经损伤的比率在其他的研究中也同样被证实。如果使用外侧穿针，务必使针通过骨折两端，至少使两根针通过两侧皮质并在骨折断端至少分开2 mm。大多数中心使用2~3枚针外侧固定治疗大部分Ⅲ型骨折，并且尺侧穿针来固定那些不稳定的骨折（图36-14和图36-15）。如果使用尺侧穿针，可以做小的切口，使用拉钩保护尺神经，避免在肘关节屈曲最大角度时穿针，可以降低尺神经的损伤率。由于失去了骨膜铰链，Ⅳ型骨折保持复位非常困难。因此必须保持手臂的稳定，旋转C-臂而不是旋转手臂。在操作

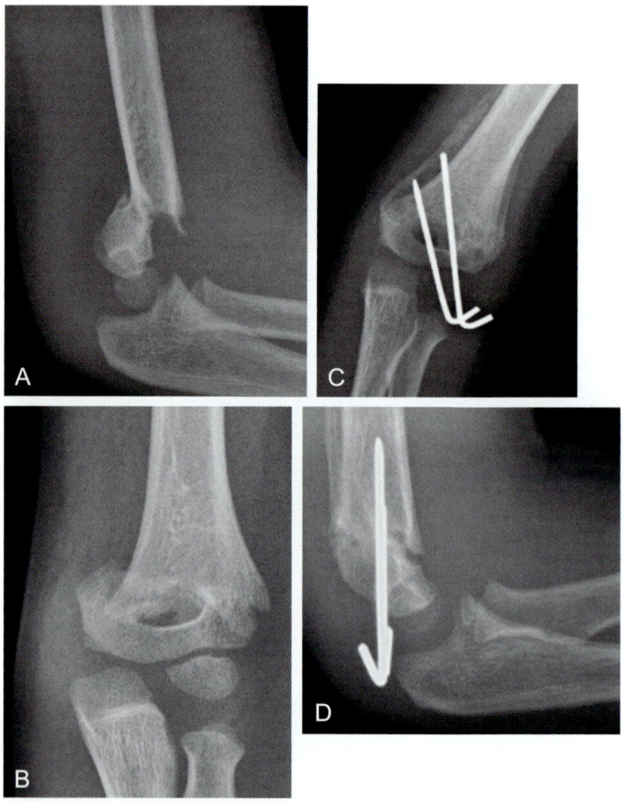


**图36-13** 肱骨髁上骨折的内固定治疗。A和B. 严重移位的Ⅲ型肱骨髁上骨折；C和D. 闭合复位和经皮穿针固定

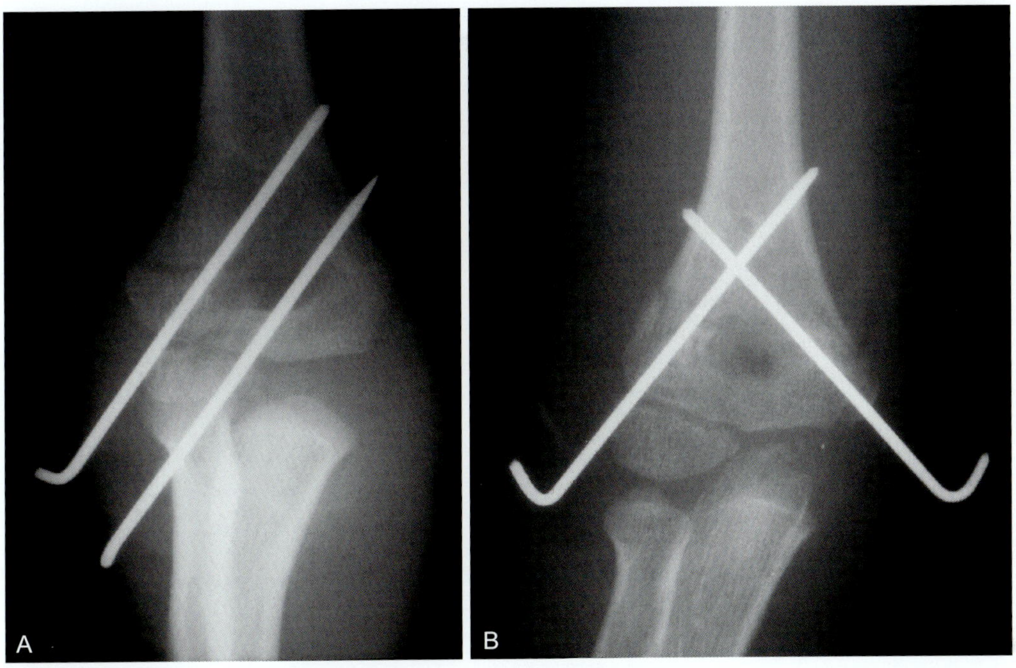


图 36-14　肱骨髁上骨折内固定。A. 2 枚外侧克氏针；B. 2 枚交叉克氏针

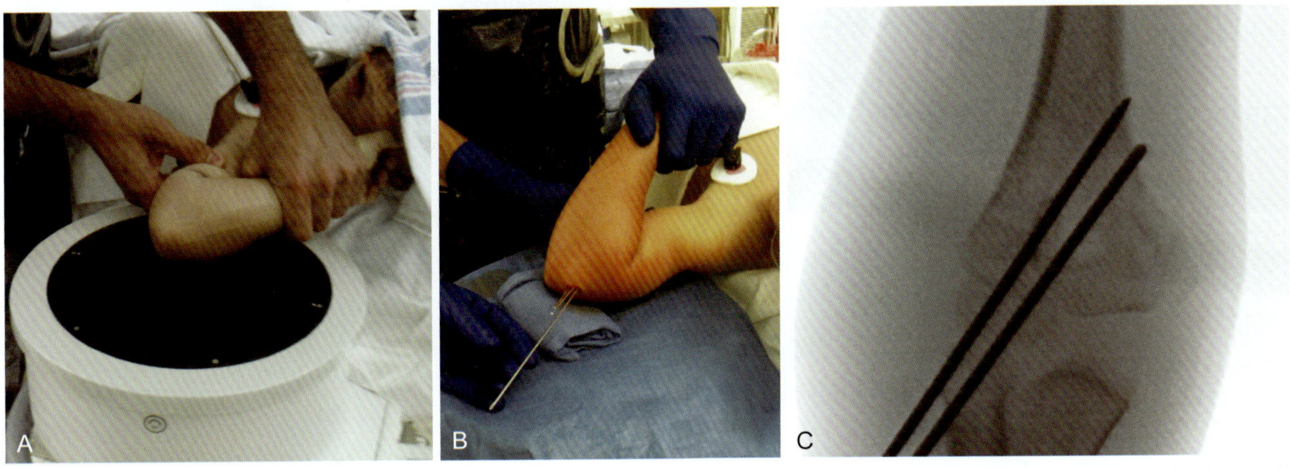


图 36-15　肱骨髁上骨折穿针。A. 将手臂置于影像增强器上；B. 证实外侧针打入骨折断端；C. 最终的影像（见手术技术 36-4）

过程中，从尺骨近端经尺骨鹰嘴逆行穿入肱骨干的克氏针可暂时控制这些不稳定的骨折（图 36-16A、图 36-16B）。大约有 10% 的骨折需要开放复位，其适应证包括不可复性骨折、开放性骨折和怀疑或已证实血管神经损伤的骨折。大部分骨折向后方移位的患者可以使用前方入路，因为它提供了显示血管结构和骨折位置的最佳入路。由于这些受损伤的肌肉剥离，使得神经血管结构通常处于皮下位置（图 36-17）。

## 肱骨髁上骨折闭合复位经皮穿针固定（2 枚外侧针）

### 手术技术 36-4

- 患者采取仰卧位，将肘部置于影像增强器上（图 36-15A）。
- 对于常见的伸直型肱骨髁上骨折，牵拉前臂和肱骨进行对抗牵引，用影像增强仪检查骨折情况。将肘关节伸直，矫正旋转移位，再使骨折远端内移或外移，矫正侧方移位。在持续牵引下和正确的旋转前臂的同时，徐缓地屈曲肘关节到 120°，同时对尺骨鹰嘴直接向前加压，矫正骨折远端向后移位。将肘关节屈曲至最大幅度，并将前臂旋前，锁紧后侧及

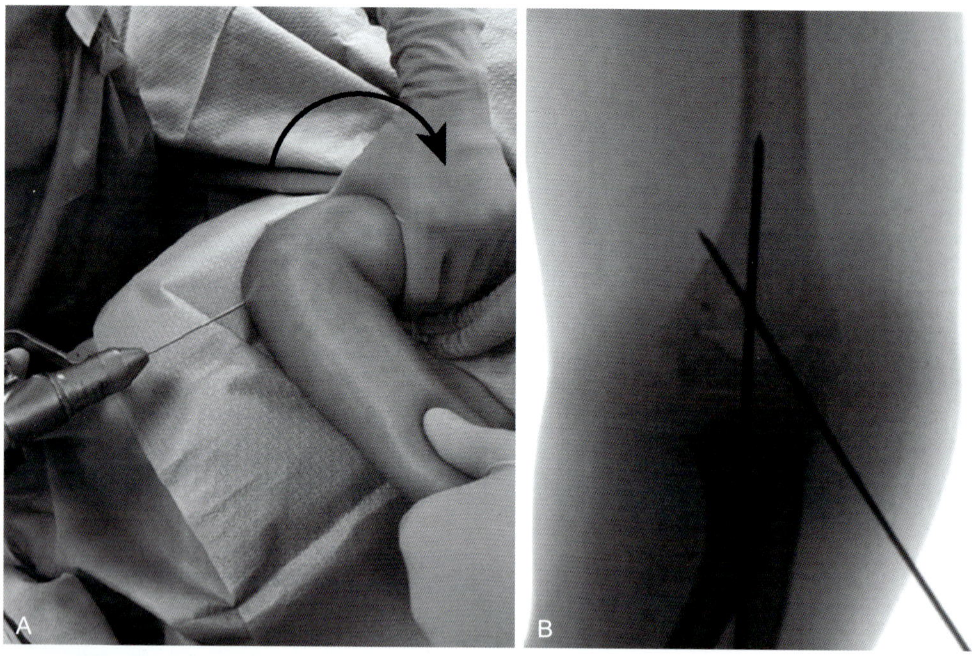


图 36-16 从尺骨近端到肱骨干逆行置入的经尺骨鹰嘴斯氏针可用于在置入期间暂时控制不稳定的屈曲型髁上骨折。A. 肱骨近端必须手动外旋（如箭头所示），以避免旋转对齐不良；B. 透视图像显示了经鹰嘴和外侧固定斯氏针（引自：Green BM, Stone JD, Bruce RW Jr, et al: The use of a transolecranon pin in the treatment of pediatric flexion type supracondylar humerus fractures, J Pediatr Orthop 37: e347, 2017.）

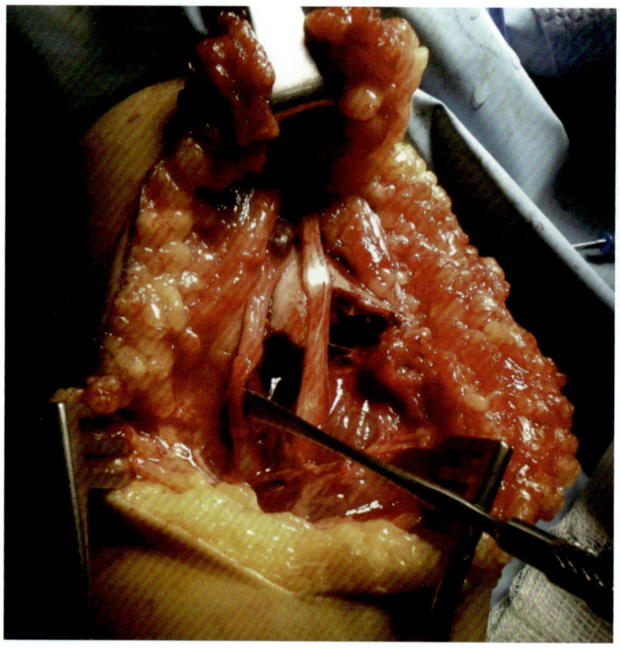

图 36-17 肱骨髁上的神经血管结构，自动拉钩下的尺神经和肱动脉（见手术技术 36-5）

内侧的软组织铰链。在肘关节屈曲前矫正旋转和侧方移位是非常重要的。

- 对少见的屈曲型肱骨髁上骨折，因为后骨膜软组织铰链的断裂，屈曲肘关节将使骨折远端骨折块向前方移位，这种情况应在肘关节伸直时进行穿针。这样做非常困难的话，即行后侧入路开放复位。或者，采用一种“推 - 拉”（图 36-18）技术有助于骨折复位。
- 应用影像增强仪，将射线通过前臂，并把肱骨从内侧向外侧旋转，核实正位的复位情况。通过将肩关节外旋，以获得肘关节的侧位影像，核实侧位复位情况。
- 维持复位后的位置，在影像增强仪的监视下，经皮闭合穿针，证实 2 根外侧克氏针穿进骨折两端（图 36-15B）。克氏针应分散，而不能交叉到骨折断端。
- 如果使用尺侧穿针，在肱骨内上髁处做 1cm 的切口。分离软组织暴露内上髁，保证尺神经在保护下，或是使用一小的软组织套筒。这样不必显露或游离尺神经，患者不会出现尺神经症状。克氏针打入后，从皮肤外面剪断，使用可吸收缝线关闭切口。
- 置入克氏针后，尽可能将肘关节伸直，但避免伸肘过多使克氏针弯曲。透视下旋转及挤压肘关节以判断复位稳定性，并确定是否需要第 3 枚（内侧或外侧）克氏针固定。比较患侧和健侧的提携角，从皮肤外面折弯并剪断克氏针，并检查最终的影像，以保证在折弯过程骨折没有移位（图 36-15C）。

**术后处理** 将患肢放入有良好衬垫的夹板或石膏夹中，将肘关节屈曲 75°，以适应肘部的肿胀。1 周后更换长臂石膏，肘关节屈曲 90°。石膏固定 3~4 周后拔出钢针，开始轻柔地活动。

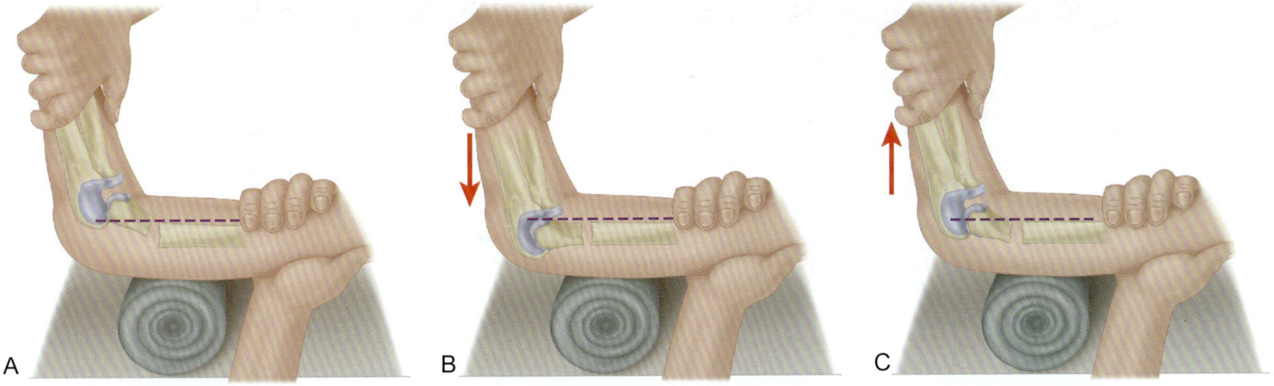


图 36-18　“推 - 拉”复位方法。A. 复位前先将卷好的毛巾放置作为支点；B.“推”的手法用于将骨折过度复位，使其伸展；C. 然后将骨折处“拉”回，使肱骨前缘与小头中心对齐。（引自：Chukwunyerenwa C, Orlik B, El-Hawary R, et al: Treatment of flexion-type supracondylar fractures in children: the “push-pull” method for closed reduction and percutaneous K-wire fixation, J Pediatr Orthop B 25: 412, 2016.）（见手术技术 36-4）

## 前路手术方法

**手术技术 36-5**　（图 36-17）

- 如果采用前方入路，在肘关节前方做一个横切口，如果有必要的话，它可以向近端和远端延伸。向近端延伸要超过近端的骨块（尺侧和桡侧），因为这通常是血管神经损伤的部位。注意在高能量损伤中前方的软组织可能被剥脱，而血管神经束位于皮下。
- 在肱二头肌和肱肌之间分开间隙，在保护肱动脉的同时，切开肱二头肌腱膜。分开肱二头肌，在肱肌内侧和肱桡肌外侧进入。保护桡神经和骨间后神经。
- 观察肱骨髁上骨折断端，检查肱骨两侧骨折端的力线。用小刮匀去除骨折断端间的血肿。标记骨折两断端，相互比对而将骨折复位。
- 用 2 枚或 3 枚斯氏针用类似于经皮针固定的方法进行固定。影像增强仪透视下观察斯氏针位置。在皮外剪断斯氏针，易于日后拔除。

**术后处理**　关闭切口，应用有良好衬垫的后托夹板固定，肘关节屈曲 60° 以适应肘部的肿胀，5~7 d 后更换长臂石膏 90° 固定。3~4 周去除钢针，开始轻柔活动锻炼。

Ⅲ型骨折的复位时间存在争议；然而，最近的研究表明，在急诊（不超过 12 h）复位和延迟复位（大于 12 h）之间出现并发症的概率没有区别。延迟治疗要求患者保持清醒状态，可以配合手术，没有血管神经并发症，在血管神经监测有变化时应及时手术。Ⅱ型骨折的患者可以进行安全的延迟治疗。

术后患者患肢放入长臂夹板或石膏夹中，肘关节屈曲 60° 以适应肘部的肿胀。1 周后拍片复查，去除石膏和支具，更换为屈曲 90° 的长臂石膏，维持 2~3 周。拔除克氏针，大部分患者恢复运动，不需要理疗。和成人不同，大部分肱骨髁上骨折的儿童都有良好的中期和长期功能。

肘内翻是儿童肱骨髁上骨折引发的最常见的成角畸形（图 36-19）。肘外翻也曾在文献中提及，并可引起迟发性尺神经麻痹，但很少发生，往往是未愈合的肱骨外髁骨折的并发症。因为正常提携角在从儿童到成年的过程中逐渐增加，外翻角度增加不会像内翻角度增加那样引起注意。

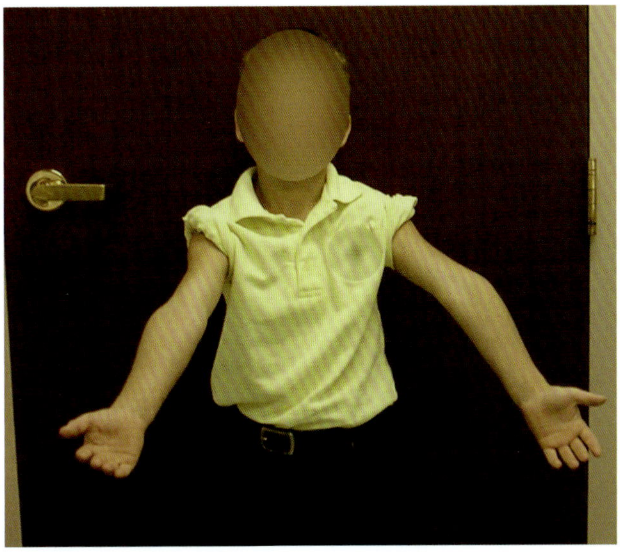

图 36-19　肱骨髁上骨折后左肘内翻畸形

肘内翻的发生主要与几个因素有关。骨折远端内移和旋转被认为是最常见的原因。然而，实验研究中显示骨折远端的内翻性倾斜是改变提携角的最重要原因（图 36-20 和图 36-21）。这种情况可能发生在相对良性的Ⅱ型骨折中，当使用石膏固定治疗骨折时，内侧柱的不稳定导致塌陷。骨坏死、肱骨滑车的延迟生长及肱骨远端外侧正常骨骺的相对过度生长，是肱骨髁上骨折后进展性肘内翻畸形非常少见的原因。这种进展性生长障碍无法被骨折远端的稳定阻止，因为可能与骨折损伤同时出现的肱骨滑车的血管损伤有关。

旋转力线异常虽可发生，但多无明显畸形。肱骨远端的旋转异常很大程度上可由肩关节代偿。因此，肘内翻畸形中旋转问题多无严重后果。对肘内翻畸形所需要矫正的是外侧闭合性楔形截骨。然而，偶有过伸畸形需要屈曲性截骨手术。

截骨术包括 3 个基本类型：外侧闭合性楔形截骨术、内侧开放性楔形截骨及植骨术、斜行去旋转截骨术。Uchida 等曾描述一种矫正肘内翻的三维截骨术，必要时可矫正骨折远端的内后侧倾斜和旋转畸形。

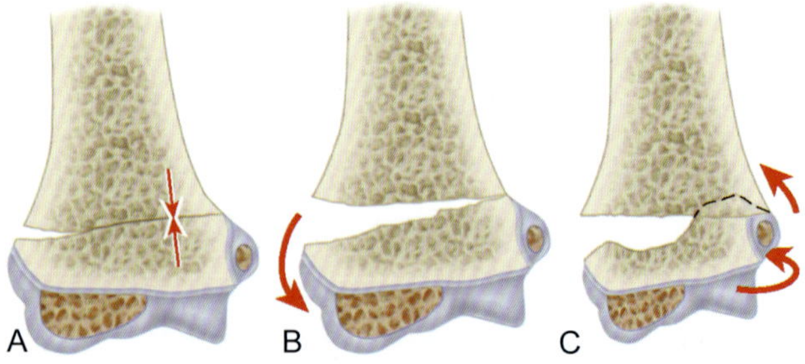


**图 36-20** 冠面倾斜的发生机制。A. 骨折内侧嵌插；B. 骨折远端向内侧倾斜；C. 水平方向旋转

外侧闭合性楔形截骨是最简单、最安全、最稳定、最常用的截骨方法，可同时矫正矢状面和冠状面畸形。一组平均年龄为 8 岁的肱骨外侧闭合楔形截骨和尺神经松解的 18 例患者的回顾性研究显示，肘关节的功能有改善，屈曲活动度从 101° 提高到 126°。肘内翻进行髁上截骨应被看作是重建性手术，而不是当作骨折处理。根据患儿年龄及畸形程度确定固定方式（图 36-22）。对于年幼患儿可以采用螺钉及克氏针联合固定，而钢板及螺钉固定主要适用于青少年。

DeRosa 和 Graziano 曾报道，采用阶梯形截骨和单枚皮质螺钉固定获得良好的结果（图 36-23）。虽然这项技术更具挑战性，但是没有尺神经、桡神经损伤，也没有感染、骨不愈合和增生性瘢痕等并发症的发生。所有患者的肘关节均恢复到术前的活动范围。他们的结论是此种截骨方法和单枚螺钉固定，是矫正多平面畸形的安全术式，并强调了术前周密计划和术中注意细节操作的重要性。如果需要更广泛的截骨，阶梯形截骨和使用 Y 形肱骨接骨板可以使关节早期活动。

## 肘内翻外侧闭合性楔形截骨术

**手术技术 36-6**

- 采取标准的术前准备和铺单。止血带充气后，经外侧切口，显露肘部。

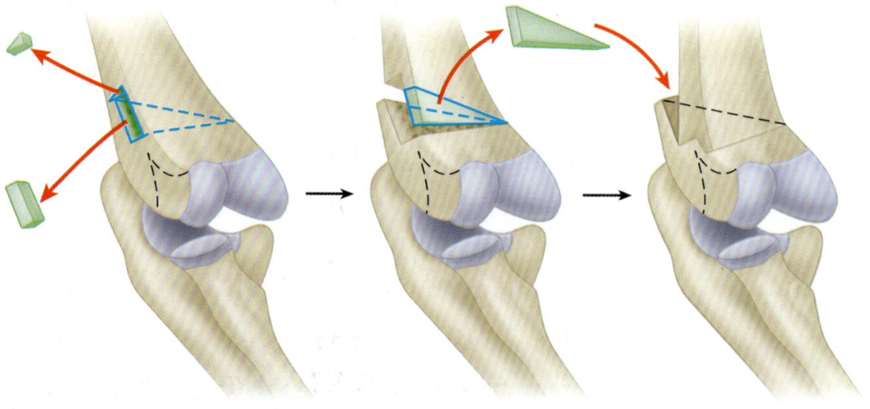

**图 36-21** 肘内翻的三维截骨矫正，可矫正内侧倾斜和后侧倾斜。截骨后，截骨近端切除一楔形骨块，再外旋截骨远端使截骨两端嵌插。如果需要，切除的楔形骨块可作为植骨材料（引自：Uchida Y, Ogata K, Sugioka Y: A new three-dimensional osteotomy for cubitus varus deformity after supracondylar fracture of the humerus in children, J Pediatr Orthop 11: 327, 1991.）

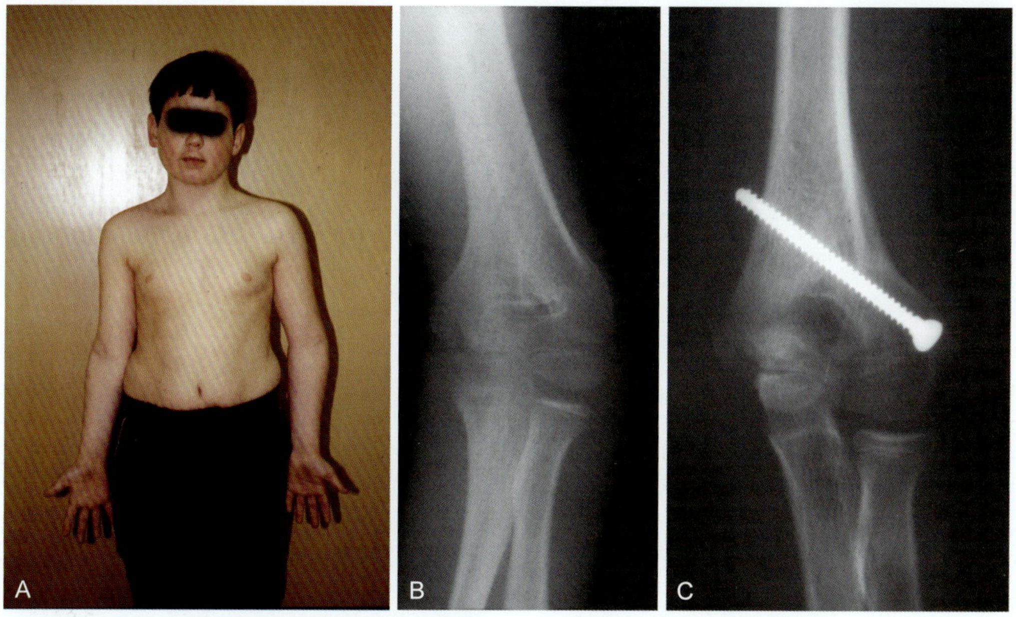


**图36-22**　A和B.左肱骨髁上骨折石膏固定后左肘内翻畸形；C.截骨矫形及螺钉固定术后

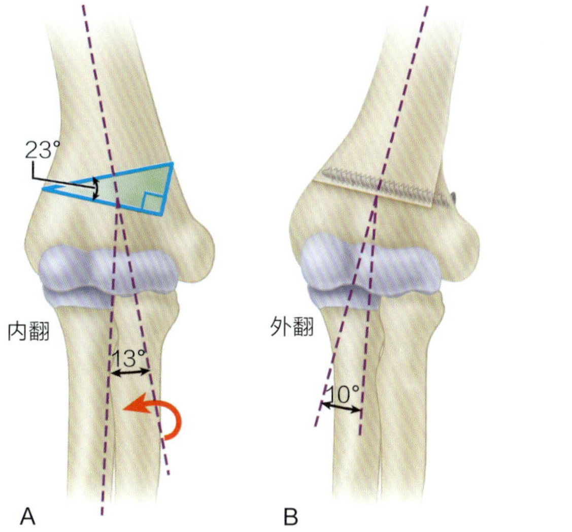


**图 36-23**　A. 预计矫正 13° 肘内翻的肱骨楔形截骨。旋转截骨远端可以矫正多余畸形；B. 切除楔形骨块，闭合截骨间隙后，采用螺钉固定（重绘引自：DeRosa GP, Graziano GP: A new osteotomy for cubitus varus, Clin Orthop Relat Res 236: 160, 1988.）（见手术技术 36-6）

- 截骨前，在 X 线透视引导下，将 2 根克氏针置入肱骨外髁，将针向前推进至预先计划的远端截骨线的远端。或者预先置入空心钉导针。在闭合楔形截骨完成后，再将其置入截骨平面的近端。
- 从外侧切除一楔形骨块，保留内侧皮质完整。也可用锯和骨刀在矢状面成角截骨，矫正所有的屈曲畸形。
- 采取钻孔和咬骨钳，削弱内侧骨皮质强度。在肘关节屈曲和前臂旋前位，施加外翻应力完成截骨。
- 闭合截骨间隙，将克氏针或导针通过外髁置入截骨近端的内侧骨皮质。用克氏针或空心钉固定截骨端。
- 逐层缝合切口，采用上肢后托石膏将肘关节固定在屈曲 90° 和前臂充分旋前位。上肢石膏托使用 5~7 d。

**术后处理**　如果使用克氏针固定，术后约 6 周拔除克氏针，开始进行关节活动锻炼。

## 第十四节　肱骨外髁骨折

肱骨外髁骨折是儿童肘部第二常见的骨折（17%），常常发生在 4~6 岁的儿童。最常见的损伤机制是跌倒时前臂伸直、肘关节内翻，引起肱骨外侧髁的撕脱骨折。还有一种不常见的机制是跌倒时力量传导到屈曲位的肘关节。与肱骨髁上骨折不同，肱骨外髁骨折很少发生血管神经损伤。

肱骨外髁骨折分型主要根据解剖学或骨折移位的程度。过去，使用 Milch 分型决定骨折是否通过（Ⅰ型）或是绕过肱骨小头（Ⅱ型）。Milch Ⅱ型骨折是真正的 Salter-Harris Ⅱ型骨折，也是最常见的类型（95%）（图 36-24）。更常见的分型方法是根据骨折的移位程度，因为骨折的移位程度决定治疗方法。由 Weiss 等制定的最新骨折移位分类系统可以预测骨折的并发症。Ⅰ型骨折移位小于 2 mm，Ⅱ型骨折移位大于 2 mm，却有完整的软骨铰链，Ⅲ

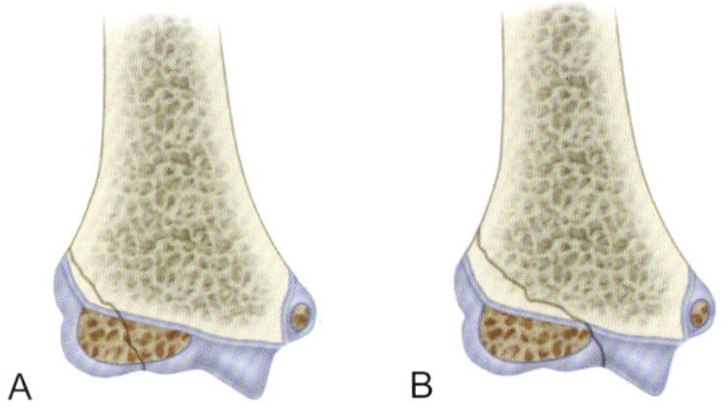


图 36-24 肱骨外髁骨折。A.Milch Ⅰ型骨折，属于Salter-Harris Ⅳ型骨骺骨折；B.Milch Ⅱ型骨折，属于Salter-Harris Ⅱ型骨骺骨折

型骨折移位大于2 mm，没有完整的软骨铰链（图36-25）。Ⅲ型骨折发生移位及翻转，在一些情况下，如果滑车的稳定性丢失，桡骨和尺骨可以发生后外侧半脱位（图36-26）。这种分型可以帮助指导治疗，Ⅰ型骨折需要石膏固定，Ⅱ型骨折需要闭合复位及经皮穿针，Ⅲ型骨折需要切开复位和内固定。

X线片有时很难决定骨折的移位程度，因为存在大量未骨化的骨骺。侧位片上干骺端的骨块可以帮助做出诊断（图36-27）。增加内斜位摄片对于评估骨折的移位程度也是有必要的。在平片上很难判断软骨铰链的稳定性，需要加拍应力位X线片或麻醉下关节造影来完整评价。先进的成像技术，如MRI可用于有质疑的诊断或评估软骨铰链的稳定性。然而，这个年龄段可能需要镇静才能获得令人满意的高分辨率图像。

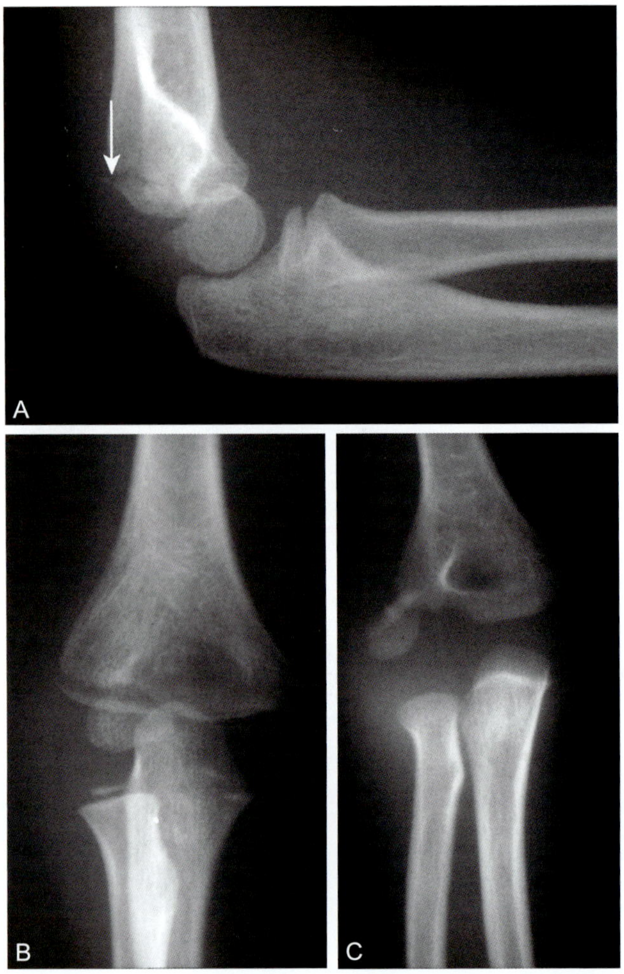


图 36-26 肱骨外髁骨折。A. Ⅰ型稳定骨折伴有轻微外侧间隙（箭头）；B. Ⅱ型，骨折线到达骺软骨伴有外侧裂隙，（骨折移位的危险性）不可界定；C. Ⅲ型，骨折线内、外侧裂隙一样宽，骨折具有高度外移危险性

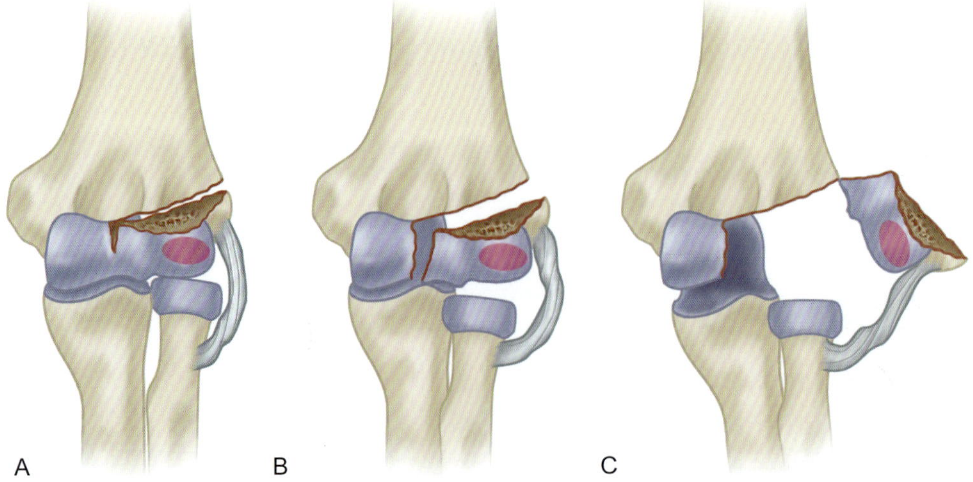


图36-25 外髁骨折的Weiss分型。A. Ⅰ型骨折，移位小于2 mm；B. Ⅱ型骨折，移位等于或大于2 mm，关节面完整；C. Ⅲ型骨折，移位等于或大于2 mm，关节面失去完整性

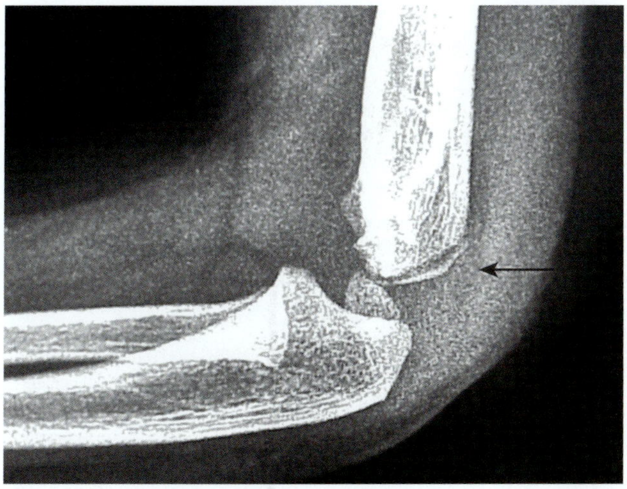

图36-27　侧位X线片上的干骺端骨块

根据患者的年龄，无移位或轻微移位的骨折可以行上肢石膏固定 4~6 周。因为 5%~10% 的患者后期会发生移位，这些骨折需要密切地观察。对于Ⅱ型骨折或那些考虑软骨铰链完整性的骨折，应在麻醉下进行应力实验，同时可行或不行关节造影术。大的干骺端骨块患者，使用光滑的克氏针经皮穿针或空心钉固定。移位的骨折或不清晰的复位需要开放复位和内固定（图 36-28）。通常使用外侧入路，注意避免解剖后侧组织，这样可能损伤从后侧进入滑车的血运，引起骨坏死。另外，在少数情况下，外侧入路不能使用，有报道可以使用保护后方血运的后侧入路。使用光滑的克氏针和空心螺钉固定可取得良好的效果。因为空心螺钉可使骨折端加压，加快骨折愈合，促进早期活动，并且避免克氏针引发针道部位的感染，所以空心螺钉的使用越来越普遍。如果使用克氏针固定，特别是较小的儿童，克氏针可以安全地留在皮肤外面 3~4 周，避免行二次手术取出埋在皮内的克氏针。

肱骨外髁骨折后最常见的并发症是复位的丢失。因此对这些患者需要密切的随访；甚至那些最初移位小于 2 mm 的骨折也会在后期移位。

## 肱骨外髁骨折的切开复位和内固定术

### 手术技术 36-7

- 采用 Kocher 外侧手术入路显露肘关节，继续分离直到肱骨外髁。头灯通常有助于提高显露效果。在有些患者，特别是Ⅲ型骨折的患者，远端的骨块翻转，关节软骨位于皮下，必须注意预防医源性关节软骨损伤。尽管关节囊已经破裂，但还要剥离肱桡肌和肱三头肌之间的软组织。显露关节的前面。不要解剖后侧，以避免损伤滑车的血运，这一点非常重要。
- 骨折块的体积和移位程度总是比 X 线片上所看到的大，因为大部分骨折块是软骨成分。骨折块通常伴有旋转和移位。冲洗关节腔，清除血凝块和骨碎片后，将关节面准确复位，观察关节面特别是滑车嵴处以证实复位的程度。由于可塑的畸形常常发生，这里可能有干骺端的移位，甚至是关节面解剖复位。无论是否存在干骺端畸形，骨折必须固定在关节面解剖复位的位置上。

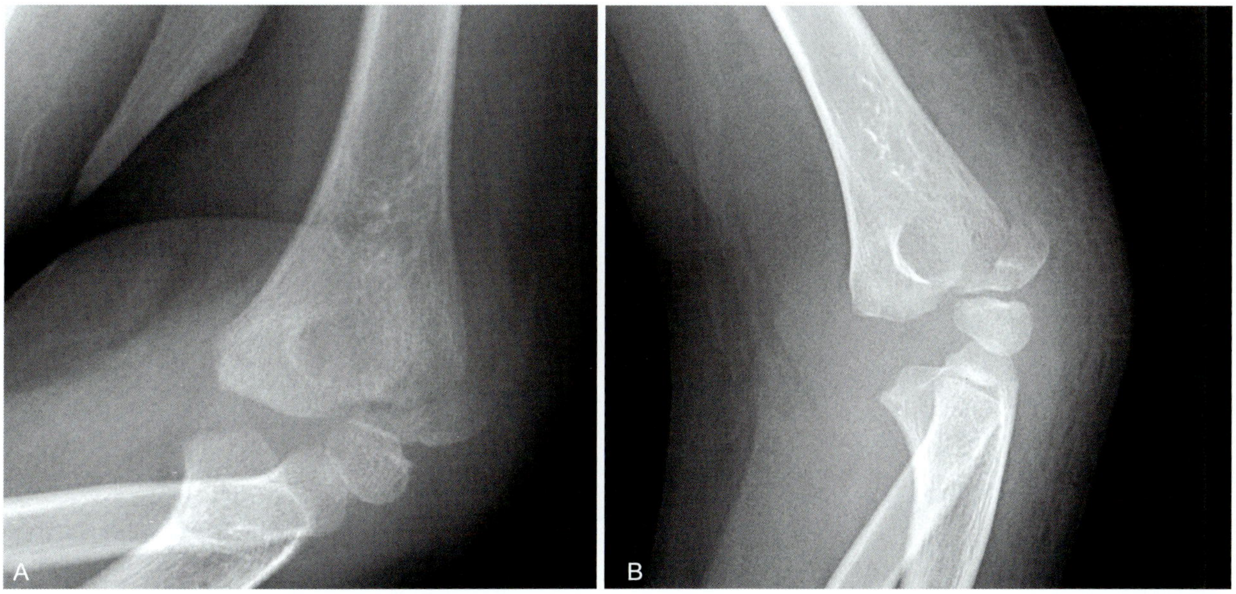


图36-28　A和B，放射学检查提示Ⅲ型外髁骨折

- 经干骺端骨片置入 2 枚光滑的克氏针呈分散状地到达肱骨远端的内侧皮质。或者，如果干骺端骨折块足够大，可使用 4.5 mm 空心钉进行固定。
- 闭合伤口前通过应力透视检查骨折复位和内固定针的位置。于皮外剪断缝线，以便在门诊取出（图 36-29）。
- 采用上肢石膏夹或夹板将肘关节固定在屈曲 90°。

**术后处理** 术后石膏或夹板固定患肢 4 周，如果骨折愈合顺利，可拔除克氏针，然后间断去掉夹板，采取轻柔、主动的肘关节功能练习。对晚期愈合和延迟愈合的骨折需要随诊观察，有些需要超过 6 周固定和间断的关节活动范围练习。

## 外髁骨折并发症

外髁骨折的并发症包括骺板闭合、骺板刺激、骨坏死及骨折不愈合引起的肘外翻（图 36-30）。肱骨外髁过度生长、桡侧突起及肘关节提携角的改变主要是因为短暂性刺激肘关节外侧柱。肱骨小头骨坏死（图 36-31）或中央区骺板轻微生长阻滞可伴发鱼尾状畸形（肱骨滑车加深）和少见的肘内翻畸形（图 36-30）。由于病例较少，缺乏有关其预防、治疗及长期随访的数据。

骨折不愈合及其引起的肘外翻可能是最严重的并发症（图 36-32）。骨折不愈合最常见的危险因素包括Ⅲ型骨折和难复性骨折。不愈合必须和延迟愈合区分开来。延迟愈合是外固定或内固定不充分的结果。如果 12 周还未实现愈合，使用小楔形骨块横跨干骺端植骨、光滑克氏针或螺钉内固定（图 36-33）。如果肘关节稳定、无疼痛，应力位 X 线片上仅见一条透明线，而骨折块无移动，则仅需要继续观察和延长固定时间。但是，如果出现了骨折块移动或将要发生不愈合的迹象，则应接受早期手术治疗。实施完善的骨不连手术是困难的，目的是恢复肘关节接近解剖的力线，应该避免关节成形和

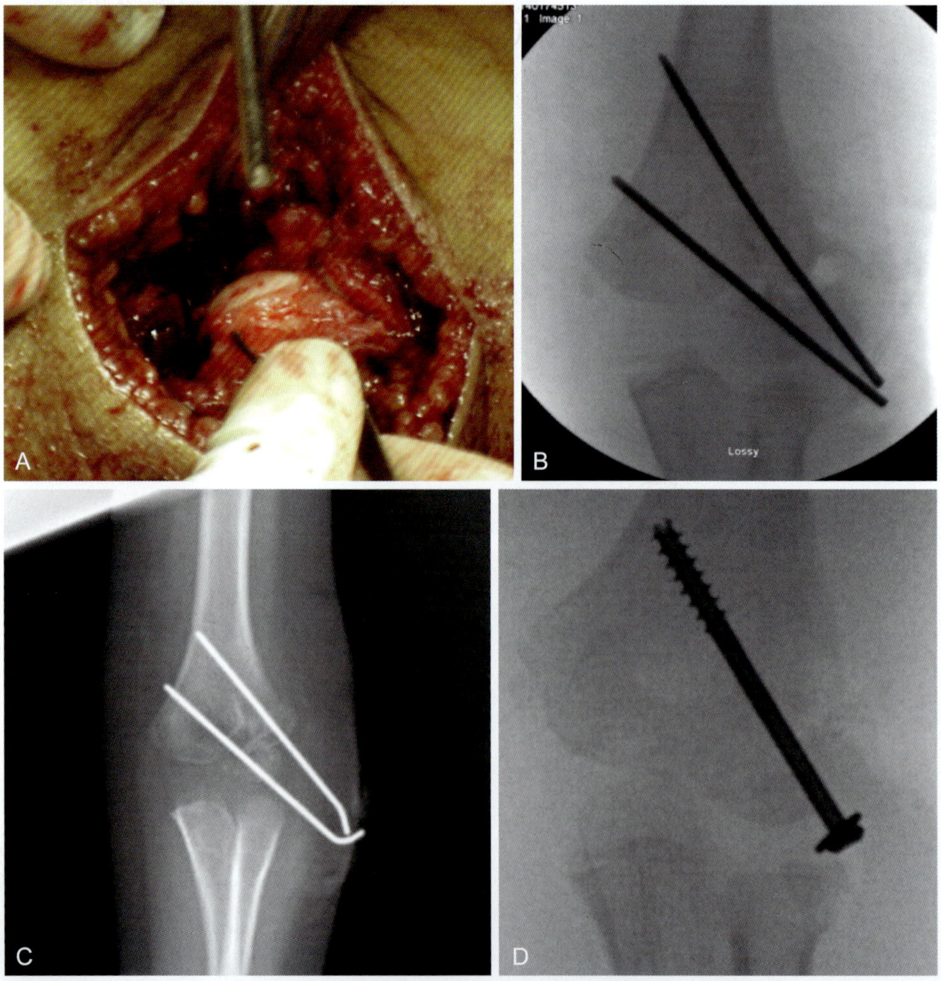


**图 36-29** A. 图 36-28 所示外髁骨折行切开复位内固定术；B. 切开复位后采用光滑的克氏针固定；C. 切开复位克氏针固定后；D. 切开复位空心钉固定后（见手术方法 36-7）

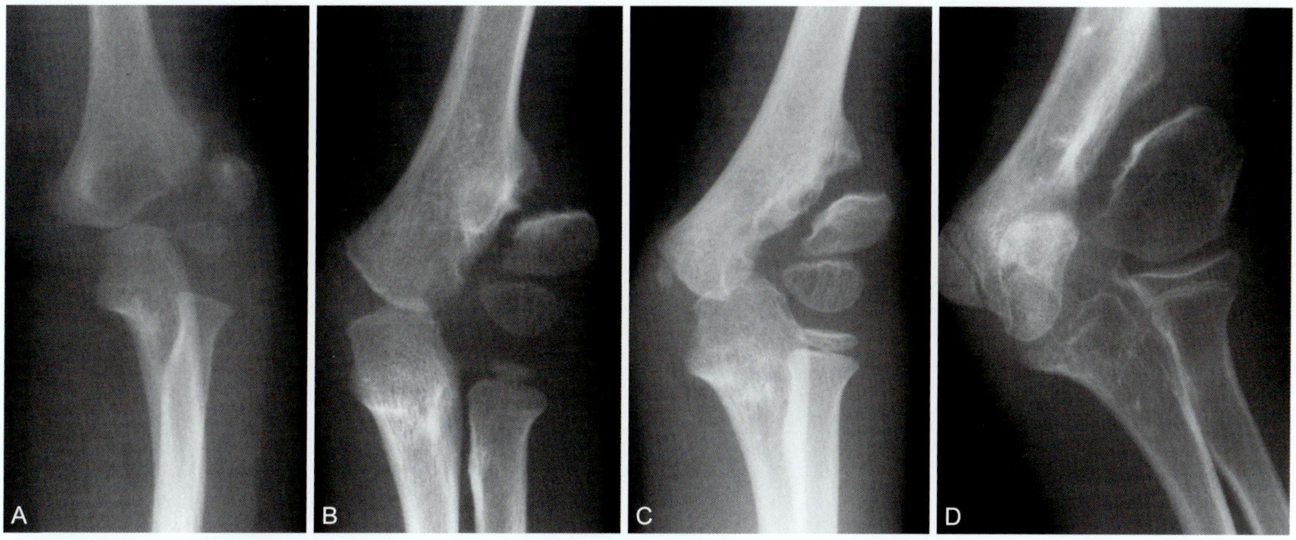


图 36-30　A.5 岁男孩的外髁骨折；B. 保守治疗（仅仅是观察处理）1 年后骨折外翻不愈合；C.3 年后，肱骨小头和肱骨髁明显向近端移位；D. 骨折 9 年后，出现严重的肘外翻畸形

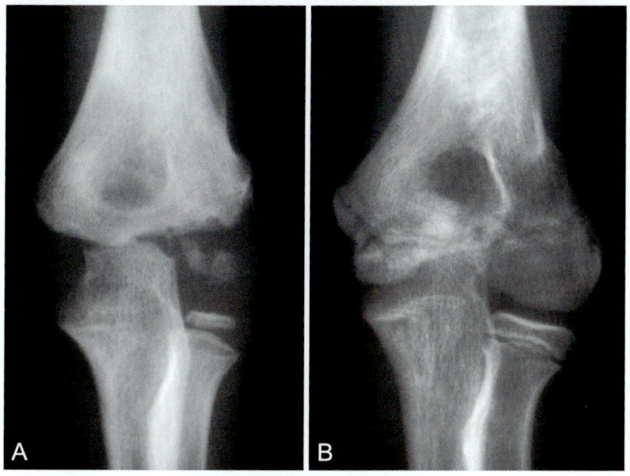


图 36-31　A. 通过骨化核的肱骨外髁骨折；B. 肱骨小头坏死后的过渡生长

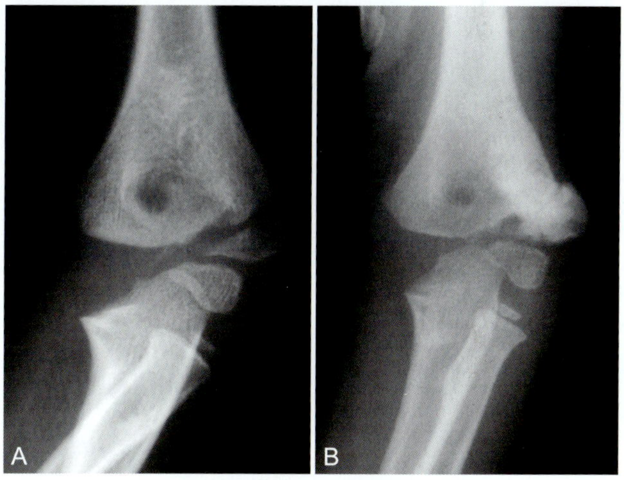


图 36-32　A 和 B. 闭合复位后肱骨外髁骨折内翻不愈合

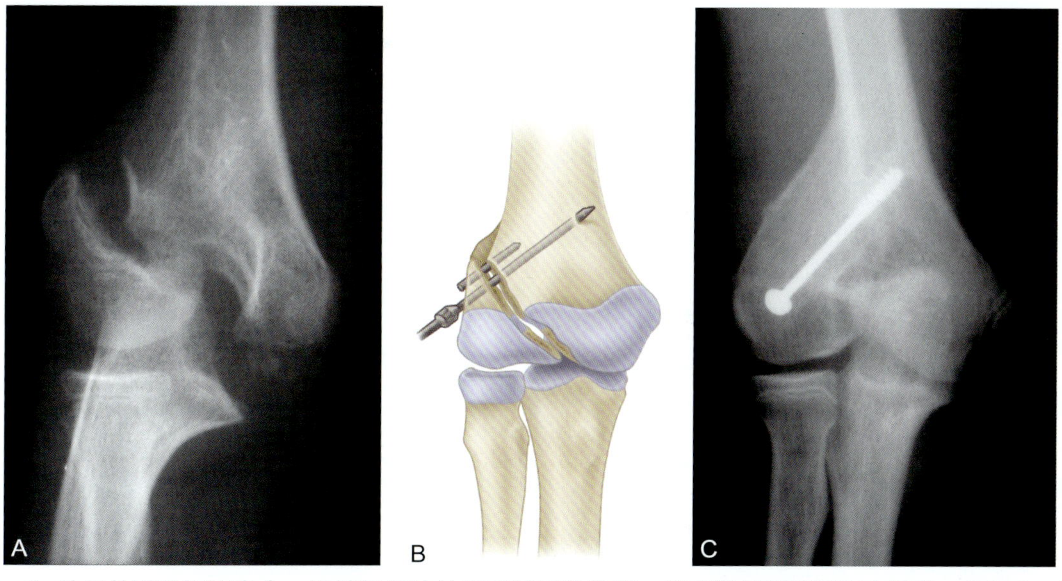


图 36-33　A. 肱骨外髁骨折不愈合，远端骨折块位于可接受的位置，需要进行骨移植和内固定；B 和 C . 经骨折端内固定，将骨折端造成的新鲜创面、不愈合处进行植骨，植骨和内固定针避开了外髁骨骺的骺板

关节面的力线调整，因为会出现很高的关节僵硬和骨坏死的风险。截骨术一般是一个更好的选择（图 36-34 和图 36-35）。使用坚强的内固定以便于早期活动。迟发的尺神经麻痹可以出现于肱骨外髁不愈合，可以通过尺神经前移和矫正肘外翻来治疗。

### 继发于不愈合或骺板早闭的肘外翻截骨术

**手术技术 36-8**

- 患者采取仰卧位，患肢置于上肢手术台上。
- 从后侧肌肉劈开切口，显露肱骨远端，但不要打开肘关节。注意保护近端桡神经。
- 将肱三头肌的肌纤维劈开并向两侧拉开，辨认尺神经。如果确定迟发性尺神经麻痹需要治疗，则将尺神经前移。
- 找出肱骨外髁骨折块的上端，以此作为标记。在前臂轴线与肱骨侧方骨皮质相交的水平面上实施横行截骨（图 36-35A 和 B）。
- 在近端截骨面的下方做一个切迹，以接受外移后的远端截骨面的尖端（图 36-35C 和 D）。将截骨远端内收，直到将过大的外展（外翻）角度恢复至正常的提携角为止。通过将肢体和骨折块置于伸展位摄肘关节 X 线片来控制矫正的度数。
- 当矫正满意后，用 2 根光滑克氏针交叉或空心钉固定截骨端。小心地将肘关节屈曲至 90°，用上肢长臂石膏固定。

**术后处理** 根据患儿的年龄和骨愈合的情况，石膏持续固定 4~6 周。拔除克氏针后，鼓励患者开始活动锻炼。

## 第十五节 肱骨内髁骨折

肱骨内髁骨折在儿童中是罕见的，占小儿肘部骨折的 1%。和肱骨外髁骨折相比，它们通常发生在年长的儿童（3~8 岁）身上。由摔倒时肘部直接受力或肘关节内翻手掌伸直位着地所致。年幼儿童的内髁骨折可能与非意外的创伤有关。Kilfoyle 根据骨折移位将其分为 3 种类型：Ⅰ型，为青枝骨折或嵌插性骨折；Ⅱ型，是经肱骨髁进入关节的骨折，伴有轻度移位或无移位（图 36-36）；Ⅲ型，为累及内髁的关节内骨骺骨折，伴有骨折端移位和旋转（图 36-37）。Ⅲ型骨折发生于年长儿童，占所有内髁骨折的 25%。在Ⅲ型骨折中，附着在远端骨块

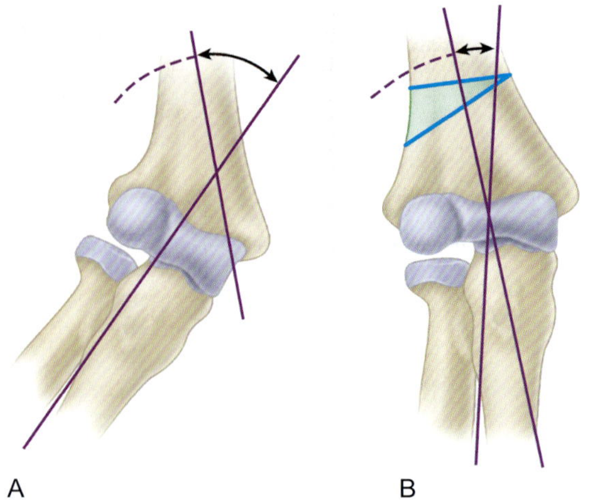


图 36-34 截骨手术矫正肘外翻。A. 继发于肱骨外髁骨折不愈合的肘外翻；B. 外侧楔形开放截骨恢复力线

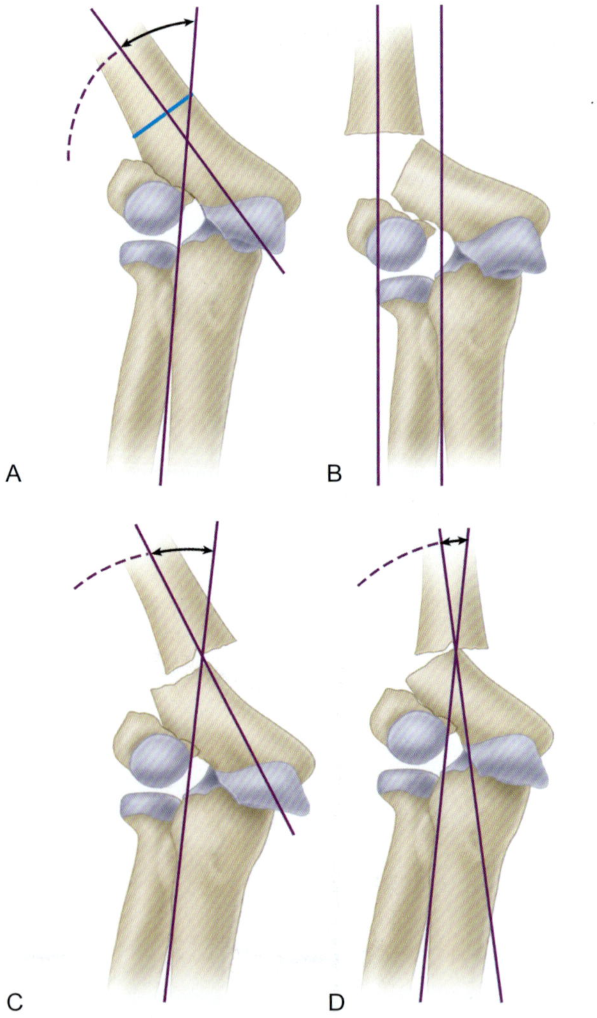


图 36-35 A. 肱骨外髁 Milch Ⅱ型骨折畸形愈合；B. 单纯截骨将导致不可接受的力线；C 和 D. 截骨和外移肱骨截骨远端，可以满意矫正上臂和前臂的力线（见手术技术 36-8）

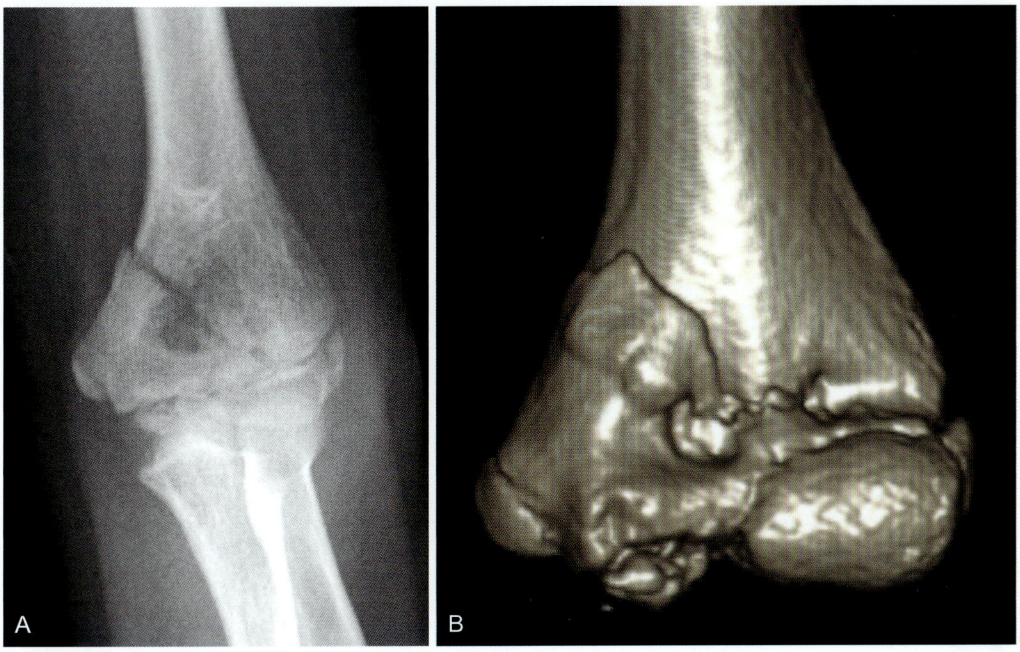


**图 36-36** Ⅱ 型内髁骨折的前后位片（A）和 CT 扫描（B）

上的屈曲肌肉导致远端骨块旋转向前侧和内侧，造成关节面面向后侧和外侧（图 36-38）。这种损伤经常与肱骨内上髁骨折混淆，后者更为常见，且主要发生于年长儿童。进行放射学的诊断很困难，特别是在那些滑车还没有骨化的年幼儿童，肱骨滑车的骨化发生在 8 岁左右。磁共振和肘关节造影可以用于诊断不明确的病例。肱骨内上髁骨折经常发生于肘关节脱位，由于内髁的关节内性质，内髁骨折的患者与内上髁骨折患者不同的是：脂肪垫在放射学上有变化的证据。

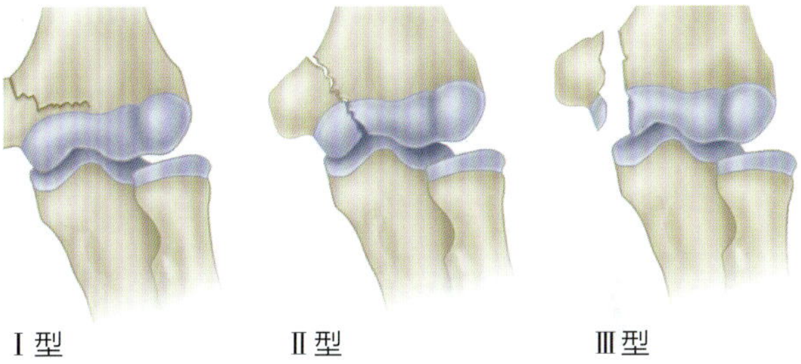


**图 36-37** Kilfoyle 描述的三种内髁骨折类型。Ⅰ型为嵌插型骨折；Ⅱ型为关节内骨骺骨折；Ⅲ型为内髁发生完全移位的骨折

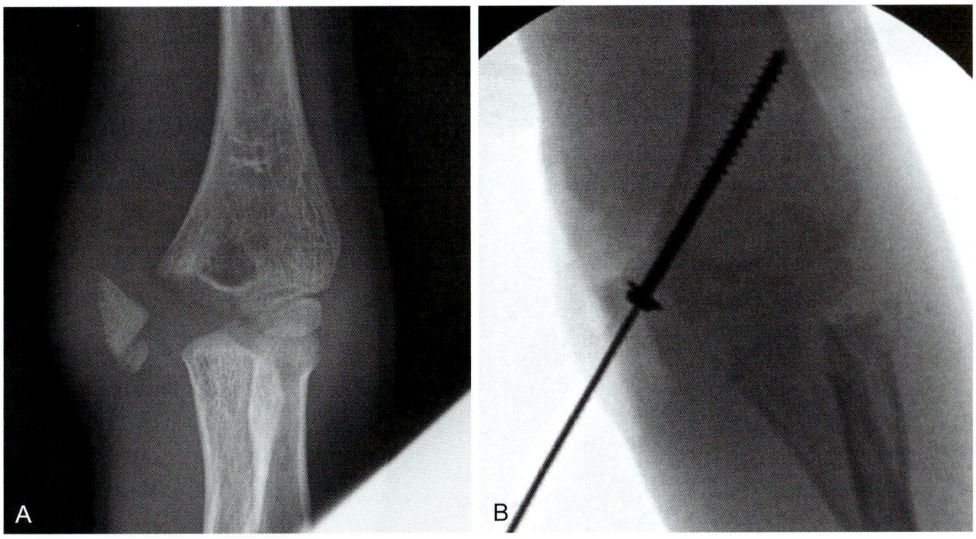


**图 36-38** A、B. 内髁移位骨折的空心螺钉固定

无移位骨折的治疗包括 4~6 周的石膏固定。由于骨折部位位于关节内这一性质，骨折愈合的速度比内上髁骨折要慢，更像是肱骨外髁骨折。移位骨折的治疗是切开复位和内固定，以确保关节的完整性。最好通过一个后内侧切口，它很好地暴露骨折部位并且保护尺神经。必须注意不要向后方过度显露以避免损伤滑车的血供。对于年幼患儿的经典固定法是使用 2 枚光滑的克氏针固定；对于年长儿童采用螺钉固定，以控制旋转和防止不适当的骨折固定引起的骨不连发生（图 36-38）。

### 内髁骨折后的并发症

内髁骨折最常见的并发症源于没有正确的诊断（图 36-38）。一旦做出正确的诊断，骨折不愈合是非常罕见的，通常是因骨折不稳定导致的。并发症通常包括骨折不愈合以及引起的肘内翻、滑车骨坏死和复位丢失，并发症的发生率高达 33%。不愈合的治疗可通过切开复位、内固定和骨移植。许多骨坏死的患者是无症状的，只需要观察。这种损伤可以发生因生长延迟或滑车阻滞造成的肘内翻、骨折刺激过度生长造成的肘外翻。如果这些畸形造成疼痛或影响功能，可以行截骨矫形术。

### 切开复位和内固定治疗肱骨内髁骨折

**手术技术 36-9**

- 从内髁远端向近端沿着肱骨长轴做一内侧切口，逐层显露直至肱骨，游离尺神经并将其拉向后方。通常关节囊已被广泛撕裂，所以显露骨折时无须专门切开关节囊。如果需要更多显露可以向前侧松解关节囊。
- 仔细检查分离的肱骨内髁，取出所有的碎骨片。骨折块较大，往往包含部分肱骨小头。
- 轻柔地复位肱骨内髁，用巾钳夹住并暂时固定，但不要剥离附着在骨折块上的软组织。有些病例存在干骺端的塑形改变，因此，恢复关节表面的正常轮廓比内侧柱重要。
- 经肱骨内髁骨折块向肱骨近侧和外侧方向置入 2 枚光滑克氏针。2 枚克氏针可以防止骨块旋转。如果是年幼患儿，采用光滑克氏针而不用螺钉，在年长患儿使用空心螺钉固定。关闭切口前，通过应力透视检查骨折块的位置。在皮肤外剪除克氏针多余部分，但要留下足够的长度，以便容易取出。
- 闭合切口，采用上肢石膏托将肘关节固定在屈曲 90° 位置上。

## 第十六节 肱骨内上髁骨折

肱骨内上髁骨折占儿童肘关节骨折的 10%，骨折发生的高峰年龄是 11~12 岁。30%~50% 合并肘关节脱位，在肘关节脱位复位后千万不要漏诊肱骨内上髁骨折。

最常见的发病机制是跌倒，外展的肘关节受到外翻应力作用出现撕脱性损伤。肱骨内上髁是尺侧副韧带的起点，如果受到外翻应力会出现撕脱性损伤。它也可以完全由前臂屈肌牵拉导致，但由于肘关节受到直接击打引起撕脱骨折则非常少见。在完全骨折中，肱骨内上髁会由于受到其上附着的前臂屈曲肌群的牵拉向远端移位。研究表明，与 CT 相比，标准平片很难准确测量出每一层移位的距离。较新的摄片技术，使肱骨远端的轴位相能更精确、更可靠地显示骨折的移位，满足进一步影像检查的需求（图 36-39）。

无移位的骨折可以通过上肢石膏或支具固定制动 2~3 周，然后逐渐开始进行功能锻炼。肘关节脱位合并嵌入关节内的骨块是手术治疗的绝对指征，可以进行紧急手术；如果出现尺神经损伤，可以进行急诊手术。其他指征包括合并肘关节脱位的骨折需要早期功能锻炼、骨折移位超过 1 cm。其他还包括骨折轻度移位的高水平的投掷运动员。轻度移位即小于 1 cm 的骨折建议保守治疗，因为准确测量是非常困难的，有学者报道在小样本的手术和非手术治疗的对照研究中得出了良好的结果。

手术时，患者可选用仰卧位或“摔跤反手”俯卧位，后者可以使前臂屈肌松弛从而容易复位（图 36-40）。如果内上髁嵌顿，需要仔细分离，避免损伤尺神经（图 36-41）。使用 1 枚 4.0 mm 或 4.5 mm 螺钉固定，同时在康复训练前使用上肢石膏固定 2~3 周。在少见的粉碎性骨折中，可以使用光滑的克氏针和（或）缝合锚钉固定骨折断端，同样在康复训练前使用上肢石膏固定 2~3 周。

### 一、肱骨内上髁骨折并发症

肱骨内上髁骨折术后并发症比较少见，主要是遗漏关节内卡压骨块、关节脱位带来的关节僵硬

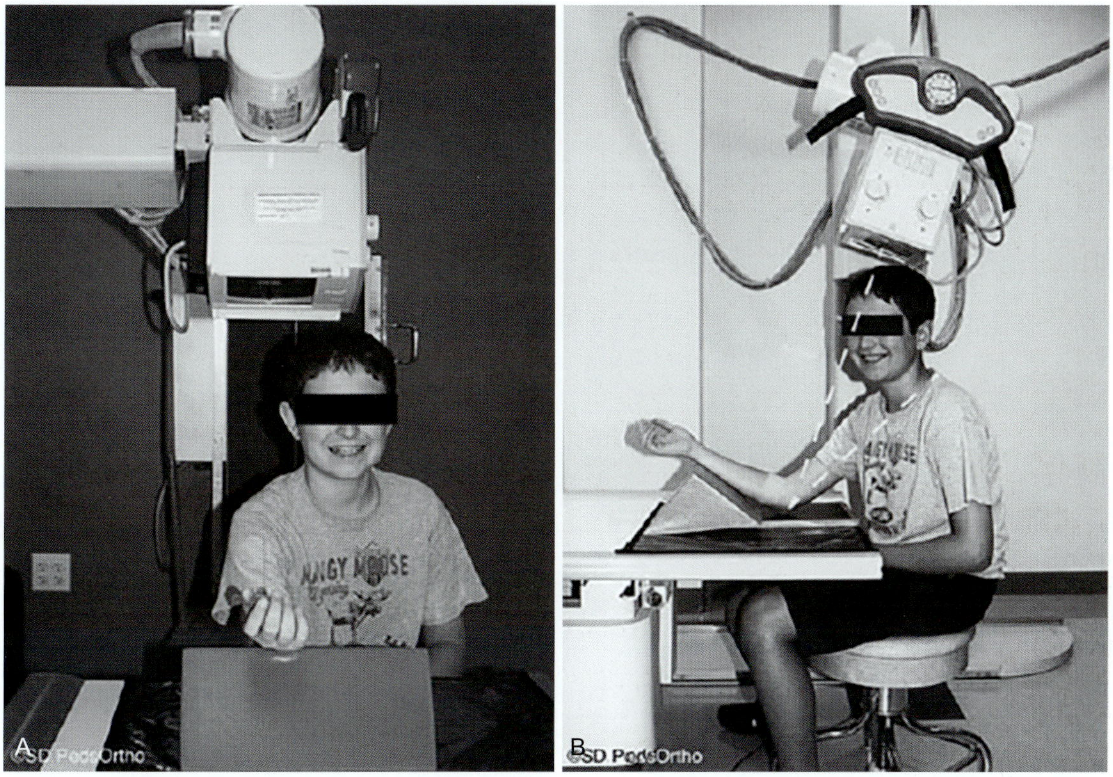


**图 36-39**　肱骨远端轴位相。A. 患者和 X 线束的位置；B.X 线束和长轴向前成 25° 照射（虚线）（引自：Sounder CD, Farnsworth CL, McNeil NR, et al: The distal humerus axial view: assessment of displacement in medial epicondyle ractures. J Pediatr Orthop 35: 449, 2015.）

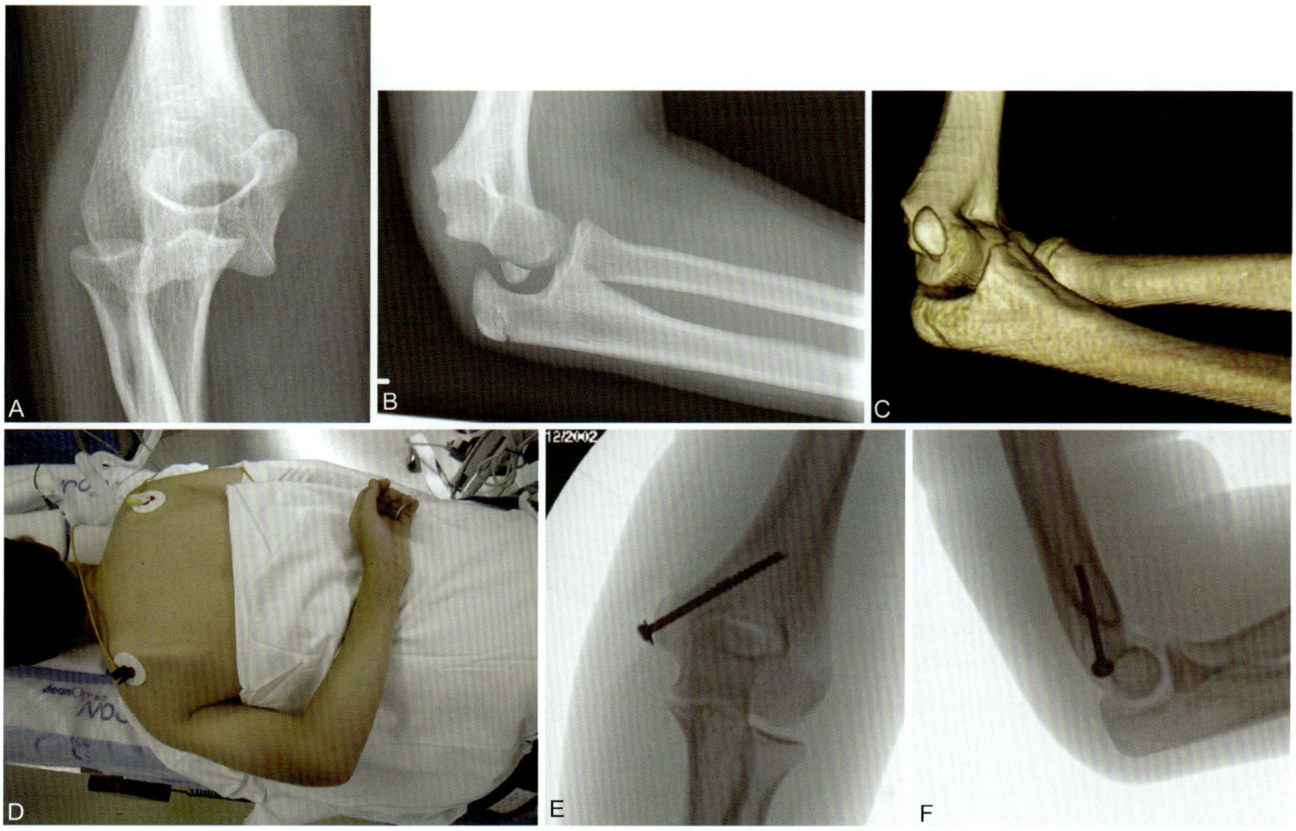


**图 36-40**　正位（A）和侧位（B）显示肘关节脱位合并肱骨内上髁骨折；C. 复位后 CT 检查显示肱骨内上髁的真实移位情况；D.“摔跤手体位”可以使与骨折端相连的前臂屈肌松解；正位 (E) 与侧位（F）片显示空心螺钉加垫片固定骨折情况

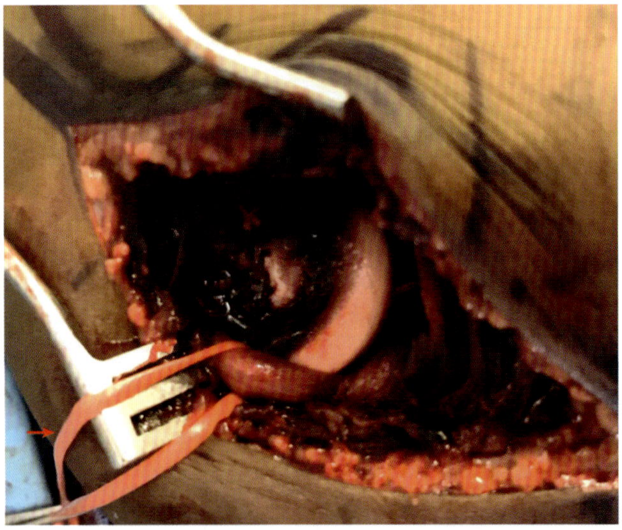

**图 36-41**　内上髁骨折伴有尺神经嵌压。注意尺神经（血管环）的近端紧紧贴附崁顿的骨折块（箭头）

以及尺神经麻痹。骨折不愈合非常少见，长期的关节不稳定会导致迟发的尺神经麻痹。移除关节内卡压的骨块术后出现的尺神经感觉迟钝比较常见，而且比较容易恢复。对迟发的神经麻痹以及非急性的神经症状进行尺神经移位目前存在争议。因为内上髁位于皮下位置比较表浅，因此会出现螺钉突出及疼痛，但是内固定物取出后会有非常满意的治疗效果。

### 移位的及嵌入骨块的肱骨内上髁骨折切开复位内固定术

**手术技术 36-10**

- 患者仰卧位，患肢放置无菌止血带，将患肢放置于“C”形臂下，在皮肤上标记出尺神经走向。
- 采用内侧切口，以肱骨内上髁为中心，长约 5.0 cm。
- 尺神经位于后侧，整个操作过程要小心保护避免损伤。由于移位的骨块没有嵌顿，因此可以直视下显露骨折端。将骨折端彻底冲洗，使用小的刮匙将骨折远端内上髁突起的软骨刮掉，以促进骨折愈合。
- 如果发现骨折块嵌顿于关节内，仅见到髁部的粗糙骨折面，但看不到游离骨折片。内侧关节囊、长屈肌总腱起点和内上髁骨片一起折叠在关节内，掩盖了冠突窝的下部和冠突。用一把小号的持骨钳，将内上髁和与其附着的软组织从关节内拉出。
- 肱骨内上髁骨折复位使用螺钉，必要时使用垫片固定，这样可以允许早期活动。如果骨折粉碎或患儿年龄较小，则使用光滑克氏针和（或）缝合锚钉固定。
- 缝合撕裂的关节囊及前臂的肌肉，关闭切口，使用后侧夹板或中间剖开的石膏固定。

**术后护理**　夹板或石膏固定 2~3 周，如果骨折稳定的话，可以允许依从性好的患者使用带铰链的肘关节支具，允许早期进行轻柔的关节功能锻炼。当骨折合并关节脱位时，早期锻炼非常重要。

## 二、慢性肱骨内上髁炎（棒球肘）

这种慢性损伤主要是由于年轻运动员过度使用肱骨内上髁，特别是棒球运动员。过多的投掷训练导致肱骨内上髁持续紧张。通过可信的年龄相关的随访表明过度使用是导致肱骨内上髁炎的主要原因，意外损伤的发生率很低。患者出现肱骨内上髁周围疼痛，外翻应力时疼痛明显增加，一些患者伸直活动受限，通过摄片可以发现此类患者内上髁与健侧对比增宽，摄健侧片对做出诊断有价值但不是必需的。

最有效的治疗是休息，然后进行循序的功能恢复。抗炎药物、夹板固定及冰敷可有效改善症状。患者、亲属及教练需要充分了解过度使用肘关节导致此类损伤的自然病程。我们经常看到当运动员疼痛缓解后，为保证投掷的效果，训练强度会逐渐提升。虽然这样会导致参与体育活动的积极性下降，但是从长期来看没有明显的并发症出现。

# 第十七节　肱骨远端骨折

整个肱骨远端骨骺骨折发生位置要比肱骨髁上骨折更靠近远端（图 36-42），最常见的致伤因素是跌倒，好发于少儿（平均年龄 5 岁）。因为诊断困难，导致这种损伤历来报道较少，随着认识水平的提高和先进成像技术的发展，如 MRI、超声和关节造影，这种损伤被更多地诊断出来。

肱骨远端骨骺延伸到包括肱骨内髁的次级骨化中心，女孩 6~7 岁出现，男孩 8~9 岁出现。在 6~7 岁之前甚至年龄更小的患儿大多数肱骨远端骨折会累及整个肱骨远端骨骺。患儿年龄越小，肱骨远端骨骺的体积越大。随着儿童的成熟，骨骺的体积减小，一些作者认为这是对损伤的一种保护。这也许可以解释肱骨远端骨骺骨折和产伤以及非意外创伤之间的关系。此外，在婴儿期，骨骺线位于鹰嘴窝的中心附近，使它容易过伸损伤。这些损伤带来

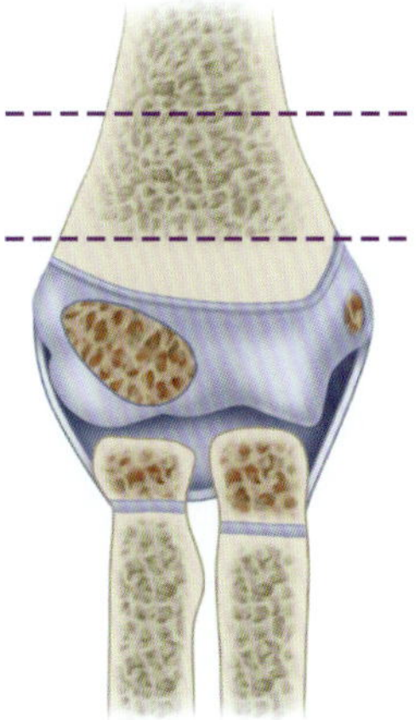

图 36-42　水平线显示的近端区域，指示肱骨髁上骨折发生的位置，远端水平线包含更宽广的区域，指示少儿的骨骺分离 - 骨折发生的位置

的畸形愈合是不常见的，主要由于肱骨远端面积宽广，一旦穿过骨骺的肱骨内髁滑车的血供受损，肱骨滑车骨坏死就会发生。

根据外髁骨骺的骨化程度将这类损伤分为 3 组。A 组骨折发生在 12 个月龄之前的婴儿，在外髁骨骺次级骨化中心出现之前（通常为骨骺损伤 Salter Harris Ⅰ型）（图 36-43）。由于外侧髁骨骺缺乏骨化中心，因此常被忽略。B 组骨折最常见于 12 个月到 3 岁的儿童，其中有明确的外髁骨化中心。C 组骨折发生在年龄较大的儿童，3~7 岁，并产生一个大的干骺端骨折块。

婴儿年龄小于 18 个月、肘部继发于外伤或疑似创伤导致的肿胀、累及整个肱骨远端骨骺骨折应考虑在内。在一个小婴儿或新生儿，肿胀可能是轻微到如同小的捻发音一样，因为骨折伤及的是骨骺软骨而不是骨干。

放射学诊断很困难的，尤其是如果外侧髁骨化中心是不可见的。唯一可以确定的是肱骨远端的初级骨化中心和尺桡骨近端的关系（图 36-44）。尺桡骨近端保持彼此的解剖关系，却与肱骨远端相比向内后移位。作为对比，摄对侧健肘可能有助于确定骨折的移位。

一旦肱骨外髁骨骺出现，整个远端骨骺移位更为明显。肱骨外髁的骨骺始终与桡骨头的解剖关系保持不变，即使与肱骨干骺端相比较肱骨远端骨骺向内侧及后侧移位。

因为有一个大的干骺端骨块，“C”形骨折可与一个低的髁上骨折或外髁骨折相混淆。诊断的关键点是在骨折中，远端干骺端由于包含肱骨远端全部骨骺而呈现出光滑的轮廓，而肱骨髁上骨折的远端

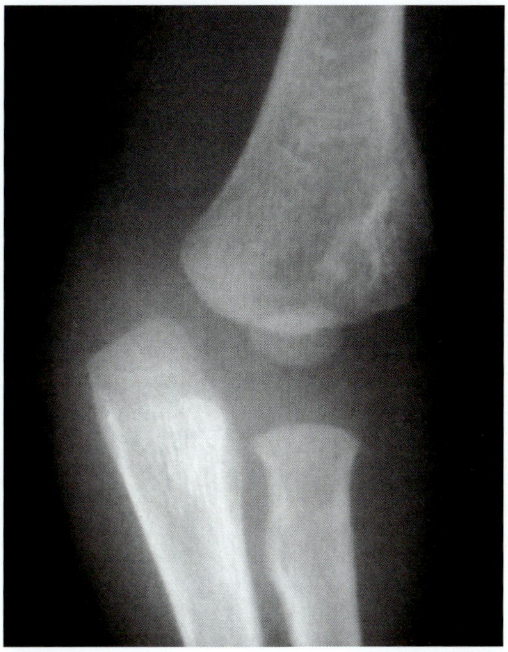

图 36-43　婴儿的骨骺分离骨折。尺骨与肱骨远端正常关系丢失

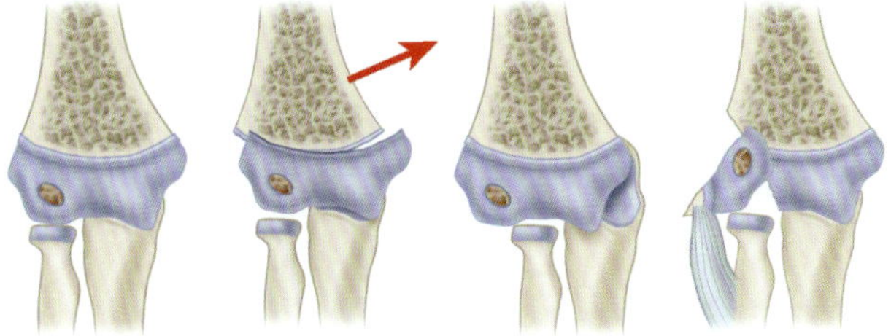

A　B　C　D

图 36-44　临床上的肘部损伤可能会混淆。A. 正常肘前三个骨化中心出现；B. 完全肱骨远端骨骺分离；C. 肘关节脱位；D. 外髁骨折

部分有一个不规则的边界。

根据 X 线片，可以区分婴儿的肱骨外髁骨折与非常少见的肘关节脱位。有移位的肱骨外髁骨骺，肱骨外髁与桡骨头失去正常的对应关系。如果骨折块包含滑车外侧嵴，尺桡骨近端就会向后外侧移位。合并有整个肱骨远端骨骺骨折的肘关节脱位是非常罕见的。由于肘关节脱位，尺桡骨近端几乎总是向后外侧移位，而桡骨近端和肱骨外髁之间会失去正常对应关系。摄对侧平片进行比较有助于做出诊断。超声也可用于婴儿诊断，避免使用全身麻醉。

## 治疗

治疗首先是针对性快速诊断。由于这种损伤可能与儿童虐待有关，因此父母可能会推迟治疗，并

且在最初的 X 线片上可能已经出现骨化。当及时认识到这些损伤时，可采用闭合复位经皮穿针（图 36-45）。关节造影有助于发现软骨骨折（图 36-46）。如果肱骨远端骨骺损伤仅仅是内移而没有旋转，错过了治疗的骨折可以重新塑形，而完全没有任何残余畸形。在较大的儿童中，这些损伤即可用经皮克氏针固定也可用钛质弹性髓内钉固定。越靠近骨折近端而且越接近干骺端，经皮克氏针固定就越困难、力学稳定性越差，这时弹性髓内钉是更好的选择。

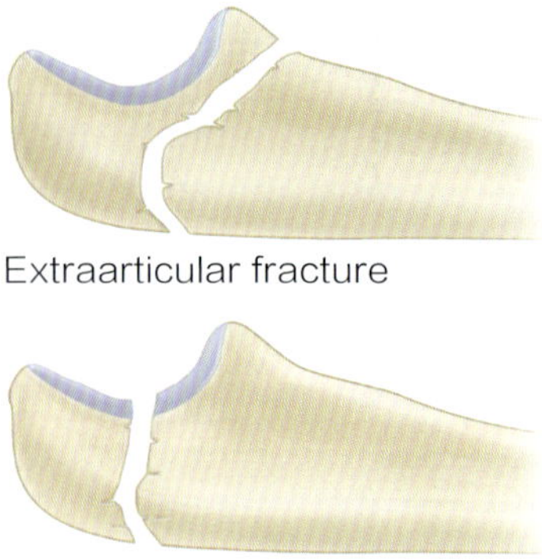


图 36-45 两种鹰嘴骨折类型。无论哪种类型，如果位移显著，需要切开复位内固定治疗

## 第十八节 肱骨小头骨折

肱骨小头骨折占儿童肘部骨折不到 1%，只涉及肱骨外髁的关节面，包括在某些情况下的滑车关节面外侧嵴。与成人不同的是，这些骨折在儿童中是罕见的，通常发生在青少年。Murthy 等将肱骨小头骨折分成 3 个类型：Ⅰ型为前方剪切骨折，最常见的类型；Ⅱ型为后方剪切骨折；Ⅲ型为软骨剪切骨折（图 36-47）。一般采用 X 线片进行诊断；MRI 也会有助于诊断，特别是骨折碎块累及关节软骨时，Ⅱ型和Ⅲ型损伤在平片上经常出现漏诊（图 36-48）。

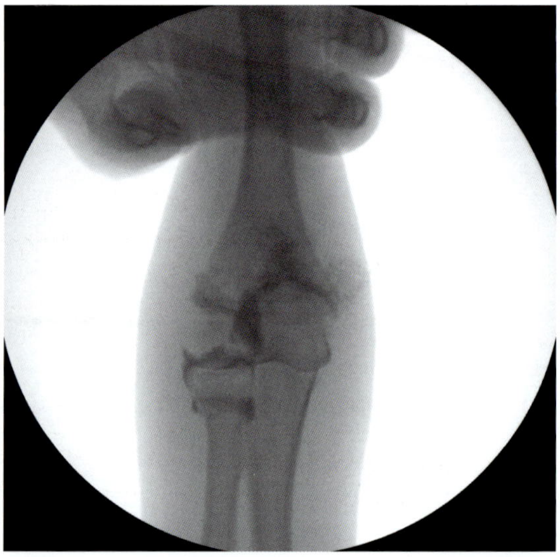

图 36-46 关节造影有助于确定肱骨远端软骨碎片

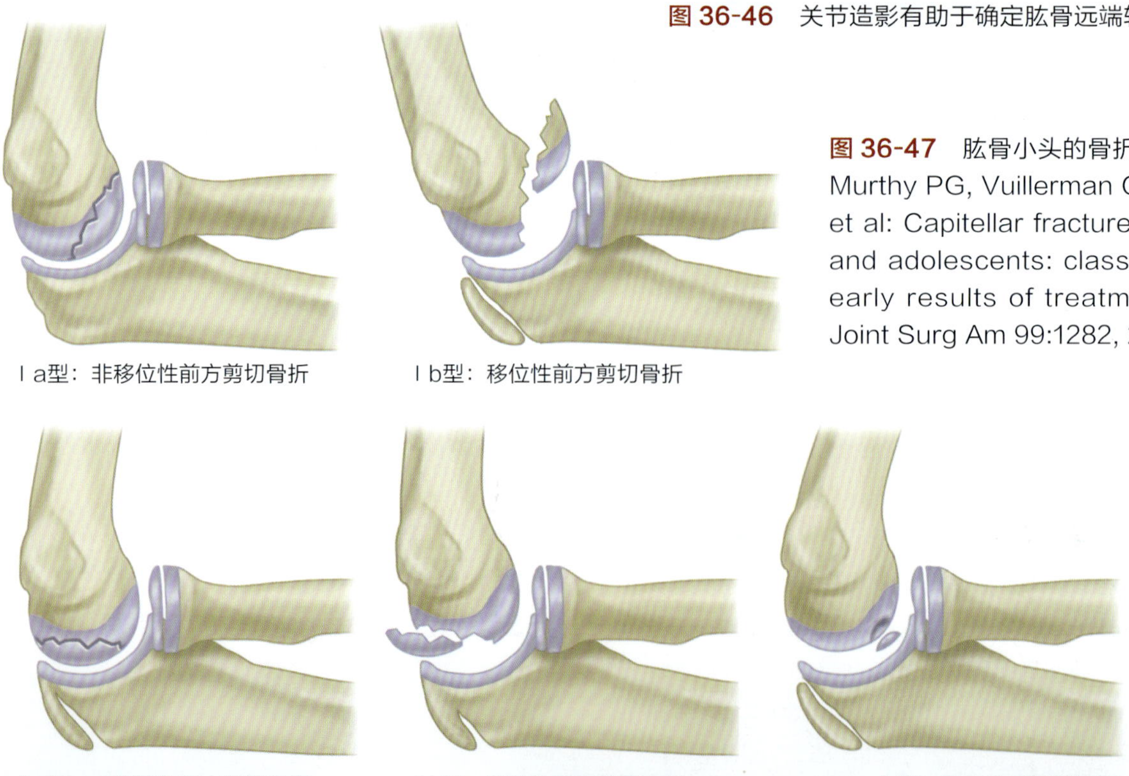


图 36-47 肱骨小头的骨折分型（引自：Murthy PG, Vuillerman C, Naqvi MN, et al: Capitellar fractures in children and adolescents: classification and early results of treatment. J Bone Joint Surg Am 99:1282, 2017.）

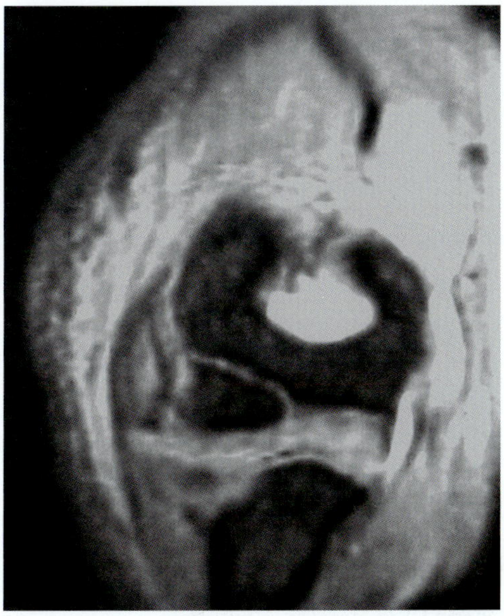

图 36-48　MRI $T_2$ 加权像示大块软骨的剪切骨折

小骨折块切除和切开复位重建是最常见的两种治疗方法。由于关节内骨折的特征，闭合复位不太可能成功。许多小的骨折块可以通过外侧切口或关节镜的方法切除。这消除了需要术后固定和伴随的肘关节僵硬问题。如果骨折块较大，则可以进行切开复位和内固定，但有可能发生附着骨的骨坏死。加压螺钉已被证明能够提供稳定的骨折固定（图 36-49）。另外，如果碎片主要是软骨，可以进行缝合修复，它允许后续 MRI 检查，并避免了再次进行置入物取出（图 36-50）。不管采用哪种治疗方法，应告知患者和家长这种损伤后会伴随关节功能的丢失，特别是对于涉及滑车的大骨软骨碎片的患者，多达 40% 的患者因为肘关节僵硬、疼痛或内植入物的突出、骨坏死需要进行二次手术。

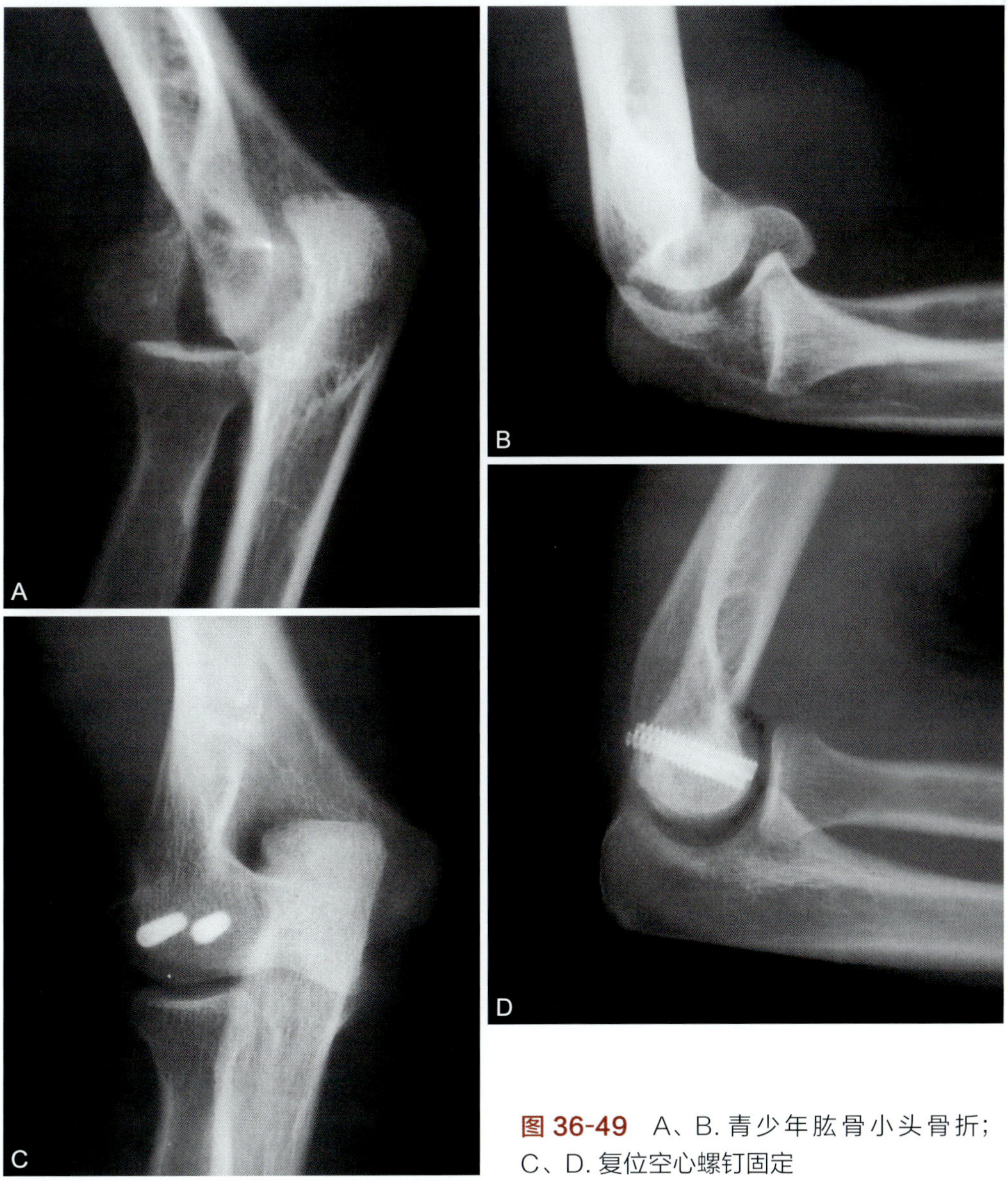


图 36-49　A、B. 青少年肱骨小头骨折；C、D. 复位空心螺钉固定

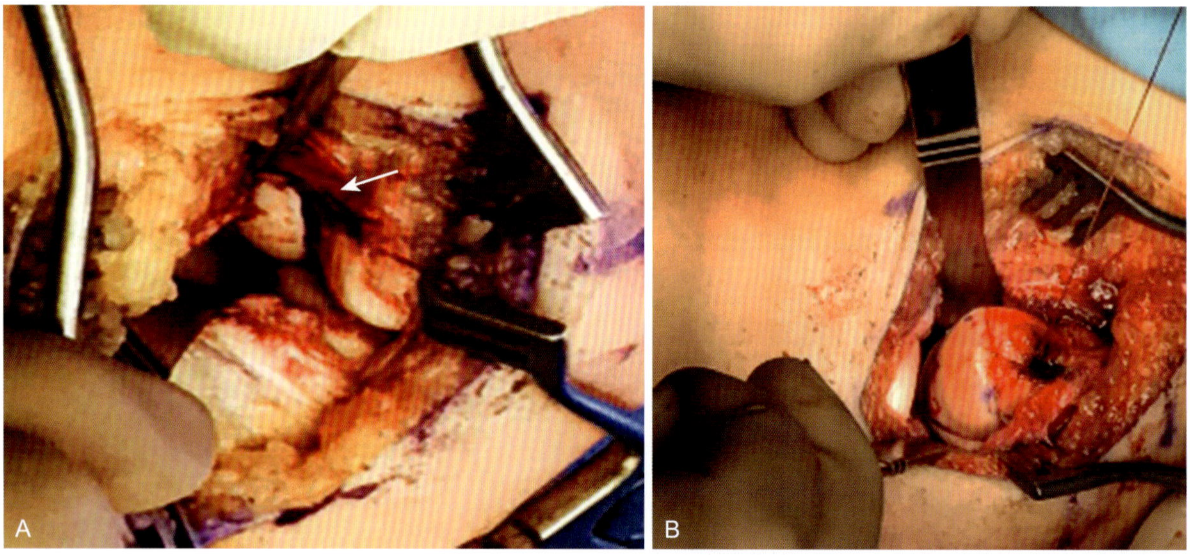


图 36-50 A. 肱骨小头前方剪切骨折（1B 型）伴有骨折块移位（箭头）；B. 复位后缝合固定

## 第十九节 尺骨鹰嘴骨折

由于部分嵌入肱三头肌中，因此单独的尺骨鹰嘴骨骺骨折在儿童中是罕见的。当发生时，通常是肘关节屈曲时尺骨鹰嘴受到撕脱力的结果。这种骨折在一般人群中并不常见，尤其是双侧的尺骨鹰嘴骨骺骨折，但是多发生在成骨不全症患儿中，他们会常出现再骨折。尺骨鹰嘴的应力损伤导致的骨折可发生在高水平运动员，特别是体操运动员和投掷运动员，如果不及时治疗会导致伴有疼痛的骨折不愈合。尺骨鹰嘴骨折是最常见的是干骺端骨折，可单独或合并其他肘部损伤。峰值年龄为 5~10 岁，尺骨鹰嘴骨折约占小儿肘关节骨折的 5%。单独的尺骨鹰嘴骨折根据损伤类型分为：屈曲型、伸展型或剪切型。单纯的屈曲型骨折最常见的发生机制是在屈肘时直接坠落导致。坠落时肘关节伸直是肱骨髁上骨折常见的损伤机制；然而，如果有一个显著内翻或外翻应力同时作用，尺骨鹰嘴干骺端骨折就可能发生。通常产生斜行骨折线性剪切损伤是很少发生的，可能发生在屈肘或者伸肘位置。50%~75% 的儿童尺骨鹰嘴骨折合并其他损伤，最常见的是桡骨近端骨折和 I 型孟氏骨折。

应力骨折的治疗包括远离致伤因素，然后逐渐恢复活动。空心钉固定主要用于有症状患者延迟愈合或不愈合。尺骨鹰嘴无移位的骨折，使用屈肘 70°~80° 的长臂支具固定 3~4 周。由于存在发生骨折再移位的可能性，所以这些骨折需要严密随访。对于移位的骨折或闭合复位欠佳，需要切开复位内固定。各种内固定技术，如经皮穿针、张力带、螺钉和钢板内固定术，均可取得良好的结果（图 36-51）。可吸收缝线张力带可用于年轻的、更小的儿童，避免了取出内固定物手术的问题。第 57 章讨论了这些技术。儿童尺骨鹰嘴骨折后肘关节僵硬是一种常见的并发症，稳定的固定是早期运动的关键，以防止关节僵硬的发生。

## 第二十节 桡骨头和颈骨折

孤立性桡骨头骨折是罕见的，因为不成熟的桡骨头是软骨。此类骨折通常发生在 10~12 岁，Salter-Harris Ⅳ型损伤。一旦出现桡骨头骨折，会增加患者的进行性桡骨头半脱位、桡骨头坏死和肱桡关节炎的风险，必须长期随访（图 36-52）。大多数儿童骨折的桡骨颈约占儿童骨折的 1% 和小儿肘关节骨折的 5%。

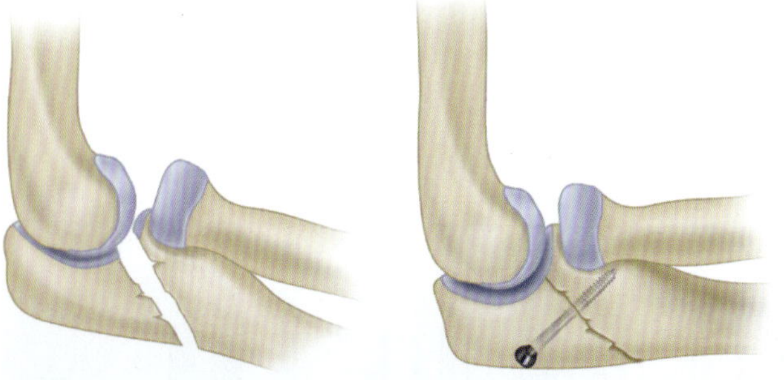

图 36-51 干骺端经关节内的骨折是不稳定的，需要切开复位内固定术，后者使用螺钉斜形固定

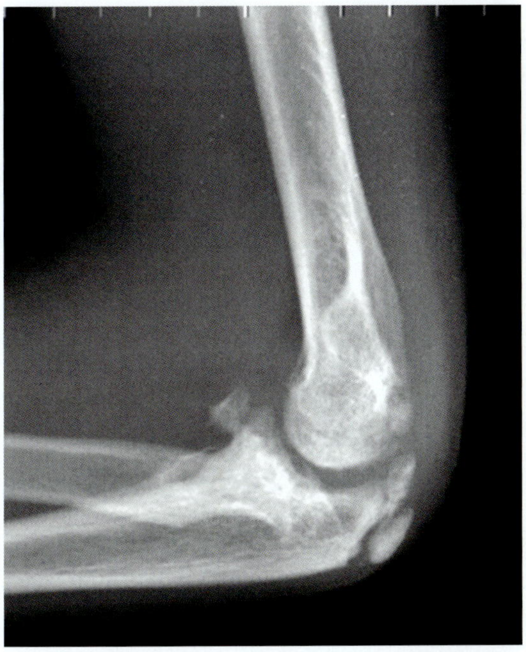

**图 36-52** 10 岁女孩 Salter-Harris Ⅱ型桡骨头骨折漏诊后创伤性肱桡关节炎

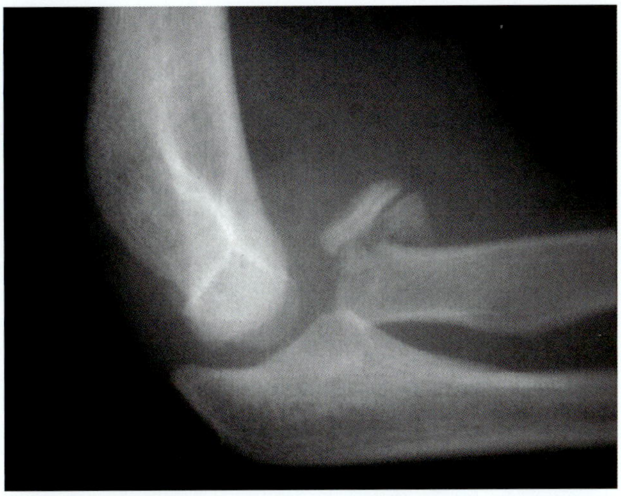

**图 36-53** 移位的桡骨头颈 Salter Harris Ⅱ型骨折

大多数桡骨颈骨折发生在坠落时上肢伸直，同时肘部外翻位。骨折通常发生于干骺端，可延伸到桡骨近端骨骺出现 Salter Harris Ⅱ型损伤（图 36-53）。许多骨折存在成角移位，最常见的方向为外侧，其次是前侧、后侧。桡骨颈骨折经常伴有肘关节脱位，发生在脱位时或者复位过程中（图 36-54）。骨折可完全移位或者嵌顿在关节内，可阻碍骨折复位。出于这个原因，小儿肘关节脱位在复位前后必须评估桡骨颈情况。

由于桡骨头尚未骨化，在年幼的儿童中，做出诊断是很困难的。这些患者骨折的唯一迹象可能是一个小的干骺端骨块，骨关节 X 线片对于诊断是有帮助的。

由于潜在的桡骨近端的重塑功能，小于 30°成角的骨折只要没有前臂旋转活动的丢失，可以采用保守治疗。患者使用长臂支具固定 3 周，然后允许恢复在活动范围内练习。骨折移位、明显成角或移位的骨折需要复位。这包括一个循序渐进的方法，首先行闭合复位，然后经皮辅助复位，如果不能得到满意复位的话，最后进行切开复位和内固定。因为切开复位内固定术后存在肘关节僵硬的可能性，因此有轻微对位不佳的闭合复位，要好过切开复位、内固定的解剖复位。切开复位治疗后患者的关节功能的受损，会使选择切开复位内固定术治疗大多数移位桡骨颈骨折的医师进行反思。

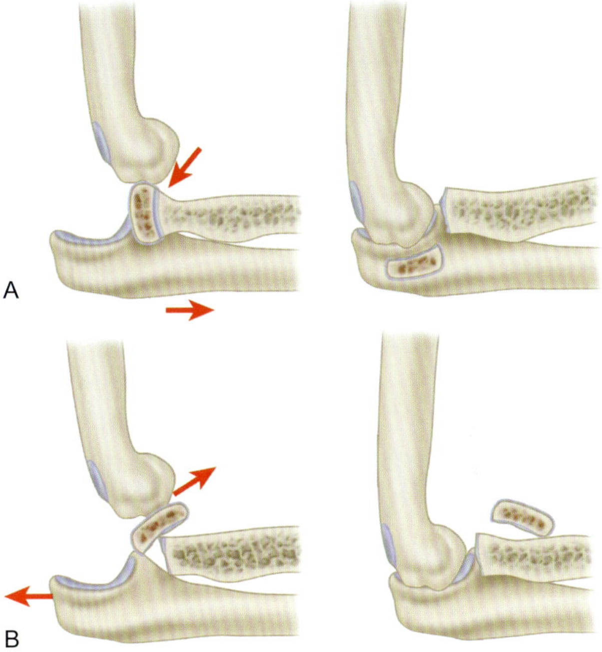


**图 36-54** A. 肘关节脱位时出现的桡骨颈骨折；B. 肘关节脱位复位时出现的桡骨颈骨折

在影像增强仪的帮助下，根据桡骨颈骨折断端移位的方向，闭合复位可以使用一系列的技术（图 36-55）。Patterson 描述了一个非常有用的技术：根据需要使用全身麻醉和透视（影像增强），助手帮忙稳定桡骨颈骨折的远端。伸直肘关节，在最大倾斜位置旋转前臂，术者使用一只手在肘关节处施加内翻应力，用另一只手拇指直接顶住桡骨头进行复位（图 36-60）。还有其他复位技术在肘关节屈曲下进行。此外，用 Esmarch 绷带缠绕手臂已被证实可以帮助改善骨折复位，可以将这种技术与其他桡骨颈复位技术联合应用。

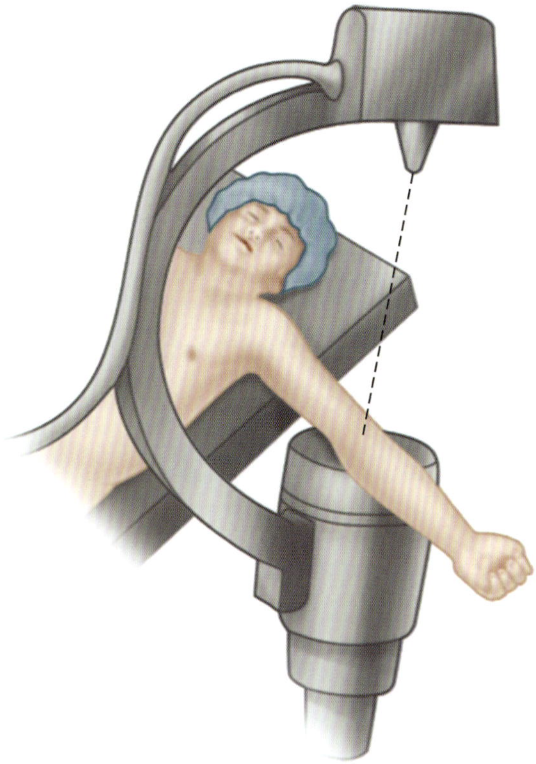

图 36-55 使用透视准确复位和确定固定针的位置

当闭合复位失败时，可以使用经皮撬拨技术。最常用的经皮复位技术是使用克氏针来复位骨折。针是剪断的，同时头端是钝的，将桡骨颈、头与骨干进行复位（图 36-56）。复位的桡骨颈可以通过经皮穿针固定骨折（图 36-57）。另外，Metaizeau 介绍了一种使用弹性髓内钉逆行从桡骨远端打入进行复位的技术。使用这种技术，一枚弹性髓内钉从桡骨远端干骺端逆行到达桡骨近端骨折部位，一旦到达骨折的近端，将髓内钉进行旋转直到骨折复位（图 36-58），然后用髓内钉稳定骨折直到愈合。

切开复位内固定操作中，大多数外科医师对于年幼的儿童使用光滑克氏针固定，对于年龄较大的儿童和青少年使用坚强的螺钉或钢板固定（图 36-59）。早期坚强的固定允许早期运动。这应该通过前臂旋后位的外侧入路，可以保护前臂骨间背侧神经。复位过程中遇到的关节囊和环状韧带的阻碍应切除或进行修补。螺钉和钢板应放在“安全区”，即桡骨头周围的 100° 范围，不能与尺骨近端相连。这些技术将在第 57 章中描述。如果上述操作不成功，可尝试使用逆行柔性髓内钉复位。

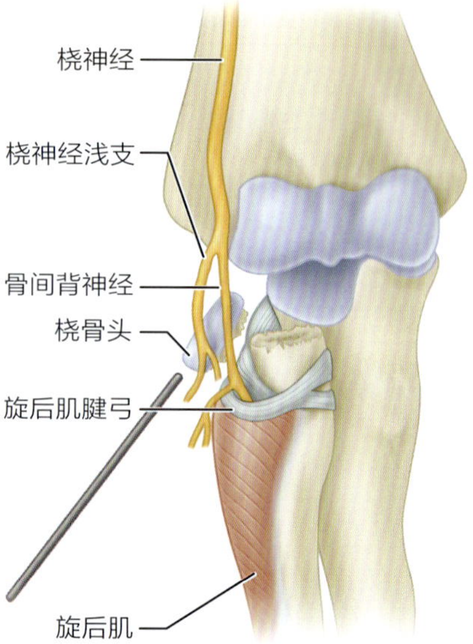


图 36-56 桡骨颈骨折与桡神经及其分支。经皮复位时，应在桡骨的尺侧进针以避免损伤桡神经深支

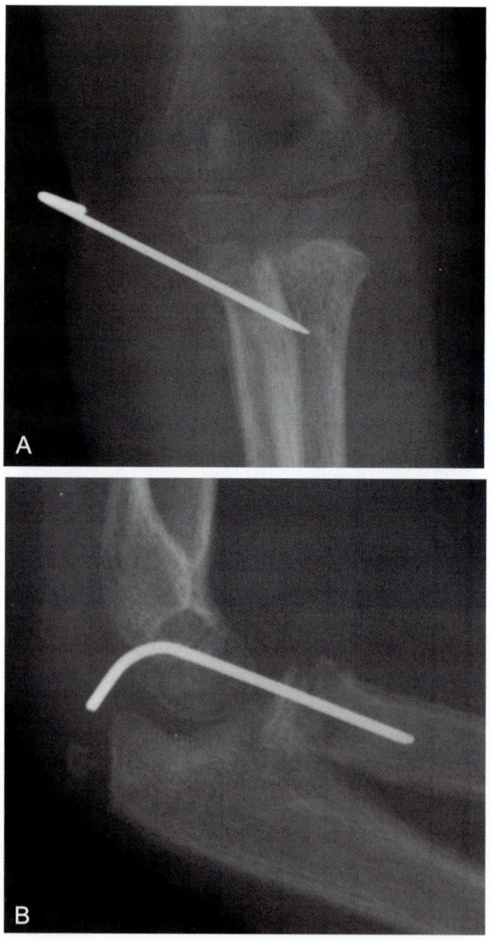


图 36-57 A、B. 桡骨颈骨折经皮固定正位和侧位图

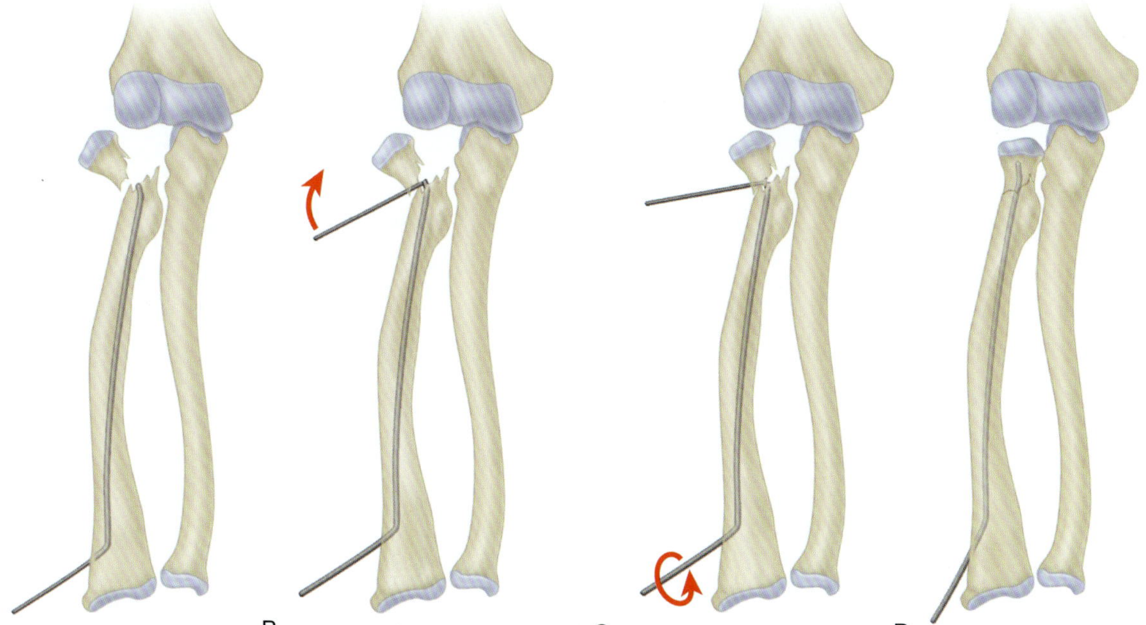


图 36-58　A~D. 用杠杆法和克氏针辅助逆行髓内钉置入复位桡骨头。注意髓内钉弯曲尖端首先指向外侧，到达桡骨头后，沿轴线旋转 180°（引自：Stiefel D, Meuli M, Altermatt S: Fractures of the neckof the radius in children: early experience with intramedullary pinning. J Bone Joint Surg 83B:536, 2001. 版权归属于英国骨骼和关节外科编辑学会）（见手术技术 36-11）

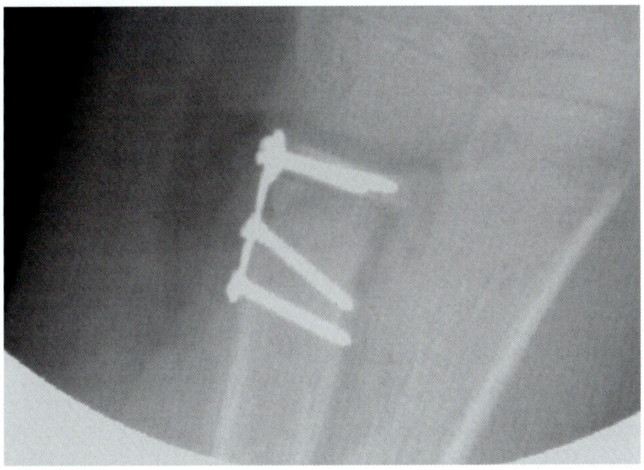

图 36-59　桡骨颈骨折切开复位和内固定

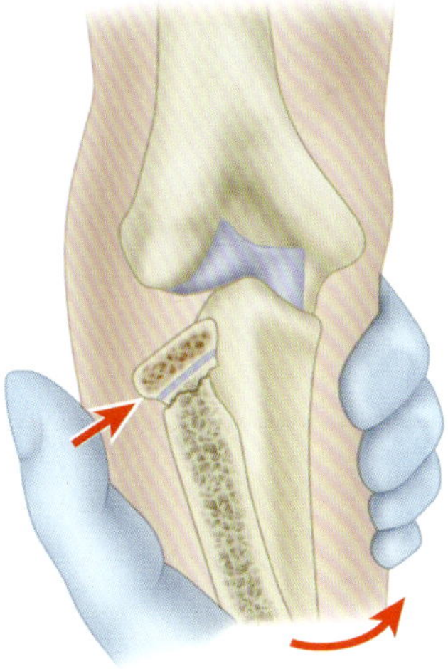

图 36-60　桡骨颈骨折复位机制（见手术技术 36-11）

## 闭合和切开复位桡骨颈骨折

### 手术技术 36-11

- 全麻后，取仰卧位。
- 使用 Patterson 所描述的操纵手法。由助手握住上臂近端，用一只手放在肱骨远端内侧，并将远端纵向牵引。将前臂内翻和手指压在倾斜的桡骨头上使其完全复位（图 36-60）。肘关节屈曲 90°，握住前臂内旋。如果这种手法复位欠佳，助手将肩关节外展 90°，将前臂旋后。利用 X 线透视，在无菌操作区域，在肘关节桡侧并且在成角及移位的桡骨头和桡骨颈下方经皮插入克氏针，使用克氏针将桡骨头推挤复位在解剖位置。去掉克氏针，将肘关节屈曲到 90°。骨折可以经皮从外侧到内侧固定，注意保护骨间后神经（图 36-58）。

## 经皮复位和撬拔

### 手术技术 36-12

- 全麻后，取仰卧位，消毒上肢，铺无菌手术单。
- 使用 X 线正位透视，确定前臂的旋转，使骨折最大的畸形可以呈现出来，对桡骨近端肱二头肌腱结节水平进行标记。
- 在标记水平背侧做 1 cm 皮肤切口，达尺骨骨突外侧皮下。
- 轻柔地将骨膜剥离器置入尺骨和桡骨之间的，注意不要破坏桡骨或尺骨骨膜（图 36-61A）。桡骨骨干通常比预期的更向尺侧移位，桡神经在这个水平更偏向桡骨的外侧。
- 对桡骨头施加压力的同时，利用杠杆撬起骨折远端使其远离尺骨（图 36-61C）。助手可以帮助轻轻地牵引和前臂来回旋转来复位骨折。
- 如果有必要，为纠正成角，经皮插入克氏针到达骨折断端，平行于桡骨头，并用它来垂直撬起桡骨近端骨骺与纵轴进行复位（图 36-61B）。
- 一旦获得满意的复位，斜行打入克氏针，将骨折固定。

**术后处理** 术后应用夹板或管型石膏 3~4 周，一旦骨折骨痂出现，拔除克氏针。

如果这些方法不成功的，可以尝试使用逆行弹性髓内钉。

## 闭合复位髓内钉固定

### 手术技术 36-13

- 全麻后，取仰卧位，消毒上肢铺无菌手术单。
- 于桡骨远端骺板近端做一个 1 cm 小切口，显露桡骨远端干骺端，注意避免损伤桡神经皮支。
- 开口器钻开皮质层，开始时垂直于桡骨，然后斜形进入。
- 将髓内钉置入髓腔。用锤轻轻敲击髓内钉，避免桡骨远端尺侧皮质穿孔。
- 如果骨折远端的外侧移位仍然存在，则沿其长轴转钉 180°，使其尖端指向内侧。这将使桡骨向内侧移位，使其复位。外侧骨膜产生的牵张会避免其向内侧的过度矫正。

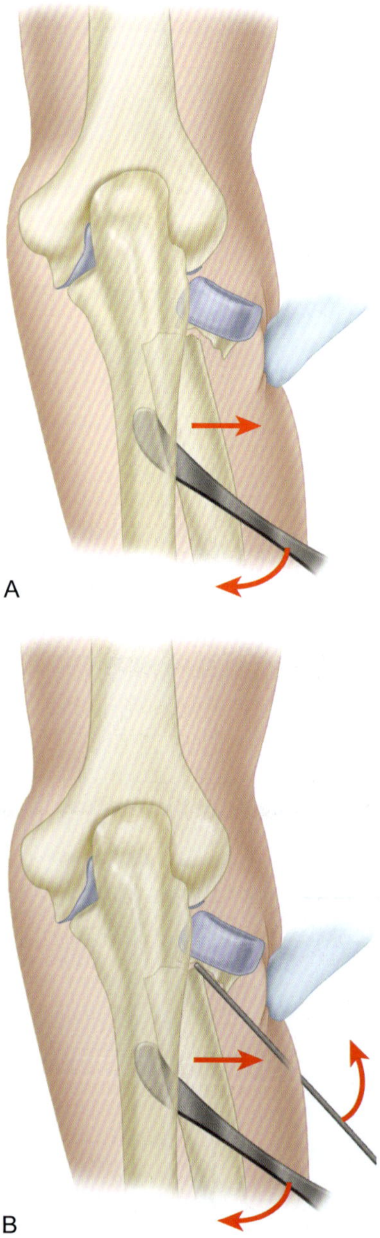


**图 36-61** 桡骨头复位技术。A. 使用骨膜剥离器撬拨骨折远端，同时拇指推挤骨折近段；B. 必要时，使用克氏针辅助复位（重绘引自：Erickson M, Frick S: Fractures of the proximal radius and ulna. In Beaty JH, Kasser JR, editors:Rockwood and Wilkins' fractures in children, ed 7, Philadelphia, 2010,Wolters Kluwer.）（见手术技术 36-12）

- 剪断弹性钉，缝合皮肤。
- 当骨骺无法达到并固定时，通过手法复位或经皮穿针使其倾斜超过 80°，就可以获得部分复位，并使用髓内钉固定。

**术后处理** 使用长臂石膏固定 2~3 周。一旦 X 线片显示骨痂存在，在 3~4 周内拔除克氏针。

## 桡骨颈骨折后并发症

术后的并发症包括运动障碍，对于旋前旋后功能的影响比屈伸活动的影响更为常见。畸形愈合和骨不连也有发生；然而，这是罕见的。还可遇到无任何症状的骨不连患者（图 36-62）。桡骨颈三维计算机辅助截骨术已经应用于少数患者，并取得了一定的成功。根据一组偏倚的、小样本的病例报道，

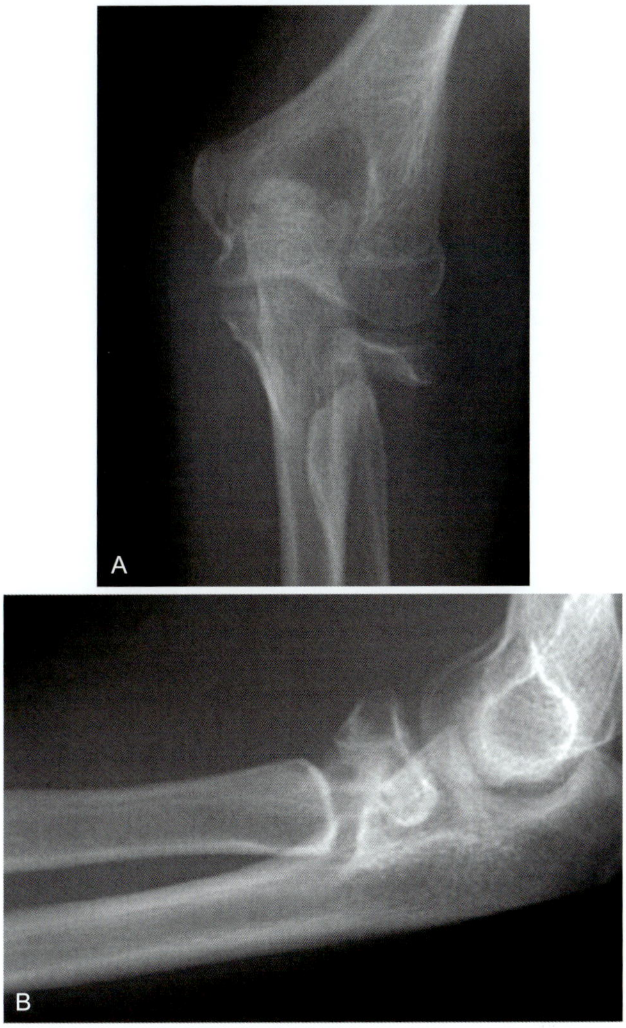


图 36-62 桡骨颈骨折不愈合

桡骨头切除是有争议的。

## 第二十一节 尺骨冠状突骨折

Regan 和 Morrey 将尺骨冠状突骨折分为三型：Ⅰ型为一个小的骨折片；Ⅱ型指骨折涉及不到 50% 的冠状突；Ⅲ型骨折涉及超过 50% 的冠状突（图 36-63）。他们建议Ⅰ型和Ⅱ型骨折行闭合复位，如果有必要的话，Ⅲ型骨折行切开复位内固定术。这些损伤的手术治疗在青少年和成人患者中更为常见。这在第 57 章中有描述。

## 第二十二节 肘关节脱位

儿童急性肘关节脱位少见，约占全部儿童肘关节损伤的 5%，其中后脱位最为常见，但与成人一样，前方、内侧或外侧脱位都可见到。在极少数情况下，会出现近端尺桡关节的损伤（图 36-64）。肘关节脱位经常同时合并肱骨内上髁和桡骨颈骨折。

绝大多数患儿都可以采用闭合复位、短期制动的方式进行治疗，随后佩戴夹板或支具在严密保护下逐步进行关节活动，以避免再脱位的发生。当出现骨折块嵌顿（内髁、桡骨颈）、开放骨折或合并肘部损伤等手术指征时，则需要进行切开复位内固定治疗。

### 肘关节脱位后并发症

最常见的并发症是肘关节僵硬和运动障碍，伸直活动受限最为常见。其他较少见的并发症包括再脱位、开放性骨折后的骨化性肌炎和神经血管损伤。在闭合或切开复位手术前和手术后进行彻底的神经血管检查是必要的，以确保在复位时不发生神经或血管卡压。

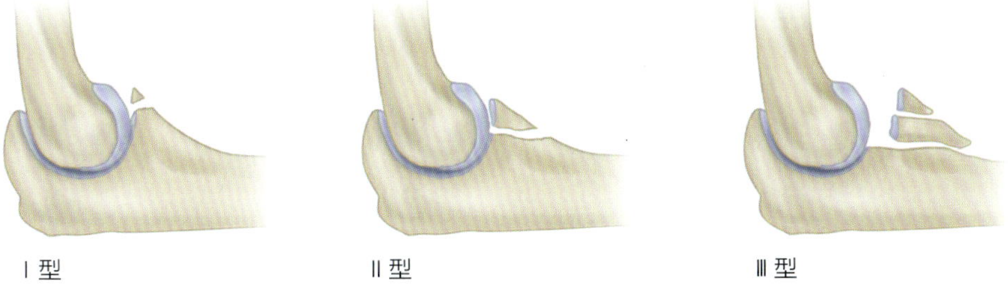


图 36-63 冠状突骨折分型。Ⅰ型，小块撕脱性骨折；Ⅱ型，冠状突骨折块 <50%；Ⅲ型，冠状突骨折块 >50%

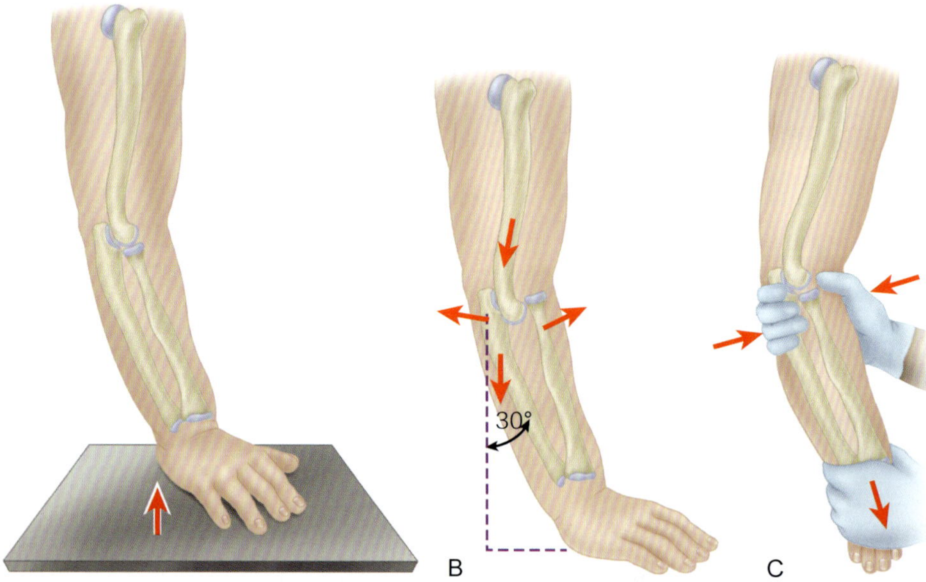


**图 36-64** A 和 B. 损伤机制为落地时手部外展，同时肘关节约 30° 屈曲。此时三个关节之间出现分离，肱骨远端如同楔子作用于近端尺桡骨之间（B）。C. 复位机制在于纵向牵引并向桡骨和尺骨合力施压矫正畸形达到复位的目的（引自：Altuntas AO, Balakumar J, Howells RJ, et al: Posterior divergent dislocation of the elbow in children and adolescents: a report of three cases andreview of the literature, J Pediatr Orthop 25: 317，2005.）

## 第二十三节 桡骨头脱位（孟氏骨折与脱位）

孟氏骨折相对少见，占所有儿童肘关节脱位的不到 1%，受伤高峰年龄为 4~10 岁。经常容易漏诊，一旦漏诊预后较差。由于桡骨头与前臂骨间后神经毗邻，所以桡神经损伤较为常见，占所有病例的 10%~20%，尤其是当桡骨头向前方和外侧脱位时更容易发生。

通过标准的肘关节正位与侧位 X 线检查可做出孟氏骨折的诊断，需要注意的是，对于所有前臂骨折，也应当从两个平面摄片，以排除肘关节是否存在损伤。无论肘关节的位置如何，经桡骨颈中心画一条直线，这条线将延伸并通过肱骨小头的中心部分（图 36-65）。如果 X 线片显示不清，可采用 CT、MRI 或超声进行进一步检查。如患者无创伤史，而存在肱骨小头发育不良、桡骨小头平凸改变（图 36-66），应考虑先天性桡骨头脱位，此类病例往往呈双侧发病。

最常用的分型系统是 Bado 分型，以桡骨头脱位的方向作为分型基准（图 36-67）。最常见的类型是尺骨近端 1/3 骨折，断端向前成角，伴桡骨小头向前方脱位（Ⅰ型）；其次是尺骨近端骨折，断端向后成角，伴桡骨小头向后脱位（Ⅱ型）；尺骨近端骨折向外侧成角伴桡骨小头向外侧脱位是第三种类型（Ⅲ型），而比较少见的是第四种类型——尺桡骨近端双骨折，伴桡骨头向前脱位（Ⅳ型）（图 36-68）。尽管 Bado 分型直接易懂，但不能预测预后。鉴于良好的尺骨复位通常能使肱桡关节稳定这一事实（框 36-3），Letts 和 Ring 分型基于尺骨损伤情况进行分类，在预后评估方面更为有效。一项针对 2 个大型创伤中心，112 名孟氏骨折患者的研究发现，所有治疗失败（约占 19%）的病例，都没有遵循 Ring 提出的严格策略。此外，已有许多类似于孟氏骨折样损伤的报道，包括 3 种最常见的：①单纯性

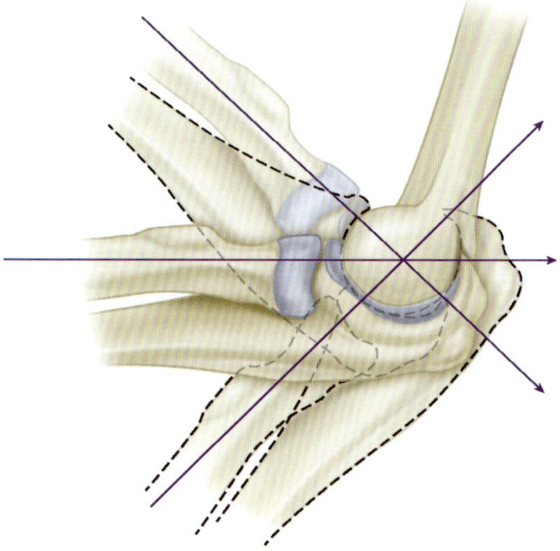

**图 36-65** 在侧位片上，无论肘关节屈曲程度如何，在所有视图上，桡骨头轴线都应通过肱骨小头中心

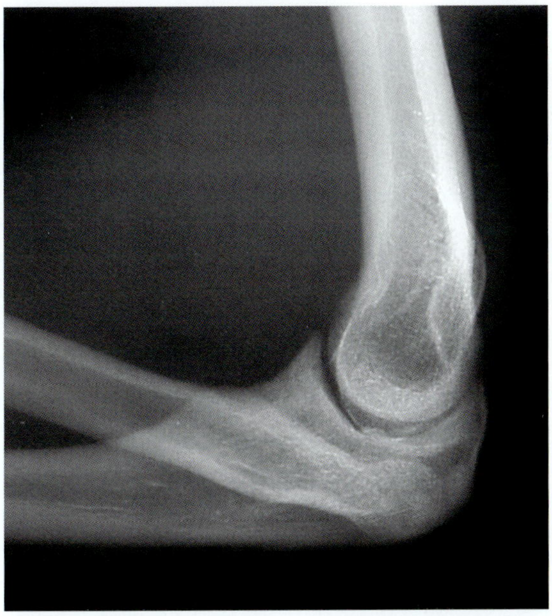

**图 36-66**　先天性桡骨头脱位。注意桡骨头凸出，提示脱位为先天性而非创伤导致

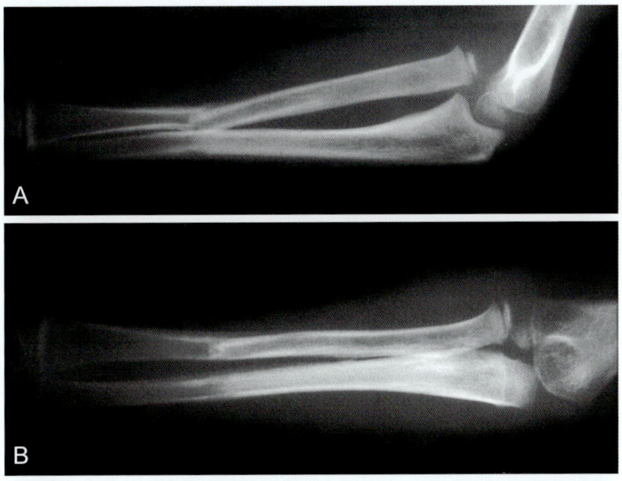


**图 36-68**　Ⅳ型孟氏骨折伴有尺骨、桡骨骨折和桡骨头脱位

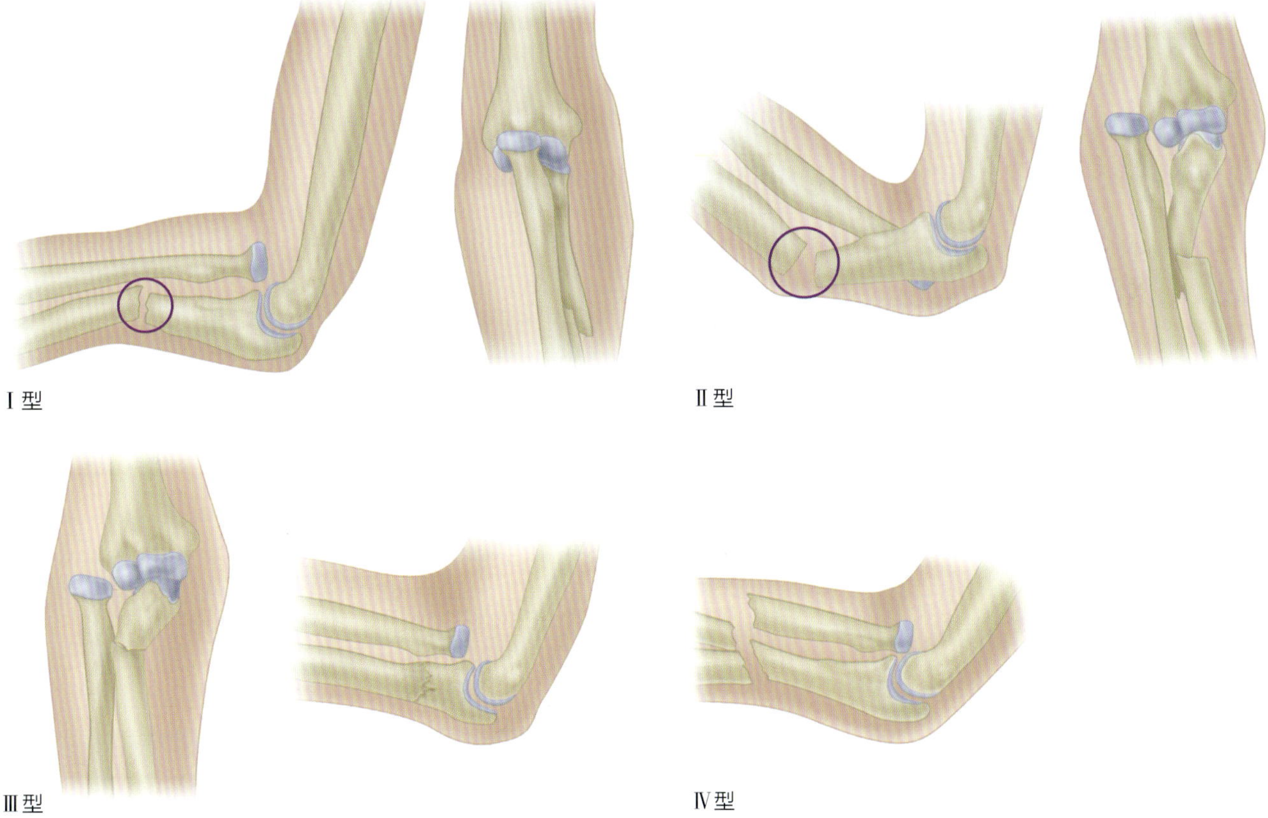


**图 36-67**　孟氏骨折的分型。Ⅰ型，桡骨头前脱位和尺骨骨折向前成角；Ⅱ型，桡骨头后脱位和尺骨骨折向后成角；Ⅲ型，桡骨头向外脱位和尺骨骨折向外侧成角；Ⅳ型，尺骨、桡骨骨干双骨折和桡骨头脱位

桡骨头脱位（详见“单纯性桡骨头脱位”）（图 36-69）；②尺骨近端骨折伴桡骨颈骨折；③尺骨、桡骨近端 1/3 双骨折，且桡骨骨折线比尺骨更靠近近端（图 36-70）。

单纯桡骨小头脱位非常罕见（图 36-69），这是由于人们认为多数儿童单一桡骨头骨折都存在微小的尺骨可塑变形，其得到矫正会使桡骨头稳定复位（图 36-71）。这必须与“保姆肘”相鉴别，而后者

**框 36-3**

**基于尺骨损伤的儿童孟氏骨折——脱位的分类**

| 尺骨损伤类型 | 治疗 |
|---|---|
| 可塑变形骨折 | 尺骨闭合复位，石膏固定 |
| 不全（青枝或弯曲）骨折 | 闭合复位，石膏固定 |
| 完全横行骨折或短斜形骨折 | 闭合复位，髓内钉固定 |
| 长斜形骨折或粉碎骨折 | 切开复位，钢板螺丝钉内固定 |

修改引自：Ring D, Jupiter JB, Waters PM: Monteggia fractures in children, J Am Acad Orthop Surg 6:215,1998.

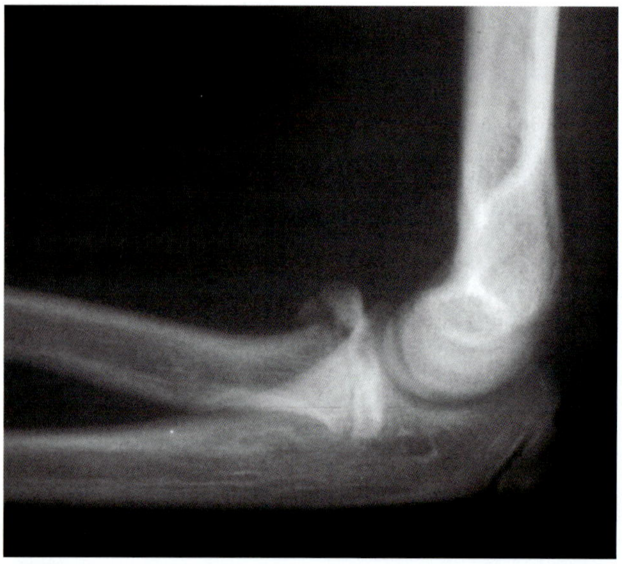

**图 36-69** 桡骨头前方 1/3 骨折伴有继发性脱位的孟氏骨折

的影像学表现完全正常。

孟氏骨折的成功治疗依赖于尺骨畸形矫正和稳定，反过来又为肱桡关节提供稳定。闭合复位石膏固定的指征是尺骨骨折稳定或青枝骨折，以及尺骨可塑变形桡骨头复位满意。患儿需要长臂石膏曲肘 90°~100° 旋后固定，随后 2~3 周密切随访，做 X 线检查，以确保维持桡骨头复位。尺骨切开复位有时也是必要的，对于横行骨折或短斜行骨折可采用髓内钉内固定，而接骨板适合长斜型或粉碎性骨折，以恢复尺骨的长度稳定性（图 36-72）。桡骨小头切开复位联合环状韧带重建的指征是环状韧带嵌插导致桡骨小头不能复位，术后患者需要紧密随访以防止桡骨头再脱位（图 36-73）。肱桡关节穿针固定应尽量避免，以防止关节内克氏针断裂。肱桡关节不够稳定而需要穿针固定时，应排除尺骨不完全复位或软组织嵌插。

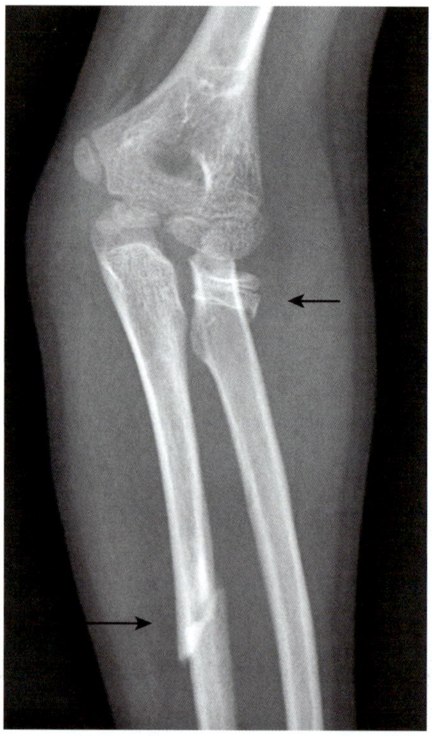

**图 36-70** 类似孟氏骨折样损伤：尺骨、桡骨近端 1/3 双骨折，桡骨骨折比尺骨骨折更靠近近端

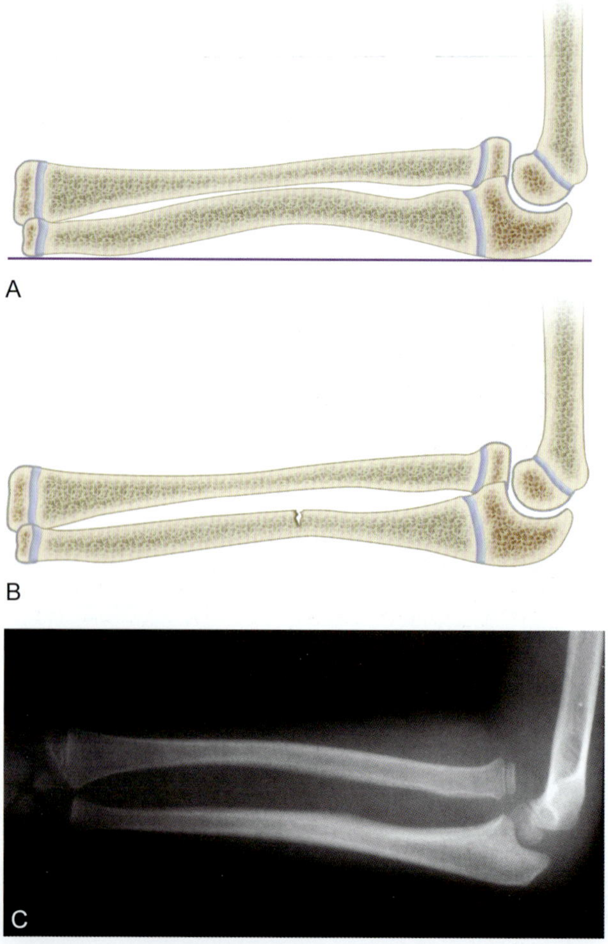


**图 36-71** 尺骨的可塑性变形。A. 向前方弯曲；B. 向前成角的青枝骨折；C.X 线片表现

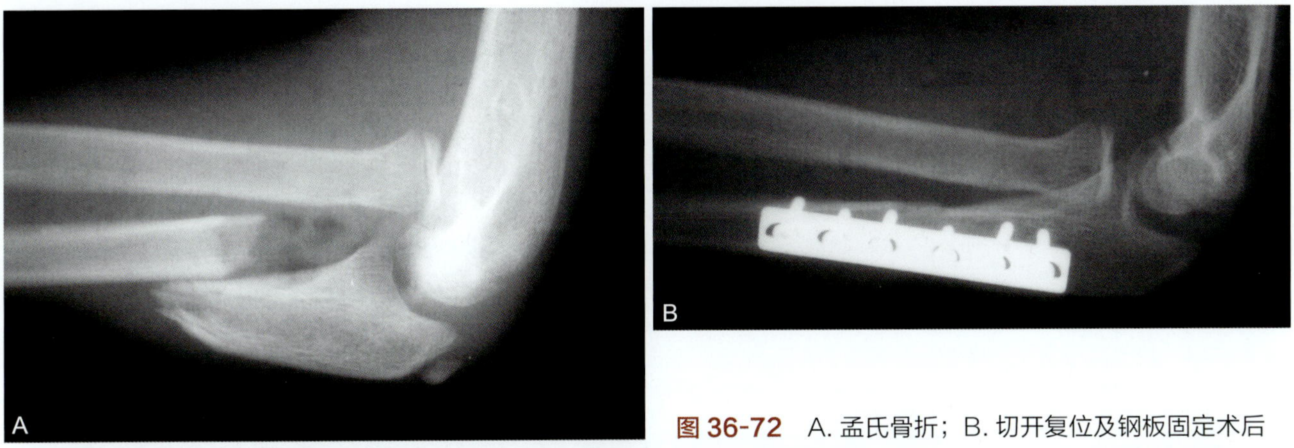


**图 36-72** A. 孟氏骨折；B. 切开复位及钢板固定术后

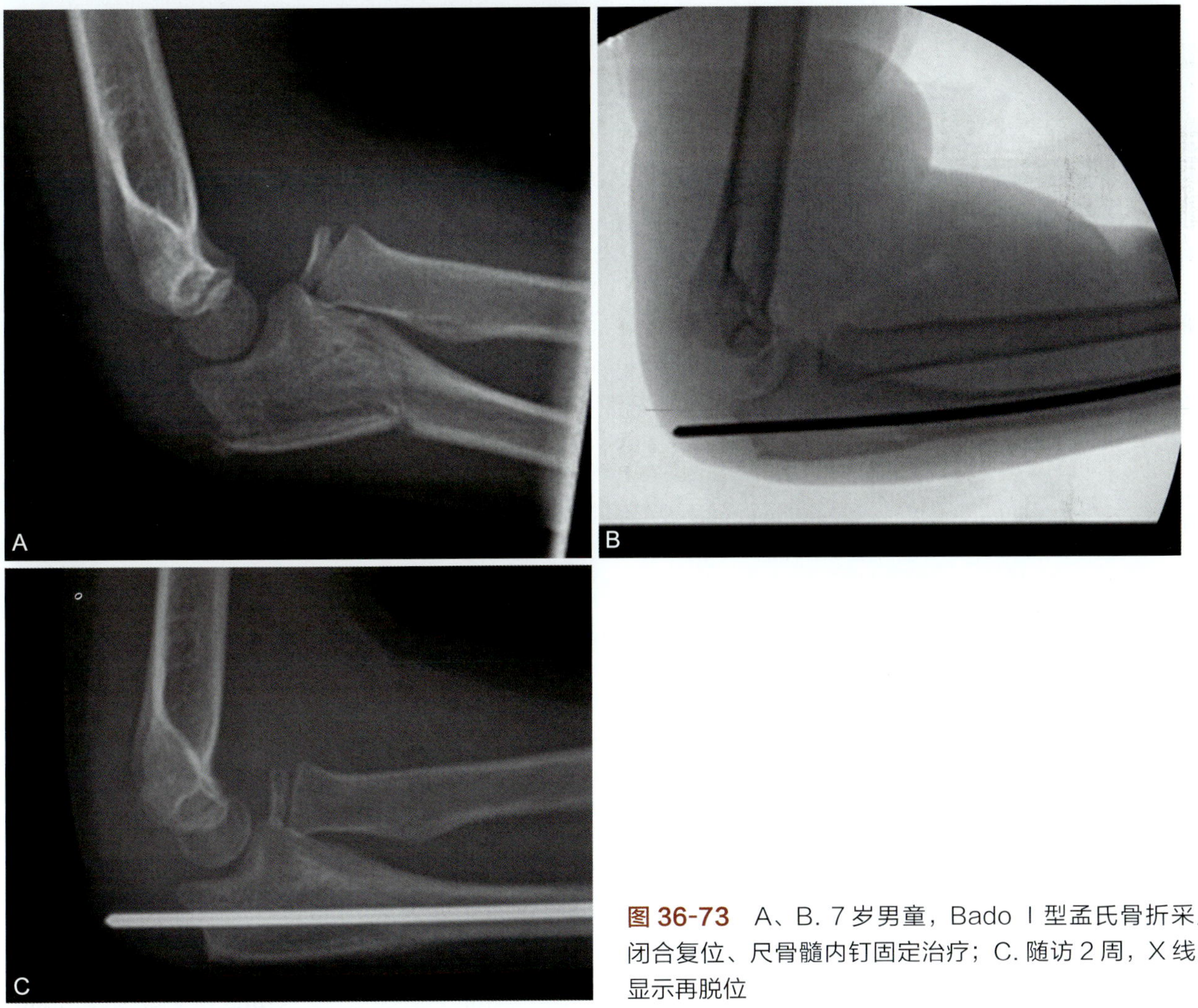


**图 36-73** A、B. 7 岁男童，Bado Ⅰ型孟氏骨折采用闭合复位、尺骨髓内钉固定治疗；C. 随访 2 周，X 线片显示再脱位

急性孟氏骨折何时转为陈旧性骨折存在着诸多争议，一些患者没有症状，而一些患者存在疼痛、活动受限、肢体畸形。许多学者认为，尽管陈旧性孟氏骨折治疗困难且预后难料，但总比不治疗要好（图 36-74）。一般来说，低龄无症状且无桡骨头畸形的患者手术效果更好。手术重建的原则包括：尺骨截骨矫形以及环状韧带重建。尺骨截骨应固定在肱桡关节最稳定的位置，这会造成继发伴有临床症状的尺骨畸形（图 36-75，手术技术 36-14）。大多数学者推荐采用 Boyd、Lloyd-Roberts，Bell-Tawae 提倡的方法，即使用原来的韧带、肱三头肌肌腱或筋膜瓣移植重建（图 36-76）。低龄患儿应避免切除桡骨头，因为存在晚期畸形的风险，仅作为挽救性手术。

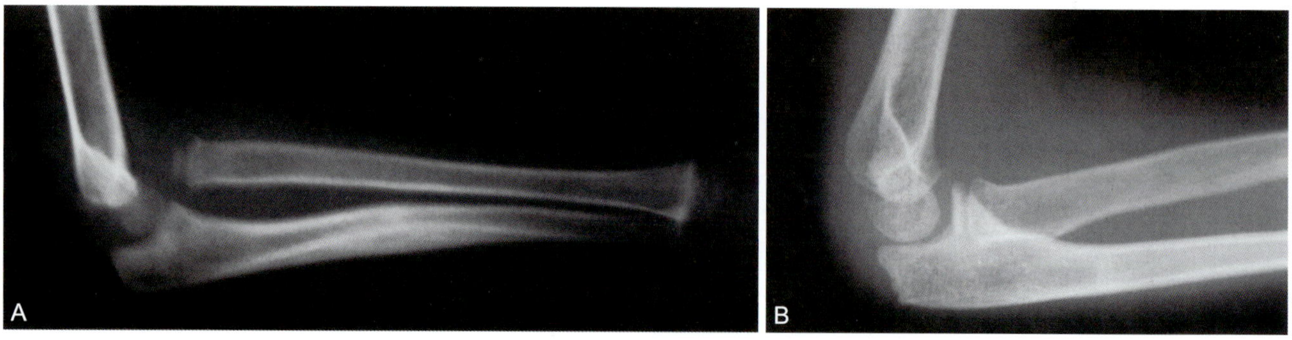


图 36-74 尺骨畸形愈合及桡骨头前脱位。A. 治疗前；B. 术后 3 年，桡骨头保持复位

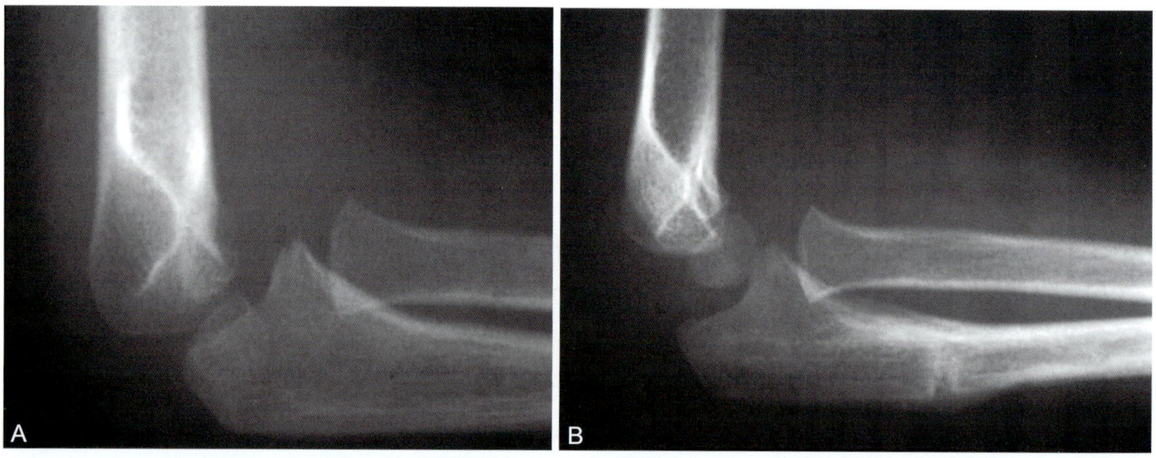


图 36-75 A. 孟氏骨折后畸形；B. 截骨术过矫正后（见正文）

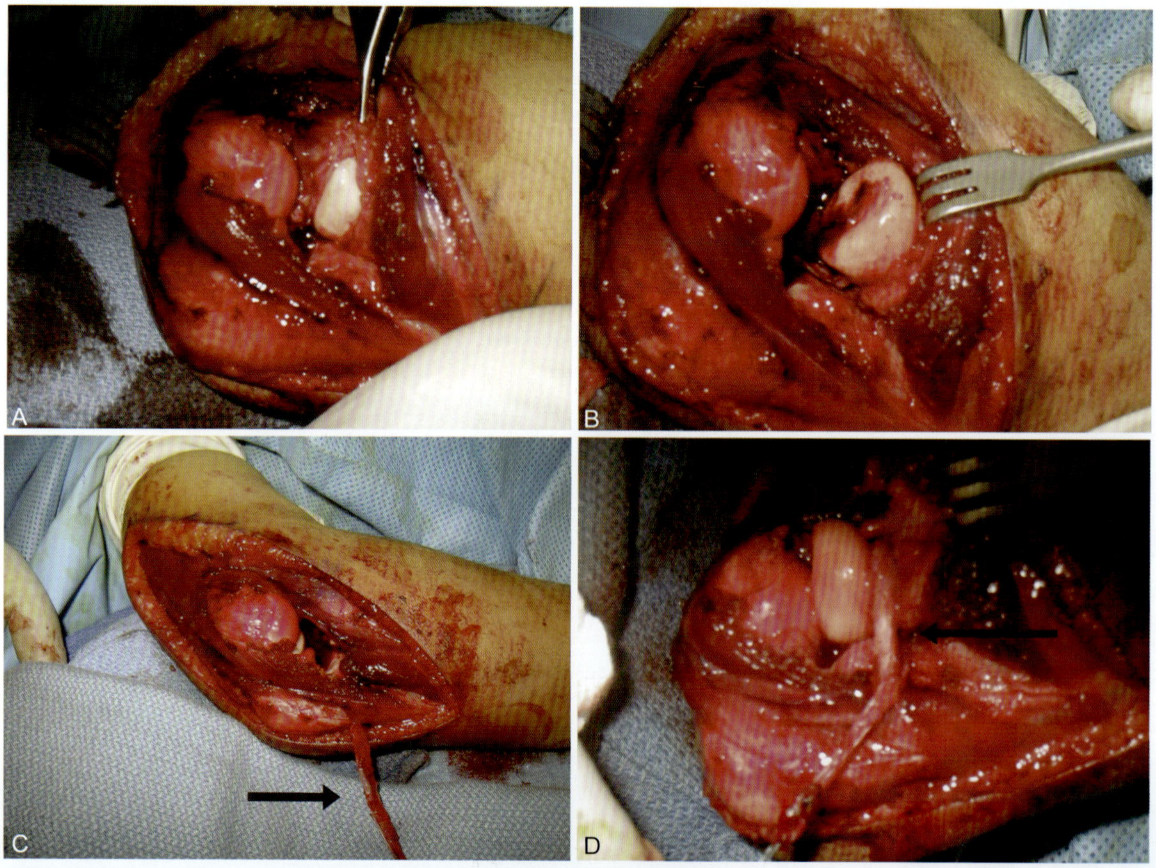


图 36-76 A. 肘关节外侧方切口显示肱桡关节不匹配；B. 桡骨头形态改变；C. 肱三头肌筋膜取瓣；D. 环状韧带重建

## 过度矫正截骨术与韧带修复或重建

**手术技术 36-14**　（图 36-77）

（Shah And Waters）

- 做一曲线形切口以便尽可能获取肱三头肌腱瓣，以及尺骨开放楔形截骨（图 36-77B）。开始时，仅显露切口近端部分。
- 显露肱骨远端肱桡肌和肱肌之间的桡神经，探查其远端的运动（骨间后神经）及感觉分支。
- 在接下来的手术过程中游离并保护神经。
- 于肘肌与尺侧腕伸肌间隙显露关节。将伸肌 - 旋后肌群揭起，显露近端的关节，关节囊仅作为一个软组织平面远离肱骨远端（图 36-77C）。
- 清除肘关节的炎性滑膜和脂肪碎片，需要特别注意近端尺桡关节间的清理，以便与其解剖位置匹配。
- 此时必须确定固有的环状韧带是否能用于重建，确定关节囊壁的中央穿孔是否将脱位的桡骨头与原关节分离开。此处就是固有环状韧带被打开的地方。从中心向外扩大切口来增加显露，这样能使固有的环状韧带复位到桡骨颈上（图 36-77D）。
- 为使关节复位，去除桡骨头上附着的关节囊。采用骨膜套将固有的环状韧带重新固定在尺骨上。
- 假如固有的环状韧带不能利用，需要准备切取肱三头肌腱膜用于韧带重建。
- 尝试复位桡骨头，仔细检查桡骨头和肱骨小头的匹配情况。假如匹配满意，继续用韧带修复或重建。假如桡骨不能复位，在尺骨畸形最大处行尺骨截骨术，这将涉及更远段的尺侧显露（图 36-77E）。
- 在 X 线引导下行骨膜剥离。
- 进行尺骨开放楔形截骨，用板式撑开器使桡骨头与肱骨小头相匹配而无压力，目的在于过度矫正尺骨的对线。或者，先临时行肱桡关节解剖复位穿针固定，以便行尺骨开放楔形截骨。
- 复位一旦完成，用接骨板和螺钉部分固定尺骨截骨部位的近、远端。无须进行植骨。

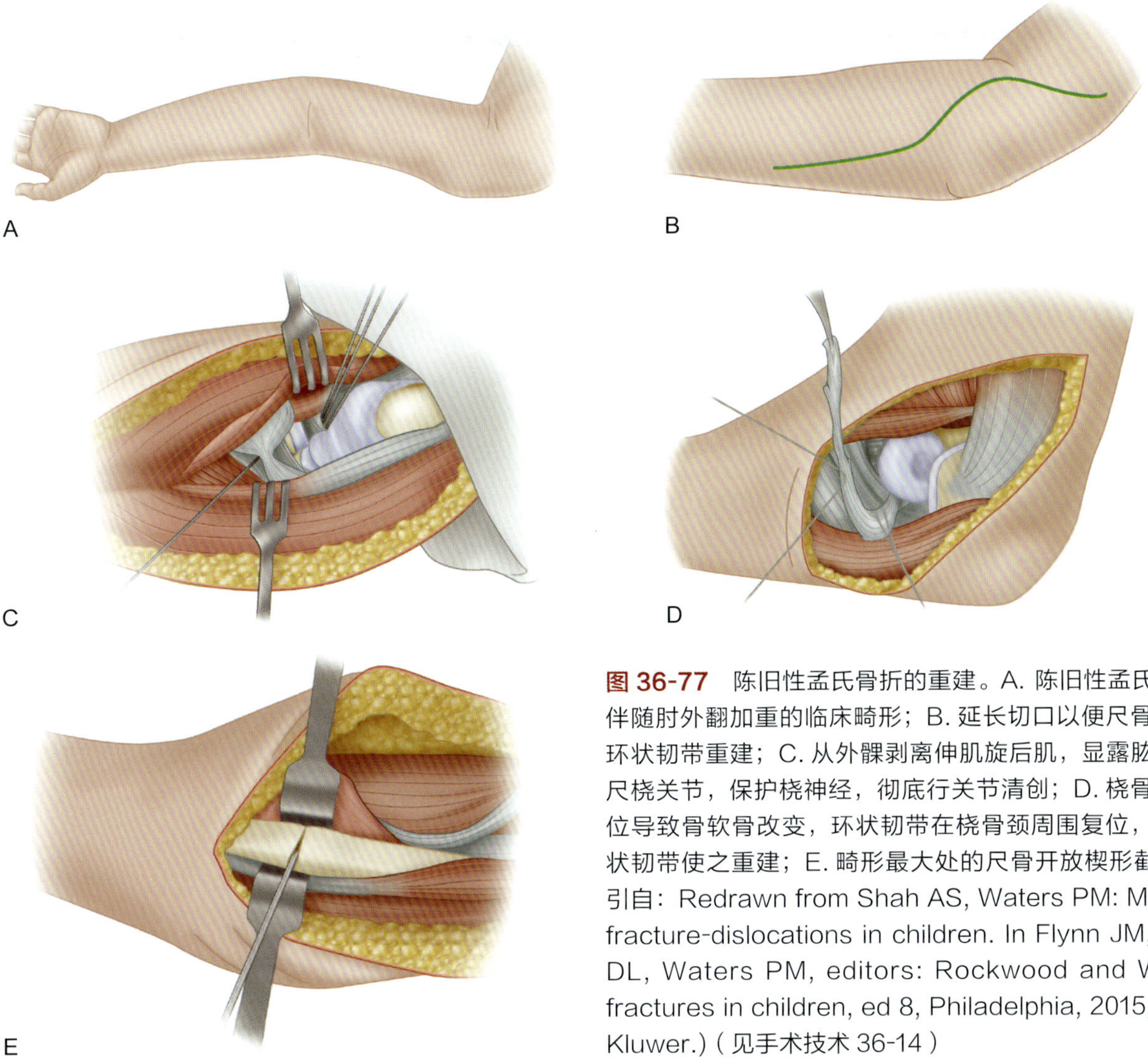


**图 36-77**　陈旧性孟氏骨折的重建。A. 陈旧性孟氏骨折损伤伴随肘外翻加重的临床畸形；B. 延长切口以便尺骨截骨联合环状韧带重建；C. 从外髁剥离伸肌旋后肌，显露肱桡关节、尺桡关节，保护桡神经，彻底行关节清创；D. 桡骨头慢性脱位导致骨软骨改变，环状韧带在桡骨颈周围复位，并缝合环状韧带使之重建；E. 畸形最大处的尺骨开放楔形截骨（重绘引自：Redrawn from Shah AS, Waters PM: Monteggia fracture-dislocations in children. In Flynn JM, Skaggs DL, Waters PM, editors: Rockwood and Wilkins' fractures in children, ed 8, Philadelphia, 2015, Wolters Kluwer.）（见手术技术 36-14）

- 去除肱桡关节的临时固定针。为确定肱桡骨和桡尺骨的对线，可旋转桡骨头以测试其完全在旋转弧内。
- 修复骨膜，再次将重点放于韧带修复或重建。
- 假如固有环状韧带还能用，用褥式缝合方式将其穿过尺骨骨膜通道予以修复。当所有缝合位置准备好后再缩紧缝合。
- 假如固有环状韧带不能用，从近端向远端取一长 6~8 cm 的肱三头肌筋膜条，揭起从近端尺骨到桡骨颈水平的骨膜。注意不要使筋膜断裂。
- 将肌腱条穿过骨膜，环绕桡骨颈，折返后与自身和尺骨骨膜缝合在一起。通过骨膜，穿行并缝合肌腱的方法与 Seel 和 Peterson 描述的钻孔缝合方法相似。
- 修复关节囊，将旋后肌起点缝回肱骨外髁区域。
- 在完全关闭伤口前，再次透视，确认存在屈伸、旋前旋后的稳定运动弧。
- 预防性地行前臂筋膜切开，在缝合皮下和皮肤前检查桡神经的情况。
- 应用长臂双瓣型石膏，前臂旋后 60° ~90°，肘关节屈曲 80° ~90° 固定。

**术后处理** 石膏固定 4~6 周后，更换为可拆除的双瓣支具，以便进行主动旋前和旋后活动，肘关节伸屈活动最先恢复，全旋转活动恢复需要大于 6 个月的时间。

## 第二十四节 盖氏骨折

盖氏骨折或桡骨骨折伴远端尺桡关节脱位（DRUJ）在儿童中少见。与前臂近端骨折伴远端尺骨向后脱位不同，大多数前臂远端骨折伴有尺骨远端向前脱位，标准的侧位片是诊断的必要条件。大部分病例中桡骨骨折的复位将使远端尺桡骨关节脱位复位，对于难复性骨折，应行桡骨远端切开复位内固定，并对远端尺桡关节脱位进行再评估。假如远端尺桡关节仍脱位，应行 DRUJ 切开复位内固定来去除嵌插组织，这些组织大部分是骨膜、尺侧腕伸肌、小指伸肌腱、三角纤维软骨复合体（TFCC）。远端尺桡关节可通过前臂旋后穿针固定来提供额外的稳定性。

虽然青少年常发生这种损伤，但一些包括尺骨远端 Salter-Harris Ⅱ型骨折的变异情况可能在低龄患儿中早于三角纤维软骨复合体破裂的发生。幼龄患儿盖氏骨折的治疗原则与青少年相同，然而骨膜嵌插可能会比三角纤维软骨复合体更不利于复位。

## 第二十五节 保姆肘

保姆肘是环状韧带包围的桡骨小头半脱位，最常发生于 2~3 岁的儿童，当纵向牵拉上肢且肘关节伸直前臂旋前时容易发生。尽管这种损伤的机制已众所周知，但仍有 30%~40% 的保姆肘患儿无明显的牵拉损伤史。与孟氏骨折的变异情况即尺骨的塑性变形不同，桡骨小头半脱位的影像学表现正常。已有多种闭合复位技术成功的报道，前臂屈曲并旋后能使大多数牵拉肘复位，为使症状缓解可采用悬吊带固定数天。由于该型损伤再脱位发生率较高，应劝告患儿父母避免牵拉患儿上肢。诊断不清的患儿应于 7~10 d 后再次检查以确诊，这种损伤通常在患儿 5 岁左右自行缓解，此时肘关节周围韧带结构成熟，有更好的稳定性。

## 第二十六节 前臂骨折

前臂骨折是儿童最常见的骨折，占所有儿童骨折的 40%，不同于成人，儿童多段骨折的发生率不到 1%。前臂可以按照肌肉力量和生长潜能等生理特性分为近端、中段和远端，前臂 90% 的生长发生于远端 1/3，与近端 1/3 较弱的生长潜能和重塑能力相比，远端重塑能力极大。

### 一、前臂近端 1/3 骨折

前臂近端 1/3 骨折不伴有桡骨小头脱位或半脱位较少见，由于存在复合性桡骨头脱位的可能，任何前臂骨折都应进行肘关节影像学检查。许多近端骨折在屈曲时不稳定，所以必须手术治疗，尤其是大龄儿童和青少年。当必须手术时，可采用髓内钉或接骨板固定来获得满意的复位。尺桡骨骨性连接少见，但在前臂骨折的任何水平都可能发生，尤其是近端 1/3 骨折。尺桡骨骨性连接发生的危险因素包括严重的初始损伤、同一水平的骨折移位、手术治疗、桡骨头切除。

### 二、前臂中段 1/3 骨折

前臂骨干骨折仅次于桡骨远端骨折、肱骨髁上骨折，是第三常见的儿童骨折，最常见的损伤机制是手掌伸开时摔倒。由于儿童的重塑潜能较大（特别是低龄儿童），许多前臂中段骨折可采用保守治疗。儿童骨骼独特的生理特性，包括高弹性模量，增加了不完全骨折或青枝骨折、塑性变形的可能。而这些骨折没有再塑形的可能，需要手法复位治疗。

人们对这些损伤的手术治疗意愿不断增加，但闭合复位石膏固定仍然是基本的治疗方法，特别是对低龄儿童微小移位的骨折。细致的石膏固定技术包括骨性塑形、尺骨界限线条清晰、三点塑形，以及密切的随访来观察迟发性移位及成角，这些都是取得良好预后的基本要素。石膏指数定义为矢状位石膏宽度除以冠状位石膏宽度，小于 0.7 预示结果良好（图 36-78）。虽然石膏指数最初用于桡骨远端骨折的描述，但对骨干骨折也有良好的指导作用。

手术治疗的指征包括开放性骨折、大龄儿童骨折、石膏固定后骨折移位、骨折畸形愈合、软组织嵌插引起的不可复骨折、不稳定骨折、短缩超过 1 cm、石膏固定后再骨折。最近的一项研究对合并同侧肱骨髁上骨折的前臂骨折需要进行手术固定这一理念提出了质疑，研究涉及的 17 例患者在接受了前臂骨折闭合复位和石膏固定后，没有发生复位的丢失。弹性髓内钉的使用使 5~12 岁儿童骨干骨折手术治疗的数量急剧增多。最常用的手术是使用稳定的弹性 Metaizeau 髓内钉或者接骨板。临床研究包括 Cochrane 回顾性研究和 meta 分析比较了髓内钉和接骨板，结果显示两种技术之间治疗结果没有显著性差异，都有 90% 的患儿预后良好。采用髓内钉的患儿有更好的术后外观，但也需要二次手术取出内固定，Metaizeau 髓内钉技术包括预弯髓内钉恢复桡骨弓，有利于达到最佳复位。值得注意的是必须避开远端桡骨骺板，从桡骨远端靠近骺板处桡侧进针。这种方法避免了在桡骨背结节处置针，研究显示如若不然将有很高概率造成拇短伸肌腱损伤。尺骨通常顺行穿针，即可穿过也可靠近近端尺骨骺板入针，经骺板置钉技术上更加简单，并且从未报道会引起骨骺阻滞，但有较高的微小内植物激惹发生率。针尾要置于皮下，且大多数学者推荐单期制动，骨折 4~12 个月当影像学检查显示骨折愈合后，可去除内固定。其他学者证实仅固定尺骨也能取得良好的效果，这种技术的优势包括手术时间减少、易于内固定取出，但并不推荐用于开放性骨折，因为存在更高的桡骨畸形愈合率。反复尝试闭合复位穿钉固定增加了骨筋膜室综合征的危险，因此，闭合复位 2~3 次失败后应行切开复位。采用这种技术会造成尺骨发生延迟愈合，概率为 8%~15%，男性患儿、青少年、骨折移位明显者、尺骨行开放复位者的发生率更高。

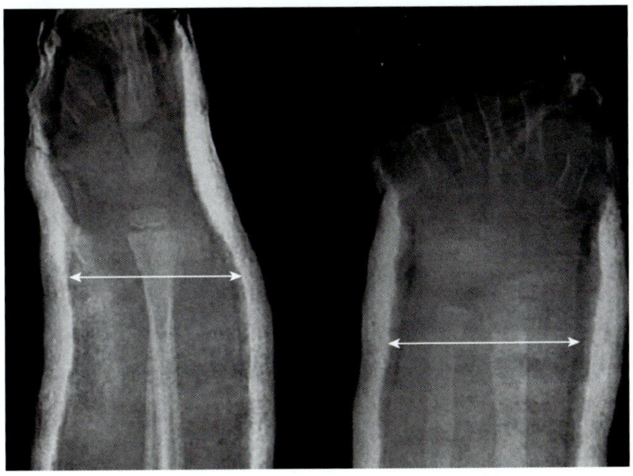


**图 36-78**　石膏指数为 X/Y（矢状面宽度除以冠状面宽度）。箭头指示石膏指数是根据 X 线片上石膏支具冠状面和矢状面内部距离来计算的（引自：Kamat AS, Pierse N, Devane P, et al: Redefining the cast index: the optimum technique to reduce redisplacement in pediatric distal forearm fractures. J Pediatr Orthop 32: 787, 2012.）

## 前臂髓内钉固定

### 手术技术 36-15

- 患儿取仰卧位，患肢外展置于侧方手术桌上，使用气囊止血带，但暂不充气，备切开复位。
- 透视定位桡骨远端干骺端和骨折部位，并在皮肤上做标记。
- 于桡骨远端干骺端外侧做一个 5 mm 长的纵切口，注意保护桡神经感觉支。
- 在靠近干骺端 5~10 mm 处用角锥钻一个骨孔，钻孔时先垂直再向肘关节方向倾斜。
- 根据髓腔的直径，选择合适型号的钛质或不锈钢弹性髓内钉，髓内钉的型号通常为 2.0~3.0 mm。向桡骨近端进针，注意不要使其穿过桡骨内侧（尺侧）皮质（图 36-79）。
- 将骨折复位，使髓内钉通过骨折端至近侧干骺端。
- 虽然顺行穿针技术上更为简单，但尺骨也可以逆行穿针。手术时需要先标记出尺神经走形，在皮肤上穿过肘关节，作为参考。于尺骨鹰嘴后方做一长 5 mm 纵行切口，钻出一个小骨孔，注意保护尺神经。以顺行方式穿针跨过骨折端。可以在鹰嘴的外侧、

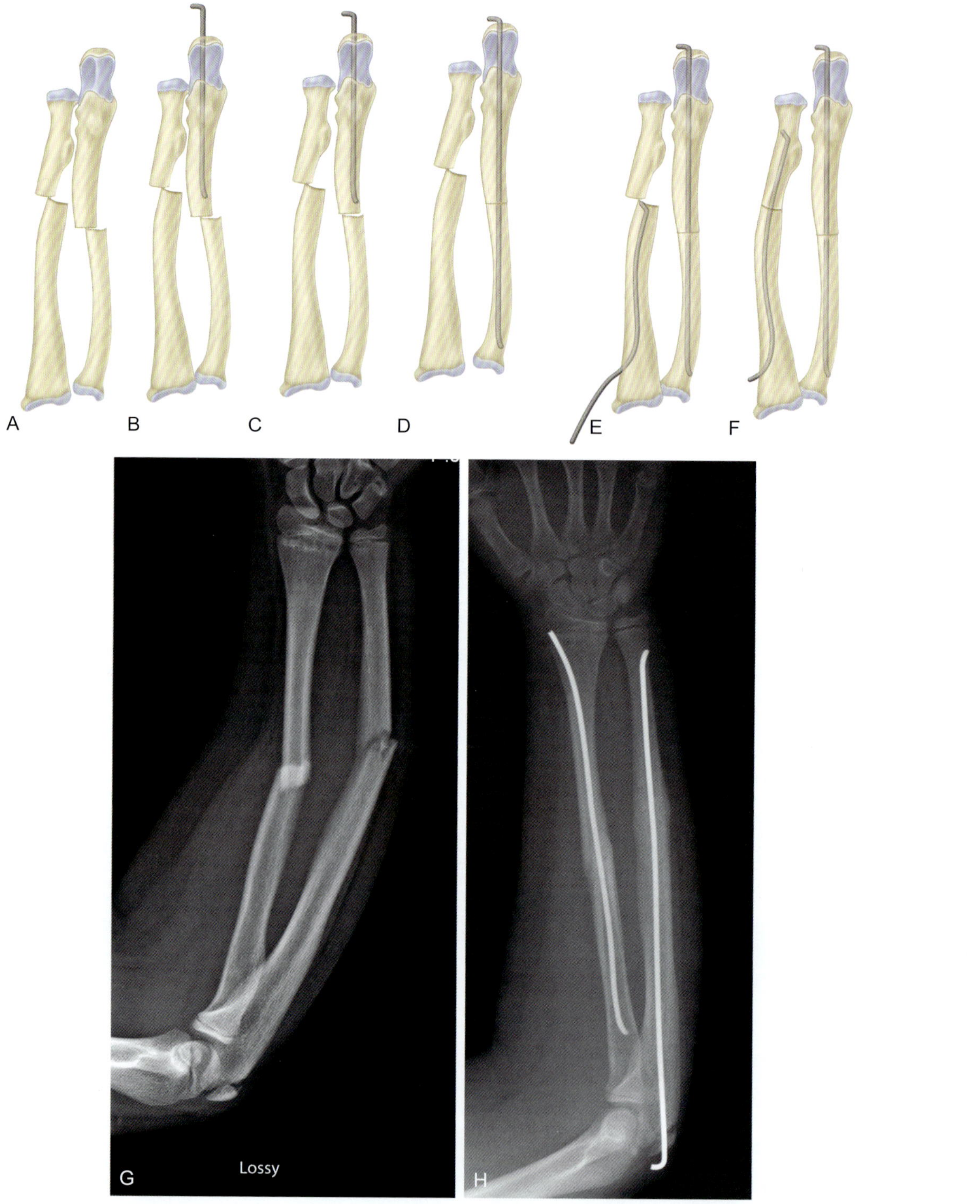


**图 36-79** 前臂双骨折弹性髓内钉固定。A 和 G. 前臂双骨折并移位；B. 髓内钉先置入移位小的骨折中；C. 髓内钉经过骨折断端；D. 手法复位骨折后髓内钉进入近端干骺端；E. 以同样的方法复位并固定另一骨折；F 和 H. 髓内钉位置（见手术技术 36-15）

鹰嘴隆起处稍远端，建立另一种近端外侧入路。

- 或者也可用类似桡骨进针的方法逆行穿针固定尺骨。为此，在尺骨远端骺板的近端钻孔，逆向穿针注意防止髓内钉从外侧（桡侧）皮质穿出。一旦骨折复位髓内钉位置良好，从距离入口点近端 5 mm 处剪断髓内钉，冲洗缝合软组织。应避免髓内钉多次穿过骨折端，因为这会增加骨筋膜室综合征的风险。如果闭合复位穿针困难或不成功，应行切开复位。
- 闭合切口，应用长臂双瓣石膏或夹板固定。

**术后处理** 弹性髓内钉固定术后 4~6 周去除石膏，骨折后 6 个月取出髓内钉，2 个月内避免体育活动。

与闭合复位石膏固定的患者相比，开放性或闭合性前臂骨折采用髓内钉固定，筋膜间室综合征的发生率较高。此外，手术时间延长、术中透视次数增加及反复尝试闭合复位经皮穿针固定，将增加筋膜间室综合征的发生风险。建议对于前臂双骨折的所有患者都要进行密切观察及监测，尤其是存在上述危险因素的患者。

接骨板内固定适用于长度不稳定或粉碎性骨折以及骨折延迟愈合或不愈合者，因其髓腔不满足使用髓内钉的条件（见第 57 章），虽然接骨板能提供更好的长度和旋转稳定、恢复桡骨弓，但是其需要更长的手术时间以及更大的手术切口。文献报道仅用钢板固定桡骨或尺骨效果同样满意，但未用钢板固定的一侧存在畸形愈合的风险。成人病例中有接骨板取出后再骨折的详细记录，而儿童尚未有清晰的数据记录。青少年或骨性发育接近成熟患儿需要注意，防止内固定取出后再次发生骨折的风险。

## 三、塑性变形和青枝骨折

塑性变形的发生是由于儿童骨骼有较高的孔隙率和弹性模量，是弓形微骨折的结果。这种骨折几乎没有塑性潜能，尤其是在大龄儿童，应给予复位来防止外观异常和功能障碍。可通过直接手法复位或在一个支点上，在镇静麻醉下逐渐复位。只要能意识到这种损伤，预后一般良好。

青枝骨折仅发生于儿童，最常见于尺桡骨中段骨干。同一水平的骨折可采用闭合复位石膏固定治疗。不同水平的骨折则提示存在旋转机制，复位时需要予以纠正。青枝骨折重要的特征是其几乎没有重塑潜能，且有很高的风险发生再骨折，因此，大部分学者推荐在石膏固定前应使青枝骨折完全复位，这样可有丰富的骨痂形成。

## 四、前臂远端 1/3 骨折

桡骨远端骨折是儿童最常见的骨折，骨折高峰期是 10 岁。这种损伤主要由于摔倒时上肢伸直位触地所致。近半数儿童桡骨远端骨折合并尺骨骨折，其他合并损伤虽然少见，但也可能发生，包括同侧舟骨骨折、肱骨髁上骨折。儿童单纯性尺骨骨折非常罕见。这些损伤通常只需要平片就能做出诊断，而肘关节必须包含在所有桡骨远端骨折影像学检查中，以排除肘关节合并损伤。进一步的检查，如 MRI 和 CT，不常规使用，除非诊断有疑问或是合并腕关节损伤，如舟骨骨折。超声可用于低龄患儿无移位骨折的诊断，然而其依赖操作人员的技术水平，且并不是每个医院都可以使用。

由于桡骨远端骨折发生率高，其治疗成为了儿童骨科治疗的奠基石之一。这些损伤的手术治疗虽然已经有所增加，尤其是大龄儿童，但闭合复位仍然是最常用的方法。由于前臂生长的 90% 发生于远端，因而这些骨折有相当大的重塑潜能，尤其是幼儿。可采用基于年龄的可接受复位的标准和手术指征进行参考（表 36-1）。闭合复位治疗的基本原则包括利用骨膜为铰链进行复位、塑形良好的石膏和早期密切随访。文献报道，由 Chess 描述的石膏指数小于 0.7 时，预示着石膏固定效果良好。最近的一项研究显示，对于复位丢失的骨折病例，有 80% 是在最初 2 周内发生的，这强调了早期密切随访的必要性。虽然石膏固定的最佳时间仍存在争议，但对于 5 岁或 5 岁以下的儿童，固定时

表 36-1
儿童前臂骨折按年龄划分的可接受的对齐参数

| 来源 | 年龄 | 成角 | 旋转 | 畸形位置 / 移位 |
|---|---|---|---|---|
| Price（2010） | <8 岁 | <15° (MS) | <30° | 100% 移位 |
| | | <15° (DS) | | |
| | | <10° (PS) | | |
| Noonan, Price（1998） | <9 岁 | <15° | <45° | <1cm 的短缩 |
| Tarmuzi 等（2009） | <10 岁 | <20° | | 无限制 |
| Qairul 等（2001） | <12 岁 | <20° | | |

DS，骨干远端；MS，骨干中段；PS，骨干近端

引自：Vopat ML, Kane PM, Christino MA, et al: Treatment of diaphyseal forearm fractures in children, Orthop Rev (Pavia) 6: 5325, 2014.

间应为 3~4 周，对于较大的儿童，固定时间应为 4~6 周。Buckle 骨折较常见，一项设计良好的随机化研究显示，拆卸式夹板治疗这些损伤是可行、安全、经济的，并且不需要进一步的影像学随访。一般情况下，应尽量减少儿童的辐射暴露，这也同样适用于桡骨远端骨折的儿童。常规使用 X 线片评估屈曲骨折和其他稳定性骨折的情况越来越少；然而，如果怀疑存在复位丢失，则需要进行 X 光片检查。复位丢失的危险因素包括开放性骨折、肥胖、任一平面移位超过 50%、年龄大于 9 岁、侧位像桡骨成角大于 15° 以及前后位像尺骨成角大于 10° 。

骺板骨折也很常见，占桡骨远端骨折的 1/3，大部分是 Salter-Harris Ⅰ 型和 Ⅱ 型损伤，Ⅲ 型和 Ⅳ 型比较少见，生长阻滞的发生率为 1%~7%，可通过阻滞剩余骨骺和尺骨短缩截骨治疗。尺骨远端生长阻滞较少见，可用桡骨骨骺阻滞术和尺骨延长截骨来治疗。

闭合复位采用 1~2 根克氏针经皮穿针固定，文献报道可获得满意的效果且并发症较少。在一项比较经皮克氏针固定与石膏固定的随机研究中，作者发现，石膏固定组有较高的再移位率；而 38% 的克氏针组患者有与克氏针有关的轻微并发症，可通过拔出克氏针解决。克氏针尾可留在皮肤外，因而拔出克氏针可以在门诊进行。切开复位内固定治疗主要用于大龄儿童或接近骨骼成熟的年长儿童。

### 桡骨远端骨折闭合复位经皮克氏针内固定

**手术技术 36-16**

- 将患儿放置于手术床上，手腕放置于倒置的用无菌单覆盖的透视机上。
- 用牵引和温和的操作来复位骨折，尤其是骺板骨折。
- 将手腕屈曲来稳定骨折，使用透视机来定位克氏针在皮肤内的位置。
- 从桡骨茎突顶点进针，向近端和尺侧穿过骨折端。
- 骨折被固定后，折弯剪断克氏针尾巴并最后透视，预留较长的克氏针尾以防止石膏固定后克氏针被埋于皮下，这一点很重要。
- 将前臂用衬垫良好的短臂夹板或前后石膏托固定。

**术后处理** 短臂石膏固定 3~4 周后去除克氏针，开始活动性功能锻炼。额外戴拆卸式夹板 4 周。

## 第二十七节 腕关节脱位

由于尺桡骨远端骨骺靠近腕关节，儿童腕关节脱位非常罕见。这些损伤常见于骨骼成熟的青少年，治疗方法与成人相似（见第 69 章）。

## 第二十八节 手舟骨骨折和腕骨骨折

儿童腕骨骨化相对较晚，因此，腕骨骨折少见且容易漏诊。最近一项研究针对 90 例 18 岁以下腕关节损伤的连续病例进行的 MRI 检查发现，腕关节骨折中最常见的是手舟骨骨折（83%），其次是头状骨骨折（12%）和三角骨骨折（5%）。手舟骨骨折是儿童和青少年中最常见的腕骨损伤，骨折高峰年龄是 15~19 岁。随着越来越多的儿童参加竞技性体育活动，其发病也更加常见。

手舟骨是腕骨近侧最大的一块骨骼，5~6 岁开始骨化，13~15 岁骨化结束，对应骨折的发病高峰期。其他腕骨的骨折通常紧随其骨化的时间：三角骨 12~13 岁，大多角骨 13~14 岁，小多角骨 13~14 岁，钩骨 15 岁。最常见的受伤机制是前臂旋前时手部伸展摔倒，通常造成中段 1/3 骨折，远端 1/3 骨折通常最常见于直接创伤或撕脱伤，近极骨折最少见。

损伤类型可用年龄来预测，Ⅰ 型损伤主要发生在 8 岁以下的儿童，通常累及软骨；Ⅱ 型损伤见于 8~11 岁儿童，通常累及骨软骨；Ⅲ 型损伤发生在大于 12 岁的青少年，由于舟骨已经骨化，因而损伤呈“成人样”。儿童手舟骨骨折也能根据骨折位置进行分型：粗隆部、远端横行、远端撕脱、腰部或近端。儿童手舟骨远端 1/3（远端横行和粗隆部）骨折最为常见。

手舟骨骨折最常见的临床体征包括腕背侧肿胀、“鼻烟壶凹”和桡骨远端上方压痛、腕关节背伸或拇指伸直时疼痛。放射学检查应包括正位、侧位及腕关节尺偏的舟骨位；然而，X 线片正常也不能排除手舟骨骨折诊断。X 线片对舟骨骨折的检测敏感度约为 50%，对其他腕骨骨折的敏感度小于 50%。如果怀疑手舟骨骨折，而 X 线片阴性，应给予腕关节制动，2 周后重新评估，因为有高达 30% 的患者可能有阳性影像学随访结果。MRI 相比 CT 敏感度更高，对于诊断十分有用，一项正常性研究显示仅在伤后 2 d，MRI 的阴性预测率可达 100%。

手舟骨近端骨折尽管发病率很低，但似乎延期制动治疗后病情也无大碍。手舟骨远端 1/3 撕脱骨折在儿童中常见，通常只需要石膏制动，无移位骨折愈合率接近 95%。手舟骨粗隆部骨折的愈合时间为 3~4 周，腰部骨折为 4~16 周；远端舟骨骨折为 4~8 周；远端撕脱为 3~6 周。儿童或者接近骨骼成熟的患儿，其手舟骨骨折手术治疗的指征与成人相似。采用光滑克氏针而不是加压螺钉来治疗低龄患儿，以防止生长阻滞（见第 69 章）。

手舟骨近端痛性骨不连在儿童中非常罕见，通常可发生于因误诊或没有制动的延误治疗病例。确诊儿童舟骨骨不连后，应像成人一样进行手术治疗。一项对 176 例经手术治疗的舟骨骨不连的 meta 分析发现，其治愈率为 95%，活动范围和握力等功能结果均有改善。可用背侧或掌侧入路。一些学者推测双舟骨可能是一种未愈合的手舟骨腰部骨折，其结果表现为双舟骨的特征。双舟骨通常为双侧，无症状，与外伤无关。

儿童三角骨骨折通常为薄片状的撕脱性骨折或撞击性骨折，需要高质量的斜位 X 线片才能做出诊断。这类骨折真正的发病率可能比实际诊断率高很多，因为许多被误诊为腕关节扭伤或尺桡骨远端骺板 Ⅰ 型损伤。在治疗上通常仅需要石膏固定 3 周。

## 第二十九节　掌骨骨折

掌骨骨折可以发生在掌骨的任何位置，而儿童最常见的掌骨骨折部位是掌骨颈部（75%），通常是小指和环指相应掌骨，高发年龄为 13~16 岁。最常见的损伤机制是运动性接触以及击打物体（如拳击手骨折），掌骨干骨折通常是由创伤如直接打击所致的。

儿童大部分的掌骨骨折可行闭合复位石膏制动治疗。掌骨干骨折通常稳定，由于有掌骨间韧带存在，可以采用石膏制动治疗。对于有移位或不稳定的掌骨骨折，既可经皮穿针髓内固定骨折，亦可穿针固定相邻稳定的掌骨。长斜型不稳定骨折有时需要采用切开复位内固定治疗（见第 67 章）。掌骨颈骨折通常采用闭合复位和石膏制动，由于第四、第五掌骨的活动性及良好的重塑能力，闭合复位时残留 30°~40° 的成角畸形也能被接受。而第二、三掌骨颈骨折通常可被接受的成角为 10°~20°。复位时可采用 Jones 复位技术，即屈曲掌指关节 90°，近节指骨背侧直接施加力量，掌骨干予以反方向作用力。偶尔有依从性差的掌骨颈骨折患者或不稳定骨折患者，需要闭合复位经皮穿针固定治疗。

治疗这些损伤最重要的目标是恢复其正常的旋转功能，如手指能够屈曲到掌心则证实旋转正常（见第 67 章）。即使轻微的旋转不良移位（<10°）都可能引起屈曲过程中手指重叠，造成功能受限；通常需要截骨矫正来恢复手指的力线。如果旋转不良持续存在，骨折就不能塑形，就需要经皮穿针或者切开复位内固定治疗。关节内移位的掌骨头骨折常见于大龄儿童或者青少年，可能也需要切开复位内固定。

### 第一掌骨骨折

儿童第一掌骨骨折大多数发生在掌骨基底近骺

**表 36-2**
**儿童第一掌骨基底部骨折**

| 类型 | 说明 | 治疗 |
|---|---|---|
| A | 在骺板和掌骨近、中 1/3 处骨折；<br>经常为横行或轻微斜行；<br>经常为内侧嵌入；<br>顶端向外侧成角 | 闭合复位 + 石膏固定；<br>根据患儿的年龄及拇指的临床表现允许残留 20°~30° 的成角畸形；<br>如闭合复位后不稳定，进行经皮克氏针固定 |
| B | Salter-Harris Ⅱ 型骺板骨折伴有内侧干骺端的骨折块，比“C”形骨折常见 | 轻微成角：无须复位，进行石膏固定；<br>中度成角：闭合复位 + 石膏固定；<br>严重成角：闭合复位 + 经皮穿针固定；<br>如果闭合复位失败进行切开复位内固定； |
| C | Salter-Harris Ⅱ 型骺板骨折伴有外侧干骺端的骨折块 | |
| D | Salter-Harris Ⅲ 型或 Ⅳ 型骨折，类似于成人的 Bennett 骨折 | 闭合复位或切开复位及内固定 |

板处，而不像其他掌骨发生在掌骨远端（表 36-2）。作为一种罕见的变异，第一掌骨的远、近端都有骺板，因此对比两侧骺板有助于诊断。第一掌骨基底骨折通常可采用拇指人字形石膏将拇指固定在外展位 3~4 周（图 36-80A）。这个部位最常发生的骺板骨折是 Salter-Harris Ⅱ型损伤，可以采用闭合复位治疗（图 36-80B 和图 36-80C）；而儿童 Bennett 骨折也可发生，属 Salter-Harris Ⅲ型骨折（图 36-80D）。Bennett 骨折是一种关节内骨折，如果处理不当，可导致骺板生长紊乱。正如治疗成人 Bennett 骨折一样，儿童也可采用闭合复位经皮穿针固定或切开复位光滑克氏针固定（见第 67 章）。偶有大龄青少年第一掌骨基底骨折不累及骺板（Rolando 骨折），可在 X 线透视辅助下经皮穿针固定获得满意复位。

## 第三十节 指骨骨折

儿童的指骨骨折常见，其最常见的受伤机制是运动损伤，高达 2/3 的骨折位于近节指骨，发病高峰为年龄 12 岁，累及部位包括指骨骨干、指骨骺板、指骨颈以及指骨髁部。多数有移位的近节和中节指骨干骨折可采用闭合复位石膏制动 3~4 周。正如前面掌骨骨折所述，必须确保指骨骨折合适的旋转对位以获得良好的预后。这些骨折中许多是骺板骨折，而近节指骨骨折的 Salter-Harris Ⅱ型骨折最常见。然而，生长阻滞却不常见。近节或中节指骨基底部 Salter-Harris Ⅲ型骨折，由于其关节内骨折的特性，需要切开复位内固定治疗（图 36-81）。第五指骨近节基底部桡侧成角骨折或“外八形骨折”

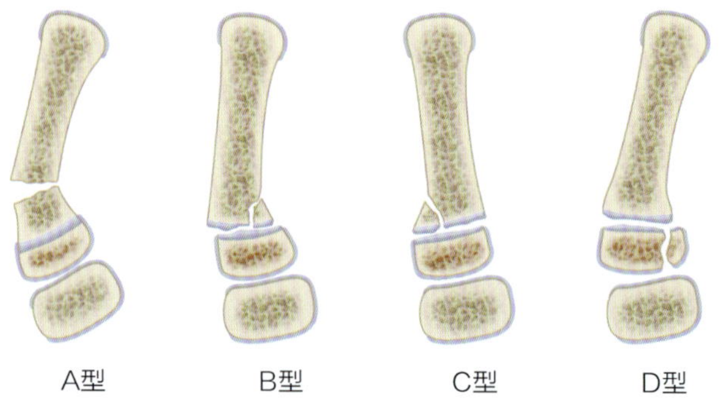


图 36-80 第一掌骨骨折的分型。A 型 . 干骺端骨折；B 型和 C 型 .Salter-Harris Ⅱ型骨折伴有内、外侧成角；D 型 .Salter-Harris Ⅲ型骨折

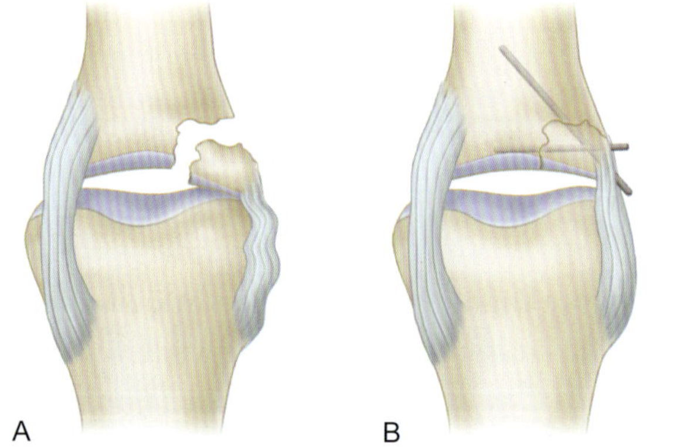


图 36-81 典型的猎场看守人拇指。A. Ⅲ型骺板骨折；B. 切开复位和克氏针内固定术后

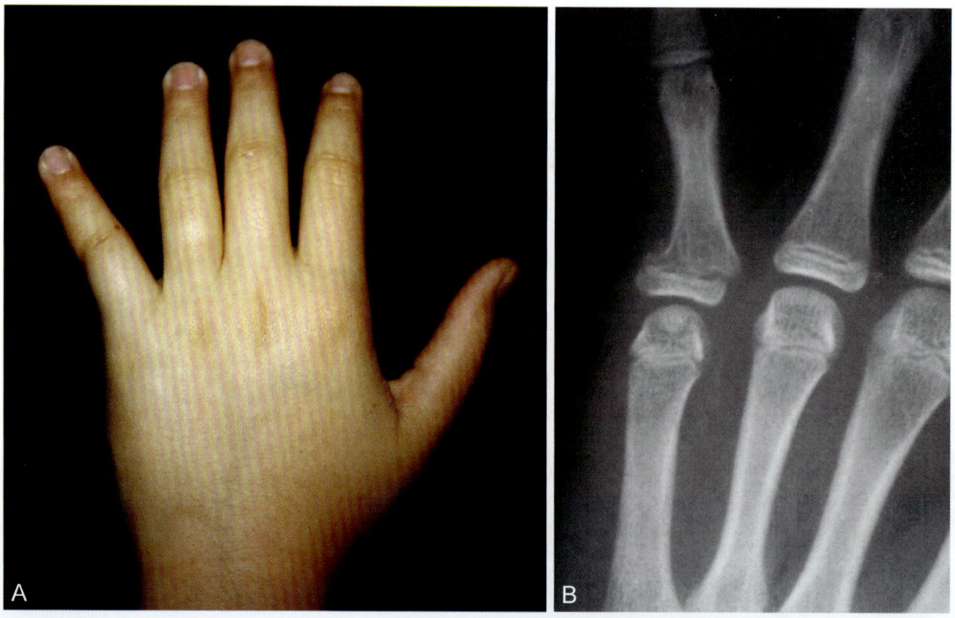


图 36-82 外八形骨折。A. 临床表现；B. X 线表现

（图 36-82），可在第四指间隙放置垫板作为支点辅助复位，随后石膏固定。不可复位骨折则要求切开复位内固定。指骨颈部及髁部骨折通常不稳定，常需要手术治疗。无移位的关节内骨折可保守治疗并密切随访。关节内有移位骨折需要切开复位、细针固定（图 36-83）。

## 指骨和掌骨骺板骨折切开复位内固定术

**手术技术 36-17**

- 做一个通过损伤骺板表面的侧正中直切口（见第 64 章），分离和牵开软组织后，游离血管神经束及侧索。显露骺板，注意勿损伤骺板、软骨膜环及其表面骨膜。
- 仔细游离骨折端，清除所有细小的骨碎片和血肿，使用显微手外科器械将骨折解剖复位，确保骺板和关节面都获得满意复位。
- 用电钻（低转矩、高速度）最好在干骺端或骨骺将 2 根光滑克氏针平行固定骨折。一般来讲，应避免交叉进针或通过骺板进针，但有时骨折块很小，无法穿针固定和维持复位，也可采用交叉针或通过骺板进行固定。将针尾于皮下剪断，但应留足够长度，以便在门诊容易将其拔除。
- 常规缝合软组织，用夹板或石膏固定。

**术后处理** 术后 3~4 周拔除克氏针，此后或稍晚开始进行一定运动范围的功能锻炼。应告知患儿和家长功能锻炼的计划，并仅限于主动的关节活动锻炼（儿童被动活动锻炼会引起患儿退缩或抵制各种活动）。应告知家长可能发生生长停滞并继发成角畸形。

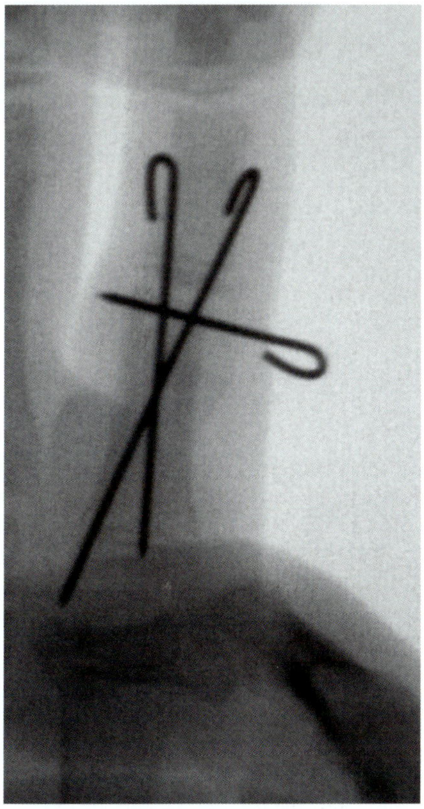

图 36-83 指骨颈骨折克氏针固定

## 一、指骨远端骨折

指骨远端骨折不同于其他发生于手部的骨折，最常见于儿童，平均年龄为 7.5 岁，可分为骺板骨折和非骺板骨折，非骺板骨折一般由碾压伤造成，预后较好，细致的甲床清创和修复对严重创伤很有必要，可防止后期指甲发育畸形。儿童有移位的骺板骨折与锤状指相似，是由于指骨远节与指深屈肌腱（FDP）相连。西摩骨折（Seymour fracture）是远节指骨的 Salter-Harris Ⅰ型或Ⅱ型骨折伴甲床损伤。这些损伤往往会被忽视，如果在伤后 24 小时才进行冲洗和清创，会导致较高的感染率。由于骺板间嵌插有无菌基质，骨折复位困难。必要时也偶尔采用光滑的细克氏针予以手术固定治疗。

## 二、指骨骨折并发症

儿童指骨骨折的并发症并不常见，但是关节僵硬、不愈合、畸形愈合、感染、骨坏死及生长紊乱也可能发生。发生并发症概率较高的骨折类型依次为 Salter-Harris Ⅳ型骨折（100%）、西摩骨折（62%）和槌状骨折（52%）。骨折不愈合很少见，除非在严重创伤中骨折块的血供中断。畸形愈合比较常见，可引起成角畸形或者旋转畸形和活动受限（图 36-84）。虽然大多数指骨畸形愈合后能够满意地重塑，尤其是低龄儿童，但严重畸形需要截骨矫形纠正力线。Waters 等描述一种经皮复位技术治疗指骨颈骨折部分愈合后所致的畸形（图 36-85）。通过斜行插入克氏针（0.9~1.6 mm，具体尺寸取决于儿童情况）以破坏骨痂和部分愈合骨质，撬开背侧移位和旋转的髁部骨折块回到正确的解剖位置。用 1 枚或 2 枚克氏针（0.7~1.1 mm）经皮固定，以便维持复位后的稳定。生长紊乱可源于累及骺板的任何损伤，但是指骨骨折后的并不常见。

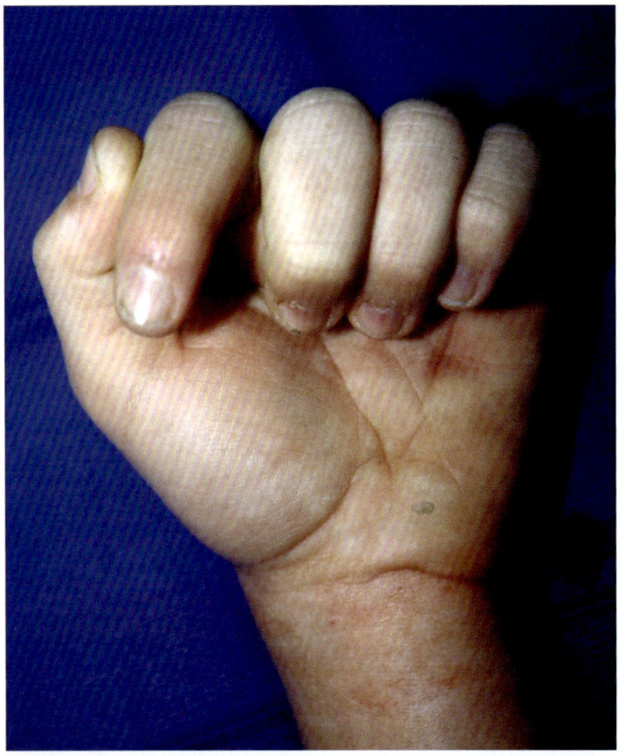

图 36-84 指骨颈骨折畸形愈合造成的手指力线异常

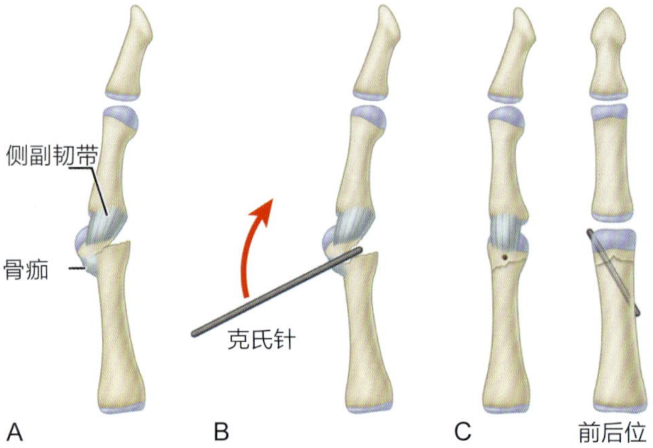


图 36-85 A. 经皮复位畸形愈合的指骨颈骨折部分愈合畸形；B. 用克氏针破坏骨痂和部分愈合的骨质，将骨折端撬拨至解剖位置；C. 采用一或两枚克氏针经皮固定，维持复位

## 第三十一节 儿童脊柱骨折与脱位

脊柱骨折与脱位在儿童中相对少见，占儿童骨折的 1%~3%，然而，它们合并其他损伤的发病率和病死率很高，在年长的儿童中，最常见的致伤原因是机动车事故和运动损伤。最近对一个多病例中心的儿童脊柱骨折的回顾研究显示，80% 的伤害发生在年长儿童（13~19 岁），60% 的患者有合并损伤，最常发生在胸腔内。45% 的患者出现多发性脊椎损伤，其中 1/3 位于脊椎的不同区域。对整个脊柱进行仔细检查对脊柱损伤的儿童来说至关重要。对于颈椎损伤的儿童，特别是伴有视网膜出血、硬膜下血肿和需要心肺复苏（CPR）的患者，应考虑到非意外伤害。3 岁以下儿童的脊髓损伤发生率和死亡率比年长儿童和青少年高。

### 一、颈椎

儿童颈椎骨折不如青少年和成人常见。在最近的大型系列研究中，它们可能发生在任何年龄，机动车事故是最常见的受伤机制。由于幼儿头与身体相比，重量比较大，且韧带松弛，上颈椎损伤更常见，下颈椎损伤在年长儿童中更常见。对一个怀疑颈椎损伤的儿童初始 X 线检查包括前后位、侧位和齿状位，齿状位比单独的横向图像更敏感。CT 的使用正变得越来越普遍，特别是在成年人群中，但辐射暴露增加。重要的是要注意到儿童的头部相对更大，需要通过抬高躯干来摆放位置，以避免无意中颈椎弯曲。对清醒的、合作的患者，可以在监测下屈曲 - 伸直位放射学检查来评估颈椎的稳定性。磁共振检查的作用在不断发展，它对不能进行屈曲 - 伸直位放射学检查的患者的韧带损伤是有用的。它还有助于检测椎间盘突出和脊髓神经损伤患者的脊髓状况。

#### （一）寰枢椎骨折和不稳定

儿童的枢椎髁部骨折极为罕见。大多数是稳定的，可以用颈椎矫正器治疗。寰枢椎脱位（AOD）曾经被一致认为是致命的，然而，采用先进的创伤护理方法，更多的儿童幸存下来。最近的一份报告显示，有 14 名患者在车祸中受伤，常见的并发症包括脊髓和颅脑损伤（图 36-86）。颅内神经损伤也可出现。在我们机构 20 年的时间里，有 14 例寰枢椎脱位，行后路枢椎融合和内固定后，所有的融合都达到了，但在最近的随访中，有一半的患者有残留的神经受损，最常见的术后并发症是脑积水，这可能与术后神经损伤及神经系统衰退有关。

我们已经描述了各种成像射线的测量方法来帮助诊断。Wackenheim 线是有用的，可重复测量的。沿着颅骨斜坡画出的线应该与齿突的尖端相交。这条线从齿突尖端的前或向后移动，提示寰枢椎脱位（AOD）（图 36-87）。磁共振成像显示出盖膜的干

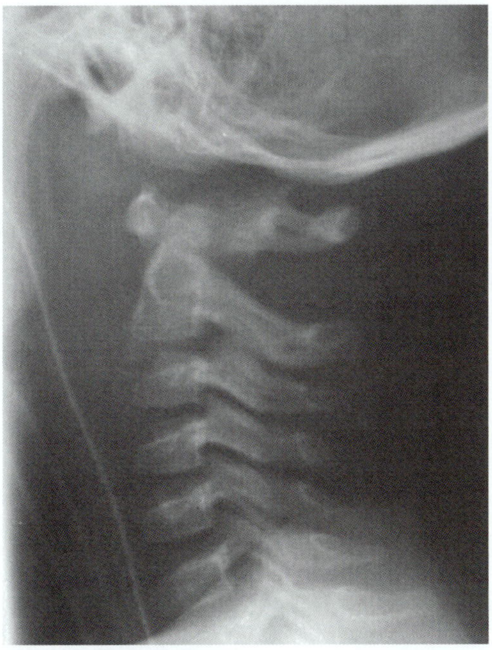

图 36-86　寰枢椎脱位

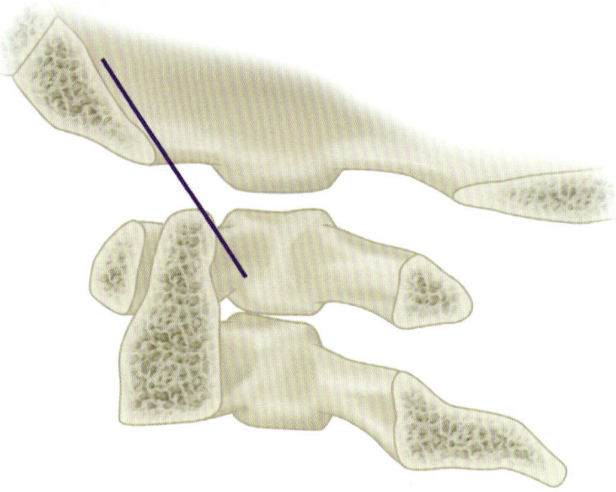

图 36-87　Wackenheim 线（重绘引自：Astur N, Sawyer JR, Klimo P Jr, et al:Traumatic atlantooccipital dislocation in children. J Am Acad Orthop Surg 22: 274, 2014.）

扰，对诊断有所帮助，它还有助于评估邻近尾端的软组织破坏程度。在大多数情况下，手术固定的节段是枕骨至 $C_2$ 椎体，并进行融合，根据患者的大小和解剖结构使用钢丝或螺钉。在术后早期，与脑脊液流动变化相关的急性脑积水很常见。

## （二）上颈椎损伤（$C_1$~$C_2$）

$C_1$ 骨折在儿童中是非常罕见的。正常的软骨结合经常被误认为是骨折（图 36-88）。齿状突骨折是儿童颈椎骨折比较常见的一种，发病高峰为 4 岁。这些骨折通常是由于高能量的创伤造成的，如机动车事故或摔伤。骨折通常发生在齿状突基底部的齿状突软骨结合处，并向前方移位。因此，可以做普通的 X 线检查进行诊断，特别是侧位片。CT 与矢状位重建也有助于诊断和对其他相关损伤进行评估（图 36-89）。对清醒的、合作的患者，可以使用医师监督的屈曲 - 伸直位放射学检查来评估稳定性。有 50% 以上的齿状突骨折患者可以这样治疗，手法复位后，通过一个伸展位 Minerva 或头环固定 6~8 周。许多患者不能接受或忍受这种固定方法，手术治疗是必要的。$C_1$~$C_2$ 骨折患者可能需要用器械进行后路融合手术，使用螺钉或导线的多种技术已有报道。

游离齿状突是指齿状突的一系列缺陷，从完全缺失到轻度发育不全。它通常有一个与 $C_2$ 主体分离的辅助骨组织，使其不稳定（图 36-90）。尽管大多数作者认为这是一种先天性畸形，但有些作者认为这可能是由于齿状突轻微外伤造成的。可以是偶然发现的，也可以是创伤事件后的移位损伤。通常可以在侧位的 X 线片上进行诊断，因为骨块通常比正常的齿状突更小，硬化更严重。可以使用屈曲 - 伸

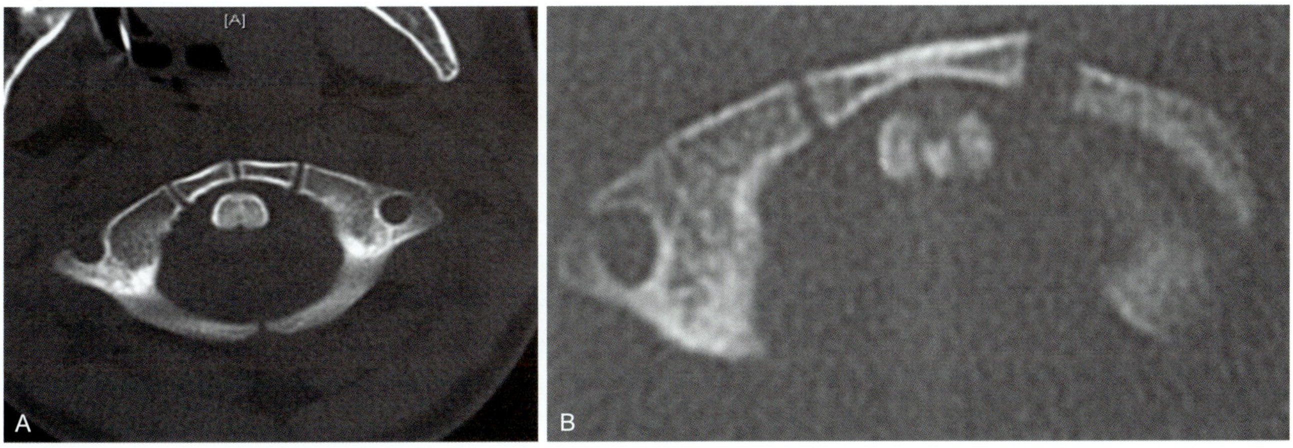


图 36-88　A. 正常的寰椎软骨结合；B. 寰椎左侧骨折。注意与 A 对比，B 右侧软骨联合相比左侧变宽

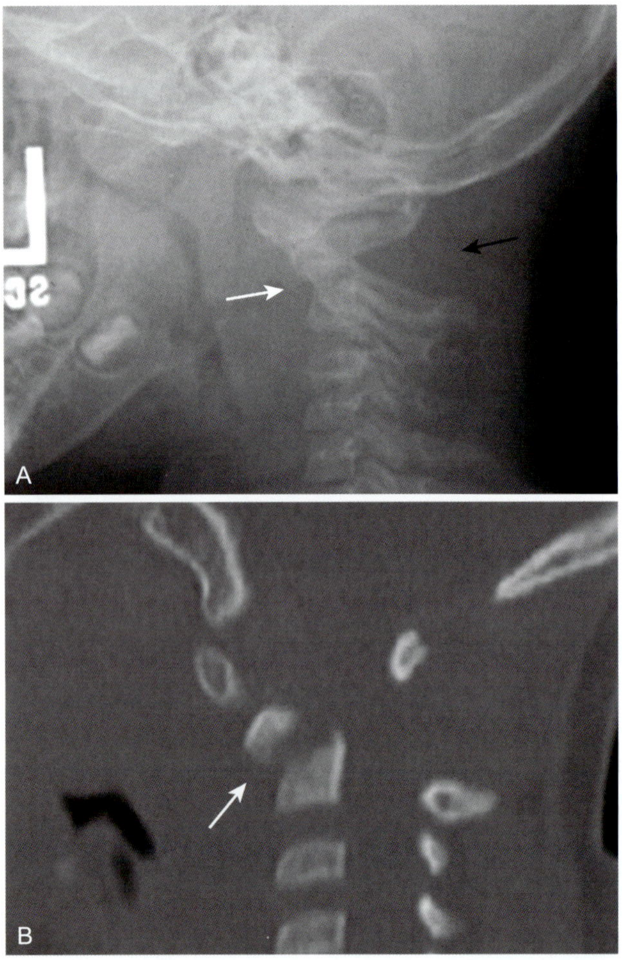


图 36-89 A. 侧位 X 线片；B. CT 矢状位影像。齿状突骨折移位（白色箭头）；注意后方结构明显增宽，提示后方韧带结构严重损伤（黑色箭头）

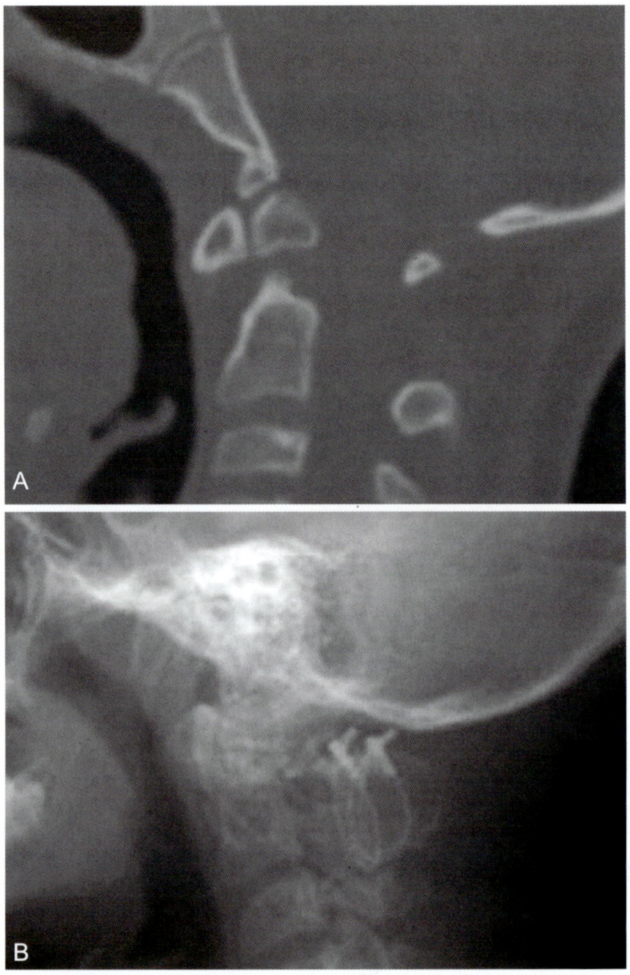


图 36-90 A. 游离齿突，术前矢状位 CT 重建；B. 寰枢椎关节固定术后

直位放射学检查评估骨变形的稳定性，这可能与脊髓压迫导致的神经症状的进展有关。CT 与矢状位重建可以帮助诊断和做手术计划，它可以检测出其他颈椎异常的存在，如发育不良的 $C_1$ 环，手术适应证包括进展的或显著的不稳定性、疼痛或神经损害，在这些患者中非手术治疗是无效的。$C_1$~$C_2$ 融合术可以使用多种技术，包括钢丝或经关节的螺钉固定，这取决于手术医师的能力和患者的解剖结构。

### （三）旋转半脱位

$C_1$ 和 $C_2$ 之间的旋转半脱位最常发生于急性上呼吸道感染或低强度创伤之后。有学者认为，与上呼吸道感染相关的炎症增加了该区域的血液供应，导致包膜和韧带结构松弛。患者的脖子通常呈扭转或“旋塞”的姿势（图 36-91A）。疼痛在急性期很常见，通常与胸锁乳突肌痉挛有关，因为患者试图稳定头部。在较晚的病例中，疼痛消退，固定畸形持续存在。诊断可在普通平片上进行，尤其是齿状位片，可以显示出齿突与侧块之间的距离不对称。动态或三维重建 CT 可用于确诊（图 36-91B、C）。Fielding 和 Hawkins 对旋转半脱位进行了分类，Ⅰ型，单面的半脱位，横向韧带完整；Ⅱ型，单面的半脱位，横向韧带损伤，造成 3~5 mm 的前向移位；Ⅲ型，双面的半脱位，横向韧带损伤，造成大于 5mm 的前向移位；Ⅳ型，寰椎后移位而不是前移位。Ⅲ型和Ⅳ型损伤极为罕见，但神经损伤高发。

大多数急性半脱位都可以非手术治疗。患者可以采用一个软的项圈进行固定，给予抗炎药和安定类药消除肌肉痉挛。如果在 1 周内没有治愈，则需要住院行系带牵引。严重的病例可以使用颅骨牵引。手术治疗包括复位和 $C_1$~$C_2$ 融合，用于非手术治疗无效的罕见急性病例或合并神经损害的病例。慢性半脱位的患者通常情况下需要后侧脊椎融合手术和器械矫正头颈部畸形。

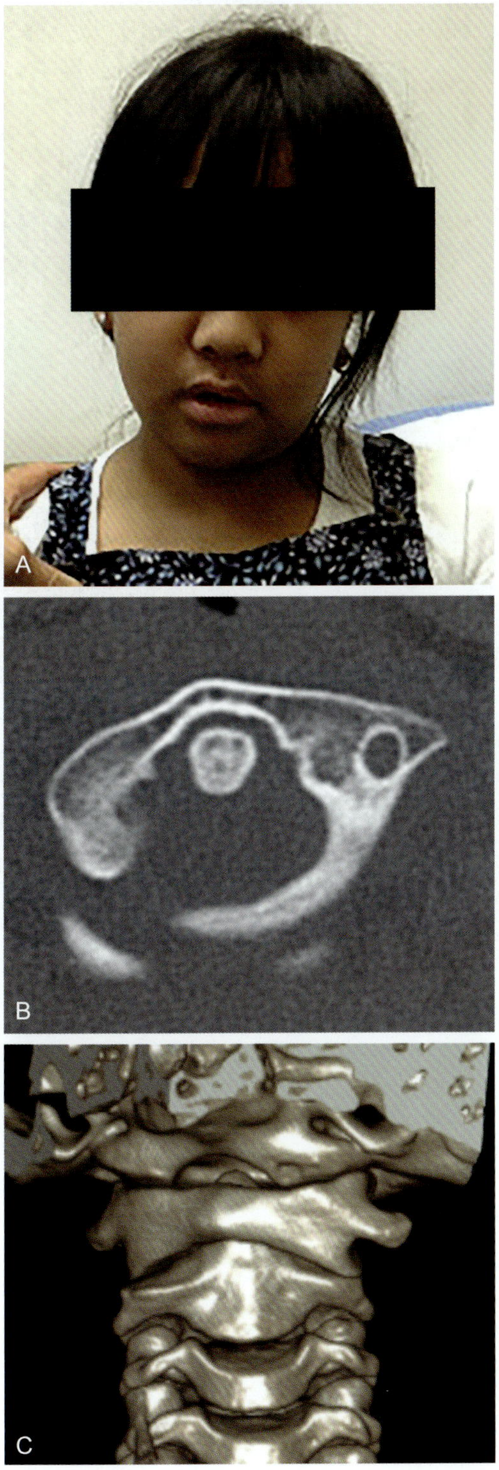


图 36-91　斜颈。A. 典型的“知更鸟”姿态；B. CT 轴位像显示寰枢椎关节面不对称；C. 三维重建显示寰枢椎半脱位

## （四）下颈椎（$C_3$~$C_7$）损伤

下颈椎损伤在年长儿童和青少年中更常见，通常由高能量损伤和运动损伤导致。在这些患者中，由于频繁发生不相邻水平上的继发性脊柱损伤，整个脊柱的临床和影像学评估都是必要的。下颈椎损伤可以是纯粹的韧带破裂、小关节脱位或骨折，类似于成人损伤。对正常发育解剖学的理解是有益的，假性半脱位或明显的前脱位最常见的是 $C_2$ 在 $C_3$ 上，在儿童或青少年是正常的。此外，椎体前楔形改变也与椎体的骨化模式有关。

普通放射线是儿童颈椎放射学评估的标准初始步骤。脊柱前后位和脊椎线（图 36-92）对评估正常和病理解剖的关系有帮助。CT 对颈椎骨折的诊断有较高的敏感性，但也有较高的辐射暴露。MRI 对评估韧带和软组织破裂的数量有帮助，并且可以检测到在普通放射学或 CT 上遗漏的细微的压缩骨折。

在儿科患者中，一种独特的损伤是没有放射学异常改变的脊髓损伤（SCIWORA），由 Pang 和 Wilberger 首先描述。这种情况的特点是完整的或是不完整脊髓损伤，都没有任何的放射学异常。最近的一项荟萃分析发现，在一半的患者中 MRI 是正常的，长期预后也更好。这被假设与颈椎的严重屈曲损伤有关。尸检研究表明，由于韧带松弛，儿童的脊柱在被破坏之前可接受 4~5 cm 的牵拉，而脊髓则为 4~5 mm。文中还提出了一种与拉伸相关的血管机制。在 50% 的患者中会出现延迟的神经损害，有些则表现出短暂的损伤信号。神经恢复是不可预知的，在发生这种情况时没有可用的治疗方法。

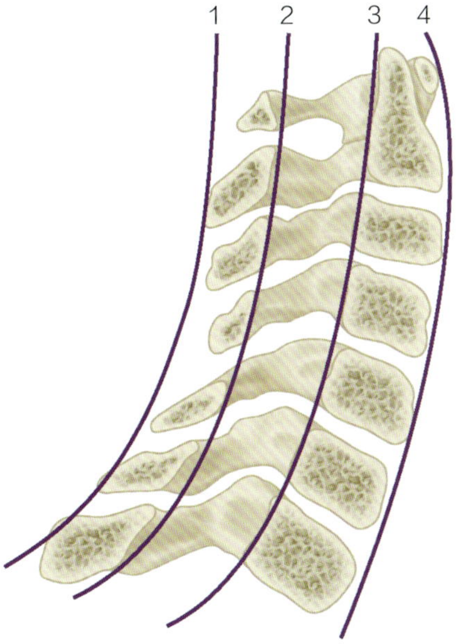


图 36-92　脊线。外侧颈椎的正常关系：1. 棘突；2. 棘突椎板线；3. 后椎体线；4. 前椎体线（重绘引自：Copley LA and Dormans JP: Cervical spine disorders in infants and children. J Am Acad Orthop Surg 6:204, 1998.）

这些特定损伤的手术治疗技术类似于成人，并在第 41 章中讨论。值得注意的是，如果条件允许，有必要进行包括经颅运动诱发电位（tcMEP）在内的术中神经监测。在因脊柱损伤接受手术治疗的 77 例儿童病例中，尽管术中躯体感觉诱发电位（SSEP）保持正常，但 10% 的患者在手术过程中出现了明显的经颅运动诱发电位下降。

## 二、胸腰椎

年幼儿童胸腰椎骨折比较罕见，新生儿则可能是非意外伤害的结果。胸腰椎骨折在年长儿童和青少年中更常见，通常是机动车事故、运动损伤和摔伤的结果。在没有创伤的情况下，胸腰椎骨折可能与感染和骨质减少有关，如青少年骨质疏松症、使用皮质激素和某些遗传综合征。脊椎和非脊椎的相关损伤都是常见的，医生对患者必须进行全面系统的彻底检查，以正确地评估和治疗这些损伤。其中一种损伤是安全带损伤，一名儿童接受了过度屈曲损伤，导致脊柱前侧压缩，后侧分离，并压迫安全带和脊椎之间的腹腔内结构。这通常被诊断为患者皮肤上的安全带损伤，腹部损伤的风险为 42%。在胸腰椎骨折和脊髓损伤的儿童中，皮质激素的作用仍然存在争议。

最初的放射学评估应该包括整个脊椎的前后位、侧位和齿状位。CT 矢状位和冠状位重建对诊断和评估脊柱椎管的损伤（轴位像）和后侧部分的损伤很有帮助。MRI 有利于评估软组织结构包括椎间盘、脊髓和后韧带结构。对后韧带结构的评估对于评估脊柱稳定性和指导治疗至关重要。这些骨折和成人的类似，根据受伤机制分为压缩 / 爆裂、屈曲牵拉和韧带断裂（图 36-93）。用于成人的胸腰椎

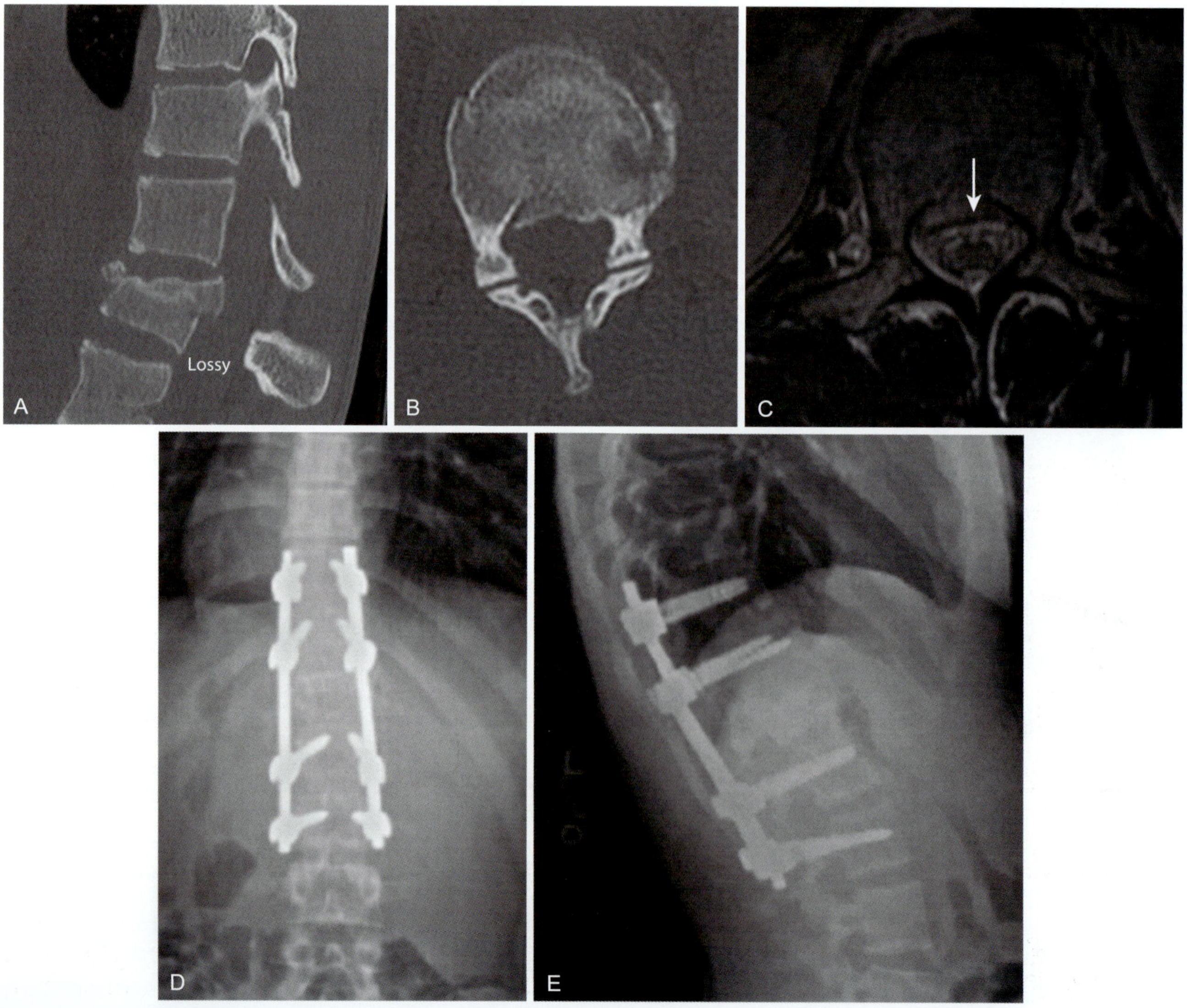


图 36-93 Burst 骨折。A. 冠状位 CT；B. 矢状位 CT；C. 轴位 MRI；D 和 E. 术后前后位和侧位 X 线片

损伤分类和严重程度评分（TLICS），已被证明具有良好的观察者内和观察者间可靠性，有助于指导儿童患者的治疗。按照该评分系统，评分 1~3 分建议非手术治疗，4 分可选择手术或非手术治疗，5 分以上建议进行手术。需要注意的是，该系统是基于 CT 扫描结果制定的，使用 MRI 进行检查更容易得出后方韧带复合体损伤的错误诊断，引起 TLICS 评分升高，从而可能导致手术率的增加。治疗通常与成人相似，在第 41 章中描述。

Chance 骨折或屈曲牵拉骨折在儿童中很常见，通常是由安全带的屈曲牵拉力量造成的（图 36-94）。在儿童中，这些可能是骨性的，通常是通过终板、韧带或两者都有。历史上这些骨折，尤其是单独的骨损伤，都是用吊带治疗的。数项研究结果显示，手术治疗在恢复功能、脊柱在矢状位上的排列方面优于非手术治疗，尤其是伴有腹部损伤或在 MRI（图 36-95）上显示明显的后韧带破裂的情况。在多中心研究中，Arkader 等报告 Chance 骨折手术治疗有更好的临床疗效。

患儿的另一种独特骨折是终板骨折，这是一种常发生在年长儿童的屈曲型损伤。在青少年中，一个移位的腰椎骺环上的碎片可以模拟椎间盘破裂（图 36-96）。手术中通常发现是从骨突环上移位的骨块，骨突环后方通常是不完全的。碎片有时可以在普通的 X 线上看到，并且可以在 CT 上看到。MRI 是选择诊断成像的过程，据报道，它能从儿童椎间盘突出中区分终板骺板骨折。在有症状的患儿中，治疗包括移除撕脱的骨碎片。

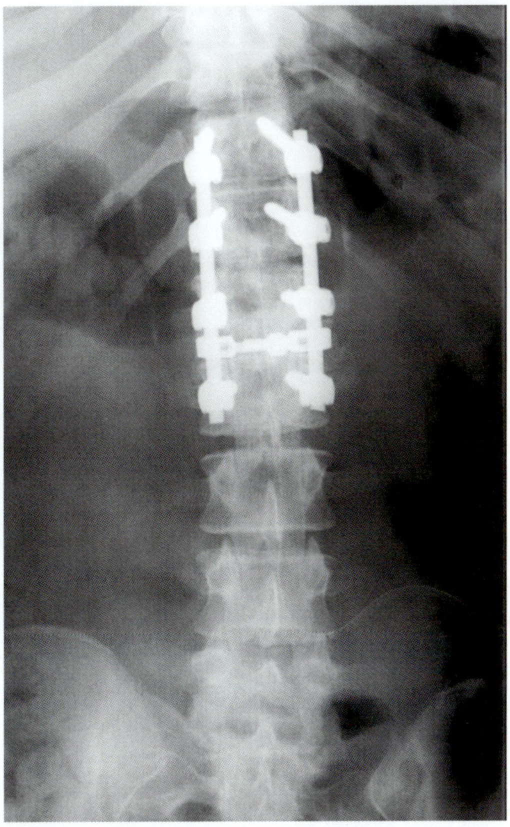

图 36-95　脊柱固定后的 Chance 骨折

## 第三十二节　骨盆骨折

儿童骨盆骨折不常见，而且很少需要手术固定。一般来说，儿童骨盆具有重塑潜力，非手术治疗的远期结果是满意的。但是最近文献质疑儿童骨盆的重塑潜力，导致儿童骨盆骨折外科稳定手术的

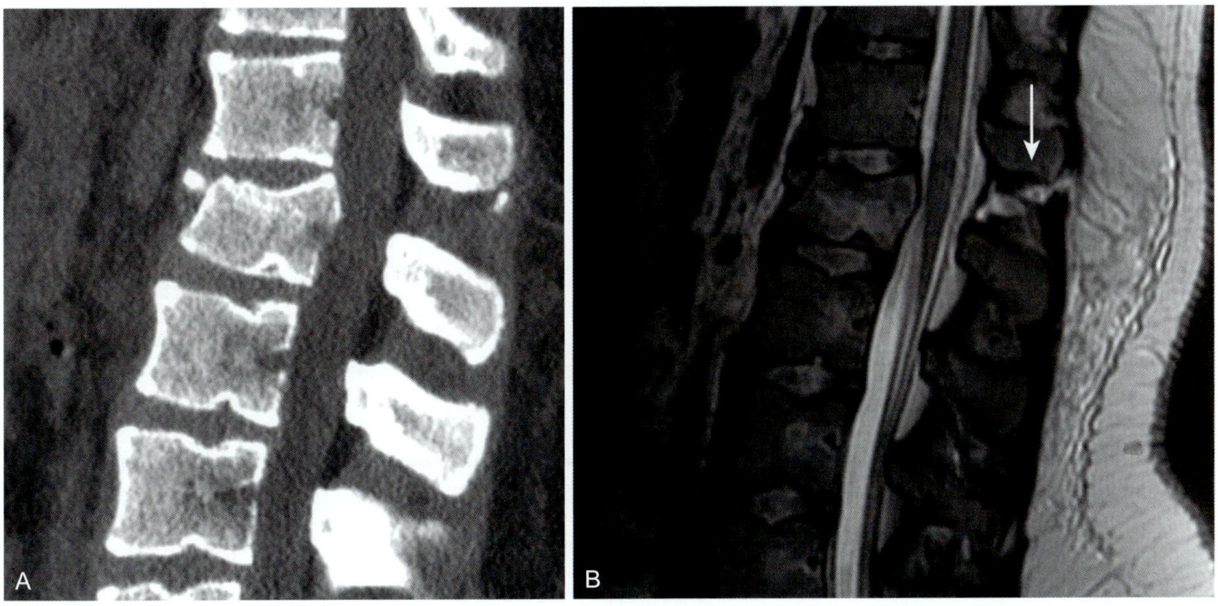


图 36-94　Chance 骨折。A. 术前 CT 矢状位；B. MRI 注意棘间韧带显著水肿，形态紊乱（箭头）

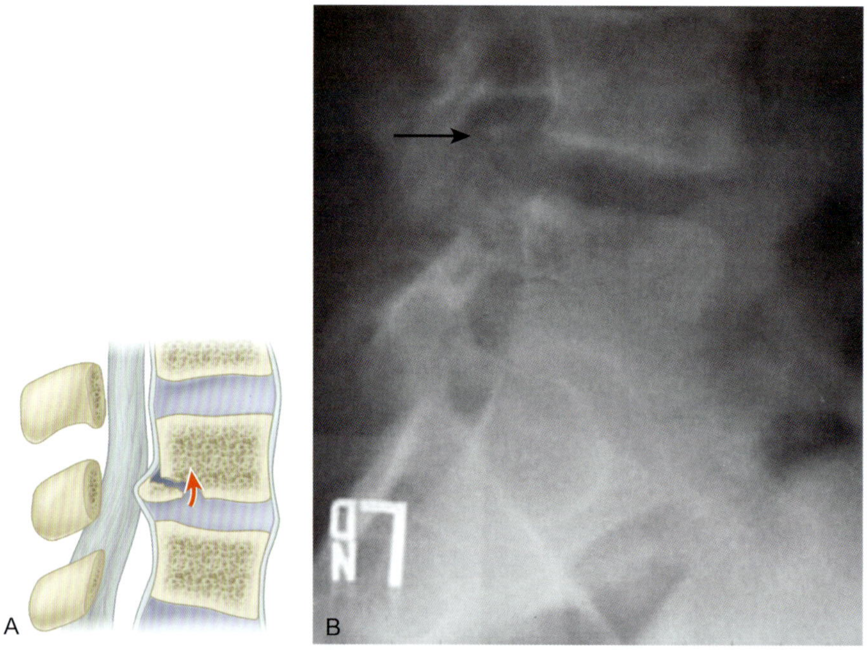


**图 36-96** A. 骺板后部的损伤酷似椎间盘破裂；B. 环状骨突撕脱引起骨折块移位，导致神经根压迫

增加。骨盆骨折与高能量损伤有关，骨盆骨折常常伴有严重的软组织损伤，需要进行急诊处理。合并损伤包括头颅骨折、颈部骨折、面部骨折和长骨骨折；硬膜下血肿、脑挫伤和震荡；肺挫伤；血胸；血气胸；膈破裂及脾、肝、肾撕裂。骨盆骨折伴发的损伤或邻近损伤还有大血管损伤、腹膜后出血、直肠撕裂、尿道或膀胱破裂或撕裂。骨盆骨折的部位和数量与腹部脏器损伤的概率密切相关：单纯耻骨骨折合并腹部伤的概率为 1%，髂骨或骶骨骨折为 15%，骨盆环多发性骨折为 60%。由于这些不同的伴发损伤，儿童骨盆骨折死亡率很高（9%~18%）。一项 54 例多发骨盆骨折的研究中，发现 87% 合并骨盆内或骨盆外（软组织）损伤，死亡率为 14.8%。大多数患者（70.4%）采用非手术治疗。这表明儿童骨盆骨折的治疗原则与成人相比并无很多不同。严重的骨盆内和骨盆外合并伤在治疗上比骨盆骨折本身更为棘手。单纯骨盆骨折死亡率相当低（0~2.3%）。Torode 与 Zieg 报道 141 例骨盆骨折有 11 例死亡，而Ⅳ型损伤中有 40% 的患者因其他损伤而需要剖腹探查。通常在 X 线片上看似轻度的儿童骨盆骨折，却合并严重的可能危及生命的骨盆周围软组织损伤。

起初的骨盆骨折评估取决于损伤机制和相关损伤，如果是高能量机制导致的损伤，应该启用高级生命支持系统，包括完整病史采集、仔细的体格检查、相关实验室检查、合适影像学检查。如果高度怀疑骨盆损伤，应行 X 线检查。特殊位置的 X 线片，比如入口位、出口位和 Judet 位也很有帮助。当怀疑患者有骨盆不稳、前环中断和后环受累，以上任意一种情况应行 CT 检查。当骨盆骨折的患者血流动力学不稳定时应进行骨盆填塞。如果患者仍然不稳定，应按指南行血管造影或手术填塞。对于垂直不稳定骨盆或髋关节不稳定的患者，应放置骨牵引。

儿童骨盆与成人骨盆不同点在于：①由于骨本身的性质、关节弹性增大及软骨结构可以吸收能量，使儿童骨盆柔韧性更大；②骨盆周围各关节弹性更大，可以允许显著移位，仅导致 1 处骨盆骨折，而不像成人骨盆环那样通常发生双断裂；③骨突处软骨与骨相比本身较弱，所以儿童与青少年撕脱骨折较成人多见；④骨折可波及 Y 形软骨，造成生长停滞，最终导致双下肢不等长及髋臼发育不良。

在儿童和青少年骨盆骨折中，单纯耻骨支和髂骨翼骨折更常发生于未成熟髋关节（Y 形软骨开放），而髋臼骨折和耻骨或骶髂关节分离更常见于成熟髋（Y 形软骨已闭合）。对于骨盆发育未成熟的患者，其骨盆骨折治疗中应重点关注合并伤（如头部、腹部）的治疗，因这往往是患者的死亡原因。

儿童骨盆骨折有许多分类系统。应用最广泛的分类系统由 Torode 和 Zieg 提出，提议将骨盆骨折分为 4 型：Ⅰ型为撕脱骨折；Ⅱ型为髂骨翼骨折；Ⅲ型为单纯骨盆环骨折，包括耻骨支骨折或耻骨联合分离；Ⅳ型为不稳定骨折，例如骨盆环破裂骨折、髋脱位、骶髂关节损伤和累及髋臼部分骨盆环的骨折。最近，Shore 等对 Torode 和 Zieg 的分类系统进行了改良，将Ⅲ型骨折细分为Ⅲ A 型（简单，稳定的前环骨折）和Ⅲ B 型（累及前、后环的稳定骨盆骨折）。Shore 等证明了Ⅲ B 型在增加血液相关产品的使用、重症监护要求和住院时间方面有关系（图 36-97）。

这一分类法并未包括髋臼骨折。Quinby 和 Rang 将骨盆骨折分为 3 类：无并发症的骨折、有内脏损伤需要手术探查的骨折、合并直接大出血的骨折。这一分类法虽然有助于判定患者的最终结局，但其重点关注合并软组织损伤，而非骨盆骨折本身。Moreno 等根据骨盆骨折的 X 线影像将其分为 4 种“骨折几何图形”，并用于鉴别有严重出血危险的患者。例如 AO/ASIF 组织，Young 和 Burgess 提出的成人分类法适用于封闭 Y 形软骨骨盆，且强调骨折的稳定性。Young 等根据外力作用方向对骨盆骨折进行分类：侧方压缩、前后压缩、垂直剪切及各种外力联合机制（图 36-98）。Key 和 Conwell 对成人骨盆骨折的分类依据是骨盆环断裂处的数量。这种分类法将髋臼骨折包括在内，也适用于儿童骨盆骨折。我们分析了 134 例儿童骨盆骨折，各骨发生骨折的百分率及骨折类型见表 36-3。

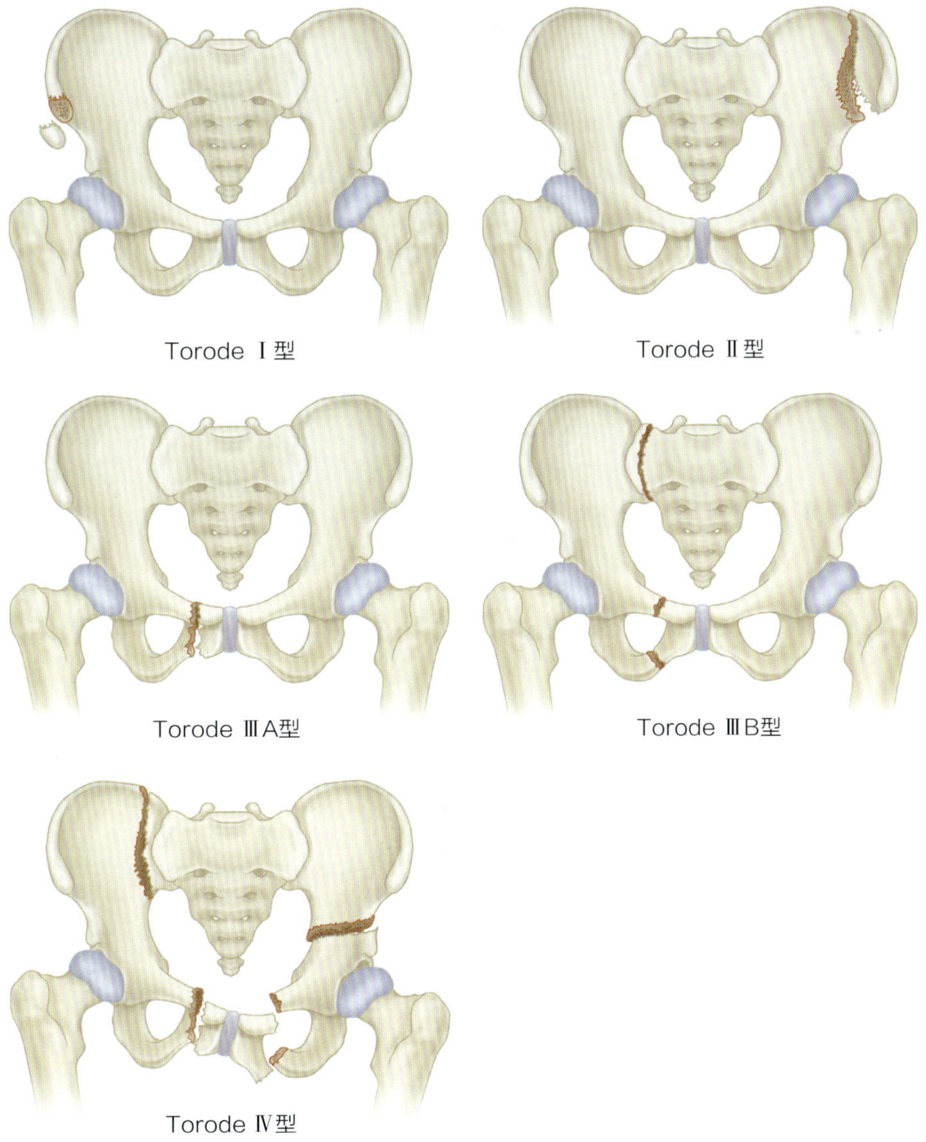


图 36-97 Shore 等的 Torde 改良分类。Torode Ⅰ型：骨盆骨性结构撕脱和通过或邻近软骨骨骺分离；Torode Ⅱ型：直接外力所致髂骨翼骨折或者髂骨翼内折骨折；Torode Ⅲ A 型：简单稳定前环骨折，涉及耻骨支或耻骨联合；Torode Ⅲ B 型：稳定前后环骨折；Torode Ⅳ型：不稳定骨盆环骨折，包括骨盆环断裂、髋关节脱位、骨盆和髋臼骨折

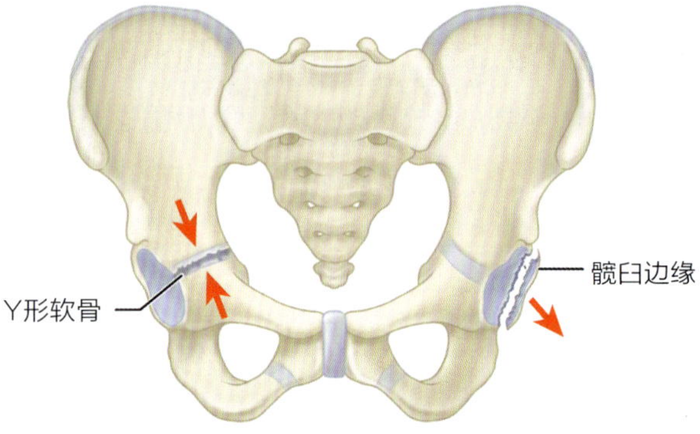


**图 36-98** 小的髋臼缘骨折和 Y 形软骨压缩性骨折

骨科创伤协会设计了一个分类表，包括 3 个主要类型及许多亚型：A 型为未累及骨盆后环（或没有后环移位）的损伤；B 型为骨盆后环不完全破裂，部分稳定；C 型为骨盆后环完全破裂，不稳定。

采用不同的分类法对不同学者的研究进行比较是困难的。最有用的信息是骨折稳定或不稳定。儿童骨盆骨折大多数是稳定的。

下面三体征与骨盆骨折有关：① Destot 征，腹股沟韧带下或阴囊内形成大的浅表血肿；② Roux 征，侧压骨折患侧大转子至耻骨侧距离的减小；③ Earle 征，直肠检查时发现骨性突出或大血肿和压痛，提示为明显的骨盆骨折。当骨盆环开环时，髂嵴后压力在骨折部位可引起疼痛，从髂嵴外侧向内侧压迫骨盆环时可引起疼痛和压迫。如果骨盆环破坏存在，向下按压耻骨联合及骶髂关节会产生疼痛和移位。髋关节屈伸可引起腹股沟区疼痛。

已经注意到大多数儿童骨盆骨折可以闭合治疗，通常使用保护非负重和活动限制。小的残留畸形通常没有后遗症，随着生长可以塑形。但是明显移位或者不稳定性骨折应该手术治疗。如果年龄小的儿童有耻骨联合分离，可以采用髋人字石膏维持复位，年龄大的孩子或者不稳定性骨折应该按照成人原则手术固定并密切随访，手术固定不能改变或者妨碍三角软骨发育。如果三角软骨闭合，手术技术跟成人一样（第 56 章）。

## 一、撕脱骨折

撕脱骨折最常发生于青少年运动员，这些骨折是由于肌肉迅速有力的收缩，导致肌肉附着处的骨盆骨突处骨折引起的。破坏发育中的软骨骨突所需的力通常小于破坏肌肉肌腱所需要的力。因此，在青少年人群中，骨突骨折比肌肉肌腱损伤更常见。最近的一项荟萃分析指出，最常见的损伤包括：股直肌牵拉下出现的髂前下棘撕脱骨折（AIIS），腘绳肌牵拉下出现的坐骨结节撕脱骨折（IT），缝匠肌牵拉下出现的髂前上棘撕脱骨折（ASIS），阔筋膜张肌牵拉下出现的髂骨翼骨折，髂腰肌牵拉引起的小转子撕脱骨折，腹直肌牵拉引起的耻骨联合上角撕脱骨折（图 36-99）。这种类型的骨盆骨折很少需要用到 CT 扫描。不论骨折块移位程度如何，这种损伤极少需要手术治疗。然而最近的研究表明，手术可能会出现略微更好的结果，特别是对于那些

**表 36-3**

**Campbell 临床系列 134 例儿童骨盆骨折的分布情况**

| Ⅰ - 单个骨 66.5% | | | | Ⅱ - 一处断裂 11.9% | | | Ⅲ - 两处断裂 11.9% | | | Ⅳ - 髋臼的 9.7% | | | |
|---|---|---|---|---|---|---|---|---|---|---|---|---|---|
| A | B | C | D | A | B | C | A | B | C | A | B | C | D |
| 13.4% | 33.6% | 18.0% | 1.5% | 8.2% | 3.0% | 0.7% | 3% | 8.2% | 0.7% | 0.7% | 6% | 0 | 3% |

与其他系列比较

| | Dunn* (115 例) | Peltier* (186 例) | Reed* (84 例) | Hall，Klassen，Ilstrup† (204 例) | Camplell 临床† (134 例) |
|---|---|---|---|---|---|
| Ⅰ - 单个骨 | | 10% | 60.5% | 24.5% | 66.5% |
| Ⅱ - 一处断裂 | 70% | 39% | 2.5% | 18.6% | 11.9% |
| Ⅲ - 两处断裂 | 30% | 27% | 32.0% | 31.9% | 11.9% |
| Ⅲ - 髋臼 | 不包含 | 24% | 5.0% | 7.8%（17.2% 髋臼和骨盆） | 9.7% |

注：Key 和 Conwell 分类法

*. 成人病例

†. 儿童病例

引自：Rockwood CA Jr, Wilkins KD, King RE, editors: Fractures in children, ed 3, Philadelphia, 1991, Lippincott.

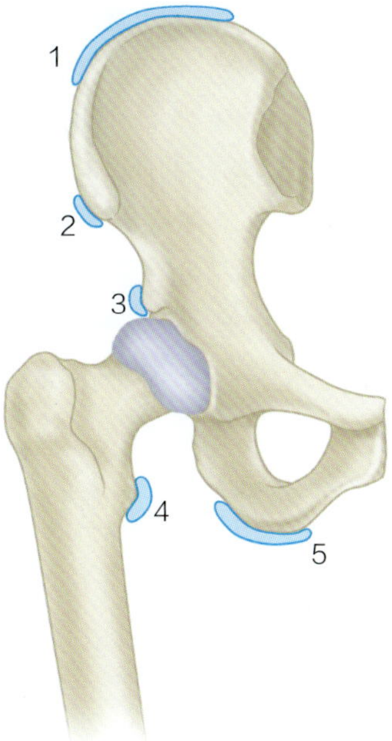


图 36-99 1. 髂骨翼；2. 髂前上棘；3. 髂前下棘；4. 小粗隆；5. 坐骨或坐骨突

骨折移位大于或等于 2 cm 的病例。Sundar 和 Carty 报道 32 例青少年（平均年龄 13.8 岁）骨盆撕脱骨折平均随访 44 个月的情况：10 例伤残持续到成年，体育运动受到限制；6 例症状持续存在。虽然他们主张手术探查和切除未愈合的骨折块，但同时也告诫说，手术并不能保证运动员恢复到受伤前的水平。

坐骨结节骨折移位后，偶有会发生骨痂过多形成或骨化性肌炎。我们的病例中有 2 例需要切除骨折块和骨痂，而不是将骨折块复位。骨痂过度生长或骨化性肌炎曾有复发，但这 2 例患者继续从事体育运动。这些撕脱骨折的任何一种损伤（特别是坐骨部位）均有可能被误认为感染、骨化性肌炎和肉瘤。如果诊断存在疑问，应进行适当的影像学检查和实验室检查。

## 二、髋臼骨折

儿童髋臼骨折 - 脱位约占儿童骨盆骨折的 4%~20%。儿童 Y 形软骨受损伤可能导致生长停顿并使髋臼变浅、发育不良（图 36-100）。CT 扫描有助于判断髋臼损伤程度和股骨头的稳定性。然而，X 线片和 CT 可能低估一个不成熟的骨盆的损伤情况。因此，应考虑使用 MRI 评估髋臼、唇部和 Y 形软骨的损伤。根据髋臼受损伤程度对髋臼骨折进行分类：①小骨折块通常合并髋关节脱位（图 36-98）；②线形骨折合并无移位的骨盆骨折；③大的线形骨折合并髋关节不稳定；④髋关节中心骨折 - 脱位。

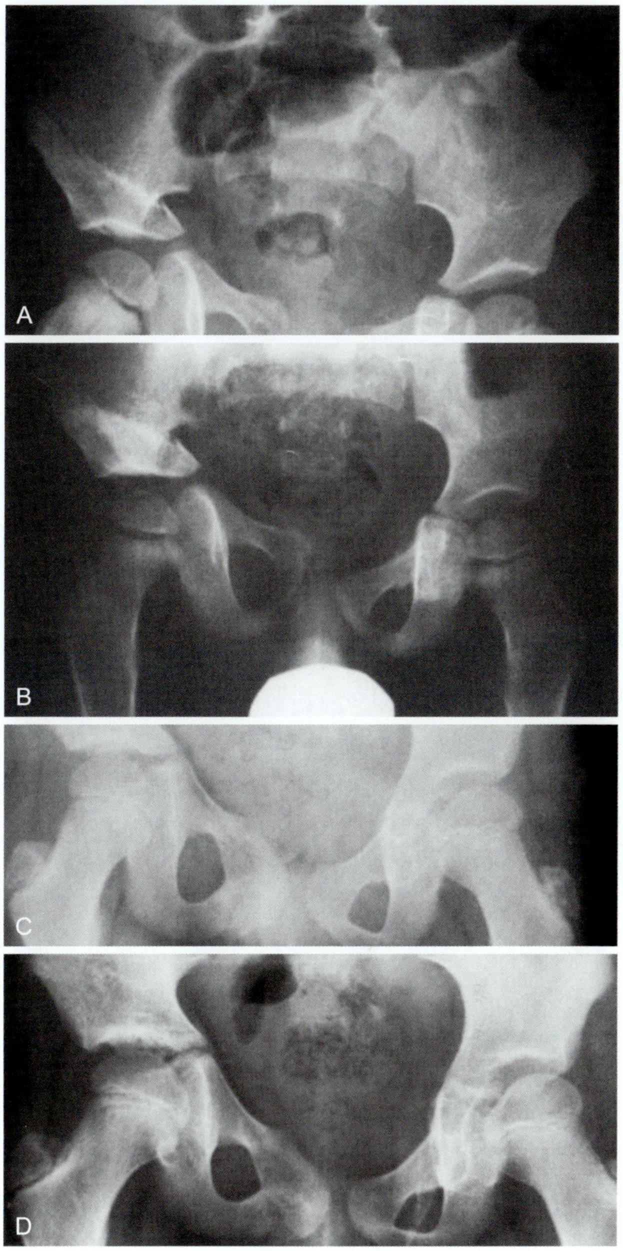


图 36-100 Y 形软骨早闭。A. 右髂骨骨折清晰可见，左侧是否骨折不肯定；B.4 个月后，右侧骨折仍可见，左侧因坐骨骨折累及髋臼，使髋臼硬化程度增加；C. 伤后 5 年，左侧 Y 形软骨早闭；D.6 年后左侧 Y 形软骨早闭，髋臼变浅导致股骨头半脱位

最初的治疗应集中在复位髋关节。髋关节复位需要最佳的镇静效果和肌肉放松。虽然这可以在急诊室安全执行，但许多医院更倾向于在手术室内操作，以避免股骨头移位。然而，尽快复位脱臼的髋关节，减少股骨头血管的损伤是非常重要的。髋部稳定性应在复位当时评估，而且应与对侧 X 线片对

比。复位前的X线片较复位后更容易揭示隐匿性骨折。如果发现不一致的地方，应行CT及MRI扫描，以评估原因和手术目标。

许多小儿髋臼骨折采用非手术治疗。移位小于1 mm、应力试验为阴性的稳定线性裂缝骨折只需要接受至少6~8周非负重保守治疗。线性骨折若引起髋关节不稳定则需要一段时间的骨牵引后固定以确保准确还原。这种损伤通常发生在年龄较大的儿童，治疗应与成人相同。一项针对38例青少年髋臼骨折病例的回顾性研究表明，切开复位内固定手术安全有效、可获得骨性愈合，并且并发症发生率较低。如关节受累，发生退行性关节炎的概率将随之增加。儿童髋臼中心性骨折-脱位应迅速复位，因Y形软骨可能受损伤。基于Y形软骨损伤在初诊X线片上容易漏诊，所有骨盆损伤患者均应进行至少1年的临床和X线摄片随访。Y形软骨损伤患者有两种主要形式的生长板破坏：Salter-Harris Ⅰ型或Ⅱ型损伤，预后较好，其髋臼可继续正常生长；Salter-Harris Ⅴ型挤压伤，预后差，其内侧有骨桥形成导致Y形骺板早闭（图36-101）。这两种类型生长板破坏的预后均取决于患儿受伤时的年龄。在年幼者特别是10岁以下儿童，髋臼常有异常生长导致髋臼变浅。待骨发育成熟时，这种生长异常加剧了髋臼与股骨头的不相适应程度，导致半脱位不断加重。可以采用髋臼重建术来矫正发育不良股骨头逐渐加重的半脱位。

## 第三十三节 儿童髋部骨折

髋部骨折包括股骨头、股骨颈和粗隆间骨折，占所有儿童及青少年骨折的不到1%。不同的髋部形态和骺的存在，使得儿童髋部骨折的模式不同于成人。损伤和治疗的并发症常见，在治疗过程中应考虑到。晚期并发症包括股骨头坏死、髋内翻、骨不连和过早骨骺闭合。为尽量减少儿童髋部骨折的晚期并发症，适当的治疗是必要的。髋部骨折的诊断基于病史、体格检查和X线片。儿童髋部骨折通常是由高能量机制引起的，其次为病理性骨折。在成人中，髋部骨折的怀疑指数高，便于紧急管理。标准的骨盆前后位片、髋关节侧位片以及整个股骨成像是必要的。高级成像可能有助于排除隐匿性损伤或评估骨折的程度。

使用最广泛的儿科髋部骨折分类由Delbet提出，其分类根据骨折的位置：Ⅰ型，经骺板骨骺分离，可有或无股骨头从髋臼脱位；Ⅱ型，经颈骨折，可有移位或无移位；Ⅲ型，股骨颈粗隆骨折，伴有移位或无移位；Ⅳ型，粗隆间骨折（图36-102）。Delbet的分类已证明在骨坏死、愈合率、骨不连的风险预测中很有价值。

### 一、经骺板骨骺分离（Ⅰ型）

Ⅰ型骨折发生在干骺端骨骺分离时。进一步细分为ⅠA型（其中骨骺留在髋臼）、ⅠB型（其中骨骺从髋臼脱臼）。根据我们的经验，ⅠB型骨折的结果是所有骨折类型中最严重的，骨坏死发生率为100%。ⅠA型骨折可能很难与不稳定的分化的股骨头骨骺滑脱区分。骨折发生在年幼的儿童往往为高能机制作用所致，而滑脱患者大多是年龄在10~16岁轻微或无创伤的青少年。影像学或固定手术时后内侧骨痂的存在显示经骺板骨骺分离是股骨头骨骺滑脱发展的结果，出现在大多数股骨头骨骺滑脱患者身上，甚至没有明显的前驱症状。

在新生儿期，一种被称作股骨近端骨骺分离的

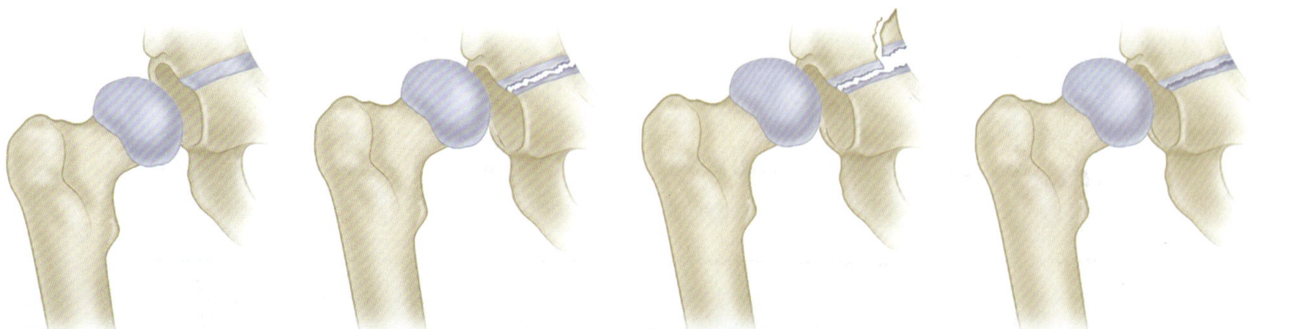


**图36-101** 骨盆与Y形软骨损伤分型。A.正常的半侧骨盆；B.Salter-Harris Ⅰ型骨折；C.Salter-Harris Ⅱ型骨折；D.Salter-Harris Ⅴ型骨折

疾病偶有发生，这种骨骺分离发生在分娩过程中。如果不加考虑，会与发育性髋脱位或髋关节感染相混淆。通常需要做超声、髋关节造影、MRI 才能早期做出诊断。大约在骨骺分离后 2 周，股骨颈内侧缘可看到骨痂。这种骨骺分离不需要切开复位和内固定。临床体征如假性下肢麻痹及实验室检查有助于鉴别骨骺分离与髋关节感染。

经骺板骨骺分离的治疗取决于患者的年龄、骨折移位以及脱位的骨骺。所有 I 型骨折均应紧急处理，以尽量减少血管损伤给股骨头带来的持续伤害（图 36-103）。对于小于 2 岁、无移位或轻度移位骨折的儿童，石膏固定可能就足够。如果骨折发生在其他年龄段，骨骺位于髋臼内，我们提倡尝试轻柔的闭合复位固定。年龄较小的孩子可以使用克氏针，年龄较大的孩子可以使用空心螺钉。关节造影对评估年龄较小的孩子的股骨头复位效果有帮助。我们通常切开关节囊排出积血，尽管没有可靠的证据表明这能降低骨坏死的发生率。如果轻柔的闭合复位效果不满意，应通过 Watson-jones 或 Smith-Peterson 的方法（见手术技术 1-62 和手术技术 1-63）进行开放复位，或者进行开放手术，但仅限于早期骨痂形成延迟固定和股骨头骨折的情况（图 36-104）。如果骨骺脱出髋臼，向后移位采用后方入路 [ 改良吉普森（Gibson）法，见手术技术 1-80]，向前移位采用前方入路（Watson-Jones 或 Smith-Peterson 法）。固定通常使用 2 个或 3 个空心螺钉。再次提示，非常年幼的儿童应使用克氏针以使骨骺过早闭合的风险降至最低。

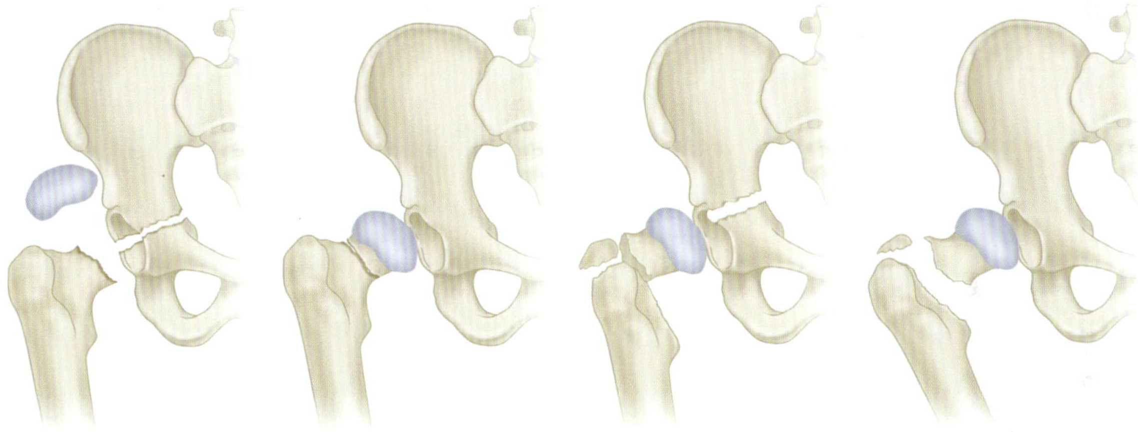


图 36-102　儿童髋部骨折 Delbet 分类。Ⅰ型，经骺板的骨骺分离，伴有或无股骨头从髋臼脱位；Ⅱ型，经颈骨折；Ⅲ型，股骨颈粗隆骨折（股骨颈基底）；Ⅳ型，粗隆间骨折

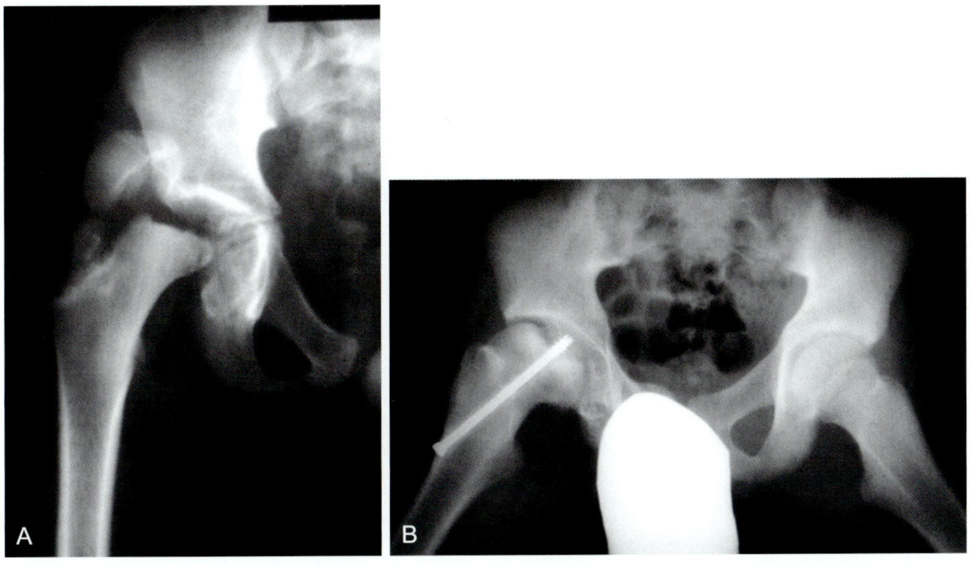


图 36-103　A. Ⅰ型，经骺板的骨骺分离伴股骨头脱位；B. 切开复位内固定后发生股骨头坏死

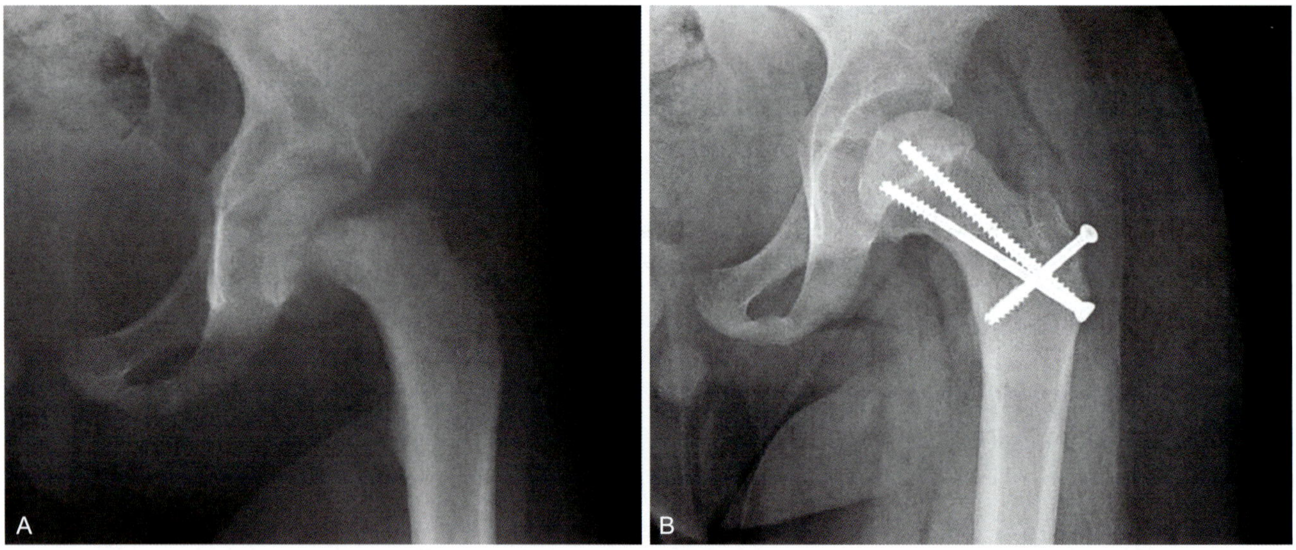


图 36-104 改良 Dunn 入路治疗有早期骨痂形成的陈旧性股骨颈骨折

## 二、经颈股骨颈骨折（Ⅱ型）

经颈骨折在儿童髋部骨折中最常见，大多数发生移位，移位程度与股骨头缺血性坏死的发生有直接关系。笔者认为，骨折移位造成了供血不足，而骨折最大移位可能发生在受伤瞬间。关节囊膨胀和并发的血管阻塞已提示可增加缺血性坏死的发生率。经早期穿刺或关节囊松解清除血肿，可降低缺血性坏死的发生率。

在一项包括 70 例儿童股骨颈骨折的报告中，Ⅱ型骨折即使早期切开复位和内固定，仍然导致 35% 的股骨头缺血性坏死率。Ⅱ型骨折比远端骨折在内翻畸形愈合、内置入物失败和骨骺生长阻滞方面有更高的风险。所有的股骨颈骨折及基底部骨折都有不稳定性，所以推荐应用相似于成人股骨颈骨折的治疗方法，即采取轻柔操作进行闭合复位，先纵向牵引和外展内旋，然后进行螺纹针或髋关节空心螺钉固定。应避免多次闭合复位尝试。因闭合复位不能令人满意，可采用前侧 Watson-Jones 入路或 Smith-Peterson 入路切开复位。可以在影像增强仪的辅助下进行经皮螺钉固定并且应打开关节囊。儿童的股骨头颈相当坚硬，应避免使用三棱针或相似的器械，以防止骨折分离或可能出现的股骨头骨骺分离。年幼儿童可用 2~3 根螺纹针，但应以人字石膏辅助固定。笔者常规应用 2~3 根股骨颈可容纳的最大直径的髋关节空心螺钉固定。也可选择儿童或少年髋螺钉或股骨近端锁定钢板。Swiontkowski 和 Winquist 建议使用直径 4.5 mm 的 AO 骨皮质螺钉固定，螺钉进入骺板要浅，近端钻孔需要深一些，以避免其效应减弱。在年幼的孩子，我们尽量避免跨越骨骺固定；然而，在年龄较大的儿童或当需要额外的稳定性时，比起保护骨骺要优先考虑固定（图 36-105 和图 36-106）。后固定技术已被报道使用在固定股骨近端骨骺相邻的位置。治疗时优先确保固定的稳定性，而不是保护生长性，因为固定失败或骨坏死的后遗症是更具挑战性的问题，而不是随后的生长停滞。对于固定不确切、年龄较小、依从性差的患者，需要用外展位单髋人字形石膏固定 6 周。

## 三、股骨颈粗隆部骨折（Ⅲ型）

Ⅲ型骨折（股骨颈粗隆部）相似于成人的股骨颈基底部骨折，但比成人更容易出现骨坏死。发生于这一部位的骨折，通常允许更稳定的不跨越骨骺的固定；然而，骨不愈合、畸形愈合、骨骺过早关闭和内置物失效依旧出现在此类型患者中。治疗方案参照Ⅱ型骨折，目标是达到解剖复位和稳定固定。

## 四、粗隆间骨折（Ⅳ型）

在笔者的经验中，Ⅳ型（转子间骨折）骨折与其他类型比较，出现并发症更少。由于儿童粗隆间区的成骨潜力大，几乎总是快速愈合（通常在 6~8 周愈合，图 36-107）。这些骨折通常在囊外，骨坏

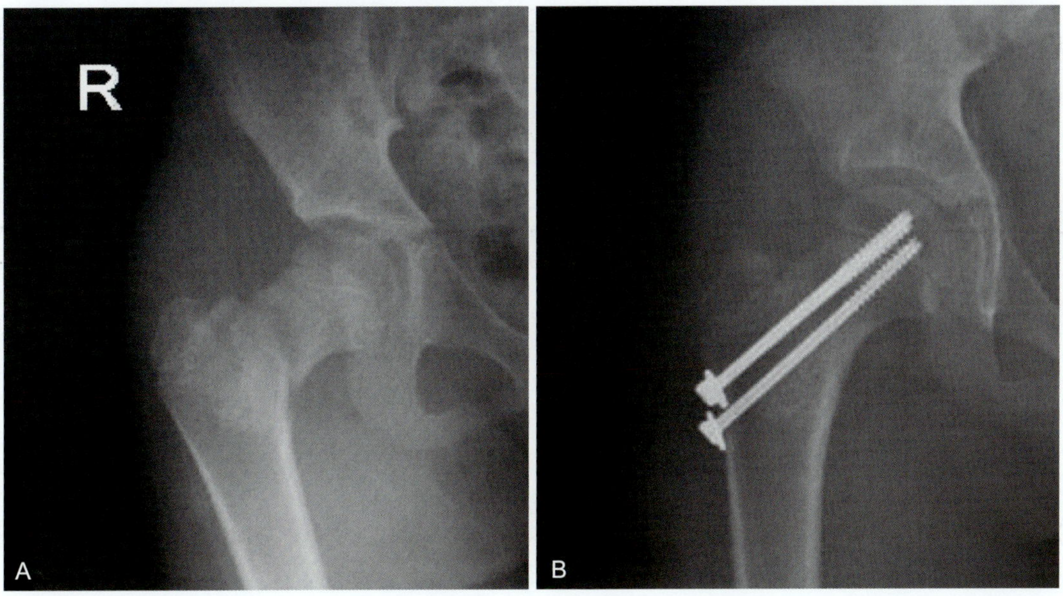


**图 36-105**　A. 6 岁儿童移位 Ⅲ 型骨折（股骨颈粗隆部）；B. 闭合复位、关节囊减压、穿骨骺固定增加额外稳定性

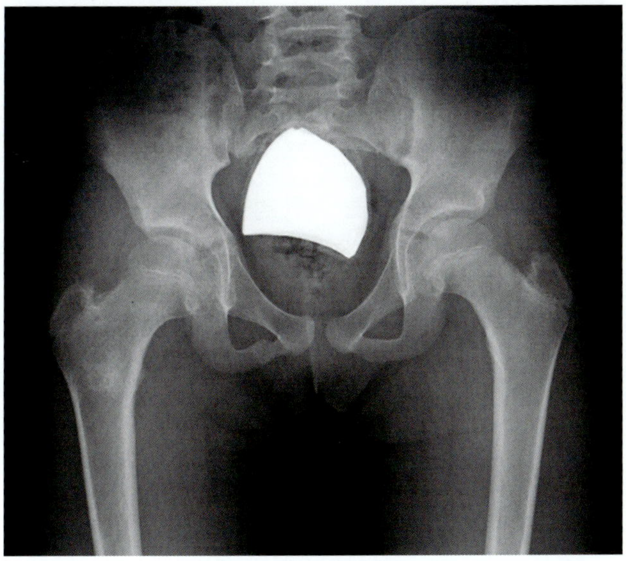

**图 36-106**　移位的 Ⅲ 型经颈粗隆骨折。内固定取出后的形态如图 36-105 所示

死不常见，有报道的发病率为 0~10%。

由于股骨粗隆间骨折是囊外的，因此，不应以同样的急迫性进行治疗。然而，骨折复位的质量和固定的稳定性对于保持髋关节的生物力学和有效愈合至关重要。3 岁以下儿童没有移位骨折可用石膏处理。在有移位或年龄大于 3 岁的情况下，建议内固定。通过侧入路进入髋关节，放置儿童或青少年加压髋螺钉或股骨近端锁定钢板进行复位和固定。固定不需要穿过骨骺，不需要常规进行关节囊切开。置入物强度高则允许早期无石膏固定活动；然而，如果患者依从性差则需要人字石膏固定。

## 五、并发症

股骨颈骨折并发症常见。儿童髋部骨折最严重的并发症是股骨头缺血性坏死。Trueta 描述到，股骨头血供在婴儿期为干骺端，进入儿童期后随着骨骺的形成，转变为外侧骨骺血管供应，这为干骺端的血液供应造成了障碍。在青春期前圆韧带动脉吻合外侧骨骺血管，最终在青春期后期和成年后，干骺端血供得以恢复。骨坏死已被证明与股骨颈骨折后的不良结局直接相关。Spence 等回顾了在一个机构中 70 例股骨颈骨折患者骨坏死的总发生率达 29%。骨坏死的独立预测因子是移位和骨折位置。Yeranosian 等回顾了 30 项研究，发现总发病率为 23%，骨折的位置和复位时间是唯一的预测因素。Moon 和 Mehlman 回顾了 390 例患者，发现骨折类型和患者年龄是最强的骨坏死预后指征。股骨头坏死发生率：Ⅰ 型为 38%、Ⅱ 型为 28%、Ⅲ 型为 18%、Ⅳ 型为 5%。Ratliff 介绍了 3 个类型的股骨头缺血性坏死：Ⅰ 型为整个股骨头受累；Ⅱ 型部分股骨头受累；Ⅲ 型坏死区介于骨折线和骺板线之间（图 36-108）。尽管股骨头坏死通常可在受伤 12 个月内通过 X 线片诊断，但是临床表现可能数年都不明显。预后及治疗方法的选择主要取决于股骨头坏死的程度、畸形和塌陷的程度，以及症状首发的年龄（图 36-109）。一般来说，通过限制负重治疗很难获得可接受的结果，文献报道成功率不足 25%。手术

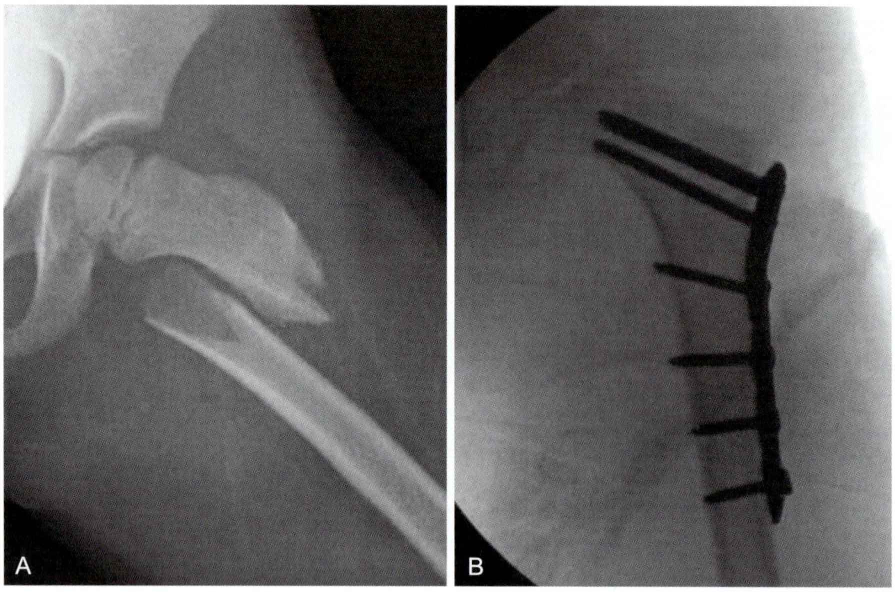


图 36-107 A. 5 岁儿童Ⅳ型骨折（经粗隆部）；B. 用股骨近端锁定钢板固定（见手术技术 36-22）

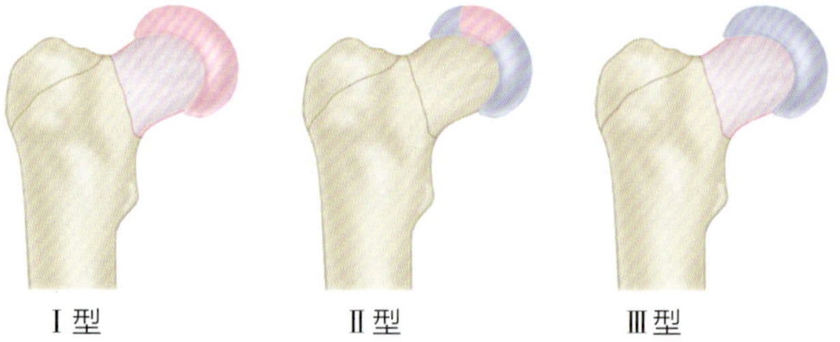


图 36-108 Ratliff 描述 3 个类型股骨头缺血性坏死。Ⅰ型为整个股骨头受累；Ⅱ型是部分股骨头受累；Ⅲ型坏死区介于骨折线和骺板线之间

治疗包括髓芯减压（伴或不伴松质骨填充）；带或不带血管吻合的骨移植（见第 63 章）；各种使股骨头坏死区离开负重面的旋转截骨术；甚至对年长青少年可行半髋或全髋置换。一些初步研究表明骨诱导因子或血管生成因子的加入能改善髓芯减压的效果。

当采用内固定治疗时，髋内翻发生较少。在笔者的经验中，如果颈干角 >120°，可发生一定程度

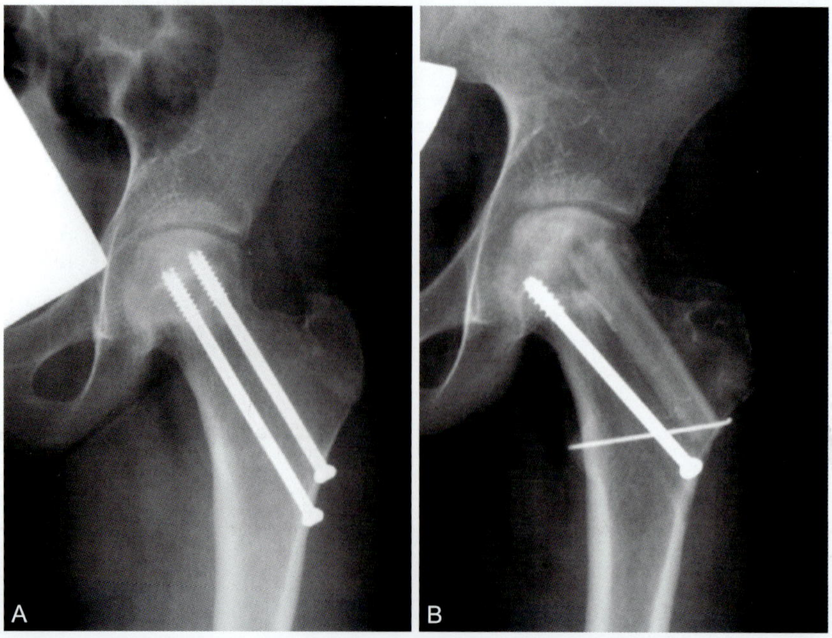


图 36-109 A.11 岁女孩Ⅲ型骨折后发生股骨头坏死，骨折采用急诊切开复位内固定及囊内减压治疗；B. 吻合血管腓骨移植术后 1 年

的重塑，即使无塑形发生，也可能造成很轻的功能障碍。然而，如果颈干角在 100°~110°，髋内翻畸形则一般不能重塑。严重的髋内翻可引起肢体短缩、臀肌失效步态及迟发性退行性骨关节炎改变。基于这些理由，笔者常规采取转子下外展截骨术，矫正持续性髋内翻和治疗骨不连（图 36-110）。于大转子下端闭合楔形截骨，首选儿童拉力螺钉和侧方钢板或股骨近端锁定钢板内固定。尽管截骨不愈合罕见，若担心固定的质量和患者依从性，可采用 1.5 个人字石膏固定。

使用内固定也可降低骨不连发生率，但当骨不连发生时，应尽早手术治疗。笔者应用转子下外翻截骨，使骨折线变得更水平且允许产生有利于愈合的垂直压力。必要时可以通过植骨来增强截骨。内固定常规横跨骨不连处，或联用单髋人字形石膏固定。改良的 Pauwels 粗隆间截骨术用 120° 双角粗隆截骨板治疗骨不连或髋内翻或骨不连合并髋内翻（见手术技术 36-21）。

尽管骺板早闭可能发生，但因为股骨头骺板的纵向生长能力仅影响下肢长度的 15%，生理性闭合也比下肢其他骺板早，多数受累儿童的下肢短缩不足 2 cm。下肢短缩超过 2 cm 者，只见于同时发生股骨头缺血性坏死的儿童。然而，笔者设法避免内固定穿过骺板，特别是年幼儿童。肢体不等长可用扫描摄像诊断，与骨龄相关，并详细记录。必要时采用对侧肢体骨骺阻滞术治疗。

感染在儿童髋部骨折中少见。有报道儿童髋部骨折出现关节软骨溶解，但大部分学者没有发现关节软骨溶解这种并发症。

股骨颈应力骨折可在儿童特别是青少年中发生。Devas 提出 2 个类型：①横行骨折位于股骨颈的上部，可发生移位并引起严重病变；②压缩性应力骨折在股骨颈下部，尽管年幼儿童可发生轻度内翻畸形，但极少出现移位（图 36-111）。治疗横行骨折推荐应用螺钉或金属针内固定，而压缩性骨折可避免负重和限制活动，然而，如不采取合适治疗，并允许患儿继续以前的活动方式，应力性骨折可发展为完全性骨折。股骨头骨骺滑脱一节中介绍闭合复位及经皮穿针或螺钉内固定技术（见手术技术 36-23）。

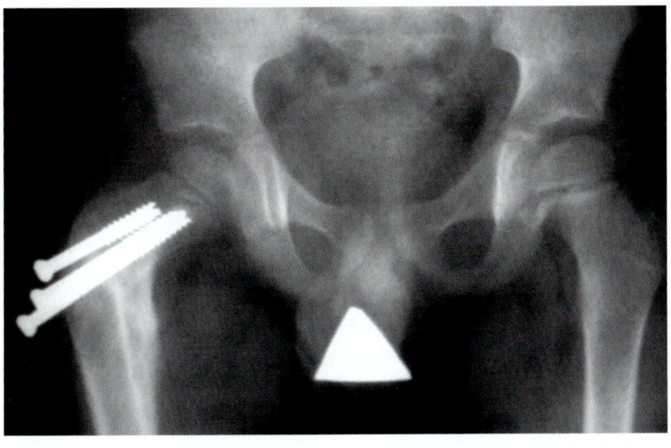

图 36-110 Ⅱ型股骨颈骨折后髋内翻畸形，股骨头内固定可防止围术期的髋内翻

## 闭合复位和内固定

### 手术技术 36-18

- 患者仰卧于骨折牵引床上，适当给双足衬垫固定到足牵引托上。
- 采取外展、内旋位纵向牵引，轻柔闭合复位，利用正、侧位 X 线片或影像增强仪确定骨折复位情况。
- 在影像增强仪的辅助下，在大转子下方对皮肤戳孔，或做一个小切口，切开阔筋膜，剥离股外侧肌起点并拉向前内侧，显露股骨近端。骨膜下剥离时采用牵开器置于股骨近端两侧以帮助显露。

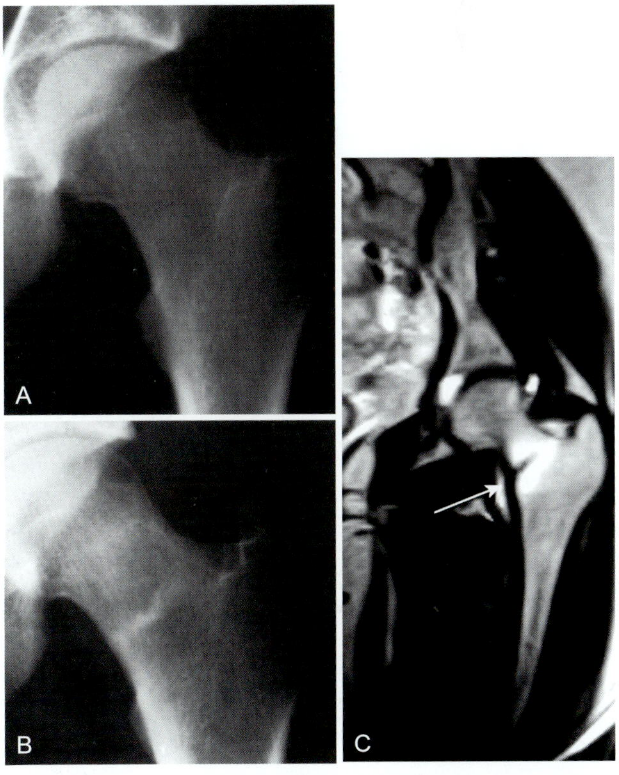


图 36-111 股骨颈应力骨折。A. X 线片显示股骨颈下部轻微骨折；B. 3 周后 X 线片显示股骨颈下部应力骨折处有骨痂形成；C. 磁共振显示应力骨折

- 借助影像增强仪，确定股骨干外侧导针的正确位置和方向，经此孔把导针穿过骨折线达到股骨颈近端。对年幼儿童，注意避免穿过骺板，用影像增强仪确认导针穿入的正确位置。
- 测量导针在骨内的长度，选用与导针相同长度的螺纹针或空心螺钉，套在导针上或与其平行穿过骨折部位。
- 拔出导针，把第 2 根螺纹针或空心螺钉与第 1 根平行或经拔出导针的孔穿过骨折线。至少用 2 根螺纹针或 1 个直径 6.5 mm 的空心螺钉固定。笔者通常根据患儿体型和股骨颈直径，用 3 根螺纹针或 2 根直径 6.5 mm 的空心螺钉固定。确保固定针或螺钉相互平行并呈“聚束”或“倒三角形”。
- 闭合切口，如果担心固定稳定性不佳或者不能遵循免除负重，采用外展位半髋人字形石膏固定。

**术后处理** 如有必要，佩戴石膏支具 6 周。如果不需要佩戴石膏支具，患者应在手术 6 周后开始负重。在随后的 6 周时间内，逐渐过渡到拄拐负重。术后 1 年骨折已经愈合或出现股骨头缺血性坏死的征象时，取出螺纹针或空心螺钉。如果年轻患者仍有明显的生长潜力或螺钉穿过开放的骺板，一般建议移除内固定物。

## 切开复位和内固定

### 手术技术 36-19

（Weber 等，Boitzy）

- 患者仰卧位，肢体铺单使其在术中可被移动。
- 应用 Watson-Jones 手术途径显露髋关节（见手术技术 1-63）。
- 纵行切开关节囊，通常在高压下冲洗和吸引，清除血肿。
- 用骨膜起子将骨折复位，适当外展牵引使骨折更易复位。
- 用克氏针临时固定骨折，检查股骨距是否复位。用加垫片的骨松质螺钉固定，螺钉的螺纹达骨折近端。除非固定需要，应避免进入股骨头骺板。
- X 线片证实复位后，缝合关节囊。如 Watson–Jones 前侧入路可用于有移位的Ⅱ型和Ⅲ型骨折，也可用于伴有股骨头前脱位的Ⅰ型骨骺分离。当股骨头发生后脱位时，可用改良的 Gibson 途径显露（见手术技术 1–68）。股骨头血供可能完全被破坏，应将其置入髋臼确保关节内无软骨或碎骨片，采用螺纹针或骨松质螺钉固定股骨颈。

**术后处理** 如果内固定稳定，足触地拄拐负重 6 周。如果内固定不可靠，则用单髋人字形石膏或长腿石膏联合骨盆吊带固定 6 周。

## 转子下外翻截骨治疗获得性髋内翻或骨折不愈合

### 手术技术 36-20

- 患者仰卧于骨科手术台上，将影像增强仪或 X 线设备置于合适位置，术中摄正位和侧位 X 线片，常规消毒髋部皮肤并铺单。如果需要自体骨移植，还应消毒髂嵴皮肤和铺单。
- 于大转子下方外侧做一直切口，向远端延长 8~10 cm，逐层显露至股骨外侧面。剥离骨膜后，将牵开器置入股骨两侧骨膜下，显露股骨外侧面。
- 借助术前对比双侧 X 线片，确定髋部获得适当力线所需的外翻角。笔者采用三角函数评估股骨近端截骨的效果。无论在转子下区或转子间区实施内翻还是外翻截骨，不改变股骨头、颈段的长度，只改变颈干角和肢体长度（图 36-112）。通过两个角度的差值计算出肢体长度的改变。肢体长度的改变即 $\Delta H$，等于截骨线中点到股骨头中点（$L$）的距离，乘以一角余弦再减去新形成角余弦的差。

$$\Delta H=L\ (\cos\theta_1-\cos\theta)。$$

从内翻位到外翻位增加的肢体长度。反之，从外翻位到内翻位减少的肢体长度即 $\Delta H$。已给出股骨头 - 颈长 2 cm、3 cm 和 4 cm 的原始颈干角（$L$）。内翻或外翻截骨获得的角度是希望得到的角度，根据该角度评估肢体增加或减少的长度（$\Delta H$）。

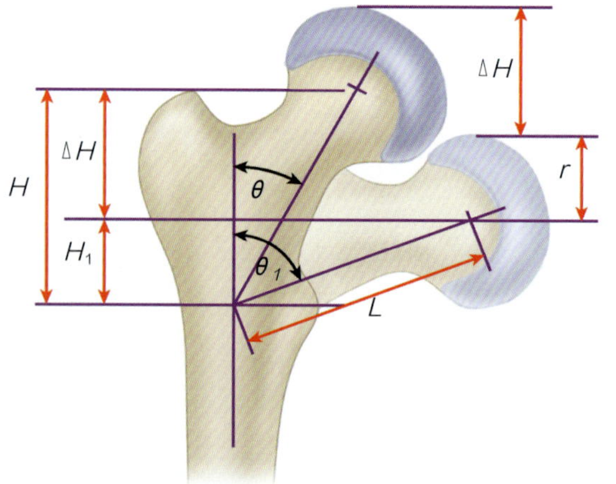


**图 36-112** 表示头颈长度（$L$）不变；$\theta$ 角变为 $\theta_1$；高度改变为 $\Delta H$；运用公式计算高度改变：$H$= 头颈部分，$H_1=L\cos\theta_1$；$\Delta H=L(\cos\theta_1-\cos\theta)$（见手术技术 36-20）

- 一旦确定所要矫正的角度，则可确定外侧闭合楔形截骨的基底。首先横行钻入股骨导针，测定股骨的直径，再采用模板、正切表（W= 切线角 × 直径）或公式即 W=0.02× 直径 × 角，确定楔形基底尺寸。在转子下区标出闭合楔形截骨的适当位置。
- 截骨部位确定后，应注意髋部滑动加压螺钉的位置。在大转子正下方钻孔，经影像增强仪确认后，将长度合适的导针在可调节角度导向器的帮助下钻入股骨颈内（图 36-113A 和 B）。年幼儿童应尽量避免穿透骺板。只有股骨颈的近端不愈合时，为了获得愈合需要穿过骺板。股骨近端骺板提供股骨生长的 30% 和整个下肢的 15%，所以多数情况下优先考虑股骨颈的愈合，其次是担心后期出现的轻、中度肢体不等长。用影像增强仪检查导针钻入的位置。

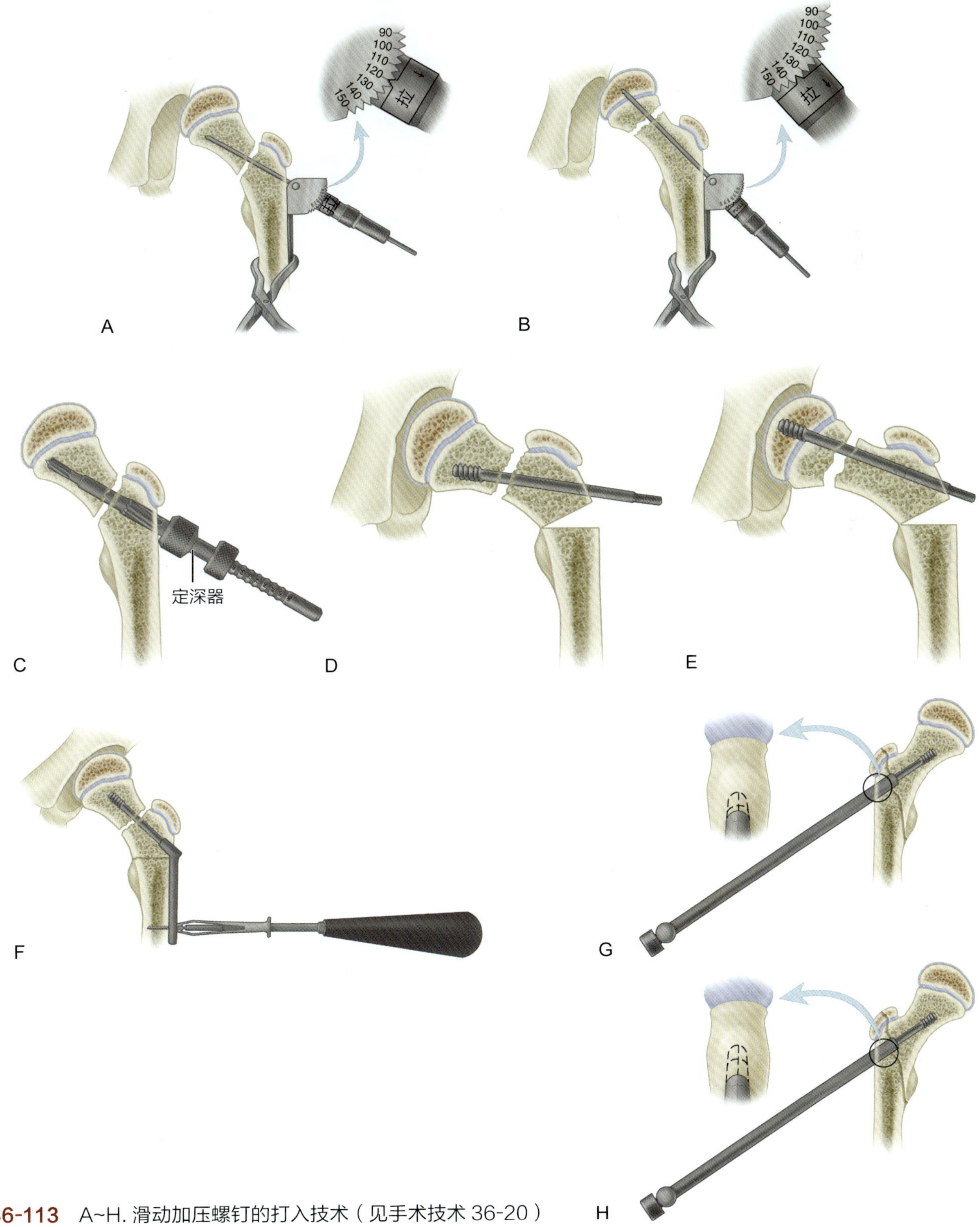


图 36-113　A~H. 滑动加压螺钉的打入技术（见手术技术 36-20）

- 导针置入后，使用测深器经皮直接测出拉力螺钉的长度，在联合钻孔器上设定可调节的外圈扩孔钻头的定深旋钮，使其与经皮直接测出拉力螺钉的长度一致。将钻孔器套入导针开始钻孔，直到定深器旋钮抵住外侧骨皮质为止（图 36-113C）。钻孔过程中应定期使用电视透视监视钻入的进度，确保导针不会在不经意间向前推进到骨骺近端。
- 将技术丝攻与定深器连接安装后设定与刚才同样的长度，拧入已扩好的骨洞，直到定深器旋钮抵住外侧骨皮质为止，然后将合适长度的滑动加压螺钉套入导针拧入（图 36-113D 和 E）。
- 将术前选好的钢板套筒部分套入滑动螺钉的尾部，钢板的角度决定了最终的颈干角。去掉保护套筒，插入加压螺钉防止骨折复位时钢板脱开，使用一字形改锥拧紧儿童加压螺钉，或使用内六角形改锥拧紧滑动加压螺钉。如果钢板阻碍截骨，拧松螺钉旋转钢板。
- 用电锯精确地楔形截骨，去除楔形骨块，对齐截骨端。
- 将截骨复位，用钢板把持钳将钢板固定在股骨上。伸直位检查下肢的旋转位置。
- 为获得加压效果，在钢板最远端加压孔进行钻孔或攻丝，钻头要过对侧骨皮质。如果需要加压力量小一点，则选倒数第 2 孔或第 3 孔同法操作，可获得 2.5 mm 的加压。
- 选择合适长度的骨皮质螺钉，用内六角螺丝刀拧紧螺钉。使用自动把持夹防止螺钉从螺丝刀上脱落(图 36-113F)。最后，在最近端的钉孔，钻头或丝攻可能成角，导致钻头或螺钉通过截骨线。这种情况下拧紧近端螺钉会给截骨端提供更好的稳定性。最后拧入其他螺钉。
- 拉力螺钉可以拧入更深，以便为骨不连处提供加压作用。若将拉力螺钉的加压作用设定为 5 mm 左右，需要把拉力螺钉拧到钉杆上两个刻度中间的部分对准外侧骨皮质（图 36-113G）。如果是 10 mm 的加压作用，需要拧到第 2 个刻度对准外侧骨皮质（图 36-113H）。
- 逐层关闭切口，放置负压吸引管，采用外展位 30° ~40° 的 1 个半髋关节人字形石膏固定。
- 为治疗骨不连，空心加压螺钉应通过骨不连位置。转子下截骨使髋关节位于外翻位，骨不连处就更水平，愈合也更明显。骨不连处的纤维组织不需要切除。骨不连区植入骨松质或骨皮质有助于年长儿童的骨折愈合。植骨前在股骨颈上钻一个与内固定平行、与植骨块大小匹配的骨洞，操作时注意内固定不得松动。骨皮质移植可取自髂骨或腓骨，笔者更喜欢从髂骨取骨松质，但并不常规行骨移植。对于年幼儿童，良好的内固定和使骨不连区更水平就足够了。小号的髋部加压螺钉可用于年龄较小的患者。

**术后处理** 根据患儿年龄确定髋关节人字形石膏固定时间，通常为 12 周左右。拆除石膏后，开始借助拐杖足部触地负重。

## 改良 Pauwels 转子间截骨术治疗获得性髋内翻或骨折不愈合

### 手术技术 36-21

（Magu 等）

- 在 X 线片上描绘出正常髋关节，确定开凿入口点及钢板刃进入股骨颈的位置、合适的钢板长度、截骨线及适当的转子间楔形块（图 36-114A 和 B）。在骨骺未闭合的患者，确保所选钢板不会进入股骨近端骨骺。
- 将一半管状钢板预弯成 120° 的双角板（图 36-114C）。
- 尝试通过骨牵引（如果胫骨近端已穿针）或手动牵引进行复位。
- 经标准外侧入路，在影像增强仪的引导下，用 2 枚克氏针临时固定髋部，防止当用开凿器给置入板打通道时股骨头发生旋转。
- 按术前正常髋部 X 线片所确定的大小做 2 处截骨，形成底部朝外侧的 15° ~30° 的转子间楔形骨块（图 36-114B）。取出楔形骨块，按术前计划将股骨头置于外翻位。
- 沿预先确定的进入点插入开凿器，保持其刀片与股骨干平行。将开凿器向里推进至股骨颈下半部，进入长度与预弯的 120° 钢板的刀片长度一致（通常为 65 mm）。
- 取出开凿器，沿其通道将截骨板的刃部插入（图 36-114C）。
- 外展股骨远端，使截骨面对合，用螺钉将钢板固定于股骨（图 36-114D）。

**术后处理** 根据截骨处愈合情况，单髋人字形石膏固定 6~10 周。拆除石膏后，开始借助拐杖的足部触地负重，然后在 12~20 周逐渐过渡到部分及完全负重。

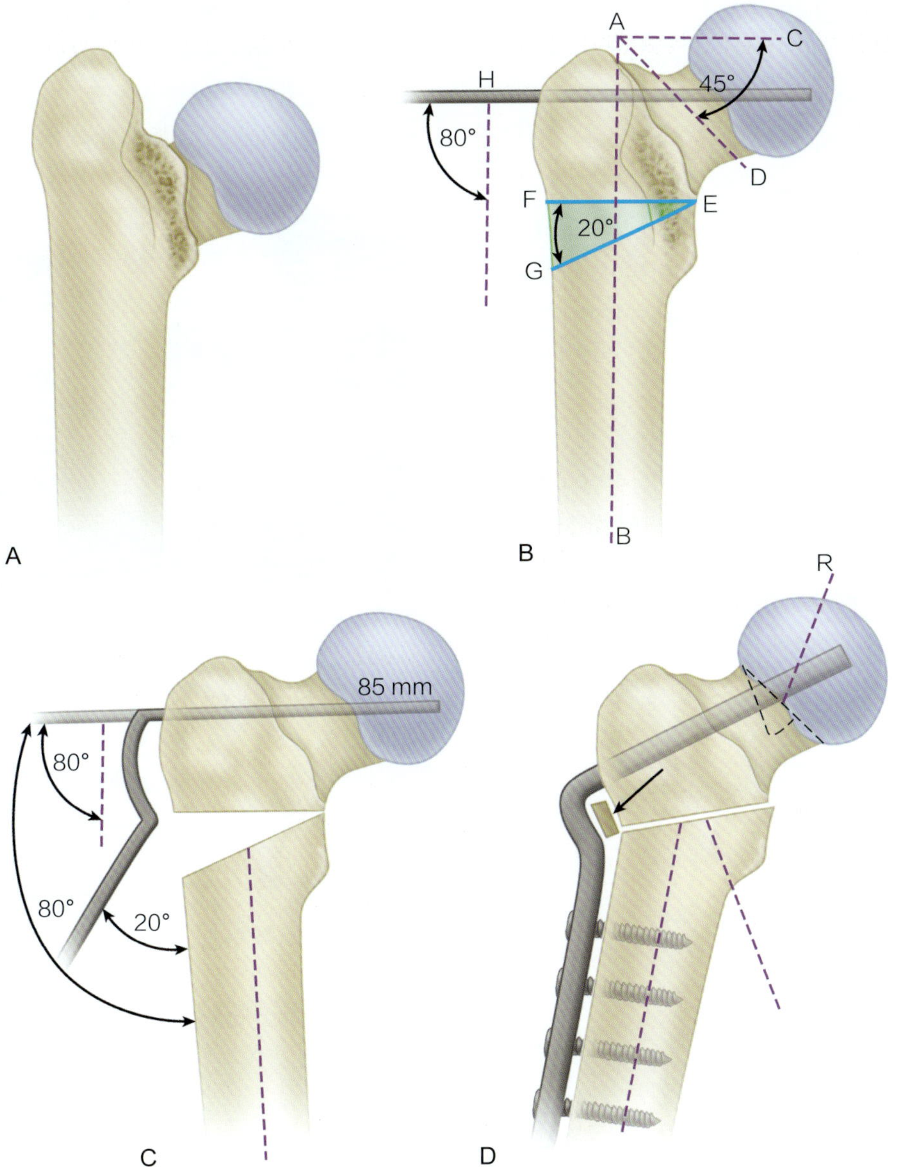


**图 36-114**　A ~ D. 改良 Pauwels 转子间截骨术治疗获得性髋内翻或骨折不愈合（重绘引自：Magu NK, Rohilla R, Singh R, et al: Modified Pauwels' intertrochanteric osteotomy in neglected femoral neck fracture. Clin Orthop Relat Res 467: 1064, 2009.）（见手术技术 36-21）

## 第三十四节　儿童创伤性髋关节脱位

尽管儿童创伤性髋关节脱位非常少见，但比髋部骨折常见。年幼儿童因未成熟的软骨具有韧性和韧带松弛，轻度外伤可引起髋关节脱位。各学者报道的儿童创伤性髋关节脱位年龄分布各不相同，有学者认为，约 50% 的儿童创伤性髋关节脱位发生于 12~15 岁。有学者报道年龄分布均等，还有学者依其年龄分成明显不同的 2 组，即年龄在 2~5 岁组（共 8 例）、11~15 岁组（共 14 例）。像成人一样，后脱位比前脱位更常见。髋关节脱位预后的影响因素包括：①损伤的严重程度；②从损伤到复位的间隔时间；③治疗方法；④非负重持续时间；⑤是否发生复发性脱位；⑥是否发生股骨头缺血性坏死；⑦是否因髋关节内有嵌入物使复位不完全。髋关节脱位合并自发性不全复位的发生率比预想要高，初诊时髋关节半脱位可能漏诊。

髋关节脱位超过 24 h 未复位者其结果很差，发生股骨头缺血性坏死比及时复位更常见。如果获得一个匹配的关节，闭合复位常常可获得成功，然而对严重损伤或者为了清除嵌入的组织，切开复位也是需要的。与以往报道相反，非负重时间好像并不影响股骨头缺血性坏死的发生。

复发性脱位在儿童也比成人更多见，其原因是儿童的软骨柔韧性、韧带松弛。伴有过度松弛综合征的儿童，特别是唐氏综合征患者，更容易发生复发性脱位。因此，可能需要重叠缝合后侧关节囊和骨性手术，如髂骨截骨或内翻截骨等。复发性脱位的发生可能是偶然或外伤引起，应与习惯性或非习惯性的自发性脱位相鉴别。另外，Manner 等提出髋关节撞击征（FAI）与复发性髋关节脱位可能相关，并提出手术治疗潜在的髋关节撞击征可获得更好的结果。

单纯性髋关节脱位后发生股骨头缺血性坏死，在成人为 10%~26%，而儿童为 8%~10%（图 36-115）。延迟复位和损伤的严重程度可能是股骨头缺血性坏死发生的促进因素。有报道儿童创伤性髋关节脱位也可以有坐骨神经麻痹、异位骨化、髋部膨大等并发症。

因关节囊、盂唇、其他软组织或骨软骨碎片的嵌入，可能阻碍髋关节完全复位。闭合复位后，应摄骨盆正位和双侧髋关节侧位 X 线片，比较双侧髋关节间隙宽度。如果患侧关节间隙增宽、申顿线中断，应考虑复位不佳（图 36-116）。如果怀疑关节

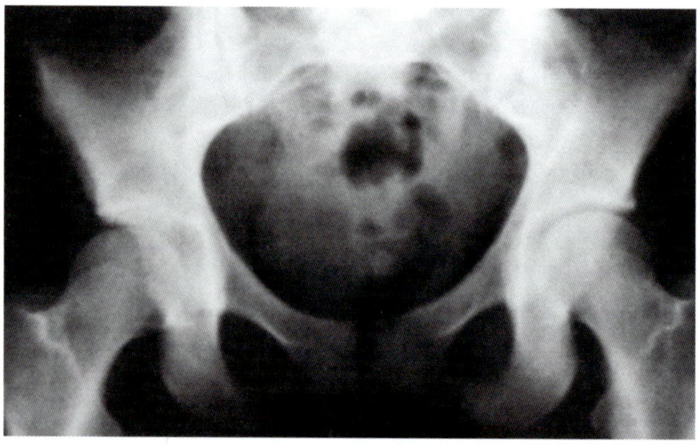

图 36-116 髋关节复位不佳。青少年创伤性右髋脱位被认为是已成功的闭合复位，但双髋 X 线片显示右髋关节间隙增宽和申顿线中断，表明为非匹配性复位

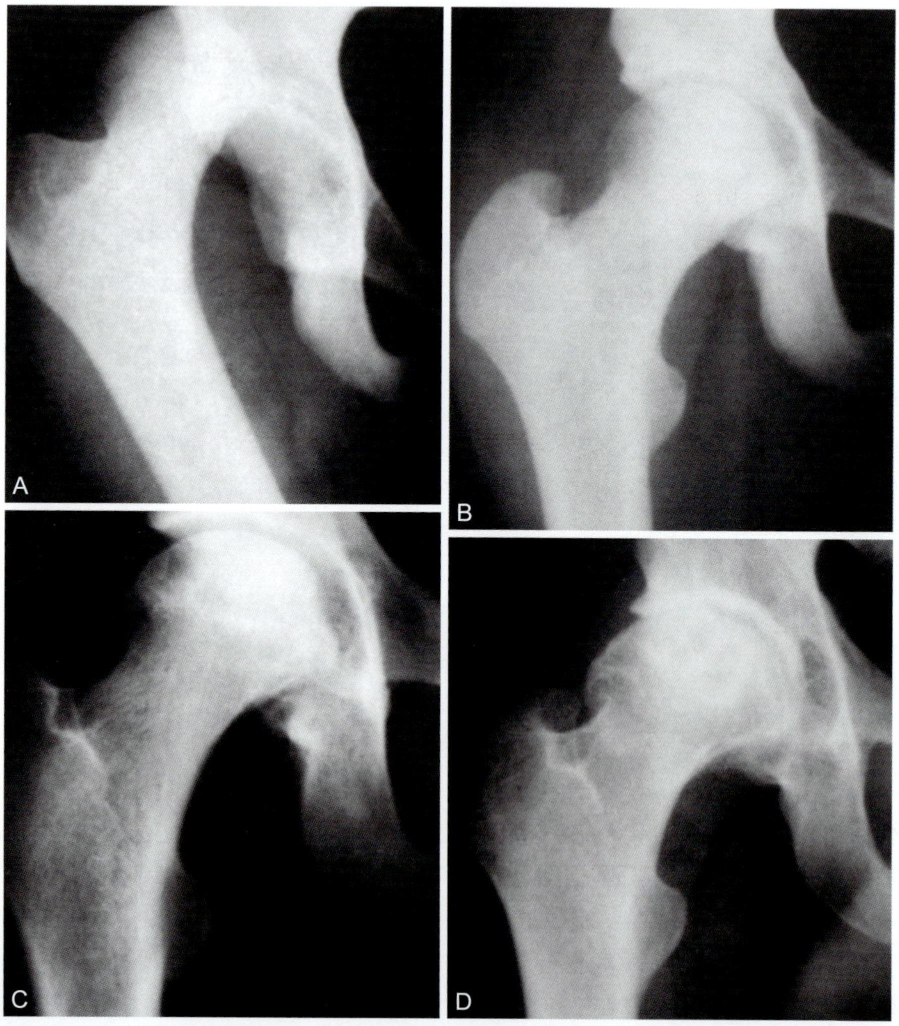


图 36-115 髋脱位后发生股骨头缺血性坏死。A. 年长儿童创伤性髋脱位；B. 闭合复位满意后；C. 复位后 1 年，提示早期缺血性坏死；D. 复位后 8 年，缺血性坏死的股骨头出现囊性变

不匹配，应行 CT 或者 MRI 检查。然而最近的一项研究显示，相比 CT，MRI 在损伤诊断方面敏感性更高，特别是在盂唇后方嵌顿或者髋臼后方骨折时更有帮助。如果发现有嵌顿物，笔者推荐切开复位，并取出嵌入组织。对于髋关节后脱位，可采用后侧手术入路如改良式 Gibson（手术技术 1-68）或 Moore（手术技术 1-70）手术入路显露。对于髋关节前脱位，可选用前侧入路，如 Smith-Petersen 或 Watson Jones（手术技术 1-60 及手术技术 1-63）手术入路。如脱位方向难以确定，MRI 有助于确定软组织手术的部位，常选用后侧入路，因为后侧脱位更为常见。如果需要行更广泛的操作，如股骨头骨折的病例，可以使用外科脱位技术。切开复位时，应将股骨头脱出髋臼，探查髋臼是否有游离骨片、盂唇内翻或其他软组织。术后应在手术室中摄 X 线片，确保复位后关节间隙已恢复正常。闭合复位后不匹配髋关节切开复位的手术操作与难复性髋关节脱位相同，将在第 55 章中介绍。晚期并发症如持续性机械症状或疼痛，髋关节镜检查对发现游离体、软骨损伤、盂唇撕裂、圆韧带损伤是有帮助的。髋关节镜技术及指征在 51 章进一步讨论。

漏诊的儿童或青少年创伤性髋关节脱位很少，但可能需要切开复位。最近一份 8 例慢性儿童创伤性髋关节脱位的报道中，8 例通过牵引均未能获得复位，患儿因为疼痛和步态障碍均需要行切开复位。平均随访时间为 8 年，6 例能维持复位，所有患儿均有股骨头坏死征象。尽管结果不是特别好，但相比其他治疗方法或不治疗，作者更倾向于切开复位。因为解剖位置的关系，股骨头能刺激骨盆及股骨的生长，防止畸形及保持下肢长度。所以即使有股骨头坏死的可能，另外一些学者也主张对被漏诊的创伤性髋关节脱位行切开复位。

偶有髋关节脱位合并同侧股骨骨折。这种复合性损伤的治疗也将在第 55 章中介绍。

## 第三十五节 股骨头骨骺滑脱

Ⅰ型骨骺骨折-分离与股骨头骨骺滑脱（SCFE）都是骨骺分离，根据自然病程和发病机制的不同分成两类疾病。Ⅰ型骨骺分离往往由高能量创伤所致，而 SCFE 起病隐匿，轻微创伤即能引起急性骨骺分离或慢性滑脱。Ⅰ型骨骺分离多见于年幼儿童，而 SCFE 发生于特定的年长儿童组（年龄 10~16 岁）。罹患 SCFE 者，78% 为进入迅速生长期的青少年；肥胖儿童更多见；男女比例为 2∶1；非洲裔儿童约为欧洲儿童的 2 倍；左髋与右髋的比例约为 2∶1；有报道双髋受累者为 25%~40%。当双髋受累时，往往于一侧股骨头滑脱后 12~18 个月相继发生另一侧滑脱。Y 形软骨未闭的患者有更高的风险。

有几种病因已经被认为与 SCFE 的发生有关，包括局部创伤、机械因素（特别是肥胖者、迅速生长期和青春期）、炎症状态、内分泌疾病（如甲状腺功能减退、垂体功能减退和慢性肾病）和遗传因素、唐氏综合征和季节性变化。尽管剪切力往往被引证为诱发因素，但扭转力在 SCFE 的发病中也起作用。Sankar 等也证实 SCFE 患者健侧髋臼后倾和过度覆盖。另外，在整个童年至青春期股骨近端病理生理发生变化，骺板脆弱性增加，包括颈干角减小、骺板的倾斜度增加、骨骺的软骨膜环变薄、骺板细胞结构发生变化。Liu 等也注意到骨骺软骨结节在青春期前是受保护的，在这个年龄，生长的扩展可允许骨骺围绕软骨结节发生内旋转，邻近软骨结节的骨骺侧方血管的行径方向是固定的，这是慢性、稳定型滑脱中骨坏死发生率低的原因。然而，SCFE 的真正病因可能有多种：骺板被某些潜在病理状态所削弱，一旦遭遇超过正常的应力，将导致股骨头近端骨骺滑脱。

SCFE 的临床症状和 X 线表现，根据类型不同而有所不同；但通常包括腹股沟区、大腿内侧或膝部疼痛，以及髋关节活动受限，特别是内旋活动受限。Georgiadis 和 Zaltz 描述 SCFE 大腿内侧疼痛是因为闭孔神经分支受到刺激并通过反射弧中同一脊髓水平的感觉神经末梢的传导引起。通常，脱位的股骨颈与髋臼缘之间异常接触，当髋关节屈曲腿极度外旋时呈蛙式姿势。10~16 岁患儿主诉膝部隐痛时，可能来源于髋关节的牵涉痛，对此应怀疑 SCFE。慢性滑脱患者可能有轻度或中度的患肢短缩，患肢可能呈固定性外旋畸形，导致足的前进角较健侧朝外；同时可能出现 Trendelenburg 步态。不幸的是，常常出现延误诊断，这导致畸形加重、远期疗效更差。Kocher 报道延误诊断主要发生在大腿远端内侧及膝关节疼痛、有医疗保险和稳定滑脱的患者。

SCFE 的诊断主要依靠骨盆正位和蛙式位 X 线片。但是，特殊的投照位置也有助于诊断。Klein 线是指沿股骨颈上缘的一条线，正常情况下股骨头骨骺与此线相交。滑脱早期，股骨头骨骺与此线持平或者低于此线（图 36-117）。根据改良的测量方法，

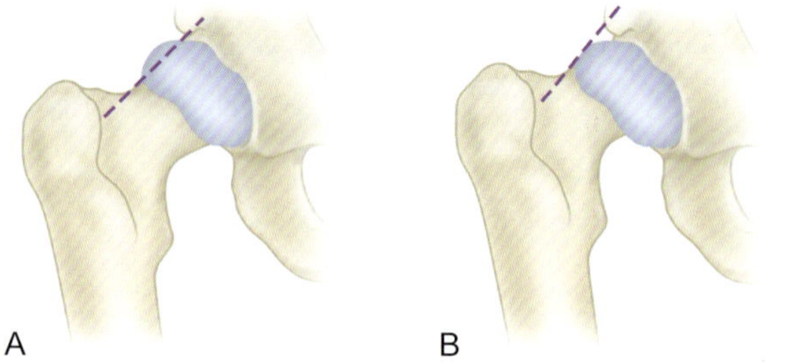


**图 36-117** Klein 线：在滑脱早期，股骨头骨骺与此线持平或低于此线。A. 正常关节；B. 股骨头骺滑脱

如果与对侧相比，股骨头骨骺在 Klein 线外侧的最大宽度改变等于或超过 2 mm，即可诊断为骨骺滑脱。据报道，此种改良测量法将诊断的敏感性从 40% 提高到将近 80%。当干骺端相对于骨骺向前外旋转时，在正位 X 线片上患侧干骺端常常可见双密度影，即所谓的"干骺端漂白征"(图 36-118)。在实际工作中，笔者不是常规使用先进的影像检查，但对某些病例是有帮助的。MRI 可以诊断隐匿性滑脱或滑脱前期，在 $T_2$ 加权相中骺板周围水肿是骨骺滑脱的征象；也可以帮助排除髋关节其他病理改变和评估股骨头灌注情况。CT 有助于判断骺板是否闭合或复杂截骨术的术前计划。

传统上依据症状持续时间和滑脱的稳定性对 SCFE 进行分类：出现症状在 3 周以内为急性 SCFE，超过 3 周为慢性 SCFE。1/3 的患者可能长期存在症状，然后出现急性加重导致慢性 SCFE 急性发作。慢性 SCFE 的 X 线片通常显示骨骺滑脱，有骨愈合和塑形的征象，根据症状持续的时间及滑脱的程度可能出现髋臼和股骨颈的继发改变。SCFE 按时间的分类方法具有描述性，对评估预后价值不大。Loder 等根据骺板的稳定性提出的 SCFE 分类方法是被公认的分类法。如果疼痛严重以致不能行走，甚至借助拐杖也不能行走，不管症状持续时间如何，都被分类为不稳定性滑脱；而稳定性滑脱者可独立行走或借助拐杖能够行走。96% 的稳定性滑脱者获得了满意的结果，而不稳定者只有 47% 结果满意。另外，手术干预治疗后稳定滑脱骨坏死率为 0，不稳定组为 47%。

SCFE 可以根据滑脱的严重程度分级，骨骺干骺端的关系没有丢失，但有骺板强度减弱的症状是滑脱前期的征兆。X 线发现骺板不规则、变宽和模糊不清，MRI 表现为骺板周围异常水肿。轻度滑脱(Ⅰ度)者股骨颈移位小于股骨头直径的 1/3，或者如 Southwick 描述的在正侧位上股骨头 - 干角与正常相差小于或等于 30°(图 36-119)。中度滑脱(Ⅱ度)者股骨颈移位为股骨头直径的 1/3~1/2，股骨头 - 干角在正侧位片上与正常相差 30°~60°。重度滑脱(Ⅲ度)者股骨颈移位超过股骨头直径的 1/2，股骨头 - 干角在正侧位 X 线片上与正常相差超过 60°。在一大组 SCFE 病例的报道中，60%~90% 被分类为慢性滑脱，50% 以上为轻度滑脱。

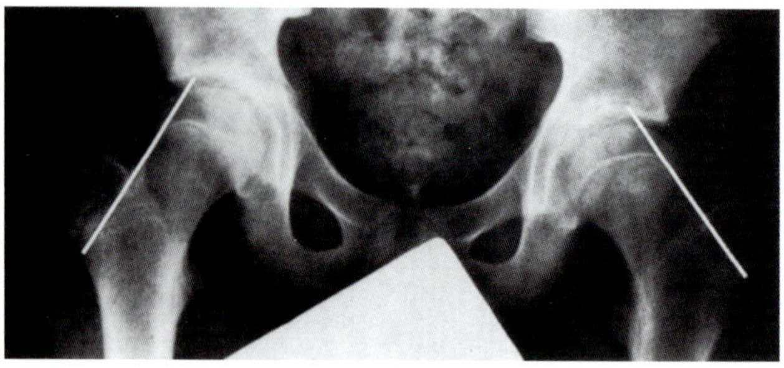

**图 36-118** 股骨头骨骺滑脱可见"漂白"征，干骺端可见双密度影(引自：Steel HH:The metaphyseal blanch sign of slipped capital femoral epiphysis, J Bone Joint Surg 68A:920,1986.)

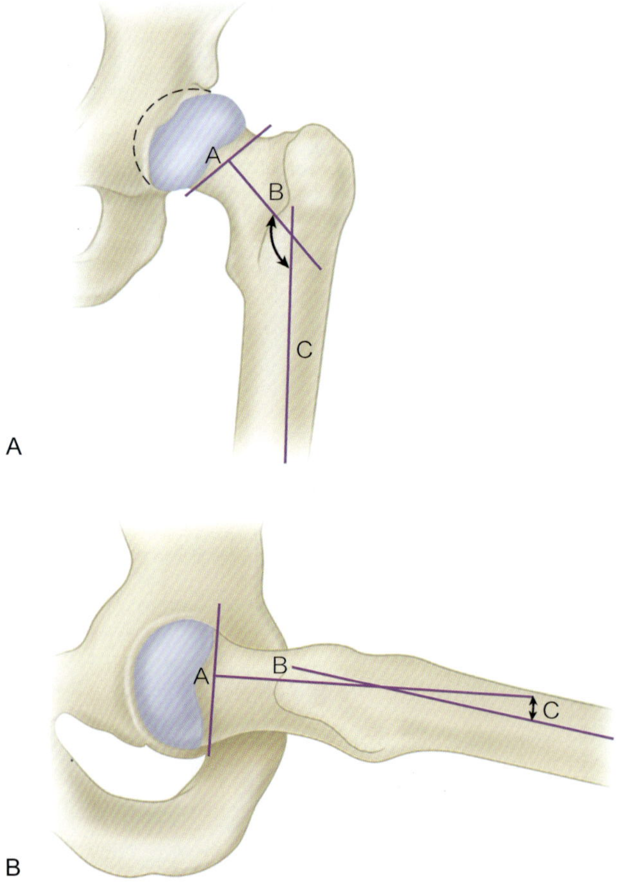


**图 36-119** A 和 B, 在正侧位 X 线片上测量股骨头 - 干角。A 线连接骺板的周边部分，B 线垂直于 A 线，C 线为股骨干长轴线。B 线与 C 线相交形成正侧片上的股骨头 - 干角

SCFE 可能呈特发性或也可能呈非典型性（合并肾衰竭、放射治疗、性腺功能减退、唐氏综合征和各种各样的内分泌疾病）。小于 10 岁或大于 16 岁者，非典型 SCEF 的可能性为特发性 SCFE 的 4.2 倍；如其体重低于中位数，则非典型 SCFE 的可能性为 8.4 倍。患有内分泌疾病或有其他高危因素的儿童发生骨骺滑脱容易导致内固定失败、进行性滑脱或对侧滑脱。在此类患者中，当疼痛症状持续存在时（平均 5 个月），密切随访（X 线检查）或预防性螺钉固定是必要的。有些作者主张对患有肾病性骨营养不良的幼小儿童，从股骨前外侧皮质拧入远侧光滑而近端带螺纹的斯氏针，螺纹不穿越骺板，以允许继续生长。也可应用单枚直径为 7 mm 带 10 mm 螺纹的空心螺钉。螺钉应置于股骨头的中心线，以便于将全部螺纹置于股骨头内而不进入关节。保留 15~20 mm 螺钉突出于骨外以允许骨骺进一步生长（图 36-120）。

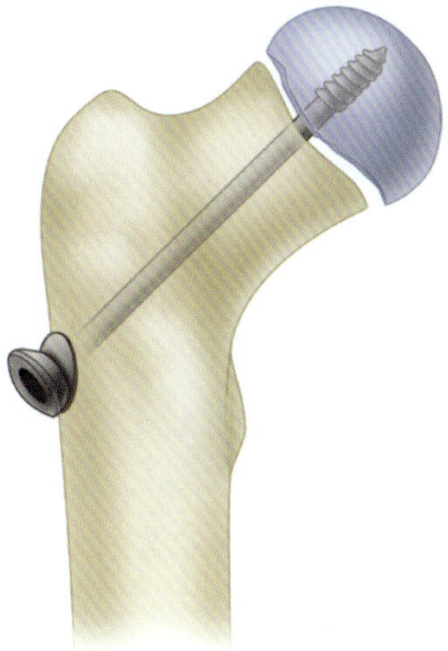

图 36-120　动力螺钉固定原理。仅有短螺纹（10 mm）在骨骺，为了继续生长，螺钉和垫圈在骨外保留了长度

## 一、股骨头骨骺滑脱的治疗

SCFE 的理想治疗是恢复髋关节的生物力学，防止骨骺继续滑脱和促进骺板早期闭合，并避免发生缺血性坏死、关节软骨溶解和骨性关节炎等并发症。通过多种方法实现稳定骨骺和骺板闭合是相对容易的。但是，实践证明，恢复髋关节生物力学和预防各种并发症更为困难。

SCFE 的手术治疗方法包括经皮和切开原位金属钉内固定、切开复位和内固定、骨骺固定、截骨和其他重建性手术，如关节成形、关节固定和骨突切除术。每一方法都有其适应证和禁忌证，应根据患者年龄、骨骺滑脱类型和移位严重程度选择个体化的手术方法。

### 原位穿针或螺钉固定术

对稳定和不稳定 SCFE，无论其滑脱程度如何，经皮原位螺钉固定是目前最常用的治疗方法。现代的空心螺钉系统允许更精确地放置螺钉，并成为内植物的选择。虽然早期报道表明为了稳定，2 根或 3 根克氏针是必要的。几项研究未能证明多枚克氏针的临床或生物力学优势，并主张用单一、大直径螺钉置入骨骺中心。在作者所在单位，如果是严重的滑脱以及单一的螺钉不能达到充分稳定的 SCFE，偶尔会使用第二枚螺钉；或者，为了恢复骨骺的正常位置并保持稳定，也可以行切开复位。对于不稳定性滑脱，可将患者放置于手术台上保持适当体位，进行轻柔或“自发性”的复位，因为人为的复位与骨坏死存在相关性，应避免对髋关节的暴力性操作。

螺钉入口和空心螺钉在骨骺中的放置技术分别在手术技术 36-22 和手术技术 36-23 中描述。获取一个使螺钉垂直通过骺板到达中心位置的恰当入口点是重要的；然而，Merz 等观察到螺钉倾斜通过骺板到达中心位置，生物力学结构的稳定性没有显著改变。这对试图避免螺钉放置导致螺钉头动态冲击是有帮助的，内固定螺钉持续向关节内穿入是原位固定最严重的手术并发症，没能发现的内固定持续向关节内穿入可致术后关节感染、髋臼局部侵蚀、滑膜炎、术后髋关节疼痛、软骨溶解和晚期退行性骨关节炎等并发症。作为临床实践指导，为了减少螺钉穿透率，股骨头中心内的螺钉距软骨下骨不能少于 4 mm（图 36-121）。另外，为了确保不发生穿透，应采取多维 X 线透视。其他方法如尾端圆钝的导针或通过螺钉注入造影剂已有描述。

### 确定骨骺滑脱空心螺钉固定的进入点

**手术技术 36-22**

（Canale 等）

- 患者置于仰卧位，以便在没有改变体位或肢体位置的条件下进行正位和侧位 X 线透视，可以应用骨折牵引床或可透视的手术床，整个股骨头骨骺和关节间隙应在正侧位影像上清楚可见。肢体准备和铺单应允许 C- 臂自由进入整个大腿前面及耻骨最内侧的腹股沟区，使用 C- 臂 X 线透视（图 36-122）获得正位和真正的侧位影像，在侧位上股骨颈应与股骨干相平行。

- 将导针放置在大腿的前方，以获取正位 X 线影像上理想的内翻 - 外翻的位置，并用记号笔标出导针在大腿前方的位置。
- 将导针放置在大腿的外侧，以获取 X 线透视影像上正确的侧位位置并标出导针在皮肤上的位置。在股骨头骨骺滑脱中，股骨头骨骺相对于股骨颈向后移位，这枚外侧导针应从前向后形成角度，在 X 线电视屏上显示进入股骨颈的前方。2 条皮肤标记线应在大腿的前外侧相交。滑脱愈严重（骨骺越向后移），其相交点愈倾向前方。
- 在 2 条皮肤标记线的相交点放置导针、钻孔，或做一小切口，并应用正位、侧位 X 线透视，监视导针位置、行进线和进入股骨头骨骺的深度。应当小心，勿使导针弯曲、扭结或成切迹，以免在骨内断裂。
- 按常规方法置入空心螺钉，螺钉尖端的螺纹应横穿骺板。

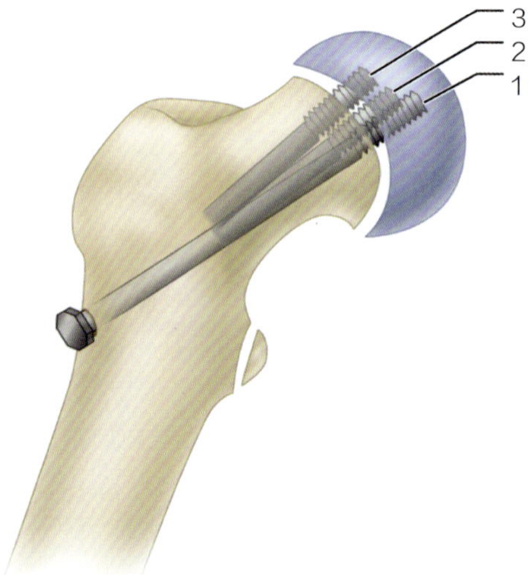


图 36-121 螺钉在股骨近端的位置。位置 1，为螺钉的中轴位于股骨头的中心线上，或两者的距离为螺钉直径的 1/2（理想位置）；位置 2，螺钉的中轴线与股骨头的中轴线的距离为螺钉直径的 1/2~1；位置 3，螺钉的中轴线与股骨头的中轴线的距离大于螺钉的直径。螺钉的位置用 2 个数字表示，分别为正位 X 线片和侧位 X 线片上螺钉在股骨近端的位置，理想的位置是 1

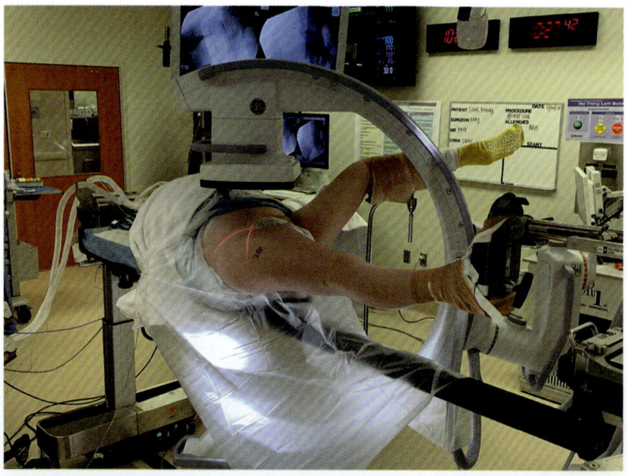

图 36-122 荧光检查时患者体位及 C- 臂机位置（见手术技术 36-22）

## 确定骨骺滑脱空心螺钉固定的进入点

### 手术技术 36-23

（Morrissy）

- 患者置于骨折牵引床上，患肢外展 10°~15°，在勿用力的情况下尽可能内旋，这样可使股骨颈与水平面更可能接近平行，有助于获得真正的正位、侧位 X 线影像。将 C- 臂 X 线透视机放置于两下肢之间，通过移动球管就能获得正、侧位 X 线影像（图 36-123）。

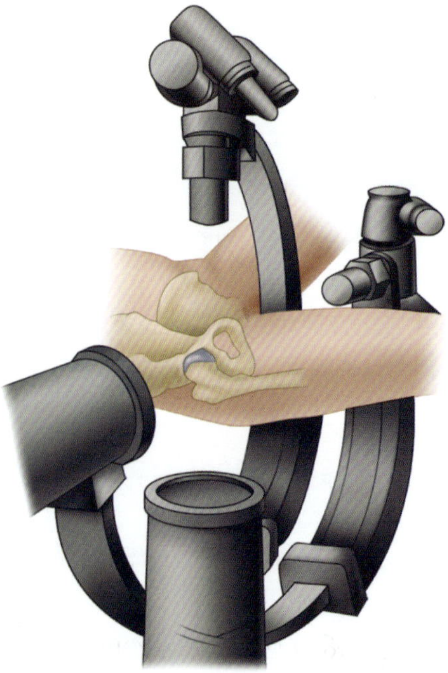

图 36-123 经皮原位固定股骨头骨骺滑脱。将 C- 臂 X 线机置于适当的位置，只需要移动球管即可获得正、侧位影像（引自：Morrissy RT: Slipped capital femoral epiphysis: technique of percutaneous in site fixation, J Pediatr Orthop 10: 347, 1990.）（见手术技术 36-23）

- 按常规消毒皮肤和铺单之后，在 X 线透视监视下，在大腿的前外侧经皮将克氏针穿入股骨颈（图 36-124）。利用正位影像调整导针，并确定股骨颈的中轴线，再从侧位影像上确定导针所必须后倾的角度。
- 当股骨颈进针点和所估计的后倾角度确定之后，在皮肤戳一小口，将导针置入并在"C"形臂 X 线透视下证明其位于股骨颈的中轴线内，再把导针向骨骺方向钻入。如果导针的位置正确，使其向前穿过骺板（如果导针位置不正确，参照第 1 根导针改变进针的点或角度，置入第 2 根导针）。当导针达到适当的深度（至少距软骨下骨 0.5 cm）后取出导针瞄准器，保留导针于股骨颈内。
- 另取 1 根与进入股骨颈内相同长度的导针，比较其与进入股骨颈内导针骨外部分的长度差，从而确定螺钉的适当长度。把适当长度的螺钉套在导针上，并将其拧入股骨颈内。然后取出导针。
- 把下肢从牵引装置上松解，并做各个方向的被动活动。再经正、侧位 X 线透视，证明螺钉未穿透关节。如果认为急性、不稳定性滑脱需要 2 根螺钉固定，第 1 个螺钉应位于股骨颈的中轴线内，第 2 个螺钉置于第 1 个螺钉的下方，避免置于外上方，并使其尖端与软骨下骨至少有 5 mm 的距离。
- 采用皮内缝合方法闭合戳开的皮肤切口。

**术后处理**　术后当日开始进行全范围关节活动，对稳定滑脱者可在术后第 1 天出院，并可在辅助器械帮助下负重。当滑膜炎的体征和疼痛消失、髋关节可自如活动后，可丢弃拐杖（通常 2~3 周）。不稳定滑脱者，扶拐维持部分负重 6~8 周。骺板闭合前，禁止患者进行剧烈体育活动及其他活动。螺钉不是必须取出，但经 X 线片证实骺板闭合后可以取出螺钉。使螺钉容易取出的方法是在 X 线透视下，将导针插入螺钉的空心内，引导改锥进入螺钉的尖端。笔者常规不取出螺钉。

## 二、预防对侧骨骺滑脱的穿针固定

双侧骨骺滑脱在初次就诊的病例中占 20%~30%。据文献报道，单侧股骨头骨骺滑脱后，估计有 20%~40% 的患者在骨骼发育成熟之前出现对侧骨骺滑脱，Castro 等估计单侧 SCFE 患者出现对侧骨骺滑脱的可能性比那些从没有患骨骺滑脱的患者高 2335 倍。即使这种双侧骨骺滑脱的患病率很高，但对单侧滑脱患者行预防性对侧骨骺滑脱穿针固定仍存在争议。因为对 X 线片及临床表现均正常的髋行预防性穿针伴有风险，笔者强调需要预测出哪些单侧滑脱患者极可能最终出现对侧滑脱。

年龄似乎是一个预测因素。10 岁以下的女孩和 12 岁以下的男孩对侧骨骺滑脱的发病率显著增加，这些人群有行预防性对侧骨骺滑脱原位穿针的手术指征，以防止下肢不等长及长期退变性骨关节病。对内分泌异常或患有骨骺滑脱相关性疾病、随访得不到保证、有股骨头坏死及骨软骨溶解高危因素的患者（如肥胖幼儿），预防性穿针也可能适用。后倾角 >12°（图 36-125）预示着将要发生对侧骨骺滑脱。不进入骺板的短螺纹空心钉被推荐用于幼儿，以便维持稳定，而不会引起骺板早闭及下肢短

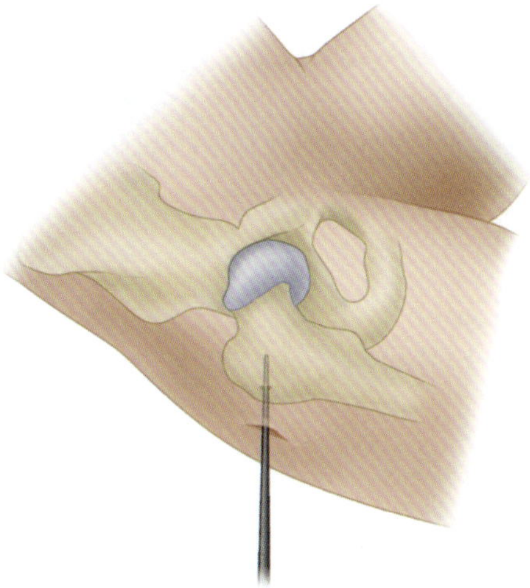

**图 36-124**　克氏针经皮穿到骨骺的股骨进针点（见手术技术 36-23）

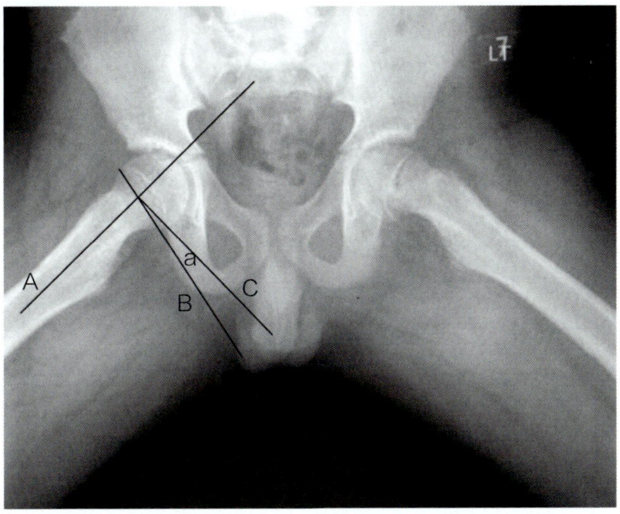


**图 36-125**　后倾角 >12° 预示着会发生对侧骨骺滑脱。沿股骨颈（长轴）画一条 A 线；沿骨骺平面画一条 B 线；C 线垂直于 A 线；a 即后倾角（引自：Park S, Hsu JE, Rendon N, et al: The utility of posterior sloping angle in predicting contralateral slipped capital femoral epiphysis, J Pediatr Orthop 30: 683, 2010.）

缩。Kocher 等在一个决策分析中发现最优决策是观察，但主张对有危险因素或随访得不到保证者行对侧固定。近年，其他一些研究主张对存在单侧滑脱，特别是三角软骨未闭合的年幼儿，常规行对侧髋关节固定。

## 切开复位

为了降低原位固定后并发症的发生率，现代的方法试图防止骨骺滑脱继发畸形及减小血运损伤，这些方法得到了发展。股骨头骺滑脱理想的治疗方法仍是有争议的，但是畸形的分度、滑脱的稳定性、骨坏死的风险及术者的真实技术水平这些因素是必须考虑的。有报道称，对于轻度、稳定的滑脱原位固定后出现的撞击、功能丧失通过有限的切开、外科脱位以及关节镜辅助下骨 - 软骨成形术获得了满意的预后结果，在第 6 章中描述（髋关节撞击）。对于急性、不稳定的滑脱，一些学者主张通过 Smith-Peterson 入路或者 Watson-Jones 入路进行广泛关节囊切开、轻柔手法复位以及空心螺钉固定。对中度或重度的滑脱，由于后侧瘢痕形成、支持带的收缩会影响解剖复位或增加股骨头骺血管压力，可在股骨颈做股骨头下的楔形截骨的改良 Dunn 技术（手术技术 36-25）以进行股骨头骺复位。Ziebarth 等报道了采用改良的 Dunn 技术进行股骨头力学调整术治疗来自 2 个医学中心的 40 例中度及重度滑脱患儿，在短期随访中没有一例出现股骨头缺血坏死，并且从解剖学上看滑脱角度恢复到 4°~8°，这些病例平均 α 角为 40.6°，软骨损伤发生率特别是稳定滑脱病例中特别高。Navais 等回顾性分析采用改良 Dunn 技术及原位固定分别治疗重度、稳定性滑脱的 15 个病例，研究发现采用改良 Dunn 技术获得更好的股骨形态、更好的 Heyman 和 Herndon 临床结果、更低的再手术率、相近的并发症发生率，股骨头坏死的发生率为 7%。然而，Sankar 等报道了通过改良 Dunn 技术治疗的 27 例患儿，恢复了股骨头力线，但是 15% 的病例内固定失败需要翻修，22 个月随访时，26% 的病例出现了股骨头坏死。因此，需要更多的研究来准确评估采用这项技术治疗稳定及不稳定的股骨头滑脱的结果。

在历史上，提到了一些其他的截骨矫形术，分为股骨颈和股骨粗隆间截骨术。因为中度及重度的股骨头骺滑脱会导致股骨头、髋臼的永久性变形，一些矫形技术希望恢复股骨头颈的正常关系、尽可能延缓关节退变的发生。然而，在长期随访中，经历截骨的患儿比没有经历髋关节调整手术的患儿每十年的 Iowa 髋关节评分更差；提出截骨的手术适应证包括步态、坐姿、疼痛及外观问题。因为相信股骨头有重塑的能力，所以通常在滑脱稳定 1 年以上实施这些手术。近来随着更多的数据和对 SCFE 诱发撞击的理解，人们对存在显著畸形的股骨的塑形能力提出质疑，并且意识到任何形式的重塑都是以对盂唇、“Y”形软骨、盂唇软骨交界处和髋臼负重区软骨的反复损伤为代价的。过去，截骨技术带来的不好结果部分是由于对股骨头血供的理解不足以及对关节面的不可逆性损伤的干预造成的。

两种基本的截骨矫形术是通过股骨颈的闭合截骨（通常靠近骺板来矫正畸形）以及在粗隆部产生反畸形的代偿性截骨术（图 36-126）。通过股骨颈的截骨术优点是矫正畸形本身，但是股骨头坏死发生率为 2%~100%，软骨溶解发生率为 3%~37%。最近，提出改良 Dunn 技术是治疗中、重度畸形一个可行的选择。然而，它有骨坏死的风险，在被广泛采用之前，需要得到一些长期随访的结果。在笔者所在中心，除改良 Dunn 技术外，其他股骨颈截骨术都被放弃了。

转子截骨术可以通过采用反方向的畸形来矫正股骨头骺滑脱引起的髋内翻、过伸、外旋畸形。Southwick 介绍了一种在小转子水平的双平面截骨矫正髋内翻、过伸畸形，动态矫正外旋畸形。在手术技术 36-28 介绍的 Imhaüser 截骨术主要用于矫正

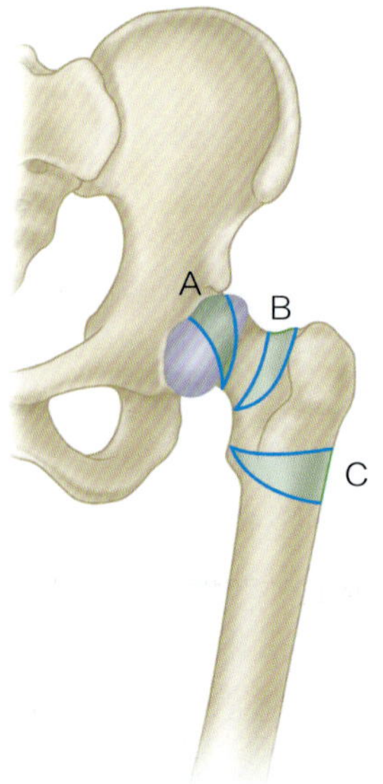


**图 36-126** 治疗股骨头骨骺滑脱的截骨术。A. 经邻近骨骺的股骨颈截骨；B. 经股骨颈基底截骨；C. 转子间区截骨

过伸，其次矫正内翻及外旋畸形。如果骺板没有闭合，在进行截骨术前使用螺钉固定骺板。转子截骨术的优点是股骨头坏死发生率低，缺点是畸形矫正不充分。转子截骨术的结果主要取决于畸形矫正的角度及关节损伤的范围。在笔者医学中心，通过外科脱位或前侧有限切开入路，转子截骨术与股骨颈骨软骨成形术联合使用。

## 位置性复位及固定

### 手术技术 36-24

（Chen，Schoenecker，Dobbs 等）

- 气管内全麻诱导后，将患者置于骨折牵引床，轻柔牵引患侧下肢，髋关节伸直外展，避免内外旋。
- 屈曲健侧髋部于截石位，允许影像增强仪充分接近骨盆。切皮之前摄正侧位 X 线片，通常简单的调整位置即可复位，可通过改变股骨颈的位置，尤其是侧位片来确定复位情况。
- 如果通过调整位置没有复位，可轻度内旋下肢（一般不超过 10°），略增加牵引力量；不要试图用暴力复位。这样复位可恢复供应股骨头支持带血管的长度。
- 如需要行关节内血肿减压，可在阔筋膜张肌与缝匠肌之间经髂股前方入路切开关节囊。注意勿损伤旋股外侧动脉升支。
- 一旦暴露髋关节，轻柔地屈曲和内旋髋关节，直视下确认复位。
- 在 X 线透视下借助导针，用三角测量技术，确定髋关节前外侧的皮肤入点部位。
- 经股骨颈前方向前推进导针，使其与骺板垂直，略微向上向前进入骺板中心。
- 与第 1 根导针平行放置第 2 根导针，略微向下和向后进入骺板中心。
- 沿每个导针钻入空心钻，顺着导针拧入适当型号的空心钉。确定螺钉位置后拔出导针。经皮关节囊切开术减压关节内血肿。
- X 线透视下证实，将长解剖剪刀插入股骨颈前方正对骺板。
- 通过触觉确认剪刀到达位于股骨颈前方的关节囊，仔细地将剪刀插进关节囊。在 X 线透视下确认进入关节囊。
- 也可以在影像增强仪引导下，采用钻头穿过关节囊进入骨骺。

**术后处理**　患者拄拐或坐轮椅，限制负重 2 个月左右。

## 股骨头骨骺下力线调整术

Leunig，Slongo 和 Ganz 等介绍一种股骨头下调整手术，手术包括股骨头脱位、大转子截骨、股骨头骨骺调整及内固定。此手术基本原理是通过股骨头脱位技术，使股骨头血供保存完好，因此，为避免股骨头缺血坏死，通过调整骺板与股骨颈的力线避免股骨头髋臼撞击征。这种手术复杂，只能由经验丰富的髋部外科医师完成。

### 手术技术 36-25

（Leunig，Slongo 和 Ganz）

- 取侧卧位，铺单，允许下肢自由活动并用无菌袋固定于手术台前方。
- 采用 Gibson 入路（见手术技术 1-68），向后方牵开臀大肌。此入路可获得与 Kocher-Langenbeck 相似的视野显露，但更美观。
- 沿臀大肌分离臀大肌与臀中肌之间的筋膜层，保护神经及肌肉血供。
- 使下肢内旋，分离覆盖的脂肪组织，辨认臀中肌后缘。
- 用骨刀标出转子间区截骨的水平及方向，沿股外侧肌后上缘至其后缘做一条线。使此线位于转子间嵴的前方，避免损伤外旋肌附着处。截骨后，臀中肌、股外侧肌及臀小肌肌腱仍附着于粗隆间区骨块。粗隆间区骨块的最大厚度应不超过 1.5 cm。截骨线应向近端穿出，止于最后方臀中肌纤维附着处，保证大部分梨状肌附着于股骨而不是骨块上。
- 沿梨状肌肌腱与臀小肌的间隙进一步剥离，显露髋关节囊，此间隙能很好地保护股骨头血管，亦能保存臀下动脉与旋股内侧动脉深支之间的吻合端。
- 沿股外侧肌后缘将其剥离至臀大肌肌腱附着于股骨干的中点处，向前方翻转大转子。
- 在近端切断残留在稳定的粗隆骨块上的少量臀中肌，以便能将粗隆骨块进一步向前方移动。
- 屈曲及外旋下肢以增加关节囊在梨状肌与臀小肌之间的显露程度。
- 剥离臀小肌在关节囊前上方的附着处，保留其在前方粗隆区骨块附着处的臀小肌长腱。手术进行到此，所有的外旋肌仍附着于稳定的粗隆骨块上，对旋股内侧动脉起保护作用。
- 沿股骨颈轴线方向在稳定粗隆前上缘附近切开关节囊。沿股骨颈前方附着处做垂直延伸，形成一个可提起的关节囊瓣，由内向外进行关节囊切开，防止手术刀切到关节软骨及盂唇。
- 沿髋臼后缘 Z 形延长切开关节囊（右侧）。顺着髋臼前下缘向前下方直接延伸关节囊。因旋股内侧动脉主要分支位于股骨小转子后上方附近，为避免损伤旋股内侧动脉主要分支，需要保持在小转子前方延伸。

- 用 1 个小而尖的 Hohmann 板状拉钩插入髋臼上缘的髂前下棘外侧，牵开前内侧关节囊瓣。
- 另用 2 个 Langenbeck 牵开器帮助暴露，检查关节内滑膜、关节液颜色及液体量、股骨头倾斜程度和干骺端骨骺的稳定性。如果骨骺是活动的或稳定性值得怀疑，须行预防性穿针固定。然而，此时应杜绝任何将骨骺解剖复位的尝试，因为在取出后方骨痂之前牵拉支持带血管致其损伤的风险很大。
- 手术脱位之前，在股骨头上钻 1 个 2 mm 的小孔，记录其血流灌注。激光多普勒血流仪可在整个手术过程中对血流灌注进行动态监控。
- 屈曲外旋髋关节，将患肢套入无菌袋中置于手术台前，使股骨头处于半脱位状。用一把骨钩放置在股骨距，增加髋关节的暴露程度。
- 记录盂唇及髋臼软骨的损伤情况，通过复位股骨头，屈曲和内旋活动来了解干骺端前侧骨骺轮廓水平以上重塑所致的损伤情况。如果在稳定情况下骨骺倾斜度小（<30°），且修整干骺端前方已足够，没有产生太细的股骨颈的话，就不必形成全脱位。通过修整骨骺轮廓及原位穿针固定形成正常的偏移度。
- 如果滑脱较严重，使股骨头脱位。让股骨头处于半脱位状，用弯剪剪断圆韧带。牵拉下肢，在髋臼缘及泪滴骨区域用特殊的牵开器牵开，全面检查髋臼（360°）。
- 旋转下肢，检查股骨头表面不同区域，记录骨骺实际滑脱程度。可以清晰地见到在股骨颈后上方一些活动的结缔组织层作为支持带，保护着旋股内侧动脉的终末分支。显露的过程中保持股骨头软骨处于湿润状态。
- 将股骨头复位至髋臼，建立由支持带及外旋肌群组成的软组织瓣，内含骨骺血供。
- 用骨刀将稳定的粗隆区仔细地移至可见骨骺的近端（图 36-127A），然后在骨膜下由内向外切开软组织瓣。
- 沿股骨颈前方切开骨膜，可见支持带从粗隆骨骺前上缘直到股骨头。用小刀及尖锐的骨膜起子将骨膜从股骨颈后方剥离，注意不要结扎支持带靠近股骨头骨骺前方的附着点。
- 向远端剥离骨膜至小转子基底部，削平转子基底部的骨突。
- 同样方法剥离前内侧骨膜（当股骨头脱位时操作较容易），注意防止破坏来自骨骺的骨膜血管（图 36-127B）。

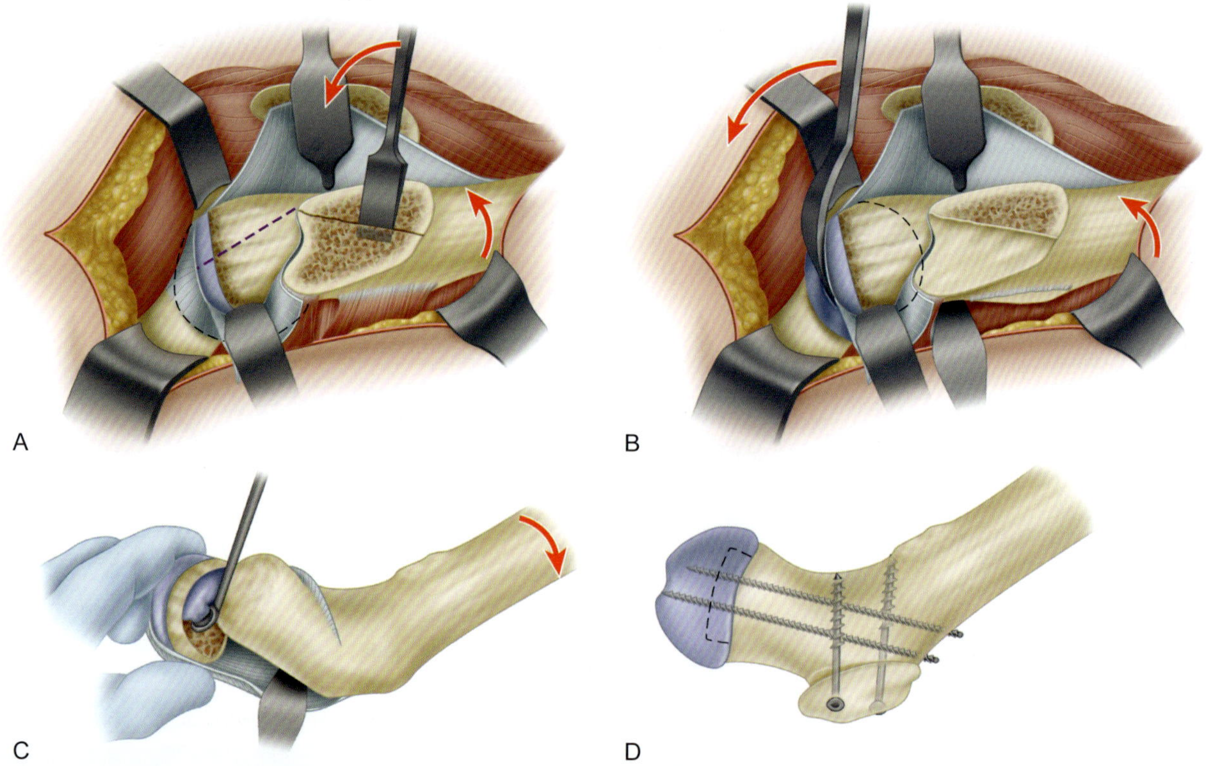


**图 36-127** A~D. 股骨头骨骺头下力线调整术（引自：Leunig M, Slongo T, Ganz R: Subcapital realignment in slipped capital femoral epiphysis: surgical hip dislocation and trimming of the stable trochanter to protect the perfusion of the epiphysis, Instr Course Lect 57:499, 2008.）（见手术技术 36-25）

- 当股骨头脱位时，用 2 把钝性拉钩显露股骨颈内外侧，避免牵拉支持带。
- 用 1 把 10 mm 弧形骨刀置于骺板前方，逐步缓慢地游离骨骺。
- 靠近骨骺关节软骨远端边缘的近端，确定骺板的位置。在正常情况下，不必做楔形切除。当骨骺仍处于后内方时，将下肢控制在外旋位，通过骨刀去除来自骨膜管的干骺端残端。在屈曲外旋位切除后内方骨痂可能有助于此步操作。
- 此时，分离的骨骺可能会自行复位到髋臼内，即使用克氏针插入骨骺也很难将其再脱出。在髋臼内放置一小块海绵有助于避免此并发症。
- 去除股骨颈后方及内后方可见的或可扪及的骨痂。仔细清理干骺端表面的残端，为骨骺提供一个大的接触区域。利用已成形的股骨颈的可控旋转性，允许用手固定骨骺，刮除骺板多余的残余组织（图 36-127C）。通常，显露的骨骺骨出血可作为血流灌注完整的标志。
- 去除所有骨痂颗粒后，直视下评估支持带张力，将骨骺复位到股骨颈。下肢内旋时复位较容易。一旦操作过程中支持带处于紧张状态，立即停止复位。检查后方软组织瓣，确定其没有反转及折叠。干骺端的高度很少需要恢复。
- 仔细检查，确定骨骺的空间方向正确。利用触诊仪或 X 线透视，确保骨骺边缘与股骨颈的距离在各个平面上均相等。直视下检查骨骺与支持带及股骨头凹的旋转相对位置。采用 X 线透视可以显示正确的内外翻位置。
- 达到正确位置时，暂时用全螺纹克氏针经股骨头凹逆行固定骨骺，经过股骨外侧皮质，从股外侧肌远端处穿出。
- 回拉此克氏针直到其尖端与髋臼头软骨处于同一水平，将股骨头复位至髋臼，以便最终在 X 线透视下控制力线。如果骨骺力线完美，则另外从转子下外侧骨皮质穿入 1 根或 2 根全螺纹克氏针。直视或 X 线透视下检查针的长度。这些针应合理地分布于骨骺。
- 在无张力情况下缝合骨膜，同样无张力缝合关节囊。若梨状肌肌腱在关节囊上产生张力，可将其松解。
- 用 2 根 3.5 mm 的螺钉固定粗隆骨块（图 36-127D）。
- 仔细分层关闭皮下组织，通常不必放置引流。

**术后处理** 术后住院期间持续被动活动，借助拐杖足触地行走。仅对肥胖患者注射低剂量肝素来预防下肢深静脉血栓。8~10 周或以后，若 X 线片显示转子区截骨处愈合，可完全负重。6~8 周可行臀中肌锻炼，10~12 周可完全恢复肌肉强度。如有需要，取出内固定物（应至少在术后 1 年进行）。

## 股骨颈基底代偿性截骨术

股骨颈基底代偿性截骨可矫正中度或重度慢性股骨头骨骺滑脱所引起的髋内翻和股骨颈后倾畸形。此手术被认为比接近骺板的截骨术更为安全，因为截骨线位于后侧支持带主要供应血管的远端。应用螺纹针固定截骨处和股骨头骨骺，不仅恢复了股骨近端的解剖关系，而且可防止股骨头骨骺进一步滑脱。

### 手术技术 36-26

（Kramer 等）

- 术前测量骨骺滑脱程度，确定将要切除楔形骨块的大小。在正位 X 线片确定股骨头 - 颈角，应用透明纸描绘正、侧位 X 线片上股骨头的轮廓，再用剪刀于描绘纸上剪去楔形骨块，从而确定术中截除楔骨块的大小，并可预测术后结果。
- 选择髋关节外侧手术入路，皮肤切口起自髂前上棘下外 2 cm，呈弧形向下后至大转子表面，再沿股骨干外侧向远端延长，止于大转子基底部远端 10 cm。纵行切开阔筋膜，分离臀中肌与阔筋膜张肌间隙，向近端解剖至支配臀中肌的臀上神经的下支。沿股骨颈的前上方，纵行切开关节囊，并沿前方的转子间线，广泛松解关节囊附着点。剥离股外侧肌起点并翻向远端，显露大转子基底部及股骨干的近端。
- 关节囊切开后，辨认股骨头关节软骨与骨痂连接部以及骨痂与股骨颈正常皮质的移行处。将这 2 个移行处的距离与 X 线片上描绘的纸样上计算的距离相比较，楔形骨块的最宽部与股骨颈前上方滑脱最宽部相一致（图 36-128A 和 B）。
- 首先做远端截骨，于转子间线垂直于股骨颈从近端向远端进行截骨，将截骨向后延伸，但保留后侧皮质完整。继之做第 2 处截骨操作，骨刀向远端倾斜，以便截骨面位于后方支持带血管的远端。伴随关节囊的供应血管在前方到达转子间线，但后方的股骨颈外侧 1/3 在关节囊外。因此，根据 Kramer 等的意见，经过前方转子间线做截骨，其截骨线则位于后方支持带血管的远端。
- 将 1 枚或 2 枚直径 5 mm 的螺纹斯氏针拧入股骨颈近端，以保证在截骨完成之前控制股骨近端（图 36-128A 和 B）。完成截骨之后，警惕勿使后方皮质完全截断。从股骨干外侧，经股骨颈插入几根直径 5 mm 的螺纹斯氏针，再取出楔形骨块并使后侧皮质青枝骨折，再把斯氏针向近端拧入，跨越截骨处及骺板，防止骨骺进一步滑脱（图 36-128C 和 D）。
- 间断缝合关节囊，靠近股骨干剪断钉尾，分层缝合皮肤切口。如果大转子需要做骨骺阻滞术可同时完成。

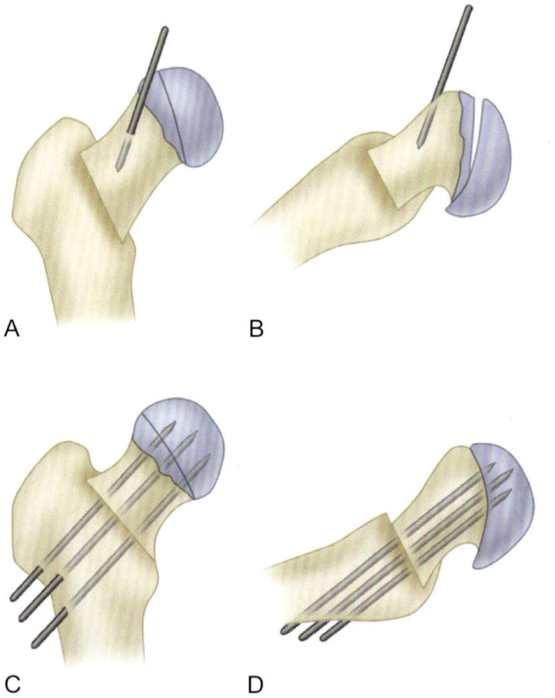


**图 36-128** A 和 B. 股骨颈楔形基底最宽处与滑脱最宽处相一致，矫正内翻和股骨颈后倾畸形。将斯氏针插进股骨颈，以控制截骨近端。如楔形的前方过宽，股骨颈后倾畸形则矫枉过正。常见的错误是使楔形骨块的上方太窄，导致内翻畸形矫正不足；C 和 D. 截骨间隙闭合后，用 5 mm 螺纹斯氏针从股骨干外侧皮质，经股骨颈穿过截骨处钻入股骨头内。螺纹斯氏针固定截骨因为跨越骺板，可防止进一步滑脱（见手术技术 36-26）

**术后处理** 卧床休息 2~3 周，其后亦不负重。是否允许部分负重则根据截骨处的稳定性和患者的体重而定。当骺板闭合后方可取出螺纹斯氏针。

## 关节囊外股骨颈基底截骨术

关节囊外股骨颈基底截骨术被认为是治疗严重的慢性滑脱安全有效的方法，既能防止滑脱加重，又能改善髋关节的活动范围，但不能改变肢体不等长。对于严重的滑脱，矫正内翻和股骨头后倾的程度有限，完全恢复正常的颈干角既不可能也无必要。切除 >20 mm 的楔形骨块减少了股骨颈长度，但可明显增加股骨颈前倾角。当试图矫正髋内翻或外翻的角度 >55° 时，将使内固定钉跨越截骨处变得更为困难。这些限制同样见于关节囊内股骨颈基底截骨和 Southwick 手术（转子截骨术）。

**手术技术 36-27**

（Abraham 等）

- 术前在侧位 X 线片上测量患肢股骨头骨骺线与股骨干轴线形成的头 - 干角（图 36-129），并与正常侧（为 145°）比较；在蛙式位上测量股骨头 - 干角，确定其后倾角度，也与正常侧（或 10°）相比较。患侧与正常侧的角度差，可确定术中楔形截骨块的大小。
- 将麻醉的患者安全地置于骨折牵引床上，轻柔转动足托，使患肢极度内旋，再将对侧下肢置于较大的外展位，使 X 线透视机容易放置在适当的位置，以便获得前后位和“切线”侧位 X 线片，这样不仅能证实慢性滑脱，还能更好地显示股骨头的轮廓。做适当的髋部及膝部皮肤准备并铺单。
- 经标准前外侧手术入路显露，把 Charnley 牵开器置于髂胫束的深面，于股外侧肌和臀中肌间隙显露关节前方组织或转子间线。用骨膜剥离器仔细地牵开髂股韧带，将一窄的尖头 Hohmann 板状拉钩绕股骨颈上方置于坐股韧带深面，再将另一板状拉钩置于小转子近端髂股韧带的深面。
- 在股骨颈的前面勾画出表示两平面的楔形截骨的三角，将一段 3 cm 长的克氏针置于股骨前面、股骨颈

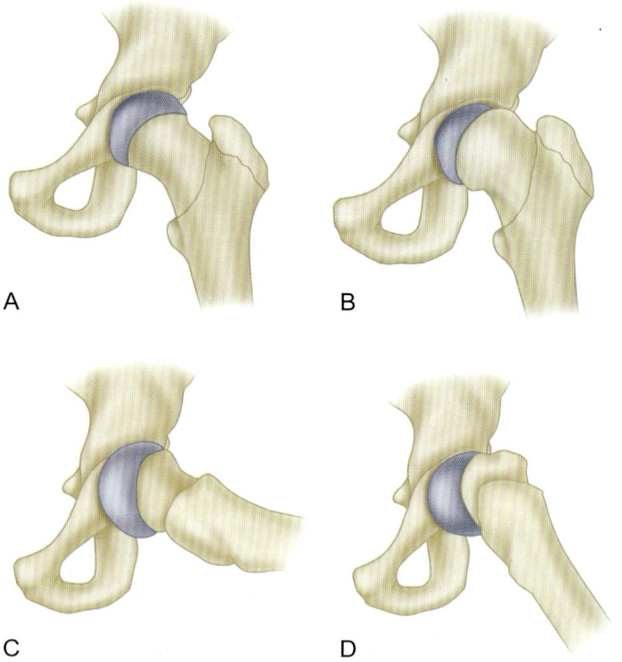


**图 36-129** 关节囊外股骨颈基底截骨术。在 X 线片上测量头 - 干角：A. 正常侧与股骨头骨骺滑脱侧在前后位 X 线片上的比较；B. 中度股骨头骨骺滑脱头 - 干角在正位 X 线片上减小；C. 正常锐角；D. 中度股骨头骨骺滑脱头 - 干角在正位 X 线片上增大（引自：Abraham E, Garst J, Barmada R: Treatment of moderate to severe slipped capital femoral epiphysis with extracapsular base-of-neck osteotomy, J Pediatr Orthop 13: 294, 993.）（见手术技术 36-27）

基底关节囊附着处的大小转子之间，确定近端截骨线（图 36-130A）。经影像增强仪核实近端截骨线的位置。

- 用宽骨刀沿克氏针将其做一标记。将肢体外旋并在导针远端的前后方向钻入第 2 根克氏针（图 36-130B）。第 2 根克氏针应与股骨颈的前表面相垂直，再内旋下肢，用影像增强仪从侧位证实克氏针置入正确的位置。
- 远端的第二截骨线从小转子开始，止于大转子骺板。此线与第一截骨线形成的角度大小依赖于所需要矫正的角度。通常，从上方至三角的基底宽约 15 mm。用电锯沿截骨线进行截骨，要使截骨向后方汇聚，沿着后侧骨皮质形成单一截骨线。将楔形骨块完全取出，特别是取出上方骨块方可获得最大的矫正效果（图 36-130C）。

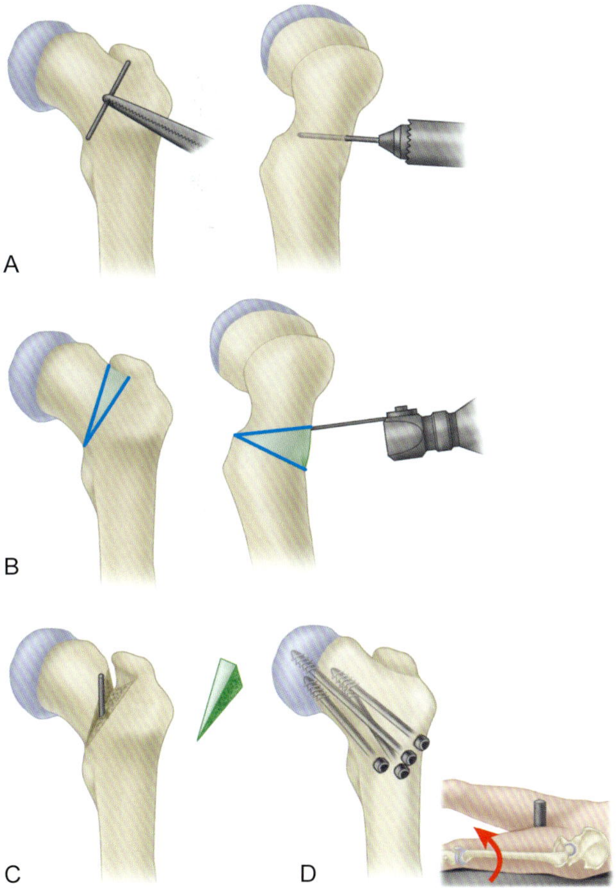


**图 36-130** 关节囊外股骨颈基底截骨术（见正文）。A. 确定近端截骨线；B. 沿截骨线截骨；C. 取出楔形骨块；D. 用空心螺钉固定（引自：Abraham E, Garst J, Barmada R: Treatment of moderate to severe slipped capital femoral epiphysis with extracapsular base-of-neck osteotomy, J Pediatr Orthop 13:294, 1993.）（见手术技术 36-27）

- 采取持续牵引防止股骨向近端移位的同时，内旋下肢直至使楔形的截骨间隙完全闭合，而外展下肢也有助于截骨间隙的闭合。当髌骨可以内旋 15° 时，表明已实现了适当的矫正。可根据需要从干骺端去除更多的骨组织，但去除的楔形骨块的基底不能超过 20 mm。
- 截骨两端用 3 根或 4 根空心螺钉固定（图 36-130D）。先用 1 根带螺纹的导针暂时将截骨两端固定在理想的位置，只能用 1 根螺钉穿过骺板但要避免进入外上象限。
- 在闭合切口之前，经 X 线片确认力线和螺钉的位置。通常不缝合髂股韧带和关节囊。但是，若从股骨上剥离过多，应将髂股韧带和关节囊重新缝合以防止髋关节前方不稳定。
- 常规闭合切口和无菌敷料包扎。

**术后处理** 借助拐杖允许部分负重 6~8 周，然后允许完全负重。双侧截骨术后，能耐受时可允许负重。

## 转子间截骨（IMHÄUSER）

Imhäuser 截骨与 Southwick 截骨相似，但技术上更容易。这种转子区截骨首先矫正后方成角，其次再矫正外旋及髋内翻。因此，楔形截骨是一个简单的闭合前移楔形截骨。理论上，这种截骨术减轻了髋内翻及外旋畸形，允许更大程度的屈曲，且避免了与髋臼在前方的撞击。转子间截骨的结果有很多种，但与其他部位截骨术相比，的确能减少软骨溶解和股骨头缺血坏死的发生率，而且确实能矫正潜在的 FAI。一项对 39 例患者的 47 个髋关节进行的研究显示，经全髋关节置换术后的累积生存率为 68.5%，但手术年龄、骨坏死和软骨溶解会对结果产生负面影响。

### 手术技术 36-28

- 经外侧直切口入路到达髋关节，用 7.3 mm 末端带螺纹的骨松质空心钉或克氏针从中心位置并垂直于股骨近端骺板，固定 SCFE。
- 使插入的角度与骨骺后倾角一致，此角度等于股骨干屈曲角。这对将骨骺定位于股骨长轴并作为开槽凿的导向必不可少。
- 在大转子基底部，于开槽凿处放置一块 90° 钢板，将其旋转直到侧方接骨板预期的前倾角与所需要的屈曲角度相匹配（图 36-131A），也可以选择股骨近端锁定板。
- 于小转子近端，骨凿入口远端 2 cm 处做横行截骨（图 36-131B）。
- 屈曲远端骨块，将其固定于侧方钢板上。

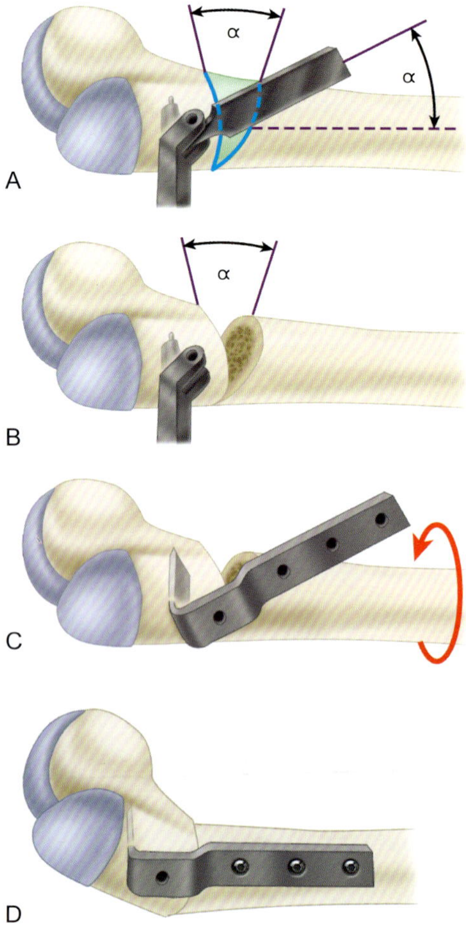


**图 36-131** Imhäuser 转子间截骨术。A. 凿入器底座与股骨干长轴成直角插入；B. 股骨截骨取出前侧楔形骨块；C. 用钢板取代凿入器，然后股骨去旋转；D. 拧入螺钉固定钢板与股骨（重绘引自：Parsch K, Zehender H, Bühl T, Weller S: Intertro-chanteric corrective osteotomy for moderate and severe chronic slipped capital femoral epiphysis, J Pediatr Orthop B 8: 223, 1999.）（见手术技术 36-28）

- 如果后方骨膜阻碍远端骨块屈曲可将其剥离。滑脱程度加重，需要增加屈曲角度。屈曲的同时前移，使股骨干与股骨近端骨骺相一致。这种联合移动抵消了由非原发畸形部位（滑脱部位）的代偿性截骨引起的二次锯齿状畸形。
- 远端骨块固定后，切开前侧关节囊使髋关节完全伸直。
- 向内侧旋转远端骨块以平衡髋部的内旋及外旋活动，使其与健侧术前的检查结果一致（图 36-131C）。
- 用 10 mm 的凹形直角钢板固定截骨端（图 36-131D）。

**术后处理** 采用单髋人字形石膏固定髋关节于适当屈曲、轻度外展及内旋位 8~12 周。根据 X 线片上截骨处愈合情况，患侧下肢逐渐增加负重。术后约 1 年取出钢板。

## 三、股骨头骨骺滑脱的并发症

### （一）缺血性坏死

据以往文献报道，急性不稳定股骨头骨骺滑脱的股骨头缺血性坏死发生率为 10%~40%，但最近有报道，由于原位空心螺钉固定的应用，缺血坏死率降至 0~5%。慢性、稳定性股骨头骺滑脱很少发生股骨头坏死。股骨头缺血坏死是由原发损伤造成逆行性血液供应障碍所致，反复用暴力手法整复、不稳定滑脱的延迟治疗、血栓形成、切开复位技术性失误会进一步损伤股骨头血供。

内固定针向外上方移位也被认为与股骨头缺血性坏死有关，或至少使其发生过程恶化。

Herman 和 Loder 等提出，急性股骨头骨骺滑脱后不稳定可能是股骨头缺血性坏死的最佳预测因素，其他学者已证实不稳定的股骨头骨骺滑脱比稳定的滑脱更容易导致缺血坏死。据估计有高达 50% 的不稳定 SCFE 患者将发生股骨头缺血性坏死。

最近文献研究关于发生 SCFE 后缺血坏死的自然病程及改变自然病程的治疗方法均存在争议。尽管股骨头缺血性坏死的自然病程并不确定，但其治疗计划是根据其病因学理论来决定。认为缺血坏死发生于骨骺滑脱最不稳定时的学者建议行急诊复位，而认为缺血坏死是由于囊内压迫的学者则主张关节囊切开，尤其是已经行手法复位的患者。患侧髋部关节囊内压力是健侧的 2 倍，而且比手法复位后出现的间室综合征的压力还高。如果怀疑有明显积液，可用超声帮助确定积液量及是否需要行关节囊切开。如果急性滑脱因症状延迟出现而未能行一期固定（24 h 内），则至少 7 d 后再行稳定以避开危险期，在此期间行手术干预可能会增加缺血坏死的发生率。然而，在笔者单位提倡紧急复位、稳定的固定，对于所有急性、不稳定性滑脱常规行关节囊切开术。

Ballard 和 Cosgrove 创造性使用骺板分离这一术语，其意义在于确定蛙式位侧位片上骨骺前唇从干骺端分离的程度（图 36-132）。在他们研究的 110 个髋中，8 个髋发生缺血性坏死，其中 7 个髋有前移骺板分离。他们的结论是，前移骺板分离与股骨头骨骺滑脱后并发缺血性坏死的高发生率有关。

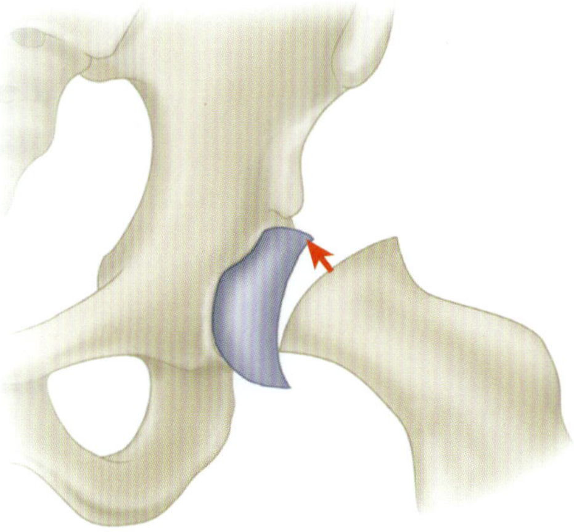

图 36-132　骺板向前分离

利用先进的影像技术早期发现骨坏死也存在争议。Napora 等最近的一项研究表明，早期 MRI 检测后进行闭合性骨移植骨骺固定术可能可以改善不稳定 SCFE 后发生骨坏死的患者的预后。在这一领域，需要进一步的研究以确定最佳的筛查方法和早期干预的作用。

## （二）软骨溶解

诊断软骨溶解需要两点：关节间隙 <3 mm（正常为 4~6 mm）和髋关节活动范围减少（图 36-133）。固定针穿入关节被认为是引起软骨溶解最常见的原因，但还有其他必然引起软骨溶解的因素，如滑脱或免疫反应。

虽然软骨溶解后经常发生纤维性髋关节强直，但也有部分软骨自行恢复的报道。卧床休息、牵引、水杨酸盐、非甾体类药物、类固醇类药物及理疗均改变不了软骨溶解的病程，我们采用关节内注射氢化可的松和外科操作，随后住院进行高强度的训练，已取得一些成功的经验。若严重、持续性关

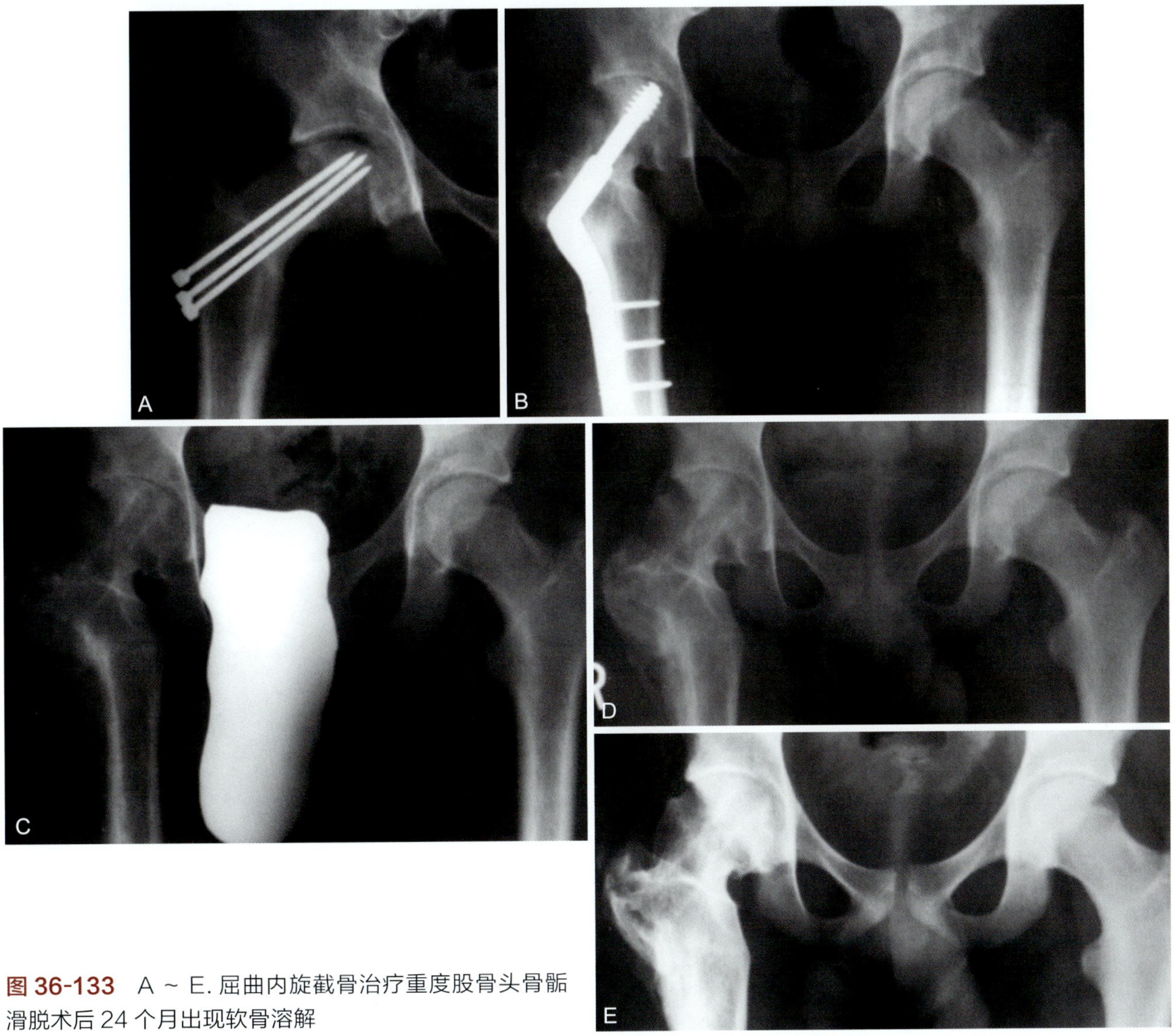


图 36-133　A ~ E. 屈曲内旋截骨治疗重度股骨头骨骺滑脱术后 24 个月出现软骨溶解

节间隙狭窄和关节活动受限，应考虑进行关节融合或关节成形术。

### （三）股骨颈骨折

股骨骨折作为SCFE原位固定术后的并发症很少见于文献报道，但有数篇转子下骨折的报道。笔者治疗过几例患者发生转子下骨折，骨折发生在螺钉固定的下方未用内固定的钻孔处（图36-134）。尝试各种不同的方法治疗转子下骨折后，现阶段笔者推荐立即行骨折切开复位、髋部加压螺钉和长接骨板内固定，同时保持SCFE的复位。

SCFE原位穿钉固定术后出现股骨颈骨折更为少见。笔者曾治疗2例SCFE原位固定术后的移位型股骨颈骨折。这2例股骨颈骨折均采用手术治疗且较为困难，其结果也不满意。

随着文献报道的病例增多，SCFE原位固定术后发生股骨骨折可能比当前意识到的更为常见。这种并发症或许可通过手术中避免在股骨钻不必要的骨孔和避免股骨颈内的过度扩孔而减少。

对于SCFE固定术后是否有必要取出内固定针尚存在争议。取出内固定针并非没有任何代价和危险，治疗结束时是否必须取出内固定针的问题也仍无答案。笔者目前在治疗SCFE后，保留内固定针和螺钉在股骨颈内而不取出。

### （四）持续滑脱

持续滑脱（图36-135）发生在拒绝治疗、术后不服从制动和未获得稳定固定的患者。在骺板闭合之前，如果有骨坏死进展和内固定丢失，可能会发生进行性滑脱。

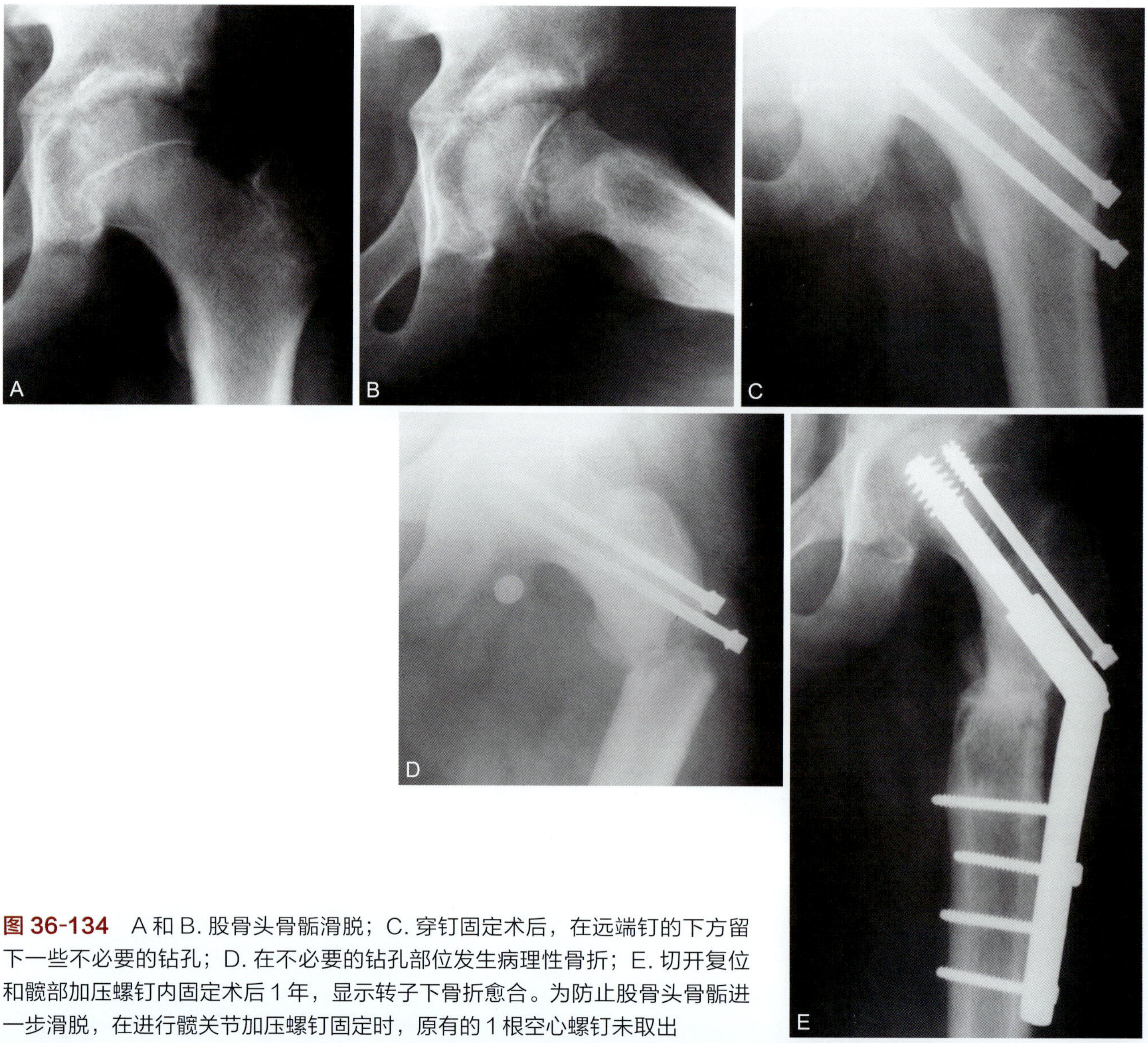


**图36-134** A和B.股骨头骨骺滑脱；C.穿钉固定术后，在远端钉的下方留下一些不必要的钻孔；D.在不必要的钻孔部位发生病理性骨折；E.切开复位和髋部加压螺钉内固定术后1年，显示转子下骨折愈合。为防止股骨头骨骺进一步滑脱，在进行髋关节加压螺钉固定时，原有的1根空心螺钉未取出

## （五）股骨髋臼撞击综合征

股骨髋臼撞击综合征（FAI）是最近感兴趣的问题，经常见到有关描述 FAI 引起疼痛、活动范围减小、早期髋部骨性关节炎的报道，这使人们对 SCFE 诱导撞击有了更好的理解。股骨颈相对于股骨头骨骺前外侧移位使头 - 颈接触减少、头 - 颈前移角（α 角）增大（图 36-136），发生凸轮样损伤。有研究报道，年轻人在 SCFE 后出现临床撞击症状的比例很高（32%~38%），尽管极度向后成角（滑脱）可引起撞击，但真正的问题在于很小的成角畸形是如何引起撞击的。对于通常能得到好的预期结果的原位穿针固定来说这很关键。在初始治疗中后方成角多少可以接受及以后成角多少能导致 FAI，均无明确的文献报道。根据大部分病例，青春期滑脱的程度并不能作为发生有症状的 FAI 和成年最终发展为骨性关节炎的预测指标。

据报道，青少年 SCFE 经治疗后，在成人时期既可出现股骨头或螺钉头紧靠髋臼盂唇处的凸轮反应（图 36-137），也可出现髋臼缘与股骨颈撞击处的钳夹反应（图 36-138）。通过关节镜及 MRI 可鉴别 FAI。普通侧位 X 线片能很好地显示凸轮和钳夹撞击征，Nötzli 称之为“卡轮”撞击（图 36-139）。

原位固定术后为了避免头臼撞击可推荐股骨远端成形术、外翻截骨术或者 Imhaüser 转子截骨术（见手术技术 36-28）。

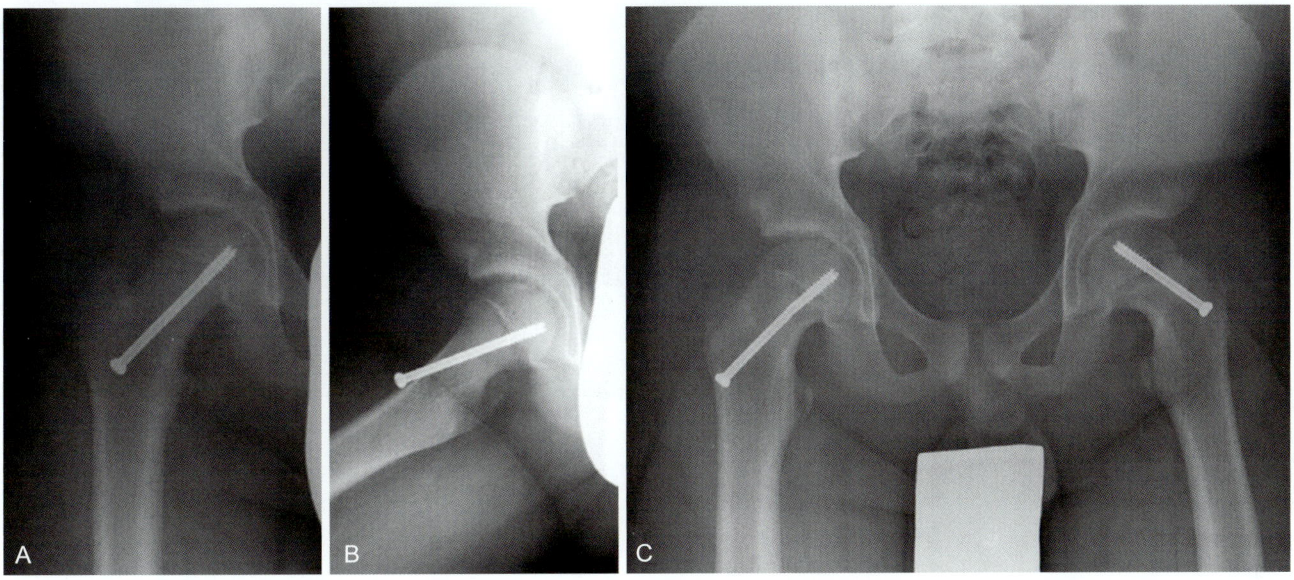


**图 36-135**　A. 股骨头骨骺滑脱部位采用部分空心螺钉固定；B 和 C. 恢复运动一个月后螺钉断裂，没有出现透亮区或雨刷器擦拭改变（引自：Murphy RE, Beaty JH, Kelly DM, et al: Implant failure in slipped capital femoral epiphysis: a report of two cases, JBJS Case Connect 3:e138, 2013.）

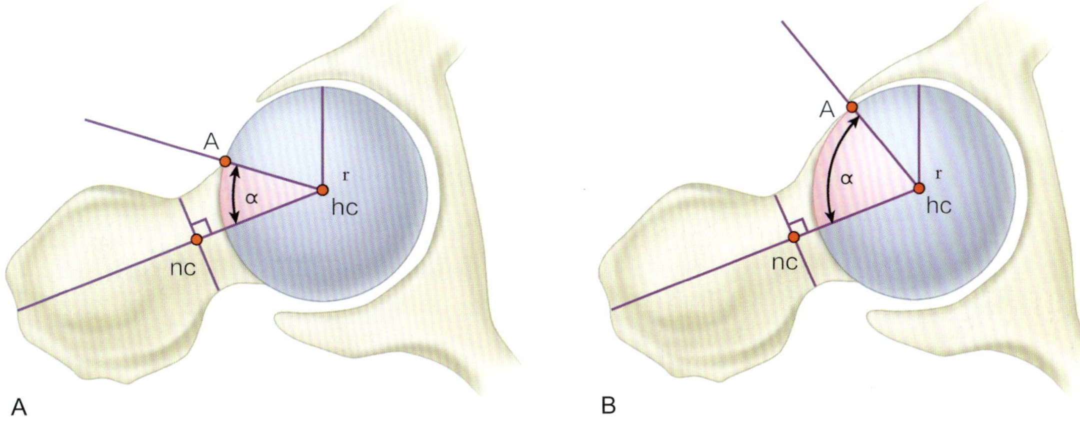


**图 36-136**　头 - 颈前移角度（Nötzliα 角）。A 点是股骨头中心（hc）越过股骨头软骨表面半径（r）的前方交点。α 是 A-hc 和 hc-nc 之间的夹角，nc 是股骨颈最狭窄部的中心。A. 正常髋部；B. 典型畸形。头 - 颈前移角度越大，引起髋臼缘凸轮型撞击所需的运动弧度越小

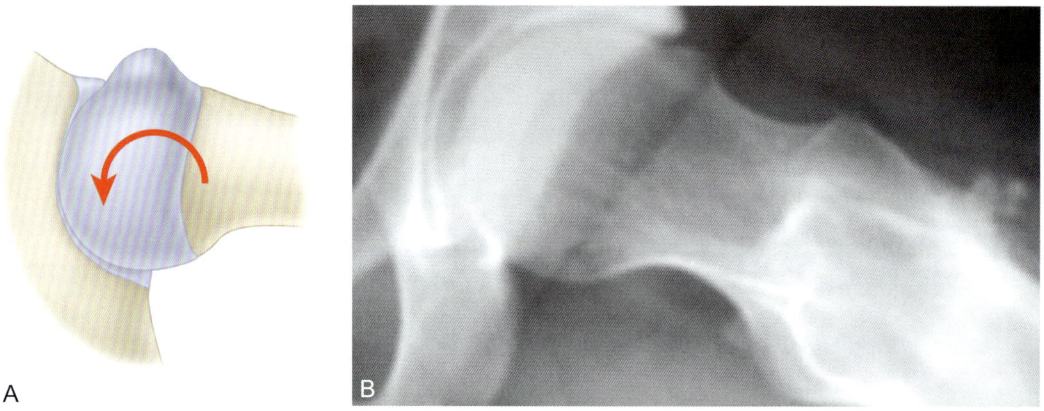

图 36-137 A. 凸轮型撞击；B. X 线片表现

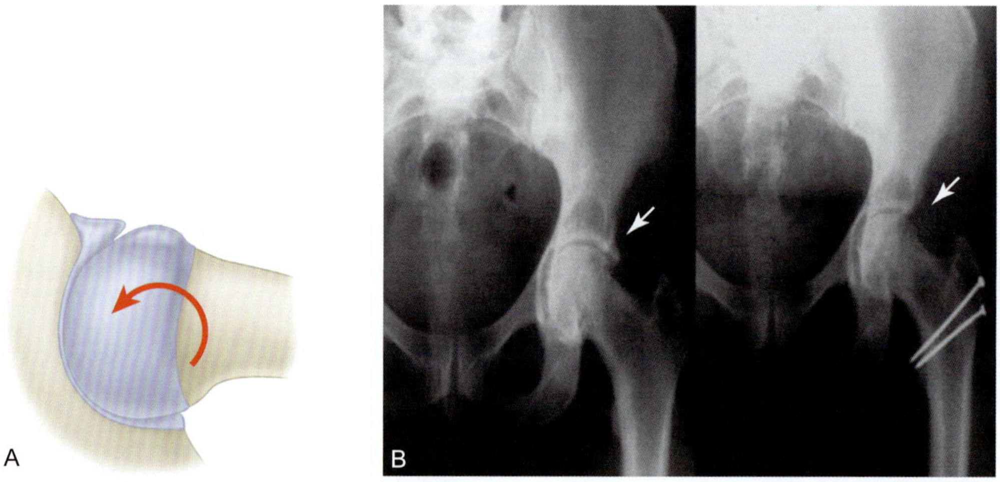

图 36-138 A. 钳夹型撞击；B.X 线片表现

## 第三十六节 股骨骨折

股骨骨折是一种常见的损伤。儿童股骨干骨折的年发生率为 20/100 000。儿童股骨骨折的年龄呈双峰分布，高峰位于 2 岁和 17 岁。在各年龄组，男孩骨折发生率高于女孩。骨折的发生机制因年龄而异：6 岁以下儿童为坠落伤，6~9 岁为机动车碰撞行人事故，青少年为机动车辆事故。

股骨骨折按照骨折部位分类通常分为转子下骨折、股骨干（近端 1/3、中段 1/3、远端 1/3）骨折、股骨髁上骨折和股骨远端骨骺骨折。此外，股骨骨折可分为开放性或闭合性骨折、粉碎性或非粉碎性骨折；根据骨折的形态分为横行、螺旋形和斜形骨折。骨折最常见于股骨干中 1/3，多为闭合、非粉碎性、横行骨折。长久以来，儿童股骨骨折多数为闭合性损伤，传统上采用非手术治疗即可治愈。然而，由于渴望早日康复以恢复正常生活，以及认识到长期固定可能对儿童造成各种负面影响，使儿童股骨骨折的治疗逐渐朝向手术治疗的方向发展。外固定架、肌肉下接骨板技术及髓内钉都是目前提倡的治疗方法。

除了常见的损伤机制外，股骨骨折也可发生于分娩性损伤，也可由虐待儿童或病理性骨折所致。1 岁以下的儿童，70% 的股骨骨折与虐待儿童有关。若出现以下任一情况，应怀疑有虐待儿童性损伤：①病史不切实际；②骨折后未及时送往医院就医；③曾有受虐待史；④有其他处于不同愈合时期的骨折；⑤多处急性骨折；⑥特征性的骨折类型。笔者所在单位最近的一项研究表明，横行骨折与虐待更密切相关，应更加怀疑虐待的可能。

在处置股骨骨折时，应进行彻底的评估，并排除各种复合伤。如果儿童遭受严重损伤造成股骨骨折时，有可能掩盖腹部或其他部位的损伤。应进行仔细的二次查体。据报道，4% 的股骨骨折合并膝关节不稳定，在受伤当时可能难以评估。

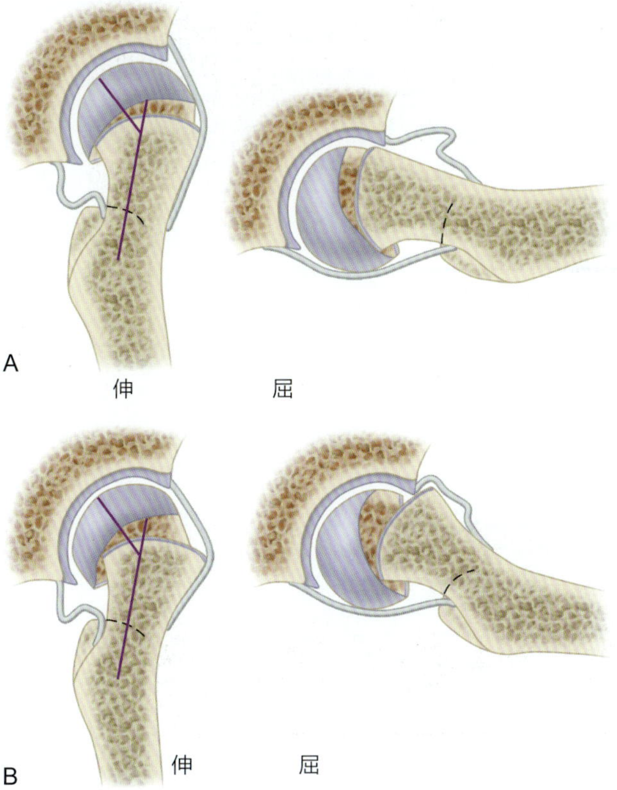


图 36-139　“卡轮”撞击。A. 轻至中度 SCFE 引起屈曲位股骨干骺端与髋臼软骨卡住；B. 严重 SCFE 引起的屈曲位股骨颈与髋臼缘撞击

## 一、股骨干骨折

了解股骨周围各组肌肉群不同的牵拉力，有助于选择合适的股骨骨折治疗方法。发生在股骨干近端和转子下的骨折，因失去对髂腰肌、外展肌和短外旋肌群的牵拉对抗，骨折近端通常呈屈曲、外展及外旋畸形。发生在股骨中断的骨折，因内收肌群和伸直肌群完整，骨折远端通常除有某种程度的外旋畸形外，骨折对线满意。发生在股骨髁上骨折时，因腓肠肌过度牵拉，骨折远端呈过伸位畸形。无论采用闭合复位还是切开复位，恢复骨折断端对位对线关系时，应高度重视这些肌肉的牵拉因素。

Staheli 明确指出，儿童股骨干骨折的理想治疗方法是控制对线及长度，使儿童舒适、家人便利，并尽可能降低骨折造成的消极心理影响。对每一个儿童而言，理想的治疗方法取决于患儿的年龄、骨折部位及类型、家庭环境、医师的知识和能力，此外还需要兼顾经济问题。Heyworth 等回顾研究了 6~17 岁儿童股骨干骨折患者，其数据来源于住院儿童数据库 1997—2000 年的住院患儿，该数据库为国家性的、覆盖了美国约半数州的所有住院患儿。在该段时期，对于股骨干骨折的外科治疗（通常包括内固定的使用率）明显增加；而髋人字形石膏的使用率下降。这一变化在儿童医院中比在普通医院中更为明显。Sanders 等调查了北美小儿骨科学会的成员，了解他们当前对 4 个年龄组的儿童股骨干骨折的首选治疗方式。随着患儿年龄的增长，对于每个骨折类型，与非手术治疗相比，选择手术治疗的概率相应增加；而手术与非手术的治疗方案选择也随着年龄增长而显著改变。儿童骨科医师一般对于年龄较大的患儿采取手术治疗方式，对于年龄较小的患儿采取非手术治疗方式。依据年龄选择治疗方案已形成共识（图 36-140）。

美国骨科医师学会在复习大量文献后，针对儿童股骨骨折的治疗制订了 14 条基于循证医学证据的推荐方案。框 36-4 列出了其中有足够证据支持达到推荐等级（A 和 B 级，证据可信度高；C 级证据可信度低）的 5 个推荐治疗方法。

笔者所推荐的总治疗方案，见表 36-4。

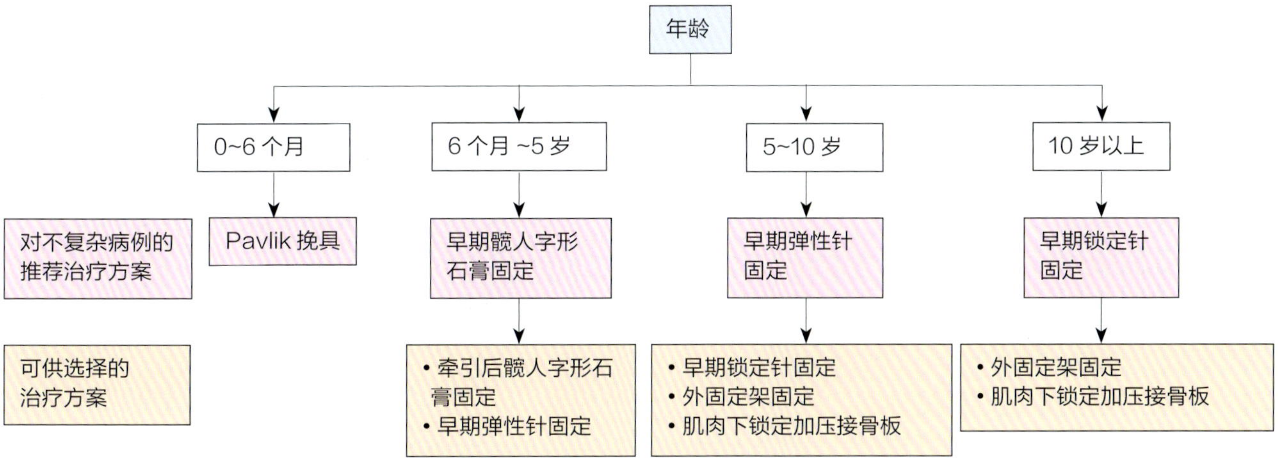


图 36-140　儿童股骨干骨折治疗原则

几位学者曾对手术与非手术治疗的费用做过比较，费用包括住院费和医生的费用（小儿骨科医师、放射科医师和麻醉科医师）。表 36-5 列出了患者不同治疗方式的费用支出情况。由于存在多种变量，表中不同治疗方式费用之间的差异无可比性。

**框 36-4**

**股骨干骨折的治疗建议**

- 笔者推荐对年龄在 36 个月以下的儿童股骨干骨折患者进行评估，以明确其有无遭到虐待 (A)
- 6 个月以下的儿童股骨干骨折患者，可选 Pavlik 挽具或髋人字形石膏固定 (C)
- 笔者建议对年龄在 6 个月 ~5 岁的儿童股骨干骨折且短缩小于 2 cm 的患者，采用早期髋人字形石膏固定或牵引后髋人字形石膏固定 (B)
- 年龄在 5~11 岁的儿童股骨干骨折患者可采用弹性髓内钉固定 (C)
- 11 岁以上至骨发育停止的儿童股骨干骨折患者可采用大转子顶点入路髓内钉、肌肉下接骨板及弹性髓内钉固定，但不能采用经梨状肌或梨状肌附近入路的髓内钉 (C)

不过，综合来看，立即或早期人字形石膏固定（牵引后人字形石膏固定）的费用低于长时间牵引后人字形石膏固定、髓内钉及外固定架固定的费用。长期骨牵引后人字形石膏固定、髓内钉及外固定架固定的费用通常相当，接受此三种治疗方法的患者因旋转畸形、取髓内钉或外固定架而再次手术的费用相近。

出生至 6 个月的患儿，可以使用 Pavlik 挽具替代髋人字形石膏固定进行治疗；Pavlik 挽具具有以下优点：操作方便、无须麻醉，住院时间短（<24 h）、容易复位、能够调节挽具、费用低，并便于更换尿布、护理及托抱。笔者医院最近报道了使用 Pavlik 挽具治疗 6 个月以下儿童股骨骨折，发现疗效很好并且很少有并发症发生。然而，在选择 Pavlik 挽具治疗前，应认真考虑患儿家长的可信赖度和依从性。

许多学者推荐儿童股骨干骨折即刻应用髋人字形石膏固定，此法用于治疗婴幼儿低能量、无短缩、无成角的骨折效果更好。尽管罕见，但继发于髋人字形石膏固定的骨筋膜室综合征也时有发生。

**表 36-4**

**儿童股骨干骨折总的治疗指南**

| 年龄 | 0~6 个月 | 6 个月 ~5 岁 | 5~11 岁 | 11 岁以上 |
|---|---|---|---|---|
| **最佳治疗方法** | Pavlik 挽具 | 早期人字形石膏固定；牵引和人字形石膏固定 | 弹性髓内钉固定；牵引和人字形石膏固定；锁定钢板；锁定加压钢板； | 顺行锁定髓内钉；肌下钢板 |
| 下列情况时可选择替代治疗方法：<br>头部损伤<br>高速损伤（粉碎性）<br>浮膝<br>定位困难（近端 1/3 和远端 1/3)<br>肥胖<br>手术风险（复合伤） | | | | |
| **开放性骨折** | | 外固定架 | 外固定架 | 外固定架 |

**表 36-5**

**儿童股骨干骨折的治疗费用**

| 作者 | 立即或早期髋人字形石膏固定 | 牵引后人字形石膏固定 | 髓内钉 | 外固定 |
|---|---|---|---|---|
| Newton 和 Mubarak | — | $5494 | $21 093 | $21 359 |
| Clinkscales 和 Peterson | $5490 | $16 273 | $16 056 | $16 394 |
| Stans 等 | $5264 | $15 980 | $15 495 | $14 478 |
| Yandow 等 | $1867 | $11 171 | — | — |
| Nork 和 Hoffinger | $22 396 | $11 520 | — | — |
| Coyte 等 | $5970* | $7626* | — | — |

*. 加币

即刻髋人字形石膏固定治疗高能量股骨干骨折主要的问题是骨折处短缩和成角畸形。在幼儿中，能接受较高程度的骨折处短缩和成角畸形；随着年龄增长越来越严格（表 36-6）。

## （一）人字形石膏固定

对 6 岁以下低能量创伤引起的闭合性股骨干骨折患儿，有学者推荐在双 90°（屈髋、屈膝 90°）位上进行早期髋人字形石膏固定，以避免短缩和成角畸形。另外，对于低能量股骨骨折，可以使用一种髋关节和膝关节屈曲 45° 的行走石膏固定或髋人字石膏固定，石膏固定至踝关节。Flynn 等进行了一项前瞻性研究，发现行走石膏和传统石膏固定相比有类似结果，能明显减轻家庭照护负担。然而，在门诊患者中，行走石膏早期复位的再移位发生率高。

已报道双 90° 骨骼牵引和髋人字石膏取得好结果，虽然笔者医院目前使用该技术的指征是长度 - 不稳定性骨折，或者同时损伤导致患者不能使用髋人字石膏，或者不能安全麻醉。如果选择这个治疗过程，骨骼牵引的穿针应该与膝关节中轴平行（图 36-141）。

青少年不如年幼儿童能耐受长时间的固定。据报道，10 岁以上儿童采用双 90° 牵引治疗时，会发生膝关节疼痛、骨折处成角畸形及维持肢体长度困难；还会发生肢体短缩、下肢不等长、畸形愈合、牵引处感染、关节活动减少及肌肉萎缩等不良结果。因此，在该年龄组中首选内固定治疗。

笔者所在的机构对 6 岁以下儿童采用骨牵引或皮肤牵引治疗。推荐纵向牵引或 45° 牵引，牵引重量不超过 5 磅（1 磅 ≈ 0.454 千克）。对这一年龄组的股骨干骨折，不应使用悬吊位皮肤牵引，因其会增加神经血管损伤的风险。患儿在牵引期间，应密切监测神经血管和皮肤状况。当骨折的长度和力线达到要求时，患儿病情稳定并且骨痂开始形成，予以髋人字形石膏固定。

年长或体型较大的患儿，需要骨牵引时，可在股骨远端或胫骨近端置入 1 枚 5/64 英寸的斯氏针做骨牵引。如果采用胫骨骨牵引，斯氏针应位于胫骨结节、胫骨近端骨骺的远端，以减少生长紊乱和膝反屈畸形的危险。以下两种情况可能需要股骨

**表 36-6**

**股骨干骨折可接受的成角畸形**

| 年龄 | 内翻 / 外翻度 (°) | 近端 / 远端度 (°) | 短缩 (mm) |
|---|---|---|---|
| 0~2 岁 | 30 | 30 | 15 |
| 2~5 岁 | 15 | 20 | 20 |
| 2~10 岁 | 10 | 15 | 15 |
| 11 岁至成年 | 5 | 10 | 10 |

引自：Flynn JM, Skaggs DL: Femoral shaft fractures. In Flynn JM, Skaggs DL,Waters PM (editors). Rockwood and Wilkins' fractures in children, ed 8, Philadelphia, 2015, Wolters Kluwer.

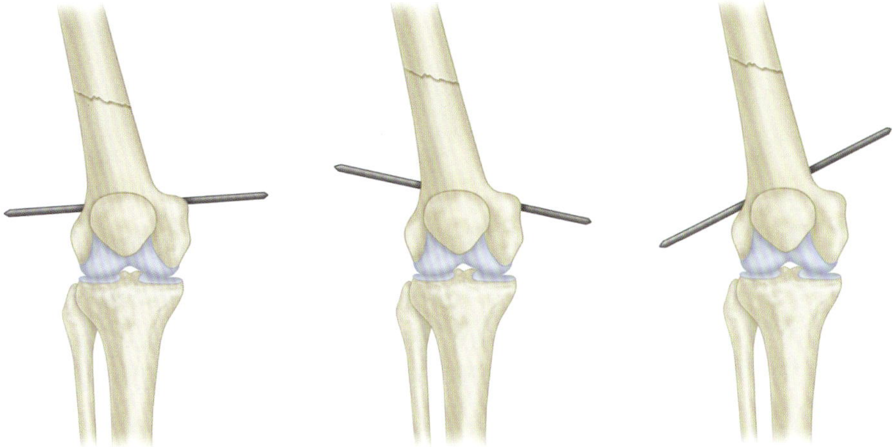

**图 36-141**　骨牵引钢针的位置可以水平（最好）或倾斜，倾斜的钢针由于牵引的拉力作用可导致骨折“内翻”或“外翻”

远端骨牵引：股骨远端髁上骨折因其会继发成角畸形，或股骨近端骨折采用双 90° 牵引导致骨折近端向前移位。如果在治疗过程中要考虑髓内钉固定，通常不能采用股骨针牵引。腓神经麻痹是皮牵引或骨牵引及石膏固定的少见并发症。我们采用皮牵引和髋人字形石膏固定治疗的 2 岁以下患儿中，2 例发生腓神经麻痹。大多数患儿会自发恢复。

Mubarak 等描述了应用小腿固定牵引以降低双 90° 人字形石膏固定期间的股骨骨折短缩畸形，从而发生了小腿骨筋膜室综合征。他们列举了致病因素，如牵引力、牵引高度及压力（图 36-142）。由于存在发生这一破坏性并发症的可能，在使用双 90° 人字形石膏固定期间，应避免使用小腿固定牵引，应当使用其他替代方法固定。

## 髋人字石膏的应用

### 手术技术 36-29

- 全麻后，拔除骨牵引针，消毒清洁伤口。
- 根据传统石膏固定或步行石膏固定，固定好大腿，使膝关节屈曲 45° 或 90° 。对近端部分采用石膏模，以避免成角畸形。不要通过小腿石膏固定牵引来复位，或避免应用小腿石膏固定，以避免骨筋膜室综合征的发生。
- 根据患儿身材，将患儿置于"人字形支架"或骨折治疗台上检查复位情况。应用单髋或 1 个半髋人字形石膏将髋关节固定在屈曲 45° ~90°（图 36-143）、外旋大约 15° 和外展大约 30° 的位置。3 岁以下患儿对双 90° 人字形石膏固定耐受良好。这一体位可以避免短缩畸形，且有助于搬动患儿（据 Flynn 报道，美国许多州的汽车法律不允许打全直腿石膏的患儿乘车），膝关节屈曲 <50° 导致复位失败的概率为 20%。
- 石膏上缘在肚脐与乳头之间，在石膏与胸部皮肤之间放置一个厚度为 6.35~12.70 mm（1/4~1/2 英寸）的毛巾，打完石膏后，取出毛巾以利于胸廓活动。
- 加强腹股沟和臀部的石膏固定，以防止断裂。
- 修剪好石膏，摄完 X 线片，获得满意复位后，为了使固定更加牢靠，可在双下肢之间放置 1 根木棍并将其固定在石膏上。

### （二）外固定架

有学者推荐使用单臂及环形框的外固定架治疗儿童和青少年股骨干骨折。据报道该方法对 3 岁至骨成熟的患者均有良好的治疗效果。然而，该固定方法也经常会引起多种并发症。Ramseier 等比较了 4 种固定方法（弹性稳定髓内钉、绞锁髓内钉、钢板及外固定架）后，发现由外固定架引起的并发症最多。外固定架治疗儿童和青少年股骨骨折引起的主要并发症有复位失败、再骨折和深度感染。最常见的轻微并发症是针孔或针道处感染。文献报道，外固定架治疗患者引起的再骨折发生率为 2%~33%。再骨折被认为是外固定架长期固定的有害作用所引起。取外固定架时，骨皮质上桥状骨痂的数量（正侧位 X 线片上）和再骨折率两者之间具有显著相关性。Kesemenli 等报道了闭合性股骨干骨折外固定架固定患者再骨折率为 1.8%，而开放性骨折或切开复

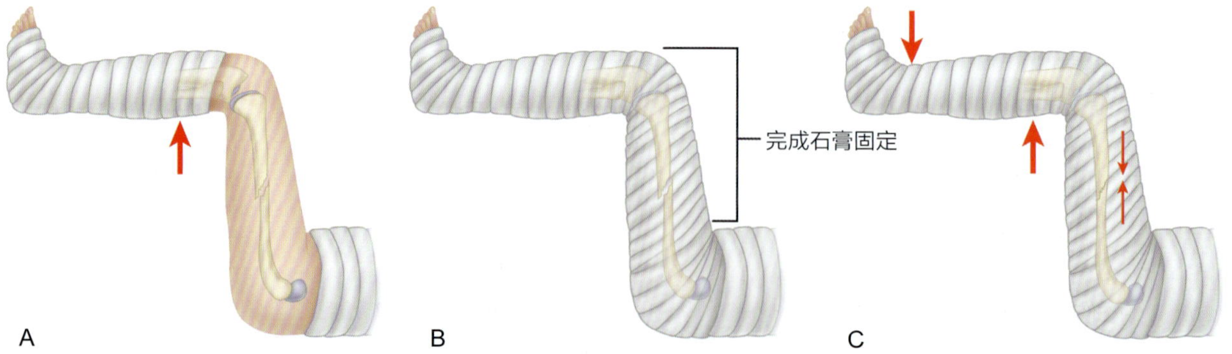


图 36-142 应用小腿固定牵引期间的牵引力、高度及压力等致病因素可导致骨筋膜室综合征。A. 患儿人字形石膏固定时需要石膏固定膝以下位置；B. 小腿固定牵引以在骨折处形成撑开牵引，剩余的石膏用于固定小腿与躯干之间的位置；C. 患儿全身麻醉清醒后，由于肌肉牵拉，股骨会发生短缩畸形，引起一定程度上的大腿与小腿滑脱进入人字形石膏绷带，在石膏拐角处形成压力（箭头标记处）（引自：Mubarak SJ, Frick S, Sink E, et al: Volkmann contracture and compartment syndromes after femur fractures in children treated with 90/90 spica casts, J Pediatr Orthop 26:567, 2006.）

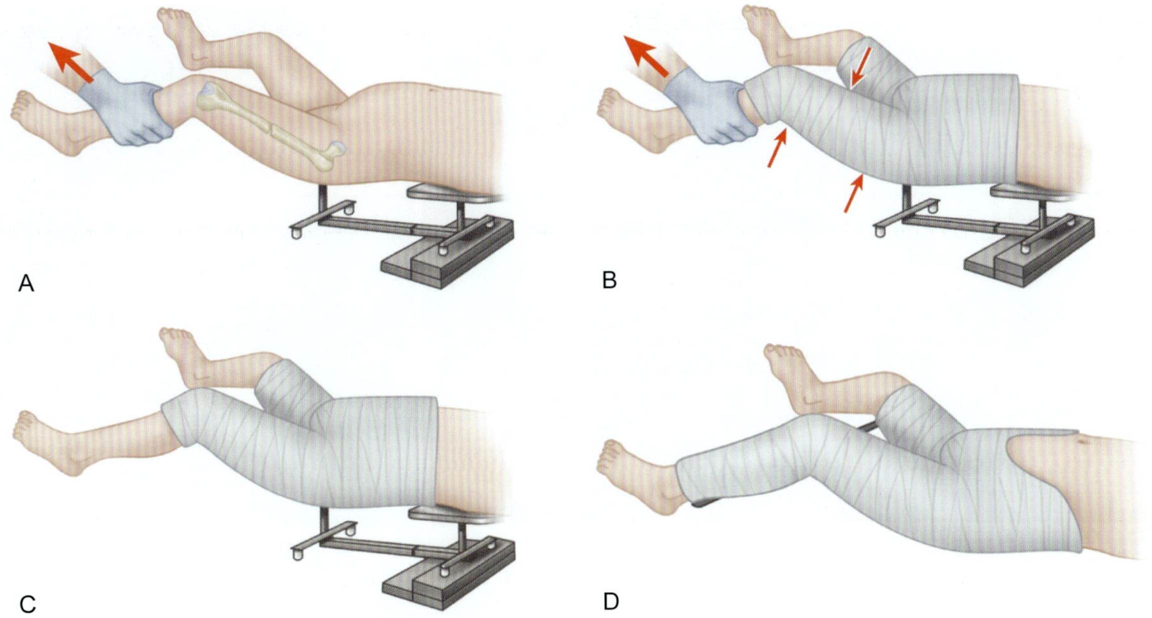


图 36-143 髋人字形石膏技术。A. 将患儿放在儿童骨折人字形桌上，医师手握患儿小腿，将髋、膝关节屈曲约 45°，小腿近端牵引；B. 一个半的人字形石膏达到小腿近端，在该过程中将大腿石膏塑形；C. 股骨拍摄 X 线片，若有任何需要可将石膏加固；D. 小腿部分石膏固定，木棒横跨双侧下肢。修整腹部人字形石膏达到肚脐（引自：Mubarak SJ, Frick S, Sink E, et al: Volkmann contracture and compartment syndromes after femur fractures in children treated with 90/90 spica casts, J Pediatr Orthop 26:567, 2006.）（见手术技术 36-29）

位后外固定再骨折率为 20%，他们得出结论认为外固定架本身不是再骨折的危险因素。其他被提出的再骨折危险因素包括开放性骨折、双侧骨折延长使用固定架的时间。导致再次骨折尚不明确的危险因素包括骨折类型、活动状态、固定器类型、固定针的型号及数量。

使用外固定架固定是治疗股骨开放性骨折的常规方法。最近一篇关于外固定架和髓内钉（包括钢性和弹性髓内钉）治疗效果的对比研究发现，髓内钉治疗后的并发症较少，尤其是较少发生内翻畸形和再骨折。两种治疗方法的感染发生率相同。应考虑应用髓内钉固定，特别是 I 型开放性骨折。若选择外固定架治疗儿童股骨骨折，操作中要小心谨慎，术后处理也要精心，以减少并发症的发生。

在笔者所在的机构中，对多发性损伤、软组织损伤严重的开放性骨折、病理性骨折、干骺端骨折或严重头颅损伤的幼儿可选择外固定架治疗。股骨骨折外固定架操作技术见第 54 章。

### （三）髓内钉

有报道称，应用弹性不锈钢或钛髓内钉治疗儿童股骨骨折具有减少对家庭生活的干扰、缩短住院时间、早期独立行走及返回学校的优点（图 36-144）。由于人们更频繁地应用内固定治疗股骨骨折，该方法已成为普遍流行趋势，其适应证扩大到更年幼的儿童不足为奇。应用弹性髓内钉的年龄下限还没有确立（见 AAOS 指南，框 36-4），但是每种固定方法（如 Pavlik 挽具、髋人字形石膏固定）均有获得良好治疗效果的最适年龄段，该方法在该年龄段无手术并发症的风险。一些报告已经记录了使用髓内钉治疗学龄前儿童（18 个月 ~6 岁）的良好结果和较少发生的并发症。Heffernan 等研究总结了 215 例 2~6 岁的患儿，他们分别用弹性针或髋人字形石膏固定，具有相同的并发症和愈合率，应用弹性针能更早进行活动和行走。他们认为弹性针是这个年龄阶段应当采用的合理治疗方案，特别是存在高能量损伤机制时。推荐长期随访（至少 24 个月），以监督过度生长，并密切监视儿童的活动。力线不良和下肢不等长是应用弹性髓内钉治疗儿童股骨骨折的常见并发症，但很少会引起功能障碍。有报道称，不稳定性骨折和年龄较大患儿应用钛弹性针并发症的发生率较高。有一个研究发现，使用钛弹性针治疗稳定性骨折引起并发症的概率由 52% 降至 23%。另外的研究发现，使用不锈钢弹性髓内钉比钛弹性针可以显著降低骨折畸形愈合率、主要并发症发生率和总治疗费用。

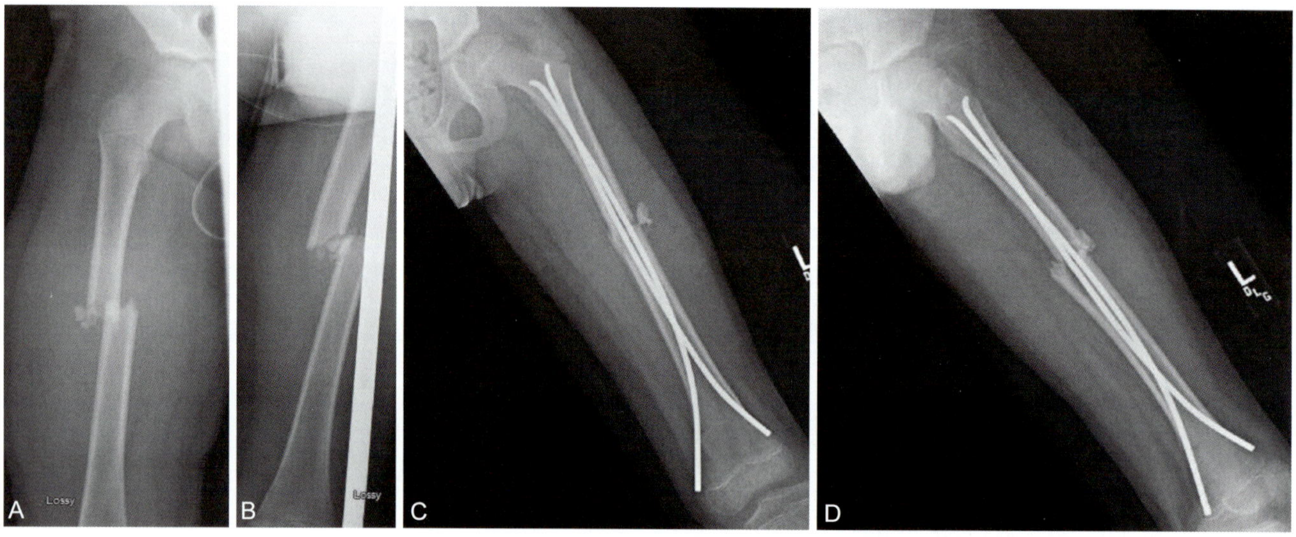


**图 36-144** A 和 B. 股骨干骨折；C 和 D. 弹性髓内钉固定术后，避开近端和远端骺板

据报道，钢性髓内固定治疗青少年股骨干骨折愈合率较高，住院时间及固定周期较短，因而比非手术疗法具有更好的心理、社会、教育及一定的经济优势。笔者对 30 例年龄在 10~15 岁（平均年龄 12.3 岁）的青少年其 31 处股骨骨折使用髓内钉治疗的结果进行了回顾研究，发现 31 处骨折全部愈合，且无转子过度生长（髋外翻畸形或股骨颈狭窄）；其中 2 例患者发生股骨过度生长，超过 2 cm（分别为 2.5 cm 和 2.8 cm）；其他并发症包括 1 例切口远端表面感染（静脉给予抗生素治疗后愈合）；1 例腓深神经分布处、1 例阴部神经分布处皮肤感觉减退，2 例患者神经问题均自发恢复；3 例患者髓内钉近端有轻度异位骨化；1 例患者发生无症状的股骨节段性缺血性坏死，直至骨折后 15 个月 X 线片上才表现出来。笔者所在研究所在治疗 12 岁的儿童股骨干骨折的研究中，从大转子尖部顺行插入绞锁髓内钉治疗，并且证明骨折无畸形愈合，无双下肢长度差异，无股骨头缺血坏死。Crosby 等后续报告，治疗儿童和青少年股骨骨折 20 年的经验表明，从大转子尖部插入的顺行钢性绞锁髓内钉治疗股骨骨折，并发症发生率低，没有股骨头缺血坏死。由于笔者治疗的患者并发症较少且愈合率较高。结合其他研究报告，因此笔者相信绞锁髓内钉是治疗青少年（12~16 岁）股骨干骨折和具有畸形愈合高风险患儿（比如肥胖或不稳定骨折）的合理选择。

为了降低股骨头缺血性坏死的风险，重要的是在进针和去除髓内钉过程中减少剥离大转子尖部，且不能向大转子内侧延伸，注意避免向关节囊或梨状肌窝剥离。青少年大转子的尖端或年龄较小儿童的大粗隆尖的侧方应作为髓内钉的入点。大转子尖部作为入路时，仅有 1 例报道发生股骨头缺血性坏死，并且侧方入点没有任何股骨头缺血性坏死报告。大转子尖部作为入路避免了分离梨状肌窝周边和外侧颈升动脉的起点，该动脉位于梨状肌窝的内侧（图 36-145）。髓内钉的近端应留有一定长度（不超过 1 cm），以便日后取出（图 36-146）。髓内钉可在术后 9~18 个月，经 X 线证实骨折愈合后将其取出，防止骨过度生长覆盖髓内钉近端顶部。

髓内钉的长度和直径会限制该技术用于治疗儿童股骨骨折，但小型儿童型髓内钉（直径 7 mm）

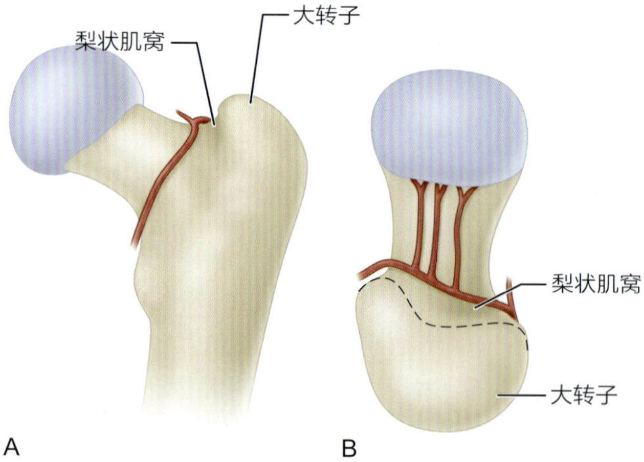


**图 36-145** A 和 B. 股骨近端解剖图（重绘引自 :Keeler KA, Dart B, Luhmann SJ, et al: Antegrade intramedullary nailing of pediatric femoral fractures using an interlocking pediatric femoral nail and a lateral trochanteric entry point, J Pediatr Orthop 29:345, 2009.)

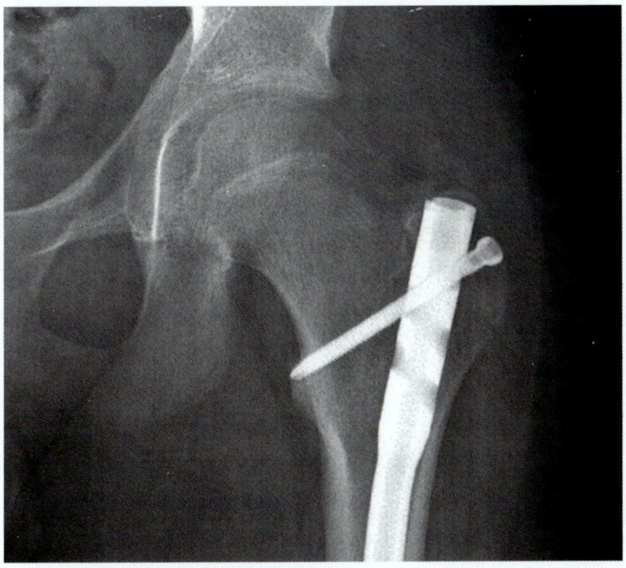

**图 36-146**　髓内钉的近端留出一定长度（不超过 1 cm），以便于日后取出

的问世扩大了该方法的应用范围。我们使用的儿童型髓内钉在近端有横向内锁式螺钉，能够减张；避开大转子，且针的远端有较多的针孔，以避开远端骺板（图 36-147）。大多数小直径髓内钉比较硬，使其通过骨折处是一个挑战。股骨绞锁髓内钉的操作方法见第 54 章。

尽管有关机制的研究已经证实，钛髓内钉的固定效果等同或优于不锈钢髓内钉，且对于髓内固定术，钛的生物力学特性也被证实优于不锈钢，然而，一项关于两种装置的对照研究发现，钛髓内钉固定引起的骨折畸形愈合率（23%）几乎是不锈钢髓内钉固定（6%）的 4 倍。总的来说，钛髓内钉的主要并发症发生率（36%）显著高于不锈钢髓内钉固定（17%）。

## 弹性髓内钉固定术

使用人造骨模型对弹性髓内钉进行生物力学测试发现：①在固定粉碎性骨折和横断骨折时，逆行性髓内钉轴向活动范围显著小于顺行性髓内钉，抗扭强度显著大于顺行性髓内钉；②3 种构造不同的逆行性髓内钉之间的力学特性无显著差异（测试了 2 个 C 形、2 个 S 形、2 个直的弹性髓内钉），表明这 3 种髓内钉均可用于治疗儿童股骨骨折；③对于股骨干中段粉碎性骨折，使用 2 个弹性髓内钉控制长度和旋转，可以充分达到早期制动（图 36-148）。儿童多数股骨干骨折能通过逆行性髓内钉固定实现骨折的稳定。通常使用内侧和外侧插入点，但单一插入位置，或内侧或外侧，可以在股骨远端干骺端使用。常规使用 2 枚辐散排列的 C 形髓内钉或 1 枚 C 形髓内钉及 1 枚 S 形髓内钉（由外科医师在孔的远端 5 cm 处将髓内钉折弯），根据需要可加用多枚髓内钉。转子下骨折和股骨远端 1/3 骨折的固定需要由具备特殊技能的医师操作；股骨远端 1/3 骨折常采用顺行性髓内钉固定。多数学者认为，某些股骨近端和远端长螺旋形骨折的固定只要发生旋转及成角就会缺乏稳定性，所以髓内钉固定后马上检查其稳定性。若有不稳定存在，可以配合使用大腿石膏及骨盆带固定。一项关于钛弹性髓内钉固定和人字形石膏固定治疗儿童股骨干骨折的前瞻性对照研究发现，弹性髓内钉治疗的患儿骨折恢复的时间显著低于牵引和人字形石膏固定的时间。两种疗法的医院费用相近，弹性髓内钉的并发症发生率（21%）低于牵引和人字形石膏固定的发生率（34%）。

### 手术技术 36-30

- 将患者放在骨科手术台上，X 线透视引导下牵引部分复位（图 36-149A 和 B）。
- 使用钢性材料的钝头针（140° 冷炼而成）或使用钛合金针。针的长度须为 45 cm，根据患儿年龄和体重，选择不同直径（2.5 mm、3.0 mm、3.5 mm 或 4.0 mm）。
- 术前将针的一端 2 cm 处弯曲成 45°，以便利于穿入骨髓腔，也可将整根针弯曲成更大弧度。
- 利用“T”形把手及手腕的旋转，在股骨远端干骺端骺板上方，钻一个纵向骨孔，插入髓内钉。使用 2 枚髓内钉，1 枚从外侧，1 枚从内侧插入，稳定骨折。小心地将这 2 枚针向骨髓腔内拧入，使其达到已复位的骨折处。接触到对侧内侧皮质后，髓内钉自动弯曲朝向股骨的纵轴方向。2 根髓内钉应交叉穿过骨折处的股骨远端（正常远端 4~6 cm）（图 36-149C）。
- 当骨折复位后，旋转 T 形把手或手法活动肢体使针进到骨折的近端。如果第 1 枚受阻，在透视监视下尝试第 2 枚。确认 2 枚针均在骨髓腔内通过骨折处。针通过骨折平面时，放松牵引，继续将髓内钉向远端推进，将 2 根髓内钉针尖固定在干骺端的骨松质内，但要避免穿透骺板（图 36-149D）。通过旋转髓内钉可以矫正小的断端分离。确保 2 枚针尖在同一平面两个相反的方向，且具有相同弧度，以避免残留成角畸形（图 36-149E）。将针的远端稍微翘起以便日后取出（图 36-149F）。
- 如果操作正确，2 枚针最终可以稳定骨折，每根针都有 3 处固定点。固定是弹性的，但又十分稳定，在肢体负重期间通过限制位移而允许自动微调矫正。

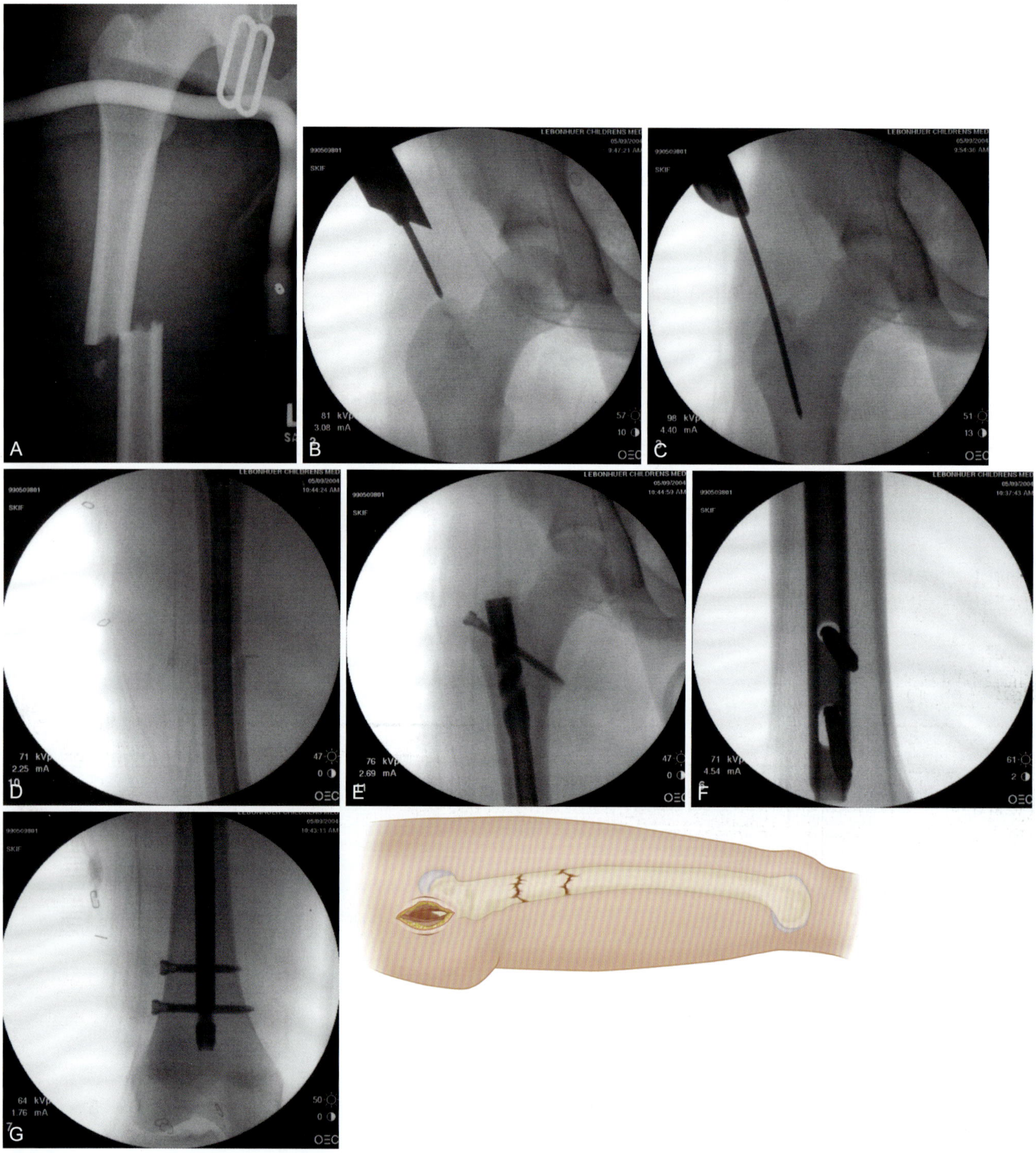

图 36-147 TriGen 儿童髓内钉。A.15 岁患儿，股骨干中段骨折；B. 大转子尖部进入（图中为入路）；C. 放置扩髓钻及导针；D.9 mm 的髓内钉穿过骨折处；E. 锁定近端螺钉；F 和 G. 用同心圆方法锁定远端螺钉

**术后处理** 术后用枕头将患肢垫高。膝关节固定器会使患者更舒适。只要骨折不再引起疼痛，鼓励患者尽早使用拐杖不负重活动。术后发现旋转或成角畸形可以应用单髋人字形石膏固定。在第 3 周开始允许部分负重。钙化的外骨痂出现后，允许完全负重。当医师确认骨折已发生愈合时，通常术后 6~12 个月可取出髓内钉。

## （四）接骨板固定

几位学者曾报道应用加压接骨板治疗儿童和青少年股骨骨折，主要指股骨骨折伴发严重颅脑损伤、多发性损伤、股骨近端骨折、远端骨折及粉碎性不稳定骨折（图 36-150）。与过去使用的切开复位接骨板技术相比，肌肉下接骨板技术较少进行肌

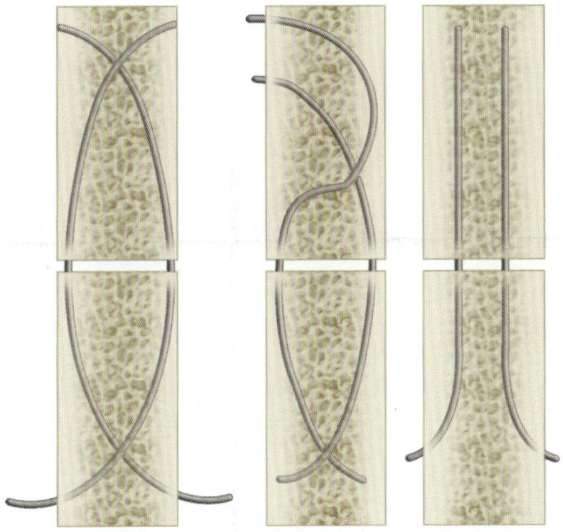


图 36-148 股骨干中段骨折模型。A. 使用 2 枚“C”形髓内钉固定；B. 1 枚 S 形及 1 枚“C”形髓内钉固定；C. 2 枚直髓内钉固定

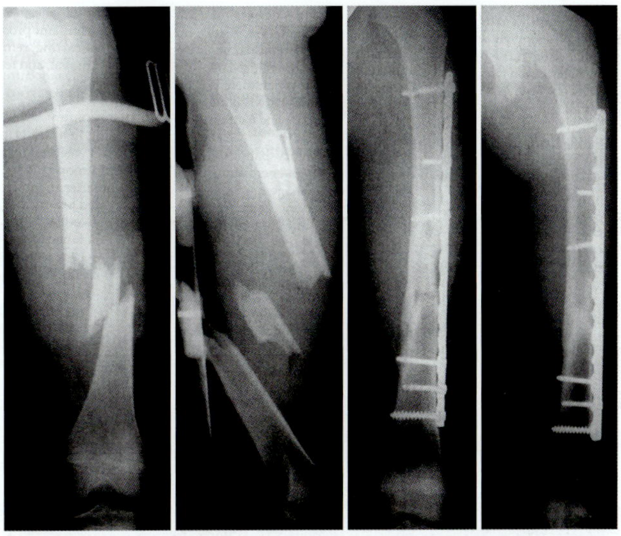

图 36-150 肌肉下锁定加压钢板固定严重粉碎性股骨骨折

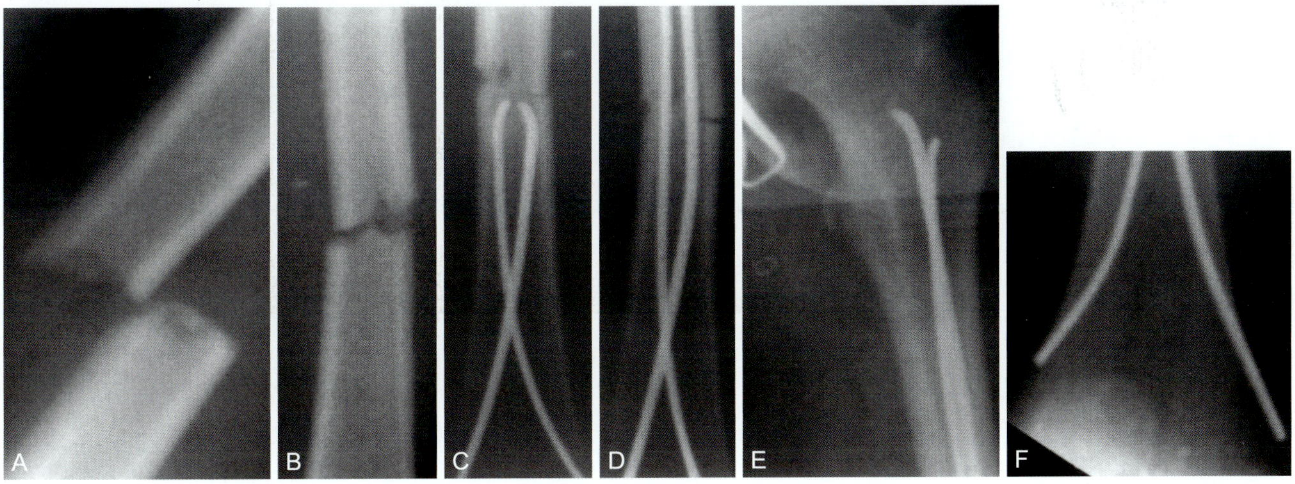


图 36-149 弹性髓内钉技术。A 和 B. 股骨干骨折复位前（A）、复位后（B）的 X 线片；C. 将 2 枚 Nancy 针放置在骨折端下方内外两侧，在骨折处暂时停顿，以便顺利通过骨折处；D. 使用手法牵引骨折远端，必要时使针紧靠髓内腔，使 2 枚针穿过骨折区；E.2 枚针穿过大转子及股骨颈区域；F. 针的远端部分稍微突出一些，便于拔出，但不能过长而影响膝关节活动（见手术技术 36-30）

肉下剥离，已被许多人所主张，可减少手术时间、失血、难看的瘢痕以及对骨折生物学的破坏。几项研究表明，锁定加压接骨板比弹性针在治疗转子下骨折、股骨远端骨折或长度不稳定的股骨骨折具有相同或更优异的结果，可减少愈合时间，降低主要或次要并发症发生率，可尽早恢复活动。有报道的并发症包括下肢不等长、再骨折、钢板断裂、增生性瘢痕和旋转力线不良。另外，总结锁定加压接骨板固定治疗 85 例骨骼未成熟股骨干骨折，30% 的远端骨折和 12% 的所有骨折后期发展为股骨远端外翻畸形。笔者主张要密切随访，一旦骨折愈合就拆除钢板。

## （五）并发症

儿童股骨干骨折后最常见的并发症是下肢不等长，通常由损伤的股骨过度生长所致。过度生长的确切原因仍不清楚，但与患者的年龄、性别、骨折类型、骨折位置、手的优势侧别及其骨折端重叠程度等有关。年龄似乎是最恒定的因素，但股骨近端 1/3 骨折及斜形粉碎性骨折也与较大高过度生长速率有关。根据 Staheli 的经验，年龄 >10 岁的患儿更可能发生短缩畸形；而年龄在 2~10 岁的患儿更可能发生过度生长，特别是使用牵引治疗更易发生。采用牵引或没有牵引的髋人字形石膏固定治疗可导致显著的短缩畸形。若牵引时间不够长，在石膏固定期间发生 >2 cm 的短缩是可以接受的。

尽管儿童股骨干骨折后会发生成角畸形，但通常会随着生长再塑形。可被接受的成角畸形角度尚有争议；表 36-6 列出了各年龄段通常可接受的成角畸形范围。已有报道骨牵引针靠近或穿过胫骨近端骺板、过度牵引、牵引针孔感染及长时间石膏固定后，可导致胫骨近端的膝反屈变形。此种畸形如无膝关节功能障碍，则通常推迟到 1 年后行截骨矫形。文献报道有 1/3~2/3 的股骨干骨折患儿并发旋转畸形，但大多数为轻度旋转畸形（<10°），且无症状，故极少需要治疗。

儿童股骨干骨折的延迟愈合及不愈合较罕见，但开放性骨折、骨折伴有节段性骨缺损或软组织嵌入骨折端及转子下骨折牵引复位不良者，往往会发生延迟愈合和不愈合。石膏固定治疗的年幼儿童股骨骨折所发生的延迟愈合，应继续石膏固定直到形成连续性骨痂。偶有少数年长儿童的骨折不愈合可能需要植骨和内固定治疗，而 10~12 岁以上的儿童更适合内锁式髓内钉固定。笔者注意到，随着弹性髓内钉的广泛应用，其相应的并发症也增多。除了常见的并发症如延迟愈合、畸形愈合、下肢不等长外，还有手术并发症，包括内植物失败导致内翻畸形、髓内钉脱出合并或不合并皮肤破损、膝关节僵直及化脓性骨关节炎。Narayanan 等报道应用弹性髓内钉治疗 78 例儿童股骨骨折患者后有 45 例（58%）发生并发症（框 36-5），多数并发症较轻，且未引起严重后遗症。

弹性髓内钉治疗股骨骨折引起并发症的相关危险因素包括：

- 年龄在 10 岁或 11 岁以上，体重超过 49 kg。
- 肥胖与创伤位置的并发症或骨折处的复位失败有关（肥胖患者发生并发症的概率为 40%）。
- 钛合金髓内钉：钛弹性髓内钉发生畸形愈合的概率高于不锈钢髓内钉。
- 转子下骨折。
- 25% 以上的股骨干粉碎性骨折。
- 开放性骨折。
- 多发性损伤：弹性髓内钉引起的并发症，多数可通过小心谨慎的手术技术及精心的随访预防。
- 髓内钉插入点的疼痛可通过不弯曲髓内钉而避免（图 36-151）。要靠近骨组织剪断针尾，留出 <10 mm 但又足够的长度形成突起，以便于取出。如果针的远端发生明显移位，可通过在连接处取出髓内钉或再次手术将髓内钉向骨髓腔继续推进。
- 使用钢材质的髓内钉及型号匹配的髓内钉可避免骨折畸形愈合，骨折所占骨干长度在 25% 以下的粉碎性骨折术后必须进行外固定，应细心留意骨折部位和髓内钉的最终位置（治疗转子下骨折时髓内钉可更多地插入到近端）。
- 复位丢失是严重的并发症，需要考虑再次手术及其他固定方法。
- 神经损伤可以通过谨慎使用牵引，尤其是可以通过骨折手术探查来避免。
- 表浅切口感染的预防可通过手术期间使用抗生素，并避免髓内钉过量露出插入位。

**框 36-5**

**儿童股骨骨折应用弹性髓内钉固定治疗术后并发症**

- 进针部位疼痛或刺激
- 畸形愈合
- 复位损失（导致再手术或畸形愈合）
- 再骨折
- 神经损伤（短暂阴部神经麻痹、坐骨神经麻痹）
- 浅表伤口感染
- 愈合前再手术
  - 髓内钉移位 / 皮肤穿孔
  - 复位损失
  - 再骨折
  - 神经损伤

## 二、股骨远端骺板骨折

股骨远端骺板骨折比其他部位骺板损伤少见，只占下肢骺板损伤的 7%。在股骨远端，Salter-Harris Ⅱ型骺板骨折引起的骺板早闭比其他部位更为严重。隐匿性 Salter-Harris Ⅴ型骺板压缩性骨折导致骺板早闭也多见于股骨远端。

股骨远端 Salter-Harris Ⅰ型骺板骨折除非发生移位，一般几乎不需要手术治疗。这些骨折更多地是由机动车事故或体育活动中遭受内翻或外翻应力损伤所致，其中多数骨折并无移位（图 36-152）。张力位 X 线片有助于鉴别侧副韧带撕裂与Ⅰ型骨骺分离。Salter-Harris Ⅱ型骺板骨折最为常见，多发于年长儿童。尽管可以发生前后位的移位，但侧方移

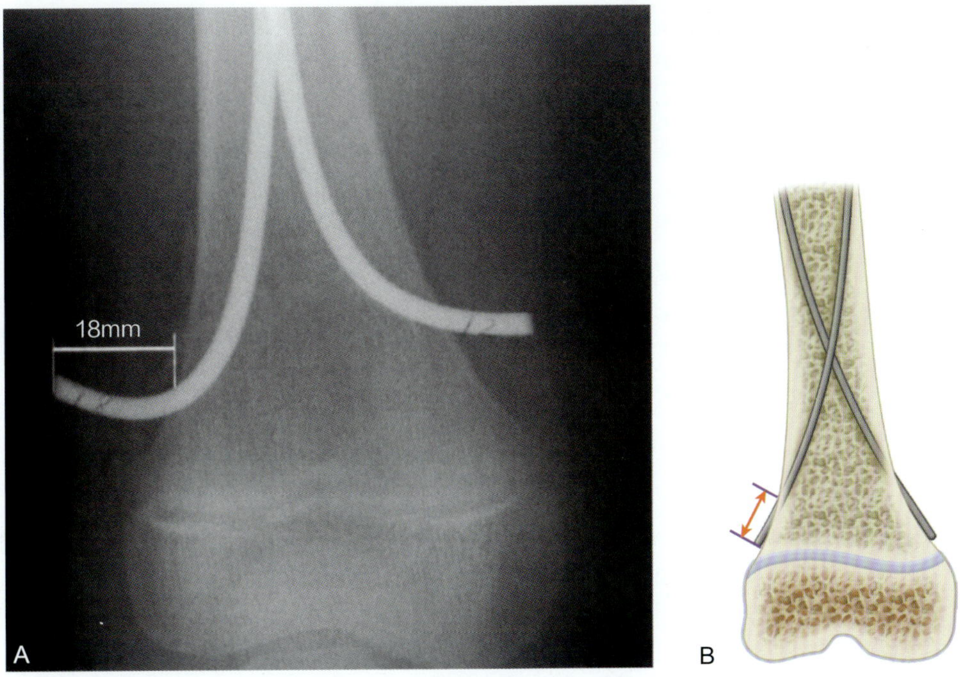


图 36-151 A. 进针部位的髓内钉弯曲可引起术后刺激及疼痛，可能需要再次手术向前移动、调整或取出髓内钉；B. 髓内钉远侧末端的最佳位置是紧靠股骨远端髁上，在骨皮质入口处留出足够长度以便于日后取出（引自：Narayanan UG, Hyman JE, Wainwright AM, et al: Complications of elastic stable intramedullary nail fixation of pediatric femoral fractures, and how to avoid them, J Pediatr Orthop 24: 363, 2004.）

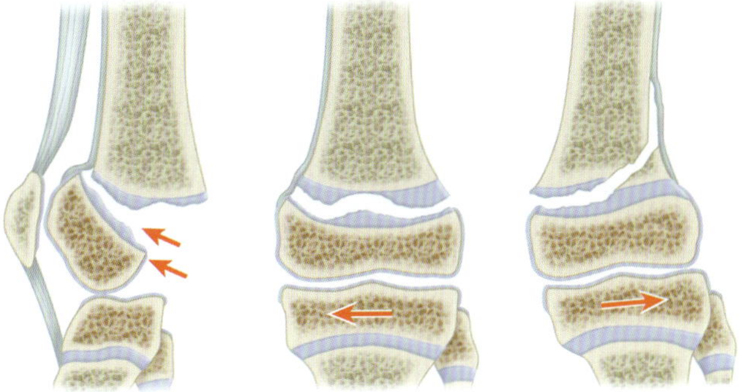

图 36-152 股骨远端骺板骨折不同类型的成角移位，包括向后成角、内翻成角、外翻成角畸形

位更为多见。股骨远端骺板Ⅱ型骺板骨折引起的骺板早闭比其他部位的Ⅱ型骺板骨折更为常见。

Mäkelä 等用兔子进行实验研究发现，股骨远端骺板横断面积的 7% 遭到破坏，可导致永久性生长障碍和股骨短缩畸形。干骺端三角形骨折块（Thurston-Holland 征）下方的那部分骺板通常无损伤。如果干骺端三角形骨折块位于内侧，由于外侧骺板损伤闭合可发生膝外翻畸形；如果三角形骨折块位于外侧，则可发生膝内翻畸形。

Salter-Harris Ⅲ型骨折很少见。移位的程度是影响预后的重要因素，因为如果未恢复解剖力线可导致关节不协调；若骺板未获得完全复位，则会形成骨桥（图 36-153A）。Salter-Harris Ⅳ型骨折更是少见，但也要求准确复位。伴有干骺端三角形骨片的此种骨折，因为骨桥形成增加了骺板早闭的可能，治疗更加麻烦（图 36-153B）。

只有当晚期出现骺板早闭时，才回顾性地做出 Salter-Harris Ⅴ型压缩性骺板损伤的诊断。Peterson 和 Burkhart 对这种股骨远端骺板均匀一致的提早闭合是否是真正的压缩性损伤提出质疑，他们认为这种均匀的骺板早闭可能是其他机制，如长时间的固定或一些未认识的机制所致。

骺板的边缘可发生撕脱性损伤，尤其以内侧多见。当侧副韧带近端附着处撕脱时，一个包括软骨膜及其深层骨组织在内的碎片可从股骨上撕脱。虽然此种损伤不常见，且无危险，但可导致局限性骺板早闭。如果骨桥引起的骺板早闭发生在骨骺生长板的最外边缘，可发生严重的成角畸形。

Salter-Harris 分类法作为股骨远端骺板损伤机制和预后的指征，其指示价值尚有争议。许多学者注意到，其对多数Ⅰ型和Ⅱ型骨折的指示作用较好；然而有学者报道，在某些Ⅰ型和Ⅱ型骨折中，其提示结果不够满意，多次引起可测性生长障碍。Arkader 等研究了 73 例股骨远端骺板骨折患者，发现 Salter-Harris 分类法及骨折移位均是最终预后的重要预测指标。

通常在全身麻醉下对Ⅰ型和Ⅱ型骨折进行复位，并用大腿石膏固定及骨盆带维持复位不稳定骨折用钢针固定。应注意骨折复位后可能发生再移位，特别是发病时向前移位的骨折（图 36-154）。使用胫骨近端克氏针和牵引弓可使闭合复位更加容易。复位应 90% 依靠牵引或反牵引，仅 10% 依靠杠杆作用或手法。除股骨远端 Salter-Harris Ⅰ型和Ⅱ型骨折外，多数Ⅰ型和Ⅱ型骺板骨折不需要解剖复位，因为骨折发生时穿过骺板临时钙化带，保留骺板细胞能与骨骺一起生长。如果骨折未完全解剖复位，但达到了可接受的力线和位置，可期望骨折能够愈合，肢体将生长满意，并可以获得塑形，特别是 10 岁以下伴有 20° 向后成角畸形的儿童，将经过塑形而矫正。在接近骨骼发育成熟的年长儿童，只有轻度的前后位移和 5° 以内的内外翻畸形可被接受。按照 Salter 的经验，接近解剖复位，即使晚期可能需要截骨矫形，也比使用粗暴或反复手法复位更能接受。对年长儿童也可进行闭合复位，但由于其固有不稳定性，可能需要 X 线透视下经皮交叉克氏针固定来维持固定（图 36-155）。针应交叉固定干骺端以防止骨骺旋转。在极少的情况下，

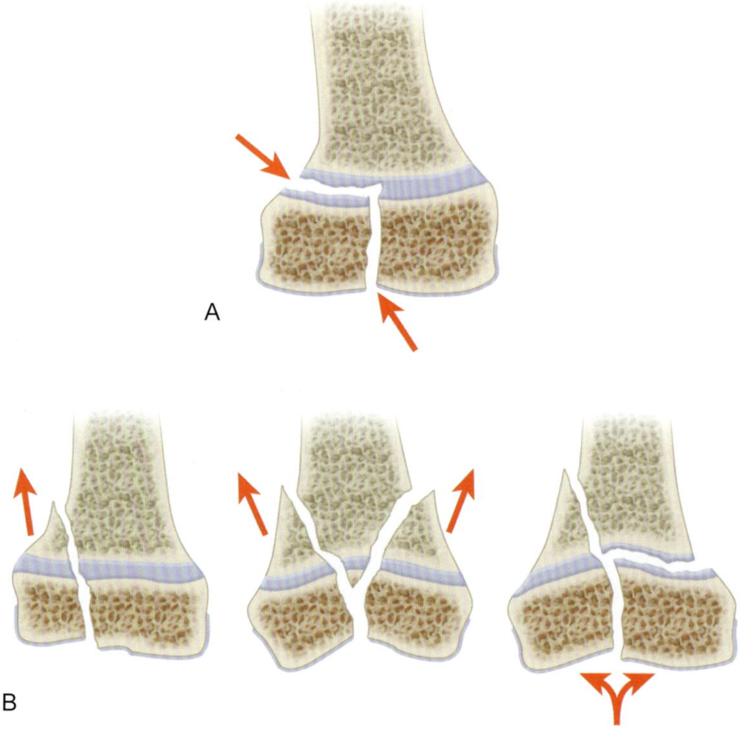


图 36-153 A. 股骨远端骺板 Salter-Harris Ⅲ型骨折，需要解剖复位；B. 不同类型的 Salter-Harris Ⅲ型、Ⅳ型骨折 - 分离，包括单髁骨折、双髁骨折及Ⅲ、Ⅳ混合型三平面骨折

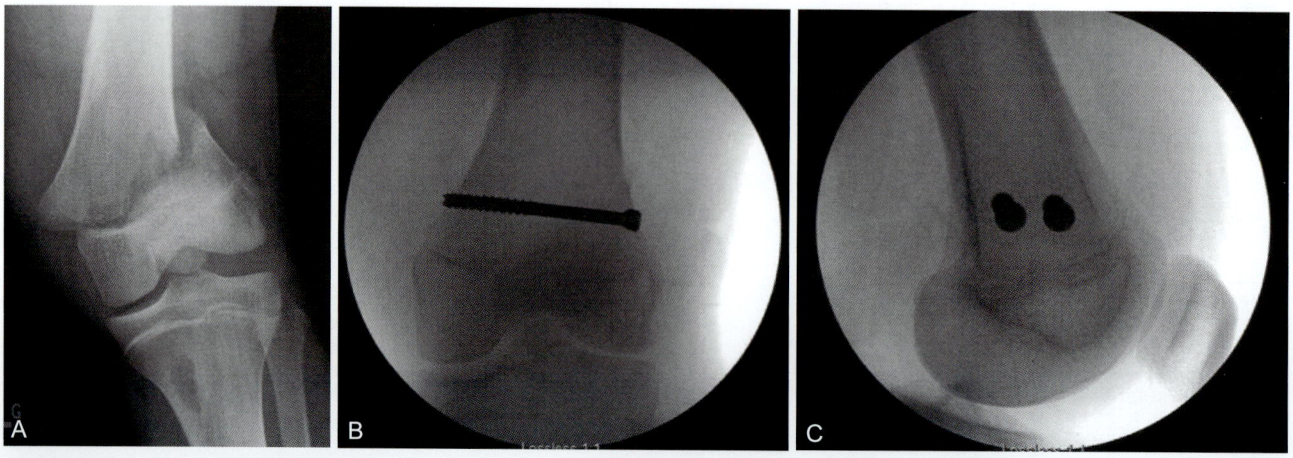


图 36-154 A. 有移位的股骨远端 Salter-Harris Ⅱ型骺板骨折；B 和 C. 使用空心针固定

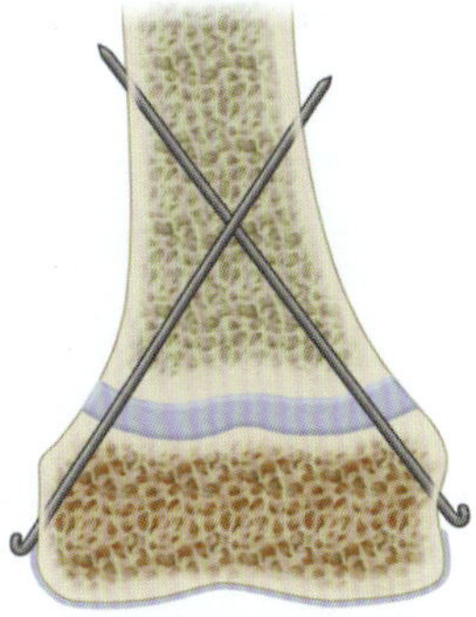

图 36-155 X 线透视下交叉克氏针固定，应使用光滑克氏针固定并应穿透对侧骨皮质（见手术技术 36-31）

Salter-Harris Ⅰ型或Ⅱ型骨折因软组织嵌入，闭合复位则不能获得满意结果，需要切开复位和内固定。

在青少年，较大的干骺端骨片（Thurston-Holland 骨片）可用 2 枚空心螺钉固定。Salter-Harris Ⅲ型和Ⅳ型骨折要求解剖复位，如果闭合复位不能达到解剖复位，则是切开复位和内固定的适应证。对于Ⅲ型骨折可接受的移位程度尚未形成一致意见，但多数学者报道认为 2 mm 及以下是闭合复位可接受的移位程度。笔者相信，如果外科医师认为切开复位能实现减少移位的程度，则有理由切开复位。CT 扫描和 MRI 对没有移位的关节内骨折有助于做出判断，及评估进一步手术治疗的必要性。

## 闭合复位和切开复位

### 手术技术 36-31

**Salter-Harris Ⅰ型和Ⅱ型骨折闭合复位**

- 对 Salter-Harris Ⅰ型和Ⅱ型骨折进行闭合复位。
- 如果复位满意，根据骨折时移位方向，可用髋人字石膏固定或长腿石膏固定。

**Salter-Harris Ⅰ型和Ⅱ型骨折切开复位**

- 如果不能维持复位，用 2 枚直径 2.4 mm（3/32 英寸）无螺纹斯氏针，从内外髁置入至干骺端交叉固定（图 36-155）。如果 Salter-Harris Ⅱ型骨折闭合复位后形成较大干骺端三角形骨片，可水平方向经皮钢针或螺钉固定。
- 如果 Salter-Harris Ⅰ型和Ⅱ型骨折闭合复位不成功，则需要同第 1 章髁间骨折所述的显露方法一样，经外侧或内侧纵行切口显露骨骺。
- 利用手法牵引和较小的杠杆作用，尽可能轻柔地使分离的骨折完全复位。如果有必要使用器械，要避免损伤骺板。去除嵌入骨折间的所有软组织，手法轻柔地将骨骺恢复到正常的解剖位置。
- 复位成功后，分别经内髁、外髁钻入直径 2.4 mm 无螺纹钢针，使 2 枚钢针在接近骨骺中心交叉并进入干骺端。剪断皮肤外的尾针。
- 如按照上述方法置入钢针，并于术后 4~6 周拔除钢针，则不会引起任何生长障碍。如果Ⅱ型或Ⅳ型骨折伴有较大的干骺端骨折片，要使用 2 枚直径 2.4mm 的螺纹钉或骨松质螺钉，将干骺端骨片与骨折近端的干骺端固定，而不要使用无螺纹钢针交叉固定（图 36-156）。这样能提供良好的固定，并避免穿透骺板。若骨折片太小，用无螺纹交叉钢针穿过骺板固定。

**Salter-Harris Ⅲ型骨折切开复位**

- 如果损伤为有移位的 Salter-Harris Ⅲ型骨折，根据股骨髁受累部位，可选择前内侧切口或前外侧切口显露移位的股骨髁。
- 需要切开关节，以确保关节面的解剖复位。
- 分别将 1 枚较大无螺纹钢针、松质骨螺钉、带导针的松质骨加压螺钉钻入到移位的股骨髁，利用钢针或螺钉仔细轻柔地将移位的股骨髁复位，避开骺板，将钢针或螺钉横向插入对侧未受损的股骨髁。X 线片检查证实复位情况。只要不累及、穿透或横越骨骺生长板，也可使用螺纹钉或松质骨螺钉穿入骨骺固定。

**Salter-Harris Ⅳ型骨折切开复位**

- Salter-Harris Ⅳ型骨折后，若未达到解剖复位或固定不牢固，多会发生生长障碍。通常需要切开关节以确保关节面解剖复位。
- 根据股骨髁受累部位或干骺端骨折片所在位置，选择前内侧或前外侧手术路径显露骨折。
- 应用无螺纹钢针、松质骨螺钉准确复位关节面和骺板。再横向固定骨折块和未受损的股骨髁，尽可能避免穿透骺板。

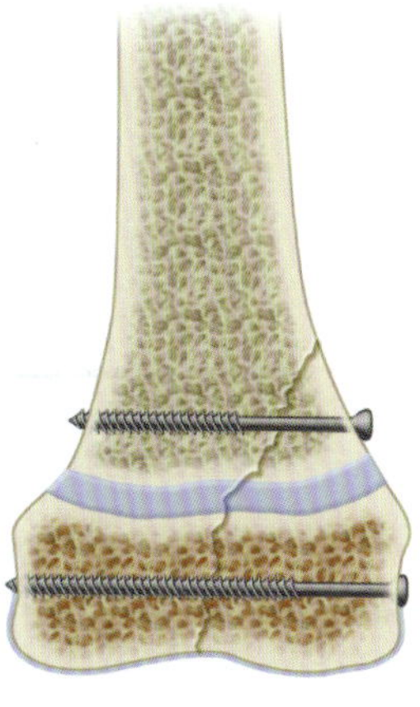

图 36-156 用松质骨螺钉将 Salter-Harris Ⅳ型骨折干骺端骨片横向固定（见手术技术 36-31）

- 若像Ⅱ型骨折一样，有较大干骺端骨折块且移位明显，可在牵引下使骨折达到解剖复位，再用螺纹针、螺钉或松质骨螺钉将干骺端骨片与干骺端近端固定（图 36-157）。如果干骺端骨片较小，难以保证坚强的固定，或不能横向固定骨骺，可用无螺纹钢针穿过骺板交叉固定。

**术后处理** 如果骨折时向前移位，根据稳定程度，可应用大腿或简易屈膝 45° 髋人字石膏固定。这些骨折与肱骨髁上骨折类似，体现在维持复位方面，股四头肌和屈膝与肱三头肌和屈肘相似。如果骨折时向后移位，膝关节应在伸直位固定。通常术后 4~6 周可愈合。之后可去掉石膏、取出钢针，并开始功能锻炼。术后 8~10 周可允许负重行走。

### 并发症

闭合复位或切开复位的早期并发症包括血管损伤、腓总神经麻痹、骨折再移位和成角畸形。晚期并发症包括关节僵硬和骺板早闭。最近，一项包含 564 例股骨远端骺板骨折的 meta 分析发现，52% 的患儿发生生长障碍，其中 36% 的 Salter-Harris Ⅰ型骨折、58% 的 Salter-Harris Ⅱ型骨折、49% 的 Salter-Harris Ⅲ型骨折及 64% 的 Salter-Harris Ⅳ型骨折发生生长障碍。52% 的患儿下肢不等长超过 1.5 cm。尽管固定治疗生长障碍的发生率高于不固定，但临床上固定治疗下肢显著不等长的发生率（27%）低于不固定治疗（37%）。所有股骨远端骺板骨折的儿童都应定期复查，直至骨骼发育成熟。由于骺板早闭伴有短缩畸形、成角畸形或两者兼具，所以有必要进行对侧肢体骨骺阻滞术。骨桥形成引起的成角畸形在股骨远端骺板骨折中常见。需要采取骨桥切除、对侧肢体骨骺阻滞及截骨术，矫正肢体不等长和成角畸形（图 36-158；见第 29 章）。

# 第三十七节 膝部骨折与脱位

## 一、髌骨脱位

急性创伤性髌骨脱位常发生在参加体育活动的青少年。患儿常自述扭转应力伤后，可见或者感觉到髌骨脱位的发生，屈曲膝关节后可自行复位。对

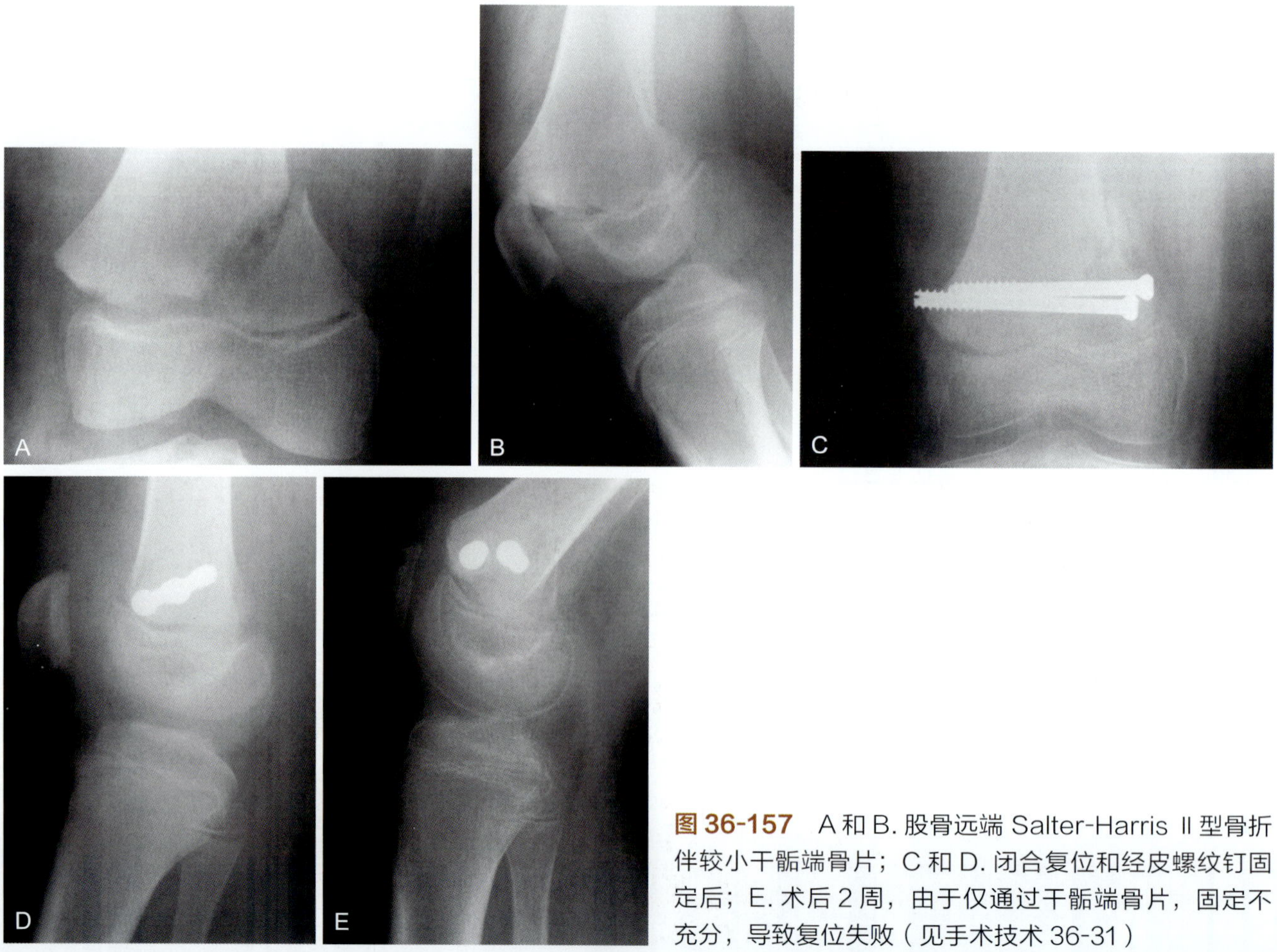


**图 36-157** A 和 B. 股骨远端 Salter-Harris Ⅱ型骨折伴较小干骺端骨片；C 和 D. 闭合复位和经皮螺纹钉固定后；E. 术后 2 周，由于仅通过干骺端骨片，固定不充分，导致复位失败（见手术技术 36-31）

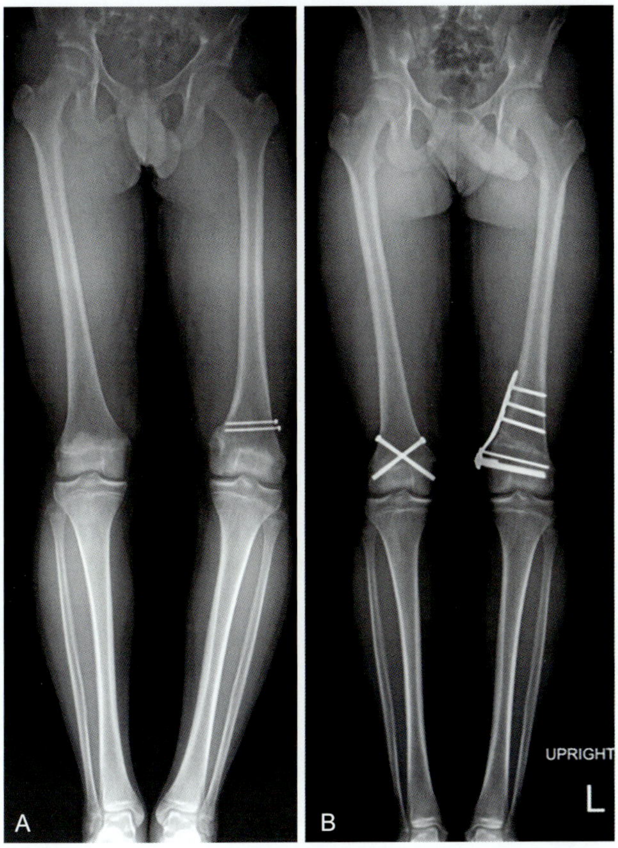


**图 36-158**　A. 股骨远端骨骺骨折；B. 切开复位固定后

于年幼儿童，髌骨股骨发育不良通常是其发病的内在原因；其次，直接打击髌骨内侧也可导致髌骨的脱位。髌骨脱位的相关因素包括高位髌骨、滑车发育不良、膝关节松弛、股骨或胫骨扭转畸形导致 Q 角增大、女性及阳性家族史等。

根据临床症状、有自发复位的病史，髌骨脱位的诊断不难。一般症状包括髌骨周围区域肿痛、不适，多以内侧为著；向外侧推挤髌骨时 Apprehension 试验阳性。膝关节 X 线检查以明确有无骨软骨骨折；MRI 和 CT 检查对于确定骨软骨骨折很有价值。若怀疑有骺板骨折或韧带损伤，应进行应力位摄片检查。

初次髌骨脱位的患儿采用非手术治疗，包括短期的制动、随后辅以支具进行康复训练，6~12 周后可参加体育活动。有关髌骨脱位的非手术治疗将在第 60 章进行详细的阐述。大多数膝关节内骨软骨骨折需要手术治疗，但需要降低再脱位的风险，而文献上报道的再脱位概率为 15%~75%。再脱位的危险因素包括年龄较小（<15 岁）、滑车发育不良、胫骨粗隆 - 滑车沟距离增大（TT-TG）和髌骨高位。

手术治疗最常适用于髌骨再脱位引起的关节功能障碍和需要固定的伴有较大股骨软骨块的髌骨脱位。对于关节功能要求较高的运动员初次发生髌骨脱位时，尤其是在存在多种风险因素的情况下，也可考虑手术治疗。

慢性复发性髌骨脱位或者半脱位的治疗是一临床难题。有关骨骼发育成熟患者的治疗见第 45 章。对于骺板尚未闭合的儿童而言，其治疗面临其他更多的挑战；胫骨结节位置的处理及内侧髌股韧带进行重建时均应避免损伤股骨远端骺板，否则会造成生长停滞。了解了前述的基础理论后，便可通过软组织前移术（股内侧肌）、外侧松解来矫正髌骨不稳定，必要时可采用软组织平衡手术，如将髌韧带内侧或者外侧 1/3 移位至内侧副韧带（图 36-159）、重建内侧髌股韧带及半腱肌腱转位穿过髌韧带（Galeazzi）等。Nietosvaara 等报告一组前瞻性随机对照试验的研究结果，其比较了手术治疗（直接修复内侧损伤的结构，并外侧松解）和非手术治疗的远期疗效；该随机试验包含 71 例患儿、共 74 处脱位，且关节内无大的游离体，年龄均低于 16 岁。该研究结果表明：早期手术修复内侧结构结合外侧松解不能改善远期结果；非手术治疗后 75% 的患儿

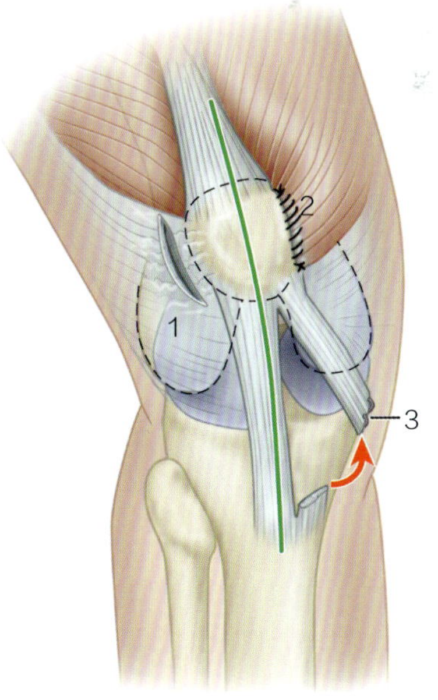


**图 36-159**　三合一手术过程示意图。1. 外侧松解；2. 股内侧肌前移；3. 髌韧带内侧 1/3 移位至内侧副韧带，用 2 个金属固定缝线缝合（重绘自：Oliva F, Ronga M, Longo UG, et al: The 3-in-1 procedure for recurrent dislocation of the patella in skeletally immature children and adolescents, Am J Sports Med 37: 1814, 2009.）（见手术技术 36-33）

自我感觉良好，而手术治疗后 66% 患儿感觉良好；非手术治疗再脱位的发生率为 71%，而手术治疗再脱位发生率为 67%。有阳性家族史及对侧髌骨同样不稳定者是脱位复发的高危因素。

如果选择将内侧髌股韧带重建作为近端力线调整的一部分的话，避免股骨远端骺板的损伤至关重要。对于大龄青少年应仔细定位制备股骨隧道，而小年龄患儿可通过铆钉固定或者缝线缝合于骨骺上来加以避免。手术所采用的移植物同骨骼发育成熟患者没有区别，可应用自体肌腱、同种异体肌腱或者部分股四头肌肌腱等。有关内侧髌股韧带重建技术，详见第 45 章。

## 半腱肌转位重建髌股韧带、髌胫韧带

### 手术技术 36-32

（Nietosvaara 等）

- 患儿仰卧于标准手术台上。全身麻醉满意后，进行无菌消毒下肢、铺巾前，医师先检查双侧膝关节、包括髌股运动轨迹；再于大腿根部上止血带（维持压力于 250 mmHg）。
- 通过标准手术入路（见第 51 章），关节镜检查膝关节，评估髌骨运动轨迹、股骨滑车深度及髌股关节面情况等，取出游离体。
- 取胫骨结节内侧长约 4 cm 左右的皮肤纵行切口。
- 确认半腱肌，用肌腱剥离器取其肌腱，并保留远端附着部分。
- 肌腱近端采用 2-0 号可吸收线进行十字缝合。
- 在髌骨的内下方和内上方分别做一个 2 cm 长的皮肤切口。
- 用 3.2 mm 的套管钻在髌骨内侧 1/4 处制备一纵行骨内隧道，并用直径 4 mm 的钻头扩大骨隧道。
- 在髌骨内下方切口与半腱肌进入骨隧道的入口之间，制备一筋膜下隧道。
- 由远至近，将半腱肌导入并穿过髌骨隧道，自髌骨内上方穿出。
- 半腱肌从髌骨内上方穿出后，做一个 3 cm 切口，通过筋膜下隧道与内收肌结节缝合。
- 膝关节屈曲 30°～45°，检查移位肌腱的张力，确认髌骨在滑车中的位置良好。然后膝关节伸直，再次检查移位肌腱的张力（肌腱移位应允许髌骨轻度侧方移位，最多允许移位髌骨宽度的 1/4）。移位肌腱保持适度的张力可使髌股运动轨迹平滑。
- 通过膝关节活动范围检查髌骨运动轨迹及其稳定性。
- 在收肌结节处钻一个直径 7 mm 的骨孔，用一枚 8 mm × 23 mm 可吸收 Biotenodesis 螺钉固定移位肌腱。
- 对于骨骼未发育成熟的患儿，不建议使用 Biotenodesis 螺钉；可将移位肌腱绕过大收肌腱并用 0 号 Vicryl 线缝合固定。
- 如果外侧支持带紧张不能使髌骨在正常运动轨迹上滑动，可通过前外侧关节镜入路松解外侧支持带，使髌骨在水平面上能够旋转 45°。
- 对于 Q 角 >20° 的骨骼成熟的患儿，可将胫骨结节向内侧移位 8~12 mm，并用 2 枚 6.5 mm 的拉力螺钉固定。
- 松开止血带，用标准方法缝合切口。

**术后处理** 术后即刻开始功能训练，允许负重及关节主动活动。胫骨结节移位的患儿，术后 6 周内只能扶拐进行部分负重活动；术后 4~6 个月后开始参加体育活动。

## “三合一”手术治疗复发性髌骨脱位：外侧松解、股内侧肌前移及髌韧带内侧 1/3 转位于内侧副韧带

### 手术技术 36-33

（Oliva 等）

- 患儿仰卧标准手术台上，于大腿根部上止血带。
- 全身麻醉后，检查膝关节活动度并用关节镜检查膝关节。
- 从髌骨中点至下方胫骨粗隆中间处，取一长约 10 cm 切口（见图 36-159），显露内外侧支持带、髌韧带及髌骨内上方股内侧肌腱附着区域。
- 切开外侧支持带至髌骨上极（外侧松解），注意不要破坏滑膜。
- 分离内侧支持带以显露内侧髌韧带肌腱，同时松解并游离股内侧肌附着处。
- 将髌韧带内侧 1/3 劈开，远端尽可能分离到胫骨附着点处，近端分离到靠近髌骨处。或者，也可分离并劈开外侧 1/3，离断后于保留髌腱下方穿过。
- 膝关节屈曲 30°，将髌韧带外侧向内侧转位，与髌韧带成角 45° 左右；切开骨膜，置入 2 枚金属缝线锚钉，将髌韧带缝合至胫骨内侧骨膜及内侧副韧带处。
- 将股内侧肌附着点向远端及外侧移动 10 mm 左右，然后轻柔地在髌骨表面钻空，用 1 号 Vicryl 缝线将股内侧肌附着点连续缝合于髌骨表面钻孔处。

- 逐层闭合切口，常规绷带包扎、膝关节伸直位石膏固定。

**术后处理**　术后在可调支具固定下开始部分负重活动，2 周后完全负重。同时膝关节开始进行渐进的功能训练，至术后 6 周屈曲应达 90° 左右；此时也可开始同心训练和肌肉本体感受训练。12 周时，可开始专门的体育康复训练。此后 3 个月，可允许逐步从事日常活动；一般术后 6 个月可进行体育活动。

## 二、髌骨骨折

据估计髌骨骨折只占所有骨折的 1%，且仅有 1% 的髌骨骨折发生在骨骼未发育成熟者中；因此儿童髌骨骨折极为罕见，其通常发生于年长儿童。有些骨折，特别是骨软骨骨折、周围型小骨折及“袖”套状骨折，可因儿童常见的急性髌骨脱位所致。青少年中多见“跳跃膝”和 Sinding-Larsen-Johansson 综合征；这些髌骨上极和下极的撕脱性损伤多被认为是慢性复发性韧带损伤。二分髌骨不应与髌骨骨折相混淆，尽管常有二分髌骨的青少年运动员偶感疼痛而引起误诊。不过，二分髌骨的边缘通常为圆形，且较为规则，50% 的患儿为双侧病变，且几乎总是位于髌骨的外上象限处。先天性髌骨缺如或先天性髌骨发育不全可见于甲基质 - 骨发育不全症或甲髌综合征，也可能与髌骨骨折相混淆。髌骨下极骨折，甚至髌骨横断骨折，多见于脑瘫及股四头肌痉挛的患儿。

髌骨下极的袖套状骨折已有描述，通常在 X 线片上只能看到一小的骨片，往往造成骨折不太严重的假象，而实际上却是一个相当大、附着在髌韧带上的袖套状的骨软骨块，如不能解剖复位而畸形愈合和骨化，将导致肢体力线异常、髌骨拉长及髌骨伸膝装置异常等（图 36-160）。如果骨折合并髌骨脱位或半脱位，髌骨伸膝装置延长将使得髌骨脱位更加不稳。MRI 有助于评估髌骨袖套状骨折的严重程度及排除是否存在其他合并损伤（图 36-161）。

髌骨骨折根据骨折部位、类型及移位程度进行分类（图 36-162）。笔者所在中心的一项 66 例患儿（平均年龄 12.4 岁）、67 例髌骨骨折的回顾性研究中，有 19 处骨折粉碎、18 处骨折横断、15 处片状骨折、6 处纵行骨折、2 处袖套状骨折，另有 7 处骨折无法从仅有的 X 线片上做出分类。一般可按成人髌骨骨折的治疗原则进行，但多数伴有同侧下肢

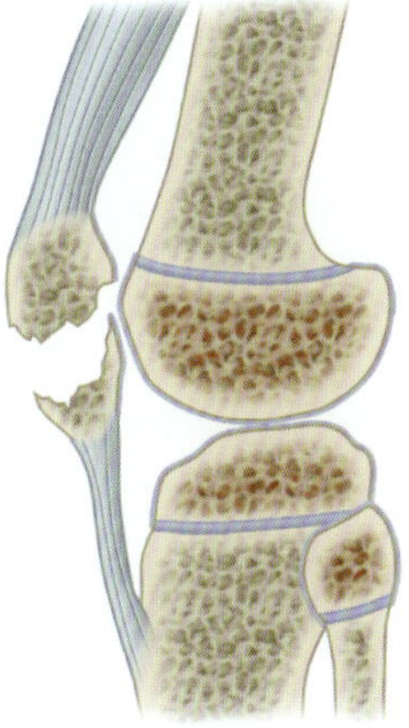

**图 36-160**　在 X 线片上，撕脱的软骨袖仅表现为一个“斑点”状骨（看似很轻的损伤）

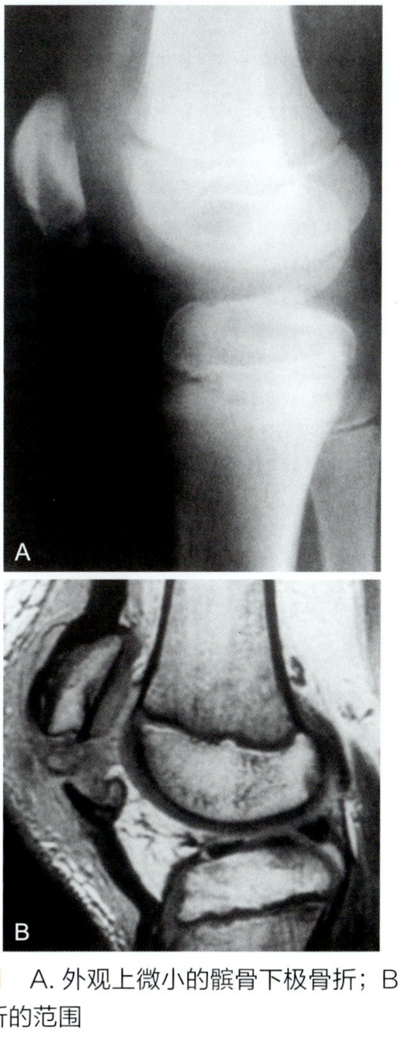


**图 36-161**　A. 外观上微小的髌骨下极骨折；B. MRI 显示袖状骨折的范围

骨折的患儿通常需要根据合并损伤情况决定治疗方案。研究结果表明仅有 50% 的患儿预后良好，因此笔者认为：①伸肌装置正常恢复至关重要，若不能恢复则无法获得最佳的疗效；②骨骼发育接近成熟的患儿，切开复位内固定的同时行钢丝环扎能获得

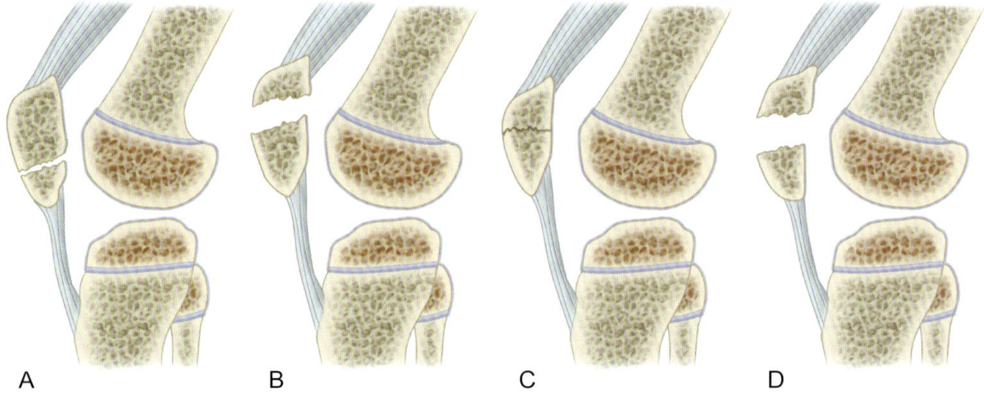


**图 36-162** 髌骨骨折类型。A. 下极骨折；B. 上极骨折；C. 髌骨体中部无移位的横行骨折；D. 髌骨体中部有移位的横行骨折

良好的结果，且不会引起生长障碍；③移位、粉碎性的髌骨骨折或者伴有同侧胫骨或股骨骨折者，预后很差。

由于儿童有可能存在生长障碍，且常发生钢丝断裂，因此笔者常规在其断裂前就取出钢丝、钢针及螺钉。若髌骨骨折伴有急性或复发性髌骨脱位，可以考虑有限的外侧松解和内侧支持带紧缩。当发生急性髌骨脱位时，应该想到有髌骨软骨骨折或股骨外侧髁骨折发生的可能。

由于髌骨袖套状骨折通常有一个很大的软骨块附着于远端骨片上，如有移位均要达到解剖复位。骨折畸形愈合可引起疼痛，有时可能需要切除远端骨折片。由髌骨脱位引起的袖状骨折，若畸形愈合可造成慢性复发性髌骨脱位。

儿童髌骨骨折切开复位内固定的手术方法与成人相同（见第 54 章）。但由于髌骨袖状骨折是儿童特有的骨折，因此在此处介绍其复位和内固定的手术方法。

## 髌骨袖状骨折切开复位和内固定术

**手术技术 36-34**

（Houghton 和 Ackroyd）

- 患儿仰卧于手术床，常规消毒、铺巾，上止血带。
- 取内侧髌旁或者前正中切口至髌骨下极，显露髌骨骨折的远端部分。
- 大量生理盐水冲洗骨折断端，小刮匙清理血凝块及骨松质碎屑；用小的持骨器将骨折复位，并从前方及后方关节面处观察骨折复位情况。若直视困难，可用戴手套的手指感触是否有关节面的成角或错位。采用 2 根克氏针和钢丝张力带固定（见第 54 章）。
- 骨折复位后，将 2 根克氏针纵向平行钻入髌骨并穿过骨折两端；保留远端针尾部约 0.5 cm（1/4 英寸），便于日后取出。再用钢丝行“8”字固定（图 36-163）。然后充分拉紧钢丝，但无须过紧，以防骨折端压缩或产生成角。
- 同时，也可采用垂直于骨折线的髌骨隧道来缝合修复骨折，其类似于修复髌腱近端的撕裂损伤。
- 仔细缝合支持带可增加修复的稳定性，同时骨折愈合后可改善髌骨运动轨迹。
- 逐层缝合切口，用合适的石膏将膝关节固定在轻度屈伸位，另外，如果重力应力测试证明了足够的稳定性，可以使用控制运动支具来允许早期运动。

**术后处理** 术后 3~4 周，去除石膏固定，并开始进行关节功能训练。

## 三、胫骨髁间棘骨折

胫骨髁间棘骨折占儿童或者青少年膝关节损伤的 2%~5%；其根据 Meyers 和 McKeever 分类系统可分为 4 型：Ⅰ型，骨折块轻度或无移位；Ⅱ型，骨折块向前方、近端隆起，部分移位、但有后方软骨铰链连接；Ⅲ型，完全移位、但骨折块完整；Ⅳ型，骨折完全移位且骨折块粉碎（图 36-164）。治疗的目标是尽可能达到骨折的解剖复位以使前交叉韧带获得适当的张力；传统上对于Ⅰ、Ⅱ型骨折可通过伸直膝关节位来进行复位，而Ⅲ、Ⅳ型骨折可通过切开或者膝关节镜复位。

胫骨髁间棘骨折的发生机制与前交叉韧带的损伤大致相同，多发生于低能量、对抗性不强的活动中。当然，也有报道该骨折发生于骑摩托车事故、

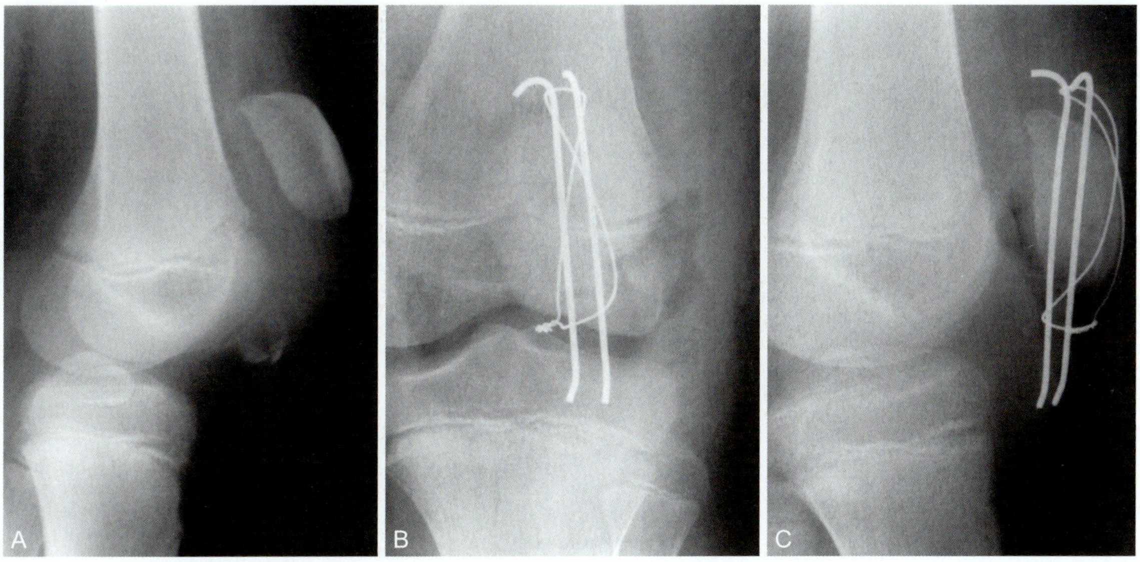


图 36-163　A. 髌骨“袖”状骨折；B 和 C. 复位后用克氏针、张力性钢丝固定（见手术技术 36-34）

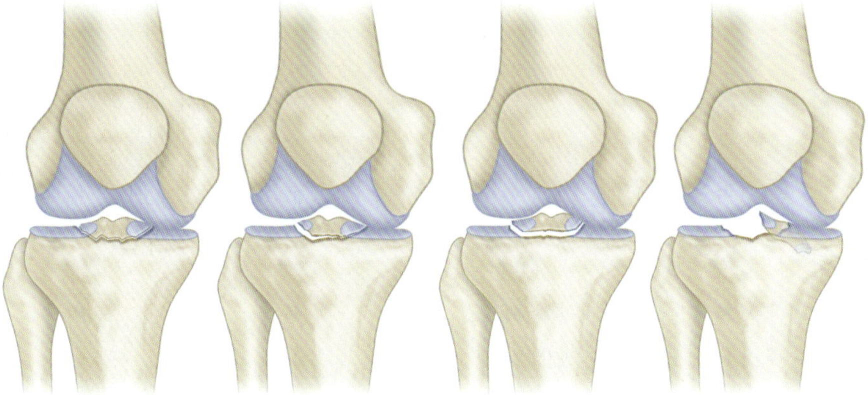


图 36-164　Meyers 和 McKeever 胫骨髁间嵴骨折分类

独轮摩托车伤及骑自行车跌落等高能量损伤。伤情检查包括仔细查体及膝关节影像学检查等。虽然骨折一般通过普通 X 线片均可确诊，但 CT 及 MRI 可以更好地评估损伤程度、排除合并伤及进行必要的术前准备。在笔者所在的医疗中心，我们常规应用膝关节 MRI 评估骨折的移位程度、阻碍骨折复位的因素及合并损伤等。对于 Ⅰ 型、部分 Ⅱ 型骨折，若骨折位置满意，非手术治疗即可。如果通过伸直膝关节、骨折复位良好且能够维持，可应用膝关节轻度屈曲位的长腿或者管型石膏固定。部分学者建议石膏固定前应抽吸关节内的积血。最后，应该通过系列随访的膝关节 X 线片评估骨折的愈合情况。一般情况下，6 周后去除石膏；在可调节支具的辅助下进行渐进的膝关节功能训练，10~12 周达到完全关节活动。

Ⅳ型骨折和闭合无法满意复位的部分 Ⅱ 型、Ⅲ型骨折是手术的适应证（图 36-165）。Kocher 等认为，26% 的 Ⅱ 型、65% 的 Ⅲ 型胫骨髁间棘骨折因半月板、半月板韧带等阻挡骨折复位，需要切开或者关节镜辅助复位。文献上已经报道了数种切开复位或者关节镜辅助复位治疗移位的胫骨髁间棘骨折的手术技术。无论哪种手术技术，均应系统评估有无合并损伤、骨折床的清创、直视下复位骨折及稳定的固定。目前尚无循证医学证据证明哪种手术技术更好。无论切开还是关节镜下复位，常规均需要应用缝线或者螺钉固定骨折块。如果选择缝线固定，经前交叉韧带远端止点穿入，在胫骨近端预先制备好的骨孔引出，并打结固定于骨桥。若选择螺钉，骨折复位后应用螺钉或者可吸收钉固定，但应避免穿过骺板。如果选择其他内固定材料的话，一些作

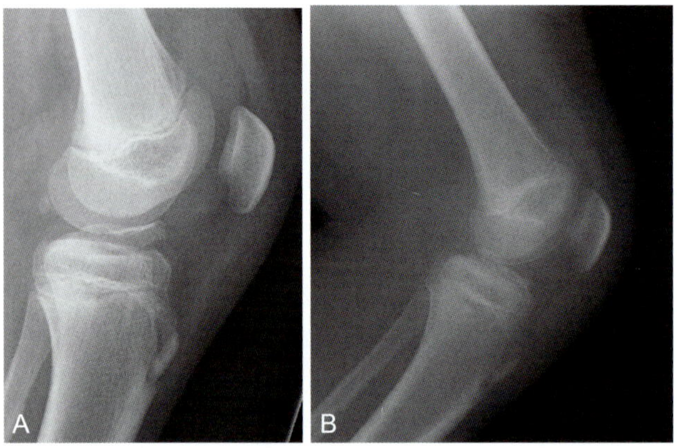

图 36-165 A. 无法闭合复位的Ⅲ型胫骨髁间嵴骨折；B. 切开复位采用不可吸收缝线缝合固定后的侧位X线片；术中发现半月板嵌入骨折断端，阻碍闭合复位

者建议应用钢丝固定骨折且可穿过骺板，骨折愈合后立即取出钢丝。可能潜在的并发症包括骨折不愈合、畸形愈合、持续的前叉韧带松弛、关节活动受限及关节纤维化。骨折不愈合处理困难；尤其对于处在生长发育期的小年龄患儿，随着生长发育，其可阻碍骨折的满意复位；骨折不愈合多见于非手术治疗患者。畸形愈合在临床上更加常见，往往确诊时骨折已愈合；骨折畸形愈合可导致膝关节伸直受限，治疗可采用刮除抬高的骨折块或者股骨髁间窝成形术等。较为严重的结果将导致韧带松弛、膝关节不稳定，一旦发生多需要考虑翻修或者前叉韧带重建手术。部分患儿骨折复位满意且愈合良好同样出现韧带松弛，多因受伤时合并前叉韧带损伤；这多见于Ⅲ型、Ⅳ型骨折，高能量创伤导致前叉韧带损伤。术中可轻柔搔刮、加深骨折床，以增加前交叉韧带张力。除了骨折畸形愈合外，术后肌肉紧张或者关节内粘连可致关节活动受限。Patel 等认为，无论患者年龄、骨折类型、手术或者非手术治疗，较早的康复训练有助于膝关节功能的正常恢复。手术治疗的骨折患者，4 周后开始进行康复训练关节内粘连的发生率为 36%，而术后早期开始康复训练的无一例发生关节内粘连。

## 胫骨髁间嵴骨折切开复位内固定

**手术技术 36-35**

- 取髌旁前内侧切口并向远端延伸，显露膝关节（见手术技术 1-38）；打开内侧关节囊，显露骨折块及胫骨近端缺损处。
- 检查半月板及膝横韧带，确定其未妨碍骨折复位。清除血凝块和胫骨近端缺损处的松质骨碎屑后，置膝关节于不超过 30° 的屈曲位，将骨折复位。当然，骨折的探查与复位也可在关节镜辅助下进行。
- 于胫骨近端骨骺处由远向近钻 2 个骨孔，注意骨孔应位于骺板的近端。骨孔应进入关节，且应该：①恰好在骨折块的内侧与外侧之间；②如果骨折块足够大的话，可进入胫骨近端缺损处并穿过骨折块。于骨折片近端即前十字交叉韧带的最远位置处，穿入 1-0 号不可吸收缝线（图 36-166）。再用缝线引导器把缝线的两个尾端穿过骨孔，骨折复位满意后，拉紧缝线并打结固定。
- 伸屈膝关节以确定骨折复位稳定，冲洗和闭合伤口。

**术后处理** 如果骨折固定稳定，膝关节在可调支具的辅助下逐步进行康复训练 6~8 周达到正常活动范围。如果骨折不稳定，且须用石膏固定保护，则术后 4 周开始康复训练。骨折完全愈合且关节屈伸无痛后开始正常活动。

## 关节镜下复位胫骨髁间棘骨折、生物可吸收钉内固定

**手术技术 36-36**

（Liljeros 等）

- 大腿根部上止血带，采用前内和前外侧入口进行标准关节镜检查（见第 51 章）。
- 切除黏膜韧带（又称髌下滑膜皱襞）和部分髌下脂肪垫，更好地显露损伤区域。
- 自胫骨髁间棘骨折块下及胫骨缺损处，取出血凝块和小的骨折片。
- 如内侧半月板韧带嵌入骨折断端，妨碍复位，用探针将其钩出。
- 膝关节屈曲 45°，用探针将骨折片复位，通过髌骨正中、靠近髌骨内侧缘处穿入一根 1.6 mm 的 AO 克氏针临时固定（图 36-167）。
- 尽可能靠近髌骨、紧贴 AO 克氏针的近端，插入钻孔导向器至关节内以保护并固定骨折块。
- 常规闭合入口，石膏或者支具固定膝关节于轻度屈曲位。

**术后处理** 如果骨折固定稳定，膝关节在可调支具的辅助下逐步进行康复训练 6~8 周，如果骨折不稳定，且用石膏固定保护，则术后 4 周开始康复训练。骨折完全愈合且关节屈伸无痛后开始正常活动。

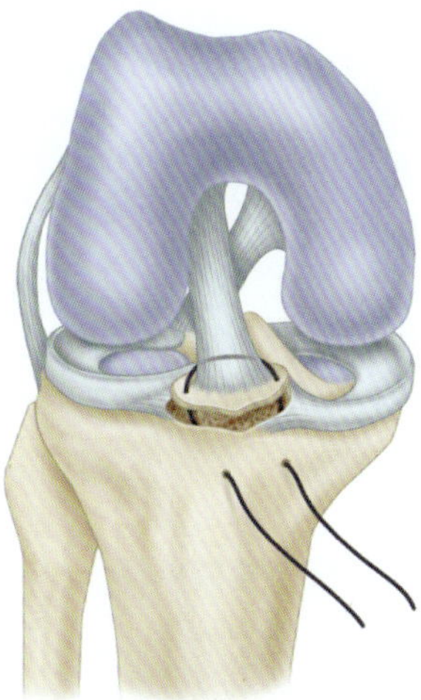

**图 36-166** 可吸收缝线修复髁间嵴骨折(重绘引自: Owens BD, Crane GK, Plante T, et al: Treatment of type III tibial intercondylar eminence fractures in skeletally immature athletes, Am J Orthop 2:103, 2003.)(见手术技术 36-35)

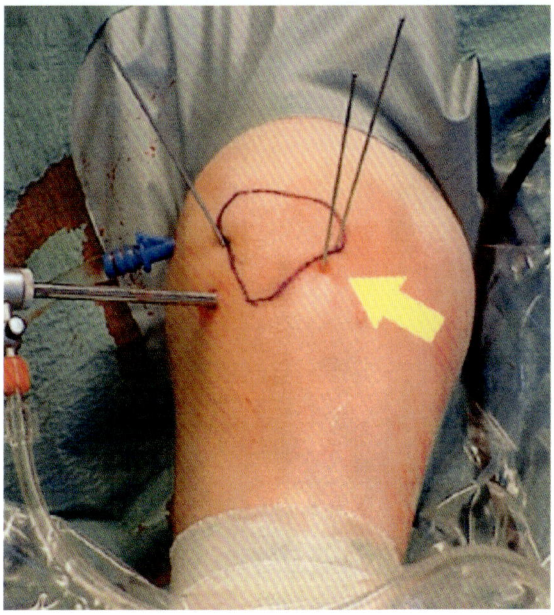

**图 36-167** 关节镜下复位胫骨髁间棘骨折(引自: Liljeros K, Werner S, Janarv PM: Arthroscopic fixation of anterior tibial spine fractures with bioabsorbable nails in skeletally immature patients, Am J Sports Med 37:923, 2009.)(见手术技术 36-36)

## 四、胫骨结节骨折

胫骨结节骨折通常好发于年长儿童，尤其是参加跳跃性体育活动时、如篮球等(图 36-168)。Watson-Jones 将其分为三型：Ⅰ型，骨折片较小并向上移位；Ⅱ型，骨折片较大，且累及次级骨化中心和胫骨近端骺板，并以此为铰链向上移位；Ⅲ型，骨折穿过骺板近端和后方，累及胫骨近端关节面[Salter-Harris Ⅲ型骺板骨折(图 36-169)]。Ogden 等根据是否有旋转、粉碎或骨骺部分骨折情况，进一步细化Ⅲ型胫骨结节骨折。这一补充分类非常必要，因为年幼儿童发生Ⅲ型骨折，若没有得到解剖复位和固定，可导致胫骨近端骺板骨桥形

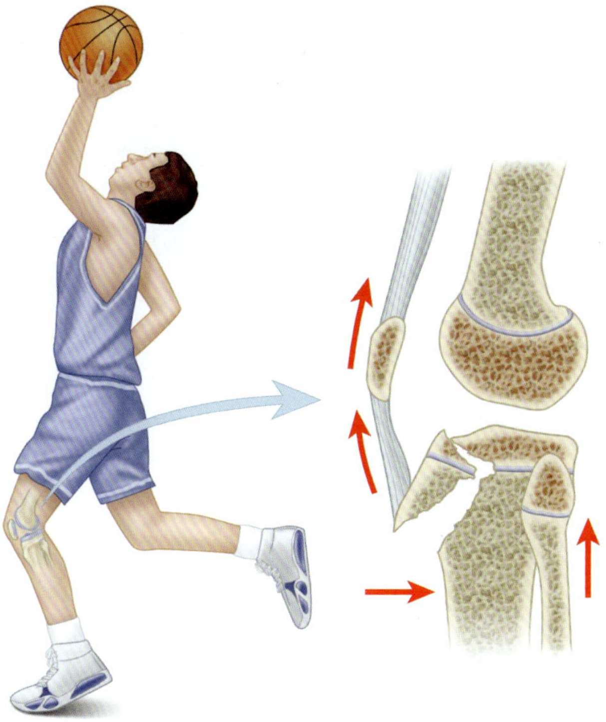

**图 36-168** 屈曲撕脱伤引起胫骨结节骨折的机制。此类损伤多见于青少年男性，通常发生于打篮球尝试跳跃投篮时

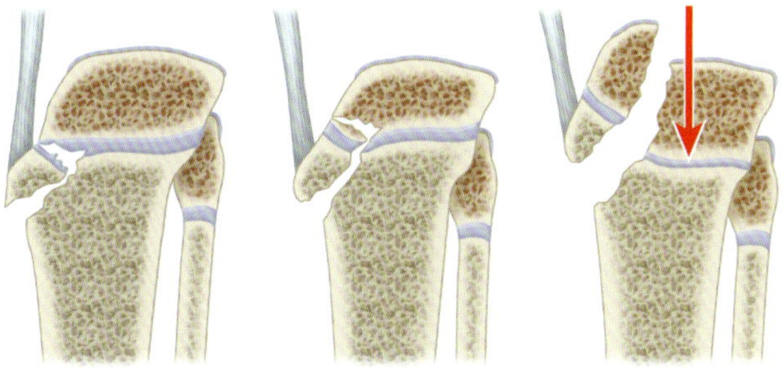


**图 36-169** 胫骨结节撕脱性骨折分型。Ⅰ型，骨折线经过次级骨化中心；Ⅱ型，骨折线位于初级和次级骨化中心连接处；Ⅲ型，骨折经过初级骨化中心(Salter-Harris Ⅲ型)伴邻近闭合的后侧骺板损伤(重绘引自：Roberts JM: Fractures and dislocations of the knee. In Rockwood CA Jr, Wilkins KE, King RE, editors: Fractures in children, Philadelphia, 1984, Lippincott.)

成，以致前方生长停滞及膝关节过伸畸形；然而，这些并发症并非常见，因为该骨折常发生于大龄青少年（图 36-170）。Frankl 将ⅠC 型骨折归结为胫骨结节撕脱性骨折伴髌韧带近端附着处撕裂；同时其进一步完善该分类法，增加了包括整个近端骺板的损伤。Ryu 和 Debenham 建议增加Ⅳ型骨折，这一类型的骨折为胫骨结节前角的骨折线向近端延伸并穿过胫骨近端骺板的 Salter-Harris Ⅰ型骨折。Donahue 等又将Ⅳ型损伤进一步细化为：ⅣA 型，严格意义上的骺板损伤；ⅣB 型，骨骺损伤伴干骺端后方骨折块，与 Salter-Harris Ⅱ型损伤一致。最后，Curtis 描述了一种Ⅴ型损伤，随后由 McKoy 等归类为 Salter-Harris Ⅲ型损伤、延伸到关节内，同时合并Ⅳ型骨折，骨折呈 Y 形（图 36-171）。笔者曾遇到过数例患儿，全部为男性青少年，胫骨结节前角骨折合并干骺端后方骨折块（图 36-172）。

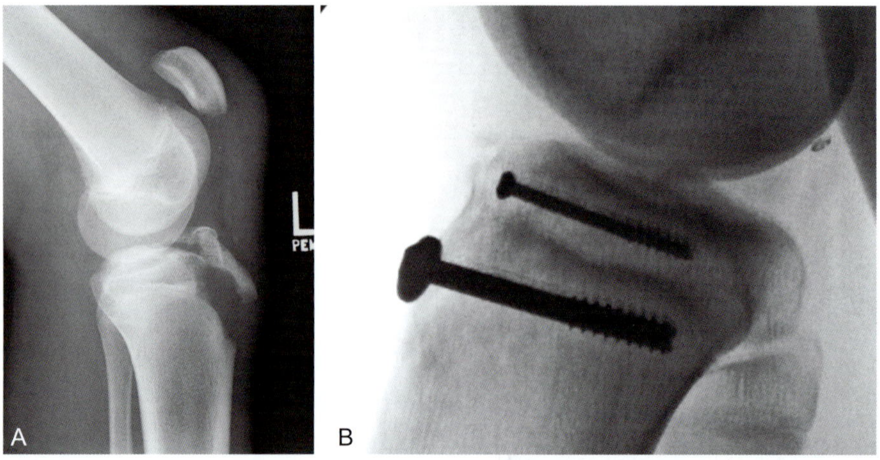


**图 36-170** 胫骨结节骨折。A.Watson-Jones Ⅲ型骨折（Salter-Harris Ⅲ型），骨折线通向膝关节；B. 切开复位螺钉内固定后

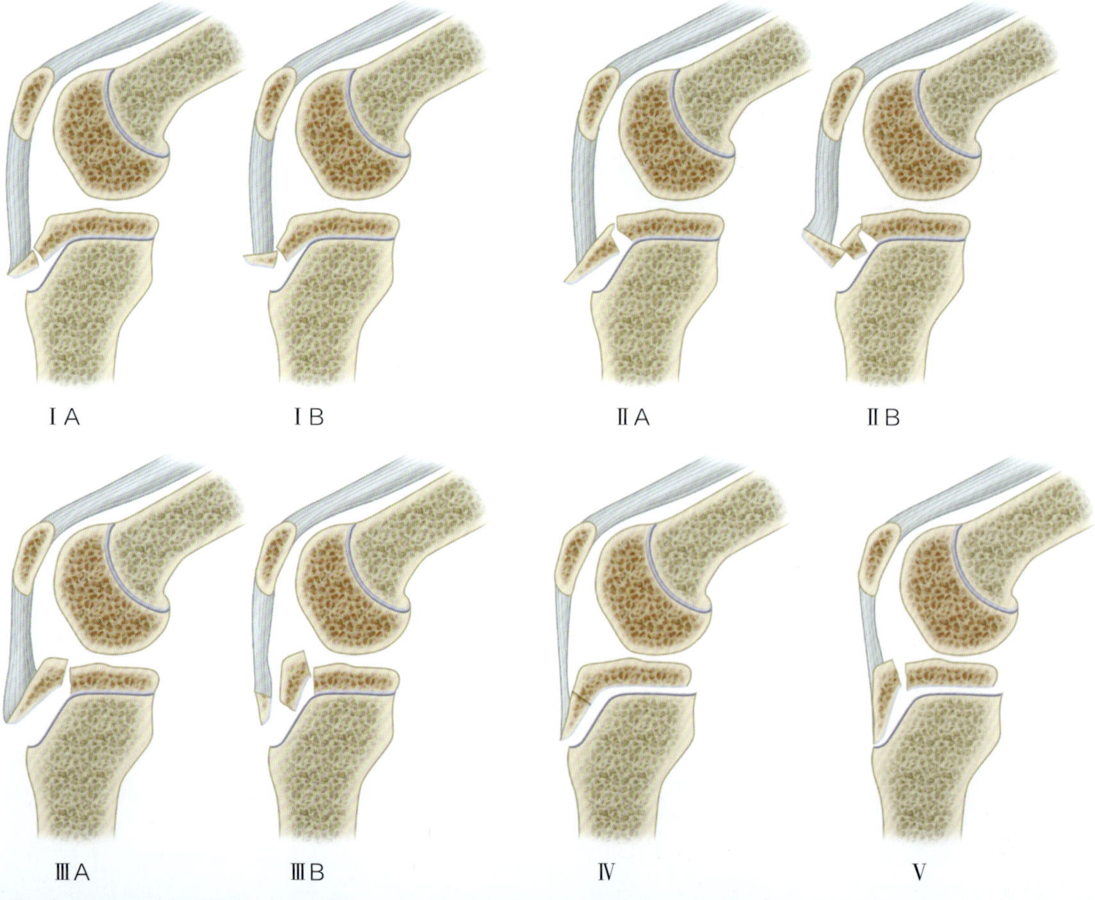


**图 36-171** 胫骨结节骨折分类（见正文）

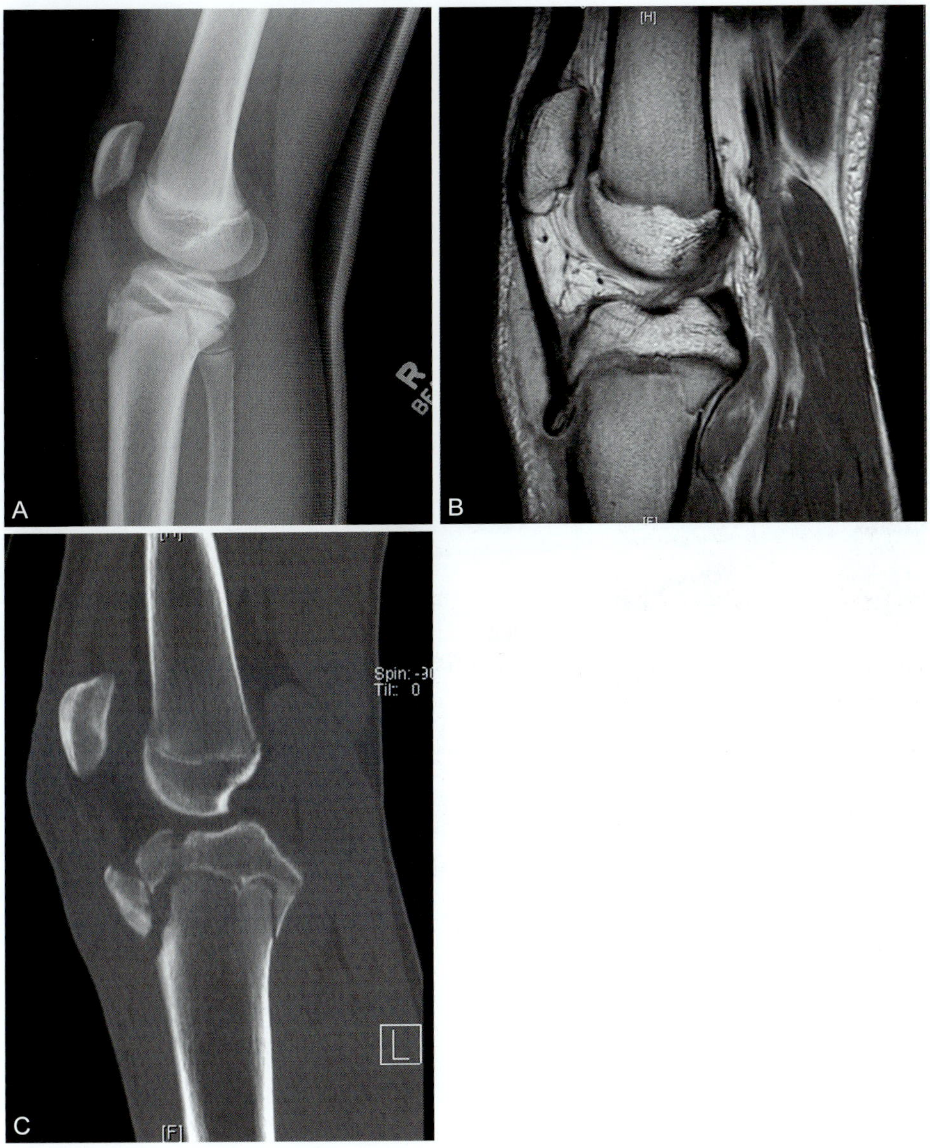


**图 36-172** 青少年男孩胫骨结节前方骨折伴后方干骺端骨折。A.X 线片；B.MRI；C.CT 扫描

对于跳跃运动员，鉴别 Osgood-Schlatter 病与胫骨结节骨折较为困难，其均表现为胫骨结节处的疼痛。Osgood-Schlatter 病为髌腱远端止点处的慢性牵拉性损伤，可导致局部隐匿性炎症。而胫骨结节骨折是近端骺板远端部分的急性损伤。虽然 Osgood-Schlatter 病的发生早于胫骨结节骨折，但其发生与患者年龄、活动强度密切相关。对 Osgood-Schlatter 病进行必要的对症、支持治疗即可；其一般预后良好，有时症状缓解较慢并可见局部骨性突起。相反，胫骨结节骨折造成伸膝装置无力，常需要紧急处理以恢复功能。

影像学检查包括标准的膝关节 X 线片。既往的研究认为：由于发病机制等原因，膝关节合并损伤或者关节内病变发生率较低。然而，最近的研究认为，通过术前 MRI 检查显示关节内病变有着较高的发生率，常表现为半月板病变及骨软骨损伤等。基于此，部分作者建议将膝关节 MRI 作为常规检查；但也有作者认为通过手术中关节切开或者关节镜仔细的关节内探查已经足够。

无移位的 Ⅰ 型或者无移位、轻度移位的 Ⅱ 型胫骨结节骨折为非手术治疗的适应证。非手术治疗主要包括长腿石膏固定膝关节于伸直位 4~6 周，再辅以渐进性的康复训练。当然定期的复查摄片必不可少，可以发现股四头肌牵拉造成骨折的再次移位。对于骨折移位超过 3 mm、Ⅲ 型或者更为严重的骨折，建议手术治疗。如果骨折手法复位满意，可采用经皮内固定以维持复位并早期进行康复训练。如果手法复位欠佳，则需要切开复位内固定。内固定材料一般选用螺钉；如果骨折粉碎或者骨折块较小，也可采用缝线、钢丝、带线铆钉甚至接骨板。

如果存在大的撕脱的骨膜瓣的话，应加以修复，其可增加骨折的稳定性。当然，理想的情况是骨折愈合仅发生在牵拉性骨突即胫骨结节处发生融合。我们发现，胫骨结节前方骨折伴后方干骺端骨折非手术治疗后再骨折的风险很高，对于此类骨折应采用切开复位内固定治疗；同时应该固定前后骨折块（图 36-173）。

胫骨结节骨折的并发症少见，急性骨筋膜室综合征文献有报道，主要源于胫前循环受阻。我们常规对于移位的胫骨结节骨折患者无论采用何种治疗方案，均留夜观察。生长紊乱也可发生，但临床罕见；因此类骨折多见于处于生长发育终末期的患者。如果出现生长紊乱，常致膝关节反屈畸形、需要手术矫正。内植物尾部的突出是最为常见的并发症，一般可选用相对较小、低切迹的内植物或者不用垫片等加以避免。我们一般倾向于选用合适的内植物以达到骨折的稳定固定，如果内置物相关疼痛持续存在，骨折一旦愈合便去除内置物。最后，关节活动受限也有报道，但通过坚强的内固定及早期的康复训练可以避免。

## 切开复位和内固定

**手术技术 36-37**

- 于胫骨近端前内侧，做一邻近胫骨结节、平行于髌韧带的纵行切口，分离胫骨结节外侧及髌韧带附着处。
- 探查局部有无较大的骨膜瓣，其可能从胫骨结节内侧、外侧、双侧或远端撕脱。如果骨膜已破裂，则部分切除；如果没有破裂，将其保留、以增加骨折的稳定性。
- 显露骨折断端，并用刮匙清理骨折基底部，但应避免致使胫骨结节附着点处完全游离。
- 置膝关节于完全伸直位，复位骨折。
- 骨折复位满意后置入空心螺钉的导针，再次透视确认骨折复位良好且导针位置佳后拧入空心螺钉。如果骨折粉碎或者骨块较小，可采用张力带固定并缝合修补；也可应用带线铆钉完成固定。摄 X 线片评估骨折复位情况，缝合骨膜瓣、逐层关闭切口。

**术后处理** 采用管型石膏或者长腿石膏固定膝关节于完全伸直位，术后 4~6 周拆除石膏。如果骨折固定稳定，在可调支具保护下早期开始康复训练。

## 五、骨软骨骨折

膝关节骨软骨骨折主要发生在股骨内、外侧髁或髌骨软骨的表面（图 36-174）。这些骨折可由直接暴力作用于股骨或髌骨，或者在髌骨脱位时发生（图 36-175）。文献报道，有超过 50% 的急性髌骨脱位、髌骨内缘关节囊撕脱及从髌骨或股骨外髁脱落下来游离至关节内的骨片，多合并有骨软骨骨折（图 36-176）。关节内骨片只有在髌骨自发性脱位后才能确认。股骨侧骨折通常累及关节面的边缘及髁间窝的中部 1/3 处。通常外伤后发生明显的关节内

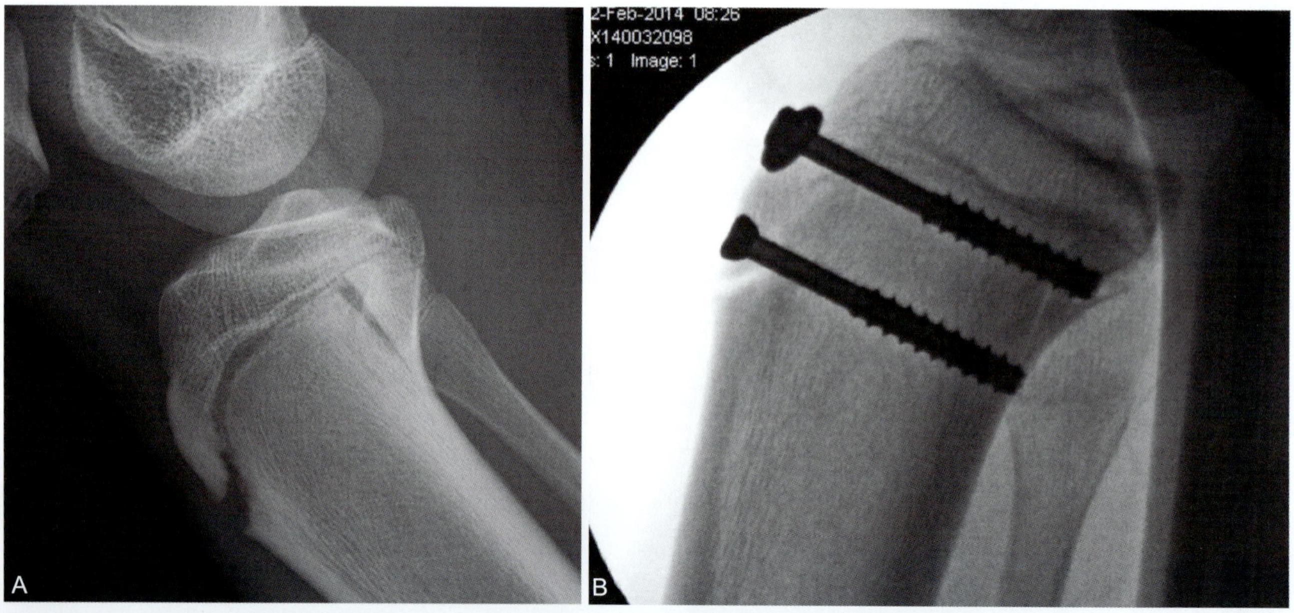


图 36-173 A. 胫骨结节前方骨折伴后方干骺端骨折；B. 螺钉固定包括前方和后方骨折块

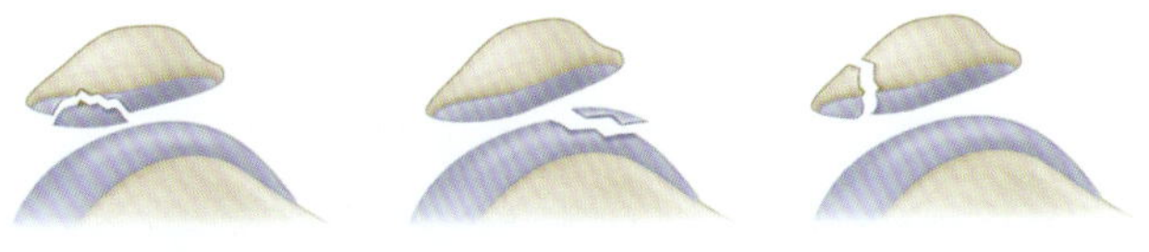


图 36-174　髌骨脱位引起的 3 处骨软骨骨折。A. 髌骨下骨软骨骨折；B. 股骨髁骨折；C. 髌骨内面骨折

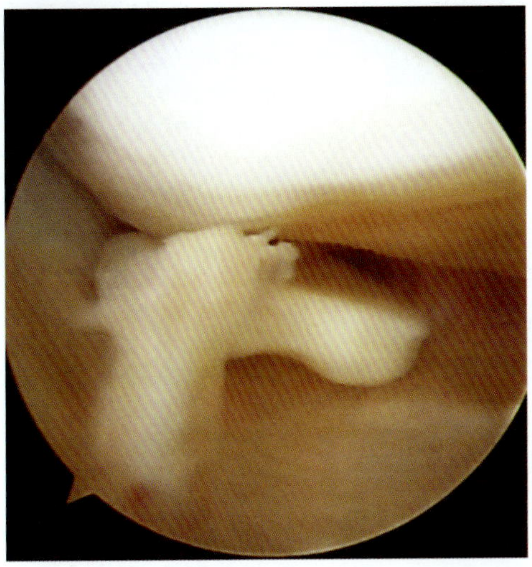

图 36-175　急性髌骨脱位继发股骨外侧髁骨软骨游离体

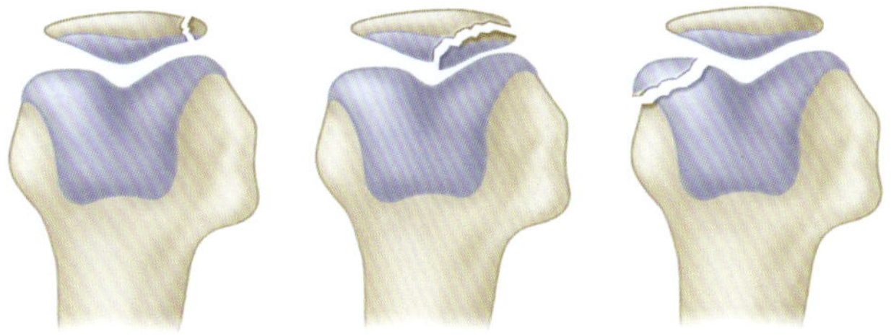


图 36-176　急性髌骨脱位中骨软骨骨折的最常见类型　A. 髌骨内侧缘撕脱骨折；B. 髌骨内下关节面骨折；C. 股骨外侧髁骨折

血肿。如果没有韧带损伤所致的不稳定，而关节内抽出液为血性者（关节血肿），也应怀疑有骨软骨骨折，虽然骨折片常常不是骨性的，在 X 线片上无法看到。有时也可在 X 线片上可看到不太清楚的致密影像或点状的软骨下骨性影像。X 线片上看到的这种小的骨片常是骨软骨游离体的一部分，但术中所见往往比影像学表现的要大很多。摄片时应进行多角度投照，尤其是轴位片，有助于发现骨片；一项临床研究发现，标准的 X 线检查漏诊了 36% 的手术确诊的骨软骨骨折的患者。如果高度怀疑有骨软骨骨折，可借助膝关节 MRI 检查。关节镜适合于游离体的定位、辨认及取出，也可以辨认其是髌骨或股骨处的缺损。对于小的骨片或者仅为软骨游离体，可将其去除；若是较大的骨片，尤其位于关节负重区的，应尽可能修复。有关骨软骨骨折的详细论述见第 32 章。

## 六、浮膝损伤

浮膝损伤并非真正的膝关节损伤，是指同侧股骨和胫骨骨干或邻近干骺端骨折所引起的连枷膝。在儿童中这种损伤并不常见，通常多由机动车事故引起，往往伴有大面积软组织损伤、开放性骨折及头颅损伤等。Letts 等把这种损伤分为 5 种类型（图 36-177）：A 型，股骨和胫骨均为闭合性骨干骨折；B 型，一处为骨干骨折，另一处为干骺端骨折，均为闭合性骨折；C 型，一处为骨干骨折，另一处为骨骺分离；D 型，一处为开放性骨折伴大面积软组织损伤；E 型，两处均为开放性骨折伴大面积软组织损伤。他们建议对此类损伤最基本的治疗是至少有一处骨折（通常为胫骨）必须切开复位和严格内固定。如果治疗后希望早期进行活动，两处骨折均可内固定。对年长儿童，髓内钉可能比接骨板固定更为合适。伴有大面积软组织损伤的开放性骨折，应保持伤口开放，可采用外固定架进行固定（图 36-178）。此类骨折的预后常与年龄有关：10 岁以下儿童闭合复位多可成功治愈；但 10 岁以上儿童应用股骨骨折复位和固定治疗（髓内钉、接骨板板、外固定架）的，其并发症较多，且常伴有膝部韧带损伤。据报道，50% 的年长儿童由于肢体不等长、成角畸形或膝关节不稳定，特别是韧带不稳定，预后很差。一项多中心的研究评估了 130 名平均年龄为 10.2 岁的浮膝损伤患者，发现采用现代固定技术，93% 的患者在比以往报道更短的住院时间内可获得良好到极佳的效果。

# 第三十八节　胫腓骨骨折

胫腓骨骨折在儿童各个年龄段均很常见，其发病率占儿童及青少年所有长骨损伤的第三位；多见于男性患者，发生机制不尽相同。最常见的骨折部位为中下 1/3 处，其次为中段，近端最少。Sheffer 等报告了 4.3% 的同侧胫骨骨干和胫骨远端骨折并存的发生率，因此在评估胫骨骨折时必须注意对整个骨骼进行适当的成像。大多胫腓骨骨折均可采用非手术治疗；但是其均需要密切观察，避免一些并

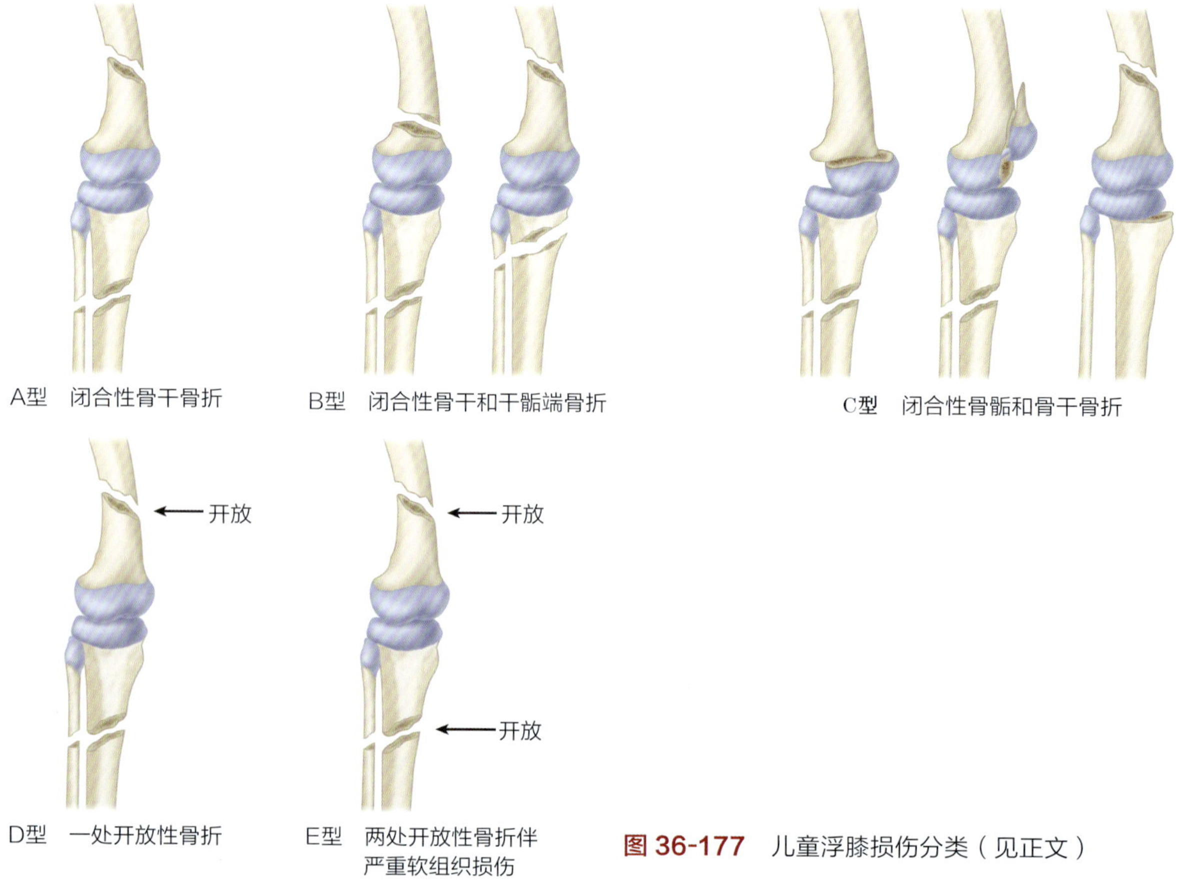


**图 36-177** 儿童浮膝损伤分类（见正文）

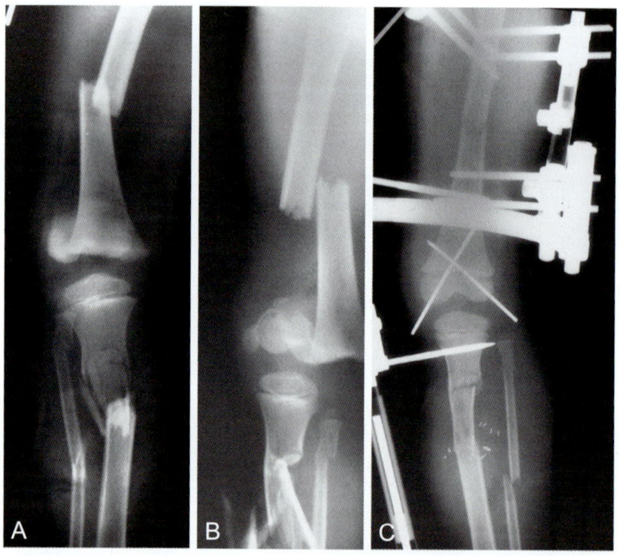


**图 36-178** A 和 B. 严重浮膝损伤伴股骨中段骨折、股骨远端骺板 Salter-Harris Ⅰ型骨折及胫骨干粉碎性骨折；C. 股骨远端骺板骨折交叉克氏针固定、股骨和胫骨干骨折外固定器固定后

发症的发生。骨折类型及潜在并发症因骨折部位的不同而不尽相同，每一解剖部位将分别讨论。当然，胫腓骨骨折多可保守治疗。胫骨近端干骺端骨折往往令临床医师担忧；胫腓骨远端骨骺损伤同样值得关注，如果处理不当，对于年长儿童可合并内、外翻畸形；小年龄儿童局部骨桥形成将导致踝关节成角畸形。

## 一、胫骨近端骺板骨折

胫骨近端骺板骨折临床相对少见，主要因其解剖结构稳定，往往需要足够大的外力方可致骨折的发生。胫骨近端骺板受到膝关节周围韧带、外侧的腓骨及前方胫骨结节的保护。而与股骨远端骨骺相比，胫骨近端骨骺韧带附着相对较少。胫骨近端骨骺骨折应密切关注，因其毗邻腘动脉；腘动脉附着于胫骨近端，如果骨折远端后侧移位会造成腘动脉的损伤（图 36-179）。有关此类损伤的文献较少，主要因为多数作者将其归类为胫骨结节骨折。但是，我们认为，虽然这两种损伤看似有着诸多关联，但是其内在的区别还是应该分门论述。对于Ⅳ型胫骨结节骨折，胫骨近端骺板同样损伤，应该被认为是一种真正的骺板损伤。

胫骨近端骺板骨折通常采用 Salter-Harris（简称 S-H）分型系统。它们也可根据骨折移位的程度及方向进行进一步的细化。Mubarak 等认为可把胫

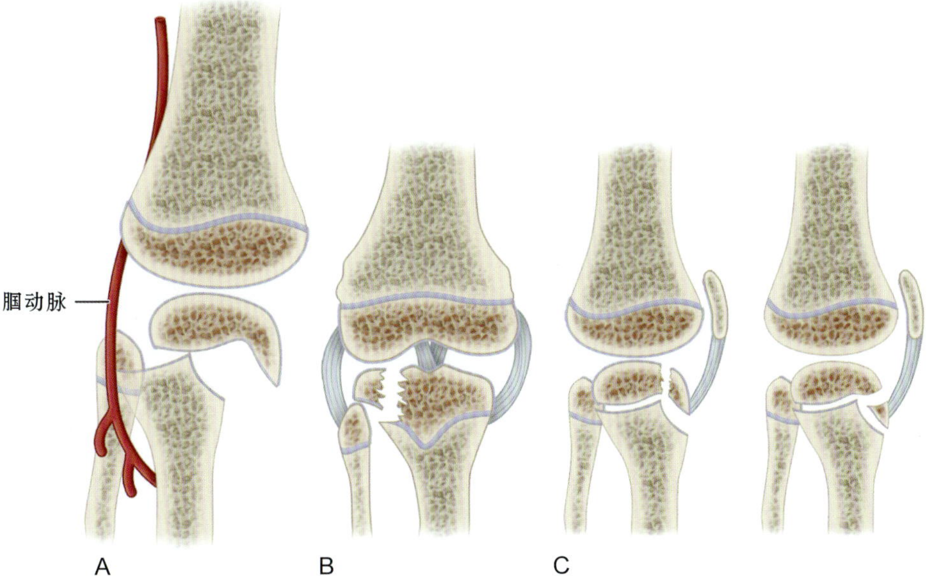


**图 36-179**　A.Salter-Harris Ⅰ型和Ⅱ型骨折伴胫骨干向后移位，可损伤腘动脉；B.Salter-Harris Ⅲ型胫骨近端骨折，相当于胫骨平台骨折；C. 骨折线通过胫骨结节并经过骨骺进入膝关节，类似于胫骨结节骨骺撕脱骨折

骨近端骨折分组，其包括嵴、结节及干骺端等的骨折；还可根据应力的方向及骨折类型，以不同年龄段来进行分型。在儿童早期（也即 3~6 岁），干骺端骨折最为常见。对于青春期以前（也即 4~9 岁），外翻、内翻应力损伤最为多见。处于青少年期以前的患者（约 10~12 岁），骨折发生机制以过伸应力损伤为主。对于青少年患者（13 岁以后），以过屈应力所致的胫骨结节骨折最为多见。还有，胫骨嵴骨折发生于 10 岁左右，S-H Ⅰ、Ⅱ型骨折多在 12 岁左右；S-H Ⅲ、Ⅳ型骨折多见于 14 岁左右，类似于胫骨平台骨折。

胫骨近端骺板骨折的治疗应该主要根据前面章节介绍的 S-H 各型推荐诊治原则进行。多数的 S-H Ⅰ、Ⅱ型损伤，如果保守治疗得到满意的复位，可采用长腿石膏固定。复位应该手法轻柔、且应在充分的麻醉下进行，以减少复位时对骺板额外的损伤。如果骨折复位不满意、复位后持续不稳定、血管受压或者处于骨筋膜室综合征濒临期，作者倾向于手术干预，采用光滑克氏针穿过骺板固定或者空心螺钉行干骺端固定。对于 S-H Ⅲ、Ⅳ型骨折（仅接受轻度移位的关节内骨折），多建议手术治疗（图 36-180）。部分骨折患儿若接近于骨骼发育成熟期，便可使用成人的手术技术与内植物，使得骨折复位后更加稳定、便于早期康复训练。S-H Ⅲ、Ⅳ型骨折与其关节内的损伤高度相关。其他更为先进的影像学检查如 CT 或者 MRI 有助于评估骨折移位程度、发现关节内的损伤及作为必要

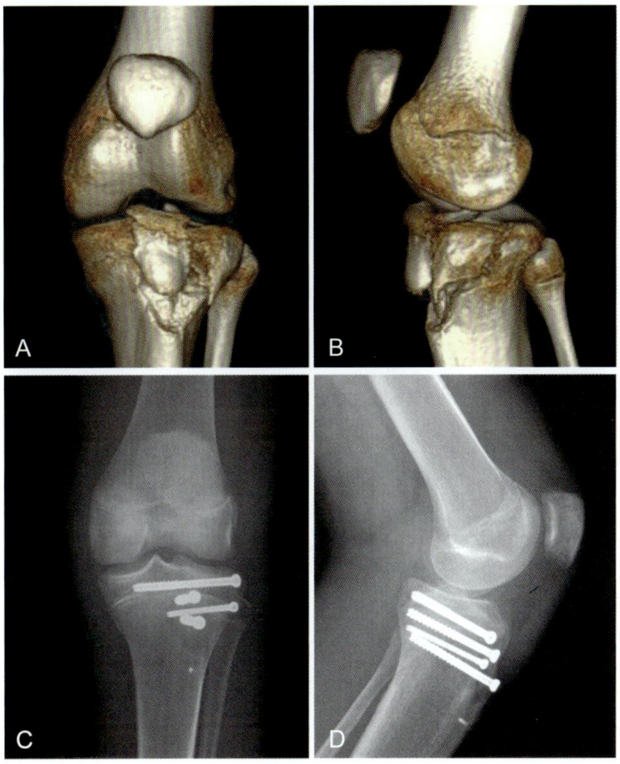


**图 36-180**　A 和 B. 胫骨近端骺板 Salter-Harris Ⅲ型骨折；C 和 D. 切开复位和内固定后

的术前准备。

Salter-Harris Ⅲ型和Ⅳ型骨折的变异类型被描述为“胫骨近端骨骺三平面骨折”。这些骨折类似于青少年踝关节骨折。一般来说，此类骨折包括两部分：Ⅳ型骨折和三部分骨折（Ⅲ型或同时合并Ⅱ型）。如有移位，则均需要切开复位内固定

（图 36-181）。

作者所在中心的 39 例胫骨近端骺板骨折回顾性研究表明，此类骨折并发症不少，主要包括前肌间隔综合征、暂时性和永久性腓总神经麻痹、动脉栓塞、成角畸形及双下肢不等长等。在急诊室如有任何缺血性改变、骨筋膜室综合征或腓总神经麻痹的征象时，应采取紧急处理措施（见第 48 章）。本组 39 例中，2 例患儿发生双下肢不等长，且超过 2.5 cm（1 英寸），需要相应治疗；2 例患儿发生关节不匹配及成角畸形。

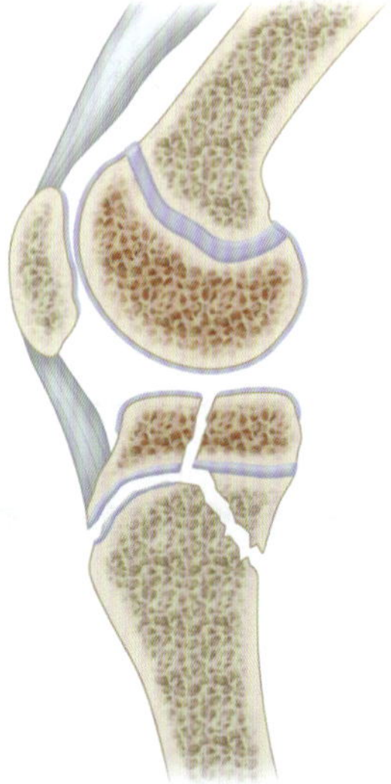

**图 36-181**　胫骨近端骨骺骨折的矢状面观，图中可见前、后方的骨折块

## 二、胫骨近端干骺端骨折

胫骨近端干骺端骨折好发于 3~8 岁儿童。最为常见的骨折类型源于小腿内侧，受直接外翻应力所致，多移位不大。另一常见骨折类型为近端干骺端的“皱褶”骨折，多在患儿跳蹦床时发生。移位的胫骨近端干骺端骨折临床上少见，多为高能量损伤。该处的移位骨折需要高度警惕，因其毗邻胫后动脉，血管损伤后可能影响小腿的血运。

对于低能量损伤、移位不显著的骨折，患儿多表现为行走受限，自述膝关节或者小腿疼痛、局部肿胀不适等。对于高能量损伤所致骨折，局部症状表现明显，应高度关注神经 - 血管系统及骨筋膜室的检查。如果骨折移位明显，应常规行踝肱指数（ABI）检测、同时需要与健侧对照，以排除动脉损伤。

对于移位不大的骨折，长腿石膏固定膝关节于轻度屈曲位、同时维持骨折部位轻度内翻。成角移位严重的骨折，应在充分麻醉下手法复位石膏固定。对于高能量损伤所致移位明显的骨折，应急诊复位、并采用与年龄相适应的手术技术予以固定。

一种不太常见、但经常被提及的胫骨近端干骺端骨折的并发症为迟发性胫外翻畸形；其最早由 Cozen 提出，好发于胫骨近端干骺端，有时骨折甚至没有明显的移位。在年龄较小的儿童，影像学常表现为轻微的、无移位的青枝骨折；而且往往是骨折经膝关节伸直或者屈曲位石膏固定后愈合良好、力线正常者。但是日后与健侧相比，患侧胫骨合并严重的外翻成角畸形。这种严重的外翻畸形经常难以预防，因此在治疗开始前应明确告知家长合并胫外翻的可能。

何时出现外翻成角畸形及其成因目前尚不清楚，但最近提出了一些相应的学说：

1. 胫骨近端骨骺受到不对称的生长刺激。Houghton 和 Rooker 将动物胫骨近端内侧骨膜做手术剥离，结果产生了明显的外翻成角畸形。

2. 几位学者提出其成因是不对称的血管反应对胫骨近端内侧干骺端产生不对称的生长刺激。他们推测干骺端损伤后，发生了不平衡的血管愈合反应，导致胫骨内侧生长速度超过外侧。

3. 胫骨骺板受到的刺激比腓骨骺板多或刺激时间长，无论腓骨是否有骨折。这将导致局部产生栓系效应，使内侧胫骨的生长速度超过腓骨的外侧，导致下肢产生外翻成角畸形。

4. 在骨折时就已发生了外翻成角。这些骨折常常在屈膝位石膏固定时摄 X 线片，使得外翻成角不明显。没有摄健侧肢体 X 线片进行对照，因此无法确定外翻的程度。骨折坚固愈合之前就负重活动也被认为是导致外翻成角畸形的原因。

5. 软组织，如鹅足等，嵌入骨折两端之间，妨碍骨折充分的复位及完全愈合，从而增加了对胫骨内侧骺板的刺激，导致过度生长和外翻畸形（图 36-182）。推荐切开复位，尤其是当骨折断端内侧有轻度到中度分离时，并清除嵌入骨折端之间的软组织。

6. 骺板发生损伤，引起骺板外侧早闭，而内侧骺板保持开放以致发生外翻成角畸形。

因为该畸形的发病率、病因及预后尚不清楚，所以对其预防和治疗仍存争议。胫骨近端干骺端骨折好发年龄为 3~8 岁，此年龄段儿童正常的生

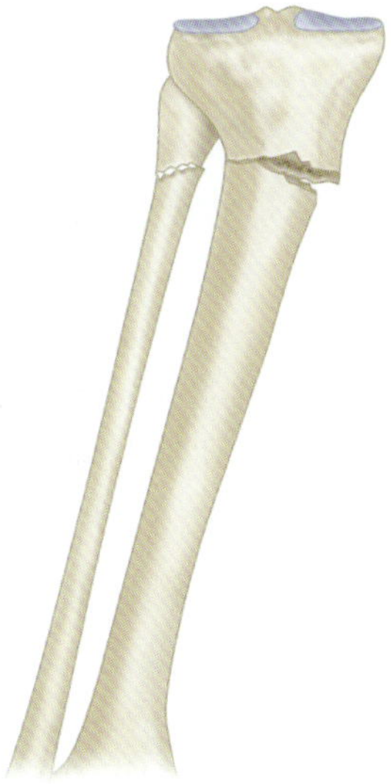

图 36-182 骨折内侧间隙张开，提示可能有骨膜或鹅足等嵌入骨折断端

理性外翻畸形也往往最大。在一项对 181 名 1~8 岁胫骨近端骨折患者的回顾性研究中，Yang 等发现，在最初角度 <4° 的患者中，有 14% 的患者在随访期间角度超过了 4°。在 120 名发展为进行性外翻的患者中，只有 4 名患者在最后一次随访时有持续性外翻，没有一名患者需要手术矫正。笔者回顾了所在中心此类骨折的患者获得了相似的结果。与其他学者一样，笔者也不清楚畸形发生的确切原因及如何进行预防；但该骨折还应行正确的治疗。第一，在处理骨折之前，就应告知患儿父母有外翻畸形发生的可能；其既可在骨折治疗期间发生也可在骨折愈合后出现。第二，应用膝关节轻度屈曲位（5°~10°）石膏固定，定期摄患侧与健侧胫骨 X 线片进行对比。如发生了外翻成角畸形，应给予石膏外侧加楔以固定胫骨于外翻畸形矫正的位置。凡是骨折伴有胫骨近端内侧皮质中断以及任何轻微的外翻畸形，均推荐患儿在全麻下进行复位。第三，笔者曾尝试必要时可将患侧胫骨固定于比健侧胫骨外翻角度略小的位置上。

笔者治疗过的儿童中，部分患儿畸形在伤后 12 个月开始加重；还有的畸形在伤后 3 年自行改善（图 36-183）。这种改善可能是 2~9 岁儿童的生理性外翻畸形的自发矫正所致。胫骨近端截骨术及生长调控术不建议过早使用，因为畸形有可能自行矫正。截骨术可以矫正畸形，但其也有可能刺激胫骨内侧生长而导致畸形日后再次复发；在本组病例中就曾观察到此类现象的发生。对于一小部分随着生长发育畸形不能自行矫正的病例，阻滞内侧骺板的生长调控术是最佳的治疗选择。

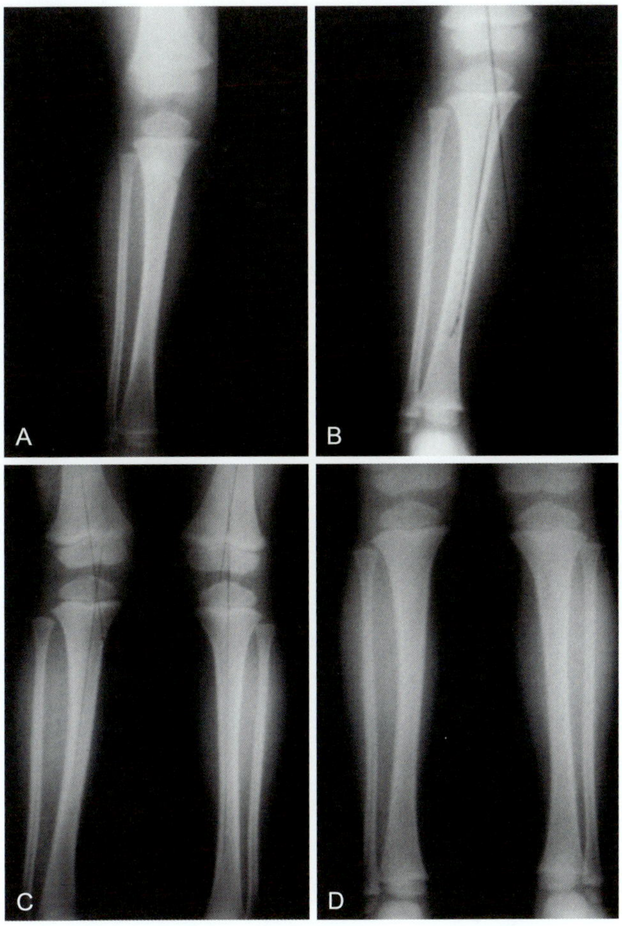


图 36-183 外翻畸形的自发矫正。A. 胫骨近端干骺端骨折损伤时，站立位无外翻成角畸形；B. 伤后 8 个月时，出现 15° 外翻成角；C. 伤后 16 个月时，成角畸形部分自发矫正；D. 伤后随访 2 年时，外翻成角畸形几乎消失

## 切开复位和清除嵌入组织

如果高度怀疑骨折间隙有软组织嵌入，或适当外翻应力位 X 线片证实骨折断端存有间隙，且骨折不是应力性骨折，则需要手术治疗，从骨折部位清除软组织、包括骨膜和鹅足。

### 手术技术 36-38

（Weber 等）

- 患者仰卧于手术床上，常规消毒手术处皮肤和铺无菌手术巾。从骨折部位的内侧做一个长约 6 cm 的纵行切口。

- 切开软组织显露胫骨的内侧面，确认骨折部位，注意骨膜是否从胫骨内侧面剥脱并与鹅足一起嵌入横向的骨折间隙（图 36-184A 和 B）。从骨折间隙清除所有的骨碎片，包括血肿等。
- 将骨膜剥离器插入骨折间隙内的软组织深处，并将嵌入的软组织取出。用止血钳将骨膜置回原处（图 36-184C 和 D），并用生理盐水冲洗骨折部位。
- 尽可能地将骨膜和鹅足缝合回原来的位置。
- 闭合切口前仔细检查骨折部位，确认骨折间隙已闭合，且没有任何骨膜等嵌入。
- 逐层缝合切口，采用伸直位长腿石膏固定。

**术后处理** 摄双下肢完全伸直的全长位 X 线片，以确保与健侧相比，患侧胫骨外翻角度没有增加。

## 三、胫骨干中下段骨折

胫骨干骨折，无论是否伴有腓骨骨折，多可采用闭合复位和石膏固定进行治疗；该治疗方法也适用于胫骨远端干骺端骨折。在一组采用膝上石膏固定治疗胫骨干骨折的大宗病例研究中发现：①骨折初始短缩移位在 1 cm 以内者可由骨折后的生长加速予以全部或部分代偿；②轻度内翻畸形可自发矫正；③外翻和向后成角畸形在一定程度上可持续存在；④旋转畸形，尤其是内旋畸形将持续存在。

通常情况下，横向分离骨折在石膏固定早期或晚期较少发生移位；但螺旋形和斜形骨折在伤后 2~3 周内易于移位，进而发生内翻或者外翻畸形，需要密切随访观察。骨折后 2 周之内，因局部仍有一定的活动度，还可进行再次的手法矫正；但骨折 3 周后则失去再次手法复位的机会。如果骨折同时累及胫骨和腓骨，因小腿前侧、外侧肌群的牵拉骨折易于发生外翻成角。如果腓骨完整，小腿前侧肌群的牵拉将导致骨折出现内翻成角畸形。对于胫骨远端干骺端骨折，当踝关节保持背屈时易导致向后的成角（反屈）畸形。

有文献报道 10 岁以内的男孩、不超过 8 岁的女孩，胫骨骨折后的成角畸形可自发矫正；但也有报道认为，无论患儿年龄多大，成角畸形均无法自行纠正。

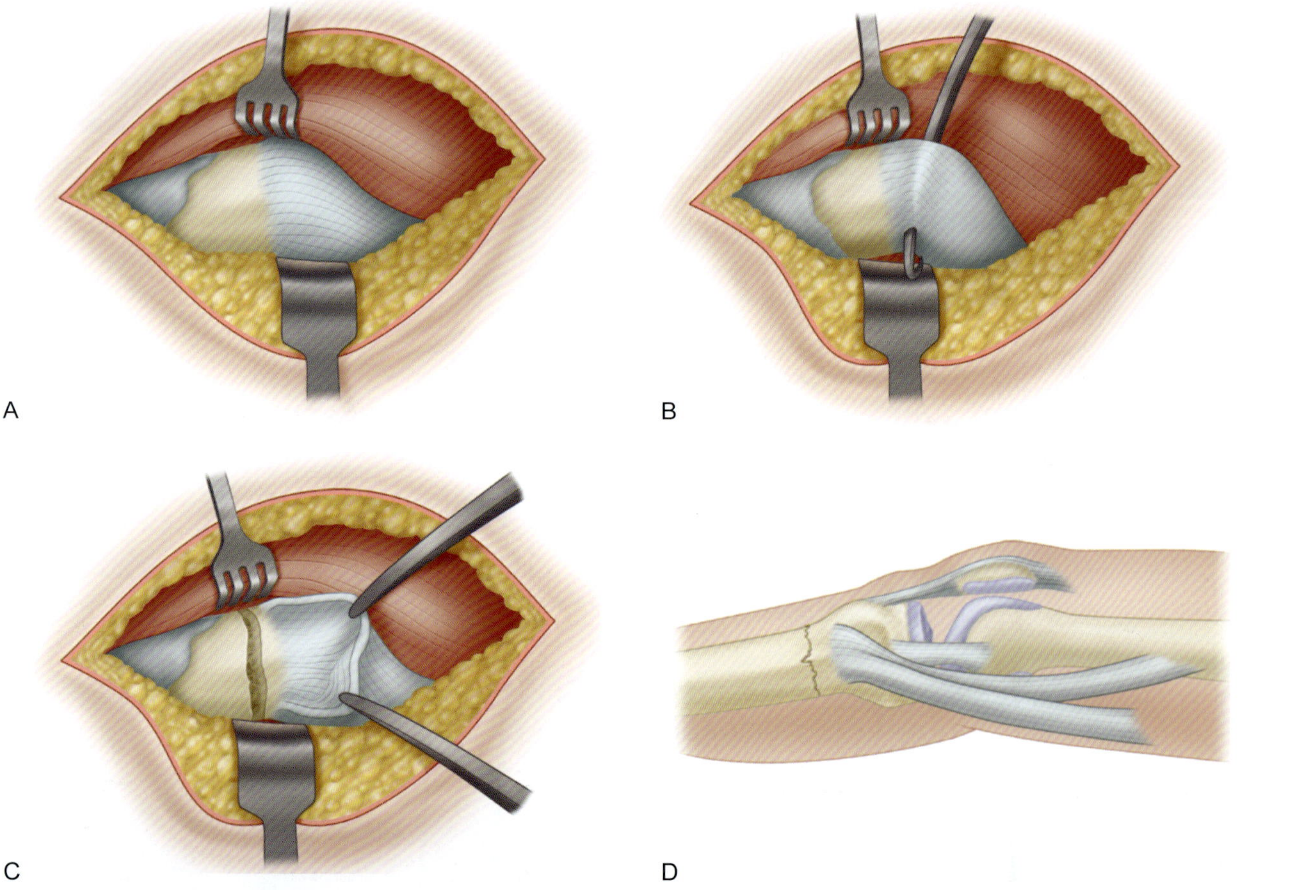


**图 36-184** Weber 胫骨近端干骺端骨折软组织清除术。A. 显露骨折断端；B ～ D. 用骨膜剥离器和止血钳从骨折部位取出鹅足和骨膜（见手术技术 36-38）

由于可能发生骨筋膜间综合征，因此处理小腿双骨折时应格外慎重。对笔者所在单位中 515 例胫骨干骨折患者的回顾性分析显示，急性骨筋膜室综合征的发生率为 1.7%，年龄大于 14 岁、BMI 升高、高能机制和相关损伤都是危险因素。应该进行仔细的临床检查，并记录下来，然后进行系列检查，以监测即将发生的骨筋膜室综合征的迹象。如果怀疑血管损伤，应该在血管外科医师的指导下监测 ABI 及动脉造影。通过全面查体，如果高度怀疑骨筋膜室综合征，则应采用软敷料包扎支具代替管型石膏固定；且肢体应采用合适的筋膜室压力测定仪进行监测。如果提示骨筋膜室综合征或者正在发生，则立即手术治疗骨折，同时对每一个筋膜室进行充分减压。对即将出现和已确定的骨筋膜室综合征的治疗另有论述（见第 48 章）。

虽然大多胫骨骨折均可行保守治疗，但近年来有手术指征扩大的趋势。儿童胫腓骨骨折的手术适应证如下：

1. 骨折不稳定，无法满意复位；或者保守治疗无法维持力线者。

2. 胫骨开放性骨折，应作为急症采用大量生理盐水冲洗和清创等治疗。如软组织损伤广泛，与处理成人骨折一样，可用外固定架固定。安装外固定架时，应注意避免固定针穿过骺板。

3. 对于浮膝损伤、多发创伤及多个长骨骨折者，手术治疗有利于活动，且便于护理。

4. 尽管儿童胫骨骨折不愈合罕见，但一旦发生，可能比成人胫骨骨折不愈合更严重，处理更为困难。笔者曾治疗过几例胫骨骨折明显不愈合的患儿，无其他病理性因素或先天性异常，最终均需要采用内固定和骨移植等治疗以达到骨愈合（图 36-185）。

通常多认为儿童Ⅱ型、Ⅲ型开放性骨干骨折易于愈合；但是一组大宗病例的回顾分析表明：55% 患儿一期愈合，30% 延迟愈合，7.5% 不愈合，另外 7.5% 为 Gustilo Ⅲ C 型骨折，需要早期截肢，这与前述的假定理论差别较大。在成人易致并发症的因素（包括骨折移位程度、骨折粉碎、软组织损伤及骨膜剥脱等）同样可引起儿童骨折的延迟愈合和不愈合。文献报道的骨筋膜室综合征、血管损伤、感染及延迟愈合的发生率与成人相似。儿童特有的两种并发症为迟发的成角畸形和胫骨过度生长。Laine 等报道了 8 例胫骨开放性骨折（Ⅲ B、Ⅲ C 型），均需要行软组织皮瓣覆盖、且平均骨缺损达 5.4 cm。他们发现应用环形外固定架，基于骨缺损的长度调整环形外架及根据牵拉成骨理论等，7 例患儿得以保肢、且骨折均愈合，随访终了时所有患儿无须辅助器具可活动；当然，多数患儿可能还需要二次手术治疗。

年长儿童因骨折不稳定无法获得或维持复位，或者年幼儿童多发病理性骨折如成骨不全或先天性胫骨假关节等，是应用髓内钉固定的手术指征。作为曾被认为是扩大手术指征的儿童股骨髓内钉也应用于胫骨髓内固定中；4 岁儿童胫骨骨折也应用弹性髓内钉治疗。一项 31 例骺板未闭合的儿童胫骨骨折回顾性研究发现，与外固定架治疗的儿童相比，髓内钉治疗骨折愈合更快、关节功能更好。

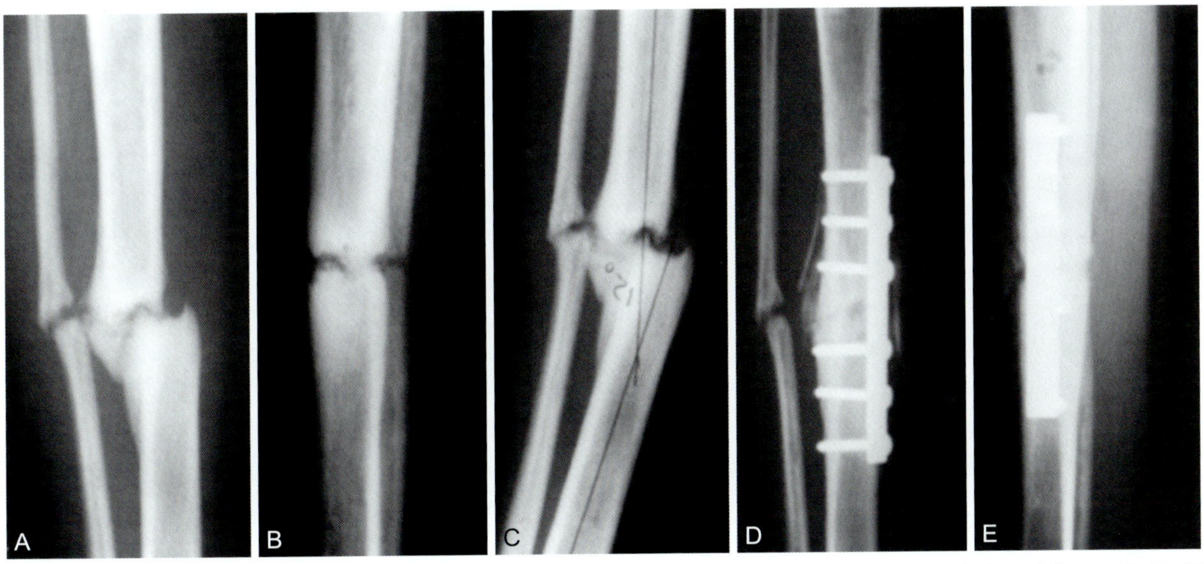


**图 36-185**　儿童胫腓骨骨折不愈合。A 和 B. 治疗前；C. 应力位 X 线片显示骨折部位仍不稳定、移位；D 和 E. 骨移植和加压钢板固定术后，出现早期骨折愈合的征象

如果应用髓内钉固定，因胫骨近端和远端骨骺尚未闭合，术中应避免损伤骺板。文献中有用髓内钉成功治疗严重粉碎性胫骨骨折，获得了无成角畸形、良好愈合的报道。如有可能，尽量采用闭合复位穿钉技术；如果骨折复位欠佳，可于骨折断端小切口辅助复位。目前可用的内植物包括钛质或者不锈钢弹性髓内钉；但是应仔细测量胫骨髓腔宽度，以选择合适直径的弹性髓内钉。文献中报道的儿童胫骨弹性髓内钉治疗后并发症包括：神经血管并发症（8%）、感染（8%）、畸形愈合（8%）及双下肢不等长（4%）等。而另外一组文献报道则认为弹性髓内钉治疗胫骨骨折延迟愈合率为 18%。

## 弹性稳定髓内钉治疗胫骨骨折

### 手术技术 36-39

（O' Brien 等）

- 麻醉成功后，在大腿近端上充气止血带，常规消毒患肢，铺无菌巾。通常止血带不需要充气。
- 采用术中 X 线透视标记出骨折在皮肤上对应的位置、胫骨近端骺板及髓内钉的入口处。髓内钉入口距胫骨近端骺板 1.5~2.0 cm。
- 在胫骨近端干骺端侧面靠近进针处做 2 cm 纵行切口。
- 根据髓腔宽度，选择 2 根合适的（2 mm、3 mm 或 4 mm）髓内钉；一般选择适合髓腔的、且尽可能是直径最大的髓内钉；如测量的髓腔宽度为 6 mm，则选择 2 根直径为 3 mm 的髓内钉。
- 弹性髓内钉常带有斜的钝头、将其预弯至 45° 左右，以便于其沿着对侧骨皮质推进，帮助骨折复位。
- 然后预弯整个髓内钉，使其带有轻微弧度，且使弧度顶点在骨折复位后位于或靠近骨折断端处。弧的宽度应当是髓腔直径的 3 倍，从而便于在进钉与稳定之间获得最佳平衡。
- 使用软组织保护套筒，在进针点处钻孔，钻头直径较髓内钉直径大 0.5 cm。术中透视正、侧位确认进针点，且应避开胫骨结节骨骺。
- 钻孔至前后径的中点后，开始垂直于骺板；在透视引导下，开口器逐渐向尾部倾斜，直至与胫骨长轴呈 45° 夹角，注意避免钻透远端皮质或进入骺板。
- 将预弯的髓内钉置入开口处，从近端顺行向移位的远端推进。
- 在术中 X 线透视机的引导下，沿骨皮质推进至骨折断端。
- 将骨折复位，继续插入髓内钉穿过骨折线，使髓内钉嵌入胫骨远端干骺端，但不要突破皮质或骺板。
- 同样方法自胫骨近端另一侧置入第 2 根髓内钉。
- 如有必要，髓内钉通过骨折线后，可旋转髓内钉头，以增加解剖复位的效果，注意应避免导致骨折断端分离。
- 将髓内钉的尾端折弯，在距骨皮质 1 cm 处剪断髓内钉，使末端埋于深筋膜下，同时又有足够长度便于二次取出。
- 使用可吸收线逐层缝合筋膜和皮肤后，小腿管型石膏固定。

**术后处理** 通常在术后 5 周，当有桥接骨痂形成时，可开始负重活动。骨折后 6~12 个月可拔除髓内钉，取出髓内钉后无须外固定（图 36-186）。

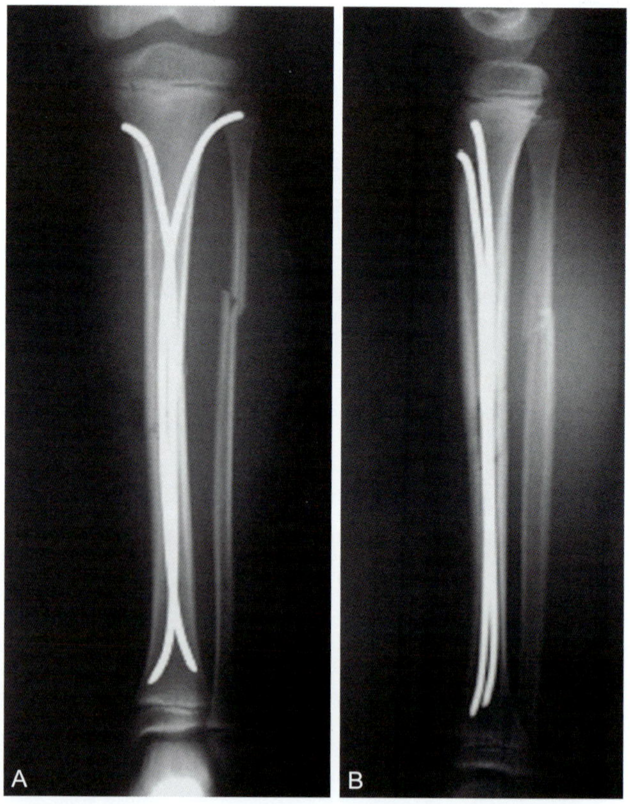


**图 36-186** 1 例 7 岁儿童发生 II 级开放性骨折。A 和 B. 术后胫腓骨正、侧位 X 线片（引自：O' Brien T, Weisman DS, Ronchetti P, et al: Flexible titanium nailing for the treatment of the unstable pediatric tibial fracture, J Pediatr Orthop 24: 601, 2004.）（见手术技术 36-39）

## 四、胫腓骨远端骨骺骨折

Carothers 和 Crenshaw 应用外展、外旋、跖屈、内收及轴向压缩等分类方法，描述了胫骨远端骨骺损伤的发生机制。外展、外旋及跖屈常致 Salter-Harris Ⅰ、Ⅱ型骨骺损伤（图 36-187）；内收通常引起Ⅲ、Ⅳ型骨骺损伤（图 36-188）；而轴向压缩则易致Ⅴ型骨骺骨折。自该文献发表后，笔者回顾性分析了 100 例儿童踝关节骨折病例，其中最常见的是 Salter-Harris Ⅱ型骨折（26 例），Ⅲ型骨折比预想的更为多见（19 例），而Ⅰ型（9 例）和Ⅳ型（6 例）骨折相对罕见；此外还包括了 6 例三平面骨折和 6 例 Tillaux 骨折；其余患儿为腓骨远端骨折，除 1 例为 Salter-Harris Ⅳ型骨折外，其余均为 Salter-Harris Ⅰ型或Ⅱ型骨折。多数腓骨骺板骨折合并有胫骨远端骨折，而 Salter-Harris Ⅲ型骨折多为单发骨折。

腓骨骺板骨折采用短腿石膏固定 3~6 周即可；而 Salter-Harris Ⅰ型、Ⅱ型胫骨远端骨骺损伤多采用闭合复位、屈膝位长腿石膏固定。对于年幼的儿童，闭合复位后仍有中度移位者、尤其是前后位上的移位，是可以接受的。而对于Ⅰ型、Ⅱ型骨折的年长儿童如有内翻或外翻成角畸形，其无法自行矫正，因此不能接受过大的成角畸形（图 36-189）。因为足不能长期承受异常的应力，故而结局往往是无法接受的。笔者的病例中有 2 例存在内翻或者外翻畸形，闭合复位难以矫正，而行切开复位。Salter-Harris Ⅰ型、Ⅱ型骨折闭合复位后骺板存在残余间隙，可能提示会有骨膜卡压于骨折断端，会导致骺板早闭。对于年幼儿童采用骨折切开复位并清除卡压的骨膜是有益处的。

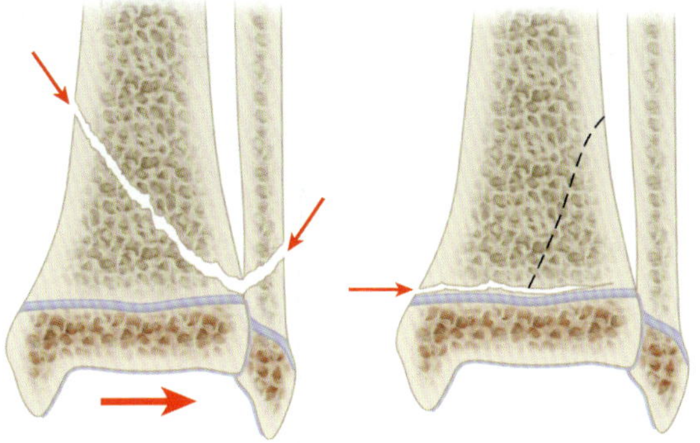

**图 36-187**　Salter-Harris Ⅱ型骺板骨折，由外旋、外展和跖屈应力所致

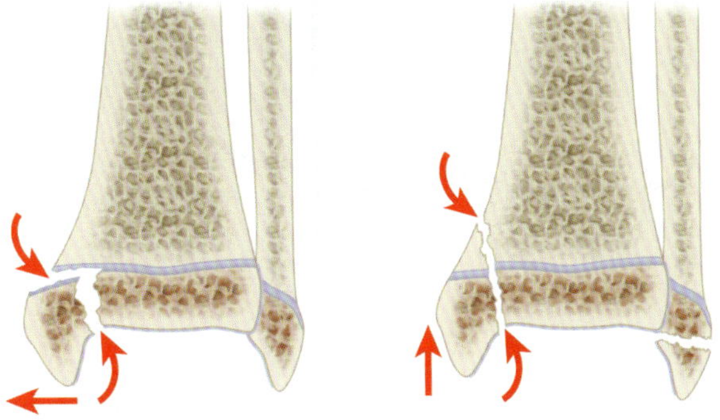

**图 36-188**　Salter-Harris Ⅲ型和Ⅳ型骨折，由内收应力（旋后和内翻）所致

在一项 91 例Ⅰ型和Ⅱ型胫骨远端骺板骨折的回顾性研究中，Rohmiller 等报道了骺板早闭的发生率为 40%。他们发现由旋后 - 外旋机制引起的骨折骺板早闭的发生率为 35%，而旋前外展机制引起的骨折骺板早闭的发生率为 54%，两者具有统计学差异。骺板早闭重要的预测因素不是骨折初期的移位程度，而是复位后的对位情况。无论采用何种治疗方法，均推荐应该解剖复位，以降低骺板早闭的风险（图 36-190）。虽然采取了各种治疗办法，但是胫骨远端骨骺损伤后骺板早闭的发生率还是比较高。

多数 Salter-Harris Ⅲ型和Ⅳ型骨折（包括三平面和 Tillaux 骨折）均需要切开复位和内固定。可供选择的内植物包括光滑克氏针、无螺纹针（如果必须穿骺板固定）、松质骨螺钉及新近的生物可吸收性螺钉。生物可吸收性螺钉无须二次手术取出，但置入时应避免损伤骺板。临床上对于闭合复位后能够接受多大的移位程度尚无明确的界定。如果经过闭合复位后，外科医师认为手术治疗能进一步更好地复位残留的移位，则应选择切开复位和内固定（图 36-191）。传统上建议骨折移位超过 2~3 mm 或以上者应选择手术治疗。目前，使用 CT 扫描技术来确定可接受骨折移位的标准尚无结论或界定；然而 CT 扫描可用来确定骨折移位的大小、粉碎程度及置钉（垂直于骨折线）的最佳位置（图 36-192）。

除 Tillaux 和三平面骨折外，Salter-Harris Ⅲ型和Ⅳ型骨折几乎均位于踝穴顶部的内侧。对于Ⅳ型骨折，常可在干骺端见一微小的三角形骨块（图 36-193）。在切开复位时，笔者和其他学者一样常切除这一骨片，以便更好地辨认骺板，并尝试预防在该部位形成周围型骨桥。同时切勿把有症状的内踝骨化中心误诊为 Salter-Harris Ⅲ型骨折。

除非绝对需要，最好不要用任何针穿过骺板固定，以降低穿针部位形成骨桥的风险。该部位同股

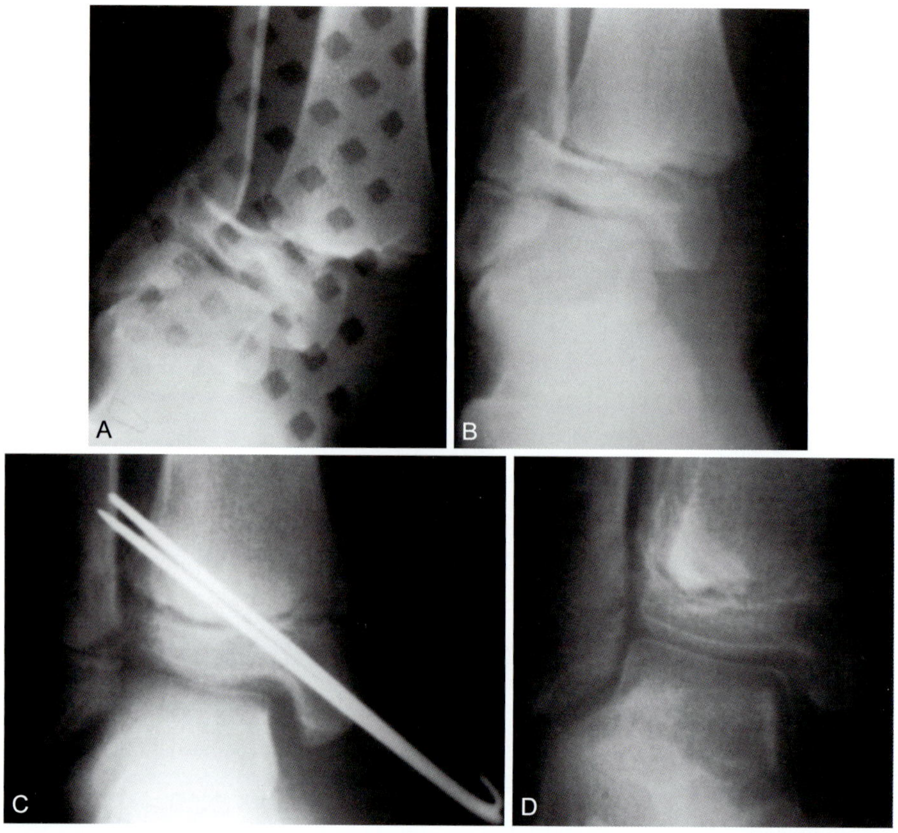


**图 36-189** Salter-Harris Ⅰ型骨折切开复位。A. 治疗前；B. 年长儿童闭合复位后，仍遗留 17° 成角畸形；C. 切开复位和光滑克氏针内固定后，术中发现骨膜瓣嵌入骨折间隙；D. 随访早期，没有发现任何骨桥形成的证据

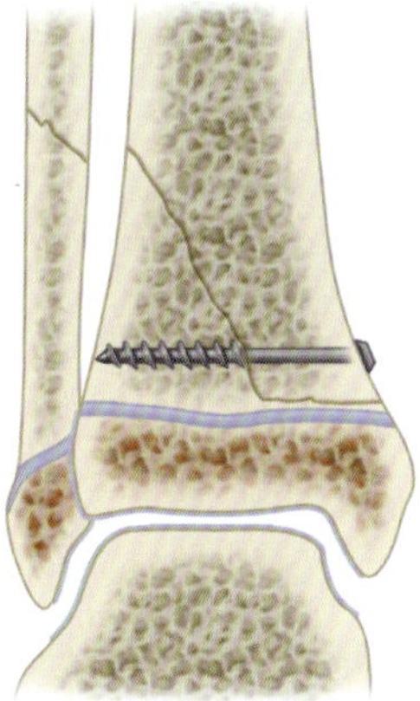

**图 36-190** 采用松质骨螺纹钉固定 Salter-Harris Ⅱ型干骺端大骨折块

骨远端骺板一样，可因轻微的骨折、韧带或其他损伤，产生软骨膜环撕脱性损伤，引起外周型生长停滞，导致成角畸形。

在一组 100 例踝关节骨折病例分析中，笔者发现了 4 例Ⅲ型和 1 例Ⅳ型胫骨远端骨骺损伤病例因继发骺板部分早闭而出现内翻或外翻畸形，而 1 例Ⅱ型骨骺损伤发生了伤后再次骨折，这些患儿预后均很差。其中 2 例需要行踝上截骨术以矫正畸形。

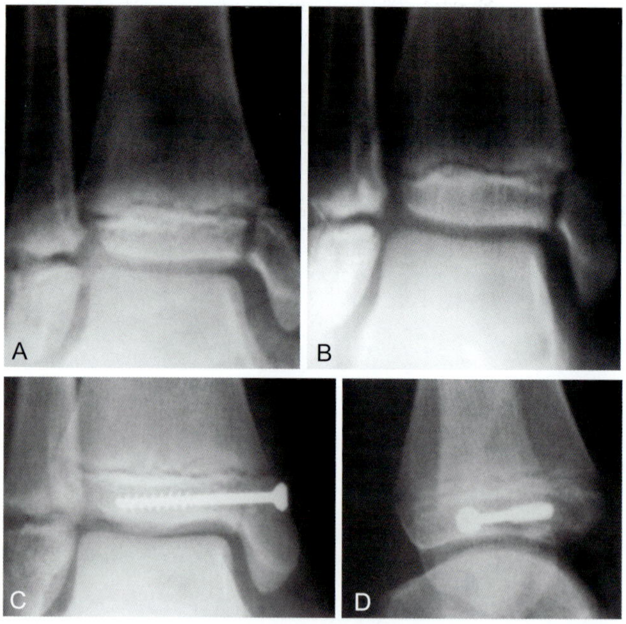


**图 36-191** A 和 B. 有移位的 Salter-Harris Ⅲ型内踝骨折及 Salter-Harris Ⅰ型外踝骨折的正位 X 线片；C 和 D. 内踝骨折切开复位、经骨骺螺丝钉内固定术后

骨折 6~12 周后出现生长停滞线（Park 或 Harris 线），有学者建议可通过生长停滞线的出现和移位来预测发生生长紊乱的可能性。如果该线在两个平

面上均跨越整个干骺端的宽度，始终与骺板保持平行，且随着生长发育而远离骺板，则可能不会发生生长紊乱。如果没有出现生长停滞线及其移位，

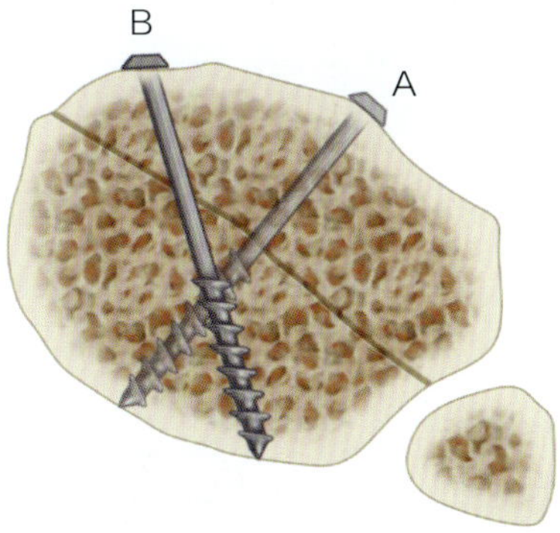


**图 36-192**　胫骨远端骺板骨折。进钉点及进钉方向的理想位置（A）和观察位置（B）的区别（重绘引自：Cutler L, Molloy A, Dhukuram V, et al: Do CT scans aid assessment of distal tibial physeal fractures? J Bone Joint Surg 86B: 239, 2004. 版权归属于英国骨骼和关节外科编辑学会）

则有可能并发生长障碍，导致内翻或外翻成角畸形。Letts 等提出了儿童 Plion 骨折的分型方法，与成人大体相同；仅将关节面移位超过 5 mm 及存在骺板移位纳入了该分类法（表 36-7）。该分类方法中的Ⅱ型和Ⅲ型骨折看起来更加严重，且其包含了关节面粉碎性骨折，因此其严重程度大于 Salter-Harris Ⅱ型、Ⅲ型、Ⅳ型骨折及三平面骨折。

高速机动车事故或割草机损伤常常引起严重的开放性踝关节骨折。这些损伤往往累及胫骨远端骺板，有时甚至可并发距骨体的剪切式骨折，导致骺板生长停滞和关节面的不平整。开放性骨折可引起感染。在治疗初期可选用外固定架治疗，直到伤口无渗出和感染。后期如有成角畸形可能需要骨桥切除和截骨矫形术。如果发生感染或关节严重受累，可能需要踝关节融合术（图 36-194）。在进行关节融合时，应尽量保留骺板，同时可在融合部位加压以加速骨面融合；也可用髂骨块植骨进行踝关节融合（见第 11 章）。

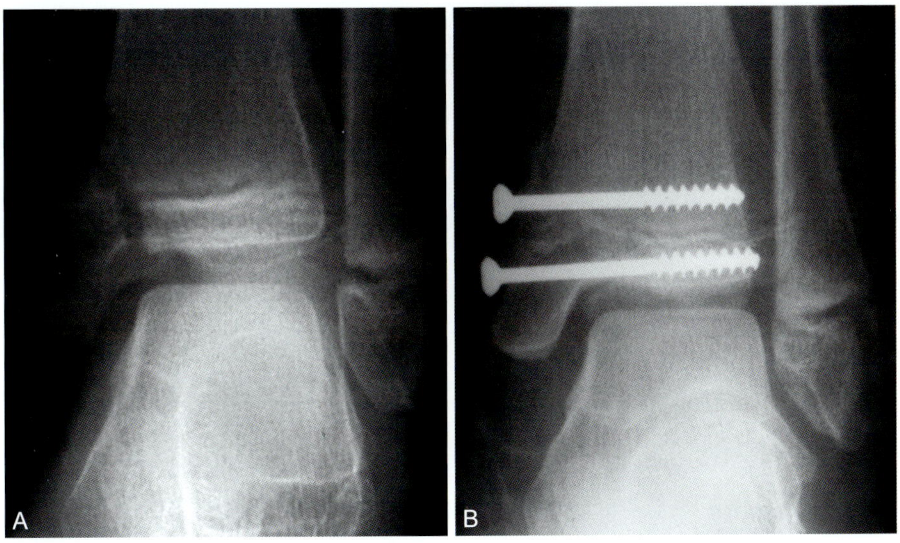


**图 36-193**　A.Salter-Harris Ⅳ型内踝骨折；B. 切开复位后，在干骺端和骨骺分别用骨松质螺钉固定，避免损伤骺板

**表 36-7**
**儿童 Pilon 骨折分类**

| 类型 | 关节面移位（mm） | 骺板移位（mm） | 粉碎程度 | 邻近损伤 |
|---|---|---|---|---|
| Ⅰ | > 5 | 无 | 无 | 无 |
| Ⅱ | > 5 | < 5 | 2~3 块 | 无 |
| Ⅲ | > 5 | > 5 | 多块 | 同侧胫骨干骨折和（或）踝关节脱位 |

引自：Letts M, Davidson D, McCaffrey M: The adolescent pilon fracture: management and outcome, J Pediatr Orthop 21:20,2001.

## 切开复位和内固定

**手术技术 36-40**

- 患儿平卧于手术台上，常规消毒和铺单，应用止血带。
- 在内踝表面的前外侧做一个长约 4 cm 的直切口，切开软组织，显露骨折部位，清除该区域的所有软组织，但尽可能保留骨膜。轻柔地显露骨折断端，去除嵌入骨折断端的软组织，特别是骨膜和小的骨片。
- 显露踝关节的前方，借助持骨器将骨折解剖复位。如果骨折为 Salter-Harris Ⅳ型骨折伴有小的干骺端骨块，切除骨块以更好地观察复位质量，并防止晚期形成周围型骨桥。
- 用细的光滑斯氏针于水平位平行穿过骨折断端。除非有必要，斯氏针尽可能不要穿过骺板。如有需要，可应用空心螺钉或松质骨螺钉平行于骺板方向固定骨折，但必须确定螺钉未损伤骺板（图 36-195）。摄 X 线片，评估骨折复位质量、斯氏针及螺钉的位置。
- 腓骨骨折可采用手法复位。
- 缝合切口，采用长腿石膏托固定膝关节于屈曲位、而踝关节固定在中立位。

**术后处理** 根据患儿的年龄，术后 4~6 周避免负重活动；然后，采用短腿负重石膏固定 3 周。

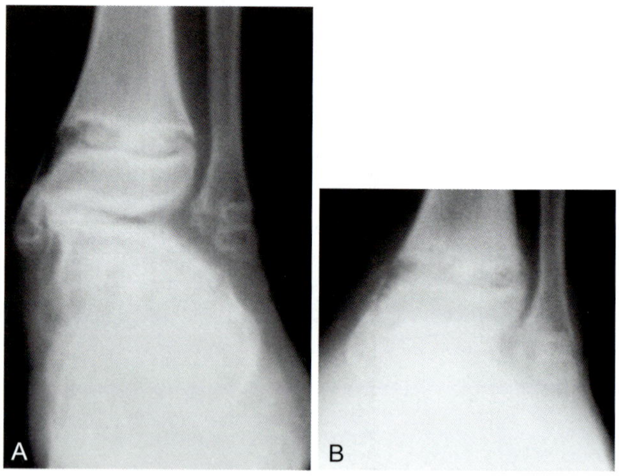


**图 36-194** 割草机伤引起的严重骺板损伤。A. 距骨穹隆和胫骨远端部分骨缺损，胫骨远端骺板分离；B. 骺板虽然保持开放，但胫距已骨性融合

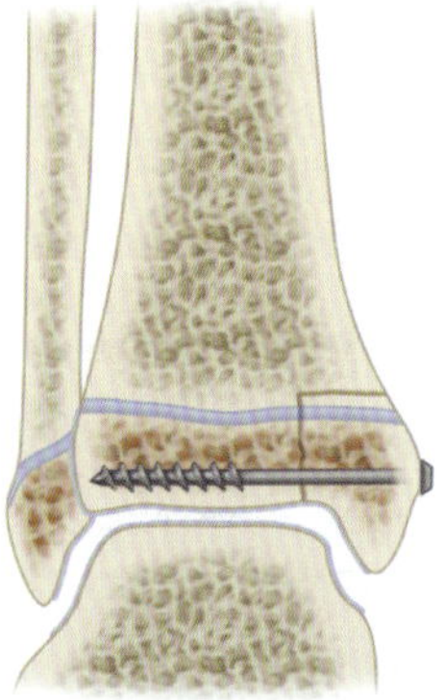

**图 36-195** Salter-Harris Ⅲ型或Ⅳ型骨折，采用水平克氏针或松质骨螺钉固定，但不要累及骺板（见手术技术 36-40）

## 五、三平面骨折

三平面骨折多由外旋应力所致，且被认为是 Salter-Harris Ⅱ型和Ⅲ型骨骺损伤所致的复合型骨折。Marmor 在 1970 年描述了含有 3 个骨折块的胫骨远端损伤，首次提出了“胫骨远端三平面骨折”这一术语，包括：①胫骨远端骨骺的前外侧部分；②骨骺的剩余部分（即前内侧与后侧部分）及与之相连的胫骨远端后外侧干骺端部分；③胫骨远端干骺端和胫骨干的剩余部分。

文献报道，三平面骨折多为两部分骨折，而非三部分骨折。这种骨折由外旋应力所致；如果有三部分骨折，应考虑为 Salter-Harris Ⅱ型和Ⅲ型骨折的复合骨折。如果是两部分骨折，为 Salter-Harris Ⅳ型骨折（图 36-196 和图 36-197）。由于普通 X 线片无法准确地显示骨折的轮廓，因此建议应用 CT 扫描来评估骨折。通常情况下，内旋患足便可实现骨折的闭合复位，然后再辅以长腿石膏固定。如果闭合复位失败，则应切开复位内固定。若不能达到充分的复位（移位 <2 mm），有可能日后发生关节的退行性变。如果是三部分骨折，Salter-Harris Ⅱ型和Ⅲ型骨折切开复位非常必要，同时需要充分显露。三平面骨折常发生于年长儿童，尽管会发生骺板早闭和成角畸形，但临床上相对少见。

三平面骨折的手术治疗方法取决于骨折是两部分或三部分。大多两部分的三平面骨折均可通过闭合复位进行治疗；而且应尽可能达到骨折的满意复位，因为该骨折是 Salter-Harris Ⅳ型骨折，可能出现关节不匹配及骺板早闭。三个部分的三平面骨折多需要切开复位内固定。笔者首先从外侧入路显露 Salter-Harris Ⅲ型骨折部分；如果能达到理想复位的话，那 Salter-Harris Ⅱ型骨折部分（内侧）可采用闭合复位治疗；如果闭合复位欠佳，则需要切开复位固定。目前趋势是有限切开、采用空心螺钉固定骨折。

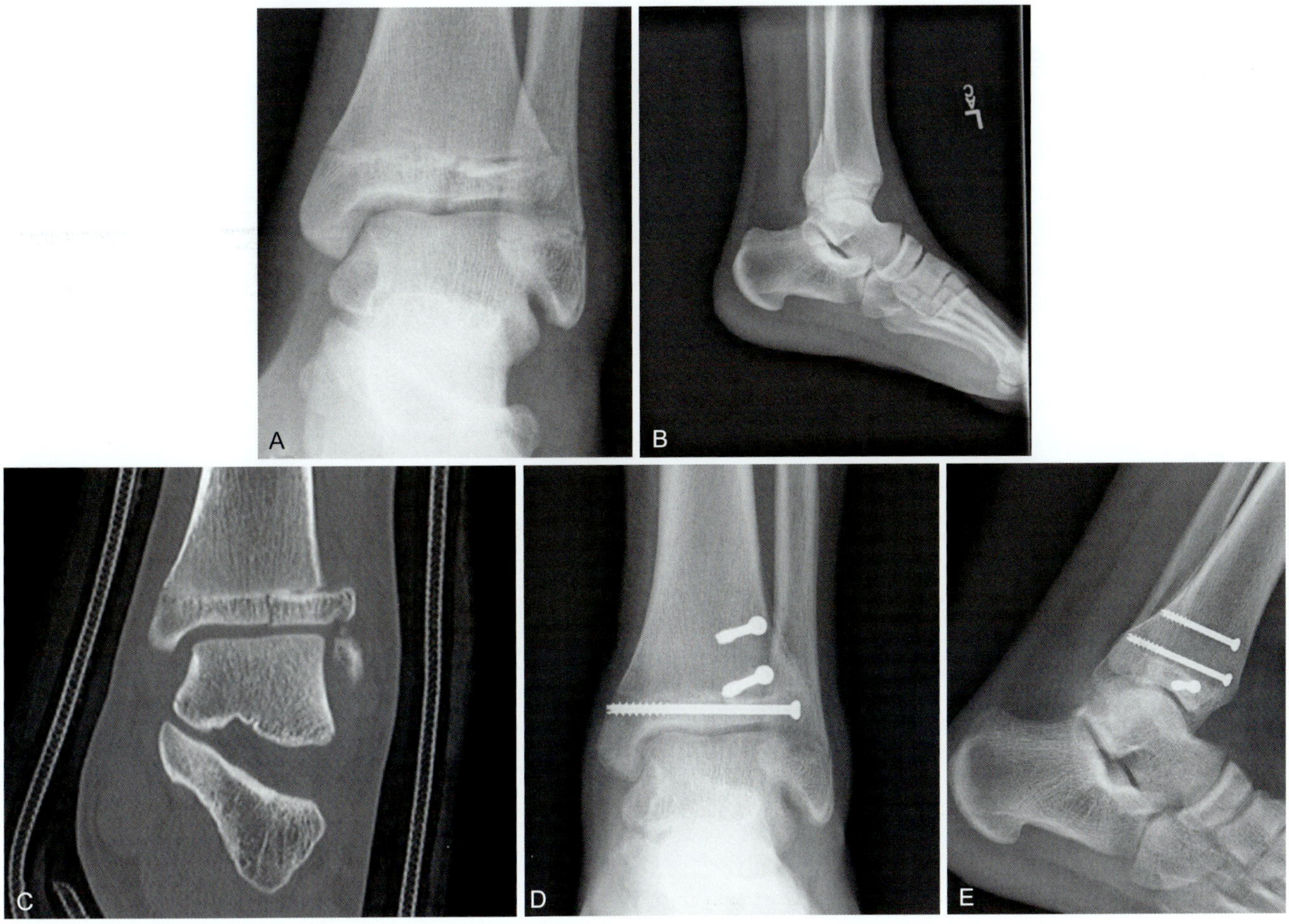


图 36-196　胫骨远端三平面骨折 A. 正位片显示三平面骨折；B. 侧位片显示 Salter-Harris Ⅳ型骨折（两部分的三平面骨折，Ⅱ型加Ⅲ型）；C. 术前 CT 冠状面扫描；D 和 E. 切开复位和内固定术后

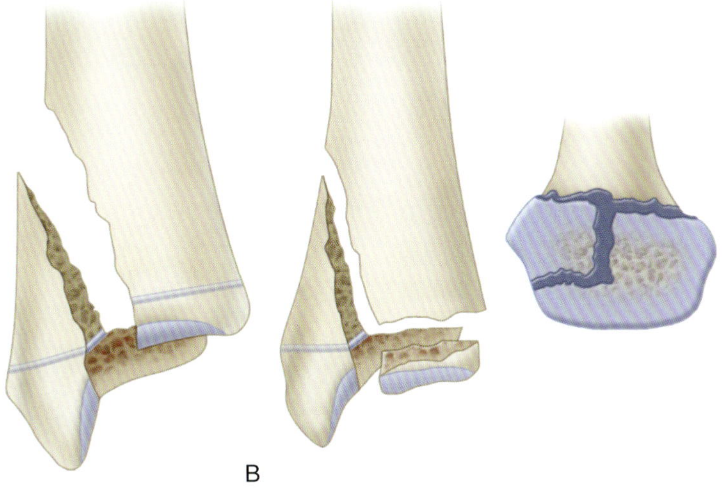


图 36-197　A. 两个骨折片的三平面骨折实例，这是一种 Salter-Harris Ⅳ型骨折；B. 三个骨折片的三平面骨折的实例，包含了 Salter-Harris Ⅱ型和Ⅲ型骨折

## 六、Tillaux 骨折

这是一种发生于大龄青少年的特殊类型骨折，最早由 Tillaux 描述。其发生机制为外旋应力作用于胫腓前韧带，造成胫骨远端前外侧骨骺撕脱性损伤（图 36-198），多发生在内侧骺板已经闭合（图 36-199）、但骺板外侧尚未闭合的特定时期。骨折线经过骺板，贯穿骨骺并向远端进入关节，造成 Salter-Harris Ⅲ型或Ⅳ型骨折。如果骨折无移位，可通过非手术治疗，密切随访观察以确保无骨折不愈合或延迟愈合的发生。然而，如果有任何疑虑，应行 CT 检查以评估骨折的移位程度；骨折有移位，建议切开复位内固定（图 36-200）。通常情况下，骨折移位超过 2mm 被认为是切开复位内固定的手术指征。

骨折块由于受到胫腓前韧带的牵拉，几乎总是向前移位。一般来说，Tillaux 骨折发生于骨骺接近（不仅仅是内侧）完全闭合之前的青少年；因此不必担心内植物固定时穿过骺板（图 36-201）。如果患儿年龄较小或者有其他顾虑，应使用光滑克氏针或螺钉横行穿过骨骺固定，见图 36-195。

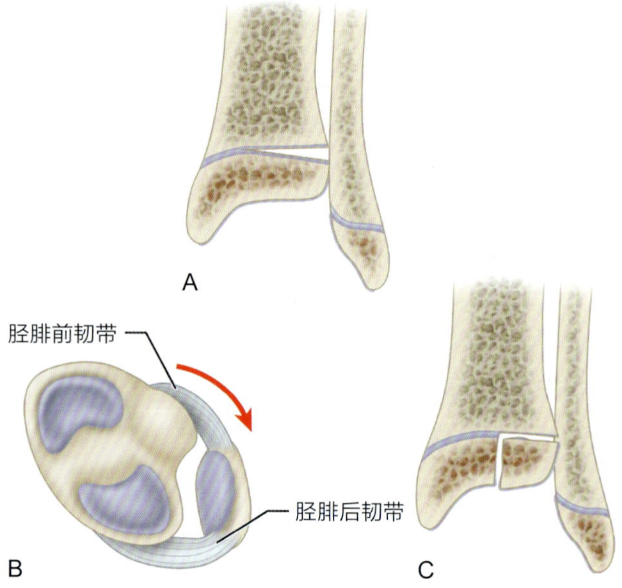


图 36-198 Tillaux 骨折的损伤机制。A. 年长儿童的骺板内侧已闭合而外侧仍开放；B. 外旋应力作用于胫腓前韧带，引起前外侧骺板撕脱性损伤；C. 由于骺板内侧部分已经闭合，撕脱性损伤产生了 Salter-Harris Ⅲ型骨折

### 切开复位和内固定

**手术技术 36-41**

- 取小腿远端前外侧长约 3 cm 切口，以显露前外侧Ⅲ型或Ⅳ型骨折。
- 轻柔地清理和观察骨折片，注意不要切除骨膜，但要清理出嵌入骨折断端的骨膜。
- 使用持骨器轻柔地将骨折复位。通过检查踝关节中的骨折片来确定复位情况。
- 置入一枚小的松质骨螺钉，横行或者斜行穿过骨折断端，对于年龄较小的儿童不能穿过骺板。
- 摄 X 线片评估复位情况。
- 缝合切口，短腿石膏固定。

**术后处理** 术后 3~4 周禁止负重活动。

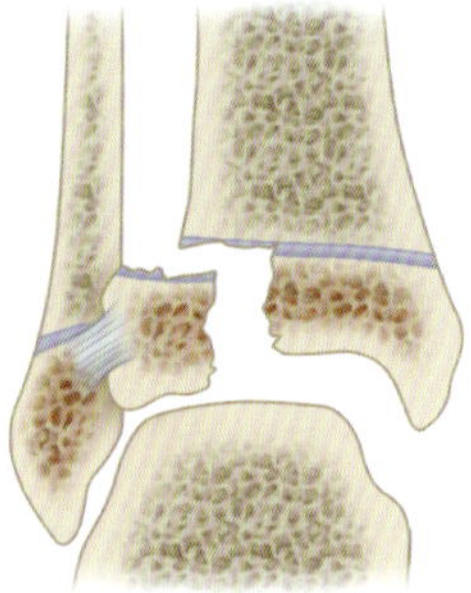

图 36-199 Tillaux 骨折，损伤机制见图 36-198

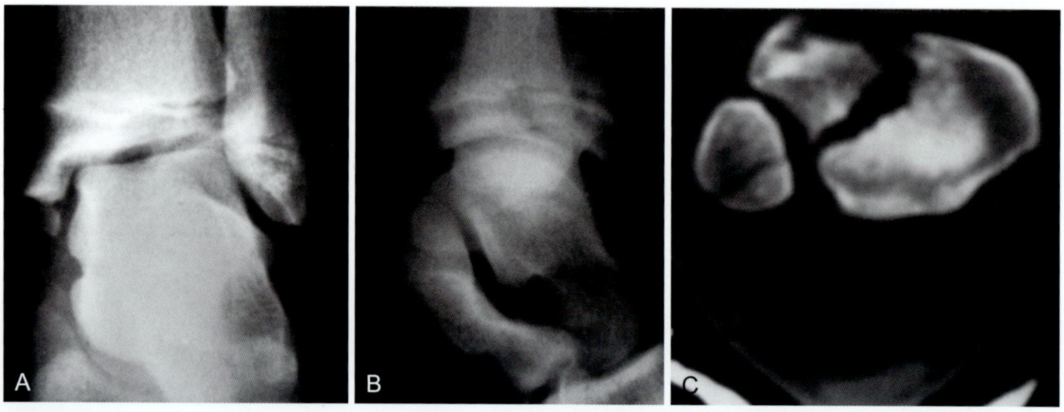


图 36-200 A 和 B.Salter-Harris Ⅲ型 Tillaux 骨折，移位似乎不大；C. CT 扫描显示骨折移位明显

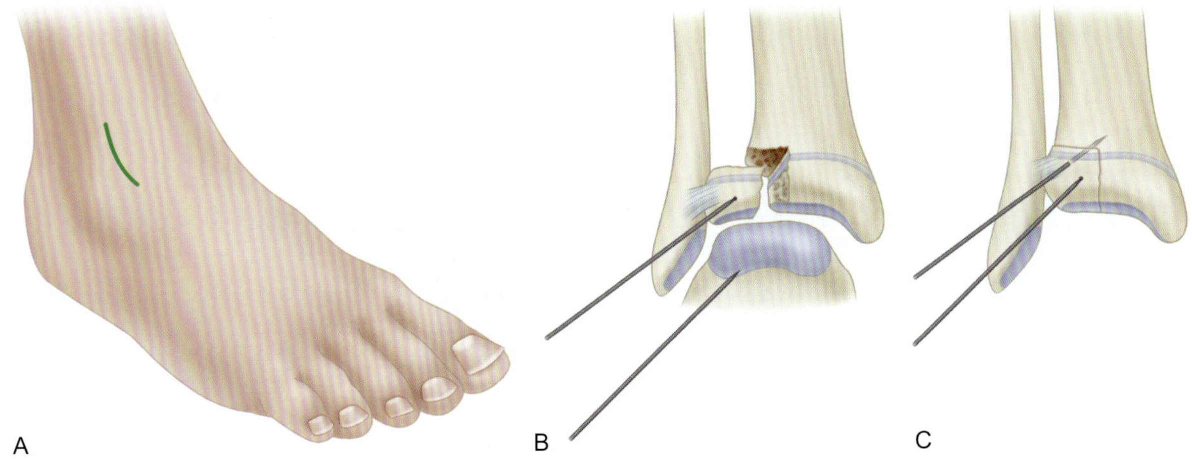


**图 36-201**　闭合复位经皮穿针、内固定治疗移位的 Tillaux 骨折。A. 皮肤切口；B. 用斯氏针进行骨折复位；C. 用 1 根斯氏针维持骨折复位，再穿另外 1 根克氏针固定骨块并穿过骨折线

## 第三十九节　足部和踝关节骨折

### 一、距骨骨折

#### （一）距骨颈骨折

距骨骨折有 3 种基本类型：①距骨颈骨折；②距骨体和穹隆部骨折；③经软骨（骨软骨）骨折。

了解距骨头颈的逆行血供特点非常重要，它以血管环的方式位于距骨头、颈的周围。该血供以三种方式进入距骨：①经跗骨窦；②跗骨管；③经距骨体内侧表面进入深面的骨孔。笔者采用 Hawkins 提出的骨折分类方法，即根据骨折血供破坏程度进行分类：Ⅰ型损伤，经距骨颈骨折伴轻度移位，距骨血供轻度受损，理论上仅损伤进入的一根血管，即经距骨颈进入距骨的血管；Ⅱ型损伤为距下关节半脱位或脱位，至少破坏距骨三个血供来源中的两个，即经距骨颈或进入跗骨管、跗骨窦的血供受损；Ⅲ型损伤是距骨体自胫骨和跟骨脱出，三个血供来源全部破坏，在Ⅲ型骨折中距骨缺血性坏死的发生率很高。

笔者曾描述了一种Ⅳ型骨折、其与血供无关，距骨体在距下关节处脱位或半脱位，距骨体也从踝关节脱位，并伴有距骨颈骨折，同时距骨头在距舟关节处脱位。本组病例中，大多数骨折为 Hawkins Ⅰ型、Ⅱ型或Ⅲ型。

笔者采用 Boyd 和 Knight 所推荐的治疗方法：对于Ⅰ型轻度或中度移位的骨折采取闭合复位石膏固定，之后开始免负重活动。如果骨折无法获得满意复位或难以维持复位，则建议行切开复位内固定手术。若复位后移位 <3 mm 及力线异常 <5°，一般可以接受。对于Ⅰ型骨折，多数可行闭合复位治疗。而Ⅱ型、Ⅲ型和Ⅳ型骨折，因骨折移位明显、闭合复位难以获得理想复位者，通常采取切开复位内固定或者也可不使用内固定。开放性骨折需要彻底的冲洗和清创治疗，内固定只用于复位后不稳定者。如果皮肤软组织受累严重，早期可用跨关节外固定架临时固定，直至可行终末内固定治疗。

内翻畸形是一临床常见问题。可以采用一种特殊的拍片技术来确定前后位上内翻畸形的程度。拍片时将片盒直接放在足底下方，并保持踝关节极度跖屈位，这是观察距骨颈骨折复位后的常用拍摄体位，增加屈髋及屈膝的角度，使得维持这一位置更为容易。然后将足旋前 15°，将球管从水平位向头侧倾斜 75° 投照；这一技术能很好地显示距骨颈和距骨头的任何偏移或内翻畸形。

切开复位时可采用前内侧入路，把血管神经束向外侧牵开；也可采用双切口。内植物可选择松质骨螺钉或者小的接骨板，通常松质骨螺钉选择从内向外固定。当然也可选择尾帽无螺纹的松质骨螺钉，经皮从后向前穿入进行固定。有关距骨骨折的内固定技术将在第 89 章详细讨论。

并发症包括距骨体缺血坏死、畸形愈合、踝关节和距下关节创伤性关节炎及感染等。伤后 12 周时出现软骨下半月形透光带（即 Hawkins 线），预示着可能不会发生缺血性坏死，但这也并非一绝对可靠的判断预后的指标。相反，如果在 3 个月时缺乏软骨下透光带，则预示着可能已经发生了距骨缺血性坏死（图 36-202）；而其他更为先进的检查如

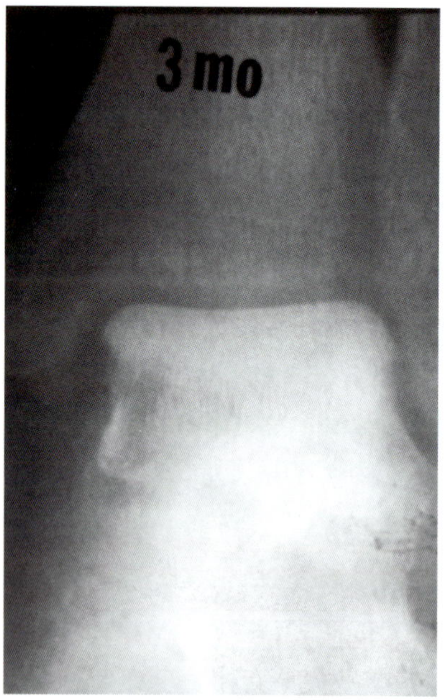


**图 36-202** 伤后 3 个月，在硬化的距骨穹窿部（隐匿性缺血性坏死的表现）未见到 Hawkins 线

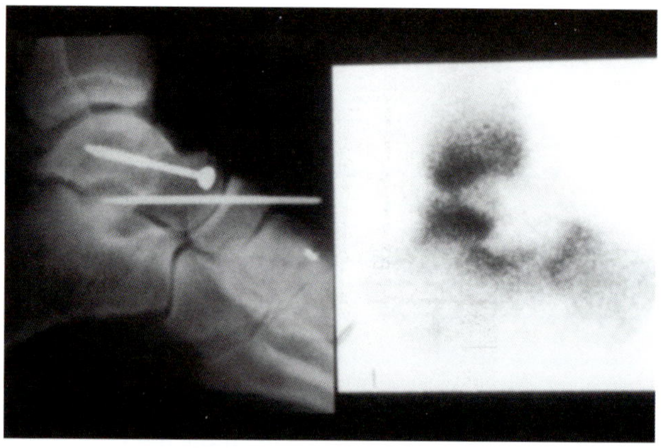

**图 36-203** Ⅳ型距骨颈骨折伴距舟关节脱位，切开复位术后 8 天，骨扫描显示核素摄入减少，提示有缺血性坏死区

MRI 或者骨扫描等也可用于证实缺血性坏死的诊断（图 36-203）。

笔者用 Hawkins 线评估了一组包括儿童和成人的病例，以便确定是否存在早期距骨缺血性坏死。在出现 Hawkins 线的所有患者中均未发生缺血性坏死。在伤后 12 周时缺乏 Hawkins 线的患者中，发生缺血性坏死的比例很高。然而，有少数患者仅进行短时间的固定，也未出现 Hawkins 线，却没有发生缺血性坏死。并非所有距骨缺血性坏死的患者均需要手术治疗，一些患者经髌腱负重支具固定后获得了满意的临床效果。在一组 12 例儿童病例中，有 5 例发生缺血性坏死，但这 5 例却愈后良好。儿童距骨缺血性坏死的过程与成人有所不同，其在距骨体及穹窿部出现硬化灶，而在 X 线片上表现为囊性改变；这种硬化灶一般经 2~3 年后便可自行消失，且在长期随访中除 1 例外均无任何症状（图 36-204）。显然，大多距骨缺血性坏死的患儿无须手术治疗；因此，在决定手术治疗之前，应当延长免负重时间或者延长使用髌腱负重支具、免负荷支具的时间。根据近年来的文献报道，年龄小于 12 岁的儿童与年长的儿童相比，前者预后更好，且距骨缺血性坏死的预后同样较为理想。

距骨骨折畸形愈合多见于成年人；本组 12 例病例中，仅有 2 例出现畸形愈合。畸形愈合常表现为骨折远端位于背伸或内收位置，且腓骨比正常更加旋前。本组的成年病例中，多数因足外侧负重过多，所以继发了踝关节及距下关节创伤性关节炎。本组中，仅有 1 例距骨开放性骨折发生感染。由于距骨几乎均由松质骨构成、同时颈部骨折对血运破坏严重，因此一旦罹患距骨骨髓炎则治疗困难。反复的死骨清理或窦道切除及引流并不适用于已经形成的距骨骨髓炎。单纯距骨切除而不做骨性融合的疗效同样较差。即使是儿童，对于距骨骨折并发感染后的最佳治疗方案同样是切除感染灶，然后再进行关节融合。对于合并缺血性坏死、畸形愈合或感染而需要手术时，可供选择的治疗方案有三关节融合（见第 34 章）、踝关节融合（见第 11 章）和距 - 跟融合术（见第 11 章），所有这些手术效果都比单纯距骨切除要好。

### （二）距骨穹隆部和外侧突骨折

距骨穹隆和距骨体骨折在儿童中罕见，但剪切应力所造成的此类骨折仍可见到，尤其是在割草机、自行车辐条和“脱套”损伤等。由割草机和其他动力装置引起的严重的、开放性剪切力损伤通常很严重，有时甚至需要切除部分距骨；伤口应彻底冲洗、清创并保持开放；如有必要，再进行二期伤口闭合及皮肤移植。初期的治疗目标是尽可能多保留足和踝关节的长度和功能。对于大的、没有移位的距骨穹隆和距骨体的闭合性骨折，尤其是儿童患者，可以通过闭合复位而获得满意的治疗，而且可以预期得到良好结果。如果骨折移位明显，且为关节内骨折，同时带有游离的松质骨块，则通常需要通过前侧入路进行切开复位内固定（见手术技术 1-19），仅有极少部分需要通过内踝截骨来实现骨折的显露。同时应小心避免损伤骺板；一般不需要内

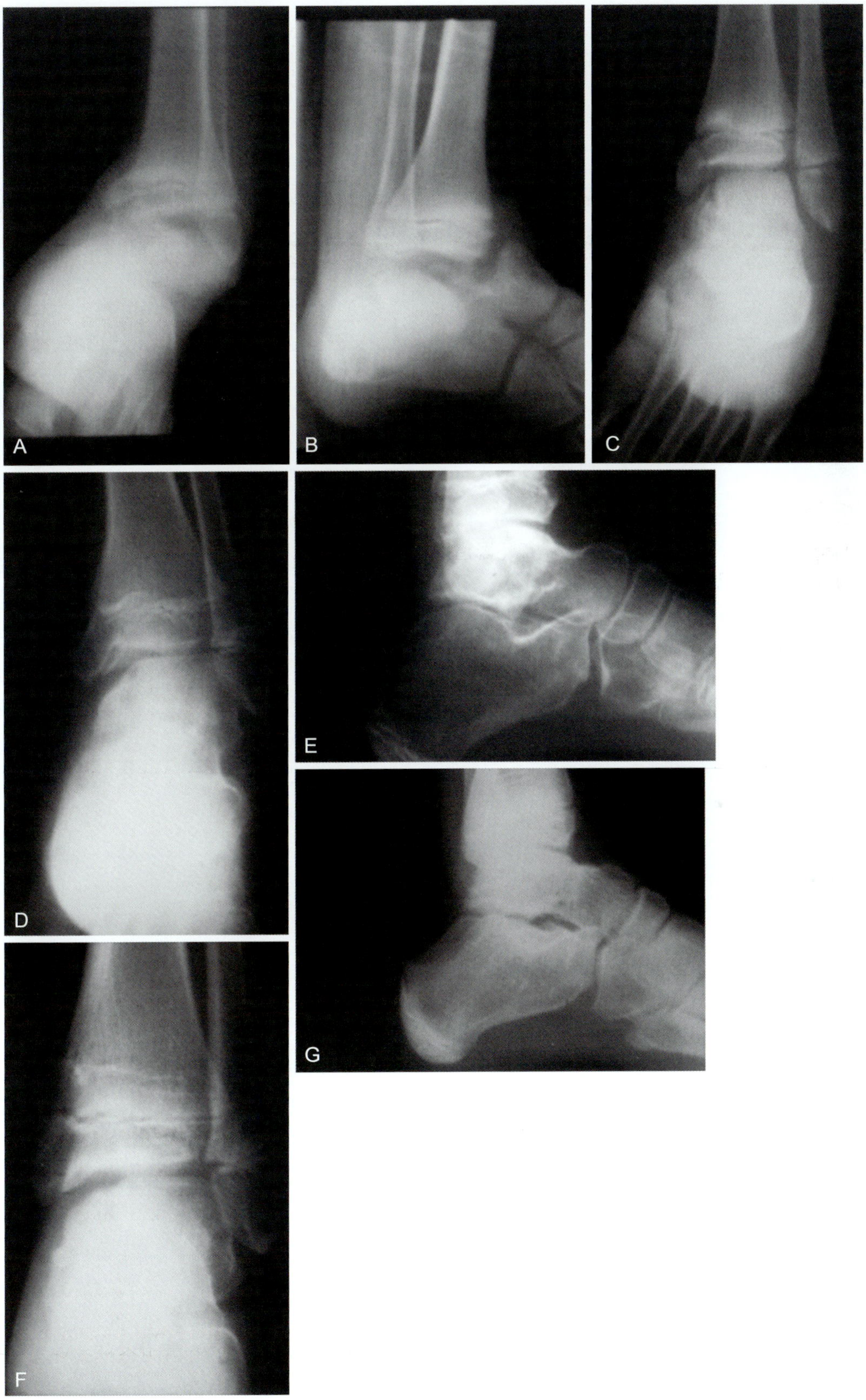


**图 36-204**　A 和 B.9 岁儿童 Ⅲ 型距骨颈骨折伴向后内侧移位；C. 闭合复位后石膏固定；D 和 E. 伤后 9 个月骨折出现愈合征象；但距骨出现硬化和囊性改变等，提示有缺血性坏死表现；F 和 G. 伤后 6 年，骺板仍然开放，距骨坏死已有部分好转，患者也没有临床症状

踝截骨（除非必须），骨折复位后采用松质骨螺钉斜行或横行穿过距骨体以固定骨折。小的移位骨折片与骨软骨片处理方法一样，通常可以将其切除。当距下关节的外侧出现持续性疼痛时，CT扫描对明确诊断非常必要。无移位的距骨外侧突骨折可行保守治疗。移位大的骨折可能需要切开复位和内固定；小的移位骨片可以切除，以防发生距下关节炎（图36-205）。

### （三）距骨骨软骨骨折

根据笔者的诊治经验，距骨骨软骨骨折经常在10~20岁时开始出现症状，因此提示这可能是一种始发于青少年、呈渐进式发展，在成人早期出现症状的损伤。笔者常采用Berndt与Harty的分类方法进行分类：Ⅰ期，较小范围的软骨下压缩；Ⅱ期，骨片有部分分离；Ⅲ期，骨片完全分离但移位不显著；Ⅳ期，骨片分离且在关节内完全游离（图36-206）。内侧、外侧损伤的发生率相差无几，中央部位的损伤则少见。

大多数外侧损伤由创伤引起。从形态学上看，外侧损伤骨片较薄，呈圆片状，类似骨软骨骨折。而内侧损伤位置较深，且外形如杯状，因而与外伤性骨折有所不同（图36-207）。

骨软骨骨折由于踝关节有持续性症状或者关节内有游离体存在，多数为Ⅲ期或Ⅳ期外侧损伤，往往需要手术治疗；而Ⅰ期和Ⅱ期损伤则无须手术。Ⅲ期内侧损伤非手术疗效与手术治疗结果相比，非手术治疗效果更佳；大多经过保守治疗后患者均没有症状。相反，Ⅲ期外侧损伤手术切除比非手术治疗的结果更好。笔者推荐对Ⅲ期外侧损伤及所有Ⅳ期损伤采用手术治疗；而所有Ⅰ期、Ⅱ期损伤及Ⅲ期内侧损伤，尤其是年幼儿童和青少年，可以通过观察而获得治愈。

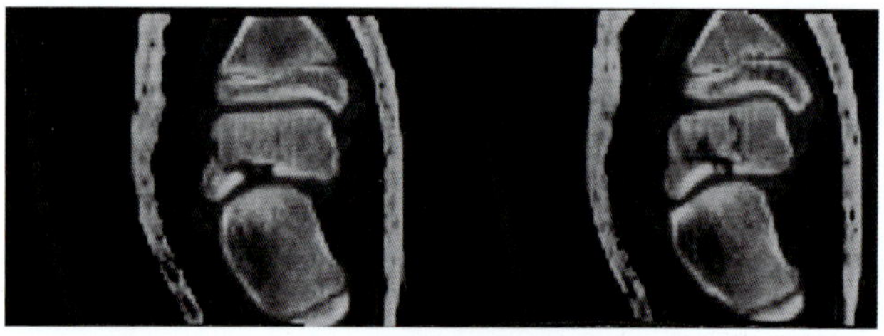

图36-205 CT冠状面重建显示涉及关节面的距骨外侧突骨折（引自：Leibner ED, Simanovsky N, Abu-Sneinah K, et al:Fractures of the lateral process of the talus in children, J Pediatr Orthop 10B: 68, 2001.）

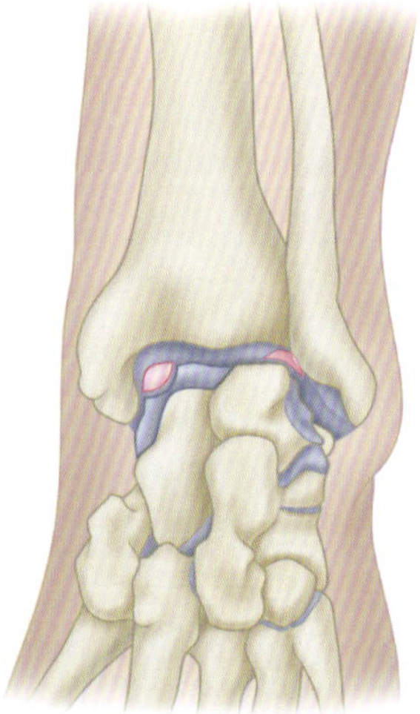

图36-207 内侧和外侧损伤示意图（见正文）

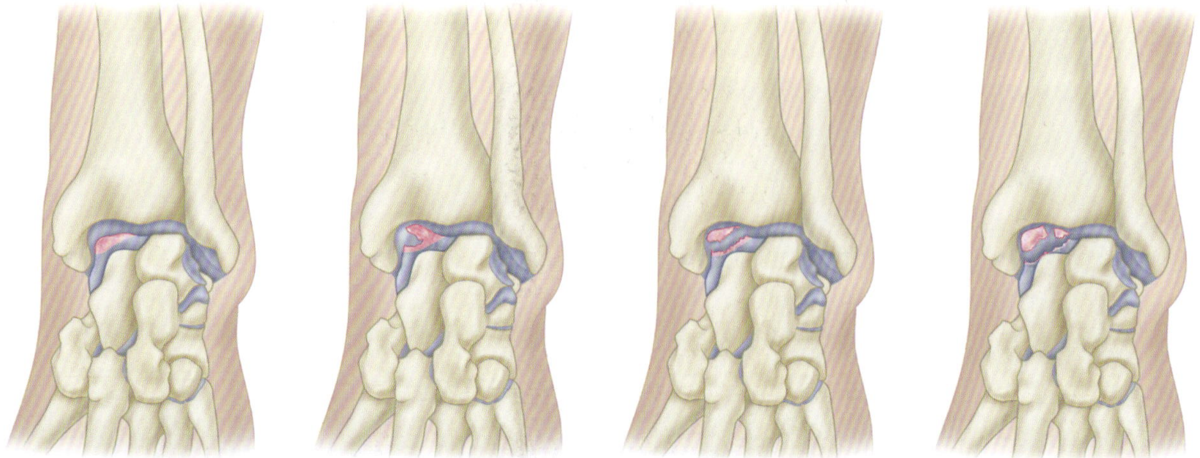


图36-206 骨软骨骨折的四型或四期（距骨剥脱性骨软骨炎）：Ⅰ期，“局部骨软骨隆起”；Ⅱ期，骨片翘起但仍相连；Ⅲ期，骨片分离但仍在缺损口内；Ⅳ期，骨片分离

组织学分析发现，尽管在形态上，外侧损伤呈圆片状，而内侧损伤呈杯状，但两者在组织学上表现相同。笔者不能确定的是：外侧损伤是骨软骨骨折，而内侧损伤为真正的剥脱性骨软骨炎。笔者的经验是：外侧损伤比内侧损伤在症状持续时间上更长，而且退变更明显，多需要手术治疗。

三种手术技术要点如下：

1. 如果骨软骨片在 X 线片上显示的缺损口中漂浮起来且位置较高，同时在踝关节内骨性部分位置在上，表明骨软骨片在缺损口中已经翻转；这一现象提示踝关节近端为软骨下骨性部分，而缺损口中为软骨部分（图 36-208）。在此位置上，软骨片在缺损口中无法进行骨性愈合，因此有手术切除的指征。这种抬翘起来的浮动骨片是缺损口中骨片翻转的特征性改变。

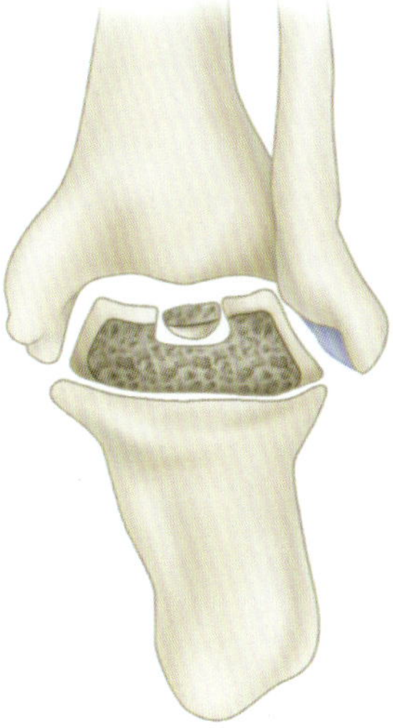

图 36-208　在缺损口中“漂浮”的骨片实际上是翻转的游离骨块

2. CT 扫描可显示骨损伤的准确位置及程度，这对于制订术前计划非常重要（图 36-209）。

3. 因为腓骨位置比内踝相对靠后，所以极少需要通过腓骨截骨来显露外侧损伤。但是如果 CT 扫描显示内侧损伤位于距骨的中央或后部，在骺板闭合的患者则需要做内踝截骨。笔者多在内踝顶部行水平或斜行截骨，同时内踝处可预先钻孔以便置入松质骨螺钉。内踝截骨后用巾钳夹持移开截骨块，便可容易显露损伤部位。

笔者已经做了几例较大骨片复位后，采用软骨下穿针固定的病例（图 36-210），该手术技术与膝关节剥脱性骨软骨炎所采用的手术相类似（见第 32 章），短期效果差别较大。

Ⅰ型、Ⅱ型和Ⅲ型损伤有时术中常常难以肉眼直视，多数只能通过触摸或“间接触诊”来确定其位置，用 Keith 针或止血钳来“间接触诊”有助于界定损伤的范围。有文献报道，利用关节镜切除距骨骨软骨损伤疗效尚佳，但其有时难以发现并确认隐匿性损伤的边缘。通过更为先进的关节镜技术和设备，容易发现后部特别是后中部的损伤。通常对于Ⅲ型损伤，如果不是完全分离，特别是在儿童可以采用钻孔技术以修复损伤；钻孔可以通过关节镜、经皮或经踝等进行。大的骨片可以重新复位并插入骨软骨移植物以促进骨折愈合。术中虽然使用影像增强器可能比较繁琐，但会使患者受益。当然，应用计算机辅助的微创治疗也有文献报道。有关踝关节镜的讨论详见第 50 章。

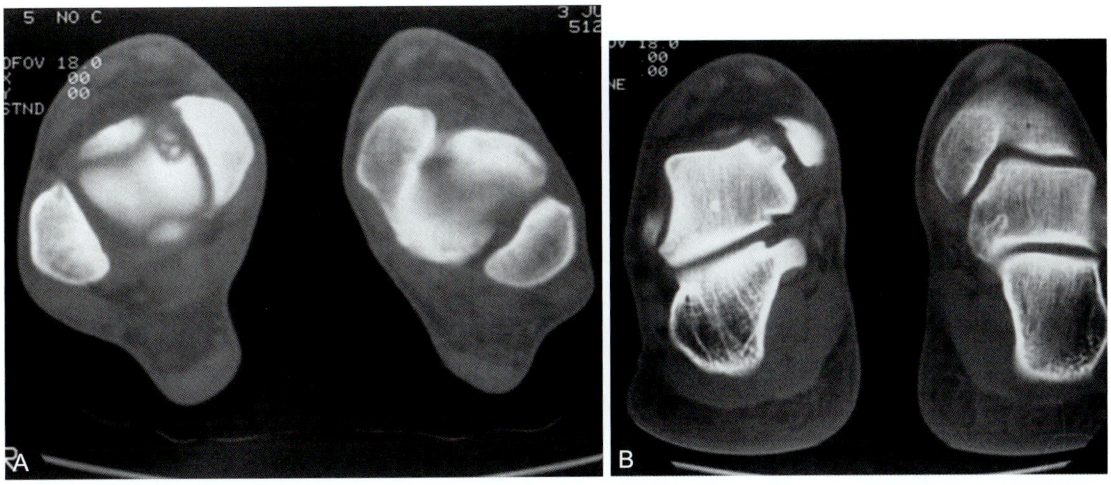


图 36-209　距骨穹窿部前内侧骨软骨损伤。A. 水平面 CT 扫描显示缺损口及骨片；B. 冠状面 CT 扫描可确定 X 线片上难以定位的前、中或后部损伤

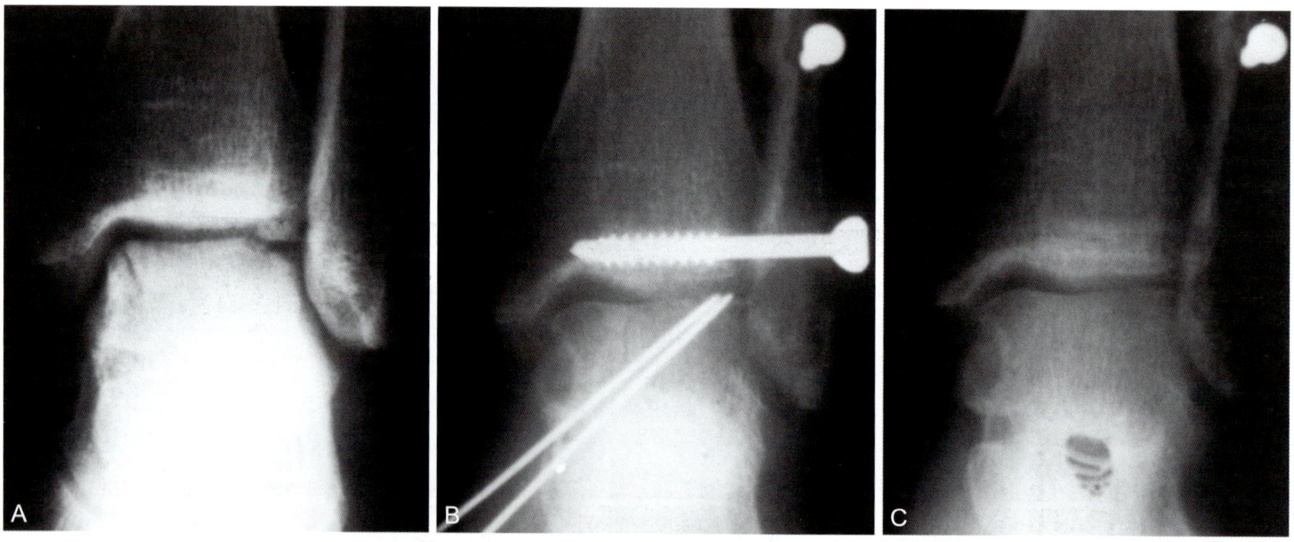


图 36-210 A. 距骨外侧可见一大的骨软骨片；B. 外踝截骨显露骨折部位，再逆行穿针固定骨片；C. 骨折愈合，取出下胫腓联合处的固定螺钉

## 距骨骨软骨片切除术

如果需要内踝截骨术，则应在骺板闭合以后进行。

**手术技术 36-42**

- 患者采取仰卧位。
- 沿踝关节前内侧取一 7 cm 的纵行切口，切口的位置应靠内，必要时可能进行内踝截骨，并且允许观察到踝关节的内侧面。沿软组织向下解剖分离到达踝关节，将血管神经束、胫前肌、伸趾总肌腱牵开，打开关节囊，显露踝关节，尽量使足跖屈，以便肉眼可直视损伤部位。如果损伤在后方，通常需要行内踝截骨。
- 通过内踝至胫骨远端、由远及近预先拧入松质骨螺钉，然后拧出螺钉。
- 然后，在踝关节平面垂直于松质骨螺钉所预钻的骨孔，并经过内踝做斜行截骨。
- 用巾钳将内踝向远端牵开，同时外翻踝关节，以便清楚看到距骨穹窿部的内侧与后侧。
- 用一根 Keith 针间接触探可能的隐匿性损伤，再用小刮匙去除中央坏死区组织并确定损伤边缘。一般骨折片通常较为松动，而软骨下骨呈黄色且稍坚硬。清理缺损口、去除骨片，用生理盐水冲洗关节腔。
- 最后用一根细钻头，在骨软骨下缺损口处钻 4~5 个孔，以便微血管长入。
- 将内踝截骨重新复位，在预先钻好的孔中拧入 1 枚松质骨螺钉。摄 X 线片，检查截骨复位及置钉状况。
- 分层闭合切开，用短腿石膏固定。

**术后处理** 患者可使用石膏或髌腱支持支具固定 6~8 周；因缺损区内纤维软骨未完全愈合，8~12 周内避免负重活动。

## 二、跟骨骨折

儿童跟骨骨折临床罕见，其与成人有所不同，因为：①儿童跟骨骨折少见；②骨折类型与成人不同，较少累及关节；③儿童骨骼较为柔韧，因此损伤一般较轻；④骨折可以重新进行塑形（图 36-211）。Schmidt 和 Weiner 报道了 62 例儿童跟骨骨折，采用类似于 Essex-Lopresti 分类系统对其分类（见第 89 章），包括跟骨结节骨骺骨折和一种儿童独有的割草机伤所致的跟骨后部骨缺损。在跟骨骨折中，63% 为关节外骨折，而只有 37% 为关节内骨折，这正好与成人骨折类型相反。与成人骨折相比，儿童关节内骨折移位小，仅有 2 例需要切开复位内固定。然而在几例年长的儿童中，距下关节受累明显、关节面不匹配，其类似于 Essex-Lopresti Ⅱ型骨折，距跟角减小、同时有关节面压缩性骨折。儿童由于割草机损伤的发生概率较高，所以跟骨开放性骨折比成人更为常见。

由于儿童有移位的关节外和关节内跟骨骨折并不常见，所以大多跟骨骨折恢复良好、几乎没有任何功能丧失。除非是由于割草机损伤导致的跟骨及软组织缺损，儿童跟骨骨折一般预后良好。

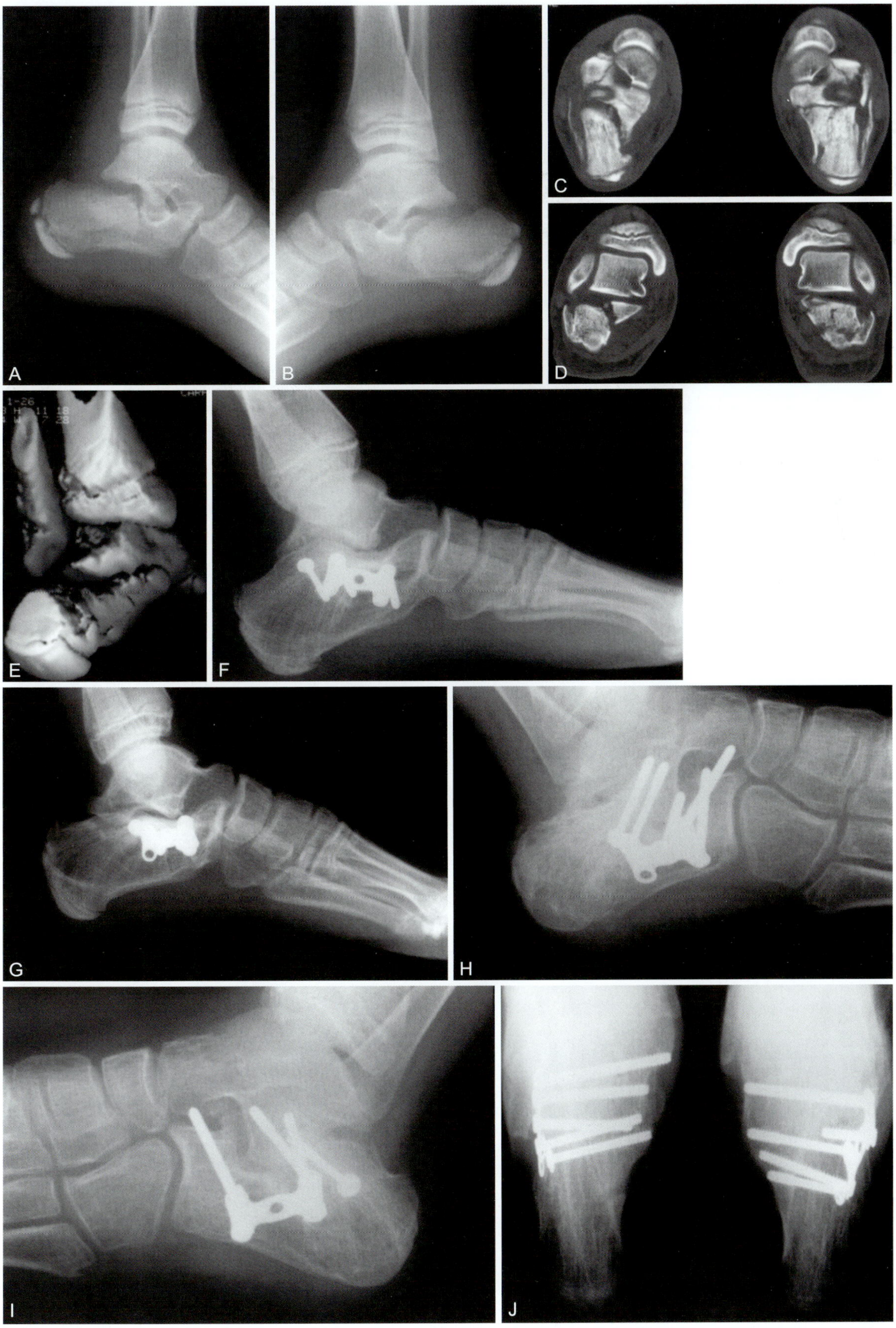


**图 36-211**　A 和 B. 儿童高处坠落伤，侧位 X 线片显示双侧跟骨严重骨折、贝氏角明显变小，同时伴有 $T_{12}$ 压缩骨折；C 和 D.CT 扫描的 2 个不同层面，显示严重的粉碎性骨折、且移位明显；E. 侧位跟骨骨折的三维重建成像；F 和 G. 切开复位、并用相匹配的接骨板及螺钉固定后的侧位 X 线片；H ~ J. 随诊时的双侧斜位和前后位 X 线片

儿童跟骨骨折应进行跟骨的 Harris 位 X 线摄片检查；但儿童跟骨中软骨含量较成人高，因此对于骨结构的一些细微损伤普通 X 线片难以清晰显示、诊断相对困难，这时 CT 扫描检查能够帮助诊断。儿童跟骨骨折一般无须手术治疗（除非距下关节损伤严重）。在进行术前设计时，CT 扫描必不可少。最近有研究显示，对有移位的跟骨关节内骨折进行切开复位内固定能取得很好的临床效果。儿童跟骨应力骨折在文献上曾有报道，骨扫描有助于明确诊断。Trott 报道了由于儿童跟骨三角区内存在囊变区域，因此一般的日常活动可能会导致跟骨发生应力或者病理性骨折。

## 三、跗骨骨折

儿童足部柔韧性好，所以跗骨骨折并不常见。跗骨骨折，尤其是舟骨、骰骨或楔骨的骨折通常是足部严重损伤的一部分，如洗衣机损伤、严重压伤或割草机损伤等。第 2 跖骨是足的重要支撑结构，与其他跖骨及楔骨之间均有很强的韧带附着。最具特征的解剖特点是第 2 跖骨基底被与其相连的韧带牢固固定于楔骨上；如果第 2 跖骨基底发生骨折、伴或不伴骰骨的“纽扣”样骨折，有时即使损伤隐匿，也会发生严重的跗跖关节损伤。移位明显或不稳定者，推荐采用闭合复位，很少需要切开复位。在切开复位或闭合复位后，因本身结构的不稳定，可以应用经皮克氏针或螺钉固定维持复位和保持力线，4 周后拔除克氏针，16 周后拆除螺钉。

根据笔者的经验，持续性的背侧脱位，甚至是儿童，也会在足背部产生由瘢痕增生所致的局部疼痛不适；同时往往伴有内翻成角畸形等。因此，对任何有跖跗关节脱位的患者，均应在全身麻醉下进行复位。如果闭合复位失败，就有切开复位内固定的手术指征（图 36-212），但术中应注意不要破坏第一跖骨近端骺板。

儿童 Lisfranc 骨折损伤包括累及第一和第二跗跖区骨折或韧带的损伤。这种第一跖跗关节区域的骨折会产生一种容易被忽视的微细畸形，且软组织损伤比 X 线片上所看到的骨性损伤更为严重。通常会发生第一跗跖关节的骨折脱位或骨折半脱位，有时也可累及第一、第二跖骨（图 36-213）。一项对 56 名患有 Lisfranc 损伤的儿童的研究表明，大多数的患病是与运动相关的，与成人不同，只有 34% 的儿童需要使用 ORIF，很少有（4%）并发症被注意到。

据报道，有 4 名儿童出现了长方体的“胡桃夹子”骨折，他们都是在骑马时受伤的。损伤的机制是强迫前足外展，通常结合轴力。压缩性长方体骨折很少是孤立的损伤，通常与其他足部骨折或脱位一起发生。在 X 线片上发现立方形胡桃夹骨折，应及时进行 CT 检查，以排除或识别其他损伤。轻微移位的孤立性立方体胡桃夹骨折可以保守治疗，但

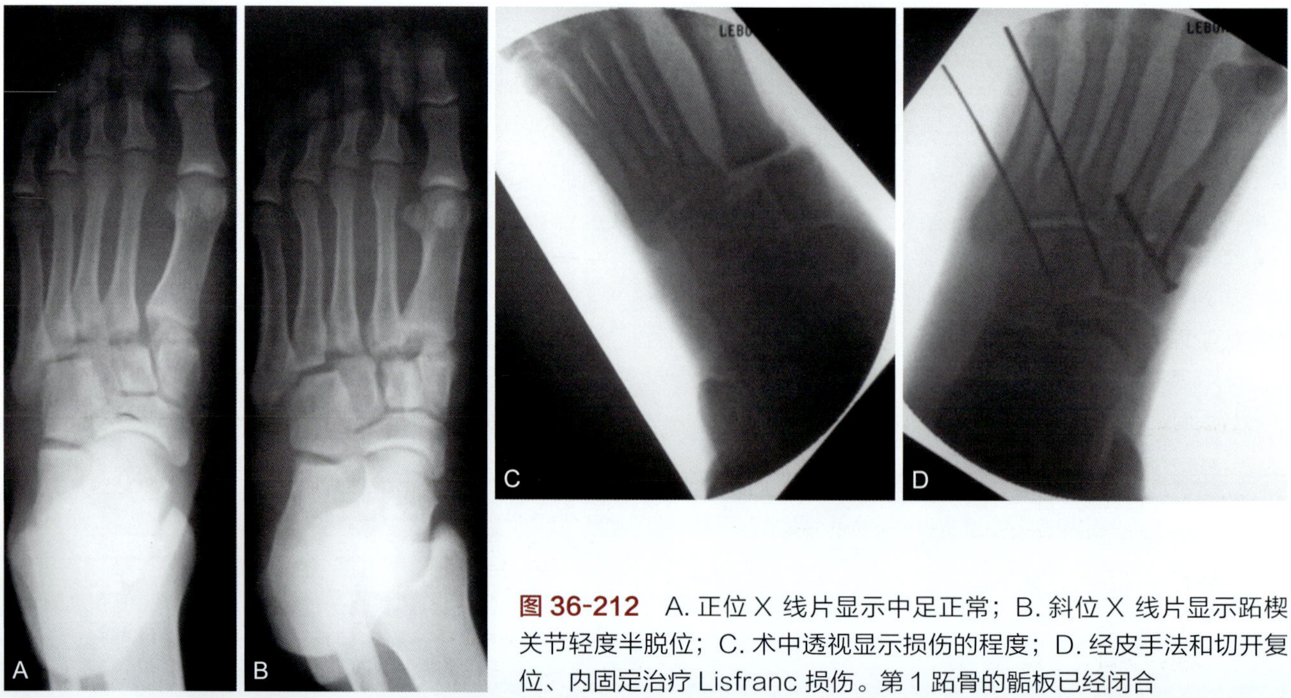


图 36-212 A. 正位 X 线片显示中足正常；B. 斜位 X 线片显示跖楔关节轻度半脱位；C. 术中透视显示损伤的程度；D. 经皮手法和切开复位、内固定治疗 Lisfranc 损伤。第 1 跖骨的骺板已经闭合

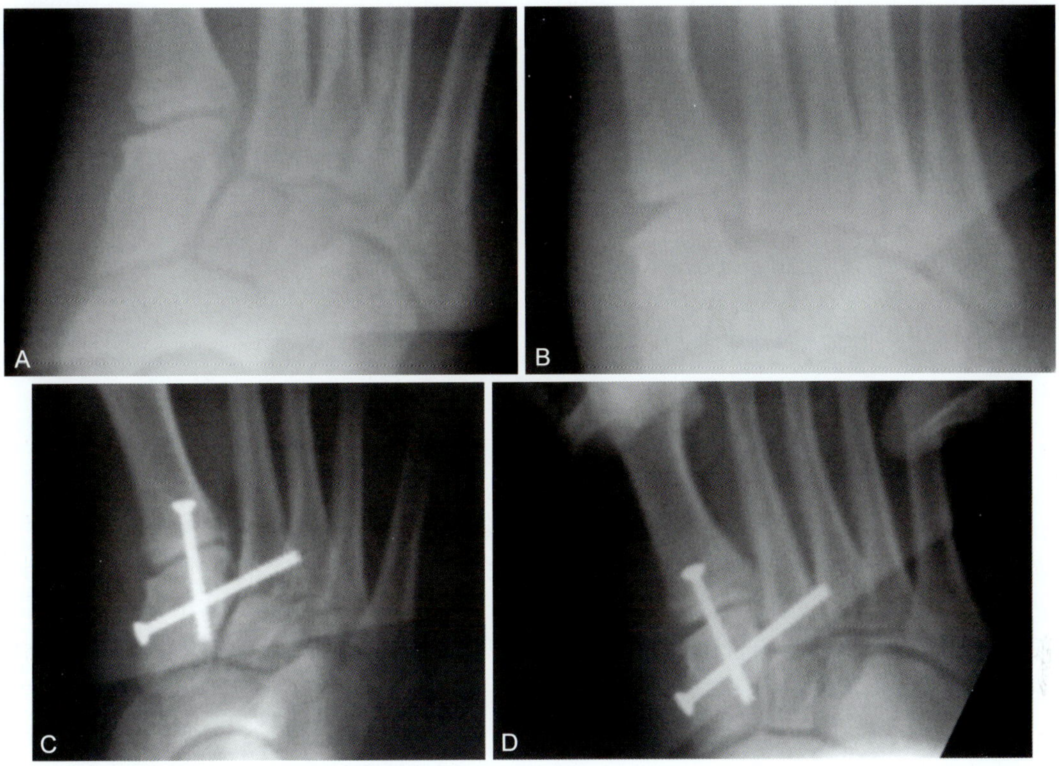


图 36-213 足正位和应力位 X 线片显示轻度的 Lisfranc 损伤。A. X 线片显示正常；B. 外翻应力位下第 1 跖骨向外侧半脱位；C. 复位后，X 线片显示内固定和复位满意；D. 外翻应力位下 X 线片显示复位稳定

移位骨折的非手术治疗后通常效果不佳，建议手术治疗以避免足部力学和功能的改变，导致足部僵硬和疼痛。

## 骰骨压缩性（胡桃夹子）骨折切开复位和内固定

**手术技术 36-43**

（Ceroni 等）

- 沿足的纵向取一从腓骨尖端至第五跖骨基底的外侧切口。
- 将腓骨肌肌腱拉向跖侧，并部分提起趾短伸肌。
- 将压缩变形的骰骨侧壁撬起并检查骨折和邻近的关节。
- 使用椎板撑开器将受压的骨片抬高，直至与邻近的关节面相匹配。
- 当骰骨的形状恢复后，用大的自体骨块填塞于缺损区，以提供稳定的骨性支撑。同时自体骨块应取得稍大点，以保证它们填塞于缺损区后有一定的张力。
- 充分植骨后局部足够稳定，因此无须内固定。
- 术中摄足部斜位片以确认关节结构及外侧柱长度得到恢复。
- 逐层缝合切口并用短腿石膏进行固定。

**术后处理** 非负重石膏固定 6 周，再辅以行走负重石膏固定 6 周。术后 12 周允许无保护的完全负重活动。

## 四、跖骨和趾骨骨折

尽管儿童跖骨和趾骨骨折相当常见，然而相关的文献报道却很少；也许是因为这些骨折多预后良好，很少需要手术治疗的缘故。由于跖骨近端骨间韧带坚强有力，所以骨折后通常很少发生明显的移位。严重的外伤通常会引起移位明显的骨折。除了骨折外，软组织通常也会受到严重损伤、肿胀明显。对于这些严重的损伤应抬高肢体、密切观察，而无须管型石膏固定。软组织肿胀消退后，对于移位的骨折可进行闭合复位，如有需要可行轴向牵引治疗。对于严重创伤导致多处骨折且伴有明显移位的，可待肿胀消退后，若有需要则采取切开复位、光滑克氏针固定。在年长儿童第一跖骨骨折中，因其重新塑形能力较低，所以需要切开复位和克氏针固定（图 36-214）。在年幼儿童，多数移位的跖骨颈骨折常可再塑形，因此预后良好；然而，如果骨折在正位上移位和畸形明显，且骨折多发时，需要切开复位和纵向克氏针固定，对于年长儿童更应如此。

儿童可发生跖骨干和跖骨颈的应力性骨折。MRI 可帮助诊断，这些骨折也应得到相应治疗。笔者曾见过 1 例 10 岁儿童的跖骨应力性骨折，尽管儿童跖骨应力性骨折比成人少见，但儿童可因慢性、反复应力活动引起该骨折。保守治疗通常与补充维生素 D 相结合为宜。传统上对儿童和成人第五跖骨基底部骨折都称为 Jones 骨折，尽管在 1896 年 Jones 的原著里描述的似乎应该是骨干骨折而非腓骨短肌牵拉引起的第五跖骨基底撕脱骨折。几位学者注意到，这种骨干骨折愈合不确性，所以建议对短跑运动员、杂技演员及非运动员有延迟愈合征象者，应采用切开复位及髓内螺钉内固定。一项最近的研究也建议，对好动的青少年 Jones 骨折应做内固定治疗，使其早日恢复正常的活动，并避免再骨折发生。第五跖骨近端基底撕脱性骨折也可发生在儿童，有时会在骨折部位出现不同程度的肥大增生，但其愈合过程顺利。应将这类损伤与 10~13 岁儿童 Iselin 病时足部斜位 X 线片上所见的次级骨化中心相区别，因其往往也表现为局部的肿痛不适（见第 32 章）。

趾骨骨折主要由撞击硬物或重物碾压足趾所致。大足趾远端发生开放性骨折会非常麻烦。趾骨脱位多向背侧，一般复位容易。某些趾骨发育性紊乱不应与骨折相混淆。拇趾常发生近端骨骺的碎裂（图 36-215），骨骺可有裂缝、受压或碎裂，但骺板通常没有骨折。

趾骨的骨折和脱位都应通过纵向牵引而得到复位，并与邻近趾一起包扎固定。仅有少数骨折有切开复位和内固定的手术指征。如果趾骨骨折由穿通伤引起，如踩在铁钉上等，则应怀疑有假单胞菌属感染。如果伤口发生感染，应冲洗及清创，并静脉给予抗生素治疗。对于已经发生感染的趾骨骨折，清创、湿敷、静脉应用抗生素及伤口延迟缝合等会挽救部分足趾，尤其是大足趾。但感染比较严重或发生坏疽的，可能需要截肢术。前足和趾骨严重的开放性骨折多发生于自行车辐条或旋转式的割草机损伤；治疗方案包括充分的清洗伤口，保持伤口开放并延期缝合。此类损伤的手术治疗与成人足趾损伤治疗相似（见第 89 章）。

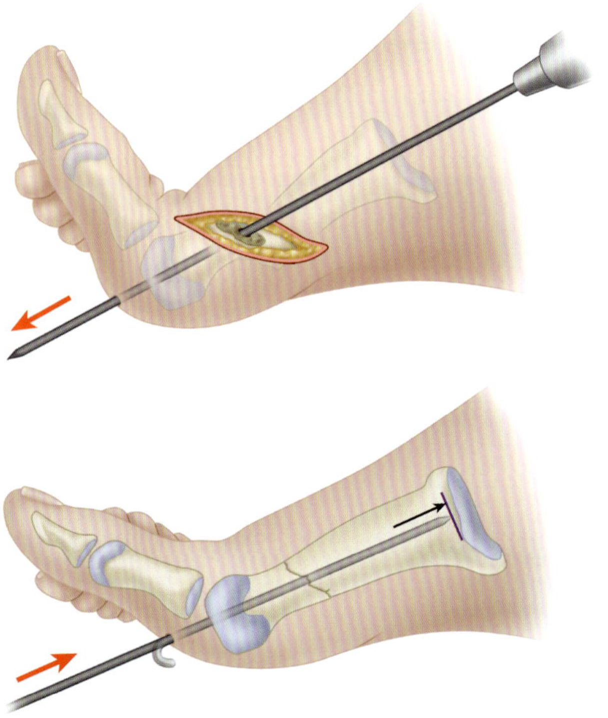

**图 36-214** 第 1 跖骨干或跖骨颈骨折，切开后经跖骨头逆行穿针固定

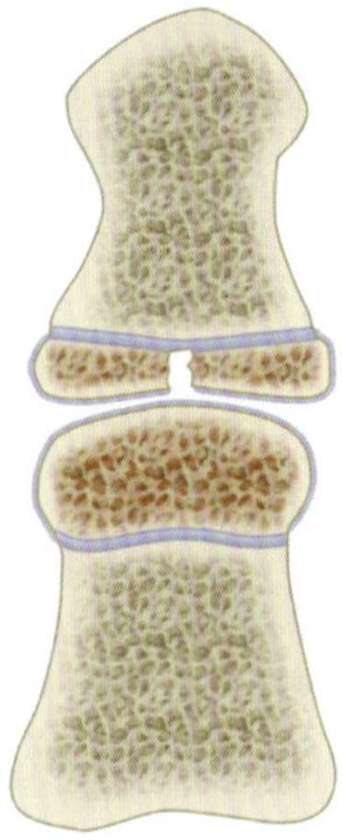

**图 36-215** 踇趾近端骺板裂纹（非骨折）